Haug

Die Drucklegung erfolgte mit finanzieller Unterstützung der Robert Bosch Stiftung GmbH, Stuttgart.

Gesammelte kleine Schriften

Von Samuel Hahnemann

Herausgegeben von
Josef M. Schmidt und Daniel Kaiser

Mit 2 Abbildungen

Karl F. Haug Verlag · Heidelberg

Die Deutsche Bibliothek – CIP-Einheitsaufnahme

Hahnemann, Samuel:
Gesammelte kleine Schriften / von Samuel Hahnemann.
Hrsg. von Josef M. Schmidt und Daniel Kaiser. – Heidelberg : Haug 2001
ISBN 3-8304-7031-2

ISBN 3-8304-7031-2

Umschlaggestaltung: Thieme Verlagsgruppe, Stuttgart
Umschlagphoto: © Deutsche Homöopathie Union, Karlsruhe
Satz: Satzpunkt Bayreuth GmbH, Bayreuth
Druck und Verarbeitung: Gulde-Druck GmbH, Tübingen

Inhaltsverzeichnis*

Einleitung XIII
Editionsbericht XXI
Abkürzungsverzeichnis XXVII

Die Schriften Samuel Hahnemanns

[Valediktion] (Preuß, Der zwanzigjährige Hahnemann, 1775/1930) 2
Vorrede des Uebersetzers (Stedman's Physiologische Versuche und Beobachtungen, 1777) 12
Vorrede des Uebersetzers (Falconer's Versuch über die mineralischen Wasser, 1777) 14
Vorrede des Uebersetzers (Ball's Neuere Heilkunst, 1778) 15
[Dissertation] Conspectus adfectuum spasmodicorum aetiologicus et therapeuticus (1779) 16
Ueber ein katharrhalisches Faulfieber, beobachtet von 1780 bis 1781 (1782/84) 34
[Ein Lethargus (1782/84)] 42
[Zween Fälle vom Veitstanz (Scelotyrbe Chorea St. Viti) (1782/84)] 43
[Ein Sommerseitenstich (1782/84)] 45
[Ein sonderlich gehemmter Speichelfluß (1782/84)] 47
Einleitung (Anleitung, alte Schäden und faule Geschwüre gründlich zu heilen, 1784) 48
Vorrede des Uebersetzers (Demachy's Laborant im Großen, 1784) 49
Vorrede des Herausgebers zum 2. Band (Demachy's Laborant im Großen, 1784) 51
Nachricht des Herausgebers (Der Liqueurfabrikant, 1785) 53
Einleitung in den Auszug aus Dübuissons Liqueur-Fabrikanten (Der Liqueurfabrikant, 1785) 54
[Vorwort] (Ueber die Arsenikvergiftung, 1786) 55
[Vorwort des Übersetzers] (Demachy's Kunst des Essigfabrikanten, 1787) 56
Anhang. Ueber die Brauerei des Essigs (Demachy's Kunst des Essigfabrikanten, 1787) 56
Vorrede (van den Sande/Hahnemann, Kennzeichen der Güte und Verfälschung der Arzneymittel, 1787) 64
Ueber die Schwierigkeit der Minerallaugensalzbereitung durch Potasche und Kochsalz (1787) 67
Ueber die üblen Zufälle vom Kinderentwöhnen (1787) 71
Ueber die Verhütung der Brustgeschwülste beym Kinderentwöhnen (1787) ... 74
Verhütung der Geschwulst nach dem Scharlachfieber (1787/88) 77
Ueber den Einfluß einiger Luftarten auf die Gährung des Weins (1788) 80
Ueber die Weinprobe auf Eisen und Bley (1788) 81
Etwas über die Galle und Gallensteine (1788) 87
Ueber ein ungemein kräftiges, die Fäulniß hemmendes Mittel (1788) 88

* Die Titel des Inhaltsverzeichnisses sind gegenüber den Originaltiteln (s. Quellenverzeichnis) gekürzt.

Vorrede (Unterricht für Wundärzte über die venerischen Krankheiten, 1788/89) ... 89
Mißglückte Versuche bey einigen neueren Entdeckungen (1789) ... 94
Vom Hrn. D. Hahnemann in Dresden (1789) ... 96
Entdeckung eines neuen Bestandtheils im Reißbley (1789) ... 96
Etwas über das Prinzipium adstringens der Pflanzen (1789) ... 99
[Anmerkung Hahnemanns zu seinem Selbstversuch mit Chinarinde] (Cullen's Materia medika, 1790) ... 100
Hrn. Dr. Hahnemanns Mittel, dem Speichelfluß und den verwüstenden Wirkungen des Quecksilbers Einhalt zu thun (1790/91) ... 100
Zusatz des Uebersetzers (Young's Annalen des Ackerbaues, 1790) ... 102
Vom Hrn. D. Hahnemann in Leipzig (1790) ... 104
Vollständige Bereitungsart des auflöslichen Quecksilbers (1790) ... 104
Vom Hrn. D. Hahnemann in Leipzig (1790) ... 107
Medicinische Anzeige (1790/91) ... 108
Vorrede des Uebersetzers (Monro's Chemisch pharmaceutische Arzneimittellehre, 1791) ... 109
[Vorwort des Übersetzers] (Rigby's chemische Bemerkungen über den Zucker, 1791) ... 109
Vertheidigung (1791) ... 110
Das sicherste und gewisseste Hausmittel gegen den kalten Brand (1791) ... 112
Vorschrift zu Hahnemanns geläuterter Weinprobe auf schädliche Metalle (1791) ... 112
Unauflöslichkeit einiger Metalle und ihrer Kalke im ätzenden Salmiakgeiste (1791) ... 113
[Autobiographie] (Elwert, Nachrichten von dem Leben und den Schriften teutscher Aerzte, 1791/99) ... 116
[Vorwort] (Freund der Gesundheit, 1792) ... 119
Biß von tollen Hunden (Freund der Gesundheit, 1792) ... 120
Die Krankenbesucherin (Freund der Gesundheit, 1792) ... 125
Verwahrung vor Ansteckung in epidemischen Krankheiten (Freund der Gesundheit, 1792) ... 127
In der Rockenphilosophie ist auch etwas gutes (Freund der Gesundheit, 1792) ... 131
Luft verderbende Dinge (Freund der Gesundheit, 1792) ... 133
Auch nachtheilige Dinge haben Gutes (Freund der Gesundheit, 1792) ... 136
Diätisches Gespräch mit meinem Bruder, vorzüglich über den Mageninstinkt (Freund der Gesundheit, 1792) ... 137
Zuweilen eine Laxanz, sollte die wohl schaden? (Freund der Gesundheit, 1792) ... 142
Abhärtung des Körpers. Erstes Fragment (Freund der Gesundheit, 1792) ... 144
[Vorschlag einer noch mangelnden Hülfs-Anstalt für wahnsinnige Standes-Personen (1792)] ... 149
Aufforderung an die Kaiserl. Königl. Leibärzte (1792) ... 151
Replik auf die vorläufige Antwort der Wiener Herren Leib-Aerzte (1792) ... 153
Bereitung des Caßler Gelb (1792/93) ... 153
Zusatz (1792) ... 157
[Für Freunde der Leidenden (1792)] ... 158
Ueber die Glaubersalz-Erzeugung nach Ballen'scher Art (1792) ... 158

Nöthige Erinnerungen zu meiner Weinprobe (1792) ... 163
Vorerinnerung (Apothekerlexikon, 1793) ... 164
Etwas über die Würtembergische und die Hahnemannische Weinprobe (1793) ... 166
Ueber das Gelingen der Hahnemannischen Weinprobe (1793) ... 168
Ueber die neuere Weinprobe und den neuen Liquor probatorius fortior (1794) ... 168
Sokrates und Physon. Ueber den Werth des äussern Glanzes (Freund der Gesundheit, 1795) ... 171
Vorschläge zur Tilgung eines bösartigen Fiebers (Freund der Gesundheit, 1795) ... 174
Genauere, einzelne Vorschriften (Freund der Gesundheit, 1795) ... 176
Nachträge zur allgemeinen Verhütung der Epidemien (Freund der Gesundheit, 1795) ... 181
Ueber die Befriedigung unsrer thierischen Bedürfnisse (Freund der Gesundheit, 1795) ... 191
Eine Kinderstube (Freund der Gesundheit, 1795) ... 193
Ueber die Wahl eines Hausarztes (Freund der Gesundheit, 1795) ... 197
[Hahnemanns verbesserte Weinprobe (Liquor probatorius fortior) (1795)] ... 201
Ueber den Ansprung (crusta lactea) (1795) ... 201
Abschaffung der Bleiglasur (1795) ... 203
Striche zur Schilderung Klockenbrings während seines Trübsinns (1796) ... 205
Versuch über ein neues Prinzip zur Auffindung der Heilkräfte der Arzneisubstanzen (1796) ... 212
Antwort für den Recensenten meines Apothekerlexikons (1796) ... 251
Eine plözlich geheilte Kolikodynie (1797) ... 252
Sind die Hindernisse der Gewißheit und Einfachheit der practischen Arzneykunde unübersteiglich? (1797) ... 254
Gegenmittel einiger heroischer Gewächssubstanzen (1797) ... 264
Einige Arten anhaltender und nachlassender Fieber (1797) ... 270
Einige periodische Krankheiten und Septimanen (1797) ... 278
Antwort für den Anfrager im R. A. Nr. 63 d. J. (1797) ... 280
Etwas über die Pülverung der Ignatzbohnen und der Krähenaugen (1797) ... 281
[Bibliographie] [Schriften und Aufsäze (Elwert, Nachrichten von dem Leben und den Schriften teutscher Aerzte, 1799)] ... 282
Beschwerde und Entschluß (1799) ... 287
Vorrede des deutschen Herausgebers (Arzneischatz, 1800) ... 288
Vorerinnerung (Home's praktische Bemerkungen über die Heilart der Harnröhrverengerungen durch Aetzmittel, 1800) ... 292
Entdeckung eines specifischen, nie trügenden Verwahrungs- und Vorbauungs-Mittels des Scharlachfiebers (1800) ... 293
Dr. Hahnemann's fernere Erklärung über die Bekanntmachung seines specifischen Mittels gegen Scharlachfieber-Ansteckung (1800) ... 294
D. Hahnemann's vorläufige Erklärung über die Natur seines Präservativs gegen Scharlachfieber (1800) ... 295
Pneumlaugensalz, entdeckt von Hrn. D. Samuel Hahnemann (1800) ... 296
[Neues merkwürdiges Laugensalz (1800)] ... 297
Pneum-Alkali. An die Herren Klaproth, Karsten und Hermbstädt (1800) ... 298
Heilung und Verhütung des Scharlach-Fiebers (1801) ... 299

[Nachricht über Alcali Pneum (1801)] ... 311
Ansicht der ärztlich kollegialischen Humanität am Anfange des neuen Jahrhunderts (1801) ... 311
Ueber D. Sulzer (1801) ... 317
Monita über die drey gangbaren Kurarten (1801) ... 318
Fragmentarische Bemerkungen zu Browns Elements of medicine (1801) ... 340
Ueber die Kraft kleiner Gaben der Arzneien überhaupt und der Belladonna insbesondre (1801) ... 348
Der Kaffee in seinen Wirkungen (1803) ... 351
Gedanken bey Gelegenheit des Mittels gegen die Folgen des Bisses toller Hunde (1803) ... 364
Praefatio (Fragmenta de viribus medicamentorum positivis, 1805) ... 366
Aeskulap auf der Wagschale (1805) ... 370
Heilkunde der Erfahrung (1805) ... 387
Antwort auf die Aufforderung eine Vergiftung betreffend (1805) ... 417
[Rezension] Gynäkatoptron, oder Blicke in die weibliche Garderobe (1805/06) ... 418
[Rezension] Die Kunst, unsere Kinder zu gesunden Staatsbürgern zu erziehen (1805/06) ... 419
[Rezension] Neue Haus- und Reise-Apotheke (1805/13) ... 426
[Rezension] Einleitung in die Lehre von den ansteckenden Krankheiten und Seuchen (1805/15) ... 428
Vorerinnerung (von Haller's Arzneimittellehre der vaterländischen Pflanzen, 1805/06) ... 435
Bedenklichkeiten über das angebotene China-Surrogat und Surrogate überhaupt (1806) ... 436
Ueber Chinasurrogate (1806) ... 438
Rüge eines ungegründeten Gerüchts (1806) ... 445
[Rezension] Kurze Beleuchtung verschiedener Principien, die Arzneymittel einzutheilen (1806/15) ... 447
Scharlachfieber und Purpurfriesel, zwei gänzlich verschiedene Krankheiten (1806) ... 451
Was sind Gifte? Was sind Arzneien? (1806) ... 454
Fingerzeige auf den homöopathischen Gebrauch der Arzneien in der bisherigen Praxis (1807) ... 460
[Rezension] Über Kinder und Kindererziehung für das menschliche Leben (1807/09) ... 472
[Rezension] Leroy's Heilkunde für Mütter (1807/09) ... 474
[Rezension] Rademachers Libellus de Dysenteria (1807/10) ... 478
Ueber Brückmann's Aufsatz gegen mich (1808) ... 483
Bemerkungen über das Scharlachfieber (1808) ... 485
Berichtigung der Anfrage über das Präservativmittel gegen das Scharlachfieber (1808) ... 490
Auszug eines Briefs an einen Arzt von hohem Range (1808) ... 491
Ueber den jetzigen Mangel außereuropäischer Arzneyen (1808) ... 499
Ueber den Werth der speculativen Arzneysysteme (1808) ... 502
Ueber die Surrogate ausländischer Arzneyen (1808) ... 515
Ueber die venerischen Krankheiten und ihre Cur (1809) ... 519
An einen Doctorand der Medicin (1809) ... 531

Belehrung über das herrschende Fieber (1809) ... 532
Zeichen der Zeit in der gewöhnlichen Arzneykunst (1809) ... 540
Vorerinnerung (Organon der rationellen Heilkunde, 1810) ... 543
[Nachricht von einem jetzt erschienenen Buche, betitelt: Organon der rationellen Heilkunde (1810)] ... 544
Vorrede (Reine Arzneimittellehre, 1811) ... 546
Anticritik (1811) ... 550
Medicinisches Institut (1811) ... 551
[Habilitation] Dissertatio historico-medica de Helleborismo Veterum (1812) ... 552
Erinnerung (1812) ... 638
Geist der neuen Heillehre (1813) ... 639
Heilart des jetzt herrschenden Nerven- oder Spitalfiebers (1814) ... 648
Vorerinnerung (Reine Arzneimittellehre, 1816) ... 650
Belehrung über die venerische Krankheit und ihre gewöhnlich unrechte Behandlung (1816) ... 656
Ueber Heilung der Verbrennungen gegen Dzondi's Anpreisung des kalten Wassers (1816) ... 665
Hochzuehrender Herr Professor (1816/17) ... 669
Nachtrag zu meinem Aufsatze über den Vorzug des (warmen) Weingeistes bey wichtigen Verbrennungen vor kaltem Wasser (1816) ... 670
Nota bene für meine Recensenten (Reine Arzneimittellehre, 1817) ... 674
Beleuchtung der Quellen der gewöhnlichen Materia medica (Reine Arzneimittellehre, 1817) ... 677
Eine Erinnerung (Reine Arzneimittellehre, 1818) ... 701
Der ärztliche Beobachter (Reine Arzneimittellehre, 1817/18) ... 709
Vorerinnerung zur zweiten Auflage (Organon der Heilkunst, 1818/19) ... 711
Ueber die Lieblosigkeit gegen Selbstmörder (1819) ... 714
Ueber das Selbstbereiten und Selbstdarreichen der Arzneien von Seiten der homöopathischen Aerzte. A. Vorstellung an Eine hohe Behörde (1820) ... 714
B. Der homöopathische Arzt wird von keinem bisherigen Medicinalgesetze gehindert, seine arzneiliche Hülfe den Kranken selbst zu reichen [zu einer anderen Zeit der Behörde eingereicht] ... 719
Wie können kleine Gaben so sehr verdünnter Arznei noch große Kraft haben? (Reine Arzneimittellehre, 1821) ... 722
Aerztlicher Rat im rothen Friesel (1821) ... 726
Aerztliche Nachricht (1821) ... 727
Ueber den Aufsatz gegen mich in der Leipziger Zeitung (1821) ... 727
[Anhang zur] Vorrede (Reine Arzneimittellehre, 1822) ... 730
Ein Paar Worte bei Herausgabe der dritten Auflage (Organon der Heilkunst, 1824) ... 731
Beleuchtung der Quellen der gewöhnlichen Materia medica (Reine Arzneimittellehre, 1825) ... 732
Belehrung für den Wahrheitssucher (1825) ... 754
Wie ließe sich wol die Homöopathie am gewissesten wieder ausrotten? (1825) ... 757
[Auszug aus einem Brief Hahnemanns an Rummel] (1826/27) ... 761
Wie können kleine Gaben so sehr verdünnter Arznei noch große Kraft haben? (Reine Arzneimittellehre, 1827) ... 763
Vorwort (Die chronischen Krankheiten, 1828) ... 766

Anleitung zur Bereitung der antipsorischen Arzneien (Die chronischen Krankheiten, 1828) ... 767
Vorrede zur vierten Ausgabe (Organon der Heilkunst, 1829) ... 774
[Nachschrift an den Herausgeber] [zum Schreiben des Hrn. Kollegienrath Korsakof zu Dmitrof an Hrn. Hofrath Hahnemann] (1829) ... 775
Beilage A (zur Versammlung des Vereins für homöopathische Heilkunst) (1830) ... 776
Thonerde (Alaunerde, Alumina) (1830) ... 779
Vorwort (Weber, Systematische Darstellung aller bisher geprüften Mittel, 1830/36) ... 786
Die Allöopathie. Ein Wort der Warnung an Kranke jeder Art (1831) ... 788
Auszug eines Schreibens des Herrn Hofrath Sam. Hahnemann, betreffend die im Jahre 1828 von Dr. Marenzeller zu Wien angestellten homöopathischen Heilversuche (1831) ... 799
Die Cholera (1831) ... 800
Erläuternder Zusatz zu meiner Abhandlung über die Heilung der Cholera durch Kampher (1831) ... 802
Die Cholera (Sicherste Heilung und Ausrottung der asiatischen Cholera, 1831) ... 803
Schützung vor der asiatischen Cholera (1831) ... 805
Heilung der asiatischen Cholera und Schützung vor derselben (1831) ... 806
Heilung der asiatischen Cholera und Schützung vor derselben (Die Heilung der asiatischen Cholera und das sicherste Schutzmittel gegen dieselbe, 1831) ... 808
An den Dr. J. Fr. Hennicke in Gotha (1831) ... 811
Nachtrag (1831) ... 811
Auszug aus einem Schreiben des Hrn. Hofrath Dr. Hahnemann an den Herausgeber (Die Heilung der asiatischen Cholera und das sicherste Schutzmittel gegen dieselbe, 1831) ... 812
[Ueber einen Zeitungsartikel, die Cholera betr. (1831)] ... 813
Aufruf an denkende Menschenfreunde über die Ansteckungsart der asiatischen Cholera (1831) ... 814
Sprach-Berichtigung (1831) ... 819
Homöopathische Heilung der Cholera (Schreiben an den Dr. J. Fr. Hennicke in Gotha) (1831) ... 819
Offenes Sendschreiben an die Majestät des Königs Friedrich Wilhelm des Dritten (1831) ... 820
Nachricht (1832) ... 821
Auszug eines Briefes des Hofraths Dr. Hahnemann an den Dr. Quin (Quin, Die homöopathische Behandlung der Cholera, 1832) ... 821
Nachschrift des Herrn Hofrath Dr. S. Hahnemann (1832) ... 822
Vorwort über die Wiederholung der Gabe eines homöopathischen Arzneimittels (von Bönninghausen, Systematisch-Alphabetisches Repertorium der Antipsorischen Arzneien, 1832) ... 823
Nachschrift des Herrn Hofrath S. Hahnemann (1832) ... 828
Offenes Sendschreiben an das hohe Ministerium der geistlichen, Unterrichts- und Medicinalanstalten in Berlin (1832) ... 829
Nachschrift zu dem offenen Sendschreiben an das hohe Ministerium der geistlichen, Unterrichts- und Medicinalanstalten in Berlin (1832) ... 832

Nachtrag zum Vorworte über die Wiederholung der Gabe eines homöopathischen Arzneimittels (von Bönninghausen, Systematisch-Alphabetisches Repertorium der Antipsorischen Arzneien, 1832) ... 834
Aufforderung (1832) ... 835
Ein Wort an die Leipziger Halb-Homöopathen (1832) ... 836
Zweites Zeugniß (Über das Turnen) (1832) ... 837
An meine ächten Schüler (1833) ... 837
Vorrede zur fünften Ausgabe (Organon der Heilkunst, 1833) ... 839
Geist der homöopathischen Heillehre (Reine Arzneimittellehre, 1833) ... 842
Vorerinnerung (Reine Arzneimittellehre, 1833) ... 852
Ausgeben homöopathischer Mittel von dem veralteten Apothekerprivilegium befreit (1833) ... 857
Einladung aller meiner echten Schüler und Nachfolger zum 10. August nach Cöthen (1833) ... 858
Vorwort über die Wiederholung eines homöopathischen Arzneimittels (von Bönninghausen, Systematisch-Alphabetisches Repertorium der Homöopathischen Arzneien, 1833) ... 858
Vorwort (Kammerer, Die Homöopathik heilt ohne Blutentziehungen, 1833/34) ... 863
Einführung des Herrn Dr. Schweikert als Direktor in die Leipziger homöopathische Heil- und Lehr-Anstalt (1833) ... 864
Kanthariden (1833) ... 865
Erklärung (1834) ... 868
Die Arzneien (Die chronischen Krankheiten, 1835) ... 869
Aufforderung an alle homöopathischen Aerzte (1835) ... 876
Allocution de Samuel Hahnemann (Discours prononcés a l'ouverture de la session de la société homoeopathique gallicane, 1835) ... 877
Hahnemann's Empfang und Antrittsrede in der zu Paris versammelten Gesellschaft der homöopathischen Aerzte Frankreichs (1835/36) ... 878
Vorwort über das Technische in der Homöopathik (Die chronischen Krankheiten, 1837) ... 879
Vorwort. Blick auf die Art, wie homöopathisches Heilen zugehe (Die chronischen Krankheiten, 1838) ... 883
Vorwort. Dilutionen und Potenzen (Dynamisationen) (Die chronischen Krankheiten, 1838/39) ... 885
[Ueber die Heilung chronischer Krankheiten (1838/39)] ... 886
Wie Sam. Hahnemann seine Arzneyprüfungen angestellt habe? (1839) ... 887
Vorrede (Organon der Heilkunst, 6. Aufl., textkrit. Ausg., 1842/1992) ... 889
[Vortragsmanuskript] Homöopathische Heilkunde der Hausthiere (o.J./1989) ... 891

Quellenverzeichnis, chronologisch ... 897
Quellenverzeichnis, nach Publikationsform ... 910
Literaturverzeichnis ... 922
Personenregister ... 933
Ortsregister ... 944
Arzneimittel- und Chemikalienregister ... 947
Sachregister ... 961

Einleitung

Nur wenige medizinische Autoren haben auf Generationen von Ärzten und Patienten eine so aufrüttelnde, anhaltende und polarisierende Wirkung ausgeübt wie Christian Friedrich Samuel Hahnemann (1755–1843). Nicht nur wegen des Schismas der medizinischen Therapie in „Homöopathie" und „Allopathie", das auf ihn zurückgeht, sondern vor allem aufgrund der posthumen weltweiten Ausbreitung und offensichtlich bis heute ungebrochenen therapeutischen Relevanz des von ihm begründeten Heilsystems ist dieser sächsische Arzt, der zu den meistabgebildeten der abendländischen Medizingeschichte gehört, retrospektiv zu den einflußreichsten Arztpersönlichkeiten Europas zu rechnen.

Medizinhistorische Klassiker werden aus heutiger Sicht unterschiedlich bewertet. Während man Protagonisten wie Andreas Vesal, Rudolf Virchow, Robert Koch, Wilhelm Röntgen oder andere mit ihren Entdeckungen problemlos als Vorläufer der heute international anerkannten Iatrotechnologie und Palliativmedizin würdigen kann, wird den Erkenntnissen anderer Großer wie etwa Hippokrates, Galen oder Paracelsus zwar ein bedeutender historischer, jedoch so gut wie kein aktueller wissenschaftlicher oder gesellschaftlicher Stellenwert zuerkannt. Dagegen hat gerade Hahnemanns System der Arzneitherapie in den letzten Jahrzehnten eine beachtliche Entwicklung im öffentlichen Bewußtsein durchgemacht: von einer „paramedizinischen" über eine „alternative" hin zu einer „komplementären" Heilmethode, die mehr und mehr als Teil einer „integrativen" Medizin begriffen wird, in der jeweils das Beste aus allen Ansätzen angewandt werden soll. Da bei der Konkurrenz der Konzepte der Nachweis von objektiver Wirksamkeit als Entscheidungskriterium zunehmend an Bedeutung gewinnt, decken sich mittlerweile die Forderungen von Vertretern der Homöopathie mit denen ihrer Kritiker in dem gemeinsamen Interesse an klinischen Studien zur Sondierung und gegebenenfalls Sicherung eines evidence-basierten Kerns der Homöopathie. So wurden und werden zahlreiche wissenschaftliche Forschungsprojekte heute sowohl von privaten Organisationen als auch mit staatlichen Mitteln gefördert.

Parallel zu dieser gesundheitspolitischen Aufwertung im Rahmen einer neuen Sachlichkeit ist die Homöopathie auch bei akademischen Fachvertretern der Medizingeschichte vermehrt thematisiert worden. Fristete sie dort – abgesehen von wenigen Ausnahmen (Paul Diepgen, Werner Leibbrand, Karl E. Rothschuh) – aufgrund von traditionellen Berührungsängsten lange Zeit ein Schattendasein, ist es vor allem dem Institut für Geschichte der Medizin der Robert Bosch Stiftung in Stuttgart zu verdanken, daß in den 1980er (unter Renate Wittern und Werner F. Kümmel) und 1990er Jahren (unter Robert Jütte und Martin Dinges) eine fundierte historische Aufarbeitung der Homöopathie nach neuesten wissenschaftlichen Standards begann. Wie in den angloamerikanischen Ländern schon in den 1970er Jahren (Martin Kaufman, William G. Rothstein, Harris L. Coulter), wurde die Homöopathie als neues, ergiebiges Feld für sozialhistorische, kulturwissenschaftliche, ethnologische und andere Studien erkannt und bearbeitet und somit als künftig unübersehbares und ohne Sorge um die wissenschaftliche Reputation behandelbares Thema neu etabliert. So wurden in Stuttgart etwa ein entsprechendes Jahrbuch, die kritische Gesamtedition von Hahnemanns Krankenjournalen und die Reihe „Quellen und Studien zur Homöopathiegeschichte" begründet, internationale Tagungen und Ausstellungen organisiert, einschlägige Doktorarbeiten gefördert sowie richtungsweisende Publikationen herausgegeben.

Aber auch von außerhalb wurden Beiträge zur Beförderung der seriösen Hahnemann-Forschung erbracht, wie etwa die Veröffentlichung der bislang vollständigsten und zuverlässigsten Bibliographie sämtlicher Schriften Hahnemanns (Josef M. Schmidt, 1988/89), die als Vorarbeit einer grundlegenden Dissertation über die philosophischen Vorstellungen Hahnemanns (Josef M. Schmidt, 1990) entstand, die textkritische Herausgabe der sechsten Auflage des Organons der Heilkunst (Josef M. Schmidt, 1992), die Grundlage der wissenschaftlich inzwischen allein maßgeblichen Standardausgabe (Josef M. Schmidt, 1996) war, oder die Organon-Synopse, die eine nach inhaltlichen Entsprechungen gegliederte Gegenüberstellung der Paragraphen und Absätze aller sechs Auflagen darstellt (Bernhard Luft und Matthias Wischner, 2001).

Während das Hauptwerk Hahnemanns (Organon der Heilkunst, Reine Arzneimittellehre, Die chronischen Krankheiten) ab den 1990er Jahren nicht nur in authentischem Wortlaut, sondern auch in neuem Drucksatz vorlag, war die Veröffentlichung der verstreuten kleineren Schriften Hahnemanns bis dato nicht über einen Nachdruck der Edition von 1829 hinausgekommen, in der Ernst Stapf anläßlich Hahnemanns fünfzigstem Doktorjubiläum 38 Beiträge desselben in heute schwer lesbarer Fraktur-Schrift zusammengestellt hatte. In Anbetracht der vielfach kritisierten Ungenauigkeit, Ungereimtheit und Unvollständigkeit dieser über eineinhalb Jahrhunderte alten Stapfschen Ausgabe konnte 1996 schließlich der Karl F. Haug-Verlag für eine Neu- und Gesamtausgabe der kleinen Schriften Hahnemanns gewonnen werden. Den Erstkontakt zum Verlag hatte Daniel Kaiser hergestellt, inhaltliche Grundlage der Edition waren die von Josef M. Schmidt für seine Hahnemann-Bibliographie identifizierten und gesammelten Schriften. Durch die Ergänzung einiger kleinerer Artikel (u.a. aufgrund des freundlichen Hinweises von Klaus-Henning Gypser) konnte eine Sammlung von 225 „kleineren“ Schriften (d.h. mit einem Umfang von unter 100 Seiten) und einem Vortragsmanuskript Hahnemanns zusammengestellt und in modernem Schriftsatz und Layout wiedergegeben werden. Nicht eigens mitgezählt sind dabei die beiden umfangreichen, bisher noch nicht veröffentlichten deutschen Übersetzungen von Hahnemanns Dissertation und Habilitationsschrift, die von Helmut Bourhofer erstellt und von Josef M. Schmidt überarbeitet wurden. Die Übersetzungen der über viele Schriften verteilten lateinischen und griechischen Zitate besorgte Katharina Luchner, ebenfalls in Rücksprache mit Josef M. Schmidt.

Ansonsten entstand diese bislang umfangreichste und genaueste Edition kleiner Schriften Hahnemanns als Teamwork, das heißt aus nicht wenigen Diskussionen und Korrespondenzen zwischen den Herausgebern und dem Verlag (Gabriele Müller, Rolf Lenzen), wobei in der Regel einmütige, in manchen Punkten aber auch Mehrheits-Entscheidungen getroffen wurden. Sämtliche Teile der Edition wurden von beiden Herausgebern gemeinsam, sprich doppelt bearbeitet und geprüft. Lediglich die Einleitung sowie das Personen- und Ortsregister gehen auf Josef M. Schmidt zurück, das Arzneimittel- und Sachregister auf Daniel Kaiser. Der durch die besonderen technischen Schwierigkeiten der Edition bedingte ungewöhnlich hohe Korrekturaufwand für die Herausgeber trug nicht zuletzt schließlich dazu bei, eine überdurchschnittlich hohe Zuverlässigkeit und Authentizität des wiedergegebenen Textes zu gewährleisten.

Die vorliegende Sammlung enthält sämtliche Zeitschriften- und eigenständigen Buchbeiträge Hahnemanns, aber auch – abgesehen vom bereits publizierten Hauptwerk (s.o.) – alle Monographien, mit Ausnahme der sechs, deren Umfang mehr als 100 Seiten beträgt (Alte Schäden und faule Geschwüre, 1784; Arsenikvergiftung, 1786; Steinkohlenfeuerung, 1787; Unterricht für Wundärzte über die venerischen Krankheiten, 1789; Apothekerlexikon, 1793–99; Widerlegung der Anfälle Heckers, 1811). Nicht berücksichtigt werden konnten außerdem die zahlreichen Fußnoten, die Hahnemann in seinen zwei Dutzend Übersetzungen von Werken anderer teilweise in einem Ausmaß einfügte, daß der Umfang dieser Anmerkungen den des übersetzten Haupttextes überstieg. Auch die ihrer Edition noch harrenden Original-Briefe Hahnemanns wurden in diese Zusammenstellung nur publizierter oder zur Publikation vorgesehener Schriften nicht aufgenommen, es sei denn, sie fanden sich noch zu seinen Lebzeiten in einer Zeitschrift oder ähnlichem abgedruckt.

Trotz dieser Abstriche vom derzeit noch fernen Ziel einer Hahnemann-Gesamtausgabe liegt bereits jetzt einer der wesentlichsten Teile eines künftigen Corpus Hahnemanni vor. Die hier enthaltenen Schriften umfassen einen Zeitraum von 67 Jahren, der mit der Valediktion (Abiturrede) des 20-jährigen Hahnemann beginnt und mit dem im Alter von 87 Jahren vollendeten Vorwort zur sechsten Auflage des Organons der Heilkunst endet. Innerhalb dieser ausgiebigen Schaffensperiode ragen als Meilensteine der Entwicklung der Homöopathie hervor: 1796 die erstmalige Äußerung des Simile-Prinzips, 1805 das erste Lehrbuch der neuen Therapie und die erste „reine" Arzneimittellehre (in lateinischer Sprache), 1807 die erste Erwähnung des Begriffs „homöopathisch", 1810 die erste Auflage des Organons, 1821 der Abschluß der sechsbändigen Reinen Arzneimittellehre (in deutscher Sprache), 1827 die Einführung des Begriffs „Potenzieren", 1828 die Publikation der Psora-Theorie chronischer Krankheiten, 1831 die Cholera-Schriften usw.

Von außen betrachtet könnten diese Wegmarken leicht als kontingente Setzungen eines frei spekulierenden Medizintheoretikers mißverstanden werden, wären da nicht ganz spezifische autobiographische Hintergründe, Erfahrungszusammenhänge und Gedankenfäden, die die verschiedenen Stationen der Herausbildung und Ausgestaltung des Systems organisch miteinander verbinden. Die innere Dynamik, die Hahnemann dazu brachte, die Homöopathie in eben dieser und keiner anderen Form zu begründen, auszubauen und abzugrenzen, läßt sich wohl nur dann wirklich verstehen und nachvollziehen, wenn man ihn mittels der Lektüre seiner kleineren Schriften auch durch die nicht minder wichtigen Zwischenetappen seiner geistigen Entwicklung begleitet.

Einen adäquaten Eindruck von Hahnemanns wissenschaftlicher Basis-Qualifikation in den verschiedensten Fächern gewährt bereits ein Blick in seine vorhomöopathischen Schriften. So erwarb er sich in der Gerichtsmedizin 1786 durch eine vielbeachtete Monographie über die Arsenvergiftung beträchtliches Ansehen, in der Chemie 1787 durch die Entdeckung der „Hahnemannschen Weinprobe" auf Bleizucker und 1788 durch die Herstellung des löslichen Quecksilberpräparates „Mercurius solubilis Hahnemanni", in der Pharmazie 1787 durch eine Monographie über die Güte und Verfälschungen der Arzneimittel und 1793–99 durch sein vierbändiges Apothekerlexikon. Schon 1792 erwies sich Hahnemann – noch vor Philippe Pinel – als Pionier einer humanen Psychiatrie und bereits 1792/95 als höchst fortschrittlicher Hygieniker, wie seine Schriften im „Freund der Gesundheit" eindrucksvoll belegen. Ausgehend von einer ebenfalls detailliert-wissenschaftlichen Kritik der zeitgenössischen Medizin, insbesondere des Aderlasses und „heroisch" gebrauchter Ausleerungsmittel, kam Hahnemann schließlich zu seiner allgemeinen Begründung einer rationalen Arzneikunde (1796), die er ab 1810 Homöopathie nannte. Sowohl seine Forderung nach Verwendung von Einzelmitteln, nach Arzneimittelprüfungen an Gesunden, nach Kontrolle der Arzneiqualität sowie der Patienten-Compliance, nach genauer Beobachtung empirisch wahrnehmbarer Symptome und nach Individualisierung der Patienten, als auch seine Ablehnung von Arznei-Surrogaten, unklaren Nomenklaturen, auf Spekulationen gegründeten Klassifikationen von Krankheiten sowie der Signaturenlehre oder Alchemie sind klarer Ausdruck seines primär wissenschaftlich-rationalen Ansatzes.

Auch Hahnemanns Weltbild läßt sich anhand der nun vorliegenden chronologischen Aufbereitung seiner auch nicht-medizinischen kleinen Schriften gut durch die einzelnen Phasen seines Schaffens verfolgen. So wird deutlich, daß er gewissen Grundpositionen wie seinem teleologischen, aufklärerisch-rationalistischen und deistischen Weltverständnis einschließlich seiner idealistisch-erhabenen Anthropologie zeitlebens treu blieb, während er etwa seine anfänglich noch kategorische Ablehnung der Spekulationen der Naturphilosophie (1808) während der späteren Zeit der deutschen Romantik weniger konsequent durchhielt. Insgesamt stellte sich Hahnemann durchgehend als sittliche Persönlichkeit, frei von niedrigen Beweggründen, dar, wodurch jedes von ihm benutzte literarische Stilmittel – von der klassischen Rhetorik bis zur hartnäckigsten Polemik – durch den höheren Zweck gerechtfertigt war, die von ihm erkannte „Wahrheit" zum Wohle seiner „Menschenbrüder" zu verbreiten.

Anders als in der modernen Medizin, in der sich – im Idealfall – neue Erkenntnisse allein aufgrund objektiver Ergebnisse allgemein akzeptierter Nachweismethoden durchsetzen sollten, und zwar unabhängig von der Person, die die entsprechende klinische Studie oder ähnliches durchgeführt hat, existierten zu Hahnemanns Zeiten noch keine methodologischen Standards wie randomisierte Doppelblindstudien, Good Clinical Practice, Richtlinien zur Qualitätssicherung oder ähnliches. In Ermangelung geeigneterer Kriterien wurde die Glaubwürdigkeit eines medizinischen Schriftstellers daher vorwiegend an seiner gesellschaftlichen Stellung bzw. der Integrität seines Charakters und Lebenswandels gemessen. Dies erklärt zum einen, warum sich in Hahnemanns Schriften (wie auch bei seinen Zeitgenossen) so viele hehre persönliche und weltanschauliche Bekenntnisse finden, und zum anderen, wieso bei Anhängern einer traditionellen Homöopathie heute noch ein „Hahnemann dixit..." als höchste Instanz in methodischen Fragen gilt. Genau besehen läßt sich auch bei Hahnemann im Laufe der zunehmenden Etablierung seiner Autorität als Begründer einer neuen medizinischen Schule ein Wandel in seiner Argumentationsweise feststellen: von seinem primär nur an die Vernunft und Nächstenliebe appellierenden, thesenartigen, für kritische Rückmeldungen noch offenen Vorschlag eines neuen Prinzips (1796) hin zum selbstbewußten, absolute Loyalität fordernden, in dogmatischen Fragen unerbittlichen Patriarchen, der sich schließlich durch Berufung auf die göttliche Vorsehung, die ihn zum Entdecker und Vermittler der homöopathischen Heillehre auserwählt habe, gegen jede sachliche Kritik immunisierte.

So wichtig klare autoritative Stellungnahmen etwa als Mittel zur Abgrenzung von Aberglauben und Scharlatanerie damals waren, so bargen sie doch die Gefahr in sich, eben dadurch Flexibilität einzubüßen und sich die Möglichkeit einer späteren Berichtigung oder Modifikation einmal eingenommener Positionen zu verbauen. Auch in Hahnemanns späten Schriften finden sich Beispiele, wie er etwa durch eine Überstrapazierung des Konzeptes der Lebenskraft, der Psora als einziger Ursache nicht-venerischer chronischer Krankheiten, des Potenzierens als kontinuierliche (unbegrenzte) Steigerung der Arzneikraft, der versuchten Standardisierung der Arzneigaben oder ähnliches seine Lehre in eine Art Sackgasse manövrierte, von wo aus kaum noch eine Weiterentwicklung bzw. Einbeziehung sonstiger Erkenntnisse möglich war. Nichtsdestotrotz belegen aber speziell die Vorworte zu den letzten Auflagen der Reinen Arzneimittellehre und der Chronischen Krankheiten, wie Hahnemann zum Beispiel das Herstellungsverfahren und die Einnahmevorschriften der Arznei-Potenzen aufgrund eigener neuer Erfahrungen immer wieder modifizierte und so bis zuletzt eine dynamische Entwicklung vollzog, die letztlich in den nur in der sechsten Auflage des Organons der Heilkunst vollständig beschriebenen Q-Potenzen gipfelte.

Abgrenzungen von konkurrierenden Ansätzen und Lehren spielten bei Hahnemann von Anfang an eine wichtige Rolle, wie etwa seine akribische Kritik am Brownianismus (1801), an der Aderlaßtherapie Broussais' oder an der naturphilosophischen Schule um Schelling (1808) zeigt. Hinzu kamen später innerhomöopathische Differenzen, etwa um die Tragweite des Simile-Prinzips, die letztlich in Hahnemanns Bannstrahl gegen die Leipziger „Halb-" bzw. „Bastardhomöopathen" um Traugott Kretzschmar und Moritz Müller kulminierten (1832). Der 1833 von Johann W. Lux begründeten Isopathie wiederum wurde eine externe Eigenständigkeit dadurch abgesprochen, indem sie als Spezialfall der Homöopathie interpretiert wurde. Als einzige neben der Homöopathie anzuwendende Heilmethode erlaubte Hahnemann den Mesmerismus. Fundamentale Konflikte bzw. unversöhnliche Gegensätze, etwa in der Frage des für die Homöopathie vitalen Selbstdispensierens, waren darüber hinaus auch Ursache für Hahnemanns häufige Ortswechsel, wie zum Beispiel für seinen raschen Umzug 1821 von Leipzig nach Köthen.

Auf Widerstand in den eigenen Reihen stießen Hahnemanns Machtworte, als im Zuge einer frühen Institutionalisierung und Professionalisierung der homöopathischen Ärzteschaft ein homöopathischer Verein (Zentralverein, 1829/32), homöopathische Zeitschriften (Stapfs Archiv, 1822; Allgemeine homöopathische Zeitung, 1832; Hygea, 1834) sowie ein homöopathisches Krankenhaus (in Leipzig, 1833) gegründet wurden. Eine breitere Diskussion und die Entstehung neuer homöopathischer Literatur neben den bis dahin einzig maßgeblichen Originalschriften Hahnemanns führten schließlich zur Emanzipierung einer sich später als naturwissenschaftlich-kritisch begreifenden Richtung und einer ersten fundamentalen Spaltung der Homöopathie in treue Hahnemannianer und sogenannte kritische bzw. freie Homöopathen. Nach einem Jahrzehnt des Streites und Widerstandes gegen diese Verselbständigung der Homöopathie enthielt sich Hahnemann nach seiner Übersiedelung nach Paris 1835 weiteren Versuchen eines Eingreifens in die Entwicklung dieser seinem Einfluß entglittenen Schulrichtung in seiner Heimat.

Um seine Lehre zu verbreiten, hatte sich Hahnemann verschiedenster Strategien bedient, die sich alle auch in seinen kleinen Schriften widerspiegeln. Hatte er anfänglich allein auf die Wirkung seiner medizinischen Publikationen gesetzt (bis zum Erscheinen des Organons, 1810), bot er ab 1811 auch praktische Ärztekurse an, die jedoch mangels Nachfrage nicht zustande kamen, und hielt nach seiner Habilitation an der Universität Leipzig von 1812 bis 1821 Vorlesungen für Medizinstudenten, mit denen schließlich die erste Arbeitsgemeinschaft für Arzneimittelprüfungen rekrutiert und der Inhalt der Reinen Arzneimittellehre erarbeitet wurde. Daneben wandte sich Hahnemann frühzeitig auch an Laien, wie seine Beiträge in Intelligenzblättern wie dem „Allgemeinen Anzeiger der Deutschen" zeigen, wo er nicht nur durch seinen Streit über die Heilung von Verbrennungen (1816) Aufsehen für seine ungewöhnliche Methode erregte, sondern seinen Lesern zum Beispiel auch den Gebrauch der wichtigsten homöopathischen Mittel bei Typhus erklärte (1814). In weiten Teilen der Bevölkerung bekannt wurde die Homöopathie aber durch Hahnemanns Behandlung prominenter Patienten, wie etwa des Fürsten Karl von Schwarzenberg (1820), sowie durch die den herkömmlichen Mitteln und Praktiken überlegene homöopathische Therapie der Cholera (1831).

Historisch fühlte sich Hahnemann der Tradition der großen empirischen Ärzte, die meist auch eine Naturheilkraft anerkannten, verpflichtet, während er der rationalistischen Tradition, von Galen über Avizenna bis Friedrich Hoffmann und John Brown, ablehnend gegenüberstand. Statt einer zu seiner Zeit üblich werdenden raschen Abfolge sich widersprechender Systeme, deren Erkenntnisse jeweils nach Umstürzung ihrer spekulativen Prinzipien wertlos waren, schwebte ihm vielmehr das ältere Modell eines kumulativ anwachsenden Erfahrungswissens vieler Generationen genau beobachtender Ärzte vor. In diesem Sinne sollten sowohl die exakten Symptomenbeschreibungen eines Hippokrates, Aretäus oder Thomas Sydenham, als auch die akribischen Aufzeichnungen seiner eigenen Arzneimittelprüfungen an Gesunden für immer ihren Wert behalten, da all dies für ihn „reine Sprache der sorgfältig und redlich befragten Natur" (Organon, § 144) war. Hahnemanns Habilitationsschrift, in der die Homöopathie keine Erwähnung fand, ist nicht nur ein gutes Beispiel für die beachtlichen philologischen und textkritischen Fähigkeiten des Autors, sondern auch für sein grundsätzliches Streben, den Erfahrungsschatz der „Alten" zu heben und in die zeitgenössische Medizin zu integrieren. An anderer Stelle benutzte er sogar Zitate von mehreren hundert Autoren aus allen Epochen der Medizin als literarische Belege einer Homoeopathia involuntaria, das heißt einer schon immer, wenn auch unbewußt, praktizierten Anwendung des Simile-Prinzips (Fingerzeige, 1807).

Obgleich Hahnemann einige Personen, wie Anton Stoerck oder Albrecht von Haller, als Vorläufer seines Ähnlichkeits- bzw. Arzneimittelprüfungs-Gedankens nannte, stand er doch auch in vielerlei anderer Hinsicht auf den Schultern anderer: angefangen bei seinen akademischen Lehrern in Leipzig und insbesondere in Wien, wo er durch Joseph von Quarin mit der Schule Gerard van Swietens in Berührung kam, bis zu den zeitgenössischen Dichtern und Philosophen, unter denen wiederum Christian Wolff, Kant und Schelling die Bedeutendsten waren. Wie bei den meisten Entdeckungen in der Geschichte der Medizin lagen auch im Falle der Homöopathie fast alle Elemente des neuen Systems für sich genommen schon in ähnlicher Form, wenngleich in anderem Zusammenhang vor, und die eigentliche Leistung bestand in der gezielten Auswahl und Kombination bereits bekannter Gedanken und Praktiken. Historikern mag die vorliegende Sammlung der Schriften Hahnemanns daher als Fundgrube und Beleg für mannigfache Querverbindungen und Parallelen, aber auch für dezidierte Unterschiede zu früheren, zeitgenössischen oder späteren Autoren und Anschauungen dienen. Auch für eine Korrektur bzw. Widerlegung von alten Legenden, seien sie zur Verherrlichung oder zur Verspottung Hahnemanns konzipiert worden, bietet sich nun reichlich Material. Der homöopathische Praktiker wiederum findet nicht nur authentische Informationen über Behandlungsstrategien und Empfehlungen Hahnemanns bei bestimmten Krankheitszuständen, sondern erhält auch die Gelegenheit, mißverständliche Formulierungen in Hahnemanns Spätwerk durch die jetzt mögliche Heranziehung entsprechender Vorläuferversionen, also letztlich durch einen Blick über die Schulter des Meisters bei der Entwicklung seiner Lehre, besser zu verstehen.

Trotz der nun frei zugänglichen vollständigen und wortgetreuen Ausgabe sämtlicher kleiner Schriften Hahnemanns wird kaum zu erwarten sein, daß sich allein durch deren Lektüre größere Verschiebungen zwischen den Lagern der Apologeten und Skeptiker der Homöopathie ergeben. Je nach vorgefaßter Meinung können die nun der Vergessenheit entrissenen Peinlichkeiten (Pneum-Alkali, 1800) und Übertreibungen Hahnemanns (Kaffee-Wirkungen, 1803) nämlich entweder überbetont oder entschuldigt, seine Verdienste und Leistungen dagegen entweder tendenziös heruntergespielt oder überschwänglich gewürdigt werden. Für jede apriorische Einstellung lassen sich selektiv also genug Bestätigungen finden. Darüber hinaus ist auch die Bedeutung, die historischen Ereignissen, Aussagen oder Personen von der Nachwelt zugemessen wird, keine objektive Größe, die sich schwarz auf weiß auf ewig festschreiben ließe, sondern das immer wieder neue Ergebnis eines permanenten Verhandlungs-Prozesses, der von einer Vielzahl höchst persönlicher wie auch kollektiver Variablen mitbeeinflußt wird.

Wenngleich eine subjektive Tönung der individuellen Rezeption der Schriften Hahnemanns innerhalb der Freiheit jedes Einzelnen liegt, bleibt dennoch zu wiederholen, daß nunmehr genügend Fakten veröffentlicht vorliegen, um Hahnemanns Denken und Wirken hinreichend realitätsgetreu zu rekonstruieren. Möge diese Ausgabe der kleinen Schriften Hahnemanns also dazu beitragen, das objektive Wissen um den Begründer der Homöopathie zu vermehren und der Forschung, Diskussion und Bewertung dieses ebenso umstrittenen wie langlebigen Heilsystems zu Beginn des neuen Jahrtausends eine weitere solide Grundlage zu verschaffen.

München, im Mai 2001 *Dr. med. Dr. phil. Josef M. Schmidt*

Editionsbericht

1. Auswahl der Schriften

Die Auswahl der Schriften erfolgte auf Grundlage der Hahnemann-Bibliographie von Josef M. Schmidt von 1989. Darüber hinaus wurden einige weitere bis zum Redaktionsschluß Juni 2000 bekanntgewordene Schriften Hahnemanns berücksichtigt.

1.1 Aufnahmekriterien

- Sämtliche Zeitschriftenbeiträge Hahnemanns, einschließlich seiner Rezensionen von Werken anderer und zu seinen Lebzeiten in Zeitschriften publizierten Briefe,
- Monographien, die im Original bis zu 100 Seiten umfassen,[1] einschließlich Hahnemanns Abiturrede, seiner Dissertation und Habilitation sowie eines Vortragsmanuskripts,
- Vorworte und Aufsätze aus den „Fragmenta", der „Reinen Arzneimittellehre", den „Chronischen Krankheiten" sowie den sechs Auflagen des „Organons",
- Vorworte aus den im Original mehr als 100 Seiten umfassenden Monographien,
- Vorworte zu Übersetzungen und zu Werken anderer Autoren.

1.2 Weitere Kriterien

- Für den Neusatz wurde immer auf das Original, nicht auf Zweit- oder Drittpublikationen oder Übersetzungen zurückgegriffen.[2]
- Beiträge, die sowohl als Monographie wie auch als Zeitschriftenpublikation oder als Zeitschriftenbeiträge etwa zeitgleich in verschiedenen Zeitschriften erschienen und die wir als „identisch" einstuften, wurden nur einmal gebracht.

---

1 Nicht wiedergegeben wurden Monographien Hahnemanns mit mehr als 100 Seiten Umfang im Original. Abgesehen von Hahnemanns Hauptwerk (Organon, Reine Arzneimittellehre, Die chronischen Krankheiten) sowie den „Fragmenta de viribus medicamentorum positivis..." sind dies die folgenden sechs:

1. Anleitung alte Schäden und faule Geschwüre gründlich zu heilen nebst einem Anhange über eine zweckmäsigere Behandlung der Fisteln, der Knochenfäule, des Winddorns, des Krebses, des Gliedschwamms und der Lungensucht. Crusius, Leipzig 1784.
2. Ueber die Arsenikvergiftung, ihre Hülfe und gerichtliche Ausmittelung. Crusius, Leipzig 1786. Nachdruck, Arkana, Heidelberg 1983.
3. Abhandlung über die Vorurtheile gegen die Steinkohlenfeuerung, die Verbesserungsarten dieses Brennstofs, und seine Anwendung zur Backofenheizung. Walther, Dresden 1787. Nachdruck, Arkana, Heidelberg 1983.
4. Unterricht für Wundärzte über die venerischen Krankheiten, nebst einem neuen Queksilberpräparate. Crusius, Leipzig 1789.
5. Samuel Hahnemanns Apothekerlexikon. 4 Bde., Crusius, Leipzig 1793–1799. 3. Nachdruck Haug, Heidelberg 1986.
6. Friedrich Hahnemanns, des Sohnes, Widerlegung der Anfälle Hecker's auf das Organon der rationellen Heilkunde. Ein erläuternder Kommentar zur homöopathischen Heillehre. Arnold, Dresden 1811.

2 Dies betrifft auch die Veröffentlichungen Hahnemanns in den „Kleinen medicinischen Schriften", 1829 herausgegeben von Stapf (die für diese Ausgabe vollständig berücksichtigt wurden), sowie die Beiträge aus den beiden Bänden des „Freund der Gesundheit" (1792/95), die sich zum Teil in den „Kleinen medicinischen Schriften" und als Anhang zur Haehl'schen Ausgabe des „Organon VI" von 1921 finden.

- Lag ein Beitrag in mehreren Versionen vor (betrifft hauptsächlich die Aufsätze in den verschiedenen Auflagen der „Reinen Arzneimittellehre"), wurde jeweils nur die erste Veröffentlichung im Neusatz wiedergegeben, es sei denn, spätere Versionen ließen wesentliche inhaltliche Änderungen erkennen. In diesem Fall wurde sowohl die erste als auch die letzte Veröffentlichung des Beitrages abgedruckt.

Alle nach den genannten Kriterien nicht aufgenommenen kleineren Schriften Hahnemanns, also Zweit- und Drittpublikationen, von uns als „identisch" eingestufte Artikel sowie Beiträge aus der „Reinen Arzneimittellehre", die gegenüber der Erstversion keine wesentlichen inhaltlichen Änderungen erkennen ließen, wurden im Literaturverzeichnis gesondert aufgeführt. Außerdem weisen im Hauptteil Anmerkungen zur Quellenangabe (in einer Fußnote am Seitenende) auf Zweit- und Drittpublikationen oder verschiedene Versionen eines Beitrages hin.

Um weitestgehende Vollständigkeit zu bieten, wurden auch Beiträge mit fraglicher Autorenschaft Hahnemanns aufgenommen. Die Überschrift solcher Artikel wurde in solchen Fällen eckig eingeklammert [] und die Quellenangabe mit einer entsprechenden Anmerkung versehen. Im Quellenverzeichnis wurden diese Titel als Ganze [] eingeklammert.

2. Gliederung

Alle Titel erscheinen in chronologischer Reihenfolge. Diese wurde – soweit möglich – folgendermaßen ermittelt:

- Oberste Priorität hatten Zeitangaben Hahnemanns (sofern vorhanden), d.h. ein Vorwort vom 13. Oktober 1830 wurde dem Jahr 1830 zugeordnet, nicht dagegen dem Jahr 1836, als das betreffende Buch z.B. von Weber (Nr. 177 des chronologischen Quellenverzeichnisses) erschien.
- Nächstrangig folgte das Datum der Veröffentlichung. Dabei wurde innerhalb deselben Jahres Monographien und Beiträgen zu Monographien als gewichtigere Publikationsform der Vorrang vor Zeitschriftenbeiträgen gegeben, sofern nicht Zeitangaben Hahnemanns eine andere, genauere Reihenfolge vorgaben.

Grundlegend für die Anordnung der aufgeführten Schriften war das im Anhang abgedruckte chronologisch gegliederte, numerierte Quellenverzeichnis, das sämtliche verfügbaren Zeitangaben enthält. Die Zuordnung der Schriften zu verschiedenen Genres wie Monographien, Zeitschriftenbeiträgen, Rezensionen usw. läßt sich anhand des ebenfalls im Anhang wiedergegebenen nach Publikationsformen gegliederten Quellenverzeichnisses nachvollziehen.

3. Texterfassung und -gestaltung

Alle Beiträge wurden ungekürzt vollständig neu gesetzt. Original-Orthographie und -Interpunktion sowie die Gliederung der Texte wurden grundsätzlich beibehalten, auch heute ungewöhnlich erscheinende Schreibweisen (wie etwa „Iahrhundert") und Interpunktionen.

Änderungen der Orthographie bzw. der Drucktypen wurden lediglich in folgenden Fällen durchgeführt:

- „ß“ und „ſs“ wurde mit „ß“ wiedergegeben, „ss“ wurde dagegen original belassen.
- Das „römische“ ‚U‘ bzw. ‚u‘, in einigen Texten als ‚V‘ oder ‚v‘ geschrieben, wurde – mit Ausnahme der Dissertation und Habilitationsschrift, wo es original belassen wurde – als lateinisches ‚U‘ bzw. ‚u‘ wiedergegeben.
- Bei Trennung von „s-s“ infolge Zeilenumbruches im Original wurde bei ungetrennter Wiedergabe im Neusatz diejenige Schreibweise von „ss“ oder „ß“ verwendet, die auch sonst in *diesem* Text verwendet wurde.
- Das Trennungszeichen wurde nicht in der alten Schreibweise („=“), sondern in der heutigen Schreibweise („-“) wiedergegeben.
- Die Abkürzung „u. s. w.“ wurde ohne Leerzeichen als „u.s.w.“ wiedergegeben.
- Das damalige Zeichen „**xc.**“ wurde mit „etc.“ wiedergegeben.
- Anführungs- und Abführungszeichen wurden wie „ ... “ wiedergegeben, und zwar nur am Anfang und Ende, nicht – wie damals üblich – an jedem Zeilenanfang und -ende eines Zitates.
- Kleinere Druckfehler im Original, insbesondere Dreher (etwa „nnd“ statt „und“) oder fehlende Punkte am Satzende, wurden stillschweigend korrigiert. Offenkundige, nicht mißverständliche Druckfehler wurden als solche belassen. Bei kritischen Verbesserungen der Herausgeber wurde die verbesserte Stelle durch eine Hochzahl gekennzeichnet und in der dazugehörigen Fußnote der Originalwortlaut wiedergegeben.
- Die verschiedenen Drucktypen „g e s p e r r t“, „*kursiv*“, „**fett**“ wurden (mit Ausnahme der Hauptüberschriften, Zwischenüberschriften und Unterschriften, s.u.) wie im Original belassen. Hervorhebungen durch Antiqua[3] in **Frakturtexten** sowie durch KAPITÄLCHEN[4] wurden nicht wiedergegeben. Größere Typen (z.B. für Gliederungsbuchstaben wie A, B, C usw.) wurden in normaler Größe, dafür aber fett wiedergegeben.
- Die Überschriften der Beiträge wurden – abweichend von der Gliederung im Original sowie der Anzahl der verschiedenen Drucktypen (in Einzelfällen mehr als 10 verschiedene) – als Fließtext linksbündig und fett wiedergegeben, gefolgt von einem hochgestellten Stern (*), der auf die Quellenangabe verweist. Untertitel zur Überschrift wie „Vorgelesen am...“, „Nach eignen Beobachtungen“ etc. erfolgen in einer neuen Zeile mit magerer Type, sofern eine sinnfällige Zugehörigkeit zur Überschrift besteht. Darüber hinausgehende Zusätze zur Überschrift (z.B. Widmungen) wurden in die Fußnote vor die Quellenangabe gesetzt. Zwischenüberschriften 1. und 2. Ordnung im Text wurden – mit Ausnahme der Dissertation und Habilitation, wo sie original belassen wurden – abweichend vom Original vom Verlag halbfett bzw. mager gesetzt.
- Die Titel von Rezensionen wurden vollständig und einschließlich der bibliographischen Angaben als Fließtext wiedergegeben.
- Titel- und sonstige Angaben zu Hahnemanns Namen (wie „Hofrath“, „der Arzneykunde Doctor“, „D.“ o.ä.) wurden in Über- und Unterschriften weggelassen, es sei denn, sie gehören sinnfällig dazu oder die Überschrift eines Beitrages besteht nur aus dem Namen wie etwa „Von unserm Herrn Dr. Hahnemann“ o.ä.
- Verschlüsselte Hinweise auf den Verfasser („vom Herausgeber des Arzneischatzes“), alle abgekürzten Artikelunterschriften („D. H.“, „S. H.“, „H.“) oder die An-

3 Hierdurch wurden im Original Eigennamen und kurze lateinische Zitate hervorgehoben. Da diese auch im Neusatz als solche problemlos erkennbar sind und sich durch die zeitbedingte Konvention im Original kein zusätzlicher Informationsgewinn ergab, entschieden wir uns gegen eine erneute Hervorhebung.

4 Dies betrifft die Schreibweise von zwei Autoren, die Hahnemann zur Identifizierung der Urschrift der jeweiligen Übersetzung durch ihn aufführte.

gabe eines Pseudonyms bei Rezensionen wurden sowohl in der Überschrift als auch in der Unterschrift belassen. Sie wurden– abweichend von den zahlreichen Varianten des Originals – einheitlich in magerer Schrift wiedergegeben: in der Überschrift in neuer Zeile linksbündig, in der Unterschrift in neuer Zeile mit linkem Einzug. Bei Verwendung eines Pseudonyms, verschlüsselter Verfasserangabe oder anonymen Beiträgen erfolgte eine Anmerkung zur Quellenangabe, die auf diesen Sachverhalt hinweist.

- Bei Beiträgen mit unsicherer Autorenschaft Hahnemanns wurde die Überschrift in eckige Klammern [] gesetzt. Eine Anmerkung zur Quellenangabe erläutert den Sachverhalt zusätzlich. Im Quellenverzeichnis wurde der Beitrag als Ganzer ekkig eingeklammert.
- Orts- und Zeitangaben in der Unterschrift wurden – abweichend von den unterschiedlichen Originalvorlagen – einheitlich in einer neuen Zeile, links eingerückt, in magerer Schrift wiedergegeben.
- Die Gliederung des Originaltextes wurde im Neusatz beibehalten oder weitestgehend nachvollzogen. Der Abstand zwischen den einzelnen Absätzen sowie der Einzug wurde allerdings einheitlich gehalten, unabhängig davon, ob das Original durchgehend $1^1/_2$-zeilig, einzeilig oder gemischt gesetzt worden war. Tabellen und tabellenartige Gegenüberstellungen von Textstellen wurden auch im Neusatz sachgemäß nachvollzogen. Wurde im Original jedoch an manchen Stellen aus Platzgründen ohne inhaltliche Bedeutung petit-Schrift verwendet, erfolgte der Neusatz einheitlich in derselben Schriftgröße. Die verschiedenen zwischen manchen Absätzen zu findenden Zeichen („* * *“ oder „____“) wurden im Neusatz einheitlich durch drei Sterne (* * *) wiedergegeben.
- Original-Fußnoten Hahnemanns wurden – wie in der textkritischen und in der Standardausgabe der sechsten Auflage des Organons der Heilkunst – in den Text integriert: petit gesetzt, mit hängendem Einzug links eingerückt und einheitlich mit einem einfachen Stern (*) versehen. Weitere davon abweichende Original-Fußnotenzeichen entfallen[4]. Steht am Ende einer Original-Fußnote eine abgekürzte Unterschrift, so wurde diese – im Gegensatz zu verschiedenen Gepflogenheiten im Original – einheitlich, anschließend an den Text, in der letzten Zeile, in magerer Schrift wiedergegeben.
- Anmerkungen der Herausgeber (Druckfehler, Übersetzungen o.ä.) wurden mit Hochzahlen gekennzeichnet, die artikelweise gezählt wurden, und auf entsprechende Fußnoten am Seitenende verweisen.
- Fremdsprachige Textstellen wurden mit Hochzahlen gekennzeichnet und übersetzt. Die Übersetzung der lateinischen, altgriechischen, französischen und arabischen Textstellen erscheint in Anführungszeichen in der Fußnote.
- Die Fundstellen der lateinischen und griechischen Zitate Hahnemanns in altphilologischen Standardwerken erscheinen ebenfalls in Fußnoten und folgen den Zählungen (jeweils Buch, Kapitel, Paragraph) der im Literaturverzeichnis genannten Ausgaben. Die beiden wichtigsten Autoren, Hippokrates und Galen, werden zusätzlich zur Kapitelzählung mit Band (römische Ziffer) und Seitenzahl (arabische Ziffer) der Ausgaben Littré (= L) bzw. Kühn (= K) (hier zusätzlich mit Zeilenzählung) zitiert.
- Die abgedruckten griechischen Texte geben die Schreibweise Hahnemanns des jeweiligen Zitats wieder; verbessert wurde lediglich die Akzent- bzw. Spiritussetzung, wenn diese vom heutigen Gebrauch abwich bzw. fehlerhaft war.

---

4 Auf die zwei Stellen, wo der Setzer des Originals einmal * und ** vertauschte (Geist der neuen Heillehre, 1813) und ein andermal (Heilkunde der Erfahrung, 1805) zwei Fußnoten mit einfachem Stern (*) vertauscht hatte, wurde mit je einer Anmerkung der Herausgeber hingewiesen.

- Die Original-Seitenzahlen der einzelnen Schriften wurden als Marginalien am Außensteg in Höhe der Zeile des Original-Seitenumbruchs wiedergegeben. Bei stummer Mitzählung im Original wurden fehlende Seitenzahlen der Vollständigkeit halber mit eckigen Klammern ergänzt. An der Stelle des Original-Seitenumbruchs wurde ein senkrechter Strich | in den Fließtext des Neusatzes eingefügt. Der senkrechte Strich | erfolgt nach Maßgabe des Seitenwechsels im Original-Haupttext; Fußnoten, die sich im Originalsatz häufig über mehrere Seiten erstreckten, wurden davon ausgenommen.
- Die Abkürzungen der Quellen in den Fußnoten sowie im Quellen- und Literaturverzeichnis erfolgte einheitlich und nach den allgemein üblichen Regeln. Ein Abkürzungsverzeichnis löst die Abkürzungen der Quellenangaben auf.
- Im Personen- und Ortsregister finden sich alle auf den Seiten 1–895 namentlich erwähnten Personen und Orte alphabetisch aufgeführt. Verschiedene Schreibweisen für denselben Namen bzw. Ort wurden, wenn die Zuordnung nicht eindeutig war, in Form von Querverweisen berücksichtigt.
- Im Arzneimittelregister wurden die als Arzneimittel oder anderweitig verwendeten Pflanzen, Pflanzenteile, Tiere und tierischen Substanzen, Mineralien, Metalle und Chemikalien alphabetisch aufgeführt. Auch nicht als Arzneimittel verwandte Stoffe wurden indiziert. Verschiedene Schreibweisen von Arzneimitteln oder Chemikalien wurden durch Querverweise berücksichtigt.
- Im Sachregister wurden wichtige Begriffe zeitgenössischer Therapieverfahren (Aderlaß, Fontanelle, Impfung, Mesmerismus, Räucherung etc.), der zeitgenössischen medizinischen Terminologie (Miasmen etc.), Krankheiten (Bräune, Pokken, Scharlach, etc.) und Begriffe und Methoden der sich entwickelnden Homöopathie (Anamnese, Arzneimittelprüfung, Erstwirkung, Nachwirkung, Arzneimittelwahl etc.). alphabetisch aufgeführt. Die Indizierung erfolgte auch themenbezogen, d.h. auch dann, wenn in einer Textstelle der Begriff, der im Register indiziert ist, nicht genannt wurde, die Zuordnung aber eindeutig ist (z.B. Arzneimittelprüfung).

Abkürzungsverzeichnis

Zeitschriften

Acta Acad. Elect. Mogunt. Sci. Util.	Acta Academiae Electoralis Moguntinae Scientiarum Utilum
Allg. Anz.	Allgemeiner Anzeiger [Jg. 1812-1813]
Allg. Anz. d. Dt.	Allgemeiner Anzeiger der Deutschen [Jg. 1807-1811, 1814–1829]
Allg. Anz. u. Nat. Ztg. d. Dt.	Allgemeiner Anzeiger und Nationalzeitung der Deutschen [Jg. 1830–1839]
Allg. hom. Ztg.	Allgemeine homoeopathische Zeitung, hrsg. von G. W. Groß, F. Hartmann und F. Rummel
Allg. J. d. Chem.	Allgemeines Journal der Chemie, hrsg. von A. N. Scherer
Anhalt. Volksfr.	Der Anhaltische Volksfreund
Ann. d. Arzml.	Annalen der Arzneymittellehre, hrsg. von J. J. Römer
Anz.	Der Anzeiger [Jg. 1791–1793]
[Stapfs] Arch. f. d. hom. Hlkst.	Archiv für die homöopathische Heilkunst, hrsg. von E. Stapf
Beitr. z. Arch. d. med. Polizei	Beiträge zum Archiv der medizinischen Polizei und der Volksarzneikunde, hrsg. von J. C. F. Scherf
Berlin. Jb. f. d. Pharm.	Berlinisches Jahrbuch für die Pharmacie und für die damit verbundenen Wissenschaften
[Crells] Beytr. z. d. chem. Ann.	Beyträge zu den chemischen Annalen, hrsg. von L. Crell
[Crells] Beytr. z. Erw. d. Chem.	Beyträge zur Erweiterung der Chemie, hrsg. von L. Crell
Bl. a. d. Voigtl.	Blätter aus dem Voigtlande
[Crells] Chem. Ann.	Chemische Annalen für die Freunde der Naturlehre, Arzneygelahrtheit, Haushaltungskunst und Manufacturen, hrsg. von L. Crell
Dresden. Gel. Anz.	Dreßdener Gelehrte Anzeigen, aus den meisten Theilen der Gelehrsamkeit [= Dreßdnische Gelehrte Anzeigen]
Dt. Mschr.	Deutsche Monatsschrift
Erg. Bl. z. Jena. Allg. Lit. Ztg.	Ergänzungsblätter zur Jenaischen Allgemeinen Literatur-Zeitung
Hom. u. allöop. Leucht- u. Brandk.	Homöopathische und allöopathische Leucht- und Brandkugeln
Int. Bl. d. Allg. Lit. Ztg.	Intelligenzblatt der Allgemeinen Literatur-Zeitung
[Trommsdorffs] J. d. Pharm.	Journal der Pharmacie, für Aerzte, Apotheker und Chemisten, hrsg. von J. B. Trommsdorff
[Hufelands] J. d. pract. Arzkd.	Journal der practischen Arzneykunde und Wundarzneykunst, hrsg. von C. W. Hufeland [Bd. 1–7]
[Hufelands] J. d. pract. Hlkd.	Journal der practischen Heilkunde, hrsg. von C. W. Hufeland [Bd. 27 ff.]

Jena. Allg. Lit. Ztg.	Jenaische Allgemeine Literatur-Zeitung
Leipzig. Pop. Zschr. f. Hom.	Leipziger Populäre Zeitschrift für Homöopathie
Leipzig. Tagebl.	Leipziger Tageblatt
Leipzig. Ztg.	Leipziger Zeitung
[Krebs'] Med. Beob.	Medicinische Beobachtungen, hrsg. von F. C. Krebs
[Blumenbachs] Med. Bibl.	Medicinische Bibliothek, hrsg. von J. F. Blumenbach
Med. Chir. Ztg.	Medicinisch-chirurgische Zeitung, hrsg. von J. J. Hartenkeil und F. X. Mezler
N. Hannöver. Mag.	Neues Hannöverisches Magazin
N. Lit. Nachr. f. Ärzte	Neue Literarische Nachrichten für Aerzte, Wundärzte und Naturforscher
N. Mag. f. Ärzte	Neues Magazin für Ärzte, hrsg. von E. G. Baldinger
[Hufelands] N. J. d. pract. Arzkd.	Neues Journal der practischen Arzneykunde und Wundarzneykunst, hrsg. von C. W. Hufeland [Bd. 8–26]
Reichs-Anz.	Der Reichs-Anzeiger [Jg. 1794–1806]
Zschr. f. klass. Hom.	Zeitschrift für klassische Homöopathie
[Schweikerts] Ztg. d. hom. Hlkst.	Zeitung der homöopathischen Heilkunst, hrsg. von G. A. B. Schweikert

Sammlungen

Bakody (1883)	Hahnemann redivivus, hrsg. von Theodor v. Bakody. Leipzig 1883
Stapf (1829)	Kleine medicinische Schriften von Samuel Hahnemann, hrsg. von Ernst Stapf. Dresden und Leipzig 1829

Gesammelte kleine Schriften

Oratio*

XVIII Etsi nemini vestrum, Auditores ornatissimi doctissimique, dubium esse potest, quin e totius mundi machinatione intellegi possit et comprehendi, esse Deum: nulla tamen re mirificam summi numinis sapientiam benignitatemque clarius, quam in humani corporis fabricatione elucere atque exsplendescere, vere affirmare mihi posse videor. Tam incredibilem enim sollertiam in unoquoque membro, tam exquisitam artem adhibuit, ut, si quis in corporis nostri fabrica vel minimum reprehendere ausit, is non modo stultus, sed omni sensu et intelligentia expers, jure meritoque sit putandus. Nam, ut omnium animantium facile est princeps homo, sic iisdem etiam corporis dignitate et excellentia longe multumque praestat. Quae quidem etsi cuivis contemplanti ultro occurret, tamen caeterorum quoque animalium artificiosa perfectio haud difficulter admiratione dignissima censebitur ab eo, qui intellexerit, quam accommodate appositeque sensus animantium ac membra, pro ingenii viriumque diversa ratione, a summo rerum opifice efficta sint atque elaborata. Equus ungularum firmitate et jubae ornamento est praeditus, quippe qui velox sit et superbus. Leonem vero, iracundum animal et forte, dentium unguiumque robore eadem divinae naturae sapientia instruxit.

Simili ratione taurus et aper, pro suo quisque ingenio munitus ornatusque est. Quid cervo aut lepori, ignavo ferarum generi, dari poterat aptius, quam mirifica illa membrorum mobilitas pedumque pernicitas, siquidem omnibus ad vim arcendam armis destituerentur. At homini, divina mente praedito pro omni defensionis instrumento, manus natura fabricata est, et ad usum aptas et ad incolumitatis custo-
XIX diam. Quare nec cornibus ei naturaliter | adnatis, nec ungulis opus erat, qui et summorum digitorum unguibus instructus esset, et gladio hasta aliisque armorum generibus uti posset quae partim acutiora sunt, partim duriora cornibus. Quid? quod et eminus injuriam propulsare ac nocere potest alteri, ut lapide, ligno, ut tubulis illis ferreis qui plumbeas ejiciunt glandes, ut caeteris ejus modi telis: cum beluae contra non nisi comminus pugnare seque tutari possunt. Quae quidem omnia manuum opera consequimur. Quid dicam de artibus manu ministra inventis? Quid de vestimentis? Quid de aedificiis partim ad commoditatem, partim ad usum et securitatem extructis? Quarum utique beneficio cum Platone, Aristotele cum Hippocrate, Galeno aliisque antiquitatis luminibus, versamur. Animanti igitur sapientia praedito nihil manibus esse aptius nihil utilius, inter omnes jam constare, plane mihi persuadeo. Sed ut et ipse ostendam, quae de Physicis quidem cursim arripuerim, subcisivisque, ut ajunt, operis, hanc mihi detis, quaeso, veniam, Auditores honoratissimi, ut breviter

* [Valediktion, Meißen 24.4.1775] In: Erich Preuß, Der zwanzigjährige Hahnemann. Leipzig 1930, S. XVIII–XXII u. 18–22.

Rede[1]

Wenn es auch für keinen von Euch, geehrte und gelehrte Zuhörer, einem Zweifel unterliegen kann, daß sich aus dem Mechanismus der gesamten Welt die Existenz Gottes erkennen und begreifen läßt: so glaube ich doch mit vollem Rechte erklären zu müssen, daß in nichts die wunderbare Güte und Weisheit dieses höchsten Wesens klarer und sichtbarer hervorleuchtet als in der Erschaffung des Menschen. Hat er doch eine in solchem Maße alle menschliche Vernunft übersteigende Geschicklichkeit an jedem einzelnen Gliede, eine so erlesene Kunst bewiesen, daß, falls einer an der Anlage unseres Körpers auch nur den kleinsten Tadel zu üben wagte, dieser in Wahrheit nicht nur als Tor, sondern als ein Mensch, dem jedes Gefühl und jede Einsicht fehlt, anzusprechen ist. Denn über alle Lebewesen ist der Mensch mit Leichtigkeit Herr und ragt über sie alle hoch empor durch die Würde und Formvollendung seines Körperbaues. Wenn dies auch jedem Beschauer sofort in die Augen springt, so wird doch ein jeder die kunstreiche Formvollendung auch der übrigen Lebewesen mit Bestimmtheit der Bewunderung wert erachten. Muß er doch erkennen, wie wohlgelungen und passend Gefühl und Gliedmaßen der Lebewesen, je nach der verschiedenen Begabung mit Vernunft und Kraft, von dem erhabenen Schöpfer aller Dinge gebildet und ausgearbeitet sind. Das Pferd ist ausgestattet mit festen Hufen und einer schmucken Mähne; liegt doch in der Schnelligkeit und Grazie sein Wert. Den Löwen dagegen, ein wutschnaubendes, tapferes Tier, hat dieselbe göttliche Weisheit mit scharfen Krallen und Zähnen versehen. Gleicherweise ist Stier und Eber, je nach seiner Bestimmung, geschützt und geschmückt. Was konnte dem Hirsch oder Hasen, jener furchtsamen Tierart, passender geschenkt werden, als die wunderbaren, gelenken Glieder und behenden Läufe, da sie ja aller Waffen, sich gegen fremde Angriffe zu verteidigen, ermangeln? 18

Der Mensch dagegen, Geist vom Geiste Gottes, hat von Natur als Mittel zur Verteidigung die Hände erhalten, damit er in geeigneter Weise davon Gebrauch mache, sich aber auch zu seiner Wohlfahrt schützen kann. Daher bedurfte er keiner von Natur ihm angeborenen Hörner oder Krallen, zumal er an den Spitzen der Finger Nägel trägt. Zudem vermag er Schwert und Lanze, ebenso alle anderen Waffen zu führen, die teils schärfer, teils härter sind als Hörner. Was soll ich dazu sagen, daß er | schon von weitem jedem Angriff begegnen, aber auch selbst einem anderen zu 19 schaden in der Lage ist, nämlich mit Steinen, Pfeilen und jenen eisernen Rohren (Flinten), die Bleikugeln entsenden, und anderen solchen Schutzwaffen? Die wilden Tiere dagegen vermögen nur im Nahkampfe zu verwunden oder sich zu schützen.

Dies alles erreichen wir mit Hilfe unserer Hände. Was soll ich reden von den Künsten, die durch die Beihilfe unserer Hände entstanden sind, oder von der Kleidung, oder von den Gebäuden, die teils zu unserem Wohlbefinden, teils zu unserem Bedarf und Schutz errichtet sind? Weiter: was gäbe es für Gesetze, was für Denkmäler unseres Geistes, wenn uns die Hände fehlten? Sie sind in Wahrheit die Wohltäter, die uns mit Plato, Aristoteles, mit Hippokrates, Galenus und anderen Größen des Altertums verkehren lassen. Deshalb bin ich vollständig der Überzeugung, und alle werden mir darin beistimmen, daß einem mit Weisheit begabten Wesen nichts nützlicher und willkommener sein kann als die Hände. Aber damit ich auch selbst beweisen kann, was ich mir wenigstens von den Physikern mit Begeisterung erarbeitet habe, wie man zu sagen pflegt: in meinen Musestunden, so gebt mir, geehrte Zuhörer, bitte die Freiheit, mit kurzen Wor-

1 Übersetzung von Erich Preuß.

demonstrem, quam artificiosum divinae sapientae ac providentiae opus hominum sint manus. Jam, ut hinc ordiar, hoc potissimum consilio manus ficta et conformata videtur, ut variorum instrumentorum, quorum in vita aliquis usus est, verbi causa mallei, unci, forcipis munere fungeretur. Quis vero opifex praeter naturae conditorem, quo nihil providentius esse potest, nihil sollertius, tantam artem persequi potuisset in manibus? Qui eas nobis ideo in digitos fidit ac secuit, ut et globosam formam undique amplexae includerent, et res vel majores paulo, universorum digitorum porrectione, et minores, duorum tantum contractione prehenderent, atque ad omnem omnino figuram facile sese accomodarent. Ad rotunditates, ut dixi, firmiter comprehendendas, insuper etiam longitudine dispares digitos providens illud numen produxit in manibus, ut in amplectendo globo maximus digitorum eodem pertineret quo minimus, atque ille adeo aequaliter comprehensus undique contineretur. Duas porro easdemque pares natura homini dedit manus, quae sibi mutuo responderent et altera alteri ferre posset auxilium; ita, ut nullus lapis, nullum lignum, aut quodvis aliud onus inveniri possit, quod non ita comprehendant
XX ipsae ac moveant, quasi | harum rerum cujuslibet causa excogitatae essent juxta et fabricatae. Enimvero nec dividuas et in digitos dispertitas esse manus sufficiebat, si quattuor superioribus digitis pollex non fuisset e regione oppositus, atque ita collocatus, ut ad unumquemque caeterorum, si vellemus, sese inclinaret atque obsisteret. Nam si uno cuncti ordine unaque serie essent constituti, et vis in capiendo et multiplices illae ad quamcumque formam aptae mutationes perirent. Neque illud est praetermittendum, non praeter rem aut concinnitatis tantum causa additos neque annularem digitum, neque minimum, cum uterque divaricatus ad res paulo ampliores comprehendendas haud parum adjuvet, verissimumque sit, quod Philosophorum sapientissimus Socrates apud Xenophontem pronuntiarit, rerum non tam eas esse probandas, quae adspectu venustae, quam quae ad usum maxime essent accomodatae. Atque hoc etiam a provida sapientique natura sollerter provisum, ne digitorum summitates ex osse tantum constarent, sed carne insuper essent obductae, ut carunculae hujus beneficio res vel minimae et comprehensu difficillimae, veluti pilus aut vepres, facili possent negotio capessi. At nec molliores esse conveniebat apices digitorum, ne infirmius paulo res apprehensae statim e manibus delaberentur. Quod quidem quo certius evitaretur, sapiens ille hominum fabricator digitorum acumina praemunivit unguibus, atque ita illorum teneritati ac mollitiei unguium stabilitate et firmitudine consuluit. Qui porro ne duriores justo essent, nonne et illud erat Dei commentum mirabile? Etenim si duriore ungues essent natura, id est ossea, non sane, ut nunc fit, cederent, si quid in eos paulo gravius vel incideret vel incursaret, sed quovis aut lapidis aut aeris appulsu comminuerentur ac frangerentur. Nunc vero inter duritiem ac mollitudinem interjectam, id est corneam obtinuerunt naturam, ut ad radendum, scalpendum, excoriandum, distringendum denique opem ferre possent haud contemnendam. In unguibus enim idem pene fit, quod in gladiis, quorum ii duntaxat praestantissimi censentur, qui ea sunt duritia, ut penetrent, ea porro mollitie, ne illisi statim confringantur.

ten auszuführen, was für ein kunstvolles Werk göttlicher Weisheit und Vorsehung die menschlichen Hände sind. Um nun von hier auszugehen: gerade mit der Absicht scheint die Hand gebildet und geformt zu sein, daß sie die Stelle aller der Werkzeuge, die jemand im täglichen Leben zu gebrauchen hat, also etwa des Hammers, Hakens, der Zange, einnimmt. Welcher Künstler nun mit Ausnahme des Weltenschöpfers, den niemand an weiser Vorsehung und Geschicklichkeit übertrifft, hätte bei den Händen eine solche Kunstfertigkeit an den Tag legen können? Hat er sie doch zu dem Zwecke in Finger abgespalten und auslaufen lassen, daß sie eine runde Form von allen Seiten umfassen und einschließen können, und zwar so, daß sie die etwas größeren Gegenstände durch Umklammerung aller Finger, die kleineren durch den Druck zweier Finger festhalten. So passen sie sich an jede beliebige Form völlig an. Um Rundungen, wie ich sagte, fest zu umklammern, hat jenes weitblickende göttliche Wesen Finger von ungleicher Länge an den Händen wachsen lassen; soll also eine Kugel umfaßt werden, so greift der größte Finger nach derselben Richtung wie der kleinste, und jene wird dadurch vollständig gleichmäßig überall gepackt und festgehalten. Ferner hat die Natur dem Menschen zwei Hände geschenkt, die völlig gleichgebaut sind, sich gegenseitig entsprechen und einander Hilfe leisten können. Daher vermögen sie jeden Stein, jedes Stück Holz, kurz jede beliebige andere Last aus eigener Kraft so zu packen und in Bewegung zu setzen, als ob sie gerade um jeder einzelnen von ihnen willen erdacht und geschaffen wären.

Aber freilich, es genügte nicht, daß zwei Hände da sind, die in Finger auslaufen,
wenn den vier oberen Fingern nicht der Daumen in | entgegengesetzter Richtung 20
gegenübergestellt wäre. Dieser ist so angebracht, daß er, wenn wir es wollen, sich zu jedem der übrigen Finger hinneigt, aber auch gegenüberstellt. Wenn nämlich alle in einer Ordnung und Reihe angebracht wären, so würde die Kraft beim Zufassen und die Beweglichkeit, die sich jedem Gegenstande sofort anpaßt, schwinden. Auch darf ich das nicht mit Stillschweigen übergehen, daß nicht etwa planlos oder nur des Ebenmaßes wegen Ring- und kleiner Finger hinzugefügt worden sind, wo doch jeder, wenn er gespreizt wird, nicht wenig dazu beiträgt, auch beträchtlich größere Sachen zu umfassen. Es liegt eine tiefe Wahrheit in dem Ausspruche des Sokrates, des weisesten der Philosophen, der sich im Werke des Xenophon findet: Nicht sowohl die Dinge sollen unseren Beifall finden, die schön anzuschauen sind, sondern diejenigen, die die größte Zweckmäßigkeit im Gebrauche aufweisen.

Aber die weise, weitschauende Natur hat mit Geschick auch folgendes vorgesehen: die Spitzen der Finger bestehen nicht nur aus Knochen, sondern sind darüber mit Fleisch überzogen. Mit Hilfe dieses Stückchens Fleisch ist man in der Lage, auch die kleinsten Dinge, die nur mit Mühe sonst erfaßt werden könnten, zum Beispiel ein Haar oder einen Dorn, mit Leichtigkeit zu ergreifen. Aber diese Fingerkuppen durften nicht zu weich sein, damit nicht etwa Gegenstände, die man nicht fest genug gefaßt hatte, gleich wieder den Händen entglitten. Um dies desto sicherer zu vermeiden, hat jener weise Menschenschöpfer die Fingerspitzen vorn durch Nägel geschützt. Auf diese Weise trug er den zarten, weichen Kuppen Rechnung durch die Festigkeit und Härte der Nägel. Diese wieder durften auch nicht übermäßig hart sein. Liegt darin nicht auch eine wunderbar weise Vorsehung Gottes? Denn wenn diese Nägel aus zu festem Stoffe beständen, etwa aus Knochen, so würden sie wahrlich nicht, wie es jetzt der Fall ist, nachgeben, wenn etwas zu kräftig an sie stieße oder anschlüge, sondern bei jedem Anstoß eines Steines oder Eisens würden sie splittern oder brechen. So aber haben sie einen zwischen Härte und Weichheit liegenden Stoff erhalten, d. h. sie sind aus Horn. Dadurch können sie ganz beachtlich behilflich sein, wenn es gilt, zu schaben, kratzen, abzuhäuten und auseinanderzuziehen. Mit den Nägeln hat es also fast dieselbe Bewandtnis wie mit den Schwertern. Von diesen gelten genau genommen nur die für die trefflichsten, die so fest und hart sind, daß sie eindringen, aber auch so biegsam, daß sie, wenn sie hart auftreffen, nicht sofort springen.

Jam ne illud quidem a divina providentia est praetermissum, ut, quoniam non at-
XXI teruntur brevi tempore ungues aut subsecantur, | statim ipsi succrescunt, habeant-
que adeo tenella digitorum fastigia, quo et niterentur et tegerentur. Ossicula vero,
eadem summi Creatoris ratione prudentique consilio digitis immissa esse, vel inde
patet quod omnis in movendo varietas, omnisque in tenendo firmitas illis quidem
est attribuenda. Quod quo melius perficeretur, ex pluribus ossibus auctor naturae
digitos voluit esse compositos, quoniam, si singulis digiti constarent ossibus ad ea
tantummodo fuissent idonei, quae extensis manibus peraguntur. Sed ut incurvari
omnimodo, inflectique quaqua posset hominum manus, tria singulis digitis inseruit
subdiditque ossicula, ternis inter se annexa articulis ac vertebrata. Quid vero de car-
ne singulis digitis adjuncta dicam? Quae quidem ita comparata est, ut summa Dei
sapientia benignitasque perquam luculenter appareat. Nam cum digitorum ossicula
per se sint parum directa; (siquidem nodorum prominentiae, et internodiorum gra-
cilitas tenuitasque insignem pariant inaequalitatem) haecce intervalla et iniquitates
a Divino artifice tantillo carnis expletae obductaeque sunt, quantum ad res valide
comprehendendas recteque tenendas sufficeret. Atque hoc quidem internis digi-
torum partibus accidit; ab exteriori autem parte omnis fere caro remota est, et cute
tantum teguntur, ut ne manus inutiliter adgravarentur. Ipsis vero articulorum com-
missuris carnem quam fieri potuit, minimam circumdedit, ne digitorum in movendo
celeritas agilitasque usquam laboraret; id quod sine dubio evenisset, si paulo crassiori
illae carne vestitae fuissent. Praeterea et ad obliquas digitorum partes, non sine sum-
mae mentis significatione tantum est carnis appositum, ut expletis internodiorum in-
terstitiis, si digitos veluti contiguos inter se conglutinaremus atque compingeremus,
manu nostra tanquam individua et solida uti nobis liceret. Quis enim, quaeso, nare
posset, nisi manu compactili et ad palae modum solidata et cavata, non secus ac re-
migio promoveretur. Num credibile est Diogenem illum Sinopensem situlam suam
abjecturum fuisse, si manu in hunc modum constipata aquam haurire nequisset? Tan-
tam nobis utilitatem tam pauxillum carnis, a sapientissimo corporis nostri opifice
suo loco additum, comparare potest! Quid de mirificis vertebrarum juncturis
XXII loquar? Articulorum | enim alter alteri ita insertus est et injunctus, ut inferioris cu-
jusque excavatum caput superioris globosam extremitatem in se recipiat, circumplec-
tatur et circumcirca in se recipiat, circumplectatur et circumcirca inclusam contineat,
quod idem omnibus artubus contingit. Haec itaque vertebrarum acetabula nec spatio-
siora justo, nec angustiora esse conveniebat, ut neque luxarentur unquam, nec verte-
rentur difficulter. Quae vero est alia causa, cur digitorum ossicula medulla careant nisi,
ut ipsa, quamvis gracilia, tamen, quo solidiora essent, hoc aegrius frangerentur. Praete-
reo hic ne longior vobis videar, Auditores aestumatissimi, quanam arte qua molitione
tendones ac nervi ex brachiorum musculis suspensi substrictique quemvis digitorum
articulum regant ac moderentur. Praetereo digitorum incredibilem in movendo celeri-
tatem, vires in comprehendendo, eorumdem contractiones faciles facilesque porrectio-
nes, promptas in obliquam partem conversiones, pollicis robur, admirandam denique

Ferner hat die göttliche Vorsehung auch dieses nicht übersehen: Da die Nägel sich in nicht zu kurzer Zeit abnutzen oder verschnitten werden, wachsen sie sofort von selbst wieder nach und besitzen eine so sanfte Neigung zu den Fingern, daß sie sich dadurch stützen und schützen. Dieselbe Vernunft und kluge Berechnung des erhabenen Weltenschöpfers hat ganz offensichtlich kleine Knöchelchen in die Finger eingelegt. Dieser Anlage ist die ganze Mannigfaltigkeit in der Bewegung und die ganze Kraft im |
Festhalten zuzuschreiben. Damit sich dies um so besser durchführen läßt, hat der Er- 21
schaffer der Natur die Finger aus mehreren Knöchelchen zusammengefügt; denn wenn die Finger nur aus einem Knochen beständen, wären sie ja nur zu dem zu gebrauchen, was man mit ausgestreckten Händen ausführt. Damit sich aber die menschliche Hand auf alle Art krümmen und überallhin biegen läßt, hat er jedem Finger drei Knöchelchen eingefügt und beigegeben, die durch drei Gelenke verbunden und bewegt sind.

Was soll ich zu dem Fleische, das um alle Finger gehüllt ist, sagen? Dies ist so angelegt, daß darin die erhabene Weisheit und Güte Gottes ganz augenscheinlich zutage tritt. Denn da die Knöchelchen der Finger an sich zu wenig gerade sind – sintemal die Ausläufer der Gelenkknoten und die Schlankheit und Feinheit der Zwischenräume zwischen diesen eine deutliche Ungleichheit ergeben –, sind diese Zwischenräume und Unebenheiten von dem göttlichen Künstler mit einer so kleinen Schicht Fleisch ausgefüllt und überzogen, wieviel ausreicht, um die Gegenstände kräftig zu erfassen und richtig zu halten. Dies gilt für die Innenseite der Finger; außen dagegen ist die Bedeckung mit Fleisch fast ganz unterblieben, und sie sind nur mit Haut überzogen, damit die Hände nicht unnütz beschwert werden. Um die Verbindung der Gelenke selbst hat er nur ein ganz klein wenig Fleisch gelegt, damit darunter nicht die Schnelligkeit der Fingerbewegung und ihre Gelenkigkeit leidet. Das hätte zweifellos eintreten müssen, wenn jene zu dick mit Fleisch umkleidet wären. Außerdem ist den Seitenwänden der Finger, wieder ein deutlicher Beweis des erhabenen Geistes, nur so viel Fleisch angefügt, daß die Zwischenräume zwischen den Gelenken ausgefüllt werden. So ist es uns möglich, wenn wir die Finger gleichsam wie zwei Grenzflächen zusammendrücken und aneinanderschmiegen, unsere Hand wie eine feste Einheit zu gebrauchen. Ich bitte Euch, wer könnte denn schwimmen, wenn er nicht von einer gedrungenen, massigen Hand, die wie ein Spaten gefestigt und gewölbt ist, genau so wie von einem Ruder vorwärtsgetrieben würde? Könnte man sonst dem Berichte Glauben schenken, daß jener (Philosoph) Diogenes von Sinope aus Bedürfnislosigkeit seinen Holzbecher weggeworfen habe, wenn er nicht mit einer Hand, die er in gleicher Weise zu formen vermochte, Wasser schöpfen konnte?

Einen so riesigen Nutzen vermag uns so ein klein wenig Fleisch zu schaffen, das uns das Urbild der Weisheit, der Schöpfer unseres Körpers, am rechten Platze angefügt hat. Was soll ich über die wunderbaren Verbindungen der Gelenke ausführen? Ein Gelenk ist nämlich mit dem anderen so verbunden und so eingefügt, daß das ausgehöhlte Ende des unteren die runde Kugel des oberen in sich aufnimmt, sie umklammert und rundherum einschließt und festhält. So steht es auch mit den Gelenken der Hände. Diese Becherform der Gelenke durfte aber nicht übermäßig umfangreich
sein, aber auch nicht zu eng, sonst würden sie sich | entweder verrenken oder nur 22
schwer drehen lassen. Was hat nun aber die Tatsache, daß die Fingerknöchel kein Mark einschließen, für einen anderen Zweck, als daß sie selbst, obwohl sie schlank sind, doch um so mehr Festigkeit besitzen und um so schwerer brechen können?

Um mich nicht zu weit zu verlieren, übergehe ich hier, meine sehr geehrten Zuhörer, in wie kunstvoller Beweglichkeit die Sehnen und Flechsen an den Muskeln der Arme hängen und verbunden sind, wie sie so jedes Fingerglied lenken und seine Handhabung bestimmen. Ich übergehe auch die über Erwarten große Schnelligkeit der Bewegung unserer Finger, die Kraft beim Zufassen, das leichte Krümmen und leichte Ausstrecken, die schnelle Drehung zur Seite, die Stärke des Daumens, schließlich die wunderbare Beschaf-

musculorum ipsorum naturam. Tantum enim locus iste habet oblectationis, tantum admirationis, ut nihil omnino, quam parum dicere satius esse ducam. Itaque, ut aliquando perorem, vobis Auditores amplissimi doctissimique, pro ingenioli mei tenuitate paucis demonstrasse mihi videor, non sine admirabili divinoque artificio manuum nostrarum machinam a sapientissimo orbis terrarum fabricatore elaboratam esse atque perfectam. Quare, quod reliquum est, liceat mihi vos, commilitones optimi commonere atque obtestari, ut summam istam providentiam mecum veneremini, quae quidem profecto in minima rerum creatarum eandem sese ostendit ac patefecit, qualem in angelorum sapientissimis ac praestantissimis. Nulla enim, mihi credite, alia de causa mentes nostras sensu et intelligentia instruxit ornavitque, nisi ut, nos metipsos atque alia ab ipso creata intuentes, ejus cognitionem capere possemus, quarum rerum spectaculum ad nullum genus animantium pertinet! |

Ode*

XXV Majestueux objet de mes humbles cantiques,
Seigneur de l'Univers! je T'addresse ma voix;
La Nature accomplit Tes ordres authentiques,
Tout puissant Souverain des Rois!

Célebrons Sa grandeur par des chants d'alégresse,
Disons avec transport Ses oeuvres pleins d'Attraits;
Je viens Lui consacrer les feux de ma jeunesse,
Chantant Ses immortels bienfaits.

C'est notre Dieu, c'est Lui qui me donna la vie;
Mais, las! des maux cruels assassinoient mes jours:
Je L'implorai; soudain s'enfuit la maladie,
La Santé vint à mon secours.

Dans ces paisibles lieux, ce pieux séminaire
Vous conduisiez mes pas, Suprême Roi du Ciel!
Ou, des sacrés lauriers sous l'ombre tutelaire
Des beaux arts je cueillois le miel.

Auguste glorieux! Soûtien de ce College,
Généreux Nourricier de maints Adolescents,
Reçois l'encens des coeurs que Ta garde protege,
La Chaleur des Rémerciments.

Grand Dieu! conservez nous notre unique ésperance,
Prenez soin d'un Heros le bonheur des Humains,
L'appui de la Vertu, l'éspoir de l'Innocence,
Le plus juste des Souverains, |

XXVI Illustre Carlowitz! L'honneur de ce Lycée,
Que Phébus a commis aux Soins de Son état;
Notre Afra, Ton plaisir, luit metamorphosée
Par les rayons de Ton éclat.

---

* [Valediktion, Meißen 24.4.1775] In: Erich Preuß, Der zwanzigjährige Hahnemann. Leipzig 1930, S. XXV–XXVII u. 25–27.

fenheit der Muskeln selbst. Die Beschäftigung damit bietet freilich so viel Genuß, eröffnet uns solche Wunder, daß, um es kurz zu sagen, überhaupt nichts dienlicher sein kann.

So glaube ich, einflußreiche und gelehrte Zuhörer, um endlich zum Schlusse meiner Rede zu kommen, mit meiner schwachen Geisteskraft in Kürze bewiesen zu haben, daß nicht ohne bewundernswerte, göttliche Kraft der Mechanismus unserer Hände von dem hochweisen Erbauer des Erdkreises erdacht und ausgeführt worden ist. Was bleibt mir noch zu sagen? Möge es mir erlaubt sein, Euch, meine lieben, guten Kameraden, zu ermahnen und zu beschwören: Achtet und verehrt mit mir jene weise Vorsehung! Sie erweist sich wahrlich auch am kleinsten Geschöpfe als die gleiche wie ebenso am klügsten und ehrwürdigsten Engel. Aus keinem andern Grunde, glaubt es mir, hat sie unsern Sinn mit Gefühl und Einsicht begabt und ausgerüstet, als daß wir, wenn wir uns selbst und die anderen Kreaturen anschauen, einen Begriff von dieser Vorsehung bekommen, ein Genuß, den keine andere Gattung der Lebewesen aufzuweisen hat!

Gesang[2]

Majestätischer Gegenstand meiner demütigen Gesänge, 25
Herr des Weltalls! An Dich richte ich meine Stimme;
Die Natur erfüllt Deine ureigenen Befehle,
Allmächtiger Herr der Könige.

Wir wollen seine Größe durch Jubelgesänge feiern,
wir wollen mit Begeisterung seine reizvollen Werke preisen;
ihm will ich die Glut meiner Jugend weihen und rühmen
seine unsterblichen Wohltaten.

Er ist unser Gott, er ist es, der mir das Leben gab;
Aber o weh! Grausame Leiden mordeten meine Tage:
Ich flehte ihn an; rasch entwich die Krankheit,
Gesundheit ward mir und Rettung.

An diesen friedlichen Ort, diese fromme Bildungsstätte
leitetest Du meine Schritte, erhabenster Himmelskönig!
Wo ich im schützenden Schatten des heiligen Lorbeers
den Honig der schönen Künste sammelte.

Glorreicher Kurfürst, Stütze dieser Schule,
Edler Schützer so vieler Jünglinge,
empfange den Weihrauch der Herzen, die Dein Schutz schirmt,
empfange die Wärme tiefsten Dankes.

Großer Gott! erhalte uns unser aller Hoffnung,
Trage Sorge für diesen Heros, dies Glück der Sterblichen,
die Stütze der Tugend, die Hoffnung der Unschuld,
den gerechtesten der Herrscher. |

Erlauchter Carlowitz! Ehre dieses Gymnasiums, 26
dem Phöbus die Verwaltung seines Reiches anvertraut hat;
Unser Afra, deine Freude, leuchtet wie umgestaltet
durch die Strahlen deines Glanzes.

2 Übersetzung von Erich Preuß.

Muses! préparez Lui votre plus riche ofrande,
Mettez Son Nom fameux entre les plus grands Noms:
Il ne dédaigne pas ce que ma Veine enfante,
De ma Lyre les humbles sons.

Ce college est fameux par des hommes célebres,
Glorieux Scrutateurs des belles verités,
Et qui, des vieux écrits dévoilant les ténebres,
En nous repandent des clartés.

Leur soins résuscitoient Cicéron, Euripide,
Virgile, Homère, Horace, Ovide et Xénophon,
On entend éclaircir les préceptes d'Euclide,
Et les beautés de Fénelon.

Savants, religieux, revêtus de merite,
Intimes Favoris de ces neuf doctes Soeurs,
Précepteurs! Votre exemple anime, enflame, excite
Les nourrissons de vos douceurs.

Nous révérons en Vous le zèle infatigable,
Maitres! dont les Vertus rélevent le savoir;
De vos sages leçons la source intarissable
Sait attendrir, sait émouvoir.

Moi, je serois impie, et plein d'ingratitude,
De celer Vos bontés; Votre ardeur, votre amour
Corrigea l'âpreté de mon ésprit trop rude,
C'est à Vous que je dois ce jour.

Muses! des vrais lauriers sages dispensatrices,
Ornez-Les d'un rameau sans cesse florissant;
Pour moi, je viens baiser Leur mains, mes bienfaitrices
En éleve réconnoissant. |

XXVII Je n'oubliêrai jamais les préceptes très sages
Des Auteurs de mes jours; Vos soucis, vos douleurs
De quoi récompenser? récevez ces hommages
Des voeux ardents et l'oeil en pleurs.

Sur les ailes du vent s'enfuit le Temps volage,
Tel qu'un fleuve rapide il coule, il passe, il fuit:
Pour les beaux arts le goût part avec le bel âge,
Profitons du jours qui nous luit!

Oui, Vous en profitez, amis de Melpomène,
O tendres compagnons! doués d'aimables moeurs;
Vous étanchez toûjours dans la douce Hippocrène
La soif de vos dociles coeurs.

Moi même, j'en goûtois dans cette heureuse enceinte
Mais il me faut quitter ces bords délicieux!
Soit! mais continuez, amis au coeur sans feinte
D'amour le lien précieux.

Ihr Musen, bringt ihm Eure reichste Spende,
reiht seinen gefeierten Namen unter die berühmtesten Namen ein:
Er verschmäht nicht, was meine schwache Kraft hervorbringt,
    meiner Leier ergebene Töne.

Diese Schule ist berühmt durch berühmte Männer,
ruhmreiche Erforscher schöner Wahrheiten,
Männer, die das Dunkel der alten Schriften enthüllen
    und uns ihre Helle erstrahlen lassen.

Ihre Bemühen ließen Cicero, Euripides, Virgil, Homer,
Horaz, Ovid und Xenophon wieder erstehen.
Sie erklären dem Lauschenden die Vorschriften Euklids
    und die Schönheiten des Fénelon.

Ihr Gelehrten, Frommen, umkleidet von Verdiensten,
Vertraute Günstlinge jener neun gelehrten Schwestern (Musen),
Ihr Lehrer! Euer Vorbild regt an, zündet, begeistert
    die Pfleglinge Eurer Milde.

Wir verehren an Euch den unermüdlichen Eifer,
Ihr Lehrer! deren Tugenden das Wissen noch erhöhen.
Die unversiegbare Quelle Eurer weisen Lehren versteht es,
    zart zu stimmen und zu ergreifen.

Ich wäre ruchlos und voll Undankbarkeit, wollte ich
Eure Güte verheimlichen; Euer Eifer, Eure Liebe
besserte die Herbheit meines zu rauhen Geistes.
    Euch verdanke ich diesen Tag.

Ihr Musen, Ihr weisen Spenderinnen des wahren Lorbeers,
Schmückt sie mit einem unaufhörlich blühenden Zweige!
Und ich will Ihre Hände küssen, meine Wohltäterinnen,
    als dankbarer Schüler. |

Ich werde nie vergessen die so weisen Lehren **27**
meiner Eltern. Womit soll ich vergelten Eure Sorgen,
Eure Schmerzen? Empfangt diese Huldigung der glühenden Wünsche!
    Mein Auge glänzt in Tränen.

Auf Windesflügeln entflieht die flüchtige Zeit.
So wie ein reißender Strom fließt sie dahin, verrinnt, vergeht.
Mit dem schönen Alter geht der Geschmack an den schönen Künsten dahin.
    Darum laßt uns den Tag genießen, der uns leuchtet.

Ja, Ihr genießt ihn, Freunde der Wissenschaft,
Ihr jungen Kameraden, begabt mit liebenswerten Sitten.
Ihr löscht immer den Durst Eurer wißbegierigen Herzen
    im sanften Musenquell.

Auch ich kostete davon in diesen glücklichen Mauern.
Jetzt aber muß ich diese bezaubernden Gestade verlassen.
Es sei. Aber, Freunde, pflegt das köstliche Band der Liebe weiter
    mit dem Herzen, ohne Falsch!

Vorrede des Uebersetzers*

[o. S.] Die nachahmungswürdige und gemeinnützige Verbindung der Physik und Mathematik mit physiologischen und medicinischen Kenntnissen ist es, die man an einem Hales, Borell, an einem Börhaave und Haller zu schätzen genöthiget ist, und alle, die ihrem ruhmwürdigen Beyspiele folgen, verdienen um desto mehr Dank, je ungemeiner und seltener die Vereinigung dieser Wissenschaften bey Aerzten zu werden anfängt. Gegenwätige Abhandlungen werden wenigstens zeigen, daß England noch Männer aufzuweisen hat, die nicht die bloßen sogenannten Brodwissenschaften zu dem Vorwurfe ihrer Einsichten machen. Der Aufsatz von den Pulsen in diesen Blät-
[o. S.] tern kann nicht weniger Beyfall verdienen, da er einen | wichtigen Beytrag zu einer Lehre enthält, die, so wichtig sie auch ist, gleichwohl noch lange nicht zu gehöriger Vollkommenheit gelangt zu seyn scheint.

Die alten Ärzte scheinen tiefe Einsichten in dieselbe gehabt zu haben, ob sie gleich die Anzahl der Pulse vielleicht ohne hinlänglichen Grund vergrößerten, und ihnen wunderliche Namen beylegten. Unter den Arabern haben sich wenig Beförderer derselben gefunden, bis sie nachgehends bey dem fast allgemeinen Schlafe medicinischer Kenntnisse beynahe gänzlich liegen blieb; zumal da im funfzehnten und sechzehnten Jahrhunderte die Astrologie statt aller Zeichenbeurtheilung der Krankheiten diente – bis sie endlich durch wichtige Männer, durch einen Sanctorius, Bellin und Schellhammer wieder erneuert, und auf richtigere Grundsätze zurückgeführt ward. Die mir über die Lehre des Pulses bekannten, bloß zu diesem Endzwecke geschriebenen Abhandlungen sind ohngefähr folgende:

Aegidius Lic. I. de urinarum judiciis et pulsibus, Venet. 1494. 8.
Alexander Alexius epitome pulsuum cum confiliis, Batav. 1627. 4 |
[o. S.] *D. Abercrompy* de variatione Pulsus, Lond. 1685. 8.
L. Bellinus de urinis et pulsibus, Bonon. 1683. 4.
I. G. Brendel de pulsu febris, Obs. I, II. Goetting. 1747. 4.
Theoph. Bordeu Essai sur le pouls.
H. Cuplunctus de pulsibus etc. Francof. 1603. fol.
Andr. Cleyer specimen medicinae sinicae, Francof. 1682. 4.
C. T. de Corneto pulsuum opus absolutissimum, L. VI, Neapoli, 1594. 8.
Cox Observations on the intermitting pulse.
I. Floyer the physicians pulse watch, Lond. 1710, Vol. II. 8.
H. Fouquet Recherches sur le pouls.
Galenus de pulsibus ad tirones, Paris. 1538. 4.
– – de differentiis pulsuum, Lib. IV.
– – de dignotione pulsuum, Lib. IV.
– – de causis pulsuum, Lib. IV.
– – de praecognitione et pulsibus, Lib. IV.
} editiones obviae.
P. P. Galleo de pulsibus, 1597. 4.
P. Grisignani de pulsibus et urinis, Salerni. 1543. 4.
I. E. Hebenstreit de pulsu inaequali, Lips. 1741. 4. |

---

* In: John Stedman's Physiologische Versuche und Beobachtungen. Aus dem Englischen. Leipzig 1777, o. S. – Ohne Nennung des Übersetzers. Unter Hahnemanns Schriften aufgeführt von: Hahnemann (1799), S. 202; Stapf (1829), 2. Bd., S. 278; Ameke (1884), S. 145; Haehl (1922), 2. Bd., S. 523; Tischner (1934), 2. Bd., S. 359; Mueller (1952), H. 11/12, 182; Schmidt (1989), S. 33 sowie Kayser (1835), 3. Th., S. 16; GV (1982), 54. Bd., S. 63.

Frid. Hoffmann dissertatio, qua pulsuum patura genuinae, differentiae et usus evolvuntur, Halae. 1702. 4. et Lugd. Bat. 1713. 8. **[o. S.]**

Marquet traité de mouvement du coeur, et des arterès, Nancy, 1747. 12.

I. Marc. Marcus de proportione motus, seu regula sphygmica etc. Prag. 1639. 4.

H. Massaria Lib. II. de pulsibus et urinis, Lugd. 1616. 4.

Menurat Nouveau traité du pouls.

Michel Nouvelles observations sur le pouls.

C. A. Nicolai theoretische und practische Betrachtung des Pulsschlages, Halle, 1746. 8.

Philaretus de pulsibus, Venet. 1483. fol.

Valent. Polidamus de pulsibus et urinis, Bas. 1546. 8.

A. Pontius de S. Cruz de pulsibus, Madrid. 1622. fol.

Eust, Rudius de pulsibus Lib. II. Batav. 1602.4.

Sanctorius de Sanctoriis in Comment. in I. Fen. prim. lib. Canonis Avicennae, Venet. 1626. fol.

Mich. Savanarola de pulsibus, Venet. 1503. fol.

H. Saxonia de pulsibus et urinis, Francofurti, 1600. 8

G. C. Schellhammer epistola de pulsu, qua ejus ratio etc. Helmst. 1690. 4.

Senae traité de coeur.

New and extraordinary observations concerning the pulse made by *D. Franc. Solano de Luque* illustrated etc. Lond. 1741. 8, |

I. Struthis ars sphygmica, Bas. 1602. 8. **[o. S.]**

Franc. Valesius de urinis, pulsibus etc. Complut. 1565. 8. et Colon. 1592. fol.

G. Valla de differentiis pulsuum, Argent. 1529. 8.

G. W. Wedel physiologia pulsus, Ien. 1689. 4.

I. I. Wetsch de Medicina ex pulsu, Pragae, 1770. 8.

Conr. Zumbach de Koesfeld de pulsibus et urinis etc. Lugd. Bat. 1741. 8.

Ich getraue mir nicht, dieses Verzeichniß für vollkommen und vollständig auszugeben, doch bin ich geneigt, zu glauben, daß außer wenigen neuern Dissertationen, die vornehmsten auf diesen Gegenstand sich beziehenden Schriften hier angeführt sind. Die angeführten Abhandlungen beziehen sich weniger auf die Ursachen und die Entstehung des Pulses, als besonders nur auf die Abmessung und Erkenntniß desselben.

Vorrede des Uebersetzers*

[o. S.] Ein so gewöhnliches Geschäft es auch Uebersetzern ist, ihre übersetzten Bücher in Bogenlangen Vorerinnerungen mit allen nur aufzubringenden Lobeserhebungen des Urhebers herauszustreichen, sowohl um das fernere Wohlwollen des Verlegers zu erkaufen, als auch ihre eignen Verdienste nicht im Hintergrunde stehen zu lassen, so wenig wird man es mir auf der andern Seite verdenken, meinen grossen **Falconer**, durch unreife, sogenannte Lobsprüche unherabgesetzt, dem prüfenden Geschmacke der Sachkundigen zu überliefern. –

Der erste Band dieses Werks erschien schon 1772. aus wichtigen Absichten aber
[o. S.] scheint der andere erst zum wenigsten 1775. | (wo nicht später, das Original sagt nichts bestimmtes davon) herausgekommen zu seyn.

Zwey Kupfertafeln, die sich beim Kapitel von den luftartigen Schwängerungen im ersten Bande befanden, sind, da sie ausser den längst bekannten Werkzeugen, mit entwickelter Luft zu schwängern, nichts weiter enthielten, weggeblieben.

Der unzähligemal vorkommende Ausdruck **Badwasser** (Bath-Waters) wird bey Durchlesung dieser Blätter keine Schwierigkeit verursachen, wenn ich erinnert habe, daß er nach dem Erfordernisse der Umstände bald die natürlich heissen, oder sogenannten **warmen Bäder** (Thermae), oft aber nur insbesondere die warmen Brunnen zu Bath bedeutet.

---

* In: William Falconers Versuch über die mineralischen Wasser, und warmen Bäder. Aus dem Englischen übersetzt. Leipzig 1777, o. S. – Der Vorrede vorangestellt ließ Hahnemann folgende Widmung abdrucken: „Seiner Wohlgebohrnen, Herrn Carl Wilhelm Pörner, der Arzneygelahrtheit Doctor, Seiner Churfürstlichen Durchlaucht zu Sachsen hochwohlbestallten Bergrath, und Commissarius bey der zu Meißen befindlichen Porcellainmanufactur. Seinem höchstzuverehrenden Gönner, widmet diese Uebersetzung aus schuldigster Hochachtung und Dankbarkeit. Christian Friedrich Samuel Hahnemann, d. A. W. B."

Vorrede des Uebersetzers*

Der berühmte Verfasser dieses Werks, dessen zweyte Ausgabe hier übersetzt erscheint, hatte sich schon vorher durch sein neues Arzneybuch (Pharmacopoea domestica nova. Edit. quart. 1760) berühmt gemacht, und darinn seine Geschicklichkeit in Zusammensetzung der Arzneymittel vorzüglich gezeigt. Diese zweyte Ausgabe von vorhabendem Werke soll nach seiner Versicherung wichtige Zusätze und | Vorzüge vor der erstern haben. Sein Buch überhaupt hat die Absicht jungen Aerzten in die Hände gegeben zu werden, und Schiff- und Feldärzten zum Handbuche zu dienen. Er liefert hier bey jeder Krankheit ihre Entstehungsursachen, Symptomen, Unterscheidungs- und Vorbedeutungskennzeichen, ihre verschiedenen Behandlungsarten, die Verhaltungsregeln (regimen) und Lebensordnung, und so weiter. Mein Verdienst hiebey ist gering. – Ich habe, so viel an mir gewesen, die Krankheiten, so gut als es vermöge der Unreichhaltigkeit unsrer Sprache an diesen Kunstwörtern möglich gewesen ist, deutsch gegeben, und bey einigem Zweifel das Englische dabey gesetzt. – An dem Nutzen, den dieses Werk bey Verständigen haben wird, läßt sich wohl kaum zweifeln.

[o. S.]
[o. S.]

* In: John Ball's Neuere Heilkunst oder vollständige Anweisung die Krankheiten vernunftmässig zu behandeln. Nach der neuesten Ausgabe aus dem Englischen übersetzt von C. H. Spohr. 1. Th., Leipzig 1778, o. S. – Der Name des Übersetzers „C. H. Spohr" ist als Pseudonym Hahnemanns angegeben in: Rassmann F., Kurzgefaßtes Lexicon deutscher pseudonymer Schriftsteller. Leipzig 1830, S. 172; sowie in: Deutscher Biographischer Index. Hrsg. von W. Gorzny. Bd. 2, München u.a. 1986, S. 769. Als Schrift Hahnemanns aufgeführt bei Hahnemann (1799), S. 202; Stapf (1829), 2. Bd., S. 279; Ameke (1884), S. 145; Haehl (1922), 2. Bd., S. 523; Tischner (1934), 2. Bd., S. 360; Mueller (1952), H. 11/12, 182; Schmidt (1989), S. 33 sowie Kayser (1835), 3. Th., S. 16; GV (1982), 54. Bd., S. 62.

Conspectus adfectuum spasmodicorum aetiologicus et therapeuticus*

QVEM
DISSERTATIONE INAVGVRALI MEDICA
SVMMINVMINIS AVSPICIO
ALMAE FRIDERICO - ALEXANDRINAE
RECTORE MAGNIFICENTISSIMO
SERENISSIMO PRINCIPE AC DOMINO
D O M I N O
CHRISTIANO FRIDERICO
CAROLO ALEXANDRO
MARGGRAVIO BRANDENBVRGICO BORUSSIAE SILESIAEQVE
DVCE REL. BVRGGGRAVIO NORIMBERGENSI VTRIVSQVE
PRINCIPATVS REL. REL.
EX DECRETO GRATIOSAE FACVLTATIS MEDICAE
PRO GRADV DOCTORIS
LEGITIME OBTINENDO
PVBLICO ERVDITORVM EXAMINI
SVBMITTIT
SAMVEL HAHNEMANN
MISENAS SAXO.
D. X AVG. CIↃ IↃ CCLXXVIIII.
ERLANGAE
TYPIS ELLRODTIANIS.

[III] – *in magnis et voluisse sat est.*
PROP.

Spasmorum ratio adeo difficilis est explicatu, ut Summi Viri in hacce tractatione haesitaverint, titubaverintque. Innumeras de ipsis opiniones in binis Cel. I. Ch. Starkii dissertationibus historicis de Tetano inscriptis, videre licet. Influxu arteriosi sanguinis inordinato gigni, nemo hodie sustinebit, cum nervorum in musculos dominium Hallerianis potissimum experimentis demonstratum luculenter sit atque exploratum. Nervis succisis, musculorum actio perit, irritatis vero illis et constrictis, involuntaria convulsio statim oritur, quae non nisi irritatione aut
IV compressione sublatis, cessat; claro indicio, con- | tractionem fibrae muscularis a nervis potissimum pendere. Quamquam vero etiam morte irritabilitas non statim perit, nondum tamen, nervorum vim tunc nullam esse, evictum est. Etenim, si nerveum fluidum vel spiritus subtilis assumatur, non is forsan subito elabitur ex minimis istis canaliculis, sed moratur aliquamdiu in ipsis, et musculis etiamnum aliquam, ei, quam in sano corpore nervi integri exercent, analogam, impertitur contrahendi sese et relaxandi facultatem, quam & ipsam irritabilitatis nomine insignimus. Maxima, fibris muscularibus intertextorum nervorum subtilitas,

* [Dissertation] Erlangen 1779.

Betrachtung zur Ätiologie und Therapie der krampfartigen Erkrankungen[1]

die
im Rahmen einer medizinischen Inaugural-Dissertation
im Zeichen des höchsten göttlichen Willens
der Friedrich-Alexander-Universität
unter dem Rektorat des herrlichsten
und strahlendsten Fürsten und Herrn
Christian Friedrich
Karl Alexander
Markgraf von Brandenburg, Erbfürst von Preussen und Schlesien
und Burggraf zu Nürnberg und beider
ererbten Fürstentümer
auf Beschluß der angesehenen medizinischen Fakultät
zur Erlangung des Doktorgrades
nach ordentlichem Bestehen
des öffentlichen Examens der Gebildeten
vorlegt,
Samuel Hahnemann
aus Meißen in Sachsen
10. Aug. 1779
in Erlangen
gedruckt bei Ellrodt

– *Bei großen Dingen ist es schon genug, gewollt zu haben.* **[III]**
Prop.

Die Theorie der Krämpfe ist so schwer zu erklären, daß die gelehrtesten Männer bei dieser Abhandlung zauderten und unsicher waren. Unzählige Ansichten darüber können in den beiden historischen Dissertationen des bekannten J. Chr. Stark, mit dem Titel ‚Tetanus', betrachtet werden. Die Ansicht, daß diese durch den ungeregelten Zufluß von arteriösem Blut entstehen, wird heute niemand mehr aufrecht erhalten, weil die Vorherrschaft der Nerven auf die Muskeln gerade durch die Experimente Hallers treffend gezeigt und erforscht wurde. Bei Abtrennen der Nerven hört die Tätigkeit der Muskeln auf, sind diese aber gereizt und zusammengezogen, entsteht sofort eine unwillkürliche Kontraktion, die nur durch Entfernen der Erregung oder des Zusammenziehens nachläßt; nach diesem klaren Beweis | hänge **IV**
die Kontraktion der Muskelfasern am meisten von den Nerven ab. Obwohl aber auch die Reizbarkeit nach dem Tod nicht sofort aufhört, ist es dennoch noch nicht vollständig bewiesen, daß gar keine Kraft der Nerven mehr vorhanden ist. Wenn nämlich die Nervenflüssigkeit oder der Lebensgeist abgezogen werden, entgleitet dieser möglicherweise nicht sofort aus diesen feinsten Kanälen, sondern verbleibt noch eine Weile in diesen, und den Muskeln wird auch jetzt noch eine Fähigkeit zum Zusammenziehen und Entspannen zugerechnet, jener ähnlich, die im gesunden Körper die intakten Nerven ausüben; diese und jene Fähigkeit bezeichnen wir mit dem Namen ‚Reizbarkeit'. Die besonders große Feinheit der in die Muskelfasern

---

1 Übersetzung von Helmut Bourhofer. Bearbeitet von Josef M. Schmidt.

opinioni de fibrae simplicis et nudae vi irritabili ansam praebuisse videtur, quam restringendam sibi, non sine successu, Cel. Platnerus nuper proposuit in diss. *de principio vitali*. Sed hanc vel illam amplectaris opinionem, multa insuper restant dubia et vix expediendae difficultates. Estne alia spasmorum tonicorum quam clonicorum causa, et quae est? quomodo agunt nervi in hoc vel illo genere? Quaenam est foetidorum illorum medicaminum, convulsiones sedandi vis, num inimica nervis an amica? Cur animi in musculum convulsum cessat actio, nervo quamvis illaeso? Quae pathematum est spasmos procreandi ratio? Innumera hujusmodi afferre possemus, quae non nisi repetitis eruditorum Observatorum experimentis, observationibus et ratiociniis illustrabuntur unquam, et nisi summe laudandis Ill. Isenflammii vestigiis (*practischer Versuch über die Nerven, Erlangen* 1774. 8.) eodem, quo Ille usus est, studio insistatur. Sufficiat mihi in praesenti
V pauca *de spasmorum causis* protulisse | *eorumque remediis*; quae quam manca sint et jejuna, ipse optime novi, sed materiei pertractandae obscuritas et tironis imbecillitas aliqua saltim erit excusatio.

Rerum copia aphoristice procedere cogimur, assumtis Sauvagesii morborum denominationibus.

Morbi spastici in universum vel a causa irritante, materia acri, et mechanica impressione; vel a constitutione singulari aeris et climate; vel a pathematibus et nervorum conspiratione; vel denique virium excessu et defectione, fibrarum densitate et laxitate oriuntur.

I. Irritatio.

a venenis metallicis, arsenico, mercurio, plumbo cet. eorumque vaporibus, *Contractura rachialgica et bohemica; Rachialgia metallica; Colica; Tremor metallurgorum.*
animalibus, viperae morsu, *Aurigo; Singultus.*
a Sciuri, felis, canis, lupi rabidorum morsu, *Hydrophobia.*
ab ovis lucii et barbi, *Cholera.*
vegetabilibus: Atropa belladonna, *Trismus; Eclampsia.*
Nicotiana, *Vomitus* externe ex interne adhibita.
Hyoscyamo, *Convulsiones; Risus sardonicus; Tetanus manuum.*
Datura Stramonio, *Convulsiones; Hydrophobia; Trismus Sardonicus.* |
VI a venenis vegetabilibus: Coffea, *Tremor a Coffea.*
Cicuta virosa, *Epilepsia; Eclampsia; Singultus, Strabismus spasmodicus; Tetanus opisthotonicus.*
Oenanthe, *Eclampsia, Singultus, Vomitus.*
Ranunculo scelerato, Aconito, Croci nimia copia, *Trismus sardonicus.*
Raphanistro, *Raphania?*
Euphorbia, *Singultus; Hypercatharsis.*
Lauroceraso, *Eclampsia.*
Coriaria, *Eclampsia.*
a medicamentis drasticis, *Convulsiones; Hypercartharses; Singultus; Tremor.*

eingewebten Nerven gab offensichtlich Gelegenheit zur Annahme von der erregbaren Kraft der einfachen und nackten Fasern, die sich selbst zusammenzieht, wie der bekannte Platner neulich in seiner Dissertation ‚*Das Lebensprinzip*' nicht ohne Erfolg darlegte. Aber diese oder jene Ansicht könnte man erwägen, vieles bleibt darüber hinaus zweifelhaft, und es gibt kaum zu überwindende Schwierigkeiten. Gibt es eine andere Ursache der tonischen als der klonischen Krämpfe, und welche ist es? Wie verhalten sich die Nerven in dieser oder jener Hinsicht? Was ist die Kraft jener übelriechenden Medikamente, die die Krämpfe lindert, ist sie schlecht für die Nerven oder gut? Warum schwindet die Kraft der Seele bei verkrampften Muskeln, obwohl der Nerv unverletzt ist? Welches ist der Grund der Affekte, Krämpfe hervorzurufen? Unzähliges derartiges könnten wir anführen, das nur durch wiederholte Experimente der gelehrten Beobachter, durch Beobachtungen und durch Vernunftschlüsse jemals wird erklärt werden, und dies nur wenn wir den äußerst lobenswerten Spuren des bekannten Isenflamm (*Praktischer Versuch über die Nerven, Erlangen* 1774, oktav) mit dem gleichen Fleiß nachfolgen, den dieser anwandte. Mir soll es genügen, für den Augenblick ein wenig über die *Ursachen von Krämpfen* | und über *deren Heilmittel* vorzutragen; wie unvollständig und dürftig dies ist, weiß ich selbst sehr gut, aber die Schwierigkeit des zu behandelnden Gegenstandes und die Unzulänglichkeit des Anfängers werden doch eine Entschuldigung sein. V

Durch die Masse des Stoffes bin ich gezwungen, aphoristisch vorzugehen, und ich greife die Bezeichnungen Sauvages für die Krankheiten auf.

Krampfkrankheiten entstehen im allgemeinen entweder durch eine erregende Ursache, scharfe Materie und mechanischen Druck; oder durch eine eigentümliche Beschaffenheit der Luft und des Klimas; oder durch Affekte und heimlichen Beitrag der Nerven; oder letztlich durch eine Ausschreitung und einen Mangel der Kräfte, durch eine Verdichtung oder Lockerung der Fasern.

I. Erregung

durch metallische Gifte, Arsen, Quecksilber, Blei usw. sowie deren Dämpfe; *Kontraktur mit Rückenschmerzen und bohemische Rückenschmerzen durch Metalle; Kolik; Zittern der Metallurgen.*

durch tierische [Gifte], den Biß von Vipern, *Gelbsucht; Schluckauf.*

- durch den Biß eines tollwütigen Eichhörnchens, einer Katze, eines Hundes oder Wolfes, *Wasserscheu.*
- durch Eier eines Hechts oder einer Barbe, *Cholera.*

durch pflanzliche [Gifte]: Tollkirsche, *Kieferkrampf; Eklampsie.*

- Tabak, *Erbrechen* bei äußerlicher und innerlicher Anwendung.
- Bilsenkraut, *Krämpfe; sardonisches Lachen; Tetanie der Hände.*
- Stechapfel, *Krämpfe; Wasserscheu; sardonischer Kieferkrampf.* |

Durch pflanzliche Gifte: Kaffee, *Zittern durch Kaffee.* VI

- Giftwasserschierling, *Epilepsie; Eklampsie; Schluckauf; krampfartiges Schielen; opisthotonischer Starrkrampf.*
- Rebendolde, *Eklampsie, Schluckauf, Erbrechen.*
- Gifthahnenfuß, Eisenhut, Safran in zu großer Menge, *sardonischer Kieferkrampf.*
- Ackerrettich, *Ergotismus?*
- Wolfsmilch, *Schluckauf; verstärkte Ausscheidung.*
- Lorbeerkirsche, *Eklampsie.*
- Gerbersumach, *Eklampsie.*

Durch stark abführende Medikamente, *Konvulsionen; verstärkte Ausscheidungen; Schluckauf; Zittern.*

a cantharidibus, interne et externe, *Dysuria; Ischuria; Priapismus.*

a praeternaturalibus, vapore acri, mica, guttula, tracheae illapsis, *Tussis accidentalis.*

a saburra, primarum, ut dicunt, viarum, *Tussis stomachalis et convulsiva; Ephialtes a saburra; Dyspnoea a stomacho; Tremor; Trismus neophytorum; Singultus; Hysteria a stomacho; Eclampsia – Epilepsia stomachica; Oscedo stomachica; Vomitus a crapula et rabiosus; Colicae aliquot species et japonica; Asthma stomachicum; Dysenteria; Diarrhoea; Diabetes; Dysuria.*

a vermibus, *Hysteria-Scelotyrbe-Tussis verminosa; Trismus-Tetanus verminosus; Vomitus; Singultus; Eclampsia; Mutitas; Tenesmus; Diarrhoea; Dysuria; Ischuria; Colica Lapponum.* |

VII a victu pravo, *Convulsio intermittens; Eclampsia typhodes; Convulsio raphania, et ab ustilagine.*

a materia biliosa, *Singultus criticus et a dysenteria; Hypochondriasis biliosa; Vomitus-Tenesmus biliosus et spontaneus.*

a flatibus, *Singultus flatulentus; Colica-Cholera-Hypochondriasis flatulenta; Flatulentia convulsiva.*

a calculo vesicae urinariae, *Priapismus dysuricus; Dysuria calculosa; Ischuria cystolithica.* Vesicae felleae, *Aurigo calculosa.* In pulmonibus, *Tussis sicca, calculosa.* In corde et pericardio, *Palpitatio.*

ab ossificatione et polypo arteriarum et cordis, *Palpitatio cordis.*

a topho cranii, *Epilepsia Syphilitica.*

a depressione ejus, *Epilepsia traumatica.*

ab aqua cerebrum premente, Hydrocephalo, *Convulsio; Tremor; Eclampsia; Epilepsia.*

a sanguine et sanie intra cranium effuso, *Convulsio; Eclampsia.*

a nervis maxillaribus arrosis, *Trismus maxillaris et dolorificus*;

a nervis in ligatura arteriarum una constrictis, *Epilepsia.*

a carie spinae dorsalis, *Eclampsia traumatica.*

ab acrioribus in vulnere, & asperis, vitri festuca sclopeto, Tabaco, Vitriolo, *Trismus Tetanus traumaticus.* |

VIII a materia gonorrhoica in urethra, *Priapismus gonorrhoicus.*

a sanie diaphragma rodente, *Eclampsia; Singultus.*

a purulentia viscerum, *Singultus purulentus, cachecticus; Palpitatio apostematosa; Hypochondriasis phthisica. Vomitus ab ulcere; Tenesmus ulcerosus. Anacatharsis a vomica; Tussis phthisica; Rigor a purulentia.*

a vulnere, *Tremor traumaticus, Trismus traumaticus; Tetanus traumaticus; Singultus a cerebro, et a vulnere; Angina spasmodica; Nystagmus epilepticus.*

a nervis, tendinibus laesis, *Tetanus opisthotonicus; Convulsio a nervi punctura; Trismus traumaticus.*

a gangraena, *Singultus; Vomitus.*

a sanguine melancholico, grumoso, *Catochus diurnus.*

ab haemorrhagiis consuetis, suppressis, *Singultus a menostasi; Catochus cutaneus; Convulsio universalis et habitualis; Epilepsia plethorica.*

Durch Kanthariden, innerlich und äußerlich, *erschwertes Wasserlassen, Harnverhaltung; Priapismus.*

Durch widernatürliche [Stoffe], scharfen Dampf, Krümel, Tröpfchen, Kollabieren der Luftröhre, *zufälliger Husten.*

Durch Überladung der sogenannten ersten Wege, *Husten der Magengegend und konvulsivischer Husten; Alpdrücken durch die Überladung; Atemnot vom Magen; Zittern; Kieferkrampf bei Neugeborenen; Schluckauf; Hysterie vom Magen; Eklampsie – Epilepsie vom Magen; Mundfäule vom Magen; Erbrechen vom Rausch und bei Tollwut; einige Arten von Koliken und japanische; Magenasthma; Dysenterie; Durchfall; Harnruhr; erschwertes Wasserlassen.*

Durch Würmer, *Hysterie – Fußscharbock – Husten von Würmern; Kieferkrampf – Starrkrampf von Würmern; Erbrechen; Schluckauf; Eklampsie; Verstummen; schmerzhafter Stuhldrang; Durchfall; erschwertes Wasserlassen; Harnverhaltung; Kolik der Lappen.* |

Durch schlechte Ernährung, *wiederkehrender Krampf; Eklampsie mit Benebelung; Konvulsion durch Rettichgewächse und Maisbrand.* **VII**

Durch Gallenstoff, *kritischer Schluckauf und durch Dysenterie; gallige Milzsucht; Erbrechen – galliger und spontaner Stuhldrang.*

durch Blähungen; *Schluckauf durch Blähungen, Kolik – Cholera – Milzsucht durch Blähungen; krampfartige Blähungen.*

Durch einen Stein der Harnblase, *Priapismus mit erschwertem Wasserlassen; erschwertes Wasserlassen durch Steine; Harnverhaltung durch Blasensteine;* [durch einen Stein] der Gallenblase, *Gelbsucht durch Steine.* In den Lungen, *trockener Husten durch Steine.* Im Herz und im Herzbeutel, *Herzklopfen.*

Durch Verkalkung und Geschwulst der Arterien und des Herzens, *Herzklopfen.*

Durch einen Knoten des Schädels, *syphilitische Epilepsie.*

Durch Einsenkung desselben, *Epilepsie infolge einer Verletzung.*

Durch Wasser, das auf das Gehirn drückt, durch einen Wasserkopf, *Konvulsion; Zittern; Eklampsie; Epilepsie.*

Durch Blut und blutigen Eiter, die in den Schädel ausgeflossen sind, *Konvulsion; Eklampsie.*

Durch verletzte Oberkiefernerven, *schmerzhafter Oberkieferkrampf;*

Durch in einer Umschnürung der Arterien zusammengezogene Nerven, *Epilepsie.*

Durch Knochenfraß des Rückgrades, *Eklampsie durch eine Verletzung.*

Durch scharfe und rauhe Stoffe in einer Wunde, durch Glassplitter, Schußverletzung, Tabak, Schwefelsäure, *Kieferkrampf – Starrkrampf durch eine Verletzung.* |

Durch gonorrhoische Materie in der Harnröhre, *gonorrhoischer Priapismus.* **VIII**

Durch blutigen Eiter, der das Zwerchfell angreift, *Eklampsie, Schluckauf.*

Durch Eiterung der Eingeweide, *eitriger Schluckauf, kachektischer Schluckauf; Herzklopfen durch einen Abszeß; schwindsüchtige Milzsucht; Erbrechen durch ein Geschwür; geschwüriger Stuhldrang. Reinigung durch Brechmittel; schwindsüchtiger Husten; Steifheit durch Eiterung.*

Durch eine Wunde, *Zittern durch eine Verletzung; Kieferkrampf durch die Verletzung; Starrkrampf durch die Verletzung; Schluckauf vom Gehirn und durch eine Wunde; krampfartige Beklemmung; epileptisches Augenzittern.*

Durch verletzte Nerven und Sehnen, *opisthotonischer Starrkrampf; Konvulsion durch Punktion eines Nervs; Kieferkrampf durch Verletzung.*

Durch Wundbrand, *Schluckauf; Erbrechen.*

Durch schwarzgalliges oder geronnenes Blut, *Schlafsucht am Tag.*

Durch gewohnte, unterdrückte Blutungen, *Schluckauf durch Ausbleiben der Regelblutung; Starrsucht der Haut, generelle und gewohnheitsmäßige Konvulsion; Epilepsie durch Blutüberschuß.*

a diarrhoea suppressa, *Singultus; Vomitus.*
a perspiratione suppressa, *Singultus; Tetanus tonicus et holotonicus; Beriberia indica; Crampus idiopathicus; Priapismus a frigore.*
a lotii retentione, *Eclampsia; Singultus ab ischuria.*
a materia catarrhali, *Trismus-Nystagmus-Contractura-Sternutatio-Tussis catarrhalis.*
arthritica, *Trismus; Contractura dolorifica; Carphologia simplex; Scelotyrbe instabilis.*
rheumatica, *Tussis rheumatica; Tremor rheumatismalis.* |
IX venerea, *tetanus syphiliticus; Singultus virulentus.*
scorbutica, *Contractura scorbutica; Catochus scorbuticus; Singultus virulentus.*
variolosa, morbillosa eruptura, *Eclampsia exanthematica.*
a materia arthritica, rheumatica, podagrica retrogressa, *Vomitus, Tussis arthritica; Asthma arthriticum; Singultus a metastasi; Epilepsia arthritica; Tremor asturiensis; Trismus arthriticus; Cholera arthritica; Colica spasmodica.*
ab exanthematica materia retropulsa, *Tussis exanthematica; Vomitus; Asthma exanthematicum; Singultus a metastasi.*
a metastasi febris intermittentis, *Epilepsia febricosa.*
Rachialgiae, *Epilepsia rachialgica.*
a febris malignae viru, post venaesectionem institutam, *Convulsio febrilis; Singultus a febre maligna.*
a viscerum obstructionibus et scirrho, *Asthma cachecticum; Vomitus a pancreate et a steatomate ventriculi; Colica mesenterica et a Pancreate; Tussis sicca et hepatica; Hysteria emphractica.*
a pituita, *Scelotyrbe pituitosa; Hypochondriasis pit. Ischuria phlegmatica; Tussis gutturalis; Vomitus pituitosus.*

II. Τὸ ϑεῖον *s. Climatis et aeris ignota intemperies.*

a miasmate epidemico, *Tussis convulsiva; Raphania? Tremor vertiginosus; sternutatio epidemica; Dysenteria aequinoctialis; Diarrhoea biliosa.* |
X ab aere putrido in nosodochiis? *Trismus-Tetanus traumaticus.*
a climate, *Tetanus indicus; Convulsio indica.*
a causa ignota typum febrilem generans, *Eclampsia febricosa; Amphimerina spasmodica; Tetanus febricosus; Hysteria-Palpitatio febricosa; Sternutatio periodica; Scelotyrbe intermittens.*

III. Pathema, Sympathia et Antipathia.

ab animi affectibus, *Tremor-Rigor a pathemate; Epilepsia a terrore; Hystero-Hypochondriasis; Aphonia attonitorum et ab antipathia; Satyriasis; Gonorrhoea oneirogonos; Dysphagia a nausea;* a pathemate nutricis, *Trismus-Epilepsia neophytorum.*
a sympathico dolore,
dentitionis; *Eclampsia-Tussis a dentitione.*
otalgiae, *Eclampsia.*
rachialgiae, *Eclampsia.*

Durch unterdrückten Durchfall, *Schluckauf; Erbrechen.*

Durch unterdrücktes Schwitzen, *Schluckauf; tonischer und ganztonischer Starrkrampf; indische Beriberikrankheit; idiopathischer Krampf; Priapismus durch Kälte.*

Durch Zurückhalten des Harns, *Eklampsie; Schluckauf durch Harnverhaltung.*

Durch katarrhalische Materie, *Kieferkrampf – Augenzittern – Kontraktur – Niesen – Katarrhalischer Husten.*

Durch arthritische [Materie], *Kieferkrampf; schmerzhafte Kontraktur; einfaches Flockenlesen; instabiler Fußscharbock.*

Durch rheumatische [Materie], *rheumatischer Husten; rheumatisches Zittern.* |

Durch Geschlechtskrankheiten, *syphilitischer Tetanus; ansteckender Schluckauf.* **IX**

durch Skorbut, *skorbutische Kontraktur; skorbutische Starrsucht; ansteckender Schluckauf.*

durch Pocken-, Masern-Ausbruch, *Eklampsie durch einen Hautausschlag.*

durch zurückgegangene arthritische, rheumatische, gichtige Materie, *Erbrechen, arthritischer Husten; arthritisches Asthma, Schluckauf durch eine Metastase; arthritische Epilepsie; asturisches Zittern; arthritischer Kieferkrampf; arthritische Cholera; krampfartige Kolik.*

durch zurückgetriebene exanthematische Materie, *exanthematischer Husten, Erbrechen; exanthematisches Asthma; Schluckauf durch eine Metastase.*

durch die Metastase eines wiederkehrenden Fiebers, *fiebrige Epilepsie.*

Rückenschmerzen, *Epilepsie durch Rückenschmerzen.*

durch das Gift eines bösartigen Fiebers, nach vorgenommenem Aderlaß, *fiebrige Konvulsion; Schluckauf durch ein bösartiges Fieber.*

durch Verstopfungen der Eingeweide und eine harte Geschwulst, *Asthma kachektischer Personen; Erbrechen durch das Pankreas und durch eine Speckgeschwulst des Magens; Kolik des Dünndarmgekröses und durch das Pankreas; trockener und Leberhusten; verstopfende Hysterie.*

durch Schleim, *verschleimter Fußscharbock; verschleimte Milzsucht, schleimige Harnverhaltung; Husten in der Kehle; schleimiges Erbrechen.*

II. Das Göttliche oder eine unbekannte Unmäßigkeit von Klima und Luft

durch ein epidemisches Miasma, *konvulsivischer Husten; Ergotismus?; schwindliges Zittern; epidemisches Niesen; Dysenterie bei Tag und Nacht; galliger Durchfall.* |

durch faule Luft in Siechenhäusern? *Kieferkrampf-Starrkrampf durch Verletzungen.* **X**

durch das Klima, *indischer Starrkrampf; indische Konvulsion.*

durch eine unbekannte Ursache, die einen fiebrigen Krankheitstyp hervorruft, *fiebrige Eklampsie; krampfartige Amphimerie; fiebriger Starrkrampf; Hysterie – Herzklopfen, fiebrig; periodisches Niesen; wiederkehrender Fußscharbock.*

III. Affekte, Sympathie und Antipathie

durch Affekte der Seele, *Zittern - Steifheit durch einen Affekt; Epilepsie durch Erschrecken; Gebärmutter-Milzsucht; Stummsein bei Erschreckten und durch Antipathie; Mannstollheit; Pollution; Schluckstörung durch Übelkeit;* durch einen Affekt der Amme; *Kieferkrampf – Epilepsie bei Neugeborenen.*

durch einen übergreifenden Schmerz,
- des Zahnens, *Eklampsie – Husten durch Zahnen.*
- des Ohrenschmerzes, *Eklampsie.*
- des Rückenschmerzes, *Eklampsie.*

calculi vesicae, *Tenesmus a calculo.*
renum, *Ischuria; Convulsio; Eclampsia.*
uteri, *Ischuria uterolithica.*
propter pedis frigus, *Epilepsia pedisymptomatica.*
a cubiti, dolore, *Epilepsia sympathica.*
a cholera, *Crampus sympathicus; Angina spasmodica.*
ab hernia strangulata, *Singultus; Vomitus.*
a dolore parturientium, *Eclampsia; Convulsio.*
in partu laborioso recens natorum, *Trismus-Eclampsia neophytorum.* |

XI *IV. Virium et Sanguinis abundantia, defectus, Rigiditas, laxitas fibrarum.*

a plethora, *Tremor; Eclampsia parturientium; Epilepsia uterina et plethorica.*
ab atonia & irritabilitate fibrarum, *Typhus exhaustorum; Anxietas spasmodica; Convulsio gravidarum, hemitonos, et ab onanismo; Tumor a debilitate, et senilis; Hysteria menorrhagica, cet. Hypochondriasis; Singultus; Strabismus Buffonii; Pandiculatio torpidorum; Eclampsia parturientium; Scelotyrbe Chorea St. Viti.*
Spasmi agonales, *Strabimus symptomaticus; Carphologia spasmodica; Trismus febrilis; Singultus – Convulsio ab inanitione.*

Et haec quidem hactenus; quamquam & aliae morborum quorumdam species, *Haemorrhagiarum; Haemorrhoidum; Menorrhagiae; Vomitus; Gonorrhoeae simplicis; Dysuriae, Ischuriae; Diabetis; Diarrhoeae; Tenesmi, Dysphagiae;* spasmodicae ut plurimum indolis esse reperiantur, quibus scriptiunculae hujus ratio jam supersedere suadet. Facile tamen ex dictis patet, diversissimis spasmodicorum morborum causis, ipsos non modo diversissimos reddi, sed inde etiam medelas iisdem adhibendas mirifice variari. Nec quidquam de sequenti antispasticorum remediorum in Classes dispositione addo; cum experimenta cum iis hucusque instituta, assignatum locum ipsis dispertita esse mihi quidem videantur. Accessit eorum indoles
XII conspicua, sapor, | odor; quibus quidem facultatibus in hoc genere Medicaminum non parum tribuatur necesse est.

Morbi appositi non limites efficaciae assignant, sed nutus ad congeneres praebent.

I. Specifica (si libet dicere), ut plurimum foetida & fere convulsis grata; in morbis idiopathice spasticis.

1. Moschus v. g. in *Tetano; Trismo; Tussi convulsiva; Epilepsia.* Hystericis respuitur ut plurimum.
2. Assa foetida v. c. in *Epilepsia; Hysteria*; aliis -
3. Castoreum, Oleum ejus destillatum - *Hysteria* -
4. Olea empyreumatica, Oleum animale Dippelii, Oleum cerae, Spiritus Cornu C. Oleum tartari empyreumaticum, Oleum Betulae, Pennae adustae.

eines Steines der Blase, *schmerzhafter Harndrang durch einen Stein.*
der Nieren, *Harnverhaltung; Konvulsion; Eklampsie.*
der Gebärmutter, *Harnverhaltung durch Gebärmuttersteine.*
aufgrund von Fußkälte, *Epilepsie durch Fußsymptome.*
durch einen Schmerz am Ellbogen, *sympathische Epilepsie.*
durch Cholera, *sympathischer Krampf; krampfartige Beklemmung.*
durch einen eingeklemmten Bruch, *Schluckauf; Erbrechen.*
durch den Schmerz der Gebärenden, *Eklampsie; Konvulsion.*
der Neugeborenen, bei einer schwierigen Geburt, *Kieferkrampf – Eklampsie bei Neugeborenen.* |

IV. Überfluß an Kräften und Blut, Mangel, Steifigkeit und Schlaffheit der Muskelfasern XI

durch Blutüberschuß, *Zittern; Eklampsie der Gebärenden, uterine Epilepsie und bei Blutüberschuß.*
durch Spannungslosigkeit und Erregbarkeit der Fasern, *Typhus der Erschöpften, krampfartige Ängstlichkeit; Konvulsion bei Schwangeren, halbseitige Muskelspannung, und durch Selbstbefriedigung; Geschwulst durch Schwäche und im Alter; Hysterie bei starker Monatsblutung usw. Milzsucht; Schluckauf; Schielen nach Buffon, Strecken der Betäubten; Eklampsie bei Gebärenden; Fußscharbock bei Veitstanz.*
agonale Krämpfe, *symptomatisches Schielen; krampfartiges Flockenlesen; fiebriger Kieferkrampf; Schluckauf – Konvulsion durch Auszehrung.*

Und so weit mit diesen Dingen; obwohl es auch andere Arten dieser Krankheiten gibt, darunter *Hämorrhagien, Hämorrhoiden, verstärkte Regelblutungen, Erbrechen, einfache Gonorrhoe, erschwertes Wasserlassen, Harnverhaltung, Diabetes, Durchfälle, Stuhlzwänge, Schluckstörungen;* und man findet, daß diese größtenteils spasmischen Ursprungs sind, überzeugt mich die Anlage dieser kurzen Schrift, diese zu übergehen. Bei solchen höchst verschiedenen Gründen für die Krampfleiden, ergibt sich dennoch leicht aus dem Gesagten, diese nicht nur als verschiedene Krankheiten zu deuten, sondern daher auch die Heilmittel, die bei diesen anzuwenden sind, wunderbar abzuwechseln. Hinsichtlich der folgenden Aufstellung der antispastischen Heilmittel in Klassen erwähne ich nichts weiter; da Experimente mit diesen so weit vorgenommen wurden und ihnen ein entsprechender Platz zugewiesen wurde, wie mir freilich scheint. Hinzu kamen noch deren wahrnehmbare Beschaffenheit, Geschmack | und Geruch; solchen Fähigkeiten XII
wird bei dieser Art von Medikamenten notwendigerweise nicht zu wenig zugeschrieben.

Die angeführten Krankheiten zeigen nicht die Grenzen der Wirksamkeit, sondern bieten Hinweise auf verwandte Krankheiten.

I. (sogenannte) *Spezifika,* heftig übelriechend und meist dankbar bei Konvulsionen; bei idiopathischen Krampfleiden

1. Moschus bspw. bei *Starrkrampf; Kieferkrampf; Krampfhusten; Epilepsie.* Bei Hysterischen wird dieser heftig abgelehnt.
2. Stinkasant bspw. bei *Epilepsie; Hysterie*; andere –
3. Bibergeil, das daraus destillierte Öl – *Hysterie* –
4. empyreumatische Öle, Dippelsches Tieröl, Wachsöl, Hirschhorngeist, Weinsteinöl, Birkenrindenöl, destillierte Federn.

5. Salia alcalina volatilia.
    a. Sal C. C. depuratum et indepuratum, *in Eclampsia febricosa.*
    b. Spiritus Salis Ammon. c. calce viva praeparatus.
6. Acida volatilia.
    a. Sal Succini.
    b. Sal s. flores Benzoes.
    c. Sal urinae.
    d. Sal sedativum Hombergii.
    e. Spiritus formicarum acidus.
7. Salia media volatilia.
    a. Spiritus C. C. succinatus.
    b. Sal sedativum ammoniacale i. e. Sal neutrum ex Sale sedativo & Spir. Salis Amm. |

XIII 8. Naphtha, Petroleum, Oleum Succini.
9. Olea aetherea, Balsamus de Mecca, Tolutanus, Ol. Macis.
10. Camphora, *in Hydrophobia –*
11. Sapones volatiles, ut Aqua Luciae.
12. Phosphorus, *in Convulsione hemitono.*
13. Gummi Galbanum.
14. Valeriana silvestris, *in Convulsione a menostasi; Epilepsia; Scelotyrbe; Hysteria -*
15. Ruta & ejus oleum, in *Singultu; Hysteria; Colica spasmodica, flatulenta; Gonorrhoea oneirogono.*
16. Cotula foetida.
17. Coriandri oleum, semina.
18. Cimices? ex ipsis praeparationes, oleum, essentia?
19. Geranium Robertianum.
20. Matricaria, ejus oleum.
21. Tanacetum, ejus oleum.
22. Balsamita.
23. Achillea nobilis, Millefolium.
24. Chenopodium Vulvaria, ejus oleum destillatum, *in Hysteria* (Sagar).
25. Marrubium album, *Hysteria; Tussis.*
26. Mentha crispa *in Vomitu*. Piperitis?
27. Allium, ejus unguentum, *in Tussi convulsiva.* |

XIV 28. Anethum graveolens, ejus oleum.
29. Scordium?
30. Nepeta? Marum verum? Cardiacae summitates?

II. Nervina, antitypica, recreantia.

1. Chinae Cortex, *in Scelotyrbe* (Werlhoff); *Tussi convulsiva*, (Brendel, Whytt, Millar); *in Epilepsia* (Mead, Werlhoff); *in Sternutatione convulsiva; in Haemorrhagiis spasticis* (Morton); *in Hystero-Hypochondriasi et Convulsionibus omnibus typo redeuntibus.*
2. Electricus ignis, *in Tremore Metallurgorum; Convulsione raphania; in contractura.*
3. Magnetismus, *(in Odontalgia) Mesmerianae Curationes.*
4. Aer fixus *in Vomitu*, per Riverianam mixturam.
5. Aether vitrioli, nitri, Salis communis, aceti.
6. Melissa citrina, Melissophyllum?
7. Chamomilla romana, *Hysteria -*
8. Folia aurantiorum *in Epilepsia?*

5. flüchtige Ammoniumsalze.
    a. gereinigtes und ungereinigtes Hirschhornsalz, *bei fiebriger Eklampsie.*
    b. Salmiakgeist mit frischem Kalk bereitet.
6. flüchtige Säuren
    a. Bernsteinsalz.
    b. Benzoeblumen.
    c. Urinsalz.
    d. Homberg's Sedativsalz.
    e. saurer Ameisenspiritus.
7. flüchtige Mittelsalze
    a. Hirschhorngeist mit Bernsteinsäure
    b. ammonisches Sedativsalz, ein neutrales Salz aus Borsäure und Salmiakgeist. |
8. Vitrioläther, Bergöl, Bernsteinöl. **XIII**
9. ätherische Öle, Meccabalsam, Tolubaumbalsam, Muskatnußblütenöl.
10. Kampher, *bei Wasserscheu –*
11. flüchtige Seifen, wie Luciuswasser.
12. Phosphor, *bei Konvulsion mit halbseitiger Muskelspannung.*
13. Galban, Mutterharzgalban.
14. Katzenbaldrian, *bei Konvulsion infolge ausbleibender Regelblutung; Epilepsie; Fußscharbock; Hysterie –*
15. Gartenraute und ihr Öl, *bei Schluckauf; Hysterie; krampfartige Kolik und durch Blähungen; Pollution.*
16. Hundskamille.
17. Samen und Öl von Koriander.
18. Wanzen? Zubereitungen daraus, Öl und Essenz?
19. Ruprechtstorchschnabel.
20. Kamille und ihr Öl.
21. Rainfarn und sein Öl.
22. Frauenmünzrevierblume.
23. Edelgarbe, Schafgarbe.
24. Stinkgänsefuß, dessen destilliertes Öl, *bei Hysterie* (Sagar).
25. Mariennesselandorn, *Hysterie; Husten.*
26. Krause-Minze *bei Erbrechen.* Pfefferminze?
27. Knoblauch und Salbe daraus, *bei Krampfhusten.* |
28. Gurkendill und dessen Öl. **XIV**
29. Knoblauch-Gamander?
30. Katzennepte? Katzenkraut? Spitzen von Herzgespann?

II. Nervenmittel, antitypische und kräftigende Medikamente

1. Chinarinde, *bei Fußscharbock* (Werlhoff); *Krampfhusten* (Brendel, Whytt, Millar); *bei Epilepsie* (Mead, Werlhoff); *bei krampfartigem Niesen; bei krampfartigen Blutungen* (Morton); *bei Gebärmutter-Milzsucht und allen wiederkehrenden Konvulsionen.*
2. Rauch von angezündetem Bernstein, *beim Zittern der Metallurgen; Konvulsion durch Ergotismus; bei Kontraktur.*
3. Magnetismus, *(bei Zahnschmerz) Mesmersche Behandlungen.*
4. Kohlensäure *bei Erbrechen*, in der Riverschen Zubereitung.
5. Schwefel-, Salpeter-, Salz- und Essigsäure.
6. Zitronenmelisse, Honigimmenblatt?
7. Edelkamille, *Hysterie –*
8. Zitronenblätter, *bei Epilepsie?*

9. Flores tiliae, tunicae, primulae veris, liliorum convallium.
10. Vinum campanum, hungaricum, hispanicum. Illud *in Vomitu*; haec *in spasmis ab inanitione.*

III. Narcotica, sopientia, in spasmis fere a doloribus, et pathematis.

1. Opium interne; externe per unguentum *in Trismo; Tetano;* per clysteres, *in Convulsionibus ventriculi; Diarrhoea habituali.* |
XV 2. Hyoscyamus? ejus Extractum *(Whytt, Rosenstein)*
3. Stramonium? *(Stoerk, Wedenberg*)*

* in diss. *de stramonii usu in morbis convulsivis Lips. 1772.*

4. Tabacum?
5. Crocus, *in Tussi.*
6. Paeoniae radix, *in Epilepsia; Incubo.*
7. Cynoglossa?
8. Absinthii vulgaris oleum destillatum.
9. Cannabis, *in Gonorrhoea oneirogono.*
10. Verbascum nigrum?
11. Musica demulcens.

IV. Revellentia, Metastatica.

1. Cauteria v. g. Moxa, *in Epilepsia, in Podagra regressa.*
2. Vesicantia, *in Trismo; Tussi convulsiva; Angina spasmodica.*
3. Rubefacientia, cucurbitulae coecae, frictiones, *in Sternutatione epidemica et periodica; in Asthmate convulsivo.*
4. Fonticuli & setacea, in *Epilepsia; in Spasmis ab arthritica et rheumatica materia.*
5. Venaesectio, scarificatio, hirudines, *in trismo, in Spasmis a plethora.*
6. Clysteres acres, *in Angina spasmodica;* vomitorii ex fumo tabaci, *in Trismo.* |
XVI 7. Emetica, *in Epilepsia; Tussi convulsiva; in Dysenteria; in spasmodica cutis constrictione exanthematis, podagra, arthritide retropulsis.*
8. Sudorifera? *in Diarrhoea.*
9. Sternutatoria, *in Singultu; Vomitu.*
10. Laxantia, purgantia, *in Spasmis a veneno, ab hydrocephalo.*
11. Pediluvia, *in Angina spasmodica.*
12. Morbus alius, *Cachectici spasmi et Icterus,* quartana tolluntur. *Epilepsia* ab eadem & scabie finitur.

V. Refrigerantia, in spasmis a plethora, inflammatione.

1. Venaesectio revellens.
2. Aqua frigida, pota *in Haemorrhagiis.*
   per clysteres injecta, *in Hysteria plethorica.*
   per balnea, *in Menorrhagia difficili.*
3. Emulsiones, v. g. *in Gonorrhoea oneirogono.*
4. Aer frigidus, *in Ephidrosi spasmodica.*
5. Nitrum, *in Palpitatione.*
6. Pulpa tamarindorum, Cremor tartari, Cassia, Sal seignette.

9. Blüten der Sommerlinde, Gartennelke, Primel und des Maiglöckchens.
10. Wein aus Kampanien, Ungarn und Spanien. Jener *bei Erbrechen*; dieser *bei Krämpfen durch Unterernährung.*

III. Narkotika und Schlafmittel, bei Krämpfen meist durch Schmerzen und Affekte

1. Opium innerlich; äußerlich als Salbe *bei Kieferkrampf; Starrkrampf;* als Klistiere, *bei Magenkrämpfen; gewohnheitsmäßigem Durchfall.* |
2. Bilsenkraut? dessen Extrakt *(Whytt, Rosenstein)* XV
3. Stechapfel? *(Störk, Wedenberg*)*

* in der Dissertation *Die Verwendung des Stechapfels bei Krampfkrankheiten, Leipzig 1772*

4. Tabak?
5. Safran, *bei Husten.*
6. Wurzel der Pfingstrose, *bei Epilepsie; Alpdrücken.*
7. Stinkhundszunge ?
8. Destilliertes Öl des Wermutbeifuß.
9. Hanf, *bei Pollution.*
10. Schwarze Königskerze?
11. angenehme Musik.

IV. Medikamente, die ausleiten und zur Metastasierung anregen

1. Ätzmittel bspw. Moxa, *bei Epilepsie, bei wiederkehrender Fußgicht.*
2. Blasenziehende Mittel, *bei Kieferkrampf; Krampfhusten; krampfartiger Beklemmung.*
3. Mittel, die die Haut röten, Blindköpfe, Reibungen, *bei epidemischem und periodischem Niesen; bei krampfartigem Asthma.*
4. künstliche Fontanellen und Haarseile, bei *Epilepsie; bei Krämpfen durch arthritische und rheumatische Materie.*
5. Aderlaß, blutiges Schröpfen, Blutegel, *bei Kieferkrampf, bei Krämpfen durch Blutüberfluß.*
6. scharfe Klistiere, *bei krampfartiger Beklemmung,* Brechmittel aus Tabakrauch, *bei Kieferkrampf.* |
7. Brechmittel, *bei Epilepsie; Krampfhusten; bei Dysenterie; bei krampfartiger Zusammenziehung der Haut durch Ausschläge, Fußgicht, zurückgetriebene Arthritis.* XVI
8. Schwitzmittel? *bei Durchfall.*
9. Niespulver, *bei Schluckauf; Erbrechen.*
10. Abführende und reinigende Mittel, *bei Krämpfen durch Gift, durch einen Wasserkopf.*
11. Fußbäder, *bei krampfartiger Beklemmung.*
12. ‚Morbus alius', *kachektische Krämpfe und Ikterus,* sowie Viertagefieber werden übergangen. *Epilepsie* wird von eben diesem und von der Krätze unterschieden.

V. Kühlende Medikamente, bei Spasmen durch Blutüberschuß und Entzündung

1. eröffnender Aderlaß.
2. kaltes Wasser, getrunken *bei Blutungen.*
   durch Klistiere injiziert, *bei Hysterie durch Blutüberschuß.*
   durch Bäder, *bei komplizierten starken Monatsblutungen.*
3. Emulsionen, bspw. *bei Pollution.*
4. kalte Luft, *bei krampfartigem Schwitzen.*
5. Salpeter, *bei Herzklopfen.*
6. Tamarindenmark, Weinsteinrahm, Röhrkassie, Seignettesalz.

VI. Relaxantia, in strictura fibrae.

1. Venae sectio larga.
2. Thermae.
3. Clysteres emollientes.
4. Potulenta tepida, mucilaginosa, dulcia. Serum lactis tepidum, Decocta meliloti, radicis symphyti, avenae, salep, c. Gummi arabico, Tragacantha. |

XVII
5. Olea externe, *in Trismo;* interne, *in Tussi convulsiva; in Spasmis a veneno*
6. Sapones, v. g. *in Ictero.*
7. Laxantia emollientia, Manna, Ficus, Serum lactis tamarindinatum & tartarisatum, Vvae corinthiacae, Mel.

VII. Roborantia, fibram firmantia, in spasmis a debilitate, irritabilitate.

1. Motus, Equitatio, Gestatio, Ambulatio, Navigatio.
2. Frictio.
3. Cortex peruvianus, aurantiorum, salicis, cascarillae.
4. Ferrum.
5. Amara vegetabilia.
6. Frigida, Potulenta, Natationes, Aer ruralis, Clysteres.
7. Elixirium vitrioli.
8. Adstringentia austera, Vinum austriacum, rhenanum, burgundicum; Cortex quercinus, Tormentilla, Sacharum saturni?

VIII. Corrigentia, spasmorum fomitem *everrentia.*

Venenum epotum, emeticis chemice adversantibus, purgantibus, antiphlogisticis, involventibus, clysteribus, analepticis, aere libero.

per vulnus, excisione fundi vulneris, adustione, suppuratione, oleosorum circumcirca infrictione, Mercurio externe & interne, Moscho, Camphora, Meloe majali? Cantharidibus?

Saburra, Vermes, catharticis, anthelminthicis, antacidis.

Bilis corrupta, acidis, antiputredinosis, diluentibus, demulcentibus. |

XVIII *Flatus,* borborygmicis, carminativis, laxantibus, roborantibus.

Calculus, lithotripticis, lithotomia, antiphlogisticis, demulcentibus, acidulis, anodynis.

Moles cerebri, trepanatione, venaesectione, dropace.

Tendinis, Nervi arrosio, vellicatio, sectione nervi, adustione, oleis aethereis calidis, fascia expulsiva.

Caries, oleis aethereis, sublimati corrosivi solutione, ustione, abrasione, exfoliatione.

Vulnus, remotione acrium, aeris depuratione, anodynis.

Purulentia viscerum, detergentibus, antiputredinosis, Cortice peruviano, Lichene islandico, Polygala amara, Camphora, Chamomilla, Lacte, Sero lactis, Acidulis, Aëre fixo? equitatione, rusticatione.

VI. *Entspannende Mittel,* bei Zusammenschnürung der Faser

1. großer Aderlaß.
2. Thermalbäder.
3. erweichende Klistiere.
4. lauwarme Getränke, schleimfördernde, gesüßte Getränke. Lauwarme Molke, Abkochungen aus Steinklee, aus Beinwellwurzel, aus Hafer, Salap, mit arabischem Gummi, Tragant. |
5. Öle äußerlich, *bei Kieferkrampf*; innerlich *bei krampfartigem Husten; bei Krämpfen durch Gift.* XVII
6. Seifen, bspw. *bei Ikterus.*
7. Erweichende Abführmittel, Manna, Feige, Molke mit Tamarinde und Weinstein, Rosinen, Honig.

VII. Stärkungsmittel, die Faser kräftigend, bei Krämpfen durch Schwäche und Reizbarkeit

1. Bewegung, Reiten, Ausfahren, Wandern, Schiffsreise.
2. Reibung.
3. Rinde des Chinabaumes, der Pomeranzzitrone, der Weide, des Kaskarillbaumes.
4. Eisen.
5. pflanzliche Bitterstoffe.
6. Abkühlungen, Getränke, Schwimmen, Landluft, Klistiere.
7. Elixier aus Schwefelsäure.
8. herbe zusammenziehende Mittel, Wein aus Österreich, vom Rhein, Burgunder; Eichenrinde, Rotheiltormentille, Bleizucker?

VIII. Korrekturmittel, die den Zunder der Krämpfe *ausfegen*

Getrunkenes Gift, durch chemisch entgegenwirkende Brechmittel, Reinigungsmittel, entzündungshemmende Mittel, einhüllende Stoffe, Klistiere, anregende Mittel, frische Luft.

Durch eine Wunde, durch Ausschneiden des Wundbodens, Ausbrennen, Eiterung, durch Einreiben ringsherum mit öligen Stoffen, durch Quecksilber äußerlich und innerlich, Moschus, Kampfer, Maikäfer?, Kanthariden?

Überladung, Würmer, durch reinigende, wurmhemmende und säurebindende Stoffe.

verdorbene Galle, durch Säuren, fäulnishemmende Mittel, verdünnende und erweichende Stoffe. |

Blähungen, durch Rumpeln im Bauch, Mittel gegen Blähungen, Abführmittel, kräftigende Mittel. XVIII

Stein[leiden], durch steinzermalmende Mittel, Herausschneiden des Steins, entzündungshemmende und erweichende Stoffe, saure Mineralwässer, schmerzstillende Mittel.

Molen des Gehirns, durch Eröffnen der Schädelhöhle, Aderlaß, Pechpflaster.

Fraß an einer Sehne oder einem Nerven, ‚Rupfen', durch Abschneiden des Nervs, Ausbrennen, heiße ätherische Öle, austreibende Binde.

Knochenfraß, durch ätherische Öle, Ätzsublimatlösung, Ausbrennen, Ausschabung, Abblätterung.

Eine Wunde, durch Entfernung der Schärfen, Reinigung durch Luft, schmerzlindernde Mittel.

Eiterungen der Eingeweide, durch reinigende und fäulnishemmende Mittel, Chinarinde, Islandflechte, Kreuzblume, Kampfer, Kamille, Milch, Molke, saure Mineralwässer, Kohlensäure? Reiten, Landaufenthalt.

Excretiones consvetae supressae, ipsarum restitutione, revulsione, aliis ipsas resarciendo, fonticulis, setaceis, haemorrhoidibus, venaesectione.

Materia catarrhalis, rheumatica, arthritica, scorbutica, scrophulosa, venerea, febrilis, singulae propriis remediis medendo.

Materiae eaedem et exanthematicae retropulsae, restituendo ipsas, ad sedem solitam vel aliorsum revocando, destruendo.

Febris malignae fomes, Cortice, Serpentaria, Camphora, Moscho, Spiritu C. C. Vino generoso, Aere puro, vesicantibus.

Cachexia emphractica, Ferro, Mercurio, Stibio, Taraxaco, Radice graminis, Ipecacuanhae minima dosi, Conio maculato? Sarsaparilla, Sero lactis, equitatione, navigatione. |

XIX *Pituita,* apophlegmatizantibus, resolventibus, spirituosis, aromaticis, roborantibus, motu.

Climatis, Aeris vitium, intemperies, coeli mutatio, aerem renovando, alterando, diaeta accomodata, Itinere.

Adsunt etiam alia, quae non satis evicta ratione antispasticorum nomen praeseferunt, medicamenta, sed non nisi iteratis aliquando experimentis in classes dispescenda aut ablegenda.

In hunc censum veniunt:

Absorbentia terrea, vulgo *antispasmodicorum pulverum* titulo depraedicata, Lapides Cancrorum, Cornu cervi ustum, os sepiae, os cordis cervini ppr. cochleae praep. mater perlarum, mandibulae lucii piscis, coralla, crystalli ppr. cet. quae, si plebis & medicastrorum vox ullum veritatis punctum unquam tulisset, in omni convulsionum genere essent specificentissima. Sed eclampsias & caeteros acido laborantium spasmos potissimum levant, nihil praeterea; cavendum a concretione harum terrarum in intestinorum plicis; quo tamen vitio magnesia alba et flores zinci carent, quorum illud tunc salis medii, hoc vitrioli species evadit, plus uno nomine ideo, ut antispasmodica laudanda.

Ipecacuanham *haemorrhagias* plerasque sedare constat; sed num antispasmodica, adstringente aut acredinem auserente vi, non patet.

Cardaminem pratensem, *Scelotyrben, Asthma convulsivum, Epilepsiam* adeo pepulisse ferunt, vix tamen satis certa fide. |

XX Viscum quercinum an verum antepilepticum? odor, sapor nihil nisi quamdam adstringenten promittit facultatem, vix tanti momenti.

Quod reliquum est, absit a me longissime ut haec elaboratae tractationis de spasmis eorumque remediis titulo venditem; ut potius fatear, aliquot dieculаrum, quod mihi ad hanc dissertatiunculam conscribendam supererat spatium, nihil mihi omnino nisi quemdam adumbrandi pauca concessisse locum. Quae tamen res, cum tanti sit ut justum exigeat volumen, optandum mihi restat, fore, ut aliquando unus aut alter eruditiorum me atque exercitatiorum accedat, hancque rudem indigestamque molem digerat, adornet, augeat. Quod in me est, polliceor, si ulla mihi in posterum contingat & observandi & dijudicandi opportunitas, enisurum esse pro virili in id, ut quae jam laconice nimis & aphoristice a me in chartam sunt projecta, concinnius aliquando & elaboratius in lucem prodeant.

Unterdrückte gewohnte Ausscheidungen, durch Wiederherstellung derselben, Ableitung durch Ersetzen derselben durch andere, durch kleine künstliche Wunden und künstliche Geschwüre, Hämorrhoiden, Aderlaß.

Katarrhalische, rheumatische, arthritische, skorbutische, scrofulöse, venerische und fiebrige Materie, die im einzelnen jeweils durch eigene Medikamente zu heilen ist.

Ebenso auch von einem Hautausschlag zurückgetriebene Materien, durch Wiederherstellen derselben, durch Zurückbringen an die gewöhnliche oder eine andere Stelle, durch Zerstören.

Die Hitze eines bösartigen Fiebers, durch Chinarinde, Natterwurzknöterich, Kampfer, Moschus, Hirschhorngeist, reichlich Wein, frische Luft, blasenziehende Mittel.

Verstopfende Auszehrung, durch Eisen, Quecksilber, Antimon, Löwenzahn, Queckweizenwurzeln, eine geringe Dosis von Ipecacuanhewurzel, Fleckenschierling?, Sarsaparille, Molke, Reiten, Schiffsreisen. |

Schleim, durch schleimlösende, lösende, alkoholhaltige, aromatische und kräftigende Mittel, Bewegung. XIX

Fehler und Unmäßigkeit des Klimas und der Luft, durch Himmelsveränderung, Erneuern oder Änderung der Luft, angemessene Diät, Wandern.

Es gibt auch andere Medikamente, die für sich, mit noch nicht hinreichend bewiesenem Grund, den Namen ‚antispastisch' führen, doch diese können nur durch wiederholte Experimente in Klassen eingeteilt oder ausgelesen werden.

Unter diese Einschätzung fallen:

Erden, die die Säure neutralisieren, allgemein mit der Bezeichnung ‚*krampflösende Pulver*' versehen, Krebssteine, gebranntes Hirschhorn, Fischbein, Hirschkreuz, Abkochung aus Schnecken, Perlmutt, Hechtzähne, Korallen, Kristalle usw. Diese wären, wenn die Stimme des Volkes und der Heiler jemals einen Punkt der Wahrheit hervorbrächte, bei jeder Art von Krämpfen höchst spezifisch. Aber sie geben große Erleichterung bei Eklampsien und bei den übrigen Krämpfen der an Säure Leidenden, nichts weiter; man muß sich hüten vor der Verdichtung dieser Erden im Darmgekröse; diesen Fehler aber haben weiße Magnesia und Zinkblüten nicht, das erste von diesen kommt als mittleres Salz vor, das zweite als Vitriol, und daher verdienen sie es in mehr als einem Namen, daß sie als antispastisch gelobt werden.

Es steht fest, daß die Ipecacuanhewurzel die meisten *Blutungen* beruhigt; aber es ist nicht klar, ob dies auf einer krampflösenden, zusammenziehenden oder die Schärfe lösenden Wirkung beruht.

Man berichtet, daß die Wiesenkresse *Fußscharbock, krampfartiges Asthma und Epilepsie* vertreiben könne, aber dies kaum mit hinreichend genauer Sicherheit. |

Ist die Eichenmistel ein echtes Antiepilepticum? Geruch und Geschmack versprechen nur eine zusammenziehende Wirkung, aber kaum für einen längeren Zeitraum. XX

Im übrigen liegt es mir höchst fern, dies[e Arbeit] unter dem Titel einer ausgearbeiten Abhandlung über Krämpfe und ihre Heilmittel anzupreisen; eher will ich zugeben, daß die paar kurzen Fristen, die mir als Zeitraum zum Schreiben dieser kleinen Dissertation übrig waren, mir überhaupt nichts gestattet haben außer der Möglichkeit, weniges lediglich zu skizzieren. Folgendes bleibt mir zu wünschen: wenn diese Arbeit denn so viel wert ist, daß sie den vollen Umfang der Darstellung erfordert, dann sei es so, daß einmal der eine oder andere der gelehrteren und wohlerfahreneren Personen sich mir nähert, diese rohe und ungeordnete Masse ordnet, ausschmückt und vermehrt. Was mich betrifft, verspreche ich, wenn mir zukünftig eine Gelegenheit zur Beobachtung und Beurteilung zukommt, es erstrebenswert sei nach Maßgabe der Kräfte, daß dies, was nunmehr allzu lakonisch und aphoristisch von mir auf die Blätter geworfen wurde, einmal zusammenhängender und besser ausgearbeitet ans Licht gelangt.

Ueber ein katharrhalisches Faulfieber beobachtet vom August 1780 bis Anfang Februars 1781*

[1] Die Natur der ansteckenden Krankheiten ist so dunkel und in ihren geheimen
Ursachen und Entstehungsarten so unerforschbar, daß der unermüdetste Fleiß
philosophischer Beobachter sich noch Jahrhunderte wird anstrengen müssen, um
nur einiges Licht über diese chaotische Materie zu verbreiten. Die ansteckendste |
2 Ruhr verschont oft einige gänzlich, mitten unter einem Haufen Elender, die ab-
scheulichen Gestank und Leichengerüche noch lebend um sich her verbreiten,
von denen jeder sich die unausbleiblichste Ansteckung prophezeyen würde: Und
siehe, es bleiben oft die zaghaftesten, die kränklichsten verschont. In diesem Win-
kel der Stadt wüthen fäulichte Pocken, welche spät oder wohl gar nicht die an-
dern Gegenden heimsuchen und auch hier gelinder oder tödtlicher einherziehen.
Mit Fleckfiebern sieht man oft nur einzelne Personen behaftet, auch wohl daran
sterben, ohne daß die Umherstehenden davon befallen werden. Andre Faulfieber
sieht man zuweilen im spätesten Winter graßiren, von denen man zu Anfange
des Herbstes wenig oder nichts hörte. Sollte sichs denn nun wohl, ich frage jeden
biedern Arzt, sollte sichs nicht der Mühe verlohnen, diese befremdlichen Erschei-
nungen aus einander und nach und nach in ein entscheidendes Licht zu sezzen;
das wesentliche jeder dieser Krankheiten vom zufälligen zu trennen, und alsdann
kräftige Vormauern vor einreissende Seuchen aufzuführen? Laßt uns wenigstens
dies schwere doch Mühverlohnende Werk nach und nach und mit vereinigter
Hand angreifen, um endlich einmal die Nebel zu zerstreuen, die die menschen-
freundlichste unter allen Künsten in fürchterliche Dunkelheit hüllen; mit einem
Worte, laßt uns den Fußstapfen eines **Hippokrates, Aretäus, Sydenham, | Sar-**
3 **cone, Lautter, Clekhorns, Hurhams** und **Degners** nachfolgen, und Natur und Er-
fahrung zu Wegweiserinnen annehmen!

Hier liegt bei schlackrichten Herbstwetter, das heiße Tage zu Vorgängern
hatte, ein Tagelöhner an der Ruhr auf unreinlichem Lager. Widernatürliche
Erhizzungen in der Erndte und verschiedene abwechselnde Ermüdungen in
Regenwetter verstopften die Ausdünstung und brachten Verkältung zu wege,
welche nach etlichen Uebernehmungen in halbgegohrnem Biere in Durchlauf;
dann aber durch Vernachlässigung seiner selbst, auch wohl durch Branntwein-
saufen, bei seinem ohnehin zur Entzündung vorbereiteten Blute in Ruhr ausarte-
te. Harte Kost, schlechte Abwartung, eine dumpfigt feuchte undurchluftete
Wohnung, die viel ähnliches mit einem Kerker hat, und eine Last gehakter Hüner-
federn zur Dekke, worunter der Rest von milden Säften vollends herausgeprest
wird, sind eben so viel Triebfedern zur Verschlimmerung der fäulichten Schärfe,
die ihn ununterbrochen zu Stuhlgängen zwingt, welche immer mehrere Merk-
male von Verderbnis bei sich führen, je weniger er sie von seiner Schlafstäte ent-
fernen kann, da sie allzuhäufig auf einander folgen. Sein Weib in Armut und von
einem Häufgen unerzogner Kinder umringt, sinkt unter der Last ihrer Beschwer-
4 den in eine traurige Mutlosigkeit, welche Gram und Verzweiflung | bei sich führt.
Der jemehr und mehr vergiftete Geruch ihrer engen dumpfichten Wohnung
schleicht sich in ihr Blut, welches schon durch Kummer und dürftige Nahrungs-
mittel aus seiner Mischung gesezt zu werden anfieng, und bringt eine Fäulnis in

---

* [Krebs'] Med. Beob. (1782/84), 1. Bd., 2. H., 1–23.

ihren Säften zuwege, die auf die erste Veranlassung sich ebenfals auf die Gedärme wirft, und Entzündung, Stuhlzwang und gallichtblutige Stühle hervor bringt.

Ihre erbarmenswürdigen Kinder liegen von Hülfe entblöst, in ihrem eignen Kothe, und bringen durch ihre Atmosphäre den engen Kreis des gemeinschaftlichen Athemholens vollends bis zur äusersten Bösartigkeit. Eine unter den wenigen mitleidigen, eben so dürftige Nachbarin ruft Naturgefühl in diesen Sammelplaz des Elends, sie wagt sich mit Aufopferung ihrer eignen Gesundheit in diese iammertönende Todengruft halb verfaulter Elenden und bringt nebst einem Herzen voll Mitleid und Grausen, unvermerkt den Samen einer ähnlichen Krankheit mit sich zurük, der aus ähnlichen Ursachen die schrekkenvollesten Früchte um sich herum hervor bringt und zu einer verheerenden Feuersbrunst wird, ob er gleich erst nur als ein leicht zu dämpfender Funke unter der Asche glom.

Ich habe sehr bösartige sporadische Ruhren und Faulfieber gesehn, die durch
Reinlich- | keit, gute Aufwartung, zwekmäßige Diät, und hülfreiche Arzneymittel 5
in ihrer Geburt ohne Folgen erstickt wurden. Ja, ganze Epidemien habe ich gesehn, die durch ähnliche nur vervielfältigtere Bemühungen, wie das aufgeschwollene Meer durch Dünen, aufgehalten worden sind. Ich wage also nicht zu viel, wenn ich, um durch meine Aufmerksamkeit auch etwas zur Aufklärung der Natur ansteckenden Krankheiten beizutragen, behaupte: daß Epidemien in ihren Anfängen gröstentheils leicht zu unterdrükkende Krankheiten einzelner Personen sind, die nur durch Nachläßigkeit und Unwissenheit zu einem allgemeinen Würgengel ausarten, und zulezt durch Mittheilung und Anhäufung der Krankheitsmaterie unendlich mehr werden, als sie bey ihrer Entstehung waren. Nehme ich also eine anhaltend ungesunde Witterung, nehme ich Mangel und Armuth aus, so fällt die übrige Schuld fast allein auf Anstalten, Krankenwärter und Aerzte, die durch vereinigtes schlechtes Betragen allein schon im Stande sind, mittelmäßige Krankheiten zu bösartigen umzuschaffen. Wie wahr dies sei, lehrte mich nur noch vor dem Jahre ein Faulfieber in Quenstädt einem Dorfe im Mansfeldischen, womit endlich etliche **dreißig** Personen mitten im Winter beladen darnieder lagen. In dem Hause wo die erste Flamme ausbrach, hatte im Monat August die älteste
Tochter Zunder dazu aus einer benachbarten | Stadt mitgebracht und durch über- 6
mäßige Arbeit im Felde bei starker Sommerhizze dieselbe vollends ausgebrütet. Die sieben andern Kinder wurden nicht zugleich krank, ungeachtet sie sich nebst Vater und Mutter in derselben Stube befanden. Aber die Unreinlichkeit, die Vermischung der Betten und die zu wenig erneuerte Luft, brachten nach und nach unter meinen Augen dieses faulichte Brustfieber von einem Kinde auf das andre, das denn immer bösartiger ward, je weiter es fort gieng, und die individuellen Umstände und die besondre Verderbnis der Säfte des einen mit der verschiednen üblen Anlage und dem besonders schlechten Verhalten des nachfolgenden vermählte, und so durch Fortwälzen endlich eine so ungeheure Gestalt annahm, daß bey Beerdigung der zweiten zulezt erkrankten Tochter die Fäulnis in einer Stunde über achtzehen auswärtige Personen anstekte, die erstern, die seit fünf Monaten ausser dem erwähnten Hause von diesem Faulfieber befallen wurden. Bey allen diesen lezt erwähnten Personen gieng der Saame dieser fürchterlichen Krankheit nach dem Maase auf, je nachdem er auf einen Acker gefallen war, und wuchs empor, je nachdem er genährt worden war; wer die innere Haushaltung eines jeden genau kannte und die Mittel untersuchte, die jeder zu seiner Hülfe anwendete, der konnte, wie mir es wiederfuhr, so ziemlich gewis voraus sagen, daß in
diesem Hause wohl keiner, | in jenem alle sterben würden, die mehrere oder min- 7
dere Ansteckung und die besondre Körperbeschaffenheit eines jeden, mit in Anschlag gebracht.

Zu mehrerer Bestätigung dessen, was ich hier im Umris geliefert habe, will ich einige einzelne Fälle dieser Krankheit ausheben, die mir die belehrensten geschienen haben.

Erster Fall.

Eine ein und funfzigjährige Bergmannsfrau cholerischen Temperaments und festen Körpers ward im Monat August 1780 von einer ungewöhnlichen Niedergeschlagenheit und Mattigkeit befallen, wozu Durchlauf, unauslöschlicher Durst und dummmachender Kopfschmerz sich gesellten; katarrhalische Beschwerden mit Husten ohne Auswurf folgten darauf und eine Stumpfheit der Sinne, besonders des Gehörs. Statt dienlicher Mittel hatte sie von einem Afterarzte hizzige Brusttropfen erhalten, die ihren Zustand innerhalb vierzehen Tagen, da sie zu mir schickte, dergestalt verschlimmert hatten, daß ich sie erdfarben, ausgezehrt, ohne Sinnen, mit abwechselnden Ohnmachten antraf, die ihr einen baldigen Hintritt prophezeien liessen. Die Erstickung und der stinkende Athem waren aufs äußerste gestiegen,
8 während daß ein unmerklich kleiner, geschwinder, oft unter- | brochner Puls die Verderbnis ihrer Säfte und den Mangel der Kräfte andeutete. Der Harn war übelriechend und voll dunkelfarbigen Sazzes, der fast gar nicht zu Boden sinken wollte. Ihre Haut war trocken, und nur hin und wieder drangen ängstliche kalte Schweistropfen durch ihre Stirne. Das einzige, was sie mit halbgebrochenen Worten und mit Vorzeigung einer schwärzlich gefurchten Zunge herausbringen konnte, war eine Beschwerde über Schmerzen in allen Gliedern, besonders im Haupte, und über bittern Geschmak im Munde. Nach aller Ueberlegung, nach aller wahrscheinlichen Berechnung ihrer Kräfte, hielt ichs endlich noch für möglich und nöthig ihr ein Brechmittel von ein und einen halben Gran Brechweinstein mit vier Unzen Wasser innerhalb einer Stunde zu reichen, welches zwar seine Wirkung durch Hervorbrechung schwärzlich grüner stinkender Galle that, dann aber eine starke Entkräftung und eine vierstündige Ohnmacht nach sich lies. Eine Kampfermilch war nicht im Stande ihre Kräfte den folgenden Tag auch nur einigermaßen zu erheben, welches aber funfzig Tropfen Vitrioläther mit fünf Gran Moschus nach und nach bewirkten, wovon sie versicherte, es sei ihr durch alle Glieder gedrungen. Ein bittres kräftiges schäumendes Bier lies ich sie gewöhnlich kalt trinken, welches allmählich ihre
9 empfindlich brennende Haut abkühlte, und ihre Kräfte durch Beitritt der | Veranstaltung frischer Luft und der verminderten Bettdecken ermannete. Etwas Stahlgeist half die Kur vollenden.

Die Galle schlägt aus jeder Auflösung das Eisen, wie bittre und zusammenziehende Gewächssäfte zu thun pflegen, nieder und verbindet sich mit dem Auflösungsmittel; wodurch bei gegenwärtigem Falle die verdorbne Galle aufgenommen, herabgeführt, die Därme aber, so bald das niedergeschlagne Eisen – welches durch jede Säure geschieht – wieder aufgelößt wird, kräftig gestärkt werden, welches in dieser Krankheit bei der Genesung besonders in Rücksicht zu nehmen ist.

Zweiter Fall.

Kurz drauf ward ich zu dem Bauermädchen von zwanzig Jahren gerufen, die, wie ich oben angeführt habe, die unschuldige Anfängerin der kleinen Faulfieberepidemie in Quenstädt ward. Schon seit acht Tagen hatte sie sich einem Würgengel hiesiger Gegend anvertraut, der sie durch verschiedne heftige und hizzige Dinge in wechselseitige Entzündungszufälle, in ungeheure Krämpfe des ganzen Leibes und in die äußerste Mattigkeit geworfen hatte, je nachdem ihm sein menschenfeindli-

cher Dämon eingab. Ich fand sie in einer unreinlichen Stube, mit schwerfälligem
Betten belastet, von vielem | kleinen Geschwister und von ökonomischen doch 10
schmuzigen Thieren umringt, übrigens unvermögend ein Glied vor Mattigkeit zu
regen, ausgezehrt, taub, dumm, zuweilen närrisch, mit trockner, schwärzlicher
Zunge. Sie kämpfte mit kurzem matten Odem mit einem rauhen Husten, unvermö-
gend das geringste los zu husten. Eine Niedergeschlagenheit, eine gegen alles Aeu-
ßere fast in Unempfindlichkeit ausartende Gleichgültigkeit, ein stinkender Athem,
ein unmerklicher Puls, das kalte erdfarbne, zuweilen mit großen Schweistropfen
befallne Gesicht, die starren gelblichen Augen, die trockne Haut, die schwarzgerief-
ten Lippen, abwechselnder stinkender Durchlauf mit Verstopfung – alles dies lies
mich am guten Ausgange fast zweifeln. Der Kopfschmerz war dabei stumpf, die
Hizze beißend, der Durst unauslöschlich, während daß ein minutenlanger Schlum-
mer die Stelle des Schlafs vertrat, der durch Aufschreken, Aengstlichkeit und Phan-
tasiren unterbrochen ward.

Ein kaltes, kräftiges Getränk, leichtere Decken und frische Luft schienen ihr kur-
zes, ängstliches, mit Seufzern unterbrochnes Athemholen augenblicklich zu er-
leichtern. Ein Brechmittel von zwey Gran Brechweinstein in sechs Unzen Wasser,
benamen den üblen Geschmack im Munde und die vorhergegangnen Reizungen
zum Erbrechen, durch Abführung von oben | und unten. Die Hizze suchte ich durch 11
Buttermilch, Sauermilch, Salzgeist und Salpeter zu dämpfen, doch da diese Mittel
untermischt eingenommen wurden, so war ich in diesem Falle von der Schädlich-
keit dieser leztern Arznei in Faulfiebern nur mutmaslich zu urtheilen im Stande bis
folgender vierte Fall mich hinlänglich überzeugte. In Aufhebung des Harns war man
nachläßig, so daß ich ihn nur selten zu sehn bekam, da er denn bald durchsichtig
dunkel wie Bier, bald durch ziegelfarbigen oder weisen Bodensaz trübe war. So
verschwand nach und nach die beissende Hizze und das Irreden nebst dem fäuli-
chem Durchlaufe, ein etwas mehr erquickender Schlaf stellte sich langsam ein.
Doch da die Ordnung der kritischen Tage durch jene heftigen und schädlichen
Arzneien unterbrochen worden war, so gelang mirs nicht die Zeit der eigentlichen
Entscheidung zu bemerken. Kräftige Nahrungsmittel, und bittre Extrakte mit
mineralischen Säuren versezt, vollendeten die Kur, welche doch durch das hinzu-
kommende Aufliegen sehr erschwert ward.

Da die Reinlichkeit, Ordnung und frische Luft allen meinen Vorstellungen zuwi-
der doch sehr, besonders in der Folge vernachläßiget ward, so geschahe es, da aus
Mangel mehrerer Betten einige Brüderchen neben ihr im Bette ohne mein Vorwis-
sen gelegen hatten, daß | einer nach dem andern durch ihre Krankheit, und zwar 12
fast völlig auf die Weise, wie sie dieselbe gehabt hatte, befallen wurden. Ich erin-
nere hiebei nur, daß einer unter ihnen, der ehedem vorzüglich im Verdachte bei
sich habender Würmer gewesen war, den siebenten Tag nach seiner Erkrankung
eine ungeheure Menge Würmer im Durchlaufe von sich gab, welches einige Tage
anhielt, bis er sich den vierzehnten wieder zu erholen anfieng. Uebrigens waren
die Hauptsymptome seiner Krankheit mit denen der vorigen fast völlig einerlei.
Trokner, dampfigter Husten ohne Auswurf, äußerste Mattigkeit, Dummheit, Irre-
reden, Taubheit, Aengstlichkeit, Niedergeschlagenheit, bittrer Mund, brennende in-
nerliche Hizze, kleiner geschwinder Puls u.s.w.

Ich habe schon bei mehrern Krankheiten von Verderbnis der Säfte bei Ruhren,
Gallenfiebern, Masern, Pocken u. d. g. einen ähnlichen unwillkürlichen Abgang der
Würmer, wo sie vorhanden gewesen, bemerkt, wo sie insgesamt nach meinem Be-
dünken, von dieser ihnen unnatürlichen Atmosphäre in den ersten Wegen und von
den besonders verdorbnen, ihnen widrigen Feuchtigkeiten, wie durch Wurmmittel
fortgetrieben wurden; und ich sage nicht zu viel, wenn ich behaupte, daß solcher-

gestalt abgegangne Würmer nicht selten für die Ursache der ganzen Krankheit von
13 halbsichtigen | Aerzten gehalten worden sind, welcher Irthum oft verschiedne üble Folgen nach sich ziehn kann.

Dritter Fall.

Die zweite Tochter erwähnten Hauses, eben die, welche durch ihren Tod die Ansteckung so sehr verbreitete, bekam die Krankheit, unter allen im Hause zuletzt, viel schlimmer, doch mit ähnlichen Zufällen als die vorigen. Die auf die Brust geworfene Feuchtigkeit war sehr erstickend und unbeweglich, der Aberwiz und der stinkende Odem heftiger und das Leichenhafte Ansehn merklicher und geschwinder zunehmend, als bei den übrigen. Ueberhaupt verrieth das schnelle Aufliegen, wie bösartig die Säfte und wie sinkend die Lebenskräfte waren. Auch bei gesunden Tagen war sie hager, besonders da sie ihre Reinigung noch nicht hatte, und ihre Ribben waren etwas schief verwachsen; alles Dinge, welche zur Verschlimmerung erwähnter Zufälle ein merkliches beitragen musten, doch lange nicht so viel, als die unerhörte Vernachläßigung ihrer Pflege, die wieder zugenommene Unreinlichkeit der Krankenstube, und die Fahrläßigkeit der Eltern, welche die Gefahr nicht beurtheilen konnten und sie übrigens weniger liebten, als ihre andern Kinder. Schon hatte ich sie durch die bestmögste Behandlung zur Krisis mit genauer Noth gebracht; den
14 21sten Tag fieng sie an, wieder | etwas zu sich zu nehmen, aber nach vier Tagen war sie am Aufliegen gestorben. Dies waren Thalergroße brandichte Geschwüre, wovon das eine bis in das heilige Bein, die anderen beiden in die Lendendreher, (Trochanteres) eingefressen hatten. Ich würde, hätte ich es bei zeiten erfahren, die besten Vorkehrungen getroffen haben.

Ueberhaupt sind sehr wenig gute Mittel wider das Aufliegen bekannt, wenigstens seh' ich es von den meisten Aerzten und Wundärzten sehr unschiklich behandeln.

Es ist aber diese Krankheit (sphacelus a decubitu Sauvagesii)[1] eigentlich blos eine Quetschung der von Fett entblösten Haut und Knochenhaut (periostii) sonderlich über den erwähnten Knochen, dem heiligen Beine, den gleich dabei befindlichen Hervorragungen der ungenannten Beine und den Lendendrehern. Die besten Mittel dagegen, wie sie sich wenigstens mir erwiesen haben, sind folgende:

1) Eine veränderte Lage und abwechselnde Stellung des Körpers im Bette, da denn, während daß andre Theile von der Last des Körpers gedrückt werden, diese wehrlosen und unverwahrten mittlerweile ausruhn können. Durch Umwenden
15 im Bette, durch Erhöhung | und Vertiefung des obern Körpers erhält man diesen Zweck.

2) Vorkehrung, daß alle benachbarten Theile gleichförmig mit von der Last gedrückt werden. Dahin gehört die Vermeidung vieler Unterbetten, auch eines allzuharten ungleichen Lagers. Eine von gesottnen Pferdehaaren wohl ausgestopfte Matraze mit Hirschfellen überzogen, dient nicht nur zu diesem Behufe, sondern kühlt auch diese gefährlichen Theile ab.

3) Sind diese Theile schon angegriffen und ist der Kranke zu schwerfällig, zu matt oder zu unbehandlich, so dient vorzüglich eine lederne Wulst oder ein Kranz ebenfals mit dergleichen Pferdehaaren ausgestopft, welche rings ausser diesen Theilen herumgeht, worauf der Kranke mit dem Gesäße ruht. Hierdurch bleiben die umfa-

---

1 „Wundbrand vom Decubitus des Sauvagesius."

sten Theile in Ruhe und können gehörig geheilt werden, weil nur die benachbarten Theile unter denen die Wulst liegt, den Körper unterstüzzen. Man sieht wie viele Vortheile diese Vorkehrung haben kann, besonders, wenn alles sorgfältig zugeht.

4) Die Verwahrung der Haut dieser für Quetschungen so gefährlichen Theile. Das Leder überhaupt dauerhafter zu machen wenden die Gerber verschiedne Mittel an, die sich gleichwohl auf zwo brauchbare Hauptarten einschrän- | ken 16
lassen. Ihre Fettigkeiten und Oele machen die Häute geschmeidig, zähe und also unzerstörbarer, und ihre Lohen dienen, die Fasern der Häute zu verdichten und also fester und undurchdringlicher zu machen. Ich habe befunden, daß beide Arten sich auf unsre Krankheit mit dem grösten Vortheile anwenden lassen, doch in verschiedner Rücksicht – Talk, Unschlitt, Fett, ungesalzne Butter, Oele bei festen, troknen, gallsüchtigen, hagern Personen in diese Theile fleißig eingerieben, macht dieselben geschmeidiger, glatter, unzerreiblicher, unempfindsamer. Die Fasern der Haut lassen sich ungemein leicht in ihrem natürlichen Zustande niederdrükken. Aber die Schnellkraft der kleinen Fett und Oelkügelchen, leistet unendlich größern Widerstand. Die festesten Scharniere der englischen Zirkel und andrer wohlgefügter Instrumente habe ich, mit Talk eingeschmiert, zerplazzen sehn. – Da nun über dies bei meinen Kranken die von angeführter Körperbeschaffenheit waren, dieses Mittel die augenscheinlichsten Dienste gethan hat, so nehme ich um desto weniger einigen Anstand es mit Zuversicht bekannt zu machen. Daß aber verdichtende Dinge, unter andern Umständen, gleich gute Wirkung leisten, wollen wir jezt sehn.

Die zwote Art, das Leder dauerhaft zu machen, ist bei den Gerbern die Behandlung mit Säuern, besonders aber mit zusammen- | ziehenden Gewächsen. Die Ver- 17
dichtung und Verstärkung der Fleischfasern, die sie hierdurch bewirken, läst sich mit großem Vortheile in unsrem Uebel anwenden. Besonders sind schwammichte, vollsaftige, kalte, wassersüchtige Körper für diese Behandlung die schicklichsten. Rother Wein mit Tormentillwurzel oder Granatrinde abgekocht, oder Galläpfel und Eichenrinde mit siedendem Eßig ausgezogen, sind die dienlichsten Bereitungen dieser Art; lezteres kühlt zugleich. Schon bloßen Zitronensaft habe ich ähnliche Dienste thun sehn. –

5) Was sollte der Gallert verdickende, einschrumpfende Weingeist in unserm Falle wirken?

6) Was sollten flüßige Eisen, Blei und Zinksalze thun?

Vierter Fall.

Ein Mädchen von zwanzig Jahren, feurigen Geblüts, dem monatlichen Naturzolle noch nicht unterworfen, ward mit gleichen Zufällen befallen, doch mit dem Unterschiede, daß mehrere Zeichen von Entzündung sich beygesellten; stärkere Hizze, ein härterer, etwas vollerer Puls, feuriges Gesicht u.s.w. So sehr die Eltern drauf drangen, den ganzen Zufall, für Bewegungen der Natur, die monatliche Reini- |
gung in den Stand zu sezen, anzusehn und zu behandeln, so konnte ich doch in 18
Rücksicht auf die übrigen Umstände ihnen so wenig nachgeben, daß ich durchaus alle Blutverminderung durch Aderlassen und Schröpfen verwarf. Das einzige was ich zur Erfüllung dieser Anzeige that, waren die gewöhnlichen kühlenden Mittel, kaltes Wasser und Salpeter. Aber wie sehr befremdete es mich, zu erfahren, daß sie auf jede Gabe des Salpeters zu fünf Granen jederzeit eine stundenlange Ohnmacht, eine ausnehmende Entkräftung und Krämpfe des ganzen Körpers mit gehemtem Odemholen und Seufzern, bekommen hatte; ich untersuchte es selbst und befand das nehmliche. Selbst bloßes Wasser entkräftete sie. O, wie geschwind nahm

ich meinen Salzgeist mit etwas Vitrioläther gemischt zur Hand (denn Ausleerun-
gen, besonders von oben, hatte ich schon den ersten Tag veranstaltet) und da die
Fäulnis schon zu sehr überhand genommen hatte, und der stinkende Athem, das
Irrereden und die Taubheit, nebst der grünlichschwarzen Zunge schon den vierten
Tag aufs höchste gestiegen war, so lies ich sie täglich etlichemal über den ganzen
Leib mit Eßig waschen, ja Clystiere hätte ich ihr davon gegeben, wären die Eltern
nicht vorurtheilig gewesen. Ohngeacht der Erleichterung der Decken, der Eröfnung
der Fenster bei Tag und Nacht, dem Gebrauche eines brausenden kräftigen Bieres
19 und eines guten Weins, blieb | sie doch bis auf den vierzehnten Tag äuserst matt,
unempfindlich, ängstlich, taub, trostlos, sie behielt gelbliche, glänzende Augen mit
Unreinigkeiten in den Winkeln, röthlich blauliche Wangen, schleimige Zähne, eine
schwarzgeriefte Zunge, eingetrocknete schwarzgeränderte Lippen, kalten Schweis
am Haupte, stinkenden, grüngetrübten Harn, rauhen erstickenden troknen Husten,
kleinen, matten absezenden, ungleichen Puls; nur daß alle diese Zufälle in ungleich
höherm Grade anfänglich waren, als sie nach der Hand durch gute Behandlung
wurden. Der Ekel vor allen thierischen der Fäulnis unterworfnen Speisen war bei
allen, wie gewöhnlich, bis zur Besserung, unüberwindlich. Dieses Mädchen ver-
langte zuerst den vierzehenden Tag etwas Taubenbrühe mit Zitronensaft – von die-
sem Tage an verlor sich besonders die Taubheit und der trokne Kathar, der zwar
auch vorher, wenn er erstickend ward, einer Latwerge von Honig, arabischen Gum-
mi, und Meerzwiebel im Verhältnisse wie 10.6.1/5 nachgab, aber nie von dem kri-
tischen Tage völlig nachlies. Buttermilch, Mehlspeisen, frische Fleischbrühen,
Wein, bittres Bier, und bittre Gewächssäfte vollendeten die Kur.

Ueberhaupt nahm ich wahr, wenn Ausleerung und Leibesöfnung nöthig war, so
diente Ialapwurzel mit Weinstein besser, als bitter oder Glaubersalz. |
20 Kampher, bekam den wenigsten, gröstentheils verabscheute sie ihn, doch that
er in dem fäulichten Durchlaufe mit etwas Alaun versezt, und bei zurükgebliebner
Geschwulst der Füsse, mit wollnen Tüchern eingerieben, gute Dienste.

Chinawein, blosem Weine vorzuziehn, hatte ich keine Gelegenheit, in Substanz aber machte die Rinde bei den meisten heftige Leibesverstopfung, ihr rauher Hals war überdies zu unbewegbar dazu.

Salzgeist bekam unter allen mineralischen und vegetabilischen Säuren meinen Kranken am besten, vielleicht weil er mit der geringsten Heftigkeit deß brennbaren Wesen, das große Band der thierischen Muskelfasern an sich reißt. –

Ohne kräftiges Getränk, frische Luft, Mäßigung der Bettdecken, Reinlichkeit, und Tröstungen war ich nichts im Stande auszurichten.

Je länger der Ausbruch der Krankheit verzögerte nach der Ansteckung – desto leichter kamen die Patienten davon.

Die Zufälle nach der Ansteckung bis zum Ausbruche war stumpfer Kopfschmerz,
21 unerträgliche Schwere der Glieder, Abgeschlagenheit, | Niedergeschlagenheit, Un-
lust zu essen, zu arbeiten und sich zu bewegen, Magerwerden, ein erdfarbnes Ge-
sicht, unerquickender, unterbrochner Schlaf, unruhige Träume, bittrer Geschmack.

Alle diese Beschwerden vermehrten sich bis zum Ausbruche, (welches sich oft auf vier Wochen verzog) welcher dann jederzeit gegen Abend mit durchdringenden Frösteln, drauf folgender, beißender Hizze, unerträglichem Kopfweh und Neigung zum Erbrechen eintrat.

Bei einem einzigen nahm ein hierauf folgender allgemeiner Schweis die ganze Krankheit auf einmal hinweg – alle übrige waren nicht so glücklich, denn sie verlies die beißende Hizze und alle übrigen oben erzählten Zufälle nicht, bis zum kritischen Tage. Bei zweien, davon der eine den andern angestekt hatte, habe ich starke Fieberparoxysmen den vierten, den eilften, und den siebenzehnten Tag gesehn.

Wohlbehandelten Kranken war der siebente Tag ein halb entscheidender; vor Anbruche desselben wurden sie kränker als vorher, besonders nahm der Aberwiz und die Unruhe zu, dann aber erholten sie sich merklich und der Harn war ziemlich gebrochen, doch nahm das Fieber wieder seinen gewöhnlichen Gang, bis der vierzehnte Tag erfolgte, da denn außer der | Erleichterung aller Umstände und einer stärkern 22
Brechung des Harns keine merkliche Krankheitsentscheidung (Krisis) bei den meisten sich zeigte. – Viere ausgenommen wo Geschwulst der Füsse diese Stelle vertrat.

Schlecht behandelte, verabsäumte bekamen den ein und zwanzigsten, auch wohl erst den dreißigsten und vier und dreißigsten Tag Erleichterung, an welchen auch viere starben, einer, troz allen Widerrathens, vom Aderlasse; einer durch ein anfänglich zu sich genommenes Maas Branntwein; einer durch schlechte Abwartung in einem gefährlich angestekten Hause und Verschmähung aller Arznei; und die vierte durch vorurtheiliges Theetrinken, Eigensinn, Unreinlichkeit, und Aloetropfen. Der zweite unter ihnen war der einzige, bei denen ich Petechien vier Tage vor seinem Ende bemerkte. Eine fünfte ward durch Warmhalten, erdichte und gifttreibende Pulver zeitig ein Raub des Todes.

Unter einem Haufen angestekter Kinder bekam ein Mädchen von eilf Jahren eine mächtig geschwollne Ohrdrüse; sie eiterte stark und heilte, wider mein Zureden. – Erst nach acht Wochen wo die Ansteckung in diesem Hause aufs höchste gestiegen war, ward sie unter allen zulezt krank und gleichwol noch so gefährlich, daß ich mit aller Wahrscheinlichkeit an ihrer | Genesung verzweifelte, doch genas sie 23
nach der mühsamsten Behandlung.

Ohne Brechmittel genas keiner, doch – in Zeiten angewandt!

War es Vorurtheil, daß ich weder Kanthariden noch Senfpflaster anwendete? Schmerzen verschwenden die Lebensgeister, wovon ich bei meinen Kranken nicht gern einen Athem entbehren wollte. –

War dies vielleicht blinde Idee aus unsystemaiischen Gründen?

War es Vorurtheil, daß ich den Brechweinstein dem hierin so gerühmten Spiesglasschwefel vorzog?

War der schlaffe Winter und das laulicht feuchte Wetter, oder unrichtige Behandlung dran Schuld, daß sich diese Krankheit bis in den Februar schlepte?

[Ein Lethargus]*

24 Ein Bergmann von funfzig Jahren, festem Körper, und bis hieher von unerschütter-
ter Gesundheit kömmt eines Tages, gegen die Erndte früh von seiner Arbeit nach
Hause, sehr mürrisch, und verlangt wider seine Gewohnheit Suppe. Während daß
seine Frau damit beschäftiget ist, hat er sich bereits aufs Bett geworfen. Schon sieht
sie, daß er krank ist, und will ihm das verlangte bringen, war aber nicht im Stande
ihn zu etwas zu bewegen. Ich fand ihn auf den Rükken liegend, mit feurigem Ge-
sicht, halbverschloßnen Augen, mit ungleich sich hebender Brust, schnarchen, wor-
ein sich tiefe Seufzer mischten. Der Puls war stark, voll und ziemlich geschwind.
Heißer Schweis kam zuweilen an seiner Stirne, Nase und Brust zum Vorscheine. Er
verlangte nichts, da er immer so sonderbar schlummerte; bot man ihm aber mit
Gewalt etwas an, oder wollte man ihn zu etwas zwingen, so suchte er sich zu weh-
ren, winselte, beschwerte sich mit undeutlichen Worten, und lies sich doch nicht
wirklich erwecken. Ein Aderlaß am Arme schien seine Hizze zu mäßigen, sonst
nichts – er schlummerte so halbwachend fort. Den zweiten Tag lies ich ihm zwei
25 spanische Fliegenpflaster auf | die Waden legen. Noch nahm er kein Getränk noch
sonst etwas zu sich. Auch am dritten Tage früh wirkte ein zwischen die Schultern
gelegtes großes Ziehpflaster weiter nichts, als daß er zuweilen den Mund und die
Stirne zum Weinen verzog und hin und wieder klägliche Töne von sich gab, ohne
doch übrigens von seinem Unbewustseyn, seiner halbwachenden Schlafsucht, sei-
ner Störrigkeit gegen alle Behandlung das mindeste nachzulassen. Der vierte Tag
war gekommen ohne das geringste mit ihm ausgerichtet zu haben. Denn ein Brech-
mittel, das er den dritten Tag hatte einnehmen sollen, hatte er aus dem Löffel ge-
schnoben und sich unbezwingbar dagegen gesträubt. Verzweifelt über die geringe
Hülfe die ich ihm beibringen konnte, lies ich ihn aufrichten, schüttelte ihn heftig,
schalt ihn, drohte, ihn zu schlagen, lies ihm den Mund aufbrechen und flößte ihm
zwölf Gran in laulichtem Wasser aufgelösten Brechweinstein ein, von dessen Güte
ich übrigens versichert war, und dann überlies ich ihn seinem unbezwinglichen
Schlummer wieder. Eine Stunde vergieng, ehe sich seine Unempfindlichkeit dage-
gen regte, aber dann erfolgte fünfmaliges Erbrechen, welches ihm auf einmal und
allein (wenige Nebenmittel ausgenommen) seine Vernunft und hierdurch wieder
Gelegenheit verschafte, sich und seine Familie beim Leben zu erhalten, zu welchem
26 beiden wenig Hofnung vorhanden war. Wie heftig seine Krank- | heit war, sah man
daraus, daß er bei so großer, brennender Hizze und trokner Zunge nichts trank.

Das jählinge Begiessen mit kaltem Wasser und die Niesmittel die Celsus angewandt wissen will, sollten wohl in einigen Umständen auch ihren Plaz verdienen, wenn Vorsicht und Beurtheilung unsre Führerinnen sind. –

---

* [Krebs'] Med. Beob. (1782/84), 1. Bd., 2. H., 24–26. – In der Vorrede zu diesem Heft schreibt der Herausgeber, Friedrich Christian Krebs, daß „die erstern [...] Beobachtungen" Hahnemann zum Verfasser haben und „die letztern" von ihm selbst sind. Mit Ausnahme der ersten Abhandlung „Ueber ein katharrhalisches Faulfieber [...]" (s.o.) bleibt es unsicher, ob die folgenden („Ein Lethargus", „Zween Fälle vom Veitstanz [...]", „Ein Sommerseitenstich", „Ein sonderlich gehemmter Speichelfluß") auch von Hahnemann stammen. Als Schriften Hahnemanns werden alle fünf Titel bei Tischner (1934), 2. Bd., S. 351 aufgeführt.

[Zween Fälle vom Veitstanz (Scelotyrbe Chorea St. Viti)]*

Müllerinn, eine Soldatentochter in Quenstädt, zehen Jahr alt, blassen magern Ansehens war schon seit vier Jahren mit dieser Krankheit und zwar dergestalt beladen, daß sie zwar zuweilen davon frei war, die meiste Zeit aber, oft unvermuthet, die Schenkel unwillkürlich bewegte, welches zuweilen in ein unordentliches Hüpfen und Stolpern ausartete. Ohne Regel verdrehete es ihr die Füsse, wenn sie am besten stehn wollte, ohne daß sie sich zurükhalten konnte. Ihr Verstand blieb bey allem dem gewöhnlich, nur zur Zeit ihres Anfalls war sie ungewöhnlich blaß, und ihre Augen waren aufgedunsen, mit blauen Ringen darum. Ihr Appetit war gewöhnlich stark, | doch zu dieser Zeit am stärksten, nur zuweilen klagte sie über Bauch- 27
grimmen. Milch, Mehlspeisen und Obst war ihre liebste Kost. Die Eltern konnten sich nicht erinnern, daß je Würmer von ihr abgegangen wären, wenigstens hatten sie nicht drauf geachtet. Ich gab ein Brechmittel und lies es besonders von unten wirken, es erfolgte nichts als eine starke Ausleerung ohne Besserung. Eine bald drauf folgende stärkere Purganz aber, mit sechszehnstündigen Fasten vorher, brachte eine Menge Spulwürmer hervor, wodurch sie auf einmal erleichtert ward. Noch etliche nachgehends gereichte Purganzen trieben bloßen Wurmschleim hinweg, und kaltes Baden stellte sie vollends wieder her. Die vorgeschriebne und beobachtete Diät wider die Würmer, als keine Milch und mehr Fleisch als Vegetabilien hüteten sie vor einem neuen Anfalle.

Zweiter Fall.

Bald darauf ward ich zu einem Mädchen von zwölf Jahren, Nahmens Gedikin gerufen, die jezt zum ersten Male in dieses Uebel gefallen war. Sie war ungewöhnlich lang für ihr Alter, blaß, hager und mißfärbig. Noch konnte sie sich außer dem Bette aufhalten; doch drehten sich ihre Schenkel, ihre Arme und auch zuweilen das Gesicht so wunderlich, daß, sie für | behext zu halten, der erste Gedanke der Eltern war. 28

Sie war so wenig Herr ihrer Bewegungen, daß sie nicht einen Löffel an den Mund bringen konnte. Nach aller Erkundigung erfuhr ich nichts, als daß sie ausser dem ehemaligen Abgange von einigen Spulwürmern stets gesund gewesen wäre. Eine starke Purganz trieb auch wiederum zween dergleichen Würmer ab, doch ohne Erleichterung. Nun versuchte ich andre berühmte Wurmmittel mit Purganzen versezt, allein statt sie zu erleichtern, verfiel sie nun erst in die heftigsten Zukungen, die ich je gesehn habe. Sie krümmte sich im Bette kugelrund so, daß die Füsse über den Achseln hervorragten, jezt nahmen ihre Muskeln eine andre Bewegung und sie sprang wunderlich verdreht Ellenhoch im Bette hervor, die Arme bewegten sich unsichtbar geschwind, und in Biegungen, zu denen sie bei gesunden Tagen unfähig sind. Selbst ihr Gesicht verdrehte sich, sie knirschte mit den Zähnen und Wasser lief aus ihrem Munde, gleichwol hatte sie ihren Verstand, nur daß die eben konvulsivisch bewegte Zunge undeutlich aussprach. Nach jedesmalig geendigten Paroxysm as sie stärker wie zwei Mann. Da nun alle angewandten Mittel mit Dämpfungen der Säure versezt, nichts ausrichteten, so war ich eben willens ein verzweifelteres Mittel (einen kleinen Speichel- | fluß) anzubringen, als die Eltern 29

* [Krebs'] Med. Beob. (1782/84), 1. Bd., 2. H., 26–29. – Siehe Fußnote zu „[Ein Lethargus]".

schon ungedultig, mich verließen und nun blos Hausmittel von Nachbarn und Gevattern versuchen wollten. – Eine ihrer Freundinnen räth, ich weis nicht aus welchem Grunde, ihr Kind in ein warmes Halbbad täglich zweimal zu sezzen. Zusehends nahmen hier alle Zufälle ab und in wenig Tagen war sie völlig wieder hergestellt, welches sie auch noch jezt (nach einem Jahre) ist. Wo bleibt nun unsre Theorie - -? Kaltes Bad würde ich im Veitstanz eher verordnet haben – hier weis ich nichts zu sagen, als quanta sunt quae nescimus![1]

(Wäre nicht nach dem Abgange der beiden Würmer ein Opiat vortheilhaft gewesen? hätte man nach der guten Wirkung des leztern dann aufs warme Bad fallen können?)

War zurükgetretener Hautausschlag etwa die Ursach der Krankheit?

K.

1 „Wie vieles wissen wir nicht!“ (Wörtlich: „Wie zahlreich ist das, was wir nicht wissen!“)

[Ein Sommerseitenstich]*

Ein Klaubesteiger, Namens Klaus von sieben und dreißig Jahren, hatte in starker 29
Sommerhizze den ersten July sich stark erhizt, war durch kühlen Gewitterregen
wieder naß geworden und hatte in leichten Kleidern, in einer feuchten Stube sich
an die Wand gelehnt und in Zugluft etliche Stunden gesessen und dabei | kaltgäri- 30
ges Bier getrunken. Bald überfällt ihn ein Schauder über den ganzen Leib, eine hef-
tige Hizze folgt darauf und Seitenstechen, das die ganze Brust einnimmt. Man trägt
ihn nach Hause. Ich fand ihn als einen Mann von hagern, braunen, vollblütigen
Körper, der nie krank gewesen, wohl aber mit einer dort endemischen Engbrüstig-
keit seit langer Zeit beladen gewesen war. Sein feuriges Gesicht, die funkelnden
rothen Augen, sein vor Schmerz stark abgebrochner Odem, die heiße Haut, der volle
starke Puls, und daß schon zwei Geschwister in dem nehmlichen sieben und drei-
ßigsten Jahre ihres Alters ebenfals am Seitenstiche gestorben waren, gaben schlim-
me Vermuthung. Die Bettdecken wurden so gleich zum zehnten Theil vermindert,
frische Luft wurde veranstaltet, und aus dem Arme wo der heftigste Schmerz war,
lies ich ein Pfund Blut. In wenig Stunden hatte sich der Schmerz, der vordem die
ganze Brust eingenommen, blos in die linke Seite gezogen, da wo die Ader geöfnet
worden war. Wasser mit Zitronensäure auch blos kaltes Wasser war sein bester
hülfreichster Trank, wovon er täglich fast sechs Pfund zu sich nahm. Sechs Gran
Salpeter mit etwas Weinstein vermischt, war seine stündliche und einzige Arznei.
Den zweiten Tag hatte die Hizze, der übermäßige Durst, und der erstickende Sei-
tenschmerz nicht im mindesten abgenommen, wohl aber hatten seine Kräfte | viel 31
gelitten. – Ein Aderlaß von dreiviertel Pfund an dem Fusse der schmerzenden Seite
ward also nebst der gewöhnlichen Arznei und dem Getränke wiederholt. Noch war
Abends an keine Linderung zu gedenken. Zwei Ziehpflaster an den Waden ver-
mochten nun doch etwas mehr. Aber der dritte Tag war allen vorigen an Heftigkeit
gleich, wo er sie nicht noch übertraf; besonders war der Schmerz der Pleura uner-
träglich, Odembenehmend und Kräftemindernd. Ein Senfumschlag mit Eßig aber,
über die ganze Brust gelegt, minderte ihn ansehnlich, schien auch die Hizze etwas
zu benehmen. Da eine andre Lage, ausser auf dem Rücken bisher unmöglich gewe-
sen war, so konnte ich den Dampf von warmen Wasser nicht anwenden. Dies dau-
erte unter erwähnten Umständen bis den sechsten Tag, ohne daß ein merklicher,
am wenigsten blutiger Auswurf zum Vorscheine gekommen war. Die Schmerzen
der Brust hatten merklich abgenommen, aber eine erstickende Engbrüstigkeit und
beklommenes Athemholen, ohne Macht etwas auszuhusten, war nach und nach in
die Stelle getreten. Wer ihn so ängstlich röcheln hörte, hätte ihm kaum, wenige
Stunden noch zu leben, prophezeiet. Dieser Zufall hatte so jähling überhand ge-
nommen, daß Ammoniakgummi, Squille und Dampfeinhauchungen viel zu lang-
sam zu seiner Hülfe gewirkt haben würden. Zum Aderlaß war er zu entkräftet, auch
hätte dies | geradezu die gehofte Wirkung schwerlich gehabt. Nach aller wahr- 32
scheinlichen Berechnung seiner Kräfte also, löste ich zween Gran Brechweinstein
in einer Drachme Wasser auf, und ließ ihn alle halbe Viertelstunden zehn Tropfen
davon in zween Löffeln Wasser nehmen; beim erstenmal Uebergeben lies ich ihn
absezzen, da denn nach und nach noch zweimaliges Erbrechen erfolgte, welches
allein ihm auf einmal alle Engbrüstigkeit und alle Erstickung benahm. So gefährlich
dies, besonders bei der Wirkung schien, so muß ich doch gestehn, daß ich mich

* [Krebs'] Med. Beob. (1782/84), 1. Bd., 2. H., 29–32. – Siehe Fußnote zu „[Ein Lethargus]“.

nicht im mindesten in Berechnung seiner Kräfte geirret hatte, selbst die erfolgende Mattigkeit war unbedeutender als ein jeder sich vorgestellt hätte. – Beim Anfange des siebenten Tages brach sich der Urin häufig, und ein gleichförmiger Schweis überströmte seine Glieder.

Von da an that sich Husten und schleimichter Auswurf hervor, welches beides gegen die dritte Woche so heftig ward, daß, da die Kräfte bis zur Auszehrung abgemolken worden waren, Opium und ein bittres Extract im Verhältnisse wie 1. 12 die Kur beendigen muste, welche auch denn gar bald, wider alle Befürchtung der Anverwandten und Umstehenden, völlig erfolgte. Auch das vor dem ihm eigne Asthma ward durch diese Genesung völlig weggenommen; er genießt nun schon seit zwei Jahren die völligste Gesundheit.

[Ein sonderlich gehemmter Speichelfluß]*

Ein junger Mensch von fünf und zwanzig Jahren, und höchst reizbaren Nerven mach- 33
te den 2ten August 1780 eine Feuerversilberung. So sehr er sich durch Oefnung der
Fenster in seiner Stube vor dem gefährlichen Queksilberdampf verwahrt zu haben
geglaubt hatte; so fühlte er doch schon den zweiten Tag Mittags einen durchdrin-
genden Fieberschauder, der mit Hizze zuweilen abwechselte. Alle Glieder thaten ihm
wehe, und ein unwillkührlicher Unmuth befiel ihn. Er bemerkte sein Gesicht im Spie-
gel mißfärbig, und seine Augen mit blauen Ringen. Die Zähne wackelten ihn, und ein
übelriechender Schleim hatte dieselben nebst der Zunge überzogen, auch das Schlin-
gen fiel ihm schon schwer. Jene abscheuliche Krankheit also, den Speichelfluß, arg-
wöhnend, zog er mich zu Rathe, und versprach mir die pünktlichste Folgleistung,
falls ich ihn von diesem, ihm mehr als der Tod widerlichen, Uebel befreiete.

Nachdem ich alles untersucht, und ihn übrigens von aller venerischen oder son-
stigen Krankheit völlig frei befunden hatte, so hatte ich Ehrerbietung genug für die
Schule und das System, den Kampfer als das wirksamste Gegenmittel ihm vorzu-
schlagen. Er nahm in sechs | Stunden ein Loth Kampfer ohne sonderliche Beschwer- 34
de, so daß er in der ersten Stunde alle halbe Viertelstunden zwei, in der andern
Stunde drei, in der dritten vier Gran u.s.w. genommen hatte. Mit Wasser nahm er
dies, und legte sich dann in guter Hofnung schlafen. Schon halb vier Uhr früh wekte
ihn ein so unerträglicher Kopfschmerz auf, als er ihn Zeitlebens nicht gehabt zu
haben sich besinnen konnte; alle Speicheldrüsen waren aufs stärkste geschwollen,
die Zunge war aufgelaufen, der Schlund verengert, das Gesicht gedunsen, der
Athem war ausnehmend stinkend, ein aashafter Schleim lief ihm unwillkührlich
aus dem Munde, sein Puls schlug hart und geschwind, und die Gegend unter den
Rippen war gespannt. Allem Anscheine nach hatte der Kampfer den Speichelfluß
eher beschleuniget (wie denn dies eigentlich, wie ich nach der Hand beobachtet
habe, seine vorzüglichste Tugend in dieser Krankheit ist) statt, wie vorgegeben
wird, ihn verhindert zu haben. Schon um vier Uhr nahm er eine stark abführende
Arzenei ein, doch da auch diese in anderthalb Stunden weder den unerträglichen
Kopfschmerz, noch sonst einen Zufall, im geringsten gemindert hatte, so mußte er
um sechs Uhr früh folgende Diät anfangen. Er lies sich die kühlste Luft bestreichen,
stand gröstentheils, redete mit niemand, bewegte sich auch sonst nicht, am wenig-
sten den Mund, trank aber ohne Unterlas, so viel er | hinabschlingen konnte, kaltes 35
Brunnenwasser, mit Vitriolöl dergestalt gesäuert, daß er um vier Uhr Nachmittags
mit dem zwölften Pfunde Wasser schon anderthalb Loth des stärksten Vitriolöls
verschlukt hatte. Eine heftige Strangurie schon um zwölf Uhr und gewaltiges
Schneiden im After bei jedem Stuhlgange (denn die Wirkung der Purganz dauerte
noch fort) hatte ihn nicht im mindesten von dieser heroischen Kur abbringen kön-
nen. Schon um acht Uhr Abends war sein Blut gröstentheils besänftigt, das Zahn-
fleisch gestärkt, das Kopfweh hinweg, die Fäulnis des Odems gehoben, kein
Speichel floß mehr, die Drüsengeschwulst setzte sich, und den andern Tag war aus-
ser einer kleinen noch übrigen Mattigkeit keine Spur des so gefürchteten Uebels
mehr vorhanden; er war gesund.

* [Krebs'] Med. Beob. (1782/84), 1. Bd., 2. H., 33–35. – Siehe Fußnote zu „[Ein Lethargus]".

Einleitung*

[3] Ich handle hier von der Heilung derjenigen Art von Verlezzung der äusern weichen Theile des menschlichen Körpers, die aus mehrern Ursachen sich von den Heilmitteln für frische Wunden nicht bessern, noch weniger heben läßt.

Ich werde noch etwas über die Behandlung der oft dabey vorkommenden Verrottung der festen Theile, des Knochenfrases, und etwas vom Krebse, dem Winddorne, dem Gliedschwamme, und einigen innerlichen Geschwüren hinzusezzen, alles so, wie mir es meine Erfahrung an die Hand gegeben hat. |

4 Es ist so viel über die alten Schäden geschrieben und gesagt worden, daß man glauben mögte, dieser Gegenstand sei erschöpft, wenn nicht fast alle diese künstlichen Methoden den Arzt in der Ausübung verliesen, und der traurigen Nothwendigkeit Preis gäben, den Kranken schändlicher Weise seinem alten Uebel ohne Trost zu überlassen. Dieser trostlosen Verlassung hat man im gemeinen Leben doch einen Anstrich von Gerechtigkeit geben müssen, damit die Ungeschicklichkeit des Arztes nicht ins Gedränge komme. Bald gab man diese Wunden für eine Wirkung der Zauberei, das ist, durch medizinische Hülfe unheilbar, bald für Todenbrüche aus, deren Zuheilung den Tod unfehlbar nach sich ziehe; man hielt sie für unmittelbare Folgen
5 der Niederkunft, und da hies es, | sie hat den alten Knacks in den Sechswochen bekommen, sie wird ihn wohl behalten müssen. Andre verließen ihre Kranken mit dem Troste, es sey ein Erbstückchen, von einem ihrer Aeltern oder Grosältern, man müsse es in Ruhe lassen, und nun eine lateinische Brocke, noli me tangere[1] hießen die Lateiner diese Schaden mit großem Rechte, und so sind eine Menge heilbarer Personen vieljährigen Schmerzen, einem siechen Leben und einem frühzeitigen Tode Preis gegeben worden. Noch eine gewöhnliche Ausflucht der Ungeschicklichkeit; man heilt ein mäsiges altes Geschwür nach vielen vergeblichen Salbbadereien dadurch, daß man etliche Fontenelle sezt, das heißt wohl nichts, als eine alte Wunde
6 mit mehrern vertauschen. Der größte Theil der Aerzte macht sich damit | nichts zu schaffen und überläßt sie dem Bader, dem Schäfer und dem Scharfrichter, gewiß mehr aus Unwissenheit als aus Ekel. Der Ruhm, dergleichen Heldenkur verrichtet zu haben, überriecht den faulen Eiter bey weitem. Der Wundarzt hat mit dem Arzte theils gleiche Beweggründe, den Kranken seinem Schicksale zu überlassen, theils wendet er hier seine bei ihm sonst seltene Bescheidenheit an, die innere Kur müsse damit verbunden werden, und dies sei des Arztes Sache, womit er soviel sagen will, vier Schultern tragen mehr Schande, als zwei. Ist der Kranke so thöricht, beide zu brauchen, so erfährt er gar oft, worüber sich das Weib mit dem langwierigen Blutfluse beim Evangelisten beschwert. Das gewöhnliche Ende solcher Kurarten ma-
7 chen alte Wei- | ber, der Scharfrichter, der Vieharzt, der Schäfer und der Tod. Bei dem allen hindert mich Ehrgeiz nicht, zu gestehen, daß Viehärzte größtentheils glücklicher, das ist, geschikter in Heilung alter Wunden sind, als oft der schulgerechteste Professor und Mitglied aller Akademien. Man schreie nicht, dies sei bloße Empirie, ich wünsche mir ihre handwerksmäsigen Kunstgriffe zu besitzen, die sich auf Erfahrungen gründen, welche ihnen freilich oft nur die Behandlung der Thiere an die Hand gegeben hat, die ich aber gerne gegen verschiedne medizinische Foli-

---

* In: Anleitung alte Schäden und faule Geschwüre gründlich zu heilen nebst einem Anhange über eine zweckmäsigere Behandlung der Fisteln, der Knochenfäule, des Winddorns, des Krebses, des Gliedschwamms und der Lungensucht. Leipzig 1784, S. 3–8.

1 „Ich will nicht berührt werden." (‚Berühre mich nicht').

anten eintauschen mögte, wenn sie ihnen dafür feil wären. Ferne aber sei es auf der andern Seite von mir, hieraus allgemeine Verhaltungsregeln für mich zu ziehn, und geläuterte Theorie der Arz- | neikunde auf Versuche und Erfahrungen berühm- 8
ter und rechtschaffner Männer gestützt, unvernünftiger Pfuscherey unterzuordnen. Ich kenne beider Gränzen. So viel aber ist wahr und dies könnte uns bescheidner machen, daß fast alle unsre Kenntniß von den Heilkräften der einfachen, natürlichen, so wie der künstlichen Produkte größtentheils von der rohen und automatischen Handanlegung des gemeinen Mannes herzuleiten ist, und daß der gründliche Arzt oft noch Folgen aus der Wirkung der sogenannten Hausmittel zieht, die ihm unschäzbar sind, und deren Wichtigkeit ihn immermehr zur einfachen Natur unter Frohlokken seiner Kranken herabzieht. Ich erspare mir die Beweise hievon.

Vorrede des Uebersetzers*

Das Bedürfniß aller in diesem Werke abgehandelten Produkte ist wohl eingerich- [o. S.]
teten Staten von durchgängiger Nothwendigkeit. Die Akademie der Künste und Wissenschaften in Frankreich hat aus diesem Grunde kein geringes Verdienst durch Veranlassung der Herausgabe dieses Werks sich selbst bei andern Völkern erworben, wo diese Künste theils nicht anzutreffen, theils aus Privatnutzen zu schädlichen Monopolien gelangt sind, die ihren Grund in der Unbekanntheit dieser Fabrikationen, und in der Geheimnißsucht der Besitzer dieser Bereitungsarten, wie auch besonders in ihrer Gewinnsucht haben. So sehr ich für rechtmäsige Belohnung vorzüglicher Arbeiten bin, so wenig kann ich doch die Prahlereien und Uebertheurungen gewisser Fabrikanten leiden, die allein im Schose der Geheimnisse zu seyn glauben und deshalb das Publikum mit Waren betrügen, deren innerer Werth bei weitem ihrem Preise nicht beikommt. Die Bekanntmachung solcher Fabrikationen ist das beste Mittel, diesem schädlichen Alleinhandel Einhalt zu thun, und dadurch, daß man allgemein und laut Anleitung dazu giebt, zu veranlassen, daß wir zuverlässigere und tüchtigere Produkte hinführo in die Hände bekommen. Immer besser, als die Bereicherung einzelner Fabrikanten. Es gehören freilich die Handlungsvor-
theile der Holländer und der Reichtum der Engländer dazu, | um es ihnen in einigen [o. S.]
Arbeiten gleich zu thun, aber ihnen beizukommen, vermag der Kopf und die Unermüdlichkeit des Deutschen. Frankreich hat von allen diesen Vortheilen etwas und steht wohl, wenigstens bis jezt, in der Mitte.

Bei uns theilen sich zwar die chemischen Fabrikanten auch größtentheils in die verschiedenen Zweige dieser Kunst, doch haben viele davon mehrere Arbeiten unter sich, entweder weil einige Bereitungen sie durch Aehnlichkeit auf andre führten, oder weil sie von Abfällen und Ueberbleibseln Anwendung zu machen suchten, oder auch des Gewinns halber.

So behielten die Gebrüder Gravenhorst in Braunschweig bei ihrer Salmiakfabrik ein Salz übrig, das unter ihren Händen zu reinem Glaubersalze anwuchs, so gab ihres Salmiaks Verhalten mit Kupfer ihnen die Entstehung ihres Grüns an die Hand.

* In: Herrn Demachy's Laborant im Großen, oder Kunst die chemischen Produkte fabrikmäßig zu verfertigen. Aus dem Französischen übersetzt und mit Zusätzen versehen. 1. Bd., Leipzig 1784, o. S.

Herr Demachy hatte Gelegenheit, verschiedne dieser Fabriken theils selbst mit anzusehen, theils auch Erkundigungen davon einzuziehen und Proben im Großen damit anzustellen. Eben die Freimüthigkeit, die die andern Beschreiber der Künste und Handwerke leitete, bestimmt ihn das ganze Werk hindurch alles zu entdecken und sichtlich vor Augen zu legen, was man von den einzelnen Künstlern selbst zu erfahren nur selten und unvollkommen im Stande ist. Auch hat er seinem Buche einen Umfang gegeben, den man schwerlich von einem einzigen Beobachter ver-
[o. S.] langen kann, zu geschweigen, daß zu seiner Zeit in dieser Art sehr wenig | geschrieben war. Jars und Ferber hatten noch wenig geschrieben, nur etwa Lewis und Dossie konnten ihm etwas sagen. Wenn unser Verfasser Kienruß, Schieferweiß, Mennige und krystallisirten Grünspan ausgelassen hätte, so wollte ich sagen, daß er in seinen Abhandlungen blos dem Apotheker, dem Fabrikanten und Handwerker die chemischen Produkte in die Hände liefern wollte, die sie in der Arznei gebrauchen, oder sich ihrer als chemischer Werkzeuge zu Bereitung ihrer Waren bedienen müssen, selbst aber oft weder Geschicklichkeit, noch Zeit, noch Gelegenheit haben, sich dieselben selbst wenigstens nicht in dem Preise und in der Vollkommenheit zu verfertigen. Denn wollte er sich in chemische Bereitung der Farben einlassen, dann fehlte Spanischweiß, Grünspan, Braunschweigsches Grün, Saftgrün, Berlinerblau, Schmalte, Lakmuß, Ultramarin, Karmin, Florentiner- und Kugellak, Schüttgelb, Neapelgelb und viele andre dergleichen unentbehrliche Farbenfabrikate. Diesem Mangel abzuhelfen und die Beschreibung dergleichen trockner Bereitungen, die man beim Laborant sucht, zu ergänzen, entschloß sich der Herr Apotheker **Wiegleb**, in Langensalza, ein Name, der, wie billig, auch ausser Europa rühmlichst bekannt ist, und dessen Bekanntheit sich wohl nicht auf dies Jahrhundert einschränken wird, einen Anhang davon, als den vierten Theil unsers Werks, hinzu zu thun, welcher im zweiten Bande des Laboranten erscheint. Auch einige Anmerkungen mit **W**. bezeichnet, sind von ihm. |

[o. S.] Ich glaubte nichts überflüssiges zu thun, da ich in meinen Anmerkungen die Art, blauen und weißen Vitriol, wie auch Salzburger zu verfertigen, ferner die Bereitung der Spießglanzbutter, des Algarothpulvers, des schweistreibenden Spießglanzes, so wie die der Salpeternaphthe und der reinen Weinsteinsäure einschaltete. Was mein eigen ist, und was andre Schriftsteller hiezu beitragen, wird man in meinen Anmerkungen finden. Ihr Werth sey welcher er wolle, dies mußte ich erinnern. – Das Nöthige und Brauchbare aus des Verfassers Kupferstichen hinten am Buche habe ich so viel möglich treu kopirt und, was neues von mir ist, dazu gesezt. So eben erhalte ich die neue Ausgabe unsers destillateur d'eaux fortes als den zwölften Band der in Quart zu Neukastel 1780 wieder aufgelegten descriptions des arts & metiers. Der Text ist mit meiner Uebersetzung gleichlautend, nur des geschickten Herrn Doktor **Struve** zu Bern Anmerkungen sind dabei merkwürdig. Er besizt große Erfahrungen in der Scheidewasserbrennkunst, ihm haben wir eine fabrikmäsigere Bereitung des Vitriolöls aus Schwefel, eine Tafel über die Stärke des Weingeists, Vortheile bei den Quecksilberpräparaten und alles das in den mit Str. bezeichneten Anmerkungen zu danken, wovon ich einen großen Theil aus seiner Handschrift darüber ergänzt habe. Oft verlangten es die Umstände, daß ich einige Worte zu seinen Noten sezte, alles, was mir gehört, ist also mit **Hah**. bezeichnet worden.

Vorrede des Herausgebers zum zweiten Bande*

Ich habe hier dem Publikum nur ein Wort zu sagen. Ich muß ein Paar Stellen be- [III]
richtigen, wo der Herr Apotheker **Wiegleb**, dessen Freundschaft mir stets schmeichelhaft ist, gegenseitiger Meinung mit mir zu seyn scheint. Es ist von jeher der Grundsatz bei allen meinen Arbeiten gewesen, deren Resultate ich der Welt vorzulegen wagte, der Wahrheit so nahe, wie möglich, zu kommen, mich zu bestreben. Ich werde, nach Masgabe meiner Kräfte, ihn immer strenger und strenger zu befolgen suchen, sonderlich in der Chemie, meiner Lieblingswissenschaft. Wie ungeheuer schwer aber sich die Chemie auf allgemeine festständige Sätze bringen lasse, dies lehren die so oft abweichenden Erfahrungen und Behauptungen der berühmtesten Scheidekünstler seit mehrern Jahrhunderten. Und ob man gleich seit ein Paar Jahrzehnten anfängt, die möglichste Genauigkeit bei chemischen Arbeiten obwalten zu lassen, so schleichen sich doch nicht selten Widersprüche in | den Sätzen IV
unsrer besten Chemisten ein, die freilich oft in der Schwierigkeit dieser Wissenschaft, nicht selten aber doch auch in dem Genie, der Aufrichtigkeit und dem Fleiße des untersuchenden Scheidekünstlers ihre Quellen haben. Nach diesen unleugbaren Voraussetzungen würde ich also nichts ungewöhnliches begangen haben, wenn ich wie meine Lehrer gestrauchelt hätte. Daß dies aber wenigstens in den beiden vorhabenden Aeusserungen nicht der Fall sey, hoffe ich deutlich aus Erfahrungen erweisen zu können.

Im ersten Bande des **Laboranten** sage ich auf der 160sten Seite in einer Anmerkung, daß die Nutzung des vitriolisirten Weinsteins auch auf Glaubersalz geschehen könnte, und mein Freund **Wiegleb** widerspricht dieser Behauptung gerade zu. Er leugnet, daß vitriolisirter Weinstein und Kochsalz Glaubersalz gebe. Was würde er sagen, wenn er sogar Gypspräcipitat oder jede andere mit Vitriolsäure gesättigte Kalkerde mit Kochsalz zum Glaubersalz umbilden sähe? – Ich lösete in einem Pfunde warmen Wasser funfzehn Quentchen vitriolisirten Weinstein, und fünf Unzen Kochsalz auf, setzte diese Lauge einer Kälte von 30 bis 32 fahrenheitischen Graden aus, und erhielt zwei und zwanzig Drachmen reines wohl krystallisirtes Glaubersalz, binnen 24 Stunden. Es steht jedem frei, diese Erfahrung zu wiederholen, um gleichen Erfolg zu sehn.

Man löst krystallisirten Gyps, oder besser Gypspräcipitat, in siedendem Wasser auf, und setzt Kochsalz in dem Verhältnisse zum Wasser, | wie 1 : 2 7/9 dazu, und V
man erhält bei etlichen Graden unter dem Gefrierpunkte, beim fünften bis zehnten, die Menge Glaubersalz in Krystallen, die die Vitriolsäure in dem aufgelöst erhaltenen Gypse zu bilden im Stande war! –

Glaubersalz jähling dem 300 Grade ausgesetzt, löst sich in seinem eigenen Krystallisationswasser auf. Im fünf und dreissigsten braucht es sechszehn Theile Wasser zur Auflösung, und bei größerer Kälte immer mehr und mehr, bis die Menge seines Auflösungswassers endlich die Menge desjenigen übersteigt, welche Gypsniederschlag zur Auflösung braucht.

Vitriolisirter Weinstein braucht selbst beim Gefrierpunkte nur 8 1/2 Theil Wasser seines Gewichts zur Auflösung, und diese verschiedne Auflösbarkeit ist der Grund der Zersetzung. Ich kann bei dieser Gelegenheit nicht umhin, den für den chemischen Fabrikant so wichtigen und unentbehrlichen Satz hier herzusetzen.

* In: Herrn Demachy's Laborant im Großen, oder Kunst die chemischen Produkte fabrikmäßig zu verfertigen. Aus dem Französischen übersetzt und mit Zusätzen versehen. 2. Bd., Leipzig 1784, S. III–VIII.

Die wechselseitige Zersetzung der zusammengesetzten chemischen Körper beruht auf den Verhältnissen ihrer verschiednen Auflösbarkeit. Diesem Satze hat man schädlicher Weise das alles erklären sollende Wort **Verwandschaft** untergeschoben, und wenn ich ihn hier nur am rechten Orte angebracht habe, so will ich gerne auf die Ehre Verzicht thun, sein Erfinder zu seyn. Ich fordre deshalb, um diesen Grund aller Chemie zu erhellen, alle Scheidekünstler auf, über die verschiedne Auflösbarkeit der Salze in allen Graden der Wärme genaue Beobachtungen anzu-
VI stellen, | und wir wollen noch größere Schritte in der Chemie thun, als bisher.

Die zweite Behauptung Herrn **Wieglebs**, die er bei Gelegenheit der Salmiakfabrik im vierten Theile äußert, hat viele Aehnlichkeit und Zusammenhang mit der vorhergehenden.

Er führt daselbst die Verhältnisse an, welche verschiedne Chemisten angegeben haben, um aus Alaun und Kochsalz Glaubersalz zusammen zu setzen, eines Ungenannten 1 : 2, Herrn **Grens** 7 : 12, Herrn **Göttlings** 2 : 1, und das meinige 17 : 6, und sagt, was er von jedem derselben denke, so daß er Herrn **Grens** Verhältniß vorzieht. Ich könnte mich nun wohl am ersten meines Rechts als Stimmgeber begeben, da ich, bei Gelegenheit der Demachyschen Bereitung des Glaubersalzes, blos schlechthin äußerte, das Verhältniß des Alauns zum Kochsalze wie 17 : 6, sey **wohl** das beste, ohne mich doch viel auf eigne Erfahrungen zu berufen.

Jetzt sage ich, es sey das **richtigste**, aber nicht das **beste**, obgleich Herr **Wiegleb** davon sagt, es sey das **unrichtigste**.

Könnte man nun darthun, daß in ungefähr 17 Unzen Alaun so viel Vitriolsäure vorhanden sey, als nöthig ist, das Laugensalz in ungefähr 6 Unzen Kochsalz zum Glaubersalze zu sättigen, so könnte für die Richtigkeit dieses Verhältnisses nichts mehreres gesagt werden. Dies zu erfahren, schlug ich einen Weg ein, der mich näher zur Wahrheit zu führen deuchte. Ich schlug aus einer Auflösung einer Unze Alaun, die Erde, mit |
VII selbst bereitetem, aus dem Kochsalz gezognem mineralischem Laugensalze nieder, und brachte das oftmalige Aussüswasser dieser Erde zur erhaltenen Lauge. Sie lieferte mir 440 Gran wohl krystallisirtes Glaubersalz. So viel **kann** also, oder **sollte** eine Unze Alaun Glaubersalz liefern, wenn ihm eine hinlängliche Menge Laugensalz angeboten wird. In welcher Gabe Kochsalz steckt aber nun dieses gehörige Laugensalz? Ich schlug die Vitriolsäure aus einer Unze Glaubersalz durch Kalköl nieder, vermischte das Aussüswasser des Präcipitats mit der Lauge, dampfte sie bis zum Anschießpunkte des Kochsalzes ab, entfernte den niedergefallenen Selenit und erhielt 170 Gran Kochsalz. Ich überlasse einem jeden die nöthigen Folgen für die ungefähre Richtigkeit meines Satzes, der nicht weit von **Wenzels** Behauptungen verschieden ist, zu ziehen; aber anführen muß ich, daß dies bei weitem nicht das **beste** Verhältniß ist.

In einer Wärme von 53 Graden, dem gewöhnlichen Wärmepunkte unsrer Keller, **kann kein** Glaubersalz aus Alaun und Kochsalz unter irgend einem Verhältnisse zusammengesetzt werden, dies behaupte ich wider Herrn **Wiegleb**. Glaubersalz bedarf in diesem Grade nur 4 3/23 Theile Wasser zur Auflösung, da Alaun 6 Theile nöthig hat, deshalb ist die Zersetzung in diesem Grade, wie auch die Erfahrung lehrt, unmöglich. Beim Gefrierpunkte aber verändert sich erst merklich die verschiedne Auflösbarkeit dieser beiden Salze, und dann wird die Zersetzung thun- |
VIII lich. Aber dann gefriert die Lauge so leicht, wenn man meine oder eine ähnliche andere Proportion des Kochsalzes dazu nimmt. Nun wird es **besser**, mehreres Kochsalz hinzu zu setzen, um die Vortheile der Kälte nicht durch das Gefrieren der Lauge zu verlieren. Je größer die Kälte, desto mehr Kochsalz, und folglich desto stärker das Produkt. Um das größte Produkt zu erhalten, wird es zuletzt dienlich, 54 Theile Wasser mit 25 Theilen Kochsalz und 9 Theilen Alaun zu verbinden, wenn die Kälte 10 Grad unter dem Gefrierpunkte ist. Dann erhält man das stärkste Produkt an

Glaubersalz. Aber vortheilhaft ist dies Verhältniß eben so wenig, als jenes 17 : 6, ob sie gleich beide unter verschiednen Gesichtspunkten gleich richtig sind. Man wähle sich also, um einen Mittelweg einzuschlagen, das wohlfeilste und doch dabei ergiebige Verhältniß, als das **beste**, wie etwa das **Grensche** ist.

Nachricht des Herausgebers*

Man erlaube mir, hier nichts von dem Werthe des Gegenstandes zu erwähnen, den ich hier kommentirt herausgebe. Wer Deutschlands ungeheuren Verbrauch ausländischer Liqueure kennt, und patriotisch genug denkt, diesen wichtigen Passivhandel aus unsern Staaten verdrängt zu sehen, dem wird mein Buch willkommen seyn. Wer weis, wie sehr der deutsche Aquavitsudler mit den elenden Produkten seiner Unwissenheit das Leben, die Gesundheit, und den Beutel seiner Kunden täuscht, wird es gerne sehen, taugliche Bereitungsarten der für uns so nothwendig gewordenen Art geistiger Getränke in den Händen rechtschaffner Liqueurbereiter unsers Vaterlandes zu sehen, denen | es oft nur an Kenntnissen fehlte, uns diese Leckertränke in voller Güte zu überliefern. Nur Chemie, die Versüßerin meines Lebens, konnte diese so nothwendige Kunst in ihre ächte Würde setzen, und ihr die unumstößlichen Pfeiler darreichen, auf denen sie nie wanken kann. **[o. S.]** **[o. S.]**

Demachy, dessen chemische Fabrike ich unlängst bekannt machte, ist der Verfasser dieses **ersten Bandes**, der Titel seines Buchs ist: art du destillateur-liquoriste, contenant le bruleur d'eau de vie, le fabriquant de liqueurs, le debitant ou le cafetier-limonadier, par Mr. Demachy, à Paris 1775. Fol. Ich nutzte die neuere Ausgabe, **Neuschatel**, 1780, 4., um Herrn Doktor Struve's etwanige Anmerkungen nicht unberührt zu lassen, wovon ich jedoch nur die nützlichen auswählte.

Es stehen viel gute Sachen in diesem ersten Bande, und der Verfasser hat wenigstens das Verdienst der Aufrichtigkeit in allem, was ihm über diese Kunst bekannt geworden war. Besonders ist der erste Theil, der französische Weinbrantweinbrenner, vorzüglich, da er aus den Heften eines **Dühamel** floß. |

Der **zweite** Band enthält das Wesentlichste aus des praktischen, großen Liquoristen Dübuisson's Werken, und der Anhang ist den Liqueurrezepten Demachys, des Verfassers der Geschmacks- und Geruchschemie, und Dejeans gewidmet. **[o. S.]**

Durch Vergleichung wird man finden, was ich hinzugethan habe.

Zum Verständniß muß ich einige Vergleichung des hier vorkommenden französischen Mases, Gewichts und Geldes gegen das unsrige anstellen.

Ein Müid hat 36 **Septiers**, oder 288 **Pinten**; die **Pinte** zwei Schoppen; der **Schoppen** zwei **halbe Septiers**; das **halbe Septier** zwei **Poissons**. Der Deutlichkeit wegen nenne ich die Theile einer Pinte, halbe, viertel, achtel, sechzehntel Pinten –

Eine pariser Pinte hat 47 2/7 französische Kubikzoll, oder 52 leipziger – und wiegt, mit Flußwasser angefüllet, nach der kölnischen Mark 243 1/2 Quentchen. Die dresdner Kanne hält 48 1/2 Kubikzolle französischen, und 55 5/7 leipziger | Mases, mit Flußwasser gefüllt wiegt sie 251 kölnische Quentchen. **[o. S.]**

* In: Der Liqueurfabrikant. Aus dem Französischen der Herren Demachy und Dübuisson, übersetzt und mit Zusätzen bereichert. 1. Bd., Leipzig 1785, o. S.

41 französische Mark machen 43 kölnische.

Ein **Boisseau** Korngemäs hält 662 4/9 leipziger Kubikzolle, oder 16 **Litrons**, jedes **Litron** hält also 41 7/18 dergleichen Kubikzolle.

Ein **Boisseau** ist also ungefähr der zwölfte Theil eines dresdner Scheffels.

In Louisd'or zu 5 Thalern ist ein **Franke** oder **Livre** 6 Groschen, und ein bis vier Pfennige; ein **Sou** 3 2/3 bis 3 3/4 Pfennige.

Einleitung in den Auszug aus Dübuissons Liqueur-Fabrikanten*

3 Obgleich in Herrn **Demachy's** Kunst des Liquoristen sehr viel Zweckmäßiges, und für diese Kunst Brauchbares gesagt worden ist, so wird doch jeder Kenner gestehen, daß dieser Theil der Künste, von einem Professionsverwandten bearbeitet, gründlicher und reichhaltiger ausgefallen seyn würde. Vielleicht aus Mißgunst über die durch Herausgabe dieses Werks Herrn **Demachy** zu Theil gewordene Ehre, vielleicht auch aus Gefühl wesentlicherer Kenntnisse in diesem Fache, setzte ein sehr einsichtsvoller Destillirmeister zu Paris fünf Jahre nach Erscheinung des Demachyischen Liquoristen diesem letztern eine vollständige Abhandlung seiner Kunst entgegen, die, außer einigen Bitterkeiten gegen Herrn **Demachy**, die ausgesuchtesten und brauchbarsten Dinge dieser Kunst enthält. Ich glaubte demnach, nach meinem alten Grundsatze, das Gute aufzufassen, wo ich es nur finden möge, einen wesent-
4 lichen Beitrag zu gegenwärtigem Werke zu liefern, wenn | ich das Brauchbarste aus Herrn **Dübuisson***,

* Der Verfasser dieses Buchs hat ausnehmende Vorzüge vor den übrigen Schriftstellern dieses Fachs. Seine Gefäße sind die zweckmäsigsten, seine Anstalten die brauchbarsten, und aus der physischen Kenntniß der Ingredienzen sorgfältigst hergeleitet; er gehet mit der größten Genauigkeit und Ordnung in seinen Operationen zu Werke, er wählt die besten Ingredienzen zu den Gegenständen seiner Arbeit, und simplifizirt, so viel als nur geschehen kann, alle seine Arbeiten, ohne sich in dem Wuste der unendlich zusammengesetzten Rezepte, wie andere thun, zu verwickeln; er bestimmt durch eigene Versuche den Werth der alten Zirkulation der Chemisten, und ihrer verschiedenen Rektifizirungen des Weingeistes, und wendet, welches vorzüglich zu loben ist, den Wärmemesser fast bei allen seinen Feuerarbeiten an. Was an diesem so schönen Buche zu tadeln ist, beziehet sich auf die so häufig angebrachte Erörterung der medizinischen Kräfte von jedem Produkte des Liquoristen, wobei er oft in die ermüdendsten Ausschweifungen geräth. Auch sind die Beschreibungen der Droguen, ihrer natürlichen Geschichte, ihres Anbaues und ihrer Sammlungsart etwas allzu umständlich auseinander gesetzt. Da ich das Ueberflüssige wegließ, mußte ich dagegen, um dieser Kunst nichts Vortrefliches aus diesem Buche vorzuenthalten, diesen vollständigen Auszug dem Publikum in die Hände geben.

Kunst des Destillirers und Liqueurfabrikantens, auszöge, und zur Ergänzung hier anhienge. Dies habe ich in aller Kürze gethan, das Unnöthige vermieden, und das Wesentliche ausgewählt. Der Titel dieses Buchs ist: l'art du distillateur et marchand des liqueurs, considerées comme aliments medicamenteux, par Mr. Dubuisson, ancien maître distillateur, à Paris chez l'auteur, 1779, avec approbation et privilége du roi. Deux parties, der erste Th. 448. und der zweite 370 S.

---

* In: Der Liqueurfabrikant. Aus dem Französischen der Herren Demachy und Dübuisson, übersetzt und mit Zusätzen bereichert. 2. Bd., Leipzig 1785, S. 3–4.

[Vorwort]*

Eine Menge Ursachen, ich mag sie nicht herzählen, haben seit einigen Jahrhunder- [III]
ten die Würde jener gottnachahmenden Wissenschaft, der praktischen Heilkunde
zur elenden Brodklauberei, zur Symptomenübertünchung, zum erniedrigenden Re-
zepthandel, Gott erbarms, herunter getrieben, zum Handwerke, das die Hippokrate
unentdekbar unter den Troß befranzter Arzneibuben mischt.

Wie selten gelingts noch hie und da einem rechtschafnen Manne, durch die Grö-
se ausgezeichneter Wissenschaften und Talente sich über die Heuschrekenwolke
der Medikaster zu erheben, und einen so reinen und ächten Glanz über die Kunst
zu werfen, an deren Altare er dient, daß es selbst dem Pöbel unmöglich fällt, den
ehr- | würdigen freundlichen Abendstern mit dünstigen Sternschnupfen zu ver- IV
wechseln! Wie selten ist diese Erscheinung, und, deshalb, wie unvermögend, der
gereinigtern Heilkunde überhaupt ihren vermoderten Adelsbrief zu erneuern!

Nur noch eine Freistadt des arzneilichen Ruhms blieb dem Kerne der Askle-
piaden übrig, der Richterstuhl der forensischen Arzneikunde. Da es hier nichts im
Dunkeln zu morden, keine Krankheit für baares Geld zu verlängern, keine Kran-
kenjahrgehalte zu erschnappen, oder Gelegenheiten giebt, das bescheidne Talent
von einträglichen Häusern hinweg zu kabaliren, so sehnt sich ohnehin der lüftige
Haufe nicht hieher. Hört er nun gar, daß es hier auf offene Beweise gründlicher
Kentnisse, ja des ganzen Inbegrifs unsrer Kunst ankomme, daß hier mühsame Tha-
ten von ungeblendeten Richtern gesichtet, und oft blos durch ruhiges Selbstbe-
wustseyn belohnt werden, daß man hier Seichtheit auszuzischen und Aberwiz zu
brandmarken pflege, dann schleicht er hinweg – sie sind mir zu sauer, | die hohen V
Trauben! Wohl! denn hier gleitet nur an dem, den innerer Halt würdet, die Feile
des Juwelenkenners ab, indes gefärbter Glasflus unter Hohngelächter zersplittert –

Da jeder, der mit Grazie den Puls zu tasten weis, auch Vergiftungen zu heilen
sich anmast, auch für fähig hiezu angesehn wird, so lange der Spas aussergericht-
lich bleibt, so wird man den klinischen Theil dieser Abhandlung schwerlich einiger
ernstlichen Aufmerksamkeit würdigen – denn jeder weis ja was von Brechmitteln,
Milch, Oel und Theriak. Aber wie, wenn eine erlauchte Fakultät das Curverfahren
mustert, ists dann so leicht, wie in unserm Schulexamen zu bestehn? Sonst wohl,
jezt schwerlich! seit man aufhörte, sich mit Auswendiglernen des **Zacchias** zu be-
gnügen.

Der zweite Theil dieser Schrift wird dem gerichtlichen Arzte willkomner seyn,
der es nicht mehr übelnehmen darf, wenn man jezt etwas tiefere chemische Kent-
nisse von ihm verlangt, | als sonst wohl gänge und gebe waren. Wirkt nun noch VI
überdem der Werth eines gefährteten Menschenlebens – oder, wo das nicht, doch
seine eigne Ehre und Schande etwas stark auf seine Seele, wie billig; so wirds ihm
auch nicht gleich viel seyn, er wisse vom Daseyn oder der Abwesenheit des Giftes
den Richter unleugbar zu überzeugen, oder nicht.

Dresden, den zehnten July, 1786.

---

* In: Ueber die Arsenikvergiftung, ihre Hülfe und gerichtliche Ausmittelung. Leipzig 1786, S. III–VI. Im Original ohne Überschrift.

[Vorwort des Übersetzers]*

[o. S.] Meine Urschrift ist im zwölften Bande der zu Neuchatel mit Zusäzzen wieder aufgelegten Descriptions des arts & metiers, unter der Aufschrift: Art du vinaigrier (1780) befindlich.

Ich glaube, daß es Zeit sei, nach so vielen geheimnißschwangern empirischen Scharteken über den Essig, endlich etwas Vernünftigers darüber zu lesen. |

[o. S.] Ich würde mich freuen, wenn mein Beitrag etwas zur Aufhellung dieses einträglichen Gewerbes fruchten sollte.

Dresden, den 7ten Februar 1787.

Doktor Hahnemans Anhang. Ueber die Brauerei des Essigs, besonders des aus Getraide**

157 Jede Kunst hat wenige Grundsäzze und Handgriffe. Unwissenheit vertausendfältigt die Zahl beider, und tapt dennoch bis ans Ende der Tage neben den ächten vorbei. Ich werde wenig von der Essigkunst sagen; ich glaube aber, neben dem Brauchbaren vermisset unser Jahrzehend Fabeleien nicht.

Die meiste Schwierigkeit in der Essigkunst macht der ausgezogne Saft aus dem Malze mehlichter Samen (Würze). Deshalb mache ich hiemit den Anfang, auch deshalb, weil diese Art, gehörig vollführt, den wohlfeilsten Essig im nördlichen Deutschlande giebt.

Um Getreideessig zu bereiten, muß man eine eigene Brauerei anlegen, die hell, räumlich und am Fusboden mit Steinplatten belegt ist, im Erdgeschos, mit einem Keller gleich drunter.

Man braucht, wenn man einen Dresdner Scheffel auf einmal brauen will, einen kupfernen Kessel, worein bequem 130 zweipfündige Kannen Wasser gehn, einen Maischbottig, der 300, einen Gährbottig, der eben soviel solche Kannen fasset, |
158 und einen (Seih- oder) Zapfbottig, worein noch etwas mehr geht, nebst etlichen (Dreh-) Tonnen, jede von 260 Kannen Inhalte.

Man lässet in dem Kessel 40 bis 50 Kannen Fluswasser lauwarm (70°) werden, schüttet indes einen Scheffel grob geschrotenes Weizenmalz in den Maischbottig, schöpfet das Wasser darauf, und rühret und knetet alles zum festen Teige mit der Rührkrücke zusammen.

Diese erstere Arbeit kan unter einer halben Stunde nicht gehörig vollendet seyn.

Während dem ist der wiederum mit Fluswasser angefüllte Kessel ins Kochen gekommen. Dieses Wasser lässet man nun zur Hälfte nach und nach in vollem Sude und unter fleissigem Umkrücken in den Maischbottig laufen, oder tragen und wohl unterrühren.

---

* In: Herrn Demachy's Kunst des Essigfabrikanten. Leipzig 1787, o. S. Im Original ohne Überschrift.

** In: Herrn Demachy's Kunst des Essigfabrikanten. Leipzig 1787, S. 157–175.

Dann lässet man die andre Hälfte auf einmal dazu laufen, ohne mit dem Rühren einen Augenblick stille zu halten. Das Unterkrücken dieser zweiten Hälfte dauert eine halbe Stunde, das ist, eben so lange, wie das bei der erstern Hälfte.

Indes ist der zum lezten Male angefülte Kessel wieder im Sude, man zapft das Wasser daraus in vollem Kochen auf den Maisch und rührt noch eine Viertelstunde, worauf der Maischbottig, genau mit seinem Deckel verschlossen, ruhig stehen gelassen wird.

Nachdem nun dieser heisse Maisch drei volle Stunden zugedekt gestanden hat, schlägt man ihn | auf den zubereiteten Seibottig, lässet es etwa eine Viertelstunde 159
darin, und zapft dann die ausgezogene Würze wieder in den reingemachten Maischbottig, oder in einen ähnlich gestalteten Gährbottig von gleicher Größe.

Hier müssen zwei Personen einander ablösen, um die Würze mit Rührschaufeln so geschwind, wie möglich, zum Erkalten zu bringen. Sobald nun die Würze lau (70° bis 80°) geworden ist, giebt man die Hefen und rührt davon, wenn sie frisch sind, sechs Pfund darunter, die Hälfte aber dieses Gewichts, oder etwas mehr, von den troknen.

Die Braustube ist so eingerichtet, daß man Winter und Sommer eine Wärme von 65 Graden darin gleichförmig unterhalten kan.

Hier steht die gestelte Würze kaum fünf bis sechs Stunden, so zeigt sich in der Mitte des Gährbottigs ein weisser runder Fleck, vom feinsten Schaume gebildet, der sich auszubreiten anfängt. Nun läßt man das Gebrände in voller Ruhe stehen, dekt das Gefäs zu, und vermeidet alle Art von Erschütterung, bis die Gährung in vollem Gange ist.

Die ersten pechartigen Hefen nimt man ab, und wirft sie entweder weg, oder verkauft sie an die Schuhmacher, die damit pappen.

Die nachgehends abgenommenen Hefen sind weis und schaumig; man nimt sie fleissig ab, und wendet sie entweder frisch binnen 24 Stunden wieder an, nachdem man sie mit etwas kaltem Wasser beim Abnehmen vermischt hat, oder troknet sie, wie unten folgt. |

Erst nachdem das Aufsteigen der Hefen zwölf Stunden nachgelassen hat, und sie 160
sich in abgesonderte gekräuselte Docken zertheilt haben, kan man versichert seyn, daß die Weingährung vorüber ist.

Nun beginnet man die Arbeit zur Essigbereitung, wie folget. Nach Abnahme der Oberhefen zieht man den Zapfen aus dem Gährbottig und lässet das abgegohrne Gut mittelst einer schief in den Keller steigenden Rinne in die auf dem Lager befindliche Drehtonne laufen, die man dann zuspundet.

Sie liegt, wie man unten sehen wird, wagerecht mit ihrem Zapfen im Lager, der Drehling vorne. Nun drehet man erst zehn Minuten um, läst dann den Spund wieder aufsteigen, bis er gerade oben über dem Fasse steht, hält es an, öfnet den Spund, und deckt einen Hohlziegel darüber.

Diese Arbeit wiederholet man die ersten vierzehn Tage täglich zweimal, nachgehends nur einmal, bis das mit dem Heber Ausgestochene klar und völlig sauer befunden wird.

Eine herausgenommene Probe, mit zerflosnem Weinsteinöle gesätigt, darf auf der Zunge (ausser einem Geschmakke nach Blättererde) nicht Süsses oder Bierartiges mehr vorschmecken lassen; sonst sezt man das Umdrehen fort.

Findet man, daß alles zu Essig geworden ist, so kan man die helle Flüssigkeit auf eine ähnliche Tonne rein abzapfen, auf der man ihn, blos mit einem Hohlziegel verdekt, Jahre lang liegen lassen kan, ohne ein Umschlagen zu befürchten; wenn man | nur die Vorsicht braucht, ihn darin alle drei Tage einmal wie den gährenden 161
Essig zu drehen.

Der Wasserkessel ist flach, in einem stehenden Ofen eingemauert, und unten mit einem Zapfen versehen, woraus das kochende Wasser gelassen wird. Der Kessel kan mit seinem Ofen so hoch stehen, daß das herauslaufende Wasser durch Rinnen in den Maischbottig von selbst laufen kan.

Lezterer ist ein rundes oben offenes Fas, mit seinem genau passenden Deckel versehn. Er darf nicht über 36 rheinländische Zoll inwendig hoch seyn, damit man bequem und mit Kraft den Maisch darin umzurühren im Stande sei.

Dieser Bottig wird am besten etwas niedrig angebracht, theils damit das Wasser aus dem Kessel, theils auch, damit die durchgeseihete Würze aus dem Seihebottig gerade oben hinein durch Rinnen laufen kan, wenn man keinen eignen Gährbottig hat.

Der Seihebottig, man sehe Fig. 3 ist eine hohe Tonne, wie der Maischbottig, von starkem eichenen Holze mit eisernen Reifen gebunden, die senkrecht steht, und deren oberer Boden herausgenommen ist. In dieser Tonne ist einen Zoll hoch vom untersten Boden entfernt ein so genannter Stellboden Fig. 3. 2 befestigt, aus eichenen Bodenstäben zusammengelegt, die mit vielen feinen Löchern durchbohrt sind. Hierauf kömt eine zolldicke Schicht Fig. 3. b. von Ellen lang gehaktem Rogkenstroh, worauf querüber zwei eiserne Stäbe einen halben Zoll ins Gevierte zu liegen kommen, damit die Strohschicht in ihrer Lage bleibe, und sich nichts davon beim Ein-
162 füllen in | die Höhe begeben könne. Unter diesem Stellboden ist ein hölzerner Hahn Fig. 3. d. angebracht, den man nur aufzudrehen braucht, wenn man die extrahirte und vom Seih abfiltrirte Würze in den niedriger stehenden Gähr- oder Maischbottig laufen lassen will.

Der Maischbottig muß vorher rein ausgewaschen seyn, ehe die Würze wieder drauf kömt, um abgekühlt, gestelt und in Gährung gebracht zu werden. (Man müste denn, wie gesagt, ein besondres ähnliches Gährungsgefäße noch ausser dem Maischbottige zu diesem Behufe haben, wie wohl besser wäre.) Beim Abkühlen oder Umrühren bis zum Erkühlen und beim Gähren darin lässet man den Deckel weg, der ihn nach dem Einmaischen drei volle Stunden lang bedekte.

Ist die Würze völlig aus dem Seihebottig abgelaufen, so kan man noch etwa 100 Kannen kochendes Wasser wieder oben einlaufen, zwei Stunden lang (in der zugedekten Seihetonne) ziehen lassen und endlich unten abziehn; eine Flüssigkeit, die bei einem frischen Gebräude mit Vortheil statt des Wassers angewandt, oder, mit Hefen abgegohren, als Getränk für die Leute gebraucht werden kan.

Dann nimt man die Treber heraus und füttert sie laulicht überjährigen Schweinen, deren man stets acht bis neun Stück auf dem Koben halten kan, wenn täglich ein Scheffel verbrauet wird.

Vom Zapfen des Maisch- oder Gährungsbottigs gehet schief oder senkrecht eine hölzerne Rinne oder Röhre herab in den Keller, worin das abgegohrne Gut in die Drehtonne geleitet wird, mit Zurücklassung der Unterhefen. |

163 Zu lezterer Absicht errichtet man ein Lager Fig. 2. E. (oder Gestelle) drei Fuß hoch über dem Kellerboden erhaben, von zwei eichenen Balken oben und unten, die mit starken Füßen und Streben verbunden werden. Dies Gestelle läuft paralel mit der Wand hin, und die zwei obersten Balken sind etwas weiter von einander entfernt, als die Drehtonnen lang sind, die auf ihnen mit ihren Zapfen Fig. 2. b, b, in der Schwebe ruhen.

Diese Tonnen sind von festem Eichenholze mit eisernen Reifen (mit Schlössern angezogen) gebunden und gekimt. An jedem mittelsten Bodenstabe beider Boden ist ein hölzerner Zapfen von weisbüchnem Holze, oder auch von Eisen am Mittelpunkte der Achse des Gefäses befestigt, die beide in einer Vertiefung der obern Lagerbalken, wie in einer Pfanne, ruhen. Nur der vorderste Zapfen ist mit einem hölzernen oder eisernen Drehling Fig. 2. c. versehen, um das wagerecht liegende

Fas bequem herumdrehen zu können. Es können mehr dergleichen Drehtonnen in kurzen Zwischenräumen von einander auf diesem Lager angebracht werden.

Jedoch der wichtigste Theil der Drehtonne ist das Scheidebret, Fig. 2. D. welches inwendig unterhalb beider Achsen vom vordersten bis zum hintersten Boden fortläuft. Ist die Tonne in ihrer Ruhe und folglich der Spund Fig. 2. F. oben, so ist der oberste Theil des Bretes dicht unter der Befestigung beider Zapfen, während das unterste Ende desselben noch nicht völlig bis zur untersten Fastaube herabsteigt, sondern nur bis zur Oefnung des Zapflochs Fig. 2. i. | Der hier frei gelassene Theil 164
dient zur Absenkung der Hefen.

Wird die Tonne nun gedrehet, so rührt dies zwischen beiden Boden gespante Scheidebret die eingeschlossne Flüssigkeit kräftig unter einander.

Die abgenommenen Oberhefen können entweder mit kaltem Wasser vermischt, und in einem verstopften Fäschen im Keller aufgehoben werden, um sie binnen Tag und Nacht zu verbrauchen, oder man schüttet sie, sogleich als man sie abgenommen hat, in einen aufgehangenen Sack von Zwillich, lässet die Flüssigkeit in ein untergeseztes Geschirr laufen, die man dann in die Drehtonne zur abgegohrnen Würze schüttet.

Den Sack mit den abgetröpfelten Hefen bindet man zu, bringt ihn auf den Prestisch, Fig. 1. G. legt ein eichenes Bret Fig. 1. c. darüber, schlägt den Preshebel Fig. 1. B. darauf, und hängt einige Gewichte Fig. a. an den Haken Fig. 1. h. desselben, die man nach und nach vermehrt, bis endlich so viel angebracht sind, daß keine Flüssigkeit mehr abtröpfelt, binnen einigen Tagen.

Das Blatt des Prestisches besteht aus einem Stücke einer starken eichenen Pfoste, und ist in der Mitte vertieft Fig. 1. d., damit der Sack fest in dieser Höhlung liege, und nichts Flüssiges entweichen könne. Diese Hohlung läuft nach dem einen Ende etwas abwärts in eine Spizze zu, die mit einer blechernen Rinne Fig. 1. e. versehen ist, zum Abflusse der ausgepresten Feuchtigkeit. |

Die gekelterten Hefen sind nun zwar fest, müssen aber noch auf Horden getro- 165
knet werden, damit sie nicht schimmeln, die man leicht in gehörige aber gelinde Wärme wird stellen können, innerhalb der Brauerei. Man hebt sie in zugedekten irdenen Gefäßen im Troknen auf, und hat so stets hinlängliche gute Hefen.

Ich nente oben bloßes Weizenmalz zum Essigbrauen. Es hat den Vorzug, da es fast farbelosen Essig giebt, mehr Süßigkeit und mehr Kraft hat, als die übrigen Getreidesorten, auch verhältnißmäßig wohlfeiler ist. Doch will ich denen nicht zuwider seyn, die durchaus zu zwei Theilen Weizenmalz einen Theil Gerstenmalz zum Gebräude nehmen wollen.

Weizen quilt und keimt leichter als Gerste; deshalb muß man ihm beim Vermalzen lieber zu wenig als zu viel thun.

Man schüttet den Weizen in den Begiesbottig und zapft so viel kaltes Flußwasser dazu, daß es eine Hand hoch drüber stehe; deshalb muß das Gefäß etwas räumlich seyn. Am besten ist es, während dem Quillen früh und Abends frisches Wasser zu geben, und jedesmal vorher das alte unten aus dem Zapfen zu lassen. Gewöhnlich hat man dreimal frisches Wasser nöthig; ist der Keller aber kalt (52°) zuweilen auch wohl fünfmal; dann sind 60 Stunden zum Quellen nöthig, ehe das Korn so weich geworden ist, daß man es über den Nagel biegen kan, daß es zwischen den Fingern gedrükt, seinen Kern (mit dem man wie mit Kreide schreiben kan) fahren und blos die Schale zurükläst. Die Schale stehet dann | schon merklich an der Spizze offen, 166
und erwartet blos Wärme, um den Keim hindurch schiessen zu lassen. Nun zapft man das Wasser zum lezten Male ab, und lässet es etliche Stunden lang auströpfeln. Den geweichten Weizen bringt man in einen geräumigen Keller, mit Steinplatten belegt, wo er in eine Scheibe, die durchaus nur zehn Zoll Höhe dick ist, aufgesezt

wird. Hier treibt er schon nach 24 Stunden. Bemerkt man dies, so sticht man ihn fleisig um, das ist, aller 12 Stunden, noch besser aber aller 8 Stunden, damit er durchaus gleich keime, und sich nicht, wie leicht geschieht, alzusehr erhizze; denn dies verdirbt das Malz unwiderbringlich. Sobald nun während dieser Behandlung das Malz zwei, höchstens drei Keime getrieben hat, und die Wurzel etwa zwei bis drei Linien lang ist, so wirds behende auf einen luftigen Boden gezogen, daselbst völlig (kaum Daumen hoch) ausgebreitet und, anfänglich Tags zweimal, mit einem Rechen umgeharkt, bis es ganz harttroken, und die Keime völlig eingeschrumpft sind. Ist dies, so kan es sechs bis acht Zoll wieder aufgehäuft und nur etwa alle Wochen einmal umgestochen werden, bis zum Verbrauche. Altes Malz ist das beste zum Essigbrauen. Auf der Mühle darf es blos zerquetscht, nicht fein geschroten werden. Vorher sprengt man es zu Hause mäßig an; zu drei Dresdner Scheffeln braucht man etwa 36 Pfund Wasser.

Zum Essigbrauen ist das Flußwasser das beste; hat man nur Brunnenwasser, so
167 muß es etliche Tage an freier Luft gestanden haben, ehe es zu irgend ei- | nem Behufe beim Quellen oder Einmaischen gebraucht wird.

Nach jedesmaligem Brauen müssen die Gefäse inwendig und äusserlich mit kochendem Wasser aus- und abgewaschen werden. Spürt man aber dennoch einen säuerlichen Geruch darin, so muß der Begies- Maisch- Gähr- und Seihebottig entweder ausgeschwefelt und dann wieder ausgespült, oder, welches besser ist, mit etwas angezündetem Strohe ausgebrant werden.

Vorzüglich muß diese Reinigung bei dem Gährbottige beobachtet werden, der sonst leicht einsäuert.

Die Drehtonnen werden gleichfals nach jedesmahligem Abziehn des fertigen Essigs von den angehangenen Hefen gereinigt und in Acht genommen, ob das Gefäs sauer allein, oder zugleich dumpfig und schimlicht rieche. Der saure Geruch dieser Gefäße ist vortheilhaft, er wirkt beim künftigen Gebräude wie ein Ferment. Der dumpfige Geruch aber muß durchaus vermieden werden, durch gehöriges Ausspülen und dadurch, daß man sie wohl austroknen läst, wenn sie nicht gebraucht werden.

Ist dieser dumpfe Geruch aber schon darin, so darf sie nicht eher wieder zum Essigbereiten gebraucht werden, bis man ihn durch Ausschwefeln, oder Ausbrennen mit Stroh, völlig vertrieben hat; sonst wird eine schale, nicht saure, Gährung entstehen und alles verderben.

Hält der Essigbrauer aber seine Gefäße nicht rein, so kan er lange die Schalheit
168 seines Essigs auf die Rechnung monstruirender Frauenspersonen, des | Beschreiens, Behexens oder andrer Rockenprätexte schieben; aller Rath kluger Scharfrichter, alles abergläubische Räuchern, alle + C. + M. + B., alle Talismane und Amulete werden vergeblich seyn, bis er den säuerlichen Geruch aus erstern und den dumpfigen, schalen, Schimmelgeruch aus leztern völlig herausgezaubert hat.

Die Drehtonnen werden, wenn der Essig rein herunter gezapft ist, am reinsten mit einer hineingeworfenen eisernen Kette, mittelst Wassers und fleissigen Umdrehens von dem anhängenden Schleime und den zähen Hefen befreit, ehe frisches gegohrnes Gut wieder darauf kömt.

So giebt ein Dresdner Scheffel Malz, aus 4/5 Scheffel oder 136 Pfund Weizen bereitet, 260 Kannen des schärfsten und hellfarbigsten, fast weissen, klaren Essigs, jede Kanne zu zwei Pfund (Markgewicht) Wasser gerechnet. Er wird an Farbe und Stärke dem gewöhnlichen Weinessig nichts zuvorgeben.

Die gewöhnlichen Essigbereiter brauen gröstentheils auf 420 bis 450 solcher Kannen heraus; doch halte ichs mit obiger Art, die den besten haltbarsten Essig giebt, da man (verlangt man geringern) immer vor dem Verschleis so viel Wasser drunter mischen kan, als man will.

Saftige Früchte und Gewächse aller Art darf man nur roh gequetscht unter die Presse in einem festen Sack gebunden bringen und den Saft mit etwas Hefen stellen, dann aber die Flüssigkeit so lange ruhig in Gährung stehen lassen, bis sie völlig wie Wein schmekt, eine heraus genommene Probe, bis zur | Hälfte kochend ver- 169
dampft, nichts Süßes mehr auf der Zunge spüren läßt, was noch in Weingährung hätte übergehen können, bis kein gährendes Geräusch mehr gespürt wird, der Schaum auf der Oberfläche sich nicht erneuert, sondern zertheilt zu Boden sinkt, oder doch die drunter stehende Flüssigkeit klar und hell ist.

Die so völlig abgegohrne Flüssigkeit wird dann ungesäumt auf die Drehtonne geschlagen, und, wie oben vorgeschrieben, fleissig in Bewegung gesezt.

Dann wird der Essig hell auf eine reine Drehtonne gezogen, und noch etwa zehn Wochen lang wöchentlich einmal in Bewegung gesezt, wenn er eine vollkomne Haltbarkeit bekommen soll, und nicht frisch verschenkt wird.

Größerer Haltbarkeit wegen bringt man ihn nach Verflus dieser Zeit in einen zinnernen Kessel, worin man ihn bis zum Sude erhizt, dann aber erkühlt in einer reinen Tonne zugespündet, so lange man will, liegen läßt, da er dann nie verdirbt.

Sollte er vor diesem Ansieden noch nicht wasserhell, sondern noch etwas trübe seyn, welches bei gehörigem Verfahren unmöglich ist, so darf man nur in den kalten Essig ein mit dreimal soviel Wasser geschlagenes Eiweis (zu 200 bis 300 Kannen) tüchtig rühren, beim Aufkochen aber den Schaum abnehmen, da er dann völlig wasserklar werden wird.

Eben so verfährt man mit Getreideessige und mit dem Weinessige, wenn man ihm seine Trübheit benehmen will, die fast stets eine Folge unregelmäßigen Verfahrens ist. Unreine Gefäse, dumpfiges Malz, Mangel der Bewegung der Drehton-
nen, | und übermäßige Hizze bei der Wein- und Essiggährung (die Luft der 170
Werkstatt ist am besten 55° bis 56°) sind die Ursachen.

Trokne Obstarten müssen zum Auspressen vorbereitet werden. Die wilden Birnen werden auf Stroh geschüttet, bis sie teigicht werden. Andres troknes Obst, z. B. Holzäpfel u. d. g. werden in kochendes Honigwasser, etwa der Abgang vom Wachspressen, nachdem der reine Honig schon vorher von selbst aus den Waben gelaufen ist, oder Obstmost geworfen und einige Zeit bis zur Erweichung gesotten. Das Honigwasser oder der Most muß deshalb vorher im Sude seyn, damit das eingeschüttete Obst umhergetrieben werde, und nicht zu Boden falle und anbrenne. Ist es weich gesotten, so schöpft mans mit einem tiefen durchlöcherten Löffel aus, bringts unter die Presse und wirft anderes zum weichkochen an der Stelle hinein, bis zu Ende.

Alle bei Gewinnung des Wachses und der Reinigung des Zuckers abfallende dünne süße Flüssigkeiten taugen zur Wein- und Essiggährung, so wie die Ueberbleibsel vom Brantweinbrennen, die Brand- und Läuterwässer zur Verfertigung des Essigs. Erstere müssen vorher zu volkomnem Weine gegohren seyn, leztere aber brauchen nur im Keller oft in Bewegung gesezt zu werden, um gerade zu Essig zu werden.

Ein Pfund Honig oder Mehlzucker in vier bis sechs Pfunden kochendem Wasser aufgelöst und mit weißen Oberhefen gestelt, wird, im Keller bis zur vollendeten
Weingährung in **volkomner** Ruhe | gelassen, endlich in der Drehtonne nach öfterer 171
Bewegung zum schärfsten Essige, der, alt, dem Weinessige nichts zum voraus giebt.

Neuer Wein wird leicht durch die genannte so unentbehrliche Bewegung zu Essig.

Der ältere Wein muß nach Masgabe seines Alters in längerem Umtriebe erhalten werden. Diese selbst bei öfterer Bewegung lange Zeit (etliche Monate) ist Ursache, daß man alten Wein für ganz ungeschikt zum Essige ausgab, da man keine andere Mittel als erhöhete Stubenwärme kante, Wein in Essig zu verwandeln. Man bekam ein schales Wesen, eine dumpfige Jauche. Ich habe bei ganz altem kräftigen Weine

eine etliche Monate fortgesezte Bewegung (bei 65°) anwenden müssen, ehe er sich trübte. Er bekomt alsdann ein milchichtes Ansehn, riecht wie Sauerteig, stöst fixe Luft aus, schäumt beim Umschütteln sehr stark und bekomt dann bald einen stechenden Geruch, der sich immer weiter vom Sauerteigsgeruche entfernt und nach flüchtigem Essiggeiste riecht. Hört die innere Bewegung und das Aufsteigen der weißen Flocken endlich auf, so wird er hell und ist der schärfste reinste Essig. Umgekehrt, je geschwinder ein Wein durch Schütteln zu Essig wird, desto jünger ist er.

Alle süße, mehlichte und schmakhafte Säfte der Pflanzen gerathen mit Hefen (und ohne dieselben) in volkomne Weingährung und geben dann Essig.

Selbst die natürlich sauern, ja sogar die herben Pflanzensäfte reifen, mit Hefen
172 gestelt, in der | Ruhe zu fast volkomnen Weinen, Johannisbeere, Berberizzen, Schlehen, unreifer Weinmost, Holzäpfel, vorzüglich wenn diese Säfte vor dem Hefengeben zum Punkt des kochenden Wassers erhizt werden. Deshalb werden sie auch insgesamt auf angezeigte Art zu vollkomnem Essige.

Die Weingährung stöst die Gährungsluft (fixe Luft, Luftsäure, Kreidensäure) aus, bis zur Vollendung, da der Saft wieder hell wird.

Süssigkeit scheint Gewächsschleim, innig mit Oel und Säure verbunden, zu seyn.

Weingährung ist ein Werk der Natur, die Gewächssäure mit dem brenbaren (vermuthlich producirten) Geiste so innig zu dulzifiziren, und zu binden, daß dieser sonst so flüchtige Geist erst in der Siedehizze des kochenden Wassers (212°) losgerissen und fortgetrieben werden kan, da er, allein und frei, schon bei 185° ins Sieden kömt und verraucht.

Der Grad 50 bis 65 ist der dienlichste zur Wein- und Essiggährung, wiewohl beide in einem weit höhern (bis 110°) Grade zwar geschwinder und reissender beendigt werden können, aber ebendeshalb ein untaugliches Produkt geben, da die erstere darin schon anfängt Essig oder gar eine schale Flüssigkeit zu werden, ehe sie noch völlig Wein geworden ist; die Essiggährung aber bei solcher Hizze schon in die schale oder faule Gährung (ein trübes Gemisch) übergeht, ehe sie vollkomnen Essig zu Stande gebracht hat.

Zwischen dem 80sten und 110 Grade scheint die schale und faule Gährung am glüklichsten beendigt zu werden; doch geht sie auch, unter gehörigen Umständen (in phlogistisirter Luft und Ruhe, und bei faulichtem Fermente) vom 65sten Grade an schon ziemlich von statten. |

173 Ruhe (von aussen) ist die Seele der weinichten und faulen Gährung, Bewegung das stärkste Hemmungsmittel beider, vorzüglich der leztern.

Ruhe (von aussen), im strengsten Verstande, ist die größte Verhinderin der Essiggährung, **Bewegung ihre Seele**.

Da man so selten die mechanische Bewegung zur Erzeugung des Essigs hat anzuwenden gewust, so muste man, um diesen Mangel zu ersezzen, eine innere eigenthümliche Bewegung in der Weinflüssigkeit, **durch Hizze**, erzeugen, wodurch man den Nachtheil erhielt, auf der einen Seite eine Menge des zur Essiggährung so nöthigen geistigen Wesens zu verdampfen, (und so seinen Essig zu verschwächen) auf der andern Seite aber der Flüssigkeit den Anfang zur faulen Gährung beizubringen.

Die Hizze veranlasset die werdende Essigflüssigkeit, eine Menge thierischen Glutens aufzulösen. Daher die gewöhnliche, fast unvertilgbare Trübheit des in der Hizze erzeugten Essigs, sein Geruch nach ranzichtem Oele, und die Neigung umzuschlagen.

Kühle Essiggährung (bei 52° bis 65°) scheidet alle grobe Oeltheile, und allen thierischen Leim als Flecken aus, und die bis zu Ende auf der Flüssigkeit sich erzeugende Haut ist von ähnlicher Natur. Die Menge der abgesonderten Theile (die folglich nicht im kalten Wasser oder Essige aufgelößt erhalten werden können) ist bei kalt bereitetem hellen Essige grösser, als die bei dem trüben, fäulichten, in großer Hizze bereiteten.

Wer demnach allen Essig aus seinem Weine oder seiner weinichten Flüssigkeit ziehn, und ihn stark und haltbar machen will, der vermeide die Hizze und wende mechanische Bewegung an. |

In der Drehtonne muß zwischen dem verschlosnen Spunde und der Oberfläche 174
der weinichten Flüssigkeit stets ein Vakuum voll atmosphärischer Luft bleiben, die durch das Schütteln innig damit gemischt werden kan, in einem Verhältnisse zu ersterer, wie 1 : 40 bis 50. Nach jedesmahlig beendigtem Umdrehn wird der Spund eröfnet, um die obenstehende Luft zu erneuern. Welcher Theil der atmosphärischen Luft eigentlich zur Essiggährung der unentbehrlichste sei, haben mich vielfältige Versuche noch nicht mit Gewisheit gelehrt. Wein in phlogistisirter Luft geschüttelt, wird schal. In fixer Luft geschüttelt, wird er zwar mit der Zeit etwas trübe, bleibt aber reiner Wein. Blos in dephlogistisirter scheint er am besten zu gerathen. Doch bekömt er in jeder eingeschloßnen Luft lange geschüttelt einen Nebengeruch und Nachgeschmak; oft erneuerte Luft ist ihm das zuträglichste, und Feuerluft scheint seine Erzeugung am meisten zu befördern.

Die mechanische Bewegung kan bei der Bereitung des Essigs nicht leicht zu häufig oder zu stark seyn; deshalb kan ich das in Essigbüchern so gewöhnliche Widerrathen der Bewegung durch nichts erklären, als durch das uralte „nitimur in vetitum".[1]

Essig ist das stärkste und einzige Essigferment, wenn man eins bedarf. Wein in einer Essigtonne geschüttelt, wird etliche Tage eher zu Essig, als der in einer neuen; wiewohl lezterer nicht weniger volkommen als ersterer wird.

Alle andre sogenante Essigmütter und Essigarkane sind schädliche Windbeuteleien, den Rezepten zum Partikular oder Universal in der hermetischen Lügenkunst ähnlich, wie ein Ei dem andern.

Weil des Malzen ein Anfang des Wachsens oder der geistigen Gährung ist, deshalb ist Malz | ungleich besser als rohes Schrot, und zum Bier- wie zum Brantwein- 175
und Essigbrauen unentbehrlich.

Die Darre verflüchtigt einige kräftigen Theile des Malzes, und macht das darin herschende Pflanzenoel empyreumatisch; die daraus gezogne Würze ist daher minder zur Gährung geneigt, überdies bräunlich, und mit Röstegeschmak geschwängert; taugt folglich nicht zur Bereitung eines farbelosen Essigs.

Luftmalzwürze braucht weniger Hefen zur Gare, als Darrmalz in einem Verhältnisse wie 8 : 13. Erstere gährt geschwinder und volkomner und ist leichter, gewisser und wohlfeiler in die Wein- und Essiggährung zu bringen. Aus allen diesen Gründen ist Luftmalz zu unserm Behufe vorzuziehn.

Wasser aus tiefen Brunnen verdichtet das Gewebe der Gewächssubstanzen deshalb; sind Erbsen, Linsen und Bohnen, so wie andre Gemüse, in einem recht harten Wasser nicht leicht, oder wohl gar nicht weich zu kochen, seiner in Luftsäure aufgelösten Kalkerde wegen, eines, in Menge angewandt, sehr styptischen Salzes. Deshalb taugt hartes Wasser nicht zur Weingährung. Durch Sieden und nachmaliges Stehen an freier Luft wird hartes Wasser weich.

Das Malz darf zuerst nur mit so viel Wasser angerührt werden, als zum steifen Teige hinlänglich ist. Nur in dieser Konsistenz können alle Klümpchen wohl zerrührt und alles Auszugsfähige innig dem Wasser einverleibt werden. Mandeln, mit wenig Wasser gerieben, lösen sich leicht zur Milch auf, mit vielem, schwer oder gar nicht.

Grob geschrotenes Malz läst blos seine auflösbaren und extraktiven Bestandtheile ins kochende Wasser übergehen, da das feine sich leicht zusammenklümpt und sein Mehl in Substanz gehen läst; welches keine helle Würze durch den Seihebottig giebt.

---

1 „Wir streben nach dem Verbotenen".

Vorrede*

[o. S.] „Die einzige Wissenschaft, deren sich die Kaufleute befleißigen, ist die Verfälschung der rohen Arzneymittel. Zu Marseille giebt es eigne Familien, in denen der Sohn, wie der Vater, dies zu ihrem einzigen Geschäfte machen, und alle ihre Bemühungen dahin richten. Sie haben die Kunst gefunden, die fremden Droguen umzuändern, wohl gar nachzumachen."

„Bringt ein Schiff verdorbene Waaren, so glaube man nicht, daß sie ins Wasser geworfen werden: man giebt ihnen Anstrich; man arbeitet sie um, bis die Verderb-
[o. S.] niß nicht mehr zu merken ist. Die mei- | sten fremden Materialien werden durch inländische Mittel ergänzt, die im Aeussern ihnen so sehr gleichen, daß der Aufmerksamste davon hintergangen wird."

„Zeitlebens werde ich die Unterredung nicht vergessen, die ich einst mit einem berühmten Marseiller Kaufmann hatte. Merkwürdig, sprach er, ist die sonderbare Behandlung, deren sich die Kaufleute bey allen Arzneymitteln bedienen, ehe sie zu uns gelangen. Sonst widmete ich mich mit Eifer diesem Handelszweige. Sie wissen, fuhr er fort, daß er einer der beträchtlichsten an unsern Küsten ist; ich habe nachgehends diesen Weg verlassen, zitternd vor dem Anblicke des Elends, das von ihm auf das menschliche Geschlecht hinströmt, aber studirt habe ich ihn, um alle jene Misbräuche aufdecken zu können. Schon in ihrem Vaterlande werden die arzneylichen Waaren auf verschiedene Weise von den Kaufleuten umgeändert. Gewinndurstig, wie die unsrigen, mischen sie sie schon da mit fremden Dingen, ihr Gewicht
[o. S.] zu erhöhen. In den ächten Grundsätzen, sie gehörig zu sammlen, | unwissend, vernachläßigen sie hiebey alle Aufmerksamkeit; unerfahren, wie mit dem Trocknen umzugehen ist, folgen sie hergebrachten zwecklosen Gewohnheiten blindlings, und so sind die Droguen, ehe sie noch die Schiffe berühren, schon zum Theil verdorben; einige gähren, andere verlieren ihr Gewürz, wieder andere schimmeln. Die feuchte Luft zur See, die Fahrlässigkeit des Kaufmanns, die Fehler beym Packen und Sortiren, alles vereinigt sich, die erstere Verderbniß zu erhöhen. Sobald die Waaren in Marseille angelangt sind, kommen sie Droguisten in die Hände, die noch raubgieriger, als die Sammler sind. Sie sind es, die die Kunst, die Waarenmängel zu verstecken, verfeinerten. Sie schieben fremde oder gedörrte Substanzen den verdorbenen unter, je theurer die Waare ist, desto mehr wird sie gemishandelt; ein Betrug, der so hoch getrieben wird, daß gewisse Artikel, ehe sie aus Marseille kommen, zu einer vierfachen Größe anwachsen. So verkauft man, zum Beyspiele, hundertmal mehr Chinarinde, als Amerika darbringt, und funfzigmal mehr Manna, als
[o. S.] zu Mar- | seille ankömmt. Die theuersten Harze, Gewürze und Hölzer, sind fast alle nachgemacht. Man legt ähnliche Hölzer dazwischen, die durchs Berühren einigen Geruch und Geschmack annehmen; man giebt ihnen äußere Gestalt, Anstrich u.s.w." So weit **Gilberts** Klagen in seiner Anarchie der Arzneykunst.

Wollte man auch, was dieser gute Mann da sagt, für übertrieben halten, vielleicht ists ein wenig, so wird man es doch größtentheils bestätigt finden, wenn man mit Kenneraugen nur z. B. einen einzigen Ballen Myrrhe durchgehen will. Außer dem beygemischten schwer wiegenden Unrathe, und den verwerflichen fremdartigen Brocken, (beydes ist wie von ungefähr eingestreut, oder als wenn's so seyn müßte) findet man da eine solche Verschiedenheit von Harzen und Gummen, daß

* In: Die Kennzeichen der Güte und Verfälschung der Arzneymittel, von Jean Baptist van den Sande und Samuel Hahnemann, Dresden 1787, o. S.

uns die Namen dazu fehlen. Man darf nur die Destillationsprodukte ächter Gewürznelken, mit denen der gewöhnlichen vergleichen und wissen, wie viel Nelkenöl die Holländer debitiren, und wie sie uns dem ungeachtet alle Brocken dieses Gewürzes mit | verpacken. Man darf nur das holländische Bernsteinsalz, oder den sardamschen Vermillon (das Pfund zu 15 bis 54 Groschen) chemisch untersuchen u. d. g. [o. S.]

Wenn uns Marseille die levantischen und westindischen Produkte durch Kunst vervielfältigt, so läßt sich, wie gedacht, nichts geringers von Holland in Rücksicht seiner ostindischen Monopolien und der diesem Handelsvolke eigenen Fabrikaturen sagen. Unermüdet, den Alleinverkauf der unserm Gaumen und unserer Gesundheit unentbehrlichsten Droguen an sich zu reißen, bieten sie Europa Waaren, die ihrem Wesen nach nur einerley Güte besitzen sollten, zu so verschiedenen, so herabfallenden Preißen an, daß, ob dies gleich den Betrug handgreiflich macht, auf der einen Seite doch rechtschafne Kaufleute, wenn sie ächte Waaren führen wollten, mit ihnen nicht Preis halten können, auf der andern aber, ihre deutschen Abnehmer mit unbestechlicher Gewissenhaftigkeit und dem Kaufmannsgeiste kaum zuzumuthenden Grundsätzen gestählt seyn müßten, wenn sie sich von der schmeichelhaften Wohlfeilheit (die | Waare unbesehen) nicht rühren lassen wollten. Lezterer weiß, seine Kundleute, der Krämer und geringe Apotheker, haben ein wenig delikates Publikum vor sich, das im kleinsten Verschleis Waaren ohne Untersuchung nehmen muß, wenn sie nur den Namen der ächten führen, und die Obrigkeit* [o. S.]

* Hievon machen einige vortrefliche Einrichtungen in Preußen und Rußland ruhmwürdige Ausnahmen.

ist von ihrer Aechtheit überzeugt, sobald der Zollschein richtig gelößt ist.

So ziehen die ost- und westindischen Pflanzer, in Gesellschaft der holländischen Arzneyfabrikanten, durch eine Kette gieriger, blos durch Wucher vereinigter Hände, die Wohlhabenheit Europens an sich, und lassen uns durch eben dieselben Produkte zufließen, die, durch die lezte Hand gegangen, uns zweifelhaft lassen, ob man mehr die Steigerung ihrer Preiße, oder die Künstlichkeit ihrer Verfälschung an ihnen bewundern soll.

Hätten seit einiger Zeit naturkundige Reisebeschreiber, bey denen Kopf und Herz in bester Verfassung war, uns nicht die reifen Früchte ihrer gefahrvollen | Entdeckungen mitgetheilt, und uns nicht hie und da eines bessern belehrt; hätte uns in den lezten Jahrzehnden die Scheidekunst nicht hier ein Licht auf dunkelm Pfade angezündet, uns nicht die Schlupfwinkel jener geheimen Verbrecher erhellet, die, taub gegen die Stimme ihres Gewissens, die feinsten, erdenklichsten Künste zu ihren mörderischen Verfälschungen der Droguen in Ausübung bringen, durch einzelne Thaler Wucher gespornt; noch ferner würden wir ihren trüglichen Gemischen unsern Beutel und unsere Gesundheit aufopfern. [o. S.]

Freylich sollte, wenn wir ächte Arzneyen haben wollten, der arme Apotheker nicht fernerhin durch Foliodispensatorien gezwungen werden, ein Galimathias von rohen und zusammengesezten Mitteln zu halten, das selbst **Galen**, **Myrepsus** oder **Zwölfer** nicht vor Gährung, Moder und Wurmfras zu schützen vermag; freylich sollte seine Fähigkeit durch Männer geprüft worden seyn, die ihn beurtheilen könnten; freylich sollte der Arzneygroshändler die Apotheker, seine Kundleute, wo möglich, noch an Rechtschaffenheit, Waarenkenntniß | und chemischen Wissenschaften übertreffen; freylich sollte, wo man falsche Münzer stäupt, der Arzneyverfälscher eine verhältnismäßig erhöhetere Belohnung erhalten; freylich sollte der Apothekenuntersucher bey der Visitazion oft mehr Kenntniß mitbringen, der selbst dispensirende Quacksalber mit seinen eigenen Mischereyen gefüttert, der Künstler aber hervorgezogen werden, der diese uns jezt von den Holländern, sonst von den Venetianern entrissenen Handelszweige ächt und wohlfeil auf seinem vä- [o. S.]

terlichen Boden zu verpflanzen Geschick und Muth besizt; freylich sollte -- noch viel umgeändert werden, ehe man die besten Arzneyen in den Händen des Arztes sehen kann, dem zuweilen nichts zur Erleichterung der leidenden Menschheit, als jene Kleinigkeit – die Werkzeuge dazu fehlen.

J. B. van den Sande, Apotheker zu Brüssel, ist Vater zu diesem Buche, (La falsification des médicaments devoilée, ouvrage dans lequel on enseigne les moyens de découvrir les tromperies mises en usage, pour falsifier les médicaments tant
[o. S.] simples que composés, & | où on établit des regles pour s'assurer de leur bonté. Ouvrage non seulement utile aux Médecins, Chirurgiens, Apoticaires & Droguistes, mais aussi aux malades – à la Haye, chez van Clef, Imprimeur-Libraire, & se trouve à Bruxelles chez Ae. de Bel, Imprimeur-Libraire, marché au Bois, 1784. gr. 8. Text. S. 430. überh. 467.) das ich, nach angewandter Mühe, zu adoptiren für gut fand; meine Rechte daran – mag der prüfende Theil der Richter ventiliren, bestätigen.

In den erstern Artikeln ist, aus Versehen, die nichts beweisende trockene Feuerprobe einiger Pflanzentheile stehen geblieben – bey einigen Droguen gebrachs an detaillirter, evidenter Auskunft.

Die kleinen angehängten Nutzanwendungen (schon **Van den Sandes** Anstalt) gaben mir Gelegenheit, das Szientivtrockne des Gegenstandes, wo möglich, gaumengerechter zu machen, und, obschon einzelne, Winke auszustreuen, die ich ins Publikum, das hier keine Klinik erwarten wird, gebracht wünschte; genug für mich, wenn der Platz dazu den Käufer nicht dauert.

Dresden den zweyten Oktober, 1787.

Ueber die Schwierigkeit der Minerallaugensalzbereitung durch Potasche und Kochsalz*

Wer die Nützlichkeit dieses Laugensalzes für die wichtigsten Gegenstände der Handlung, wer die Vorzüge desselben vor den Laugensalzen des Pflanzenreichs kennt, wird mit uns eine taugliche und wohlfeile Bereitung desselben in seiner Reinigkeit zu wünschen nicht unterlassen können. [387]

Es sind schon viele Arten angegeben worden, es aus dem Kochsalze, (seiner Wohlfeilheit nach, dem einzigen Salze, woraus es zu machen steht,) zu ziehen; die meisten aber haben unsägliche Schwierigkeiten.

Ich gedenke nicht der Verwandlung des Kochsalzes durch Salpetersäure in kubischen Salpeter, und der Entstehung des mineralischen Laugensalzes daraus, durch Verpuffen; ein Weg, der das Pfund auf drey Thaler bringen mus. Eben so wenig will ich der **Scheelischen** Angabe erwähnen, Kochsalzlauge durch Bleykalke und Glötte zu sei- | hen, und so durch doppelte Verwandschaft auf der einen Seite 388
kaustisches Minerallaugensalz, auf der andern Hornbley hervor zu bringen. Denn wer sieht nicht, daß in der hier entstandnen Lauge, wenig Laugensalz, viel Hornbley und noch mehr nie auf diesem Wege zu zersetzendes Kochsalz bleiben müsse. Und wird man ein solches Salz je zur innerlichen Arzney anwenden können?

Andre haben noch von andern Wegen geträumt, nie aber ist ein sichrer, wohlfeiler Vorschlag dieser Art zu meiner Kenntnis gelangt. Es müßen in der That noch gute unbekannte Methoden übrig seyn, die eben ihrer Brauchbarkeit und Einträglichkeit wegen zurückgehalten werden.

Eine sichre und gute Art es zu verfertigen, ist gewis die Zersetzung des Glaubersalzes durch mit Kalkerde gesättigten Eßig. Die Wohlfeilheit des Glaubersalzes und des Essigs aber sind hier die noch immer streitigen Problemen. Das Laugensalz wird gut, aber immer für Fabriken zu theuer.

Immer hat man der Salzsäure eine größre Verwandschaft mit Brennbarem gewünscht, um denn das Kochsalz, wie Salpeter, durch Kohlen zersetzen zu können. Ungeachtet aber die Salzsäure gewis eine größre Neigung zum Brennbaren als alle übrigen Säuren hat; so dient ihr doch die Sättigung damit nicht zur Verflüchtigung, vielmehr zum Gegentheile. Dephlogistisirte Salzsäure geht in Luft davon, und figirt sich sogleich, wo sie Phlogiston an sich reißen kann. |

Daß es mehrere gar nicht gewaltsame Veranstaltungen in der Natur gebe, wo 389
durch leichte Mittel, Kochsalz seiner Säure beraubt werden könne, lehrt uns die Naturgeschichte. Salzige Moräste und tiefe Plänen, wo Seewasser stagniren kann, in heißen Erdstrichen, wo das Klima nur Feuchtigkeit nöthig hat, um alle Arten von Gährungen aus thierischen und vegetabilischen Stoffen in immerwährende Thätigkeit zu setzen, sind die Werkstätte, wo Kochsalz durch langwierige und oft erneuerte (animalische?) vegetabilische Fermentazion seiner Säure beraubt wird, und wo das entstandene Salz in den dürren Monaten so frey in federartigen Krystallisationen hervorzublühen Musse hat, daß es mit der leichtesten Mühe rein zusammlen ist. Daher das Natrum der Alten.

Ein ähnlicher Weg der Natur ist die Zersetzung des See- und Kochsalzes durch die vegetabilische Gährung, die wir das Wachsthum der Pflanzen nennen. Pflanzen, die solchen Boden lieben, saugen das vollständige Kochsalz in sich, scheiden die

* [Crells] Chem. Ann. (1787), 3. Bd., 11. St., 387–396.

ihnen unnütze Salzsäure durch ein gelindes Verdauungs- und Sekrezionsgeschäfte (Gährung) ab, und assimiliren ihren Körperbestandtheilen das Laugensalz, durch Vereinigung mit Gewächssäure.

Wir scheiden diese Säure davon, wenn wir diese Kräuter verbrennen, und be-
kommen nun ein Minerallaugensalz (höchst vermischt mit Salzen und Unreinig-
keiten aller Art) aus der entstandenen Soda. Wie viel jedoch auch hier die
390 Sonnenwärme zur völligen Zersetzung dieses festver- | schlosnen Mittelsalzes bey-
trage, sehen wir daraus, daß die Seesalzliebenden Pflanzen in Spanien und Afrika
weit weniger unzersetztes Kochsalz in ihrer Asche enthalten, dagegen weit mehr
reines Minerallaugensalz, als die in Frankreich oder bey uns wachsenden Pflanzen,
derselben Gattung und Art.

Einen eben so leichten Weg mag die Natur, bey Bereitung des Minerallaugensalzes, in einigen mineralischen Wäßern, im Spawasser, im Biliner- und Selterser Wasser und allen schwefelleberlufthaltigen heißen, warmen und kalten, Gesundbrunnen einschlagen. Ich habe mich an einem andern Orte über den Proces dieser unterirdischen Fabrikation ausgelassen.

Doch was hilfts uns, daß wir wissen, die Natur habe weit kräftigere, gelindere und wohlfeilere Bereitungskenntnisse dieses Salzes in ihrem Busen, als wir kennen; diese Wege sind uns versagt. Unsre Nachahmungen ihrer allmähligen und feinen Fabrikationen werden Stümperey bleiben. Sie kann sich aber auch Jahrhunderte Zeit zu chemischen Processen nehmen, wenn wir unsre Zeit in Minuten eintheilen müßen.

Die neueste und wahrscheinlichste Weise, dieses Laugensalz zu bereiten, war
der Vorschlag, das Kochsalz mit Potaschsalze zu zersetzen. Man bewieß die Mög-
lichkeit dieser Zersetzung sogar a priori. Das Gewächslaugensalz, sagte man, wäre
391 stärker, und hätte mehr Verwandschaft zu | den Säuren (folglich auch zur Salzsäu-
re) als Minerallaugensalz.

Dem Systeme nach, haben die Herren recht; schade nur, daß Mutter Natur nie über Compendien hörte, am wenigsten über unsre.

Daß der Essigalkohol den Kupfervitriol, die vegetabilische Weinsteinsäure vitriolisirten Weinstein (eine Verbindung der stärksten Säure und des stärksten Laugensalzes nach unserm Systeme) Bittersalzerde den Gyps, und Kochsalz vitriolisirten Weinstein trenne, alles dies ist unsern Begriffen von Stärke und Schwäche der Salzarten zuwider; und gleichwohl Thatsache und schlichter Gang der Natur. Die Natur unsern Lehrsätzen anpassen, oder aus den Arbeiten der Natur die ihr eignen Gesetze abstrahiren, welches von beyden führt uns weiter? Erst die Sprache, und denn die Grammatik, nicht umgekehrt!

So viel zur Einleitung. Die beste Art, Kochsalz durch vegetabilisches Laugensalz zu zersetzen, ist im Abrisse folgende.

Kochsalz wird in 2 7/8 seines Gewichts kochenden Wassers aufgelöst und das
durch kaltes Wasser aus Potasche gezogne Laugensalz, zur Trockenheit abgeraucht,
in dieser Kochsalzlauge bey starker Hitze aufgelöst. Die verkühlte Lauge läßt eine
Menge Digestivsalz fallen. Man scheidet es und läßt die übrige Lauge bey einer
Hitze, in der sich Kochsalz nicht krystallisiren kann, (bey 200 Graden Fahrenheiti-
schen Wärmemessers am besten und geschwindesten) abdampfen, bis zu einem
392 Volumen | Flüßigkeit, das einer Menge Wasser entspricht, in der das ganze Mine-
rallaugensalz des angesetzten Kochsalzes, bey 100° Wärme, mit genauer Noth auf-
gelöst erhalten werden kann. Diese Lauge, verkühlt, wird nach Absonderung des
geschiedenen Digestivsalzes, einige Zeit der freyen Luft, bis zur Einsaugung aller
nöthigen Gährungsluft, hingestellt, und dann an einem kalten Orte der Krystallisa-
tion des Minerallaugensalzes überlassen.

Ob diese Art, die bisher befolgte sey, kümmert mich nicht, genug es ist die beste. Nun die Schwierigkeiten.

Aus acht Pfund Kochsalz erhält man eilf Pfund Digestivsalz. Welches Volumen!

Das Digestivsalz krystallisirt sich immer nur in kleinen Krystallen; welche Oberfläche bieten diese nicht dar, wo sich das öhlartige Laugensalz im reichen Maasse anhängen kann! Waschen kann man das Digestivsalz nicht, wie etwa vitriolisirten Weinstein oder Alaunmehl, seiner leichten Auflösbarkeit wegen; oder wäscht man es, so erhält man in der Waschlauge mehr Digestivsalz, als Laugensalz, welches wider die Absicht des Verfertigers ist, und einen ewigen Zirkel der Arbeiten macht.

Bey Kellerwärme werden, in einem Volumine Krystallisationslauge, das einem Umfange Wasser von einem Pfunde gleich ist, immer noch fünf Unzen Digestivsalz vorhanden seyn, das in dem gelieferten Klumpen des angeschossenen Minerallaugensalzes verschränkt bleibt; oder wenn die Lauge nicht so stark abgedampft ist, theils vermischt mit | dem Laugensalze anschießet, theils unabscheidbar in der **393**
Mutterlauge zurückbleibt. Kurz es läst sich fast kein Weg denken, wie die letzte Portion Digestivsalz aus der dicklichen Lauge abgesondert werden soll. Spricht man durch größere Kälte oder durch Schmelzhitze; so besitzt in beyden Fällen das Digestivsalz die Eigenschaft, unabscheidbar zu bleiben, krystallisirt sich bey strenger Kälte erst, indem das Minerallaugensalz anzuschießen gezwungen wird, und bleibt bey der Schmelzhitze (400 bis 600° Fahr.) in einer höchst kleinen Menge Wassers, wie das Minerallaugensalz zum Theil aufgelöst, bis auch hier beyde zu einem Klumpen aus Mangel des Krystallisationswassers zusammen rinnen; zum Theil aber wird es in dieser Hitze wieder zu Kochsalze, und es bleibt Gewächslaugensalz unter dem Minerallaugensalze zurück.

Wäre das Digestivsalz der zu scheidende Gegenstand, so mögte es noch hingehn: man würde, was nicht zersetzt worden, wieder ansetzen können, und es ginge nichts verloren. So aber ists der zu entfernende Bestandtheil der Lauge und zwar in so grossem Volumen. Das Laugensalz, was es in seinem Krystallisazionswasser verschlossen hält, zusammen genommen mit dem, was an dem Oberflächen seiner Krystallen hängen blieb, ist sehr beträchtlich und gleichwohl zu gering, als daß es der Kosten lohnen sollte, durch ein neues Auflösen, mühsames Abdampfen und schwieriges Krystallisiren dem voluminösen Digestivsalze, dies Lau- | gensalz zu **394**
entziehn, wenn es anders gar noch möglich ist.

Gedenkt man, dieses laugensalzige Digestivsalz, so wie es ist, zu nutzen und mit seiner Auflösung Bittersalzerde u. d. g. zu präcipitiren, so ist dies zwar ganz gut; nur können solche Nebennutzungen nie hoch angeschlagen werden, da sie eine neue Fabrikation eines Materials voraussetzen, dessen Absetzung, so wie aller derer, die durch Niederschlag mit Laugensalze entstehen, einer grossen Konkurrenz unterworfen ist.

Und thut man dies gleichwohl, so beladet man das Digestivsalz, mit einem fremden Salze, dessen abermalige Abscheidung wieder Kosten und Mühe macht, wenn man jenes wieder rein haben will; und gleichwohl muß es rein seyn, wenn es Kaufmanswaare werden soll. Ists rein, so weiß man es doch nicht abzusetzen, da sein Verbrauch blos in der Arzney statt findet, hier aber so gering ist, daß alle Hofnung, es Centnerweise zu verschleissen, verloren geht.

Eine nicht geringere Schwierigkeit macht der gemäßigte Wärmegrad (200°) bey dem die Lauge abgedampft werden muß. Es ist mühsam, das Feuer so lange Zeit in so eingeschränkter Gewalt zu erhalten. Erhöhet man es aber, und läßet die Lauge kochen, so krystallisirt sich das Kochsalz vorzugsweise, das Digestivsalz läst sein vegetabilisches Laugensalz fahren, und seine Säure verbindet sich mit dem schon fertigen Minerallaugensalze wieder zu Kochsalze. Eine Erfahrung, die ich | oft zu **395** meinem Schaden gemacht habe. In solcher Hitze wird das Digestivsalz in weniger Wasser auflöslich, als Kochsalz bey solcher Wärme braucht, um aufgelöset zu bleiben. Dies ist der Grund jener Erscheinung.

Ueberdem ist es schwer, beym Abdampfen genau zu entscheiden, ob Digestivsalz oder ob Kochsalz sich niederschlägt, da letzteres entweder (wie in der Hitze) sich in hohlen vierseitigen Pyramiden oder in Würfeln (bey Kälte) ansetzt, das Digestivsalz aber aus ähnlichen hohlen vierseitigen Pyramiden besteht, deren allemal sechs sich dergestalt in einen Würfel vereinigen, daß ihre Spitzen sich im Mittelpunkte des Würfels koncentriren, der nun sechs hohle Facen erhällt. Bey allmähligem Anschusse verlängern sich diese Würfel auch in Säulen, die wenn sie dünn und lang sind, Spieße zu seyn scheinen. Doch ist diese letztere Krystallisazion nur unter seltnern Umständen zu erwarten, und beruht gleichwohl auf der ursprünglichen Würfelbildung aus hohlen Pyramiden; einem Anschusse, der wegen seiner Aehnlichkeit mit dem des Kochsalzes, beyde Salze leicht unter einander zu krystallisiren verstattet, und den Künstler oft in Verlegenheit setzt.

Potasche ist ein Salzwesen, dessen Verfälschung immer gemeiner und gemeiner wird. Kalk, Gyps und Sand müßen das Gewicht vermehren helfen. Potasche ist folglich
396 ein Gemisch, auf dessen Laugensalzgehalt man nie gewisse Rechnung machen | kann. Ein Centner gute Pottasche wird im Handel von vielen Centnern schlechter verdrängt.

Hiezu kömmt der ungewisse Preiß derselben. Sie steigt von 10 Thalern zu beynahe 4 Thalern herab, und eben so wieder aufwärts. Wer weiß, ob nach mehrern Jahren ihr Preiß nicht stets sich erhöhen wird, da die Wälder durch die Potaschbrennereyen so geschwind zu verwüsten sind, und da der Holzmangel wenigstens in Europa, nicht gering ist.

Aber alles dies weggerechnet, steht dieser Fabrikation noch eine grosse Schwierigkeit im Wege, ich meyne die Erfordernis einer grossen Menge vegetabilischen Laugensalzes, um eine kleinere Menge Minerallaugensalz aus dem Kochsalze abzuscheiden. Es gehören nemlich 11 Theile Wasser- und luftfreyes Gewächslaugensalz dazu, um 7 Theile Wasser-, und luftfreyes Minerallaugensalz abzuscheiden; ein Punkt, den ich vorzüglich zu beherzigen bitte, ehe man sich in diese schwierige Fabrikation tief einläst.

Ueber die üblen Zufälle vom Kinderentwöhnen*

Es ist eine sehr gemeine Sache, Mütter zu sehen, die bey der Entwöhnung ihrer **273**
Kinder von der Brust eine Menge übler, oft unheilbarer Zufälle bekommen.

So wünschenswerth nun die allgemeine Ausübung jener Pflicht, sein Kind selbst zu säugen, ist, einer Pflicht, die der süße Hang jeder nicht gefühllosen Mutter zur Erhaltung ihres zarten Lieblings weit mächtiger autorisiret, als aller unnatürliche Vorgang einer pariser Dame deutschen Frauen widerrathen könnte, so mögten doch hie und da die bey dem Selbstsäugen nicht seltnen Nachtheile zuweilen den besten Willen beugen, wenn uns nicht Verhaltungsregeln vor Augen lägen, wie diese Unfälle theils zu vermeiden, theils wieder gut zu machen sind.

Ich werde vorjetzt nur die Nachtheile bey dem Entwöhnen berühren, die andern aber mir vorbehalten.

Wie allgütig die Natur bey dem ganzen Werke des Säugens für Mutter und Kind gesorgt habe, brauche ich nicht weitläuftig zu erzählen.

Eine Nahrung, die die leicht verdaulichste, angenehmste, mildeste und dem zärtlichen Magen des neugebornen Geschöpfs in allem Betracht am angemessensten
ist, quillt bald | nach der Zeit der Entbindung, nicht eher noch später, als sie nöthig **274**
ist, aus Organen hervor, die zur Aufbewahrung und Ausspendung dieses wunderbaren Saftes nicht gelegener, nicht wohlgebauter seyn könnten. Die Anhäufung der Milch in den Brüsten erregt eine unangenehme, pröckelnde Empfindung, die Aussaugung der Milch durch die äußerst weichen Lippen des Säuglings aber ein ungemeines Wohlgefühl für die Mutter. Alle Theile des Mundes dieser hülfsbedürftigen Geschöpfe, Zunge und Lefzen, nehmen unabgerichtet die schicklichste Bewegung an, die sich nur zur Aussaugung der Brustwarzen denken läßt. So säugt er dann diesen lauen Nektar unter dem Wohlbehagen seiner Mutter ein, und sein voriges Hungergewimmer verliert sich in einen sanften Schlaf, der Befriedigung in Engelsminen mahlt.

Ist dieß nicht Gang der Natur, die für Mutter und Kind mit einer Weisheit sorgt, die das Beste beyder Theile so offenbar zur Absicht hat? Wie sollten wir glauben, daß sie nicht auch allen Nachtheilen werde vorzubeugen wissen, die sich bey dem Säugen etwa einfinden könnten. Ja! gegen alle widrigen Zufälle hiebey giebt uns
selbst | überlassenes Nachdenken, ohne studirte Arzneykunde, die Vorbeugungs- **275**
mittel ein; nicht so leicht aber die Heilmittel des schon eingerissenen Uebels – Kunst räth uns diese.

Die schicklichste Zeit des Entwöhnens schreibt uns die Natur selbst vor, wenn die vier Schneidezähne aus den beyden Kinnbacken des Kindes hervordringen, die eine Nahrung zu zermalmen suchen, welche dem Anwuchs aller Theile seines Körpers Bedürfniß ist. Zähne sind dem Aussaugen der mit Fleiß so empfindlichen Brustwarzen dergestalt hinderlich, daß selbst unnatürliche Mütter, die durch Fortstillen oft so gern eine neue Schwangerschaft abweisen mögten, durch Schmerz gezwungen werden, das Kind abzuspännen und ihm eine substanziösere Nahrung zu reichen.

Wenn nun dieser gewöhnlich dreivierteljährigen Gewohnheit der Natur, eine Menge Milch durch die Brüste ausziehen zu lassen, auf einmal Einhalt gethan wird – welche **Zufälle** müssen da nicht alle erfolgen!

---

* Dresden. Gel. Anz. (1787), 34. St., 273–278. – Nachdruck in: Allg. hom. Ztg. (1933), 181. Bd., 291–294.

Die Brüste schwellen durch den Zufluß der Milch bis zur Gestalt zweyer harten Halbkugeln an, die Anspannung der Milchgänge reizt die nahen Blutgefäße zur Entzündung, die Schmerzhaftigkeit dieser empfindsamen Theile zieht durch Mitleidenheit den ganzen Körper in Fieberbewegungen. Die Mutter verliert alle Lust zum Essen, sie klagt über Bangigkeit, über stechende und brennende Schmerzen, die sich von Stunde zu Stunde erhöhen, bekömmt abwechselnden Schauder, Hitze und Durst. Die in den Milchgängen der Brüste verschlossene Milch muß in diesem Aufenthalte bey dieser Hitze der Theile eine Zersetzung erleiden. Das wohlthätig erschütternde
276 Fieber ruhet nicht | eher, bis alle stockenden Milchtheile aufgelöst, und durch die einsaugenden Gefäße der zurückführenden Adern aus diesen beyden Drüsen, die wir Brüste nennen, wieder in den Kreislauf des Blutes gebracht worden sind. So lange hält Fieberschauder und Hitze an, so lange noch etwas von den aufgelösten zersetzten Milchtheilen, die als fremdartige Substanz nicht im Blute bleiben können, sich noch im Kreislauf herum bewegt; dann aber folgt nach allgemeiner Anspannung der Nachlaß des Fiebers, und die Erschlaffung der aushauchenden **Hautgefäse**. Es erfolgt ein warmer häufiger über den ganzen Körper ausgebreiteter, säuerlicher Schweiß, der das Blut auf die bequämste Art dieser zersetzten Milchtheilgen entledigt. Ruhe, Eßlust kehren wieder - die Geschwulst der Brüste setzt sich, und sie nehmen nach und nach ihre natürliche Beschaffenheit wieder an.

Dieß ist der Gang der Natur, wenn ihr erlaubt wird, sich selbst zu helfen und sie Kräfte darzu hat. So endigt sich glücklich dies Milchfieber bey festen, gesunden Müttern, die der Leitung der Natur folgen, (die wir unten vorlegen werden.)

Mütter hingegen, die schwächlichen Körperbaues, die Krämpfen und Rothlauf unterworfen sind, oder sonst sich übel bey dieser Katastrophe der Natur verhalten, sich leicht ärgern, sich entkräftenden Wollüsten überlassen, oder Diätfehler begehen, leiden nicht wenig, und sind Krankheiten der Brüste ausgesetzt, die, eingewurzelt, sich eben nicht leicht heben lassen.

Entweder eine ungleichartige Entzündung, ein Rothlauf ergreift einige Stellen die-
277 ser Milchdrüsen, vorzüglich in der Ge- | gend der Warzen; die Stellen erheben sich über die Haut der Brüste, sehen feurig aus; ein reissender, brennender Schmerz durchwühlt diese harten entzündeten Stellen, und geht zuletzt in einen klopfenden, stechenden über. Der Mittelpunkt dieser umschriebenen heissen Geschwulst, erhebt sich in eine hochrothe, glänzende weichere Spitze und nach den steigenden Schmerzen mehrerer Tage öffnet sich hier die Haut; das verborgene gelbliche Eiter ergießt sich, und es entsteht ein hohles Geschwür, das wegen der schwammigen Beschaffenheit der Theile nur eine langsame, oft gar nur unvollkommene Heilung annimmt.

Dies ist der erste krankhafte Ausgang des Milchrückflusses. Hitzige auf die Brüste gelegte Mittel, Unmäßigkeit im Essen, hitzige Getränke, Leidenschaften und Körperanstrengungen, tragen gewöhnlich zu diesem üblen Ausgange des Milchfiebers das Ihrige bey; und ein gallsüchtiges Temperament und trockne Fibern, auch wohl Verzärtelungen und üble Gewohnheiten haben oft den Grund dazu gelegt.

Der zweyte, noch fürchterlichere Ausgang ist die Verhärtung der Milchdrüsen, welche entweder nach allzuvielen künstlichen Erschlaffungen, erweichenden Umschlägen, Aderlässen, Salpeter u.s.w. oder von sich selbst entstehet.

Wenn sie von selbst zu befürchten ist, so geht nach dem jählingen Abgewöhnen
278 gemeiniglich nur ein unordentliches, schwaches, | abgebrochenes Milchfieber vorher, das die gehörige Entzündung und die zur Zertheilung der in den Brüsten enthaltenen Milch nöthigen Erschütterungen nicht bewirkt, nicht unterstützt. Die Brüste werden zwar angespannt, aber nicht gleichförmig stark; sie sind zwar mehr als warm, aber nicht gleichartig heiß; die Mutter befindet sich zwar nicht wohl, aber sie kann (die Gefahr zu vermehren) noch essen und trinken; die Schmerzen der Brüste sind mäßig.

Ein gefährlicher Zustand – die Mutter befürchtet nichts böses, die angespannte Brust zieht sich unvermerkt in eine ungleichartige Härte, in Knoten zusammen, die Entzündung nimmt ab, und, unter dem Anschein eines Waffenstillstandes, setzen sich die knotenartigen Verhärtungen immer fester.

Je länger dieser Zustand dauert, desto schwerer ist er zu heben, – eines Skirrhus, der einige Zeit sich selbst überlassen und unzertheilt, um die Zeit des Abschieds der Monatsreinigung, oder bey übler äußerlichen Behandlung oder durch Leidenschaften, äußerliche Gewaltthätigkeit, Druck u.s.w. erregt, endlich in offnen Krebs ausbricht – ein verheerendes Ungewitter nach schwüler Windstille.

Wie beyde üblen Ausgänge der Milchgeschwulst beym Kinderentwöhnen theils zu verhüten, theils zu heilen sind, werde ich auseinander zu setzen, mich bemühen.

Ueber die Verhütung der Brustgeschwülste beym Kinderentwöhnen. Beendigung des Aufsatzes in No. 34. dieser Anzeigen*

401 Und wie sollte der große Blutzufluß nach den Drüsen der Brüste, den die in diesem Organ täglich abzusondernde Menge Milch dahin zieht, und der nach einiger Zeit zur Naturgewohnheit geworden ist, nicht eine beträchtliche Entzündung in diesen Theilen erregen, wenn diese Ausleerung plötzlich unterbrochen wird, wenn die Mutter ohne Veränderung ihrer Lebensordnung ihr Kind zu säugen jähling aufhört? Die Anhäufung des Blutes und der Milch in diesen Theilen nimmt dann von Stunde zu Stunde zu, alle Gefäße werden bis zum Zerspringen ausgedehnt – Entzündung ist die natürlichste Folge, deren Ausgang, wie wir oben gesehn, nicht selten die traurigsten Zufälle bey sich führt.

Wenn nun aber die Natur uns, wie man sagt, selbst in den unvermeidlichst scheinenden Unfällen fast stets ein leichtes Vorbauungsmittel zeigt, wenn wir sie unbefangen zu Rathe ziehen, was wären wohl sie wider die besten Gegenanstalten? Leite den Bach ab, wenn du deine Habe vor Ueberschwemmung sichern willst – nimm
402 Maßregeln, daß das nach den Brüsten zuströ- | mende Blut eine andere Richtung nehme; bewirke, daß es zur Erhaltung der Kräfte der Mutter, wie sonst, zurückkehre.

Der natürlichste und einfachste Weg hiezu ist: sein Kind allmälig abzugewöhnen, etwa binnen vier, drey, zum wenigsten zwey Wochen, sich während der Zeit etwas von seiner Nahrung zu entziehen, unnahrhaftere Speisen und Getränke zu sich zu nehmen, sich mehr Bewegung zu machen – auf der andern Seite aber dem Kinde mehr und mehr andre Kost zu reichen, weniger und weniger Brust.

Der berühmteste und älteste unter den Aerzten schärfte nach seiner körnigen Manier mit Nachdruck den wichtigen hieher gehörigen Lehrsatz ein: „Alle An- und Abgewöhnungen sind dem Körper desto schädlicher, je schleuniger sie geschehen; je langsamer, desto unmerklicher für die Gesundheit."

So gewöhnt sich das Kind, daß die Mutterbrust auf Lebenszeit nicht verlassen zu wollen scheint, allmälig an andre Nahrung, ohne an seiner Verdauung – an seiner Gesundheit Schaden zu leiden, und vergißt die Muttermilch so ruhig, als sie
403 ihm | unvermerkt abgebrochen wird. So verlernt das sonst häufiger nach den Brüsten dringende Blut allmälig seinen Weg dahin und versiegt, da seine Uebermenge, des geringeren Milchbedarfs wegen, in den Brüsten immer entbehrlicher, in dem übrigen Körper der Mutter aber, der es gleichsam an sich zieht, täglich unentbehrlicher wird, da die Mutter bey stärkerer Bewegung weniger Nahrhaftes zu sich nimmt, die Zeit des Abgewöhnens hindurch. Und so kömmt der Kreislauf des Bluts in seinen vorigen Gang, ohne merkliche Revolution im Körper, die Brüste werden welker und kleiner, ohne Entzündungen, ohne Milchstockungen, und das Kind verläßt ohne Ungestüm die Mutter, da es allmälig mit andrer Nahrung nun eben so vertraut geworden, als ihm sonst die Muttermilch war.

Ich glaube, es ist nichts natürlicher, nichts leichter, als eine solche Abgewöhnung, wovon uns alle Säugthiere Beyspiele geben: daß sie aber auf keine die Gesundheit weniger beeinträchtigende Art ausgeführt werden könne, hat mich eine zwölfjährige Praxis gelehrt.

---

* Dresden. Gel. Anz. (1787), 48. St., 401–408. – Nachdruck in: Allg. hom. Ztg. (1933), 181. Bd., 294–297.

Aber warum entschließt man sich gemeiniglich zu nichts weniger, als auf solche Art sein Kind abzugewöhnen? warum geht man lieber einem bedenklichen Milchfieber entgegen? warum setzt man sich lieber der Gefahr aus, Geschwüre oder knotige Verhärtungen in den Brüsten entstehen zu lassen? warum setzt man sein Kind aufs Spiel, durch eine schnell veränderte Nahrung und durch Sehnsucht in Fieber verfallen zu lassen, das oft zu langwierigen Kränkeln (schwerer Zahnarbeit, Würmern Rachitis u.s.w.) oft zum Tode Anlaß giebt? | Wie schreit das arme Kind nicht 404
nach seiner angewöhnten, schnell entzogenen Nahrung, ohne die es nicht leben zu können glaubt, wie wimmert nicht die Mutter über ein Heer von Schmerzen, das einen so empfindlichen Theil ihres Körpers bestürmt!

Warum vermeidet man aber dieß alles nicht, durch ein allmäliges Abgewöhnen? Ich glaube zweckmäßig zu antworten, wenn ich behaupte, daß der Mangel der hiezu nöthigen Standhaftigkeit der Mutter, ihre Nahrung in etwas zu schmälern, und der erforderlichen Aufmerksamkeit, auf die jedesmal dem Kinde abzubrechende Menge Milch, und, wenn man es recht gelind beurtheilen will, Unwissenheit der aus dem allmäligen Abgewöhnen entstehenden Vortheile hieran Schuld sey.

Um mich aber etwas deutlicher über die Art zu erklären, dies allmälige Abspännen einzurichten, so kann die Schmälerung der Nahrung der Mutter etwa darinne bestehen, daß sie immer weniger Fleisch genieße, weiterhin nur etwas Kalbfleisch oder Fische, in den letzten Tagen des Entwöhnens aber sich bloß an Zugemüse halte, die von gelinder wenig nahrhafter Natur sind, an grüne Gemüse, z. B. Sallat, Braunkohl, Spinat, Petersilie u.s.w. Sie sind den trocknen, so wie den Mehl- und Milchspeisen zu dieser Absicht vorzuziehen, da diese fast dem Fleische und den Eyern gleich, starknährend sind, welches man hier vermeiden will; so ist bloßes Wasser, oder mit etwas Wein gemischt, dem Biere vorzuziehen, Thee dem Sahnekaffee, Semmel dem Roggenbrode.

Ueberhaupt thut sie wohl, in den etwa drey Wochen, die sie dazu bestimmt, sich |
jedesmal kaum satt zu essen, und den Rest des Apetits mit dem Gedanken an die 405
wichtigen Vortheile zu vergütigen, die sie sich und ihrem Kinde durch diese kleine Aufopferung erkauft.

Aber noch weit sicherer für die Erhaltung ihrer Gesundheit wird die Mutter sorgen, wenn sie sich vom Anfange des Entwöhnens an, immer etwas mehr und mehr Bewegung macht, und Fahren zu Spazierengehn, kleine Spaziergänge zu größern erhöhet. Sie thut wohl, das Kind jedesmal vorher zu füttern, ehe sie ihm die nach und nach abzubrechende Brust reicht und täglich die erstern Nahrungsmittel in etwas an Menge zu vermehren.

Findet sie endlich, daß ihre Brüste welk und sehr klein geworden sind, und fast gar keine Nahrung mehr enthalten; so faste sie eine oder ein Paar Mahlzeiten, fülle sie mit einem Spaziergange und der Einnahme eines dünnen Getränks aus, und reiche von Stund an dem zuletzt nur täglich einmal angelegten Kinde die Brust nicht weiter; es wird sich an seine Kost halten, (auch das Kind muß während der Angewöhnung an die fremde Speise etwas mehr Bewegung, seine Verdauung zu befördern, erhalten) und die Brüste werden von Milch leer seyn, ohne Ahndung auf beyden Seiten.

Da die treue Befolgung der Natur immer auch Süßigkeiten bey sich führt, die die rohen Widerstreber derselben nie finden, so muß ich bemerken, daß die Schönheit einer Weiberbrust am wenigsten leide, wenn die Abgewöhnung so allmälig geschiehet; das allmälige Versiegen der Milch verstattet den Brüsten ihre gehörige Festigkeit und Form wieder anzunehmen. Schlaffheit | und Niederhängen ist nur 406
die Folge des gegenseitigen Verhaltens.

Da aber gewisse Umstände dennoch ein jählinges Abgewöhnen binnen wenigen Tagen erheischen, so werde ich hierüber einige Worte sagen, ohne dieser Methode, die immer etwas Außerordentliches bleiben muß, einen Vorrang vor jener weit natürlichern einzuräumen.

Die Mutter entzieht sich von Stund an, zu dieser Absicht, fast aller nährenden Speisen. Grüne Gemüse mit Wasser und etwas Butter zugerichtet, Wassersuppe, etwas Semmel, übrigens Thee oder Wasser mit etwas Wein gemischt, statt des Getränks, müssen schon den ersten Tag ihre ganze Nahrung ausmachen. Den zweyten, eben dieß, nur etwas weniger als zum Sattwerden zureicht. Indessen muß sie sich viel Bewegung machen und sich einige Stunden vom Frühschlaf abbrechen. Das Kind muß in kleinen öftern Mahlzeiten mit wohlschmeckender leicht verdaulicher Kost gefüttert, aber nie übersättigt werden, öfters schlafen, und außerdem viel Bewegung auf dem Arme haben. Zuerst muß es z. B. nach 6, dann nach 8, dann nach 10, dann nach 12, nach 14, 16, 18, 20 Stunden angelegt werden, ehe man ihm die Brust völlig entzieht. Kann sich die Mutter den dritten Tag noch mehr Nahrung und etwas mehr Schlaf abbrechen und sich noch mehr Bewegung, vorzüglich zu Fuße, verschaffen, so wird sie ihre Absicht desto sichrer und geschwinder erreichen.

Ich habe vollblütige starke Mütter gesehen, die die jähling nöthige Abspännung nicht ohne die heftigste Brustentzündung vornehmen zu können schienen, es aber
407 in | der Folgsamkeit und Selbstverläugnung so weit gebracht hatten, von der Stunde des beschlossenen Abgewöhnens an, sich bloß an Thee mit etwas Milch statt aller andern Nahrung zu halten, und sich dabey gehörige Bewegung zu machen; nach einigen Tagen war die Revolution zu Stande, die Milch ohne vorhergegangene Entzündung, Geschwulst oder Stockung verschwunden, und die Mutter blieb gesund.

Im Fall eine solche oder ähnliche Ueberwindung nöthig wäre, die Mutter aber mäßiger Mahlzeiten ihres Hungers wegen nicht entübrigt seyn könnte, und das Versiegen der Milch nicht zu Stande kommen wollte, so muß man zu arzneylichen Anstalten seine Zuflucht nehmen.

Unter diesen fand ich nichts besser, als die Vormittagsstunden so zubringen zu lassen, daß die Mutter früh beym Aufstehen einige (4 bis 5) Gran Brechwurzel, in
408 so wenig als | möglich Wasser gerührt, nimmt, und ohne etwas Nachzutrinken, eine sechs- bis achtstündige Uebelkeit abwartet. Diese Kur wird in den meisten Fällen, mit großer Mäßigkeit verbunden, zu Verscheuchung aller üblen Zufälle hinreichen. Sie ist bey Frauenzimmern von zärtlicher, zu Nervenübeln und Krämpfen geneigter Körperbeschaffenheit dem Aderlassen weit vorzuziehen, welches wohl ganz gesunden starken, vollblütigen Müttern, die heut zu Tage in großen Städten höchst selten sind, in diesem Falle sehr heilsame Dienste leistet, etwa ein Pfund, oder etwas weniger, aus dem Fuße genommen.

Geht man auf angezeigte Art zu Werke, so wird es fast nie nöthig seyn, etwas zur Vertreibung der Milch äußerlich aufzulegen. Die Milch vergehet von selbst, ohne etwas von diesen bedenklichen Umschlägen zur Zurücktreibung nöthig zu haben. Selten wird ein Arzt frischgequetschtes Krausemünz- und Petersilienkraut anzuwenden für nöthig finden, geschweige sonst etwas.

Dresden, im Nov. 1787.

Verhütung der Geschwulst nach dem Scharlachfieber. Principiis obsta, sero medicina paratur[1]–*

Die diesjährige eben nicht gutartige Epidemie des Scharlachfiebers, der Nachfolgerin ziemlich schlimmer Pocken erinnert mich, etwas über den beschwerlichen oft tödlichen Zufall zu sagen, der nicht selten auf diesen rosenartigen Ausschlag zu folgen pflegt, da man eine Menge Vorschriften über die Heilung der Wassergeschwulst der vom Scharlachfieber Genesenen besitzt, fast nichts aber über die Verhütung dieses gefährlichen Oedems aufgezeichnet findet. **21**

Gewöhnlich vierzehn Tage nach Verschwindung der Scharlachröthe oder etwa drey Wochen nach Erscheinung des ersten Fiebers fängt der kleine Kranke an, etwas unruhig zu schlafen und theils weniger Appetit, theils auch weniger Munterkeit zu zeigen. Sein Gesicht fängt an aufzudunsen, die Füse zu geschwellen, der Bauch wird dicker und mit einem Worte der ganze Leib wird von einer Wassergeschwulst aufgetrieben. Gewöhnlich ist ein merkliches Fieber dabey, das je heftiger es ist, desto mehr Gefahr droht. Eine trockne unreine Zunge, erhöheter Durst, Leibesverstopfung, der geringe Abgang eines trüben, dunkelfärbigen, zuweilen übelriechenden eiterartigen auch blutigen Urins, Aengstlichkeit, Nasenbluten sind schlimme Vorboten, so wie Schwämchen, gänzliche Schlaflosigkeit, Irrereden, Erstickung u.s.w. die Annäherung des Todes zu verkündigen pflegen.

Wie dieser bösartige Zufall durch ausleerende, harntreibende und fäulniswidri-
ge Mittel zu heben sey, muß der Arzt | wissen, der hier oft seine ganze Kunst zu **22**
zeigen Gelegenheit findet, und oft genug damit scheitert.

Die nächste Ursache liegt in einer Unthätigkeit oder einem krampfhaften Zustande der Einsaugungs- und Ausdünstungsgefäse der Haut, auch wohl der lymphatischen Gefäse der Lunge und der ersten Wege, wovon letztere bekanntlich im Scharlachfieber öft eben so behaftet werden als die äußere Oberfläche des Körpers.

Entferntere und Gelegenheitsursachen geben Ueberladungen folglich Unreinigkeiten des Magens und der Gedärme, eine feuchte und kalte Luft, der sich die Kinder nach überstandnem Scharlachfieber aussetzen, verdorbne Luft der Stuben, vielleicht eine zurückgebliebene Krankheitsmaterie, eine starke Abschälung des Oberhäutchens nach dem Scharlachfieber und die daraus entspringende große Empfindlichkeit der Hautnerven u.s.w. Letztere Ursache mag wohl überhaupt die wirksamste seyn, wodurch die Ausdünstungsgefäse der Haut, (die durch die Entzündungsgeschwulst der Scharlachflecke ausgedehnt und geschwächt worden waren) fieberartig krampfhaft zusammengeschnürt und hiedurch die Feuchtigkeiten der unmerklichen Ausdünstung zurückgehalten werden, die sich dann im Zellgewebe der Haut anhäufen und die wässerige Geschwulst über dem ganzen Körper bilden.

Wenn es wahr ist, daß zur Heilung der Krankheiten oft weit weniger als zur
Verhütung derselben die Kenntniß der jedes- | maligen Ursachen erforderlich ist, **23**
so gebe man auch hier genau auf die Fehler Acht, die, wie wir gesagt, die Wassergeschwulst erzeugen können, um die dem Scharlachfieber entronnenen Kinder theils davor hüten, theils sie hinwegräumen können, wo sie schon zugegen sind.

Gewöhnlich ist ein durch das Fieber verdorbener Stof in den ersten Wegen zurückgeblieben, man führe deshalb das Kind einige Tage nach Verschwindung der

1 „Widerstehe den Anfängen, zu spät wird ein Heilmittel bereitet."
* Dresden. Gel. Anz. (1788), 2. St., 21–26. – Nachdruck in: Allg. hom. Ztg. (1933), 181. Bd., 298–300.

Scharlachflecken mit etwas Manna oder Glaubersalz ab; auch wohl zum zweyten Male drey bis vier Tage darauf. Man lasse sie auch wohl brechen, wenn um diese Zeit Neigung dazu, Mangel an Appetit, widriger Geschmack im Munde, unreine Zunge u.s.w. zugegen ist.

Grosentheils sind die ersten Wege durch das Fieber selbst, durch Ausleerungsmittel aber nachgehends geschwächt worden; so wie überhaupt der ganze Körper. Wie nun jene besondere Schwäche mit dieser allgemeinen verbunden den Körper jederzeit gegen die zunächst zu erwartenden Krankheiten höchst empfänglich macht, (daher die Rezidive, wo die Nachkuren verabsäumt worden) so erfolgt dies hier vorzüglich in Rücksicht der Wassergeschwulst. Man stärke demnach den Magen und Gedärme und durch sie den ganzen Körper mittelst bitterer Pflanzenmittel verschiedener Art, Pulver, Extrakte, Essenzen von Enzianwurzel, Tausendgüldenkraut, Bitterklee, Quassie, so wie durch Eisenmittel. Da dies ein Hauptstück der ganzen Verhütungsmethode der Wassergeschwulst ist, so höre man damit nicht
24 eher auf, bis alle Munterkeit, Stärke, | Leibesöffnung, Schlaf und Appetit des kleinen Kranken so wiederhergestellt sind, als sie in gesunden Tagen waren.

Wenn aber Magen und Gedärme von Unreinigkeit entledigt, dann aber, gestärkt werden sollen, so folgt, daß alle Ueberladungen des Magens mit einer Menge harter, blähender Kost auf der einen Seite, auf der andern aber alle Erschlaffung des Magens durch übermäßiges Theetrinken oder Genus fetter, süsser Dinge vermieden werden müssen, wenn man der Scharlachgeschwulst entgehen will; da Unverdaulichkeit eben so sehr als Erschlaffung des Magens zur Unterdrückung der Hautausdünstung, folglich zu dieser Geschwulst, den Körper geneigt macht.

Erschlaffungen des Magens aber schwächen zugleich den ganzen Körper, der, wie wir vorhin sagten, durchaus zu seiner vorigen Stärke und Munterkeit wieder gebracht werden soll. Um diesen Zweck desto gewisser zu erreichen, müssen auch alle äussere Schwächungen und Verzärtelungen des Körpers vermieden werden. Hiezu gehört, daß nach Uebergang des Scharlachfiebers das Kind ja nicht beständig in warme Betten gepakt, auch nicht, wenn es aufsteht, in allzu heisser Stubenwärme erhalten werde. Die Stube muß durchlüftet und mäsig erwärmt seyn, wenn es mit Kleidern wohl verwahrt das Bette verläßt. Dann muß es zum Spiele oder andern Bewegungen aufgemuntert werden, und sich so anfänglich kürzere, nachgehends aber längere Zeit ausser dem Bette aufhalten. Man folge dem Rathe ja nicht, den
25 Einige wider die Natur der Sache geben, die Kinder nach dem Schar- | lachfieber zur Verhütung des Oedems immer in Betten und in Ausdünstung zu erhalten. Die äussere Haut wird hiedurch so erschlafft, daß hiedurch erst der Körper desto eher zur Verkältung disponirt wird.

An sich ist schon die Oberfläche des Körpers, wie wir erwähnten durch den Abgang der Oberhaut (in Schuppen oder ganzen Stücken schält sie sich gewöhnlich nach dem Scharlachfieber ab) so empfindlich, und die Aushauchungsgefäschen sind durch die Hautentzündung schon so erschlaft und reitzbar gemacht worden, daß sich oft auch ohne Fehler in der Lebensordnung in der dritten Woche der Krankheit nur allzu leicht Verkältung, die Vorläuferin der Wassergeschwulst, ereignet, man darf diese Schwäche und Empfindlichkeit der Hautgefäse diese Anlage zu Verkältungen nicht noch erst durch allzuwarmes verzärtelndes Verhalten zu erhöhen suchen. Vielmehr muß man dahin Bedacht nehmen, die schwachen und reitzbaren Hautgefäse zu stärken und sie in den Stand setzen jeden Eindruck der Atmosphöre ohne Nachtheil zu ertragen.

Nächst der Reinigung der ersten Wege einer zweckmäsigen Diät, und der Stär-
26 kung des innern Körpers ist dies das | wichtigste Vorbauungsmittel dieser gefährlichen Wassergeschwulst.

Nach Verschwindung der Scharlachröthe und des Fiebers demnach muß das Kind so lange es nicht aus dem Bette (in den ersten Tagen) aufsteht, früh und Abends gelind über den ganzen Leib mit leinenen oder seidenen Tüchern frottirt werden. Steht es aber wieder auf, so muß dies Reiben vor dem Aufstehn und wenn es wieder zu Bett gebracht ist, jedesmal wiederholt werden. Die ganze dritte Woche, von Entstehung der Krankheit an gerechnet, hindurch muß es noch gerade immer stärker und zuletzt etliche Mal täglich mit wollenen Tüchern gerieben werden. In dieser Woche durchlüftet man die Stube alle Tage mehr und mehr, und läßt das so gesunde, gestärkte, im Voraus an die freye Luft gewöhnte Kind gegen die Mitte der vierten Woche bey gutem Wetter zum ersten Male an die Luft tragen oder ausführen, und auch dann noch einige Abende über den ganzen Leib hinlänglich mit Flanell reiben.

Dreßden, den 20. Dec. 1787.

Ueber den Einfluß einiger Luftarten auf die Gährung des Weins* **

* Dies war eigentlich als noch ein Zusatz zu Demachy's Essigbraukunst bestimmt; durch einen Zufall wurde es aber nicht abgedruckt.

141 Ich füllte drey Blasen, wovon jede vier Unzen achtjährigen Meißner Wein enthielt, die eine mit dephlogistisirter, die zweyte mit phlogistisirter und die dritte mit Kreideluft an; 60 Kubikzoll jede an Menge. Erstere ward in die Flasche **A**, die zweyte in **B**, die dritte in **C** ausgeprest, dergestalt, daß alle drey Flaschen (jede von 60 Kzoll Inhalt) vorher mit Wasser angefüllt, und mit ihrer Mündung umgekehrt in ein Wassergefäß, doch merklich schief gelehnt, gestellt wurden; die Luftzubringende dünne Röhre stieg in den Flaschen bis dicht an den Boden herauf. Nachdem die Schwaden die Stelle des Wassers eingenommen, ward auch der Wein eingeprest, der in der Höhlung der geneigten Seiten der Flaschen seinen Platz nahm. Nach Herausziehung der Röhren, ward jede geschwind, noch unter dem Wasser, mit einem Kork verstopft, der Flaschenhals trocken gewischt, der Kork dicht über demselben abgeschnitten, und ringsum in brennendes feines Siegellack getaucht, so luftdicht,
142 daß die Flaschen hermetisch versiegelt genannt werden konnten. Ich erhielt | sie in einer Temperatur zwischen 70° und 80° Fahr. zwey Monat lang, und schüttelte jede täglich dreymahl mit dreysig Schlägen auf und nieder. Im Ganzen mogte wohl eine so viel Bewegung, als die andre, bekommen haben. Alle drey Weine wurden endlich trübe; **A** und **C** sehr wenig, setzten auch diese feinen Theile (vermuthlich abgeriebne Kieselerde) in einer halben Stunde hell nieder; **B** ward merklicher trübe und bliebs; auch sahe man weißen Schimmel in Blättchen darauf schwimmen. Nach der Oefnung trübte die Luft in **A** das Kalkwasser stark, der Wein darinn war unverändert schmackhaft, ward aber binnen 24 Stunden, während denen ich die Flasche noch etlichemal geschüttelt und unverstopft stehen gelassen, wie durch ein Wunder, zu scharfem Weinessige. **B** roch dumpf und war schaaler kahnichter Wein, und bliebs. **C** perlte, roch und schmeckte wie Champagner, und blieb, nachdem ich ihn acht Tage lang öfters geschüttelt, guter ungeänderter Wein. **A** wäre vermuthlich schon vor der Oefnung Essig gewesen, hätte man von Zeit zu Zeit die entwickelte, vielleicht erzeugte, Luftsäure darin absorbiren können. –

** [Crells] Chem. Ann. (1788), 1. Bd., 2. St., 141–142.

Ueber die Weinprobe auf Eisen und Bley*

Ich weiß nicht, ob ich mich irre, aber es scheint, daß man der Chemie mehr, als irgend einer andern Wissenschaft, für die Menschheit wichtige Wahrheiten, ich möchte sagen, abzwingen könne: wenigstens sollte jeder aufgeklärte Scheidekünstler mittelbare oder unmittelbare Gemeinnützigkeit zur Führerin bey allen seinen Arbeiten wählen, nach dem Vorgange eines Bergmann und Scheele, um diese göttliche Kunst von dem Gipfel ihrer Vollkommenheit, dem sie mit kräftigen Schritten sich zu nahen strebt, nicht durch preziös gesuchte, und nichtig glänzende Spielereyen abzuhalten. [291]

Um nun selbst wenigstens einiges Verdienst um unsre Kunst zu haben, wählte ich mir jene Führerin; Andre mag Mutter Natur noch mit Talenten und nachdrücklichen Summen unterstützen.

Es ist bekannt, wie viel Schädlichkeit man dem in Wein aufgelösten Bleye mit Recht nachsagen kann, und wie gewiß Zusammenschnürung der feinsten im Speisekanale sich öfnenden Gefäße, | folternde Koliken und höchst schwer zu hebende 292 Kontrakturen, - Abzehrung und langsamer Tod auf seinen Gebrauch zu folgen pflegen; also kein Wort von einem Gegenstande, den Männer von Einsicht gleichsam schon erschöpft haben.

Nicht viel weniger bekannt sind die Mißgriffe, die hie und da mit den fast überall durch Landesherrliche Autorität eingeführten Untersuchungsmitteln gethan worden sind, namentlich mit der sogenannten würtembergischen Weinprobe. Schon über sechszig Jahr hat diese giftige Schwefelleber einen so ausgebreiteten Ruf, daß man sie ohne Widerrede für zuverläßig und einzig in ihrer Art ansahe. Neuere Scheidekünstler zeigten, daß einfache Schwefelleber alles das ausrichte, was die arsenikalische thue, und gleichwohl fährt man fort, ihren Gebrauch von Obrigkeits wegen zur Untersuchung anzubefehlen, wie noch dies Jahr in einem nicht unbeträchtlichen Weinlande geschehen ist.

Arsenikalische Schwefelleber (gewöhnlich mit zwey Theilen Opperment, vier Theilen ungelöschten Kalk, und zwölf Theilen Wasser durch Kochen oder Digestion bereitet) schlägt, so wie die einfache laugensalzige oder Kalkschwefelleber, Bley sowohl als Eisen, Kupfer, Silber, und mehrere Metalle aus ihren Auflosungen mit so dunkler Farbe nieder, daß es auf diesem Wege unmöglich wird, das niedergeschlagene Metall zu nennen. Auf diesem schlüpfrigen und dunkeln Wege ging man nun so lange Zeit einher, die so häufige Bleyvergiftung | des Weins aufzusuchen, 293 und stürzte eine Menge schuldloser Weinverkäufer in gänzlichen Verfall ihrer Nahrung, die das Unglück hatten, in jene Hände zu gerathen, deren Unwissenheit durch gerichtliche Gewalt autorisirt ist.

Hätte die Chemie schon längst der gerichtlichen Medizin die Augen über die, durch jene gerühmte Weinprobe veranlaßten, Trugschlüsse aufgethan, gewiß die Fälle, wo man Eisen für Bley in den Weinen angesehn hat, würden hundertweise bekannt worden seyn.

Demungeachtet aber ist die Anzahl von bekannt gewordenen Fehlgriffen dieser Art, seit jener vorgeblichen und berüchtigten Lavaterischen Abendmahlsvergiftung, und vorher schon, nicht mehr gering, wodurch Ehre und Vermögen ganzer Familien, oft bloß auf Anzeige der würtembergischen Weinprobe zu Grunde gerichtet, oder doch untergraben worden ist.

* [Crells] Chem. Ann. (1788), 1. Bd., 4. St., 291–305.

Man untersucht den Keller eines Weinverkäufers, man findet ein Faß, dessen Wein sich mit der Probe schwärzlich trübt; sogleich versiegelt man, nimt mit geräuschvollen Anstalten in Beschlag, stellt Verhöre und so weiter an, und das Publikum versagt von nun an dem unglücklichen Weinhändler alle Abnahme, und läßt sich selbst dann nicht sein einmal rege gewordenes Mißtrauen benehmen, wenn durch langweilige, mühsame Verkochung des Korpus Delikti, die dem Beklagten theuergewordene Wahrheit endlich ausgemittelt worden ist, „der Wein habe etwas
294 un- | schuldiges Eisen in sich; ein hinein gefallenes eisernes Werkzeug, ein Stück beym Reinigen des Gefäßes zurückgebliebene Kette, oder die im Innern des Fasses bloß stehenden Köpfe der zur Befestigung der Bänder dienen Schrauben haben sich in der Säure des Weins gelöset," und unvermerkt eins der vortreflichsten Stärkungsmittel zusammengesetzt. Umsonst, das Publikum, welches nie aufhören wird, immer nur das Schlimmere zu glauben, bleibt bey seinem Verdachte, und der arme Mann ist auf immer geschlagen.

Ein trauriges Beyspiel dieser Art trug sich auch hier in Dresden im Jahre 1777 zu, wo das unumschränkte Zutrauen des damaligen Stadtphysikus Schneider, auf die liebe Weinprobe einen gewissen Weinhändler Longo, in schwere Untersuchung, Geldkosten und Verfall seiner Nahrung brachte, obgleich nachher durch das fleißige Forschen zweyer hiesigen Apotheker endlich ausgemittelt ward, daß zwar keine Spur von Bley, aber doch etwas Eisen darin vorhanden sey. Die auf dem Rathhause hierüber vorhandenen Akten setzen alles dies in ein trauriges Licht.

Alle einfache Schwefelleber, so wie die arsenikalische, zersetzt sich beym Eintröpfeln in Wein; es fällt ein weisser Niederschlag mit ersterer, und ein gelblicher mit letzterer nieder, wenn der Wein auch ohne alle metallische Beymischung ist; ein Umstand, der ein solches Reagens schon unbrauchbar macht. Trübung darf auf kein Probemittel in Flüßigkeiten erfolgen, worin nichts von dem auszufindenden |
295 Körper vorhanden ist. Ein Reagens ferner, was uns der Wahrheit nicht nahe bringt, nimt unnöthige Zeit und Kosten weg, und verwirt die Ideen.

Hier ist nicht die Frage, ob überhaupt kein Metall in Wein sey, (denn Eisen kann immerhin da seyn,) und doch kann Schwefelleber allerhöchstens* diese allgemeine unbedeutende Wahrheit darthun. Ungleich vorzüglicher wäre ein Reagens, was nicht nur bewiese, daß ein Metall, sondern auch zugleich, welches, im Wein befindlich sey, oder doch eine Probeflüßigkeit, wie die unten vorzutragende, die deutlich zeigt, ob ein von Eisen verschiedenes Metall darin sey; Grund genug, um ihn sogleich als schädlich in Verwahrung zu nehmen. Eine Weinprobe aber, die sich nicht nur ohne alle Gegenwart eines fremden Salzes trübt, sondern auch bey Anwesenheit fast irgend eines der bekannten Metalle, ohne Unterschied dunkel trübt, so lange Jahre hindurch bloß für Bley allgemein und einzig beweisend anzunehmen, zeigt wahrlich nicht von Aufklärung in chemischen Kenntnissen, die man doch von Gesundheitskollegien und gerichtlichen Aerzten im strengsten Verstande verlangen konnte.

Auf eine neuere Veranlassung, wo wiederum etliche tausend Weinhändler der Tyranney der arsenikalischen Weinprobe bloß gestellt werden sollen, entschloß ich mich, einige Versuche anzustellen, um wo möglich, ein besseres Entdeckungsmittel
296 aus- | findig zu machen. Ich ging drauf um, auf kurzem Wege Eisen und Bley, fast die einzig möglichen metallischen Bestandtheile des Weins, die unversehens hinein gerathen können, zu entdecken und kennbar zu machen; ich hoffe meinen Endzweck erreicht zu haben. Aber es bedarf noch einiger Vorerinnerungen.

* Zink fällt weiß aus seinen Auflösungen, mit Schwefelleber präzipitirt, nieder, also unkenntlich im Weine.

Man schlägt als Beyhülfe dieser Untersuchung noch etliche Mittel vor, die ich kurz berühren muß. Vitriolöl, Galläpfelaufguß, Blutlauge und die Redukzion des extraktiven Bestandtheils der Weine. Letztere übergehe ich ganz, da ihre Beweiskraft entschieden ist, wenn man sie mit Vorsicht anstellt; aber bey transitorischen Weinuntersuchungen taugt sie nicht; der Zeit- und Aufwandsverlust, die sie macht, weist ihr die Stelle im Laboratorium an, wo der Bleygehalt des Weins, der schon bey der transitorischen Probe ausgemittelt worden war, nun dem Gewichte nach bestimmt und in metallischer Gestalt dargelegt werden soll.

Ob Blutlauge überhaupt von Eisentheilen völlig befreyt werden könne, will ich nicht untersuchen; genug, daß, wenn es auch möglich wäre, seine Anwendung doch nichts bey Weinuntersuchungen beweisen kann. Erfolgt eine blauliche Trübung, oder ein ähnlicher Niederschlag auf völlig reine Blutlauge, so ist zwar die Gegenwart des Eisens erwiesen, (eine Wahrheit, an der nichts gelegen ist;) aber der Wein wird sich immer bläulich trüben, wenn neben dem Eisen auch Bley darin
vorhanden war, da letztres sich durch Blutlauge weiß | niederschlägt; eine Farbe, 297
die von der blauen des Eisens verschlungen wird, und die noch über dem mehreren Metallniederschlägen durch Blutlauge in grösserm oder geringerm Grade eigen ist. Genau dasselbe läst sich von der Anordnung eines Auszugs von Galläpfeln, er sey geistig oder wässerig, sagen. Der weiße Niederschlag, der auf Zutröpflelung einer solchen Tinktur erfolgt, wenn man eine Bleyauflösung vor sich hat, erfolgt auch bey der Anwesenheit andrer weissen Metalle; und auf der andern Seite werden alle weislichte Bleywolken unsichtbar, so bald der mindeste Eisengehalt zugleich in Wein ist; die erfolgte Dinte verschlingt alle andre mögliche Niederschlagsfarben. Ueberdem läst etwas saurer Wein auf zugetröpfelte Galläpfeltinktur seinen Metallgehalt schwer und nur unvollkommen fallen, da alle Niederschläge dieser Art sich so leicht in Säure wieder auflösen.

Wie demungeachtet dieses Reagens nebst dem Vitriolöle bey Weinproben dienlich seyn könne, werden wir bald sehen.

Bey meinem Versuche schränke ich mich vorzüglich auf Bley und Eisen ein, da Kupfer nicht nur selten in Wein angetroffen wird, indem sich metallisches Kupfer schwer, ohne Wärme und ohne abwechselnden Luftzutritt, in vegetabilischen Säuren auflöst, sondern auch, weil eine sehr kleine Menge Kupfer nie als langsames Gift wirkt, und diesen Namen dann nie verdient, in größere Menge aber leicht dem Geschmacke auffält, durch seine Brechen und Purgiren erregende Kraft merklich |
wird, und durch flüchtiges Laugensalz[1] sowohl, auch durch seinen rothen metalli- 298
schen Niederschlag auf ein eingehängtes blankeingefeiltes Stückchen Eisen leicht zu erkennen ist.

Der andern Metalle, die noch ungleich seltener im Wein zu suchen sind, erwähne ich gleichfalls nicht, da sie noch weiter von meinem Gegenstande entfernt sind.

Alle Versuche wurden beym 55° Grade nach Fahrenheit angestellt. Das Wasser war destillirtes, der Wein fünfjähriger weißer.

1) Luftvolles mineralisches und vegetabilisches Laugensalz trübte eine Auflösung eines Grans Bleyzucker in 32 Unzen Wasser merklich stärker, als kaustisches fixes und flüchtiges: der Niederschlag war weiß und leicht, und fiel erst nach 12 Stunden völlig zu Boden; ein Umstand der seine Anwendung zu unserm Behufe erschwert.

2) Eben dies beobachtete ich bey einer Auflösung eines Grans Bleyzucker in 32 Unzen Wein, nur daß die Trübung nicht so sichtlich war, und der Bodensatz nach etwas längerer Zeit abgesetzt ward.

---

1 Im Original heißt es „Lugensalz".

3) Ich lösete einen Gran Bleyzucker in 20 Unz. Wasser auf, und gos eine Auflösung des vitriolisirten Weinsteins zu, und alles blieb helle, eben so helle, als auf Zutröpfelung mehrerer Tropfen Vitriolöhls.

4) Ich lösete in 8 Unzen Wasser einen Gran Bleyzucker auf, und der vitriolisirte Weinstein zeigte keine, Vitriolöhl aber eine so unmerkliche Trübung, daß sie blos
299 von einem scharfen Auge | nach einer Stunde einigermaassen wahrgenommen werden konnte. Ich werde also kaum irren, wenn ich annehme, daß bey obgedachter Lufttemperatur ein Gran Bleyvitriol in 20 Unzen destillirtem Wasser aufgelöst wird, folglich auch in eben soviel Weine.

5) Ich lösete in 15 Unzen Wasser einen Gran Bleyzucker auf, und Glaubersalz nebst vitriolisirten Weinsteine äußerten einige Weißtrübung, die auf etliche Tropfen Vitriolöhl viel sichtlicher ausfiel. Binnen einer Stunde war der Bleyvitriol völlig zu Boden gesunken.

6) Eben dies ereignete sich bey einer ähnlichen Auflösung in Weine; nur fiel die Trübung etwas weniger in die Augen, auch brauchte der Niederschlag etwas längere Zeit zum völligen Niedersinken.

7) Ein brauchbarer, kenntlicher Niederschlag entstand auf 2 Tropfen Vitriolöhl in 12 Unz. Wein getröpfelt, worin ein Gr. Bleyzucker enthalten war.

8) Ich lösete 1 Gran Bleyzucker in 32 Unzen Wasser auf, und gos zwey Tropfen kräftige, selbst bereitete, Gallapfelessenz (aus 1 Unze levantischer Galläpfel und 4 Unzen des stärksten Weingeistes, in der Kälte) dazu; es erfolgte eine stärkere Weistrübung, als auf mineralisches Laugensalz im Versuche N. 1. Die Wolke war eben so leicht und setzte sich sehr langsam nieder.

9) Ich lösete einen Gran Eisenvitriol in 32 Unzen Wasser auf, und einige Tropfen Galläpfelessenz färbten es binnen einer Stunde ganz schwarz.

10) Ich lösete eben so viel Eisenvitriol in 64 Unzen Wasser auf, und diese Essenz färbte
300 es bin- | nen einer Stunde zu einem Blaugrün, das sich ins Dunkelpurpurfarbige zog.

11) Eben dieß erfolgte bey einer ähnlichen Auflösung im Weine, nachdem ich einige Tropfen zerfloßenes Weinsteinsalz bis zur Sättigung der Weinsäure hinzugegossen hatte.

12) Zwey Unzen Wein, worin 1/30 Gran Bleyzucker aufgelöst war, wurden durch zwey Theelöffel voll mit Schwefelleberluft gesättigten Wassers braungelb gefärbt. Vier Tropfen Vitriolöhl nach und nach hinzugegossen, nehmen diese Verdunklung nicht nur hinweg, sondern vertieften sogar die Farbe.

13) Zwey Unzen Wein, worin 1/30 Gran Eisenvitriol aufgelöset war, wurden durch zwey Theelöffel voll dieses Leberluftwassers olivengrün ins bläuliche schillernd; (von merklich dunklerer Farbe, als das Bley im Versuche N.12). Ein Tropfen Vitriolöhl zerstörte augenblicklich alle Farbe, der Wein bekam seine natürliche Helle und sein voriges Ansehn wieder.

14) Zwey Unzen Wein, mit 1/15 Gran Bleyzucker geschwängert, wurden durch Leberluftwasser gefället dunkelbraungelb. Ein bis vier Tropfen Vitriolöhl hinzugegossen vertiefte die Farbe und vermehrte die Dunkelheit dieses Gemisches.

15) Zwey Unzen mit 1/15 Gran Eisenvitriol geschwängerten Weins ward durch Leberluftwasser schwärzlich olivengrün. Ein Tropfen Vitriolöhl aber stellte dem Weine seine natürliche Farbe wieder her, die Trübung verschwand. |

301 16) Zwey Unzen Wein mit einem Grane Bleyzucker vergiftet, bekam durch Leberluftwasser schnell eine Menge braunschwarzen Niederschlags; die darüberstehende Flüßigkeit war auch braun. Vier und mehrere Tropfen Vitriolöhl machten keine Aenderung.

17) Zwey Unzen Wein, worinn ein Gran Eisenvitriol aufgelöset, und durch Leberluftwasser Dinte, (ohne merklichen Bodensatz,) geworden war, ward auf Hinzutröpfelung eines Tropfens Vitriolöhl wasserhell.

18) Zwey Unzen Wein mit zehn Gran Eisenvitriol geschwängert, und durch Leberluftwasser präzipitirt, ward durch zwey Tropfen Vitriolöhl in einer Minute so hell als reiner Wein, durch weniger davon nicht.

Man kann annehmen, daß in einem Grane Bleyzucker, zwey Drittheil Gr. Bley vorhanden ist.

Der zu den Versuchen angewannte Wein ward weder durch Minerallaugensalz, noch durch kaustische Laugensalze, noch durch Vitriolöhl oder seine Neutralsalze, noch durch Gallapfelessenz, noch durch Schwefelleberluft im mindesten geändert.

Das mit Schwefelleberluft gesättigte Wasser war nach der in einem Buche von der Arsenikvergiftung angegebnen Art*

* Hieraus sowohl, als auch aus der Versicherung, daß dieser lehrreiche Aufsatz des H. Verf. schon lange in meinen Händen sey, erhellet, daß Hr. Fourcroy, nach der unten vorkommenden Nachricht, nicht einziger, sondern höchstens nur gleichzeitiger, Erfinder der Anwendung von Leberluft zu Weinproben sey. C.

verfertigt. |

Um mich nun zu überzeugen, ob die übrigen Säuren ebenfalls den mit Leberluft **302**
entstandenen Eisenniederschlag auflösen, den Bleyniederschlag aber gleichfalls wie die Vitriolsäure unberührt lassen würden, stellte ich (um die zwey hier nöthigen Reagentia in eins zu schmelzen und so die Untersuchung zu erleichtern und zu vereinfachen,) mehrere Versuche an, worunter ich aber nur eines einzigen erwähne, der der brauchbarste scheint.

Ich sättigte das Leberluftwasser noch mit Weinsteinrahm, so viel sich bey 55° darin auflösen wollte und versuchte damit verschiedene Auflösungen des Eisenvitriols im Weine nieder zu schlagen im Verhältnisse wie 1 : 30000. bis zu 1 = 100. Alle blieben ungefärbt. Gleiche Versuche wurden mit Bleyauflösungen in Wein, ebenfalls in Verhältnissen wie 1 : 30000 bis zu 1 : 100, angestellt. Die Niederschläge erfolgten in ihren verschiedenen Abstuffungen nach Maaßgabe des verschiedenen Bleygehalts, völlig wie mit säurefreyem Wasser, mit Schwefelleberluft gesättigt.

Die Flüßigkeit mus stark mit Kupfer geschwängert seyn, wenn Leberluft merklich drauf wirken soll. In 15 Unzen mus wenigstens ein Gran Kupfer zugegen seyn; und denn bewirkt das flüchtige Laugensalz schon selbst sichtbar eine blaue Farbe.

Will man demnach untersuchen, ob Wein ein von Eisen verschiedenes Metal oder dieses und Eisen zugleich enthalten, so nimmt man eine starke Flasche, in die etwas mehr als ein Pfund geht, schüttet ein Gemisch von zwei Quentchen
trokner | Kalkleber und sieben Quentchen fein gerieben Weinsteinrahms hinein, **303**
füllet dann die Flasche bis an den Hals mit sechzehn Unzen Flußwasser an, propft sie mit einen guten*

* Nichts verfliegt leichter, als Schwefelleberluft.

Stöpsel zu, schüttet alles 10 Minuten lang wohl untereinander, und läßet denn das trübe Gemisch sezzen. In etlichen Minuten liegt das Unauflösliche am Boden und die drüber stehende milchichte Flüssigkeit ist das saure mit Leberluft gesättigte Wasser zu unserm Behufe.

Die trockne Kalkleber bereitet man durch 12 Minuten langes Weisglühn eines Gemisches gleicher Theile Austerschalen und Schwefel, beides in Pulver: das erhaltene weisgraue Pulver ist unsre Leber, die man in einem wohl verstopften Glase Jahre lang unverändert aufbewahren kann, da sie nicht feucht wird. Ein Vorzug der sie brauchbarer, als alle übrige Lebern, zu unserm Behufe macht.

Giest man nun einen Eslöffel voll dieses milchfarben sauren Leberluftwassers in vier bis sechs Loth eines zu untersuchenden Weines, so wird ein mehr oder weniger brauner Niederschlag erfolgen, je nachdem mehr oder weniger Bley*

* Da sich mehrere Metalle ausser dem Bley dunkelfarbig niederschlagen, und dann, so wenig wie Bleyniederschlag, von einigen Tropfen Säure wiederauflösbar sind, (namentlich Kupfer, dessen Niederschlag durch Leberluft wenig an Farbe von dem Bleypräzipitate abweicht, und durch mehrere Tropfen Vitriolöhl nicht im geringsten wieder zerstöhrt werden kann) so kann jeder Wein, der einen dunkelfarbnen, in Säuren nicht wieder auflösbaren Niederschlag auf Wasser mit Leberluft gesättigt, bildet, gerade hin für schädlich und weitläuftigerer Untersuchung würdig geachtet werden, da, das Eisen ausgenommen, alle andre Metallauflösungen in einem täglichen Getränke nicht ohne Nachtheil genossen werden können.

304 darin | vorhanden war. Bleibt der Wein aber hell, und von gleicher Farbe, wie zuvor; so ist kein Blei, auch kein anders Metall*

* So allgemein dies gesprochen scheint, so wird man es doch von Spießglanz, Silber, Quecksilber, Kupfer, Zinn, Wismuth, in der Erfahrung gegründet finden; weiter erstrecken sich meine Versuche nicht; ich glaube auch, daß wir weitere Untersuchung zu diesem Behufe aus bekannten Gründen nicht nöthig haben. Vorbenannte Metallniederschläge (mit Leberluft) lösen sich nehmlich nicht wieder in einer solchen Menge Säure auf, die für die im Niederschlag vorhandene Metallmenge (im ungebundnen Zustande) hinreichend seyn würde. Denn ob einzelne Grane solcher Niederschläge nicht in einer Drachme kochender Salpetersäure auflösbar seyn möchten, davon ist hier nicht die Rede. Arsenik unter den übrigen Metallen allein, (wenn es erlaubt ist, eine solche Weinverfälschung sich nur zu denken) läst seinen durch Leberluft entstandenen Niederschlag (Operment) zwar auf einige Tropfen Säure leichter zu Boden sinken, aber auch wieder in nicht gar grossen Menge Säure wieder auflösen (vielleicht weil er hier mehr als Salz denn als König mit Schwefel vereinigt ist); aber diese Auflösung ist von so kenntlicher wiewohl durchsichtiger Opermentfarbe, daß er mit jener Wiederauflösung des Eisenniederschlags durchaus in keine Collision kommen kann, andrer Quellen seiner Unverkennbarkeit nicht zu gedenken.

305 darin, es müste denn Eisen seyn, welches etliche Tropfen Gallapfelessenz, | auf obige Art bereitet, binnen etlichen Minuten darthun worden, höchstens binnen einer Stunde, wenn der Eisengehalt sehr gering (1 : 30000 bis 1 : 40000) ist. Der Wein nimmt nehmlich nach und nach eine stahlgraue ins Purpurfarbne sich ziehende Farbe an, wenn wenig, oder wird schwarz, wie Dinte, wenn viel Eisen darin war.

Deutet diese Probe mit dem weinsteinsauren Leberluftwasser auf sehr wenig Bley, und man will gleichwohl auf eine leichte Art die Menge desselben bestimmen; so kocht man eine bestimmte Menge Wein bis zum vierten oder achten Theile ein, läßet ihn verkühlen, seihet ihn durch, wenn er trübe ist, und tröpfelt so lange Vitriolöhl hinein, bis er sich nicht weiter weißtrübt. Man wiegt den getrockneten Niederschlag, addirt die in der Flüßigkeit aufgelöst gebliebne Menge Bleyvitriols dazu, und macht die Rechnung. 143 Gr. solchen Niederschlags (Bleyvitriols) beweisen 100 Gran metallisches Bley, nach Bergmann. In jeden 20 Unzen Flüßigkeit bleibt ein, mit in Anschlag zu bringender, Gran Bleyvitriol aufgelöst zurück.

Etwas über die Galle und Gallensteine*

Ich nahm frische Ochsengalle zu den Versuchen und die Hauptsächlichsten wiederholte ich bey einer Unze frischer Galle aus einem bey bester Gesundheit erschossenen Manne. 296

Sie ließ sich mit destillirtem Wasser gleichförmig vermischen, und zur hellen Flüssigkeit verdünnen.

Auflösungen des Kochsalzes im destillirten Wasser, des Salmiaks und Fiebersalzes trübten diese verdünnte Galle und schlugen einen lichtbraunen Satz nieder (ich nenne ihn Koagulum); doch Kochsalz am wenigsten.

Auflösungen des Glaubersalzes, des Ebsomsalzes, des Vitriolweinsteins und Salpeters schlugen noch häufigeres Koagulum von gleicher Natur nieder; letztere beyden Salze am meisten. |

Auch Minderer's Geist bewirkt einen solchen Niederschlag, in etwas geringerer 297
Masse.

Alle Säuren – am häufigsten, unter allen Mediums, die Essigsäure, schlagen dieses Präcipitat nieder.

Alle diese durch genannte Salze bewirkten und von Wäßrigkeit abgesonderten Niederschläge (C o a g u l.) werden durch die gedachten Salze und Säuren (nur die konzentrirten Mineralsäuren ausgenommen, welche das Koagulum aber durch zugesetztes Wasser wieder fallen lassen) nicht wieder aufgelöst; eben so wenig durch viel destillirtes Wasser; es wird darinn nur fein gemischt, hinzukommende Hitze trennt es wieder davon.

Nur durch versüste Säuren und durch Weingeist wird das Koagulum aufgelöst. Von letzteren jedoch so, daß ein Theil (etwa ein Zwanzigstel des aufgelösten Koagulums) unaufgelöst zu Boden fällt. Dies Präcipitat nenne ich Gluten.

Ungeachtet Salmiakauflösung eben so wenig als Hirschhornsalz oder Salzgeist einzeln das Koagulum auflösen, so geschieht es doch vom Salzgeiste, welcher so eben mit ganz kaustischen Salmiakgeiste ist gesättigt worden. Das Kaustikum scheint hiezu etwas beyzutragen. Weingeist jedoch, noch mehr aber Weingeist[1] mit Essig gemischt, schlagen den grösten Theil des Koagulums daraus wieder nieder. Nicht aber fixe Luft.

Minderers Geist mit kaustischem Salmiakgeiste bereitet, löset vom Koagulum fast gar nichts auf. |

Blättersalz (geblätterte Weinsteinerde), auch mit Wasser verdünnt, löset das Koagulum ohne Rückbleibsel auf; ohne daß Weingeist, Wasser, Säuren oder andre Mittelsalze etwas daraus niederzuschlagen im Stande wären. 298

Weingeist schlägt aus der verdünnten und unverdünnten Ochsengalle das Gluten nieder, häufiger noch aus der Menschengalle. Ist es zu Boden gefallen und der Weingeist aus der hellen Flüssigkeit wieder (durch Hitze) vertrieben, so wird das Koagulum daraus noch durch alle Mittelsalze und Säuren, von denen ich diese Eigenschaft bemerkt habe, häufig niedergeschlagen. Letzteres Koagulum ist nun vom Gluten frey.

Das durch Weingeist gefällte Präzipitat (Gluten) ist sehr zähe und kömmt, wenn es getrocknet worden, den Gallensteinen der Brandweinsäufer sehr nahe. Es läst sich durch Wasser nicht auflösen, auch nicht durch Mittelsalze oder Säuren, die das Koagulum zu fällen im Stande sind.

---

* [Crells] Chem. Ann. (1788), 3. Bd., 10. St., 296–299.

1 Im Original heißt es „Weistgeist".

Starker, genau versüster Salpetergeist löset dieses Gluten unter den versüsten Säuren am häufigsten auf. Aber stark mit Wasser verdünnt, wird die Auflösung trübe, und sie läst es allmählig wieder niederfallen. Sehr mit Wasser verdünnter versüster Salpetergeist löset deshalb das Gluten nicht auf; eben so wenig, als die andern verdünnten süßen Säuren es thun können.

Die Auflösung des Glutens in Salpetergeist, vom vielen zugemischten Wasser
299 völlig getrübt, | wird sogleich wieder durchsichtig helle, wenn etwas Blättersalz zugesetzt wird.

Blättersalzauflösung (liquor terr. fol. tart.) löset allmählig das Gluten in grosser Menge auf; zugesetztes Wasser kann nichts daraus niederschlagen; eben so wenig als die andern Mittelsalze, oder die Säuren; selbst Essig und Weingeist nicht.

Blättersalzauflösung und versüster Salpetergeist lösen, gemischt, das Gluten in geschwinderer Zeit auf, als erstere allein. Beyde Auflösungsmittel verhalten sich eben so gegen die Gallensteine der Brantweinsäufer.

Man wird einsehn, daß diese Versuche therapeutische Absichten hatten. So wenig sie zur chemischen Vollkommenheit führten, so glaube ich doch, sie geben Winke; daß die Konkremente in der Leber und der Gallenblase verschiedener Natur seyn können, je nachdem ihre Erzeugungsursache war, und folglich abweichende Gegenmittel verlangen (geistige Flüßigkeiten gegen Unverdaulichkeit von Säuren und Mittelsalzen – Versüster Salpetergeist und Blättersalz gegen Verderbniß des Gallsystems durch Mißbrauch geistiger Dinge.) Wie sehr werden die Mittelsalze gemißbraucht! ohne daß man auch nur auf den Gedanken käme, sie könnten schaden.

Seitdem ich diese Versuche anstellete, habe ich häufige Gelegenheit gehabt, die hier angedeutete Kraft der sogenannten geblätterten Weinsteinerde praktisch bestättigt zu sehn.

Ueber ein ungemein kräftiges, die Fäulniß hemmendes Mittel*

485 Ich mache hier in kurzen Worten die vermuthliche Entdeckung bekannt, daß Silbersalpeter das gröste mir bekannte fäulnißwidrige Mittel sey. In sehr kleiner Menge (1 : 500) in Wasser aufgelöst, läst es das Fleisch nie faulen. Beitzt man etwas starke Stücken in einer etwas stärkern Auflösung vierzehn Tage lang, so darf man sie denn nur heraus nehmen, und ganz naß an eine Wärme legen, (wo Fleisch sonst in kurzer Zeit fault). Es trocknet nach und nach ein, ohne nur den allergeringsten Geruch anzunehmen. Es wird sehr hart, und Würmer berühren es nicht. |

486 Eben so erhält sich Flußwasser in allen Gefässen in jeder Wärme unversehrt, wenn man einen sehr kleinen Theil (1 : 100000) darin auflöst, und es vor dem Sonnenscheine verwahrt. Es scheint im Skorbut Dienste leisten zu können, und zum gewöhnlichen Getränk völlig unschädlich, wie ich selbst versucht habe. Will man dennoch den Silbersalpeter heraus haben, ehe man es trinkt, so darf man nur etwas Kochsalz darin auflösen, und in das Gefäß Tageslicht, (noch besser,

* [Crells] Chem. Ann. (1788), 3. Bd., 12. St., 485–486.

Sonnenschein) einfallen lassen; und das schwarze Pulver wird sich, so wenig es auch ist, völlig zu Boden legen.

Der faule Geruch, und das üble Ansehn alter Schäden wird von einer verdünnten Auflösung (1 : 1000) in der kleinsten Zeit vertrieben. Ich habe in diesem Falle viel guten Nutzen davon gesehn.

Auch in der fäulichten Bräune habe ich ein Gurgelwasser dieser Art ungemeine Dienste thun sehn; auch in Mundgeschwüren vom Misbrauch des Quecksilbers.

Die stärkenden und trocknenden Eigenschaften der Silbersalpeterauflösung sind ungemein.

Vorrede*

Ich beabsichtete durch dieses Buch, eine gesunde Theorie und eine geläuterte Behandlung vorliegender Krankheiten dem praktizirenden Publikum geläufiger zu machen. [o. S.]

Hunter, Schwediauer, Hecker, André, Simmons, Peyrilhe, Falk, und einige andre genante und ungenante, ältere und neuere Verfasser haben mir dargereicht, was ich theils nicht hatte, theils nicht in der Ordnung hatte. Ihre Namen oder Bücher habe ich schuldigst genant.

Ich hoffe deshalb nicht überflüssig zu seyn, weil zu dem Gebäude nicht blos Schwellen, Hauptbalken und Säulen, sondern auch Riegel und Streben, nicht blos Werkstükken, sondern auch Füllsteine und Zwikkel gehören; glüklich, wenn sie passen. |

Es ist ein auf alle Weise kizliches Unternehmen, ein neues Arzneimittel vorzuschlagen, oder ein wenig bekantes oder verfallenes wieder in Ansehn zu sezzen. Der Urheber mus theils ein hohes Gepräge von Wichtigkeit an sich tragen, theils ohne allen Verdacht niedriger Nebenabsichten seyn. [o. S.]

Fehlt mir das erstere, so bin ich doch wegen des leztern ausser Sorge. Ich gebe die genaue Beschreibung eines vortreflichen Arzneimittels. Jeder, der andre chemische Arzneien verfertigt hat, kan diese ohne Bedenken, des sichern Erfolgs gewis, bereiten; ich verheimliche ihm keine Zuthat, keinen Handgriff. Die Vortreflichkeit des Mittels lehrt schon die Natur der Sache, und meine und meiner Bekanten Erfahrungen, die gleichen Nuzzen von diesem Mittel sahen, bestätigen sie. Wer ein besseres weis, dem steht frei es bekant zu machen und dem meinigen vorzuziehn.

Wenn ich es das meinige nenne, so will ich blos damit sagen, daß ich eine reinere sichrere Bereitung desselben, als meine Vorgänger, und die Vorsichtsregeln seines Gebrauchs und seine Wirkungsart bestimter lehre; nicht deswegen, weil noch nie jemand auf einen Gedanken gekommen wäre, etwas Aehnliches anzuwenden.

Ein dem auflöslichen Queksilber sehr ähnliches Präzipitat (Praecipitatum mercurii carnei coloris, qui ex solutione mercurii | vivi in aqua forti paratur, affuso volatili urinae spiritu[1]) wendete, meines Wissens, zuerst (1693) Gervaise Ucay innerlich gegen Lustseuche mit dem besten Erfolge (mit gleichen Theilen vor sich verkalkten Queksilbers und etwas Honig zu Pillen gemacht – Gabe, zwei bis drei [o. S.]

---

* In: Unterricht für Wundärzte über die venerischen Krankheiten, nebst einem neuen Queksilberpräparate. Leipzig 1789, o. S.

1 „Ein Niederschlag von fleischfarbenem Quecksilber, das aus einer Lösung von lebendigem Quecksilber in kräftigem Wasser bereitet wird, unter Hinzugießen von flüchtigem Harngeist."

Gran täglich etliche Mal gegeben) an. Man sehe dessen Traité de la mal. ven. Toulouse 12°. 1693. Chap. 9. wiewohl das Präparat so rein von Turbith und weissem Präzipitate wohl eben nicht gewesen seyn mag.

Dies heilsame Mittel kam jedoch nachgehends wieder völlig in Vergessenheit, bis in den ganz neuern Zeiten mit der Vervolkomnung der Scheidekunst auch ähnliche Queksilberzubereitungen ersonnen wurden; ohne daß man jedoch sagen könte, ihr Gebrauch wäre in einiges Ansehn gekommen, blos etwa Blacks pulvis cinereus ausgenommen. Vorliebe fürs Alte, obgleich Nachtheilige und Unkräftigere, vereinigt mit nicht kleinen*

* Die vielen betrognen Hofnungen von neuern antisyphilitischen Wundermitteln, welche ihre marktschreierischen Verkäufer mit Trompetenschalle verkündigten und zum Vortheile ihres Beutels geheim hielten, machten wohl vorzüglich die praktischen Aerzte scheu. Sie sahen die gepriesnen Wirkungen von diesen theuern Arkanen nicht, oft nachtheilige; und die Entdekkung ihrer Mischung zeigte oft ein schon längst bekantes Queksilberpräparat.

[o. S.] Vorurtheilen | gegen Alles, was neu und unversucht an Queksilberbereitungen oder andern Mitteln gegen die venerischen Krankheiten genant werden kan, bestimte die Praktiker, leztere nicht des Versuchs zu würdigen, sondern lieber beim Kalomel, dem Sublimate und der Neapelsalbe zu bleiben.

Doch liefern uns die neuesten Apothekerbücher Mittel, welche grosse Aehnlichkeit mit meinem Mittel haben, und wohl hie und da in Gebrauch mögen gezogen worden seyn.

So ist das durch flüchtiges Laugensalz aus Salpetersäure gefällte Queksilberpräzipitat, Pulvis mercurii cinereus E. Turpethum album O. Mercurius praecipitatus dulcis O. ferner das durch geistiges flüchtiges Laugensalz aus eben der Säure gefällte Turpethum nigrum, oder Mercurius praecipitatus niger. Auf leztere Art bereitete ich mein Präparat lange, bis ich seine Unvolkommenheiten durch unten folgende Aenderungen verbesserte.

Dr. Black wird für den Erfinder*

* Gervaise Ucay, wie gesagt, bereitete es längst vor ihm zu dieser Absicht.

des pulvis mercurii cinereus ausgegeben, welches er folgendermasen zu machen lehrt. „Man nehme schwache Salpetersäure und Queksilber gleiche Theile, mische
[o. S.] beides und lasse es auflösen, verdünne es mit reinem Wasser, | sezze Salmiakgeist bis zur völligen Abscheidung des Queksilbers hinzu, wasche das Pulver mit reinem Wasser und trokne es.“

Ich erwähne des mercurius praec. fuscus Wuerzii als eines aus Scheidewasser durch Potaschenlaugensalz bereiteten Niederschlags ebenfals nur, weil es einige Aehnlichkeit mit dem meinigen hat.

Alle Bereiter der genanten Mittel suchten ein reines, von korrosivischen Säuren, vorzüglich von der Vitriol- und Salzsäure, freies, kalkförmiges Queksilber, des Nachtheils vom weissen Präzipitate und Turbithe versichert; wir wollen sehen, ob sie ihre Absicht erreichten.

Zur Salpetersäure wird nie der gereinigtste Salpeter genommen; was ihn verunreinigt, sind salzsaure erdige oder Neutralsalze. Selbst der gereinigtste ist nicht davon frei. Läst man in diesen (es heise Scheidewasser oder Salpetergeist) das Queksilber auflösen, so geschieht es, die Auflösung zu beschleunigen, gewöhnlich auf warmem Sande. Hier trübt sich zwar die Flüssigkeit anfänglich weis, aber bald wird alles wieder helle, das ist, der gebildete weisse Präzipitat wird in der Salpetersäure dergestalt aufgelöst erhalten, daß selbst die Verdünnung mit Wasser nicht, sondern blos ein laugensalziges Niederschlagsmittel ihn fällen kan. Schlägt man dann mit Hülfe irgend eines Laugensalzes das Queksilber aus dieser Feuchtigkeit nieder, so fällt zu- | gleich der nun frei gewordne weisse Präzipitat nieder und verunreinigt den Niederschlag mit einem sehr giftigen Arzneimittel in nicht geringer Mase. [o. S.]

Man nehme eins der genanten Queksilbermittel, schütte es in ein Arzneiglas von einiger Gröse, stelle es in eine mit Sand gefüllte Kapelle, daß es fast umgekehrt aber dergestalt schief zu stehn komme, daß das Pulver auf der Seite liege; der Hals des Glases aber völlig im heisen Sande stehe, und der Theil des Glasgewölbes, worin das Pulver liegt, völlig im Sande ruhe; man gebe dann almälig verstärktes Feuer und es wird sich eine weisse Rinde im emporstehendsten Theile des Glases anlegen, zum Theil äzender Sublimat, zum Theil versüstes Queksilber; als in welche beiden Präparate sich der weisse Präzipitat bei der Sublimazion zu trennen pflegt. Das Gewicht beider wird die Menge des im Queksilbermittel enthaltenen weissen Präzipitats bestimmen, und jeder wird sich leicht von der Richtigkeit meiner Behauptung überzeugen. Wolte man gefälltes und wieder übergetriebnes Scheidewasser zur Bereitung nehmen, so würde man zwar sichrer fahren, aber doch das Mittel vertheuern. Aber auch dies wäre nicht hinreichend, es von Vitriolsäure zu befreien.

Da das gewöhnliche Salpetersaure durch Zwischenkunst des gemeinen Vitriols aus dem | Salpeter getrieben wird, so ist es sehr häufig mit Vitriolsäure vermischt. [o. S.] Es müste zuerst über frischem Salpeter rektifizirt werden, ehe man es durchs Fällen und Wiederübertreiben vollends zu reinigen suchte, welches das Auflösungsmittel noch mehr vertheuern würde. Wer kan sich bei so umständlichen Vorschriften auf die Folgsamkeit gewinsüchtiger Apotheker verlassen?

Ich gehe zu dem Niederschlagsmittel über, welches an sich sehr gleichgültig seyn würde (es heise flüchtiges oder festes Laugensalz oder säuredämpfende Erde) wenn es nur ganz rein wäre.

Die gewöhnliche Kreide, der Marmor, die Austerschalen, liefern gebrant und zu Kalkwasser aufgelöst, ein in vielen Fällen sehr gutes Niederschlagsmittel. Hier aber mus man die Bemerkung machen, daß sie alle drei, Produkte aus dem Meere, folglich, wie auch die Versuche lehren, mit Salzsäure verunreinigt sind.

Gewöhnliches fixes Laugensalz ist gröstentheils aus der Potasche gezogen, welches in vielen Fällen einen Antheil an Vitriolsäure (oft durch die Hand der Verfälschung dazu gebracht), am meisten aber Digestivsalz, auch wohl gewöhnliches Küchensalz enthält. Das zur Reinigung gewöhnlich angewendete Wasser trägt nicht wenig zu dieser Verunreinigung bei. |

Das von Weinstein gebrante Laugensalz würde weit tauglicher dazu seyn, wenn [o. S.] reiner roher Weinstein gebrant und das Salz daraus mit destillirtem Wasser ausgezogen würde; aber auch dieses hat den Nachtheil, daß es zu viel fixe Luft enthält, und während es mit Wasser verdünt, den Queksilberkalk aus der Salpetersäure niederschlagen soll, denselben zum grösten Theile wieder auflöst.

Gleichen Nachtheil von der Uebermenge der Kreidensäure hat das trokne flüchtige Laugensalz und der gewöhnliche Salmiakgeist. Der kaustische Salmiakgeist aber, und der mit Weingeist übergetriebne besizzen zwar diesen Fehler nicht, sie enthalten aber beide, so wie das trokne flüchtige Laugensalz und der gewöhnliche wässerige Salmiakgeist einen nicht geringen Antheil an Salzsäure; wie man erfährt, wenn man sie mit Essigsäure sättigt und mit Silbersalpeter oder Silbervitriol versucht, wo sich Hornsilber niederschlägt.

Das zur Verdünnung nöthige Wasser ist nicht gleichgültig. Das aus Brunnen ist fast stets mit Kochsalz geschwängert und taugt zu dieser Absicht nicht. Auch manches Quelwasser ist davon nicht frei.

Man weis, daß auf die Reinigkeit des Queksilbers nicht wenig ankömt, wenn man nicht Blei und Wismuth in der Mischung haben will. Das blose Uebertreiben des ver- | dächtigen Metals ist nicht hinreichend; es geht noch viel von den zuge- [o. S.]

sezten Metallen mit über. Noch weniger taugt die blose mechanische Reinigung, wenn man es durch Leder drükken will; ein guter Zusaz an Wismuth verdünt das Blei im Queksilber so stark, daß es gleichfals mit hindurch geht. Weit besser ist die Wiederlebendigmachung aus Zinober, besonders dem in Broden, welcher mit Potasche, Kalk, oder Eisenfeile gemischt übergetrieben und so das reine Queksilber daraus abgeschieden wird.

Wenn eine gesättigte Auflösung des käuflichen Queksilbers in Scheidewasser, mit gleichen Theilen Wasser verdünt, mit zwei Mal so viel verdächtigen Queksilbers, als in der Auflösung ist, eine halbe Stunde lang, gesotten wird, so verliert lezteres allen Antheil an fremden Metallen, und wird eben so rein, als das aus Zinober wiederhergestellte.

Bereitung des auflöslichen Queksilbers.

Auf lezterm Wege gereinigtes Queksilber lies ich in einem tiefen Keller*

* Hatte ich noch grösere Kräfte (im Winter) so lies ich die Auflösung bei 40° Fahr. geschehen.

mit so viel, als nöthig war, Scheidewasser von der geringsten Sorte (etwa mit Thon [o. S.] übergetrieben, oder anderm,) auflösen und täglich | etliche Mal umrühren, denn der schwerste Theil der Auflösung schwimt dicht über dem Queksilber und verzögert bald seine fernere Auflösung, ohne diesen Handgrif.

Nach acht Tagen kan man der Sättigung der Säure gewis seyn; so jedoch, daß stets noch unaufgelöstes Queksilber am Boden übrig sey.

Diese Auflösung giest man hell vom Bodensazze ab und bringt sie durch Abdampfen und Anschiessen zu Krystallen, die man herausnimt und genau abtröpfeln läst; man troknet sie auf einem Fliespapiere und löst sie, wenn sie trokken sind, in so wenig als möglich reinem Weingeiste auf. Die Auflösung wird allen noch übrigen Antheil an Turbith und weissem Präzipitate vollends fahren lassen. Man filtrit sie, und wendet sie zur fernern Bereitung an.

Das Niederschlagsmittel wird dergestalt bereitet, daß man rein abgewischte Eierschalen eine Viertelstunde lang glühen läst. Dann löscht man sie, wie lebendigen Kalk, mit destillirtem Wasser und hebt das entstandene Pulver in einer wohlverstopften Flasche auf.

Wenn man das auflösliche Queksilber bereiten will, nimt man ein Pfund des gelöschten feinen Eierschalenkalkpulvers und rührt es in ein hohes neues Fas mit 600 [o. S.] Pfund destillirtem 100 bis 150° warmen Was- | ser angefüllt, etliche Minuten lang, bis man der bestmöglichsten Auflösung gewis ist.

Nach einer Viertelstunde Ruhe eröfnet man den zwei Zoll vom Boden entfernten Zapfen, und läst das ganz reine und helle Kalkwasser (wenn man will, noch durch ein aufgespantes wollenes dichtes Tuch) in ein gleichfals neues oder blos dazu gebrauchtes hohes Fas von gleicher Gröse laufen, welches aber inwendig sehr eben und glatt seyn mus.

In dieses helle Kalkwasser giest man ohne Verweilen und unter beständigem Umrühren eine Menge jener Queksilberauflösung, worin sich zwei Pfund Metall in Auflösung befinden.

Die schwarze Flüssigkeit sezt sich bald. Man zapft das helle Wasser herunter, spült den schweren schwarzen Saz rein mit destillirtem Wasser heraus in Einmachgläser, läst es Tag und Nacht sich sezzen, giest das Wasser herunter, rührt eben so viel, als das abgegossene beträgt, frisches destillirtes Wasser darunter, läst es abermals sich völlig sezzen, giest es ab, sezt die Gläser in hinreichend grose Kochtöpfe (die Höhlungen dazwischen mit Asche oder Sand ausgefüttert) und bringt sie in einen blos noch warmen (200°) Bakofen, so lange bis der Saz völlig trokken ist; geschwinder kan man ihn auf weissem Papiere ausgebreitet auf Eisenblechen über gelindem | Kohlenfeuer almälig troknen, so daß das Papier unversengt bleibt. [o. S.]

Dieses dunkel schwarz graue Pulver ist das auflösliche Queksilber, welches ich deshalb so benenne, weil es sich selbst in jeder animalischen und vegetabilischen Säure und in Wasser mit fixer Luft geschwängert, wenn es wohl bereitet ist, volkommen auflöst; auch im Magensafte ohne Verzug, wie die schnelle Wirkung zum Merkurialfieber jeden Praktiker lehren wird.

Lockowiz, bei Dresden den 29. Sept. 1788.

Eben da ich die Feder niederlege und mein Buch unter die Presse schikken will, kömt mir Girtanners Werk (Abhandlung über die venerische Krankheit von Christoph Girtanner, 8. Goettingen, Dietrich 1788.) in die Hände, eine mir angenehme Erscheinung. Er hat seinen Plan, seine Sache durchdacht. Es freute mich, daß er Hamiltons vortrefliche Kur des Trippers sich der Hauptsache nach eigen gemacht und die unvernünftige bisherige Behandlungsart in das gehörige Licht stellt, die vorurtheilige Befürchtung einer Stopfung nach so geschwind geheilten Trippern und die Versezzung der Trippermaterie bei der sympathischen Chemosis bestreitet, Unterscheide unter den Nachtrip- | pern angiebt, die Abweichung des venerischen von den übrigen weissen Flüssen, und der skrophulösen von der venerischen Drüsengeschwulst bestimt, und den Abszes der leztern so kräftig vermeidet; es freute mich, daß er einsieht, daß das antivenerische Metall durchaus nicht ohne vorherige Umstimmung durch die gegenwirkenden Kräfte des thierischen Verdauungs- und Assimilazionsvermögens, d. i. etwa durch blose Berührung oder chemische Verwandschaft, das venerische Gift zerstöre; es freute mich, daß er die Schädlichkeit des äzenden Sublimats, jenes unvorsichtig vergötterten Giftes, so lebhaft fühlt, die stärkende Behandlung der meisten dieser Kranken vor, während und nach der Queksilberkur so stark empfiehlt und die französische Schwächungskur aus seinen Vorschriften grossentheils wegläst, und daß er die Schädlichkeit aller vermehrten Ausleerungen bei der Merkurialkur so überzeugend darthut; es freute mich, daß er den Unsinn der sogenanten verlarvten venerischen Krankheiten so schön entlarvt und die Vorbauungsmittel der Anstekkung in ihr Nichts zurükwirft; es freut mich daß er die Anstekkung des Kindes durch den Samen und in Mutterleibe, so wie durch die Milch der Amme aus Erfahrung widerlegt und das Kind selbst mit dem antisyphilitischen Metalle behandelt wissen will – alles Säzze, die den ausgebreitetsten Einflus auf das Wohl der Menschheit haben. | [o. S.]

Wie oft hatte ich den Beitritt eines wichtigen Arztes über diese Punkte gewünscht! Hoffen muste ich ihn, wenn es ausgemacht ist, daß durch praktischen Geist geleitete Beobachtungen sich endlich doch gemeinschaftlich in Wahrheit konzentriren, wie die im Umkreise auch noch so weit von einander entfernten Zirkelstrahlen in ihrem gemeinsamen Mittelpunkte. [o. S.]

Was ich noch aus Girtanner anzuführen nöthig fand, habe ich, da es im Texte nicht mehr möglich war, in die Anmerkungen stellen müssen.

Den vierzehnten Oktober 1788.

Mißglückte Versuche bey einigen angegebenen neueren Entdeckungen*

202 Wenn uns neue Versuche mit so grosser Zuverläßigkeit angekündigt werden, wie
203 unter andern Hr. Lowitz, wegen seiner Entdeckung vom | Kohlenstaube that; so
glauben wir bey den ersten Versuchen die Wahrheit selbst zu erblicken; oder wenigstens schieben wir doch zum Theil, was noch fehlt auf die Unvollkommenheit aller anfänglichen Versuche. So gings auch mir; doch daß ichs kurz fasse: ich machte nach und nach etliche hundert Proben mit allen Sorten harter und weicher Holzkohlen in fast allen nur möglichen Verhältnissen, zu braunen Salzlaugen; bey höchst abweichender Konzentrazion der leztern, bey verschiednen Graden der Siedehitze, (da die Flüßigkeit von etlichen Minuten bis zu etlichen Stunden damit gekocht wurde.) – Ich nahm vorher Proben von der rohen Salzlauge; und wenn sie mit Kohlenstaub gekocht worden war, verdünnte ich sie bis zur vorigen Stärke und verglich sie. – Ich nahm braunen Syrup, Blättersalzlaugen, Braunbier und andre braune besonders Salzflüssigkeiten zu meinen Versuchen – ich filtrirte sie nach der Arbeit oder klärte sie mit Eiweis - ich nahm sogar verkohltes Schmiedesteinkohlenpulver, auch verkohlte thierische Körper statt der Holzkohlen: – und siehe, alles, alles war nicht nur vergeblich, sondern die Salzlaugen wurden sogar bey einiger Konzentrazion (etwa 1,200–1,300) noch brauner und zäher durch alle diese Zusätze, als vor sich. Bey größerer Verdünnung sahe ich wenigstens nicht die mindeste Besserung; denn die so behandelten von Kohlenstaub geschiedenen, und dann eingedickten Laugen waren wenigstens so braun und dick als die ohne Vorarbeit abgedampf- |
204 ten. Was kann man dagegen sagen? das Natürlichste wäre mir zu antworten: – „ich könne mich geirrt haben, – Hr. Lowitz arbeitete in grossen Massen; ich hätte nur einige Kannen, einige Pfunde Lauge behandelt." Ich habe so viel Resignation, das erste willig zuzugeben; denn ich traue meiner Fähigkeit eben nicht so sehr viel zu: auch das letztere wegen der größern und geringern Probemasse ist wahr. Sollte es aber bey den übereiltesten, schielendsten Beobachtungen auch bey kleinen Masse möglich seyn, so grobe Fehler in der Arbeit allemal zu begehen; oder wenn dies nicht wäre, eine wasserhelle, farbefreye Lauge für schwarzbraunen Syrop anzusehn?

Ich gestehe, nun ruhen meine Bemühungen damit; ich glaube versichert zu seyn, Hr. Lowitz habe sich entweder geirrt*

* Die Versuche mit Brantewein fielen auch nicht günstig aus. Das blosse langwierige Schütteln ohne Kohlenstaub benimmt dem Brantewein schon den Feuergeschmack. Mit Kohlen muste ich eben so lange (etliche Tage) haben, um dasselbe zu bewirken. Den Fusel konnte ich nicht davon bringen, und der so geschüttelte Brantwein hatte einen wäßericht beißenden Geschmack, worinn sich der Geist aufgelöst zu haben schien – doch auch hier können mich meine Sinnen betrogen haben.

– oder Handgriffe oder Zusätze verschwiegen auf welche niemand durch eignes Nachdenken gelangen kann. Wie sollte aber Hr. Lowitz zu dieser Fehlsicht gekommen seyn, wenn es eine ist? Ich glaube vielleicht, weil die mit Kohlenstaub
205 gekochte Lauge am Lichte | besehen, farbefreyer deswegen auszusehen scheint,
weil sie doch allemal sehr gegen den eingemischten Kohlenstaub absticht, wenn sie auch ziemlich braun ist; dies verführte auch mich bey den anfänglichen Versuchen. Wie sehr wünschte ich, der Irrthum wäre auf meiner Seite; wie gern wollte ich, ich hätte mich gröblich geirrt! so würden wir Hrn Lowitzen eine

* [Crells] Chem. Ann. (1789), 1. Bd., 3. St., 202–207.

Entdeckung zu verdanken haben, die zuverläßig von ganz unglaublich grossen Werth wäre - Ist aber wahr, was ich durch meine vielfältigen Proben mich berechtigt halte, für Axiom zu halten; so hätte uns Hr. Lowitz auf Irrthümer geführt, und mich und Mehrere in vergebliche Unkosten gesetzt.

Der Gedanke ist zu verdrieslich: ich muß ihn durch ein Gegenstück zu verändern suchen – Hrn v. d. Ballens Angabe, Glaubersalz spielend leicht durch Kalzinazion des mit Kochsalz gemischten Vitriols im Kalkofen zu verfertigen, und so die Salzsäure, wie Spreu durch den Wind zu verjagen, ist eine grosse Idee von den vielversprechendsten Vortheilen: – wie leicht ists nun Mineralalkali zu machen, wenn man **ohne Kälte** Glaubersalz durch Vitriol und Kochsalz machen kann! Aber siehe (die Versuche die ich anstellte kosten mir vergeblich Zeit und Geld) die Angabe beruhte auf einer irrigen Theorie – es zersetzt sich bey diesem Prozesse (der wohl nur am Pulte ausgedacht ist,) nicht ein Gran Kochsalz. Die Vitriolsäure nimmt mit gröster Begierde (das thut die Salzsäure nicht) | das Phlogiston aus dem Feuer, und läst die 206
Hitze auf den Eisenkalk wirken; man spührt vom Anfange bis zu Ende bey jeden Graden der Kalzinazionswärme nichts als halbflüchtige Vitriolsäure, (etwa wie braunes, stark rauchendes Vitriolöhl riecht) kein Gedanke von salzsauern Dämpfen. Man findet das Kochsalz unversehrt in der zusammengesinterten Masse. Gibt man höchst starkes Feuer, so zerstreut sich das Kochsalz unzersetzt zum Theil in die Luft.

Die Ursach von Hrn Ballen's Fehlschluß in die Theorie scheint folgende. Eisen ist eins der wenigen Metalle, welche in wahrer Kalkform von Vitriolsäure nicht aufgelöst erhalten werden können. Im krystallisirten Eisenvitriol ist noch genau so viel Brennbares als zur Verbindung hinreicht. Sobald er aber bey dem Zutritt der freyen Luft geglüht wird, läst er sich ungemein leicht zersetzen. Hier erhält das schon halb dephlogistisirte Eisen die Feuerluft (wozu es eine so grosse Neigung hat) leicht, und gibt eben so leicht indeß sein Brennbares der Vitriolsäure, welche hiedurch halbflüchtig wird; ein vitriolsaures Gaß. Die hinzutretende Hitze befördert die Flüchtigkeit. Wie wenig Feuer hat man deßhalb nöthig, aus Eisenvitriol in offnen Gefäßen Kolkathar zu brennen! Aber wie unendlich mehr Feuer gehört zum Vitriolöhlbrennen. Bey letzterm ist kein Zutritt der dephlogistisirten Luft zum Eisenkalke möglich, blos die eindringende Hitze erhebt die nicht phlogistisirte |
schwere Säure in die Vorlage. Der Eisenkalk behält in der Retorte ihr Brennbares, 207
da er es nicht mit Feuerluft vertauschen kann. Er bleibt Kolkathar, und wird auch beym strengsten Feuer in der Retorte nicht zum englischen Roth.

Sobald nun die Vitriolsäure auf diese Art in offnen Gefäßen zu dem Mitteldinge zwischen weisem Vitriolöhle und Schwefelgeiste wird, in dem Augenblicke hört sie auf, die stärkste Mineralsäure zu seyn; sie wird bey weitem die schwächere unter ihnen. Daß sie vielleicht denn noch die Salpetersäure entbindet, rührt von der Neigung dieser Säure her, selbst der Vitriolsäure ihre Brennbares, folglich ihre Flüchtigkeit, zu rauben. Diese Neigung hat die Salzsäure nicht nur nicht, sondern sie hat die entgegengesetzte; durch Dephlogistikazion wird sie höchst flüchtig (besonders wenn Hitze dazu kömmt) aber Uebermaaß an Brennbaren macht sie so wenig flüchtig, daß sie sogar denn am heftigsten, dem sie neutralisirenden Medium anhängt. Deßhalb kann auch weißer Arsenik wohl Salpeter aber nicht Kochsalz zersetzen. Deßhalb kann man nie in einer Retorte, die nur das mindeste Rißchen hat, das Kochsalz mit Eisenvitriol zersetzen. - - Deßhalb bleibt Kochsalz von Eisenvitriol unzersetzt beym Zutritt der Luft. –

Vom Hrn D. Hahnemann in Dresden*

143 Man hat immer geglaubt, daß sich die Vitriolsäure im Schwerspathe durch langwieriges Glühen mit Brennbarem von der Erde, wenigstens zum Theile, trenne. Ich fand, daß dieß nie geschieht*.

* Von der Wahrheit dieses Satzes hat auch Hr. Prof. Knoch sich durch Versuche überzeugt. C.

Es entsteht keine freye Erde, sondern ein, in Wärme sehr leicht auflößliches Mittelsalz, welches ein Mitteldiing von schwerspathiger Schwefelleber ist: denn als letztere, bewirkt es gleich geschwefelte Metallniederschläge aus Säuren; und als
144 ersteres, krystallisirt es sich in ansehnlichen Krystallen von 14 Seiten; eine | Art von Zweckenspath, dessen beyde Endflächen sechsseitig sind. Dieses schwefelsaure Schwererdensalz läst freylich seine Erde leicht jeder andern Säure über, während daß die Schwefelsäure (aber unter Leberluftgestalt) entflieht: und daher mag es rühren, daß weil man aus dem, mit Kohlen geglüheten Schwerspathe die Erde leicht, selbst durch Essigsäure ausziehen konnte, man auf den Wahn gerieth, sie sey schon frey in dem Gemische. Dies Salz ist ein guter Luftgüteprüfer. Seine gesättigte Auflösung im Wasser, in einem Gefäße mit atmosphärischer Luft geschüttelt, scheidet binnen wenig Minuten alle belebende Luft daraus ab; und der erzeugte Schwerspath (also mag doch wohl Schwefel mit reiner Luft gesättigt, Vitriolsäure bilden,) fällt augenblicklich zu Boden. Sein Gewicht kann nach mehrern Versuchen die zerstörte Menge Lebensluft vielleicht bestimmt angeben.

Entdeckung eines neuen Bestandtheils im Reißbley**

291 §. 1. Ich that eine Mischung aus einem Theile des besten von allen fremdartigen Dingen geschiedenen Reisbleyes und zweyer Theile geglühten Glaubersalzes in einem Tiegel von reinem Pfeifenthon, welcher noch zweymahl soviel fassen konnte, lutirte einen irdenen Deckel leicht darüber, beschlug den Tiegel und seinen Deckel mit Lehmteig, und setzte ihn in einen Windofen mit Coaks geheitzt. Ich hielt ihn in der stärksten Weißglühhitze vier Stunden lang.

§. 2. Die Masse war schwarz, löcherig, schwammig und zog etwas Feuchtigkeit aus der Luft an. Mit Wasser besprengt roch sie wie bis zum Brennen geriebenes Horn, in einer nur entfernten Aehnlichkeit von hepatischer Luft. Ich laugte sie mit Wasser aus, das Rückbleibsel war häufig, und schien aus reinem Reißbley zu bestehen; etwa 1/4 fehlte am Gewichte. Die Lauge war grünlich gelb, von höchst ätzendem, bitterm Ge-
292 schmacke; ich stellte sie in einer flachen Schale | an die freye Luft. In vierzehn Tagen war sie blos noch gelblich, unbeträchtlich wenig schwarzes Pulver war abgeschieden worden, über dem sich das in der Lauge befindliche Salz in einem Kuchen ansetzte.

---

* [Crells] Chem. Ann. (1789), 2. Bd., 8. St., 143–144.
** [Crells] Chem. Ann. (1789), 3. Bd., 10. St., 291–298.

§. 3. Drey Wochen nachher war die Schale in gleichen Umständen; es war nichts weiter von der Flüßigkeit abgedunstet, **a**) das schwarze Pulver war am Boden, **b**) der Salzkuchen darüber in gleicher Stärke, wie vor etlichen Wochen und **c**) die unkrystallisirbare, öhliche, gelbliche Mutterlauge oben auf.

§. 4. Ich goß die **c**) Mutterlauge herunter und ließ sie rein vom **b**) Salze abtröpfeln; sie roch noch eben so, wie anfänglich, nur weit schwächer brenzlich und wie geraspeltes Horn. Sie hatte einen kaum laugenhaften, vielmehr einen widrigen, bittern, fast metallischen Geschmack.

§. 5. Das **b**) Salz war in ganz kleinen abgesonderten Krystallen und ward, nach gehöriger Scheidung von allem Antheile an Mutterlauge, reines Mineralalkali zu seyn befunden.

§. 6. Das wenige **a**) schwarze Pulver am Boden war, einigen Versuchen zufolge, gröstentheils geschwefeltes Eisen.

§. 7. In die Mutterlauge **c**), welche mir ihrer Unkrystallisirbarkeit und ihres Geschmacks wegen am merkwürdigsten schien, tröpfelte ich so lange starke Vitriolsäure bis sich die Flüßigkeit ungemein getrübt hatte. Hier schied sich (unter |
beträchtlicher Erhitzung und Entwickelung eines höchst stinkenden Geruchs, wel- **293**
cher dem brenzlichem Dampfe von thierischen, angebrannten Fette und ziemlich dem Gestanke beykam, welcher aus Seifensiederflusse sich entwickelt, wenn er durch Säuren zersetzt wird) eine weislichte, **B**) leichte Materie in Menge ab.

§. 8. Zugesetztes kreidensaures Laugensalz machte die getrübte Flüßigkeit nicht wieder helle.

§. 9. Ich erhitzte das trübe Gemisch bis zum Sieden, es ward heller und ich seyhete es durch.

§. 10. Die durchgelaufene helle Flüssigkeit **A**) ward beym Erkalten etwas trübe; ich sahe durch Versuche, daß sie stark mit Vitriolsäure übersetzt war, und sich auf Zugiesung neuer Säure nicht mehr trübte. Gleichwohl schlug sie die Auflösung des Sublimats isabellfarben nieder, nach und nach wurde der Satz brauner. Mit einer Auflösung des Silbersalpeters bewirkte sie einen weißen, augenblicklich ins Gelbe übergehenden Niederschlag, der bald hernach roth, endlich ganz dunkel wurde. War die Lauge dünne, so blieb es bey einer Röthe und war sie noch verdünnter bey einer Gelbe. Eine helle Auflösung des Eisenvitriols, wurde sogleich weiß niedergeschlagen. Aufgelöster Kupfervitriol wurde gleichfalls gänzlich zu einem weißen Bodensatze zerlegt, welcher nur nach dem Trocknen einen meergrünlichen erhielt.
(Mehr oder weniger eingemischtes Brenn- | bare macht diese Bodensätze mehr **294**
oder weniger schmuzfarbig.)

§. 11. Der auf dem Seihepapiere zurückgebliebne weiße **B**) Satz, wurde gehörig ausgesüst (das Aussüßewasser hatte etwas davon aufgelöst) und getrocknet. Es war nun ein weisgraues leichtes Pulver. Einen Theil davon setzte ich in einem eisernen Löffel auf Kohlen; er schmolz wie Harz, dampfte bey mäßiger Erhöhung der Hitze stark, und fassete augenblicklich Feuer. Von den Kohlen hinweggenommen, brannte dies Wesen fort, leichter noch als angezündeter Schwefel, aber mit einer reindunkelblauen Flamme und mit einem erstickenden, branzigsaurem Geruche von ganz eigner Art: er hatte eine Aehnlichkeit mit dem von durch Säuren zersetzten Seifensiederflusse. Die Masse brannte von selbst rein aus, mit Zurücklaßung einer leichten Kohle, welche durchaus nichts salzartiges in sich entdecken ließ.

§. 12. Ich nahm einen andern Theil jenes auf dem Seyhepapiere zurückgebliebenen und getrockneten **B**) Satzes, mischte ihn mit gleichen Theilen luftvollem Mineralalkali und setzte die Mischung in einem Schmelztiegel dem Glühefeuer aus. Ehe es bis zu dieser Hitze kam, zeigte die Mischung eine Neigung zum Schmelzen, sie brausete lebhaft einige Zeit lang, sties Dämpfe aus, und blieb denn ruhig, bis

wie weiß kalzinirt war. Die Lauge davon befand ich neutralsalzartig, ohne Geruch und von sehr herbem, metallischem Geschmacke. Sie trübte sich nicht mit Säuren. |
295 Uebrigens zeigte sie dieselben Erscheinungen, wie obige (§. 10.) durchs Fließpapier geflossene Feuchtigkeit, nur noch bestimmter. Sie schlug den ganz von Eisen befreieten Zinkvitriol nicht nieder, eben so wenig den aufgelösten weißen Arsenik, das Kalköhl und das Bittersalz. Den Sublimat präzipitirte sie weißgelblich; der Satz wurde allmählig bräunlich, endlich, und besonders bey einiger Stärke des Niederschlagsmittels dunkelbraun, beym Trocknen schwarz. Der Silbersalpeter fiel zu einem gelben Satze nieder, welcher geschwind feurig karminroth, endlich so dunkelrothbraun wurde, daß er schwarz zu seyn schien. Den Eisen- und den Kupfervitriol zersetzte sie weiß, jedoch so, daß letzteres Präzipitat beym Trocknen einen leichten Schimmer von Grün erhielt.

§. 13. Einem andern Theile der rohen Mutterlauge (§. 3. c.) setzte ich behutsam nur soviel Essigsäure zu, daß sie nicht zersetzt wurde, sondern nur einen kleinen Anfang zum Schielen machte, und nun färbte sie die verdünnte Lackmustinktur röthlich. Diese Flüßigkeit zeigte alle Eigenschaften der Lauge (§. 19.) nur noch weit stärker, da aller B) weißliche Satz noch darinn aufgelöset geblieben war.

§. 14. Ich folgere hieraus, daß alle die (§. 10, 12, 13 angezeigten Metallniederschläge von einer Säure herrührten, welche in ihrem rohen Zustande sich unter der
296 Gestalt eines leichten weißlichen Pulvers durch Vitriolsäure (§. 7.), auch | durch Essigsäure vom Minerallaugensalze, wenigstens zum Theil, abscheiden ließ. Ich sage, zum Theil, denn ganz konnte sie selbst die Vitriolsäure nicht daraus niederschlagen, da die nach völlig versuchter Abscheidung dieses Pulvers rückständige, stark vitriolsaure Lauge (§. 10) noch dieselben Metallniederschläge gab, als das gerade zu aus dem gelben Pulver und dem Mineralalkali zusammengesetzte (§. 12) Mittelsalz. Diese Unabscheidbarkeit rührte wohl gröstentheils von der Kraft der Vitriolsäure her, diese (im brennbaren Zustande, als ein nur wenig im Wasser [§. 11.][1] auflösbares Pulver erscheinende) Säure zu dephlogistisiren, und in einem Zustand zu setzen, als sie sich in dem durch Feuer (§. 12.) zusammengesetzten Neutralsalze befand. Daß die in der Hitze hell durchs Fließpapier gegangene Lauge wieder trüber beym Erkalten (§. 10.) wurde, zeigt ebenfalls einen Grad von Auflösbarkeit an. Daß aber diese besondre Säure durch Entbrennbarung diese Schwerauflöslichkeit, (wodurch sie in fester Gestalt, als Pulver zu erscheinen genöthigt wird) verliert, sieht man daraus, daß dies Pulver mit Mineralalkali durchs Feuer zum Neutralsalze vereinigt sich nun, nach Abscheidung seines Phlogistons nicht mehr in fester Gestalt durch Säuren trennen ließ (§. 12.) und die Lauge sich nicht trübte. Wenn diese Säure aus dem Reisbley noch mit Brennbarem gesättigt ist, ist sie höchst flüchtig (§. 11), vom besondern Geruche (§. 4) und von so geringer
297 Verwandschaft zu Laugensalzen, daß sie | selbst der Kreidensäure (§. 8.) weichen muß; sie bildet nur ein zerfliesbares Neutralsalz mit dem Mineralalkali. Die Eigenschaft, Metallniederschläge besondrer Art zu bilden, hat sie mit der entbrennbarten gemein (§. 10 und 13 verglichen mit §. 12). In diesen Präzipitaten scheint die Anziehung unsrer Säure zu den Metallkalken größer, als selbst die der Vitriolsäure gegen dieselben zu seyn, da auch die so stark mit Vitriolöhl übersetzte (§. 10) Lauge, diese Metallkalke niederschlug, welches nicht hätte geschehen können, wenn die überschüßige Vitriolsäure Uebermacht genug gehabt hätte, sie aufgelöst zu erhalten. Daß sie durch die Entbrennbarung eine weit höhere Verwandschaft zu Laugensalzen erhalte, sieht man daraus, daß sie im Feuer aus dem Minerallaugensalze

1 Eckige Klammern im Original.

die Kreidensäure unter Aufbrausen (§. 12) schied. In diesem Zustande ist sie geruchlos (§. 12.) weit feuerbeständiger, und bildet wahrscheinlich dann krystallisirbare Neutralsalze.

Dieser saure Bestandtheil des Reisbleyes scheint über den dritten Theil desselben auszumachen.

Die Vitriolsäure des Glaubersalzes scheint, durch die Uebermenge des im Reißbley vorhandnen Brennbaren zersetzt, als Schwefel in der langwierigen Hitze dieses Prozesses fortgegangen zu seyn.

Vielleicht gelingt der Versuch noch leichter, wo nur ein Drittel oder Viertel vom
Reißbley | genommen wird; von dem etwa noch überschüßigen Glaubersalze läst 298
sich die Mutterlauge durch Krystallisazion bey starker Kälte fast völlig reinigen, da diese unkrystallisirbar ist. Ich ließ sie fünf Wochen an der freyen Luft stehen; dies schien mir nöthig, um dem Minerallaugensalze die Kreidensäure einsaugen zu lassen, und so ließ es sich als Krystallen von der Mutterlauge trennen. Vielleicht erhält man dieselben Resultate, wenn etwa 4 Theile fixes Laugensalz mit einem Theile Reißbley im Fluße vereinigt würden. Denn wäre die Aussetzung an die Luft unnöthig.

Für so wenig vollkommen ich auch diese kleinen Versuche auszugeben wage, so erhellet wenigstens soviel aus ihnen, daß noch ein dritter Bestandtheil im Reißbley vorhanden sey, außer den von Scheele angegebnen beyden, dem Phlogiston und der Kreidensäure. (Sollte letztere auch schon so gewiß darinn bewiesen seyn?) Dieser bisher noch unbekannte Theil scheint eine Säure zu seyn, welche in einem mir unbekannten Zustande im Reißbleye zugegen ist; sollte sie eine Säure eigner Art genannt werden können? Sollte sie metallisch seyn? Fernern Versuchen überlasse ich diese Erörterung.

Etwas über das Prinzipium adstringens der Pflanzen*

Eichenrinde ward in Wasser, wozu der hunderte Theil lebendiger Kalk gethan wor- 419
den, zehn Stunden lang in ganz verschlossenen Gefäßen gekocht; es war keine Spur
von zusammenziehen- | der Kraft an der Brühe zu spüren. Eine heftig zusammen- 420
ziehende dunkelbraune Abkochung der Eichenrinde in reinem Wasser, ward entfärbt und geschmacklos, durch Hinzuthuung des lebendigen Kalks; es war unauflöslich im Wasser zu Boden gefallen. Rindshaut mit Lohbrühe durchzogen, und gehörig durchdrungen, wird, wenn man es dann in starkem Kalkwasser beizt, zum besten englischen Sohlenleder.

* [Crells] Beytr. z. d. chem. Ann. (1789), 4. Bd., 1. St., 419–420; =[Crells] Beytr. z. Erw. d. Chem. (1790), 4. Bd., 3. St., 419–420.

[Anmerkung Hahnemanns zu seinem Selbstversuch mit Chinarinde]*

[108] Man kann durch Vereinigung der stärksten bittern und der stärksten adstringirenden Substanzen eine Zusammensetzung bekommen, welche in kleinerer Gabe weit mehr
109 von beiden Eigenschaften besizt, als die Rinde hat, und doch wird in Ewig- | keit kein Fieberspecifikum aus einer solchen Zusammensetzung. Dies hätte der Verf. beantworten sollen. Dies uns zur Erklärung ihrer Wirkung noch fehlende Principium der Rinde wird wohl so leicht nicht ausfindig gemacht werden. Man bedenke jedoch folgendes. Substanzen, welche eine Art von Fieber erregen (sehr starker Kaffee, Pfeffer, Wolferlei, Ignazbohne, Arsenik) löschen die Typen des Wechselfiebers aus. – Ich nahm des Versuchs halber etliche Tage zweimahl täglich jedesmahl vier Quentchen gute China ein; die Füse, die Fingerspitzen u.s.w. wurden mir erst kalt, ich ward matt und schläfrig, dann fing mir das Herz an zu klopfen, mein Puls ward hart und geschwind; eine unleidliche Aengstlichkeit, ein Zittern (aber ohne Schauder), eine Abgeschlagenheit durch alle Glieder; dann Klopfen im Kopfe, Röthe der Wangen, Durst, kurz alle mir sonst beim Wechselfieber gewöhnlichen Symptomen erschienen nach einander, doch ohne eigentlichen Fieberschauder. Mit kurzem: auch die mir bei Wechselfiebern ge-wöhnlichen besonders charakterischen Symptomen, die Stumpfheit der Sinne, die Art von Steifigkeit in allen Gelenken, besonders aber die taube widrige Empfindung, welche in dem Periostium über allen Knochen des ganzen Körpers ihren Sitz zu haben scheint – alle erschienen. Dieser Paroxysm dauerte zwei bis drei Stunden jedesmahl, und erneuerte sich, wenn ich diese Gabe wiederholte, sonst nicht. Ich hörte auf, und ich war gesund.

Anm. d. Ueb.

Hrn. Dr. Hahnemanns Mittel, dem Speichelfluß und den verwüstenden Wirkungen des Quecksilbers Einhalt zu thun**

[543] Da es von dem langsamen Gange des menschlichen Geistes in Ablegung selbst schädlicher Gewohnheiten nicht zu erwarten ist, daß die richtigere Beurtheilung der venerischen Krankheiten, die sorgfältige Bestimmung der jedesmal erforderlichen Menge Quecksilbers, die beste Leitung der übrigen Umstände solcher Kranken mit beständiger Rücksicht auf ihre Körperbeschaffenheit und die Annahme besserer, als der gewöhnlichen, Quecksilbermittel so bald unter Aerzten von gemeinem Schlage allgemein werden möchte, so wird man noch öfters unbändige Speichelflüsse, vom Mißbrauch des Quecksilbers herrührende Verschwärungen des Mundes und mehrerer Theile des Körpers, und eine besondere Art höchst schwer be-

---

* [Anmerkung Hahnemanns] In: William Cullen's Abhandlung über die Materia medika. 2. Bd., Leipzig 1790, S. 108–109. – Im Original ohne Überschrift.

** [Blumenbachs] Med. Bibl. (1791), 3. Bd., 3. St., 543–548.

zwinglichen hectischen Fiebers (Metallschauers) aus gleicher Ursache, wahrzunehmen Gelegenheit finden. Da nun bisher gegen diese gräßlichen Verwüstungen von übermäßiger Anwendung jenes göttlichen Metalls noch kein Mittel den Aerzten bekannt war, | und ich durch eine nicht gemeine Erfahrung in diesen Fällen eine 544
höchst wirksame Arzney dagegen entdeckt, so machte ich sie zwar (Unterricht f. W. üb. d. ven. Kr. S. 241, 390) bekannt, doch nur schüchtern, in Hoffnung mehrerer bestätigender Erfahrungen.

Es glückte mir, und so halte ichs dann für Pflicht, das Publikum weit und breit auf ein Gegenmittel dieser übeln Folgen nochmals, und, wie mir Menschenliebe befiehlt, dringend aufmerksam zu machen, welches den Leiden so mancher Elenden hinführo ein Ziel setzen wird.

Alle während dem Quecksilbergebrauch entstehende oder verschlimmerte Beschwerden, Schmerzen, Geschwülste, Geschwüre sind nie venerischer Natur, selbst diejenigen Verschlimmerungen nicht, die kurz nach Anwendung dieses reizenden Metalls erfolgen. Ihnen Einhalt zu thun, und ihre oft schnell um sich greifenden, zuweilen unwiederbringlichen Verwüstungen des Körpers zu bezwingen, hat man eine ungeheure Menge Mittel vorgeschlagen, und seit drey Jahrhunderten, aber nur selten mit glücklichem Erfolge, angewendet. Mohnsaft ragt vor allen andern hervor, welcher durch Stillung der Uebel von erhöheter Reizbarkeit noch immer das beste blieb; wie unkräftig er aber | dennoch war, so lange das Metall noch im Körper umlief, hat ebenfalls die 545
Erfahrung gelehrt. Ich gedenke der zu gleichem Behufe angewendeten schweiß- und ausdunstungbefördernden Mittel nicht, weder der warmen Bäder, noch der warmen Decocte von Guajak, Sassaparille, Seifenkraut u.s.w. da auch sie nichts gegen das noch im Körper gegenwärtige, seine fressende Kraft äussernde, Quecksilber vermochten.

Hiegegen war ein das Quecksilber specifisch tödtendes Mittel nöthig; ein Mittel, welches dies Metall in größter Geschwindigkeit zu einem ganz unkräftigen Wesen umschaffen konnte.

Wenn wir die Gestalt des Quecksilbers in laufender Gestalt ausnehmen, giebt es gewiß keine Verbindung dieses Metalls, wodurch es in Rücksicht des menschlichen Körpers ganz unkräftig würde, ausser seine Vereinigung mit Schwefel. Innig läßt sich das laufende Metall nur durch starke Hitze mit Schwefel (zum Zinnober) verbinden. Der Schwefel in roher Gestalt wirkt auf die Quecksilbersalze nicht; Schwefel also, eingenommen, hat wenig oder keine Kraft, dies Metall in unserm Körper zu mineralisiren, und es solcherstalt unwirksam zu machen. |

Ich fand, daß Schwefelleberluft das vortrefflichste Mittel sey, alle Metallgifte* 546
am schnellsten zu tödten, und ich beschloß, sie gegen die Verwüstungen des Quecksilbers zu brauchen. Anfangs gelang es mir nicht, da ich diese Luft, in Wasser aufgelöst, meinen Kranken, des unwiderstehlichen Widerwillens wegen, den sie dagegen bezeugten, nicht füglich beybringen konnte; sie brachen die Flüssigkeit, nicht der Schärfe des Mittels wegen, sondern des widerwärtigen, Eckel erregenden, Geruchs wegen, oft wieder von sich, und ich mußte abstehen.

Da schon Gährungsluft, dachte ich, im Stande ist, Schwefelleber zu zerlegen, da oft dergleichen sich aus unsern Getränken entwickelt, auch wohl andre Säure nicht selten in unserm Magen vorhanden ist, so wird schon die Einnahme der unzersetzten Schwefelleber Dienste leisten, wenn ich dafür sorge, daß sie allmählig im Magen aus ihrer Verbindung gesetzt, und die Leberluft nach und nach aus ihr entwickelt werde. Dann wird ein specifisches (nur chemisch verändernde Mittel sind specifische, und mit Recht, zu nennen) Gegenmittel des Mercurialgiftes in unsern Säften, entstehen. |

* Auch in der Bleykolik sah ich ein erwünschtes Beyspiel ihrer Wirksamkeit.

547 Nur die ätzende Kraft, die schwer bestimmliche Gabe und der garstige Geschmack der gewöhnlichen Schwefellebern war mir im Wege. Ich nahm daher die trockne Schwefelleber, die ich hie und da zu andern Behufen beschrieben hatte, die sich sehr leicht bereiten läßt, sich weit länger hält, und sich sehr leicht einnimmt und gar nicht ätzend wirkt.

Ich habe im Anhange zu meinem Unterrichte über die vener. Krankh. einen Fall von der Kraft dieses Mittels angeführt, welcher so stark ist, daß er statt aller dienen kan. Aber immer läßt sich gegen eine solche Einheit etwas einwenden. Ich stellte also mehrere Versuche an, und fand die Anwendung dieses Mittels so ganz ohne Ausnahme, daß ich alle Menschlichkeit verläugnen müßte, wenn ich seinen Gebrauch nicht aus allen Kräften allgemein zu machen suchte.

Ich gebe in dringenden Fällen oben angezeigter Art alle zwey Stunden fünf bis zehn Gran dieses Mittels (Austerschaalenpulver mit gleichen Theilen Schwefel gemischt und zehn Minuten lang im Weißglühen erhalten) mit Wasser; und irgend eine säuerliche Flüssigkeit, schäumendes (am liebsten Luftmalz-) Bier, oder Thee mit Weinsteinrahm oder Citronensaft, mit Wasser gemischten Wein u.s.w. hinten-
548 nach zu trinken. So ent- | wickelt sich nach und nach in den ersten Wegen die hülfreiche Schwefelleberluft, und geht in die zweyten Wege dergestalt über, daß oft die Ausdünstung darnach riecht. Zudem lasse ich die mit Quecksilberdunst erfüllten Zimmer auslüften, und mit dem Gestanke durchziehen, den diese trockne Leber, in Essig gerührt, verbreitet.

So habe ich oft binnen Tag und Nacht dem unbändigsten Speichelflusse Einhalt gethan, die vom Metall entstandnen Fieberbewegungen gestillt, und die um sich greifenden Geschwüre zu unglaublich geschwinder Heilung gebracht, ohne daß das Mittel die mindeste Schwierigkeit beym Gebrauch gezeigt hätte.

Ich freue mich, hiedurch der Arzneykunst ein unentbehrliches, vortreffliches und specifisches Mittel übergeben zu können, gegen Uebel; die man sich nicht traurig genug denken kan.

Leipzig den 19ten Jenner 1790.

Zusatz des Uebersetzers*

[o. S.] Um allgemein verständlich zu werden, muß ich einen Hauptbegriff von dem Maas und Gewicht, wovon ich die englischen Benennungen im Texte beybehalten habe, mittheilen, in einer solchen Genauigkeit, als sie dem landwirthschaftlichen Leser dieses Buchs nöthig ist.

1 englischer Acker hat 4 Rood oder 160 Perch oder 43560 engl. Quadratfuß.

1 Rood hat 40 Quadratperch
{ 1 Perch oder
{ 1 Rod hat 16 1/2 Längen- oder Quadratfuß.
1 Yard hat 3 Fuß

* In: Arthur Young's Annalen des Ackerbaues und andrer nüzlichen Künste. Aus dem Englischen übersetzt. 1. Bd., Leipzig 1790, o. S.

69 engl. Fuß machen 67 rheinländische
1 Tonne oder } halten 252
2 Hogshead oder Oxhoft } Gallonen. |

1 Gallone flüssiges Maas hat 231 engl. Kubikzoll, [o. S.]
trocknes Maas hat 272 1/4 engl. Kubikzoll
oder 4 Quart
oder 8 Pinten.
1 Pinte etwas weniger als zwey leipziger Pfunde.
1 Quarter hält 2 Comb oder 8 Bushel.
1 Comb hält 2 Chaldron.
1 Chaldron hält 2 Bushel.
1 Bushel hält 4 Peck oder etwa ein Drittel des Dresdner Scheffels.
1 Winchester Bushel hält 8 Gallonen.
1 Peck hält 544 1/2 Kubikzoll.
1 Barrel Waizen ist 280 Pfund.
1 Bushel Waizen wiegt gewöhnlich 61 Pfund.
1 Bushel Erbsen 60 Pfund.
1 Sack hält 3 Bushel.
1 Pfund Sterling ist abwechselnd zwischen 6 Thlrn. 1 bis 4 gr.
1 Schilling der zwanzigste Theil des Pfundes Sterling, hält 12 Penny's, etwa 7 1/3 Groschen,
1 Penny oder Denier oder Pence, etwa 7 1/2 Pfenn. |
13 Irrländische Penny machen 1 engl. Schilling. [o. S.]
1 Farthing ist der vierte Theil des Penny, etwa 2 Pfennige unsers Geldes.
1 Pfund ist gegen das leipziger wie 61 zu 64.
1 Zentner hält 112 Pfund.
1 Pennyweight oder Pfenniggewicht hat 24 Gräne oder etwa 436 köllnische Richtpfenniggewichttheile.

Ich glaube räthlich gehandelt zu haben, daß ich Abhandlungen und Skitzen aus diesem Werke unterdrückte, welche der Verfaser theils aus anfänglichem Mangel an hinreichenden Materialien, theils aus besonderer Rücksicht auf die brittische Nation, hie und da einschaltete, welche aber nicht das mindeste Interesse für die Leser haben, welche wir uns bey der deutschen Herausgabe dieses Buchs denken. Der angeführte Inhalt eines jeden dieser Stücke wird mich hierin rechtfertigen.

Ausser den im Texte selbst angegebnen weggelassenen Stücken, habe ich gleich zu Anfange eine sechs Bogen lange Uebersicht des damaligen (1784) statistischen Zustandes der englischen Nation in Beziehung auf den verflossenen Krieg mit den | verlornen westindischen Kolonien, und etwas weiter hin noch eine fünf Seiten lange Skitze über den gegenwärtigen Zustand der Nation unterdrückt, eine Diskretion, die mir die blos landwirthschaftlichen Leser dieses Buchs Dank wissen werden. Interessirt dieses einen Statistiker von Profession, so kann er es im Originale finden. [o. S.]

Wir werden drey solche Bändchen jährlich von diesem Buche das unsre Anpreisung nicht bedarf, liefern, bis wir das Original eingeholt haben.

Leipzig im Mai 1790.

D. H.

Vom Hrn D. Hahnemann in Leipzig*

256 Bey Gelegenheit einiger angestellter Versuche fand ich, daß ein mäßiger Theil etwa 0,02 Zuckersäure, mit braunen Syrop erhitzt, letzteren in einen weißen Syrup verwandelt, der zum Hutzucker tauglich ist. – Lowitzens entbrennbarender Prozeß mit Kohlengestübe paßt zwar nicht, wie ich anderswo erinnerte, auf braune Mittelsalzlaugen, oder andre braune Säfte; aber allem Ansehn nach, wie nur einige Proben zu verstehen geben, auf Säuren: das Kohlengestübe zersetzt einen guten Theil derselben, und benimmt ihnen das Brenzlichte, ob es sie gleich indeß weit schwächer macht. – Immer bleibt es mir noch sonderbar, daß luftsaures Quecksilber sich weder durch Vitriol-, noch Salz-, noch auch Phosphorsäure fällen läst; daß Luftsäure den schon im Niederschlage begriffenen Turbith und weißen Präcipitat wieder auflöst; und daß der Gebrauch eines reinen Quecksilberkalks gegen Lustseuche, durch nichts so kräftig gehindert wird, im Magen zu einem dieser Drastischen Substanzen umgeändert zu werden, als wenn man Selzerwasser beym Einnehmen des auflöslichen Quecksilbers (nach meiner Angabe hinlänglich) trinkt. Sublimat läst sich in Selzer-, oder Biliner- Wasser aufgelöst, als ein gelindes Mittel einnehmen. – Zur Bereitung des weingeistigen Salmiakgeistes, schreibt man gewöhnlich Pottasche zur Zersetzung vor; allem Ansehn nach aber ist dies unrichtig,
257 und | der Weingeist nur kaustisches Laugensalz aufnehmen kann, und wirklich auch nur aufnimmt, bey diesem Prozeße also nur den kleinen Theil, den die Pottasche, als ein nie völlig mit Luftsäure gesättigtes Pflanzenlaugensalz, aus dem Salmiak ätzend darstellen kann: daher bekömmt man den weinhaften Salmiakgeist oft so schwach. Uebrigens ist die ganze Bereitung kürzer, wenn Weingeist mit kaustischem Salmiakgeiste gemischt wird. Die Mischung trübt sich; es fällt die mit übergegangene[1] Kalkerde nieder, und die helle Flüßigkeit ist durchaus nicht von dem, durch Destillation bereiteten geistigen Salmiakgeiste verschieden.

Vollständige Bereitungsart des auflöslichen Quecksilbers**

22 In meinem Buche (Unterricht für Wundärzte über die venerischen Krankheiten 8. Leipzig, Crusius 1789). ist die Verfertigungsart dieses besten Quecksilberpräparats durch einen kleinen*

* In der Vorrede ward zur Auflösung des Quecksilbersalpeters Weingeist, statt Wasser, gesetzt, und es blieb aus Versehen stehen. Eine höchst wichtige Verschiedenheit, da sich dies metallische Salz nicht nur nicht in Alkohol auflößt, sondern auch damit gerieben, seine Auflösbarkeit im Wasser fast ganz verliert.

---

* [Crells] Chem. Ann. (1790), 1. Bd., 3. St., 256–257.

1 Im Original heißt es „übeegegangene".

** [Crells] Chem. Ann. (1790), 2. Bd., 7. St., 22–28. – Bis auf eine dort fehlende Fußnote identisch mit „Genauere Bereitungsart des auflöslichen Quecksilbers" in: N. Mag. f. Ärzte (1789), 11. Bd., 5. St., 411–416 und in: N. Lit. Nachr. f. Ärzte (1789), 4. Qu., 902–908.

Umstand nicht deutlich genug geworden. Ich setzte daher, um nichts darüber zu wünschen übrig zu lassen, nach öfterer Wiederhohlung des Processes diese Skitze auf, die ich hier mittheile.

Das auflösliche Quecksilber ist ein ganz reiner Quecksilberkalk von schwarzer Sammtfarbe, wel- | cher im destillirten Essige* 23

* Destillirter Essig ist eine schwache Säure, die daher nicht viel Quecksilberkalk, und auch nur langsam im Kochen auflösen kann. Hiernach wird man sich bey der anzustellenden Probe richten.

ganz, ohne Rückbleibsel aufgelößt wird, folglich allen andern niedergeschlagenen Präparaten vorzuziehen ist, die alle durchaus Turbith oder weißes Präzipitat, beydes äußerst giftige Salze, enthalten. Diese beyden gefährlichen Bestandtheile zu entfernen, wende man alle hier angegebene Vorsichten an, die ich, der Anfänger wegen, sehr umständlich beschreibe.

Man nehme sogenanntes doppeltes Scheidewasser, z. B., 5 Unzen, schütte 1 Loth*

* Ich bereite das reine Quecksilber, indem ich neun Unzen ätzenden Sublimat mit zwey Pfund Wasser bis zur Auflösung in einem irdenen oder porcelänenen Gefäße koche, dann schwarzes Eisenblech oder eiserne Nägel, etwas mehr als der Sublimat beträgt, einwerfe, und dann das Kochen eine gute Stunde fortsetze, bis sich ein schwarzgrauer Satz am Boden, und eine ähnliche Rinde an dem Eisen (die man abstreicht) gebildet hat, fünf bis sechs Unzen schwer; diesen lauge ich mehrmahl mit Wasser aus, und bringe ihn mit einem beinernen Löffel auf ein Filtrum. Ist es abgetrocknet, so erwärme ich das Filtrum mit den Satze gelind, und es fließt unter mäßigem Reiben alles zu ganz reinem Quecksilber zusammen; welches nach meinen Erfahrungen gewöhnlich 0,6345 des dazu genommenen Sublimats ausmacht, fast mit Scopoli übereinstimmend.

gereinigtes Quecksilber hinein und setze das ofne | Kölbchen oder das Arzneyglas, 24
worinn man die Mischung hat, tief in ein weites Gefäß voll kalten Brunnenwassers, um die Auflösung bey gehöriger Kälte vor sich gehen zu lassen; an einem kühlen Orte.

Man bemerkt, daß ziemlich große, aber nicht häufige Luftblasen aufsteigen, die kein merkliches Geräusch geben; und wenn sie auf der Oberfläche zerplatzen, keinen*

* Die Luft, welche hier in der kalten Auflösung sich entwickelt, ist nicht gewöhnliche, sondern wahre dephlogistisirte Salpeterluft, welche keine rothen Dämpfe mit der reinen Luft bildet. Dieß ist eins der gewissesten Kennzeichen der gehörig vor sich gehenden Auflösung.

rothen Dunst mit der atmosphärischen Luft bilden. Die Flüßigkeit bleibt ganz kalt, (immer unter 60° Grad Fahrenh. Wärmemessers).

Man muß alle Art von Erhitzung durch äußere Kälte und durch wenig auf einmal eingeschüttetes Quecksilber zu vermeiden suchen, wenn man nicht haben will, daß die ganze Arbeit verderben soll*. |

* Schüttet man alles Quecksilber auf einmal hinein, rührt auch wohl die Mischung oft und viel um, oder stellt wohl gar das Glas an einen lauwarmen Ort, so bilden sich rothe Dämpfe über der Flüßigkeit, die sich nun stark erhitzet und zischet, und ein, wenig brauchbares, sehr leicht auflösbares, Salz bildet, welches das weiße Präcipitat fast nie völlig niederfallen läßt. Man hüte sich ja vor einer solchen hitzigen Auflösung.

Man sieht von Zeit zu Zeit zu, daß die Auflösung auch nicht allzulangsam vor 25
sich gehe, um nicht die Zeit zu verlieren; denn, sieht man gar zu wenig Blasen aufsteigen, so rührt man die Mischung ein wenig um.

Ist das Loth Quecksilber fast ganz aufgelößt, so setzt man mehr zu, etwa eine Unze; und wenn diese wieder fast aufgelößt ist, noch etwa 3 1/2 Unze, und regiert immer die Auflösung so, daß sie ja nicht geschwind oder mit Heftigkeit geschehe, welches man durch erneuertes kaltes Wasser in dem großen Gefäße, worinn das Glas steht, und durch einen kalten Ort überhaupt zu verhüten trachtet.

Wenn die Auflösung einige Stunden gedauert hat, so sieht man das Quecksilber mit einem weißen Salze sich bedecken, welches schon der etwas schwer auflösliche Quecksilbersalpeter ist; dieß ist unter mehrern ein Zeichen, daß die Auflösung langsam und kühle genug vor sich geht.

So regiert man die Auflösung fort, bis, alles Umrührens ungeachtet, keine Blasen mehr aufsteigen wollen. Gewöhnlich ist dann fast alles zu einem weißen Salze geworden, und wenig oder keine Flüßigkeit mehr übrig. Hier muß aber, wenn man die Auflösung für vollendet halten will, immer noch etwas metallisches Quecksilber darin vorhanden seyn. In etwa 3 Tagen ist die Auflösung zu Stande.

Ist es so weit, so giest man die Flüßigkeit (zu einer künftigen Auflösung zuzu-
26 setzen) rein ab, neigt dann das Glas etwas schnell, und läst das | Quecksilber herauslaufen (zu anderweitigem Gebrauche). Nun giest man aufs höchste 1/2 Loth destillirtes Wasser zu dem im Kölbchen oder Arzneyglase befindliche Salze, es zu verdünnen, und es leichter heraus zu bringen.

Man wendet nemlich nach dem Umschwenken das Glas geschwind um, und klopft mit der Faust etwas gegen die Mündung, und so fährt der größte Theil des Salzes heraus auf ein reines weißes Filtrum von Druckpapier. Man nimmt noch einigemahl ein Theelöffelchen voll Wasser dazu, um das übrige Salz vollends heraus auf das Filtrum zu spühlen.

Auf diesem Fließpapier läßt man alle Feuchtigkeit durchlaufen, und wenn nichts mehr abtröpfelt, und das Salz sich fest zusammengesetzt hat, so legt man dies Papier mit dem Salze auf ein andres trocknes Fließpapier, um alle Feuchtigkeit vollends davon abzuziehen, um so, ohne Wärme, das Salz ganz trocken zu machen.

Man nimmt nun, wenn das Quecksilbersalz völlig trocken ist, 5 Pf. destillirtes Wasser, schüttet das Salz hinein, und rührt so lange um, bis von dem niedersinkenden Pulver sich gar nichts mehr auflösen läßt.

Man läßt es sich setzen, bis zur völligen Klarheit.

Diese helle Flüßigkeit gießt man ab*

* Den Satz, der aus vitriol- und salzsaurem Quecksilber besteht, kann man wieder tauglich machen, wenn man ihn in Berührung mit Eisen erhitzt, und mit wenigen Tropfen Wasser dabey immer feucht erhält; ist er so schwarz geworden, so fließt er durch Umrühren zu Quecksilber zusammen.

27 in ein trocknes reines Zuckerglas, und hierein schüt- | tet man so lange (unter stetem Umrühren mit einem neuen Tabackspfeifenstiele) ätzenden*

* Den ätzenden Salmiakgeist (wofür man auch den eben so reinen weinichten brauchen kann) zu bereiten, löschet man 2 Pfund gebrannten Kalk nach und nach mit gehörigem Wasser, und wenn er zu Pulver zerfallen ist, verdünnt man ihm zum dicklichen Breye. Nach der Erkaltung schüttet man den Brey in einen Kolben, und (wenn die Sandkapelle warm ist) thut man ein Pfund gepulverten Salmiak dazu, schüttelt es einen Augenblick herum, setzt den Kolben ein, und lutirt geschwind mit weicher Blase einen Helm darauf, und eine geräumige Vorlage an den Schnabel des letztern. Man verstärkt das Feuer allmählig, und zieht nicht vielmehr als, dem Maaße nach, ein Pfund Flüßigkeit herüber, welches der zur Niederschlagung tauglichste ätzende Salmiakgeist ist. Eine Probe davon mit destillirtem Essige so übersättigt, daß man den Essig noch vorschmeckt, muß und wird keine weiße Wolke zeigen, wenn Silbersalpeter oder kalt bereiteter Quecksilbersalpeter in die Auflösung hineingetröpfelt wird. Daher treibe man die Destillation nicht weiter, als gemeldet. Man hüte sich, ja keinen mit Pottasche bereiteten Salmiakgeist zum Niederschlage anzuwenden, da er auf 8/100 Salzsäure und mehr enthält.

Salmiakgeist dazu, bis eine herausgenommene Probe von der obenaufstehenden hellen Feuchtigkeit wenig oder gar keine schwarze Trübung mehr mit dem kaustischen Salmiakgeiste verursacht. |

28 Ist dieß, so rührt man alles nochmahls mehrere Minuten lang stark um, damit sich alles setze. Wenn es sich sechs Stunden lang gesetzt hat, so giest man durch Neigung des gläsernen Geschirrs die Feuchtigkeit so rein als möglich herunter; giest nochmahls zwey Pfund destillirtes*

* Eine Probe von dem Wasser muß mit dem kalt bereiteten Quecksilbersalpeter keine weiße Wolke erzeugen; auch alles bey der Verfertigung nöthige Werkzeug und Geschirr, Destillirgeräthe,

Einmachegläser, Auflösungskolben, Löffel, u.s.w. müßen mit destillirtem Wasser rein ausgespühlt worden seyn.

Wasser darauf, rührt es wohl herum, läßt es sich eben so lange setzen, und giest das oben stehende Wasser endlich ganz behutsam ab.

Den dicklichen schwarzen Teig schöpft man mit einem beinernen neuen Löffelchen auf ein Filtrum von weißem Druckpapier, bedeckt es, bis alles abgetröpfelt ist, und legt dann das Filtrum mit den Satze auf vielfaches trocknes Fließpapier an die Zugluft, oder an die Sonne, um es bald und völlig ohne Feuerhitze zu trocknen.

Man reibt den trocknen Satz in einem steinernen oder gläsernen Mörsel fein, und hebt das Pulver in einem bedeckten Glase zum Gebrauche auf, als reines auflösliches Quecksilber.

Vom Hrn D. Hahnemann in Leipzig*

Der aus Quecksilber, durch kaustisch-flüchtiges Laugensalz gefällte, dunkel- 52
schwarzgraue Quecksilberkalk, ohne Hitze getrocknet, ist wahrer Kalk; das ist, er schlägt das Silber aus der Salpetersäure nicht als Metall (Dianenbaum) heraus. Ist er völlig trocken; so läßt er sich im Mörser irgend einer Art stark reiben, ohne einige Veränderung zu erleiden; er bekömmt nur eine etwas lichtbraune Farbe, um sich dem, für sich verkalktem, Quecksilber zu nähern. Feuchtet man aber den schwarzen, frischbereiteten trocknen Quecksilberkalk mit etwas Wasser dergestalt an, daß er sich etwas klümpert (etwa 30 Tropfen destillirtes Wasser zu einer Unze Kalk) und reibt ihn dann in einem gläsernen Mörser etwas stark, doch nicht bis zur Trokkenheit; so reducirt er sich sogleich und fast augenblicklich zu den feinsten Metallkügelchen. Man kann durch diese Handanlegung den ganzen Quecksilberkalk in laufendes Metall umwenden. Woher dieß Brennbare? Aus der Zersetzung des
Wassers! wird der Antiphlogistiker, | ohne sich zu bedenken, antworten. Wir wol- 53
len dies aber noch nicht thun; nicht eher, als bis wir den Versuch so wiederhohlt haben werden, daß 1) das Reiben in ganz reiner dephlogistisirter Luft, 2) in ganz phlogistisirter Luft, 3) ohne Zugang des Tageslichts, 4) in beträchtlichen Massen, z. B. mit einem Pfunde des reinsten obgedachten Quecksilberkalkes, geschehe, und die in Berührung gestandenen Luftarten genau geprüft werden; welches ich ehester Tages, wenigstens zum Theil zu unternehmen gedenke, und wozu ich alle Scheidekünstler einlade, denen die, jetzt so bestrittene, Wahrheit am Herzen liegt.

* [Crells] Chem. Ann. (1790), 2. Bd., 7. St., 52–53.

Medicinische Anzeige*

[o. S.] **a.** Es ist mir ungemein auffallend gewesen, zu sehn, daß die Arzney, welche ich als das beste Mittel gegen alle venerischen Krankheiten entdeckte; (unter dem Namen **auflösliches Quecksilber**, Merc. solub. H. bekannt) ein Mittel, welches ohne Zeitverlust, ohne Beschwerde, ohne Speichelfluß, ohne Anwendung äußerlicher Mittel, Schmierkur, u.s.w. die Lustseuche sowol als Schanker und Leistenbeulen heilt, obgleich hie und dort gut, doch am öftersten so nachläßig vereitelt worden, daß alle diese ausgezeichneten Tugenden hinwegfallen, und ein gefährliches Mittel daraus wird, dessen Verderblichkeit von meinem Namen zugedeckt werden soll; so oft und viel ich auch in mehrern Schriften eine genaue Bereitungsart desselben bekannt machte. Wenn ich bisher vor Deutschlands Augen nach dem Ruhme der Rechtschaffenheit nicht ohne Erfolg strebte, so kann es mir nicht gleichgültig seyn, daß die Welt in den unter diesem Namen hie und da verfertigten Bastardpräparaten die unglaubliche Vortreflichkeit nicht nur nicht findet, die ich in meinem Buche **von den venerischen Krankheiten** (Leipzig 1788) kaum genug habe preisen können, sondern vielmehr ein unächtes und gefährliches Gemisch in die Hände bekömmt, welches zum Verderben der leidenden Menschheit und zur Unehre meines guten Namens gereicht. Ich könnte schreckliche Beyspiele dieser Art anführen, (ich habe sie vor mir liegen) ich unterdrücke sie aber zur Schonung Vieler. Wie ist es aber möglich, dachte ich, dem Publikum darzuthun, daß dieses einzige Mittel seiner Art wirklich die gepriesene unglaubliche Vorzüglichkeit besitzt? wie ist es möglich, den praktischen Aerzten ein vollkommenes, richtig verfertigtes Präparat dieser Art
[o. S.] in die Hände zu bringen, um sich von seinen alle andere Queck- | silberarzeneyen unendlich übersteigenden Tugenden selbst augenscheinlich zu überzeugen? – Meine Bestimmung und mein Stand erlaubt mir nicht, den immerwährenden Verfertiger dieser unersetzlichen Arzney selbst abzugeben; aber so viel bin ich der siechenden Menschheit und der Rechtfertigung meiner Lobpreisungen dieses Mittels schuldig, wenigstens allen und jeden, welchen an einer solchen Arzney (von meinen eignen Händen bearbeitet) gelegen seyn kann, eine Probe davon anzubieten, um sie dann hiernach entweder selbst zu verfertigen, oder von einem geschickten Apotheker in dieser Aechtheit und Vollkommenheit bereiten lassen zu können. Ich lasse den Aerzten und Apothekern Deutschlands die Zeit von hier bis Ausgangs der Ostermesse **1791** offen, bey mir postfreye Bestellungen für selbst gefällige Quantitäten **auflöslichen von mir selbst bereiteten Quecksilbers** (doch nicht unter ein Loth) zu thun, das Loth zu 3 Thalern Conventionsgeld.

Leipzig, den 19. Dec. 1790.

* Anz. (1791), 1. Bd., Nr. 12, a. – Identisch mit „Anzeige" in: Med. Chir. Ztg. (1791), 1. Bd., Nr. 10, 175–176.

Vorrede des Uebersetzers*

Man wird finden, daß sich der Verfasser dieses Werks* [III]

* A treatise on medical and pharmaceutical chymistry and the materia medica; to which is added an english translation of the new edition on the pharmacopoeia of the royal college of physicians of London by DONALD MONRO, Vol. I–III. gr. 8. 1788. Cadell.

recht gut zur Fassungskraft der Anfänger in der Pharmacie und Arzneimittellehre herab zu lassen weiß; die bei einzelnen Mitteln treulich erzählten Resultate seiner vieljährigen reifen Beobachtungen erhöhen den Werth dieses Buchs ungemein. Es sollte eine Art von praktischem Kommentar über die Londner Pharmakopöe abgeben, an deren neuen Ausgabe er viel Antheil hatte und die deshalb in einer englischen Uebersetzung ange- | druckt ward; letztere ließ ich, als schon im Deutschen vorhanden, weg. IV

In Anmerkungen setzte ich zu, was zur Berichtigung, Bejahung oder Ergänzung nöthig zu seyn schien. Einige offenbar ganz unrichtige Stellen im Texte, und noch einige andre, deren Ueberflüssigkeit mir einleuchtete, unterdrückte ich; so wie ich denn auch die kleinern oder größern Beschreibungen von drei und funfzig unbeträchtlichen Mineralwassern in Großbrittanien wegließ, weil sie selbst für Engländer nicht Interesse genug haben, und am wenigsten in einer Arzneimittellehre aufgestellt zu werden verdienten. Die berühmtern Quellen, die er so gut, als sich nach den vorhandenen Untersuchungen thun ließ, beschreibt, behielt ich bei, und ersetzte jene Lücke einigermasen mit Erwähnung etlicher deutschen Mineralwasser, deren Berühmtheit und zuverlässige Zergliederung sie zu dieser Stelle berechtigte. So wurden aus drei englischen Bänden zwei deutsche.

Leipzig, im April 1791.

[Vorwort des Uebersetzers]**

Diese wohldurchdachte Zusammenstellung der vornehmsten Thatsachen, welche über die Natur des Zuckers und der Zuckersubstanz in den Gewächsen überhaupt, in Rücksicht der von Natur und Kunst zu bewirkenden Trennung und Zusammensetzung seiner Bestandtheile Licht verbreiten können, erschien unter dem Titel Chemical observations on Sugar, by Edw. Rigby. London, Iohnson 1788. 8. [o. S.]

Uebersetzer hielts der Mühe werth, diese nicht unwichtigen Winke den deutschen Scheidekünstler lesen zu lassen, wo nicht um ihn zu lehren, doch auf nicht eben gangbare Ideen zu leiten.

* In: Donald Monro's Chemisch pharmaceutische Arzneimittellehre. Übersetzt und mit Anmerkungen. 1. Bd., Leipzig 1791, S. III–IV.

** In: Edward Rigby's chemische Bemerkungen über den Zucker. Aus dem Englischen mit Anmerkungen. Dresden 1791, o. S. – Im Original ohne Überschrift.

Vertheidigung*

[o. S.] **a.** In Nro. 22. lit. i. **des Anzeigers** hat ein Ungenannter eine jämmerliche Deklamation gegen mich angestellt. Er will das Herz des Publikums gegen mein antivenerisches Mittel aufwiegeln und seine kriminelle Denunziation legt demselben nichts geringes zur Last als folgende äusserst wichtige Punkte. Wer Ohren hat zu hören, der höre!

1) **Es sey nicht neu.**
2) **Ich habe zwey Bereitungsarten davon bekannt gemacht, wovon die letztere erst recht gut sey.**

Dieß sind die entsetzlichen Beschuldigungen, die alle Welt in Harnisch setzen sollen!

Sollte man wohl glauben, daß ein vernünftiger Mensch (geschweige ein Dr.) solche Kleinigkeiten zum Gegenstande seines öffentlichen hämischen Hasses machen könnte?

ad 1) Ein so reiner, von drastischen Präcipitaten (merc. praecip. albus & Flavus) so freyer Quecksilberkalk, als mein auflösliches Quecksilber ist, existirte noch nie; das macht ihn **neu**. Oder man zeige mir eine Verfertigungsart ausser der meinigen, nach welcher

a) **Ganz reines** Quecksilber dazu genommen,
b) dieses **in der Kälte** in Salpetersäure aufgelöst,
c) blos das **von aller überschüssigen Säure befreyte** Salz (reiner Quecksilbersalpeter) zur Bereitung vorgerichtet,
d) ein von aller Kochsalz- und Vitriolsäure äusserst freyes Niederschlagsmittel*

* Das reine Kalkwasser (oder nach der unerhörten Schreibart unseres ignoranten Verfassers, **Kalgwasser**) giebt genau denselben Niederschlag (mit Kaustikum gesättigten Quecksilberkalk) als der ätzende Salmiakgeist. Sonst stimmt in allen vier Hauptpunkten a) b) c) d) die ältere mit der neuern Vorschrift überein.

angewendet ward, und alle solche Säuren von der ganzen Arbeit entfernt gehalten wurden.

Man zeige mir, sage ich, eine bisher bekannte Formel, in der man diese unent-
[o. S.] behrlichen Bedin- | gungen vorschrieb, und ich höre auf, mein Mittel **neu** zu nennen; welches mir überhaupt ein leichtes ist – Eitelkeit plagt mich nicht.

ad 2) Wird mir wohl die Welt verzeihen, daß ich das Mangelhafte und Schwierige der zuerst erschienenen Vorschrift (was ist wohl gleich bey seiner Entstehung vollkommen?) durch einen neuern Aufsatz läuterte und vervollkommete? die Schwierigkeiten der erstern hob? verdient dieß nicht eher Dank, als Verunglimpfung?

Nicht durch pasquillantische Sottisen, nein! **durch Erfahrungen** muß erwiesen werden – und ist es schon zum Theil – ob mein Mittel, wenn es gut zubereitet worden, nicht **unendliche** Vorzüge vor allen übrigen Quecksilbermitteln habe.

Oder, hatte man etwa vor dem meinigen schon ein Merkurialmittel, welches die **reinen** Wirkungen dieses Metalls in so hohem Maase ausüben konnte, daß durch **blose** innere Anwendung desselben Bubonen und Schanker (ohne äusserlich angewendete Mittel) auf der Stelle binnen wenig Tagen heilen, und aller Zweifel über die völlige Tilgung des Miasmas verschwindet – ?

Man zeige mir eins!

* Anz. (1791), 1. Bd., Nr. 140, a. – Auch in: Med. Chir. Ztg. (1791), 2. Bd., Nr. 52, 477–480.

Hier möchte der Menschenfreund gern die Glaubwürdigkeit mehrerer andern Aerzte Deutschlands verdächtig machen, er möchte gern insinuiren, daß z. B. ein (über alles Lob seiner Zeitgenossen erhabener) **Fritze**, u. A. der Welt Unwahrheiten aufgeheftet hätten, indem sie mein Mittel gerühmt, ehe noch die zweyte, besser auszuführende Bereitungsart von mir erschienen wäre.

Es ist ein leichtes, die verehrungswürdigsten Männer zu mißhandeln, wenn man nur recht unverschämt lügen kann. |

Nicht erst **1790**, sondern schon zeitig im Herbste 1789,* **[o. S.]**

* Dieß wuste der Pasquillant nicht, oder wollte es nicht wissen, um desto unverschämter die würdigsten Männer eines Falsums zeihen zu können.

wenige Monate nach meinem Buche, erschien in den hallischen litterarischen Nachrichten für Aerzte u.s.w. meine neuere Bereitungsart. Auch war dieß nicht einmahl nöthig – jeder unbefangene Nacharbeiter meiner erstern Vorschrift sahe, daß statt des Gedächtniß- oder Schreibefehlers **Weingeist**, Wasser zum Auflösen des Metallsalzes genommen werden müsse, und verfertigte so schon vor Erscheinung des neuern Aufsatzes das Quecksilberpräcipitat.

Durch die Behauptung, daß die **besten** Aerzte mehrerer und verschiedner Quecksilbermittel zur Kur der venerischen Krankheiten bedürfen, hat er seine Ignoranz recht sichtbar gemacht, so wie auch durch die kecke Versicherung, daß das auflösliche Quecksilber so leicht als jedes andre Apothekermittel zu verfertigen sey; es fordert[1] die Hand eines Meisters und Vorsicht*

* Der Profit des Apothekers ist nicht übertrieben, (Mühe und Sorgfalt ist die theuerste Waare) wenn er mein in sehr wenigen Granen hülfreiches Mittel in gehöriger Güte zu vier Thalern das Loth verfertigt, das ist, wenn es von Farbe schwarz ist, und sich fast gänzlich in schwachen, warmen, gefälltem Scheidewasser oder destillirtem Essige aufgelöst. Meine Probenaustheilung ist bekanntlich diese Messe zu Ende gegangen.

genug.

Man darf überhaupt seinen Aufsatz nur mit kaltem Blute lesen, um gleich zu bemerken, daß der Elende Bitterkeit und Galle speyt, um seinem schwarzen Herzen Luft zu machen, und einen unbescholtenen Mann der das Wohl seiner Brüder ohne Eigennutz schon seit langer Zeit sich zum Geschäfte machte, zu verunglimpfen; um einzusehen, daß er den Wust der alten gefährlichen Quecksilbermittel aus Menschenhaß oder Ignoranz gar zu gern wieder einführen möchte.

Er nenne sich, daß ihn das Publikum das verdiente Brandmahl an die Stirne drükken, oder ihn in ein Versorgungshaus nehmen könne, weil sein neidischer Zahn durch Hunger geschärft zu werden scheint. –

Auch durch Schandthaten kann man Ruf erlangen; er nenne sich also, um in den Jahrbüchern der Welt die Reihe schadenfroher Hinderer des Guten und Vortreflichen vollzählig zu machen.

Dich aber, biedres deutsches Publikum! bitte ich, ein Mittel, welches der leidenden Menschheit zahllose Martern zu ersparen das Ansehn hat, genau nach meiner Vorschrift zu bereiten, und es unbefan- | gen anzuwenden. Heischte ich je einen andern Lohn von meinem Zeitgenossen, als den einzigen, süssesten – die leichtere, sichere Genesung meiner unglücklichen Brüder von einer herrschenden, ekelhaften Seuche bewirkt zu haben, welche die Blüthe unsrer hofnungsvollen Jugend einschrumpft, abfrißt – und deren Kur bisher oft grausamer und gefährlicher als die Krankheit selbst war? **[o. S.]**

Leipzig, den 1. Junii 1791.

1 Im Original heißt es „fodert“.

Das sicherste und gewisseste Hausmittel gegen den kalten Brand*

[o. S.] **b.** Man läßt zwölf Loth gute, mäßig grob gepülverte Eichenrinde mit acht Pfund Flußwasser allmählig so weit einkochen, daß die Flüßigkeit nur etwa noch Ein Pfund beträgt, wenn man sie durch ein Tuch gedrückt hat. In dieses dem hefichten Braunbier ähnliche, verkühlte Dekokt taucht man einen leinenen vierfach zusammen gelegten Lappen, welcher größer als die schwarz werdende oder schwarz gewordene Stelle ist, legt ihn auf, und erneuert diese Auflegung **alle halbe Stunden**, so daß man jedesmahl einen neuen oder rein gewaschenen Lappen mit dem kalten Dekokte befeuchtet, und umschlägt.

Binnen einigen Stunden stehet gewöhnlich der Brand still, und hört auf zu stinken, wenn er feucht war. Man setzt aber demungeachtet diesen Umschlag auf angegebne Art fort, bis das Brandstück sich abgelöset hat und zum Geschwüre geworden ist; und auch dieses heilt am besten durch fortgesetzte Auflegung dieser Flüßigkeit aller drey, bis vier, endlich aller acht und zwölf Stunden.

Diese Bekanntmachung glaubte der leidenden Menschheit schuldig zu seyn.

Vorschrift zu Hahnemanns geläuterter Weinprobe auf schädliche Metalle**

[o. S.] **c.** Man mischt gleiche Theile fein gepülverte Austerschalen und Schwefel, setzt das Gemisch in einem verdeckten Schmelztiegel einem jählingen Feuer aus, und läßt es 12 bis 15 Minuten lang weiß glühen; die weisse Masse (oder kalkerdige trockne Schwefelleber) pülvert man und hebt sie in einer verstopften Flasche auf.

Von dieser fein gepülverten Schwefelleber nimmt man zwey Quentchen, schüttet sie nebst drey Quentchen fein gepülverten Weinsteinrahms in eine starke gläserne Flasche, worinn etwas mehr als Ein Pfund gehet, und füllet sechszehn Unzen frisch geschöpftes Brunnenwasser dazu, welches durch einstündiges Kochen in einem verdeckten Geschirre und vorheriges Verkühlen bis zur Milchlauheit dazu vorbereitet worden ist. Die Flasche wird sogleich fest verstopft, einigemal umgeschüttelt, und mehrere Stunden stehen gelassen.

Man läßt das Trübe sich zu Boden setzen, und füllet die ziemlich wasserhelle Flüßigkeit in kleine dicht verstopfte und mit Terbenthinwachs verklebte Unzengläser, in deren jedes vorher vier und zwanzig Tropfen guter Salzgeist getröpfelt worden. Man schüttelt sie um, und hebt sie im Kalten zum Gebrauche auf. Gießt man

* Anz. (1791), 1. Bd., Nr. 136, b. – Auch in: Med. Chir. Ztg. (1791), 2. Bd., Nr. 51, 464 und in: Ann. d. Arzml. (1796), 1. Bd., 2. St., 191–192.

** Anz. (1791), 1. Bd., Nr. 136, c. – Als Schrift Hahnemanns aufgeführt bei Tischner (1934), 2. Bd., S. 352; Mueller (1952), H. 11/12, 185; Schmidt (1989), S. 19.

von dieser Probeflüßigkeit Einen Theil jähling in drey Theile Wein, welcher ohne Metallgehalt ist, oder nur unschädliches Eisen bey sich führt und rühret um, so bleibt er hell und durchsichtig; enthält er aber Bley, Kupfer, u.s.w. so trübt er sich braunschwarz. Ein Gran Bley wird durchmerkliche Trübung in vier Pfunden Bley sichtbar gemacht. Man rührt es stärker | um, und die Trübheit geht als ein schwar- [o. S.]
zer Niederschlag zu Boden, welcher alles Bley enthält, wenn genug Probeflüßigkeit zugegossen worden war.

Gießt man das Helle sogleich ab, und tröpfelt ein Laugensalz bis zur Sättigung der Säure oder etwas mehr hinein, so wird der Wein sich nochmals braunschwarz trüben, wenn er beyzu auch Eisen enthielt.

Hat man andre Flüßigkeiten zu untersuchen, welche viel Eisen, ausser den schädlichen Metallen enthalten, so vermischt man sie jähling mit gleichen Theilen der Weinprobe, auch wohl mit doppelt so viel, wenn die Flüßigkeit größtentheils Eisen enthält.

D. H.

Unauflöslichkeit einiger Metalle und ihrer Kalke im ätzenden Salmiakgeiste* **

* Gegen einen diesem ähnlichen Aufsatz machte mir ein sehr berühmter Lehrer der Chemie jüngst den Einwurf, daß meine Behauptung nur dann ihr volles Gewicht haben würde, wenn ich statt des Salmiakgeistes die flüchtig-alkalische Luft gewählt hätte. Ich gebe zu, daß das kaustisch-flüchtige Laugensalz dann in konzentrirterer Gestalt auf meine Probeflüßigkeiten eingedrungen wäre; daß es aber dann einen, den Wirkungen eines starken Salmiakgeistes gerade entgegengesetzten Effekt hervorgebracht haben würde, zweifle ich ganz. Auch bestreite ich vor der Hand nur die allgemein eingeführte chemische Unwahrheit: daß Zink, Kupfer und Quecksilber im ätzenden Salmiakgeiste auflöslich wären.

Wenn ich gleich hier nur mit Kupfer, Zink und Quecksilber Versuche angestellt ha- 117
be, so ist es doch höchst wahrscheinlich, daß die andern für auf- | löslich im kau- 118
stischen Salmiakgeiste angegebnen Metalle es eben so wenig, als jene, seyn werden.

I. Mit Kreideluft gesättigtes (mildes) flüchtiges Laugensalz löset größtentheils vermöge jener sauren Luft einige Metalle, worunter Zink und Kupfer gehören, so wie mehrere Metallkalke auf, worunter ich hier nur die Quecksilberkalke rechne.

II. Nur zum Theil oder ganz mit Luftsäure gesättigter Salmiakgeist vermag dies zu thun, und zwar im Verhältnisse dieser Sättigung.

III. Aetzender Salmiakgeist zieht an freyer Luft äußerst geschwind etwas Luftsäure an sich, nach etlichen Minuten und Stunden immer etwas mehr.

IV. Im gleichen Verhältnisse (der Sättigung mit Luftsäure) erfolgt auch die Auflösung der gedachten Metallkalke und Metalle im Salmiakgeiste; sonst nicht.

Vorausgesetzt, daß diese vier Sätze der wahre Gang der Natur sind, (daß sich die
genannten | Metalle und Quecksilberkalk im luftvollen Laugensalze auflösen, hat 119
niemand geläugnet, läßt sich auch nie in Zweifel ziehn, und daß es im ätzenden Geiste nicht geschieht, wird durch folgendes erhellen) so kann man leicht gewahr werden, wie es möglich war, daß, soviel mir bewust ist, kein einziger Scheidekünst-

** [Crells] Chem. Ann. (1791), 2. Bd., 8. St., 117–123.

ler bisher an der Auflösbarkeit derselben im ätzenden Salmiakgeiste zweifelte, und alle sie für ausgemacht hielten.

Ich bekam Veranlassung, hieran zu zweifeln, und endlich starken Anlaß, mich vom Gegentheile zu überzeugen.

Ich nahm zuerst ganz frisch gebrannten Kalk und schüttelte meinen kaustischen Salmiakgeist damit, um ihm alle Spur von Luftsäure zu benehmen. Die Versuche fielen ganz nach meiner Vermuthung aus. Doch da der Geist auf diese Art etwas Kalkerde in sich aufnahm, welche die Probeflüßigkeit schwieriger zu untersuchen machte, so bereitete ich mir einen ätzenden Salmiakgeist selbst, zwar nach gewöhnlicher Art, doch so, daß ich nur dreyviertel von demjenigen übergehen ließ, als man sonst zu thun pflegt, nicht völlig bis zur Trockenheit destillirte, ganz gelindes Feuer anwandte, das Destillat sogleich und geschwind in Lothgläser vertheilte*, welche sehr genau außer den eingeriebnen Stöpseln noch mit Wachs an der Mün-
120 dung verklebt wurden, und überhaupt | so zu Werke ging, daß aller Zutritt der atmosphärischen Luft bey der ganzen Arbeit möglichst verhütet ward.

Ich hielt den Geist zu den Versuchen für stark genug; denn jedes Loth enthielt, wie ich aus der Berechnung des Salmiaks wahrnahm, den ich durch Niederschlagung des Eisenöhls bekam, neunzehn Gran luft- und wasser-freyes Laugensalz.

a. In ein mit diesem Salmiakgeiste bis obenan gefülltes Lothglas (die Oefnung und Verstopfung geschahe möglichst geschwind) that ich drey Gran gereinigten und gepulverten Zinkvitriol. Er vertheilte sich beym Schütteln in eine weiße Wolke. Ich schüttelte das wohlverschlossene Fläschchen zwey Stunden lang. Es behielt seine Trübheit ganz. Ich ließ es setzen und goß behutsam und geschwind die helle Flüßigkeit ab. Sie verflog bey der Hitze des kochenden Wassers ohne eine Spur zurückzulassen. Das Porcellainschälchen roch dann fast wie Biebergeil; und so bey den andern Proben. Bey Wiederhohlung dieses Versuchs sättigte ich die Flüßigkeit nach dem Schütteln und Abgießen mit Vitriolgeiste, genau; es erfolgte keine Trübung.

Besäße ätzender Salmiakgeist auch nur die mindeste Auflösungskraft auf Zink, so müßten doch diese neunzehn Gran luft- und wasserfreies Laugensalz, welche
121 im Lothe Geist waren, einen | einzigen Gran im Niederschlage begriffenen Zinkkalks (mehr war in den drey Gran krystallisirten Zinkvitriole gewiß nicht) haben auflösen können; die Trübheit müßte doch in zwey Stunden – wenigstens zum Theil, verschwunden seyn!

b. Ich schüttelte drey Stunden lang einen Skrupel frisch bereiteter Zinkblumen in einem der gedachten Lothgläser meines Salmiakgeistes, unter dichter Verschließung des Stöpsels. Die dann geschwind abgegossene helle Feuchtigkeit zeigte weder bey der Abdampfung noch bey der genauen Sättigung mit Vitriolgeiste einige Spur von etwas Aufgelösetem.

c. Ein Quentchen feine Zinkfeile gab 24 Stunden auf gleiche Art geschüttelt und behandelt, gleichen Ausschlag.

d. In eins dieser Lothgläser that ich zwey Gran feingepulverten Kupfervitriol, und verstopfte das Glas genau. Er fiel als klumpiger Satz schnell zu Boden. Ich schüttelte zwey Stunden. Er zertheilte sich in eine geschwind zu Boden fallende Wolke. Die wasserhelle Flüßigkeit goß ich behutsam und geschwind ab, und prüfte sie durch Abdampfen und Sättigen; aber ohne Erfolg.

Ich wiederhohlte den Versuch und ließ die wasserhelle, behutsam und geschwind abgegossene Flüßigkeit in einem offenen Weinglase 24 Stunden an der
122 Luft stehen; sie zeigte keine Spur von | Trübheit oder blauer Färbung. Es war kaum ein Gran im Niederschlage begriffenen Kalks in diesem Kupfervitriole.

* Er trübte Kalkwasser nicht im mindesten.

e. Mit gleichem Erfolge schüttelte ich einen Skrupel Braunschweiger Grün, drey Stunden lang; die auf vorige dreyfache Art geprüfte wasserhelle Flüßigkeit zeigte keine Spur von Auflösung.

f. Eben so wenig ein Quentchen feine Kupferfeile, 24 Stunden geschüttelt.

g. Zwey Gran krystallisirtes essigsaures (selbst bereitetes) Quecksilber wurden in einem Lothglase zwey Stunden lang vergeblich geschüttelt. Es entstand ein Klümpchen; es zertheilte sich in eine graue Wolke. Die helle behutsam und geschwind abgegossene Flüßigkeit hinterließ beym Abdampfen keinen Rückstand. Es war nicht viel über einen Gran wahres Quecksilber in dem dazu genommenen Metallsalze.

In einer zweyten Probe sättigte ich die so entstandene helle Flüßigkeit nach zweystündigen Schütteln und Abgießen mit Salzgeiste; es erfolgte keine Weißtrübung.

h. Zehn Gran des vorsichtigst bereiteten auflöslichen Quecksilbers wurden zehn Stunden lang geschüttelt, und die helle geschwind und behutsam abgegossene Flüßigkeit gab in allen den drey letztgedachten Prüfungen ebenfalls keine Spur von Auflösung.

Um dem Einwurfe vorzubeugen, die Auflösung hätte deshalb nicht vor sich gehen können, weil eine etwa entstehende Luftart sich nicht hätte | entwickeln können, so wiederhohlte ich die Hauptversuche (a. d. g.) dergestalt, daß ich nach 123
Hineinschüttung der Salze, die ganz angefüllten Fläschgen geschwind mit einem Blättchen Papier bedeckte und umgekehrt in eine Tasse voll Quecksilber stellte. Es entwickelten sich einige sehr kleine Luftbläschen; es erfolgte aber durchaus keine Auflösung, wie mich dieselben Prüfungen, wie oben, überzeugten.

Hätte, (dies ist das einzige was ich hinzufüge) der ganz ätzende Salmiakgeist auch nur die mindeste Auflösungskraft auf die genannten Metalle, so hätten doch neunzehn Gran luft- und wasserfreyes flüchtiges Laugensalz, in einem Lothe Wasser aufgelößt, einen einzigen Gran im Niederschlage begriffenen Kalkes von Zink, Kupfer, oder Quecksilber bis zur ganzen oder halben Helligkeit auflösen müßen. Sollte diese bisher allgemein von den größten Männern angenommene Auflösung nicht eine chemische Unwahrheit seyn?

* * *

N. S. Hr. Lavoisier sagt an einem Orte: „er hätte ätzenden Salmiakgeist mit rothem Präcipitate stehen lassen, und es hätte sich viel vom letztern aufgelößt; die Flüßigkeit hätte beym Abdampfen ein Häutchen gezeigt“. Da ich den Versuch mit ganz ätzendem Geiste und in verschlossenen, vollen Gefäßen wiederhohlte, fand ich nach vierzehn Tagen nicht die mindeste Auflösung.

[Autobiographie]*

195 Hahnemann (Samuel), der Arzneikunst Doktor und Physikus zu Königslutter im Herzogthum Braunschweig. Ich ward (sagt Herr Doktor Hahnemann) den 10ten April 1755 in einer der schönsten Gegenden Deutschlands, zu Meissen in Chursachsen geboren; dies mochte, wie ich allmählig zum Menschen ward, wohl vieles zu meiner Verehrung der schönen Natur beigetragen haben. Mein Vater, Christian Gottfried Hahnemann, lehrte in Verbindung mit meiner Mutter, Johanne Christiane, geborne Spieß, mich spielend lesen und schreiben. Dieser mein nun vor vier Jahren verstorbener Vater hatte, ohne je Wissenschaften getrieben zu haben, (er war Mahler bei der dasigen Porcellanmanufaktur und ist Verfasser einer kleinen Schrift über die Wassermahlerei) die gesundesten, selbst gefundenen, Begriffe von dem, was gut und des Menschen würdig genannt werden kann. Diese Begriffe pflanzte er auf mich fort. Handeln und Seyn ohne zu scheinen, war seine merkwürdigste Lehre, die mehr aus seinem Beispiele, als aus seinen Worten auf mich Eindruk machte. Wo etwas Gutes zu thun war, da war er, oft unbemerkt, mit
196 Leib und Seele. Sollt' ich ihm nicht folgen? In den feinsten Nüancen | zwischen edel und niedrig entschied er bei seinen Handlungen mit einer Richtigkeit, die seinem zarten praktischen Gefühle wahre Ehre machte; auch hierin war er mein Lehrer. Keine erhabene Begriffe von dem Urwesen der Schöpfung, der Würde der Menschheit und ihrer herzerhebenden Bestimmung schien er zu haben, die mit seiner Handlungsart nur je im mindesten Widerspruche gestanden hätten. Dies gab mir Richtung von innen.

Von außen zu reden, so habe ich mehrere Jahre in der Meißner Stadtschule zugebracht, um dann in meinem sechszehnten Jahre auf die Fürstenschule daselbst zu gehen und vier Jahre darauf die Universität Leipzig zu beziehen. Auf der Schule war nichts Merkwürdiges an mir, als daß mein Lehrer in alten Sprachen und teutschem Ausdruke, der noch lebende sehr um die Welt und mich verdiente Rektor der Meißner Fürstenschule, Magister Müller, der an gerader Rechtschaffenheit und an Fleiße wohl wenige seines Gleichen hat, mich als sein Kind liebte, und mir Freiheiten in der Art meines Lernens verstattete, die ich ihm heute noch verdanke, und welche sichtbaren Einfluß auf meine folgende Studien hatten. In meinem zwölften Jahre trug er mir auf, Andern die Anfangsgründe der griechischen Sprache beizubringen. Weiterhin hörte er, in den Privatstunden mit seinen Kostgängern und mir, meine Gegenerinnerungen bei Auslegung der alten Schriftsteller liebreich an, zog auch dann oft meine Meinung der seinigen vor. Mir allein (ich war oft übertriebenen Studierens wegen kränklich) mir allein war verstattet, die mir nicht zwekmäßig scheinenden Stunden gar nicht zu besuchen, nachgeschriebene Hefte oder
197 auch andere Ausarbeitungen nicht einzuliefern, auch in den Lektionen | fremde Bücher für mich zu lesen. Jede Tageszeit hatte ich offenen Zutritt zu ihm; oft ward ich in mancherlei Rüksicht vielen Andern öffentlich vorgezogen, und dennoch, was das Sonderbarste ist, liebten mich meine Mitschüler alle. Alles dieses im Zusammenhange will auf einer sächsischen Fürstenschule viel sagen. Hier ließ ich mir angelegen seyn, weniger zu lesen, als das Gelesene zu verdauen, wenig, aber recht zu lesen, und in meinem Kopfe vorher in Ordnung zu bringen, ehe ich weiter las.

* In: Nachrichten von dem Leben und den Schriften jeztlebender teutscher Aerzte, Wundärzte, Thierärzte, Apotheker und Naturforscher. Hrsg. von Johann Kaspar Philipp Elwert. Hildesheim 1799, 1. Bd., 195–201. – Im Original ohne Überschrift. – Auch in: Haehl (1922), 1. Bd., S. 12–14.

Mein Vater wollte mich durchaus nicht studieren lassen. Von der Stadtschule nahm er mich mehrmals Jahre lang hinweg, um mich einer andern Beschäftigung zu widmen, die seiner Einnahme angemessener wäre. Dies verhinderten meine Lehrer dadurch, daß sie die lezten acht Jahre durchaus kein Schulgeld für mich annahmen, und ihn nur baten, mich bei ihnen zu lassen, und meiner Neigung zu willfahren. Er konnte nicht widerstehen, aber auch weiter nichts für mich thun.

Ostern 1775 entließ er mich nach Leipzig, mit der Unterstüzung von 20 Thalern, das lezte Geld, was ich seitdem noch aus seiner Hand erhielt. Er hatte bei seinem kärglich zugemessenen Einkommen noch mehrere Kinder zu erziehen. Genug zur Entschuldigung des besten Vaters.

Der Unterricht eines jungen reichen Griechen aus Jassy in der Moldau in der teutschen und französischen Sprache verschafte mir anfänglich, so wie Uebersezen aus dem Englischen, zu der Zeit Unterhalt, als ich bald von Leipzig, nach einem
zweijährigen Aufenthalte daselbst, abgehen wollte. Daß ich die Regel meines | Va- 198
ters, beim Lernen und Hören nie der leidende Theil zu seyn, auch in Leipzig auszuüben suchte, kann ich mir selbst das Zeugniß geben. Doch vergaß ich hier nicht so, wie ehedem, meinem Körper durch Uebungen, Bewegungen und freie Luft diejenige Munterkeit und Stärke zu verschaffen, bei der nur allein fortgesezte Geistesanstrengung mit Glükke bestehen kann.

Indessen besuchte ich in Leipzig nur diejenigen Lehrstunden, die mir die zwekmäsigsten schienen, ungeachtet der Herr Bergrath Pörner in Meissen mir bei allen medizinischen Professoren freie Kollegien auszumachen die Gewogenheit hatte. So las ich auch für mich zwar unermüdet, aber nur immer das beste, was es für mich gab und so viel ich verdauen konnte.

Die Liebe zur praktischen Arzneikunde, wozu in Leipzig keine Anstalt ist, trieb mich an, auf eigene Kosten nach Wien zu gehen. Ein schlimmer Spaß aber, der mir mit meinem in Leipzig ausstehenden Verdienste gespielt wurde, (Reue gebietet Versöhnung und ich verschweige Nahmen und Umstände) war Schuld, daß ich schon nach 3/4 Jahren Wien wieder zu verlassen genöthigt war, nachdem ich in diesen neun Monaten nur 68 Gulden 12 Kreuzer zu meiner Erhaltung gehabt hatte. Dem Spital der barmherzigen Brüder in der Leopoldstadt daselbst, oder vielmehr dem großen praktischen Genie, dem Leibarzt von Quarin verdanke ich, was Arzt an mir genannt werden kann. Seine Liebe, ich möchte sagen, seine Freundschaft hatte ich, und ich war der Einzige meiner Zeit, den er zu seinen Privatkranken mit sich nahm. Er zeichnete mich aus, liebte und lehrte
mich, als wenn ich der Einzige und Erste seiner Schü- | ler in Wien und mehr 199
noch gewesen wäre, und alles dieß, ohne je Vergeltung von mir erwarten zu können!

Der Rest der mir übrig gebliebenen Brosamen sollte eben vollends verschwinden, als der Gouverneur von Siebenbürgen, Herr Baron von Brukenthal, mich unter ehrenhaften Bedingungen einlud, mit ihm nach Hermanstadt zu gehen, als Hausarzt und Aufseher seiner ansehnlichen Bibliothek. Hier hatte ich Gelegenheit, noch einige andere mir nöthige Sprachen zu lernen und einige Nebenwissenschaften mir eigen zu machen, die mir noch zu fehlen schienen. Seine unvergleichliche Sammlung antiker Münzen brachte ich, so wie seinen Büchervorrath, in Ordnung und zu Papier, praktisirte sieben Vierteljahre in dieser volkreichen Stadt, und schied dann, obwohl sehr ungern, von diesem biedern Volke, um in Erlangen den Doktorgrad zu nehmen, welches ich nun aus eigenen Kräften thun konnte. Dem Herrn geheimen Hofrath Delius, den Herrn Hofräthen Isenflamm, Schreber und Wendt habe ich viel Güte und Belehrung zu danken. Herr Hofrath

Schreber lehrte mich noch, was mir an der Kräuterkunde mangelte. – Am 10. August 1779 vertheidigte ich meine Dissertation und erhielt darauf die Doktorwürde.

Der Hang eines Schweizers nach seinen schroffen Alpen kann nicht unwiderstehlicher seyn, als der eines Chursachsen nach seinem Vaterlande. Ich gieng hieher zurük, um im Mansfeldischen in der kleinen Bergstadt Hettstädt meine Laufbahn als praktischer Arzt zu beginnen. Hier war es unmöglich, Inneres oder Aeußeres zu
200 erweitern, und ich verließ diese Gegend nach ei- | nem Aufenthalte von drei Vierteljahren (Frühling 1781), um Dessau zu wählen.

Hier fand ich einen bessern Umgang und eine erleichterte Kenntnißpflege. Die Chemie beschäftigte meine freien Stunden, und kleine Reisen für die Berg- und Hüttenkunde füllten noch ansehnliche Lükken bei mir aus.

Zu Ausgange des Jahres 1781 erhielt ich einen kleinen Ruf als Physikus nach Gommern bei Magdeburg. Der etwas ansehnliche Gehalt bewog mich, bessere Einnahme und Beschäftigung hinter dieser Stelle zu suchen, als ich in den zwei und Dreivierteljahren fand, die ich daselbst zugebracht habe. Es hatte an diesem kleinen Orte noch nie ein Arzt existirt, man hatte keinen Sinn für ihn. Doch fieng ich da zuerst an, etwas mehr die unschuldigen Freuden des Hauses neben den Süßigkeiten der Geschäfte zu genießen, in Gesellschaft der gleich beim Antritte dieses Amtes geehlichten Gefährtin meines Lebens, Henrietten Küchlerin, Stieftochter des Herrn Apotheker Häselers in Dessau.

Dresden war der nächste Ort meines Aufenthaltes, wo ich keine glänzende Rolle spielte, vermuthlich, weil ich nicht wollte. Indeß fehlte es auch hier für mich weder an Freuden, noch an Belehrung. Der seel. Stadtphysikus Wagner, ein Muster unbestechlicher Rechtschaffenheit, würdigte mich seiner innigen Freundschaft, zeigte mir noch vollends, was zum gerichtlichen Arzte gehörte (denn in dieser Kunst war er Meister), und überließ mir ein Jahr über, seiner Kränklichkeit halber, unter Zustimmung des Magistrats seine sämtlichen Krankenhäuser – ein weites Feld für
201 einen Freund des Wohlthuns! Auch der Oberaufseher der Kurfürstlichen | Bibliothek, Herr Hofrath Adelung, gewann mich lieb und trug nebst dem Herrn Bibliothekar Daßdorf viel dazu bei, meinen Aufenthalt belehrend und angenehm zu machen. Vier Jahre verstrichen mir so in Dresden und in Dresdens Gegend geschwinder, als dem unvermutheten Erben großer Reichthümer, im Schoose meiner anwachsenden Familie, und ich kam, um der Quelle der Wissenschaften näher zu seyn, gegen Michaelis 1789 nach Leipzig, wo ich ruhig der Vorsicht zusehe, welche Schiksale sie einem jeglichen meiner Tage zutheilt, deren Zahl in ihrer Hand liegt.

Vier Töchter und ein Sohn machen, nebst meiner Gattin, die Würze meines Lebens.

Im Jahr 1791 erwählte mich die Leipziger ökonomische Gesellschaft und am zweiten August 1791 die Kurfürstlich-Mainzische Akademie der Wissenschaften zu ihrem Mitgliede.

(Leipzig, den 30. August 1791.)*

* Seit 1792 hielt sich Herr D. Hahnemann zu Walschleben bei Gotha auf, nachdem er ein Institut für Wahnsinnige zu Georgenthal bei Gotha angelegt, aber es bald wieder aufgehoben hatte. 1794 gieng er nach Pyrmont. (S. Mensel's gelehrt. Teutschland 5te Ausgabe. 1797. 3. Band. S. 53.)

[Vorwort]*

Wenn man die mancherlei Menschenkinder so untereinander handeln sieht, wenn [1]
man sieht, mit wie vieler Emsigkeit sie ihren mehr oder minder wichtigen Geschäftszirkel durchlaufen, der ihnen oft nur eine elende Leidenschaft vorzeichnet, wenn man sieht, wie sie sich alle nach einer Art Glückseligkeit drängen, sie mag nun Gemächlichkeit, hoher Stand, Geld, Gelehrsamkeit, Possen oder | Nervenkitzel heißen, ohne 2
sich auf ihrem Wege kaum ein einziges mahl nach den ächten Erdengütern, Weisheit und Gesundheit, umzusehen, die sie in Eden zurück winken wollen, so kann man sich nicht enthalten, das Geschlecht von so hoher Abkunft und von so erhabener Bestimmung zu bedauern. – Auf die Veredlung des Geistes hinzuweisen, verstattet mir mein Beruf nicht; mir geziemt nur, das größte der körperlichen Güter, die Gesundheit zu predigen, die man fast nie zu suchen sich die Mühe nimmt und eher fast nie zu schätzen weiß, als wenn sie verlohren ist. Kaum wird man mirs glauben, wenn ich behaupte, daß man nichts ernstlicher zu fliehen sucht, ja sogar nichts für entehrender hält, als eine vernünftige Sorge für die Gesundheit. Man hört ja wohl hie und da sprechen: diese und jene Speise sei gesund oder nachtheilig, dieses oder jenes Mittel ein Specifikum für das und das Uebel, diese oder eine andre An- | gewöhnung sei nachtheilig; 3
man trägt sich im niedern und höheren Volke mit Modekuren, Wunderkrankheiten, plötzlichen Todesfällen, Schönheitsmitteln und Anekdoten von Aerzten.

Aber es ist alles nur eitel, eitel Tand.

Der Liebhaber der hohen Gewürze schilt heftig auf die unverdaulichen Mehlspeisen, der Theetrinker weiß von dem verderblichen Brandeweinsaufen wie ein Buch zu reden, die Kaffeeschwester erzählt von den groben Säften der Biertrinkerin, und der Schwelger in Puddings deklamirt gegen die Giftigkeit der Pilze.

Man höre den Podagristen, wie er die Nachtheile des Taglöhnerlebens, den jungen Herrn mit Blütchen im Gesicht, wie er die Schädlichkeit des Stubensitzens zu schildern | weiß, man höre die am Lombertische angeheftete Dame, wie gefährlich 4
das Tanzen sei und die Tanznärrin, wie bleichsüchtig das viele Nähen mache. – Jeder weiß etwas, nur nicht was *ihm* heilsam ist.

Sich selbst über seine schädlichen Angewohnheiten zur Rede stellen, seinen Körper studiren, die seiner Natur angemessenste Lebensordnung befolgen und heldenmäßig sich alles versagen, was seine individuelle Gesundheit untergraben könnte, oder wohl gar schon zernichtet hat, hieran zu denken, würde kindisch, altfränkisch und wider den guten Ton gehandelt heißen. Wie würde sich der Kammerjunker nicht schämen, wenn er einem Arzte über diätetische Dinge ein Weilchen zuhörte, die beste Tänzerin, wenn sie ihrer warnenden Mutter gehorchte, die Romanleserin, wenn sie sich durch die Satyren ihres altdeutschen | Onkels be- 5
kehren sollte, oder der wilde Student, wenn er von seinem Wechselzahler sich in bessere Gesellschaften ziehen lassen wollte.

Ich gebe zu, daß eine übertriebene Sorge für die Gesundheit allerdings eine Ausartung sei, daß der muntere Knabe sich nicht um Pelzstiefeln, das rothwangige Mädchen sich nicht um die verschiedenen Arten der Geburtszangen und der Maitre de Plaisir nicht um die Siechhäuser zu bekümmern habe; aber alles Ding hat seine angewiesenen Gränzen, jeder Mensch seine Sphäre, die er durchschauen und in der er sich schämen muß, ein Fremdling zu seyn.

---

* In: Freund der Gesundheit, 1. Bd., 1. H., Frankfurt a. M. 1792, S. 1–8. – Im Original ohne Überschrift.

Wenn der Minister keine gründliche Kenntniß von medicinischer Policei, der
Bürgermeister keine genauen Begriffe von der Einrichtung der Kerker, Arbeits- und
6 Kran- | kenhäuser seiner Stadt besitzt: wenn der General seine Lazarethe nur nach
Tabellen kennt; wenn der junge Gelehrte andrer Fächer keine Physiologie oder
Anatomie von Universitäten mitbringt, wenn das lachende Mädchen in den Ehe-
stand eingeschmiedet wird, ohne von Mutterpflichten etwas gehört zu haben, die
Gouvernante ihren bleichsüchtigen Pflegebefohlnen nur von albernen Artigkeiten
vorplaudert, und der pedantische Rektor im Nebel von Phrasen, Eleganzen und
Chrien, nicht sieht, wie ganze Schaaren hoffnungsvoller ihm anvertrauter Jünglinge
an den entnervendsten Lastern dahin welken, dann sage man mir, ob es irgend
einen Stand in der Welt giebt, dem nicht gewisse arzneiliche Kenntnisse und Sorge
für seine und der Seinigen Gesundheit eigenthümlich angehören, oder ob es lächer-
lich oder entehrend sei, außer dem groben Schlendrian der Berufsgeschäfte noch
7 feinere, oft nicht weniger wesentliche Kenntnisse von der | Einrichtung des
menschlichen Körpers und seiner Erhaltung zu seinem Studium zu machen.

Freilich sind für sie weder *Franck*, noch *Howard*, noch *Fritz*, noch *Hal-
ler*, noch *Levret*, noch *Whytt*, und ich würde einen Donatschnitzer begehen,
wenn ich dem Schulmonarchen die *Revision des Erziehungswesens*
empfehlen wollte. Doch, Scherz beiseite – *für sie alle* sind gemeinnützige Leh-
ren vorhanden, Quellen, woraus zu schöpfen jeder hinzutreten kann, weil sie zur
Befriedigung der Bedürfnisse aller Verhältnisse des Lebens zu Tage ausfließen.

O! wenn doch auch ich in diesen Blättern so glücklich wäre, etwas zum Glücke
8 der Menschheit beizutragen, wenn man doch die | Stimme eines warmen Freundes
seiner Zeitgenossen für die Stimme eines Freundes nehmen wollte! Wenige Jahre,
wohl Tage nur – und wir sind am Ziele unsers Erdenlebens. Ach, daß ich es hie und
da, wenn auch nur um Stunden verlängern, wenn auch nur in Kleinigkeiten ver-
bessern könnte!

Biß von tollen Hunden*

9 Die Krankheit, welche bei Menschen auf den Biß wüthender Thiere, am häufigsten
toller Hunde erfolgt, ist von so außerordentlicher und gräßlicher Natur, daß man
mit Entsetzen befallen wird, wenn man dergleichen Kranke sieht, und schon zu-
rückschaudert, wenn man nur davon erzählen hört. Unter tausend von wahrer
Wasserscheu ergriffenen Personen, kann oft nicht Einer gerettet werden. Der ge-
sundeste Körperbau, der beste Arzt, die ausgesuchtesten Mittel und die treueste
Folgsamkeit des Kranken und der Angehörigen, alles hilft in den meisten Fällen
nichts; bei vollem Verstande wird der unglückliche gewöhnlich binnen etlichen
Tagen unter den fürchterlichsten Symptomen ein Raub des Todes.

Der Kranke fühlt (die Wunde mag nun zugeheilt oder noch offen seyn) einen
10 erneuerten Schmerz | in der gebissenen Stelle, welche blaue Ränder bekömmt; es
geht von da eine kriebelnde Empfindung bis zum Schlunde hin, welcher ihm zu-
sammen gezogen deucht. Er hat ein Wehthun im Kopfe und in der Magengegend,

---

* In: Freund der Gesundheit, 1. Bd., 1. H., Frankfurt a. M. 1792, S. 9–21.

bricht auch wohl Galle von sich. Fürchterliche Träume wecken ihn; er wird unruhig, Hände, Füße und Nasenspitzen werden kalt, das Gesicht entstellt. Feurige Funken dünken ihm vor den Augen zu schweben. Er fühlt weder Hunger noch auch gewöhnlich Durst, die Zunge ist feucht, aber zähschleimig, Stuhlgang und Harn bleiben zurück, oder er läßt ihn von natürlicher Farbe, aber mit Schmerzen. Sein Puls ist schwach und krampfhaft, aber nicht entzündungsartig. Man darf ihm nichts Flüssiges zu nahe bringen, ohne daß er am ganzen Leibe zittert, mit wildem, ängstlich traurigem Blicke. Eben so ist ihm weiterhin alles Glänzende, Schimmernde oder Weiße, alles sich geschwind Nähernde, alles starke Reden, das Wehen des Windes, u.s.w. unerträglich. In den freien Augenblicken redet er zwar vernünftig, aber mit mehr Schüchternheit, Heftigkeit und Empfindsamkeit als gewöhnlich; ein räuspernder Husten, zuweilen mit Schluchzen verbunden, unterbricht seine Worte. Er wird immer blässer und entstellter, seine Angst in allen Geberden drückt sich
auch in | dem kalten, klebrigen Schweiße des Gesichts und der Hände aus; seine 11
Augen thränen und sein Augenstern erweitert sich. Zuckungen werfen ihn auf seinem Lager umher. – Er sucht zu entfliehn. – Endlich verbirgt er sein Antliz, wird ruhiger und verscheidet.

Der eröfnete Leichnam zeigt gewöhnlich nichts widernatürliches. Die höchste Spannung, die äußerste Reizbarkeit des Nervensystems und der Erhaltungssinn in der angstvollen Ahndung der nahen Zerstörung, dies ist der einzige Charakter dieses fürchterlichen Uebels.

Ich beschreibe hier nicht die unzähligen dagegen gerühmten Mittel; die ungeheure Menge derselben giebt schon selbst einigermaßen zu verstehen, daß man keine zuverläßige Heilart kennt, sonst würde man sich an diese einzige halten. Ich will blos noch einige gangbare Vorurtheile aus dem Wege räumen, und so wo möglich diese Krankheit seltener zu machen suchen.

Das e r s t e und nachtheiligste Vorurtheil ist das große Vertrauen, welches man auf einige für untrüglich gehaltene Mittel sezt, worunter ich vorzüglich innere Mittel verstehe. Es werden einige Personen von einem Hunde gebissen, den man für |
toll hielt. Sie brauchen mit allem Eifer das gerühmte Specifikum, und keiner von 12
ihnen bekömmt die Wasserscheu; alle genesen von ihren Wunden ohne weitere Folgen und in der ganzen Gegend spricht man von nichts als von der wunderthätigen Heilkraft, z. B. der Maiwurmlatwerge, oder was sonst bei diesem Kranken gebraucht worden war. Zuverläßig, daß man bei ähnlichen Unglücksfällen in dieser Gegend fortan nichts weiter thun wird, als dem Gebissenen die Maiwurmlatwerge eingeben. Dieser Eine stirbt an der Wasserscheu, aber die Lobredner des Mittels wissen Ursachen anzuführen, warum sie hier nicht half, wenigstens ist man geneigt einen einzigen unglücklichen Fall gegen mehrere glückliche nur als Ausnahme gelten zu lassen. Trift sichs ja ein drittesmahl wieder, daß einer oder der andere in der Gegend mit dem Gifte eines tollen Thieres dergestalt angesteckt wird, daß er dem Laufe der Natur nach von der Wasserscheu befallen werden muß, so wird man dem Unglücklichen dreist wieder die Latwerge in voller Zuversicht eingeben, und nun erst wird der traurige Ausgang den Ruf dieses Mittels verdächtig machen.

Hätte man beim ersten so glücklichen Gebrauche die Sache ernsthafter unter-
sucht, so würde | man gefunden haben, daß die ersteren Kranken kein wahres Wuth- 13
gift in ihren Wunden gehabt, und daß folglich die Latwerge leicht helfen konnte, da nichts zu helfen war. Die leztern unglücklichen Fälle wären daher verhütet worden, wenn man kein so unumschränktes Vertrauen auf dieses innere Mittel gesezt, sondern die weit zuverläßigern äußern Vorbauungsmittel dagegen angewendet hätte.

Welches sind aber die besten äußern Vorbauungsmittel, und woran wird zuverläßig die Tollheit eines Thieres erkannt? Diese Fragen werden weiterhin beantwortet werden.

So viel ist gewiß, daß der Anfang des Uebels anfangs blos örtlich ist. Der giftige Speichel des Thieres ist zuerst unthätig in der gebissenen Wunde vorhanden. Die Wunde heilt wohl gar zu, und man spürt nicht die geringste Unbequemlichkeit, bis nach kürzerer oder längerer Zeit Zufälle des gereizten Nervensystems und mit ihnen die tödliche Wasserscheu sich zu zeigen anfängt. Könnte man anfänglich den giftigen Speichel aus der Wunde so rein wie einen Holzsplitter oder eine Kugel ausziehen, so wäre es unmöglich, daß die Hundswuth auf einen solchen Biß erfolgen könnte. |

14 Ist sie aber einmal vorhanden, so kennen wir bis jezt kein einziges Mittel, wodurch sie mit Zuverläßigkeit geheilt werden könnte. Alles Vertrauen auf dergleichen Specifikums ist daher unsicher und schädlich, wenn man nicht vielfältig seine Heilkräfte in der wahren schon ausgebrochenen Wasserscheu erprobt hat.

Das zweite Vorurtheil, welches schädlich werden kann, ist der Glaube, „daß ein Hund durch den Biß die Wuth mitgetheilt habe, wenn er an der Tollheit binnen wenigen Tagen sterbe, und sie nicht mitgetheilt habe, wenn er am Leben bleibe, folglich daß ein Hund, welcher mit den oft von der Furcht vergrößerten Zeichen dieser Krankheit wirklich bald stirbt, toll, der wieder genesende aber nicht toll gewesen sei.“ Im erstern Falle (und wer will es leugnen, da wir die Krankheiten der Hausthiere noch so wenig kennen) kann es eine ganz andere Krankheit gewesen seyn, die den Hund befiel, da er biß, und es erlangen dann die gegen solche Bisse gebrauchten Mittel fälschlicherweise den Ruf der specifischen Arzneien gegen die Hundswuth. Im zweiten Falle ist man bei aller Gefahr ganz ruhig, vernachläßigt die einzig dienlichen Mittel an den von dem Gifte berührten Theilen, und läßt in aller Sicherheit die tödliche Wuth ausbrechen. |

15 Wir finden in den Jahrbüchern der Arzneikunde viele Beispiele*,

* Vaughan sahe 20 bis 30 Personen von einem wüthenden Hunde ohne Nachtheil verwunden, und nur ein Knabe darunter starb an der Wasserscheu.

wo der blutige Biß eines mit allen Zeichen der Tollheit nachgehends gestorbnen Hundes einige Personen ansteckte, und wiederum andre nicht, ohne daß letztere etwas gebraucht hatten, so wie verschiedene nicht zu bezweifelnde Fälle andrer Art, welche beweisen, daß Hunde, von deren Biß Menschen an der Wasserscheu gestorben sind, beim Leben geblieben sind.

Nur eines einzigen letzterer Art hier zu gedenken, so erzählt Martin Lister im 13ten Bande der Philosophical Transactions die Krankengeschichte von einem jungen starken Manne, welcher sechs Wochen nach dem Bisse von einem tollen Hunde eine tödliche Wasserscheu bekam, woran er vierzehn Tage hernach starb. Zu gleicher Zeit hatte derselbe Hund ein kleines Hündchen gebissen, welches Tags hernach an der Wuth starb; der große Hund selbst aber genas und befand sich noch nach acht Wochen, nachdem er toll gewesen, recht wohl. |

16 Ein ähnliches Beispiel von einem wüthenden Hunde, welcher genas, da ihm Kinder seine Wunden fleißig auswuschen, mit Gefahr ihres Lebens, finden wir im 20sten Bande dieser lehrreichen Sammlung, wo wir zugleich einen Fall von zwei jungen Menschen von D. Kenedy erzählt, antreffen, welche von der Hundswuth von selbst genesen sind. Hätte man da eins der so gerühmten Specifikums gebraucht, würde man ihnen nicht die Heilung unfehlbar zugeschrieben haben? Und sollte man wohl eine Arznei für untrüglich in dieser Krankheit oder auch nur als sehr hülfreich rühmen, die nicht wenigstens schon zehn Kranken an der schon ausgebrochenen Wuth geheilt hat? – Wo giebt es eine solche Arznei?*

* Außer etwa die Wurzel der Belladonna - Sollte etwa ein sehr kräftiges, ohne Feuer bereitetes Extract des schwarzen Bilsenkrautes in gehöriger Menge als Pillen gegeben, dies vermögen. Eine Menge theoretischer Gründe lassen mich etwas ungemeines hoffen. Das Extract muß aber so kräftig seyn, daß schon zwei Gran einem Gesunden beschwerliche Zufälle, Betäubung, u.s.w. verursachen.

Das dritte Vorurtheil betrifft den Wahn, in welchem auch Aerzte stehn, daß das Wuthgift von tollen Hunden nur dann anstecke, wenn es | durch einen Biß in 17
die Wunde komme, oder sonst in eine offene Wunde gelange.

Dieß zu widerlegen, finden sich nicht seltene Fälle, wo tolle Hunde nur die Oberhaut beleckt und doch die Wuth mitgetheilt haben. Zwei Knaben (wie wir im 20sten Bande der ph. tr. von de la Prime lesen) reinigten mit ihren Händen öfters die Wunden eines Hundes, welcher von einem tollen Hunde gebissen worden war; viele Monate hernach bekamen sie beide, ohne verlezt worden zu seyn, zu gleicher Zeit die Wasserscheu, welche eine Woche anhielt, dann erhohlte sich der älteste, und sprach schüchtern zu seinem Vater, „ich bin gesund." Eben so der andere. Sie blieben drei bis vier Tage wohl, bekamen dann wieder eine Woche lang starke Anfälle von Wasserscheu und genasen hierauf von selbst ohne Rückkehr. Eben so finden wir im 23sten Bande die Geschichte zweier Bedienten, welche in den Hals eines Hundes (der von einem andern wüthenden Hunde gebissen worden, und erst drei Wochen nachher starb) oft ihren Finger gesteckt, um zu fühlen, ob ihm etwas darin fehle. Beide wurden, ohne verwundet worden zu seyn, mit der Wasserscheu befallen. Der stärkste unter beiden genas ohne Arznei, der jüngere aber starb ohne Rettung den dritten Tag an der Hundswuth. |

Einen Knaben habe ich selbst gekannt, welcher, von einem eben toll werdenden 18
Hunde ins Gesichte geleckt, an der Wasserscheu starb*.

* Colins, Aurelianus, Palmarius, van Hilden, Callisen, Odhelius, Gruner, Morando haben ähnliche Beispiele aufgezeichnet.

Man geht überhaupt am sichersten, den Biß eines ungereizten Hundes für den eines tollen Hundes zu halten, und ihn so zu behandeln. Dieser Weg ist der gewisseste, die Hundswuth zu verhüten.

Man wäscht die Wunde sogleich mit Wasser aus, worein man viel Holzasche gerührt, und wiederholt dieß oft, und so lange, bis der Wundarzt dazu kömmt, welcher aus kaustischer Lauge bereiteten Aezstein mitbringt und die offene Stelle oder Wunde so lange damit bedupft, bis ein Messerrücken dicker Schurf entsteht, indeß die hervorsiepernde Feuchtigkeit mit Löschpapier abgetrocknet wird. Die Schmerzen sind erträglich; der Schurf fällt nach einigen Tagen ab, und das reine Geschwür heilt bald zu. Ist dies vorläufig und recht bald geschehen, so kann man ruhig seyn und nur bei dem Kranken noch alles mögliche thun, ihn zu trösten, zu besänftigen*

* Ein Prediger bekam eine chronische Wasserscheu blos von der Einbildung, daß ein Hund, der ihn gebissen, toll gewesen sei. Er wäre gestorben, wenn ihm ein Arzt seinen Irrthum nicht durch Vorstellungen benommen hätte. Er genas auf das Zureden bald, und ohne Arznei.

und seinen Kreislauf zu | beruhigen. Ein mäßiger Aderlaß bei Vollblütigen oder ein 19
Glas Wein bei Personen von entgegengesezter Beschaffenheit, wird dieß zu Stande bringen. Kann diese schreckliche Krankheit auf irgend eine Art verhütet werden, so wird sie es hierdurch; nicht durch innere bisher bekannte Mittel!

Die Hautstelle, welche, auch unverlezt, von dem Geifer eines Hundes benezt worden, der sich durch Beißen verdächtig gemacht hat, muß fleissig mit Aschenlauge gerieben und eine Stunde lang ununterbrochen damit abgewaschen werden. Will man auf diese Stelle noch ein Blasenziehendes Pflaster legen, so wird alle Absicht überflüßig erreicht seyn.

Man traue keinem Hunde, welcher ungereizt Hunde und Menschen beißt, und ein traurig wildes Ansehen hat. Es ist besser zu viel dergleichen oft nur allzuunnütze Thiere zu tödten, als Einem wirklich tollen die Freiheit zu schenken. Menschenleben ist gar zu theuer, und geht allen andern Betrachtungen vor. Die von ihm gebissenen Hunde blos einige Tage einzusperren, ist immer noch gefährlich, da man Beispiele hat,

20 wo | sie erst mehrere Wochen nach dem Bisse toll geworden sind. Man muß sie entweder tödten, oder wenigstens vier Wochen in sichere Verwahrung bringen, ehe man ihnen traut. Ersteres muß durchaus geschehen, im Fall der Hund, von dem er gebissen worden, sehr verdächtig war.

Der anfangenden Tollheit verdächtig wird ein Hund, wenn er aufhört freundlich zu seyn, auf die besten Schmeicheleien des ihm liebsten im Hause kaum noch etwas mit dem Schwanze wedelt, zu allem müde und äußerst träge scheint, mürrisch und traurig und lichtscheu in dunkle Winkel schleicht, und sich da verkriecht, ohne zu schlafen. Er bellet nie, selbst bei der stärksten Veranlassung nicht; er grunzet nur alles sich ihm jähling nähernde an und fährt sprungweise darauf los. Schon sind ihm die Augen trübe, der Schwanz und die Ohren hängen herab. Dann fängt sein Biß schon an, gefährlich zu werden.

Dieser Zustand dauert nur einen halben bis einen ganzen Tag, und dann bricht der zweite Grad der Wuth aus. Das Thier kennt seinen Herrn nicht mehr, frißt und säuft nichts mehr, wird sehr unruhig, knurrt mit heischer Stimme, ohne je zu bellen, geht drohend umher[1], mit gesenktem Haupte, rothen, triefenden, zur Erde ge-
21 hefteten, starren, | traurigen Augen. Er bewegt die Unterkinnlade mit Knirrschen unwillkührlich, die bleifarbne, geifernde Zunge hängt ihm aus dem Rachen, der Schwanz ist zwischen die Hinterfüße versteckt, die Haare des ganzen Körpers stehn struppig und verwildert empor. Er sucht zu entfliehn, schnappet nach allem, was er vor sich findet und läuft auf ungebahnten Wegen, ohne sichtliche Absicht, gerade und krumm, mit schnellem, gewöhnlich schwankendem Gange. Die andern Hunde fliehen ihn.

In diesem Zustande stellt ihn das Titelkupfer vor.

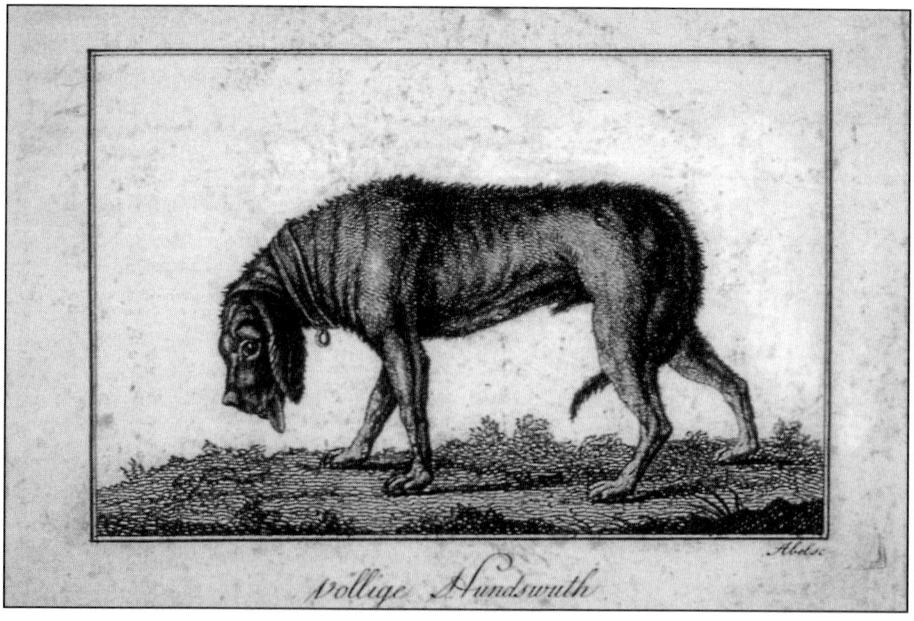

1 Im Original heißt es „unther“.

Die Krankenbesucherin*

Wenn es nicht aus lieber langer Weile und Neugierde geschieht, welche zu den 22
Attributen des liebenswürdigen Geschlechts gehören soll, wie die Fabel sagt, –
wenn es mit einem Wort nicht aus wichtigen Absichten geschieht, daß die Frau X.
die Frau Z. in ihrer schweren Fieberkrankheit besucht, wenn sie's wohl gar aus
christlicher, schwägerlicher oder gevatterlicher Liebe und Freundschaft thut, so
fürchte ich als ein böser Mann verschrieen zu werden, wenn ich auch im leztern
Falle mir solche Besuche verbitte. Und doch muß es geschehen. Ich muß es verwerfen, und man höre mir nur zu, ehe man mich verschreit.

Bösartige, häufig im Volke herumgehende Fieber haben gewöhnlich, wenigstens oft, eine ansteckende Natur, so gelehrt es auch verschiedene meiner Herren Amtsbrüder haben leugnen wollen. Es ist sichrer es anzunehmen, so wie es in allen Fällen sichrer ist, lieber ein Bißchen Hölle zu viel als zu wenig zu glauben, um sich desto sorgfältiger vor ihr zu hüten, sie sei nun leibhaftig oder nur als Holzschnitt in rerum natura. So soll es auch recht löblich seyn, seinen Kindern den vorbei fließenden Graben lieber etwas tiefer und fürchterlicher zu schildern, als er an sich ist. |

Die sehr wahrscheinlich ansteckende Natur herumgehender Fieber also zuge- 23
geben, ist es doch wohl frevelhaft, wenigstens unbesonnen, wenn sich die gesunde Frau Gevatterin zu der todtkranken Frau Gevatterin so ganz ohne Noth, Stundenlang hinsezt.

„Sie würde es übel nehmen, wenn ich sie nicht besuchte; was werden die Anverwandten von meiner Unhöflichkeit sagen; sie soll sich nach mir gesehnt haben – wenn sie nun stürbe, und ich hätte sie nicht noch einmal gesehen, ich machte mirs zum ewigen Vorwurfe!" Diese Vorwände möchten bei einem galanten Manne Entschuldigungen, wohl gar Gründe heißen – bei mir aber nicht, weil ich nicht galant bin. Gesezt, sie hätte wahre freundschaftliche Neigung, ihre Freundin noch einmal zu sehen – so muß doch diese gute Absicht unterbleiben, wie viele gute Dinge in der Welt unterbleiben müssen, weil sie gar nicht, oder doch nicht ohne großen Nachtheil und ohne augenscheinliche Gefahr auszuführen sind.

Willst du deinen Freund aus dem Wasser retten, so mußt du schwimmen können; kannst du's nicht, so spring nicht etwa ins Wasser nach – bei Leibe nicht! lauf
aber nach Hülfe, und ist er ertrunken, wenn die Hülfe kömmt, so hilf am Ha- | ken 24
ziehn, hilf ihm selbst mit Aufopferung deiner Kräfte ins Leben zurückbringen, oder gehe doch, wenn alles nicht hilft, mit zur Leiche – So giebt es auch Fälle, wo du nichts als beten kannst, wenn dein Nachbar im vierten Stockwerke verbrennt und dein Herz im Leibe blutet.

Die kranke Freundin kennt dich wahrscheinlich in der Phantasie nicht mehr; würde sie dich kennen, nun so kannst du ihr, wenn sie genest, diesen unterlassenen Liebesdienst, wie man wohl eher solche unnöthige gefährliche Krankenbesuche nennt, vielfach ersetzen. (Wenn wir Menschen uns doch einander mehr in der That und Wahrheit als durch leere Komplimente und Visiten unsere Freundschaft zu bezeugen anfangen wollten; des leeren und windigen ist so genug in der Welt!)

Es braucht niemand weniger Menschen um sich, als ein gefährlich Kranker, er ein Anverwandter des Todes, welcher auch immer nur einsam unter Grabhügeln schlummert, wie man von unserm Freunde Hain weiß.

---

* In: Freund der Gesundheit, 1. Bd., 1. H., Frankfurt a. M. 1792, S. 22–27. – Auch in: Organon, 6. Aufl. (1921), hrsg. v. R. Haehl, S. 308–312.

Wen kann der gefährlich Kranke am liebsten um sich leiden? doch immer nur die nothwendige Person, höchstens einen Vater, eine Mutter oder den Gatten, am liebsten die Krankenwärterin und den Arzt (zwei von Gott ausersehene Perso-
25 nen, | wie Urias in den Streit gestellt, wo er am härtesten ist – verlohrne Schildwachen dicht bei dem einbrechenden Feinde, ohne Ablösungsstunden – zwei sehr verkannte Geschöpfe, die sich für einen mühsamen Sold dem Publikum aufopfern, und sich eine bürgerliche Krone zu erringen, mitten in die Leben bedrohende Giftatmosphäre wagen, von Angstgeschrei und Sterbegewinsel betäubt).

Diesen zwei hier einzig nöthigen, hier einzig hülfreichen Personen und dem guten Gott überlasse man die Kranken an herumgehenden Fiebern; einzig bei ihnen sind sie gut aufgehoben, aus ihren Händen haben sie alles zu erwarten, was man ihnen gutes wünschen könnte, *Leben* und *Gesundheit*.

Die ängstliche Besucherin kann ihr nichts gutes thun, als ihr etwa ein Schnupftuch zeigen, was sie um sie naß gemacht haben will, ihre kranken Nerven durch unnöthigs Geschwätz reizen, die Luft des dumpfen Krankenzimmers mit ihrem Athem verderben helfen, das bei Kranken oft so schädliche Geräusch vermehren, mit ihrer Zudringlichkeit die gute Ordnung stören, wohlmeinend verkehrte Rathschläge geben, und was das bedenklichste ist, – die Krankheit selbst mit sich nach Hause bringen. |

26 Man werfe nicht ein, daß die Wärterin und der Arzt in gleicher Gefahr seyn müßten, wenns mit der Ansteckung so seine Richtigkeit hätte. Sie sind es allerdings, wie der Tod vieler Aerzte und Krankenwärter bezeugt. Sie sind es aber nicht so sehr, als die Frau Gevatterin, und die Sache geht so zu.

Der Schöpfer der Menschen hat uns zur Beschützerin in mancherlei Fährlichkeit die *Gewohnheit* zugesellt. So gewöhnt sich der Schornsteinfeger nach und nach an den für alle andere Menschen erstickenden Holzrauch und kann, wenn er nicht allzuheftig ist, ganz wohl darinn dauern. Der Glasmacher steht, allmählig dazu gewöhnt, die heftigste Hitze seines Ofens aus, und tritt ihr viele Schritte näher, als wir andern Menschenkinder vermögen. Der Grönländer, ein Mensch wie wir, lacht und scherzt unter der Kälte, worin ungewohnte erstarren. Der Kurier, welcher in wenig Tagen viele hundert Meilen, und der Laufer, welcher Tagreisen in wenig Stunden zurücklegt, der Fischer, der einen großen Theil seines Lebens im Wasser zubringt ohne Verkältung, und der Schottische Bergmann, der über ein Jahrhundert in seinem ungesunden Berufe durchlebt, sind sämmtlich Beweise hiervon.

Eben so können sich gewisse herzhafte Menschen allmählig an die ansteckend-
27 sten Krankheits- | ausdünstungen gewöhnen, und ihr Körper wird nach und nach ganz unempfindlich dagegen. Es giebt Leichenwäscherinnen in großen Städten, welche sehr alt werden, und die Ausdünstung von wohl tausend an ansteckenden Krankheiten Verstorbener eingehaucht haben. So hat es mehrere Todtengräber gegeben, welche zur Pestzeit endlich die lezten ihres Wohnortes beerdigt haben.

Aber nur vorsichtige Krankenwärterinnen und Aerzte haben sich dieses Freiheitsbriefs, unangesteckt zu bleiben, zu getrösten, sie müssen sich nur sehr allmählig daran gewöhnen, in der Gewohnheit bleiben und noch verschiedene Vortheile zur Hand nehmen, um von dem Meucheldunste nicht getödtet zu werden.

Dergleichen Vorrechte kann sich eine fremde Besucherin durchaus nicht anmaßen, sie ist des tückischen Miasms völlig ungewohnt, und sie geräth mit größter Wahrscheinlichkeit in die drohendste Lebensgefahr. Noch glücklich genug, wenn ihre Unbesonnenheit nicht ihre Familie verwaiset, oder sie auch wohl alle unschuldiger Weise ums Leben bringt.

Verwahrung vor Ansteckung in epidemischen Krankheiten*

Es giebt allem Ansehn nach für jede Art giftigen Dunstes eine besondere Art Ge- 28
gengift, nur daß wir leztere nicht allemal genug kennen. Man weiß, daß die Luft unserer Atmosphäre zwei Drittel einer Luft enthält, welche Menschen und Thiere plötzlich tödtet und Lichter auslöscht. Es ist ihr aber schon ihr eigenthümliches Verbesserungsmittel beigemischt; sie enthält fast ein Drittel Lebensluft, wodurch ihre Giftigkeit getilgt wird; nun erst ist sie die atmosphärische Luft, worinn alle Kreatur leben, wachsen und gedeihen kann.

Der erstickende und Licht verlöschende Schwaden in Kellern, worin viel Most oder Bier gegohren hat, wird gar bald von eingeworfenem frisch gelöschtem Kalke hinweggenommen.

Der Dunst bei Quecksilberarbeiten, wozu Feuer gebraucht wird, ist der Gesundheit höchst nachtheilig; man kann sich aber dagegen größtentheils verwahren, wenn man offene Gefäße von frischer Schwefelleber neben sich stellt.

Alle dergleichen Verwahrungsmittel gegen giftige Dünste hat uns die Scheidekunst gelehrt, nach- | dem wir die Natur dieser Dünste vorher genau nach der Che- 29
mie erkundet hatten.

Ganz anders aber ist es mit den ansteckenden Dünsten gefährlicher Fieber und kontagiöser Krankheiten. Sie sind so fein, daß die Scheidekunst sie der Prüfung noch nicht hat unterwerfen, folglich kein chemisches Gegengift dagegen hat ausfündig machen können. Die meisten stecken in der Entfernung von einigen Schritten in freier Luft nicht an, selbst die levantische Pest nicht; in verschlossenen Zimmern aber versammeln sich diese Dünste weit umher, und werden dann in größerer Entfernung vom Kranken nachtheilig, gefährlich, tödlich.

Da wir nun gar keine spezifischen Gegengifte gegen die einzelnen Arten von Ansteckungsmaterien kennen, so müssen wir uns mit allgemeinen Verwahrungsmitteln begnügen. Einige dieser Mittel stehen zuweilen in der Macht des Kranken, die meisten aber liegen der Krankenwärterin, dem Arzte und dem Krankenprediger allein zur Last.

Zu erstern gehört, daß, wenn der Kranke nicht allzuschwach ist, er täglich, einmal um das andere, mit seinem Zimmer und Bette wechsele, und man dasjenige,
worein er früh gebracht werden | soll, vorher durch Eröfnung der Thüre und aller 30
Fenster wohl auslüfte. Hat er Vorhänge vor seinem Bette, so ziehe er sie zu, und lasse nochmals die freie Luft wohl durchs Zimmer streichen, ehe der Arzt oder Prediger hineintritt.

Die Feldlazarethe, welche in Kirchen, Scheuern oder lüftige Schuppen verlegt werden, sind eben deshalb weit weniger ansteckend, und auch für die Kranken weit wohlthätiger, als die oft eng, niedrig und winklicht gebauten Standhospitäler. In leztern wagt der Krankenwärter, der Arzt und Prediger oft außerordentlich viel. Und wie viel wagen sie nicht vollends in den halb unterirdischen moderigen Wohnlöchern der Niedern im Volke, in den oft nie von der erquickenden Sonne beschienenen, nie von der reinen Morgenluft berührten, mit einem Gewühle armseliger Familien vollgestopften, schmuzigen Löchern der Hinterhöfe, winklichter enger Gassen, wo der blasse Gram und der winselnde Hunger auf ewig seinen verwüstenden Thron aufgeschlagen zu haben scheint!

---

* In: Freund der Gesundheit, 1. Bd., 1. H., Frankfurt a. M. 1792, S. 28–42.

Hier konzentrirt sich in Zeiten ansteckender Krankheiten die Giftigkeit der verdorbenen Luft vollends bis zum Pestgestanke, und jede eröfnete Thüre haucht Tod und Verderben aus. Hier ist der Ort der größten Gefahr für Arzt und Kranken- |
31 prediger. Kann er aber wohl hier seine Lunge von dem stygischen Dunste bedachtsam verwahren, wenn ihn das schreiende Elend von allen Seiten packt, erschüttert und sich selbst vergessen macht? Und doch muß er es! Wie soll er es anfangen?

Ich habe schon weiter oben gesagt, daß man sich allmählich selbst an die giftigsten Dünste gewöhnen und darinn erträglich gesund bleiben könne.

So wie es aber mit allen Angewöhnungen ist, *daß die Schritte von einem Extrem auf das andere äußerst behutsam und klein seyn müssen*, so ist es vor allen mit dieser der Fall.

Man gewöhnt sich allmählig an die ungesundesten Kerker, und oft bringen darin die Gefangnen unter Seufzen über die unmenschliche Justiz, durch ihre Athemzüge und Ausdünstung die Paar Kubikschuhe ihrer Atmosphäre nach und nach zu einer so pestilenzialischen Bösartigkeit, daß Fremde nicht selten von dem gefährlichsten Nervenfieber befallen worden, auch wohl gar plötzlich gestorben sind, die sich in dieselben wagten, indeß die Gefangenen selbst, allmählig daran gewöhnt, eine erträgliche Gesundheit führten. |

32 Eben so findet man, daß Aerzte, welche nur zuweilen und selten bösartige Fieber sehen, und Prediger, deren Amt nur hin und wieder einen solchen Besuch nöthig macht, weit öfterer angesteckt werden, als die, welche viele derselben in einem Tage besuchen.

Hieraus fließt die erste unnachläßige Bedingung für Personen, welche sich zuerst an solche Krankenbetten wagen wollen, „daß sie ihre Kranken anfänglich lieber öfterer sehen, sich aber jederzeit nur so kurze Zeit als möglich bey ihnen verweilen, dem Bette oder dem Nachtgeschirre so wenig als möglich nahe kommen, und vorzüglich, daß sie die völlige Durchlüftung des Krankenzimmers vor ihrer Ankunft besorgen lassen.

Sind nun die ersten Schritte recht behutsam und mit gehöriger Zurückhaltung geschehen, so kann man sich allmählich etwas länger, vorzüglich bei den gelindern und reinlichern Kranken verweilen, ihnen auch so nahe kommen, daß man ihren Puls erreichen und ihre Zunge sehen kann, doch mit der Vorsicht, in dieser Nähe das Athemholen zu unterdrücken. Dies kann alles ohne Affektation, Aengstlichkeit und sichtbaren Zwang geschehen.

Ich habe bemerkt, daß die *mitleidigsten jungen* Aerzte bei Epidemien
33 am ehesten hin- | gerafft wurden, wenn sie diese nicht gehörig bekannte Vorsicht, vielleicht aus überwiegender Menschenliebe und Sorgfalt für ihre Kranken, vernachläßigten, daß hingegen die hartherzige Sorte der Alltagsärzte, welche so gern durch die große Menge der täglich besuchten Kranken glänzen wollen und sich etwas darauf zu gute thun, die Größe ihres Arzthums durch die Behendigkeit ihrer Schenkel und ihre Eilfertigkeit belegen zu können, am gewissesten der Ansteckung entgiengen. Aber es giebt einen weisen Mittelweg, (auch für junge Krankenprediger empfehlbar,) auf dem sie die empfindlichste wärmste Menschenliebe mit der Sparung ihrer kostbaren Gesundheit vereinbaren können. –

Die Betrachtung, „daß eine voreilige Selbstaufopferung wohl ihnen schaden, aber dem Kranken nichts nutzen könne, und daß es besser sei, sein Leben auf die Erhaltung Vieler zu sparen, als wenigen zu Gefallen sein Leben in die Schanze zu schlagen," wird ihnen obige erste Vorsicht annehmbar machen: „*durch ganz allmählige Annäherung und Angewöhnung an den Zunder der Ansteckung ihre Nerven gegen die Eindrücke des sonst so leicht mittheilbaren Miasms* (Krankheitsdunstes) *nach und nach abzustümpfen.*
34 Glei- | che Vorsicht ist unnachläßig den Krankenwärtern einzuschärfen.

Die *zweite* Vorsicht geht dahin, „daß man bei seinen Krankenbesuchen seinen Geist und seinen Körper in einem guten Gleichgewichte zu erhalten suche.“ Dies will so viel sagen, daß man sich während dieser Beschäftigung nicht von schwächenden Leidenschaften hinreißen lasse; Ausschweifungen in der Liebe, im Zorn, im Gram und Kummer, so wie Anstrengung des Geistes aller Art, sind große Beförderungen aller Ansteckung.

Einen am herrschenden Fieber darnieder liegenden lieben Freund als Arzt oder Krankenprediger zu besorgen, ist daher eine sehr gefährliche Beschäftigung, wie mich eine theure Erfahrung gelehrt hat.

Man erhalte ferner seinen Körper so viel möglich immer bey gewöhnter Lebensart, und bey ununterbrochenen Kräften, man vergesse nicht Speisen und Getränke in gewohnter Ordnung und ganz nach Verhältniß des jedesmaligen Hungers und Durstes zu sich zu nehmen. Ungewohnte Enthaltungen oder Uebermaß im Essen und Trinken sind gleich sorgfältig zu vermeiden.

Hier läßt sich außerdem durchaus kein bestimmter Küchenzettel als feste Norm
vorlegen. Man | hat die Vorschrift ertheilt: zu Kranken durchaus nicht nüchtern zu 35
gehen; man irrt sich aber eben so sehr, als wenn man befehlen wollte, man sollte
sie nüchtern besuchen. Wer Vormittags, wie etwa ich, nie etwas zu essen gewohnt
ist, würde seine Verdauung in Unordnung bringen, und sich zur Ansteckung nur
desto empfänglicher machen, wenn er der alten Regel zu Folge, wider seinen Ap-
petit etwas essen und so zu seinen Kranken gehen wollte, und eben so umgekehrt.

Mehr als zu andern Zeiten gebe man zu solchen Zeiten auf sein Verlangen nach gewissen Speisen und Getränken acht, und verschaffe sich wo möglich, wornach man am meisten Appetit hat, genieße aber doch nur so viel, als eben gnüget.

Man vermeide alle Strapazen des Körpers, Verkältungen und Nachtwachen.

Den unnöthigen Ekel wird jeder vorher beschäftigte Arzt, Krankenprediger und Wärter ohnehin schon frühzeitig beiseite gesezt haben.

So gewöhnt man sich nach und nach an die sonst so äußerst gefährliche, nie
durch Geld aufzuwiegende Beschäftigung, Kranken an bösartigen Fiebern beizuste-
hen, und endlich wird es fast so schwer angesteckt zu werden, als zum zweiten-
male die Pocken zu bekommen. Hat man seinen Muth, | seine gefühlige mitleidige 36
Denkungsart und seinen hellen Kopf bis dahin bewahrt, so ist man nun auch eine
höchst wichtige Person im Staate, selbst durch Fürstengunst nicht belohnbar, aber
höherer Bestimmung sich bewußt und über sich selbst erhaben, dem Heile des
niedrigsten im Volke so wie des höchsten geweiht – ein Engel Gottes.

Sollte man einige annähernde Zeichen der Krankheit an sich spüren, so enthalte man sich sogleich des Kranken, und hat man nichts widriges in seiner Lebensordnung begangen, so empfehle ich, so sehr ich auch in diesen Blättern alle Arzneivorschriften zu vermeiden suche, ein Hausmittel, wenn man will, empirisch.

Ich habe in solchen Fällen ein Quentchen Chinarinde mit Wein alle Dreyviertelstunden genommen, bis alle Gefahr der Ansteckung (die Krankheit mochte auch irgend ein unterm Volke herrschendes Fieber seyn) völlig wieder verschwunden war.

Ich kann dieses aus eigener Erfahrung empfehlen, und wehre es niemand, wenn er andern Sinnes, diese unschädliche und kräftige Vorsicht unterlassen will. Meine Gründe würden einleuchten, wenn ich sie hieher setzen dürfte. |

Da es aber nicht genug ist, sich selbst vor Ansteckung zu bewahren, sondern 37
auch nöthig, Andere durch sich nicht in Gefahr kommen zu lassen, so müssen Per-
sonen, welche mit solchen Kranken beschäftigt gewesen, durchaus nicht eher je-
mand Anderm zu nahe kommen, bis sie die Kleider, welche sie bey den Kranken
anhatten, vorher mit andern verwechselt haben; erstere müssen, bis man sie wie-
der zum Krankenbesuchen anzieht, an einen freien lüftigen Ort gehangen werden,

zu welchem niemand kommen kann. Außer der Krankenstube geschieht die Ansteckung am leichtesten durch solche Kleider, wenn auch gleich der Krankenbesucher selbst von der Ansteckung nichts erfahren sollte.

Ein vornehmer sehr ordentlicher Mann, der Jahre lang keinen andern Gang als in sein Amt zur bestimmten Stunde that, hatte eine Aufwärterin, mit welcher er sehr freundschaftlich umgieng, eine alte sehr gutmüthige Person, welche ohne sein Wissen alle freie Stunden nuzte, einer hundert Schritt von seiner Wohnung entfernten armen Familie beizustehn, die an einem Faulfieber darnieder lag, dessen hervorstechender Charakter ein bösartiges Nervenfieber war. Vierzehn Tage lang gieng die Sache gut; dann aber erfuhr dieser Herr eine ihn sehr kränkende und
38 niederschlagende Nachricht, und er bekam binnen wenig Ta- | gen, da er, wie ich gewiß weiß, keinen Kranken dieser Art gesehen hatte, allem Ansehn nach durch die Kleider seiner ihm so oft nahen Aufwärterin gerade dasselbe bösartige, nur noch weit bösartigere Fieber. Ich besuchte ihn als Freund mit unzurückhaltenderer Theilnahme, als ich hätte thun sollen, und ich erkrankte an demselben Fieber, ungeachtet ich der Ansteckung schon sehr gewohnt war.

Dieser Fall nebst vielen andern ähnlichen lehrte mich, daß Kleider den Zunder solcher Fieber weit umher tragen, und daß niederschlagende Leidenschaften zur Annahme des Miasms empfänglich machen, selbst solche Personen, welche schon sehr an seine Eindrücke gewöhnt sind.

Es könnte scheinen, als ob der Testamentschreiber, der Notarius oder die Zeugen wegen der Ungewohnheit an solche Eindrücke noch weit mehr in Gefahr stünden, in solchen Fällen angesteckt zu werden. Ich leugne es nicht, aber für sie giebt es Auswege, die andern Personen, wovon wir geredet haben, nicht eben so frey stehen.

Wo nichts ist, da hat der Kaiser sein Recht verlohren, da ist kein Testament zu machen. Wenn also begüterte Personen auf ihrem Krankenbette ihren lezten Wil-
39 len aufgesezt wissen wollen, da | giebt es zwei Vortheile. Da bey den Formalitäten eines legalen Testaments das Bett des Kranken oft nicht in seiner gewöhnlichen Stellung bleiben kann, und da es ferner zum wesentlichen eines solchen Instruments gehört, daß der Testator bei völligem Verstande sei, so folgt, daß für den, *nicht armen*, Kranken ein anderes Zimmer und anderes Bett zurecht gemacht werden könne, welches ganz durchlüftet und frei von ansteckender Atmosphäre sei. Sie brauchen sich nicht eher dahin zu begeben, bis dies alles pünktlich kurz vorher vollführt worden ist.

Die Schwäche des Verstandes bei solchen Kranken hält gewöhnlich mit ihrer Körperschwäche gleichen Schritt, und ein solcher Kranker, welcher zum Testiren Geisteskräfte genug besitzt, darf nicht vorschützen, daß er zu schwach sei, in ein anderes Bett und Zimmer gebracht zu werden.

Wie wenig möglich aber dann (bei mäßiger Vorsicht, dem Kranken nicht näher, als nöthig ist, zu kommen) die Ansteckung für das anwesende juristische Personale sei, brauche ich nicht weitläuftig aus einander zu setzen.

Noch erinnere ich, daß nach geschehener Angewöhnung an dieses Miasm einer
40 besondern Art, z. B. der rothen Ruhr, die Nerven eine ziemliche | Zeit hindurch, selbst Jahre lang gegen dieselbe Art Krankheit einigermaßen unempfänglich bleiben, wenn man gleich während der Zeit keine Gelegenheit gehabt haben sollte, bei dergleichen Kranken zu seyn, und so die Nerven in dieser specifischen Unempfänglichkeit gleichsam thätig zu erhalten. Sie nimmt allmählig ab, aber langsamer als man denken sollte. Mit ziemlicher Zuversicht, kann daher eine Krankenwärterin, ein Arzt, ein Geistlicher Ruhrpatienten in diesem Jahre besuchen, wenn sie vor mehrern Jahren häufig mit solchen Kranken zu thun gehabt hatten. Doch ist auch hier eine der Selbsterhaltung nicht zu verargende Vorsichtigkeit als der sicherste Weg zu empfehlen.

Wie die abergläubischen Anhängsel bei unsern Voreltern dadurch schadeten, daß man ein arzneiliches Vertrauen auf sie setzte und so bessere Mittel versäumte, so ist auch das Räuchern der Krankenstube mit dampfendem Essige, mit Wachholderbeeren u. d. g. verwerflich, wenn es auch der größere Theil meiner Amtsbrüder höchlich anpreiset, und versichert, daß der ansteckendste Zunder der Miasmen aller Art dadurch bezwungen, hinweggetrieben und so die Luft gereiniget werde.

Eines andern überzeugt muß ich ihnen ins Angesicht widersprechen, und mir lieber ihre Ungunst zuziehen, als eine Gelegenheit versäumen, dem | Menschenge- 41
schlechte gedienet zu haben. Wenn durch solche Dämpfe weder die verdorbne (phlogistisirte, faule, fixe u.s.w.) Luft in den Zustand der Reinigkeit versezt oder zu Lebensluft werden kann, noch auch durch keine Sylbe zu erweisen steht, daß die feinen, ihrer innern Natur nach uns gänzlich unbekannten und nicht von unsern Sinnen erreichbaren Ansteckungsdünste durch solche Dämpfe entkräftet, neutralisirt, oder sonst irgend bis zur Unschädlichkeit reducirt werden können, so ist es thöricht, ich möchte nicht gern sagen, unverantwortlich, durch Anpreisung solcher Räucherungen zur vermeinten Reinigung der Luft, die ohnehin gewöhnlich große Indolenz und Abneigung des gemeinen Mannes gegen erneuerte Luft zu verstärken und jeden hinzutretenden Unbefangenen in desto augenscheinlichere und größere Lebensgefahr zu stürzen, je sicherer er durch die nichtige Vorspiegelung gemacht worden war, daß, auch ohne das Krankheit verbreitende Miasm durch wiederholten Luftzug hinwegzuspühlen, die pestilenzialische Atmosphäre der Krankenstube vom bloßen Räuchern mit Eßig und Wachholderbeeren in eine reine gesunde Luft umgeändert worden sei. Dieß heiße ich einen Adlerstein an die Hüfte der Kreisenden hängen, indeß sie sich dem Augenblicke nähert, durch eine Zangengeburt nicht mehr gerettet werden zu können. |

Wenn ein Arzt oder Krankenprediger in ein ungeräuchertes Zimmer tritt, so kann 42
er gleich durch den Geruch entscheiden, ob man seinen so nöthigen Befehl, das Zimmer zu durchlüften, befolgt habe oder nicht. Alle Kranke verbreiten einen unangenehmen Geruch um sich. Die Geruchlosigkeit des Zimmers beweiset folglich am sichersten, daß die Durchlüftung vorhergegangen ist; bei jeder geschehenen Räucherung hingegen wird leztere zweifelhaft und verdächtig. Weder Arzt, noch Geistlicher, weder Krankenwärter, noch Kranker brauchen hier Wohlgerüche, wo sie über Leben und Tod ernsthaft zu denken und zu sprechen haben. Man unterlasse sie!

In der Rockenphilosophie ist auch etwas gutes, wer es nur zu finden weiß*

Ich hoffe durch diesen Abschnitt, wenigstens durch die Ueberschrift mich auf alle 43
Folgezeiten mit demjenigen, wollte Gott, geringen Theile meiner Leserinnen ausgesöhnt zu haben, welche mich der Abtrünnigkeit von dem Glauben unserer Großmütter verdächtig halten oder schon gehalten haben sollten, und auch mit diesen möchte ichs nicht gern verderben; wahrhaftig nicht!

* In: Freund der Gesundheit, 1. Bd., 1. H., Frankfurt a. M. 1792, S. 43–46.

Also nur geschwind von der Einleitung zur Sache. Ich war in einer Gegend, wo allen frischen (bäuerischen) Kindbetterinnen von der Hebamme, welche dort sehr emphatisch auch *die kluge Frau* genannt wird, eine gute Portion Brantwein eingegossen ward. Diesem unwidertreiblichen Geschick mußte auch ich nachgeben, und ich that es ohne zu murren. Denn wer vermag gegen die Parcen, besonders gegen die dritte und lezte unter ihnen, auch nur ein Wörtchen aufzubringen?

Mir ward versichert, daß dieser heroische Lebensgeist in vielen Fällen recht gute Dienste thue. Die Hände vor mich übereinander gelegt, schwieg ich, wie billig, und
44 sahe zu, und fand, daß in | dieser Gegend wirklich viel Kindbetterinnen erschienen, welche vor sich in bedenkliche Zufälle geriethen aus Schwäche oder übermäßig erregter Reitzbarkeit des Nervensystems, ohne Unreinigkeit des Magens und der Gedärme und ohne beitretende Vollblütigkeit – hier that der Brantwein wirklich Dienste, aber dies waren auch grade die Fälle, wo uns der Mohnsaft (ein sehr ähnliches Ding) seine Dienste nicht versagt.

Hier hatte also wirklich die Rockenphilosophie einmal recht. Aber die andern Fälle, wo der Brantwein unnützer und schädlicher Weise den armen Geschöpfen eingossen ward? Hiervon schweige ich, weil die dritte Parce heut zu Tage noch gar zu intraitable, und selbst den Söhnen Aeskulaps furchtbar ist.

„Bist du ein Weib, so binde einen wollnen Mannsstrumpf um den geschwollnen Hals und er wird sich setzen; sag, ich habs gesagt.“ Dieser gute Rath der alten Mütterchen ist so gewiß probat, als leicht geschwollene Halsdrüsen bei schwammigen Körpern nur eine warme Bedeckung brauchen, um ihre Geschwulst zu verlieren, besonders eine solche, die (wie wollenes Zeug leicht an der zarten Haut eines Frauenzimmerhalses thut) zugleich frottirt, reizt und roth macht. So weit die Rockenphilosphie wieder richtig. – |

45 Aber warum ein unreinlicher Strumpf, dürfte es nicht Flanell seyn – und wie? in wahren Halsentzündungen, was soll da ein trockner, wollener, erhitzender Umschlag: – Hier schweigt die alte Fee, und ich schweige auch, weil es rathsamer ist, in ihrer Gegenwart zu schweigen.

Drüsengeschwülste oder Schlieren am Halse, wie sie die Alten nannten, läßt man von der glücklichen Hand eines klugen Weibes oder einer Hebamme heilen, indem sie die geschwollenen Drüsen allemal, wenn der Mond abzunehmen beginnt, dreimal kreuzweis mit ihren Daumen und zwar stillschweigends drückt. Der Aberglauben sezt viel Zutrauen in dieses halb zauberische Mittel, welches doch auch zuweilen Dienste thut. So viel ist gewiß, daß Drüsengeschwülste bei Personen von mittlern Jahren und schwammigem Körper, welche nicht viel allgemeine skrophulöse Disposition haben, durch Reiben und mäßiges Drücken nicht selten bald verschwinden. Es wird ein verstärkter Blutlauf, eine größere Thätigkeit der lymphatischen Gefäse, auch wohl eine anfangende Entzündung hierdurch erregt, und so die Geschwulst gehoben. So weit hat abermals die hochbelobte Kunkelweisheit recht. –

Was aber die Zeit des abnehmenden Mondes hierbei für Wunderdinge thue,
46 können wir niedre | Classe intransscendenteller Aerzte freilich nicht einsehn, weil uns leider der superfeine sechste und wohl gar siebende Sinn gebricht; das dreimalige und kreuzweise Drücken mag denn auch wohl dabei viel zu bedeuten haben, wers zu Herzen nimmt, zumal wenn die höchstglückliche, aber ohne Unbilligkeit nicht von einem (gemeinen) Weibe zu verlangende Vorsicht eintritt, daß diese Verrichtung *ohne ein Wort zu reden* unternommen und vollzogen werden könnte.

Luft verderbende Dinge*

Es darf meinen Lesern, welche gesund und lange leben wollen, nicht gleichgültig 47
seyn, ob die Luft ihrer Zimmer den gehörigen Grad der Reinigkeit habe oder nicht.

Es giebt viel häusliche Dinge, welche die Einathmungsluft mehr oder minder untauglich zur Erhaltung des Lebens machen, und sie müssen von ihrem Freunde Warnung annehmen.

Die Blumen sind eine Zierde der Stuben, und wenn man sich begnügt, *einige wenige* von ausgesuchter Schönheit und *sehr wenige* zum Wohlgeruche in geräumlichen Zimmern aufzustellen, so will dieß nicht viel bedeuten; es ist eher lobenswürdig als tadelhaft. Je mehr wir unsere Sinnen auf eine unschuldige Weise ermuntern, desto lebhafter und leichter denken wir, desto aufgeräumter und zu Geschäften aufgelegter werden wir, und die Weide des Gesichts und Geruchs an Blumen, dem Stolze der schönen Natur, gehört vorzüglich hieher.

So wie aber Uebermaße in allen Dingen schadet, so auch hier. Eine starke Hand voll Lilien, Tuberosen, Resede, Zentifolien, Jesmin, türkischer Holder und so weiter
riechen in kleinen | Zimmern so stark, daß viele zärtliche Personen hie und dort 48
schon davon ohnmächtig geworden sind. Dieß rührt seltner von der Antipathie der Nerven gegen dergleichen Gerüche als vielmehr von der schädlichen Eigenschaft so stark riechender Blumen her, die Luft schnell zu verderben und zum Athemholen untauglich zu machen. Schon andere Schriftsteller haben dies erinnert, ich gehe daher leichten Fußes darüber hin und will diese Warnung hiemit blos wieder ins Gedächtniß gebracht haben. –

Wer recht vornehm seyn will, zündet Abends gern etliche Lichter mehr an, als nöthig wäre, und wenn er endlich gar gastiret, so werden Kronleuchter, Wandleuchter und was der Leuchter sonst noch mehr sind, angesteckt, damit die vielen gepuzten Herren und Damen sich recht sehen können. Es soll eine rechte Heilgechristfreude seyn, so viel Lichter zusammen brennen zu sehen; es scheint einem so hell, so schöne hell in die Augen, daß man selbst nicht weiß, wie's einem ist; kostet auch viel Geld.

Wenn man aber die vielen Lichter bei rechtem Lichte besieht, so verderben sie die liebe erquickende Luft häßlich. Nimmt man dazu, daß sie nur für eine Menge Gäste,
die man recht wohl bewirthen will, die so in gedrängten Reihen durch Athem | und 49
Ausdünstungen jeder schon seinem Nachbar die Atmosphäre verdirbt, daß sie mit einem Worte für Schmaußereien und Bälle angezündet werden, so wüßte ich nicht, was ich meinem Wirthe für ein Gegenkompliment sagen sollte, der mir das Bißchen reine Gottesluft so recht absichtlich entziehen und die schlechteste, in welcher Thiere nur mühsam leben, vorsetzen will. Mit wie vielen Anwandlungen zur Ohnmacht, soll es ihm nun nicht erst die Dame verdanken, die sich der Festlichkeit wegen stundenlang bei der Toilette bemühte, ihre Brusthöhle durch ein Fischbeinernes Werkzeug bis zum Drittel zu vermindern, und so bis zur Wespe zusammen geschnürt, kaum auf freiem Felde reine Luft genug zum Leben einzuziehen vermochte! Mags, wer da will – mit so vielen Lichtern in einer Stube wünsche ich nicht regalirt zu werden. –

– Wer es genau nimmt, sollte in der Stube, worin gegessen worden ist, und wo der Dunst der warmen Speise die Luft verschlimmert hat, sich nicht verweilen, bis sie wieder ausgelüftet worden. –

---

* In: Freund der Gesundheit, 1. Bd., 1. H., Frankfurt a. M. 1792, S. 47–56.

Es ist sehr ungesund in Kammern zu schlafen, wo, wie bei geringen Leuten, ein Vorrath grünen Obstes aufbewahret wird. Eine Menge Brennbares, was in der Ge-
50 stalt des Obstgeruchs aus- | dampft, nähert die reine atmosphärische Luft gar bald der phlogistischen und ungesunden.

Auch Vorrathskammern anderer Art, wo Hausbedürfnisse und Speisen aus dem Thier- und Pflanzenreiche in Menge stehen, vorzüglich Oehl, Lichter, Fett, rohes, gekochtes und gebratnes Fleisch, Gebacknes, sind keine gesunden Wohnörter für Menschen. Man merke überhaupt, was viel Geruch giebt, verdirbt die Luft merklich.

– In der schwarzen Wäsche sind die Auswürfe der Haut vorhanden, und kein Vernünftiger kann es dulden, daß sie in seinem Wohnzimmer aufbewahrt oder gewaschen werde, aus ähnlichen aber die Delikatesse beleidigenden Gründen.

– Wer es haben kann, sollte durchaus nicht in der Stube schlafen, in welcher er Tags über sich aufhält. Die Betten dampfen nur sehr allmählig die Ausdünstungen wieder von sich, die sie des Nachts von den Schlafenden in sich gezogen haben, und verderben immerfort bei Tage die Luft des Zimmers, wenn es auch früh durchlüftet worden ist.

Sechs geschäftige Uhrmacher verderben die Luft noch lange nicht so sehr, als
51 zwei Raspeler. Ich warne daher, daß man Arbeitsörter in Fa- | brikhäusern, vorzüglich wo körperliche Bewegung ausgeübt wird, doch ja lieber zu hoch als zu niedrig, lieber zu lüftig als zu eingesperrt anlegen lasse, und sie der Reinlichkeit und guten Lage ungeachtet, doch noch öfters lüfte. Es ist unglaublich, in welcher kurzen Zeit in solchen Fällen die Stubenluft verderbt und untauglich zum Athemhohlen gemacht wird. Das elende kranke Ansehen und die große Sterblichkeit der Bewohner vieler Arbeitshäuser überhebt mich eines weitläuftigen Beweises.

Die Beschäftigung mit unreiner Wolle, mit Oehlfarben, oder Dingen, wozu glühende Kohlen gebraucht werden, ist auch in anderer Hinsicht nicht unschuldig.

Wenn aber auch die Luft nicht in ihrer innern Mischung leiden sollte, so kann sie doch auf andere Weise durch irgend eine Beimischung schädlich werden. Hieher gehört vorzüglich *die Feuchtigkeit*.

Behälter an Stubenöfen, worinn Wasser zur Wirthschaft heiß erhalten wird, sind in dieser Rücksicht nachtheilig. Deshalb sind auch die Handwerker, welche nasse Dinge in ihrem stark geheizten Arbeitszimmer trocknen, Tischler, Drechsler, Töpfer, Buchbinder u.s.w. sehr zur Geschwulst und andern Gebrechen der erschlafften Einsaugungsgefäße geneigt. |

52 Wem die übertriebene Bequemlichkeit einfallen sollte, bei der Nähe eines Abtrittes sich gleichwohl einen Nachtstuhl in die Schlafkammer zu stellen, der erinnere sich, daß der ekelhafte Dunst die Luft ungemein verdirbt, und das Schlafzimmer, worinn wir den dritten Theil unsers Lebens zubringen (wenn es nicht sehr geräumlich ist) – zu einer ungesunden Wohnung macht. Nun giebt es aber so übel eingerichtete Häuser, wo entweder gar kein Abtritt anzubringen ist, oder wo er doch so entlegen seyn muß, daß man ihn in der Nacht nicht wohl erreichen kann.

Ist dieß alles nicht zu ändern, so läßt man sich etwa in der Ecke eines Saales nahe an der Schlafkammer von Steinen ein kleines Behältniß bauen, welches in der Höhe eine gute Oefnung ins Freie und eine wohlpassende Thüre zum Eingange hat. Hierein kann man, in diesem Falle der Noth, seinen Nachtstuhl setzen und ihn von da heraus tragen, ohne von verderbter Luft und übelm Geruch etwas befürchten zu dürfen.

Große, dicht mit Laub bewachsene, Bäume sollte man nicht ganz nahe vor dem Fenster eines Hauses stehen lassen. Außerdem, daß sie den Zugang des Tageslichts
53 und der freien Luft verhindern, sind auch ihre Ausdünstungen des Abends | und in der Nacht der Gesundheit nicht sehr vortheilhaft. Zehn bis zwölf Schritt vom Hause

entfernte Bäume lassen viel leichter die freie Luft zu und können des schönen Anblicks und ihres Schattens, so wie ihrer heilsamen Ausdünstung bei Tage wegen nicht genug empfohlen worden. Wer es haben kann, lasse die Fenster seiner Schlafstube nach Morgen zu kehren, wo die Aussicht ganz ins Freie geht, unumschränkt von nahen Bäumen, und unvergiftet vom Fieberhauche eines Froschsumpfes. –

Armuth hat viel verderbliche Gewohnheiten in die Welt gebracht, deren nicht die geringste diejenige ist, wenn Leute der niedern Klasse, vorzüglich Weibsleute, sich über ein Geschirr voll glühender Kohlen setzen, um so im Winter den Stubenofen zu ersparen. Je dichter dabei das Zimmer verschlossen und von der äußern Luft verwahrt ist, desto gefährlicher und tödlicher ist dieses Unternehmen, denn dann wird die innere Luft sehr schnell zu einem betäubenden Gifte.

Man spürt einen drückenden betäubenden Kopfschmerz, welcher beide Schläfe durchbohrt, man empfindet zugleich eine Neigung zum Erbrechen, welche aber
bald durch eine schnell zunehmende Schlaftrunkenheit unterdrückt wird, in | der 54
wir ohnmächtig hinsinken und gewöhnlich ohne Zuckung verscheiden.

Da bei dem Hinsinken die Kleider von den glühenden Kohlen leicht Feuer fangen können, so sind schon oft Feuersbrünste auf diese Art entstanden, die desto gefährlicher sind, weil sie nur erst bei vollem Ausbruche von Fremden wahrgenommen werden, indem die veranlassende Person zur Dämpfung der ersten Gluth vom Kohlendunste allzu betäubt war.

Nicht weniger drohend für das Leben ist es, wenn man an Stubenöfen, welche von innen geheizt werden, die Klappe, welche in der Rauchröhre befindlich ist, zuschließt, so lange der Ofen noch voll glühender Kohlen war. Man will der Ersparniß wegen die Hitze gern in der Stube behalten. Eine sehr übel angebrachte Ersparniß. Je mehr glühende Kohlen noch darinnen sind, und je dichter die Klappe schließt, desto schneller wird die Luft, wie durch eine frei im Zimmer stehende Pfanne voll glühender Kohlen verderbt, und es erfolgen eben so schlimme, nicht selten tödliche, Zufälle, den vorhin anzeigten gleich.

Die Klappen in der Rauchröhre der Oefen haben die einzige Absicht, den allzu-
heftigen Zug der Luft im Ofen und das allzustarke Feuer etwas | zu mäßigen, oder, 55
im Fall der Ruß in den Röhren angebrannt wäre, einer Feuersbrunst durch völlige Schließung des Rohres vorzubeugen. Tritt der leztere Fall ein, so muß jeder Vernünftige, so bald diese Absicht erreicht ist, sogleich Thüre und Fenster öfnen, um der Verderbniß der Stubenluft durch das verschlossene Feuer zu entgehen.

Man sollte die Holzersparniß mehr durch zweckmäßige Ofen als dadurch zu erreichen suchen, daß man, wie viele geringe und mittelmäßige Leute thun, jedem Lüftchen durch Verstopfung der Ritzen in Fenstern und Thüren den Eingang verwehrte. Solche Leute müssen den unschätzbaren Werth der Luft gar nicht kennen, welche alle Ritzchen und Fugen mit Papier verkleben, auch wohl noch Decken vor die Thüren hängen, und so alle ungesunde Ausdünstungen aus den Hautlöchern und aus der Lunge in den engen Behältern auffangen, um so statt des Lebens Krankheit und Tod einzuhauchen. Ich habe traurige Beispiele dieser Art gesehen, und es kränket mich, daß meine Warnung schwerlich bis zu ihren elenden, selbst gewählten Kerkern dringen wird.

Leichenblaß und muthlos fühlen sie ein ihnen unbekanntes Gift in ihren Adern
wühlen, sie fühlen ihre Gesundheit allmählig untergraben, so | wie das von ihren 56
Fenstern herabrinnende Wasser die Fensterrahmen verfault; Kachexie, Geschwulst und Lungensucht raffen sie hinweg, nachdem sie ihre Kinder an schleichenden, abzehrenden Krankheiten, die sie größtentheils vom Zahnen, vom Beschreien und Behexen herleiten, dahin sterben, oder durch Rachitis zu Krüppeln haben werden sehen. Wo ist der mitleidige Mann, der sie eines Bessern belehrt?

Auch nachtheilige Dinge haben Gutes*

57 Es ist bekannt, daß das Schneiderhandwerk eben nicht das gesundeste ist. Man bemerkt an diesen guten Leuten, wenn sie fleißig sind, gewöhnlich ermagerte Schenkel, zusammenstoßende Knie und ein Schleifen mit dem linken Fuß, zurückgezogene Schultern, einen vorwärts gebückten Kopf, eingezogenen Unterleib u. dergl. Ihre Gesichtsfarbe zeigt sehr deutlich die Ungesundheit ihrer Beschäftigung; Mangel an Appetit, güldene Ader, Leibesverstopfung, Schwäche des Körpers, Krätze u.s.w. sind ihnen etwas gewöhnliches, und doch finden sich Fälle, wo auch diese Lebensart zur Gesundheit gedient hat.

Ein junger Mensch in England kam mit einwärts gekehrten Füßen zur Welt. Ein Wundarzt, den seine Mutter zu Rathe zog, fand diese Ungestaltheit unheilbar. Er konnte, da er heranwuchs, nur mit vieler Schwierigkeit, bloß auf dem äußern Rande seiner Füße und Fersen gehen, er stieß immer mit einem Fuße gegen den andern und mußte oft fallen; die Muskeln seiner Schenkel und Waden waren wie geschwunden, und die einwärts gekehrten Füße waren so ungestaltet, daß die Schuhe dazu von besonderer Gestalt und geschnürt seyn mußten. |

58 Die Armenanstalt that ihn zu einem Schneider, weil man glaubte, daß dieß das einzige Handwerk sei, welches ihm seine gebrechliche Leibesgestalt verstatte.

Bei dieser Arbeit, wobei man, wie bekannt, gewöhnlich mit über einander geschlagenen Füßen an der Werkstatt sitzt, merkte er allmählig eine Veränderung an seinen Beinen, welche ohne den mindesten Gebrauch äußerlicher oder innerlicher Hülfsmittel sich nach auswärts zu drehen anfingen. Sie bekamen binnen drei Jahren ihre natürliche Stellung, so daß er ordentliche Schuhe anziehen konnte, sie stunden eher etwas mehr als gewöhnlich nach außen. Die Muskeln seiner Schenkel wurden stark, und sein Körper ward so wohl gestaltet, daß er als Seesoldat Kriegsdienste nahm und immerdar im Dienste blieb.

Vermuthlich war eine besondere Steifheit (Rigidität) der Muskeln, welche den Fuß einwärts biegen, bei diesem Knaben daran schuld, daß die auswärtsbiegenden Muskeln das Gleichgewicht an Kraft nicht behalten konnten, und so den Fuß einwärts ziehen ließen. Die Anstrengung der erstern, wenn die Füße bei diesem Handwerk übereinander geschlagen werden, verschaffte ihnen mehr Ausdehnung und
59 mehr Erschlaffung, | und so konnten allmählig die auswärtsdrehenden Muskeln der Schenkel und Füße wieder zu ihrer natürlichen Gegenwirkung gelangen; ja leztere erhielten sogar auf diese Weise ein Uebergewicht an Kraft, und seine Füße dreheten sich mehr auswärts als bei andern Menschen gewöhnlich ist.

Die Schreiner und Tischler tragen gewöhnlich die rechte Achsel etwas höher als die linke, weil sie die erstere bei der Arbeit mehr anstrengen. Es stünde zu versuchen, ob sich Personen, deren linke Achsel höher ist, nicht durch Ausübung dieses Handwerks gerade gewöhnen sollten.

So hat man, um noch etwas von den guten Wirkungen nachtheiliger Dinge hinzuzusetzen, Fälle, wo von einem Degenstiche in die Brust, Eitergeschwüre in dieser Höhle, welche einen tödlichen Ausgang droheten, eröfnet wurden, und wo sogar, nach Heilung der meuchelmörderischen Wunde allgemeine Gesundheit erfolgte.

* In: Freund der Gesundheit, 1. Bd., 1. H., Frankfurt a. M. 1792, S. 57–61.

So haben Personen, welche auf der einen Seite ihres Körpers gelähmt waren, vom Wetterstrahl getroffen, den völligen Gebrauch ihrer Glieder wieder erhalten.

Und so kannte ich einen melancholischen Herrn, welcher sich in einem Anfalle
des Spleens die zu- | rückführenden Adern am Halse verwundete, und so nach ei- 60
nem Blutverluste von vielen Pfunden von seiner schwermüthigen Raserei genas.

Man hat Fälle von Kranken, welche ihrer Quaal ein Ende zu machen, große Gaben Mohnsaft verschluckten, und so ihre Absicht dergestalt erreichten, daß sie zwar nicht starben, aber ihrer Krankheit völlig entlediget wurden.

Und wie viel Beispiele hat man nicht noch, wo Personen durch Krankheiten klüger und besser, oder durch Trübsal, Elend und Hunger gesunder und für die menschliche Gesellschaft brauchbarer geworden sind! Ich kannte einen Arzt, welchem die Welt sehr viel zu verdanken hat, der nie diese ehrwürdige Beschäftigung ergriffen hätte, wenn ihn sein siecher Körper als Jüngling nicht gleichsam dazu genöthiget hätte.

Der dem Ertrinken Entronnene lernt schwimmen, und rettet durch Schwimmen Andern das Leben.

Dem Policeyinspektor brennt ein Grundstück ab, und die Feueranstalten des Orts gelangen nun durch ihn zur Vollkommenheit.

Jener Fürst würde die Ländereien seiner Unterthanen nicht vor Wasserschaden
in Sicherheit | gesezt haben, wenn einige seiner Kammergüther nicht fürchterlich 61
überschwemmt worden wären, und wäre sein Thron nicht mehrmals vom Donner erschüttert worden, so hätte er die wohlthätigen Blitzableiter in seinem Lande gewiß nicht eingeführt.

Pfeffel und Euler mußten ihre Augen verlieren, um im dichterischen und mathematischen Scharfsinn die Meisten ihres Gleichen zu übersteigen. Und so würden sich der Wohlthaten aus nachtheiligen Dingen zum Preise des Schöpfers noch mehrere anführen lassen, wenn es hieher gehörte.

Diätisches Gespräch mit meinem Bruder, vorzüglich über den Mageninstinkt*

Er. Schäme dich doch, wer wird denn gleich in aller Frühe Birnen essen, du wirst 62
dir den Magen verkälten, und dann gieb mirs nicht zum Angehör.

Ich. Gewiß nie, weils nicht leicht dazu kömmt. Aber welche Zeit des Tages sollte man denn nun wohl Obst essen?

Er. Die Mahlzeit zu beschließen, und überhaupt, wenn man erst was warmes im Leibe hat, wie's unsere Vorfahren gehalten haben, und die waren keine Narren.

Ich. So wären wir Neuern also wohl im Gegensatze welche? und auch dieß wollte ich dir aus Liebe zum Frieden beinahe zugeben, wenn wir unsrer nur etliche wären. Aber sag' mir doch, kann sich denn der Magen einzelner Personen nach einem allgemeinen hergebrachten Gesetze richten, gesezt, es wäre auch so alt als die zwölf Tafeln? Ist nicht jeder Magen so individuel als irgend eines Menschen Fuß, an den der Schuh eines Andern nicht paßt – nicht passen kann. |

* In: Freund der Gesundheit, 1. Bd., 1. H., Frankfurt a. M. 1792, S. 62–77.

63 Er. Ja, das wohl; aber an dem Fuße kann man das Maas nehmen, er ist ein sichtbares
mit Händen begreifliches Wesen, wer weiß aber des Magens im Leibe genaue
und besondere Beschaffenheit? Handelt man da nicht klüger, wenn man die von
klugen Männern angenommene allgemeine Richtschnur für ihn auch an seinem
Theile befolgt, und in einer so kitzlichen Sache nicht weiter klügelt?

Ich. So kannten dann vielleicht die klugen Männer der Vorzeit alle individuelle Magen, ihre Beschaffenheit und Bedürfnisse so sonnenklar, daß sie für ihre Nachkommen dergleichen allgemeine Regeln verfassen konnten, welche jedem einzelnen der unzähligen Magen angemessen wäre? ist das wohl möglich?

Er. Das nun eben nicht! aber ihr Neuern werdet wohl glücklicher in Erfindung eines so allgemeinen Magengesetzes (D i ä t e t i k auf deutsch) gewesen seyn, wie ich an deinem Obstessen in der Frühe abnehmen kann.

Ich. Recht so, das wünschte ich gerade, daß du mir die Neuern auch zu Diätetikern
machen solltest. Sie sind's, um deine Ironie mit Ernste zu erwiedern, nur leider
64 gar zu | sehr. Sie dünken sich in dem Wahne ihrer Gesezgebung gerade so
weise, und schießen eben so oft fehl, als die Alten.

Er. In welcher grausamen Ungewißheit, Bruder! würden wir über ein so wichtiges Stück unserer Lebensnorm herumtappen, wie unglücklich wären wir, wenn du recht hättest!

Ich. Weder unglücklich noch in grausamer Ungewißheit, dächte ich?

So äußerst wichtig dieses Stück unsers Lebensbreviariums ist, eben so gewiß konnte es der Allgütige nicht auf das wankende Rohr der Diätetiker von Profeßion bauen; er mußte uns einen untrüglichen Leitfaden geben, wie wir uns in Erwählung der Speisen und Getränke zu verhalten hätten. Könnte man wohl im Ernste nach einem pädagogischen Buche buchstäblich gute Kinder ziehen? Was denkst du doch, der gute C l a u d i u s will sich den Finger abschneiden, wenn dies wahr ist.

Er. Und wer wäre dann dein untrüglicher Leitfaden zu einer allein seligmachenden Diätetik?

Ich. Gerade der, den du im Allgemeinen selbst befolgst, ohne ihn dir zu gestehen. |

65 Er. Und wer wäre denn der, frage ich dich, Zauderer!

Ich. Ich dächte: „Mäßigkeit und Acht auf das was deiner individuellen Konstitution in jedesmaliger Lage am besten bekömmt." Ich will mir einen Finger ablösen lassen, wenn dies nicht die natürliche Religion des Magens und die allein untrügliche Richtschnur jedes Menschen in der Diät ist.

Er. Ja, wenn wir thierischen Instinkt hätten, dann möchtest du wohl recht haben.

Ich. Welcher Verstümmler der Rechte des Menschen mag dir wohl gesagt haben, daß uns nicht gerade so viel Instinkt als wir brauchen von der allgütigen Mutternatur verliehen sei. Wer lehrt den Säugling, die Muttermilch dem Buttergebacknen vorziehn? Wer den in Verdruß und Gram Versunkenen, nach dem Weinglase greifen? Wer den Gallfieberkranken, das Fleisch verschmähen? den Ruhrkranken, nach der Weintraube lechzen? Wer sagt uns, wenn wir Hunger, wenn wir Durst haben? - Ein faules Ey ist uns eben so abscheulich, als es unserm Leben gefährlich seyn würde, und Arsenik hat für eine feine Zunge eben so viel abschreckendes, als er Tod für den Magen in sich hält. |

66 Aber alles dieß sind blos auffallende fragmentarische Gründe für die Aechtheit eines wohlthätigen instinktartigen Principiums in uns. – Ein schulgerechtes System darüber aufzusetzen, vermag ich nicht, so festständig es auch in sich selbst seyn mag.

Wirf mir ja nicht entgegen, mit welchem Appetit der verdorrte Brandeweinsäufer sein mörderisches Getränk in sich gieße – mit welchem Heißhunger der

Schwelger täglich auch die lezte Cubiklinie seines Magens mit verderblichen Kochmeisterstücken anfülle – wie begierig der Hypochondrist das Haberbier verschlucke, welches ihm so oft schon gefährliche Koliken verursachte – wie die Kaffeeschwester selbst den lezten Heller für das entnervende Getränk noch hingiebt, wenn sie auch bald die lezten Paar schwarzen Zähne vollends verlieren soll, oder ihre unfruchtbare Ehe unter Vorwürfen verseufzen muß. –

Solche Einwürfe würden mir eben das heißen, als wenn man durch die unzähligen tagtäglichen Beispiele von Gewissenlosigkeit beweisen wollte: „es gebe kein Gewissen."

O, Bruder! wer dieß zarte, nie trügende Gefühl fürs Gute und Edle in Einfalt
und | Unschuld bewahrt hat, und wie ein Kind an der Mutter Hand mit Fertig- 67
keit ausübt, zu seinen und seiner Brüder Frommen, der fragt nicht, ob es entartete Menschengestalten giebt, welche das Gewissen zu einem Schatten hin zu demonstriren sich erdreisten, Bubenstücke für nöthigen Weltton, und sybaritisches Leben für erlaubte Ergötzungen ausgeben. So fragt auch der, welcher im mäßigen frohen Genusse der Gaben Gottes die Aechtheit seiner Triebe nach Nahrungsmitteln zu sichten sich zum Studium gemacht, und allmählig eine Fertigkeit erlangt hat, schon von weiten, um schon beim Namen entscheiden zu können, ob ihm diese oder jene Speise, dieß und jenes Getränk eben jezt behagen möchte, nicht darnach, ob es Menschen gebe, die allen heilsamen Winken der Natur Hohn sprechen, und sich gegen ihre Warnung betäuben, den Gaumenkitzel mit Behagen und Völlerei, mit Bedürfniß Befriedigung verwechseln, und kein Diätgesetz anerkennen, als Zungenreiz, indolente Angewöhnung und nächstes Beispiel. Er fragt nicht nach ihnen, sag' ich dir, und folgt ihnen nicht in das Gewühl der Unpäßlichkeiten und Krankheiten nach, das sie von
Zeit zu Zeit oft unsanft genug, zu | nüchternen Entschließungen zurück zu ru- 68
fen sucht. Lege mir aber meine Aeußerungen ja nicht so aus, als ob ich wähnte, unser Mageninstinkt solle in allen Fällen selbst einzelne Gattungen von Nahrungsmitteln anzeigen, die wir vorzugsweise, um recht gesund zu bleiben, genießen müßten; dieß wäre wider die Absicht des Schöpfers.

Im gesunden Zustande des Menschen bedurfte es nur eines Instinkts, der uns auf die Classen der Speisen hinwiese, die wir von Zeit zu Zeit zu genießen haben, wenn wir uns recht wohl befinden wollen. So sagt zum Beispiel ein Bauer, der sich in der Arbeit übernommen, zu seiner Frau, wenn sie Käse und Eyer aufträgt: „wolltest du mir wohl ein Bischen Salat machen; hast wohl saure Milch, gieb mir das Dünne davon, statt allen Essens, oder sonst was säuerliches," oder er verlangt, wenn er ein Paar Feiertage hindurch sich nicht hat ausarbeiten können, blos Wassersuppe zum Abendessen, ißt auch wohl gar nichts. Oder er wünscht, wenn er sich mehrere Tage strapazirt hat, was kräftiges Herzhaftes von ihr, ein Stück Speck, einen Käse, Erbsen u.s.w. Hier ists,
als wenn ihm was fehlte, wenn man | ihm bloße Schlickermilch giebt; er be- 69
nennt keine Speise besonders, die er durchaus haben müßte, bloß was recht Nahrhaftes will er haben. So fangen mehrere 80 und 90jährige Leute aus bloßem Instinkte an, von Honig, Zucker und Milch zu leben. Wer sagt ihnen, daß dieß allein ihre Fasern noch geschmeidig erhalten wird?

So bald wir aber in einen krankhaften Zustand treten, und auf die Stimme unsers Magens ohne Leidenschaft zu achten gewohnt sind, dann wird die Stimme dieses treuen Lebenswächters lauter und hörbarer. Wir verlieren merklich den Appetit zu gewissen Classen, ja Gattungen von Speisen und Getränken, und ein Verlangen nach andern Classen und Gattungen von Nahrungsmitteln wird rege, ohne daß wir wissen, warum? Der Seitenstichkranke schreit nach Wasser, nach kaltem Wasser – der Faulfieberkranke nach Bier; beiden sind hier, Fleischbrühe u.s.w. unerträglich.

Die schwächliche Schwangere führt Kreide zum Munde, und wenn man sie ihr versagt, so schabt sie den Kalk von der Wand, um ihn zu verzehren. Sie
70 weiß nicht, daß sie eine unerträgliche Säure in ihrem Magen | hat, und noch weniger kennt sie die chemische Eigenschaft der Kreide, die Säure zu neutralisiren und wegzunehmen. Wer lehrt sie aber dieß Specifikum ihres Uebels mit Begierde zu verschlucken; wer anders, als der wachgewordene, weise Instinkt vom unendlich weisen Schöpfer eingeprägt?

Der äußerst Ermattete, Verhungerte, begehrt einen Löffel voll Wein; wer sagt ihm, daß ihm ein Gericht Fleisch und Brod, was ihm der Unverständige gern aufdringen möchte, ums Leben bringet.

Ich sahe eine Kindbetterin, welche nach einer schweren Geburt unerträgliche Nachwehen und einen sehr starken Blutverlust erlitt. Sie schrie nach Kaffee, ungeachtet sie fast gar keinen in gesunden Tagen leiden konnte. Wer sagte ihr, daß ihr Blutsturz von Atonie (Erschlaffung) der Bärmutter und diese von schlafender Reizbarkeit der Fasern herrühre, und daß das specifische Heilmittel dagegen Kaffee sei. Man gab ihr etliche Tassen recht starken Kaffee, und Blutsturz und Schmerzen hörten plötzlich auf, Mohnsaft hatte nichts dagegen vermocht. |

71 Der durch Zorn und Aergerniß in eine Gallenkrankheit Gefallene wünscht nichts sehnlicher als Obst, wer sagt ihm, daß ihm dieß fast allein helfen wird?

Und so könnte ich dir noch viele Beispiele des sehr laut werdenden Mageninstinkts erzählen, wenn ich dich ermüden wollte. Wir begreifen ihn im Allgemeinen unter den Namen Appetit und Eckel, sehr wichtige, aber nur allzusehr vernachläßigte Wegweiser zu unserm Wohlseyn!

Wenn wir diese Naturstimme oft genug und recht unpartheiisch belauschen wollten, so würden wir es zu einer großen Fertigkeit darinn bringen, sie schon von weitem zu verstehen; wir würden einer großen Menge Krankheiten dadurch entgehen und in vielen Fällen eine sehr hohe Lebensstufe ohne Mühe ersteigen.

Man findet aber (zum Erweise alles hier Gesagten), daß nur Leuten, welche höchsteinfache Speisen genießen, diese leise Naturstimme vorzüglich hörbar wird, und daß sie sie endlich recht vernehmlich verstehen lernen; fast eben so, als Thiere, die man nach Willkühr auf der Weide gehen läßt, nie ein ihnen
72 schädliches Kraut verschlingen, sondern | nur die ihnen bekommenden, eben wie krankes Vieh oft geneset, wenn man es auf die Weide treibt, wo es sich das ihm dienliche Futter instinktartig aussuchen kann.

Wie oft aber werden nicht Thiere, denen man schädliche Kräuter mit gutem Heue vermischt vorsezt, allmählig verführt, erstere mit lezterm zugleich zu verschlingen, und so zu erkranken? Eben so oft, als (man erlaube mir diese in Absicht auf allgemeine Thierheit zuweilen passende Vergleichung) ein Herr an der reich besezten Tafel durch das künstliche Gemisch seines Koches erkrankt; der Geschmack des Gesunden verleitet ihn, das ungesunde zugleich mit zu sich zu nehmen, ohne es zu wissen; oder die Speisen werden durch die widersprechende Mischung selbst ungesund, und der Gaumen wird verführt, betrogen.

Da jedoch der Schöpfer unsern Appetit in ganz gesunden Tagen nicht speciel auf eine einzelne, besondere Speise, irgend ein eigenes Getränk einschränken wollte, und nur auf allgemeine Klassen der Nahrungsmittel unsern Mageninstinkt hinwies, damit wir in jeder Lage, unter mancherlei Verhältnissen unter
73 allen Zonen und Glücksumständen ge- | sund und brauchbar seyn möchten, so suchte er allem Nachtheile, der aus diesem weit weniger als bei Thieren von ihm eingeschränkten Mageninstinkte entspringen konnte, dadurch vor

zubeugen, daß er uns ein richtiges, höchstbestimmtes Gefühl einprägte, wenn es jedesmal Zeit sey, mit Essen und Trinken aufzuhören oder es zu begehren.

Dieses Gefühl, welches wir H u n g e r, D u r s t und S ä t t i g u n g nennen, ist bei gesunden Leuten, die nicht viel Wahl unter den Nahrungsmitteln haben, fast der einzige Wächter ihrer Gesundheit. Dieß Gefühl, dieser Instinkt, wie ich es nennen kann, ist bei Leuten, die sich der Mäßigkeit, als einer der edelsten Tugenden befleißigen, so wach, so lebhaft – sie hören diese innere Stimmen so deutlich, als irgend ein Thier, dem wir vorzüglichen Instinkt beimessen, so deutlich, daß sie den Bissen bestimmen können, wo sie zur Gesundheit eben genug haben, daß sie das lezte halbe Glas Wein oder Bier sich versagen, was ihnen nicht bekommen würde. (Der Kranke mit schiefer Einbildungskraft aber gehört nicht hieher.) Und jene lezte Art von körperlichem Ge-
fühle (Hunger, Durst und Sättigung) ist es, lie- | ber Bruder, die ich recht **74**
lebhaft zu erhalten als Arzt nicht genugsam empfehlen kann.

Mäßigkeit, strenge, nicht durch verzärtelten, verdorbenen Gaumen, bestechbare Mäßigkeit ist die erhabene körperliche Tugend, ohne die wir nicht gesund, nicht glücklich seyn können.

Sie, die treue Befolgung dieser innern Stimme unserer Verdauungswerkzeuge über das Quantum der Nahrungsmittel hat selbst auf alle übrigen Tugenden, (welche doch auch größtentheils nur in irgend einer Art von Mäßigung bestehen) den sichtbarsten Einfluß – eben so gewiß ist es, daß Völlerei durchaus wenigstens noch Ein Laster zum Gefährten hat

In dieser Aufmerksamkeit auf uns selbst können wir es auch leicht weit genug bringen, da es hingegen noch viel schwerer fällt, in den mancherlei Verhältnissen des Lebens auch jenen Instinkt, jene innere Winke unsrer Verdauungsorganen lebhaft und verstehbar zu erhalten, welche uns zu gewissen Klassen, auch wohl besondern Gattungen von Nahrungsmitteln rufen, die unserer jedesmaligen Körperverfassung am gesundesten sind. Wenn du
willst, so kannst du auch diese | Kunst lernen, doch nur, wenn du jene erst **75**
recht inne hast.

Wo ist aber der kluge Mann, der mir in einem Buche einmal für allemal richtig vorschreiben könnte, wie viel und was ich essen und trinken solle? Mir einzelnem Manne von besonderer Körperbeschaffenheit, in meinen täglich abweichenden Lebensverhältnissen und Gesundheitsumständen? Ich muß es selbst fühlen, was und wie viel mir dienlich sei; ich muß es wissen, oder es weiß es niemand; höchstens der gegenwärtige Arzt.

Verdenke es mir also nicht, Bruder, wenn ich gegen jene allgemeinen Diätetiken für vernünftige Leute etwas eingenommen bin; verdenke es mir nicht, wenn ich dieß oder das zu dieser oder jener Zeit esse oder trinke, und wiederum ganze Mahlzeiten, ohne etwas zu genießen, übergehe, da ich dieses alles nur thue, wenn ich Neigung darnach fühle.

Er. Sage mir aber, was man unter fehlerhafter Lüsternheit zu verstehen habe, die so viele Menschen krank macht? Die meisten Magenverderbungen scheinen mir daher zu kommen.

Ich. Sage mir dagegen, woher die meisten moralischen Mißgeburten in die Welt
kommen; | nicht wahr aus mißgeleitetem, verstimmten Gefühle fürs Gute und **76**
Wünschenswerthe. Und diese schiefen Richtungen unserer moralischen Seite, woher kommen sie anders als aus Uebertäubung des Gewissens und Unkenntniß des wahrhaft Guten und Wünschenswerthen?

Er. Unkenntniß, sagst du, und ich nehme dich beim Worte. So müßte dann, wenn dein Gleichniß passen sollte, zu einer vernünftigen Diätbefolgung auch eine historische Kenntniß der gesunden und ungesunden Nahrungsmittel gehören; und so würden uns dann doch die Diätetiken sehr willkommen seyn.

Ich. Etwas im allgemeinen Ungesundes und Gesundes giebt es wahrlich nicht und kann es nicht geben. So wenig Brod dem inflammatorisch Kranken oder dem Satten nütze ist, und auch Belladonna in gewissen Fällen gesund macht, eben so wenig lassen sich die übrigen allgemeinen Vorschriften der Diätetiker gut heißen: Kalbfleisch ist das gesundeste Fleisch, Körbel ist ein gesundes Kräutchen u.s.w.

Wie kann wohl ein Ding, welches wir hinterschlingen können, in allen Fällen
77 und bei jeder Körperverfassung allgemein gesund, | heilsam, unschuldig, schädlich, giftig seyn? Jedes Ding hat seine Zeit, spricht der weise König, und, mir deucht, er spricht weit vernünftiger, als die meisten Diätetiker.

Indessen ist es sehr gut und löblich (und darinn hast du recht), daß man sich von den verschiedenen Nahrungsmitteln, ihrer Natur und Eigenschaft einige Begriffe beibringt, ehe man in die große Welt tritt, um nicht Fliegenpilze für Morcheln oder Sublimatauflösung statt Liqueur zu sich zu nehmen. Aber hierinn wünschte ich unsern Diätetikern doch noch mehrere Sorgfalt und Bestimmtheit, ich wünschte, daß sie sich mehr ins Spezielle einließen, und ihre Rücksicht auf die besondern Körperbeschaffenheiten, auf welche dieses oder jenes Nahrungsmittel den und jenen besondern Eindruck macht, mehr auf wichtige, gewählte Autoritäten und eigene Erfahrung, als auf Hörensagen gründeten. Aber dieß ist eine heldenmäßige Arbeit, und eine solche brauchbare Diätetik wird wohl noch lange ein Ideal bleiben. Und damit Gott befohlen, lieber Bruder. Denke der Sache weiter nach, und sage mir ein andermal, wo ich etwa geirrt habe.

Zuweilen eine Laxanz, sollte die wohl schaden?*

78 Mein lieber Herr Doktor.

Man hat mich an Sie gewiesen, weil Sie den Leuten hübsch immer gerade heraussagen sollen, was sie zu thun haben. Es fällt mir ein, und mein Balbier hat mich auch schon oft daran erinnert, daß es nun wohl bald Zeit wäre, daß ich, mein Weib und meine Kinder was tüchtiges abzuführen einnähmen. „Ihro Gnaden, spricht er immer, denken Sie einmal, welcher Unrath sich in einem ganzen halben Jahre in den Aptominis anhäufen müsse, wenn man den Wust nicht wenigstens aller vier Wochen ausfegen und reinoviren thut." Unser eins versteht das nun freilich nicht; man sollte wohl denken, daß von den mancherlei Speisen und Getränken wohl hie und da etwas im Leibe sitzen bleiben müsse, wenns auch nicht so desperat arg damit ist, wies mein Balbier versichert. Ich dächte, wenn sich alles so im Leibe ansammelte, so müßte mein siebzigjähriger Schäfer, der in seinem Leben nichts eingenommen hat, einen Vorrath von Unreinigkeit, wie ein Stückfaß vor sich im Bauche tragen. Mein Bader sollte das Ding doch auch besser verstehen. Der Kerl
79 hat sich im siebenjährigen Kriege, wie | er spricht, viel versucht, er hat in den La-

* In: Freund der Gesundheit, 1. Bd., 1. H., Frankfurt a. M. 1792, S. 78–81. – Auch in: Organon, 6. Aufl. (1921), hrsg. v. R. Haehl, S. 312–314.

zarethen eine abscheuliche Menge Arme und Beine abnehmen, und viel Hirnschalenschirbel heraushohlen helfen. Verdenken Sie mirs nicht, Herr Doktor, daß ich seine Meinung mit anführe; der Mensch macht Eindruck auf einen mit seinen Reden. Er sieht wie ein Barbar aus, stottert fürchterliche lateinische und griechische Worte, ficht mit den Armen dazu, tritt mit dem rechten Fuße hervor, und macht solche Mucken im Gesichte dazu, daß man recht gerührt wird, wenn mans so mit anhört. Er könnte doch wohl ein Bißchen recht haben, und was ist wohl besser als Gesundheit? Wie vielen griechischen und lateinischen Krankheiten könnte man nicht in den Rachen laufen, wenn man die nöthige Vorsicht unterließe. Mein Weib und Kinder sind mir gar zu sehr lieb; alle sind munter und roth und kernfest wie eine Eichel. Gott erhalte sie dabei. Es muß aber auch alles in meinem Hause mit zugreifen, und arbeiten helfen nach der Schwierigkeit. Da schmeckts denn auch allen recht weidlich, wenn sie sich so den Tag über in der freien Luft herumgetummelt haben. Ueber keinen Finger beschweren sie sich; das ist wahr. Wenn die Wehen nur nicht hinterdrein kommen! Sollten Sie also für uns eine tüchtige Purganz für rathsam finden, so schicken Sie uns die Portionen, und schreiben dazu, wo- |
mit wirs einnehmen sollen. Der Herr Apotheker weiß das Alter von mir und meiner 80
Familie. Sie können es nur auf den Bierwagen mitgeben. Ich bin und s. w.

Schloß Berghausen
den 1sten Okt.
W. von Teuton
pensionirter Rittmeister.

Antwort.

Hochwohlgebohrner Herr Rittmeister.

Es ist sehr gut, daß Sie dem Geschwätze Ihres Bramarbas von Feldscheerer noch nicht den Vorzug vor Ihren eignen gesunden Urtheilen eingeräumt haben, wie so viele von Ihrem Stande zu thun pflegen.

Sie scheinen schon selbst die Wahrheit jenes sehr vernünftigen Ausspruchs einzusehn: „die Gesunden bedürfen des Arztes nicht, aber die Kranken.“ Wer wollte auch wohl was einnehmen, wenn ihm nichts fehlt? Giebt es auch wohl ein besseres Präservativ vor Krankheiten, als eine gute feste Gesundheit? Dieser genießen Sie, wie ich aus Ihrem Schreiben sehe, nebst ihrer Familie; wollen Sie noch etwas besseres? |

Blos bei heftigen Ueberladungen des Magens bei Schwächlichen und langwie- 81
rig Kranken, tritt der Fall ein, daß die Natur zu schwach ist, den Unrath zur gehörigen Zeit fortzuschaffen, und da müssen wir ihr durch ein Abführungsmittel nachzuhelfen suchen. In gesundem Zustande aber kann die Natur die unnützen Ueberreste der Nahrungsmittel schon selbst und unendlich besser ausleeren, als unsere gute Kunst vermag.

Also auf mein Wort, Sie nehmen nichts ein, weder Sie, noch Ihre Familie. Fragen Sie ferner und ich werde antworten. Lassen Sie Ihren Balbier beim Barte bleiben, gewöhnlich versteht die niedere Gattung dieser Leute nur die Kunst, Gesunde weniger gesund und Kranke kränker zu machen; aus den Lazarethen haben sie blos die Unbarmherzigkeit mitgebracht. Leben Sie wohl

D * *.

Abhärtung des Körpers. Erstes Fragment*

82 Die neuern Erzieher und andere Männer von aufgeräumtem Kopfe haben die Nothwendigkeit lebhaft eingesehn, junge Leute, welche zu Geschäften und für die große Welt bestimmt sind, abzuhärten, wie sie's nennen, und sie so der Weichlichkeit und der Verzärtelung zu entziehen, welche seit langer Zeit ein Vorrecht der vornehmen Leute gewesen war, worinn sie der gewöhnliche Schlag Aerzte bestärkt hatte, die in den Pelzröcken, Pelzstiefeln, Pelzmützen, in den warmen Stuben, in der Unmäßigkeit, den warmen Getränken und den zerstöhrenden Leidenschaften ihrer Klienten ihre goldene Rechnung fanden.

Man hat die vielen unfruchtbaren Ehen, die Schwächlichkeit und die Siechheit der Reichern im Volke zu Herzen genommen und eingesehen, daß diese Günstlinge des Himmels durch eine solche Lebensart unter die elendesten Geschöpfe der Erden versezt würden, daß viele ihrer Familien ohne Rettung allmählig aussterben, und die schwächlichen etwa noch übrigen Sprossen, mit einem Heere von Siech-
83 thum und Schmerzen umringt, freudenlos ihre Tage hinschleppen, ohne | Genuß, mitten in der Fülle ihrer Güter, wie der unterirdische Tantalus.

Kein freies Lüftchen war lau genug, es verkältete den jungen Gesandten; der bequeme Reisewagen wurde zwölfmal abgeändert, um jeden Zugang von Zugluft darinn unmöglich zu machen.

Zu Fuße gehn durfte der Prinz nicht, denn wie leicht hätte er einen nassen Fuß bekommen, und so am Schlagflusse plötzlich dahin sterben können!

Der junge Graf, zum General bestimmt, schlief in den weichsten Eiderdunen, ward mit Zuckerbrod, Kaffee, vielstündiger hochgewürzter Tafel aufgefüttert, zwei Bedienten mußten ihn ankleiden, aber vor zehn Uhr früh ja nicht, weil die zärtliche Pflanze von der rauhen Morgenluft hätte einschrumpfen können. So wird er groß, rückt in seinen wichtigen Posten ein, und soll nun den eisernen Kastriotto spielen; man denke nur!

So giebt es Reisemarschälle, die von einer warm geheizten Bauernstube urplötzlich verhümirt werden, und Oberforstmeister, welche des Todes seyn würden, wenn sie im Schnee waden sollten. |

84 Wie viel Zahnschmerzen und Bauchflüsse hat die gestrige Oper nicht zurückgelassen! von welchen Koliken, Rheumatismen, Halsweh und Rothlauf wird morgen nicht vollends unsere Illumination schwanger gehen!

Ich sagte vorhin, Verzärtelung sei ein Vorrecht des vornehmen reichen Standes gewesen; ich habe mich geirrt! Man hat der Noblesse dies Vorrecht gelassen. Um vornehm zu scheinen, ward der hohe Ton bis zu den ganz geringen Ständen herab eingeführt. Eine Kaufmannsfrau, ja wohl gar die Frau des Friseurs würde sich schämen, wenn sie nicht von Vapeurs, perte blanche, und Digestionsklystiren aus eigner Erfahrung zu reden wüßte. Der Sohn des armseligen Sekretärs hält Nachmittagsruhe auf weichen Polstern, und die Stallknechtstochter ißt Schweizergebacknes zum süßen Kaffee; sie würde sich schämen, ihre Wäsche selbst zu waschen.

Auf dem platten Lande sogar ist diese Verderbniß eingeschlichen: denn zur Erziehung der Pachterstochter gehört ohne Widerrede, daß sie das gebleichte Teint ihrer Französin erhalte. Um sie buhlt, zum Spase, der milchbärtige Junker Fritz mit

* In: Freund der Gesundheit, 1. Bd., 1. H., Frankfurt a. M. 1792, S. 82–100.

den aufgesezten Waden, den künstlich verdickten Schenkeln, und dem mit Pflaum-
federn | gefütterten Collet; ein rührendes Gegenstück zu dem Panzerhemde seines 85
Uranvaters. Siegwart, Idris, Musarion, Grecourt und Ecole des filles! habt ihr keinen
Theil an der vollendeten Entnervung?

Aber der menschenfreundliche Genius des lezten Viertels dieses Jahrhunderts
sahe an alle diese Greuel und verderblichen Entartungen; es jammerte ihn. Er legte
Bäder in kalten Flüssen an.

Hierein tauchte man nun die zarten Sprossen vornehmer Herkunft, zwang sie,
barfuß, barhaupt und mit entblößter Brust über bereiften Reinen zu traben, und
unter leichten Decken auf hartem Lager wenige Stunden auszuruhen.

An deiner guten Absicht, lieber Genius, war nicht zu zweifeln, wenn gleich die
armen Zöglinge bei diesen Versuchen Hände und Füße erfrohren, an der Lungen-
sucht und an Erkältungsfiebern starben, oder sonst wehmüthig zu erkennen gaben,
daß eine Treibhauspflanze nicht im November versezt werden dürfe, um sie ans
nordliche Clima zu gewöhnen.

Deine gute Absicht, sage ich, ist nicht zu verkennen, nur die Dollmetscher deiner
Rathschläge | fasseten deinen Sinn nicht ganz, und machten durch die verstümmel- 86
te Ausführung, daß dein Name gelästert ward unter den Heiden.

Erlaube (wenn ich dich besser verstand) deine himmlischen Ideen in die Spra-
chen der Menschen zu übertragen, und wo nicht Lehren, doch Winke auszustreuen,
wie das verweichelte Geschlecht in Menschen umzuändern sei, welche sich dem
Felsenkörper der alten Germanier wenigstens in der Entfernung nähern; wie sie zu
Geschäften aufgelegt, bei Abwechselung der Witterung gleichgültig, den Gefahren
ihres Berufs standhaft entgegen gehen, sich den Arbeiten des Lebens mit Muth und
Kräften unterziehen, und um ihre nicht wankenden Kniee noch Urenkel spielen
sehen können, wie junge Adler.

Der große Menschenkenner, Vater H i p p o k r a t e s, erinnert an einem Orte, daß
die Veränderungen von einem Extrem ins andere nicht ohne Gefahr und Behut-
samkeit unternommen werden dürfen, und ich kann diese Erinnerung nicht genug
zur Beherzigung einschärfen. Die Natur thut nichts unvorbereitet, alle ihre Arbeiten
geschehen allmählig, und je zusammengesezter und künstlicher das Werk ist, das
sie ausführt, um so bedachtsamer und allmähliger thut sie es. |

Sie macht nie Winter aus Sommer, ohne den Herbst zum Uebergange einzuschieben. 87

Der Kirschbaum mit Früchten behangen müßte augenblicklich erstarren und er-
sterben, wenn sie einmal den Jenner auf den Juni unmittelbar folgen ließe. Sie weiß
ihn besser auf den strengen Frost vorzubereiten. Sie läßt den Baum erst seine Frucht
ablegen, verwahret die Knospen fürs künftige Jahr mit festen Hüllen, auch wohl
balsamischen Harzen, und vermindert die fünf Monate hindurch den Kreislauf sei-
ner Säfte allgemach dergestalt, daß die Saftröhren sich zusammen ziehen, und die
Feuchtigkeit im Jenner fast bis zur Trockenheit verdunstet ist; so schickt sie kältere
und kältere Nächte und Tage, bis der herbe Frost den Baum zur Ertragung seiner
Tyrannei ganz vorbereitet antrift. Eben so allmählig und nach und nach macht sie
den Kreislauf seiner Säfte wieder rege, bis seine Thätigkeit, durch die zunehmende
Lauigkeit des Frühlings und seiner Regenschauer ausgebrütet, die volle Glut des
Hundssterns zu ertragen im Stande ist.

Laßt uns ihr nachahmen – laßt uns nie den Jenner auf den Juni folgen, nie den
Juli auf den Jenner, wenn unsere zarten Pflanzen nicht in beiden Fällen von einem
beider Extremen einschrumpfen sollen. |

Die Abhärtung des Menschengeschlechts in Absicht auf Hitze und Kälte fängt 88
freilich am sichersten bei Kindern an (bei ältern Personen sind solche Veränderun-
gen weit schwieriger einzuführen, so wie ein bejahrtes Gewächs sich schwieriger

in einem fremden Erdreiche fortbringen läßt); aber eben bei diesen zarten Geschöpfen muß anfänglich die größte Behutsamkeit beobachtet werden, daß bei diesem Uebergang in eine ihnen fremde Lebensart nicht mehrere derselben zurückbleiben, welken und verdorren!

Bei dem ersten Sonnenscheine nimmt der Gärtner erst seine Laden von den Fenstern des Lohbeetes ab; wird die Luft lauer, so lüftet er die Fenster, um etwas freie Luft zuzulassen; er öffnet sie mehr und mehr, wenn die laue Witterung mehr und mehr anhält und versezt nur dann endlich die zarten nun schon einigermaßen an die Atmosphäre gewöhnten Pflänzchen ins Freie, wenn er keine Nachtfröste mehr zu besorgen hat.

Die modernen Abhärtungsmethoden scheinen sehr wohl mit den unbedachtsamen Versetzungen der Mistbeetpflanzen im Februar verglichen werden zu können. –

Es ist unglaublich, was der Mensch aushalten kann, wenn er allmählich angewöhnt wird. |

89 Der Russe springt in die mit Eiß bedeckte Newa, sobald er aus dem brühendheißen Schwitzofen herausgekrochen ist; der Hallore in die Saale, so wie er fast nakkend vor der Sudpfanne gebraten hat; der Neger erträgt die Hitze unter der Linie mit Leichtigkeit und arbeitet dabei, wie ein Pferd; der Grönländer geht auf die Bärenjagd im Mondschein bei einer Kälte, wovon wir keinen Begriff haben, und kehrt heim in seine niedere Hütte, die von der großen Thranlampe und der Ausdünstung seiner und anderer Familien mit einer für Fremde bis zum Sterben verdorbenen Luft angefüllt ist; hier ist er heiter und froh, und erquickt seinen Gaumen an Dingen, die uns der Ekel auch nur an die Lippen zu nehmen verbietet.

Glaubt man, dieß wären eigene Arten von Menschen, so irrt man sich; sie sind so zärtlich und weich aus Mutterleibe gekommen, als irgend einer unter Uns.

Alle diese Leute aber geben ihren Kindern keine andere Erziehung, als ihr Beispiel, sie lassen ihnen den freien Willen bis in ein ziemliches Alter.

Da kriecht denn der kleine Junge erst auf allen Vieren seinem Vater so weit nach,
90 als es geht, in der Hitze oder in der Kälte, und kriecht | dann heim, wenn ers nicht mehr aushalten kann. Dies thut er tagtäglich, bis ers besser verträgt und weiter mitgehen kann; es zwingt ihn niemand, er kehrt wieder um, wenn er genug hat; aber immer regt ihn jene mächtigste unter allen Triebfedern in der Erziehung, der Nachahmungstrieb an, es seinem Vater so bald als möglich gleich zu thun, eine Triebfeder, welche ihn gleichwohl nicht leicht über die Gränzen der Lebenserhaltung bringt, weil er ohne Zwang seinem Gefühle von Schmerz wieder Gehör geben und nach eigenen Gutdünken sich in die Sicherheit zurückziehen kann. Das stärkere unter den Kindern dieser Leute, (Schadenfreude kennt ihre junge Brut nicht, wie etwa die unsrige) hilft dem schwächern, zieht es aus dem Schnee, hohlt es von der brennenden Sandsteppe, oder trägt es schwimmend aus dem Wasser, und so lernt der Bube allmählig (aber nur *allmählig*, man merke wohl!) aushalten, was sein Vater kann.

Man hat recht, wenn man mir einwirft, daß diese Art von allmähliger Angewöhnung an Hitze und Kälte und so weiter, sich nicht auf unsere Erziehung und auf unsere Lebensart anwenden lasse.

Man hat recht, sage ich, aber nur halb. Freilich kann der Vater und die Mutter
91 unter | uns nicht selbst zu Samojeden oder zu Aethiopiern werden; aber der Lehrer der Kinder (er sei nun ein Bauer, ein Schulmeister oder ein Magister,) muß es in der Abhärtung dieser Art durchaus selbst schon zu einiger Vollkommenheit gebracht haben, er muß mehrere Kinder zugleich unter seiner Aufsicht haben, der Nacheiferung halber. Hier ist *das zuviel* bei dem Lehrer eine weit schlimmere Klippe als das *zu wenig*. Die Angewöhnung sollte blos der Willkühr der Kinder

überlassen seyn; er thut es ihnen vor, sie ahmen ihm nach, ein jeder nach seinen Kräften und keiner muß gezwungen werden, über leztere zu gehen.

Der Lehrer kann sich in den Platz des Knabens nicht stellen, sich nicht völlig in sein Gefühl hinein denken, es muß also dem Kinde erlaubt seyn, zurückzutreten, wie es will. Eher muß er es zuweilen abhalten; denn die Nachahmung ist ein gar zu gewaltiger Sporn.

Am besten geschehen solche Uebungen blos in Gegenwart der Zöglinge, ohne weitere Zuschauer, es müßten denn Gleichgesinnte seyn.

Aber seine Kinder mit nackten Füßen, Kopf, Brust und Armen von einem wohlgekleideten Hofmeister in der Winterkälte durch die Gassen einer | volkreichen 92
Stadt treiben zu lassen, indeß die Gassenjungen laut dazu lachen, und Leute aus den Fenstern ihr hörbares Mitleid bezeigen, heißt eine an sich sehr ernsthafte Sache zum Gespötte darstellen, und den Kindern einen unüberwindlichen Ekel gegen die Abhärtung überhaupt beibringen. –

Haben die Kinder lange genug in ihren gewöhnlichen Kleidern in der Kälte oder Hitze gespielt, und sind sie dahin gekommen, in dieser Verfassung beide Extremen leicht zu ertragen, so kann man auch ihre Kleidungsstücke in etwas und nach und nach vermindern, sie auch mit verschiedenen Theilen ihres Körpers blos gehen lassen, wenn sie allein sind.

Aber dies darf in der heftigsten Winterkälte nie geschehen, so viel hält der Körper keines Kindes aus; es giebt auch keinen Fall in der Welt, wo eine solche Angewöhnung nöthig wäre. Selbst Bettelkinder finden Lumpen für ihre Füße, wenn sie keine Schuhe haben; man will ja seine Kinder nur zu allen den Fällen vorbereiten, in die sie kommen können! –

Hier erinnere ich aber, was ich längst schon hätte erinnern sollen. Die neue Abhärtungs- | methode hat den noch gewöhnlichen Fehler, daß man die Abhärtung 93
fast blos in Ertragung der Kälte sucht. Ist es nicht eben so weichlich, wenn man keine Hitze vertragen kann? Den heftigsten, ja tödlichsten Zufällen sind Leute ausgesezt, welche keine Sonnenhitze, keine stark geheizte Stube ertragen können; warum gewöhnt man sie nicht auch hieran? Kälte ertragen zu können, dazu braucht der Russe keine große Uebung, aber die Abwechselung von Kälte und Hitze und umgekehrt (diese große Beförderung der Krankheiten bei weichlichen Städtern) diese will er durch sein abwechselndes Schwitz- und Eißwasserbad ertragen lernen, gegen diesen will er gleichgültig werden. Er erreicht, wie wir wissen, seine Absicht, und ist der dauerhafteste Soldat, den man in der Geschichte kennt.

Aber auch diese Angewöhnung an Hitze muß bei Kindern nur gradweise und allgemach geschehen, und Vorsicht ist dabei nöthig, daß sie nur anfänglich der Sache nicht zu viel thun. Ein weiser Mann muß ihr Anführer seyn, der die Fähigkeiten eines jeden seiner Zöglinge kennt, er muß sie nicht antreiben, und sie eher zurückhalten, wenn sein Beispiel sie zu weit verleiten sollte. |

Oeftere Vergnügungen (ohne Zeugen oder unter Gleichgesinnten) im Freien, im 94
Sommer, werden viel Anleitung dazu verschaffen.

Für größere Zöglinge giebt es keine bessere Gelegenheit, sich vollends gegen die verschiedenen Temperaturen abzuhärten, als kleine Reisen zu Fuße. Hier haben sie unter der verständigen Leitung ihres Meisters zugleich Gelegenheit, sich an noch andere Unbequemlichkeiten und Fährlichkeiten der Welt zu gewöhnen; ich meine an Strapazen, an mancherlei Stubenluft, an Zugwind und an Feuchtigkeit.

Man kann die reine, trockene, kalte Winterluft, man kann die Sommerhitze recht gut vertragen lernen, und doch in einer dumpfigen kellerartigen Stube leicht erkranken.

Zugluft ist ganz was anders, als freie Luft, und ein feuchter Strumpf in kaltem Wetter kann denjenigen aufs Krankenlager werfen, der sehr oft geschwommen hat.

Und doch sind alles dies menschliche Vorfälle, denen derjenige nicht wohl entgehen kann, der in die Welt tritt, oder welcher seine Gesundheit nicht bei solchen alltäglichen Kleinigkeiten in Gefahr gesezt sehen will. |

95 Zu allen diesen Uebungen aber gehört Behutsamkeit bei der Angewöhnung, daß man bei dem Mindern anfange und zu dem stärkern fortgehe, immer aber nur allmählig, abgebrochen und gradweise.

Ganz kleine Kinder, das ist, diejenigen, welche noch nicht über sieben Jahr sind, können zu verdorbner Stubenluft durchaus nicht sehr gewöhnt werden. Sie sind auf allen Fall, wenn man die Sache übertreibt, der englischen Krankheit (Rachitis, Zweiwuchs, Verknüpfung) ausgesezt.

Da wir aber, wenn wir zu Geschäften taugen wollen, auch in ungesunder, verdorbener Stadtluft leben, und ernstlich bedacht seyn müssen, auch darinn gesund zu bleiben, so müssen heranwachsende Kinder nicht blos in reiner Landluft – auch in Stuben, in mit Menschen angefüllten Stuben müssen sie halbe, ganze Stunden, endlich mehrere Stunden, ja Tage leben können, und ihre übrige fortgesezte Abhärtung muß sie in Stand setzen, auch dieses verderblichste unter allen menschlichen Ereignissen gesund überstehen zu können. Geschieht dieß allmählich, so werden sie dieß mit gutem Muthe thun. Solche Kinder dürfen aber nicht leicht
96 unter zehn bis | zwölf Jahren seyn, wenn der ganze Plan nicht vereitelt werden soll.

Hierzu ist denn ebenfalls auf Reisen zu Fuße viel Gelegenheit, welche der Anführer aber leiten, einschränken und bestimmen muß mit Weisheit und Zurückhaltung.

Ein Lehrer, welcher mit der Lebensart der geringsten Sorte von Bauerkindern bekannt ist, und Achtung gegeben hat, wie sie alle Ungemächlichkeiten des Lebens ertragen lernen und einen dauerhaften Körper dabei erlangen, der wird verschiedenes davon auf seine Zöglinge anwenden können.

Wenn der Bauerjunge z. B. auf dem Eise eingebrochen und naß bis an die Knie geworden ist, so springt er noch stärker umher, als seine Gespielen; um sich nicht auslachen zu lassen, treibt er das Erwärmen durch Laufen so lange, bis er entweder trocken geworden ist, oder er es nicht mehr aushalten kann; dann schleicht er heim und trocknet sich seinen Strumpf. Hat er sich verkältet, so thut das wenig, denn er wartet nur das Trocknen ab, und ist dann schon wieder hinaus unter das Getümmel seiner Brüder. |

97 Dient er bei Pferden, so lernt er Herzhaftigkeit, bei Ochsen Geduld, beim Mistladen Ueberwindung des Eckels, beim Mähen Behutsamkeit mit schneidenden Werkzeugen, bei der Härte des Schulmeisters Nachgiebigkeit, bei einer elenden Predigt Schweigen – beim Barfußgehen verlieren seine Füße die Neigung zu Hüneraugen, Podagra und Wassersucht, beim Klettern verlernt er den Schwindel. – Sein schwarzes Brod braucht keine Decke von Butter, und sein Wasser nicht den Zusatz von Zucker und Zitronsaft.

Das Gute dieses Standes mit der Veredlung des Geistes vereinbaren zu können, dies ist eben meines Erachtens das non plus ultra einer vernünftigen und zweckmäßigen Erziehung.

Das Aehrenlesen im August, das Fest der Schaafschwämme, das Krebsen, das Hüten des Viehes bei so mancherlei Witterung im freien Felde, sowohl wenn er ohne Bewegung bei ihnen bleibt, als wenn er ihnen über Berge nachläuft, das Holz-tragen aus dem entfernten Walde bei aller Witterung, die dumpfe Schulstube, das gegen Völlerei Eckel erregende Kirchweihfest, die dreistündige kellerartige Kirche – alles dieß sind vortreffliche Uebungen und Abhärtungen seines |
98 Körpers, die ihm in seinem künftigen Leben, wes Standes er auch werde, zu statten kommen.

In der Mitte einer großen volkreichen Stadt ist es schier unmöglich, kleine Kinder gesund zu erziehen, und ganz unmöglich, ihre Körper abzuhärten. Sollen sie zu

Fuße durch die große Stadt ins freie gelangen, so sind sie jedesmal ermüdet, ehe sie der verdorbenen Menschenluft entrinnen können. Ermüdete Kinder können keine Uebungen unserer Art aushalten, ohne zu erkranken; es gehören Kräfte, ich möchte sagen, Uebermaaß an Kräften dazu, Hitze oder Kälte, Wind, Feuchtigkeit u.s.w. auszuhalten. Sollen sie gefahren werden, so giebt es noch mehrere Schwierigkeiten; alle Witterung sitzend auf einem offenen Wagen auszuhalten, gehört nur für robuste, erwachsene Personen. Will man blos im guten Wetter fahren, so kommen sie bei böser Witterung in der Stubenluft der Stadt so sehr und noch weiter zurück, als sie durch die wenigen Uebungen im Freien vorwärts gekommen waren. Im zugemachten Wagen ist der Raum so enge, daß die Verderbniß der Odemluft darinn bald bis aufs höchste steigt. Bei Eröfnung der Wagenfenster entsteht Zugluft, die die armen Treibhauspflanzen durchaus noch nicht vertragen können. |

In kleinen Städten von ein Paar tausend Menschen bewohnt, oder in Vorstädten 99
größerer Städte ist es eher möglich, durch angewendete Sorgfalt seine kleinen Kinder gesund und dauerhaft zu erziehen, wenn man ihnen so viel möglich alle Verzärtelungen des vornehmen Lebens nach und nach entzieht und sie wenigstens ein Drittel des Tags ganz im Freien zubringen läßt, in steter Rücksicht auf ihre Kräfte, und die nöthige allmählige Angewöhnung an alles, was ihnen noch fremd und auffallend ist.

Am leichtesten und gewissesten kann man freilich in der Entfernung von Städten z. B. auf einem Landguthe oder sonst einer Dorfwohnung kleine Kinder gesund und dauerhaft erziehen, aber nicht aller Eltern Verhältnisse leiden dieß, und eben so richtig ist es, daß man auch in dem gesundesten Dörfchen seine Kinder schwächlich, verzärtelt und siech machen kann. Man darf ihnen nur die Freiheit nehmen, sie gewöhnlich in der niedern dumpfen, heißen Stube eingesperrt lassen, ihre Magen überladen, und sie in heiße schwere Federbetten stecken, die Unreinlichkeit überhand nehmen lassen, u.s.w.

Auf der andern Seite aber hat die Nähe der Stadt für heranwachsende Kinder so
viele Vor- | züge zur Bildung des Geistes, daß man die größten Aufopferungen nicht 100
scheuen sollte, um in allen Verhältnissen, worinn wir Eltern uns nur befinden mögen, den Körper und die Seele unsrer Kinder auf die für ihre Bestimmung zweckmäßigste Art auszubilden, oder ausbilden zu lassen.

[Vorschlag einer noch mangelnden Hülfs-Anstalt für wahnsinnige Standes-Personen]*

Eine ihrer Familie und der Welt oft höchst brauchbare, zuweilen fast unentbehrli- 478
che, oder sonst vortreffliche, von Seiten des Standes, des Vermögens, des Herzens und des Kopfs erhabene Person, sinkt durch nicht selten unbedeutende Veranlassung in jenen thierischen Stumpfsinn, heftet sich an einzelne starke ungereimte Ideen, oder ihr Geist hüllet sich in den undurchdringlichen Schleyer schwermüthiger Bedenklichkeiten, in melancholischen Tiefsinn ein, und moralische und physi-

* Anz. (1792), 1. Bd., Nr. 58, 478–480. – Haehl (1922), 2. Bd., S. 33 f. sowie Tischner (1934), 2. Bd., S. 56 nehmen an, daß der Artikel von Hahnemann selbst stammt. Auch in: Haehl (1922), 2. Bd., S. 32–33.

sche Umstände vereinigen sich zur endlichen Zerrüttung ihres Nervensystems. Wenn dieser betrübte Fall eintritt, und wenn Verstandesverwirrung unter allen Unglücksfällen der Sterblichen das schauderhafteste Unglück ist: so ist es höchst traurig, daß für diese bedaurenswürdige Menschenklasse in Deutschland so äußerst wenig, ja fast gar nicht, gesorgt ist.

Die gewöhnlich mit Zuchthaus und Armenversorgung verbundenen Irrenhäuser sind im Allgemeinen so eingerichtet, daß diese Elenden nur ernährt und überdieß |
479 nur in einer solchen, oft schauderhaften Verwahrung erhalten werden, daß sie sich und Andern kein Leid thun - und weiter nichts. Gemeiniglich werden sie durch Nebenumstände, durch rohe und verkehrte Behandlung von den Wärtern, nur noch wahnsinniger und unheilbarer. Gewöhnlich ist nur Ein Arzt einer sehr großen Anstalt dieser Art vorgesetzt, wozu wohl zwanzig erforderlich wären, um dem Endzwecke zu entsprechen: diese **Menge Unglücklicher zu heilen**. Ein solcher Arzt hat oft nicht Muth, nicht Kenntnisse genug zu diesem ganz eignen Fache, und ermüdet doch bald unter der Last seiner Geschäfte und entschließt sich (wie fast allgemein geschieht) sich nicht zu überarbeiten, das ist, die Dutzende oder Hunderte solcher Kranken ganz gleichgültig ansehn zu lernen, und für sie im eigentlichsten Verstande **Nichts** zu thun.

So verwahrt man sie, die zum erhabnen Gebrauche ihrer Vernunft bestimmten, edelsten aller erschaffnen Wesen, wie seltne Bestien aus Afrika zur Schau, oder hebt sie, wie leblose Inventarienstücke, 3, 4, 10, 30 und mehrere Jahre auf, zu dem eben nicht menschenfreundlichen Endzwecke, sie bald oder spät der Fäulniß im stummen Grabe zu überliefern – ohne zur Hebung ihrer Krankheiten, ohne zur Wiederherstellung ihrer Besinnkraft das mindeste beyzutragen, ohne ihnen die Brauchbarkeit wieder zu geben, wodurch sie der Welt in ihren gesunden Tagen oft so verehrungswerth waren – man verwahrt sie, sag' ich, mit einer Indolenz, die unserm Jahrhunderte durchaus nicht zur Ehre gereicht.

„Dies wiederfährt der mittlern und geringen Classe im Volke; sie muß mit den öffentlichen vorhandnen Anstalten vorlieb nehmen" – spricht der kalte Zuschauer. –

Was sollen aber die zuweilen sehr angesehnen Anverwandten mit solchen Unglücklichen anfangen? Was soll der von Stand und Glück erhöhte, gefühlvolle Gatte mit seiner Gattin, die Mutter mit ihrem mit Würden bekleidetem Sohne thun, wenn sie in diesen bedaurenswürdigen Zustand herabsinken? Die aufrichtigste Theilnahme, Thränen, gerechter Kummer, Aufopferung der größten Summen – nichts kann in den meisten Fällen die Gesundheit, den Verstand der Ihrigen zurückrufen; ihre widermenschlichen Reden, ihre thörichten Handlungen revoltiren jeden Hinzutretenden, und machen den bedaurenswürdigen Hülflosen zugleich zum Schandfleck der ganzen Familie. Was soll der Haus- oder Leibarzt, von dem man nicht verlangen kann, daß er vielfältige eigne Erfahrungen in diesem besondern Fache gemacht habe, was soll er dabey thun? Er versucht einige ihm bekannt gewordnen Mittel, verläßt sie wieder, vertauscht sie mit andren, greift zu langwierigen, zuweilen zweckwidrigen Kuren, ermüdet und räth nun selbst den hohen Anverwandten, den
480 Kranken aufzugeben | und in eine Versorgung zu entfernen. Allein wohin? Etwa in jene Narrenhäuser, in welchen die schimpfliche Beymischung von Verbrechern, Verunglückten und Kranken aller Art, oder das Gewühl von Wahnsinnigen, Halbvernünftigen und Rasenden aller Grade und Stände jede ehrliebenden Familie, geschweige denn ein vorzügliches Haus abschreckt, ihren Vater, ihre Mutter, den Gemahl, die Gattin u.s.w. auf ewig einkerkern zu lassen, ohne den mindesten Strahl von Hofnung in der Ferne zu erblicken, die Gesundheit, die Verstandskräfte ihrer Lieben diesseit des Grabes je wieder hergestellt zu sehen? –

Kann man dies Standespersonen und begüterten Häusern zumuthen!

Ich brauche, dünkt mich, nichts mehr hinzu zu sezzen, um fühlbar zu machen, wie wünschenswerth eine anständige Genesungs-Anstalt für diese Klasse wäre, und freue mich, den in diesem Geiste gefaßten Entschluß eines mir und der Welt von der besten Seite bekannten gelehrten und praktischen Arztes ankündigen zu können, welcher im Begriff ist, **eine Genesungs-Anstalt für etwa 4 irrsinnige Personen aus vermögenden Häusern dergestalt einzurichten, daß er seine ganze Zeit und alle seine Kenntnisse blos für sie verwendet**, daß sie Tag und Nacht unter seiner Aufsicht bleiben, daß sie durch keine Schläge, keine Ketten, oder ähnliche harte Behandlungen zur Vernunft gebracht, und daß überhaupt alles, was reifes Nachdenken, gütliche Zuredungen und äußere und innere, ihm größtentheils eigne, arzneyliche Behandlungen von der ausgesuchtesten Art zu bewirken vermögen, in Bewegung gesetzt werde, ihre völlige Gesundheit des Leibes und der Seele wieder her zu stellen.

Da es aber der Delikatesse, welche Personen dieser Art aus angesehenen Familien verlangen können, angemessener zu seyn scheint, daß sie selbst in einem so anständigen Institute unter einigem Incognito ihre Genesung erlangen: so scheint dieselbe für sie bestimmte Delikatesse es nöthig zu machen, daß auch der Name dieses menschenfreundlichen Arztes, und der Ort, wo er seine Genesungs-Anstalt errichten wird, dem großen Publikum verschwiegen bleibe. Er wird aber denen, welche in dem Falle sind, von einem Vorschlage für eine so unglückliche Person Gebrauch machen zu können, sogleich namentlich bekannt gemacht werden, nebst einer detaillirten Nachricht von dem Innern dieses Instituts und den über die Aufnahme in dasselbe einzugehenden Bedingungen. Sie dürfen die erste Anfrage nur an die **Expedition der Deutschen Zeitung in Gotha** richten, und werden die erforderliche Auskunft sogleich erhalten.

Gotha, den 6. Febr. 1792.

R. Z. Becker.

Aufforderung an die Kaiserl. Königl. Leibärzte*

Deutschland! Dein Leopold ist nicht mehr! Schauder bebt tief in die entfernteste 633
Faser eiskalt zurück. Unser Vater ist nicht mehr!

Dürfen wir Kinder fragen, welcher Arzt ihn der Verwesung verabfolgen ließ? „Seine Aerzte sind bekannt." Dürfen wir fragen, welche Gegenwehr sie dem fürchterlichen Todesengel entgegensetzten, welche äußerste Anstrengung sie anwendeten, ein so äußerst kostbares Leben zu retten? (M. s. den unten folgenden Krankenbericht –)

Die Berichte sagen: „sein Arzt **Lagusius** habe den 28. Febr. früh ein heftiges Fieber und den Unterleib angeschwollen gefunden" – er setzte dem Uebel ein Aderlaß entgegen, und **da dieser keine Erleichterung bewirkte**, noch **drey** Aderlässe **ohne** Erleichterung. Die Kunst fragt, nach welchen Grundsätzen man mit Fuge einen zweyten Aderlaß verordnen könne, wenn ein ersterer keine Erleichterung verschaffte? wie man ein drittes? Himmel! und wie man ein viertes Mahl Blut lassen

* Anz. (1792), 1. Bd., Nr. 78, 633–635.

dürfe, wenn bey keinem vorigen Mahle Erleichterung entstanden? – einem abgemagerten, durch Anstrengung des Geistes und langwierigen Durchlauf entkräftetem Manne viermahl binnen 24 Stunden den Lebenssaft abzapfen dürfe, immer, immer ohne Erleichterung!! Die Kunst erblaßt –

Wie der Arzt eines nicht nur durch Rang ersten Mannes, in Europa, nein durch innere Würde noch unendlich über seinen Stand erhabnen Monarchen – wie der Arzt dieses ersten Mannes in der Welt, bey so dringender Lebensgefahr (viermahliger Aderlaß in Einem Tage über einen abgemagerten Körper verhängt, zeigt doch wahrlich die dringendste und verzweifeltste Ueberzeugung des Arztes von höch-
634 ster Lebensgefahr | an – oder man sage mir, was sonst) mehr als **vier und zwanzig Stunden** habe Anstand nehmen können, Beystand seiner Collegen zu suchen? –

„Die gerufenen Aerzte billigten (?) das Vorgefallene – weil die Symptomen eine Pleuresie anzeigten." Eine Pleuresie mit aufgeschwollenem, schmerzendem Unterleibe? mit Erbrechen von der heftigsten Art? welch ein in den Jahrbüchern der Arzneykunde unerhörtes Phönomen!!

Den ersten März früh machte der Kaiser ernsthafte Verfügungen eines Sterbenden, - der für seine Krankheiten so unbesorgte, höchst unbesorgte Monarch macht Sterbeverfügungen – welch ein fürchterliches, redendes Symptom naher Gefahr! „Seine Aerzte aber, sagen die vervielfältigten Berichte," wurden hiervon nichts gewahr, und zögerten deswegen auch, ihn mit den Sakramenten versehen zu lassen (ein Zeichen der sorglosesten Sicherheit bey Katholiken) „ja es versicherte sogar einer unter ihnen (**Lagusius**? **Störk**? **Schreibers**?) – **zwey und eine halbe Stunde vor dem Tode**, daß der Kaiser noch heute außer Gefahr kommen werde, wenn nicht ein besonderer Zufall einträte." Der trat aber nicht ein; – erbrochen hatte sich der Monarch schon vorher, wie folgender (Gott! wie kurzer!) Krankheitsbericht*

* Er ist aus der **Frankfurter R. O. P. Amts-Zeitung**, so wie die übrigen Data, welche diese Aufforderung veranlaßten, genommen. Sollte **Hr. Lagusius** und die übrigen kaiserl. Leibärzte ihn nicht für recht anerkennen, so steht Ihnen ein Platz in **dem Anzeiger** zu Dienst, um das Publikum eines bessern zu belehren. d. H.

des Leibarztes **Lagusius** deutlich zeugt.

„Der Monarch wurde am 28. Febr. von einem rheumatischen Fieber" (welche Symptomen hatte dieß, um erkennen zu können, daß es rheumatischer Natur sey?) „und einer Brustkrankheit" (und welche von den vielen Brustkrankheiten, deren die wenigsten Aderlaß ertragen? man bemerke, daß er nicht **Pleuresie** sagt, wie er doch zur Entschuldigung des vielen Blutlassens gesagt haben müßte, wenn er überzeugt gewesen wäre, daß es dieselbe Krankheit sey) überfallen, und sogleich suchte man
635 die **Heftigkeit** des Uebels durch Aderlassen | und andere nöthige Mittel „(Deutschland – Europa – hat Recht zu fragen, **welche**?)" zu hemmen. Am 29. vermehrte sich das Fieber (nach dem Aderlaß! und dennoch –) man ließ dem erhabnen Kranken (noch) dreymahl eine Ader öffnen, worauf einige (andere Berichte sagen deutlich: keine) „Erleichterung folgte: aber die folgende Nacht war äusserst unruhig und schwächte sehr die Kräfte des Monarchen" (man denke! **die Nacht**, nicht der viermahlige Aderlaß schwächte den Monarchen so sehr, und dieß konnte Herr Lagusius so deutlich sehen, –) „der am 1. März anfing, sich mit der schrecklichsten Erschütterung zu erbrechen und alles von sich zu geben, was er einnahm" (und doch verließen ihn seine Aerzte, so, daß kein einziger bey seinem Tode zugegen war, und einer ihn noch nachdem außer Gefahr angab?) „Um halb 4 Uhr Nachmittags verschied er unter dem Erbrechen, in Gegenwart der Kaiserin." – Aerzte des besten Kaisers, hebet diese Widersprüche in den öffentlichen Nachrichten, und die daraus entstehenden Bedenklichkeiten über die Ursachen seines Todes! legt Europa detaillirte Rechenschaft von seiner Krankheit ab, und – wie Ihr Eurer Pflicht Gnüge thatet!

Replik auf die vorläufige Antwort der Wiener Herren Leib-Aerzte (S. Anzeiger Nr. 137. S. 1115.a.c.)*

Dr. **Hahnemann** hat den Herausgeber **des Anzeigers** ersucht, den Herren Leibärzten des verewigten Kaisers **Leopold** Folgendes zu erklären. 1137

1) Daß ihre mit weniger Geistesruhe, als bey einer guten Sache nöthig ist, aufgesetzte **vorläufige Antwort wenig** beantworte.

2) Daß Herr v. **Lagusius** die Welt doch ja nicht lange mehr (unser Wunsch ist nun schon zehn Wochen unerfüllt geblieben) auf seine vollständige Beschreibung dieser merkwürdigen Krankheit warten lasse, die **alle** (?) Zweifel kunstverständiger Aerzte heben soll, z. B. „daß der seelige Kaiser", wie man gewiß versichern will, „an einer verkannten Leibesverstopfung gestorben sey," für welche dann freylich Salpeter und viermahliger Aderlaß nicht die dienlichsten Mittel wären. – Er wird hiebey unsern Bitten nicht widerstehen und seinen unwissenden Zeitgenossen jene **wichtigen** Autoritäten nennen, nach denen man einen zweyten, dritten und vierten Aderlaß unternehmen kann, wenn jeder vorhergehende nicht erleichterte. Er wird uns eine Krankengeschichte schenken, welche in pragmatischer Genauigkeit, anschaulicher Darstellung und treuer Wahrheit den Geist des Asklepiaden von Cos athmet.

Bereitung des Caßler Gelb**

Vorgelesen in der Kurfürstl. Mainzl. Akademie nützlicher Wissenschaften am 3. Jul. 1792.

§. 1. Zwey Unzen gepülverter Salmiak (in sublimirten Broden, denn von dem braun- [3]
schweiger muß man 1/6 mehr nehmen) werden mit Ein und zwanzig Unzen Mennige durch fleißiges Reiben in einem hölzernen oder steinernen Mörsel mit einer hölzernen Pistille genau und innig zusammen gerieben.

§. 2. Die Mischung wird in den schon erwärmten Tiegel getragen und etwas niedergedrückt, daß nichts an den Wänden oben her locker hängen bleibe, sondern einen so kleinen Raum wie möglich, als Pulver, im Tiegel einnehme.

§. 3. Das Feuer wird nur so allmählig verstärkt, daß eine ganze halbe Stunde Zeit darauf gehe, ehe der Tiegel ins Glühen kömmt. Diese Lang- | samkeit ist der gewöhnlichen Ge- 4
fäse wegen nöthig. Bey weniger leicht zerspringenden kann diese Zeit abgekürzt werden.

§. 4. Sobald die Mischung zum Weisglühen kommt, schmilzt sie wie Oel. Fließt sie so, so braucht man diesen Fluß*

* Bey so starkem Feuer, wie möglich

nur noch sechs bis acht Minuten zu unterhalten, und der Satz ist fertig.

* Anz. (1792), 1. Bd., Nr. 140, 1137.

** Erfurt 1793. – Auch in: Acta Academ. Elect. Mogunt. Sci. Util. (1794), I., 1–10.

§. 5. Man hebt den Tiegel heraus, und gießt den Inhalt jähling in eine erwärmte eiserne Pfanne, welche inwendig wohl polirt und recht rein, übrigens aber so gestaltet ist, wie die Brode von gewöhnlichem kasseler Gelb sind. Ist der Guß völlig darinne erkaltet, so darf man blos das Pfännchen auf einem weichen Tuche umstürzen, und gelind auf alle Seiten klopfen, so fällt das Brod ganz heraus. Es darf nicht hart fallen, sonst zerbricht es leicht.

§. 6. Man muß sich hüten, daß nichts unreines, oder sonst etwas, was Brennbares enthält, zu der Bereitung komme, wenn die Farbe schön ausfallen soll. Am besten ist es daher, wenn der Mörsel recht rein gescheuert und von Stein, die Pistille aber von dem härtesten Holze, oder besser, von einer heftig gebrannten thönernen oder steinzeugnen Masse ist.

§. 7. Eben so muß im Tiegel die größte Reinlichkeit beobachtet, und wenn man im Feuer etwas von den innern Wänden des Tiegels herabstoßen will, kein eisernes oder metallenes Instrument dazu genommen werden. Im Kleinen dient ein neuer Tabakspfeifenstiel; im Großen aber ein von dem Tabakspfeifenfabrikanten aus Pfeifenthon gebrannter stärkerer Stab.

§. 8. Um alles Brennbare zu vermeiden, ist es auch am besten, entweder nur den obern weissen Theil der ägyptischen Salmiakbrode mit Zurücklassung des schwärzern konvexen Bodens – oder magdeburger oder tübinger – reinen weissen Salmiak dazu zu nehmen. |

5 §. 9. Leichter noch als Bleyglas durchbohrt diese fliesende Masse die gewöhnlichen Tiegel. Ich finde keine der sogenannten Schmelztiegel hiezu tüchtig. Die einzigen Geschirre aber, die unsre Masse so lange, wie vorgeschrieben, und noch länger, im Flusse erhalten können, sind die sogenannten Büchsen von Steinzeug, die waldenburger und andre Arzneybüchsen. Die Masse dazu ist eine Art von Porcellain.

§. 10. Sie haben eine einzige Unbequemlichkeit, daß sie ungemein leicht und gewiß zerspringen, wenn man sie wie die hessischen oder andere Schmelztiegel gleich in starkes Feuer bringt. Dieser Fehler ist aber nichts wenn folgendes beobachtet wird.

§. 11. Man nimmt eine waldenburger Büchse von gehöriger Größe (die eingetragne Mischung kann $^1/_4$ des innern Raums einnehmen) und überzieht sie einen starken Messerrücken dick über und über bis an den Rand mit einem etwas dicklichen Teige von Lehm und Wasser, wenn ersterer recht bindend ist. (Ist er nicht recht bindend, so kann man etwas gepülverten venedischen Talk darunter mischen). Diesen Teig drückt man von aussen recht fest an, und läßt das nun fertige Geschirr bey einer gelinden Hitze binnen einer halben Stunde austrocknen, und den Beschlag hart werden.

§. 12. Man kann in dieses noch heisse (etwa wie kochendes Wasser heisse) Geschirr unmittelbar die Mischung füllen, und, wie gesagt, fest hineindrücken. Man sezt den Tiegel in den Ofen, worinn schon einige wenige Kohlen brennen. Man legt noch ein Paar dazu, und erhizt das Gefäs nur ganz allmählig, so, wie gesagt, daß von dieser Zeit an eine ganze halbe Stunde dazu gehöre, ehe sich ein Glühen des Geschirres zeigt. Ist aber dies, so kann man nun das Feuer jähling bis zum Weisglühen verstärken.

§ 13. Die wie Oel fliesende Masse läßt man die gehörige (§. 4.) Zeit im Flusse,
6 zieht dann das Schmelzgefäs aus dem Feuer, und gießt es ent- | weder (§. 5.) sogleich aus, oder läßt es im Tiegel stehen. Will man lezteres, so sezt man das Gefäs nicht sogleich auf kalte Steine, sondern vorher eine Viertelstunde an eine warme Stelle, wo kein Luftzug dazu kommen kann; sonst zerknickt das Gefäs.

§. 14. Dieser Unbequemlichkeit der steinzeugnen Gefäse, daß sie so allmählig erhizt werden müssen, so klein sie auch ist, kann man gleichwohl ganz abhelfen, und sich selbst die dauerhaftesten Tiegel verfertigen, wenn man weissen Pfeifenthon nimmt, welcher wenig oder gar nicht mit Säuren braust. Diesen mischt man mit einem Viertel am Gewichte gepülverten Talk (Mica talcosa, lamettis flexuosis fricabilibus virescenti albidis diaphanis L.). Man bildet mit Wasser einen Teig daraus, knetet und zerschneidet ihn, bis zur gleichartigen Masse. Dann bildet man seine Gefäse daraus, läßt sie allmählig trocknen, und brennt sie hart entweder selbst, oder in einem Töpferofen. Sie zerspringen auch in jählingem Feuer nicht, und halten unsre fliesende Masse sehr lange im Feuer. Die konische Bechergestalt ist die beste.

§. 15. Das oben genannte Verhältnis von Mennige zu reinem Salmiak, wie 21 : 2 ist das beste, wenn die Gefäse die fliesende Masse nicht allzulange, nicht über 8, höchstens 10 Minuten, ohne durchbohrt zu werden, halten können. Hat man aber die jezt (§. 14.) beschriebnen noch haltbaren Tiegel, so ist ein Verhältnis von 10 : 1 noch besser, und dann läßt man die Masse 10 bis 15 Minuten fliesen.

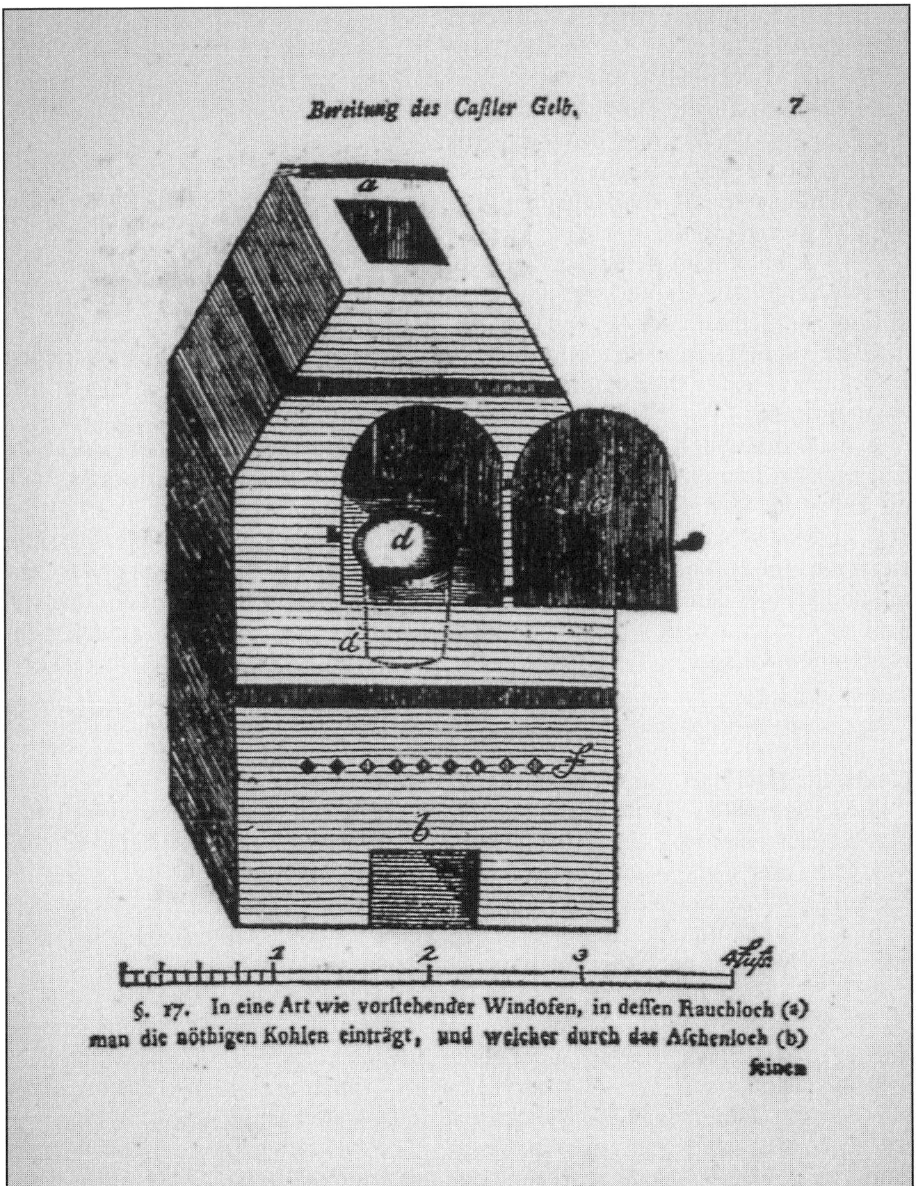
Bereitung des Caſsler Gelb. 7

§. 17. In eine Art wie vorſtehender Windofen, in deſſen Rauchloch (a) man die nöthigen Kohlen einträgt, und welcher durch das Aſchenloch (b) ſeinen

§ 16. Nächst allem diesen ist der Ofen das wichtigste. Er sey gestaltet, wie er wolle, so muß er so beschaffen seyn, daß nichts von Feuer, Asche oder Kohlenstaub in die Mündung des Tiegels gelangen kann, und doch muß man stets beobachten können, was im Tiegel vorgeht. Ein Ofen, etwa von der Einrichtung und Gestalt der Probieröfen schickt sich am besten dazu. Er kann noch simpler seyn. |

7 § 17. In eine Art wie vorstehender Windofen, in dessen Rauchloch (a) man die
8 nöthigen Kohlen einträgt, und welcher durch das Aschenloch (b) | seinen Zug bekömmt, sezt man eine Art von Muffel (c) von Pfeifenthon, oder aus sonst gutem Thone gebrannt, ein, deren Gewölbe ziemlich hoch, und welche, wie natürlich, hinten zu ist*.

* Man müßte denn von jeder Seite einen Tiegel anbringen wollen, wo man dann von beyden Seiten dazu kommen muß. Dann werden beyde Mündungen der Muffel mit einer Thüre verschlossen.

Diese Muffel hat, zwey bis drey Zoll von der Mündung entfernt, eine zirkelförmige Oefnung nach unten zu, worein der Tiegel (d) dergestalt paßt, daß er mit seinem Rande nur so viel in die Muffel herein ragt, daß man ihn bequem fassen und heraus heben kann, wenn der Fluß gaar ist. Der Tiegel wird deshalb so dicht vor die Mündung angebracht, daß man bequem herein sehen kann.

§. 18. Ein eisernes Thürchen (e) verschließt die Mündung der Muffel, wenn man die Hitze zusammenhalten, und die Kühlung der äussern Luft und das Hereinfallen fremder Körper auf die Masse, im Tiegel entfernen will.

§. 19. Braucht man steinzeugene Gefäse, so darf man die Hitze mit keinem Blasebalge verstärken, damit keine kühle Luft von demselben auf die Gefäse komme und sie zerknicke. In der Gegend f ist ein eiserner Rost, die Kohlen zu tragen.

§. 20. Man legt äusserlich etliche eiserne Blechbänder um den aus Backsteinen zusammengesezten Ofen, damit er von der Hitze sich nicht, wie er sonst thut, auseinander gebe.

§. 21. Die Muffel bewirkt, daß alles Kohlengestübe oder jede andere Unreinigkeit, welche Brennbares enthält, von der Masse im Tiegel abgehalten werde. Auch die Thüre der Muffel trägt hiezu bey.

§. 22. Man schlägt vom fertigen Brode eine Probe ab, und reibt sie fein. Man hält
9 sie gegen eine Probe des besten kasseler Gelbes. Ist die | nachgemachte etwas lichter, so hat man den Satz allzu wenig Minuten im Flusse erhalten, oder allzu viel Salmiak genommen. Ist sie von tieferer Farbe, so muß etwas weniges Salmiak mehr genommen werden*.

* Ein solcher Satz kann umgearbeitet werden, wenn man ihn fein reibt, welches leicht geschieht, die fehlende Menge Salmiak dazu sezt, genau darunter reibt und nochmals in Fluß bringt.

Ein Zwanzigstel thut schon viel zur Verschiedenheit.

§. 23. Die größte Vollkommenheit der Arbeit beruht darauf, daß eher zuviel Salmiak (am besten wenn man es endlich auf ein Verhältnis von 10 : 1 bringen kann) genommen, dann aber die Masse desto länger im Flusse erhalten werde, um der Farbe dennoch die gehörige Tiefe zu geben. Dann müssen aber die Tiegel recht zuverlässig seyn.

§. 24. Man läßt das Aschenloch (b) auf, wenn man die größte Hitze geben will, oder verschließt es zum Theil, wenn man sie zu mäsigen gedenkt.

§. 25. Die Höhe des Ofens darf nicht unter zwey Ellen seyn, wenn der Tiegel zu 20 Pfund Satz auf jedesmahl eingerichtet ist. Allzu grose Höhe schadet nicht, wohl aber allzu kleine; leztere giebt nicht genug Zug. |

10 §. 26. Wenn die Verfertigung auch ganz im Großen unternommen wird, so ist ein Ofen, wo immer zwey Tiegel eingesezt sind, allemal genug Arbeit für Eine Person. Mehr als zwey Tiegel kann Eine Person nicht bestreiten, da die Arbeit so kurzdauernd ist, und genaue Beobachtung der Zeit erforderlich ist.

Zusatz*

Diese angegebene Ursache der Krätze ist die einzig richtige, einzig auf Erfahrung gegründete. Diese äusserst kleinen Thierchen sind eine Art Milben, **Wichmann** hat sie abgebildet, **Dover**, **Legacy** und Andere haben sie beobachtet. **Linné** aber nimmt noch für trockne Krätze eine andere Abart Milben, als für die feuchte an. 190

Am gewissesten und schlimmsten befällt die Krätze Personen, deren Hautausdünstung gering oder geschwächt ist, welche eine sitzende Lebensart führen, schwächliche, von andern Krankheiten, Fiebern u. d. gl. ausgemergelte, in dumpfiger Luft lebende Personen.

Die angegebene Heilmethode ist ebenfalls richtig und wirksam, ausser daß der langfortgesetzte Gebrauch der Schwefelblumen Stuhlzwang und Hämorrhoiden zu erregen pflegt. Man bedarf blos äusserlicher Krätzwidriger Mittel, und bey sehr Geschwächten innere Stärkungsmittel, China, Wein, Eisenfeile.

Die Schwefelsalbe hat den zwar ungegründeten, doch allgemein verbreiteten Ruf wider sich, daß sie die Krätze in den Körper zurückzutreiben pflege. Dieses Vorurtheil fällt weg, wenn man sich keine Salbe, sondern nur eines Waschwassers bedient, welches die Krätze noch weit kräftiger tilgt, und die kleinen Insecten in der Haut binnen wenigen Tagen tödtet. Man nimmt ein halbes Loth von (Hanemanns)[1] kalkartiger gepülverter Schwefelleber, (jeder Apotheker weiß sie aus gleichen Theilen Austerschaalen und Schwefel durch Glühen zuzubereiten) und eben so viel Cremor Tartari, schüttet beides in eine gläserne Flasche, gießt zwey Pfund kaltes Wasser dazu und schüttelt es etliche mahl um. Mit dem hellen Wasser, was sich gesetzt hat, wäscht man sich täglich dreymahl an allen Stellen, welche mit der Krätze behaftet sind. Eine anfangende Krätze weicht hiedurch ohne die mindesten
Folgen | binnen 6, 7 Tagen, eine stärkere binnen 14 Tagen, und die hartnäckigste 191
in 3 Wochen. Dies Mittel hat den Vorzug, daß es durch seinen starken Geruch auch die Krätzmilben in der Wäsche und den Kleidern durch den blosen Dunst, welcher von der gewaschenen Stelle aufsteigt, tödtet, und so alle Wiederansteckung unmöglich macht. In Waisenhäusern ist kein Mittel vortheilhafter, als dieses, weil es Betten, Zimmer und Geräthe durch seinen weit verbreiteten Geruch vor der Annahme der Krätzmilben sichert, und hier die sonst so schwierig auszurottende Seuche solcher Häuser in kurzer Zeit ausrottet, welches von der Krätzsalbe nicht leicht geschieht. Reinlichkeit, frische Luft und gesunde Diät ist den Genesenen unnachlässig zu empfehlen.

---

* Anz. (1792), 2. Bd., Nr. 23/24, 190–191.

1 [sic!]

[Für Freunde der Leidenden]*

275 Die Genesungs-Anstalt für wahnsinnige Personen aus den höhern Ständen, welche in Nr. 58. S. 478. I. B. a. c. des **Anzeigers** dem Publikum vorläufig bekannt gemacht worden, ist seit einiger Zeit wirklich eröffnet. Ein wahrer deutscher Landesvater fand diesen Vorschlag zur Milderung des menschlichen Elendes so wünschenswerth, daß er zur Ausführung desselben eines seiner Landhäuser bestimmte, und es zweckmäßig einrichten ließ. Hier sind alle Vorbereitungen gemacht, daß diese unglücklichsten unter allen Kranken Sicherheit und menschenfreundliche Behandlung finden; nebst allem, was die Heilkunst zu ihrer Wiederherstellung zu leisten vermag. Auch giebt der erste bereits gemachte Versuch die schönste Hoffnung eines glücklichen Erfolgs. Der Ort, wo diese Hülfsanstalt, durch die großmüthige Unterstützung des Landesherrn zu Stande gekommen, ist **Georgenthal**, ein ansehnliches Dorf, mit einem Justiz- und Forstamte, in einer der schönsten Gegenden des Fürstenthums **Gotha**, am Fuße des
276 Thüringer Waldes, 3 Stunden von der Residenzstadt **Gotha**. Der Unterneh- | mer ist der genug bekannte Arzt **Dr. Samuel Hahnemann**, an welchen sich die Verwandten und Freunde der Hülfsbedürftigen, wegen der nähern Bedingungen, nunmehro selbst wenden können.

d. H.

Ueber die Glaubersalz-Erzeugung nach Ballen'scher Art**

22 In den chemischen Annalen (1789. B. I. S. 205.) verwarf ich Hrn. *von der Ballen's* angegebene Methode: „Küchensalz durch Eisenvitriol mittelst der Kalzination in freiem Feuer zu zersetzen, und so Glaubersalz am bequemsten zu verfertigen," als unthunlich und ungegründet.

Wenn Männer von einer gewissen Bedeutung in der Scheidekunde einen so unbedingten Ausspruch thun, wie dieser war, so müssen sie unendlich viel vor sich haben, wenn ich auch nicht sagen darf, alles. Man erwartet mit Recht strengere Prüfung der Sache von ihnen, als selbst vom ersten Angeber des Processes.

Nicht ohne Befremdung also, und, ich gestehe es, mit Lächeln, las ich unlängst zwey Aufsätze in den chem. Annalen (J. 1790. St. 11. 12.), wo man gern *Ballen's* sogenannte Erfindung rechtfertigen möchte, sich aber, wie mir leid thut, mit ihm gleicher Sünde theilhaftig macht.

Der eine Verfasser, Hr. Profess. und Doktor *Lieblein* in Fulda will seinen Zu-
23 hörern handgreiflich im öffentlichen Kollegium (man denke nur!) | den Ungrund meiner Behauptung gezeigt und unumstößlich demonstriret haben.

---

* Anz. (1792), 2. Bd., Nr. 34, 275–276. – Autorenschaft Hahnemanns ungewiß. Auch in: Haehl (1922), 2. Bd., S. 34.

** [Crells] Chem. Ann. (1792), 1. Bd., 1. St., 22–33.

Ein anderer, Herr T u h t e n, nimmt keine so hohe Miene an; scheint Belehrung zu suchen.

Nun zum Text. – Es ist ein längst bekannter Satz, daß alle vitriolsauern Salze, mit Kochsalz in Auflösung vermischt, Glaubersalz hervorbringen, vorausgesetzt, daß die Lauge konzentrirt genug sey und in eine so niedrige Temperatur gestellt werde, wo Glaubersalz eine geringere Auflösbarkeit im Wasser bekömmt (folglich eher anschießt), als andere vitriolsaure Salze.

Nach diesem vollständigen Grundsatze hat man schon längst Alaun, Bittersalz, weissen, blauen und grünen Vitriol zur Bereitung des Glaubersalzes angewendet (man könnte eben so gut den theuern Vitriolsalmiak, Braunsteinvitriol u.s.w. dazu brauchen); ja ich habe sogar gezeigt, daß Vitriolweinstein und selbst Gyps (mit etwas überschüssiger Vitriolsäure) bey mehrern Graden unter dem Gefrierpunkte Glaubersalz mit Kochsalze bilde.

Der Wohlfeilheit wegen zog man in guten Fabriken den geringen Eisenvitriol vor, und fand, daß unter allen künstlichen Bereitungsarten diese das meiste und wohlfeilste Glaubersalz liefert, wenn man nur eine hinlängliche Kristallisationskälte dazu hat.

Zwey Pfund Kochsalz in sechs Pfunden heißem Wasser aufgelöst und bey Siedehitze in dieser Lauge noch drey Pfund grünen Vitriol zerlassen, | geben die 24
schicklichste Mischung, welche einer Kälte unter 40° Fahr. (je kälter die Temperatur, desto besser) ausgesetzt, sich gänzlich zu einem flüssigen kochsalzsauern Eisen und einem gelben Glaubersalze zersetzt, welches durch Glühen eisenfrey wird. Bey 50° bis 54° Fahr. aber erfolgt nur ein sehr mäßiger Anschuß, welcher seiner leichten Zerfließbarkeit wegen nicht wohl von der Mutterlauge abgesondert und getrocknet werden kann.

Da es nun Länder giebt, welche große Quantitäten Glaubersalz brauchen, in denen es aber sehr selten friert, und wo die Luftwärme selbst im Winter selten bis 40° Fahr. herabsinkt, folglich diese Bereitungsart mit Eisenvitriol kaum je anwendbar ist, so wäre es in der That eine sehr schätzbare Erfindung, wenn man da, wo die Zersetzung durch Kristallisation so schwierig ist, beyde Salze (Eisenvitriol und Kochsalz) auf trocknem Wege in der Hitze dahin bringen könnte, daß die Säure des Vitriols die des Kochsalzes austriebe, sich des Laugensalzes des letztern bemächtigte, und auf diese Art so viel reines (bloß mechanisch mit dem Eisenkalke vermischtes) Glaubersalz bildete, als sich von der Vitriolsäure und dem Mineralalkali der dazu genommenen beyden Salze erwarten liesse.

Der alten Theorie nach sollte dieß sehr leicht durch Feuergewalt angehen, wegen der angenommenen Ueberlegenheit der Vitriolsäure über die schwächer seyn sollende Salzsäure. (Meine Gegengründe findet man chem. Annalen 1789. 3. St. S. 205, 206.) |

Man mochte aber in Fabriken gefunden haben, daß dieß nicht wohl angehe, und 25
nahm daher diese Zersetzung in verschlossenen Destillirgefäßen vor, in ungeheuer großen Retorten; noch die einzig mögliche Art, Kochsalz durch Eisenvitriol mittelst Hitze zu zersetzen, und die Salzsäure ziemlichermaßen fortzutreiben. Ich erwähne hier der praktischen Schwierigkeiten bey dieser Verrichtung nicht; ich merke nur an, daß sie sehr groß sind, und daß man von Zeit zu Zeit diesen Weg verlassen hat, um wenigstens eine leichtere und wohlfeilere Art ausfindig zu machen.

Was konnte unter diesen Wünschen wohl willkommner seyn, als Hrn. v o n d e r B a l l e n ' s P r o c e ß (Beytr. zu d. Ch. Ann. 3. B. 1. St. S. 112.), nach welchem „E i n e g e n a u e M i s c h u n g d e s E i s e n v i t r i o l s u n d K o c h s a l z e s, i n f r e y e m F e u e r g e b r a n n t, s i c h d e r g e s t a l t z e r s e t z e n s o l l, d a ß b l o ß a l l e d i e S a l z s ä u r e v e r j a g t w e r d e, m i t Z u r ü c k l a s s u n g d e s G l a u b e r s a l z e s u n d d e s E i s e n k a l k e s."

Diese Versprechung war von so ungemeiner Wichtigkeit, daß ich schon im Begriffe stand, unserm Jahrhunderte zu einer solchen Erfindung Glück zu wünschen, als mich ein wichtiger Behuf bestimmte, diesen Proceß, wenn ich so sagen darf, durch Versuche im Großen und Kleinen zu erschöpfen, und mit Aufwande mich von seiner Nichtigkeit zu überzeugen. |

26 So betroffen ich auch war, das Gegentheil von den versprochenen Resultaten zu finden, und leicht, nach kleiner Seelen Art, eine große Abhandlung dagegen hätte schreiben können, so begnügte ich mich mit der schlichten Versicherung, daß ich diesen Proceß ganz unwahr gefunden hätte. Ich versicherte ohne Einschränkung (Annalen 1789. St. 3. S. 205.) „Daß sich auf diesem Wege kein Kochsalz zersetze." Von einem mathematischen Minimum zersetzten Kochsalzes war nicht die Rede, da nach Ballen's Zweck die gänzliche Menge der Salzsäure ausgetrieben werden sollte. Auch konnte eben deßwegen von der Portion Glaubersalz, die aus dem (in dem kalzinirten Salzklumpen etwa noch übrigen) grünen Vitriole mit dem (ebenfalls noch etwa darinn übrig gebliebnen) Kochsalze in der Kälte (durch Kristallisation der Lauge wechselseitig zersetzt) anschiessen würde, bey diesem Processe gar nicht die Rede seyn, dessen versprochner Zweck die Austreibung der Salzsäure und die Absonderung des Eisenkalkes war. Bloß dasjenige Glaubersalz beabsichtete Ballen's Proceß, welches (ohne Zuthun des noch unzersetzten Vitriols und Kochsalzes) schon fertig in dem kalzinirten Salzklumpen vorhanden sey.

Daß keine erwähnenswürdige Spur solchen Glaubersalzes in der kalzinirten Salzmasse zugegen sey, hievon hätten sich beyde Herren, nebst Ballen, leicht überzeugen können, wenn sie die Kalzination so weit getrieben hätten, daß kein Vitriol
27 (darauf | beruhte auch die Vollkommenheit des Ballen schen Processes) mehr in der Mischung übrig geblieben wäre. Sie hatten von dieser so weit getriebenen Kalzinirung gar nichts zu besorgen, „da ihr ganzes aus dem zersetzten Kochsalze zu erwartendes Glaubersalz feuerfest zurückbleiben muß," weil es selbst in der Hitze, wo Kochsalz verfliegt, noch feuerbeständig ist.

Selbst wenn sie die Kalzination bis auf etwas wenig noch rückständigen Vitriols getrieben hätten; schon dann hätten sie sich von dem Ungrunde des Processes überführen können.

Oder, sie durften nur ein Mittel kennen, wodurch sie den das Resultat so zweydeutig machenden Vitriol aus der Lauge entfernten, um sich ganz von der Richtigkeit meiner Behauptung zu überzeugen.

Da es aber der Grad ihrer chemischen Einsicht nicht zuzulassen scheint, sich hievon zu überzeugen, so will ich es thun, und sie, oder, welches mir mehr am Herzen liegt, das Publikum, von der Nichtigkeit dieses Verfahrens überführen.

Es kam darauf an, 1) abgeänderte Kalzinationen vorzunehmen, um ihnen hier keine Ausflüchte übrig zu lassen; 2) den in der kalzinirten Masse noch übrigen Vitriol vollkommen aus der Lauge zu bringen, und zwar auf eine Art, wobey alles etwa schon fertige Glaubersalz unangetastet bleiben mußte. |

28 I. Versuch. Ich nahm zwey Loth Küchensalz, besprengte es mit einem halben Lothe kochendem Wasser, schüttete anderthalb Loth gemeinen Eisenvitriol dazu, und rieb diese Stücke in einem eisernen Geschirre über Feuer so lange, bis es aufs innigste verbunden war. Anfänglich ward die gleichartige Mischung beim Rühren ganz flüssig, verdickte sich aber binnen etlichen Minuten, daß ich die Masse bequem zu vier Kugeln bilden konnte.

Diese vier Kugeln wurden in einen Schmelztiegel, und dieser in einen Windofen gesetzt, dessen Hitze man weit genauer regieren konnte, als Ballen in seinem angegebenen Kalkbrennofen*.

* Vor drey Jahren führte ich diese Versuche im Großen aus mit Centner-Portionen in einer Art Kalkofen ganz nach Ballenscher Manier, mit demselben unglücklichen Erfolge, wie ich hier erzähle. H.

Zuerst ward gelindes Feuer gegeben, bis die Kugeln ganz hart waren, und dann ward die Hitze so allmählig verstärkt, daß die Kugeln erst nach einer halben Stunde ins Glühen kamen, und mit dieser Hitze ward acht Stunden fortgefahren. Schon Eine Stunde vor dem Herausnehmen gaben sie nur noch einen fast unmerklichen sauren Dunst von sich, und während dieser Stunde ließ ich sie weiß glühen.

II. Vers. Auf dieselbe Art verfertigte andre vier Kugeln von gleichem Gewichte wurden so allmählig erhitzt, daß sie erst nach Einer Stunde ins Glühen kamen. Noch sechs Stunden wurden sie im Rothglühen gelassen; sie dampften noch etwas, da ich sie heraus nahm. |

III. Vers. Auf dieselbe Art verfertigte andre vier Kugeln von gleichem Gewichte 29
wurden so allmählig erhitzt, daß sie erst nach vier Stunden ins Glühen kamen, dann nahm ich sie sogleich heraus.

IV. Vers. Gleiche vier Kugeln eben so allmählig erhitzt, daß sie erst nach vier Stunden ins Glühen kamen, ließ ich noch acht Stunden im Rothglühen stehen, und nahm sie dann heraus.

Die Salzkugeln jedes Versuchs lösete ich nach gehöriger Pülverung in kochendem Wasser auf; die des ersten und vierten Versuchs in zehn, und die des zweiten und dritten Versuchs in sechszehn Unzen. Der Eisenkalk aller dieser Auflösungen ward durchs Filtriren geschieden.

Ich fand durch gegenwirkende Mittel, daß sogar die erste und vierte Lauge noch etwas Eisen in Auflösung hatte, am meisten aber die des dritten Versuchs.

Um also gewiß zu seyn, daß kein Vitriol mehr in den Laugen bleibe, brachte ich jede Auflösung ins Kochen, und mischte zu der Lauge vom ersten Versuche ein halbes Quentchen, zu der des zweiten Versuchs vier Quentchen, zu der des dritten sechs Quentchen, und zu der Lauge des vierten Versuchs zwey Quentchen levigirtes und ausgesüßetes Austerschalen-Pulver. Diese vier Mischungen ließ ich so lange sieden, bis alles Brausen und inneres Zischen vorüber war, und die Laugen ruhig und ohne Schäumen walleten, das ist, bis aller | Vitriol durch die luftsaure Kalkerde 30
zersetzt war, von welcher bekanntlich kein Neutralsalz zerstört wird.

(Anfänglich muß wenigstens bey Vers. III. das Ueberlaufen sorgfältig verhütet und das verkochte Wasser ersetzt werden.)

Ich seihete nun die Laugen durch Papier, preßte den Satz auf dem Filtrum aus, und filtrirte ihn durch ein kleines Stück Papier. Sie schieleten noch etwas, setzten aber beim Abdampfen ihren kleinen Rest von Eisenkalk an das niederfallende Kochsalz ab; so wurden sie wasserhell und frei von Eisenvitriol.

Jede wird in Porcellain bis zu einem Unzenmaaße abgedampft, und dann bis zu 60° Fahr. verkühlt. Die dünnen Gläschen mit ihren rein ausgetröpfelten hellen Laugen wurden einer Kälte von 40° Fahr. (durch fein gepülverten Salpeter und Brunnenwasser erregt) vier Stunden lang ausgesetzt.

Es fielen noch einige Stäubchen Kochsalz nieder, aber keine Spur vom Glaubersalzanschusse war zu sehen.

Ich fand durch gegenwirkende Mittel, daß äusserst wenig vitriolsaures Salz darin war.

Ich süßte also das abgeschiedene Kochsalz mit einem Quentchen Wasser aus, goß diese Feuchtigkeit zu den respektiven Laugen, und fuhr damit fort, unter sorgfältiger Absonderung des Kochsalzes, | diese Laugen bis dahin abzudampfen, daß 31
jede, als sie rein abgegossen und ausgetröpfelt war, nur den Umfang eines halben Quentchens Wasser einnahm.

Alle vier kleinen Gläschen wurden in einer gleichen Kälte von 40° Fahr. 4 Stunden lang erhalten; es erschienen aber keine Spuren von Glaubersalzanschusse.

Nun goß ich alle diese Laugen, jede in drey Unzen einer gesättigten Hornbley-Auflösung in destillirtem Wasser. Sie trübte sich von allen, und ich erhielt von jedem einen Niederschlag an Bleivitriol, welcher zwischen 2 1/2 und 3 1/4 Gran betrug.

Die hell abgegossenen Flüssigkeiten ließen noch etwas Bleivitriol auf Zusatz von einigen Körnchen Glaubersalz fallen.

2 3/4 Gran Bleivitriol, so viel erhielt ich ungefähr im Durchschnitte, zeigen 3/4 Gran Vitriolsäure an, welche in jeder Lauge, mit Mineral-Alkali zu Glaubersalz vereinigt, vorhanden seyn konnten. Feiner wollte ich meine Versuche nicht treiben.

Wenn nun durch so langwierige und verschiedentlich abgeänderte Kalzinationen aus viertehalb Loth Gemisch von Kochsalz und gemeinem Vitriole nur ein Körnchen freies Glaubersalz erzwungen werden kann, welches etwa 3/4 Gran Vitriolsäure enthält, was hindert uns, zu erklären:

„Daß ein solcher Proceß nichtig ist, und daß so gut als kein Kochsalz während desselben zersetzt wird." – ? |

32 Und auch diese des Erwähnens nicht würdige Spur Glaubersalz war während der Kalzination nicht entstanden.

Zu der Zeit, als das angefeuchtete und mit Vitriol zusammengeriebene Kochsalz bis zur gehörigen Konsistenz in der Pfanne über mäßigem Feuer verdickt wird, spürt man einem deutlichen Geruch von Salzsäure, welcher bey Verstärkung des Feuers zunimmt, bis zum endlichen Trocknen der Masse. Dieß ist der Zeitpunkt, wo ein kleiner Theil Salzsäure*

* Vermuthlich weil hier bey noch vorhandener Feuchtigkeit der Masse, die Vitriolsäure nicht Hitze genug erhalten kann, um so viel Brennbares aus dem freien Feuer anzunehmen; daß (wie bey fortgesetzter Kalzination geschieht,) sie flüchtiger würde, als die Salzsäure ist. So lange also (ein sehr kurzer Zeitraum) die noch vorhandene Feuchtigkeit der Masse die Vitriolsäure in ihrer Feuerbeständigkeit schützt, kann sie allerdings eine zerstörende Kraft auf das Kochsalz ausüben, und seine Säure in Freiheit setzen. H.

verfliegt, und etwas weniges freies Glaubersalz in der Masse erzeugt wird, denn sobald diese trocken ist, und man das Feuer nur im mindesten verstärkt, läßt sich sogleich ein deutlicher Geruch nach Vitriolsäure spüren, welcher so lange anhält, als noch unzersetzter Vitriol zugegen ist. So wird endlich durch die Hitze aller Vitriol in der Salzmasse zerstört, bis ausser dem Eisenkalke das bloße Kochsalz übrig bleibt: und auch dieses verfliegt bey gehörigem Feuergrade, ohne daß an die mindeste fernere Glaubersalzerzeugung zu denken wäre. |

33 Wer dieß widerlegen kann, der thue es – Ich rathe aber jederman, welcher etwas gegen mich vorzubringen hat, es im Tone ruhiger Wahrheitsliebe, ohne eingemischte Sarkasmen, zu thun. Ich verlange Männer, Bescheidenheit und Gründe.

Nöthige Erinnerungen zu meiner Weinprobe*

„Um meine Weinprobe zur Untersuchung auf Bley und Eisen zu prüfen, haben ei- 8
nige Gelehrte Flüßigkeiten absichtlich mit Bley und Eisen geschwängert, und von lezterm ein so starkes Verhältniß genommen, daß die Säure in der sparsam zugegoßenen Weinprobe nicht im Stande war, das viele nun geschwefelte Eisen in Auflösung zu erhalten; es fiel zum Theil nieder. |

Nun läßt sich zwar eine so stark mit Eisengehalt versehene Flüßigkeit gar nicht 9
mit einem trinkbaren Wein in Vergleichung stellen, welcher bey einem größern Gehalt an Eisen, als ein Drittel zugegoßene Weinprobe aufgelößt zu erhalten im Stande ist, einen sehr widrigen Dintengeschmack besitzen, und gar nicht Kaufmannswaare seyn würde, indeß, da man in der gerichtlichen Arzneikunde doch auf Fälle stoßen kann, wo sehr eisenhaltige mit Bley und andern schädlichen Metallen vergiftete Flüßigkeiten zu untersuchen wären, so habe ich bey einer nochmaligen Revision meiner Probeflüßigkeit, auch auf solche Fälle Rücksicht zu nehmen für gut befunden, und zugleich für eine ganz wasserhelle Farbe statt der vorigen milchweißen gesorgt.

Die vervollkommtere Vorschrift, von der ich allein wünsche, daß sie meinen Namen führe, ist folgende:

Vorschrift zu Hahnemanns geläuterter Weinprobe auf schädliche Metalle.

Man mischt gleiche Theile fein gepülverter Austerschaalen und Schwefel, sezt das Gemisch in einem verdeckten Schmelztiegel einem jählingen Feuer aus, und läßt es zwölf bis funfzehn Minuten lang weiß glühen; die weiße Masse (oder kalkartige trockne Schwefelleber) pülvert man und hebt sie in einer verstopften Flasche auf.

Von dieser feingepülverten Schwefelleber nimmt man zwey Quentchen, schüttet sie nebst drey Quentchen fein gepülverten Weinsteinrahms, in eine starke gläserne Flasche, worein etwas mehr als ein Pfund geht, und füllet sechzehn Unzen Brun-
nenwasser dazu, welches durch einstündiges Kochen in einem verdeckten | Ge- 10
schirre, und vorheriges Verkühlen bis zur Milchlauheit dazu vorbereitet ist. Die Flasche wird sogleich fest verstopft, einigemal umgeschüttelt und mehrere Stunden stehen gelassen. Man läßt das Trübe sich zu Boden setzen, und füllet die ziemlich wasserhelle Flüßigkeit in kleine dichtverstopfte und mit Terpenthinwachs verklebte Unzengläser, in deren jedes vorher vier und zwanzig Tropfen guter Salzgeist getröpfelt worden. Man schüttelt sie um und hebt sie im Kalten zum Gebrauch auf.

Gießt man von dieser Probeflüßigkeit Einen Theil jähling in drey Theile Wein, welcher ohne Metallgehalt ist, oder nur unschädliches Eisen bey sich führet, und rühret um, so bleibt er helle und durchsichtig; enthält er aber Bley, Kupfer u.s.w., so trübt er sich braunschwarz. Ein Gran Bley wird durch merkliche Trübung in vier Pfunden Wein sichtbar gemacht. (Man rührt es stärker um und die Trübheit geht als ein schwarzer Niederschlag zu Boden, welcher alles Bley enthält, wenn genug Flüßigkeit zugegossen war.) Gießt man das Helle sogleich ab, und tröpfelt ein Laugensalz bis zur Sättigung der Säure oder etwas mehr hinein, so wird der Wein sich nochmals braunschwarz trüben, wenn er beyzu auch Eisen enthielt. Hat man andere Flüßigkeiten zu untersuchen, welche viel Eisen nächst andern schädlichen Metallen enthalten, so vermischt man sie jähling mit gleichen Theilen der Weinprobe, auch wohl mit doppelt so viel, wenn die Flüßigkeit gröstentheils Eisen enthält."

---

* Beitr. z. Arch. d. med. Polizei (1792), 3. Bd., 2. Slg., 8–10.

Vorerinnerung*

[o.S.] Ich hatte bei Verfertigung dieses Wörterbuchs Endzwecke, welche einigermasen von denen abweichen, die sich Andre bei ähnlichen Büchern vorsetzten.

Alle die einfachen Mittel, welche von Anfange dieses bald zu Ende gehenden Jahrhunderts an bis auf die neuesten Zeiten offizinell, oder sonst gebräuchlich waren, auch die nur von einigen Aerzten angewendeten, so wie diejenigen, welche als Hausmittel einen ansehnlichen Ruf erhielten, suche ich hier aufzustellen.

Von einem guten Dispensatorium verlangt man mit Recht, daß es nur die wirksamsten, bewährtesten Droquen aufstelle, um den unwirksamen und zweideutigen Rest alter Offizinen allmählig zu verbannen. Eine ganz andre Bestimmung
[o.S.] aber hat ein Apothekerlexikon. Es soll nicht blos über die Mittel Auskunft geben, welche die ersten und erfahrensten Aerzte einstimmig für hülfreich | anerkannt und ihre genaue Anwendung in ein zuverlässiges Licht gestellt haben – eine Bestimmung, welche blos ausgewählten Arzneimittellehren eigen ist. Es soll auch von den verlegenen, aus der Mode gekommenen, wenig gebräuchlichen, auch von den unwirksamen, ekelhaften und abergläubigen Mitteln die Wahrheit sagen – weil auch an dieser Wahrheit oft viel gelegen ist. Und wieviel vorzügliches ist nicht noch in den sogenannten veralteten Mitteln, deren einige manchem neuern modischen Mittel den Vorrang streitig machen würden? Man zieht deshalb von Zeit zu Zeit ältere Arzneien aus ihrer Dunkelheit wieder hervor; in solchen Fällen ist dem Arzte und Apotheker nicht wenig daran gelegen, zu wissen, was die Alten schon von dieser Droque wußten. Dieß muß das Apothekerwörterbuch sagen. So sind auch einige einfache Mittel, deren sich die Alten als offizinelle Arzneien bedienten, immer noch als Hausmittel für Gegenden sehr schätzbar, welche keine Apotheken haben.

Wenn ich den einfachen Mitteln ihren vorzüglichsten Nutzen, und überhaupt ihre arzneiliche Bestimmung beifüge, so habe ich auch hierin einen andern Zweck, als einige neuere Apothekerbücher, welche dieß in der Meinung weglas-
[o.S.] sen, als wäre dergleichen Nachricht dem Apotheker unnütz, oder wohl gar schädlich, weil es die Pfuscherei vermehre. Eine kurze Anzeige des Nutzens einer Droque kann aber gut gesinnte, ihrer edeln Bestimmung bewußte | Apotheker wohl nie zur Schleichpraxis verleiten; sie können unverwelklichere Bürgerkronen von treuer Ausführung ihrer Pflicht einernten. Die hohe Würde eines guten Apothekers, aus dessen unbestechlich gewissenhaften Händen Leben und Gesundheit in lauterer Quelle fließt, und unter dessen wachsamer Kenntniß die ächten Werkzeuge erschaffen werden, womit wir die zerrüttete Maschine des menschlichen Körpers zu bessern und in ihren ursprünglichen harmonischen Gang wieder zu bringen suchen, wird sich nie mit der Niederträchtigkeit einer vernunftlosen Quacksalberei besudeln, welche sich zu ihr wie der stinkende Sumpf zu der wohlthätigen Sonne verhält.

Eine so kurze Anzeige des Nutzens kann auch eine solche Halbgelehrsamkeit nicht einmal hervorbringen. Wenn man liest, daß Austerschalenpulver die krankhafte Säure des Magens wegnimmt, so weiß man deshalb immer noch nicht, unter welchen Umständen eine solche Magensäure zugegen sey, durch welche Krankheitszufälle sie sich verrathe.

---

* In: Apothekerlexikon, 1. Th., 1. Abt., A bis E, Leipzig 1793, o. S.

Wohl aber hat eine kurze Anzeige des Nutzens einer Droque den Vortheil für den angehenden Apotheker, daß er der trocknen Beschreibung dieses Mittels desto eher Eingang in sein Gedächtniß verstattet, wenn sie ihm nun mehr als gleichgültig, wenn sie ihm der angegebnen arzneilichen Bestimmung wegen merkwürdig geworden ist, oder doch nun einigen Anspruch auf seine Aufmerk- | samkeit macht. Dinge, [o.S.] deren Nutzen uns gar nicht bekannt ist, sind uns Menschen gleichgültig, wir sind so kalt dabei, als bei dem toden Buchstaben eines Wortes, dessen Bedeutung verloren gegangen ist. Nur ein Fingerzeig auf ihre Nutzbarkeit, sie sey wirklich, scheinbar oder eingebildet, giebt uns Interesse dafür; die sonst nichtswürdige Kenntniß ihrer Geschichte bekömmt nun Körper, Leben und etwas Anziehendes, Wissenswürdiges.

Da unsre deutsche Sprache alle andre Sprachen (die griechische ausgenommen) in der Fähigkeit, zusammengesetzte Worte zu bilden, weit übertrift, so habe ich mich dieses ungemeinen Vorzugs (unter Suckow's Vorgange) bedient, die Pflanzen (auch einige Thiere) unter Namen abzuhandeln, deren erster Theil die Spezies, der zweite (mit schwabacher Schrift gedruckte) aber das Genus ausdrückt. Neue Namen habe ich fast nie gemacht, nur aus den ältern, schon gebräuchlich gewesenen deutschen Benennungen habe ich sie zusammengesetzt. Das ganze Pflanzensystem scheint einer solchen Nomenklatur fähig zu seyn, wenigstens ist es unverantwortlich, die Arzneipflanzen fernerhin unter so empirischen, schwankenden Namen, als die bisher gangbaren deutschen sind, bei der so vorzüglichen Biegsamkeit und Bildungsfähigkeit unsrer Muttersprache fortzuführen, und so mit schwankender Unverständlichkeit die Gefahr, mißverstanden zu werden, zu verbinden. Wir sollten uns aus eben dem Grunde, aus dem | wir den Linneischen Sy- [o.S.] stemnamen dem Tournefortischen, Rajischen oder Bauhinischen vorgezogen haben, entweder alle Pflanzen auch in deutschen Büchern unter Linne's lateinischen Systemnamen anführen, oder gleich ausdrucksvolle deutsche zusammensetzen. Einen Mittelweg giebt's nicht. Oder hatte etwa der schwedische Plinius mehr Recht, sich der ausgestorbnen lateinischen Sprache zu dieser Absicht zu bedienen, als wir mit unsrer Sprache zu gleichem Zwecke? Wir können Gattung und Art in Einem Worte vereinigen (ein unglaublicher Vorzug!), dieß konnte er mit dem Lateinischen nicht.

Nur wo blos eine einzige Art von einem Pflanzengeschlechte offizinell war, unterließ ich die Spezies im deutschen vorzusetzen.

Auch den größten Theil der chemischen zusammengesetzten Körper habe ich versucht, systemartig deutsch zu benennen. Sind solche Namen wohlgewählt, so sind sie sehr ausdrucksvoll, und enthalten, so zu sagen, in sich schon eine Definition ihrer Natur.

In diesem ganzen Nomenklaturgeschäfte, so mühsam es auch ist, wenn man Rechenschaft davon zu geben im Stande seyn soll, suche ich aber an meinem Theile nicht das mindeste Verdienst, und wünsche blos die gute Sache durch meine Mitwirkung in Gang gebracht zu sehen.

Die Abbildung habe ich von so viel möglich allen Pflanzen (auch Thieren) angegeben nach den wohlfeilsten Büchern, und | nur, wo diese nicht zureichten, auf die [o.S.] kostbarern Werke verwiesen. Die schlechten Abbildungen halte ich für schädlich, und habe sie deshalb vermieden anzuführen, wenn sie auch wohlfeil waren.

Nächst den einfachen Droquen berühre ich auch die Verfertigung der einfachen Arzneizubereitungen, und setze nach meiner Ueberzeugung die beste und kürzeste hin. Alle je ersonnene anzuführen, würde hier der Ort nicht gewesen seyn. Alles blos chemische – blos naturhistorische ließ ich weg.

Wenn ausgesuchte Kürze beim Bücherschreiben weniger einträglich als lange Anführungen sind, so glaube ich der guten Sache einiges Opfer gebracht zu haben.

Die schlechten, verlegnen, schwankenden und unrichtigen deutschen, lateinischen und übrigen Arzneibenennungen setze ich hin, um auf die bestimmtern, richtigern Ausdrücke hinzuweisen.

Daß die französischen und englischen Benennungen da stehen, wird wohl kein Ueberfluß seyn.

Einige nicht allgemein bekannte Werkzeuge habe ich in Holzschnitt beidrukken lassen.

H.

Etwas über die Würtembergische und die Hahnemannische Weinprobe*

630 Es giebt eine gewisse, nicht gar zu edle Leidenschaft, welche das Gute an Andern ungern sieht; und die ist die heutige Sitte.

Hr. *Gren* hat im zweyten Bande seiner Pharmakologie (in der ich die Neigung zum Selbstdenken schätze, die ungeheure Menge gewagter Urtheile aber ungewägt lasse) auch die Würtemberger Weinprobe neben meiner gestellt (S. 498, 499) auf eine Art, die allem Ansehn nach letztere ausser Credit setzen, und die Würtemberger wieder empor bringen soll. Nun kann mirs wohl sehr gleichgültig seyn, ob das geringe Verdienst, was ich um die Welt habe, meinen Zeitgenossen unterdrückt würde*;

* Wie eben dieser Hr. *Gren* mit meinem auflöslichen Quecksilber thut, welches er ebendaselbst (S. 236) mit *Blacks* grauen Quecksilberkalke absichtlich zu verwechseln scheint, und letzteres *aschgraue drastische* Präparat für meinen *schwarzen milden* reinen Quecksilberkalk ausgiebt, indem er meinem Mittel die edinburgische Zubereitung unterschiebt.

631 aber gleichgültig ist | mirs nicht, wenn etwas vorzüglich Gutes (es sey von mir oder Andern) im Schatten des Verwerflichen gestellt und so dem Publicum entzogen werden soll. Des Guten ist ja ohnehin so wenig in der Welt!!

Ich erinnere vorläufig, daß Hr. *Gren* den chemischen Vorgang bey Entstehung der Würtemberger Weinprobe nicht genau gefaßt hat, wenn er schreibt: „Es lößt in diesem Prozeß die in Kalkwasser befindliche ätzende Kalkerde vom Schwefel des Operments auf, und bildet damit eine kalkartige Schwefelleber, welche auch noch vom Arsenik des Operments in sich nimmt." Sonach wäre nur zufälligerweise etwas Arsenik in der Würtemberger Weinprobe; dieß ist aber falsch! Schwefel und Arsenik bilden ein Ganzes, wenn beyde zu Operment vereinigt sind, und das Kalkwasser kann keinen einzelnen Bestandtheil vorzugsweise daraus in sich nehmen, sondern das Operment wird, so wie es ist (9 Theile Arsenik gegen einen Theil Schwefel) aufgelößt; war zu wenig Kalkwasser da, so ist der Rest reines vollständiges Operment, und die Auflösung ist in jedem Falle Arsenikschwefelleber.

Eben so unrichtig ist es, daß der Niederschlag von dieser (versteht sich, frischbereiteten) Flüssigkeit in reinem Weine gelblich weiß wäre. Er ist hochgelb, es ist wiederzeugtes Operment.

So meint er dann ferner (S. 499), daß ungeachtet man aus dem schwarzen von der Würtemberger Weinprobe entstehenden Niederschlage nicht auf vorhandenes Bley

* Int. Bl. d. Allg. Lit. Ztg. (1793), 3. Bd., Aug., Nr. 79, 630–632.

schliessen könne, weil auch Eisen u.s.w. einen solchen bewirken könne, dennoch dieser Ungewißheit bald abgeholfen werde durch Galläpfeltinktur, die letzteres zur Dinte mache. Nach dieser Aeußerung müßte dann folgen, daß wenn Gallenäpfeltinktur mit einem Wein Dinte macht, nur Eisen, nicht auch Bley, darin seyn könne. Das wird wohl Hr. *Gren* nicht gern zugeben. Wie entdeckt er aber mit seiner so achtungswürdigen Würtemberger Weinprobe und seiner Galläpfeltinktur den Gehalt an Bley in einem Weine, welcher zufällig auch etwas Eisen aufgelöst enthält? Hierauf kann er nichts antworten, als daß er in diesem Falle zu einem dritten, vierten und fünften Reagens seine Zuflucht nehmen wolle, diesen doppelten Metallgehalt auszuforschen, blos um dem schätzbaren Prüfungsmittel (der Hahnemannischen Weinprobe) nicht die Ehre anzuthun, zu bekennen, daß sie alle diese Fälle *allein* und *genau* entscheidet.

Daß dieß seine gute Gesinnung sey, erhellt auch aus folgenden Worten (S. 499): „Indessen, spricht er, hat Hr. Hahnemann eine neue Weinprobe vorgeschlagen, die das in Wein aufgelößte Blei vom aufgelößten Eisen unterscheiden *soll*." Also ist die notorische Thatsache, die nun schon der halben Welt bekannt ist, daß ein schwefelleberlufthaltiges Wasser, welches sonst noch irgend eine Säure enthält, wohl alle andre Metalle niederschlägt, nur Eisen nicht, dem Hrn. *Gren* noch problematisch? Das *soll* deutet an, daß er die bekannte Kraft meiner Weinprobe entweder nicht aus Erfahrung kenne, oder nicht kennen | *wolle*. Letzteres wünschte ich, 632
ihm zur Ehre, am wenigsten, und das erstere würde mich dauern, da diese Flüssigkeit auch in andern chemischen Rücksichten so sehr unentbehrlich ist, *indem bey der nassen Prüfung der Erze die Absonderung des Eisens von den übrigen Metallen bisher so äusserst schwer war und nun durch meine Flüssigkeit so leicht wird, wenn man die Säure darin nach den Umständen vermehrt.*

Die eigentlichen Vorzüge meiner Weinprobe bestehen übrigens (wie schon in *Chem.* Annalen 1788 gezeigt worden) darin:

1) daß sie blos die schädlichen Metalle im Weine durch Niederschlag anzeigt, und das unschädliche Eisen darin unangezeigt läßt, dessen Gegenwart so manchen unschuldigen Weinhändler um Brod und Ehre gebracht hat, wenn man sonst der Würtemberger Probe allein traute, und dessen Gegenwart jetzt jede Weinverfälschung mit Bley unentdekbar machen würde, wenn Hr. *Grens* Ausspruch gelten soll, daß man wegen des Bleyes unbesorgt sein könne, wenn die Galläpfeltinktur eine Dinte hervorbringt.

Blos ausfindig zu machen, ob ein Wein irgend etwas metallisches, sey was es sey, aufgelöst enthalte, dazu kann jede Schwefelleber, jedes schwefelleberlufthaltige Wasser hinreichend seyn, man braucht keine giftige Würtemberger, keine angesäuerte hahnemannische Weinprobe dazu; aber einen *schädlichen* Metallgehalt darin dergestalt zu entdecken, *daß das nicht selten gegenwärtige Eisen sich gar nicht in die Wirkung des Reagens mische, dieß, dieß* war das aufzulösende Problem, und dieses hat meine Weinprobe aufgelöst, wie alle Welt weiß, nur Hr. *Gren* nicht, wie sein „*soll*" beweist.

2) Meine Weinprobe ist eine wasserhelle Flüssigkeit, welche nicht, wie die Würtemberger von selbst trübe wird, und auch bey reinem Weine ein geschwefeltes Metall niederwirft, sondern die Mischung hell und klar läßt.

3) Meine Weinprobe ist eine sehr unschädliche Flüssigkeit, die der Apotheker jedem Weinhändler in Menge verkaufen kann. Kann er das aber mit der arsenikalischen Schwefelleber, der Würtemberger Weinprobe? und doch will und muß der Weinhändler eine solche Probeflüssigkeit in den Händen haben, damit er wisse, ob er bleyhaltigen Wein einkaufe oder reinen. –

4) Meine Weinprobe zeigt überdem eine mögliche Vergiftung des Weines mit Arsenik deutlich durch einen pomeranzgelben Niederschlag an. Dieß kann die

Würtemberger nicht, weil sie selbst schon Operment enthält, und es in jedem säuerlichen Weine fallen läßt.

Man entscheide nun, welche von beyden Probeflüssigkeiten unnütz, verführerisch und giftartig, oder welche zur Entdeckung eines Gehaltes an Bley und Eisen einzig in ihrer Art, unentbehrlich, zuverlässig und in den Händen des Publicums unschädlich und wohlthätig sey! Doch was will ich? Die Welt hat ja schon längst entschieden, und Hr. *Gren* könnte leicht, wenn er nur *wollte*.

Ueber das Gelingen der Hahnemannischen Weinprobe*

Wenn man nach dem zehnminütlichen Schütteln der Mischung aus 16 Unzen lauem Wasser, zwey Quentchen Kalkleber und sieben Quentchen fein geriebenen Weinsteinrahm die Flüssigkeit *sogleich* von Bodensatze abgießt und das Abgegossene durch vierfaches Druckpapier *filtrirt*, so wird die in verstopften Gläschen verwahrte fast wasserhelle Probeflüssigkeit mit *doppelt* so viel Wein vermischt nie verfehlen, das darinn befindliche schädliche Metall allein anzuzeigen, und einen bis anderthalb Gran Eisen in jeder Unze Wein ungetrübt zu lassen. Ein einziger Gran Eisen macht eine Unze Wein schon zur Eisentinktur und ungenießbar und es ist kaum glaublich, daß in einem käuflichen Weine mehr davon je angetroffen werde. Wollte man aber freylich noch eine Menge Eisenvitriol zum Weine schütten, wie Hr. *Gren* (Journal der Erfindungen 4tes Stück) um die Weinprobe aus vorwaltender Herzensgüte zur Verzweiflung zu bringen, da möchte dann freylich die arme Probeflüssigkeit seinem heldenmäßigen Angriffe unterliegen.

Ueber die neuere Weinprobe und den neuen Liquor probatorius fortior**

104 §. 1. Als ich mein Prüfungsmittel des Weins ausarbeitete, war meine Absicht, Bley, Kupfer und andere schädliche Metalle dadurch sichtbar darzustellen, so daß das etwa zugleich darin von der Säure des Weins aufgelöste Eisen unpräcipitirt bliebe, und so das Urtheil nicht hindere.

§. 2. Wenn ein Reagens mehrere tausend Male der Erwartung entspricht; so ist es mehr als wahrscheinlich, daß, wenn es einmal fehl schlug, die Schuld nicht an

* Int. Bl. d. Allg. Lit. Ztg. (1793), 4. Bd., Dez., Nr. 134, 1071.

** [Crells] Chem. Ann. (1794), 1. Bd., 2./3. St., 104–111. – Identisch mit „Ueber Hahnemanns Weinprobe, und den neuen Liquor probatorius fortior“, in: [Trommsdorffs] J. d. Pharm. (1794), 2. Bd., 1. St., 39–48.

der Vorschrift zum Prüfungsmittel selbst, sondern entweder an der fehlerhaften Verfertigung desselben in diesem einzelnen Falle, oder an seiner Aufbewahrung, oder in den Umständen bey seiner Anwendung lag.

§. 3. Dies war der Fall zuweilen bey meiner Weinprobe, deren Wichtigkeit mir befiehlt, die bey | ihrer Verfertigung, Aufbewahrung und Anwendung möglichen 105
Fehler, so viel an mir liegt, aus dem Wege zu räumen.

§. 4. Die vielleicht nicht selten vorgekommenen Fehler bey ihrer Verfertigung, mögen wohl darin bestanden haben, daß, da ich bey der anfänglichen Vorschrift nichts von der Temperatur des dazu zu nehmenden Wassers erwähnt hatte, man zuweilen wohl ganz kaltes, auch wohl eiskaltes dazu genommen haben mag, wovon freylich die, zur Aufgelösterhaltung des geschwefelten Eisens nöthige, überschüssige Menge Weinsteins nicht aufgenommen werden konnte. Wasser von 33° Fahr. löset kaum 1/100 Weinstein auf. In einer solchen unächten Weinprobe ist freylich Leberluft genug, auch das Eisen niederzuschlagen, aber nicht Säure genug zugegen, es in seinem geschwefelten Zustande aufgelöst zu erhalten. Eine dienlichere Temperatur des Wassers gab ich schon in den Anmerkungen zum ersten Theile von Monro's Arzneymittellehre an. Man mag auch wohl nicht fein gepülverte Weinsteinkrystallen genommen haben.

§. 5. Ich schrieb ein zehnminütliches Schütteln vor. Hierunter verstand ich ein ununterbrochenes, theils um die Gegenwirkung der schwer auflöslichen Kalkleber auf das ebenfalls nicht leicht auflösliche saure Salz zu befördern, theils um die Auflösung von hinlänglichem überschüssigen Weinsteine zu beschleunigen, damit es ein gesäuertes Leberluftwasser werde. Man mag wohl mit dem Schütteln zuweilen nicht anhaltend genug verfahren seyn. |

§. 6. Läßt man die Mischung einige Zeit darauf stehen, ohne sie weder von dem 106
Unaufgelösten abzugießen, noch zu filtriren; so steigen noch Leberluftblasen auf, welche Stäubchen der leichtern Kalkschwefelleber mit aufführen und auf diesem Wege die wenige überschüssige Weinsteinsäure wieder zerstöhren. Besser ist es daher, entweder die Mischung mehrere Tage bis nach völliger Zersetzung der Leber stehen zu lassen (worauf sich dann wieder überschüssiger Weinstein auflöst,) oder, besser, sie gleich nach dem Schütteln, wenn die Flüssigkeit nur durchscheinend geworden ist, abzugießen, und sie zu filtriren. In diesem Punkte mag man auch zuweilen gefehlt haben, da in meiner Vorschrift nichts dagegen erinnert worden.

§. 7. Läßt man die gut verfertigte Weinprobe an einem Orte stehen, wo die Winterkälte sie treffen kann; so ereignet sich der §. 4. angegebene Fall. Der überschüssig darin aufgelöste Weinstein schießt an den Wänden des Gefäßes an, da bey einer so niedrigen Temperatur nur eine unbedeutend kleine Menge aufgelöst bleiben kann, welche zur Aufgelösterhaltung des Eisens nicht zureicht. Dies mag auch zuweilen der Fall gewesen seyn.

§. 8. Bey der Anwendung dieses Reagens zur Prüfung des Weins ist es gleichgültig, man mag wenig oder viel davon auf einmal zuschütten, wenn man nur überhaupt genug zur Fällung der darin vorhandenen schädlichen Metalle zugießt, und die Gegenwirkung durch etwa zweyminütliches Umrühren vollständig macht. |

§. 9. Hier aber muß ich erinnern, daß bey Weinproben nur Eisen in vegetabilischer 107
Säure, (der Säure des Weins,) aufgelöst, unangezeigt und unpräcipitirt bleiben soll. Will man dagegen durch Zusatz von Eisenvitriol (oder Eisensalpeter) dies Prüfungsmittel auf die Folter setzen, wie ein gewisser Herr unlängst that; so verlangt man von einem Mittel mehr, als es versprochenermaßen leisten sollte. Wie undenkbar selten mögen wohl die Fälle seyn, wo Eisenvitriol in Wein geräth, – unversehends wohl schwerlich jemals, und mit Vorbedacht wohl nie, da dieses Metallsalz nichts an Weinen verbessern kann, wohl aber einen sehr ekelhaften Geschmack mittheilt.

§. 10. Das halb dephlogistisirte Eisen des Eisenvitriols kann in seinem geschwefelten Zustande von der wenigen Säure dieser Weinprobe nicht aufgelöst erhalten werden, und sollte auch nicht, nach der Absicht dieses Prüfungsmittels, – wohl aber das von der Säure des Weins selbst bis zur Sättigung aufgelösete Eisen. Dies sollte die Weinprobe, und dies kann sie.

§. 11. Damit man daher die Abwege bey diesem Prüfungsmittel vermeiden könne, setze ich die Vorschrift nochmals hieher, aber mit Umständen, wodurch jene Fehler vermieden werden.

§. 12. **Man gießt auf ein Gemisch von 2 Quent. gepülverter trockner Kalkschwefelleber und 7 Quent. feingepülverter Weinsteinkrystallen in einer geräumlichen starken Flasche 16 Unzen lauwarmes** (90° Fahr.) **Flußwasser,**
108 **schüttelt die | Mischung zehn Minuten lang ununterbrochen, läßt der Trübheit etwa eine Minute Zeit, sich niederzusetzen, gießt dann sogleich die milchigte Flüssigkeit ab, und filtrirt sie durch vierfaches Druckpappier an einem temperirten Orte. Diese fast wasserhelle Weinprobe hebt man in kleinen wohlverkorkten Fläschchen an einem temperirten Orte, wenigstens im Keller, auf, und gießt bey der Anwendung etwa einen Theil davon in zwey Theile Wein, den man zwey Minuten umrührt. Bleibt er hell, so ist, außer einem etwanigen Eisengehalte, kein Metall darin; trübt er sich, so ist der dunkle Niederschlag ein eisenfreyes Metall, Bley, Kupfer u.s.w.**

§. 13. Die angezeigtermaßen bereitete und aufbewahrte Probeflüssigkeit ist für Weine, deren eigne Säure Eisen aufgelöst hat, untrüglich.

§. 14. Weil ich aber nirgend gern auf halbem Wege, (gesetzt ich hätte auch nicht weiter zu gehn versprochen,) stehen bleiben mögte, und man doch den so äußerst selten möglichen Fall einer Anwesenheit des Eisenvitriols in Weinen von einem solchen Reagens geprüft wünschen, oder irgend ein halbverkalktes Eisen in noch andern, von Aerzten auf schädliche Metalle zu untersuchenden, Flüssigkeiten zuweilen mit zugegen seyn könnte; so habe ich einem Reagens nachgespürt, welches alle die Vorzüge der bisherigen Weinprobe besitzt, und zugleich eine zur Aufgelösterhaltung jeder Menge halbverkalkten Eisens hinreichende Menge Säure ent- |
109 hält, nebst noch andern Vortheilen. Es ist folgendes.

Liquor probatorius fortior.

§. 15. **Man löset 2 Quent. wesentliche Weinsteinsäure in 16 U. reinem Wasser von mittlerer Temperatur auf, thut 2 Quent. feingepülverte trockne Kalkschwefelleber hinzu, schüttelt das Gemisch in einer geräumlichen Flasche zehn Minuten lang ununterbrochen, läßt die ruhig hingestellte Flüssigkeit sich binnen einer halben Stunde aufhellen, gießt die Flüssigkeit ab in eine Flasche, worin sich 4 Quent. gepülverte wesentliche Weinsteinsäure befinden, löset sie durch Schütteln darin auf, läßt die etwanige Trübheit binnen Tag und Nacht sich setzen, und füllt die helle Probeflussigkeit durch Neigung in kleine Fläschchen.**

§. 16. Sie dient zu gleichem Behufe als die bisherige Weinprobe, und schlägt die schädlichen Metalle, das unschädliche Eisen ausgenommen, dunkelfarbig nieder, wird auch auf gleiche Art angewendet. Außerdem besitzt sie den Vorzug, daß sie auch das halbverkalkte Eisen des Eisenvitriols und Eisensalpeters in jeder Menge unpräcipitirt läßt, selbst in der strengsten Kälte kräftig bleibt, (sie friert bey 32° Fahr. nicht zu Eise,) und stärker an Leberluft ist.

§. 17. Die Zwecke, die mich bey Aufstellung der einen und der andern Probeflüssig-
110 keit leiteten, wa- | ren folgende. Auf dem kürzesten, wohlfeilsten und möglichst leicht zu gehenden Wege ein mit Schwefelleberluft gesättigtes Wasser zu erhalten, (um die

Metalle geschwefelt [dunkelfarbig][1] zu fällen,) welches zugleich so viel Säure besitzt, um das aus Metallauflösungen, (insbesondere dem mit Bley u.s.w. vergifteten Weine,) so äußerst schwer, einzeln zu entfernende Eisen gänzlich unpräcipitirt in Auflösung zu erhalten, während die übrigen schädlichen Metalle schwärzlich niederfallen.

§. 18. Mit der in besondern Gefäßen entbundenen und in ein anderes Gefäß geleiteten Schwefelleberluft Wasser bis zur Sättigung anzufüllen, ist ein nicht jeden Händen anzuvertrauender, nicht leichter, (Blasen halten die Luft nicht,) nicht wohlfeiler Proceß, vorzüglich, wenn er gleichförmig ausfallen soll. Dort geschieht beydes zugleich. Die Weinsteinsäure zersetzt die Kalkschwefelleber, indem sie mit der Kalkerde einen fast unauflöslichen Niederschlag bildet, und so das Wasser frey von fast aller Beymischung läßt, als ein reines (angesäuertes) mit Leberluft gesättigtes Wasser. Diese Erfordernisse vereinigen sich einzig in dieser Schwefelleber, einzig in dieser Säure.

§. 19. Die überschüssig zugesetzte Weinsteinsäure, (welche wegen der Wiederauflösbarkeit des Kalkweinsteins in stark hervorstechender Säure beym Liquor probatorius fortior erst zu dem fertigen Leberluftwasser gesetzt wird,) vermag keins der bekannten geschwefelten Metalle, (nicht den kleinsten Theil derselben,) | wie- **111**
der aufzulösen, oder ihre Verbindung zu zerstören. Nur das geschwefelte, eben im Niederschlage begriffene Eisen kann sie auflösen. Dieses bleibt aufgelöst, während jene dunkelfarbig niederfallen, sobald die Probeflüssigkeit zugemischt wird.

§. 20. Das vorher zum Theil verkalkte Eisen, wie es im Eisenvitriole vorhanden ist, bildet beym Zutritt der Schwefelleberluft, eine in Säuren weit schwerer auflösliche und deshalb stärkere Säure erfordernde Verbindung. Dieser Fall erfordert ein Reagens, wie der liquor probatorius fortior ist.

§. 21. Jeder nachdenkende Scheidekünstler wird letztgedachtes Reagens zur Untersuchung der Mineralien oft brauchbar, zuweilen unentbehrlich finden, während es zur Entdeckung der schädlichen Metalle, bey gerichtlich-arzneylichen Untersuchungen der des Bleyes, Kupfers, Arseniks verdächtigen Weine, der Vergiftungen, der Quacksalberarzneyen u.s.w., seine Dienste nie versagen kann. Das stark oder wenig verkalkte Eisen bleibt dabey unangezeigt, und läßt das Urtheil nicht zweydeutig.

Sokrates und Physon
Ueber den Werth des äussern Glanzes – Etwas zur Beförderung der Zufriedenheit – *

Sokr. Gut, daß du näher kömmst, Physon, ich habe dein schönes Kleid schon von weitem bewundert. **[103]**

Ph. Es kostet auch einen Haufen Drachmen; die Purpurschnecke hat ihren theuren Saft dreimal dazu hergeben müssen. Nun kann sich Niemand mit mir messen, der größte in Athen weicht mir scheelsüchtig von der Seite aus, und denke! vor meiner Erbschaft achtete man mich nicht für ein Jota. |

1 Eckige Klammer im Original.

* In: Freund der Gesundheit, 1. Bd., 2. H., Leipzig 1795, S. 103–110. – Auch in: Stapf (1829), 2. Bd., S. 223–226 sowie Bakody (1883), S. 1–3.

104 Sokr. So wärst du denn wohl jetzt unendlich mehr werth, unendlich glücklicher, als damals, da du für ein kärgliches Tagelohn mein Gärtchen umgrubst?

Ph. Das wollte ich meinen! Siehe, wer sich an der reich besetzten Tafel viele Stunden lang mit den theuersten Leckerbissen laben, funfzigjährigen Wein aus den Cykladen zwanzig Gästen vorsetzen und ihren Rausch mit Zitterspielern und Sängerinnen vollenden, wer über große Ländereien als gebietender Herr einherfahren und hundert Sklaven Befehle ertheilen kann – sollte der nicht glücklich zu preisen seyn?

Sokr. Du bist aber doch sonst ein gesunder, vernünftiger Mann gewesen, ehe du die Erbschaft that'st, hattest deine Wohnung, wurdest geliebt von deinem Weibe, deinen Kindern, deinen Nachbarn, erarbeitetest dir dein Brod, einen köstlichen Hunger, und eine feste Gesundheit. – Wie hoch kannst du deine Erbschaft anschlagen?

Ph. Auf fünf Millionen.

Sokr. Um wie viel reicher schätzest du wohl einen Mann mit gesundem Verstande, gegen den unglücklichen wahnsinnigen Aphron? |

105 Ph. Da langen wohl keine hunderttausend Millionen zu, die jener reicher zu achten ist.

Sokr. Um welchen Preis wolltest du wohl deine fünf Kinder hingeben?

Ph. Gewiß um alle mein Vermögen nicht. Die Aerzte würden Könige seyn, wenn sie fruchtbar machen oder Kinder vom Tode retten könnten.

Sokr. Ganz recht; dann wird aber deine Frau nicht viel weniger werth gewesen seyn?

Ph. Bei der Juno! wie wollte ich die um Millionen hingeben, wenn sie noch lebte! Das holde Weib, deren Treue und Wirthschaftlichkeit, und Güte und gute Kinderzucht bei meinem vorigen Bohnenbrei mir um alle Schätze der Erde nicht feil war.

Sokr. Aber Blindheit, lahme Füsse, ein Paar taube Ohren, und ein schleichendes Fieber würdest du dir wohl um einen geringen Preis gefallen lassen?

Ph. Zeus bewahre mich! So meinst du wohl, daß mir die Hügel vergoldende Sonne, wenn sie sich früh aus dem neblichten Ozean erhebt, und Leben und Wonne über den bewohnten Erdkreis zu verbreiten strebt, daß mir der
106 schmelzende Ge- | sang der mit dem Apoll wetteifernden Philomele, daß
mein heiteres Blut, der unverdorbene Odem in meiner Brust, mein kräftiger Magen und mein erquickender Schlaf, mir je für Geld feil werden sollten?

Sokr. Higyea erhalte sie dir! Aber nach deiner Berechnung wärst du denn wohl durch deine Erbschaft eben nicht reicher geworden, als das Gestade bereichert werden würde, wenn man einen Löffel voll Sand hinzu trüge. Was sind die unzählbaren Millionen deiner vorigen Glückseeligkeit gegen deine stolzen fünf Millionen Erbschaft! Wahrhaftig, wenn du dich durch diese kleine Zugabe erst glücklich zu preisen anfängst, wenn du auf deinen vorigen dürftiger scheinenden Zustand einen so geringschätzenden Blick herabwirfst, so muß ich dich bedauren; so hast du wohl nie den unsterblichen Göttern den Dank gezollt, der ihnen gebürte. Es thut mir leid um dich, du sonst so wakkerer Mann! Sahen sie ehedem weniger gütig herab auf dein gut gemeintes Häufchen Salz und geröstetes Mehl, als nun auf deine stolzen Stiere zum Opfer; es thut mir leid um dich! |

107 Tritt um Mitternacht hin ins Dunkle und fühle die Kostbarkeit deines Purpurkleides; du siehst nichts, du fühlst nichts, als daß deine Blöse bedeckt ist, und war sie dies nicht auch, da du für wenige Obolen saure Handarbeit verrichtetest? Sind die Schmeicheleien deiner Tischschmarozer dir jetzt lieber,

als der Händedruck deines sonst mit dir zufriedenen Herrn? Solltest du wirklich weicher auf deinen golddurchwirkten Tapeten einhergehen, als ehedem auf dem grünen unbezahlten Rasen? Vielleicht löscht dir aber jetzt der dunkle Perserwein den Durst besser als die Quelle, die sonst an deiner bemoseten Hütte hinrieselte; vielleicht stehst du jetzt erquickter aus deinen weichen Betten am hohen Mittag auf, wohin ein glänzender Nachtschmaus die Reste deines Schlafs hintrieb, als damals von der wenig weichen Strohdecke, auf die dich die Ermüdung vom Tagewerke hinzog? Vermuthlich sind in Gold aufgetischte Phönikopterzungen, auch wenn man bei immer erneuerter Völle wenig Hunger hat, doch weit schmackhafter, als Milch und Brod nach harter Anstrengung der Kräfte! Vielleicht gewähren die tau- | sendfachen, 108
mühsam erlernten Buhlkünste der bezahlten Dirnen, die dich jetzt umflattern, einen reinern dauerhaftern Genuß für deine der Stumpfheit sich allmählich nähernden Sinnen, als ehemals die kunstlose trauliche Umarmung deines biedern muntern Weibes in seltnern Genüssen, wenn ihr ungeschmücktes schwarzes Haar den von der Sonne braunen Nacken kunstlos herabfloß, ihr nie feiler Busen nur für dich klopfte und aus ihren schwarzen Augen nur Liebe für dich strahlte. Vielleicht wohnt man sicherer vor Krankheiten, Blitz oder Dieben in mit Marmor besäulten Palästen, mit einer Menge theuer erkaufter Sklaven angefüllt, in mit Elfenbein belegten Bettstellen, und neben Säcken mit dem theuren Metalle angefüllt, als in der mit Hauslaub bedeckten niedern Hütte, mit den Lebensbedürfnissen für etliche Tage versehn, unter treuen Nachbarn und Hausgenossen? Physon! Physon! verkenne die Menschenbestimmung nicht, verkenne nicht das Glück deiner vorigen Tage, die dir die unsterblichen Götter verliehen, als sie dir hold waren! Frage dich doch einmal selbst, wenn du ein Stündchen Zeit | dazu fin- 109
dest, ob du dich mehr um dein ehmaliges Loos zu beneiden Ursache hast, oder Andre dich im Ernste um dein jetziges beneiden sollen?

Kennst du den Mann, der da in grobe Wolle gekleidet eben jetzt vor uns vorbeiging? Aus seinem ehrwürdig alternden Gesichte blickt allumfassende Menschenliebe. Es ist Eumenes der Arzt. Die vielen Tausende, die ihm seine Kunst jährlich einbringt, wendet er nicht an prächtige Landhäuser, und an die übrige stolze Geräthschaft der Ueppigen. Sein Glück ist Wohlthun![2] Etwa den zehnten Theil seines großen Einkommens braucht er zu seinen eingeschränkten Bedürfnissen, das übrige wuchert im Staate. Und wie? fragst du mich. Den Armen reicht er seine Hülfe, seine Arzeneien. Mit seinen Vorräthen ernährt er die genesenden Familien, bis sie sich wieder selbst helfen können, und mit dem köstlichsten seiner Weine erquickt er die Sterbenden. Er sucht die Elenden in modernden Winkeln auf, und erscheint ihnen als eine wohlthätige Gottheit; ja, wenn die allbelebende Sonne, das Bild des unbekann- | ten Gottes, zaudert, ihr belebendes Antlitz den Sterblichen zu zeigen, 110
und selbst in der Mitternacht erscheint er zur Hülfe in den Hütten des Elends, und spendet Trost, Rath und Hülfe aus. Man betet ihn an, wie unsre Vorzeit die wohlthätigen Halbgötter, den Osir, die Ceres, den Aeskulap. Willst du bald anfangen ihn zu beneiden? Gehe Physon, und besinne dich eines bessern, und denn zähle auf meine Achtung.

---

2 Im Original heißt es „Wolhthun“.

Vorschläge zur Tilgung eines bösartigen Fiebers, in einem Schreiben an den Polizeiminister*

111 Ew.

werden zwar selbst schon die Folgen übersehen, welche die nach ** vor vier Wochen gebrachte Ansteckung haben könnte, wenn der fernern Ausbreitung nicht vorgebeugt wird, doch halte ich es für meine Schuldigkeit, da ich hie und da bei großen Epidemien thätig gewesen bin, mein Scherflein auf den Altar des Vaterlandes in unmasgeblichen Vorschlägen darzubringen.

Der Bösartigkeit dieses Fiebers nachgerechnet, können von der sich selbst überlassenen Epidemie binnen einem halben Jahre in dieser Jahrszeit und bei der innern Beschaffenheit dieser Stadt etwa drittehalb hundert Menschen aufgerieben werden, ein ansehnliches Menschenkapital, da vorzüglich die Erwachsenen, die brauchbarste Klasse, am ehesten und gewissesten hingerafft werden. Dringt es erst, wie bald geschehen wird, in die dumpfen schmutzigen Hütten der Elenden ein, die oft schon durch ungesunde, dürftige Kost, durch Kummer und Muthlosigkeit zur
112 schnellen Aufnah- | me des Krankheitszunders empfänglich gemacht worden sind, so ists da schwer, sehr schwer zu dämpfen. Hiezu kömmt die Sorglosigkeit des gemeinen Haufens, welcher überall dem türkischen Fatum, als dem gemächlichsten Glauben über Vorsehung, anhängt, und der Mangel an Nachdenken[1], nur das für gefährlich zu halten, was gefährlich in die Augen fällt, wie etwa eine Wasserfluth oder eine Feuersbrunst. Vor diesen fliehen sie, aber gegen einen mörderischen Krankheitshauch sind sie gleichgültig, weil er nicht in ihre groben Sinne fällt. So tritt der Unwissende furchtlos an eine elektrischgeladene Batterie, und steigt lächelnd in die mit giftigen Schwaden angefüllte Grube, wenn schon sein Vorgänger todt herausgezogen worden ist. Jeder traut sich Stärke genung zu, dem Feinde des Lebens zu widerstehen. Aber vergeblich; der Riese selbst sinkt vom Athem des Todes angeweht dahin und der klügste verliert seine Besinnung. An Widerstand ist nicht zu denken. Fliehen, Fliehen ist die einzige Rettung.

Blos die Trennung der Kranken von den Gesunden, ist das e i n z i g e, zuverlässige Mittel, Epidemien in ihrer Geburt zu ersticken. Ueberläßt man es aber dem Publi-
113 kum, sich selbst vor Ansteckung, jeder an seinem Theile, zu ver- | wahren, auch mit Beihülfe öffentlich ertheilter Rathschläge, so lehrt doch die Erfahrung, daß alle diese Vorschriften wenig helfen – oft auch, bei allem guten Willen, nicht ausgeführt werden können.

So wenig aber die Polizei, wenn irgendwo in der Stadt eine Feuersbrunst ausbricht, dem Eigenthümer des Hauses die Willkühr läßt, sein Haus nach eignem Gutdünken zu löschen, sondern selbst Verfügungen und Löschanstalten trifft, die auch wider Willen, selbst unter Widerstrebung des Hausbesitzers ohne Nachsicht vollzogen werden – aus dem richtigen Grunde, weil die Sicherheit des gemeinen Wesens dem Besitzthume eines Einzelnen unendlich vorgezogen zu werden verdient – eben so wenig, sage ich, darf es dem Individuum frei stehen, seine an ansteckenden Seuchen erkrankten Angehörigen nach Willkühr in seinem Hause zu besorgen, da weder hinreichende Macht, noch Einsicht, noch Gelegenheit zur gewissen Ver-

---

* In: Freund der Gesundheit, 1. Bd., 2. H., Leipzig 1795, S. 111–117. – Auch in: Organon, 6. Aufl. (1921), hrsg. v. R. Haehl, S. 272–276.

1 Im Original heißt es „Nach-ken".

hütung der Ausbreitung der Seuche bei ihm vorauszusetzen ist, und kein noch so großer Reichthum desselben, keine in Zahlen auszudrückende Bürgschaft zureicht, das durch ihn gefährdete Leben Einer, geschweige mehrerer Familien, Väter, Mütter, Gatten, Kinder – zu ersetzen. |

Wahrlich, wenn je der bessere Theil des Publikums dem Schutze seiner Obrigkeit **114**
und wirksamen Polizeiverfügungen ängstlich entgegen sehen muß, so ists bei einreißenden Epidemien; wenn da die Schutzgötter des Vaterlandes nicht ihre mächtige Hand ausstrecken, woher soll sonst Rettung von Gefahr erwartet werden?

Ich könnte leicht ein Gemählde von den schaudervollsten Scenen, die mir aus solchen Epidemien häufig noch vorschweben, darstellen, wovon selbst die unkosmopolitischste Seele im Innersten erschüttert werden müßte – aber Ewr. – sind solche Dinge nicht unbekannt, und Sie brauchen solche Gründe nicht, um Hand ans Werk zu legen.

Vorausgesetzt also, daß Ewr. – mit obigen Prämissen einverstanden sind, wage ich es, folgende präliminarische Vorschläge zu thun, für deren Wirksamkeit mir Erfahrung Bürge ist, und ich – meinen ehrlichen Namen verpfände.

Sie können binnen wenigen Tagen ins Werk gerichtet seyn; Eile erspart hier Kosten und Menschen.

1) Man räume ein Siechhaus oder andres öffentliches, abgelegenes Haus vor den
Thoren, | blos zur Aufnahme solcher Kranken bestimmt; der Hof muß mit einer **115**
steinernen oder breternen mannshohen Wand verwahrt seyn.

2) Etwa zwanzig bis dreisig geringe hölzerne Bettstäten sind nöthig, mit Strohmatratzen zum Lager und Fries zur Decke.

3) Die dazu bestimmten Krankenwärter und Krankenwärterinnen – auf vier bis fünf Kranke Einen gerechnet – bleiben bei ihren Kranken stets im Hause, und kommen nie vor die äussere Thüre. Auf dem freien Hofe werden ihnen täglich zu bestimmten Stunden die Lebens- und Arzneibedürfnisse überbracht von andern, gleich wieder zurückgehenden Leuten, ohne daß beide Partheien einander auf drei Schritt zu nahe kommen, und ohne daß etwas aus dem Hause nach der Stadt herausgebracht werden darf.

4) Für Befolgung dieser Vorschrift haftet eine Wache von zwei Mann Soldaten vor die äussere, blos von diesen zu öffnende, Thüre postirt und befehligt, niemand als diese Leute und den Arzt und Wundarzt herein und hinaus zu lassen.

5) Eine kleine Wachthütte von Bretern schützt sie vor der Witterung; äusserlich
daran hängt ein leinener (noch besser, wachstuchener) | Mantel für Arzt und **116**
Wundarzt, den sie anziehn beim Hineingehn und ablegen beim Heraustreten.

6) Der Arzt und Wundarzt erhalten eine schriftliche Notiz, wie man wünscht, daß sie sich selbst, und durch sich Andre vor Ansteckung bewahren mögen, und die Krankenwärter erhalten ihre Instruktion zu gleicher Absicht.

7) Alle in der Stadt an diesem bösartigen Nervenfieber Erkrankten (die Polizeibedienten spüren sie, gegen Gratiale, auf) werden von ihren Angehörigen hinweg und in einem verdeckten, blos hiezu bestimmten, im Hofe des Krankenhauses stehenden Tragsessel in dieses Krankenhaus gebracht, verpflegt und geheilt – (auf Kosten der Ihrigen?)

* * *

Dem gemeinen Wesen so gefährliche Personen gehören nicht mehr ihren Anverwandten, sie fallen schon der Natur der Sache nach in die Verwahrung und Versorgung des Staats, wie ein Straßenräuber, ein Rasender, ein würgender Afterarzt, ein Mordbrenner, ein Menschenräuber, ein vergiftendes Freudenmädchen, u.s.w. Sie gehören dem Staate, bis sie unschädlich gemacht worden sind. Salus publica peri-

117 clitatur[2] ist der einfache Bestimmungsgrund zu allen heilsamen | Masregeln der menschenfreundlichen Polizei in solchen Fällen. Bei um sich greifender Feuersbrunst die nahen Häuser nicht niederreissen lassen, durch das unbesonnene Bitten der Besitzer erschlafft – dieß Vergehen wird sich heutzutage keine Polizei mehr zu Schulden kommen lassen. In unserm Falle aber wird nicht niedergerissen – nein! es wird aufgebaut. Nicht Häuser werden gerettet – nein! Menschenleben.

Sollten meine patriotischen allgemeinen Vorschläge Ewr. – Beifall erhalten, so entstehe ich nicht, wenn ich sonst niemand damit in Weg trete, zu dem genauern Detail Hand zu bieten und die fernern schriftlichen Vorschläge zum allgemeinen Besten zu thun, da ich (durch Umstände gehindert) keinen persönlichen Antheil daran haben kann.

Könnte ich hiemit etwas Unglück verhüten, so bin ich reichlich belohnt. Warum aber gerade ich als amtloser, in gar keiner genauen Verbindung mit diesem Lande stehender Privatmann hier mitwirken will, rührt daher, weil ich bei öffentlichen Kalamitäten denke, Sauve qui peut![3] und da pfleg ich dann wacker selbst zuzugreifen und zu retten, was sich retten läßt bei Freund und Feind.

Ich bin, u.s.w.

D. H.

Genauere, einzelne Vorschriften*

118 Die Polizeiknechte haben sich zu erkundigen, wo eine Person in der Stadt jähling erkrankt ist, plötzlich über Kopfweh, Frost, Betäubung geklagt hat, jähling sehr matt geworden ist, irre redet; dieß zeigen sie dem hiezu bestätigten Arzte an, welcher nach schleuniger genauer Untersuchung, mit unten anzugebender Vorsicht, selbst nicht angesteckt zu werden, den Kranken unter seinem Beiseyn in das Krankenhaus schaffen läßt. Zu gleicher Zeit erhält der Polizeydiener die festgesetzte Belohnung*.

* Wenn diese Belohnung ansehnlich ist (etwa ein Thaler für jeden aufgefundenen Kranken dieser Art), so wird der Epidemie so schnell als möglich Einhalt gethan, es bleiben in kurzer Zeit keine von den Gesunden zu trennende Kranken mehr übrig. Die Kranken werden zeitiger entdeckt, ehe sie (leicht) anstecken können. Der Gewinn an ersparten Menschenleben, und der geringern Ausgabe der Polizei, ist der sichtbare Erfolg.

Der große Saal des Krankenhauses wird der Länge nach in zwei Theile getheilt mittelst einer Breterwand, wovon die eine Abtheilung die Krankenstube ausmacht,
119 die andere weit schmälere Ab- | theilung aber eine Art von Gang bildet, worein die mit Rollen in den Füssen versehenen Bettstellen einzeln, jedes durch einen in der Breterwand angebrachten Klappdeckel, dergestalt geschoben werden können, daß der darin befindliche Kranke nur allein in den Gang kömmt, indeß die Klappthüre wieder zufällt. Hier untersucht der Arzt im Beiseyn des Wundarztes die äussere und innere Beschaffenheit des Kranken, läßt ihn mit dem Bette wieder in das Krankenzimmer schieben und beordert den zweiten Kranken, und so fort, herauszufahren.

---

2 „Das Gemeinwohl ist in Gefahr".

3 „Rette sich wer kann!"

* In: Freund der Gesundheit, 1. Bd., 2. H., Leipzig 1795, S. 118–132. – Auch in: Organon, 6. Aufl. (1921), hrsg. von Richard Haehl, S. 277–286.

Ehe diese Untersuchung aber geschieht und vor der Ankunft des Arztes müssen schon alle Fenster dieses Ganges offen stehen, damit der Gang ausgelüftet ist. Ehe die Kranken hereingelassen werden, werden sie wieder zugemacht.

Der Arzt besucht nebst dem Wundarzte, beide mit dem wachsleinwandnen Mantel*

* Bei großer Bösartigkeit dieser Art Krankheiten, wäre es rathsam, hinten am Mantel eine Kapuze anzubringen, die der besuchende Arzt und Wundarzt über den Kopf zieht, da man bemerkt hat, daß sich Ansteckungsmiasmen am leichtesten an Wolle und Haare anhängen.

umkleidet, die Kranken zweimal täglich, und fragt sie | in der Entfernung von drei 120
Schritten aus. Muß er ihren Puls fühlen, so geschieht es mit weggewandtem Gesichte, und so, daß er sich in einem Napfe mit Wasser und Essig sogleich wieder wäscht. Wird das Gesicht des Kranken gegen das Licht gekehrt, so ist es nicht schwer, selbst die Beschaffenheit der Zunge in der Entfernung von drei Schritten zu beobachten. Näher, kann die Gefahr des Hauche*

* Der Geruch des Ansteckungsmiasms der bösartigsten Nervenfieber ist eine Art erdiger, moderichter Geruch wie aus alten, frisch geöffneten Gräbern. Mit dem Geruche des faulen Fleisches hat er wenig oder gar keine Aehnlichkeit.

des Kranken nicht wohl vermieden werden, woraus der Ansteckungszunder sich am weitesten und wirksamsten verbreitet.

Dem Arzt wird bei seinem Kranken, wenn er eine reine Zunge, wie bei dem gefährlichsten*

* Diese Krankheit war größtentheils ein Kerkerfieber ohne Materie in den ersten Wegen.

Kranken der Fall ist, bemerkt, empfohlen, ihm reichlich China und Wein zu reichen, oft statt aller andern Arznei; und weil man eine Umschlagung des Weins von der Wärterin befürchten darf, die China schon mit Wein gemischt zum Eingeben zu verordnen, oder die Mischung selbst zu machen. Nach jedem Besuche waschen sich der Arzt | und Wundarzt Hände und Gesicht mit Essigwasser. 121

Auch die Krankenwärter müssen gewarnet werden, ihr Gesicht nie nahe über den Mund des Kranken zu halten, und wenn sie den Kranken gehoben, gewendet oder unmittelbar berührt haben, sich jedesmal darauf Gesicht und Hände zu waschen. Essig unter das Wasser zum Waschen zu nehmen, ist eine empfehlungswerthe Sache.

Die fest gestopften linnenen Strohmatratzen*

* Die Matratzen mit einer vegetabilischen Materie recht gleich und eben, und derb gestopft, mit Gerstenstroh, Heu oder Moos, sind in dieser Absicht jedem Federbette zum Lager bei weitem vorzuziehen. Jene lassen die Ausdünstung durch, halten das Miasm nicht so stark an sich, und verhindern, da sie wenig nachgeben, keine Falten werfen und kühler sind, das bei bösartigen Fieber so gewöhnliche, so oft tödliche Durchliegen, (Sphacelus a decubitu.)

sind mit einem linnenen Bettuche bedeckt, worüber noch ein etwa drei Fuß langes Stück Wachstuch*

* Es verhindert durch seine Glätte das Durchliegen, und hält die bei schweren Kranken zuweilen unwillkührlich abgehende Excremente auf. Sie können solchergestalt leicht hinweggebracht werden, ohne daß das Betttuch und die Matratze davon verunreinigt werden, welches die Luft ungemein vergiftet.

gebreitet wird, worauf der Hin- | tere und der Rücken des Kranken zu liegen kommt. 122

Die Friesdecken sind zweifach vorhanden, damit immer eine den Tag über in freier Luft hängen könne, während die andere den Kranken bedeckt. Wöchentlich einmal werden sie von den Wärterinnen gewaschen, so wie die übrige Wäsche des Kranken, entweder im freien Hofe oder doch unter einem blos von oben bedeckten Schuppen, zuerst ganz rein in laulicht kaltem Seifwasser, und nur dann erst mit heissem Wasser angebrüht, doch so, daß man sich von dem aufsteigenden Broden schleunig entfernet und nicht eher zum zweiten Male wäscht, bis alles fast abgekühlt ist*. |

* Eine Wäscherin in Nordamerika mußte schwarze Wäsche, welche aus England mit einem Schiffe herüber gekommen war, waschen, (es war welche von einem in London genesenen Pockenkranken dabei); und sie ward von dem Dunste des heissen Brodems unmittelbar darauf mit bösartigen Pocken angesteckt. Boerhaave hat weitläuftig bewiesen, wie oft, und wie leicht die Wäscherinnen bei dieser Verrichtung angesteckt werden; Er widerräth auch die Seife zum Waschen, vermuthlich weil er meint, daß das Miasm dadurch destomehr verflüchtigt werde; doch ist diese Gefahr nur von heissem Seifwasser zu befürchten.

123 Auch das Wachstuch wird öfters feucht abgewischt.

Jeden Mittag werden die Fenster des Krankenzimmers geöffnet, und eine Stunde lang eine Zugluft veranstaltet, indeß die Krankenstube gekehrt wird, und die Betten in den Nebensaal geschoben werden und so lange darin bleiben.

In der Mitte der Krankenstube steht ein von innen zu heizender Ofen*.

* Von innen heizbare Ofen, und noch besser Kamine erneuern, so lange das Feuer brennt (und auch außerdem einigermaßen), die Luft des Zimmers sehr wirksam, weil die Flamme immer neue Nahrung von Luft haben muß, die sie durch das Zugloch des Ofens in Menge an sich zieht. Neue reine Luft dringt indeß durch die Ritzen der Fenster, oder (besser) durch die über letztern angebrachten offenen Luftlöcher herein.

Der zuverlässigste unter den Krankenwärtern muß für die genaue Befolgung dieser Vorschriften so wohl, als derer des Arztes, haften. |

124 Die Krankenwärter, welche schon Kranke dieser Art gewartet haben, sind sichrer vor der Ansteckung als die Neulinge. Jene werden zu den unmittelbaren Handhabungen der Kranken vorzugsweise beordert. Eine neu angenommene Krankenwärterin wird die ersten Tage blos zu den Arbeiten in einiger Entfernung von den Kranken gebraucht, zum Scheuern, Kehren u.s.w. bis sie sich allmählig an das Miasm gewöhnt hat.

Täglich wird der Gesundheitszustand aller Hausbedienung vom Arzte sorgfältig untersucht, auch wenn sie sich für gesund halten. Täglich wird ihnen ein Theil der Regeln zu ihrer Selbsterhaltung eingeschärft.

Die Exkremente der Kranken werden in wohlverwahrten Nachtstühlen auf den entferntesten Theil des Hofes oder Gartens getragen und dergestalt ausgeschüttet, daß der Wind den Dunst wegwärts treibt. Sie werden daselbst von den schon an das Ansteckungsgift am meisten gewöhnten Krankenwärtern, (nicht von Neuangenommenen) auf eine dicke Schicht Sägespäne geschüttet, und der Unrath sogleich mit einem oder etlichen angezündeten Bündeln Reißholz (Wellen) oder Stroh bedeckt, worauf sich der Aufwärter entfernt und den Unrath durch die Flamme zerstören läßt. |

125 Zwei der am längsten gedienten Aufwärter dienen zu Sesselträgern, die frischen Kranken aus der Stadt zu holen. Sie ziehen sich hierzu jedesmal reine Wäsche an, und melden sich bei der Wache, die ihnen aus einem Behälter in der Wachthütte den reinen leinenen Küttel überreicht, den sie anziehn, den Hausküttel an der Aussenseite der Wachthütte aufgehangen zurücklassen, mit dem Tragsessel den Kranken holen, und so bald sie ihn an der innern Thüre abgesetzt haben, (er wird indeß von Andern in das Krankenzimmer gebraucht) ihren reinen Küttel ausziehn und der Wache wieder zur Verwahrung übergeben.

Alle Krankenwärter und Krankenwärterinnen tragen im Hause einen leinenen Küttel, welcher bis auf die Schuhe geht und wenigstens aller zwei Wochen einmal gewaschen wird.

Die Krankenwärter kochen zwar das Essen für sich und die Genesenden, sie müssen aber von aussen her mit kräftiger Zukost und frischem Fleische täglich versorgt werden; von letzterm hat man ein halbes Pfund auf jeden zu rechnen. Die Krankenwärter erhalten täglich etwa fünf Pfund gutes Bier, die Krankenwärterinnen etwas weniger. |

Sie bekommen insgesammt das Doppelte des in der Stadt gewöhnlichen Tage- 126
lohns. Man thut sogar wohl, ihnen auf den Fall der glücklichen Beendigung der Seuche, noch überdieß eine Belohnung im Voraus zu versprechen. Es ist unglaublich, welche Kraft zur Verhütung der Ansteckung in den wohlthätigen Leidenschaften liegt, Hoffnung, Zufriedenheit, Wohlbehagen u.s.w. so wie in den Stärkungen einer guten Kost, und einem für solche Leute erquickenden Getränke, dem Biere!

Eben so wenig darf es ihnen an Holz, Seife, Essig, Geleuchte, Rauch- und Schnupftobak u.s.w. mangeln.

Wird der Prediger zu einem Kranken verlangt, so muß es im Beiseyn des Arztes und auf eben die Art, wie bei den Besuchen des letztern geschehen, nämlich, daß der Gang vorhero durch Zugluft wohl durchlüftet sey, ehe das Bett mit dem Kranken durch die Klappthüre herausgeschoben wird. Der anwesende Arzt unterrichtet ihn, wie weit und wie er sich dem Kranken nähern*

* Durch unbehutsamen Zutritt zu dem Lager solcher Kranken sahe ich die hoffnungsvollsten jungen Prediger nicht selten angesteckt werden, und oft ohne Rettung sterben.

dürfe. |

Ist ein Kranker gestorben, so wird er alsbald mit seinem Bette in den Gang ge- 127
schoben, da stehn gelassen, bis der Arzt sich vom Tode überzeugt hat, dann, mit Stroh bedeckt, so wie er ist auf seinem Lager in der hölzernen Bettspünde herausgetragen auf den freien Hof, oder unter den Schoppen, wo er mit seiner Bekleidung, worin er verblichen ist, in einen Kasten, wohl mit Stroh ausgefüttert, gelegt und mit Stroh bedeckt, und in der Stille, in Beiseyn des Arztes und des Predigers, dergestalt auf dem Kirchhofe zur Erde bestattet, daß man den Leichenkasten in ein vier Schuh tiefes Grab auf eine Schicht Reißholz setzt, den Körper aber, bis über die Oeffnung des Grabes heraus, mit einem Haufen locker gelegten Strohes bedeckt. Sind drei Tage in diesem Zustande verflossen, so wird die Grube entweder mit Erde überschüttet, oder besser, der Haufen Stroh angezündet und das Gift nebst dem Körper allmählig zerstört oder doch unschädlich ausgetrocknet. Eine Vorsorge, die nicht genug empfohlen werden kann.

Ist ein Kranker genesen, so daß er den Seinigen wieder übergeben werden kann, so wird er in einer reinen Kammer, wozu nur der Arzt den Schlüssel hat, über den ganzen Leib, selbst die Kopfhaare nicht ausgenommen, zuerst mit rei-
nem | warmen Wasser in einer Badewanne wohl gewaschen, und dann mit Wein- 128
essig nochmals über und über benetzt, ehe man ihn abtrocknet, und ihm die von seinen Angehörigen indeß geschickte und von dem Wundarzt übernommene weisse Wäsche und reinliche Kleidung anzieht; worauf im Angesichte des gegenwärtigen Arztes*

* Man kann auf die zuverlässige Vertilgung solcher Sachen nicht Aufmerksamkeit genug werden, da der kleinliche Gewinst der geringen Aufwärter solche Dinge, selbst mit der größten Gefahr ihres und Andrer Leben, heimlich für sich zu behalten geneigt ist.

und Wundarztes die alte Kleidung und Wäsche ohne Ausnahme, mitten auf dem Hofe verbrannt, und dann der Genesene vom Arzte und Wundarzte nach seiner Heimath begleitet wird.

Sobald ein Kranker genesen oder gestorben ist, wird der hölzerne Nachtstuhl im Freien verbrannt und die Scherben des Nachtgeschirrs in das Feuer geworfen.

Nach Dämpfung der Epidemie werden die Krankenwärter nicht eher entlassen, bis sie die Wände des ganzen innern Hauses, des Krankensaals sowohl, als
aller übrigen Behälter mit frischem Kalke übertüncht haben, und die | Krankenwär- 129
terinnen nicht eher, als bis sie alle Fußböden, alles Holzwerk und alle Gefäße sorgfältig gescheuert haben.

Dann wird das Krankenzimmer ganz früh so stark wie möglich geheizt, wenigstens bis 100 Grad Reaum. und wenn die Hitze zwei Stunden gedauert hat, werden alle Fenster aufgemacht bis zum Abend.

Ehe sie das Haus verlassen, baden sich die Krankenwärter und Krankenwärterinnen, jedes Geschlecht in einer eignen Kammer, indeß alle ihre Kleidungsstücke und die während des Aufenthaltes im Krankenhause gebrauchte Wäsche in dem geheizten, aber wieder so weit verkühlten Backofen, wie er nach Herausnahme der Brode zu seyn pflegt, (etwa 120 Grad Reaum.) eine gute Viertelstunde lang erhizt gehalten werden*, |

* Die Seuchenmiasmen, die sich in Kleider, Wäsche, Holzwerk, Betten u. s. gehangen haben, werden nach meinen Beobachtungen aus diesen Dingen auf keine Art gewisser vertrieben und zerstört, als durch eine Hize, die über 100 Grad Reaum. geht; je mehr je besser, wenn auch diese Dinge etwas darunter leiden sollten. Der große Cook vertrieb auf diese Art die sich in den Kammern der Bewohner seines Schiffs aufhaltenden und an den Wänden hängen gebliebenen krankhaften Dünste; es ist bekannt, mit welcher vortreflichen Wirkung. Schon die ältesten Aerzte haben die heilsame Wirkung des Feuers und der Hitze in Zerstörung des Pestgiftes heilsam gefunden, und Howard, Lind und Campell bestätigen sie in unsern ansteckenden Seuchen. Auch ist es merkwürdig, daß alle Ansteckung der Nervenfieber aufhört, wenn die Schiffe unter die Linie kommen.

130 unter mäßiger Versetzung der Zuglöcher und des Heizlochs.

Ist dieß vorüber, so werden auch alle andere zum Gebrauch der Kranken gedienten leinenen oder wollenen Geräthe, die Strohmatratzen (nach Herausnahme des Strohs), die Handtücher, die Betttücher u.s.w. ebenfalls bei gleicher Hitze in dem Backofen eine volle Stunde lang gelassen, worauf die vorher gescheuerten Bettstellen ebenfalls hineingeschoben und bis zur Verkühlung des Ofens darin gelassen werden.

Das Stroh der Matratzen, das aufgesammelte Kehricht, die Hader, Lappen, zum Scheuern gedienten Wische, Besen und andres dergleichen geringfügiges Geräthe wird ebenfalls im Beiseyn des Arztes in der Mitte des Hofes verbrannt. |

131 Sie ziehn in seiner Gegenwart zu gleicher Zeit aus dem Hause und die Wache wird eingezogen.

Man könnte ein solches Haus zu ähnlichem künftigen Behufe bestimmt, leer stehn lassen, und blos dem bei diesem Geschäfte bestverdientesten Krankenwärter mit seiner Frau, die freie Wohnung als Hausvoigt darin einräumen. Ihr Geschäfte wäre dann (bis zu einer anderweitigen Epidemie) für die Reparation und Sicherheit des Gebäudes zu sorgen.

Ein solches Haus und eine solche Einrichtung könnte in der Folge mit leichten Abänderungen bei Pocken- und Maserepidemien, bei Ruhren und andern für die Population gefährlich werdenden Seuchen, die ersprießlichsten Dienste thun und manchen brauchbaren Bürger dem Staate erhalten.

Es könnte darin auf immer eine Stube mit etlichen Bettstäten eingerichtet bleiben, wohin alle krank ankommende Handwerksbursche, Bettler und Landstreicher aus den Gasthöfen und Herbergen (bei schwerer Strafe der Verheimlichung) abgeliefert werden müßten, wodurch eine nicht geringe, häufig übersehene Quel-
132 le epide- | mischer Krankheiten in ihrer Entstehung wirksam verstopft würde.

Diese Besorgung könnte man dem genannten Hausvoigte für seine freie Wohnung zur Pflicht machen, doch so, daß er für jeden wiederhergestellten Kranken eine angemessene (nicht geringe)*

* Ist die Belohnung nicht gering, so spürt er mit den Seinigen selbst sehr wachsam nach, wo sich irgend ein solcher Kranker in die Stadt geschlichen hat, und er beeifert sich, sie durch beschleunigte Wiederherstellung des Kranken bald möglichst einzuerndten, zum Vortheile des Staats (und des Genesenen).

Belohnung überhaupt bekäme, sobald der Genesene das Haus verläßt.

Nachträge zur allgemeinen Verhütung der Epidemien, besonders in Städten*

Es verdient die Aufmerksamkeit wohl geordneter Polizeien, die Lumpensammler nirgend anders wohnen zu lassen, als in abgesonderten Häusern bei den Papiermühlen*, 133

* Welche nie dicht an Städten und Dörfern angebaut seyn dürfen.

und ihnen nicht zu erlauben, in den Städten in irgend einem Hause eine Niederlage zu halten, wo sie die Lumpen nach und nach einsetzen, ehe solche sie in Quantitäten fortschaffen; vielmehr sollen sie, wie noch in Chursachsen gebräuchlich, blos mit einem Schiebe- oder einspännigen Pferdekarrn auf den Gassen still halten, durch ein Zeichen die Verkäufer der Lumpen herbeirufen, und in der Stadt mit dem gesammelten Vorrathe nicht herbergen, sondern auf dem Lande und auch da nicht anders, als daß der Lumpenkarrn auf dem freien Hofe, oder vor dem Thorwege der Dorfschenke, mit einem Worte, blos im Freien stehen bleibe. Noch brauchbare Wäsche oder Kleidungsstücke daraus auszulesen und an andere Leute zum Anziehn zu | verkaufen, sollte ihnen (bei Gefängnißstrafe) nicht erlaubt seyn. 134

Dieses Verbot würde sie vielleicht bedenklich machen, auch selbst dergleichen Lumpen nicht anzuziehn, oder für ihre Kinder zu bestimmen, welches, wie ich nicht selten gesehen, zum größten Nachtheile der Gesundheit dieser Leute geschieht. Durch Anziehen solcher Lumpen habe ich bösartige Pocken auf dem Lande sich verbreiten sehen.

Die Papiermühlen müssen so eingerichtet seyn, daß der Vorrath der rohen Lumpen an einem von dem Wohngebäude abgesonderten, entfernten, der freien Luft zugänglichen Orte aufbewahrt werde, und die Abnahme der Lumpen vom Sammler, und das Wiegen derselben, um ihm seinen Lohn zu bestimmen, unter einem ganz freien, blos von oben bedeckten Schoppen geschehe.

Die Trödler mit alten Kleidungsstücken sollen blos öffentlich in Buden feil haben können, und das Verkaufen derselben in ihren Häusern ihnen bei Gefängnißstrafe untersagt seyn. Alle Wäsche und Kleidungsstücke, die sie in diesen Buden feil haben, müssen vorher sammt und son- | ders gewaschen seyn, selbst die farbichten und wol- 135
lenen nicht ausgenommen; und daß sie insgesammt gewaschen sind, dafür sorgt ein Polizeibedienter, welcher zu unbestimmten Tagen die Buden mit ihrem ganzen Inhalte untersucht. Jedes noch irgend schmuzige Stück fällt ihm anheim, nachdem er es vorher dem Polizeiaufseher, in Gegenwart des Trödlers, vorgezeigt hat*.

* Wollte man befürchten, daß dergleichen, vielleicht von einem Kranken herrührendes, Zeug sonach dem Polizeidiener gefährlich werden könnte, so bedenke man, daß die armen Trödler, um einem für sie so großen Verlust zu entgehen, sich immer Mühe geben werden, blos rein gewaschene Sachen in ihrer Bude zu haben, und so der Polizeidiener wenig oder nichts zu konfisziren haben wird.

Blos den bürgerlichen Trödlern soll das Handeln mit alten Sachen erlaubt seyn. Die damit handelnden Juden verlieren ihren Schutzbrief. Damit hausirende Weiber werden mit Zuchthausstrafe belegt.

Die bei Besserung der Gefängnisse zu erringende Bürgerkrone, hat uns Deutschen ein Engländer (Howard) zum Theil entwandt; Wagnitz tritt in seine Fußtapfen. Unglaublich ists, wie oft in diesen Höhlen des Elends, der | verderblichste 136

* In: Freund der Gesundheit, 1. Bd., 2. H., Leipzig 1795, S. 133–165. – Auch in: Organon, 6. Aufl. (1921), hrsg. von Richard Haehl, S. 286–308.

Hauch des Todes für die sie Betretenden allmählig konzentrirt wird, wie oft ihre Besucher vom tödlichen Typhus ins Grab gestürzt worden sind. Auch ganze Epidemien haben aus diesen lebensgefährlichen Mauern nicht selten ihren Ursprung genommen.

Der Gefängnisse giebt es mehrere Gattungen. Ich bleibe hier bei den lebenslänglichen und bei dem, bis zur Endigung des Prozesses, oft mehrere Jahre daurenden Gefängnisse der Kapitalverbrecher stehen, deren Besuchung oder Verhör nicht selten ansteckende Seuchen erzeugt hat. Sogar wenn die Gefangenen selbst nicht an solchen Fiebern krank waren, verbreitete ihre Ausdünstung, ihr Odem und das Miasm in ihren schmutzigen Kleidern bösartige, tödliche Fieber. Heysham, Pringle, Zimmermann, Sarcone, Lettsom führen eine Menge solcher Beispiele an.

Da im ächten Geiste barbareiloser Gesetze selbst Todesstrafe nichts anders, als Unschädlichmachung des besserungslosen Verbrechers und seine Entfernung aus der menschlichen Gesellschaft, zur Absicht hat, (haben kann), wie sollten beide Arten von Gefangenhaltung etwas anders seyn, als Unschädlichmachung derselben
137 im erstern Falle | auf Lebenszeit, im letztern aber auf eine durch die Dauer des Prozesses bestimmte Zeit. Nur die syrakusischen Tyrannen können mit Gefängnissen dieser Art einen unmenschlichern Zweck vereinigen.

Wenn dann selbst für Kriminalverbrecher das Gefängniß anders nichts als eine Beraubung derselben von aller Gelegenheit, der menschlichen Gesellschaft zu schaden, seyn kann und darf, so ist jede Qual, die ihnen ohne Noth in diesem Gewahrsam angethan wird, ein Polizeiverbrechen. Hier rede ich blos von der Qual, die ihnen durch ungesunde (Seuchen erzeugende) Gefängnisse verursacht wird. Diese zu vermeiden, sollten die Gefängnisse nie weniger als vier Fuß über dem Erdboden erhaben und die Fensteröffnungen zwar schmal genug, aber immer so hoch seyn, daß hinreichende frische Luft hereinkommen kann. Wo nicht gegenüber stehende zwei Fenster (wie besser) angebracht werden können, da müssen ihrer wenigstens drei für jedes kleine Gefängniß seyn. Der Fußboden muß entweder mit Steinplatten belegt oder (besser) mit Bolen getäfelt seyn, damit er wöchentlich einmal mit kochendem Wasser begossen und gescheuert werden kann. Am besten
138 werden auch die Wände und die Decke mit Bretern, wie die Bauernstuben, | getäfelt, damit auch sie mit heißem Wasser*

* Die immer zur Verderbnis ausartende Ausdünstung dieser Elenden und das aus dem Luft verderbenden Odem in der so eingeschränkten Atmosphäre erzeugte thierische Gift, hängt sich in Menge an die Wände der Gefängnisse an, und artet mit der Zeit zum Pesthauche aus; auf diese Art wird es durch die Hize des kochenden Wassers entwickelt und abgewaschen.

gewaschen werden können, wie bei den Landleuten hie und da geschieht. Hierdurch werden diese ohnehin traurigen Wohnungen doch ein trockener Aufenthalt, und die bei langwierig Gefangenen so häufigen Kacherien und Geschwulsten werden größtentheils vermieden. Ist es möglich in der Mitte der Decke ein Luftloch zum Abzuge der verderbten Dünste in die freie Luft anzubringen, so wird man den Gefängnissen viel von ihrer Gefährlichkeit, Seuchen zu erregen, benehmen. Alle Wochen einmal muß der Armselige wenigstens ein Bund ungebrauchtes Stroh zum Lager erhalten. Seine Bettdecke muß, wie seine Kleidung und Wäsche, wöchentlich einmal in heißem Wasser gewaschen werden. Er selbst wird gezwungen, sich vor Anlegung der Wäsche über den ganzen Leib zu waschen. Sein Nachtgeschirr muß täglich gereinigt
139 und mit kochendem Wasser ausgespült werden. Die Woche wenig- | stens einmal muß er an die freie Luft geführt werden, jedesmal mindestens eine Stunde lang.

Wird er ganz herausgenommen, so muß das Gefängniß dergestalt zur Aufnahme des künftigen Gefangenen vorbereitet werden, daß nach nochmaligem Waschen des Fußbodens, der Wände und der Decke mit kochendem Wasser, ein kleiner Windofen herein gesetzt wird, dessen Röhre man zum Fenster hinaus leitet. Hiermit heizt man das Gefängniß sehr stark, daß die Hitze fast den Odem versetzt, (bis 120 Grad Reaum.) und entfernt dann den Ofen wieder, wenn keiner in dem Gefängnisse seyn darf. Dann aber sollte eine aus der freien Luft kommende eiserne Röhre sich am Fußboden des Gefängnisses öffnen, welche auf ihrem Wege durch einen geheizten Ofen im Winter geht, um reine warme Luft herein zu führen.

Mehrere Gefangene zusammen einzusperren, ohne daß auf jeden wenigstens 500 Kubikfuß Raum und Atmosphäre kommen, ist grausam. Wie martert da nicht einer den andern mit seinen Bubenstücken, der Verruchteste den Bessern! Wie schnell brütet da das verderblichste unter den animalischen Giften, der Zunder zu den tödlichsten Seuchen aus! – Obrigkeiten! Menschen! |

Ich brauche nicht zu erinnern, daß die noch mehr Mitleid verdienende (oft all- 140
zulangwierige) Aufbewahrung der Schuldner im Schuldthurm wenigstens eben so unschädlich für die Gesundheit des Gefangenen, und eben so unschädlich für die Gesundheit der Gefangenwärter, der besuchenden Angehörigen u.s.w. gemacht werden sollte, als das Gefängniß der Kriminal-Verbrecher.

Wenn auswärtige Gefangene oder Lazarethe in Kriegszeiten in ein gesundes Land gebracht werden, entweder um blos durchzugehen, oder darin zu bleiben, da hat die Obrigkeit, wenn die Umstände ihr noch freie Hände lassen, ausnehmend zu wachen, daß diese Servitude nicht eine Epidemie über das Land bringe.

Die durchgehenden Kriegsgefangenen (die nicht selten mit Nerven- und Faulfiebern angesteckt sind) werden gewöhnlich auf ihren Nachtlagern in Städten, in Civilhäuser einquartirt, vermuthlich ihrer sichrern Handhabung wegen. Aber wie oft sind nicht da schon Epidemien durch sie ausgebrochen!

Sichrer wär's, sie in große vor den Thoren der Städte gelegene Schoppen, Scheunen, Reitställe u.s.w. zu verlegen, sie ausgekleidet auf Strohmatratzen zu legen, und
sie warm be- | deckt (auch im Winter) so lange auf diese Weise aufzubewahren, 141
bis sie weiter geschaft werden können.*

* Auf dem Marsche haben sie ohnehin Luft und Bewegung genug; hier erhalten sie Ruhe, Erwärmung und sind am besten vor dem Entrinnen gesichert.

Erlaubt es die Jahrszeit und liegen sie mehrere Tage still, so müssen sie angehalten werden, einer dem andern die Kleider und Wäsche mit heißem Wasser zu waschen, und ganz im Freien zu trocknen.

Am allerleichtesten werden die verderblichsten Seuchen durch Kriegslazarethe verbreitet. Ohne die entehrendste Barbarei können sie, selbst vom Landesfeinde nicht, mitten in die Städte verlegt werden.

Geschieht aber letzteres dennoch, so bleiben dem schuldlosen Bürger, wenn sie Seuchen mitbringen, wie fast immer, wenig Verwahrungsmittel übrig, sein und der Seinigen Leben und Gesundheit zu erretten, wenn er die wenigen nicht genau in Acht nimmt.

Will und kann er nicht fliehen, so muß er wenigstens allen Umgang und Ge-
meinschaft mit kranken Leuten, angesteckten Häusern, ja selbst | mit solchen Per- 142
sonen vermeiden, welche in solchen Häusern aus und eingehen. Haben sie ihm was zu überbringen, so nehme er es ihnen vor der Hausthüre oder auf freiem Hofe ab. Sind es Kleidungsstücke oder Wäsche, so bediene er sich ihrer nicht, als bis sie in heisses Wasser, auch wohl mit Essig vermischt, auf freiem Hofe getaucht worden, oder mit Schwefel tüchtig durchgeräuchert sind. Sind es Speisen*,

* Eine in Gefahr der Ansteckung schwebende Person lasse nur den Muth nicht sinken, breche sich an der gewohnten Bequemlichkeit, Ruhe, Bewegung, Speisen und Getränken nichts ab, begehe aber auch keine Uebermase in allen diesen Dingen, so wenig als in Leidenschaften, der Geschlechtsbefriedigung, u.s.w. Die übrigen persönnlichen Vorbauungsregeln findet man im ersten Stücke des Gesundheitsfreundes. Eine kleine Vermehrung ermunternder Genüsse durch Wein, Rauch- und Schnupftabak will man durchgängig bei ansteckenden Seuchen als ein kräftiges Verwahrungsmittel befunden haben.

so genieße er nichts davon, als bis sie über dem Feuer zubereitet oder sonst erhitzt worden sind.

Selbst durch Geld und Briefe hat man Seuchen sich mittheilen sehen; ersteres kann man im kochenden Wasser abwaschen, letztere mit Schwefel räuchern. |

143 Obgleich die thierischen Gifte, die man Seuchenmiasmen nennt, in einer kleinen Entfernung von einigen Schritten bei stiller freier Luft nicht anstecken, so daß man sein Haus mitten unter aussterbenden Häusern (mit Anwendung äusserster Behutsamkeit) frei vor Ansteckung erhalten kann, so muß man doch wissen, daß vorzüglich die Zugluft das eben von einem Kranken kommende Miasm auf mehrere Schritte weit tragen und da noch anstecken kann.

Deshalb vermeide man den Durchgang durch enge Gäßchen, wo man dicht bei einem Kranken vorbeizugehen genöthigt seyn könnte; eben so den Durchgang durch enge Durchgangshäuser. Am wenigsten sehe und spreche man zu einem geöffneten Fenster hinein mit Leuten, in deren Hause oder gar in deren Stube sich ansteckende Kranken aufhalten könnten.

Fremde Personen küssen oder ihnen die Hand geben, diese Ceremonie muß bei einer so drohenden Gefahr unterbleiben, so wie das Trinken mit Andern aus einem Geschirr. Noch weniger gehe man auf einen fremden Abtritt, oder erlaube einem Fremden auf den seinigen zu gehen. |

144 Alte Meubeln*

* Ich habe Faulfieber blos durch alte Meubeln an solchen Krankheiten gestorbener Personen, welche durch Verkauf in andre Familien kamen, sich sporadisch viele Jahre lang auf dem Lande erhalten sehen.

darf man zu solchen Zeiten nie in sein Gehöfte lassen.

Leicht entrinnende Hausthiere, als Katzen und Hunde, tragen oft den Zunder zu Seuchen in ihren Haaren umher. Es ist der Sicherheit gemäß sie in solchen Zeiten von sich zu thun, und keine fremden Hunde und Katzen zu sich zu lassen.

Die Austrocknungen der Sümpfe und alter Wassergräben dicht bei Menschenwohnungen sind häufige Veranlassungen zu den mörderischsten Seuchen gewesen*. |

* Ich sahe durch unbehutsame Austrocknung der Stadtgräben den vierzigsten Theil einer großen Stadt am Typhus sterben.

So wie der vieljährige, oft mehr als hundert jährige Schlamm eines solchen Stadtgrabens von dem darüber stehenden frischen Wasser entblößt wird, so gehen die häufigen schon zum Theil verfaulten animalischen Theile darinn in den letzten Grad der Fäulung über. Dieser letzte Grad der Fäulniß thierischer Substanzen ist unendlich giftiger als alle die vorhergehenden, wie man an der schnellen Tödlichkeit des Dunstes in den Abtrittsgruben sieht, welche seit dreisig und mehrern Jahren nicht geräumt sind. Wovon weiter unten.

145 Sollen nun einmal die Wallgräben geräumt oder ausgetrocknet werden, wie allerdings für die Gesundheit der Einwohner aller Städte zu wünschen ist, so darf eine solche Arbeit nie anders, als im strengsten Winter vorgenommen werden. Man lasse das Wasser in Eisschollen wegführen, und so die nach etlichen Nächten entstandenen Eisschollen wiederum, bis an kein Wasser mehr zu denken ist.

Da aber die Ausräumung des Schlammes aus Stadtgräben, der allmähligen Austrocknung desselben bei weitem vorzuziehen ist, weil in der langen Zeit, die zu letzterer erforderlich ist, immerdar schädliche Dünste aufsteigen, so kann man die Räumung dieses Schlammes ebenfalls zu keiner bessern Zeit unternehmen, als in strenger Kälte. Der in steter Fäulniß sich befindende Schlamm ist immer so warm und friert nie so stark, daß er nicht im Winter bequem ausgegraben werden könnte. Der leichtern Entbehrlichkeit des Zugviehs im Winter und des guten Wegs bei starkem Froste nicht einmal zu gedenken. |

Nach großen Ueberschwemmungen über Flächen, deren baldige Austrocknung von selbst in kurzer Zeit nicht zu erwarten steht, muß alles in der Nähe Hand anlegen, das überschwemmte Stück Land mit Gräben in der Mitte und rings herum zu durchziehen, das darin gesammelte Wasser aber, wenn es geringerer Höhe wegen nicht wieder in den Fluß ablaufen kann, durch häufige kleine Windmühlen (Poltermühlen) so weit zu heben, daß das im Frühling bis Herbst so leicht faulende, so leicht Ruhren und Faulfieber erzeugende Wasser jähling abgeführt und das Land trocken werde. 146

Die niedrigen, von der Ueberschwemmung durchgeweichten Häuser geben nicht weniger Anlaß zu epidemischen Krankheiten (s. Klöckhoff). Da muß die Obrigkeit wachen, daß jeder Hausbesitzer rings um sein Gehöfte, vorzüglich aber um sein Wohnhaus einen tiefen Graben ziehe, den größten Theil des Tages alle Fenster und Thüren öffne, wechselsweise selbst im Sommer einheitze, und im Winter, wenigstens früh vor Aufstehen, alle Thüren und Fenster stundenlang öffne.

Es giebt Gegenden, welche die (oft unerkannte) Wohlthat eines hinlänglichen
Vorraths | an frischem, lebendigem Wasser entbehren, und statt dessen sich 147
mit weit hergebrachtem Brunnen- und Flußwasser, oder auch mit bloßem Regenwasser behelfen müssen. In allen diesen Fällen sammeln sie ihren Vorrath auf lange Zeit in großen Behältern an, wo es binnen wenigen Tagen fault und ein höchst ungesundes, Seuchen erzeugendes Getränk abgiebt. Es wird zwar wieder hell und geruchlos; aber in kurzer Zeit erneuert sich diese Fäulniß, und so geht es fort, bis das Wasser (größentheils in verderbtem Zustande) aufgezehrt ist. Ob nicht oft in solchen Fällen künstliche, nicht allzukostbare Wasserleitungen oder (obschon sehr tiefe) Brunnen diesen Nachtheil verhüten könnten, untersuche ich hier nicht, bin aber überzeugt, daß in platten Gegenden auf dem festen Lande diesem Mangel allemal auf eine dieser Arten abzuhelfen wäre, was auch die kleinliche Plusmacherei vieler Kammern dagegen einwenden wollte, die mit kaltem Blute mehrere solche Gemeinden allmählig aussterben sehen. In Ermangelung einer Radikalkur dieses Uebels, rathe ich jedem Hausbesitzer, seinen Wasservorrath in stehenden Fässern aufzubewahren, worin auf jede 400 Pfund, Ein Pfund glühend gepülverte Holzkohlen geschüttet wird, welche, nach des verdienten Lowitz Erfindung, die Kraft be-
sitzen, das Wasser vor Fäulniß zu | schützen, und das verdorbene wieder süß zu 148
machen. Das helle kann man nach Bedürfniß durch einen dichten leinen Spitzbeutel laufen lassen.

Einer gleichen Vorsicht gegen Entstehung der Seuchen, bedienen sich auch die großen Seeschiffe, welche sich oft in großem Mangel an frischem Wasser befinden. Doch treten in diesen noch mehrere Ursachen ein, welche verderbliche*

* Der Major Nante sahe während des Kriegs der Engländer mit Nordamerika auf der in der Havana liegenden Flotte ein so pestilenzialisches Kerkerfieber ausbrechen, daß Kranke in Menge mit anscheinend gesundem Ansehen dahin starben, ohne daß sie länger als drei bis vier Stunden krank gewesen wären.

Krankheiten erzeugen. Hiezu gehört die noch immer häufige Beköstigung des Schiffsvolks mit oft verdorbenem, getrocknetem und gesalzenem Fleische, mit ungesunden Fettigkeiten mancher Art; der Mangel an frischer Luft, wenn sie mehrere Tage bei anhaltenden Stürmen unter dem Verdecke bei verschlossenen Kanonenlöchern zubringen müssen, wo die Ausdünstungen bis zum Pestgestanke verderben; die Ermattung der Matrosen bei allzulang anhaltenden Arbeiten, wobei die
nassen Kleider die Ausdünstung hemmen, und | Scharbock, Ruhren und andre Seu- 149
chen entstehen und unaufhaltsam zunehmen.

Vegetabilische Nahrung und in Ermangelung des grünen Gemüses, der Genuß der so leicht gährenden trocknen Hülsenfrüchte; Sauerkraut; zuweilen Farinzucker statt des Oels; Brantwein zur Stärkung; eingekochte, trockne Fleischbrühe statt des aufbewahrten Fleisches; Malzaufguß zum Getränke ausser dem Wasser; die Eintheilung der Beschäftigungen in achtstündige Arbeiten; die Sorge für immer trockne Kleidung, und für körperliche Reinigkeit der Mannschaft; das fleißige Auspumpen des Abtritts und die Reinigung der Luft zwischen den Verdecken durch große Kohlen- und Feuerpfannen, nach Cooks Art, werden dieser Gefahr vorbeugen. Doch muß das fleißige Waschen der verschiedenen Behälter mit Seewasser an dem Boden, den Wänden und der Decke, als keine überflüssige Vorsorge angesehn werden. Nimmt man unter das Seewasser zum Scheuern noch gepülverte Holzkohlen, so wird man den Gestank der Wände wirksam tilgen können. Ueberdem hüte man sich, kranke oder kaum genesene Leute einzuschiffen, und lüfte alles Geräthe bei guter Witterung oft genug auf dem Verdecke. |

150 Will man, nach Sutton's Art, in alle Räume des Schiffs blecherne Röhren leiten, welche ihren Ausgang in den Feuerheerd der Küche nehmen, so wird die verdorbene Luft vom Feuer gewiß wirksam ausgezogen werden. Aber Cooks Feuerpfannen thun noch mehr; sie erhitzen die Wände und zerstören so den Ansteckungszunder noch weit kräftiger. Von Hales Ventilatoren, (eine Art hölzerner Blasebälge), macht man wenig Gebrauch auf Schiffen. Sollte die sogenannte Gartenkresse (Lepidium sativum) nicht ein schätzbares Gemüse, oder wenigstens als Arzenei auf Schiffen gute Dienste thun, um den faulichten Stoff in den ersten Wegen zu mindern? Es ist bekannt, wie leicht der Saamen davon aussproßt. Man darf ihn nur auf ein Stück altes naßgemachtes Seegeltuch streuen und mit feuchten aufgezupften alten Stücken Tau bedecken.

In Städten, wo kein schnellfließendes Wasser durch die selbst kleinen Gassen geleitet werden kann, worin die thierischen Abfälle, die Waschwasser, der Harn und die übrigen Unreinigkeiten der Menschen und Thiere unschädlich fortfließen können, lassen sich die verdeckten Schleusen nicht entbehren. |

151 Mit letztern Schleusen ist es für die Gesundheit der Menschen, in Erregung oder doch in Beförderung der Seuchen, immer eine misliche Sache.

Um sie so unschädlich als möglich zu machen, müssen sie nicht blos als Gewölbe an den Wände und in der Decke gemauert, sondern auch auf dem Boden mit verkitteten Steinplatten belegt seyn, damit sich die faulenden Unreinigkeiten nicht in die Erde ziehen, sondern rein herausgeschafft werden können. Sie müssen öfters geräumt und der Schlamm schnell fortgeführt werden.

Man wähle zu ihrer Reinigung die Zeit stark wehender, vorzüglich Nord- Nordost- Ost- und Südostwinde, und den Winter, und vermeide die Tage, wo langwierige warme Regen, Windstille und Nebel bei niedrigem Barometerstande herrschen.

Wenn man gleich kein Beispiel hat, daß der Dunst alter Abtrittsgruben anhaltende Seuchen verbreitet habe, so gehören sie doch nicht in eine gute Polizei, welche den gemeinsamen Gesundheitszustand ihrer Bürger beabsichtigt, und überdem sind doch Fälle vorhanden, wo die in solchen Gruben erstickten Arbeiter
152 durch ihre Kleider einen so giftigen Dunst verbreitet ha- | ben, daß mehrere der Herzutretenden davon am Nervenfieber ihren Geist haben aufgeben müssen.

Um dieses seuchenerregende animalische Gift des letztern Grades der Fäulung thierischer Substanzen zu vermeiden, des verderblichsten unter allen Giften, wird man die Abschaffung solcher mörderischen Gruben, oder, wie sie auch genennt werden, Kessel, anrathen, und kein Vernünftiger wird widersprechen.

Wo sie denn nun einmal aber da sind und geräumt werden müssen, da gehe man nicht leichtsinnig zu Werke. Das simpelste Mittel, den giftigen Schwaden aus diesen Gruben zu bringen, bleibt immer, da sich selten brennbare Luft darinne befindet, deren Entzündung für das Gebäude gefährlich werden könnte – bleibt immer,

sage ich, die Einsenkung kleiner Bündel locker zusammengelegten brennenden Strohes an dünnem Drate. Man senkt sie bis zu der Tiefe, wo der Schwaden sie eben auslöschen will und läßt sie da ausbrennen. Man wiederholt dieses Einsenken brennender immer größerer Bunde, bis sich die Luftschicht bis auf den Boden erneuert hat und atmosphärische Luft an die Stelle des lichtverlöschenden Dunstes getreten ist. Hier bleibe man in der Vorbereitung nicht stehen. Denn nicht | blos 153
Mangel atmosphärischer Luft tödet hier die Arbeiter, sondern noch weit mehr der Dunst, welcher beim Aufrühren des in äusserste Verderbnis übergegangenen Menschenkothes sich, obgleich seiner Schwere wegen nicht hoch, erhebt. Diesen möglichst unschädlich zu machen, werfe man zuletzt so viel dürre brennende Reißholzwellen in die Grube, daß der ganze Boden derselben bedeckt wird, und lasse sie rein ausbrennen. Diese Hitze wird nach einer Stunde eine Schicht Mist wenigstens eines Fußes tief unschädlich gemacht haben. So viel stechen die Arbeiter aus, bringen es herauf, lassen auf dem künftigen wieder eine Schicht Reißholz ausbrennen und fahren so fort bis zu Ende.

Sollte es wirklich wahr seyn, daß die meisten Polizeien die Kirchenbegräbnisse abgeschafft hätten, so beruhige man sich ja nicht dabei. Noch sind *die alten Gräber* in unsern Kirchen vorhanden, in denen die lezten und giftigsten Grade der Fäulniß der Toden ihren verderblichen Schwaden*

* Man erinnere sich, daß das tödlichste Gas der letzten Fäulnißgrade sich nicht leicht erhebet, sondern schwer ist und oft nur in einer niedrigen Schicht über der Verwesung stehen bleibt, bis es aufgerührt und so dem Leben allgefährlich wird.

noch nicht ausgehaucht haben. Anderun- | gen und Baue im Fußboden solcher Kir- 154
chen, sind daher mit der augenscheinlichsten Lebensgefahr der Arbeiter und der Kirchenbesucher verbunden, woraus Krankheiten über einen ansehnlichen Theil des Volks sich verbreiten können.

Im Juny 1773 öffnete man in der Kirche zu Saulieu in Burgund ein Grab, und da bald darauf Gottesdienst gehalten ward, so wurden von dem aufsteigenden Dunste 40 Kinder und 200 erwachsene Leute nebst dem Pfarrer und Kirchner, durch eine bösartige Krankheit hingerafft. Auch ist es noch gar nicht ausgemacht, wie viel Jahre sich der Ansteckungszunder an bösartigen Krankheiten Verstorbener im Grabe ungeschwächt erhalten könne.

In manchen Ländern ist die *Ausstellung* aller *Leichen* zur Schau, heilsamlich verboten. In Ländern aber, wo man nicht so viel Einsicht hat, sind ansteckende Krankheiten häufig durch Aufbaarung solcher giftartiger Leichen verbreitet worden, wovon ich viele Beispiele aus Sachsen anführen könnte.

In dem Dorfe Quenstädt brachte (1780) ein Mädchen ein Faulfieber mit aus
Aschersleben. | Alle ihre vielen Geschwister und ihre Eltern wurden gefährlich 155
daran krank, einer nach dem andern, und wurden nach und nach gesund, bis auf eine erwachsene Tochter, welche am Aufliegen starb. Mit Mühe hatte ich verhütet, daß die Krankheit aus diesem Hause Andern nicht mitgetheilt ward. Es gelang mir fünf Monate lang bis zuletzt, da dieses Mädchen begraben werden sollte. Die jungen Bursche trugen den auf meine Veranstaltung vernagelten Sarg bis ans Grab. Hier überschritten sie aus Zuneigung für die Todte das strenge Verbot des Pfarrers, meines Freundes, mit Ungestüm, und brachen den Sarg gewaltsam auf, um die Leiche nochmals zu sehen, ehe sie ins Grab gesenkt würde. Noch einige andere Neugierige näherten sich. Den dritten und vierten Tag darauf lagen schon alle die Frevelhaften an diesem Fieber tödlich darnieder, so wie alle die andern nahen Zuschauer, (zum Theil aus benachbarten Dörfern), achtzehn an der Zahl, wovon nur etliche dem Tode entrannen. Die Faulfieberseuche breitete sich von Stund an aus.

Sollte es nicht wünschenswerth seyn, daß jene wichtigen Personen im Staate,
die man Todenbeschauer und Leichenwäscherinnen nennt, welche zu
156 stillschweigenden Beurthei- | lern der Todesart der Leichen und der Gewißheit ih-
res Todes ursprünglich eingesetzt worden sind, vom gerichtlichen Arzte genaue
Unterweisung zu dieser gewiß nicht leichten Kenntniß erhielten, ehe sie ein so
wichtiges, so äusserst wichtiges Amt übernähmen. Wie viele Leben scheinbarer To-
den könnten nicht dann durch sie zurückgebracht, wie viele stumme Mordthaten
durch sie ausgemittelt, und dann, was uns hier interessirt, auch an ansteckenden
Seuchen Verstorbene entdeckt werden, die sich keinem Arzte in ihrer Krankheit
anvertrauet hatten!

Man sollte auf anatomischen Theatern nicht zu keck mit den überbrachten Leichen umgehen, nicht jede annehmen, deren Todesart eine Vermuthung zu einer ansteckenden Krankheit zuließe, die Cadaver nicht bis zur äussersten Fäulniß aufheben, und eine Bravour darin suchen, selbst mit den in äusserste Verderbniß übergegangenen (nichts mehr lehrenden), oft schon zerfliessenden Aesern auf einem vertraulichen Fuß umgehen zu wollen. Es fehlt nicht an Beispielen, wo die zuschauenden Lehrlinge gefährlich hievon erkrankt sind.

Am meisten werden aber ansteckende Seuchen in Städten gehegt, erneuert, be-
157 fördert und anste- | ckender und mörderischer gemacht in den dicht an den Stadt-
mauern, in engen dumpfen Gäßchen zusammengedrängten oder sonst vor
der freien Luft versteckten kleinen niedrigen, alten Häusern, wo die Armuth
wohnt, die Mutter der Unreinigkeit, des Hungers, der Muthlosigkeit. Um die Feue-
rung und die theure Hausmiethe zu ersparen, kriechen da oft mehrere elende Fa-
milien dicht zusammen, oft in eine Stube zusammen, und hüten sich durch ein
Fenster oder eine Thüre etwas frische Luft einzulassen, weil auch Kälte mit herein
kommen könnte. Wie sich da die thierischen Auswürfe der Ausdünstungen und des
Odems konzentriren, stocken und faulen, wie da eine Lunge der andern das bischen
Lebensluft vollends wegzusaugen bemühet ist, um jener den Unrath aus den Blute
dagegen wieder hinzuhauchen; wie da die melancholische Dämmerung ihrer klei-
nen verdunkelten Fenster sich mit der erschlaffenden Feuchtigkeit und mit dem
Modergeruche alter Lumpen und verfaulten Strohes paart; wie da Gram, Neid,
Zanksucht und andre Leidenschaften sich beeifern, das bischen Gesundheit voll-
ends zu zerstören, das kann nur der wissen, den sein Beruf in die Hütten des Jam-
mers getrieben hat. Hier ist es, wo ansteckende Seuchen nicht nur leicht und fast
unaufhaltsam fortbrennen, wenn ein Fünkchen davon hinfiel, sondern wo sie selbst
158 entstehen, aus- | brechen und auch für die beglüktern Bürger mörderisch werden.

Die Vorsehung und die Väter des Landes sind bestimmt, diese Geburtsstäte der Seuchen in gesunde, beglückte Menschenwohnungen umzuschaffen. Mir bleibt nichts übrig, als mein Angesicht davon wegzuwenden, und das Mitleid in mich zu schließen.

Sind diese Hütten aber nur nicht mit gewerblosen Bewohnern angefüllt; so widerstehen ihre der geringen Kost und der Arbeit gewohnten Körper doch den Ansteckungen noch so ziemlich; wo aber Mangel an Arbeit, wo Theurung der ersten Bedürfnisse und Hungersnoth unter ihnen einreißt; dann quellen aus diesen schmuzigen Winkeln des Elendes und Jammers, Krankheiten böser Natur und Seuchen unaufhaltsam hervor. Erst seit den schrecklichen Jahren 1771, 1772, 1773 haben mehrere Landesfürsten aus eigner Lebensgefahr gelernt, das Leben vieler Tausende ihrer anvertrauten Unterthanen durch angelegte Getraide- und Mehlmagazine bei Miswachs zu sichern.

Noch muß ich die hieher gehörige allgemeine Anmerkung machen, daß die mei-
159 sten unsrer | Städte der Gesundheit nicht angemessen, angelegt sind. Hohe Stadt-
mauern und Wälle sind ohnehin jetzt als sehr entbehrlich bekannt für Städte, die

keine Festungen abgeben können. Daß sie wegen Verhinderung der freien Luft der Gesundheit nachtheilig sind, wird man nicht weniger zugeben. Aber daß die Häusermassen der meisten Städte allzu dicht auf einander gedrängt sind, das sieht man noch nicht allgemein ein, und sucht es mit Erleichterung der Geschäfte und Gewerbe in einem engern Kreise, wiewohl vergeblich, zu entschuldigen.

Bei neu anzulegenden Städten sollten nie höhere als zwei Stock hohe Häuser erlaubt werden, man sollte jede Gasse wenigstens zwanzig Schritt weit und ganz gerade bauen, damit die Luft ungehindert durchstreichen könnte, und hinter jedem Hause, (etwa die Eckhäuser ausgenommen) sollte ein Hof und ein Gärtchen vorhanden seyn, welches mit der Breite des Hauses eine wenigstens doppelte Länge vereinigte. So würde die Luft hinter den Häusern auf der ansehnlichen Fläche der an einander stoßenden Gärten, so wie von vorne auf den geraden breiten Gassen, ohne Schwierigkeit erneuert werden; ein für die Unterdrückung ansteckender Krankheiten und Beför- | derung der allgemeinen Gesundheit* 160

* Die verderbte Luft in dicht gebauten Städten mit hohen Häusern, ist vorzüglich Kindern verderblich, und erzeugt jene Verkrüppelung der schönen Menschengestalt, die man englische Krankheit, Zweiwuchs, Verknüpfung, Rachitis nennt, eine Erweichung der Knochen mit Erschlaffung der Muskeln, Unthätigkeit des Lymphsystems und hoher Reizbarkeit verbunden. Die große Zahl dieser mitleidswürdigen kleinen Ungeheuer in enggebauten Städten bemerkt der unmedizinische Beobachter nicht leicht, weil theils eine Menge davon in den ersten Jahren wieder ins Grab sinkt; theils die entrinnenden Krüppel sich aus Schaam dem öffentlichen Auge entziehn.

so wirksames Mittel, daß die meisten von mir oben angegebenen Vorsichtsregeln gegen Seuchen dadurch größtentheils entbehrlich werden würden. Welche Vorzüge haben nicht Neuwied, Dessau u.s.w. in dieser Rücksicht!

Den noch so schön, räumlich, hoch und luftig gebauten Fleischbänken einiger Städte (z. B. Dresden) sind dennoch die freien blos mit einem Dache versehnen, auf Marktplätzen stehenden Buden der Fleischhauer vorzuziehen. Immer konzentrirt sich ein fauler Gestank in den hiezu bestimmten Verkaufhäusern. |

Die Buden mit Stockfisch und Hering müssen ins Freie vor die Thore verwiesen 161
werden; der sich aus ihnen verbreitende ekelhafte Gestank zeigt schon selbst, wie feindlich er für unsre Gesundheit ist.

Wäre es möglich, alle Werkstäte und Vorrathskammern der Fleischhauer, der Seifensieder, der Gärber, der Pergamentmacher, der Darmsaitenverfertiger, der Leimsieder und aller andern Handwerker, welche mit leicht faulenden Thiertheilen sich beschäftigen, ganz aus den Städten zu verbannen, und vor die Thore in einzelne Häuser zu verlegen, welche keine Gasse, sondern eine bloße Reihe bilden, so würde dieß bei ansteckenden Krankheiten sehr vortheilhaft seyn. Ich sahe mehrere Mezgerhäuser in engen Gassen bei Epidemien rein aussterben, indeß die nahen Häuser weit weniger litten.

Unglaublich ists, wie die Indolenz der über ihren Vorurtheilen einschlummernden Menschenklasse gewisse ihnen abscheulich dünkende Dinge mit einem so tiefen Respekt in großer Entfernung umgeht, daß zwischen ihnen und einem Heiligthume wenig Unterschied*

* Es ist sonderbar, daß fast alle Sprachen Ausdrücke haben, welche das Abscheulichste, so wie das Verehrungswürdigste mit gleichen Namen bezeichnen – schaudervoll, *sacer, awfull*, sind Beispiele.

bleibt. Nur dieses | räthselhafte Vorurtheil konnte es seyn, welches die Ueberbleibsel toder Hausthiere, so wie die damit umgehenden Menschen (Freiknechte!) für so unberührbar ausgab, und sie dergestalt von den Gesetzen guter Polizei eximirte, daß hievon große Verwirrungen und Nachtheile über die bürgerliche Gesellschaft gebracht wurden. Hier will ich mich blos über die einer ächten Gesundheitspflege so widersprechende Hinwerfung der toden Körper der Hausthiere an die freie Luft, auf oft von Menschenwohnungen nicht weit entfernte Anger, beschweren*. 162

* Hat es in der Eitelkeit des Menschen seinen Grund, der sich allein für den Herrn der Schöpfung ausgiebt, wenn er sich allein die hohe Ehre unter die Erde begraben zu werden anmaßt, und so zum Zeichen der höchsten Herabwürdigung der Thiere, (selbst der so nützlichen, um uns so verdienten Hausthiere), sie mit dem verächtlichsten Schimpfnamen, ohne Begräbniß ins Freie hinwirft, der Natur zum Schrecken, welche selbst so viel möglich alle Verwesung dem öffentlichen Anblicke zu entziehen sucht?

Wenn überhaupt alle faulenden thierischen Theile auf jeden unsrer Sinne den
163 abscheulichsten Eindruck machen, wenn | nächstdem alle Ansteckungskrankheiten in der Fäulniß ausgebrütet werden, wie kann man sich einbilden, daß so große Massen faulenden Fleisches von Pferden und Hornvieh, vorzüglich bei Viehsterben, für die menschliche Gesundheit gleichgültig seyn könnten? Die Sache redet selbst!

Ich finde fast nur in großen wohleingerichteten Städten einige (obwohl selten zulängliche) Aufmerksamkeit auf den Verkauf verdorbner Nahrungsmittel, vorzüglich thierischer Substanzen gerichtet. Man bringt aus fischreichen Gegenden oft Fische mancherlei Art, vorzüglich kleinere auf den Markt, welche schon alle Spuren der Verderbniß an sich tragen. Größtentheils der gemeine, arme Mann kauft sie, weil sie wohlfeil sind – niemand beschwert sich, und der erkrankte Tagelöhner wirft die Schuld seines Uebelbefindens immer auf eine andre Ursache, nur nicht auf die wahre. Niemand beschwert sich; der Verkäufer dieser verderblichen Kost zieht unbekümmert und ungehindert wieder heim. Oft genug denkt die Obrigkeit, die dieß beiläufig erfährt: Wo kein Kläger ist, ist kein Richter. Sind das aber Väter der Stadt?

Auch andre verdorbne Fleischspeisen können ansteckende Nervenfieber erregen. |
164 In großen Fabrik- und Werkhäusern, wo die Arbeiter im Hause selbst wohnen, sollten die Kranken immer, selbst wenn sie erst zu klagen anfangen, sogleich von den Gesunden getrennt und bis zu ihrer gänzlichen Genesung abgesondert gehalten werden. Auch da, wo die Arbeiter zwar ausser dem Hause wohnen, hier aber zur Arbeit in großen Sälen zusammen kommen, ist vorzüglich zur Zeit herumgehender Krankheiten, die Pflicht des Werkmeisters, diejenigen sogleich zurück zu weisen, welche sich bedenklich zu klagen anfangen. Für die Auslüftung und Reinlichkeit der Säle und Behälter, sollte wie immer, so vorzüglich bei herumgehenden Krankheiten gesorgt werden.

Die öffentlichen Schulen sind gewöhnliche Verbreitungsörter ansteckender Krankheiten, der Pocken, der Masern, der bösartigen Bräune, des Scharlachfiebers, der Rötheln, (des Keuchhustens?) und vieler Hautkrankheiten. Wenn die gewöhnlichen Schullehrer sich mehr mit der physischen und moralischen Verfassung ihrer Zöglinge, als mit Anfüllung ihres Gedächtnisses zu beschäftigen gewohnt wären, so könnten sie viel Unglück dieser Art verhüten. Es sollte ihnen eingeschärft werden, kein krankes Kind in ihre Stunden zuzulassen, dessen verän-
165 dertes Aeus- | sere eine im Entstehen begriffene Krankheit verräth. Ein krankes Kind kann ohnehin nichts lernen.

Zu Zeiten herumgehender Krankheiten sollten die Prediger öffentlich davor warnen, bei schon vorhandener Kränklichkeit nicht in die Kirche zu kommen, und die Nachbarn in Gefahr zu setzen.

Was unzweckmäßige Einrichtungen der Armen- Zucht- Waisen- und Invalidenhäuser, was die Spitäler und Krankenhäuser gewöhnlicher Art zur Erzeugung und Beförderung ansteckender Krankheiten beitragen, vermag ich hier nicht aus einander zu setzen, noch weniger die beste Anlage dieser zur Erleichterung der unglücklichsten Menschenklassen bestimmten Anstalten mitzutheilen. Der Gegenstand ist zu wichtig und wegen vieler Rücksichten allzuweit umfassend, als daß er hier mit wenigen Worten abgefertigt werden könnte.

Ueber die Befriedigung unsrer thierischen Bedürfnisse – in einer andern als medizinischen Rücksicht*

Der Mensch scheint offenbar zum Genusse geschaffen zu seyn. Dieß sagt schon der Säugling, wenn er nach der Mutterbrust jammert, dieß sagt noch der erkaltende Greis, wenn er den Camin schürt; dieß sagt mit vereinter Stimme das mit der Puppe spielende Kind, das sich zum Tanze drängende Mädchen, der badende Jüngling, die zum häuslichen Feste geschäftige Mutter, und der Wonneblick des heimkehrenden Vaters, wenn ihm Alt und Jung entgegen hüpft. 166

Die ganze Schöpfung freut sich um ihn her und genießt, warum soll es der mit feinerm Gefühle begabte Mensch nicht thun?

Allerdings soll er's. Nur in der Wahl der Genüsse und ihrer Menge übertritt er allein die Maße; er allein unter allen lebenden Wesen. Kein in der Freiheit lebendes Thier genießt andre Nahrungsmittel, als seiner Natur und seiner Gesundheit angemessen sind; es nimmt nicht mehr davon zu sich, als es eben zum Wohlseyn braucht; es trinkt nicht über Durst, ruht sich nur dann aus, | wenn es müde ist, und 167 begattet sich selten und nur dann, wenn eben die Zeit der Fortpflanzung seines Geschlechts gekommen ist, und sein reifer unaufhaltsamer Naturtrieb es zu einem angenehmen Gegenstande seiner Begierde hinzieht.

Die Befriedigung unsrer thierischen Bedürfnisse hat keine andre Absicht, als unser Leben, unsre Gesundheit, unser Geschlecht zu erhalten; das damit vergesellschaftete Vergnügen ist desto lebhafter, desto größer, je stärker und vollkommner das Bedürfniß war, bekömmt aber in der Empfindung der glücklichsten Klasse von Menschen, (denen, welche der Natur gemäß leben) augenblicklich eine Nüance von Gleichgültigkeit, sobald das Bedürfniß den zweckmäßigen Grad von Befriedigung erreicht hat.

An der Gränze, wo man über diese Maße schreitet, wie beim hohen und mittlern Welttone so oft der Fall ist, fängt die Ueppigkeit, Schlemmerei und entartete Sinnlichkeit an. Man bildet sich in den gemächlichern Ständen ein, daß der vervielfältigte, bis aufs äusserste vervielfältigte Genuß der Sinnreizungen aller Art im eigentlichen Verstande leben heiße. „Ich habe viel gelebt," spricht der entnervte Wollüstling; mich aber deucht, er hat wenig gelebt. |

Jedem einzelnen Menschen ist nur eine gewisse Maße von körperlichen Vergnügungen zugetheilt worden, die sein Nervensystem nur so eben ohne Zerstörung seiner Gesundheit recht zu schmecken und im Genusse lebhaft aufzufassen fähig ist. Der Mäßige findet diese seiner Organisation angewiesene Gränzen sehr leicht durch Erfahrung, mit Unpartheiligkeit angestellt – und ist in Beobachtung der gefundenen Gesetze glücklich, glücklicher als der Unmäßige sich nur träumen lassen kann. 168

Lasse ich mir aber, durch üble Beispiele oder durch schmeichelhafte Glücksumstände angelockt, einfallen, die mit meiner Gesundheit bestehende Maße von Genuß zu erhöhen, so finde ich, daß meine Sinnen dieß Uebermaß anfänglich verschmähen. Es entsteht Ueberdruß, Ekel – Warnungen der weisen Natur! Fahre ich aber dreist fort, mir's zum Geschäfte zu machen, meinem Körper mehr Genüsse aufzudringen, als ihm zum Wohlseyn behagen; wende ich sinnreiche Mittel an,

---

* In: Freund der Gesundheit, 1. Bd., 2. H., Leipzig 1795, S. 166–173. – Auch in: Stapf (1829), 2. Bd., S. 219–222 sowie Bakody (1883), S. 10–13.

durch Reize mancherlei Art, die des Ueberflusses müden Nerven zur Annahme neuer, übermäßiger Genüsse zu nöthigen, so bring' ich es zwar allmählig dahin, daß ich schwelgen, das ist, meine Nerven mit einer unnatürlichen Menge Eindrücke
169 belästigen kann – wozu der Mäßige nicht fä- | hig ist; – aber es bleibt doch nur ein Schein von größerm Genusse. Wahrheit ist nicht darin.

In eben dem Verhältnisse, als wir durch unnatürliche Mittel unsre thierischen Genüsse zu erhöhen, zu vervielfältigen suchen, in eben dem Verhältnisse stumpfen sich unsere Sinnorgane ab, und fangen an, von einer Menge Genüsse nur wenig und immer weniger lebhaftes Vergnügen zu empfinden.

Durch Gewürze, Salze und feurigen Wein muß der Schwelger seine Zungennerven aufrecht zu erhalten suchen, damit sie immer noch etwas mehr Speise den Schlund hinunter lassen, und so kommt er endlich dahin, daß ihm selbst seine hochgewürzten Speisen nicht mehr schmecken und er seinen verehrlichen Kochmeister antreiben muß, auf neue Erfindungen zu sinnen, um die welken Gaumennerven seines armen Herrn aufzukitzeln, und so den Magenmund zu überstimmen, daß er seine Pflicht vergißt, das Ueberflüssige zurück zu stoßen. Hat sich der gnädige Herr an den ersten beiden Gerichten schon hinlänglich satt gegessen, so muß sein allmächtiges Genie noch ein oder mehr Duzend Gerichte nachfolgen lassen,
170 welche durch lieblichen Anblick, lockenden Geruch, durch Ab- | wechselung des Geschmacks und durch verstärktere Gewürze die verschwisterten Sinnen und vorzüglich die Zunge, immer neu, immer stärker täuschen.

Dieß ist aber nur eitel Künstelei, Einbildung von vergrößertem Genusse, nicht wirklicher, mit innigem, allgemeinem Wohlbehagen vergesellschafteter Genuß. Eitel, eitel bedauernswürdige Einbildung.

Der Drescher labt sich an seinem schwarzen Mehlbrei, an seinen Kartoffeln mit Salz bestreut, doch weit mehr als der gnädige Herr, ob gleich sein Gericht vielleicht nur ein Tausendtel jener vornehmen Mahlzeit kostete; er bleibt lustig dabei und schläft ein, wie tod, bis ihn der heitere Morgen kraftvoll weckt, indeß jenem vor Ueberfüllung die Welt zu enge wird und kaum ein matter, traumvoller Schlummer die langen Stunden der Nacht kärglich genug ausfüllt, bis er sich aus seinen weichen Daunen hebt, mit trüber Stirne, unreiner Zunge und konvulsivischem Gähnen; – unerquickt!

Wessen Mahlzeit war mehr werth? Wer von beiden hatte den höhern, wesentlichen Genuß, wer das überwiegendere sinnliche Vergnügen? |

171 Der Ackermann, welcher nur Sonntags nach der Kirche seinen Krug Bier in der Schenke trinkt, hat in diesen Paar Stunden vielleicht einen doppelt so hohen Genuß für seine wenigen Pfennige, als der Justizpräsident, welcher sich rühmen kann, vielleicht tausendmal so viel Geld in pikantem Capweine die Woche über eingeschluckt zu haben. Jener labte sich die Werktage über mit dem Quell hinter seiner Hütte, wenn ihn dürstete und ward munter dabei; indeß jener bei der Uebermenge seines theuren Trankes erhitzt, schläfrig und benebelt ward.

Welcher unter beiden genießt wohl sein Leben am besten, welcher hat den höhern Genuß?

Vergeblich bildet sich der Unkeusche ein, daß die ekelhafte Verschwendung seiner zu höhern Absichten geschaffenen Kräfte ihm hohe Freude und glückliche Genüsse verschaffe. Abgerechnet die Entnervung und die Leiden ohne Zahl, die seiner muthwilligen Unbesonnenheit auf der Ferse folgen; abgerechnet, wie unfähig er sich zu künftiger Vaterfreude macht, und wie tiefe, mitleidwürdige Furchen er in seine zwanzigjährige Stirne zieht – abgerechnet diese und tausend andre Betrach-
172 tungen (die ich hier mit Fleiß nicht berühre), ist er ein | unglücklicher Sklave einer Gewohnheit, welche ihm aus dem falschschimmernden Taumelbecher weit mehr Schmerzen als Vergnügen reicht. Der Arme! er weiß nichts von dem Göttergefühle

einer seltnen, kraftvollen Umarmung eines treuen Weibes, deren Tugend und Schamhaftigkeit die tiefste Ehrerbietung einflößt und Liebe ächter Art in ihren wonnetrunknen Gatten zu zaubern weiß.

Wer aber an den Hefen thierischer Wollust Belieben trägt, der kann sie in dem schamlosen Umgange feiler Buhlschwestern, bis zum Ueberdrusse ausschlürfen. Gar bald stümpft sich sein feines Gefühl in dieser löblichen Zunft ab, die Tochter des Himmels, ächte Liebe, wird dem Betrogenen eine lächerliche Grille und sein Geschlechtstrieb erlischt bald bis zu dem Grade, daß er eine Menge grobe Reize und Buhlkünste zu seiner Ausübung bedarf, vor denen einer sittsamen Einbildungskraft schaudert. Erschöpfung Leibes und der Seele, Selbstverachtung, Lebensüberdruß und ein böser schneller Tod, ist die natürliche Folge dieser verderblichen Unmäßigkeit.

Die begüterten Stände suchen doch sonst ihren Vorzug in Verfeinerung ihrer Sitten, ihres | Aeussern und aller Dinge, die sie umgeben, warum sinken sie wohl in 173
Befriedigung ihrer thierischen Bedürfnisse so tief unter die ärmste Volksklasse, und, ich möchte sagen, noch tiefer herab? Doch wohl nur aus dem einfachen Grunde, weil sie hienieden recht viel genießen wollen, – und genießen könnten, wenn ihnen das rechte, wahre, einzige Mittel, dazu zu gelangen, bekannt wäre, die ächte Mutter des lebhaften, unversiegbaren Genusses, die reiche Freudengeberin Mäßigung.

Eine Kinderstube*

Ich kam lezt zu einem meiner Verwandten. Unsere Unterredung fiel bald auf mein 174
Lieblingsgespräch, auf die Kinder. Die Frau Muhme (ihr Eheherr ließ ihr, wie billig, das Wort) redete wie ein Buch von der physischen Erziehung, und ich ward begierig, ihre kleine Familie zu sehen.

Sie führte mich hinten auf den Gang, welcher auf den Hof stieß, und öffnete die Thüre zu einem dunkeln, niedrigen Behälter voll widriger Gerüche, den sie ihre Kinderstube hieß.

Es stand ein dampfendes Faß mit eingeweichter Wäsche vorn in dieser Stube, mit etlichen ungezogenen Waschweibern darum, deren sittenloses Geschwätz die Ohren, so wie der Dunst des schmuzigen heißen Wassers die Lungen verunreinigte. Der in Tropfen verdichtete Broden lief häufig an den Fensterscheiben herab.

Ich gab der Frau Muhme meinen Unglauben an die Nutzbarkeit dieser Einrichtung zu erkennen, und bedeutete sie, wie sehr sich die Luft für die Kleinen von der Ausdünstung der Wäsche | verschlimmere, und wie sehr die große Feuchtigkeit alle 175
Fasern unsers Körpers erschlaffe, folglich Kindern doppelt schaden müsse.

„Was meinen Sie doch," fiel sie mir in die Rede, „was das Waschen für Verunreinigung hervorbringen soll; ich sehe keinen Koth davon, und mit der Feuchtigkeit wirds wohl auch nicht viel bedeuten."

„Die unsichtbare, aber sehr nachtheilige Verschlimmerung der Luft, mein' ich, von deren Schaden bei so zarten Geschöpfen, als Kinder sind, Sie sonst schon werden gehört haben."

* In: Freund der Gesundheit, 1. Bd., 2. H., Leipzig 1795, S. 174–184. – Auch in: Stapf (1829), 2. Bd., S. 227–232 sowie Bakody (1883), S. 5–9.

„Ich lasse zuweilen mit Wacholderbeeren räuchern, und die nehmen alles Böse weg," war ihre Antwort.

Nun merkte ich wohl, daß eine feinere Demonstration, wie sehr azotische Luft an Eigenschaften von der reinen Lebensluft verschieden sei, obgleich beide oft nicht im Geruch und nie im Ansehn etwas Auszeichnendes haben; welch' schleichendes Gift eine anhaltend verdorbene Luft für Thiere und Menschen, vorzüglich für das zarte Alter, und wie unmöglich es sey, daß Kinder auch nur erträglich darin gesund leben
176 können, u.s.w. | für meine liebe Frau Muhme, weder verständlich genug, noch annehmbar seyn würde; selbst von der Menge Feuchtigkeit getraute ich mir nicht zu reden, die sich vom heißen Wasser unsichtbar in der warmen Stubenluft auflöse, und eben so unsichtbar von den offnen Hauteinsaugungsgefäßen des weichen Kinderkörpers eingeschluckt werde, und so die natürliche Ausdünstung verhindere. Eben so wenig versuchte ichs, wie ich wohl auf meiner schulgerechten Zunge hatte, ihr nach der syllogistischen Figur Barbara zu beweisen, daß das Räuchern mit Wachholderbeeren und ähnlichen Dingen, wohl eher zur Phlogistisirung und Verschlimmerung der Luft beitrage, die unreine aber unmöglich in Lebensluft umändern könne – Ich löschte aber, wie gesagt, glücklich meinen fast in Flammen auflodernden Widerlegungsgeist, und nahm mir vor, ein Argumentum ad hominem[1] aufzusuchen.

„Es kann seyn," sprach ich, „daß ich mich irre, und daß Sie, wertheste Frau Muhme, wider alles Vermuthen recht haben, daß ein solches oft erneuertes Waschfest in einer Kinderstube, nebst den dunstenden Windeln dort am Ofen, keinen unwohlthätigen Einfluß auf die Kindergesundheit äußere, und ich gebe mich sogleich
177 gefangen, wenn Sie mir ihre lieben kleinen | Kinder – die denn wohl recht munter seyn werden – hergeführt haben."

„Herführen," sprach sie, „kann ich sie nicht, aber dahinten können Sie sie selbst sehen. Ich weiß gar nicht, was es mit dem armen neunjährigen Fritz da heißt; er kann nicht gut ohne seine Stelzen fort."

Unter diesen Worten hutschte die kleine elende Figur mühsam uns entgegen. Seine Knie waren einwärts gebogen und die Unter- und Oberschenkel völlig ohne Waden und Fleisch. Sein Kopf stak, etwas rückwärts gebogen, zwischen den Schultern, das Gesicht war blaß und welk, die Augen matt, aber stark vor der sonst schon dicken Stirne hervorgetrieben. Die großen Ohren standen etwas ab; die Nasenlöcher waren erweitert; die breite Zunge ragte immer etwas aus dem halb offenen Munde hervor. Die dünnen Aermchen konnten sich mit genauer Noth über den Krückenknöpfen erhalten.

Er setzte sich bald wieder auf sein Lehnstühlchen keuchend nieder, von dieser kleinen Strappaze auszuruhen.

Ich zuckte unwillkührlich die Achseln so hoch ich konnte, und ließ den tiefgeholten Athem langsam wieder gehen. – |

178 Ein Gemisch von Preis gegen Gott und innigem Mitleid bemächtigte sich meiner, da ich meinem rothbäckigen Fritz neben mir befahl, diesem unschuldigen Opfer verderblicher Kinderbehandlung eine freundliche Hand zu reichen. Mein kleiner Wildfang küßte dieß kleine Ungeheuer zärtlich und fragte, was er da aus dem großen Topfe tränke. „Meinen Nachmittagskaffee," – war seine Antwort – und schenkte meinem Knaben eine Tasse davon ein, der sich aber entschuldigte, weil er nichts tränke, was er nicht kenne.

„Sie scheinen das nicht gern zu sehen," sagte die Frau Muhme, „aber was soll das Kind trinken, es ist das einzige Bißchen, was ihm Güte thut, er kann sonst eben nichts genießen."

1 „Ein Argument unter Bezugnahme auf den Menschen".

„Güte?“ fragte ich hastig in einem Anfalle von halb verbissenem, aber heftigem Unmuthe – und wendete mich weg.

O! wie gern wäre ich hier in eine Strafpredigt ausgebrochen, und hätte dieser unglücklichen Mutter gezeigt, wie ein Trank, welcher unser Blut in Wallung setzt, während er die Reizbarkeit unsrer Muskelfiber dergestalt erhöhet, daß sie mit der Zeit ganz abgespannt und bis zum Zittern geschwächt wird – welcher die Lebens- |
wärme allmählig verzehrt – welcher ohne eigne Nahrungstheile zu besitzen, Hun- 179
ger und Durst widernatürlich tödet, und welcher in seinen oft bis zur Ohnmacht matten Verehrern eine überspannte Munterkeit heuchelt, die wie ein überhingehender Rausch den entgegengesetzten Nervenzustand zurückläßt – wie verderblich ein solcher Trank für das zarte, ohnehin schon mit großer Reizbarkeit begabte Kind sei, und wie unmöglich ein so verwahrlosetes Geschöpf dabei anders als im höchsten Grade rachitisch und kachektisch werden könne – müsse – ein eingeschrumpftes Dimunitiv von Menschen, dem nichts wünschenswertheres auf dieser Welt bleibt, als der Tod.

Mit allen diesen bis zur Evidenz gebrachten Wahrheiten, wollte ich das schlummernde Fünkchen ihrer Mutterliebe anfachen.

Ich hielt mich aber, weil mir einfiel, daß es auch der Frau Mama Lieblingstrank sei, und bemühte mich, meine Empfindlichkeit dahin einzuschränken, daß ich ihr im gemäßigtern Tone zu verstehen gab: meines Bedünkens sollte der Kaffee nur ein Festtagstrank vierzig und mehrjähriger Leute, oder in gewissen Fällen Arznei seyn. |

„So werden Sie dann,“ strenger Herr Richter, war ihre Replik, „wohl auch dem 180
Würmchen dort am Tische sein Lieblingsfutter entziehen wollen?“

Es war Zuckergebacknes, was das dreijährige Mädchen, welches noch auf keinen Fuß getreten, und zum Gehenlernen nicht zu bringen war, mit einer Art Gierigkeit verschluckte, die mir Ekel und Entsetzen erregte. Dieses bleiche, aufgedunsene Geschöpf hatte Röcheln auf der Brust, es geiferte, hatte einen matten Blick, einen hervorgetriebenen Bauch und wie ich erfuhr, wenig Schlaf, und immerwährenden Durchlauf, wodurch, wie mir die Frau Muhme versicherte, viel böse Unreinigkeiten aus dem Leibe giengen.

Ich bat sie, zu versuchen, ob sie selbst beim häufigen Genusse süßer Sachen gesund bleiben, und nicht saures Aufstoßen, Würmer, mangelnde oder übermäßige Eßlust und Durchlauf bekommen werde, geschweige denn der so zarte, gewöhnlich an Säure kränkelnde Magen eines bewegungslosen Kindes.

Es schien einigen Eindruck auf sie zu machen, vorzüglich da ich sie ersuchte, die Stärke meines Hausessigs zu probiren, der blos aus Zucker und Hefen bereitet werde. |

„Wenn Sie mir nur einen guten Rath für das elende Geribbchen da in der Wiege 181
am Ofen geben könnten, es hat immer so einen kalten Schweiß, es schläft nicht und schreit immer, als wenn's am Spiese stäke. Es bekömmt unterweilen das böse Stäubchen. Wenn's nur der liebe Gott ausspannte; man sieht seinen Jammer dran. Ich habe schon drei Knäbchen, Gott hab sie seelig! auf dem Kirchhofe ruhen, die alle an den Zähnchen sturben. Das kleine Traugottchen da geht nun auch ein Vierteljahr mit den Zähnchen um; es greift auch immer ins Mäulchen. Wenn's ihm nur nicht gar von bösen Leuten gethan ist, wie meine Schwiegermutter gewiß behaupten will, die ihm auch die Scharlachläppchen um die Händchen gemacht hat. Sie sollen gut fürs Beschreien seyn. Sie räuchert auch fleißig mit neunerlei Holz.“

„Was sollte wohl,“ war meine Antwort, „das arme unschuldige Kind den bösen Leuten zu Leide gethan haben? wo sind die bösen Leute, welche die Kunst besäßen, ein gesundes, mit gesunden Nahrungsmitteln mäßig ernährtes, und durch Bewegung in freier Luft und Reinlichkeit gestärktes Kind, durch einige Worte krank zu machen? Wahrhaftig,“ fuhr ich fort, und ward (des vielen Elendanblicks müde) et-

182 was hef- | tig – „wahrhaftig, wenn Sie unterließen, dem armen Kinde die Menge gekautes Brod aus dem Lappenzitze (Nutschbeutel, Zulp) saugen zu lassen, wodurch sein Magen versäuert und überladen wird, wenn Sie es so oft rein und trokken legten, daß all der üble Geruch wegfiele, den ich hier um die Wiege bemerke, wenn Sie es weniger heiß zudecken, täglich mit kühlem Wasser über den ganzen Leib wüschen und von der unnatürlichen Hitze des Ofens entfernten, wenn Sie es fleißig in die freie Luft tragen ließen, oder, besser, selbst trügen, es nie mit ungesunden Nahrungsmitteln, selbst nicht mit gesunden, überfüllten; so könnte sich doch noch das arme Geschöpf seines Daseyns freun, es würde nicht so viel wimmern über all das Elend, womit Sie es überschütten und was sie von Zähnen und Behexen herleiten; es würde gesund und munter seyn, mit einem Worte, es würde Ihnen Freude machen, statt daß Sie jetzt seufzen. Wissen Sie wohl, daß Zahnkrankheiten bei ganz gesunden Kindern fast unmöglich, fast unerhört sind, daß dieser Name nur Unwissenden dient, die ihnen unbekannten Kinderkrankheiten zu vermänteln und der Natur zur Last zu legen, was die Schuld der Mütter, der Wärterinnen und des Arztes ist! Alle meine sechs Kinder haben nie durch eine
183 bedeutende Unpäßlichkeit das Her- | vorbrechen ihrer Zähne angedeutet; wenn ich ihnen in den Mund sahe, so standen die Zähne, die ich hoffte, gewöhnlich schon in einer ebenen Reihe hingepflanzt. Wozu das ewige Klagen über die selbst verschuldeten angeblichen Zahnkrankheiten kleiner Kinder?" –

Ich fuhr fort, ihr in meinem überwallenden Eifer etwas nachdrücklich zu verstehen zu geben, welche giftige Luft, die Luft dieses niedrigen, dunkeln, heißen, mit Ausdünstungen aller Art und so oft mit dem Broden schmuziger Wäsche angefüllten Zimmers sei – wie sehr Kinder der Mühe werth wären, daß man ihnen ein geräumliches, hohes, helles, oft durchlüftetes, äusserst rein gehaltenes Zimmer zum Aufenthalte anweise, für die Stunden des Tages, die sie nicht in ganz freier (für kleine Kinder durchaus unentbehrlicher) Luft zubringen.

„Komm Fritz!" setzte ich hinzu, „laß uns dieß jammervolle Kinderspital verlassen und unsre Lungen draussen im Herbstwinde von dieser übeln Luft reinigen. Gott wird die armen, hülflosen Kinder in der kühlen Erde versorgen, auch den krüppelichten Knaben da, um den du weinst. Komm! komm!" |

184 Die Frau Muhme war ziemlich ausser sich, wollte noch guten Rath von mir haben, wollte sich bedanken, u.s.w. Ich verließ sie aber schnell und rufte ihr noch zu: „Sie hätte vor der Hand genug an dem zu ändern, was mir mein mitleidiger Eifer abgedrungen hätte," und fort war ich mit meinem vollwangichten Fritz.

Ueber die Wahl eines Hausarztes*

Lieber Doktor! 185

Seit ich aus Ihrer Nähe bin, ist mir ein Bedürfniß beigekommen, zu dessen Befriedigung Sie gewiß etwas beitragen können, und hierum bitte ich Sie. Wenn mir etwas zustößt, so weiß ich nicht, welchen Arzt ich wählen soll; und doch haben Sie mir eine mehr als gewöhnliche Sorgfalt für meine Gesundheit so angelegentlich als widerholt empfohlen. Wir haben hier viel Doktors, die Sie kennen und auch wohl zum Theil nicht kennen werden. Einige davon haben sich an mich angedrängt, haben sich auf verschiednen Wegen bei mir empfehlen lassen, auch wohl selbst empfohlen. Nun kenne ich das Empfehlen schon, vorzüglich bei Leuten von meinem Stande. Gerade der Keckeste, der Insolenteste, ich möchte sagen Unverschämteste, bekömmt die beste Empfehlung, er sei auch übrigens so unwissend und unmoralisch als er nur seyn kann. Entweder ungeheurer Stolz (und von dem wissen Sie, daß er immer Unwissenheit zur Schwester hat) bläset sein hohes Ich bis zu dem riesenmäßigen Helden auf, den er sich dünkt, der sich kühn zu den wichtigsten Posten melden könne, ohne Mine von Furcht eines Repulses;
oder ein Gemisch von Selbstge- | nügsamkeit und Geldsucht macht ihn erfinde- 186
risch zu Künsten aller Art, um die zur Empfehlung dienlichen Personen in sein Interesse zu flechten, welche zugleich schwach genug sind, ihr ganzes Ansehn für ihn zu verwenden.

So geschehen die meisten Empfehlungen, und wer ihnen glaubt, mag sich mit dem Krüppelausschusse begnügen; ich bin mistrauisch, und muß mich selbst überzeugen, ehe ich wähle.

Wie überzeuge ich mich aber in meinem Falle, lieber Doktor? nach welchen Grundsätzen soll ich mir einen Arzt wählen, damit ich dem Köder der Alltagsempfehlungen entgehe, in denen wir die Spitze des Angelhakens gewahr zu werden, nicht täglich und stündlich allsichtig genug sind. Rathen Sie Ihrem, u.s.w.

Prinz von **. |

* * *

Bester Prinz! 187

Sie haben Recht, daß ich die Aerzte ihrer Garnison nicht genau kennen würde; ich kenne keinen genau genug, und Ungekannte sich empfehlen zu lassen, dagegen haben Sie, wie ich mit Vergnügen bemerke, eine vortrefliche Abneigung.

Ohne selbst ein sehr großer Arzt zu seyn, ist es unmöglich, die wissenschaftlichen Kenntnisse eines andern Arztes unmittelbar zu beurtheilen, Sie müssen sich also als Nichtarzt einiger Umwege bedienen, um einen guten Mann dieses Faches auszusuchen, die nicht weniger gewiß zu Ihrem Zwecke führen, als der Inbegriff aller Schulweisheit. Gewisse Kleinigkeiten im Aeusseren, ein gewisses Benehmen bei den Geschäften und einige Nebendinge charakterisiren die verschiedenen Klassen der Aerzte.

Sehen Sie wie α mit bedächtig gemessenen Schritten, ausgebogner Brust, und hoch erhabnem Haupte in die ihn ehrfurchtsvoll erwartende Gesellschaft tritt, wie er mit einer gnädigen, langsamen Halbverbeugung die Würde seiner hohen Person

* In: Freund der Gesundheit, 1. Bd., 2. H., Leipzig 1795, S. 185–195. – Auch in: Stapf (1829), 2. Bd., S. 233–238 sowie Bakody (1883), S. 4.

ankündigt, und mit kurzen Sylben und einem air dedaigneux[1] die wichtigsten Fragen aburtheilt. Nur die Großen der Versammlung würdigt er seiner Näherung, er
188 schmeichelt ihnen | in hochtrabenden Phrasen, um wieder fetirt zu werden, und spricht von den Hohen der Erde und den ersten Gelehrten, wie von alltäglichen Kleinigkeiten, die man mit dem Fünftel eines Blickes mustern kann. Belohntes oder verkanntes Verdienst, herzrührende häusliche Auftritte, Gefahr und Errettung, Leben und Tod, nichts bringt ihn aus seiner Eiskälte, oder entlockt ihm höchstens eine witzige Tirade, die das Pöbelvolk seiner unterthänigen Klienten mit Händeklatschen anzuerkennen nicht unterläßt. Er spricht die neuern Sprachen mit dem feinsten Akzent; sein Haus ist ein Muster des hohen Tones, und die Geräthe im ersten Geschmacke.

Sie werden wohl nie so eitel werden, Prinz! durch diesen Chan der Aerzte sich ein Ansehn geben zu wollen. Eine so excentrische Rolle nimmt wahrlich des besten Akteurs ganzen Kopf weg, sie will gelernt, probirt, eingespielt seyn; wer kanns ihm verargen, wenn ihm eine Krankengeschichte ennüyant deucht und er die dringenden Symptomen der einzigen Stütze einer kummervollen Familie auf morgen verweist, weil ein durchreisender Graf eben seine Visitenkarte abgeben läßt. Seine Arztweisheit konnte vor allen tongebenden Nebendingen nur eine dünne Schale
189 bleiben, an der er eben genug zu poliren hat, damit alle ungebetenen | Forscherblicke an ihre spiegelartigen Glätte sich brechen und ohne penetriren zu können, zurück geworfen werden möchten.

Ob ich zu β rathe? Bald möchte ich! Sehen Sie, schon halb fünf Uhr in der Frühe besteigt er seinen Schwimnier, um diesen Morgen noch dreißig Krankenbesuche abzulegen, die Rosse schäumen vor Eile und müssen in etlichen Stunden wieder gewechselt werden. Er bückt sich im Fahren nachdenklich und tief über eine enggeschriebene lange Rolle, wo die Namen, die Wohnung der ihn herbeiseufzenden Kranken und die Minute, wo er bei jedem einzutreffen gedenkt, sorgfältig spezifizirt ist. Er sieht auf seine Sekundenuhr, er klingelt, der Kutscher hält. Er springt aus, sagt ihm ein Paar gemurmelte Worte und fliegt die Treppen herauf. Die eröffnete Thüre bringt ihn in drei Schritten zu dem Kranken, dem er zwei Fragen thut, seinen Puls ergreift, ohne seine Antwort abzuwarten, Papier und Feder fodert, und tiefdenkend zwei Sekunden auf dem Stuhl hingelehnt, urplözlich das vielsagende Rezept hinwirft, es mit ein Paar feierlichen Worten decent zum unausgesetzten Gebrauch übergiebt, die Hände in einander reibt, sich verneigt, und verschwindet, um in den sechs nächstfolgenden Sekunden einen andern Kranken zu erreichen,
190 dem er wie- | der seine pfeilschnelle Hülfe zwei Minuten lang, (in größere Zeiträume läßt sich seine übergeschäftige Allgegenwart nicht theilen) angedeihen lassen will. Er wischt sich den Schweiß von der Stirne, klagt über gehäufte Geschäfte, läßt sich aus einer halbstündigen Gesellschaft sechsmal eilig vom Bedienten herausrufen, winkt jedem Wundarzte auf dem Wege, um ihm eifrig bedeutend etliche Worte ins Ohr zu sagen, und zeigt dabei auf einige Häuser und Gassen hin. In der Bestellstunde wimmelt seine Vorkammer von Krankenangehörigen, Krankenwärterinnen, Hebammen, Wundärzten, Kranken. In Menge werden da Rezepte, Gutachten, Rathschläge (wie Einlaßbillette unter der Schauspielhalle[2]) ausgetheilt.

Diesen famösesten der Praktiker der Stadt, den jedes Kind wohnen weiß, der nach dem einhelligen Ausspruche des ganzen Publikums, seinen großen ausgebreiteten Ruf der unermüdeten Arbeit, der unendlichen Erfahrung und Krankenkennt-

1 „Verächtliche Miene".
2 Im Original heißt es „Schaulspielhalle".

niß verdankt, welche eine so ausgedehnte Praxis mit sich bringen muß, den, Prinz! stehen Sie noch an, zu wählen? Ich höre Sie wohl gar noch vermuthen, der Mann besorge bei der Uebermenge seiner Praxis eigentlich gar keinen Kranken, könne in wenig Minuten unmöglich die mißlichen Umstände reiflich durchdenken, ge-
schwei- | ge Mittel dagegen finden, da die größten und besten Aerzte zuweilen 191
halbe und ganze Stunden in ähnlichen Fällen zur Ueberlegung brauchten – er sei ein unbedeutendes, vorüber rauschendes Fantom, deß Charlatanism in Uebergeschäftigkeit, und dessen Werth in seiner flüchtigen Hand, seinen schnellen Füßen und seinen geflügelten Pferden bestehe. – Nun, so wählen Sie einen andern.

So wird dann der nächst berühmteste Praktiker, Herr D. γ, ehemaliger Regimentschirurgus, wohl eher Ihren Beifall verdienen. Er vereinigt alle Künste, sich in ein ärztliches Uebergewicht zu setzen, bis zum Erstaunen. Schon sein Aeusseres giebt unsrer Wissenschaft Adel. Sein Anzug ist ganz in der lezten Mode. Das Tuch zu seinen ungezählten Röcken, ist unter zehn Thalern die Elle nicht, und die Muster zu seinen goldgestickten Westen werden von jeder Dame bewundert. Seine täglich dreimal erneuerte Haarfrisur hat den größten Künstler in der Stadt zum Urheber. Man sehe, wie niedlich er den kleinen Finger seiner linken Hand empor zu halten, wie nett er seinen Fuß auswärts zu drehen weiß, (Lästerzungen behaupten, um seinen Brillantring und seine ausgesuchten Steinschnallen bemerkbar zu machen).
Man sehe, mit welcher | Grazie er die Lilienhände der Damen und Fräuleins zu 192
küssen versteht, mit welcher Anmuth er Platz neben ihnen auf dem Sopha nimmt, um auf eine unnachahmliche Weise ihren Puls zu tasten, mit wie süßen Worten er die Unterredung beginnt, wie bezaubernd er sie fortsetzt, und wie künstlich, wenn sie zu stocken anfängt, seine Menschenliebe das Gespräch durch skandaleuse, halberlogene Anekdoten aus andern Häusern zu beleben weiß, die ihn unglücklicherweise zu ihrem Vertrauten machten. Da bleibt, um sich in den neugierigen Ohren seiner Zuhörerin einzuschmeicheln, kein falscher Zahn, kein ausgestopfter Rückgrat, kein perte blanche[3] und keine übrige geheime Krankheit ihrer Bekannten und Nachbarinnen unverschont; freilich unter leisem Flüstern und dem feierlichen Versprechen einer unverbrüchlichen Verschwiegenheit, das er sich in den übrigen Häusern ebenfalls geben zu lassen nicht ermangelt. Sollte es ja an Stoff hiezu fehlen, so müssen seine Kollegen die hämische Musterung passiren, da es dann freilich diesem an Welt, jenem an anatomischen Kenntnissen, einem andern an der angenehmen Figur, einem dritten an feurigem Genie, einem vierten an Lieblichkeit der Aussprache, einem fünften an der Tanzkunst, einem sechsten an praktischen Einsichten und
so einem siebenten bis zehnten, Gott weiß, woran | sonst noch gebrechen muß. Jede 193
mislungene Kur seiner Mitärzte wird, kaum vollendet, schon in das nächste und folgende Haus getragen, wobei er die Wunderkraft seines weit schätzbarern Ichs, durch seine Winke zu erheben nicht unterlassen kann. Der Frau des Hauses, die sich über ihren Gemahl beklagt, weiß er mit erfindungsreichen Gründen volles Recht zu geben, und dem Herrn giebt er dagegen behende mit Achselzucken seine aufrichtige Theilnehmung an dem Unglücke zu verstehen, das ihm seine Hausfrau verursacht. Die Personen, wo er Eingang findet, müssen ihn allen seinen Kollegen vorziehen; er lobpreiset alles, was an ihnen ist. Da sind sehr mittelmäßige Kinder, allerliebste Engel, das neue Stubengeräthe im ersten Geschmacke, das Strickbeutelmuster hat seines Gleichen nicht an sinnreicher Erfindung, der Schnitt des neuen Kleides macht Epoche, das Geklimper der Lieblingstochter athmet die Harmonie der Sphären, ihre plumpen Einfälle sind Keime des feurigsten Genies. Er hat die Gefälligkeit, seinen

3 „Weißfluß".

Kunden ihre Lieblingsbrunnen trinken, ihre Lieblingsarzneien, so oft es ihnen be-
liebt, nehmen zu lassen, und fügt sich biegsam in ihr Ermessen, ob sie Pulver, Pillen,
Tränkchen oder Latwergen nehmen wollen. Er kann es ihnen auch in Liqueur, in
194 Morsellen, Brustküchelchen oder Konfitüren verwandeln. | Den Kammerjungfern
flüstert er im Vorbeigehn manche Fleurette ins Ohr, und niemand giebt mehr den
Ueberbringern der Neujahrsgeschenke. Er fühlt aber auch seine Talente; Frauen-
zimmern weiß er seine erhabnen Kenntnisse in der griechischen und hebräischen
Sprache und sein nächtliches Studium in dem lateinischen Schriftsteller Hippokra-
tes, dem Polizeirath seine Gelahrtheit in der Kräuterkunde, dem Assessor im Kon-
sistorium seine anatomischen Fähigkeiten, und dem Bürgermeister seine Kunst
Rezepte zu schreiben, bemerklich zu machen.

„In einer verläumderischen Seele kann keine Menschenliebe wohnen," höre ich Sie sagen, „und der auf Putz à quatre épingles[4] verwandte Kopf, der schiefe Selbstruhm und alle die unedlen Wege sich beliebt zu machen, schließen ächtes, inneres Verdienst aus."

Ihre Ermüdung, mein Prinz, erspart mir das unangenehme Geschäft, mehrere
solche aus Bruchstücken zusammengesetzte, zu vermeidende Carikaturen hinzu-
stellen. Gott lob! daß sich ihre Zahl täglich mindert, und daß es Ihnen nicht schwer
werden kann einen braven Arzt zu finden, wenn Sie Ihrem Gefühle folgen wollen.
Erkundigen Sie sich nach einem schlichten Manne mit gesundem Menschenver-
195 stande, der mit unverkenntlicher Mühe alles, was er an Wahrheit ein- | nehmen
und ausgeben soll, nach einem etwas schwerern als dem Passirsteine abwiegt, über
alles, was sein Fach angeht, deutlichen, kurzen Bescheid zu geben weiß, nie unver-
langt, nie am unrechten Orte giebt, und auch in andern dem Menschen, als Welt-
bürger wichtigen Dingen (nach Kennerausspruch) nicht Fremdling ist. Vorzüglich
aber wählen Sie sich einen Mann, der nie auffahrend und hitzig wird, als bei Un-
gerechtigkeiten, der sich von niemand fühllos wegwendet, als von Schmeichlern,
der wenig, aber kerngute Leute zu Freunden hat, der den Nothklagenden ausreden
läßt, und nicht eher Bescheid giebt, als er mit Ueberlegen fertig ist, der wenige,
gewöhnlich einzelne, rohe Arzneimittel verordnet, der sich verbirgt bis man ihn
sucht, der die guten Seiten seiner Kollegen nicht verschweigt, ohne sich selbst zu
rühmen; einen Freund der Ordnung, der Stille, des Wohlthuns.

Und wenn Sie dann diesen oder einen ähnlichen gefunden haben, mein Prinz! wie jezt so schwer eben nicht mehr ist, so wird sich freuen Ihr u.s.w.

D. H.

Noch eins! Belauschen Sie ihn doch, ehe Sie ihn wählen, wie er mit den armen Kranken umgeht, und ob er zu Hause, ungesehn, sich mit etwas Würdigen beschäftigt!

---

4 „Geschniegelte".

[Hahnemanns verbesserte Weinprobe (Liquor probatorius fortior)]*

Durch einen Streit mit dem Herrn Prof. *Green* über die Unzuverlässigkeit seiner bekann- 191
ten Weinprobe wurde Herr D. Hahnemann veranlaßt, folgende Vorschrift zu einem
Probierliquor zu geben, der allen, seinem erstern gemachten Vorwürfen ausweicht.

In einer Auflösung von 2 Drachmen Weinsteinsäure in 16 Unzen Wasser werden
2 Drachmen Kalkleber geworfen, und die Mischung in einem angemessenen Glase
eine Viertelstunde lang durchgeschüttelt. Nachdem sich das Pulverichte gesetzt
hat, wird die Flüssigkeit in ein andres Glas abgegossen, und noch eine halbe Unze
Weinstein- | säure hinzugefügt. Sobald sich diese aufgelöset hat, überläßt man das 192
Gefäß mit seinem Inhalt der Ruhe, bis der Liquor völlig klar geworden. Dieser wird
nun abgegossen und kann als eine untrügliche Weinprobe in allen Fällen angewen-
det werden. Das Eisen wird nie, andre Metalle hingegen immer, und zwar dunkel-
gefärbt niedergeschlagen.

Ueber den Ansprung (crusta lactea)**

Diese beschwerliche Krankheit, welche vorzüglich Kinder befällt, habe ich oft be- 701
handeln sehn. Gewöhnlich braucht man, wie bekannt, in neuern Zeiten das Frei-
samkraut, und ich muß gestehen, daß ich oft Erleichterung, auch zuweilen völlige
Heilung davon gesehn habe, nur daß im erstern Falle gewöhnlich Rückfälle erfolg-
ten, und im letztern, wo das Uebel völlig verschwand, nicht selten Viertel- und
halbe Jahre zur Kur gehörten, und es oft zweifelhaft ward, welche Umstände in
dieser langen Zeit zum glücklichen Ausgange concurrirt hatten.

Mancher, der viel auf vorbereitende und Säfte verändernde Mittel bey Hautbe-
schwerden hält, wird sich Glück zu einem Mittel wünschen, was so langsam (ob-
gleich nicht oft mit völligem Erfolge) wirkt; er glaubt dann am sichersten zu Werke
gegangen zu seyn. Hier besonders hält man ein solches allmälich wirkendes Mittel
für zuträglich, da man den Sitz dieses Uebels aus fehlerhaften Säften und einer kränk-
lichen Beschaffenheit des ganzen Körpers herleitet. Es ist nun | zwar nicht zu leugnen, 702
daß bey einem schwächlichen, atrophischen[1] Kinde diese Beschwerde schlimmer um
sich greift, auch wohl vielleicht schwerer (selbst durch das Freisamkraut) zu heilen
seyn kann, aber eben so gewiß ist es, daß sie oft schnell selbst die gesundesten Kinder
befällt, welche auch ziemlich lange damit behaftet seyn können, ehe sie merklich an
der Gesundheit leiden, wenn man ihre Kräfte durch schickliches Verhalten gehörig
unterstützt. Dieser Satz, den die Erfahrung begründet, macht den humoralischen Ur-
sprung dieses Uebels sehr zweifelhaft, noch mehr aber, als alles, folgender Fall.

* Berlin. Jb. f. d. Pharm. (1795), 1. Jg., 191–192. – Autorenschaft Hahnemanns ungewiß. Als Schrift Hahnemanns aufgeführt bei Schmidt (1989), S. 25.

** [Blumenbachs] Med. Bibl. (1795), 3. Bd., 4. St., 701–705.

1 Im Original heißt es „atlophischen“.

Ich befand mich einige Zeit auf dem Lande, wo meine Kinder vollkommene Gesundheit genossen. Es waren viele Kinder in dem Dorfe mit der so genannten Milchkruste auf eine garstige Art behaftet. Andern Uebeln vorzubeugen, kamen meine Kinder nie mit Dorfkindern zusammen, außer in einiger Entfernung. Sie blieben ein Vierteljahr von allen Beschwerden frey; ein Knabe aber, der sich besonders zu ihnen drängte, war unter den Nachbarskindern am schlimsten damit behaftet, sie wurden gewarnt, ihn nie, wie er immer wollte, hereinzulassen. Eines Tages gelang es ihm doch, zu ihnen zu kommen, und ich ward ihn gewahr, wie
703 er vertraulich mit ihnen spielte. Ich entfernte | ihn; aber die Ansteckung war schon geschehen. Des andern Tages sahe ich mein ältestes Kind (es hatte den Knaben geküßt) an den Lippenwinkeln schon mit eiternden Bläschen befallen, sie vermehrten sich noch denselben Tag, ich ließ den Ausschlag mit Fleiß noch drey Tage um sich greifen, und er hatte die Backen, die Stirne, die Augenbrauen u.s.w. eingenommen und gab viel Eiter von sich. Ich erwartete die Ansteckung der andern Kinder; und es schlug mir nicht fehl. In wenig Tagen waren sie noch alle drey, eins mehr als das andre damit überzogen. Nun übergoß ich die trockne Schwefelleber (Austerschalenpulver mit gleichen Theilen Schwefel gemischt und 10 Minuten im Weißglühe erhalten) mit warmen Wasser. Es entsteht eine gelinde, schwache Auflösung. Hiemit bepinselte ich das Gesicht der zwey, welche den Ausschlag am stärksten hatten alle Stunden zwey Tage nach einander. Schon nach dem ersten Befeuchten merkte ich, daß das Uebel still stand, und den zweyten Gebrauchstag früh war alles trocken und zum Abfallen bereit, hatte sich auch zum Theil schon abgeschuppt; ich setzte es diesen zweyten Tag, wie gesagt, noch fort bis Abends. Bey den zwey andern Kindern fing ich nach diesen zwey Tagen erst das Mittel zu gebrauchen an, die Beschwerde hatte, während jene heilten, bey |
704 ihnen noch mehr zugenommen. Ich brauchte es, aber nur auf der einen Seite des Gesichts, den ersten Tag, und es that sichtliche Wirkung; auf der andern hatte es zugenommen. Um aber die geheilten nicht der Gefahr einer neuen Ansteckung bloß zu stellen, fieng ich sie den zweyten Tag an ernstlich zu befeuchten; in noch zwey Tagen war ich auch mit ihnen zu stande.

Meine vier Kinder wurden schnell heil, ohne Beschwerde, und sind noch jetzt (nach einem Jahre) ganz gesund. Ich habe sie auch seitdem vor der Ansteckung mit dem Ansprunge zu hüten gesucht.

Das Mittel zersetzt sich auf der Haut durch die freye Luft allmälig, und es entwickelt sich unter übelm Geruche die Schwefelleberluft, welche, wie bekannt, die meisten Insecten plötzlich tödtet.

Ist der Ansprung nicht ein Hautübel bloß von Ansteckung? hat die Ansteckung nicht etwa gar kleine Thierchen zum Miasm?

Ich getraue mir in Praxis keine Gelegenheit wieder zu finden, die mir die Bejahung dieser Fragen so positiv an die Hand gäbe, als diese, die ich so ganz in meiner Gewalt hatte.

In sechs Tagen nach dem ersten Anfang des Gebrauchs waren die Gesichter mei-
705 ner Kinder schon ganz ohne Spur des gehabten Ausschlages. | Sie bekamen keine Abführungsmittel, noch sonst etwas, da sie übrigens gesund waren, und gesund blieben*.

* Der Aehnlichkeit wegen setze ich folgenden Fall her. Eine Magd war (angesteckt von einer neu angezognen Nebenmagd), seit sechs Tagen mit der Krätze befallen worden; der eine Arm und dieselbe Hand war damit überzogen, und an der zweyten Hand fieng zwischen den Fingern ebenfalls der Ausschlag schon an. Ich ließ sie zwey Tage lang dreymal täglich beide Arme mit der gedachten Auflösung waschen, sie ward heil, ohne Folgen, und die Ansteckerin genas auf gleiche Art, brachte aber acht Tage mit der Kur zu. Sind es Hautinsecten, die dieses Uebel zuwege bringen, was kan es schaden, wenn man sie tödtet? vorausgesetzt mit Arzneyen, die keine Kraft haben,

dem Körper vor sich zu schaden. Man hat wohl allzufreygebig der angeblichen Zurücktreibung gewisser Hautübel Erfolge zugeschrieben, welche Wirkungen der zugleich gegenwärtigen, ungeheilt gebliebnen Kachexie u.s.w. waren!

Ein alter Beinschaden nahm schnelle Heilung an, als ich gewahr ward, daß Krätze damit complicirt sey. Die Wunde verband ich wie sonst, aber den ganzen Leib ließ ich mit obigem Wasser waschen. H.

Abschaffung der Bleiglasur*

Das nun erwiesene schleichende Gift unserer gewöhnlichen Kochgeschirre, erregte, 89
wie bekannt, seit einiger Zeit den Eifer manches vortreflich gesinnten Weltbürgers, ein unschädliches Surrogat dafür ausfindig zu machen. Die besten dazu aufgeforderten Scheidekünstler betraten den sichersten Weg, indem sie **unschädliche** und **wohlfeile** Substanzen zur Bereitung einer solchen neuen Glasur anwendeten, und schlugen | vorzüglich den **Flußspat** mit Kalkerde oder Gyps, oder mit beiden ge- 90
mischt, aus ihrer Erfahrung dazu vor. In ihren Werkstätten hatte das Feuer auch Kraft genug, daraus einen glänzenden Ueberzug über die innere Fläche des thönernen Geschirrs zu schmelzen. In dem Ofen des Gelbtöpfers hingegen, wollte und konnte dies nicht gerathen; der Ueberzug verglasete sich nicht. War nun hieran das geringere Feuer ihrer Oe- | fen (wie wahrscheinlich) schuld, oder machte es die Widerspen- 91
stigkeit des Handwerksgeistes (wie noch wahrscheinlicher) unmöglich; genug in ihren Oefen war diese ziemlich leichtflüssige Fritte zu keiner Glasur zu bringen.

Man machte dieser Glasur auch den Vorwurf, daß sie leicht abspringe, (und leichter springt sie gewiß ab, als die Bleiglasur) und so unterblieb dieser zur Beglückung der Menschheit kalkulirte Vorschlag. Die Unbiegsamkeit der Handwerksvorurtheile wird noch lange die dienlichsten Verbesserungen der Mechanik und Chemie vereiteln.

Die außerdem noch vorhandene, wohlfeile, leicht verglasende, unschädliche Substanz, der **Borax**, zog nach den genauesten Versuchen, in das lockere Geschirr ein, und bildete ganz und gar keinen dichten, glatten Ueberzug, keine Glasur.

Es bleibt keine wohlfeile, unschädliche Substanz nunmehr übrig, die zu dieser Absicht noch zu versuchen stünde.

Man kann nichts traurigers in der moralischen Welt erblicken, als die wichtigsten, uneigennützigsten Bestrebungen des Patriotismus scheitern zu sehen; aber zum Glücke erreichen wir zuweilen auf den Trümmern unserer Hofnungen noch festes Land.

Es kömmt darauf an, was wir überhaupt mit dem Glasuren der irdenen Geschirre beabsichtigen. Ist dieser Zweck aufs reine, so werden sich auch Mittel ergeben, die Wünsche | des Menschenfreundes zu Abschaffung der Bleiglasur zu befriedigen. 92

Das thönerne Geschirr unserer Gelbtöpfer, ist vor sich und ohne Glasur, von so lockerer Textur, daß es jede Flüßigkeit, Brühen, Fette, nicht nur in sich zieht, sondern sogar durch seine Wände sickern und schwizzen läßt. In solchen Töpfen erhält jede Speise den Geschmack der vorher darin gekochten Speise, außer dem ekelhaften Thongeschmacke selbst, den unglasurte Töpfe sogar dem Wasser mittheilen. Dieser ekelhaften Eigenschaft abzuhelfen, ersannen die Töpfer einen undurch-

* N. Hannöver. Mag. (1795), 5. Jg., 6. St., 89–96.

dringlichen glatten Ueberzug für ihr lockeres irdenes Geschirr, und fanden in der Glätte, mehr oder weniger mit Sande gemischt, die für ihre kurzsichtigen Wünsche bequemste Glasur, welche zum Anschmelzen so wenig Feuer erforderte, als ihre eigennützige Holzsparsamkeit haben wollte.

Blos die Fehler des schlechten irdenen Geschirrs zu überdecken, ersann man mit einem Worte die auszehrende Bleiglasur.

Nun entsteht die Frage: verlohnt sich überhaupt der Mühe, für das elende gelbe Thongeschirr einen gläsernen Ueberzug sorgfältig auszufinden?

Mich deucht, man sollte das Uebel lieber aus der Wurzel heben, als sich bemühen, es fernerhin zu bemänteln. Hätten wir irdenes Kochgeschirr, welches den Speisen keinen widrigen Thongeschmack mittheilte, welches durchaus keine Flü-
93 ßigkeit, kein Wasser, kein Fett, keine Salze durch | seine Oberfläche eindringen ließe, so wäre, höre ich sagen, alle Glasur überflüßig. Allerdings wäre sie überflüßig; allerdings haben wir solche Geschirre.

Die Verfertiger des sogenannten Steinzeugs, einer gewöhnlich im Feuer unhaltbaren, wiewohl für alle Flüßigkeiten undurchdringlichen Waare, die sogenannten Kruckenmacher, sind der von ihnen ganz getrennten Gilde der Gelbtöpfer so aufsäßig und feind, daß sie an allen den Orten, wo sie in Menge sind, z. B. in Holitsch, Waldenburg, Bürgel, Hohleipzig, Allendorf, u.s.w. alles Geschirr, was sie zur Bereitung ihrer Speisen gebrauchen, durch einen Zusatz gebrannter Scherbel oder Sand zu der Masse des gewöhnlichen Steinzeugs, selbst verfertigen, um nur ihren Feinden, den Gelbtöpfern, nichts zu verdienen zu geben. Diese Krukenmacher sind daher schon in der Uebung, ein für alle Flüßigkeiten und Salze undurchdringliches, im Feuer haltbares Kochgeschirr zu verfertigen, welches dieser Eigenschaften wegen keiner Glasur bedarf, man müste ihm dann eine aus übergestreuetem Küchensalze, wie sie zu thun pflegen, geben wollen. Dies vortrefliche, allen unsern Absichten entsprechende Küchengeschirr, ist freilich etwas plump, weil sie es nur für ihren Gebrauch verfertigen; aber sie können es eben so gut sauber und leicht in die Hände des Publikums liefern, das bisher die Güte dieses Geschirrs nicht kannte, und daher nicht verlangte. |

94 Am leichtesten und sichersten würde daher ein Landesherr oder eine Stadtobrigkeit, jene edle Absicht, die Bleiglasur abzuschaffen, erreichen, durch Berufung eines Krukenmachers, welcher bisher die besten Kochgeschirre aus Steinzeug bereitete. Durch Zuschüsse unterstützt, würde er gleich anfänglich dies gesunde Geschirr um gleich wohlfeilen Preis, als der Gelbtöpfer ihr giftiges, verkaufen können, bis das Publikum von den schätzbaren Vorzügen dieses neuen Geschirrs nach und nach durch ihre Erfahrung und durch die Stimme der Schriftsteller überredet, sich allmählig von der Waare des Gelbtöpfers entziehen werden, welchen frei stehen kann, gleiche Waare zu verfertigen, oder einen andern Nahrungszweig zu ergreifen. Wenn denn auch nach Aussterbung der Gelbtöpfer die Steinzeugwaare in etwas höhern Preis käme, sobald die obrigkeitlichen Zuschüsse wegfielen, so würde, müste und könnte sich dies das Publikum auch wohl gefallen lassen.

Aus dem bisher Gesagten könnte es scheinen, als ob die Existenz solcher Geschirre noch einigermaaßen problematisch wäre. Dieser Einwurf ist leicht zu widerlegen, da es schon hie und da Kochgeschirre dieser vortreflichen Art zu kaufen giebt.

So erinnere ich mich, daß es auf den Dresdner Jahrmärkten ein schönes braunes Kochgeschirr aus Steinzeug giebt, inwendig und äußerlich unglasurt, oder doch nur
95 mit Kochsalz glasurt, welches so haltbar ist, | daß Kochtöpfe davon über fünf Jahre in meiner Haushaltung haltbar blieben.

Hier in Pyrmont bedient man sich ebenfalls eines unglasurten, steinzeugnen, schwärzlich grauen Kochgeschirrs von etwas plumper Art, mit Namen Sandwaare, wovon die Tiegel selbst zum Braten über freiem Feuer können gebraucht werden, die stärkste Probe für Küchengeschirre. Es kömmt aus einem kleinen Orte, Tugen mit Namen, 5 Stunden von Hameln, bei Coppenbrügge gelegen, und ein eben so gutes verfertigt zum Verkauf ein Krukenmacher in Münder, vier Stunden von Hameln. Es ist unbeträchtlich theurer, als die gelben mit Blei glasurten Töpferwaaren hiesiger Gegend.

* * *

Man wähne nicht, in den eisernen Geschirren ein schickliches Kochgefäß zu suchen. Alle Hülsenfrüchte, alle grünen Gemüse, besitzen ein adstringirendes Wesen, (die Galläpfelsäure) und sie nehmen daher alle, wenn sie in Eisen gekocht werden, eine mehr oder weniger schwärzlichte Farbe, und einen Dintengeschmack an, welcher sie fast ungenießbar macht. Selbst reines Wasser nimt darin den eignen widrigen Eisengeruch an. Eisenblechne Gefäße sind theuer, weil sie bald vom Roste verzehrt werden; gußeisene sind allzuschweer. |

Und ist denn Eisen in Menge und fortwährend in unsern Körper gebracht, sogar unschädlich? Ja, soh in Gegenden, wo sich der Landmann eiserner Küchengefäße allgewöhnlich bediente, Blutflüsse und Entzündungszufälle aller Art endemisch herrschen, Bluthusten, Blutbrechen, Mutterblutstürze, Augen- Hals- und Ohrenentzündungen, u.s.w. 96

Schwerlich wird es möglich seyn, die Schädlichkeit der kupfernen, gewiß auch nicht wohlfeilen, Kochgeschirre durch sorgfältigste Reinlichkeit und beste Verzinnung dergestalt zu vermeiden, daß nicht hie und da von lebensgefährlichen Ereignissen und Todesfällen gehört würde.

Zinn ist in seiner größten Reinigkeit allzuweich und biegsam, auch allzu leicht schmelzlich über dem Feuer, als daß man haltbare, gesunde Kochgeschirre daraus zu erwarten hätte.

* * *

Wer hinlänglich feines Gefühl für die Würde eines kraftvollen Körpers und einer blühenden Gesundheit, wer mit einem Worte Achtung für sich selbst hat, wird nun wohl zu wählen wissen; er wird sich steinzeugne, im Feuer haltbare, Küchengeschirre anschaffen, welche keiner Glasur bedürfen, da sich in ihre Substanz keine Flüßigkeit einzieht, und sie den Speisen keinen fremden Geruch oder Geschmack mittheilen.

Pyrmont.

Striche zur Schilderung Klockenbrings während seines Trübsinns* **

* Ein für den Psychologen und Arzt, und selbst für die Freunde und Angehörigen Klockenbrings äußerst interessanter Aufsatz; bey dem wir, wir müssen es gestehen, einen Augenblick anstanden, ob wir dazu beytragen wollten, diese traurigen Scenen zu verewigen, uns aber bald überzeugten, daß es sogar pflichtmäßig sey, nach manchem Falschem, was von diesem treflichen Mann verbreitet war, diese authentische Erzählung dagegen verbreiten zu helfen, die, so weit sie zu dessen Nachtheil zu gereichen scheint, bloß den Unglücklichen charakterisirt, der nicht Er selbst war, in so fern sie aber seinen Verstand und Moralität betrifft, als eine wahre Lobrede auf 147

** Dt. Mschr. (1796), 1. Bd., Febr., 147–159. – Auch in: Stapf (1829), 2. Bd., 239–246.

denselben anzusehen ist. Wir glauben daher, daß alle, die sich für sein Andenken interessiren, Herrn Doktor Hahnemann wirkliche Verbindlichkeit dafür schuldig sind. Bey Psychologen, Aerzten etc. haben wir nicht nöthig, uns zu rechtfertigen. D. H.

Als ich nach mehrjähriger, geflissentlicher Beschäftigung mit Krankheiten der langwierigsten und verzweifeltsten Gattung überhaupt, und mit allen venerischen Beschwerden, Kachexien, Hypochondrie und Wahnsinn insbesondere, vor drey Jahren ein eigenes Genesungsinstitut dieser Art in Georgenthal bey Gotha*

* So äußerst mühsam auch, wenn sie mit glücklichem Erfolge begleitet seyn soll, eine unmittelbare und ununterbrochene Beschäftigung mit dieser Art Kranken seyn mag, so oft sie auch, wirksamer als alles sonst Erdenkliche, die Freuden des Lebens tödtet, und die Seele des menschlichdenkenden Arztes traurig erschüttert: so viel innern Beruf fühle ich jedoch, diese Arbeit auch hier (in Braunschweig auf meinem Garten) eifrig fortzusetzen.

148 mit Hülfe des vortreflichen Herzogs, anlegte, ward auch | der, vor einiger Zeit an den Folgen einer chirurgischen Operation im 53sten Lebensjahre verstorbne Geheime Kanzleysekretär Klockenbring aus Hannover zu mir gebracht; ein Mann, der in seinen gesunden Tagen durch praktischen Geschäftssinn und Tiefblick, so wie durch alte und neuere Kenntnisse und eine Menge sehr von einander abweichender Wissenschaften, die Bewunderung eines großen Theils von Deutschland auf sich gezogen.

Fast übermenschliche Arbeiten im Polizeyfache, in welchem er groß war, anhaltendes Sitzen, eben so anhaltendes Nachdenken, und eine allzu nahrhafte Kost hatten schon fünf Jahre vor dem lauten Ausbruche der Verstandesverwirrung seinem Körper eine Mißstimmung beygebracht, welche allmählig in oft beleidigende Wunderlichkeit und unerträgliche Launen ausartete; wie viel der feurige Wein hierzu beygetragen, laß' ich unbestimmt.

Seine Hypochondrie war schon sehr hoch gestiegen, als das ekelhafteste aller Schandmale des petulanten Afterwitzes, Barth mit der eisernen Stirne erschien, worin er sich auf eine Art wiederfand, die auch den kalten Philosophen in Feuer gesetzt haben würde. Sein für Ehre und guten Ruf fast allzu empfindlicher Geist, sank unter diesem Hagelwetter schimpflicher, größtentheils ungegründeter Vorwürfe tief in den Staub, und überließ es seinem zerrütteten Nervensystem, jene traurige Katastrophe zu vollenden.

Im Winter von 1791 bis 1792 brach der fürchterlichste, tobendste Wahnsinn aus, der die fast halbjährige, sorgfältige Behandlung eines der größten Aerzte unsers Zeitalters, des Leibarztes Wichmann in Hannover, durchaus verspottete. |

149 Er langte bey mir zu Ausgange des Juny in einer traurigen Verfassung an, von drey starken Männern begleitet.

Sein schwammiger, in gesunden Tagen etwas ungelenker Körper zeigte jetzt eine bewundernswürdige Geschwindigkeit, Geschmeidigkeit und Gelenkheit in allen Bewegungen. Sein Gesicht war mit großen, rothblauen Erhabenheiten besetzt, schmutzig und im höchsten Ausdrucke von Geistesverwirrung. Lächeln und Zähneknirschen, Unbesonnenheit und Frechheit, Zaghaftigkeit und Trotz, kindischer Aberwitz und unermeßlicher Stolz, Begierden ohne Bedürfniß – eine solche Mischung von Zügen gaben das Gemälde dazu.

Die ersten Paar Wochen beobachtete ich ihn bloß, ohne ihn ärztlich zu behandeln.

Unaufhörlich, Tag und Nacht, raste er fort, und kam keine Viertelstunde lang zu sich selbst. Wenn er ja ermattet auf sein Lager niedersank, so war er schon nach wenigen Minuten wieder auf den Füßen. Entweder erklärte er mit der drohendsten Mine, als Richter, Kapitalstrafen für Verbrecher, wofür er oft seine ehemaligen Obern erklärte; oder verlor sich in Deklamationen heroischer Art und perorirte einem Agamemnon und Hektor mit den eignen Worten der Iliade nach; pfiff dann wohl ein Gassenlied; wälzte sich im Grase, und wechselte etwa mit einer Stanze

aus Pergolese's Stabat Mater ab. Bald aber dünkte es ihm räthlicher, seinem ehrlichen Aufwärter Jakob den Wetteifer weiland Jakobs mit Esau um die Erstgeburt mit den genauen Worten des Hebräischen zu erzählen; aber alles – nie bis zu Ende, weil ihn unaufhörlich eine neue Idee in fremde Regionen trieb, etwa ein Lied aus dem Anakreon oder der Anthologie mit, wie ihm dünkte, altgrie- | chischer 150
Melodie zu begleiten, oder in ein dumpfes Geheul mit Weinen und Schluchzen auszubrechen, oft zu den Füßen des erstaunten Wächters. Urplötzlich aber erhob er sich oft wieder, mit dem gräßlichsten, unglaublich tönenden Gebrüll, Verwünschungen über seine Feinde auszustoßen, mit Stellen aus Milton's verlornen Paradiese, oder Dante's Hölle durchwebt; oder er murmelte etwa eine Bannformel für böse Geister in wendischer Sprache her, deutete mit dem ersten besten Stabe nach den vier Himmelsgegenden, schrieb magische Charaktere wenigstens in den Sand unter seinen Füßen, machte Kreuze vor sich u.s.w., und brach dann wohl in ein tobendes Gelächter oder in eine zärtlich verliebte Extase von Theaterkomposition aus, wo er im höchsten Feuer der getäuschten Phantasie, in Ermangelung der zu besiegenden Daphne, irgend einen seiner kalten Wächter brünstig umarmte.

Das Bewundernswürdigste war die Richtigkeit in den Ausdrücken alles dessen, was ihm sein Gedächtniß aus Schriften in allerley Zungen darreichen mußte, vorzüglich alles dessen, was er sich in seiner Jugend zu eigen gemacht hatte. Beweis seiner großen Sprachkenntnisse war dieß Galimathias allerdings; aber zugleich einer Art gelehrten Prahlerey, die durch alle seine wunderlichen Aeußerungen hindurch schien.

Doch gieng nichts über die vertrauten Bekanntschaften, in denen er mit Kaisern und Königinnen gestanden haben wollte, nichts über die Liebschaften mit Prinzessinnen, Blutsverwandschaften mit den Höchsten der Erde u.s.w., worüber er sich oft mit possierlich bedeutsamen Minen und halbleisen Worten gegen seinen Wärter im strengsten Vertrauen herausließ.

In seiner schlimmsten Zeit nannte er jeden Du, und ließ durchaus auch sich nicht anders nennen. |

Wenn er wachte, und allein war, sprach er stets vor sich hin. 151

Waren seine mündlichen Aeußerungen verwirrt, so war es sein übriges Betragen nicht weniger.

Aller Warnungen ungeachtet zergliederte und zerstückelte er seinen Anzug und sein Lager, gewöhnlich unvermerkt, mit den Fingern oder mit Schirbeln von Glas u. dgl.

Alle Augenblicke hatte er ein dringendes Verlangen, begehrte entweder zu essen oder zu trinken, oder ein Kleidungsstück, oder ein Stubengeräthe, oder ein musikalisches Instrument, oder einen seiner heimischen Bekannten, oder Toback, oder sonst etwas, ungeachtet er anfangs alles Essen verabscheute und zurücksetzte, verschüttete, verunreinigte, und seines heftigen Pulses und seiner weißen Zunge ungeachtet, alles Getränk bey Seite setzte,*

* In den schlimmsten Zeiten war sein Nervensystem so allgewaltig von dem Reize der verdorbnen Phantasie eingenommen, daß 25 Gran Brechweinstein ihm gewöhnlich nur dreymaliges, mäßiges Erbrechen erregten, zuweilen noch weniger Wirkung thaten.

verspritzte, mit allerley Unreinigkeiten würzte, und dann doch weggoß. Er wartete nie, etwas anders zu fordern[1], bis er das erstere bekommen.

Durch Zerstückelung seines Klaviers und widersinnige Zusammensetzung desselben bemühte er sich, mitten unter dem tobendsten Geräusche und den albern-

1 Im Original heißt es „fodern".

sten Possen, jenen alten Ergänzungston der Harmonie, den Προσλαμβανόμενον[2] zu entdecken, setzte algebraische Formeln dazu auf, erklärte sie, nebst seinem wichtigen Vorhaben den Wächtern, und war Tag und Nacht äußerst geschäftig.

Anfänglich lief und brüllte er am meisten die Nächte hindurch. |

152 Er zeigte einen großen Hang, sich durch Anputz ein wunderlich majestätisches, oder doch halb heroisches, halb hanswurstartiges Ansehn zu geben. Er bemalte sich das Gesicht mit mancherley farbigem Schmutz, Fett u. dgl., frisirte sich, zog Krause und Manschetten hervor, gieng fast nie ohne einen Kranz von Grashalmen, Stroh, Blumen oder etwas Aehnlichem auf seiner Stirne, nie ohne eine Art von Gurt um seine Hüften,*

* Diese Attribute vergaß er selbst dann nicht, wenn er, wie oft nicht zu verhindern war, nackt umherlief, sich wälzte u.s.w.

zum pathognomonischen Zeichen, daß er in diesen Organen Unordnungen fühle, die eine Sorgfalt nöthig machten; welche Sorgfalt aber? so weit gieng sein instinktartiges Somnambulengefühl nicht.

Doch belauschte er mein metaphysisches Schulsystem einstmals treflich, als er im ausschweifendsten Wirbel des Aberwitzes eines Abends Feder, Dinte und Papier hastig verlangte, und so wenig er sonst von Körperkrankheit wissen wollte, sich ein gleich zu verfertigendes Rezept*

* Der Anfang war: R. Sem. Daturae, gr. jj. u.s.w.

aufschrieb, dessen seltne Ingredienzien so ausgesucht zusammenpaßten, und so schicklich zur Kur eines Wahnsinnes dieser Art kalkulirt waren, daß ich ihn in diesem Augenblicke für einen sehr unterrichteten Arzt zu halten, fast in Versuchung geführt worden wäre, hätte nicht die lächerliche Signatur, wie er es einnehmen wolle, etliche Flaschen Burgunder zum Vehikel und Speck zum Nachessen – mich eben so augenblicklich auf andere Gedanken gebracht. – Aber auf welche Art*

* Er hatte nichts von Büchern oder Schriften in seiner Gewalt.

orientirte sich dieser mitten im Orkan der stürmendsten Phantasie umnebelte und
153 mast- und steuerlose Geist für ein, so manchem Arzte unbekann- | tes, trefliches Heilmittel des Wahnsinnes, wie kam er auf den Gedanken, es sich zu verordnen, in der schicklichsten Form und Gabe?

Fast eben so bedenklich war der Umstand, daß er in der höchsten Periode der Verstandesverwirrung, auf Befragen nicht nur den genauen Monatstag (das war, so wenig er einen Kalender hatte, noch wohl begreiflich) sondern auch immer die richtige Stunde bey Tag und Nacht mit erstaunenswürdiger Genauigkeit sagen konnte.

So wie er sich zu bessern anfieng, ward diese Divinationsgabe immer schwankender und trügender, bis er endlich bey vollkommner Rückkehr seines Verstandes nichts mehr, nichts weniger davon mit Gewißheit sagen konnte, als jeder andere Mensch.

Da er völlig wieder hergestellt war, drang ich einstmals freundschaftlich in ihn, mir doch dieß Räthsel zu lösen, oder wenigstens die Empfindung zu beschreiben, die ihn dieß jedesmal gelehrt habe.

„Es schaudert mir," antwortete er, „über den ganzen Leib, und läuft mir kalt über, wenn ich daran denken will; ich bitte Sie, erinnern Sie mich nicht an diese Sache." Und doch konnte er damals über seine ganze ehemalige Raserey mit Kaltblütigkeit sprechen.

Die erste und schlimmste Zeit seines Wahnsinnes beschrieb er als eine Art von todähnlichem Zustande, und bezeichnete den Tag, wo er, seiner Empfindung nach, erwacht sey.

---

2 „Grundton".

Von Zeit zu Zeit, vorzüglich da er sich zu bessern anfieng, übergab er mir etwas Geschriebenes von sich, worunter oft sehr durchdachte Dinge waren – am gewöhnlichsten Sonnette und Elegien in verschiedenen Sprachen auf seinen jetzigen Zu- | stand oder an 154
Bekannte gerichtet, Oden an Gott, auf seinen König, auf mich, die Meinigen u.s.w. gewöhnlich sprachrichtig und mit untergeschriebenen Stellen aus alten Dichtern, Philosophen, oder der Bibel verbrämt, von denen Buch, Kapitel und Vers mit großer Genauigkeit angegeben war, ungeachtet er, wie erinnert, kein einziges Buch besaß.*

* Als psychologische Erscheinung und zum Beweis des Gesagten ersuchten wir den würdigen Herrn Verfasser, uns eines oder das andere von Klockenbrings Geistesprodukten aus jener Periode gütigst mitzutheilen.

„Ew. – Wunsch, etwas Geschriebenes von Klockenbring zu sehen, und bey einem Aufsatz anzubringen, (antwortete uns derselbe) kann ich nur zum kleinsten Theile befriedigen, so gern ich ganz wollte. Seine Papiere mußte ich ihm nach seiner Wiedergenesung nachschicken, durch seine Bitten gezwungen; sie müssen noch in der Seinigen Gewahrsam seyn.

„Diese einzige beykommende Nänie auf eine meiner Töchter, die damals zur Welt kam, als er eben anderthalb Monate, noch in schlimmer Verfassung, bey mir war, mag Ihnen Beleg meiner Bereitwilligkeit seyn, Ihren Wunsch zu erfüllen. Sie ist das einzige, was ich zurück behielt.

„Bemerken Sie dabey, daß der Zettel nur gerissen ist, nachdem die Brüche des Papiers durch die Zunge erweicht worden; ein Beweis, daß ihm damals noch weder Messer noch Scheere erlaubt werden durfte. Das α/ω [3] oben zeugt von einer seiner damaligen Nicken. Der dritte bis fünfte Vers enthält schon Spuren von dem Kitzel zu beleidigen, selbst auf Kosten der Wahrheit, den er, wie gedacht, in dem Zwielichte seines wiederkehrenden Verstandes im hohen Grade zu erkennen gab.

„Die Paraphrase von illis im Vers aus dem Virgil sollte mich belehren, wie er zu verstehen sey; denn damals glaubte er noch, daß außer ihm Niemand weder Latein noch sonst eine Sprache verstünde.

„Verzeihen Sie mein Kommentiren" u.s.w. –

Und hier ist das beygelegte Gedicht, genau kopirt, so wie er es selbst auf beyde Seiten eines länglichen Oktavblatts geschrieben hat.

Den 30/7 92. α/ω [4]

An
die neugebohrne
N. N. Hahnemann
von
F. A. Klockenbring.

V. 1.
Vom Himmel hoch kommt dein Geist hehr,
Erzähl uns gute neue Mähr;
Du neugebohrnes Mädelein!
Du sollst dereinst mein Bräutchen seyn!

V. 2.
Du kannst noch nicht; – das weiß ich wohl!
Dein Sinn ist noch des Himmels voll.*

* Igneus est illis (†) vigor et Coelestis Origo. Virg. Aen. L. VI.
(†) Neonatis.

Das Irrd'sche ist von guter Art;
Da hat sich gleich und gleich gepaart.

V. 3.
Drum höhre mein Erzählen an;
Sollst d'reinst auch haben ein' braven Mann! –
Auf Erden ist es nun so! so!
Bald ist man traurig, bald ist man froh.

V. 4.
Bald hat man Braten und Salat,
Bald, Sonntags selbst, nur trocken Brod;
Zur Mittagstafel, glaub es mir! –
Und kaum ein halb Glas dünne Bier! –

3 alpha/omega.
4 alpha/omega.

V. 5.
Abends, ein wenig Käsemilch;
Statt feiner Tücher, groben Zwilch!
Doch das ist mir kein Mißgeschick;
Gesundheit ist das größte Glück! –

V. 6.
Dein' Mutter gestern, bangte sehr;
Heut, freut sie sich des Kindleins mehr;
Und Morgen, reicht sie dir die Brust;
Und danket Gott mit heilger Lust! –

V. 7.
So wird's dir auch dereinst ergehn!
Des Mädeleins, sey's noch so schön,
Natürliche Bestimmung wird seyn,
Zu zeugen mit Schmerzen Kinderlein.

V. 8.
Dagegen wirst auch sehr geliebt;
Von dem der dir sein Herz einst giebt;
Und schmeckst des starken Jünglings Kuß
Dereinst fürwahrlich ohne Muß!

V. 9.
Gott segne und behüte dich!
Und blicke auf dich gnädiglich!
Erhalte deine Aeltern dir!
Dich, deinen Aeltern, für und für!

Er setzte, da er sich noch sehr übel befand, seine Lebensbeschreibung in altrömischem Latein auf, täglich ein Stück, so jedoch, daß er, ohne Abschrift davon behalten zu haben, immer da den Faden wieder anknüpfte, wo er ihn verlassen hatte. |
155 Aber alle diese an sich oft tadellosen prosaischen Aufsätze, Oden, Romanzen,
156 Nänien, Balladen, Elegien u.s.w. waren | zur Bezeichnung ihres Urhebers immer mit etwas auffallend Lächerlichem bezeichnet. Sie waren entweder auf völlig dreyeckig gerissenem Papiere oder dergestalt geschrieben, daß die Zeilen über das viereckige Papierstück schief überliefen; und so der Anfang mit Schreiben in einer spitzigen Ecke gemacht war. Oder er hatte mancherley geometrische Figuren gebrochen, auf denen er diese Aufsätze, zuweilen die erhabensten Dithyramben, hie und da kleinlich und kindisch anbrachte.

Diese Grille, vorzüglich das Dreyeck und die dreyfache Zahl anzubringen, äußerte er überall, wo sichs thun ließ; so faltete er seine Bettdecke, so legte er sein Kopfkissen, so entzauberte er mit dreymaligem Spucken, mit dreyfachem Kreuzen u.s.w. sein Getränke, seine Speise, seine Kleidungsstücke, und diese Narrheit be-
157 gleitete ihn zum Theil bis nahe an den | Zeitpunkt, wo er, fast seines ganzen Verstandes mächtig, in jeder andern Rücksicht sich selbst überlassen werden konnte.

Sonderbar war sein Hang, Verse zu machen,*

* Wiederholt bat ich ihn, da er ganz hergestellt war, mir ein kleines Gedicht zum Andenken aufzusetzen. Er versuchte es; es war ihm aber nicht möglich, etwas Erträgliches herauszubringen, so wenig er vor seiner Krankheit die mindeste Anlage zum Reimen gehabt haben soll.

und vorzüglich, als es mit seiner Vernunft etwas vorrückte, z. B. Volkslieder zur Besserung der Sitten, Verscheuchung der Pöbelvorurtheile u.s.w. mit aufgestellten Beyspielen (unter denen sich manche erhebliche befanden) im Geschmack der Vorzeit. Er komponirte sie zugleich mit naiven, passenden Melodien, ebenfalls in diesem Style, und sang sie vielfältig zum Klavier, welches er mit großer Fertigkeit spielte.*

* Die Flöte bließ er sehr gut, aber weder diese noch die Orgel, die er als Meister spielte, konnte ich ihm, selbst bey seiner ziemlich weit fortgeschrittenen Vernunft erlauben, so sehr setzten ihn diese beyden Instrumente außer Fassung. Er war überhaupt, selbst während seiner höchsten Sinnlosigkeit, gegen gewisse Dinge ungemein empfindlich. So lieb und tröstend ihm immer meine Gegenwart war, so bat er mich doch oft, vorzüglich, da er sich noch in ziemlich hohem Grade des Wahnwitzes befand, ihn mit meiner Hand nicht an den Arm oder an die bloße Hand zu rühren; es fahre ihm, drückte er sich aus, wie ein elektrischer Stoß durch Mark und Bein.

Bey allen diesen, zuweilen recht artigen Machwerken, wozu er von mir nicht die mindeste Veranlassung bekam, war sein übriges Betragen, vorzüglich wenn man ihn ungesehen beobachtete, gleichwohl sehr läppisch, abentheuerlich, verwirrt.

Doch muß ich ihm die Gerechtigkeit widerfahren lassen, daß er nie in allen seinen mündlichen und schriftlichen Aeußerungen, so wie auch, wenn er ungesehen handelte, weder in den Zeiten der stärksten Verwirrung, noch nachher, die min- |
deste Spur einer unsittlichen Falte in Absicht auf Geschlechtsmoralität an den Tag 158
legte, vielmehr oft das Gegentheil. Er war wohl auf diesem Punkte kein Heiliger, im strengsten Verstande; er war es aber doch weit mehr, als die meisten andern Weltmänner. Sein Körper war in dieser Rücksicht in der unverdorbensten, gesundesten Verfassung; um so kränkender mußte ihm das über ihn verbreitete Gerücht und insbesondere das oben angeführte Pasquill gewesen seyn.

Die Liebe zu seinem Könige und die Zärtlichkeit gegen seine Familie, und einige seiner verstorbnen Freunde war unverkennbar in allen seinen stufenweisen Zuständen.

So sehr er jedoch auch mich, selbst in seiner größten Raserey, so wie auch nach seiner vollkommnen Wiederherstellung liebte*

* Da ich keinen Wahnsinnigen je mit Schlägen oder andern schmerzhaften körperlichen Züchtigungen bestrafen lasse, weil es für Unvorsetzlichkeit keine Strafe giebt, und weil diese Kranken bloß Mitleid verdienen, und durch solche rauhe Behandlungen immer verschlimmert, wohl nie gebessert werden: so zeigte er mir oft mit Thränen die Reste der Schwielen von Stricken, deren sich seine vorigen Wächter bedient hatten, ihn in Schranken zu halten. Wohl muß der Arzt solcher Unglücklichen ein Betragen in seiner Gewalt haben, was Achtung einflößt, was aber auch Zutrauen erweckt; er fühlt sich nie von ihnen beleidigt, weil ein Vernunftloser nicht beleidigen kann. Der Ausbruch ihres ungegründeten Zorns erregt bloß seine Theilnahme an ihrem jammervollen Zustande, und feuert seine Menschenliebe zur Hülfe an.

und schätzte, und so nachgiebig und gefällig er sich in seinen nachfolgenden gesunden Tagen gegen Jederman betrug: so heimtückisch, betrüglich und beleidigend zeigte er sich bey dem Uebergange aus dem ersten Zustande in den letzten, ich meine, bey der anbrechenden Dämmerung seines Verstandes, wo er schon fast halbe Stunden sich vernünftig mit Besuchen unterhalten, und in seinem Betragen,
wenn er beobachtet ward, | anständig benehmen konnte. Ein gewiß räthselhaftes 159
Phönomen! Diese verdrehte Gemüthsstimmung, bey welcher Kopf und Herz gegenseitig, so zu sagen, aus dem Gleichgewichte gekommen zu seyn schienen, hielt gleichen Schritt mit einer unglaublichen Freßgierde, oder, eigentlicher zu reden, Unersättlichkeit.*

* Mit zehn Pfund Brod täglich, außer den übrigen Speisen, war er damals nicht zu sättigen. Als er wieder gesund war, aß er sehr mäßig, ich möchte sagen, auffallend wenig.

Jene und diese verloren sich zugleich, allmählig, so wie durch die Macht der Arzeney völlige Gesundheit und Vernunft zurückkehrten.

Seine zweyjährige Freundschaft gegen mich nach seiner vollkommenen Genesung vergalt mir reichlich diese und tausend andre trüben Augenblicke, die ich um ihn gehabt.

Noch ehe er mein Haus verließ, zeigte er durch die Uebersetzung einer statistischen Schrift von Arthour Young dem Publikum seinen neugebornen Verstand von einer sehr vortheilhaften Seite, und sein Vaterland gab ihm nach seiner Rückkehr von mir, statt seiner vorigen allzu ermüdenden Stelle, die Lotteriedirektion, die er bis an seinen Tod (Folge einer Harnverhaltung) fortführte.

Seine Asche ruhe in Frieden!

Versuch über ein neues Prinzip zur Auffindung der Heilkräfte der Arzneisubstanzen, nebst einigen Blicken auf die bisherigen*

391 Zu Anfange dieses Iahrhunderts that man, vorzüglich die Akademie der Wissen-
schaften zu Paris, der Scheidekunst die unverdiente Ehre an, sie als Entdeckerin der
Heilkräfte der Arzneien, vorzüglich der Pflanzen, in Versuchung zu führen. Man
trieb die Pflanzen in Destillirgefäßen gewöhnlich ohne Wasser, mit Feuergewalt
und erzwang dadurch – aus den giftigsten wie aus den unschuldigsten – ziemlich
392 einerley Produkte. Wasser, Säure, brenzliche Oele, Kohle - | und aus dieser Laugen-
salz; immer von einer Art. Man verschwendete große Summen über dieser Pflanzenzerstörung, ehe man einsahe, daß man auf diesem Wege keine wesentlichen Bestandtheile der Vegetabilien ziehen, am wenigsten aber aus diesen Feuerproben auf die Heilkräfte der Pflanzen schliessen könne. Diese fast ein halbes Iahrhundert hindurch mit verschiednen Abwechselungen getriebne Thorheit machte allmählig auf die, über chemische Kunst und ihre Gränzen indeß erhelleteren, Augen der neuern Aerzte einen so widrigen Eindruck, daß sie zu der gegenseitigen Behauptung fast mit Einer Stimme übergingen, und der Chemie allen Werth bei Entdeckung der Heilkräfte der Arzneien, und der Ausfindung von Hülfsmitteln gegen Beschwerden des menschlichen Körpers absprachen.

Hierin gingen sie aber offenbar zu weit. So wenig ich dieser Kunst einen allgemeinen Einfluß auf die Materia medica einräumen werde, so kann ich doch nicht unberührt lassen, daß man ihr einige wichtige Entdeckungen in dieser Absicht zu danken habe, und was sie etwa künftig noch dafür thun könne. |

393 Die Scheidekunst sagte dem Arzte, der ein Palliativmittel wider die Beschwerden
von krankhafter Säure im Magen suchte, daß die Laugensalze und einige Erden Heilkraft dagegen besäßen. – Es waren verschluckte Gifte im Magen zu zerstören; der Arzt verlangte von der Chemie, solche Gegenmittel darzureichen, die jene schnell zerstörten, ehe sie den Speisekanal und die ganze Maschine zerstörten. Nur die Chemie konnte ihm Auskunft geben, daß in den Laugensalzen und der Seife das Gegenmittel der sauern Gifte, des Vitriolöls, der Salpetersäure, des Arseniks, so wie der giftigen Metallsalze – daß in den Säuren das Gegengift der Laugensalze, des gebrannten Kalkes, u.s.w. liege, und daß überhaupt zur schnellen Zähmung aller Metallgifte der Schwefel, die Schwefelleber, vorzüglich aber die Schwefelleberluft wirksam sei.

---

* [Hufelands] J. d. pract. Arzkd. (1796), 2. Bd., 3. St., 391–439 u. 4. St., 465–561. – Auch in: Stapf (1829), 1. Bd., S. 135–198; Bakody (1883), S. 14–27 sowie als Monographie, Heidelberg 1988.

In Höhlen des menschlichen Körpers gerathenes Blei und Zinn lehrte sie durch lebendiges Quecksilber ausleeren, verschlucktes Eisen durch Säuren und verschlucktes Glas und Kieselsteine durch Flußspat- und | Phosphorsäure auflösen, so 394
wie leztere es im Magen der Hüner thut.

Die Chemie stellte die Lebensluft in ihrer Reinheit dar, und da der Physiologe und Kliniker ihre besondre, Lebenskraft erhaltende und erhöhende, Kraft wahrnahm, zeigte sie, daß ein Theil dieser Kraft in dem so großen spezifischen Wärmestoffe dieser Luft enthalten sei, und lieferte dann diese Luft, was die therapeutische Materia medica, und die Erfahrung am Krankenbette nicht vermochte, aus einer Menge Quellen in immer größrer Reinigkeit.

An Luftsäure Erstickten konnte nur die Chemie ein Hülfsmittel ausfindig machen an den Dünsten des kaustisch-flüchtigen Laugensalzes.

Was wollte wohl die Galenische Schule in die Lungen der von Kohlendunst Erstickten Hülfreiches einblasen, wenn die Chemie nicht das wahre Hülfsmittel dargereicht hätte – die einzublasende Lebensluft als den zweiten Bestandtheil der Athemluft? |

Selbst den Resten der Gifte in den zweyten Wegen wußte sie ein Zerstörungs- 395
mittel auszufinden an der Schwefelleberluft, in Getränken und Bädern angebracht.

Wer lehrte die vor Auflebung der Chemie oft unbezwinglichen, eine Menge der schwierigsten Krankheiten erzeugenden Gallensteine auflösen? (mit Salpeteräther und Potaschessigsalz) wer anders als die Scheidekunst?

Wer anders als die Chemie und ward seit Iahrhunderten von der Heilkunde um ein Mittel wider den Blasenstein befragt? Ob mit Erfolge? Dieß lag an dem Befragenden. Indeß hat sie doch mehr als nichts dagegen gethan, da sie die mit Luftsäure übersättigte Laugensalzauflösung in Vorschlag brachte. Sie wird noch ein gewisseres Heilmittel im Gebrauche der Phosphorsäure erfinden.

Sollen alle mögliche vorhandne Arzneimittel zur Probe auf Brüste gelegt werden, welche geronnene Milch schmerzhaft macht? Dies wäre ein unübersehlicher, vergeblicher Weg. Die Scheidekunst weiß durch Umschläge von flüchtigem Laugensalze ein wah- | res Heilmittel anzugeben, was geronnene Milch wieder flüßig macht. 396

Die chemischen Versuche mit Columbowurzel und verdorbner Galle zeigten, daß jenes Gewächs ein Verbesserungsmittel verdorbner Galle im menschlichen Körper seyn müsse, und die arzneiliche Erfahrung hat die Richtigkeit des chemischen Schlusses eingesehn.

Will die Therapie wissen, ob ein neues Heilmittel das Blut erhitze, so giebt die Destillation mit Wasser durch Entscheidung der Gegenwart oder des Mangels eines ätherischen Oels die Antwort, die wenigen Ausnahmen abgerechnet.

Die Praxis kann durch ihre sinnlichen Merkmale oft gar nicht erkennen, ob ein Gewächs etwas Zusammenziehendes enthalte. Die Chemie entdeckt das, in der Praxis oft nicht gleichgültige, zusammenziehende Wesen, und selbst seine Grade durch Eisenvitriol.

Die Diätetik weiß nicht, ob ein neues Gewächs etwas Nahrhaftes enthält. Die |
Chemie zeigts durch Ausziehung des Gewächsleims, und des Stärkemehls, und 397
kann die Grade seiner Nahrhaftigkeit durch die Menge dieser Stoffe anzeigen.

Wo auch die Chemie nicht direkte die Heilkräfte angeben kann, thut sie's doch indirekte, wenn sie die aus Mischungen entstehende Unkräftigkeit vor sich wirksamer Arzneien, oder die Schädlichkeit der Vermischung vor sich unschuldiger Mittel anzeigt. Sie verbietet, wenn man durch Brechweinstein Ausleerung von oben erregen will, Substanzen zuzusetzen, welche Galläpfelsäure enthalten, die ihn zersetzt; sie verbietet Kalkwasser zu trinken, wo man Nutzen von den zusammenziehenden Theilen der Chinarinde erwartet, die durch jenes zerstört werden; sie verbietet, um nicht eine Dinte zu bereiten, China und Eisen zusammen in einem

Getränke anzubringen; sie verbietet das Goulardische Wasser durch Zusatz von Alaun
kraftlos zu machen; sie verbietet die Zumischung irgend einer Säure zu den laxirenden,
Säure der ersten Wege hebenden Mittelsalzen, welche Weinsteinrahm zur Grundlage
398 haben; sie verbietet die sonst unschul- | digen Dinge, schweißtreibenden Spiesglanz
(vorzüglich alten) und Weinsteinrahm, durch Mischung zum Gifte zu machen; sie
verwirft bei Milchdiät den Gebrauch der vegetabilischen Säuren (die einen unauflös-
lichen Käse bilden) und verweiset, wenn Säuren dabei nöthig sind, auf die Vitriolsäure.

Sie kennt die Zeichen der trüglichen Verfälschung der Arzneimittel, zieht den giftigen Aezsublimat aus dem Kalomel, und lehrt diesen von dem ihm im Aeussern so ähnlichen, giftigen, weissen Präzipitat unterscheiden.

Doch es mag an diesen wenigen Beispielen genug seyn, die Ausschliesung der
Chemie von der Entdeckung der Heilkräfte der Arzneien zu widerlegen. Daß man
aber die Chemie nicht über Arzneykräfte zu Rathe ziehe, welche nicht auf unmit-
telbar zu verändernde schädliche Substanzen im menschlichen Körper, sondern auf
Veränderungen gehen, wo die Verrichtungen der thierischen Haushaltung erst mit-
wirken sollen, beweisen unter andern die Versuche mit den antiseptischen Mitteln,
399 von denen man wähnte, sie | würden in der Säftmasse gerade die fäulnißwidrige
Kraft beweisen, als sie in der chemischen Phiole thaten. Aber die Erfahrung zeigte
z. B. daß der, ausser dem Körper so sehr fäulnißwidrige Salpeter im faulen Fieber
und in brandiger Disposition gerade das Gegentheil thue, aus dem nicht hieher ge-
hörigen Grunde, weil er die Lebenskraft schwächt. Oder wollte man faulige Stoffe
im Magen damit bessern? Diese nimmt ein Brechmittel sichrer hinweg.

Weit schlimmer haben diejenigen die Materia medica berathen, welche einen
Weg zur Ausfindung der Heilkräfte in der *Zumischung der unbekannten
Arzneien zu dem aus der Ader gelassenen Blute* suchten, um zu
sehen, ob das Blut heller oder dunkler, flüßiger oder gerinnbarer werde. Gleich als
ob wir die Arzneien zu dem Blute in der Ader unmittelbar bringen könnten, als sie
in ihrer Probeschale thun! Gleich als ob die Arzneien nicht erst unglaubliche Aen-
derungen im Verdauungskanale erleiden müßten, ehe sie (und immer noch erst
400 durch einige Umwege) ins Blut gelangen könnten! Wie verschiedenes | Ansehn er-
hält nicht das aus der Ader gelassene Blut schon vor sich, je nachdem es aus einem
erhitzten oder ruhigern Körper, aus einer kleinen oder größern Aderöffnung, im
Sprunge oder tröpfelnd, in einem kalten oder warmen Zimmer, in ein flaches oder
enges Gefäß gelassen wird?

Doch solche kleinliche Erforschungswege der Arzneiheilkräfte tragen schon selbst das Gepräge ihrer Nichtigkeit an sich.

Selbst die *Einspritzung der Arzneimittel in die Adern der Thiere* ist aus eben dieser Ursache eine sehr heterogene und unsichre Methode. Nur eines einzigen Umstandes zu gedenken, so bringt ein Theelöffel konzentrirtes Lorberkirschwasser ein Kaninchen fast gewiß ums Leben, wenn es in den Magen kömmt, in die Drosselader eingespritzt aber zeigt es keine Veränderung; das Thier bleibt munter und wohl.

So wird dann aber wohl die *Einflössung in den Mund der Thiere*
etwas Gewisses über ihre arzneilichen Wirkungen lehren? Bei weitem nicht! Wie
401 sehr weicht | nicht ihr Körper von dem unsrigen ab! Eine große Menge Krähenau-
gen verträgt ein Schwein ohne Schaden, und von 15 Gran sind schon Menschen
gestorben. Ein Hund vertrug eine Unze frische Blätter, Blüthen und Saamen von
Napellsturmhut, welcher Mensch würde nicht davon sterben? Die Pferde fressen
das trockne Kraut davon ohne Schaden. So tödlich für Menschen auch die Taxus-
blätter sind, so werden doch Hausthiere davon fett. Und wie kann man auch Schlüs-
se von den Wirkungen der Arzneien bei Thieren auf die Wirkungen bei Menschen

machen, da sie oft so sehr selbst unter den Thieren von einander abweichen? Den Magen eines mit Napellsturmhut getödeten Wolfs fand man entzündet, den einer großen und einer kleinen Katze aber nicht, ob sie gleich ebenfalls damit getödet worden waren. Was läßt sich daraus schließen? Gewiß nicht viel, wenn ich auch nicht sagen wollte, nichts. – Wenigstens ist so viel gewiß, daß die feinern innern Aenderungen und Empfindungen, die der Mensch durch Worte ausdrücken kann, bei Thieren ganz wegfallen. |

Um zu prüfen, ob eine Substanz sehr heftige oder gefährliche Wirkungen hervor- 402
bringe, das läßt sich im allgemeinen wohl (bei Versuchen an mehrern Thieren zugleich) wahrnehmen, auch wohl etwas in die Sinne fallendes, allgemeines von Wirkungen auf Bewegung der Glieder, Kälte oder Hitze, Oeffnung von oben oder unten u. d. gl. aber etwas Zusammenhängendes, Entscheidendes nie, was Einfluß auf die Beurtheilung der eigentlichen Heilkraft des Mittels bei Menschen haben könnte. Dazu sind solche Versuche zu dunkel, zu roh, und, wenn ich so sagen darf, zu plump.

Da die erwähnten Erforschungsquellen der Heilkräfte der Arzneien so leicht versiegten, so dachte der Systematiker der Arzneimittellehre auf andre, wie ihm dünkte, sicherer Art. Er suchte sie in den Arzneisubstanzen selbst auf, er wähnte da Winke zu finden, die ihn leiten sollten. Er bedachte aber nicht, daß die sinnlichen äussern Merkmale derselben oft sehr trüglich sind, so trüglich, als die Physiognomik bei Errathung der Herzensmeinungen. |

Die Lurida sind bei weitem nicht immer giftig, so wenig im Gegentheile die an- 403
genehmen Farben der Pflanzen etwas für ihre Unschuld beweisen. Auch die speziellern Eigenschaften der Droguen, von denen Geruch und Geschmack urtheilen kann, können keine zuverläßigen Schlüsse bei noch unversuchten Substanzen erlauben. So wenig ich diesen beiden Sinnen ihre Brauchbarkeit zur Bestätigung schon aus andern Gründen bekannter oder vermuthlicher Arzneitugenden absprechen will, so viel Behutsamkeit rathe ich auf der andern Seite denen an, welche nach ihnen allein Urtheile fällen wollen. Soll das bittere Grundwesen den Magen stärken, warum schwächt ihn die Squille? Sollen die bitter aromatischen Substanzen erhitzen, warum vermindert der Sumpfporst die Lebenswärme in so hohem Grade? Wenn nur diejenigen Gewächse, die mit Eisenvitriol Dinte geben, adstringirend seyn sollen, warum giebt das höchst zusammenziehende Wesen in den Quitten, den Mispeln u.s.w. keine Dinte?

Soll der adstringirende Geschmack einen Stärkungsstoff anzeigen, warum erregt
der | Zinkvitriol Erbrechen? Sind die Säuren fäulnißwidrig, warum bewirkt der Ar- 404
senik eine so schnelle Fäulniß in den damit vergifteten Körpern? Ist das Süße etwa auch im Bleizucker nahrhaft? Sind ätherische Oele und das, was feurig auf der Zunge schmeckt, auch für das Blut erhitzend, warum thun der Aether, der Kampher, das Kajeputöl, das Pfeffermünzöl, und das ätherische Oel der bittern Mandeln und der Lorberkirsche das Gegentheil? Erwartet man von den giftigen Pflanzen einen widrigen Geruch, warum ist er so unbedeutend in Napellsturmhut, der Belladonna, und dem Fingerhute, warum so unmerklich in den Krähenaugen, der Gummigutte? Erwartet man von den giftigen Pflanzen einen widrigen Geschmack, warum ist der so äusserst schnell tödliche Saft der Wurzel der Iatropha Manihot blos süßlicht und nicht im mindesten scharf? Wenn die ausgepreßten, fetten Oele oft schmeidigend sind, folgt daraus, daß sie es alle sind, etwa auch das inflammatorische aus dem Saamen der Iatropha Curcas gepreßte? Sollen die Substanzen, welche wenig oder keinen Geruch und Geschmack haben, ohne Arzneikraft seyn, wie stimmt das mit
der | Ipekakuanhe, dem Brechweinstein, dem Viperngifte, der Stickluft und der 405
kräftigen Lopezwurzel überein? Wer will die Zaunrübe für ein Nahrungsmittel aus dem Grunde ansehn, weil sie viel Stärkemehl enthält?

Vielleicht erlaubt aber die botanische Verwandschaft einen sichern Schluß auf die Aehnlichkeit der Wirkung! Sie erlaubt ihn eben so wenig, als viele Ausnahmen von entgegengesetzten oder doch sehr abweichenden Kräften in einer und derselben Pflanzenfamilie und in den meisten derselben es giebt. Wir wollen das vollkommenste natürliche System, das Murrayische, zum Grunde legen.

In der Familie der Coniferae giebt die innere Rinde der Kienfichte (Pinus sylvestris) den nördlichsten Völkern eine Art Brod, während die Rinde des Beereibenbaums (Taxus baccifera) den Tod giebt. – Wie kömmt die brennende Wurzel der Bertramkamille (Anthemis Pyrethrum) mit dem tödlich kältenden Giftlattich (Lactuca virosa), so wie das Erbrechen erregende Speykreuzkraut
406 (Senecio vulgaris) | mit der milden Skorzonere, die kraftlose Sand-Rainblu-
me (Gnaphalium arenarium) mit dem heroischen Fallkrautwohlverlei (Arnica montana) in Eine Familie (der Compositae)? – Hat wohl die purgirende Strauchkugelblume (Globularia Alypum) etwas mit der unkräftigen Statice in der Familie Aggregatae gemein? – Läßt sich von der Zuckerwurzel (Sium Sisarum) etwas ähnliches als von der Wurzel der giftigen Nebendolde (Oenanthe) oder des Giftwütherichs (Cicuta virosa) erwarten, weil sie zusammen in der Schirmfamilie stehen? – Hat wohl (in der Familie hederaceae) der gar nicht unschuldige Ewigepheu (Hedera Helix) mehr Aehnlichkeit mit der Edelweinrebe (Vitis vinifera) als etwa im äussern Wuchse? – Wie kömmt der kraftlose Brusch (Ruscus) mit dem betäubenden Kockelmendsaamen (Menispermum Cocculus), dem erhitzenden Osterluzey (Aristolochia) und dem Brechhaselkraute (Asarum europaeum) in Eine Familie (der Sarmentaceae)? – Läßt sich vom Klebmeyer (Galium Aparine) etwas ähnliches als von der oft
407 tödlichen Spigelia marylandica erwar- | ten, weil sie beide unter den Stellatae ste-
hen? – Welche Aehnlichkeit der Wirkung findet man zwischen der Melone (Cucumis Melo) und der Eselspringgurke (Momordica Elaterium) aus derselben Familie Cucurbitaceae? – Und nun in der Familie Solanaceae, wie paaret sich die schmacklose Königskerze (Verbascum Thapsus) mit der brennenden Sommerbeißbeere (Capsicum annuum) oder der die ersten Wege krampfende Tabak mit den die natürlichen Bewegungen des Darmkanals hemmenden Krähenaugen (Strychnos Nux vomica)? – Wie will man das unarzneiliche Bärwinkelsingrün (Vinca pervinca) neben dem betäubenden Unholdoleander (Nerium oleander) stellen in der Familie Contortae? – Wirkt der wässerige Pfennigweiderich (Lysimachia Numularia) der Fieberkleeblume (Menyanthes trifoliata) ähnlich, oder die unkräftige Primelschlüsselblume (Primula veris) dem drastischen Erdscheibeschweinsbrode (Cyclamen europaeum) in der Familie Rotaceae? – Läßt sich von den Eigenschaften der die Harnwege
408 stärkenden Sandbeerbärentraube (Arbutus Uvaursi) auf | die des erhitzend
betäubenden Schneerosegichtstrauchs (Rhododendron Chrysanthum) in der Familie Bicornes schließen? – Ist in den Verticillatae die kaum etwas adstringirende Gottheilbraunelle (Prunella vulgaris) und der unschuldige Kukukgünsel (Ajuga pyramidalis) mit dem ätherischen Katzengamander (Teucrium Marum) oder dem feurigen Kreterdost (Origanum creticum) nur in irgend einem Betrachte zu vergleichen? – Wie ist der Taubenkrauteiserich (Verbena officinalis) mit dem heftigen Wildaurin (Gratiola officinalis) an Kräften verwandt in der Familie Personatae? – Wie weit enfernt sich die Glycyrrhiza von der Geoffroya in der Wirkung, obgleich in derselben Familie Papilionaceae? – In welcher Parallele stehen in der Familie Lomentaceae die Eigenschaften der Soodbrodkarobe (Ceratonia Siliqua) mit denen des Taubenkropferdrauchs (Fumaria officinalis), des Senegawamsels (Polygala Senega) oder des Peru-

balsambaumes (Myroxylon peruiferum)? – Oder gleichen sie etwa der Garteneichel (Nigella sativa) und die Gartenraute (Ruta graveolens), die Pfingstrosenpäo- | ne (Paeonia officinalis) und der Gifthahnefuß (Ranunculus sceleratus) auch nur im mindesten an Kräften, obgleich allesamt aus der Familie Multisiliquae? – Den Filipendelwedel (Spiraea Filipendula) und die Rothheiltormentille (Tormentilla erecta) vereinigt die Familie Senticosae und doch, wie unähnlich an Eigenschaften? – Der Iohannisbeerribes (Ribes rubrum) und die Lorberkirsche (Prunus laurocerasus), der Vogelbeerspierling (Sorbus acuparia) und die Pfirschmandel (Amygdalus persica), wie ungleich an Kräften, und doch in derselben Familie Pomaceae! – Die Familie Succulentae vereinigt die Mauerpfefferfetthenne (Sedum acre) und den Gemüßportulak (Portulaca oleracea), gewiß nicht wegen ähnlicher Wirkungen! – Wie kömmt der Storchschnabel mit dem Purgirlein (Linum catharticum), der Sauerkleelujel (Oxalis acetosella) mit der Bitterquassie (Quassia amara) in eine und dieselbe Familie? doch nicht wegen Aehnlichkeit der Kräfte? – Wie ungleichartig an Arzneikraft sind alle die Glieder der Familie Ascyroideae! – und die der Dumosae! – und | die der Trihilatae! – In der Familie Tricoccae, was hat da die fressende 410
Euphorbenwolfsmilch (Euphorbia officinalis) mit dem für die Nerven nicht gleichgültigen Buchsbaum (Buxus sempervirens) für Gemeinschaft? – Das unschmackhafte Glattbruchkraut (Herniaria glabra), die scharfe Kermesphytolacke (Phytolacca decandra), der erquickende Ambergänsefuß (Chenopodium ambrosioides) und der brennende Wasserpfefferknöterich (Polygonum hydropiper), welche Gesellschaft (in der Familie Oleraceae)! – Wie ungleich wirkend sind die Scabridae! – Was soll die blos schleimig milde Weißlilie (Lilium candidum) neben dem Knoblauch (Allium sativum) oder die Meerzwiebel (Scilla maritima), was der Eßspargel (Asparagus officinalis) neben der giftigen Weißnieswurzel (Veratrum album) in der Familie Liliaceae? –

Ich bin weit entfernt, zu verkennen, wie viel wichtige Winke gleichwohl das natürliche System dem philosophischen Arzneimittellehrer geben kann, und der den Beruf fühlt, neue Arzneimittel aufzufinden, aber | diese Winke helfen doch nur ent- 411
weder schon bekannte Thatsachen bestätigen, und kommentiren, oder sie vereinigen sich bei noch unversuchten Pflanzen erst zu hypothetischen Muthmaßungen, denen noch viel an einer der Zuverläßigkeit sich nähernden Wahrscheinlichkeit abgeht.

Doch wie will man durchgängige Wirkungsähnlichkeit bei Pflanzengruppen erwarten, die oft nur nach kleinen äusserlichen Aehnlichkeiten in dem sogenannten natürlichen Systeme zusammengestellt sind, da selbst weit näher mit einander verwandte Gewächse, Pflanzen Einer und derselben Gattung sich zuweilen so ungleich an arzneilicher Wirkung sind. Die Arten der Gattung Impatiens, Serapias, Cytisus, Ranunculus, Calamus, Hibiscus, Prunus, Sedum, Cassia, Polygonum, Convallaria, Linum, Rhus, Seseli, Coriandrum, Aethusa, Sium, Angelica, Chenopodium, Asclepias, Solanum, Lolium, Allium, Chenopodium, Rhamnus, Amygdalus, Rubus, Delphinium, Sisymbrium, Polygala, Teucrium, Vaccinium, Cucumis, Apium, Pimpinella, Anethum, Scandix, Valeriana, Anthemis, Arte- | misia, Centaurea, Iuni- 412
perus, Brassica mögen Beispiele seyn. Welcher Unterschied zwischen dem unschmackhaften Zunderlöcherschwamm (Boletus igniarius) und dem bittern, drastischen Lerchenlöcherschwamm (Boletus laricis), zwischen dem Reiskerblätterschwamm (Agaricus deliciosus) und dem Fliegenblätterschwamm (Agaricus muscarius), zwischen der holzigen Steinflechte (Lichen saxatilis) und der kräftigen Isländerflechte (Lichen islandicus)!

So gern ich auch zugebe, daß im Allgemeinen Aehnlichkeit der Wirkung weit öfterer bei Arten einer Gattung, als zwischen ganzen, gruppenweise im natürlichen

System zusammengestellten Geschlechtern anzutreffen ist, und daß ein Schluß auf ersterm Wege weit mehr Aehnlichkeit vor sich habe, so drängt mich doch meine Ueberzeugung zu warnen, daß, wenn es auch noch soviel Geschlechter gäbe, deren Arten große Aehnlichkeit in ihren Wirkungen mit einander gemein hätten, uns die kleinere Zahl der sehr ungleich wirkenden doch sehr mistrauisch gegen diese Art
413 zu schließen machen müsse, | da es hier keinem Fabrikversuche, sondern der wichtigsten und schwierigsten Angelegenheit des Menschen, der Gesundheit, gilt.*

* Um so bedenklicher wird der Schluß auf Wirkungsähnlichkeit zwischen Arten einer Gattung, da sogar eine und dieselbe Art, eine und dieselbe Pflanze in ihren verschiedenen Theilen zuweilen sehr abweichende Arzneikräfte zeigt. Wie sehr weicht der Mohnkopf vom Mohnsaamen, die aus den Blättern der Lerchenfichte schwitzende Manna von dem Lerchenterbenthin, der kühlende Kampher in der Wurzel des Zimmtlorbers von dem brennenden Zimmtöle, der adstringirende Saft in den Früchten verschiedner Mimosen von dem schmacklosen, aus ihrem Stamme dringenden Gummi, der ätzende Stengel des Gifthahnefuß von seiner milden Wurzel ab!

Also, auch dieser Weg ist nicht als sicherer Grundsatz zur Ausmittelung der Arzneikräfte der Pflanzen zu befolgen.

Es bleibt uns nichts, als die *Erfahrung* am menschlichen Körper übrig. Aber welche Erfahrung? die *ungefähre*, oder die *geflissentliche*? |

414 Die meisten Tugenden der Arzneikörper sind, ich lege dieß demüthigende Geständniß ab, durch *ungefähre, empirische Erfahrung* entdeckt werden, durch *Zufall*, oft durch Nichtärzte zuerst bemerkt. Dreiste, oft allzu dreiste Aerzte machten dann nach und nach Proben damit.

Ich bin gar nicht willens, diesem Entdeckungswege der Arzneikräfte seinen hohen Werth abzusprechen; die Sache redet von selbst. Aber für uns giebt es dabei nichts zu thun; Zufall schließt allen Vorsatz, alle Selbstthätigkeit aus. Traurig ist der Gedanke, auf die Diskretion des Ungefährs, die immer eine Menge befährdete Menschenleben voraussetzt, die edelste, unentbehrlichste Kunst gebaut zu sehen. Reicht der Zufall solcher Entdeckungen zur Vervollkommnung der Arzneikunde, zur Ergänzung der Lücken hin? Von Iahr zu Iahr lernen wir neue Krankheiten, neue Wendungen und Verwickelungen von Krankheiten, neue Krankheitszustände kennen, haben wir nun keinen, mehr in unsrer Gewalt stehenden, Weg zur Auffindung
415 der Hülfsmittel vor uns, als den der Zufall uns gestattet, so bleibt uns | nichts übrig, als sie mit allgemeinen (dafür möchte ich oft wünschen, *gar keinen*) oder solchen Mitteln zu behandeln, die in uns ähnlich dünkenden[1] Krankheiten, und ähnlich scheinenden Krankheitszuständen sonst wohl dienlich geschienen haben. Wir verfehlen aber oft des Zwecks, weil eine veränderte Sache nicht dieselbige ist. Traurig sehen wir vor uns hin in die kommenden Iahrhunderte, wo ein eigenthümliches Heilmittel für diese besondre Krankheit, für diese besondre Krankheitswendung, für diesen besondern Umstand von Zufall *vielleicht* entdeckt werden wird, wie für das reine Wechselfieber die Rinde, oder für die Lustseuche das Quecksilber.

Eine so prekäre Bildung der wichtigsten Wissenschaft, – wie etwa der Zusammenflug der Epikurischen Atome zur Weltentstehung – konnte des weisesten und gütigsten Menschenerhalters Wille nicht seyn. Es wäre sehr demüthigend für das erhabne Menschengeschlecht, wenn seine Erhaltung blos vom Zufalle abhangen sollte. Nein! es ist erquickend, zu denken, daß es für jede besondre Krankheit, jede
416 eigenthümliche Krank- | heitsverfassung eigenthümliche, direkt hülfreiche Mittel gebe, und auch Wege, sie *geflissentlich* ausfindig zu machen.

Wenn ich die *geflissentliche Ausfindung der uns noch fehlenden Arzneikräfte* nenne, so meyne ich nicht jene empirischen, gewöhnlich in

---

1 Im Original heißt es „dunkenden".

Spitälern angestellten Proben, wo man bei dem oder jenen schwierigen, oft gar
nicht genau beobachteten Falle, in welchem das Bekannte nicht helfen will, zu ir-
gend einer, entweder überhaupt, oder doch bei diesem Umstande unversuchten
Drogue greift, vom Gerathewohl und blinden Einfällen, oder doch von so sehr dun-
keln Ahndungen geleitet, von denen man weder sich noch Andern Rechenschaft zu
geben im Stande ist. Solche empirische Wagstücke sind, mit dem gelindesten Nah-
men belegt, thörichtes Würfelspiel, wo nicht gar etwas noch schlimmeres.

Auch von den etwas rationellern Versuchen schon hie und da empirisch gegen
diese oder jene Krankheitszustände obenhin gelobter, weiter aber nicht geprüfter
Mittel in der Privatpraxis und in Spitälern rede ich hier | nicht. Sie geschehen zwar 417
auch, wenn nicht einige kunstmäßige Gründe des Verfahrens zum Leitfaden ge-
nommen werden, zum Theil auf Gefahr der Gesundheit und des Lebens der Kran-
ken, aber die Behutsamkeit und das praktische Genie des Arztes kann doch viel
Unebnes seiner halbempirischen Unternehmungen wieder ins Geleise bringen.

Da wir schon eine große Menge Arzneimittel haben, von denen wir wohl sehen,
daß sie wirksam sind, aber nicht recht wissen, was sie etwa für Krankheiten heben
könnten, und wieder andre, die in genannten Krankheiten bald geholfen bald nicht
geholfen haben, und von denen wir noch keine deutlichen Begriffe haben, wo sie ge-
nau und am rechten Orte anzupassen sind, so möchte es vor der Hand gar nicht nöthig
seyn, den Arzneivorrath in der Zahl zu vermehren. Sehr wahrscheinlich lieget in den
schon vorhandnen alle (oder doch beinahe alle) die Hülfe, die uns noch gebricht.

Ehe ich mich aber weiter erkläre, muß ich, mich zu verwahren, das Bekenntniß ab-
legen, daß ich für keine, so und so ge- | nannte Krankheit überhaupt mit allen den 418
Ausdehnungen, Nebenzufällen und Abweichungen überladen, die man in Pathologien
nur gar zu gern in ihren essentiellen Charakter, als unveräusserliche Pertinenzstücke,
unvermerkt einzuschieben pflegt, ein durchgängig spezifisches Mittel erwarte, auch
nicht glaube, daß es dergleichen geben könne. Nur die so große Einfachheit und Selbst-
ständigkeit der Wechselfieber und der venerischen Krankheit konnten Gegenmittel
finden, die sich in den Augen vieler Aerzte als spezifisch qualifizirten, da die Abwei-
chungen in diesen Krankheiten weit seltner oder unbedeutender zu seyn pflegen, als
in andern, folglich auch Rinde und Quecksilber weit helfen, als nicht helfen mußten.
Aber spezifisch sind weder die Rinde im Wechselfieber weitläufigsten Verstandes,*

* Nur Schade, daß man nicht einsahe, warum z. B. von den etwa 7/15[2] aller der sogenannten Wechselfieber, gegen die die Rinde nichts vermochte, drey Funfzehntel Krähenaugen, oder bittere Mandeln, andre Funfzehntel Mohnsaft, ein andres Funfzehntel Aderlaß und noch ein andres Funfzehntel kleine Gaben Brechwurzel zur Heilung erforderten! Man begnügte sich zu sagen, „Rinde half nicht, aber Ignatzbohne half"; warum? das hören wir nicht deutlich. War es ein reines Wechselfieber, so mußte die Rinde helfen; bei der Komplikation mit übermäßiger Reitzbarkeit, vorzüglich der ersten Wege aber, war es kein reines Wechselfieber mehr, da konnte sie nicht helfen, da mußte man aus Gründen Ignatzbohne, Krähenaugen oder bittre Mandeln, je nach dem verschiednen Körperzustande, zum Heilmittel oder zum Beimittel wählen, und durfte und sollte sich gar nicht wundern, daß Rinde nicht half.

noch das | Quecksilber in der venerischen Krankheit weitläufigsten Verstandes; 419
spezifisch aber vermuthlich in beiden Krankheiten, wenn sie einfach, rein und von
aller Komplikation abgesondert genommen werden. Unsre großen, erleuchteten
Krankheitsbeobachter haben diese Wahrheit zur Gnüge eingesehn, als daß ich mich
weitläuftiger hierüber auszulassen nöthig hätte.

Wenn ich nun durchaus leugne, daß es absolute Spezifika für einzelne Krank-
heiten gebe, nach der Ausdehnung, die ihnen die | gewöhnliche Pathologie* 420

2 Schlecht leserlich im Original.

* Noch ist die Geschichte der Krankheiten nicht so weit gediehen, daß man das Wesentliche von dem Zufälligen, das Eigenthümliche von dem Hinzutretenden, aus Idiosynkrasie, Lebensordnung, Leidenschaften, epidemischer Konstitution und mehrern andern äussern Umständen herrührenden Fremden gehörig abzusondern sich bemühet hätte. Oft glaubt man bei Beschreibung einer Krankheit ein in Eins zusammengezogenes Convolut von Krankengeschichten zu lesen, mit Verschweigung des Nahmens, des Orts, der Zeit, u.s.w. nicht wahren, abstrakt reinen, isolirten Krankheitscharakter, abgesondert von dem (etwa hinten an zu hängenden) Zufälligen. Nur die neuern sogenannten Nosologen haben dergleichen Fragmente gewagt; ihre Geschlechter sollen das seyn, was ich eigenthümlichen Charakter jeder Krankheit nenne, ihre Spezies aber die Zufälligkeiten.

Vor allen Dingen haben wir die Hauptkrankheit zu besorgen, die Abweichungen und Nebenzustände verlangen nur dann besondre Hülfe, wenn sie dringend, oder der Herstellung besonders hinderlich sind; sie verlangen die Haupthülfe, mit Hintansetzung der ursprünglichen Krankheit, wenn diese durch Uebergang ins Chronische unbedeutender und weniger dringend ist, jene aber sich allmählich zur Hauptkrankheit erhoben haben.

421 anweiset, so glaube ich auf der andern Seite, überzeugt zu | seyn, daß es soviel Spezifika giebt, als es verschiedne Zustände der einzelnen Krankheiten giebt, d. i. für die reine Krankheit Spezifika und für die Abweichungen und übrigen unnatürlichen Köperzustände besondre.

Wenn ich mich nicht irre, so hat die praktische Arzneikunde gewöhnlich drei Wege eingeschlagen, um den Beschwerden des menschlichen Körpers Heilmittel anzupassen.

Der erste Weg, die Grundursachen der Uebel hinwegzunehmen oder zu zerstören, war der erhabenste, den sie betreten konnte. Alles Dichten und Trachten der besten Aerzte in allen Iahrhunderten ging auf diesen, der Würde der Kunst angemessensten Zweck. Es blieb aber immer, um mich eines spagyrischen Ausdrucks zu bedienen, bei Partikularen; den grossen Stein, die Kenntniß
422 der Grundursachen aller Krankheiten, erlangten sie nie. Von den meisten | Krankheiten werden sie auch der menschlichen Schwäche ewig verborgen bleiben: Indeß, was man davon aus der Erfahrung aller Zeiten abstrahiren konnte, vereinigte man in der allgemeinen Therapie. So hob man bei langwierigen Magenkrampfe zuerst die allgemeine Körperschwäche, die Krämpfe vom Bandwurm besiegte man durch Tödung dieses Thieres, das Fieber von verdorbnem Mageninhalte vertrieb man durch kräftige Brechmittel, bei Verkältungskrankheiten stellte man die unterdrückte Ausdünstung her, und schnitt die Kugel aus, welche Wundfieber erregte. Dieser Zweck bleibt über alle Kritik erhaben, obgleich die Mittel dazu nicht immer die zweckmäßigsten waren. Ich lasse diese königliche Strasse dießmahl zur Seite liegen, da mich jezt die übrigen beiden Wege, Arzneien anzuwenden, beschäftigen.

Auf dem zweiten Wege suchten sie die vorhandnen Symptomen durch Arzneien zu unterdrücken, die eine gegenseitige Veränderung hervorbringen, z. B. Verstopfung des Leibes durch Abführungsmittel, – entzündetes Blut
423 durch Aderlässe, | Kälte, Salpeter, – Säure im Magen durch Alkalien, – Schmerzen durch Mohnsaft. In akuten Krankheiten, welche, wenn wir die Hindernisse der Genesung auch nur auf einige Tage entfernt halten, die Natur größtentheils selbst besiegt, oder, wenn wir es nicht können, unterliegt, in akuten Krankheiten, sage ich, sind diese Arzneianwendungen richtig, zweckmäßig, hinreichend, so lange wir den oben erwähnten Stein der Weisen (die Kenntniß der Grundursache jeder Krankheit und ihrer Abhülfe) noch nicht besitzen, oder so lange wir kein schnell wirkendes Spezifikum haben, welches z. B. die Pockenansteckung gleich im Entstehen auslöscht. Ich würde in diesem Falle solche Mittel temporelle nennen.

Liegt aber die Grundursache der Krankheit und ihre direkte Abhülfe am Tage, und wir bestreiten, dessen uneingedenk, die Symptomen doch blos durch Mittel dieser zweiten Art, oder setzen sie chronischen Krankheiten im Ernste entgegen, dann erhält diese Heilmethode (Beschwerden durch Mittel, die das Gegentheil wir-

ken, zu bestreiten) den Nahmen der palliativen und wird ver- | werflich. Bei 424
chronischen Krankheiten lindert sie nur anfänglich, in der Folge sind stärkere Gaben solcher Mittel nöthig, die die Hauptkrankheit nicht heben können, und so schaden sie um desto mehr, je länger sie in Ausübung gebracht werden, aus Gründen, die weiter unten vorkommen.

Ich weiß zwar wohl, daß man noch immer habituelle Neigung zu Leibesverstopfung durch fleißige Aloemittel und Laxirsalze zu heben unternimmt; aber mit welchem widrigen Erfolge! Ich weiß wohl, daß man die chronischen Blutaufwallungen hysterischer, kachektischer und hypochondrischer Personen immer noch durch wiederhohlte, obschon kleine Aderlässe, Salpeterpulver und dergl. zu dämpfen sich bemüht; aber mit welchem widrigen Erfolge! Den Stubensitzern verordnet man gegen ihre chronischen Magenbeschwerden mit sauerm Aufstoßen begleitet, noch immer Bittersalzerde fortgesetzt zu gebrauchen; aber mit welchem widrigen Erfolge! Chronische Schmerzen irgend einer Art sucht man noch immer durch fortgesetzte Mohnsaftmittel zu tilgen; aber mit welchem widrigen Erfolge! Und wenn |
der größre Theil meiner ärztlichen Zeitgenossen noch dieser Methode anhiengen; 425
ich fürchte doch nicht, sie palliativ, schädlich, verderblich zu nennen.

Ich bitte meine Mitbrüder, diesen Weg (Contraria contrariis) bei chronischen, auch schon den eben ins Chronische ausartenden akuten Krankheiten zu verlassen; er ist der unrichtige, ein Holzweg im dunkeln Haine, der sich an Abgründen verliert. Ihn hält der stolze Empiriker für die gebahnte Heerstraße, und brüstet sich mit der elenden Macht, etliche Stunden lindern zu können, unbekümmert, ob das Uebel unter dieser Tünche tiefere Wurzel faßt.

Doch ich brauche als Warner hier nicht allein zu stehen. Die bessern, einsichtsvollern und gewissenhaftern Aerzte haben in chronischen und ins Chronische ausartenden akuten Krankheiten von Zeit zu Zeit (auf einem dritten Wege) nach Mitteln gegriffen, die nicht die Symptomen vermänteln sollten, sondern die das Uebel aus dem Grunde hüben, mit einem Worte, nach spezifischen Mitteln; das
wünschenswertheste, | löblichste Beginnen, was sich nur denken läßt. Sie versuchten 426
so z. B. die Arnika in der Ruhr, und fanden sie in einigen Fällen spezifisch hülfreich.

Aber welcher Führer leitete sie, welche Gründe bestimmten sie, solche Mittel zu versuchen? Leider! nur Vorgang vom empirischen Hazardspiele, von Hausmittelpraxis, Fällen des Zufalls, wo man diese Substanzen von ungefähr bei dieser oder jener Krankheit hülfreich fand, oft nur in besondern, unbemerkten Kombinationen, die vielleicht wohl nie wieder vorkommen, zuweilen in reinen einfachen Krankheiten.

Gewiß es wäre Schade, wenn nur Zufall und empirisches Apropos uns bei der Ausfindung und Anwendung der eigentlichen, wahren Heilmittel chronischer Krankheiten, die gewiß die größere Zahl der menschlichen Beschwerden ausmachen, leiten müßte.

Die Wirkungen der Heilmittel zu erforschen, um sie den Körperbeschwerden anzupassen, sollte man so wenig wie möglich sich auf den Zufall verlassen, sondern so ra-
tionell | und geflissentlich zu Werke gehen als nur möglich. Wir haben gesehn, daß zu 427
letzterm Behufe die Beihülfe der Chemie noch mangelhaft ist und mit Behutsamheit zu Rathe gezogen werden muss – daß die Aehnlichkeit der Pflanzengattungen im natürlichen Systeme, so wie die Aehnlichkeit der Arten einer Gattung, nur entfernte Winke geben, – daß die sinnlichen Eigenschaften der Arzneikörper nur etwas ganz Allgemeines lehren, was durch viele Ausnahmen beschränkt wird – daß die Veränderungen des aus der Ader gelassenen Blutes von der Beimischung der Arzneien nichts lehren – und daß die Einspritzung der letztern in die Adern der Thiere, so wie die Erfolge an Thieren, wenn man ihnen die Arznei zum Versuche eingiebt, ein viel zu rohes Verfahren sei, als daß man die feinen Wirkungen der Heilmittel daraus beurtheilen könnte.

Es bleibt uns nichts übrig, als die zu erforschenden Arzneien am menschlichen Körper selbst zu versuchen. Diese Nothwendig-
428 keit sahe man zu allen Zeiten ein, aber man betrat gewöhn- | lich den falschen Weg, indem man sie blos, wie oben gedacht, empirisch und auf Gerathewohl gleich in Krankheiten anwendete. Die Gegenwirkung des kranken Körpers aber auf ein noch nicht, oder noch nicht gehörig geprüftes Mittel giebt so intrikate Erscheinungen, daß ihre Beurtheilung für den scharfsinnigsten Arzt zu schwer ist. Es erfolgt nichts, oder es erfolgen Verschlimmerungen, Veränderungen, Besserung, Genesung, Tod – ohne daß das größte praktische Genie errathen könnte, welchen Antheil der kranke Körper oder das Mittel (in der zu großen, mäßigen oder allzu kleinen Gabe?) an diesen Resultaten habe. Sie lehren nichts und verleiten zu falschen Muthmaßungen. Die Alltagsärzte verschweigen den erfolgten Schaden, sie merkten nur mit einem Worte den Nahmen der (oft mit einer andern verwechselten) Krankheit an, wo das und jenes geholfen zu haben schien, und so entstanden die unnützen und schädlichen *Schröder*, *Rutty*, *Zorn*, *Chomel*, *Pomet* u.s.w., in deren dikken Büchern man eine ungeheure Menge größtentheils unkräftiger Arzneien findet,
429 deren jede diese und noch zehn und | zwanzig andre Krankheiten aus dem Grunde geheilt haben soll.*

* Das Wunderbarste bei dieser Spezifikation der Tugenden einzelner Droquen bleibt für mich immer der Umstand, daß man die noch jezt die Arzneikunst difamirende Methode, mehrere Arzneien zugleich in Ein Rezept kunstmäßig zu verflechten, zu den Zeiten erwähnter Männer so weit trieb, daß es selbst einem Oedipus unmöglich war, etwas von der Wirkung einem einzelnen Ingredienz des Mischmasches ausschließlich zuzueignen, und daß man damahls, fast noch seltner als jezt, eine einzelne Droque als Arznei allein verordnete. Wie konnten nun aus einer so verwikkelten Praxis die Kräfte der einzelnen Arzneien unterscheidbar hervorgehen?

Der wahre Arzt, den die Vervollkommnung seiner Kunst am Herzen liegt, kann keine andern Nachrichten von Arzneien brauchen, als:

Erstens, *welche reine Wirkung bringt eine jede vor sich in dieser und jener Gabe im gesunden menschlichen Körper hervor?* |

430 Zweitens, *was lehren die Beobachtungen ihrer Wirkung in dieser oder jener, einfachen oder verwickelten Krankheit?*

Den letztern Zweck erreichen zum Theil die praktischen Schriften der besten Beobachter aller Iahrhunderte, besonders der neuern Zeiten. In ihnen ist der bisher einzige Vorrath ächter Kenntniß der Kräfte der Arzneien in Krankheiten zerstreut enthalten, wo den genau beschriebnen Fällen die einfachsten Droquen angepasset, und treu erzählet worden, wo und in wiefern sie hülfreich, wo und in wiefern sie schädlich oder minder zuträglich gewesen (Wollte Gott! ihre Zahl wäre nicht so klein).

Da aber auch unter ihnen die Widersprüche so häufig vorkommen, daß der eine in diesem Falle verwirft, was der andre in einem ähnlichen vortreflich befunden haben will, so merkt man wohl, daß es uns noch an einer der Natur abgefragten Norm fehle, wornach wir den Werth und die Grade der Wahrheit ihrer Erfahrungen abwägen könnten. |

431 Diese Norm, deucht mir, kann einzig aus den Wirkungen abstrahirt werden, die eine genannte Arzneisubstanz vor sich, in dieser und jener Gabe im gesunden menschlichen Körper hervorgebracht hat.

Dahin gehören die Geschichten von unvorsichtig oder unwissend verschluckten Arzneisubstanzen und Giften, und solchen, die man, um sie zu prüfen, mit Vorsatz selbst eingenommen, oder dazu bestimmten, sonst gesunden Menschen, Kapitalverbrechern, u.s.w. mit Fleiß eingegeben hat, zum Theil auch diejenigen, wo eine unrechte starkwirkende oder sonst in großer Gabe ergriffene Substanz als Hausmittel, oder Arznei bey geringfügigen oder sonst leicht zu beurtheilenden Krankheiten gebraucht ward.

Eine vollständige Sammlung dieser Art Nachrichten mit Bemerkung der Grade der Glaubwürdigkeit ihrer Erzähler würde, wenn ich mich nicht sehr irre, der Grundkodex der Arzneimittelkunde, das heilige Buch ihrer Offenbahrung seyn. |

In ihnen allein läßt sich die wahre Natur, die ächte Wirkung der Arzneisubstan- 432
zen geflissentlich entdecken, aus ihnen läßt sich errathen, welchen Krankheitsfällen sie mit Erfolg und Sicherheit anzupassen sind.

Weil es aber dann doch wohl noch an einem Schlüssel fehlen möchte, so bin ich hier vielleicht so glücklich, das Prinzip darzulegen, nach welchem man zu Werke gehen könnte, um zur Ausfüllung der Lücken in der Heilkunde und zu ihrer Vervollkommung allmählig für jedes, vorzüglich chronisches Uebel ein passendes spezifisches*

* Ich habe es in dieser Abhandlung größtentheils mit Auffindung der permanent wirkenden spezifischen Heilmittel für (vorzüglich) chronische Krankheiten zu thun. Die, die Grundursache hebenden, und die temporell wirkenden Heilmittel für akute Krankheiten, welche in einigen Fällen den Nahmen Palliativmittel erhalten, lasse ich hier zur Seite liegen.

Heilmittel aus dem bisher bekannten (und dem noch unbekannten) Arzneivorrathe
nach Gründen heraus zu finden und nach | Gründen anzupassen. Es beruht un- 433
gefähr auf Folgendem:

Iedes wirksame Arzneimittel erregt im menschlichen Körper eine Art von eigner Krankheit, eine desto eigenthümlichere, ausgezeichnetere und heftigere Krankheit, je wirksamer die Arznei ist.*

* Die wirksamsten, spezifische Krankheit erregenden, folglich hülfreichsten Arzneien nennt der Laie Gifte.

Man ahme der Natur nach, welche zuweilen eine chronische Krankheit durch eine andre hinzukommende heilt, und wende in der zu heilenden (vorzüglich chronischen) Krankheit dasjenige Arzneimittel an, welches eine andre möglichst ähnliche, künstliche Krankheit zu erregen im Stande ist, und jene wird geheilet werden; Similia similibus.

Man darf nur die Krankheiten des menschlichen Körpers genau nach ihrem we-
sentli- | chen Charakter und ihren Zufälligkeiten auf der einen, und auf der andern 434
Seite die reinen Wirkungen der Arzneimittel, das ist, den wesentlichen Charakter der von ihnen gewöhnlich erregten, spezifischen künstlichen Krankheit nebst den zufälligen Symptomen kennen, die von der Verschiedenheit der Gabe, der Form, u.s.w. herrühren und man wird, wenn man für die natürliche gegebene Krankheit ein Mittel auswählt, was eine möglichst ähnliche, künstliche Krankheit hervorbringt, die schwierigsten Krankheiten heilen können.* |

* Will man, wie der behutsame Arzt sollte, allmählich zu Werke gehen, so giebt man dieß gewöhnliche Mittel nur in der Gabe, wo es die von ihr zu erwartende künstliche Krankheit kaum merkbar äussere (es wirkt denn doch vermöge seiner Neigung eine solche künstliche Krankheit zu erregen) und steigt allmählich in der Gabe, so daß man gewiß seyn kann, daß die beabsichtete innerliche Veränderung des Körpersystems kräftig genug erfolge, obgleich mit Aeusserungen, die den natürlichen Krankheitssymptomen an Heftigkeit weit nachstehen; so wird man gelind und sicher heilen. Will man aber, wenn sonst nur das Mittel zweckmäßig und recht passend gewählt ist, schnell zu Werke gehen, so wird man auch auf diese Art, wiewohl mit einiger Lebensgefahr, seine Absicht gewiß erreichen und das bewirken, was unter Bauern zuweilen von Empirikern plumperweise geschieht, und was sie eine Wunder- und Pferdekur nennen - eine wohl Iahre alte Krankheit in wenigen Tagen heilen; ein Unternehmen, was wohl die Richtigkeit meines Grundsatzes, aber zugleich die Wagehälsigkeit des Unternehmers beweist.

Dieser Satz hat, ich gestehe es, so sehr das Ansehn einer unfruchtbaren, analy- 435
tischen, allgemeinen Formel, daß ich eilen muß, ihn synthetisch zu erläutern. Vorerst aber noch einige Erinnerungen.

I. Die meisten Arzneien haben mehr als einerlei Wirkung, eine *direkte* anfängliche, welche allmählich in die zweite (ich nenne sie *indirekte* Nachwirkung) übergeht. Leztere ist gewöhnlich ein dem erstern gerade entgegengesezter Zustand.*

* Der Mohnsaft mag ein Beispiel geben. Eine furchtlose Gemüthserhebung, ein Gefühl von Kraft und hohem Muthe, ein gedankenreicher Frohsinn ist, bei einer gemäsigten Gabe, zum Theil die erste direkte Wirkung auf das innere Empfindungssystem: so wie sie aber, nach acht bis zwölf Stunden verraucht, entstehet allmählig die entgegengesetzte Körperstimmung, die indirekte Nachwirkung; es erfolgt Erschlaffung, Trübsinn, Diffidenz, Grämlichkeit, Unbesinnlichkeit, Unbehaglichkeit, Furcht.

So wirken die meisten Vegetabilien. |

436 II. Nur wenige Arzneien machen hievon eine Ausnahme, und setzen ihre gleich anfängliche Wirkung ununterbrochen, aber gleichartig fort, doch in immer geringerm und geringerm Grade, bis nach einiger Zeit nichts mehr davon zu spüren, und die natürliche Körperbeschaffenheit wieder hergestellt ist. Von dieser Art sind die metallischen (und andre mineralische?) Arzneien, z. B. Arsenik, Quecksilber, Blei.

III. Man passe auf eine chronische Krankheit ein ihr in seiner direkten anfänglichen Hauptwirkung sehr gleichendes Heilmittel an, die indirekte Nachwirkung ist
437 dann zuweilen gerade die Körperstimmung, die man | zu erzielen sucht, zuweilen aber (vorzüglich, wenn man in der Gabe gefehlt hat), entsteht in der Nachwirkung eine Verstimmung, auf einige Stunden, selten Tage. Eine etwas starke Gabe Bilsenkrautsaft hinterläßt leicht zur Nachwirkung eine große Furchtsamkeit; eine Verstimmung, die zuweilen erst nach mehrern Stunden vergeht. Ist sie lästig und man muß ihre Dauer verkürzen, so hilft eine kleine Gabe Mohnsaft spezifisch und fast augenblicklich; die Furcht ist weg. Mohnsaft wirkt hier freilich nur entgegengesetzt, und palliativ; aber es bedarf auch nur eines palliativen, und temporellen Mittels, um ein transitorisches Uebel auf immer zu unterdrücken, wie auch bei akuten Krankheiten der Fall ist.

IV. Die Palliativmittel schaden wahrscheinlich deshalb so sehr in chronischen Krankheiten, und machen sie hartnäckiger, indem sie nach ihrer ersten, den Symptomen entgegengesetzten Wirkung eine Nachwirkung zurücklassen, die dem Hauptübel ähnlich ist. |

438 V. Ie mehr krankhafte Symptomen die Arznei in ihrer direkten Wirkung erregt, welche mit den Symptomen der zu heilenden Krankheit überein stimmen, desto näher kömmt die künstliche Krankheit der zu entfernenden, desto gewisser ist man des guten Erfolgs.

VI. Da man fast als Axiom annehmen kann, daß die Symptomen der Nachwirkung denen der direkten Wirkung gerade entgegengesetzt sind, so ist es einem Meister der Kunst erlaubt, wo die Nachrichten von den Symptomen der direkten Wirkung mangelhaft sind, das Fehlende durch Schlüsse, d. i. das Entgegengesetzte der Nachwirkungssymptomen in Gedanken zu ergänzen, das Resultat aber nur als Beitrag, nicht als Grundpfeiler seiner Beschlüsse zu betrachten.

Nach diesen Vorerinnerungen gehe ich fort, meinen Grundsatz, *daß man, um die wahren Heilkräfte einer Arznei für chronische Krankheiten auszufinden, auf die spezifische künstliche Krankheit sehen müs-*
439 *se, die sie im menschlichen Körper zu | erregen pflegt, um sie dann einer sehr ähnlichen kränklichen Körperverfassung anzupassen, die gehoben werden soll* – durch Beispiele zu erläutern.

Auch der sehr ähnliche Satz, *daß man um gewisse, chronische Krankheiten gründlich zu heben, sich nach Arzneien umsehen müsse, die eine ähnliche, am besten sehr ähnliche, Krankheit im menschlichen Körper zu erregen pflegen* – wird dadurch ins Licht gesetzt werden.

(Fortsetzung.)

Ich habe in meinen Zusätzen zu Cullen's Arzneimittellehre schon angemerkt, daß die Fieberrinde in großen Gaben bei empfindlichen, obgleich gesunden Personen einen wahren Fieberanfall errege, der dem eines Wechselfiebers sehr ähnlich sei, und deshalb wahrscheinlich lezteres überstimme und so heile. Iezt setze ich nach reiferer Erfahrung hinzu: nicht nur wahrscheinlich, sondern ganz gewiß. | [465]

Ich sahe eine gesunde, empfindliche, zur Hälfte schwangere Person von straffer 466
Fiber fünf Tropfen ätherisches Oel vom Kamillmettram (Matricaria chamomilla) gegen Wadenkrampf einnehmen. Die Gabe war viel zu stark für sie. Es entstand Unbesinnlichkeit; der Wadenkrampf vermehrte sich, es entstanden überhingehende Zuckungen an den Gliedmaßen, in den Augenliedern, u.s.w. Eine Art hysterischer Bewegung über dem Nabel und Wehen, den Geburtswehen nicht unähnlich, nur lästiger, hielten mehrere Tage an. Es erklärt sich hieraus, warum der Kamillmettram so hülfreich in Nachwehen, in allzu großer Beweglichkeit der Faser und in Hysterie befunden wird, wenn er in Gaben, worinn er nicht selbst dergleichen merklich erregen kann (also in weit kleinern, als die gedachte war) angewendet wird.

Ein mit Leibesverstopfung seit langer Zeit beschwerter, sonst nicht ungesunder Mann bekam von Zeit zu Zeit Anfälle von Schwindel, welche Wochen und Monate lang anhielten. Leib eröfnende Dinge halfen nichts. Ich gab ihm die Wurzel vom |
Fallkrautwohlverleih (Arnica montana) eine Woche lang, weil ich 467
wußte, daß sie vor sich Schwindel bewirkt, in steigender Gabe mit erwünschtem Erfolge. Weil sie den Leib zu eröffnen pflegt, hielt sie während dem Gebrauche den Leib offen, durch gegenseitigen Effekt, als Palliativ; deshalb kam die Leibesverstopfung, nach beiseite gesetztem Gebrauche der Wurzel, wieder, der Schwindel war aber auf immer geheilt. - Diese Wurzel erregt, wie ich nebst Andern wahrgenommen, ausser andern Wirkungen, auch Uebelkeit, eine Unruhe, Aengstlichkeit, Verdrüßlichkeit, Kopfweh, Magendrücken, leeres Aufstoßen, Leibschneiden, und öftere kleine Kothausleerungen mit Stuhlzwang. Diese Wirkung, nicht Stollen's Vorgang bestimmten mich, sie in einer ganz einfachen (gallichten) Ruhr anzuwenden. Die Zufälle derselben waren Unruhe, Aengstlichkeit, ausnehmende Verdrüßlichkeit, Kopfweh, Uebelkeit, eine völlige Geschmacklosigkeit aller Speisen, ranziger, bittrer Geschmack auf der (reinen) Zunge, öfteres leeres Aufstoßen, Magendrücken, immerwährendes Leibschneiden, gänzlich zurückgehaltene Kothaus-
leerung, und dagegen reiner Abgang | eines grauen oder durchsichtigen, zuweilen 468
harten weißen karunkelartigen Schleims, theils innig mit Blut gemischt, theils mit Blutstriemen, auch ohne Blut, täglich ein, höchstens zweimahl, mit dem grausamsten, anhaltendsten Stuhlzwange und Pressen begleitet. So selten die Ausleerungen waren, so schnell sanken doch die Kräfte; noch weit schneller aber (und ohne Besserung, eher mit Verschlimmerung des Hauptübels), wenn Abführungsmittel angewendet wurden. Es waren größtentheils Kinder, auch unter einem Iahre; doch auch einige Erwachsene. Die Diät und übrige Lebensordnung war zweckmäsig. Wenn ich nun die Krankheitssymptome, die die Arnikawurzel erregt, mit denen verglich, die diese einfache Ruhr hervor brachte, so konnte ich ihrer auffallenden Aehnlichkeit wegen, dreist den Inbegriff der Wirkungen der erstern den gesammten Symptomen der leztern entgegen setzen. Es geschah mit dem ausgezeichnetsten Erfolge, ohne daß ich etwas anderes dabei zu brauchen nöthig hatte. Vor der Anwendung der Wurzel gab ich ein wirksames Brechmittel,* |

* Ohne den Gebrauch der Arnikawurzel nahmen die Brechmittel den ranzigen, bittern Geschmack nur auf zwei oder drei Tage hinweg, alle übrigen Zufälle blieben, sie mochte auch noch so oft wiederhohlt werden.

469 und hatte es kaum in zwei Fällen nöthig zu wiederhohlen, weil die Arnika die verdorbne Galle (auch ausser dem Körper) zu bessern pflegt, und ihre Verderbniß hindert. Die einzige Unbequemlichkeit, die ich von ihr bei dieser Ruhr hatte, war, daß sie gegen die Kothzurückhaltung als entgegengeseztes Mittel wirkte, und öftere, obgleich kleine Ausleerungen der Exkremente verursachte, folglich als Palliativ. Die Folge war daher, wenn ich die Wurzel aussetzte, anhaltende Leibesverstopfung.* |

* Auch mußte ich täglich mit den Gaben steigen, schneller als man bei der Anwendung irgend einer wirksamen Arznei zu thun genöthigt ist. Ein vierjähriges Kind bekam anfänglich vier Gran täglich einmahl, zulezt sieben, acht, und neun Gran. Die sechs und siebenjährigen konnten anfänglich nur sechs Gran ertragen, zulezt waren zwölf und vierzehn Gran nöthig. Ein dreivierteljähriges Kind konnte, da es von oben nichts nahm, anfänglich nur zwei Gran (mit blosen warmen Wasser gemischt) im Klystire ertragen, zulezt waren sechs Gran nöthig.

470 Auf eine andre weniger einfache Ruhr, etwa mit einem häufigen Durchlaufe begleitet, möchte daher dieser lezt gedachten Eigenschaft wegen die Arnikawurzel noch besser, noch genauer passen; hier würde diese Eigenschaft als ähnlich wirkendes, folglich permanentes Heilmittel in der ersten direkten Wirkung ihre Neigung zu öftern Kothausleerungen äussern, in ihrer indirekten Nachwirkung aber sie nachdrücklich stillen.

Dieß hat die Erfahrung auch schon bestätigt; sie hat sich schon in den schlimmsten Durchfällen als vortreflich bewährt. Sie stillt sie, weil sie selbst (vorzüglich ohne den Körper zu schwächen,) öftere Ausleerungen zu erregen geartet ist. Hier darf sie, um in Durchfällen ohne Materie hülfreich zu werden, nur in so kleinen Gaben gereicht werden, daß sie nicht offenbar ausleert, oder in Durchfällen von scharfen Stoffen, in größern, ausleerenden Gaben; und die Absicht wird bald erreicht. |

471 Von dem Misbrauche eines Aufgusses der Arnikablumen sahe ich Drüsengeschwülste entstehen; ich müßte mich sehr irren, wenn sie dergleichen nicht heben sollte, bei gemäsigtern Gaben.

Man sehe zu, ob die Schafgarbe (Achillea Millefolium) in großen Gaben nicht selbst Blutflüsse zu erregen im Stande ist, da sie in gemäsigten Gaben gegen chronische Blutflüsse so hülfreich ist.

Es ist kein Wunder, daß der Katzenbaldrian (Valeriana officinalis) in mäsigen Gaben die chronischen Krankheiten von allzu großer Reitzbarkeit hebt, da er vor sich in starker Gabe die Reitzbarkeit des ganzen Körpersystems, wie ich erfahren habe, so ungemein zu erhöhen pflegt.

Der Streit, ob das Ackergauchheil (Anagallis arvensis) und die Rinde des Leimmistels (Viscum album) jene großen Heilkräfte, oder gar keine besitzen, würde sogleich aufhören, wenn man bei Gesunden in Erfahrung gebracht hätte, ob gro-
472 ße Gaben widrige Wirkungen und eine ähnliche | künstliche Krankheit hervorbrächten, als die ist, der man sie entgegen zu setzen bisher nur empirisch sich bemüht hat.

Die spezifische künstliche Krankheit, und die eigenthümlichen Beschwerden, die der Fleckenschierling (Conium maculatum) erregt, sind lange nicht so genau aufgezeichnet, als sie es verdienen; wohl aber sind von dem empirischen Lobe und dem eben so empirischen Tadel dieser Pflanze ganze Bücher angefüllt. Wahr ist's, daß er Speichelfluß erzeugt hat; er mag dann wohl eine das Lymphsystem erregende Kraft besitzen, und bleibende Dienste leisten, wo die allzu große, anhaltende Thätigkeit der absorbirenden Gefäße einzuschränken ist.*

* Will man ihn bei Unthätigkeit derselben anwenden, so wird er anfangs palliativ wirken, nachgehends wenig oder nichts dagegen ausrichten und beizu schaden durch Hervorbringung des dem gewünschten entgegen gesetzten Zustandes.

Da er nun zudem Schmerzen, (in großen Gaben heftige Schmerzen) in den Drü-
473 sen erregt; so ist es leicht zu glauben, daß er | bei schmerzhaften Drüsenverhär-

tungen, beim Krebse, und bei den schmerzhaften Knoten, die der Quecksilbermisbrauch zurückläßt, in mäsiger Gabe angewendet, das vortrefflichste Mittel ist, nicht nur diese besondre Art chronischer Schmerzen fast spezifisch zu stillen, weit wirksamer und dauerhafter als der palliative Mohnsaft und alle übrigen narkotischen Mittel, welche eine andre Wirkungsdirektion haben, sondern auch die Drüsengeschwülste selbst zu zertheilen, wenn sie entweder (wie gesagt) eine allzu große lokale oder allgemeine Thätigkeit der Lymphgefäße zum Grunde haben, oder in einem sonst kräftigen Körper sich befinden, daß es fast blos der Hinwegnahme der Schmerzen bedarf, um die Natur in Stand zu setzen, das Uebel allein hinwegzunehmen. Schmerzhafte Drüsengeschwülste von äussern Quetschungen sind von der Art.* |

* Ein gesundes Bauernkind bekam von einem heftigen Falle an der Unterlippe einen schmerzhaften Knoten, der binnen vier Wochen an Härte, Größe und Schmerzhaftigkeit schon sehr zugenommen hatte. Aufgelegter Dicksaft von Fleckenschierling brachte die Kur binnen14 Tagen zu Stande, ohne Rückkehr. – Eine sonst ungemein gesunde, starke Magd hatte sich beim Tragen einer großen Last durch die Bänder des Tragkorbs die rechte Brust heftig gedrückt. Es entstand ein kleiner Knoten, der binnen sechs Monaten bei jedem Eintritte des Monatsflusses an Heftigkeit der Schmerzen zunahm, so wie an Größe und Härte. Der aufgelegte Dicksaft des Fleckenschierlings bezwang ihn, blos äusserlich aufgelegt, binnen fünf Wochen. Es würde noch eher geschehen seyn, wenn er die Haut nicht angegriffen und schmerzhafte Pusteln zusammen gezogen hätte, daher er oft etliche Tage beiseite gelegt werden mußte.

Im wahren Brustkrebse, wo ein entgegengesetzter Zustand des Drüsensystems 474
eine Trägheit desselben vorzuwalten scheint, mußte er freilich (ausser einer anfänglichen Erleichterung der Schmerzen) im Ganzen schaden, und vorzüglich muß er das Uebel verschlimmern, wenn, wie oft, der Körper durch die langwierige Marter entkräftet ist, und zwar um desto geschwinder verschlimmern, da sein anhaltender Gebrauch schon vor sich Schwächung des Magens und des ganzen Körpers
als Nachwirkung zu hinter- | lassen pflegt. Eben aus der Ursache, weil er das Drü- 475
sensystem spezifisch erregt, wie andre Doldengewächse, vermag er, wie schon ältere Aerzte angemerkt haben, die allzu häufige Absonderung der Milch zu heben. Da er in großen Gaben vor sich schon Neigung zeigt, den Gesichtsnerven zu lähmen, so wird es begreiflich, warum er sogar im schwarzen Staare Hülfe geleistet hat. Er hat krampfhafte Beschwerden, Keuchhusten und Fallsucht gehoben, weil er selbst Konvulsionen zu erregen geneigt ist. Noch gewisser wird er bey Augenkonvulsionen und Gliederzittern Dienste leisten, da er genau dieselben Zufälle in großen Gaben hervorzubringen geeignet ist. Eben so im Schwindel.

Den Wink, daß der Hundsdillgleiß (Aethusa[3] Cynapium) ausser andern Zufällen Erbrechen, Durchlauf, Kolikschmerzen, Cholera und einigen, deren Wahrheit ich nicht verbürgen kann (allgemeiner Geschwulst u.s.w.) so spezifisch Blödsinnigkeit, auch mit Raserei abwechselnde Blödsinnigkeit erregt, sollten die behutsamen Aerzte in dieser sonst so wenig heilbaren Krankheit nutzen. Ich hatte ein selbst
bereitetes gutes Extrakt (Dick- | saft) davon vorräthig, und da ich mich einstmahls, 476
durch vielerlei schnell auf einander folgende Kopfarbeiten, zerstreut und unfähig fand, etwas zu lesen, so nahm ich einen einzigen Gran davon ein. Der Erfolg war eine ungemeine Aufgelegtheit zu Geistesarbeiten mehrere Stunden bis zur Zeit des Schlafengehens. Den andern Tag aber war ich weniger aufgelegt.

Der Giftwütherich (Cicuta virosa) bewirkt unter andern heftiges Schlund- und Magenbrennen, Tetanus, tonischen Krampf der Blase, Kinnbackenkrampf, Gesichtsrose (Kopfschmerzen) und wahre Fallsucht; alles Krankheiten, wogegen wir noch wirksame Heilmittel bedürfen und aller Hoffnung nach in die-

---

3 Im Original heißt es „Clethusa".

ser herkulisch wirkenden Wurzel zum Theil finden werden in der Hand des behutsam kühnen Arztes.

Amatus der Portugiese hat von den Kockelskörnern (Saamen des Menispermum Cocculus) beobachtet, daß sie schon zu vier Gran Uebelkeit, Schluchsen und Aengstlichkeit einem erwachsenen Menschen verursacht haben.
477 Thieren machen | sie eine schnelle, heftige, aber, wenn die Gabe nicht tödlich war,
bald vorüber gehende Betäubung. Unsre Nachkommen werden ein sehr wirksames Arzneimittel in ihnen finden, sobald die krankhaften Beschwerden, die diese Saamen verursachen, noch genauer gekannt seyn werden. Die Indianer bedienen sich der Wurzel dieses Baums unter andern in bösartigen (folglich mit Betäubung verbundnen) Nervenfiebern.

Man hat das Kraut der Vierblatteinbeere (Paris quadrifolia) in Krämpfen wirksam befunden. Die Blätter erregen in größerer Gabe selbst, wenigstens Magenkrampf, nach den noch unvollständigen Erfahrungen, die wir von den krankhaften Erscheinungen besitzen, die sie hervorbringen mögen.

Der Kaffee erregt in großer Gabe Kopfschmerzen, und Kopfschmerzen stillt er daher in mäsiger Gabe, wenn sie nicht von Magenverderbniß oder Säure der ersten Wege herrühren. Er befördert die peristaltische Bewegung der Gedärme in größe-
478 rer Gabe und heilet daher in kleinerer chronische | Durchfälle, und so würden die
übrigen widernatürlichen Wirkungen, die er erregt, andern ihnen ähnlichen Zufällen des menschlichen Körpers angepasset werden können, wenn wir nicht gewohnt wären, ihn zu misbrauchen. Die betäubende, den Ton der Faser aufreitzende Kraft des Mohnsafts vertreibt er als entgegengesetzt wirkendes Palliativmittel, und zwar zweckmäsig und hinreichend, da er hier keine anhaltende Körperdisposition, sondern nur überhingehende Symptomen zu bekämpfen hat. Auch die Wechselfieberarten, wo Mangel an Reitzbarkeit und übermäsige Straffheit der Faser die sonst spezifische Hülfe der Rinde nicht zuläßt, scheint er blos als Palliativmittel in großen Gaben zu vertreiben, dessen direkte Wirkung jedoch in so großen Gaben auch zwei Tage anhält.

Der Bittersüßnachtschatten (Solanum Dulcamara) bringt unter andern starke Geschwulst der kranken Theile, und empfindliche Schmerzen oder Gefühllosigkeit derselben, auch wohl Lähmung der Zunge, (auch des Gesichtsnerven?)
479 in großer Gabe hervor. Vermöge lezterer widrigen Wirkun- | gen ist es kein Wunder,
daß er Lähmungsbeschwerden, schwarzen Staar und Taubheit bezwungen hat, und noch spezifischere Hülfe in der Zungenlähmung leisten wird, in mäsigerer Gabe. Vermöge der erstern beiden Eigenschaften ist er ein Hauptmittel im chronischen Rheumatism[4], und in den nächtlichen Schmerzen vom Quecksilbermisbrauche. – Vermöge seiner Kraft, Strangurie zu erregen, hat er in hartnäckigen Trippern Dienste geleistet und wegen seiner Neigung, Jucken und Stechen in der Haut hervorzubringen, beweiset er sich hülfreich in vielen Hautausschlägen, und alten Geschwüren, selbst denen vom Quecksilbermisbrauche. – Da er vor sich, in großer Gabe, Krämpfe an den Händen, den Lippen und Augenliedern, so wie Zittern in den Gliedmasen zuwege bringt, so kann man leicht erachten, warum er auch in krampfhaften Uebeln dienlich gewesen ist. In der Mutterwuth wird er wahrscheinlich diensam seyn, da er die Nerven der weiblichen Geschlechtstheile so spezifisch erregt und Iücken und Schmerzen dieser Theile (in größrer Gabe) zu erzeugen im Stande ist. |

480 Die Beeren des Schwarznachtschattens (Solanum nigrum) haben wunderbare Verdrehungen der Glieder, sonst auch Irrereden erzeugt; es ist daher

4 Im Original heißt es „Rhevmatism".

wahrscheinlich, daß diese Pflanze in der sogenannten Besessenheit (dem Wahnsinne mit wunderlich emphatischen, oft unverständlichen, ehedem für Prophezeihung und fremde Sprachen gehaltenen Reden, und Verdrehungen der Gliedmasen vergesellschaftet) Dienste thun werde, vorzüglich, wo Schmerzen in der Gegend des Magens zugleich vorhanden sind, die die Beeren ebenfalls in größerer Gabe erregen, folglich auch in kleinerer Gaben heben. – Da das Kraut Gesichtsrose erzeugt, so kann es hierinn hülfreich seyn, wie man auch von ihrem äusserlichen Gebrauche wahrgenommen hat. Da er noch stärker als der Bittersüßnachtschatten durch innern Gebrauch äussere Geschwulsten, das ist vorübergehende Hemmung des absorbirenden Systems, in seiner anfänglichen direkten Wirkung erregt, so daß dann seine große diuretische Eigenschaft nur die indirekte Nachwirkung ist, so läßt sich seine große Tugend in der Wassersucht, durch ähnliche Wirkung, wohl
einsehen, eine Arznei- | tugend die um so mehr die Aufsuchung verdient, da die 481
meisten Mittel, die wir gegen diese Krankheit besitzen, blos entgegengesetzt handelnde (das Lymphsystem nur transitorisch aufreizende) folglich palliative, einer dauerhaften Kur unfähige Mittel sind. Da er ferner in großer Gabe nicht nur Geschwulst, sondern entzündete allgemeine Geschwulst, mit juckenden und unerträglich brennenden Schmerzen, Steifigkeit der Glieder, Pustelausschlag, Abschuppung der Haut, Geschwüre, Brandschorfe zuwege bringt, was Wunder daß er, äusserlich aufgelegt, verschiedne Schmerzen und Entzündungen gehoben hat. – Nimmt man aber alle krankhafte Symptomen zusammen, die der Schwarznachtschatten erregt, so kann man die auffallende Aehnlichkeit mit der Kriebelkrankheit nicht verkennen, für die er höchst wahrscheinlich ein spezifisches Hülfsmittel seyn wird.

Es ist wahrscheinlich, daß die Belladonnschlafbeere (Atropa belladonna) wo nicht gar im Tetanus, doch im Trismus (weil sie selbst eine Art davon
erregt) und in der krampfhaften Schwierigkeit | zu schlucken (da sie dergleichen 482
selbst so spezifisch erzeugt) hülfreich seyn wird; beides liegt in ihrer direkten Wirkung. Ob ihre Kraft gegen Hundswuth, wenn sie dergleichen wirklich besitzt, von lezt gedachter Eigenschaft allein herrühre oder auch zugleich von der palliativen Kraft der Belladonne, auf mehrere Stunden die in der Hundswuth so hoch steigende Reitzbarkeit und Ueberempfindlichkeit zu unterdrücken, lasse ich dahin gestellt seyn. Ihre Tugend, verhärtete, schmerzhafte, exulzerirte Drüsen zu beruhigen und aufzulösen, wird unleugbar durch ihre Eigenheit, in diesen Drüsengeschwülsten einen bohrenden, nagenden Schmerz in gerader Wirkung zu erzeugen. Doch dünkt mir, daß sie in denen von übermäsig erregtem absorbirendem Systeme entstandnen nur entgegengesetzt, das ist, palliativ und nur auf kurze Zeit wirke, (mit nachgängiger Verschlimmerung, wie bey allen Palliativen chronischer Uebel der Fall ist,) auf die von allzuträgem Lymphsysteme aber durch ähnliches Krankheitserzeugniß, das ist, bleibend und dauerhaft. (Dann wäre sie gerade in solchen Drüsenverhär-
tungen dienlich, wo der Fleckenschierling nicht gebraucht wer- | den kann, und 483
dieser dienlich, wo erstere schadet). Da sie jedoch bei anhaltendem Gebrauche (mittelst ihrer indirekten Nachwirkung) den ganzen Körper erschöpft und bei nur einigermasen zu sehr erhöheten oder allzu kurze Zeit auf einander folgenden Gaben leicht ein gangrenöses Fieber erregt, so wird ihre gute Wirkung gar oft von diesen Nebennachtheilen verschlungen und alles geht dem Tode entgegen (vorzüglich bei Krebskranken, deren Kräfte zuweilen von mehrjährigen Leiden aufgerieben sind) wenn sie nicht behutsam und bei einigermasen noch robusten Kranken gebraucht wird. – Wuth erregt sie (so wie obgedachtermasen eine Art tonischen Krampf) gerade zu, klonische Krämpfe aber (Konvulsionen) nur als Nachwirkung mittelst des nach der direkten Wirkung der Belladonne (thierische und natürliche Verrichtun-

gen zu hemmen) nachbleibenden, Körperzustandes. Daher ist ihre Tugend in Fallsucht mit Raserei verbunden, immer am wirksamsten gegen leztere gerichtet gewesen, während erstere durch die entgegengesetzte (palliative) Wirkung der Belladonne größtentheils nur geändert zu werden und in Zittern und ähnliche, mehr
484 geschwächten, | reizbaren Körpern eigne, Krämpfe überzugehen pflegte. Aller Krampf, den die Belladonne in ihrer anfänglichen geraden Wirkung erregt, ist eine Art tonischer; zwar sind die Muskeln in lähmungsartiger Erschlaffung, aber die mangelnde Reitzbarkeit bewirkt doch eine Art Unbeweglichkeit, und eine Empfindung von Gebundenheit, als wenn Konstriktion da wäre. Da die Raserei, die sie erregt, wilder Art ist, so besänftigt sie Rasereien dieser Art, oder benimmt ihnen wenigstens das Stürmische. Indem sie die Rückerinnerung in direkter Wirkung unterdrückt, so wird die Nostalgie von ihr verschlimmert, auch wohl erregt, wie ich erfahren.*

* Sie wird deshalb im geschwächten Gedächtnisse hülfreich seyn.

Auch der bemerkte erhöhete Abgang des Harnes, des Schweises, des Monatsflusses, des Stuhlgangs und des Speichels, sind blos Folgen des nachbleibenden entgegengesetzten Körperzustandes von übermäsig erhöheter Reitzbarkeit oder doch
485 Empfindlichkeit, während der indirekten Nachwirkung, wenn | die anfängliche gerade Wirkung der Belladonne verlöscht ist, während welcher alle die genannten Ausleerungen, wie ich mehrmahls beobachtet habe, oft zehn und mehrere Stunden auf größere Gaben völlig unterdrückt sind. In Fällen also, wo die genannten Aussonderungen schwierig von statten gehen und eine wichtige Krankheit veranlassen, hebt diese Schwierigkeit die Belladonne als ähnlich wirkendes Mittel, wenn diese Schwierigkeit Straffheit der Faser, und Mangel an Reitzbarkeit und Empfindung zur Ursache hat, dauernd und nachdrücklich. Ich sage mit Fleiß, „wichtige Krankheiten“ denn nur gegen solche ist es erlaubt, eine der heftigsten Arzneien, welche so große Behutsamkeit nöthig hat, anzuwenden. Einige Arten von Wassersucht, Bleichsucht u.s.w. sind in diesem Falle. – Die große Neigung der Belladonne, den Sehenerven zu lähmen, macht sie als ähnlich wirkendes Mittel wichtig in der Amaurosis.*

* Wovon mir selbst sehr gute Wirkungen bekannt sind. d. H.

486 – In gerader Wirkung hindert sie den Schlaf, und nur Folge des von | dem Nachlasse dieser Wirkung erzeugten entgegengesetzten Zustandes ist der tiefe Schlaf, der nachgehends entsteht. Durch jene künstliche Krankheit also wird die Belladonne langwierige Schlaflosigkeiten (etwa von Mangel an Reitzbarkeit) dauerhafter heben, als irgend ein Palliativ.

Man will sie in der Ruhr hülfreich befunden haben; vermuthlich, da sie in direkter Wirkung den Stuhlgang hindert, in der einfachsten Ruhr mit zurückgehaltener Kothausleerung und seltner Oeffnung, nicht aber in ruhrartigen lienterischen Durchfällen, wo sie durchaus schaden muß. Ob sie aber in Rücksicht ihrer übrigen Wirkungen der Ruhr angemessen sei, getraue ich mir nicht zu bestimmen.

Sie erregt Schlagfluß; ist sie, wie man behauptet, im serösen Schlagflusse dienlich befunden worden, so ist es dieser Eigenheit wegen geschehen. Ueberdies erfolgt in ihrer direkten Wirkung ein innerliches Brennen, mit Kälte der äussern Theile.

Ihre direkte Wirkung dauert 12, 24 bis 48 Stunden. Unter zwei Tagen sollte man |
487 daher die Gabe nicht wiederhohlen. Eine geschwindere Wiederholung auch noch so kleiner Gaben muß einer starken Gabe an (gefährlichen) Wirkungen gleichkommen. Dieß lehrt auch die Erfahrung.

Der Umstand, daß der Schwarzbilsen (Hyoscyamus niger) in starker Gabe die Lebenswärme beträchtlich mindert und den Ton auf kurze Zeit in der direkten Wirkung erschlafft, und daher in jählingen Zufällen von angespannter Fi-

ber und Entzündung in mäsiger Dosis ein sehr wirksames äusseres und inneres Palliativmittel ist, gehört nicht hieher, wohl aber die Bemerkung, daß diese seine Eigenschaft die chronischen Beschwerden von straffer Faser bei jeder Gabe nur sehr unvollkommen palliativ mildert, im Ganzen aber durch seine indirekte, der erstern gerade entgegen stehende Nachwirkung mehr vermehrt als mindert; dagegen wird er in chronischer Schlaffheit der Fiber die Kraft der Stärkungsmittel unterstützen helfen, da er in erster Wirkung erschlafft und in der Nachwirkung den Ton nur desto mehr, und zwar dauerhaft, hebt. Er besitzt überdem die Kraft, in großen
Gaben Blut- | flüsse zu erregen, nahmentlich Nasenbluten und öfter wiederkehren- 488
den Monatsfluß, wie ich nebst Andern erfahren. Aus eben diesem Grunde stillt er chronische Blutflüsse in kleinen Gaben äusserst wirksam und dauerhaft. – Am merkwürdigsten ist die künstliche Krankheit, die er in recht großen Gaben zuwege bringet, verdachtsamer, zankender, boshaft beleidigender, rachsüchtiger, mishandelnder, furchtloser*

* Die nachfolgende indirekte Nachwirkung ist eine Art Zaghaftigkeit und Furchtsamkeit.

Wahnsinn (die Alten nannten daher den Bilsen Altercum), und eben diese Art Wahnsinn ist es, die er spezifisch heilt, nur daß straffe Fiber hier zuweilen seine dauerhafte Wirksamkeit hindert. Schwerbeweglichkeit und Unempfindlichkeit der Gliedmasen und die apoplektischen Zufälle, die er erregt, mag er auch wohl zu heilen im Stande seyn. In hohen Gaben erregt er in direkter anfänglicher Wirkung Konvulsionen, und ist eben deshalb in Epilepsie heilsam, vermuthlich auch in dem dabei gewöhnlichen Gedächtnißverluste, da er vor sich Gedächtnißmangel erzeugt. |

489 Seine Kraft, Schlaflosigkeit mit immerwährender Neigung zum Schlummer in gerader Wirkung hervorzubringen, macht ihn in chronischer Schlaflosigkeit zu einem weit dauerhaftern Heilmittel, als der oft nur palliative Mohnsaft ist, vorzüglich da er zugleich den Leib offen hält, obgleich nur in der indirekten Nachwirkung jeder Gabe, folglich palliativ. Er erregt trocknen Husten, Trockenheit des Mundes und der Nase in direkter Wirkung; er ist daher im Kitzelhusten sehr dienlich, vermuthlich auch im Stockschnupfen. Der von ihm beobachtete Schleimausfluß aus der Nase und Speichelfluß ist nur in seiner indirekten Nachwirkung. Der Saamen macht Krämpfe in den Gesichts- und Augenmuskeln, und bei der Einwirkung auf den Kopf bewirkt er Schwindel und einen stumpfen Schmerz in den unter der Hirnschale liegenden Häuten. Der praktische Arzt wird Nutzen hieraus zu ziehen wissen.

Die direkte Wirkung dauert kaum zwölf Stunden. |

490 Der Tollstechapfel (Datura Sramonium) bewirkt wachende, wunderliche Träume, Unbemerklichkeit des Gegenwärtigen, laute, delirirende Konfabulation, wie die eines im Schlafe Redenden, oft mit Verwechselung der Persönlichkeit. Eine ähnliche Manie heilt er spezifisch. Er erregt sehr spezifisch Konvulsionen und ist deshalb in Fallsucht öfters heilsam gewesen. Die erstere und die leztere Eigenschaft machen ihn in der Besessenheit heilsam. – Seine Kraft, das Gedächtniß zu unterdrücken, giebt Winke, ihn im geschwächten Gedächtnisse zu prüfen. – Am hülfreichsten ist er, wo große Beweglichkeit der Faser zugegen ist, weil er vor sich die Faser in großer Gabe, während der direkten Wirkung beweglich macht. Er macht (in der direkten Wirkung?) Hitze und Erweiterung der Pupille, eine Art Wasserscheu, geschwollenes, rothes Gesicht, Zuckungen in den Augenmuskeln, zurückgehaltene Leibesöfnung, schweres Athemhohlen, in der Nachwirkung langsamen, weichen Puls, Schweiß, Schlaf. |

491 Die direkte Wirkung großer Gaben dauert etwa 24 Stunden, die der kleinen nur 8 Stunden. – Vegetabilische Säuren vorzüglich, wie es scheint, die Zitronsäure hemmen plötzlich seine ganze Wirksamkeit.*

* Ein Kranker, der von zwei Gran Dicksaft dieses Krautes jederzeit heftig angegriffen ward, spürte einstmahls von dieser Gabe nicht die mindeste Wirkung. Ich erfuhr, daß er den Saft von vielen Johannisbeeren genossen; eine ansehnliche Gabe gepulverter Austerschalen stellte sogleich die ganze Wirksamkeit des Tollstechapfels wieder her.

Die andern Arten der Datura scheinen ähnlich zu wirken.

Die spezifischen Eigenschaften des Virginientabaks (Nicotiana Tabacum) bestehen unter andern in Minderung der äussern Sinne und Verdunkelung des Sensoriums; Blödsinnigkeit hat daher etwas von ihm zu hoffen.

Schon in kleiner Gabe erregt er die Muskelfaser der ersten Wege heftig, eine
492 Eigen- | schaft, welche als temporelles, entgegengesetzt wirkendes Mittel (wie bekannt ist, aber nicht hieher gehört) schätzbar wird, als ähnlich wirkendes Mittel aber in chronischer Neigung zum Erbrechen, Neigung zu Koliken, und krampfhafter Verengerung des Schlundes wahrscheinlich Dienste leistet, wie auch schon zum Theil die Erfahrung lehret. (Er vermindert die Empfindung der ersten Wege; daher seine, palliative Eigenschaft Hunger (und Durst?) zu mindern.) – Er benimmt den, dem Willen unterworfnen Muskeln in großer Gabe ihre Reitzbarkeit und hebt den Einfluß der Gehirnkraft in dieselben temporell auf. Diese Eigenschaft mag ihm, als ähnlich wirkendem Mittel wohl Heilkräfte in der Katalepsie geben, aber durch eben diese Kraft wird sein anhaltender, starker Gebrauch (wie bei Tabaksrauchern und Tabaksschnupfern) dem ruhigen Zustande der Muskeln, die zu den thierischen Verrichtungen gehören, so nachtheilig, daß Neigung zu Fallsucht, Hypochondrie und Hysterie mit der Zeit entsteht. – Die Sonderbarkeit, daß der Gebrauch des Tabaks den Wahnsinnigen so angenehm ist, rührt von dem Instinkte dieser Unglücklichen |
493[5] her, sich eine Gefühllosigkeit in den Hypochondrien*

* Hieher gehört auch die zuweilen unauslöschliche Empfindung von Hunger, woran viele Wahnsinnige leiden, und wogegen sie sich des Tabaks am meisten zu bedienen scheinen; wenigstens sahe ich einige, welche kein Verlangen nach Tabak bezeugten, vorzüglich Melancholische, welche aber auch wenig Hunger hatten.

und in dem Gehirn (den beiden gewöhnlichen Orten ihrer Quaal) palliativ zu verschaffen. Als entgegengesetzt wirkendes Mittel aber giebt er ihnen nur temporelle Erleichterung; das Verlangen darnach wächst, ohne zu dieser Absicht endlich zuzureichen, und im Ganzen vermehrt sich das Uebel desto mehr, da er keine bleibenden Dienste leisten kann. Seine direkte Wirkung schränkt sich auf wenige Stunden ein, ausgenommen bei sehr großen Gaben, wo sie bis (höchstens) 24 Stunden hinausgeht.

Die Saamen des Krähenaugenschwindelbaums (Strychnos Nux Vomica), die Krähenaugen, sind eine sehr wirksame Substanz; aber die krank-
494 haften | Symptomen, die sie erzeugen, sind noch nicht genau bekannt. Das meiste, was ich davon weiß, ist aus meiner Erfahrung.

Sie erregen Schwindel, Angst, Fieberschauder und in der Nachwirkung eine gewisse Unbeweglichkeit aller Theile, wenigstens der Gliedmasen, und ein konvulsivisches Dehnen, je nachdem die Gabe stark ist. Hiedurch machten sie sich nicht nur, wie man schon weiß, in Wechselfiebern überhaupt, sondern in den apoplektischen besonders hülfreich. In der ersten direkten Wirkung erhält die Muskelfaser eine besondre Beweglichkeit, das Empfindungssystem wird krankhaft erhöhet zu einer Art von Trunkenheit, mit Furchtsamkeit und Schreckhaftigkeit begleitet. Es entstehen Konvulsionen. Die Reitzbarkeit scheint sich bei dieser anhaltenden Einwirkung auf die Muskelfaser zu erschöpfen, zuerst bei den thierischen und den Lebensverrichtungen. Bei dem Uebergange in die indirekte Nachwirkung kömmt

5 Im Original heißt es „495".

Minderung der Reitzbarkeit zuerst bei den Lebensverrichtungen (allgemeiner Schweiß) dann bei den thierischen, zulezt bei den natürlichen Verrichtungen zum
Vorschein. Diese | Nachwirkung hält vorzüglich bei den leztern mehrere Tage an. 495
Während der Nachwirkung entsteht verminderte Empfindlichkeit. Ob in der anfänglichen direkten Wirkung die Tonkraft der Muskel vermindert und bei der Nachwirkung um desto mehr erhoben werde, läßt sich nicht genau behaupten, so viel aber ist gewiß, daß die Kontraktilität der Faser um eben so viel bei der Nachwirkung sich mindert, als sie bei der direkten Wirkung erhöhet war.

Dieß als wahr angenommen, erzeugt er einen, den hysterischen und hypochondrischen Paroxysmen ziemlich ähnlichen Anfall und es erhellet, warum er gegen diese Uebel so oft hülfreich gewesen.

Die Neigung, in anfänglicher direkter Wirkung die Zusammenziehbarkeit der Muskeln und Zuckungen zu erregen und endlich in der Nachwirkung die Zusammenziehbarkeit der Muskeln möglichst zu mindern, zeigt eine so große Aehnlichkeit mit der Fallsucht, daß man schon hieraus vermuthen könnte, er müsse dergleichen heilen, wenns nicht schon die Erfahrung zeigte. |

Da er, ausser Schwindel, Angst und Fieberschauder, eine Art Delirium, welches 496
in lebhaften, zuweilen schreckhaften Visionen besteht und eine Spannung im Magen erregt, so bezwang er einstmahls schnell ein Fieber bei einem arbeitsamen, nachdenklichen Handwerksmann auf dem Lande, welches mit einer Spannung im Magen begann, wozu plötzlich ein zum Fallen nöthigender Schwindel kam, der eine Art von Verstandesverwirrung mit schreckhaften, hypochondrischen Vorstellungen, Aengstlichkeit und Ermattung hinterließ. Vormittags war er ziemlich munter und nicht matt, nur Nachmittags gegen zwei Uhr begann der Anfall. Er bekam die Krähenaugen in steigenden Gaben, täglich eine; er besserte sich. Bei der vierten Gabe, welche 17 Gran enthielt, entstand eine große Angst und Unbeweglichkeit und Steifigkeit aller Glieder, die sich durch einen nachfolgenden reichlichen Schweiß endigte. Das Fieber und alle Nervenzufälle waren nun verschwunden und kamen nie wieder, ungeachtet er vorher viele Iahre von Zeit zu Zeit mit solchen plözlich entstehenden Paroxysmen, auch ohne Fieber befallen gewesen war. |

Seine Neigung, Krämpfe des Unterleibes und Angst und Magenschmerz zu erre- 497
gen, nutzte ich bei einem dysenterischen Fieber (ohne Ruhr) bei Hausgenossen von Ruhrkranken. Er minderte hier die Unbehaglichkeit in allen Gliedern, die Verdrieslichkeit, die Aengstlichkeit und das Magendrücken wirksam; dieß that er auch bei Ruhrkranken, aber da sie eine blos einfache Ruhr und keinen Durchfall hatten, so machte er die Stühle, wegen seiner dauerhaften Neigung, Konstipation zu bewirken, noch seltner. Die Zeichen von verdorbner Galle häuften sich und die ruhrartigen, obgleich seltnern Exkretionen, waren mit eben so anhaltendem Stuhlzwang verbunden, wie vorher, und von gleicher übeln Beschaffenheit. Der verlorne oder üble Geschmack blieb. Seine Neigung, die peristaltische Bewegung zu mindern, wird daher in der wahren, einfachen Ruhr nachtheilig. In Durchfällen, auch ruhrartigen, wird er wohl dienlicher seyn, wenigstens als Palliativmittel. Bei ihrer Anwendung sahe ich zuckende Bewegungen unter der Haut, wie von einem lebendigen Thiere erregt, an den Gliedmasen, vorzüglich in den Bauchmuskeln entstehen. |

Von der Ignatiusbohne oder dem Saamen des Bitterignatz (Ignatia 498
amara) hat man mehrstündiges Zittern, Zuckungen, Krämpfe, Aengstlichkeit, sardonisches Lachen, Schwindel, kalten Schweiß bemerkt. In ähnlichen Fällen wird er sich hülfreich erweisen, wie auch schon die Erfahrung zum Theil gelehrt hat. Sie erregt Fieberkälte und (in der Nachwirkung?) Gliedersteifigkeit und hat daher Wechselfieber durch ähnliche Wirkung bezwungen, die der Rinde nicht weichen wollten, vermuthlich jene minder einfachen Wechselfieber, wo Ueberempfindlich-

keit und erhöhete Reitzbarkeit (vorzüglich der ersten Wege?) die Komplikation ausmachten. Doch wären die übrigen Symptomen, die sie erregt, vorher noch genauer zu beobachten, um sie gerade in Fällen anzuwenden, worauf sie mit ihren ähnlichen Aeusserungen passet.

Der Purpurfingerhut (Digitalis purpurea) macht Ekel von der widrigsten Art; bei seinem anhaltenden Gebrauche erscheint daher nicht selten eine wahre
499 Freßgierde. Er bringt eine Art Geistesverstimmung | hervor, die nicht leicht zu erkennen ist, da sie sich nicht durch unvernünftige Worte äussert, eine Art von Widerspenstigkeit, Hartnäckigkeit, hinterlistige Unfolgsamkeit, Trieb zu entfliehen u.s.w., welche seinen fortgesetzten Gebrauch oft hindert. Da er nun überdieß heftige Kopfschmerzen, Schwindel, Magenweh, große Verminderung der Lebenskraft, Gefühl von Auflösung und nahen Tode, um die Hälfte langsamern Puls, und Minderung der Lebenswärme in der direkten Wirkung erregt, so läßt sich begreifen, in welchen Arten von Wahnsinn er Dienste leisten kann; daß er auch schon in einigen Arten dieser Krankheit hülfreich gewesen, bezeugen mehrere Erfahrungen, nur daß man die genauen Zufälle desselben nicht angemerkt findet. In den Drüsen erzeugt er eine juckende und schmerzhafte Empfindung, welche seine Kraft in Drüsengeschwülsten belegen kann.

Er entzündet, wie ich sahe, die Meibomischen Drüsen, und wird solche Entzündungen gewiß heilen. Ueberhaupt scheint er, so wie den Blutlauf zu mindern, so das
500 System der einsaugenden Gefäße zu erregen | und am dienlichsten zu seyn, wo beide zu träge sind. Ersterem hülfe er dann durch ähnliche Wirkung ab, lezterm durch entgegengesetzte. Da aber die direkte Wirkung des Purpurfingerhuts so lange anhält, (man hat Beispiele von fünf und sechs Tagen) so kann er auch als entgegengesetzt wirkendes Mittel die Stelle eines dauerhaften Heilmittels vertreten. Die leztere Betrachtung ist auf seine harntreibende Kraft in der Wassersucht anzuwenden; sie ist gegenseitig und palliativ, aber doch anhaltend, und blos deshalb von Werth.

In der Nachwirkung bringt er einen kleinen, harten, geschwinden Puls hervor, er paßt sich daher nicht wohl für Kranke, die einen ähnlichen (fieberhaften) Puls haben, vielmehr am besten für solche, die einen Puls haben, wie ihn der Purpurfingerhut bei seiner direkten Wirkung hervorbringt – langsam, schlaff. – Die Konvulsionen, die er in großen Gaben erregt, weisen ihm einen Platz unter den antepileptischen Mitteln an, vermuthlich aber ist er da nur unter gewissen Bedingungen hülfreich, die von der
501 Aehnlichkeit der übrigen krankhaften Sym- | ptomen, die er erregt, bestimmt werden, Bei seinem Gebrauche erscheinen nicht selten die Gegenstände in fremden Farben, und das Gesicht wird dunkler; er wird ähnlichen Krankheiten der Netzhaut abhelfen.

(Seine der Heilung zuweilen widrige Eigenschaft, Durchlauf zu bewirken, wird durch zugesetzte Laugensalze, wie ich beobachtete, gehindert.)

Da die direkte Wirkung einige, zuweilen mehrere, (je länger der Gebrauch des Fingerhuts fortgesetzt wird, desto länger hält auf die jedesmahlige Gabe die direkte Wirkung an; welches ein sehr merkwürdiger, in der Heilung wohl zu achtender Umstand ist.) Tage anhält, so sieht man, wie unrecht diejenigen thun, welche ihn gutmeinend in kleinen Gaben, aber oft wiederhohlt, verordnen, und auf diese Art (da die Wirkung der ersten noch nicht verflossen ist, sie aber vielleicht schon die sechste und achte geben) in der That, obgleich unwissenderweise, eine ungeheure
502 Portion eingeben, die nicht sel- | ten den Tod*

* Ein Weib in Edinburg bekam drei Tage lang täglich dreimahl, jedesmahl nur zwei Gran der gepülverten Blätter, und man wunderte sich, daß sie bei so kleinen Gaben nach einem sechstägigen Erbrechen starb. Man bedenke aber, daß es fast so gut war, als hätte sie achtzehn Gran auf eine Gabe bekommen.

nach sich gezogen hat. Man hat nur aller drei, höchstens aller zwei Tage eine Gabe nöthig, überhaupt aber eine desto seltnere, je anhaltender der Gebrauch wird.

(Während seiner direkten Wirkung darf keine Chinarinde verordnet werden; sie vermehrt die Aengstlichkeit vom Purpurfingerhute, wie ich bemerkte, bis zum Todeskampfe.)

Das Freisamveilchen (Viola tricolor) verstärkt Anfangs die Hautausschläge, und zeigt dadurch seine Hautausschlag erregende, folglich eben dergleichen wirksam und dauerhaft heilende Kraft an. |

Die Ipekakuanhe wird mit Nutzen in Uebeln angewandt, wogegen die Natur 503
selbst schon einige Anstrengung anwendet, aber zu unkräftig ist, den Zweck zu erreichen. Hier bietet die Brechwurzel den Nerven des obern Magenmundes, dem empfindlichsten Theile des Organs der Lebenskraft, einen ihr durchaus widerwärtigen, Ekel, Uebelkeit, Aengstlichkeit erzeugenden Stoff dar, welcher nur ähnlich wirkt, als die zu entfernende krankhafte Materie. Gegen diesen nun verdoppelten Widerstand strengt dann die Natur antagonistisch ihre Kräfte desto mehr an, und so wird durch diese erhöhete Gegenstrebung der krankhafte Stoff leichter entfernt. So werden Fieber zur Krisis gebracht, Stockungen der Eingeweide des Unterleibes, der Brust und der Bärmutter beweglich gemacht, Miasmen ansteckender Krankheiten auf die Haut getrieben, Krampf durch den Krampf, den die Brechwurzel bewirket, überstimmt, erschlafften, oder von einer auf sie abgelagerten Schärfe gereitzten, zu Blutausleerungen geneigten Gefäßen ihre Spannkraft, ihre Freiheit wieder gegeben u.s.w. Am sichtbarsten wirkt sie als ein der zu hebenden Krankheit
ähnlich wirkendes Mit- | tel bei chronischer Neigung zum Erbrechen ohne Materie. 504
Da giebt man sie in sehr kleinen Gaben, um öftere Uebelkeit zu erregen, und die Neigung zum Erbrechen verschwindet bei jeder Gabe immer mehr und dauerhafter, als durch alle Palliativmittel.

Von der Herzklopfen, Angst und Ohnmacht hervorbringenden Eigenschaft des Unholdoleanders (Nerium oleander) läßt sich in einigen Arten chronischen Herzklopfens u.s.w. auch wohl in der Fallsucht etwas gutes erwarten. Er treibt den Unterleib auf, und mindert die Lebenswärme, und scheint eine der wirksamsten Pflanzen zu seyn.

Die krankhaften Symptomen, die der Konessioleander (Nerium antidysentericum) zuwege bringt, sind nicht bekannt genug, daß man aus Gründen seine wahre Arzneikraft erforschen könnte. Da er jedoch die Stuhlgänge anfangs vermehrt, so scheint er die Durchfälle als ähnlich wirkendes Mittel zu besiegen. |

Die Sandbeerbärentraube (Arbutus Uvaursi) hat wirklich, ohne eine 505
für die Sinne merkbare Schärfe zu verrathen, die Beschwerden beim Harnlassen, den unwillkührlichen Abgang des Urins, u.s.w. nicht selten durch eine ihr eigne, besondre Kraft vermehrt, zum Zeichen, daß sie selbst dergleichen zu erregen Neigung habe, und daher ähnliche Uebel, wie auch die Erfahrung lehrt, dauerhaft heben könne.

Der Schneerosegichtstrauch (Rhododendrum Chrysanthum) zeigt durch den brennenden, kriebelnden und stechenden Schmerz, den er in den angegriffenen Theilen erregt, daß er allerdings geeignet sey, Gliederschmerzen verschiedner Art, wie auch die Erfahrung lehrt, durch ähnliche Wirkung zu heben. Er bringt Beschwerlichkeit im Athemhohlen und Hautausschläge hervor und er wird deshalb in ähnlichen Uebeln Dienste leisten, so wie in Augenentzündungen, da er Thränen und Jucken der Augen erzeugt.

Der Sumpfporst (Ledum palustre) macht, nach meinen Erfahrungen,
unter an- | dern ein beschwerliches, schmerzhaftes Athemhohlen; dieß belegt die 506
Hülfe, die er im Keuchhusten leistet, vermuthlich auch in der krampfhaften Engbrüstigkeit. Sollte er nicht im entzündungsartigen Seitenstiche hülfreich seyn, da seine Kraft, die Blutwärme (in der Nachwirkung?) so mächtig zu mindern, die Genesung beschleunigt. Er bewirkt eine schmerzhaft stechende Empfindung in allen

Theilen des Halses, wie ich wahrgenommen habe, und daher seine ungemeine Tugend in der bösartigen und entzündlichen Bräune. Eben so spezifisch ist, wie ich sahe, seine Eigenschaft, beschwerliches Iucken in der Haut zu erregen, und eben daher seine große Kraft in den langwierigsten Hautübeln.

Die Aengstlichkeit und die Ohnmachten, die er hervorbringt, könnten in ähnlichen Fällen Dienste leisten. Er kann als transitorisch und entgegen gesetzt wirkendes, stark Harn treibendes Mittel, und da er zugleich Schweiß erregt, wohl Wassergeschwülste heilen, aber gewisser schnelle, als chronische. |

507 Auf einige dieser Eigenschaften gründet sich sein etwaniger Ruf in der Ruhr. Aber ist es wahre Ruhr gewesen, oder waren es, so oft damit verwechselte, schmerzhafte Durchfälle? In leztern kann er als Palliativ wohl die Kur beschleunigen, auch wohl vollenden helfen; aber in der wahren einfachen Ruhr habe ich keine Dienste von ihm gesehn. Die lang anhaltende Schwäche, die er erzeugt, war dem fortgesetzten Gebrauche hinderlich und er verbesserte weder den Stuhlzwang, noch die Beschaffenheit der Exkretionen, obgleich leztere seltner wurden. Die Zeichen der verderbten Galle waren bei seinem Gebrauche eher häufiger, als wenn die Kranken ohne Arznei gelassen wurden. Er erregt eine besondre Verdrieslichkeit, Kopfweh und Umneblung des Geistes; die untern Gliedmasen schwanken; der Augenstern erweitert sich. (Sind beide leztern Zufälle, oder doch lezterer allein blos in der Nachwirkung?). Zehn Gran im Aufgusse war eine hinlängliche Gabe für ein sechsjähriges Kind, täglich einmahl.

Des Mohnsaftes (Papaver somniferum) anfängliche direckte Wirkung
508 be- | steht in (vorübergehender) Erhebung der Lebenskräfte und Verstärkung des Tons der Blutgefäße und der Muskeln, vorzüglich derer, die zu den thierischen und Lebensverrichtungen gehören, so wie in Aufregung der Seelenorgane, des Gedächnisses, der Phantasie, und des Organs der Leidenschaften, wodurch bei mäsigen Gaben Aufgelegtheit zu Geschäften, Lebhaftigkeit in Reden, Witz, Rückerinnerung an vergangene Zeiten, Verliebtheit, u.s.w., bei größern aber Kühnheit, Tapferkeit, Rache, ausgelassene Lustigkeit, Geilheit, bei noch größern, Raserei, Zuckungen erfolgen. Bei allen diesen Zuständen leidet die Selbstständigkeit, Freiheit und Willkühr des Geistes im Empfinden, Urtheilen und Handeln immer mehr, je größer die Gabe war. Daher Unbemerklichkeit äusserer Unannehmlichkeiten, der Schmerzen, u.s.w. Dieser Zustand dauert aber nicht lange. Es erfolgt allmählig Ideenmangel, die Bilder verlöschen nach und nach, es entsteht Erschlaffung der Fiber, Schlaf. Wird der Gebrauch unter erhöheten Gaben fortgesetzt, so sind die Folgen (der indirekten Nachwirkung) Schwäche, Schläfrigkeit, Trägheit, mürrische Unbehaglichkeit, Trau- |
509 rigkeit, Unbesinnlichkeit, (Gefühllosigkeit, Blödsinnigkeit) bis eine neue Aufreitzung durch Mohnsaft, oder ähnliche Dinge zuwege gebracht wird. Bei der direkten Wirkung scheint sich die Reitzbarkeit der Faser in eben dem Grade zu mindern, als der Ton steigt; bei der Nachwirkung mindert sich lezterer, indeß erstere steigt.*

* Es erscheint eine merkliche Empfindsamkeit vorzüglich für unangenehm afficirende Gegenstände, für Schreck, Gram, Furcht, für rauhe Luft u.s.w. Will man die hier entstehende leichtere Beweglichkeit der Faser erhöhete Reitzbarkeit nennen, so habe ich nichts dawider, aber ihr Spielraum ist nur klein, es sei nun, daß sie allzu sehr erschlafft sei und sich nicht beträchtlich verkürzen könne, oder daß sie sich in einem mehr als nöthig verkürzten Zustande befindet, und zwar leicht, aber unhinlänglich erschlafft, folglich keiner kraftvollen, großen That fähig sei. Bei dieser Disposition der Faser ist eine Neigung zu chronischen Entzündungen nicht zu verkennen.

Die direkte Wirkung erlaubt weniger als die Nachwirkung dem Geiste die Frei-
510 heit, unbefangen (Schmerz, Verdruß, u.s.w.) zu empfin- | den, daher seine große Schmerz stillende Kraft.

(In Fällen, wo blos die direkte Wirkung als Kardiakum, nöthig ist, wird die öftere Wiederhohlung des Gebrauchs, aller drei, vier Stunden erforderlich, das ist, ehe jedesmahl die erschlaffende, Reitzbarkeit erhöhende Nachwirkung erfolgt. In allen diesen Fällen wirkt er blos entgegen gesetzt, als Palliativmittel. Dauerhafte Stärkung kann man von ihm allein und auf diese Weise gebraucht, nie erwarten, am wenigsten in chronischer Schwäche. Doch dieß ist hier nicht unser Zweck.)

Will man aber den Ton (Ton der Faser nenne ich die Kraft derselben, sich völlig zu verkürzen, und völlig zu erschlaffen) der Fiber dauerhaft herabstimmen, die allzu geringe Reizbarkeit dauerhaft vermehren, und die immer rege Wachsamkeit der Phantasie (bei großem Pulse) dauerhaft vermindern, wie in einigen Fällen von Manie der Fall ist, da braucht man den Mohnsaft mit Erfolg als ähnlich wirkendes Mittel in
erhöheten Ga- | ben fortgesetzt, und nuzt so die indirekte Nachwirkung. Eben nach 511
diesem Grundsatze ist das Verfahren zu beurtheilen, da man den Mohnsaft gegen ächt inflammatorische Krankheiten, z. B. den Seitenstich, zu brauchen versucht hat.

In erwähnten Fällen ist etwa aller 12 bis 24 Stunden eine Gabe nöthig.

Doch diese indirekte Nachwirkung scheint man sogar als ähnlich wirkendes Heilmittel angewendet zu haben; ein Fall, der mir von keiner andern Arznei bekannt ist. Man hat nämlich den Mohnsaft mit dem größten Erfolge (nicht gegen ächt venerische Krankheiten, denn dieß war Täuschung, sondern) gegen die vom Quecksilbergebrauche und Misbrauche in venerischen Krankheiten so häufig entstehenden nachtheiligen Zufälle angewendet, die oft weit schlimmer als die Lustseuche selbst sind.

Ehe ich diese Anwendung des Mohnsaftes erkläre, muß ich vorher etwas hieher
Gehörendes über die Natur der Lustseuche | erinnern, und was ich überhaupt hier 512
vom Quecksilber zu sagen habe, einschalten.

Die Lustseuche hat ein Gift zum Grunde, welches, ausser andern Eigenheiten, die es im menschlichen Körper äussert, vorzügliche Neigung hat, sich entzündende und eiternde Geschwülste der Drüsen hervorzubringen, (den Ton zu schwächen?) den mechanischen Zusammenhang der Faser zur Trennung so geneigt zu machen, daß eine Menge um sich fressende Geschwüre entstehen, deren unheilbare Natur sich durch ihre runde Gestalt zu erkennen giebt, und endlich die Reitzbarkeit zu erhöhen. Da eine so sehr chronische Krankheit nur durch ein Mittel gehoben werden konnte, welches eine der Lustseuche sehr ähnliche Krankheit hervorbringt, so konnte auch keine hülfreichere Arznei dagegen ersonnen werden, als das Quecksilber.

Des Quecksilbers vorzüglichste Kraft in Veränderung des menschlichen Körpers besteht darinn, daß es das Drüsensystem in direkter Wirkung reitzt (und Drüsen-
verhärtungen zur indirekten Nachwirkung hinter- | läßt) den Ton der Faser und 513
ihren Zusammenhang dergestalt schwächt, und zur Trennung geneigt macht, daß eine Menge um sich fressende Geschwüre entstehen, deren unheilbare Natur sich durch die runde Gestalt zu erkennen giebt und endlich die Reizbarkeit (und Empfindlichkeit) ungemein erhöhet. Die Erfahrung hat dieß Spezifikum gekrönt. Da es aber kein so ähnlich wirkendes Heilmittel giebt, als die zu heilende Krankheit selbst ist, so ist auch die Quecksilberkrankheit (ihre im Körper erzeugten gewöhnlichen Veränderungen und Symptomen) von der Natur der Lustseuche doch noch sehr verschieden. Die Geschwüre der Lustseuche bleiben nur in den oberflächlichsten Theilen, vorzüglich die deuteropathischen, (die protopathischen nehmen sehr langsam an Umfang zu) sie geben einen klebrichten Saft statt des Eiters von sich, ihre Ränder sind mit der Haut fast ganz eben (die protopathischen ausgenommen) und sind fast ganz schmerzlos (blos die protopathischen, das von der anfänglichen Ansteckung entstandne Geschwür, den Schanker und die eiternde Leistendrüse,
den Bubo ausgenommen). Die Geschwüre des Quecksilbers fres- | sen tiefer (neh- 514
men geschwind an Größe zu) sind äusserst schmerzhaft, und geben theils eine scharfe dünne Iauche von sich, theils sind sie mit einem unreinen käsichten Ueber

zuge bedeckt, legen auch die Ränder über. Die Drüsengeschwülste der venerischen Krankheit bleiben wenige Tage; sie verschwinden entweder bald, oder die Drüse eitert. Die vom Quecksilber angegriffenen Drüsen werden in der direkten Wirkung dieses Metalls zur Thätigkeit angereitzt (und so verschwinden von andern Ursachen erzeugte Drüsengeschwülste davon) oder sie werden während der indirekten Nachwirkung in einer kalten Verhärtung zurückgelassen. Das venerische Gift verhärtet die Beinhaut der erhabensten, von Fleisch entblösetsten Stellen der Knochen; es entstehen peinliche Schmerzen darinn. Beinfraß aber bringt dieß Gift in unsern Zeiten nie hervor, so viel Nachforschungen ich auch angestellt habe, das Gegentheil zu erfahren. Quecksilber löset den Zusammenhang der festen Theile auf, nicht nur der weichen, sondern auch der Knochen; es frißt die löcherichsten und verdecktesten Knochen zuerst an, und dieser Beinfraß verschlimmert sich durch fernern
515 Ge- | brauch dieses Metalls nur desto geschwinder. Die von äussern Verletzungen entstandnen Wunden werden während der Quecksilberkrankheit zu alten schwerheilbaren Geschwüren, ein Umstand, den man bei der Lustseuche nicht antrifft. Das in der Quecksilberkrankheit bemerkliche Zittern findet sich bei der Lustseuche nicht. Vom Quecksilber entsteht ein schleichendes, sehr entkräftendes Fieber mit Durst und großer schneller Abmagerung. Die Abmagerung von der Lustseuche und die Entkräftung geschieht nur sehr allmählig und bleibt in mäsigen Schranken. Die Ueberempfindlichkeit bei der Quecksilberkrankheit und die Schlaflosigkeit ist diesem Metall, nicht der Lustseuche eigen. Die meisten dieser Symptomen scheinen mehr indirekte Nachwirkung als direkte Wirkung des Quecksilbers zu seyn.

Ich bin hier so umständlich gewesen, weil es den Praktikern oft so schwer fällt*, |

* Stoll selbst (Rat. med. P. III. S. 442.) zweifelt, ob man gewisse Zeichen einer vollkommen überwundnen Venusseuche habe, d. i. ihm selbst waren die Zeichen nicht bekannt, wodurch sich diese Krankheit von der Quecksilberkrankheit unterscheidet.

516 die chronische Quecksilberkrankheit von den Zufällen der Lustseuche zu unterscheiden, und so Symptomen, die sie für venerisch halten und doch blos merkurialisch sind, zum Verderben so vieler Kranken mit fortgesetztem Quecksilbergebrauche bestreiten, vorzüglich aber deshalb, weil es mir hier darum zu thun ist, die Quecksilberkrankheit zu schildern, um zu zeigen, wiefern der Mohnsaft als ähnlich wirkendes Mittel dieselbe heilen könne.

Mohnsaft erhebt, wenn er in gerader Wirkung geleitet, das ist, wenigstens aller acht Stunden gegeben wird, als entgegengesetzt wirkendes Mittel die sinkenden Kräfte der Quecksilberkranken und stillt die Reitzbarkeit. Dieß geschieht aber nur in großen, der Größe, der Schwäche und der Reitzbarkeit angemessenen Gaben, so wie er bei großer Reitzbarkeit der hysterischen und hypochondrischen Personen und bei der Ueberempfindlichkeit erschöpfter Personen nur in großen, oft wieder-
517 hohlten Gaben hülfreich | ist. Indeß scheint die Körpernatur wieder in ihre Rechte einzutreten; es entsteht eine geheime Umbildung der Körperbeschaffenheit und die Quecksilberkrankheit wird allmählig bezwungen. Die sich erhohlenden Kranken vertragen nun eine immer geringere, und geringere Gabe. So scheint zwar durch die palliative, entgegengesetzte Kraft des Mohnsaftes die Quecksilberkrankheit bezwungen zu werden; aber wer die fast unbezwingliche Natur der die thierische Maschine unaufhaltbar zerstörenden und auflösenden Quecksilberkrankheit, wenn sie in ihrem hohen Grade ist, kennt, wird inne werden, daß ein bloses Palliativ dieses äusserst chronische Uebel nicht überwältigen würde, wären nicht die Nachwirkungen des Mohnsaftes der Quecksilberkrankheit sehr parallel und hülfen diese nicht, das Uebel besiegen. Die Nachwirkungen des in großen Gaben fortgesetzten Gebrauchs des Mohnsaftes, erhöhete Reitzbarkeit, Schwäche der Tonkraft, leichte

Trennbarkeit der festen Theile und schwere Heilbarkeit der Wunden, Zittern, Abmagerung des Körpers, schläfrige Schlaflosigkeit sind den Symptomen der Quecksilberkrankheit sehr ähnlich, und nur darinn | unterscheiden sie sich, daß die des 518
Quecksilbers, wenn sie stark sind, Iahre lang, oft bis zum Tode anhalten, die des Mohnsaftes aber nur Stunden, oder Tage. Der Mohnsaft müßte sehr lange Zeit und in übermäsig großen Gaben gebraucht worden seyn, wenn die Symptomen seiner Nachwirkung Wochenlang oder etwas länger fortdauern sollten. Diese abgekürzte, in eine nicht lange Zeit eingeschränkte Dauer der Mohnsaftnachwirkungen wird auf diese Art das wahre Gegengift der zur fast unbegränzten Fortdauer geneigten Quecksilbernachwirkungen in ihrem hohen Grade; fast nur von ihnen kann man die anhaltende, wahre Wiederherstellung erwarten. Diese Nachwirkungen können während der ganzen Kur ihre Heilkraft vollführen, in der Zeit zwischen der Wiederhohlung der Mohnsaftgaben, so bald die erste direkte Wirkung jeder Dosis vorüber ist, und wenn man mit dem Gebrauche aufhört.

Das B l e i erregt bei seiner anfänglichen Wirkung in den entblößt liegenden (zur Muskelbewegung gehörigen?) Nerven einen heftigen, reissenden Schmerz und erschlafft | die Muskelfaser (hiedurch?) bis zur Lähmung; sie wird blaß und welk, wie 519
Zergliederung zeigt, doch mit übrig bleibender obwohl geringerer, äusserer Empfindung. Nicht nur die Fähigkeit sich zu verkürzen mindert sich bei der angegriffenen Faser, sondern auch die noch mögliche Bewegung ist schwieriger, als bei ähnlichen Erschlaffungen, durch fast völligen Verlust der Reitzbarkeit.*

* Das bei sehr großer Menge verschluckten Bleis zuweilen erfolgende konvulsivische Erbrechen, und der ruhrartige Durchlauf, muß nach andern Grundsätzen erklärt werden und gehört eben so wenig hieher, als die Brechen erregende Eigenschaft des in zu großer Menge genommenen Mohnsaftes.

Dieß bemerkt man jedoch nur bei der zu den natürlichen und thierischen Verrichtungen gehörigen Muskeln, bei den zu den Lebensverrichtungen gehörigen aber geht diese Wirkung ohne Schmerz und in minderm Grade vor sich. Da hier das wechselseitige Spiel des Systems der Blutgefäße langsamer wird (ein harter, seltner Puls) so wird die Ursache der vom Blei verminderten Blutwärme hiedurch einleuchtend. |

Q u e c k s i l b e r mindert zwar ebenfalls die Attraktion der Theile der Muskelfa- 520
ser unter einander sehr wirksam, erhöhet aber ihre Empfänglichkeit für den Reitzbarkeitsstoff bis zur Leichtbeweglichkeit. Diese Wirkung sei nun direkt oder es sei indirekte Nachwirkung, genug sie ist sehr dauernd und daher auch in lezterer Eigenschaft als entgegengesetzt handelnde Arznei von wirksamen Folgen gegen die Bleikrankheit; in ersterer Eigenschaft aber wirkt es ähnlich handelnd. Aeusserlich eingerieben, so wie innerlich gegeben, hat das Quecksilber eine fast spezifische Kraft gegen die Bleiübel, Mohnsaft vermehrt in seiner geraden Wirkung die Verkürzung der Muskelfaser, und mindert die Reitzbarkeit. Vermöge ersterer Eigenschaft wirkt er palliativ gegen die Bleikrankheit, vermöge lezterer aber dauerhaft als ähnlich wirkendes Mittel.

Aus obigem Begriffe von der Natur der Bleiübel wird man einsehn, daß die Hülfe, die dieses behutsam zu gebrauchende Metall (Blei) in Krankheiten geleistet hat, blos auf einer entgegengesetzten (nicht hieher gehörenden) obgleich ungemein anhaltenden Wirkung beruht. |

Die wahre Natur der Wirkung des A r s e n i k s ist noch nicht genau untersucht. 521
So viel habe ich selbst erfahren, daß er sehr geneigt ist, jenen Krampf in den Blutgefäßen und die Erschütterung in den Nerven zu erregen, die man Fieberschauder nennt. Braucht man ihn in etwas starker Gabe (zu 1/6, 1/5 Gran) für einen Erwachsenen, dann wird dieser Schauder sehr merklich. Diese Neigung macht ihn zu einem sehr kräftigen Mittel als ähnlich wirkende Arznei gegen Wechselfieber und

zwar um desto mehr, da er die von mir bemerkte Kraft besitzt, einen täglich wiederkehrenden, obgleich immer schwächern Paroxysm zu erregen, wenn man auch mit seinem Gebrauche inne hält. In typischen Krankheiten aller Art (im periodischen Kopfweh, u.s.w.) wird diese Typus erzeugende Eigenschaft des Arseniks in kleinen Gaben (1/10 bis höchstens 1/6 Gran in Auflösung) schätzbar und wird unsern vielleicht noch kühnern, noch aufmerksamern, und noch behutsamern Nachkommen, wie mir ahndet, unschätzbar werden.*

* Ich muß, mit aller Achtung gegen den Hrn. Verfasser, hier das Bekenntniß ablegen, daß ich mich zu dem innerlichen Gebrauch des Arseniks, besonders in Wechselfiebern, noch nicht verstehen kann. Meine Gründe werde ich nächstens mittheilen. d. H.

522 – (Da seine Wirksamkeit auf meh- | rere Tage geht, so sammeln sich öftere, obgleich noch so kleine Gaben zu einer ungeheuren, gefährlichen Gabe im Körper an. Findet man daher nöthig, täglich einmahl ihn zu verordnen, so müssen alle folgenden Gaben immer wenigstens ein Drittel kleiner seyn, als die vorhergehende. Aber besser thut man, wenn man kurze Typen, etwa von zwei Tagen Zwischenzeit zu bestreiten hat, immer nur für einen Paroxysm eine Gabe zu verordnen, zwei Stunden vorher, und den folgenden Anfall überzuschlagen und nichts vom Arsenik dafür zu geben; nur erst etwa zwei Stunden vor dem dritten Anfalle. Am besten thut man, dieß selbst gegen viertägige Fieber so zu machen, und nur erst gegen die Reihe der zwischen liegenden Paroxysmen zu verfahren, wenn man bei der erstern Reihe von Anfällen schon seine Absicht glücklich erreicht hat. (Bei längern Typen, z. B. sieben,
523 neun, eilf und vierzehntägigen | kann man vor jedem Anfalle Eine Gabe verordnen.) – Der fortgesetzte, in größern Gaben gebrauchte Arsenik bewirkt allmählig einen fast immer anhaltenden Fieberzustand; er wird sich hiedurch, wie auch schon zum Theil die Erfahrung gelehrt hat, in hektischen und remittirenden Fiebern, als ähnlich wirkendes Mittel hülfreich erzeugen, in kleinen Gaben (etwa zu 1/12 Gran). Eine solche fortgesetzte Anwendung des Arseniks aber wird immer ein Meisterstück der Kunst bleiben, da er eine große Neigung besitzt, die Lebenswärme und den Ton der Muskelfaser zu mindern. (Daher die Lähmungen von seinem starken oder sonst langwierig unbehutsamen Gebrauche.) (Diese leztern Eigenschaften würden ihn als entgegen gesetzt wirkendes Mittel in reinen Entzündungskrankheiten hülfreich machen). Den Ton der Muskelfaser mindert er, indem er das Verhältniß der gerinnbaren Lymphe im Blute und ihren Zusammenhang mindert, wie ich mich durch Aderlässe arsenikkranker Personen überzeugt habe, und zwar solcher, die vor dem Gebrauche dieser Metallsäure ein allzudichtes Blut hatten. Doch
524 nicht nur die Lebenswärme, und den Ton der Muskel- | faser verringert er, sondern sogar, wie ich mich überzeugt zu haben glaube, die Empfindlichkeit der Nerven. (So macht er Rasenden mit straffer Fiber und allzu substantiösen Blute schon in einer einzigen kleinen Gabe ruhigen Schlaf, wo alle andre Mittel fehlschlagen, als entgegengesetzt wirkendes Mittel. Mit Arsenik vergiftete Personen sind ruhiger über ihre Lage, als man erwarten sollte – so wie er überhaupt mehr durch Auslöschung der Lebenskraft und der Empfindung zu töden scheint, als durch die etwanige doch nur örtlich und in kleinem Umfange fressende, entzündende Eigenschaft. Nimmt man diesen Satz zum Grunde, so wird die schnelle Auflösung der an Arsenik verblichener Leichname, wie derer an Brande Gestorbenen, begreiflich.) – Er schwächt das absorbirende System, ein Umstand, aus welchem vielleicht dereinst eine eigne Heilkraft zu entlehnen wäre, (als ähnlich wirkendes oder als entgegengesetzt wirkendes Mittel?) der aber bei seinem anhaltenden Gebrauche immer mehr und mehr Zurückhaltung einflößen muß. – Eben dieß muß ich über seine
525 besondre Kraft erinnern, die Reitzbarkeit der Faser, vorzüglich des | Systems der

Lebensverrichtungen zu erhöhen, daher Husten, und eben daher die gedachten chronisch fieberhaften Bewegungen.

Es ist selten, wenn der Arsenik in etwas größern Gaben und anhaltend gebraucht wird, daß er nicht, vorzüglich wenn schweißtreibende Mittel und eine erhitzende Lebensordnung gebraucht wird, eine Art etwas langwierigen Hautausschlags (wenigstens Hautabschuppung) erregen sollte. Diese Neigung macht ihn hülfreich bei den Aerzten der Hindoos gegen das fürchterliche Hautübel, die Elephantiasis. Ob auch in der Pellagra? – Sollte er wirklich (wie man sagt) in der Wasserschen Dienste leisten, so würde er vermöge seiner Eigenschaft (den Einfluß der Nervenkraft auf) die Attraktion der Theile der Muskelfaser, und den Ton derselben, so wie die Empfindung der Nerven zu mindern, das ist, durch entgegengesetzte Kraft wirken. – Er erregt empfindliche, anhaltende Gelenkschmerzen, wie ich sahe. Ich will nicht entscheiden, wie man sich dieser Eigenschaft als eines Heilmittels bedienen könnte. |

Was die Arsenikkrankheit, die Bleikrankheit und die Quecksilberkrankheit auf 526
einander für Einfluß haben, und wie eine durch die andre gehoben werden könne, wird die Zukunft genauer entscheiden.

Sollten die Zufälle vom langwierigen Gebrauch des Arseniks drohend werden, so wird (ausser der Anwendung der Schwefelleberluft in Getränken und Bädern, um das noch in Substanz gegenwärtige Metall zu tilgen) der freie Gebrauch des Mohnsafts auf die Art, wie gegen die Quecksilberkrankheit (siehe oben) hülfreich seyn.

Ich gehe wieder zu den Gewächsen über und zwar zu einer Pflanze, die an heftiger und anhaltender Wirkung den mineralischen Giften an die Seite gesetzt zu werden verdient, ich meine den Beereibenbaum (Taxus baccata). Die von ihm genommenen Theile, vorzüglich die Rinde des schon geblüheten Baumes muß Behutsamkeit bei ihrem Gebrauche einflößen; die zuweilen erst mehrere Wochen nach der lezten Gabe erfolgenden Hautausschläge oft mit Zeichen brandiger
Auflösung der Faser, der | zuweilen plötzlich, zuweilen erst mehrere Wochen nach 527
der lezten Gabe unter brandigen Zufällen erfolgende Tod, u.s.w. lehren dieß. – Sie erregt, wie es scheint, eine gewisse Schärfe in allen flüssigen Theilen, und eine Verdichtung der Lymphe, die Gefäße und Fasern werden gereizt, und doch ihre Verrichtung eher erschwert, als erleichtert. Die kleinen, mit Stuhlzwang begleiteten Leibesöffnungen, die Harnstrenge, der zähe, salzige, brennende Speichel, die zähen stinkenden Schweiße, der Husten, die fliegenden empfindlichen Schmerzen in den Gliedern nach dem Schweiße, das Podagra, der entzündsartige Rothlauf, die Hautpusteln, das Iucken der Haut und die Röthe da, wo die Drüsen darunter liegen, die künstliche Gelbsucht, die Schauder, das anhaltende Fieber u.s.w., die sie zuwege bringt, sind Zeugen hievon. Doch sind die Beobachtungen noch nicht genau genug, daß man unterscheiden könnte, welches die erste gerade Wirkung, welches die Nachwirkung sei. Die direckte Wirkung scheint ziemlich lang anzuhalten. Ein schlaffer, reitzloser, von Lebenskraft zum Theil beraubter Zustand der Faser und
der Gefäße, vorzüglich derer, die zum absorbi- | renden System gehören, scheint 528
die Nachwirkung zu seyn. Daher die Schweiße, der Speichelfluß, der wässerige häufige Harn, die Blutflüsse (eine Auflösung des rothen Blutkuchens) und nach großen Gaben, oder allzu lang fortgesetztem Gebrauche, die Wassersucht, die hartnäckige Gelbsucht, die Petechien, die brandige Auflösung der Säfte. In behutsamen, allmählig erhöheten Gaben gebraucht, mag sie wohl, wie auch schon zum Theil die Erfahrung gelehrt hat, in einer ähnlichen Verderbniß der Säfte und in einem ähnlichen Zustande der festen Theile, mit einem Worte, in ähnlichen krankhaften Beschwerden, als dieß Gewächs erzeugt, mit bleibenden Nutzen angewendet werden können: In der Verhärtung der Leber, Gelbsucht und Drüsengeschwülsten bei straffer Fiber, in langwierigen Katarrhen, Blasenkatarrh (der Ruhr, der Harnstrenge, Ge-

schwülsten, mit straffer Faser verbunden?) in der Amennorrhöe von straffer Faser. (Ihrer langdauernden direkten Wirkung wegen, mag sie wohl als entgegengesetzt wirkendes Mittel zuweilen bleibende Dienste leisten, in der Rachitis, der Amenorrhöe bei Schlaffheit, u.s.w. Doch dieß gehört nicht hieher). |

529 Der *Napellsturmhut* (*Aconitum Napellus*) erregt kriebelnde, auch empfindlich reissende Schmerzen in den Gliedmasen, in der Brust, in den Kinnbakken; er ist ein Hauptmittel in Gliederschmerzen aller Art, er wird in chronischen Zahnschmerzen rheumatischer[6] Art, in dem falschen Seitenstiche, dem Gesichtsschmerze und den Folgen von Einpflanzung menschlicher Zähne hülfreich seyn. Er erregt kältenden Magendruck, Hinterkopfschmerzen, Stechen in den Nieren, äusserst schmerzhafte Augenentzündung, schneidende Schmerzen in der Zunge; der praktische Arzt wird diese künstlichen Krankheiten in ähnlichen natürlichen anzuwenden wissen. – Hauptsächlich ist er geartet, Schwindel, Ohnmachten, Schwächen, Schlagflüsse, und transitorische Lähmungen, allgemeine und Partiallähmungen, Hemiplegie, Lähmungen einzelner Gliedmasen, der Zunge, des Afters, der Blase, Verdunkelung des Gesichts und temporelle Blindheit, Ohrenklingen zu erregen und eben so hülfreich ist er in allgemeinen und Partiallähmungen der genannten Theile, wie die Erfahrung schon zum größten Theile bewiesen hat – er hat als
530 ähnlich wirkendes Mit- | tel Harnunaufhaltsamkeit, Zungenlähmung und schwarzen Staar schon in mehrern Fällen besiegt, so wie Lähmungen der Gliedmasen. In heilbaren Marasmen und Partialatrophien wird er, als ähnliche Krankheitszufälle erzeugendes Mittel, gewiß mehr wirken, als alle übrigen bekannten Heilmittel. Auch hat man schon glückliche Fälle dieser Art. – Fast eben so spezifisch erzeugt er Konvulsionen, allgemeine sowohl als partielle, der Gesichtsmuskeln, einseitiger Lippenmuskeln, einseitiger Halsmuskeln, der Augenmuskeln; in allen diesen leztern wird er sich wirksam erweisen, so wie er auch schon Fallsuchten geheilt hat. – Er erregt Engbrüstigkeit; wie wollte man sich wundern, daß er mehrmahls verschiedne Engbrüstigkeiten gehoben hat? – Er erregt Iucken, Kriebeln in der Haut, Abschuppung, röthlichen Ausschlag und ist deshalb in schlimmen Hautübeln und Geschwüren so hülfreich. Seine angebliche Wirksamkeit gegen die hartnäckigsten venerischen Beschwerden war wohl nur gegen die Symptomen des dagegen gebrauchten Quecksilbers gerichtet, wie die Umstände darthun. Indeß ist es schätzbar
531 zu wissen, daß der Na- | pellsturmhut als ein Schmerzen, Hautübel, Geschwülste, und Reitzbarkeit erregendes, mit einem Worte, als ähnliches Mittel die ähnliche Quecksilberkrankheit sehr mächtig besiegt, und den Vorzug vor Mohnsaft besitzt, keine anhaltende Schwächung zu hinterlassen. – Zuweilen bringt er die Empfindung um den Nabel hervor, als wenn von da eine Kugel in die Höhe stiege und im obern und hintern Theile des Kopfs eine Kälte verbreitete; dieß giebt Anleitung, ihn in ähnlichen Fällen von Hysterie zu versuchen. In der Nachwirkung scheint die anfängliche Kälte im Kopfe in eine brennende Empfindung überzugehn. – Man bemerkt in der anfänglichen Wirkung allgemeine Kälte, langsamen Puls, Harnverhaltung, Manie – in der nachgehenden aber einen aussetzenden, kleinen, geschwinden Puls, allgemeinen Schweiß, Harnfluß, Durchlauf, unwillkührlichen Stuhlabgang, Schlaftrunkenheit. – (Wie mehrere in ihrer direkten Wirkung kältende Pflanzen, löset er Drüsengeschwülste auf). – Die Manie, die er erzeugt, ist ein mit Verzweiflung abwechselnder Frohsinn; er wird als ähnlich wirkendes Mittel Manien dieser
532 Art besiegen | können. – Die gewöhnliche Dauer seiner Wirksamkeit ist sieben bis acht Stunden – schwierige Fälle von allzu großen Gaben ausgenommen.

6 Im Original heißt es „rhevmatischer".

Die Schwarzchristwurzel (Helleborus niger) macht unter fortgesetztem Gebrauche beschwerliche Kopfschmerzen (daher wohl ihre Kraft in einigen Gemüthkrankheiten auch im chronischen Kopfschmerze), und ein Fieber; daher ihre Kraft, Quartanfieber zu heilen und eben daher zum Theil ihre Kraft in Wassersuchten, deren schlimmere Gattungen immer mit einem remittirenden Fieber vergesellschaftet sind und worinn sie mit Beihülfe ihrer (wer sagt, ob in direkten, oder in der Nachwirkung, wie ich vermuthe, befindlichen?) Harn treibenden Kraft so hülfreich ist. (Leztere ist verwandt mit jener Eigenheit derselben, die Blutgefäße des Unterleibes, des Afters und der Bärmutter zur Thätigkeit zu reitzen. – Die Eigenheit derselben, eine zusammenschnürende, erstickende Empfindung in der Nase zu erregen, kann Anleitung geben, sie in ähnlichen Zufällen (die ich auch bei einer Art von Gemüthskrankheit gefunden habe) | zu verordnen. Ihre häufige Verwechselung mit 533
andern Wurzeln hat uns nur diese wenigen wahren Data übrig gelassen.

Der bohrende schneidende Schmerz, den der innere Gebrauch der Küchenschellwindblume (Anemone pratensis) in den kränklichen Augen hervorbringt, leitete zu ihrer glücklichen Anwendung im schwarzen Staare, dem grauen Staare und der Verdunkelung der Hornhaut. Der schneidende Kopfschmerz, der von dem innern Gebrauche des aus dem destillirten Wasser krystallisirten, brennbaren Salzes erfolgt – giebt Anleitung, diese Pflanze in einem ähnlichen Falle anzuwenden. Vermuthlich deshalb hat sie einst einen Melancholischen geheilt.

Die Nelkenwurzgaraffel (Geum urbanum) besitzt, ausser ihrer gewürzhaften Eigenschaft, eine Uebelkeit erregende Kraft, welche immer etwas fieberähnliches im Körper hervorbringt, und daher etwa die Dienste gegen Wechselfieber leisten kann, wie Gewürze, neben der Ipekakuanhe gebraucht. |

Der Bittermandelstoff, welcher die Arzneikraft der Kerne der Obstkir- 534
sche (Prunus Cerasus), der Traubenkirsche (Prunus Padus), des Pfirschmandelbaums (Amygdalus persica), der bittern Abart des Milchmandelbaums (Amygdalus communis), vorzüglich aber der Blätter der Lorberkirsche (Prunus laurocerasus) ausmacht, besitzt die besondre Eigenheit, Lebenskraft und Zusammenziehbarkeit der Muskelfaser in seiner direkten Wirkung so sehr zu erhöhen, als während der Nachwirkung beide sinken. Es erfolgt bei mäsig großen Gaben Angst, ein besondrer Magenkrampf und andere tonische Krämpfe, Kinnbackenzwang, Erstarrung der Zunge, Opisthotonus abwechselnd mit klonischen Krämpfen mancherlei Art und verschiedner Heftigkeit in der direkten Wirkung;*

* Wollte man die erste direkte Wirkung des Bittermandelstoffs, die ich durch die Phänomene von erhöheter Verkürzungsfähigkeit der Muskelfaser und Anstrengung der Lebenskraft dargestellt, deshalb ableugnen, weil in einigen Fällen ungeheurer Gaben der Tod fast augenblicklich, ohne sichtbare Reaktion der Lebenskraft oder Schmerz erfolge, so würde man eben so sehr irren, als wenn man dem Tode durchs Schwerd allen Schmerz absprechen und leugnen wollte, daß der Schwerdstreich einen vor sich bestehenden, von dem nachgehenden Tode verschiednen Zustand ausmache. Dieser Schmerz wird eben so unendlich, obgleich vielleicht weniger als augenblicklich seyn, als die Empfindung von Angst und Qual unbeschreiblich seyn wird, die auf eine, obschon kaum eine Minute dauernde Wirkung einer sehr tödlichen Gabe Kirschlorberwassers erfolgen mag und muß. Dieß beweist ein von Madden angeführter Fall der ungeheuren Angst in der Gegend des Magens (der Gegend des vermuthlichen Hauptorgans der Lebenskraft) eines binnen etlichen Minuten von einer großen Gabe Lorberkirschwasser Getödeten. Daß in dieser Kürze der Zeit nicht die ganze Reihe von Phänomenen, die nach einer untödlichen Gabe erfolgen, zum Vorschein kommen kann, ist leicht begreiflich, so wahrscheinlich es ist, daß ähnliche Veränderungen und Eindrücke auf die thierische Haushaltung in dieser kurzen Zeit (bis einige Augenblicke vor dem Tode, d. i. die einige Augenblicke dauernde indirekte Nachwirkung) im wesentlichen vor sich gehen werden, als ich oben von der direkten Wirkung aus der Natur angegeben habe – so sieht man wohl die elektrischen Erscheinungen, wenn man sie allmählig vor den Augen vorüber führen kann, aber in dem dicht vor uns niederströmenden Blitze weiß man nicht recht, was man gesehn oder gehört hat.

535 indeß erschöpft sich der | Reitzbarkeitsstoff allmählig*

* Eine kleine Eidechse (Lacerta agilis) die sich in verdünntem Lorberkirschwasser eine Minute lang ziemlich schnell bewegt hatte, legte ich in konzentrirtes vor sich bereitetes Kirschlorberwasser. Sogleich wurden ihre Bewegungen so unendlich geschwind, daß man sie kaum mit Augen beobachten konnte etliche Sekunden lang; dann geschahen zwei oder drei langsame Zuckungen, und nun war alle Bewegung weg, sie war tod.

536 und in der Nachwirkung sinkt die, die Muskelfaser ver- | kürzende Eigenschaft, und die Lebenskraft in eben dem Grade, als sie vorher gestiegen war. Es erfolgt Kälte, Erschlaffung, Lähmung – welches aber ebenfalls bald wieder vorüber geht.

(Man hat hie und da das Kirschlorberwasser bei Magen- und Körperschwäche
537 als Analeptikum, das ist, als entgegengesetzt wir- | kendes Palliativ, wie leicht begreiflich, mit schlechtem Erfolge, als Hausmittel gebraucht. Lähmungen und Schlagfluß war der Ausgang).

Merkwürdiger und eigentlicher für uns gehörig ist die Heilkraft seiner direkten Wirkung (die eine Art von Fieberparoxysm darstellt) gegen Wechselfieber, vorzüglich, wenn ich recht sehe, gegen die wegen einer allzu thätigen Verkürzungsfähigkeit der Muskelfaser für die Rinde allein unheilbaren Wechselfieber. Eben so hülfreich ist das schwarze Kirschwasser oft bei Zuckungen der Kinder gewesen. – Als ähnlich wirkendes Mittel wird das Lorberkirschwasser in Krankheiten von allzu straffer Faser, oder wo überhaupt die Zusammenziehbarkeit der Muskelfaser ihre Erschlaffungsfähigkeit bei weitem übersteigt in der Hundswuth, im Tetanus, der krampfhaften Verschließung des Gallausführungskanals und ähnlichen tonischen Krämpfen, in einigen Manien u.s.w. sich hülfreich erweisen*,

* Tonische (und klonische) Krämpfe ohne Entzündung des Blutes, und wo das Bewußtseyn nicht sonderlich leidet, scheinen der eigentlichste Wirkungskreis des Bittermandelstoffs zu seyn, da er meines Wissens selbst in der direkten Wirkung die Lebenswärme nicht erhöhet und das Empfindungssystem unangegriffen läßt.

538 wie auch einige Erfahrun- | gen zeigen. – In eigentlichen Entzündungskrankheiten verdient es gleichfalls Aufmerksamkeit, wo es wenigstens zum Theil als ähnlich wirkendes Mittel handeln wird. Liegt die vom Bittermandelstoff beobachtete Harn treibende Kraft in seiner indirekten Nachwirkung, so hat man in Wassersuchten mit chronisch entzündlicher Beschaffenheit des Blutes sich viel von ihm zu versprechen.

Die Kraft der Rinde der Traubenkirsche (Prunus Padus) gegen Wechselfieber beruht nicht weniger auf dem darinn enthaltnen Bittermandelstoffe, mittelst dessen sie als ähnlich wirkendes Mittel handelt.

Vom Rundblattsonnenthau (Drosera rotundifolia) wissen wir nichts gewisses weiter, als daß er Husten erregt, und daher im feuchten Katarrhal-
539 husten so | wie in der Influenza mit Nutzen gebraucht worden ist.

Das Heilprinzip in den Blumen und andern Theilen des Schwarzholders (Sambucus nigra) (und Attichholders?) scheint in seiner anfänglichen direkten Wirkung, die Verkürzungsfähigkeit, der vorzüglich den natürlichen und Lebensverrichtungen zugehörigen, Muskelfaser und die Blutwärme zu erhöhen, in seiner indirekten Nachwirkung aber diese Kraft der Muskelfaser herabzustimmen, die Wärme zu mindern, die Lebensthätigkeit abzuspannen (und wohl selbst die Empfindung zu mindern). Verhält sich dies so, wie mich dünkt, so werden sie, was sie in dem tonischen Krampfe der feinsten Enden der Arterien bei Erkältungskrankheiten, Katarrhen, dem Rothlaufe gutes ausrichten, als ähnlich wirkendes Mittel thun. Sollten die Holderarten nicht selbst flüchtige rosenartige Entzündungen erregen können?

Verschiedne für giftig gehaltene Arten des Sumach, z. B. Rhus radicans, scheinen eine spezifische Neigung zu besitzen, rosenartige Hautentzündungen,
540 und Hautaus- | schläge hervorzubringen. Sollte er nicht wirksam im chronischen

Rothlauf und den schlimmsten Hautkrankheiten seyn? Der zu weit gehenden Wirkung desselben setzt der Schwarzholder (als ähnlich wirkendes Mittel?) Gränzen.

Der Kampher mindert in größern Gaben die Empfindung im ganzen Nervensystem; der Einfluß der (wenn ich mich des etwas groben Ausdrucks bedienen darf) gleichsam erstarrten Lebensgeister auf Sinnen und Bewegung wird gehemmt. Es entsteht eine Kongestion im Gehirne, eine Umnebelung, ein Schwindel, eine Unvermögenheit die Muskeln nach Willkühr zu regieren, eine Unvermögenheit zu denken, zu empfinden, sich zu erinnern. Die Zusammenziehungsfähigkeit der Muskelfasern, vorzüglich der zu den natürlichen und den Lebensverrichtungen gehörigem scheint bis zur Lähmung herabzusinken, die Reitzbarkeit sinkt in gleichem Grade, vorzüglich die der äussersten Enden*

* Auf diese scheint die Nervenkraft und ihr Zustand den meisten Einfluß zu haben, weniger auf die größern Gefäße, am wenigsten auf das Herz.

der Blutgefäße; weniger | die der größern Schlagadern, noch weniger die des Herzens. 541
Es entsteht Kälte der äussern Theile, kleiner, harter, allmählig langsamerer Puls, und wegen des verschiednen Zustandes des Herzens gegen den der äussersten Enden der Blutgefässe – Angst, kalter Schweiß. Iene Verfassung der Faser erzeugt eine Unbeweglichkeit z. B. der Kinnbackenmuskeln, des Afters, der Halsmuskeln, die das Ansehn eines tonischen Krampfes annimmt. Es entsteht tiefer, langsamer Odem, Ohnmacht.*

* Ein Beweiß nach Carminati, daß der Kampher nichts weniger als die Reitzbarkeit auslöscht, sondern nur so lange suspendirt, als die Muskeln in der Abhängigkeit von dem erstarrten Nervenzustande bleiben – ist, daß, wenn schon alle Empfindung vom Kampher erloschen ist, das ausgeschnittene Herz nun noch um desto stärker zu schlagen fortfährt, Stunden lang.

Während dem Uebergange in die Nachwirkung erfolgen Konvulsionen, Wahnsinn,
Erbrechen, Zittern. – In der indirekten Nachwirkung selbst beginnt zuerst | die er- 542
wachende Empfindung und, wenn ich so sagen darf, Beweglichkeit des vorhin erstarrten Nervengeistes, die fast erloschene Beweglichkeit in den äussersten Arterienenden hebet sich, das Herz siegt über den bisherigen Widerstand. Die vorher langsamen Pulsschläge nehmen an Zahl und Größe zu, das Spiel des Blutsystems gelangt zu seinem vorigen Standpunkte, oder kömmt in einigen Fällen (von größern Kamphergaben, von Plethora u.s.w.) wohl noch drüber – es entsteht geschwinderer, vollerer Puls. Ie bewegungsloser vorher die Blutgefässe gewesen, desto leicht beweglicher werden sie nun; es entsteht vermehrte Wärme über den ganzen Körper, auch wohl Röthe und gleichförmige, zuweilen reichliche Ausdünstung. Der ganze Auftritt ist in 6, 8, 10, 12, höchstens 24 Stunden geendigt. Unter allen Muskelfasern kehrt die Leichtbeweglichkeit des Darmkanals am spätesten zurück. – In allen Fällen, wo die Verkürzungsfähigkeit der Muskelfaser über die Erschlaffungsfähigkeit ein merkliches Uebergewicht hat, schafft der Kampher als entgegengesetzt wirkendes Mittel schnelle aber nur palliative Hülfe, in einigen Ma-
nien, in örtlichen und allgemeinen | Entzündungen, reiner, rheumatischer[7] und 543
erisipelatöser Art, und in Erkältungskrankheiten.

Da im bösartigen reinen Nervenfieber das System der Muskelfasern das Empfindungssystem, und die gesunkene Lebenskraft etwas ähnliches mit der direkten, anfänglichen Wirkung des Kamphers hat, so wirkt er als ähnlich wirkendes Mittel, das ist, dauerhaft und hülfreich. Nur müssen die Gaben zwar hinlänglich groß, das ist, bis zur Erscheinung einer fast noch größern Unempfindlichkeit und Mattigkeit, doch selten, nur etwa aller 36 bis 48 Stunden (wo nöthig) gegeben werden.

---

7 Im Original heißt es „rhevmatischer".

Hebt der Kampher wirklich die Strangurie von Kanthariden, so thut er es als ähnlich wirkendes Mittel; denn auch er bewirkt Strangurie. Die schlimmen Zufälle von drastischen Purganzen nimmt er theils als Empfindung hemmendes und Fasern erschlaffendes (folglich entgegengesetztes, palliatives, hier zulängliches) Mittel hinweg. Bei den schlimmen Nachwirkungen der Squille, wenn sie chronisch sind – ein allzu leicht
544 erreg- | bares Spiel der Verkürzungs- und Erschlaffungsfähigkeit der Muskelfaser, – handelt er nur palliativ und minder wirksam, wenn man die Gaben nicht häufig wiederhohlt. Eben so gegen die chronischen Zufälle vom Quecksilbermisbrauche. – Als ähnlich wirkendes Mittel und kräftig hilft er in dem lang anhaltenden Frostschauer ausgearteter (soporöser) Wechselfieber zur Unterstützung der Rinde. – Epilepsie und Konvulsionen, welche erschlaffte, der Reizbarkeit beraubte Faser zum Grunde haben, werden kräftig von der ähnlichen Wirkung des Kamphers gehoben. (Er ist ein bekanntes Gegenmittel großer Gaben Mohnsaft, wogegen er größtentheils entgegengesetzt palliativ, aber da der ganze Zufall transitorisch ist, doch hinreichend wirkt.) Eben so ist Mohnsaft ein wirksames Gegengift großer Gaben Kampher, wie ich erfahren. Iener hebt die durch leztern gesunkene Lebenskraft und verlöschende Lebenswärme entgegengesetzt, aber hier zureichend. – Ein sonderbares Phänomen ist die Wirkung des Kaffees bei der direkten Wirkung großer Gaben Kampher; er macht die erstarrte Reitz-
545 barkeit des Magens krampfhaft beweglich, es entsteht konvul- | sivisches Erbrechen, oder im Klystiere schnelle Ausleerung, aber weder die Lebenskraft hebt sich, noch wird der betäubte Zustand der Nerven freier, eher noch betäubter; wie mir deucht erfahren zu haben. Da des Kamphers auffallendste direkte Wirkung auf die Nerven darinn besteht, daß alle Leidenschaften gleichsam einschlafen, und eine völlige Gleichgültigkeit gegen äussere, auch noch so interessante Dinge entsteht, wie ich erfahren habe, so wird er als ähnlich wirkendes Mittel in Manien hülfreich seyn, deren Hauptsymptom Gleichgültigkeit ist mit unterdrückten, langsamen Pulse und zusammengezogener Pupille – auch wohl, nach Auenbrugger, aufwärts gezognen Hoden. In Manien jeder Art ihn zu brauchen, ist zweckwidrig. Bei innern Gebrauche hebt wohl der Kampfer temporelle allgemeine und lokale Entzündungen; auch wohl chronische auf etliche Stunden, aber die Gaben müßten gegen erstere sehr schnell wiederhohlt werden, wenn etwas Beträchtliches damit ausgerichtet werden sollte, d. i. immer wieder, ehe die Nachwirkung erscheint, Denn in der Nachwirkung verstärkt
546 der Kampher die Neigung zu erneuerter Entzündung nur desto | mehr, macht sie chronisch und disponirt den Körper vorzüglich zu katarrhalischen und Verkältungskrankheiten. Beim äussern fortgesetzten Gebrauche kann er mehr leisten, und seine nachgängigen Nachtheile kann man hier auf andre Art wieder gut machen.

Die Gönner neuer Arzneien begehen gewöhnlich den Fehler, die widrigen Phänomene der von ihnen in Schutz genommenen Arzneien, ganz wider den Zweck, sorgfältig zu verheelen.*

* So liest man oft, daß die oder jene für sehr kräftig gehaltene Arzneisubstanz so und soviel hundert Kranke von den schwierigsten Krankheiten befreit haben soll, ohne die mindesten übeln Zufälle zu erregen. Hat das leztere seine Richtigkeit, so kann man auf die völlige Unkräftigkeit der Droque einen sichern Schluß machen. Ie bedenklicher aber die von ihr erregten Zufälle sind, desto schätzbarer wird sie für den Kenner.

Wäre diese Verheimlichung nicht, so könnten wir, z. B. nach den krankhaften Wirkungen, die die Rinde des Roßkestenäschels (Aesculus Hippocasta-
547 num) erregen mag, ihre Arznei- | kräfte würdigen, und einsehen, ob sie z. B. dem reinen Wechselfieber oder den Abarten desselben gewachsen sei, und welchen? Das einzige Phänomen, was wir von ihr kennen, ist, daß sie eine die Brust zusammenschnürende Empfindung hervor bringt; in der (periodisch) krampfhaften Engbrüstigkeit wird sie deshalb hülfreich befunden werden.

Die eignen Symptomen, die die Kermesphytolacke bei Menschen erregt, sind werth, genau beschrieben zu werden. Sie ist gewiß eine sehr arzneiliche Pflanze. Bei Thieren erregt sie Husten, Zittern, Konvulsionen.

Da die Rinde der Weißrüster (Ulmus campestris) bei ihrem*

* Will man eine günstige Induktion aus den ein Uebel verschlimmernden Wirkungen einer Droque ziehen, so muß diese Verschlimmerung gleich zu Anfange ihres Gebrauchs, das ist, in ihrer direkten Wirkung entstehen, nur dann kann man sie für gleichwirkend hülfreich halten. Die so häufigen nachgängigen (in der indirekten Nachwirkung) erfolgenden Krankheitserhöhungen beweisen das Gegentheil bei übel angepasseten Mitteln.

anfäng- | lichen innern Gebrauche die Hautausschläge vermehrt, so ist es mehr 548
als wahrscheinlich, daß sie Neigung hat, dergleichen auch vor sich zu bewirken, folglich auch hülfreich dagegen seyn, wie auch in Erfahrung hinlänglich bestätigt.

Der Saft der Hanfblätter (Cannabis sativa) ist dem Anscheine nach ein dem Mohnsaft ähnliches Narkotikum. Doch dieß scheint nur so, bei den unvollkommnen Nachrichten, die wir von seinen krankhaften Wirkungen haben. Ich müßte mich sehr irren, wenn er nicht Verschiedenheiten hätte, die ihm besondre Arzneikräfte anweisen werden, wenn sie bekannt sind. Er macht Gesichtsverdunkelungen und in dem Wahnsinn, den er erregt, mancherlei, gewöhnlich angenehme, Erscheinungen.

Es scheint, als wenn der Safran (Crocus sativus) in seiner direkten Wirkung den Blutlauf und die Lebenswärme mindere; | man hat langsamern Puls, Ge- 549
sichtsblässe, Schwindel, Ermattung bemerkt. In diesen Zeitpunkt fällt vermuthlich die zuweilen von ihm beobachtete Erregung von Traurigkeit, die Kopfschmerzen und erst in den zweiten Zeitpunkt (die indirekte Nachwirkung) fällt wahrscheinlich die unsinnige ausgelassene Lustigkeit, die Betäubung der Sinne, die Erhebung der Schlagadern, und die Hitze, welche er erregt, zuletzt die davon beobachteten Blutflüsse. Er mag aus dieser Ursache wohl gehemmte Blutausleerungen wiederherstellen, als ähnlich wirkendes Mittel, indem seine Blutlauferhebende Kraft erst in die Nachwirkung fällt, folglich in der direkten Wirkung das Gegentheil statt finden muß. – Man hat ihn im Schwindel, und Kopfweh bei langsamen Pulse als ähnlich wirkendes Mittel dienlich gefunden. – In einigen Arten von Melancholie mit trägem Blutlaufe und bei Amenorrhöe scheint er ebenfalls als ähnlich wirkendes Mittel Dienste zu leisten. – Er hat mit Schlagfluß (in seiner direkten Wirkung) getödet und in gleichen Zufällen (vermuthlich bei schlaffen Körpern) will man ihn hülfreich befunden haben. Die Zufälle von seiner | Nachwirkung deuten auf eine stark erregte 550
Reitzbarkeit der Faser; deshalb mag er wohl so leicht Hysterie erregen.

Der Taumellolch (Lolium temulentum) ist eine so kräftige Pflanze, daß, wer die krankhaften Symptome kennt, die sie erregt, dem Zeitalter Glück wünschen muß, wo man sie zum Heil der Menschen anzuwenden gelernt haben wird. Die Hauptzufälle der direkten Wirkung der Samen sind tonischscheinende Krämpfe (eine Art von Unbeweglichkeit), mit Erschlaffung der Faser und Hemmung der Lebensgeister – große Angst, Ermattung, Kälte, Zusammenziehen des Magens, Engbrüstigkeit, beschwerliches Schlingen, Steifigkeit der Zunge, drükkender Kopfschmerz und Schwindel (beide halten so lange an, als von keiner bekannten Substanz erfahren worden, im höchsten Grade, mehrere Tage) Ohrensausen, Schlaflosigkeit, Sinnlosigkeit, oder Schwäche der äussern Sinne, rothes Gesicht, starre Augen, Funkeln vor den Augen. Während dem Uebergange in die Nachwirkung werden die Krämpfe klonisch, es entsteht Stottern, Zittern, Erbrechen, häufiger Harnab- | gang, und (kalter) Schweiß, (Hautausschläge, Ge- 551
schwüre auf der Haut?) Gähnen, (andre Krämpfe), geschwächtes Gesicht, langer Schlaf. – In der Praxis kommen Fälle von der hartnäckigsten Art Schwindel, und Cephaläa vor; Fälle, die wir ihrer Unheilbarkeit wegen zu verlassen pflegen. Für

die schwierigsten Fälle dieser Art scheint der Taumellulchsaamen geschaffen zu
seyn; vermuthlich auch für Blödsinnigkeit, dem Skandal der Arzneikunst. – Für
Taubheit und Amaurosis kann man auch etwas von ihm erwarten.

Die Meerzwiebel (Scilla maritima) scheint eine im Körper sehr lang
anhaltende Schärfe zu besitzen, deren Handlungsart ich, aus Mangel genauer Nach-
richten, nicht genau in direkte Wirkung und indirekte Nachwirkung abtheilen kann.
Diese Schärfe, deucht mir, besitzt eine sehr dauerhafte Neigung, die Capacität des
Blutes zum Wärmestoffe zu mindern, und daher den Körper in eine langwierige
Geneigtheit zu chronischer Entzündung zu setzen, Ob man diese Kraft zum Guten
552 lenken könne, so wie sie bisher blos eine Klippe bei dem Gebrau- | che dieser Droque
gewesen, kann ich wegen Dunkelheit des Gegenstandes nicht sagen. Da jedoch diese
Kraft gewiß ihre Gränzen hat, wenigstens anfänglich nur akut inflammatorisch
wirkt, und hintennach nur die chronischentzündliche Eigenschaft schleichender Art,
vorzüglich erst nach langwierigem Gebrauche zurückläßt, so scheint sie mir auch
mehr in reinen Entzündungen und straffer Faser, wenn sonst ihr Gebrauch nöthig
ist, als bei kalter oder hektisch entzündlicher Beschaffenheit der Säfte und leicht
beweglicher Faser angezeigt zu seyn. Die unvergleichliche Hülfe der Meerzwiebel
in der Lungenentzündung, und die ungemeine Schädlichkeit ihres fortgesetz-
ten Gebrauchs in chronischer geschwürigen Lungensucht, so wie in der schleimigen
Lungensucht beweisen dieß zur Gnüge; von palliativen Erleichterungen ist hier die
Rede nicht. Diese Schärfe setzt die Schleimdrüsen in Stand, einen dünnen Schleim,
statt des zähern auszuarbeiten, wie jede mäsig inflammatorische Diathesis zu thun
pflegt. – Die Meerzwiebel erregt in hoher Gabe Strangurie; es wird hieraus deutlich,
553 daß sie in der zurückgehaltnen Harnabscheidung bei eini- | gen Arten Wassersucht
sehr hülfreich zur Harnabsonderung seyn müsse, wie die tägliche Erfahrung lehrt.
Schnelle, akute Wassergeschwülste scheinen ihr vorzüglichster Wirkungskreis. – Sie
hat Arten von Kitzelhusten gehoben, weil sie selbst vor sich Husten erregt.

Das unvergleichliche Heilmittel, die Weißnießwurzel (Veratrum al-
bum) bringt die giftigsten Wirkungen hervor, welche dem nach Vollkommenheit
strebenden Arzte Behutsamkeit und Hoffnung einflößen können, einige der schwie-
rigsten Krankheitsfälle zu besiegen, die bisher gewöhnlich ohne Hülfe blieben. Sie
erregt in der direkten Wirkung eine Art von Wahnsinn, welche bei größern Gaben
Hoffnungslosigkeit und Verzweifelung, bei kleinern aber nur gleichgültige Dinge be-
trift, welche der Einbildungskraft als gegenwärtig dargestellt werden, da sie es nicht
sind. Sie erregt in der direkten Wirkung a) Erhitzung des ganzen Körpers, b) Brennen
in verschiednen äussern Theilen, z. B. den Schulterblättern, dem Gesichte, dem Kop-
554 fe; c) Hautentzündung und Auftreibung des Gesichts | zuweilen (in größern Gaben)
über den ganzen Körper; d) Hautausschläge, Abschuppung der Haut; e) eine krie-
belnde Empfindung in den Händen und Fingern, tonische Krämpfe f) Zusammen-
schnürung des Schlundes, der Kehle, Erstickungsempfindung g) Erstarrung der
Zunge, zähen Schleim im Munde; h) Zusammenschnürung der Brust; i) pleuritische
Zufälle; k) Spannkrampf in den Waden; l) eine ängstliche (fressende?) Empfindung
im Magen, Uebelkeit; m) Bauchgrimmen, und schneidende Schmerzen hie und da in
den Gedärmen; n) allgemeine große Angst; o) Schwindel; p) Kopfweh (Hauptverwir-
rung); q) heftigen Durst. Beim Uebergange in die indirekte Nachwirkung löset sich
der tonische Krampf in klonischen auf; es entsteht r) Zittern; s) Stottern); ss) Ver-
drehung der Augen; t) Schlucksen; u) Niesen (vom innern Gebrauche); v) Erbrechen,
(in hohen Gaben schwarzes, blutiges Erbrechen); w) schmerzhafte, kleine, mit Stuhl-
zwang begleitete, Stuhlgänge; x) örtliche Zuckungen oder (bei hohen Gaben) allge-
meine; y) kalter (in sehr hohen Gaben, blutiger) Schweiß; z) wässeriger, reichlicher
555 Harn- | fluß; aa) Speichelfluß; bb) Brustauswurf; cc) allgemeine Kälte; dd) beträcht-

liche Schwäche; ee) Ohnmacht; ff) langer, tiefer Schlaf. – Einige der Symptomen
der direkten Wirkung l) m) n) p) q) – geben Anleitung, sie im Ruhrfieber, wo nicht
in der Ruhr, gelegentlich zu prüfen. Der Wahnsinn, den sie erregt, nebst einigen
Symptomen der direkten Wirkung e) f) g) h) n) q) geben Anleitung, sie in der Was-
serscheu mit Zuversicht eines guten Erfolgs anzuwenden. Ein Hund bekam davon
eine achtminutliche, wahre Wuth. Die Alten rühmen sie in der Wasserscheu. (Im
Tetanus?), in der krampfhaften Verengerung der Speiseröhre, und in der krampf-
haften Engbrüstigkeit wird sie wegen f und h spezifisch gefunden werden. In chro-
nischen Hautausschlägen wird sie, wegen c und d bleibende Dienste leisten, wie
auch schon die Erfahrung bei der Freßflechte (herpes) gelehrt hat. – In sogenannten
Nervenübeln wird sie, wenn straffe Fiber[8], oder Entzündungssymptomen zu Grun-
de liegen (a q) und die Symptomen im übrigen viel Aehnlichkeit mit der Nieswurz-
krankheit haben, hülfreich; so in Manien dieser Art. – Ein | Gastwirth auf dem Lande 556
von fester Faser, ausgearbeiteten Körper, rothen blühenden Gesicht und etwas her-
vorstehenden Augen bekam fast alle Morgen bald nach dem Erwachen eine ängst-
liche Empfindung um den Magen, welche binnen etlichen Stunden die Brust
einnahm, sie beengte, zuweilen bis zum Ausbleiben des Athems, worauf nach ei-
nigen Stunden das Uebel die Gegend der Kehle einnahm und ihn zu ersticken droh-
te (wobei das Hinterschlingen fester und flüssiger Dinge unmöglich ward) und
dann bei Sonnenuntergang auch diesen Theil verließ und blos den Kopf einnahm
mit mismuthigen, verzweifelnden, trostlosen, selbstmörderischen Gedanken bis
gegen zehn Uhr, da dann der Schlaf erschien mit Verschwindung aller krankhaften
Symptome. Der beschriebne, der Nieswurzel eigne Wahnsinn, die straffe Fiber[9] die-
ses Kranken und die Symptomen f) g) h) l) n) befahlen mir, ihm jeden Morgen drei
Gran zu verordnen, welches er unter allmähliger Verschwindung aller Beschwer-
den vier Wochen lang fortsetzte; das Datum dieser seiner unglücklichen Krankheit
war über vier Iahr. – Eine 35jährige Frau bekam nach vielen Fallsuchtanfällen in |
ihren Schwangerschaften etliche Tage nach ihrer lezten Niederkunft eine unbän- 557
dige Raserei mit allgemeinen Zuckungen der Gliedmasen. Sie war schon zehn Tage
mit Ausleerungen von oben und unten behandelt worden ohne Erfolg. Alle Mitter-
nächte bekam sie ein Fieber mit großer Unruhe, wobei sie sich alle Kleider vom
Leibe riß, vorzüglich alles, was um den Hals herum war. China trieb das Fieber nur
immer etliche Stunden vorwärts, und vermehrte den Durst, die Angst; der nach
B e r g i u s Rath gebrauchte Dicksaft vom Tollstechapfel brachte die Zuckungen bald
zum Schweigen, und veranlaßte vernünftige Stunden, in denen man erfuhr, daß
ihre größte Beschwerde (ausser dem Fieber) die erstickende Empfindung im Halse
und in der Brust sei, ausser Schmerzen in allen Gliedern. Mehr vermochte er nicht,
vielmehr stiegen bei seinem fortgesetzten Gebrauche leztere drohenden Beschwer-
den, das Gesicht ward aufgetrieben, die Angst unermeßlich, das Fieber stärker.
Brechmittel halfen nichts, Mohnsaft machte Schlaflosigkeit, vermehrte die Unruhe;
der Harn war dunkelbraun, der Leib langwierig verstopft. Die hier gewiß unzweck-
mäsigen | Aderlässe verbot noch überdieß die ungeheure Schwäche. Es kehrten 558
Deliria zurück, auch bei dem Tollstechapfelextrakte und erneuerte Zuckungen und
Fußgeschwulst. Ich gab ihr Vormittags einen halben Gran Pulver der Weißnieswur-
zel und Nachmittags um zwei Uhr eine gleiche Gabe. Es erschienen Deliria andrer
Art, zäher Schleim im Munde; aber es erschien kein Fieber, es folgte Schlaf, und
früh weißtrüber Harn. Sie war wohl, ruhig und vernünftig, große Schwäche abge-

8 Im Original heißt es „Fieber".
9 Im Original heißt es „Fieber".

rechnet. Die erstickende Empfindung im Halse war weg, die Gesichtsgeschwulst fiel, so wie die an den Füssen, nur erschien den Abend drauf, ohne daß sie Arznei nahm, eine verengende Empfindung in der Brust. Sie erhielt also noch einen halben Gran Nieswurzel den folgenden Nachmittag, es erfolgten kaum merkliche Deliria, ruhiger Schlaf, früh reichlicher Harnfluß und etliche kleine Stuhlgänge. Noch zwei Nachmittage bekam sie einen halben Gran Nieswurzel. Alle ihre Beschwerden waren vorüber – ihr Fieber verschwunden und ihre Schwäche gab guter Lebensordnung nach. Von einer noch plötzlicher damit geheilten Krampfkolik an einem
559 andern Or- | te. – Sie hat sich als Manie und Krampf erregendes Mittel in der Besessenheit wirksam erwiesen. – In hysterischen und hypochondrischen Anfällen, denen straffe Fiber zum Grunde liegt, wird sie diensam seyn, wie sie auch zuweilen schon gewesen. Die Lungenentzündung wird ein hülfreiches Mittel an ihr finden. Ihre Wirkung ist kurz dauernd etwa auf 5, 8 höchstens 10 Stunden sammt der Nachwirkung – eingeschränkt; ausser in schweren Fällen von hohen Gaben.

Der Sabadillsamen macht Verstandesverwirrung und Konvulsionen und heilet dergleichen; aber die genauen Umstände sind noch nicht bekannt. Er erregt auch eine kriebelnde Empfindung durch alle Glieder, wie ich erfahren, und soll Magenschmerz und Uebelkeit bewirken.

Der Fliegenblätterschwamm (Agaricus muscarius) erregt, so weit meine Nachrichten gehen, eine trunknen, furchtlosen Wahnsinn (mit rachsüchtigen, kühnen Vorsätzen, Neigung zum Versemachen, zu Prophezeihungen u.s.w.
560 verbunden), Er- | hebung der Kräfte, Zittern und Konvulsionen zur ersten direkten Wirkung, und Mattigkeit, Schlaf zur Nachwirkung. Er ist daher mit Nutzen in (von Schreck entstandener) mit Zittern verbundener Fallsucht gebraucht worden. Er wird mit seinen Wirkungen ähnliche Gemüthskrankheiten und Besessenheit heben. Seine direkte Wirkung dauert zwölf bis sechzehn Stunden.

Die Muskatennuß (Samenkern der Myristica aromatica) mindert die Reizbarkeit des ganzen Körpers, vorzüglich aber der ersten Wege sehr anhaltend. (Verstärkt sie nicht die Zusammenziehungsfähigkeit der Muskelfaser vorzüglich der ersten Wege, und mindert ihre Fähigkeit zu erschlaffen?) In großen Gaben bringt sie eine völlige Unempfindlichkeit des Nervensystems, Stummheit, Unbeweglichkeit, Verstandlosigkeit zur ersten direkten Wirkung und Kopfschmerz und Schlaf zur Nachwirkung hervor. Sie besitzt erwärmende Eigenschaften. Sollte sie nicht im Blödsinn, mit Schlaffheit und Reitzbarkeit der ersten Wege verbunden, dienlich seyn? gegen erstere als ähnlich und gegen leztere als entgegengesetzt wirkendes Mittel? |
561 Sie soll in Lähmung des Schlundes sich dienlich erwiesen haben; vermuthlich als ähnlich wirkendes Mittel.

Die Rhabarber ist mehr ihrer Neigung, den Stuhlgang zu fördern, als ihrer adstringenden Kraft wegen in Diarrhöen ohne Materie selbst in den kleinsten Gaben heilsam.

Die topischen Schmerzmittel, die Kanthariden, der Senfumschlag, der geriebne Meerrettig, die Seidelbastrinde, der gequetschte Hahnefuß, die glimmenden Baumwollkegel stillen figirten Schmerz durch einen künstlich erregten Schmerz andrer Art, oft mit bleibend gutem Erfolge.

Antwort für den Recensenten der zweyten Abtheilung des ersten Theils meines Apothekerlexikons
(in der med. chir. Zeitung 1796. No. 22.)*

Mein Herr! „Von einem guten Dispensatorium verlangt man mit Recht, daß es 15
nur die wirksam- | sten, bewährtesten Droquen aufstelle, um den unwirksamen 16
und zweydeutigen Rest alter Offizinen allmählig zu verbannen. Eine ganz andere Bestimmung aber hat ein **Apothekerlexikon.** Es soll nicht bloß über die Mittel Auskunft geben, welche die ersten und erfahrensten Aerzte einstimmig für hülfreich anerkannt und ihre Anwendung in ein zuverläßiges Licht gestellt haben – eine Bestimmung, welche bloß **ausgewählten Arzneymittellehren** eigen ist. Es soll auch von den verlegnen, aus der Mode gekommenen, wenig gebräuchlichen, auch von den unwirksamen, eckelhaften und abergläubischen Mitteln die Wahrheit sagen – weil auch an dieser Wahrheit oft viel gelegen ist. Und wie viel Vorzügliches ist nicht noch in sogenannten veralteten Mitteln, deren einige manchem neuern modischen Mittel den Vorrang streitig machen würden! Man zieht deßhalb von Zeit zu Zeit ältere Arzneyen aus ihrer Dunkelheit wieder hervor; in solchen Fällen ist dem Arzte und Apotheker nicht wenig daran gelegen, zu wissen, was die Alten schon von dieser Droque wußten. Dieß muß das Apothekerwörterbuch sagen." – Diese Worte der Vorrede zu diesem Lexikon mögen Ihre Klagen über meine Aufnahme vieler alten, verlegnen Mittel mildern! Mein schriftstellerischer und ärztlicher Privatcharakter erklärt mich übrigens für einen strengen Eklektiker in der Ausübung, und nur die Natur des Buches konnte mich zu dem unangenehmen, äußerst mühsamen Geschäfte zwingen, auch von den alten, verlegnen Mitteln Nachricht zu geben – so gedrängt, als nur ein seinen Gewinn aufopfernder Schriftsteller thun konnte! – Daß den wichtigern Artikeln geringe Aufmerksamkeit gewidmet sey, hätten Sie gütigst beweisen sollen !! – Sie tadeln, „daß ich das Feuer nicht recht definirt habe." Lieber Herr! Definirt hab' ich's nicht, konnte es nicht, so wenig als bisher ein Sterblicher. „Aber ein ganz junger Professor kann's ja haarklein definiren"! Das gebe ich zu, nur ich und meines Gleichen können es nicht. – Für die Belehrung über die Mutterpflanze der Ipecacuanha danke ich bestens. – Künftig mehr, und da wollen wir uns nicht ereifern, ob Kalzedon ein Edelstein sey oder nicht. Leben Sie wohl!

* Med. Chir. Ztg. (1796), 4. Bd., Nr. 72, 15–16.

Eine plözlich geheilte Kolikodynie*

138 L – ie, ein Schriftsetzer, vier und zwanzig Jahr alt, mager, blaß und erdfarben von Ansehn, hatte anderthalb Jahre vorher, ehe er zu mir kam, an der Presse gearbeitet, und einstmahls jähling einen großen Schmerz in der linken Seite empfunden, woran er das Bett hüten mußte, und der sich erst nach mehrern Tagen auf alltägliche Mittel verloren. Indeß hatte er seitdem immer eine dumpfe, unangenehme Empfindung im linken Hypochondrium behalten. Einige Monate darauf, da er sich einstmahls in einer süssen Biersuppe mit Kümmel überladen, bekömmt er eine ausnehmende Kolik, die er nicht schlimm genug beschreiben, aber doch nicht sagen konnte, ob sie mit der nachgängigen Kolikodynie übereingekommen. |

139 Dieser Anfall ging diesmal vorüber, ich weiß nicht wodurch, aber er merkte doch seit dieser Zeit, daß er gewisse Speisen nicht vertragen konnte. Das Uebel verschlimmerte sich unvermerkt und die Kolikodynie faßte festen Grund mit entscheidenden Zufällen.

Die ihm gefährlichsten Speisen waren Mohrüben, alle Kohlarten, vorzüglich Weißkohl und Sauerkraut und alles Obst, vorzüglich Birnen.

War er unbehutsam genug gewesen, nach einem dadurch erregten Anfalle etwas von dieser Art binnen acht Tagen wieder zu genießen, so nahm die Neigung dafür dergestalt zu, daß es ihm unmöglich war, binnen einer oder zwei Wochen auch nur ein Quentchen schwer z. B. von einer Birne zu sich zu nehmen, ohne einen heftigen Anfall zu bekommen. Der Vorgang der starken Anfälle war folgender:

Vier oder fünfthalb Stunden nach dem Genusse einer solchen Substanz – denn indeß hatte er sich völlig wohl befunden – meldete sich eine gewisse Bewegung über dem Nabel; es entstand dann plözlich, immer auf Einer Stelle, ein Kneipen, wie von
140 einer Zange, aber mit unerträglichsten | Schmerzen, welches etwa eine halbe oder ganze Minute anhielt, aber auf ein jedesmal entstehendes Kollern bis in die rechte Weiche herab – etwa bis zum Blinddarme herab – plözlich verschwand. Wollte es schlimm werden, so erneuerte sich das Kneipen und das nachfolgende Kollern immer öfterer, bis es im schlimmsten Falle fast ununterbrochen anhielt. Hiebei entstand die Empfindung von einer Zuschnürung von oben und unten, so daß weder eine Blähung von oben, noch von unten abgehen konnte. Die Angst und die Schmerzen nahmen von Stunde zu Stunde zu, der Leib schwoll auf, und ward auch von aussen empfindlich schmerzhaft. Unter aller dieser Angst, die einem Fieber glich, kam öfterer Reiz zum Erbrechen, weiterhin verengte sich die Brust, das Athemholen ward kürzer und immer schwieriger und schwieriger, es brach kalter Schweiß aus und eine Art von Betäubung mit gänzlicher Ermattung. In diesem Zeitpunkte war es ihm unmöglich, einen Tropfen Flüßigkeit, geschweige etwas trocknes nieder zu schlingen. So lag er in einer Betäubung und ausser sich, mit aufgetriebnem Gesichte und
141 hervorgequollenen Augen, ohne Schlaf mehrere Stun- | den, der Zufall der Krampfkolik ließ an Heftigkeit der Schmerzen allmählig nach, es erfolgten einige Blähungen von oben oder unten und so verging der Zufall (zuweilen erst nach 16 bis 24 Stunden nach seiner Entstehung.) Die Kräfte kamen aber erst nach drei oder vier Tagen wieder, und so ward er dann einem Gesunden so weit wieder ähnlich, ohne weitere Beschwerde, den gedachten fixen, tauben Schmerz und eine allgemeine Schwächlichkeit und das sieche Ansehn abgerechnet. Ob jener taube Schmerz während den Anfällen verschwinde, konnte er nicht genau sagen, es deuchte ihm jedoch.

---

* [Hufelands] J. d. pract. Arzkd. (1797). 3. Bd., 1. St., 138–147. – Auch in: Stapf (1829), 1. Bd., S. 199–203.

Unter diesen Umständen konnte er nicht bei der Presse bleiben; er ward Setzer. Das Uebel kam unter erwähnter Bedingung stets wieder und hatte nun schon über ein Jahr angehalten, da er sich meiner Hülfe zu bedienen anfing.

Es war leicht, auf die Vermuthung zu gerathen, daß die Anfälle von einer Art von Blähungen entstünde. Dies war aber nicht. Er konnte ohne die mindeste Ahndung eine gute Mahlzeit trockne Erbsen, Linsen, Bohnen, Kartoffeln zu sich nehmen, und mußte | es auch, da seine häuslichen Umstände nicht viel mehr zuließen. 142

Aber doch wohl, hätte man denken sollen, von einer Art Gährung in den ersten Wegen oder von einer Art Idiosynkrasie gegen die Süßigkeit der Dinge? Aber nichts weniger, als dieß. Er konnte mit Hefen gebacknen Kuchen, Zucker und Milch in jeder beliebigen Menge bis zum Sattwerden zu sich nehmen, ohne daß er den mindesten Anstoß von seiner Kolik bekommen hätte. Auch selbst alle Arten von Bier trank er ohne Beschwerde, ungeachtet der erste Anfall von einer Biersuppe, wie gedacht, sich angesponnen zu haben s c h i e n.

Oder hatte sich binnen den vier Stunden (denn eher kam sie n i e auf den Genuß obiger Dinge) etwa eine nachtheilige Säure erzeugt? Auch dieß war nicht die Ursache. Zitronensäure und Essig, beides war ihm unschädlich. Auch brach er nie, weder bei seinem öftern Würgen unter dem Anfalle eine Säure weg, noch nach zu der Zeit verordneten Brechmitteln. Ihm halfen keine absorbirenden Erden, keine Laugensalze weder bei dem Anfalle, noch vor demselben genommen. |

Ein Arzt hatte einen Bandwurm vermuthet und ihn die Herrnschwandische Kur 143
brauchen lassen; ohne Erfolg. Weder vor derselben, noch nach derselben war ihm das mindeste abgegangen, was einem Bandwurm, oder überhaupt einem Wurme ähnlich gesehen hätte.

Da er zu mir kam, bestand der Kranke auch so fest auf dieser Idee vom Bandwurme, daß ich nicht umhin konnte, ihm die besten Mittel dagegen und alles, was die Nuffersche und Clossiussische Methode eignes hat, zu verordnen. Er brauchte alles gedultig und drang in mich, alles zu dieser Absicht zu versuchen. Brechweinstein, Gummigutte, Skammonium, Farnkrautwurzel (täglich zu einer Unze vier Tage lang), Kohle, Zittwersamen in großer Menge, Koloquinte mit Oelen, Rizinusöl, Zinn, Eisen, Sabadillsaamen, Schwefel, Bergöl, Kampher, Stinkasant, auch Laxiersalze genug – nichts ward unversucht gelassen, aber alles, wie gesagt, größtentheils blos auf seine dringende Bitte, nicht nach meiner völligen Ueberzeugung; denn ihm fehlten, ausser dem nie bemerkten Abgange einer Art Wurms, auch die beiden mir sonst so oft vorgekommenen Zeichen – | das tieffaltige Gesicht und die Empfindung einer sich 144
windenden kalten Fluth nach dem Rückgrade hin bald nach den Mahlzeiten. –

Gleich nach dem Gebrauche des Sabadillsaamens, der ihm eine kriebelnde Empfindung wie von Ameisen durch die Haut und eine Hitze im Magen und dem ganzen Körper verursacht hatte, ließ ich ihn die Probe mit einer Birne machen. Es schien wirklich, als wenn der Anfall nur ganz gelind wieder gekommen wäre – aber nachdem ich ihm wieder acht Tage mit aller Arznei Ruhe ließ und ihn dann wieder nur mit einem kleinen Stück Birne auf die Probe stellte, so trat die Kolik eben so schlimm an, als vorher.

Ich habe vergessen zu sagen, daß ich schon vorher allerlei sonst kräftige, sogenannte krampfwidrige Mittel beim Antritte der Paroxysmen hatte nehmen lassen. Kleine Gaben trocken genommener Ipekakuanhe, laue Fußbäder und grösere Bäder, Mohnsaft, Kajeputöl; ohne Erfolg, ohne beträchtliche Palliativerleichterung. Mehr verlangte ich auch damals nicht, blos um ihm China und kaltes Waschen über den Leib zur Tilgung | seiner Schwächlichkeit ungestört brauchen lassen zu können. 145

Da seine Umstände wirklich baldige Hülfe verlangten, indem die Kolikodynie nun auch bei dem Genusse des mindesten vegetabilischen Zusatzes zu Fleischspeisen zu erscheinen anfing, und da ich seinem Verlangen Genüge gethan hatte ohne etwas auszurichten, so beschloß ich, ihm eine, möglichst ähnliche Krankheitszufälle erregende, Arznei zu geben. Die ähnlichen Leibschmerzen, die Angst, die Verengerung der Brust, das Fieber, der Verlust der Kräfte, u.s.w., die die Weißnieswurzel (Veratrum album) erregt, schien mir der Absicht angemessen, eine dauerhafte Hülfe schaffen zu können.

Ich gab ihm vier Pulver, jedes von vier Gran und befahl ihm, täglich früh eine Gabe zu nehmen, mir aber Bescheid zu sagen, wenn irgend heftige Zufälle entstünden. Dieß erfolgte nicht. Er kam erst nach fünf Tagen wieder. Sein unbegränztes Zutrauen auf meine Hülfe hätte ihm bald einen übeln Streich gespielt. Das
146 Gute, was ich ihm von den Pulvern versprochen, hatte ihn ver- | leitet, statt Einer Gabe, täglich zwei zu nehmen. Nach der zweiten fing, ohne daß er etwas ihm nachtheiliges genossen, eine Krankheit in ihm zu entstehen an, die er mir nicht anders beschreiben konnte, als daß es seine Krampfkolik oder doch etwas sehr ähnliches gewesen. Er ließ sich aber nicht abhalten, die dritte und vierte Gabe den folgenden Tag (also binnen nicht völlig zwei Tagen 16 Gran) zu nehmen, da denn diese künstliche Nervenkolik, wenn ich so sagen darf, auf einen so fürchterlichen Grad stieg, daß er, wie er sagte, mit dem Tode gerungen, von kaltem Schweise bedeckt und fast erstickt wäre. Er habe die drei übrigen Tage gebraucht, sich wieder zu erhohlen, und sei nun da, das weitere zu vernehmen. Ich verwies ihm seine Unbehutsamkeit, konnte aber nicht umhin, ihn mit einem guten Ausgange zu trösten. Der Erfolg bestätigte es; unter mäßig guter Diät gelangte er wieder zu Kräften und hat (seit einem halben Jahre) weiter keinen Anfall dieser Art, auch keine Ahndung davon gehabt, ungeachtet er von Zeit zu Zeit die ihm
147 sonst schädlich gewesenen Speisen genossen; doch mäßig, wie ich ihm | eingeschärft hatte. Er nahm seit diesem Ereignisse keine Arznei mehr, auch ging nach der Weißnieswurzel kein Bandwurm weg.

Der trübe Schmerz im linken Hypochondrium war zugleich vergangen.

Sind die Hindernisse der Gewißheit und Einfachheit der practischen Arzneykunde unübersteiglich?*

727 Der Aufsatz des Herrn Hofrath Herz über den Gebrauch des Wasserfenchels u.s.w. im ersten Stücke des zweyten Bandes des Journals für practische Heilkunde hat mich in eine Art Wehmuth versenkt, die nur durch fortgesetzte Betrachtung sich in entfernte, aber erquickende Hoffnungen auflösete.

Da findet sich einer der denkendsten Aerzte unsrer Zeit, mit zwanzigjährigen practischen Thaten, in der Nothwendigkeit, wiederholentlich das offne, aber äusserst traurige Bekenntniß (S. 40.) zu thun: |

728[1] „Daß wir auf das Ideal einer simpeln Verfahrungsart keinen Anspruch machen können."

---

* [Hufelands] J. d. pract. Arzkd. (1797). 4. Bd., 4. St., 727–762. – Auch in: Stapf (1829), 1. Bd., S. 1–16 sowie in: Bakody (1883), S. 28–37.

1 Im Original heißt es „723".

„Daß (S. 47.) die Hoffnung, je zu einem vollkommen einfachen Verfahren in unsern practischen Geschäften zu gelangen, nicht anders als sehr geringe sey."

Die Hindernisse der reinen Beobachtung des Erfolgs der Arzneyen in den verschiednen Krankheiten zählt er mit einer niederschlagenden Vollständigkeit auf, und läßt uns da auf dem alten, ewig betretenen Wege der ungewissen Kunst einsam stehen, fast ohne einige heitere Blicke auf bessere Zukunft, auf ein einfacheres, zuverläßigeres Heilverfahren; wenn man nicht seine Klagen selbst zur Ahndung einer bessern Zukunft deuten will, wie die leidenschaftlich erkünstelten Zweifel des Leugners der Unsterblichkeit mir immer als ein Beweiß mehr für leztere gegolten haben.

Mir selbst waren die äussern Hindernisse der Kunst bekannter, als ich wünschte; von jeher umlagerten, beengten sie meinen Wirkungskreis. Auch ich stellte sie mir lange als unüberwindlich vor, und war fast | im Begriffe, eben so zu verzweifeln 729
und mein Arztthum eben so als das Spiel unvermeidlicher Umstände und unhintertreiblicher Hindernisse zu achten, bis der Gedanke in mir aufstieg, „ob wir Aerzte nicht zum Theil selbst an dieser Uneinfachheit und Ungewißheit unsrer Kunst Schuld sind?"

Folgsamkeit der Kranken.

Ich sahe Aerzte Kranke mit halbem Zutrauen in die Kur nehmen, an deren ganzem Benehmen ein Unbefangener sehen konnte, daß sie nicht aus reinem Verlangen, gesund zu werden, nicht mit festem Eifer, ihr Elend los zu werden, und nicht mit gleichsam enthusiastischer Vorliebe für den Arzt, den sie eben wählten, sich zur Kur angaben. Welche pünktliche Folgsamkeit konnte man sich von ihnen versprechen? Und wenn sie strenge Befolgung in Alltagsausdrücken vorgaben, angelobten, sollte der Arzt ihnen trauen und die erfolgten Wirkungen nun auf Rechnung seiner Anordnungen, seiner Arzneyen setzen?

Mit nichten! |

Diät, Lebensordnung. 730

Es ist eine Hauptklage unter den Aerzten – „daß die Kranken die ihnen anbefohlne Diät nicht halten." „Wer soll ihnen Bürgschaft leisten, und wie unmöglich wirds, den Erfolg einer Krankheit und der dabey gebrauchten Mittel zu beurtheilen, da man bey keinem Kranken hierin Gewißheit erlangen kann?"

Um Vergebung! allerdings Gewißheit bey denen, die mit überschwenglichem Vertrauen sich dem von ihnen halb vergötterten Arzte unbedingt in die Arme werfen. Bey den andern allerdings weniger.

Mich deucht aber, die Aerzte unterscheiden bey dieser Klage nicht genug zwischen 1) den Diätsünden, die dem Kranken sein Uebel erzeugten und unterhielten, 2) zwischen der gewöhnlichen indifferenten Diät der Menschen, und 3) zwischen der neuen, vom Arzt gemachten Diätordnung.

Glaubt sich, was die erstern (die Abschaffung der Diätsünden) betrifft, der Arzt nicht so allgewaltig im Besitze seines Kranken zu seyn, daß leztrer keinen andern Willen als Folgsamkeit übrig behält, so | lasse er lieber den wankelmüthigen Kran- 731
ken fahren – besser keine Kranken, als solche!

Wer sollte auch z. B. eine Leberverhärtung heilen wollen an einem Brantweinsäufer, wenn er den Arzt nur so im Vorbeygehen zu Rathe zieht, weil er etwa an einem öffentlichen Orte ihn zu Gesichte bekömmt – weil er etwa gerade etwas ökonomisches mit ihm abzuthun hatte – weil der Arzt auf seine Nähe gezogen, in seine Verwandtschaft gekommen ist, oder durch eine andre Nebenursache, nicht aber durch unbändiges Zutrauen zu ihm geführt? Welches entschiedne Uebergewicht muß man über den alten Sünder haben, wenn man bey Anbefehlung einer täglichen Minderung dieses lieblich giftigen Gesöffes ihm strenge Befolgung zutrauen soll!

Ein Kranker mit so schlimmen Attributen muß durch merkliche Aufopferungen zeigen, daß er sich dem Willen des Arztes mit völliger Ergebung unterwirft. Der Arzt thut wohl, ihm die Kur abzurathen, ihm die Schwierigkeiten lebhaft vorzustellen, die ihm seine verderbte Neigung in Weg legt, und die Größe des Uebels
732 selbst. | Kömmt er dann wiederholentlich wieder, versteht er sich zu allen Aufopferungen, bittet und flehet er, nun dann! warum soll ihm der Arzt nicht trauen, so lange er unzweydeutige Proben von Festigkeit an ihm wahrnimmt? Besteht er die Versuchung nicht – so lasse man ihn ziehen. Nun beschimpft er doch die Kunst nicht, verwirrt doch den Kalkul des jämmerlich getäuschten Arztes nicht.

Sollten sich aber doch nicht Kranke genug finden, die schon auf väterliches Zureden eines allgemein geschätzten Arztes sich z. B. des Schweinefleisches während eines Quartanfiebers und mehrere Monate nachher, buchstäblich, enthielten? in der Engbrüstigkeit und dem Leukophlegma der Kartoffeln, beym Podagra des Stubensitzens und der säuerlichen Weine, beym jugendlichen Marasmus der Verschwendung des Saamens?

Sollte ein guter Arzt bey einer Nervensiechen die allmählige Verminderung der großen Kaffeeportionen nicht bewirken, oder, wenn auch nicht, es ihr doch ansehn kön-
733 nen, daß sie nicht folgen werde? Beydes hält meine Erfahrung nicht für Sel- | tenheiten. Und in beyden Fällen wird die Beobachtung des Arztes in Sicherheit gebracht.

Gehen wir so zu Werke, so haben wir einen hohen Grad von historischer Gewißheit. Ist dies keine Art von Gewißheit? Oder hat wohl der Staatsmann, der Erzieher, der Polizeymann, der Kaufmann, der General andere Gewißheiten, als historische? Oder giebt es einen andern Maasstab der Zuverläßigkeit in jedem erdenklichen Geschäfte, in welchem der freye Wille des Menschen mit verflochten ist?

Aber ist denn die gewöhnliche Diät der nicht ganz verdorbnen Menschenklassen so verdammlich, daß man bey jeder Krankheit eine neue vorschreiben müßte? Dieß ist eine der Klippen, woran so viele Aerzte scheitern. Aengstlich entwerfen sie bey jeder schnell entstehenden oder ihnen eben vorkommenden langwierigen Krankheit einen recht ausgedehnten künstlichen Diätplan, verbieten eine Menge Dinge, und befehlen eine Menge anderer.

Wissen wir Aerzte dann aber so haarklein die Wirkungen aller Nahrungsmit-
734 tel | und Diätartikel, daß wir entscheidend behaupten könnten, in diesem Falle ist dieß und jenes zu genießen, dieß und jenes schädlich? Wie sehr widerlegt die Erfahrung diese unsre eingebildete Allwissenheit!

Wie lange drangen unsre Vorfahren bey ihren sogenannten hitzigen (Faul-) Fiebern mit verminderter Lebenskraft auf Wassertrinken, auf Thee u.s.w. und verschrieen Bier und Wein als Gift, wornach sich doch die Kranken so sehnen, und was die beste Stütze unsrer heutigen Praxis ist! Wie lange verboten wir frisches Fleisch in Blutstürzen von negativer Plethora, in abzehrenden Lungenübeln, im Scharbock und den meisten übrigen chronischen, ungastrischen Krankheiten, wo es wahre Panazee, wenigstens unentbehrlich ist! Da soll nichts allgemein gesünder seyn (Universaldiät ist ein Traum, wie Universalarzney) als Obst in Menge, grüne Kräuter und Zugemüße ohne Einschränkung genossen – die doch oft den Magen der Blutarmen, Erschöpften und Stubensiechen belästigen, die Neigung zur Säure, zu Blähungskoliken, zum Durchlauf vermehren! Da sollte Rostbeef und
735 roher Schinken schwerver- | daulicher für den schlaffen Magen seyn als butterweich gekochtes Kalbfleisch! Da sollte der Kaffee die Verdauung stärken und befördern, da er doch nur die Ausleerung der Därme von selbst halbverdauten

Nahrungsmitteln beschleunigt! Ich sahe Kinder, der Brust entwöhnt, mit Amblatt (Oblatenscheiben) zu Tode gefüttert, an der Gelbsucht der Neugebornen in Menge sterben; meine Vorstellung der Schwerverdaulichkeit dieses ungegohrnen, in der Hitze verhärteten Stärketeiges fruchtete nichts gegen den beredten Wahn meiner Amtsbrüder „es ließe sich nichts leichters (an Gewichte) nichts mürberes (im Brechen) denken!"

Ich sahe einer gesunden Erstgebährerin nach glücklicher Niederkunft von ihrem unwissenden, übergeschäftigen Arzte eine so strenge Diät vorschreiben, daß fast nichts übrig blieb, als Hungers sterben. Einige Tage hielt sie die Wasser- und Habergrützschleimdiät aus; denn aber – es war ihr alles Fleisch, Bier, Wein, Kaffee, Brod, Butter, nahrhafte Gemüße u.s.w. versagt – sank sie in große Mattigkeit, schrie über entsetzliche Nachwehen, war ohne Schlaf, | verstopft und sehr krank. Der Arzt 736
schob dieß alles auf eine Uebertretung seiner Diätvorschriften. Sie bat um etwas Kaffee, etwas Fleischbrühe u.s.w. Unerbittlich blieb der in seinen Grundsätzen unerschütterliche Mann. Nichts von dem allem! Seine Strenge und der Hunger erbitterte. Die Wöchnerin überließ sich nun den Eingebungen ihrer unschuldigen Begierden, trank Kaffee, aß, was ihr gut schmeckte, doch mäßig – der erstaunte Arzt fand sie beym ersten Besuche nicht nur ausser Gefahr, sondern sogar munter und frisch – so daß er mit Freuden in sein Tagebuch die herrlichen Wirkungen seiner Wasserdiät bey Wöchnerinnen eintrug. Die Genesene hütete sich, ihm von ihrer naturgemäßen Versündigung etwas merken zu lassen. – Dieß ist die Geschichte mancher, selbst gedruckten Beobachtung! So rettet nicht selten die Unfolgsamkeit des Kranken des Arztes Ruf.

Fällt aber da der error calculi der Kunst, dem Kranken oder nicht vielmehr dem Arzte zur Last?

Sehr oft ist's der Fall, daß die vom Arzte vorgeschriebene, künstliche Diät bey |
weitem weniger taugt, als die gewöhnliche seiner Pflegbefohlnen, oder daß er wenigstens sehr unrecht thut, leztere schnell zu verwerfen. 737

Wenn der Arzt, schon wegen der reinern, simplern Bemerkung des Naturganges und des Erfolgs der Arzneyen wohlthut, wo möglich nichts in der Diät anzubefehlen, als wovon er innig überzeugt ist, und welches gewöhnlich in wenigem besteht, so verpflichtet ihn auch schon das unmittelbare Wohl seines Kranken, keine Diät schnell bey Seite zu setzen, die die vieljährige Gewohnheit indifferent, oder wohl gar unentbehrlich gemacht hat.

Eine Landhebamme hatte ein heftiges Indigestionsfieber. Ich leerte aus. Zum Trinken hatte ich Wasser und dünnes Bier, im Essen große Mäßigung empfohlen. Die ersten Tage ging es gut, der Geschmack war nun rein u.s.w. aber ein neues anhaltendes Fieber, Durst, Schlaflosigkeit, Mattigkeit und Unbesinnlichkeit nahmen bald in wenigen Tagen wiederum so zu, daß sie in Gefahr gerieth. Ich ließ kein gewöhnliches Mittel unversucht. Vergeblich. Nun setzte ich alles bey Seite, von der |
Vitriolsäure an, bis zur Fleischbrühe, (Mohnsaft kannte ich damals noch nicht genug) und versprach, ihr etwas andres zu geben, wenn ich wieder käme. Den Anverwandten eröffnete ich die Gefahr. Den Tag darauf kam man zu mir, und sagte: die Kranke bessere sich, ich möge mich nicht wieder bemühen. In wenigen Tagen ging sie wirklich, wie durch Wunder, völlig genesen unter meinen Fenstern vorüber, völlig gesund. Nachher erfuhr ich, daß man zu der Zeit, wo ich die Arzney ausgesetzt, einen Quacksalber zu Rathe gezogen habe, der ihr ein gut Glas Holzessenz, seine Universalarzney, mit der Verordnung gegeben, so und so viel Tropfen zu nehmen. Kaum aber habe sie den Branntwein darin geschmeckt, als sie neues Leben bekommen. Sie habe sich nun die Tropfen selbst eßlöffelweise eingegossen und sey so, nach einem guten Schlafe, gesund aufgestanden. 738

Es war im Anfange meiner Praxis, sonst hätte ich wohl gleich Anfangs die Erkun-
digung einziehen sollen, daß sie in gesunden Tagen ohne täglich öfteres Branntwein-
739 trinken nicht habe leben können | folglich auch ohne denselben nicht genesen könnte.

Seltner, als sich die meisten Aerzte einbilden, thut man bey chronischen Krank-
heiten wohl, eine beträchtliche Aenderung in der Diät zu machen, wenigstens in
den gemeinsten Fällen; bey akuten Uebeln ist ohnehin der erwachte Instinkt der
Kranken oft beträchtlich weiser, als der die Natur nicht befragende Arzt.

(Von Diätkuren ohne Arzney kann hier nicht die Rede seyn, deren Wirkung sich
jedoch, wenn sie nur recht einfach sind, gar wohl berechnen läßt, und von denen
in besondern Fällen ungemein viel zu erwarten ist.) Vielmehr ist hier von der oft
unnützen Umänderung der gewöhnlichen Diät bey arzneylichen Kuren die Rede,
wovon das simpelste Heilverfahren komplizirt wird, und die mit Hülfe des leztern
ein Mittelding von Resultat erzwingt, von dem kein Oedipus errathen kann, wel-
cher Antheil der neuen gezwungenen Diät, und welcher den Arzneyen zugehöre.

Was wir in diesem und jenen Falle gewiß als schädlich kennen, müssen wir frey-
740 lich untersagen, aber das sind gewöhn- | lich nur einzelne Stücke der Diät bey chro-
nischen Krankheiten, deren *allmählige* Verminderung (denn jählinge Unter-
lassung ist ohnehin hier gefährlich) keine große Revolution im Körper macht, folg-
lich auch die reine Wirkung der dabey gebrauchten Arzneyen nicht entstellt.

Sind *große Aenderungen in der Diät und Lebensordnung* zu
machen, so thut der einfache Arzt besser, erst zu sehen, wie weit er die Krankheit
durch diese Lebensordnung und Diätänderung bessern kann, ehe er das mindeste
Arzneymittel ordnet.

Ein tiefgewurzelter Scharbock kann schon vor sich durch die vereinigte Wirkung
der warmen Bekleidung, der trocknen Landluft, der gemäßigten Bewegung, der Ver-
tauschung des alten Pökelfleisches mit dem frischgeschlachteten, der Zukost aus
Sauerkraut, und kreßartigen Pflanzen, und des schäumenden Bieres zum Getränke
oft geheilt werden. Wozu noch Arzneyen? etwa den guten Erfolg jener Lebensord-
nung unkenntlich zu machen? Aus der entgegengesetzten Lebensart entsteht Schar-
741 bock; er kann also wohl durch das gegen- | seitige Verhalten bezwungen werden;
wenigstens sollte man den Erfolg erst abwarten, ehe man Arzneyen giebt.

Warum will man aber z. B. den mit Lustseuche Behafteten durch veränderte,
gewöhnlich schwächende Diät kränker machen, als er war? Heilen kann man ihn
doch durch keine Diät, auch rührt das Uebel von keiner entgegengesetzten Diät
her. Wozu also eine Aenderung darin?

Seit ich dieß einsah, heilte ich weit gewisser alles Venerische (was nicht Tripper
war) ganz ohne Diäteinschränkung – blos mit Quecksilber (und wo nöthig Mohn-
saft) und so fand das Metall keinen geschwächten Körper, und meine Kranken er-
holten sich schneller, als die meiner Amtsgenossen. Auch wußte ich dann gewiß,
daß alles, was geschah, Besserung oder Schlimmerung, vom Mittel herrührte.

Ein dem Anscheine nach sehr schwelgerischer, alter Obrist von großem Körper,
hatte seit 40 Jahren aufgebrochne, fast über und über geschwürige Schenkel und
an den Dickbeinen Fontanelle. Er aß stark und sehr nahrhafte Speisen, trank viel
742 Liqueur dazu, und nahm seit vielen Jahren | monatlich einmal Ailhaudisches Pulver.
Sonst war er munter. Ich ließ die Fontanelle zuheilen, die Schenkel mit einer
schmalen Flanellbinde eingewickelt erhalten, sie täglich etliche Minuten in kaltes
Wasser setzen und mit geschwächter Sublimatauflösung verbinden. *An seiner
Lebensordnung änderte ich nichts, gar nichts,* selbst das monatliche
Purgierpulver nicht, da es ihm so sehr zur Gewohnheit geworden war. Seine Schen-
kel wurden allmählig, binnen Jahres-Frist gesund, und seine Munterkeit nahm in
diesem seinem 73sten Jahre mehr zu, als ab. Ich habe ihn noch zwey Jahr gesund

gekannt, und noch nachher von seinem guten Befinden Nachricht gehabt. Die Schenkel blieben geheilt. – Darf ich hoffen, daß er schneller oder sichrer wäre wieder hergestellt worden, wenn ich ihm seine acht bis zehn Schüsseln und seine Becher voll Kümmelliqueur entzogen hätte? Hätte ich gewußt, wenn ich seine Diät geändert und er sich übler dabey befunden hätte, ob diese Verschlimmerung von den in den Diätetiken für so gesund ausgegebnen, ihm aber ungewohnten Nahrungsmitteln oder |
von meiner äussern Behandlung (innerlich gab ich nichts) hergerührt hätte? Mir 743
war's leicht, vor allen Schulen zu bestehen, wenn ich ihn den gewöhnlichen Regeln der Diätetik methodisch aufopferte, aber auch vor meiner bessern Ueberzeugung, vor meinem Gewissen, vor dem obersten Gesetze des Arztes, der Einfachheit?

Ich nehme mir nichts vor meinen Amtsbrüdern heraus, wenn ich bekenne, daß ich die schwersten chronischen Uebel ohne sonderliche Diätänderung geheilt habe.

Wenn ich genaue Mäßigkeit in allen Dingen rathe, oder einen einzelnen Artikel der Lebensordnung vermindern oder vermeiden lasse, der meinen Absichten hinderlich ist, z. B. Säuren, wenn ich Stechapfel, Belladonne, Fingerhut, Eisenhut oder Bilsen gebe, (weil dieser Arzneyen Kraft durch Pflanzensäuren gänzlich aufgehoben wird), oder kochsalzige Speisen, wenn ich Quecksilberkalk verordne, oder Kaffee, wenn ich Mohnsaft nehmen lasse, so glaube ich genug gethan zu haben.

Mißlingt meine Kur, so weiß ich, daß ichs durch künstliche Diät (wie viel prekäres und hypothetisches füllt nicht unsre | Diätordnungen aus!) nicht verdorben 744
habe; ich weiß, daß es mein Mittel verdarb, oder doch nicht besserte.

Bessere ich, so weiß ich, daß es die Mittel gethan haben; denn von einer Aenderung in der Lebensordnung konnte es nicht kommen.

Schon Hippokrates deutete, wo mir recht ist, etwas ähnliches in den Koischen Vorhersagungen an, indem er meint, daß Arzney und Naturkraft weit beträchtlichere und tiefere Veränderungen in Krankheiten, als ein kleiner Diätfehler, hervorbringen.

Wie nahe war dieser große Mann am Ziele des Steines der weisen Aerzte – der Einfachheit! und nach mehr als 2000 Jahren nach ihm, wären wir diesem Ziele nicht einen einzigen Schritt näher zu kommen vermögend gewesen! wären noch etwas weiter davon!

Hat er blos Bücher geschrieben, oder hat er weit weniger geschrieben, als wirklich geheilt? That er dieses durch solche Umschweife, als wir?

Blos bey dieser Einfachheit seines Benehmens in Krankheiten konnte er das |
alles sehen, was er sahe und worüber wir erstaunen. 745

Klima, Witterung, Barometerstand u.s.w.

Sollten wir verzagen, daß wir nicht haarklein wissen, welchen genauen Einfluß eine kleine Veränderung des Erdstrichs, eine kleine Aenderung des Hygrometers, des Barometers, des Anemometers, des Thermometers u.s.w. auf die Behandlung unsrer Kranken mit Arzneymitteln ausübt?

Nach mancherley Beobachtungen der besten Aerzte ist es uns doch jetzt so schwer nicht, im allgemeinen die Verschiedenheiten zu berechnen, die ein heisseres oder kälteres Klima auf die Natur und Behandlung der gewöhnlichen Krankheiten äussert. Sie bestehen größtentheils nur in dem Mehr oder Weniger. Sich ganz entgegenstehende Gesetze der Heilkunde finden wir in dieser Verschiedenheit der Erdstriche nicht. Gnügt die Rinde nicht zur Heilung der reinen Wechselfieber in Mexiko, wie in Norwegen? in Batavia und Bengalen, freylich nur in stärkern Portionen, als in Schott- | land? Eben das Quecksilber heilt in China die Lustseuche, 746 und auf gleiche Weise, als auf den Antillen. Wir haben bey uns ebenfalls Leberentzündungen und Lebereiterungen, als in den Ländern unter der Linie, ob in leztern zwanzigmal mehr als bey uns? macht keinen Unterschied in der Behandlung, da auch wir Quecksilber und Mohnsaft (oder etwas besseres) dienlich finden. Typhus und damit vergesellschaftete Fieber werden auch bey uns, wie dort, durch Aderlaß und Salpeter tödlich, (freylich nicht so schnell als dort!) verlangen auch bei uns, zur Hebung der Kräfte, Rinde und Mohnsaft (freylich nicht in so großer Menge, als dort!). Nicht die Natur des Heilverfahrens, nur die Grade desselben ändern diese Verschiedenheiten ab, und diese lassen sich berechnen.

Daß aber die Naturkraft des Menschen und die Gewohnheit ihre Oberherrschaft selbst gegen alle Verschiedenheit des Klima zum Leben und Gesundseyn behaupte, zeigt die Bewohntheit der Erde am Ganges wie auf der Feuerinsel, in Lappland wie in Aethiopien, im siebenzigsten wie im dritten Grade der Breite. |

747 Und wissen wir denn so gar wenig von dem übrigen Einfluße des Bodens und der Länderbeschaffenheit auf die Krankheiten? so wenig, daß sich nicht eine leichte Berechnung ihres Einflußes auf unsre Praxis machen ließe? Erfuhren wir nichts vom Unterschiede des Aufenthaltes auf hohen Gebirgen und am niedern Meerufer für Bluthusten und Lungensucht? nichts von den Wirkungen der Sumpfluft auf Mooren und innerhalb gährender Stadtgräben für Wechselfieber, und Krankheiten der Leber und des Lymphsystems? Nichts von der Kraft der freyen Luft für Rachitische und Stubensieche? Nichts von den Vorzügen des platten Landes vor den engen Alpenthälern, der Wiege der Cretinen, der Kröpfigen und Wahnsinnigen? Nichts von den, Entzündung, oder Erschlaffung bewirkenden, Eigenschaften der Winde und Jahrszeiten, oder dem Einfluße des niedern Barometerstandes auf Schlagflüßige? Nichts von der Brand und Typhus befördernden Hospitalluft?

Und nur diese und ähnliche größere und mächtigen Verschiedenheiten und ihre
748 beträchtlichen Einflüße auf Gesundheit | und Leben waren es, die uns bey Behandlung der Krankheiten zu wissen nöthig waren. Wir wissen sie, und können diese Einflüße berechnen.

Der Einfluß aber der feinern Nüancen dieser Verschiedenheiten ist zu ohnmächtig, als daß sie uns in glücklicher Behandlung der gewöhnlichen Krankheiten merklich hindern könnten. Die Lebenskraft und die rechten Arzneyen siegen gewöhnlich weit über den Einfluß jener feinen Schattirungen der nichtnatürlichen Dinge.

Was würde sich auch von dem Schöpfer sagen lassen, der ein Heer von Krankheiten über die Erdenbürger verhieng und zugleich eine unübersehliche Menge Hindernisse der Heilung entgegen stellte, deren Einfluß allen Bemühungen des Arztes widerstrebte und sich nicht berechnen ließe? zu deren Kenntniß in ihrem Umfange (wenn sie von so großem Belange wären) der beste Kopf des glücklichsten Genies nicht zureichen würde?

Wir heilen Krankheiten in pestilenzialischen Kerkern, ob wir gleich ihren Bewohnern nicht die Gesundheit der Alpensennen mittheilen können. Wer ver-
749 langt | von uns, daß wir die zärtliche Stadtdame zur runden, hochrothwangigen Bauerndirne umschaffen sollen? wir heben aber die meisten Beschwerden der erstern. Der sitzende Geschäftsmann verlangt von uns nur eine erträgliche Gesundheit, da die Natur der Dinge uns versagt, ihm die Stärke des Grobschmids oder den verzehrenden Hunger des Lastträgers zu verschaffen.

„Aber," wirft man ein, „eine oft geringe Abwechselung der Kälte und Wärme, der Trockenheit und Feuchtigkeit der Luft, ihres größern oder geringern Antheils an Sauerstoffgas oder Azote, die etwa verschiedne Windrichtung, der etwas mehr oder minder hohe Barometerstand, ja selbst die kleinere oder größere Masse an Luftelektrizität und tausend andre, uns vielleicht noch unbekannte, physische, vielleicht nur

kleine Kräfte haben doch zuweilen sichtbaren Einfluß auf Krankheiten, wenigstens
auf nervensieche, hysterische, hypochondrische, asthmatische Personen!“

Soll ich sagen, was ich denke? Mir deucht es weit unfruchtbarer, alle die Grade
und Verschiedenheiten des Einflußes | dieser physischen Eindrücke, sobald sie ins 750
Kleinliche fallen, (unerreichbar) erforschen zu wollen, – als die Bemühung anzuwenden,
solche Elende gegen alle diese unnennbaren Eindrücke abzuhärten, indem wir
sie bis zu einer gewissen Höhe von Kraft erheben, wo ihr Körper diesen und vielen
andern, noch unbekannten physischen Eindrücken widerstehen könne; so wie ich
es auch für weit thunlicher halte, dem Melancholischen seine gramliche Gesinnung
durch Arzneyen hinweg zu nehmen, als für ihn die zahllosen Leiden der physischen
und moralischen Welt hinwegzuräumen, oder sie ihm auch nur auszureden.

Oder könnten wohl alle die physischen und moralischen Widerwärtigkeiten der
Atmosphäre und des Menschenlebens wirksamer gehindert werden, ihre fürchterlichen
Eindrücke auf das Spinngewebe von Nervensystem jenes lunatisch krämpfigen,
bleichsüchtigen Mädchens grausam zu vollführen, wenn wir alle jene Impulse
an Qualität und Quantität in ihrem ganzen Umfange mit Engelsverstande durch-
schau- | ten und abwägen, oder vielmehr, wenn wir ihr die Monatszeit herstellten? 751

Ich glaube nicht, daß die Kleinlichkeit der Masse unsrer Kenntnisse, sondern nur,
daß die mangelhafte Anwendung derselben uns hindert, die Arzneykunde der Gewißheit
und Einfachheit zu nähern.

Ein junger Mensch von 20 Jahren, der Sohn eines Oelmüllers, hager, schwächlich,
war seit seiner frühesten Jugend einem krampfhaften Asthma unterworfen, welches
immer vom ersten Eintritte des Herbstes an bis tief in den Winter gestiegen
von da aber allmählig bis in den lauen Frühling wieder abgenommen hatte. Jedes
Jahr war schlimmer geworden und in diesem Herbste hoffte er sein Ende zu finden.
Schon fingen (er kam zu Michael zu mir) seine Anfälle an, stärker zu werden, als
die vorigen Jahre um diese Zeit. Der Ausgang war abzusehn. Jeder Fall des Barometers
im vorigen Jahre nnd dem verflossenen, jeder Südwest- und vorzüglich Nordwind,
jedes herannahende Schneegestöber, jeder Windsturm hatte ihm einen
asthmatischen Anfall von Stunden und Tagen zugezogen, wo er nicht selten die
Mitternächte hin- | durch, mit beyden Händen gegen den Tisch gestemmt, mit allen 752
Kräften nur die kleinsten Portionen Athem hatte einziehen können, alle Augenblikke
in der Erwartung des Erstickens. Die Zwischenzeiten waren von kleinern Anfällen,
durch Zugwind, Dunst von stark gehitzten Oelkuchen, Staub, verminderte
Ofenwärme, oder Rauch erzeugt, ausgefüllt worden. Dieß erzählte er mir mit abgebrochnen
Worten, und bey dem kleinsten Athemzuge hoch gehobnen Schultern;
sein um diese Jahrszeit gewöhnlicher, noch guter Zustand.

Ich hatte nichts Gutes zu erwarten, wenn er seine Lage änderte. Daher ließ ich
ihn in seines Vaters Hause, welches allen Winden und aller Unfreundlichkeit der
Witterung ausgesetzt war; ich ließ ihn bey seiner gewöhnlichen Diät, – nur daß ich
eher kräftigere als geringere Kost rieht; - ich ließ ihn in seiner Schlafstelle, ließ ihn
bey seiner Beschäftigung in der Oelmühle, und, so weit es seine Kräfte erlaubten,
bey den Arbeiten des Feldbaues.

Mein erstes Mittel waren die kleinsten Gaben Brechwurzel; sie machten, so
wenig als die bis zu fünf Granen erhöheten Ga- | ben, Uebelkeit; leztere erregten 753
Purgiren und Erschlaffung. Nicht besser Algarottpulver und Kupfervitriol, beyde
zu 1/4 Gran. Beyde, so wie die Haselwurzel, zeigten die nämliche widrige Tendenz,
jedes einzeln gebraucht.

Was andre im Asthma gerühmten Mittel hier n i c h t thaten, übergehe ich und berühre
blos, daß Squilla und China, jedes einzeln gebraucht, thaten, was sie oft thun, sie
vermehrten die Engbrüstigkeit, und machten den Husten häufiger, kürzer, trockner.

Es fehlte ein Mittel, was Aengstlichkeit erregen und die Leichtbeweglichkeit des Darmkanals mindern könnte. Die Wahl fiel natürlich auf Nux vomica. Zweymal täglich vier Gran nahmen allmählig, aber merklich, die habituelle Engbrüstigkeit hinweg; die krampfhaft asthmatischen Anfälle blieben aus, selbst bey der schlimmsten Herbstwitterung, selbst im Winter, bey allen Windrichtungen, allen Stürmen, allen Barometerständen, aller Feuchtigkeit der Atmosphäre, mitten unter den jezt erhöheten Haus- Mühlen- und Reisegeschäften, mitten unter dem Oeldunste, bey nicht we-
754 sentlich geänderter Diät, unveränderter | Wohnung. Täglich Abends hatte er sich, wie noch an keine Besserung zu denken war, schon lange mit einem wollenen Tuche über den ganzen Körper gerieben. So wenig ich es auch fruchten sah, so ließ ichs doch bey lezterm Mittel nicht aussetzen, weils ihm schon zur Gewohnheit worden war.

Nun verschlief er ruhig die Nächte, die er sonst im Lehnstuhle, vorwärts gebückt oder an die Wand gestemmt, durchgekeucht hatte; seine Kräfte haben sich in dieser für ihn sonst so gefährlichen Jahrszeit gemehrt, so wie seine Munterkeit, Heiterkeit, und Dauer gegen rauhe Witterung.

Kleine Ahndungen von Asthma brachte jetzt nur eine starke Verkältung zuwege; sie verschwanden schnell wieder.

Ausser diesem Mittel ward nichts, gar nichts gebraucht.

Hätte ich wohl statt dessen alle mögliche Veränderungen der Meteore berechnen und ihre Einflüße auf diesen empfindlichen Körper abwägen sollen? Und hätte ich das vermocht, könnte ich dann wohl dem aufgehobnen Drucke der Luftschich-
755 ten mehr Gewicht geben, die verminderte Luft- | elektrizität verstärken, die Tag und Nachtgleiche aufhalten, die Feuchtigkeit der Atmosphäre trocknen, den Nordwind in Süd drehen, die Stürme zügeln, und die Mondsknoten auflösen? Und hätte ich dieß alles gekonnt, würde ich meine Absicht besser erreicht haben?

Arzneyen.

Hier entsteht die Frage: Ist es gut, vielerley Arzneyen in Ein Rezept zu mischen; Bäder, Klystire, Aderlässe, Blasenzüge, Umschläge und Einreibungen zu gleicher Zeit, oder dicht auf einander zu verordnen, wenn man die Arzneykunde zu ihrem Gipfel heben, wirksam heilen, und in jedem Falle gewiß erfahren will, was die Heilmittel gewirkt haben, um sie in ähnlichen Fällen mit desto größerm oder gleichem Glücke wieder anwenden zu können?

Der menschliche Geist faßt nie mehr als einen einzigen Gegenstand auf einmal, kann fast nie das Resultat zweyer zugleich auf Ein Objekt wirkenden Kräfte auf die
756 Ur- | sachen proportionell repartiren; wie kann er die Arzneykunde zu einer größern Gewißheit bringen, wenn er sich, wie es scheint, recht absichtlich bemüht, eine Menge verschiedenartiger Kräfte auf einmal gegen eine krankhafte Körperveränderung spielen zu lassen, wovon er oft weder leztere deutlich kennt, noch die erstern einzeln, geschweige in Verbindung?

Wer sagt uns, ob nicht das Adjuvans oder Corrigens in dem vieltheiligen Rezepte als Basis wirke, ob das Constituens der ganzen Zusammensetzung nicht eine andre Richtung gebe? Braucht das Hauptmittel, wenn es das rechte ist, ein Beförderungsmittel? sieht es mit seiner Paßlichkeit nicht schwierig aus, wenn es noch ein Verbesserungsmittel bedarf? Oder sollte nicht noch ein Dirigens nöthig seyn? Ich dächte! die bunte Reihe zu vollenden, und der Schule Gnüge zu thun.

Macht etwa der Mohnsaft, mit Brechwurzel versetzt, Schlaf, weils der Konzipient im Rezepte zum Hauptingredienz erkohr? macht die Brechwurzel darin die Basis,

das beyhelfende, korrigirende, dirigirende, oder konstituirende Mittel aus? | macht 757
es Brechen, weils der Rezeptschreiber wollte?

Ich getraue mir, zu behaupten, daß je zwey und zwey Arzneyen zusammengesetzt fast nie, jedes seine eigne Wirkung in dem menschlichen Körper äussern, sondern fast stets eine von der Wirkung der beyden einzelnen verschiedene – eine Mittelwirkung, eine Neutralwirkung – wenn ich den Ausdruck von chemischen Verbindungen entlehnen darf.

Je zusammengesetzter unsre Rezepte sind, desto finstrer wird es in der Arzneykunde.

Daß unsre Rezepte aus weniger Stücken zusammengesetzt sind, als die des Portugiesen Amatus, hilft uns eben so wenig, als es diesem half, daß Andromachus noch buntere Zusammensetzungen gemacht hat. Weil beyder leztern Rezepte noch verwickelter als unsre sind, werden die unsrigen dadurch einfach?

Wie wollen wir uns beklagen, daß unsre Kunst dunkel und verwickelt ist, da wir sie
selbst verdunkeln und verwickeln? Auch ich siechte einstmals an diesem Fie- | ber; die 758
Schule hatte mich angesteckt. Hartnäckiger hieng dieß Miasm, eh' es zur kritischen Ausscheidung kam, meinem Gebein an, als das Miasm irgend einer andern Geisteskrankheit.

Meynen wir es ernstlich mit unsrer Kunst?

Nun dann! Was läßt sich mehr mit Columbus Eye vergleichen, als wenn wir uns sämmtlich brüderlich verbinden, in jeder einzelnen Krankheit nur ein einziges einfaches Mittel auf einmal zu geben, ohne sonst eine beträchtliche Veränderung mit dem Kranken zu machen – und dann laßt uns mit unsern Augen sehen, was das Mittel thut, wie es hilft, wie es nicht hilft! –

Sollte es wirklich gelehrter seyn, mehrere, vielfach gemischte Arzneyen in einer Krankheit (oft in einem Tage) zur Apotheke zu fördern, als mit Hippokrates im ganzen Verlaufe eines Kausos ein oder zwey Klystire und etwa reinen Eßighonig (und sonst nichts!) zu geben? Ich dächte, das Rechte geben wäre das Meisterstück, nicht das Vielgemischte! |

Hippokrates suchte sich aus einem Genus von Krankheiten die einfachsten 759
heraus; diese beobachtete er genau, diese beschrieb er genau. In diesen einfachsten Krankheiten gab er einzelne, einfache Mittel aus dem kleinen damals möglichen Vorrathe. So war es möglich zu sehen, was er sahe, zu thun, was er that.

Es wird doch (hoffe ich) nicht wider den guten Ton seyn, so simpel mit Krankheiten umzugehn, als dieser wahrhaft große Mann that?

Wer mich heute eine andre Arzney geben sieht, als ich gestern gab, und morgen wieder eine andre, der merke, daß ich im Heilverfahren wanke (denn auch ich bin ein schwacher Mensch); – sieht man mich aber zwey bis drey Dinge in Einem und demselben Rezepte zusammen mischen (es ist wohl auch bisweilen ehedem geschehen) – der sage dreist: „der Mann ist in Noth, er weiß nicht recht, was er will" – „er strauchelt" – „wüßte er, daß das eine das rechte sey, so würde er ja das andre, und noch weniger das dritte hinzusetzen!" – |

Was wollte ich dagegen einwenden?* 760

* Die Einwendung, daß man dem Kranken die Arzney durch liebliche Zusätze angenehmer, oder bequemer zum Einnehmen machen, und den widrigen Geschmack, Geruch und Farbe verdecken müsse, ist ganz nichtig. Erwachsene Kranke, deren Vertrauen auf der einen Waagschale in die Höhe schnellt, wenn ein bittres übelriechendes Pulver in die andre Waagschale gelegt worden, sind mit Haut und Haar zu leicht. Man überlasse sie denen, die des leidigen Bischen Brodes wegen die wohlschmeckendsten Leckereyen verschreiben und sich alle Unart und Unfolgsamkeit ihrer Kranken gefallen lassen müssen. Mit Kindern weiß man andern unschädlichen Rath.

Die Hand auf den Mund!

Fragt man mich, welches die Wirkungsarten der Rinde in allen uns bekannten Krankheiten seyn, so gestehe ich, daß ich wenig davon weiß, so oft und viel ich sie

auch vor sich und unvermischt gab. Fragt man mich aber, was die China thun würde, wenn man sie mit Salpeter, oder gar noch mit einem dritten Körper zusammen-
761 gesetzt gäbe, so bekenne ich meine blinde Unwissenheit, und falle | dem, als einem Gott, zu Füssen, der mir dieß erräth. –

Darf ichs gestehen, daß ich seit mehrern Jahren nie etwas anderes, ausser ein einzelnes Mittel auf einmal verordnet und nie wiederholt habe, als bis die Wirkung der vorigen Gabe expirirt war – ein Aderlaß allein – ein Ausleerungsmittel allein – und immer nur ein einfaches, nie gemischtes Mittel – und nie ein anderes, als bis ich mit der Verrichtung des erstern aufs Reine war? Darf ichs gestehen, daß ich auf diese Art glücklich und zur Zufriedenheit meiner Kranken geheilt, und Dinge gesehen habe, die ich sonst nie gesehen hätte?

Wüßte ich nicht, daß neben mir noch einige der würdigsten Männer in den Schranken der Einfachheit nach dem einzig erhabnen Ziele liefen, die durch ihre ähnliche Handlungsweise meine Maxime rechtfertigten, wahrhaftig, ich wagte es nicht, diese Ketzerey zu beichten. Wer weiß nicht gar, ob ich nicht in Galilei's Falle den Umlauf der Erde um die Sonne abschwüre. –

Doch es fängt an, Tag zu werden! – wer sieht ihn nicht dämmern selbst in un- |
762 sers Herz Commentar zu seinen genannten zwey Krankengeschichten?

Was würde er jetzt drum geben, wenn er in beyden Fällen nichts als Wasserfenchel verordnet und dann so glücklich gewesen wäre, als er war! Ich, meines Theils, gäbe die schönste, die befriedigendste aller meiner Erfahrungen darum, wenn er es gethan hätte.

Gegenmittel einiger heroischen Gewächssubstanzen*

[3] Vergiftungen setzen den praktischen Arzt zuweilen in große Verlegenheit. Unverzügliche Anwendung des spezifischen Gegenmittels ist erforderlich. Aber wo sind die eigenthümlichen Gegenmittel?

Von *Nikanders* Zeiten an bis ins sechzehnte Jahrhundert, wo, mich deucht, *Paräus* zuerst widersprach, hatte man höhere Pläne, nicht geringere, als ein Universalantidotum gegen alles, was sie Gift nannten, zu erfinden, und den Begriff Gift dehnten Sie selbst auf Pest, auf Filtra, aufs Behexen und den Biß giftiger Thiere aus. |
4 Diesen ungeheuern Zweck suchten sie durch eben so ungeheure Mischungen zu erreichen, wie ihr Mithridat, Theriak, Philonium, Diaskordium u.s.w. war, und dann gab es wiederum eine Zeit, wo alle diese allmächtigen Kompositionen von dem kraftlosen Bezoar, und den Edelsteinlatwergen noch übertroffen werden sollten. Wie lächerlich diese Bemühungen waren, wissen wir nun.

Die rationellern neuern Zeiten ließen doch nicht völlig vom Wahne eines möglichen Universalgegengifts*

* Es giebt wenigstens vier Arten Gegengifte, wodurch man die schädliche Substanz
I. *Entfernt*
1. durch *Ausleeren* (Brechen, Purgiren, Ausschneiden des giftigen Bisses),
2. durch *Einwickeln* (Talg gegen verschluckte Glasstücken),

* [Hufelands] J. d. pract. Arzkd. (1797), 5. Bd., 1. St., 3–21. – Auch in: Stapf (1829), 1. Bd., S. 204–212.

II. *Verändert*
1. *chemisch* (Schwefelleber gegen Sublimat)
2. *dynamisch* (d. i. ihren potentiellen Einfluß auf die lebende Faser aufhebt) (Kaffee gegen Mohnsaft).

aller Gifte ab. Man suchte es unter andern im Eßige. | Statt uns aber die Fälle, wo 5
er wahrhaft hülfreich gewesen, und wo er nichts geleistet, treulich zu erzählen, überredeten sie uns, er sey gegen alles, was Gift heiße, spezifisch, da er doch zum Beyspiele gegen Mohnsaft nichts und gegen Kampher wenig oder nichts leistet.

Andre sahen in der Milch und den fetten Substanzen ein angebliches Universalgegenmittel der Gifte aller Art, da sie doch blos bey Verschluckung entzündender und mechanisch exulzerirender Substanzen etwas davon zu erwarten hatten.

Allgemeiner hülfreich gegen verschluckte Gifte schienen die Brechmittel seyn zu können; sie sind es aber bey weitem nicht in allen Fällen. Blos wo eine im Umfange beträchtliche Menge verschluckter schädlicher Dinge auszuleeren ist, dienen sie. Ausser ihrer Bedenklichkeit bey Arsenikvergiftung, die ich anderswo gezeigt habe, wird man in folgenden Fällen Winke finden, sie für nichts weniger als universell zu halten.

Die Bemühung unsers Zeitalters, für jedes einzelne Gift, oder doch für besondre
Klassen derselben ein eigenthümli- | ches Gegenmittel auszusuchen, läßt sich nicht 6
verkennen, und ich schließe mich an dieselbe an.

Kräftige, heroische Heilsubstanzen, ohne welche die Arzneykunde eben so gelähmt bleibt, als die mechanischen Künste ohne Stahl und Feuer, können bey gewissen Körperzuständen, so wie bey idiosynkratischen oder sonst sehr reitzbaren Personen, schon bey einem kleinen Uebergewichte in der Gabe leicht heftige Folgen veranlassen, die der Arzt zu heben wissen muß, um der guten Sache nicht zu schaden.

Gegen Kampher – Mohnsaft.

Gegen Mohnsaft – Kampher.

1. Ein fünfjähriges Mädchen hatte eine Menge *Kampher* verschluckt, welche sich auf acht bis zehn Gran schätzen ließ. Etwa zehn Minuten hernach erblaßte sie, ward kalt, starr im Blick, dann ohnmächtig, sprach- und vernunftlos. In kurzer Zeit ward ihr der Kopf auf die rechte Schulter gezogen und blieb so; der übrige Körper war schlaff, die
Sinne verlöschten. Zuweilen bewegten sich die Arme unwill- | kührlich. Die Augen 7
drehten sich aufwärts. Ein Schaum trat vor den Mund. Der Odem war kaum zu merken.

In ein erwärmtes Bett gebracht, schien sie zuweilen etwas wiederzukehren. Man flößte ihr starken Kaffee ein; aber die Sinnlosigkeit nahm hierauf sichtlich zu. Es trat ein heftiges Erbrechen ein, (der Kampher ward zum Theil ausgebrochen) es erleichterte sich aber hierauf nichts; der Todeskampf schien zuzunehmen, immer mehr und mehr.

Ich goß ihr vier Tropfen *Mohnsafttinktur* in den Mund, ohne daß ich bemerkte, daß sie niedergeschluckt wurden; da ich aber, nach etlichen Minuten genauer Aufmerksamkeit, entfernte Zeichen einer Hülfe wahrzunehmen glaubte, so fuhr ich fort, ihr durch den Mund, zum Theil aber (da manches aus dem Munde wegen Unthätigkeit des Schlundes wieder auslief) durch Klystire von Wasser, mit etlichen Tropfen thebaischer Tinktur gemischt – Mohnsaft beyzubringen.

Sie mochte, meiner Berechnung nach, nahe an zwey Gran Mohnsaft von oben und
unten bekommen haben (eine Menge, | die *vor sich* ein so kleines Kind gewiß getödet 8
hätte) als die Herstellung vollendet war, ohne Anwendung irgend eines andern Mittels.

Ein ruhiger, mit allgemeinem Schweiße begleiteter Schlaf von etlichen Stunden brachte alle vorige Munterkeit wieder.

* * *

Bey diesem Vorgange war es auffallend, wie der Kaffee die allzu heftige Wirkung des Kamphers mächtig verschlimmerte.

Auch in andern Fällen nahm ich wahr, daß beyde Substanzen, bald hinter einander, oder zugleich genommen, eine große und schnelle Neigung zum Erbrechen bewirkten, ein Umstand, den man in der Praxis vielleicht nützen könnte.

Die große, spezifische Kraft des Mohnsaftes, die gefährlichen Folgen allzu großer Gaben Kampher so schnell aufzuheben, scheint mich zu berechtigen, auch im Gegentheile den *Kampher* für eins der stärksten *Gegenmittel des Mohnsaftes* anzusehn, wie auch *Halle* schon zum Theil beobachtet hat. Und ward nicht schon, wenn man
9 die Sache genauer prüft, in unserm Falle | die ungeheure Gabe Mohnsaft, die ich anwendete, durch den vorher verschluckten Kampher unschädlich?

* * *

Der *Kampher* als Gegengift der *Kanthariden* und der *Squille* ist durch Andrer Bemerkungen bekannt.

Gegen Arnica – Eßig.

2. Ein Mann von reitzbarem Körper, in seinen besten Jahren und von übrigens guter Gesundheit, nahm zur Zeit der herrschenden Influenza im April dieses Jahres gegen einen mehrtägigen, vermuthlich von dieser Epidemie herrührenden Kopfschmerz *sechs* Gran Arnikawurzel ein, eine für ihn unbedeutend scheinende Gabe, da er in Herbstfiebern schon täglich 15 bis 17 Gran, auch wohl zweymal des Tags, mit der größten Erleichterung genommen hatte. Es dauerte etwa acht Minuten, als ihn ein fürchterliches Herzklopfen befiel, was endlich so heftig ward, daß er mit Mühe einige Worte hervorbringen konnte. Sein Blick war starr und angstvoll. Eine allge-
10 meine | Kälte überzog seinen Körper, und der Schwindel benahm ihm fast Hören und Sehen. Freye Luft schien ihn zu erleichtern, aber ohne Erfolg. Er versuchte, sich zum Erbrechen zu reitzen; aber der Brechreitz vermehrte seine Betäubung, seine Angst und seinen Schwindel. Das Kinn hing schlaff herunter.

Kaum konnte er noch (es waren nun dreyviertel Stunden verflossen) sein Verlangen nach *Eßig* zu erkennen geben. Man brachte ihm starken Weineßig, und er fühlte sich erquickt. Er trank etliche Unzen auf einmal, merkte aber bald, daß es ihn am meisten erleichterte, wenn er kleine Schlücke davon, aber alle Sekunden, zu sich nahm. In einer guten halben Stunde nach dem Anfange des Eßiggebrauchs war er ohne fernere Spuren jener Zufälle hergestellt.

Hat man irgend ein Heilmittel genau nach der gegenwärtigen Körperbeschaffenheit abzuwiegen, so ist es jenes ungeheure Reitzmittel, die Fallkrautwolferleywurzel, welche bey leukophlegmatischen Kachexien zehnjährigen Kindern,
11 vorzüglich in Herbstkrankheiten und bey schlaffem Pulse, zu | zwölf Gran auf die Gabe ohne die mindesten übeln Symptome gereicht werden kann, und dagegen bey gewissen Körperzuständen, wo allgemeiner, hoher Reitz schon gegenwärtig ist, in einer Gabe von acht Gran den robustesten Mann binnen einigen Stunden tödtet, wie mir Beyspiele bekannt geworden sind.

Die pathognomonische Unterscheidung der Fälle, und, wenn es versehen worden, der Eßig wird künftig solchem Unglücke vorbeugen.

Gegen Kockelskörner (Cocculi indici) – Kampher.

3. Ein Apotheker von feinem Gefühle, und sonst gesund, wiewohl eben erst von einer hitzigen Krankheit hergestellt, wollte vor einigen Jahren den Geschmack der Kockelskörner probiren, und wog, da er sie für eine heftige Substanz hielt, einen

einzigen Gran ab, nahm aber davon nicht völlig die Hälfte, spühlte diese Kleinigkeit
über den Gaumen hin mit der Zunge, und eben da er es hinterschlang, also kaum nach
zwey Sekunden, fing schon die fürchterlichste Bangigkeit an, ihn zu überfallen. | Mit 12
jeder Sekunde nahm diese Aengstlichkeit zu; er ward über und über kalt, seine Glieder
wurden gleichsam paralytisch steif, mit ziehenden Knochenschmerzen darinn, und
im Rücken. Die Zufälle stiegen von Stunde zu Stunde, bis nach sechs Stunden die
Angst, die Betäubung, die sinnlose Dummheit und die Unbeweglichkeit auf den äus-
sersten Grad gestiegen waren, mit starrem, mürrischem Blicke, eiskaltem Schweiße
an der Stirne und den Händen, und größter Abneigung gegen alles Getränk oder Nah-
rung. Gegen die mindeste Vermehrung oder Verminderung des damaligen Wärme-
grades der Luft (75° Fahr.) gab er Misfallen zu erkennen, jedes laute Wort empörte
ihn. Was er zu dieser Zeit noch sagen konnte, war, daß ihm das Gehirn wie mit einem
Bande zusammengeschnürt sey, und er seiner Auflösung entgegen sehe. Neigung zum
Erbrechen, Durst oder sonst ein Verlangen nach irgend etwas in der Welt war nicht
von ihm zu hören oder zu sehen. Er wollte schlummern, weil er heftige Neigung
darnach spürte, aber, während er die Augen zuthat, mußte er sich auch sogleich wie-
der in die Höhe rich- | ten lassen, so fürchterlich, versicherte er, sey die Empfindung 13
gewesen, die er vom Einschlummern in seinem Gehirn gefühlt habe, dem schreckhaf-
testen Traume ähnlich. Der Puls war sehr klein, aber von ungeänderter Zahl Schläge.

In diesen schreckensvollen Augenblicken sollte ich rathen. Einige Tropfen thebai-
sche Tinktur schienen ihm nicht zu behagen. Dieß leitete meinen Entschluß unmit-
telbar auf eine starke Kampheremulsion, die ich ihm einflösete, etwa alle Minuten
einen Eßlöffel voll. Ich merkte gar bald einige glückliche Veränderungen in seinem
Blicke und da er 15 Gran Kampher auf diese Art zu sich genommen, war die Besin-
nung wieder da, die Aengstlichkeit verschwunden, die Wärme natürlich – in nicht
völlig einer Stunde. Er schwitzte etwas die Nacht, schlief erträglich, war aber den
andern Tag noch ungemein matt, und alle äussere Theile, die bey der direkten Wir-
kung der Kockelskörner gestern innerlich geschmerzt hatten, waren heute, selbst
bey der oberflächlichen Berührung, ungemein schmerzhaft. Der offene Leib zögerte
mehrere Tage. Höchst wahrschein- | lich wären alle diese Nachwehen verhütet wor- 14
den, wenn ich sogleich statt 15 Gran Kampher dreyßig gegeben hätte.

Während dem Steigen der Zufälle von den Kockelskörnern versuchte er Tabak
zu rauchen, mit ansehnlicher Verschlimmerung; auch vom Kaffee stiegen die Zu-
fälle, wiewohl nicht so auffallend, als von ersterm.

Gegen Gummigutte (und andre drastische Gummiharze?) – *Weinsteinlaugensalz.*

4. Eine mit zerflossenem Weinsteinsalze aus zwey Gran Gummigutte bereitete Tinktur sah ich ein Kind von drey Jahren ohne die mindeste Uebelkeit oder Ausleerung einnehmen, einen ungemein starken Harnabgang ausgenommen.

Laugensalze zerstören vermuthlich auch die drastische Eigenschaft andrer gummiharzigen Purganzen, zumal wenn leztere noch im Magen vorhanden sind, aber nicht, wie in den andern hier angeführten Fällen, dynamisch, durch entgegengesetzte Einwirkung auf die empfindende und irritable Faser, sondern chemisch, durch Zersetzung des Harzes. |

Gegen Datura Stramonium – Weineßig (und Zitronsäure). 15

5. Bey einem etwas bejahrten Frauenzimmer entstanden von zwey Gran *Stechapfelextract*, binnen 8 Stunden in zwey Gaben eingenommen, Betäubung, Aengstlichkeit, Konvulsionen in den Gliedmaßen und unwillkührliches Weinen (Zufälle, die

durch den Genuß des Kaffees fürchterlich erhöhet worden waren). Sie verschwanden schnell auf den Genuß einiger Unzen starken *Weineßigs*.

Ausser dem Eßig ist auch die *Zitronsäure* ein spezifisches Gegenmittel des Stechapfels, wie ich von dem Genuß der Johannisbeeren, die leztere enthalten, an einem andern Orte gezeigt habe, und ich müßte mich sehr irren, wenn nicht das wahre *Antidotum aller Solanacearum Eßig, Zitronsaft, und Aepfelsäure* wäre.

Gegen Ignatzbohnen – Weineßig.

6. Eine lähmungsartige Steifigkeit in den untern Gliedmaßen, mit unwillkührlichem Zucken darin, eine große Beängstigung, Kälte des ganzen Körpers, mit Er- |
16 weiterungsunfähigkeit der Pupille u.s.w. ward bey einem Jüngling von 20 Jahren von einer allzu großen Gabe *Ignatzbohnen* zuwege gebracht. Sein Kopf war frey, seine Besinnung vollkommen; er konnte sich aber der Angst wegen nicht deutlich ausdrücken. Eine etwas unangenehme Nachricht verschlimmerte seinen Zustand, eben so der Kaffee und der Tabaksrauch.

Gegen diese mißlichen Umstände gab ich ihm etwas Kampher; es ward aber nichts zum Guten verändert. Als ich ihn aber recht starken Weineßig trinken ließ, acht Unzen binnen einer halben Stunde, war er dergestalt wieder hergestellt, daß er noch denselben Nachmittag einer Lustparthie beywohnen konnte.

Gegen eine Vergiftung der Krähenaugen würde ich ebenfalls Eßig in Vorschlag bringen, da sie erstern in der natürlichen Ordnung nahe stehen.

Gegen Veratrum album – Kaffee.

7. Am schwierigsten aber war die Wiederherstellung zweyer Kinder, des einen von
17 sieben Vierteljahren, des andern von | fünf Jahren, welche beyde durch Misgriff *Weißnieswurzel* eingenommen, ersteres vier Gran, lezteres sieben Gran. Kenner werden beydes für vor sich tödliche Gaben halten, und, so lange kein Gegenmittel bekannt ist, für *absolut* tödlich.

Wenige Minuten vergingen, als man schon an beyden die größten Veränderungen wahrnahm. Sie wurden ganz kalt, sie sanken zusammen, die Augen traten hervor, wie von Erstickenden, der Speichel lief ihnen ununterbrochen aus dem Munde und die Besinnung schien zu fehlen, als ich eine halbe Stunde nach dem Unglücksfalle ankam.

Man hatte sie schon mit einer Feder zum Erbrechen gereitzt, ohne Erfolg, man wollte versichern, mit Verschlimmerung. Als Klystier eingespritzte Milch, und von oben eingeflößte Milch in größter Menge hatte nichts bewirkt, als eine Art von unergiebigem Erbrechen, welches nichts gefruchtet, und nur die Ohnmacht noch verstärkt hatte.

Sie schienen nun beyde, als ich ankam, in den letzten Zügen zu liegen. Verdrehte,
18 hervorgequollene Augen, entstelltes, kaltes | Todengesicht, welke Muskeln, verschlossene Kinnbacken, unmerklicher Athem. Am schlimmsten das kleine Kind.

Diesen nahen Schlagflußtod, diese ersterbende Irritabilität entschloß ich mich schnell, noch wo möglich mit starkem Kaffee zu bekämpfen. Ich flösete, so viel die zusammengebissenen Zähne verstatteten, den warmen Kaffee von oben ein, am meisten aber suchte ich ihn in voller Mase als Klystier beyzubringen. Es gelang. Nach einer Stunde war alle Gefahr verschwunden. Die Wärme, das Bewustseyn, der Athem kam wieder. Ein mehrstündiger Schlaf, wobey aber der Athem noch langsamer als gewöhnlich ging, erquickte sie. Alle Verrichtungen des thierischen Haushalts waren großen Theils wieder in Ordnung. Aber die Kinder blieben noch matt, magerten ab, und bekamen alle Vormitternächte eine Art Fieber, welches noch chronisch ihrem Leben nachstellte. Vierzehn Tage lang gegebne peruanische Rinde aber hob auch diesen Rest, und noch jezt, wie ich höre (es sind nun anderthalb Jahre verflossen) leben sie gesund. |

* * *

Hier mache ich die Erinnerung, daß man bey heftigen Vergiftungen nicht selten 19
einen chronischen Nachlaß von Uebeln zu tilgen hat, weil die, selbst spezifischen, Gegenmittel der schädlichen Substanz nur *entgegen wirken*, folglich in das Geschlecht der Palliative gehören, welche die sekundären Wirkungen des verschluckten Giftes, besonders wenn es schon einige Verwüstungen im Körper anzurichten Zeit gehabt hat, nicht aufzuheben im Stande sind. Auch darf man sich unter einem Antidotum nicht ein so vollkommnes Gegenmittel der Gifte denken, daß alle Nebenwirkungen der leztern von ihm gedeckt würden, wie zwey Triangel von gleichen Winkeln und gleichen Seiten einander decken; und eben so wenig kann man, der Analogie entgegen, leugnen, daß die schädliche Substanz, in Verbindung mit seinem auch noch so passenden Antidotum, eine neue Wirkung hervorbringen müsse, die von beyden, einzeln genommen, nicht zu erwarten war, und welche nun noch kürzere oder längere Zeit ihre Rolle im Körper spielt. So bemerkt man nach
einer Vergiftung mit Mohnsaft, durch eine ansehnliche Menge | Kaffee gehoben, 20
eine ungemeine Harnabsonderung, selbst bey Personen, bey denen der angewöhnte Kaffee diese Wirkung vor sich nicht hat, und ein Gran Mohnsaft mit dem Aufgusse von einem bis anderthalb*

* Je nachdem der Kranke mehr oder weniger schon an Kaffee gewöhnt ist.

Loth Kaffee, ein oder einige Mahle täglich eingenommen, giebt vielleicht das gewisseste und stärkste Diuretikum ab, was die Heilkunde besitzt.

Gegen Mezereum – Kampher.

8. Gegen gewisse Beschwerden hatte ein sonst robuster Mann Kellerhalsrinde innerlich gebraucht. Als er aber den Gebrauch dieses Mittels auch nach Verschwindung jener Beschwerden fortsezte, so befiel ihn ein unerträgliches Jucken über den ganzen Körper, welches ihm keine Stunde Schlaf vergönnete. Er setzte die Arzney aus, und kam 36 Stunden nachher zu mir, und versicherte: das noch stündlich stei-
gende Jucken (die erste direkte Wirkung des Keller- | halsseidelbast ist sehr lang 21
anhaltend) nicht mehr ertragen zu können. Ich gab ihm 30 Gran Kampher, alle sechs Stunden zu sechs Gran auf die Gabe zu brauchen, und ehe diese Portion verzehrt war, war sein Jucken schon verschwunden.

Einige Arten anhaltender und nachlassender Fieber*

22 Es ist sehr wahrscheinlich, daß es weit mehrere Gattungen und Arten sporadisch und epidemisch herrschender Fieber gebe, als unsre Pathologien und Nosologien aufzuweisen haben, da der menschliche Körper für eine so große Menge Krankheitsursachen empfänglich ist, deren Zahl, deren Grad der Stärke, und deren Einwirkungsdauer einer so unendlichen Abwechselung fähig ist, daß die dadurch hervorgebrachten Krankheiten ebenfalls ungemein verschieden ausfallen müssen.

Große Epidemieen findet man häufiger beschrieben, als die kleinern, sporadi-
23 schen, und gleichwohl ist selbst der erstern (auch | für gleichnahmig ausgegebnen) Verschiedenheit so groß, daß man zweifelhaft wird, ob es nicht völlig verschiedne Krankheiten waren. Die sporadischen sind noch weit verschiedner, und unbekannter, und eben ihrer Unbekanntheit und Häufigkeit wegen töden sie, im Ganzen genommen, nicht viel weniger Menschen, als die Epidemieen.

Schwerer ist es freylich, die sporadischen Fieber zu zeichnen, als die epidemischen; aus vielen Fällen läßt sich eher ein spezifischer Charakter abstrahiren, als aus wenigen.

Indeß gebe ich einigen Beytrag zur Geschichte der sporadischen Fieber, so mangelhaft er auch seyn mag.

* * *

1. Im Jenner dieses Jahres herrschte eine Art Fieber sporadisch unter den Kindern, welches mehr unter die anhaltenden als remittirenden, wenigstens in den ersten Stadien, zu gehören schien. Die Kranken waren fast immer heiß, und klagten da-
24 bey über immerwährenden Frost, und ungewöhnliche Mattigkeit und Unbesinnlich- | keit. Der Athem war ganz ausnehmend kurz und krampfhaft. Einige hatten zugleich eine Art beklemmenden Hustens. Der Harn war stark gefärbt, zuweilen mit rothem Satze. Wenig, und unbedeutende Spuren von Unreinigkeiten in den ersten Wegen. Täglich offener Leib, nicht eben unnatürlicher Beschaffenheit. Oft kalter Schweiß an der Stirne.

Ausleerungsmittel schwächten und brachten nichts Gutes zuwege. Die Rinde verschlimmerte. Je kleiner die Kinder, desto härter lagen sie darnieder. Ohne zweckmäßige Hülfe starben mehrere, besonders diejenigen, bey denen das anhaltende Fieber nicht zulezt deutliche Intermißionen erhielt.

Einige wenige Gran Wolferleywurzel änderten den ganzen Auftritt. Sie wurden, im Ganzen genommen, zwar nicht besser, aber das anhaltend geschienene Fieber theilte sich in aneinander gereihte Paroxysmen eines Wechselfieber, wovon der wahre Frost etwa eine Stunde und die Hitze (mit unglaublich kurzem Athem) etwas länger anhielt,
25 mit Schweiß über den ganzen Körper beendet. War der Schweiß vorüber, | so entstand eine neue Fieberkälte und so wechselte dieß Tag und Nacht hindurch ab.

Zur Rinde waren die Perioden zu kurz, und bey andern hinderte die Vollheit der Brust, die Kurzathmigkeit und der erstickende Husten ihre Anwendung.

Ungleich hülfreicher bis zur Verwunderung war die Ignatzbohne (in großen Gaben – dreyvierteljährigen bis dreyjährigen Kindern zu 1/2 bis 2/3, vier bis sechsjährigen zu 1 bis 1 1/2, sieben bis zehnjährigen Kindern zu 2 bis 3 Gran auf die Gabe aller zwölf Stunden), welche überhaupt Wechselfiebern, bey denen die Hitze den

* [Hufelands] J. d. pract. Arzkd. (1797), 5. Bd., 1. St., 22–51.

größern Theil ausmacht, angemessener, als die Rinde, zu seyn scheint. Das Fieber verschwand binnen zwey oder drey Tagen ohne Rest, ohne rückständige Mattigkeit.

Bey denen, welche zugleich Engbrüstigkeit und den erstickenden Husten hatten, wichen auch diese Zufälle bis zum völligen, oder fast völligen Verschwinden, durch dasselbe Mittel.

2. Zu Anfange des Märzes eben dieses Jahres wurden viele Kinder, unter andern auch die meinigen, mit einer Art Fieber be- | fallen, welches sich auch Erwachsenen, 26 nur im minderm Grade mittheilte. Die immerwährenden Zufälle auch ausser den eigentlichen Paroxysmen waren: ein Spannen und Drücken in der Stirne dicht über den Augenhöhlen auf der einen oder der andern Seite des Kopfs, welches sich in schlimmern Fällen bis unter das eine Seitenbein ausbreitete; ein Drücken im Magen, wie von Sättigung; ein Spannen in der Herzgrube und ein heftiger spannender und kolikartiger Schmerz um den Nabel entweder mit lehmfarbigem, sehr stinkenden Durchlaufe, oder Verstopfung, mit stinkenden Blähungen abwechselnd, begleitet; immerwährende Kälte der Gliedmaßen, ohne Fieberschauder, eine unbeschreibliche Uebellaune (Grämlichkeit und Verdrüßlichkeit), eine schnelle Abmagerung, ohne sonderliche Schwäche – keine Zeichen von turgescirender Galle oder andern Unreinigkeiten der ersten Wege, wenigstens nicht des Magens, reine, feuchte, selten etwas weiße Zunge, unverdorbner, zuweilen saurer Geschmack – ein spannendes Gefühl durch den ganzen Körper; die Pupille war nicht allzusehr zusammen- | gezogen, erweiterte sich aber auch fast gar nicht im Dunkeln. 27

Genau gegen Mittag erneuerten sich jedesmal die Anfälle mit äusserlich bemerkbarer Kälte, Müdigkeit, Schläfrigkeit, Schlaf, zuletzt mit glühenden Wangen ohne Durst. Waren die Anfälle auch nicht sehr merklich, so war doch eine unbezwingliche Abneigung gegen alle Nahrungsmittel zugegen. Ebenfalls genau um Mitternacht zeigte sich ein kleiner ähnlicher Anfall mit Aufschreyen, Umherwerfen im Bette, Kälte der Gliedmaßen u.s.w. Selten folgte in der Nacht ein allgemeiner Schweiß mit Erleichterung aller Zufälle auf den folgenden Tag; aber dann erschien doch den dritten Tag das Fieber wieder und so fort.

Früh vor dem Aufstehn war die größte Fieberlosigkeit. Beym Aufstehn fing der Kopfschmerz, die Spannung im ganzen Körper und das Bauchweh zwar wieder etwas an, aber der Appetit war gesund – so auch des Abends.

In dieser sogenannten Nachlaßzeit war ein merkliches Verlangen nach Schweinefleisch so auffallend, als sonderbar. Ward | es reichlich befriedigt, so erfolgte 28 mehr Erleichterung als Verschlimmerung.

Verminderte Empfindlichkeit und eine Art tonischen Krampfs der Faser schien das Wesen dieses Fiebers auszumachen.

Am stärksten war das Fieber bey anhaltendem Ostwinde.

Gefährlich war es gar nicht, aber hartnäckig und lästig.

Brechmittel erleichterten kaum auf einen einzigen Tag; dann ging das Fieber seinen gewöhnlichen Gang fort. Nichts erleichterten die Abführungsmittel, auch die Säure tilgenden Arzneyen fruchteten nichts.

China und Ignatzbohnen verschlimmerten alles sichtlich, in kleinen wie in größern Gaben. Arnika wirkte blos antisympomatisch als Minderungsmittel der Mislaune, des Kopfschmerzes u.s.w., ohne wahre Besserung hervorzubringen.

Die Erweiterungsunfähigkeit der Pupille, der spannend drückende Schmerz in der Stirne, in den Präkordien und um den Nabel, so wie die allgemeine, spannende, jede Faser fesselnde Empfindung im ganzen Körper, der Sopor, das unverhältnißmäßig | geringe Sinken der Kräfte, und die sichtbare Erleichterung von zufälligen 29 Schweißen, so wie das Wohlbehagen vom Genuße des erschlaffenden und die Kontraktilität der Faser erhöhenden Schweinefleisches, in Verbindung mit der Verschlimmerung vom anhaltenden Ostwinde – alles dieß leitete mich auf die natürliche Indikation des Gebrauchs des *Mohnsaftes.* Die stinkenden Stuhlgänge und Blähungen konnten bey der Reinheit des Magens so wenig eine Gegenanzeige seyn, da der lehmfarbige Abgang schon selbst auf einen krampfhaften Zustand der Gallenausführungsgänge schließen ließen.

Ich gab früh vor dem Anfalle einem fünfjährigen Kinde 1/5, einem sieben und achtjährigen Kinde 13/10 und einem zehnjährigen 7/20 eines Grans Mohnsaft. Ich selbst nahm 1/2 Gran ein, und die Zufälle verschwanden auf diesen Tag gänzlich, und da ich des Abends, 12 Stunden nachher, eine etwas kleinere Gabe verordnete, erschien das Fieber den künftigen Tag nicht mehr und eben so wenig die folgenden Tage; auch die Leibesverstopfung verschwand. Das hartnäckige Fieberchen war geheilt. |

30 3. Im Monat April zeigte sich eine Influenza, welche von der vor 15 Jahren beobachteten merkliche Verschiedenheiten hatte. Die meisten mir wahrscheinlichen Verschiedenheiten kann ich jedoch nicht in Parallele stellen, weil ich nicht gewiß bin, ob man damals richtig beobachtete, oder ob die Schuld an meiner Sehkraft liege. Einen einzigen Unterschied werde ich ausheben, die übrigen aber der Vergleichung der Kenner überlassen.

Bey der Epidemie 1782. blieb oft kein Drittel, und hie und da kein Viertel Einwohner übrig, die nicht fast gleichartig von einem katarrhalisch-rheumatisch[1] scheinenden Fieber, und wenn es nur sieben Tage angehalten hätte, wären befallen worden. Sie litten fast durchgängig in gleichem Grade an diesem Fieber, und doch gab es Gegenden genug, wo es fast keinem mit Gefahr des Lebens drohte, Abgemergelte, Greise und Lungensüchtige ausgenommen. Bey unsrer Influenza aber wurden fast neun Zehntel nur mit leichten Ahndungen dieses Uebels, und fieberlos befallen; das lezte Zehntel aber bekam das Fieber dazu, und es war oft Todesgefahr dabey. |

31 Die Fieberlosen brauchten gewöhnlich keine arzneyliche Hülfe und hielten sich nicht für krank. Es war schwer, sie zu beobachten und die Erscheinungen verschwanden vor den Augen eines nicht hellsehenden Beobachters. Alle Funktionen waren ungeändert, blos der charakteristische ziehende und lähmende Schmerz in irgend einem äussern Theile war zugegen – bey diesem blos im Genick, bey jenem blos in den äussern Theilen des Halses, bey diesem auf der einen Seite der Brust oder blos im Rücken, oder blos in dem einen Arme, oder in der einen Lende, oder auch wohl nur in einzelnen Fingern. Viele Wochen plagten sie sich mit diesen fixen Schmerzen, ohne daß ihre Hausmittel Hollunderblüthenaufguß, Hollunderbeerensaft, Brech- und Purgirmittel etwas dagegen fruchteten. Wurde aber das der Influenza eigenthümliche Gegenmittel angewendet, so waren die Schmerzen gar bald getilgt, binnen zwey Tagen und noch eher.

Andre litten an mehrern Gliedern zugleich, ebenfalls ohne Fieber.

Die zugleich mit dem Fieber Befallenen litten vor Eintritt der Hitze einige Stun- |
32 den, auch wohl einige Tage lang an einem von Zeit zu Zeit erneuerten Kälteschauder, *der jedesmal auffallender ward, wenn sie sich auch nur ein wenig bewegten,* mit großem Mismuthe, *Verzagtheit* und *Trostlosigkeit* begleitet. Zugleich trat eine Eingenommenheit und Dummheit des Kopfs hinzu (welche die Kranken nie als Kopfschmerzen beschrieben) und eine Beschwerde beym Schlingen, die sich bald hernach auf die äussern Theile des Halses und in den Nacken warf, wo sie zum unleidlichen Strammen ward, welches keine Bewegung des Halses, auch selbst die äussere Berührung nicht, vertrug. Im Rücken erschien ein unangenehmes Ziehen, an der Brust eine ähnliche äussere schmerzhafte Empfindung und im ganzen Kör-

---

1 Im Original heißt es „rhevmatisch".

per, vorzüglich in den Schenkeln, eine lähmungsartige empfindliche Steifigkeit. *Die Trägheit und Müdigkeit fühlten die Kranken am schlimmsten, wenn sie saßen.*

Nach einem neuen, verstärkten Fieberfroste (zuweilen mit großer Herzensangst begleitet), welcher gewöhnlich um 6 Uhr Abends eintrat, in schlimmern Fällen aber noch weit früher, erschienen die heftigsten | Kopfschmerzen spannender und drük- 33
kender Art vorne über den Augenhöhlen und in schlimmern Fällen auch im Hinterkopfe; die Angst nahm zu, das Gesicht ward aufgetrieben, die Augen roth; die heftigste Hitze trat ein, mit allen obigen Beschwerden vergesellschaftet, und dauerte sechs, zwölf und mehrere Stunden lang; dauerte auch wohl fort bis an den Tod, welcher den vierten, siebenten, vierzehnten Tag erfolgte.

Ließ die Hitze in den bessern Fällen nach, so lösete sie sich täglich (denn die Paroxysmen pflegten sich täglich gegen Abend, wiewohl fernerhin ohne Frost, zu erneuern) nach Mitternacht in einen allgemeinen, oft unbändig stinkenden Schweiß auf, welcher in den günstigern Fällen nur bis sechs Uhr früh anhielt, in den schlimmern aber diesen Zeitpunkt überschritt. War der Schweiß gelind und hörte er um die gedachte Zeit auf, so war den Tag über viel Erleichterung aller Schmerzen, auch des Kopfwehs die Folge, dauerte er aber länger und war heftig, so verwandelte sich die Erleichterung in desto größere Beschwerde, der Kopf ward wieder eingenommen, | und abwechselnd schmerzhaft, alle Schmerzen der äussern Theile vermehr- 34
ten sich während dieses Tagesschweißes zum Doppelten und Vierfachen, und die Gefahr, das Fieber in ein anhaltendes, tödliches ausgeartet zu sehen, war groß.

Der Leib war die ersten Tage hartnäckig verschlossen, in den hartnäckigsten Fällen ward auch der Harn, zuweilen bis zum Tode, unterdrückt, auch erschien dann kein Schweiß während der beissendsten Hitze des ganzen Körpers, der Verstandlosigkeit, und dem Umherwerfen im Bette – Vorboten des nahen Todes. In bessern Fällen war *der Harn* indeß am Morgen nach der ersten Fieberhitze, doch nur in sehr geringer Menge, *undurchsichtig grünlich schwarz*, und lösete sich die übrigen Tage bis zur Besserung, zur grünen, hellgrünen Farbe auf.

In den schlimmsten Fällen war die Zunge dürr und braun bis an die Spitze, oder, wenn auch etwas feucht, doch braun oder *schwarz* belegt, in den gelindern Fällen gelb. Der Durst war auch bey dürrer Zunge gering und fiel gewöhnlich auf gewächssäuerliche Getränke, selten bloßes Wasser, und | bey der Besserung auf Bier. Der 35
Geschmack, den sie beschrieben auf der Zunge zu haben, war in den gelindern Fällen bitter, in den schlimmern aber unbeschreibbar übel, in den schlimmsten unmerklich. Alle versicherten, Speisen und Getränke natürlich zu schmecken, ob sie gleich Widerwillen dagegen hatten. Der *Stuhlgang* war, wenn er zuerst erfolgte, *schwarz, stinkend*, schmierig; weiter hin grünlich braun.

Nach mehrtägiger Leibesverstopfung erfolgte gewöhnlich ein kolikartiger Durchlauf mit Verschlimmerung.

Schlaf erfolgte bis zum Tode nie in den schlimmsten Fällen, ein minutenlanges Schlummern mit lautem Irrereden und Umherwerfen nahm seine Stelle ein. Bey der Besserung kam etwas Schlaf vor Mitternacht, dauerte aber auch bey günstigern Umständen doch nur bis 3 Uhr.

Die verzweifelnde Niedergeschlagenheit, die lähmungsartige Steifigkeit, der ziehende und strammende Schmerz in den äussern Theilen, besonders in den flechsichten und membranösen Ausbreitungen, wie es schien, und in der Beinhaut der leidenden Theile machten nebst der dumpfen | Eingenommenheit des Kopfs und 36
dem mit ihr abwechselnden strammenden, spannenden, drückenden Kopfweh, mit Unbesinnlichkeit verbunden, die beschwerlichsten Symptomen aus.

Der Charakter des Uebels schien auf Schmerz und Reitzung der Empfindungsfähigen Faser hinzudeuten. Eigentlicher Schnupfen war nie vorhanden; in einigen

Fällen war Seitenstechen mit Blutauswurf neben den obigen Zufällen zugegen. Aber nie war es rein entzündlich.

Zuweilen ergriff das Fieber mit nächtlichen Erstickungen.

Nie war selbst der schmerzhafteste Theil geschwollen oder roth, einige wenige Fälle ausgenommen, wo die Finger sehr schmerzhaft, geschwollen und roth waren; in einem einzigen Falle die Lebergegend.

Oft war nebst dem empfindlichsten, strammenden Kopfweh, vielstündige Uebelkeit, mit Ohnmachten und kaltem Schauder untermischt, gegenwärtig. Die Monatszeit pflegte früher einzutreten und in Mutterblutsturz auszuarten.

37 Die besten ausleerenden Brechmittel machten entweder gar keine Ausleerung | von oben, sondern zuweilen tagelange Uebelkeit, mit Ohnmachten abgewechselt, zuweilen blos eine ungeheure Ausleerung von unten mit Verschlimmerung aller Umstände, oder es erfolgte, auch auf geringe Gaben, ein unbändiges Erbrechen, was viele, zuweilen zwanzig und in einigen Fällen sechs und dreyßig Stunden anhielt, ebenfalls mit offenbarer Verschlimmerung. (Einige wenige erbrachen sich von selbst zuweilen vier und zwanzig Stunden lang, unter Verschwindung der ganzen Krankheit.) Bewirkten in höchstseltnen Fällen die Brechmittel ja ein mäßiges Erbrechen, so war es gewöhnlich eine stinkende, schwarze Substanz wie Kaffeesatz, und es erfolgte gleichwohl Verschlimmerung aller Umstände darauf. Selbst auf den Reiz zum Erbrechen mit der Feder erfolgte Sinken der Kräfte und Verschlimmerung der Schmerzen.

Eben so schadeten alle Arten von Abführungsmitteln, selbst die gelindesten Laxanzen, vorzüglich wo schon eine Neigung zum Laxiren zugegen war. Bey einem
38 elfjährigen Knaben sahe ich etliche vierzig Stühle in zwey Tagen erfolgen von | vier Gran Rhabarber; die Umstände verschlimmerten sich sichtbar. Es starben einige mit beständig flüßigem Leibe.

Brachten die unter dem gemeinen Manne üblichen Schwitzmittel ja zuweilen die beabsichtigte Wirkung hervor, so erfolgte zuweilen der unbändigste Schweiß mit Verschlimmerung aller Umstände; einige schwitzten bis an ihren Tod gleichförmig über den ganzen Körper.

Gewächssäuren in Menge, arzneilich gereicht, machten mit Verschlimmerung Erbrechen und Laxiren; ihr Gebrauch aber, des Kranken Willkühr überlassen, schien zu erquicken. Sie konnten aber nur sehr wenig auf einmal davon nehmen; in schlimmern Fällen begehrten sie nur die Lippen damit naß zu machen, und nur dann behagten sie ihnen.

Mineralsäuren schienen keine besonders gute Wirkung hervorzubringen.

Aderlässe schadeten in jedem Stadium der Krankheit, in jedem Grade des Uebels, am meisten aber wo das Fieber von heftigerer Art war, dann war der Tod zuweilen schon den vierten Tag die Folge. Auch wenn das Fieber nur mit gelinden Zufällen |
39 anfing, erfolgten auf den Aderlaß*

* Die Aerzte der Gegend fuhren immer fort, Blut zu lassen, und stürzten mehrere ins Grab; wo[2] ja ein Robuster davon kam, nach nahem Todeskampfe, so jauchzten sie, einen so schweren Kranken errettet zu haben, und gaben zum Grunde den zeitig angewendeten Aderlaß an; auch wohl ihre auflösenden, und ausleerenden Mittel. Einer unter ihnen räumte durch eine methodische Wiederholung aller dieser schädlichen Dinge sich selbst aus der Welt, guten Zuredungen zum Trutze.

unmittelbar Betäubung, Sinken der Kräfte, vermehrte Schmerzen, heftigeres Fieber.

Mohnsaft bändigte die Hitze und die allzuheftigen Schweiße, so wie das Irrereden und die Neigung zum Schlummer, vermehrte aber die Leibesverstopfung und schien auch sonst das Uebel nicht gründlich zu heben.

2 Im Original heißt es „vo".

Ueber alle Erwartung aber hülfreich und so zu sagen spezifisch war der Gebrauch des *Kamphers* in allen Zeiträumen der Krankheit, der fieberlosen Influenza sowohl, als der mit minderm oder stärkerm Fieber begleiteten, freylich am schnell-
sten | hülfreich (viele genaßen mit den schlimmsten Zeichen befallen binnen vier **40**
Tagen) wenn er so zeitig als möglich und reichlich gegeben ward.

Anfänglich war ich furchtsamer und gab in Tag und Nacht Erwachsenen nur 15 bis 16 Gran in Mandelmilch; aber ich merkte gar bald, daß ich selbst Schwächlichen auf 30 Gran, Stärkern aber 40 Gran in 24 Stunden geben mußte, wenn ich auffallend schnelle Besserung erlangen wollte. Dieß trügte nie. Die Leibesverstopfung verschwand, der böse oder doch gallichte Geschmack, die Uebelkeit und das Misbehagen legte sich schnell, die Eingenommenheit des Kopfs und das Kopfweh nahm stündlich ab, die anfänglichen Fieberschauder wurden in der Geburt erstickt, die Hitze ward gemäßigt und wo noch kein Schweiß entstanden, oder wo er übermäßig war, erschien eine gelinde allgemeine Ausdünstung mit Besänftigung aller ziehenden, strammenden Schmerzen in den äussern Theilen; die Kräfte kamen schnell wieder, die Eßlust und der Schlaf kehrte wieder, die Muthlosigkeit verwandelte
sich | in Kraft und Hoffnung, und der Kranke war gesund, ehe ers selbst glaubte. **41**

Die schnelle Verschwindung der gelben, braunen, schwarzen Zunge, des widrigen und bittern Geschmacks, der Leibesverstopfung und der Brechübelkeit oft binnen 24 Stunden blos durch reichliche Anwendung des Kamphers wird unsern streng gastrischen Aerzten nicht lieb seyn. Natur und System streiten freylich leider oft, aber wehe dem Arzte, der unter der Fahne des leztern ersterer entgegen zu kämpfen strebt.

Ward ich zeitig gerufen und die Krankheit war, ungeachtet ihres fürchterlichsten Anzugs, binnen vier, höchstens sieben Tagen von Grund aus verschwunden, so blieben keine kränklichen Zufälle zurück, keine Mattigkeit.

Eine nervenschwache, geistreiche Frauensperson, deren robuster Bräutigam, den sie ungemein zärtlich liebte, durch einen Bader gemishandelt, an der Influenza gestorben war, Tag und Nacht von ihr gewartet und gepflegt – wollte sich die ersten acht Tage nicht trösten, ihre Eslust war dahin und sie verschmähte auch aus Mis-
muth Speise und Getränke. (Man suchte mich | zu bereden, ihr durch ein Brech- **42**
mittel Eßlust zu verschaffen; ich verbat es aber wegen der ihr bevorstehenden Influenza, und empfahl ihr blos ein Glas Wein und guten Muth, sonst nichts.) Ihre sehr häufigen Oekonomiegeschäfte, und noch mehr ihr Verstand und gütliche Vorstellungen Andrer siegten über ihren Gram und sie befand sich die folgende Woche an Gemühte, Eßlust und Schlaf wohl, einige herumziehende Knochenschmerzen ausgenommen, gegen die sie mich nicht um Rath fragte. Vierzehn Tage waren nun nach dem Tode ihres Geliebten verflossen, als sie mit einem zwölfstündigen Fieberschauder und allen Zeichen des heftigsten Influenzafiebers befallen ward. Zugleich erschien eine äusserste Trostlosigkeit über den Tod ihres nun schon ziemlich vergessenen, verstorbenen Bräutigams; Tag und Nacht redete sie von ihm, rufte ihn, versprach, bald zu ihm zu kommen, war äusserst unruhig, hatte eine schwärzlicht belegte Zunge, ein übles Aufstoßen und bittern Geschmack. Die Hitze, die Hals- und Gliederschmerzen nebst dem fürchterlichsten Kopfweh – alles machte
mir bange. Ich gab ihr 15 bis 18 Gran | Kampher die ersten zwey Tage, und da der **43**
bittre Geschmack und das üble Aufstoßen nicht weichen wollten, ein Brechmittel. Es kam nach vielstündiger Uebelkeit nichts, bis sie wieder Kampher nahm, der den Krampf lösete; es kam dann zu einigem geringen Schleimerbrechen. Aber es erleichterte sich nichts, vielmehr schienen alle Umstände den Tod zu verkündigen. Sie wollte von nichts als von ihrem abgeschiedenen Geliebten wissen, lag in beständiger Hitze, mit aufgetriebenem Gesichte, 130 Pulsschlägen u.s.w.

Nun gab ich dreißig Gran Kampher, in getheilten Gaben binnen 24 Stunden einzunehmen. Hierauf hatte sie mehrere Stunden gelind gedünstet, die Hitze war gemildert, der Geschmack besser. Den folgenden Tag gab ich 36 Gran und den dritten 40. Sie hatte indeß wohl geschlafen, redete nicht mehr von dem Toden, war getröstet und muthig, stand auf, versicherte, wenig oder keine Kopf- und Gliederschmerzen zu haben, verlangte etwas zu essen. Noch zwey Tage, an deren jedem sie noch
44 30 Gran Kampher genommen, stellten sie völlig her, und sie versah von | nun an, ganz gesund, ihre Geschäfte als Haushälterin wieder, so wie noch jezt – seit zwey Monaten – ohne die mindeste Ahndung.

In einem einzigen Falle (unter mehr als hundert günstigen) that der Kampher einstmals eine ungünstige Wirkung. Ein sehr hysterisches, mit dem einseitigen Kopfweh seit ihrer Jugend geplagtes vornehmes Frauenzimmer befand sich auf dem Wege der Erholung von der Influenza durch Kampher (den ich aber damals in noch allzu schüchternen Gaben verordnete), als ich ihr eines Tags, nachdem sie schon mehrmals 20 Gran mit dem besten Erfolge in 24 Stunden genommen, wegen einiger noch zurückgebliebnen Beschwerden 15 Gran Kampher binnen 20 Stunden in getheilten Gaben verordnete. Sie verfiel in einen Schweiß, der bey diesem Mittel binnen 16 Stunden bis zur äussersten Heftigkeit stieg, mit großer Hitze, Ohnmacht und Aengstlichkeit begleitet. Der Zustand ward bedenklich. Ein halber Gran Mohnsaft stillte aber sogleich Angst, Hitze und Schweiß binnen kaum
45 einer Stunde. Nachgehends war es dennoch nöthig, ihr wieder | Kampher zu geben, und sie nahm ihn in noch weit größerer Menge mit der erwünschtesten Hülfe, ohne einen solchen Zufall wieder zu erfahren.

Die Natur der Influenza überhaupt, sich zu enormen orgastischen Ausleerungsbewegungen zu neigen (so wie auf der andern Seite zu ungewöhnlichen Ausleerungsunterdrückungen) mochte hier, selbst gegen ihr Spezifikum sich aufgelehnt haben, durch die hysterische Konstitution der Kranken dazu modifizirt.

Ehe ich den Kampher in seiner ganzen Wohlthätigkeit bey dieser exzentrischen Krankheit so genau kennen lernte, mußte ich mich blos mit Mohnsaft und Perurinde behelfen, erstern während der Hitze und während der Schweiße, leztere aber in der Remißion gegeben. So langweilig und mühsam aber auch diese Wiederherstellungen waren, so verschwand doch auch blos auf ihren Gebrauch (obgleich erst in einigen Tagen) die Belegung der Zunge und der üble, bittre Geschmack – nachgehends allmählig das ganze Uebel. So bald es aber überwunden war, konnten die
46 Genesenden | die Rinde nicht weiter vertragen; sie brachen sie immer wieder weg.

In der Epidemie von 1782. finde ich, ausser einer unglaublichen Zahl andrer von den Aerzten gebrauchten Mitteln (uti mos est)[3] zwar auch des Kamphers beyläufig unter den angewendeten Dingen mit angeführt, aber ohne ihm die mindeste Auszeichnung beyzulegen. Wie unaufmerksam und beliebig die Menge von Arzneyen damals unter einander mögen gebraucht worden seyn, schließe ich daraus, daß man unter den vielen andern Mitteln die Arnika*

* Languth, Diss. histor. catarrh. epidem. a. 1782. Helmst. S. 157.

gerühmt findet, eine Droque, die in vielen andern Krankheiten wohl unschädlich und wohlthätig, in dieser aber äusserst gefährlich ist. Einen sehr robusten Mann, der sich von der Influenza schon zu erholen anfing, sahe ich von acht Gran Fallkrautwurzel binnen dritthalb Stunden unter allen Zeichen von Vergiftung verscheiden; Kälte, Schwindel, Herzklopfen, Todesangst, und Sprachloßigkeit waren die |

3 „Wie es üblich ist“.

Erscheinungen ihrer tödlichen Wirkung. Hätte ich damals das Spezifikum derselben, den Eßig, gekannt, so hätte ich ihn retten können. 47

Auch das Aconitextrakt*

* A. a. O. S. 144.

finde ich gebraucht, welches ich doch sehr nachtheilig befunden habe.

Noch fehlt ein unterscheidendes Kennzeichen der Influenza, was auch, mich deucht, ihre übrigen Epidemieen charakterisiert hat, von mir aber sehr deutlich wahrgenommen ward; ich meyne die Eigenheit, Personen von jeder Körperkonstitution anzustecken, eine Ansteckungskraft, die kaum der levantischen Pest in so hohem Grade eigen ist. Die meisten epidemischen Krankheiten befallen vorzüglich Gesunde, gewisse langwierig Kranke aber, unter denen ich nur die mit wichtigen Nervenkrankheiten, und mit Wahnsinn Behafteten nennen will, wiewohl es weit mehrere giebt, werden entweder gar nicht von ihnen angegriffen, oder das bisherige Uebel schweigt doch indeß, während die neue Krankheit im System herrscht, oder |
ersteres wird wohl gar, wie nicht selten geschieht, von lezterer geheilt. Ganz anders 48
ist es mit der Influenza. Sie befällt nicht nur die chronisch Kranken ohne Unterschied, sondern sie schmiegt sich auch dem Charakter des alten Uebels an, und verschlimmert es. Irgend eine alte Plage, die vielleicht schon seit einiger Zeit eingeschlafen war, wurde von ihr erneuert und erhöhet, sie verlarvte sich durch sie und die chronischen, nun erhöheten Beschwerden ließen sich nicht durch dieselben Arzneyen, wie ehedem, sondern blos durch das Spezifikum der Influenza heben. Erneuerte Taubheiten, Augenübel, Husten, Engbrüstigkeit, Schmerzen in diesem oder jenem Theile, vorzüglich in der Brust, dem Kopfe, den Eingeweiden oder Gliedmaßen, Krämpfe alten Datums, Hypochondrie, Melancholie, alles wird rege, was schon längst geheilt schien und blos die herrschende Konstitution der Influenza, und die Anwesenheit einiger Symptomen der leztern geben die verlarvte Influenza zu erkennen. Zuweilen brachte sie Lähmungen in vorher schmerzhaften Theilen oder als Metastasen hervor. |

Ein zwölfjähriger Knabe aus einem Dorfe, wo die Influenza herrschte, bekam 49
eines Tags die gewöhnlichen reissenden Schmerzen in allen Gliedern, mit spannendem Kopfweh und unerträglichen Schmerzen in den Augen. Den Tag darauf waren nach einer Verkältung alle Krankheitsäusserungen weg und er war blind. Die Pupillen waren völlig erweitert, und unbeweglich im stärksten Lichte. Funfzehn Gran Kampher, täglich in kleinen Gaben verbraucht und vierzehn Tage fortgesetzt, stellten sein Gesicht ohne Beyhülfe irgend eines andern Mittels wieder her.

Bey der Mutter dieses Knabens erneuerte sich um eben diese Zeit eine vor mehrern Jahren verschwundene Melancholie, mit verzweifelnden, selbstmörderischen Gedanken. Ausser einem spannenden Kopfschmerze, und Aengstlichkeit in der Herzgrube, klagte sie über ziehende Schmerzen in den Gliedmaßen. Unter allen Mitteln trug auch hier der Kampher das meiste zu ihrer Wiederherstellung bey. |

* * *

Einen Monat nach Verschwindung der Influenza zeigte sich sporadisch ein chronischer Nachlaß dieses Fiebers, aber mit ziemlich geänderter Natur. Die Schmerzen, die die Genesenen bey der Influenza empfunden, erneuerten sich entweder ohne Fieber, oder unter Erscheinung einer Art von Wechselfieber, welches die Gestalt des tägigen und dreytägigen annahm. Die große Mattigkeit, die Niedergeschlagenheit, die Betäubung und die Schweiße der Influenza fehlten. Die Hitze war gering; Kälte desto anhaltender, wiewohl nicht eben erschütternd. 50

Die Rinde, noch wirksamer aber die Ignatzbohnen nahmen wohl das Fieberhafte hinweg, aber die Schmerzen wurden anhaltend. Gegen leztere leistete der Kampher nichts, nur im *Porst* (Ledum palustre) fand ich baldige, dauerhafte Hülfe, in Gaben zu 6 bis 7 Gran täglich dreymal Erwachsenen gegeben.

Doch mußte ich bey einigen hartnäckigen Fällen zum *Aconit* meine Zuflucht neh-
51 men, der sie schnell heilte. Ich bedaure, | daß mir nur wenige Fälle dieser Art zu
bestreiten übrig blieben, ganz zu Ende der Epidemie, und ich also nicht im Stande war, zu sehen, ob dieses mächtige Kraut in allen Fällen und noch schneller, als das Ledum, meinen Zweck hätte erreichen können.

Einige periodische Krankheiten und Septimanen*

52 1. Ein von krampfhafter Engbrüstigkeit seit kurzem wiederhergestellter junger
Mann war eines Sonntags bey Freunden zu Tische, wo noch andre Jünglinge gebeten waren. Er trank wider seine Lebensordnung Wein, und da er etwas davon erhitzt worden, ließ er sich mit seinen Cameraden in eine leichtfertige Balgerey ein. Sie rangen. Er strengte sich sehr plötzlich und heftig, obwohl mit Erfolg, zur Besiegung seines Gegners an; ein Bestreben, welches seine Brust etwas beengte. Nun saß er ruhig, aber die Engbrüstigkeit nahm zu und stieg bis
53 tief in die Nacht zu einer großen Höhe. Den andern Tag und meh- | rere Tage
war die darauf folgende Mattigkeit beträchtlich. Acht Tage hernach, den Montag Nachmittag, erfolgte ohne Veranlassung ein gleicher Anfall von steigender Engbrüstigkeit, mit ebenfalls nachgängiger Ermattung. Von dieser Zeit an erfolgten die Anfälle regelmäßig jeden Montag Nachmittag, und eben die Schwäche darauf. Acht Gran Ignatzbohnen verminderten einstmals den Anfall merklich, und die Schwäche nach dem Montage war nicht zu spüren. Aber den folgenden Montag (ein sehr merkwürdiger Umstand) kam der Anfall nun desto stärker wieder. Nun ward die Rinde den folgenden Montag früh zum halben und gleich nach Tische zum ganzen Quentchen gegeben; sie hob den Anfall völlig, und der noch zweymal erneuerte Gebrauch derselben an den zwey folgenden Montagen ließ keine Spur davon übrig.

Merkwürdig war es, daß die Rinde ihm in seiner vorgängigen, anhaltenden, unperiodischen Engbrüstigkeit immer nachtheilig gewesen war. |

54 2. Eine vierzigjährige Wöchnerin hatte in ihrem fünften Wochenbette eines
Sonntags einen heftigen Verdruß. Ausser andern Beschwerden, die darauf folgten, war eine kriebelnde Empfindung bemerkbar, welche allmählig vom heiligen Beine alle Tage höher, die leztern Tage bis zwischen die Schultern und den Freytag früh endlich bis in den Nacken gestiegen war. Lezterer ward dann plötzlich steif. Zugleich bekam sie einen heftigen Fieberfrost mehrere Stunden lang, und starke Hitze, welche bis in die Nacht dauerte und mit Schweiß endigte. Die nachfolgenden Tage erschien blose Mattigkeit und bey der geringsten Ruhe, schon beym Sitzen ein allgemeiner, ziemlich kalter, Schweiß den ganzen Tag über. Jeden Nachmittag halb vier Uhr entstand eine sehr unangenehme kriebelnde Empfindung vom Nacken herauf bis über den Hinterkopf und dauerte bis zum Schlafengehn. Ein übler Geschmack war nicht zu bemerken, die Zunge war rein,

* [Hufelands] J. d. pract. Arzkd. (1797), 5. Bd., 1. St., 52–59.

aber das Verlangen nach Speisen fehlte fast ganz. Von dieser Zeit an erschien aber nun schon den Donnerstag früh derselbe Wechselfieberparoxysm mit glei- |
chen Zufällen und gleichem Ausgange und so mehrere Wochen lang immer den 55
Donnerstag.

Als ich hinzu kam, ward mir die Entstehungsursache, der Verdruß, verschwiegen, und der reine Geschmack und die unbelegte Zunge rieth mir auch nicht, ein Brechmittel zu verordnen. Es war offenbar eine doppelte Gattung Wechselfieber zugegen, eine Quotidiana und eine Septimana. Der Gebrauch der Ignatzbohnen nahm, eine Woche lang bis zum Donnerstage fortgesetzt, die täglichen fieberhaften Kopfbeschwerden des Abends und überhaupt die Mattigkeit, die kühlen Tagesschweiße und den Mangel an Eßlust hinweg. Den Donnerstag selbst aber ward durch die ebenfalls gegebnen Ignatzbohnen nicht nur der siebentägige Fieberanfall nicht gemindert, sondern er erschien vielmehr heftiger, als alle vorige Mahle, doch ohne die darauf ehedem erfolgte Mattigkeit. Die nun folgende Woche ließ ich sie ohne Arzney, da alle Körperverrichtungen gehörig von statten gingen, die abend-
lichen Fieberbewegungen und der Tagesschweiß ver- | schwunden, und Munter- 56
keit, Appetit und Schlaf wiedergekehrt waren. Den kommenden Donnerstag, wo ich ebenfalls nichts gab, stellte sich ein nur gelinder Fieberanfall ein.

Von nun an bekam sie etliche Donnerstage eine gehörige Gabe Rinde mit dem erwünschten Erfolge. Das siebentägige Fieber kehrte nicht wieder zurück; sie war gesund.

3. Ein sehr hypochondrischer Mann hatte im vorigen Jahre im Frühlinge ein periodisches Blutharnen, dessen Typen er sich nicht mehr erinnern konnte, mit innern fieberhaften Bewegungen, großer Schwäche und Schlaflosigkeit vergesellschaftet. Dieses Jahr bekam er es zu Ende des Maies auf ähnliche Art, doch so, daß ich den fieberhaften Nebenbeschwerden durch Mittel entgegen arbeitete, welche zugleich der Hämorrhagie zu widerstehen geeignet waren, vierstündige Uebelkeit alle Morgen nüchtern durch Ipekakuanha erregt und Abends Vitriolsäure. Die fieberhaften Nebenbeschwerden wurden hiedurch bis zur Unbedeutlichkeit gemin-
dert, aber das | Blutharnen erschien wieder den vierzehnten Tag gleich beym 57
Erwachen früh um 7 Uhr, wie das erste Mahl, und wiederum noch zweymal den siebenten Tag um dieselbe Stunde. Nun unterdrückte ich alle Vorurtheile in mir, die man bey Blutflüssen gegen die Rinde zu haben pflegt, und gab ihm alle Abende eine gehörige Gabe Rinde bey Schlafengehn, weil ich mir sie nicht früh genug vor den Morgens beym Aufwachen zu erwartenden Anfällen zu geben getraute.

Da ich aber nicht gewiß war, ob der siebentägige Paroxysm sich nicht etwa in einen viertehalbtägigen theilen möchte, wie oft geschieht, und so den Donnerstag Nachmittag ein Anfall von Blutharnen zu erwarten stünde, so verordnete ich, ausser den Abendgaben Rinde, auch eine auf Donnerstag Mittag zu nehmen. Ehe er aber leztere Gabe nehmen konnte, war schon den Donnerstag früh gegen acht Uhr ein, wiewohl nicht sehr starker, Anfall von Blutharnen erfolgt.

Hiedurch belehrt, daß 1) die Kraft der Abendgabe der Rinde nicht bis an den
Mor- | gen hinreiche, 2) daß der getheilte siebentägige Typus nicht gerade auf die 58
Stunde des beendeten viertehalben Tages fallen müsse, sondern sich zugleich nach den Anfallsstunden der siebentägigen Paroxysmen richten könne, änderte ich hienach meinen Plan ab, und gab ihm von nun an alle Morgen die Gabe Rinde, so daß ich ihn zum Einnehmen jedesmal eine Stunde früher *aufwecken* ließ, als er zu erwachen gewohnt war. Um sechs Uhr früh mußte er sie alle Morgen nehmen, und konnte dann nach Belieben wieder einschlafen oder aufstehen. Ersteres that er gewöhnlich. Nun erschien beym vierzehntägigen, genannten Gebrauche der Rinde keine Spur von Blutharnen mehr.

* * *

Der Typus der siebentägigen Perioden, der viertehalbe (vierte?) Tag, der siebente, der vierzehnte, der ein und zwanzigste Tag, der ein und dreyßigste Tag (die viertehalbe Woche) u.s.w. scheinen eine ganz andre Veranstaltung der Natur zu seyn, als
59 die tägliche Verschlimmerung der meisten | Krankheiten gegen Abend, oder die tägigen, dreytägigen oder viertägigen Wechselfiebertypen. Dem erstgenannten Typus, der hysterischen, hypochondrischen, und krampfhaften Krankheiten eigen zu seyn scheint, ist die Ignatzbohne nicht angemessen, wie mich einige Erfahrungen lehren.

Antwort für den Anfrager im R. A. Nr. 63. d. J.*

2683 Vorausgesetzt, daß der Kranke überzeugt ist, daß sein Schleimauswurf nicht mit Eiter vermischt, und kein schleichendes Abendfieber jedesmal dabey zugegen ist, muß zuerst die erregende und das Uebel unterhaltende Ursache aus dem Wege geräumt werden, die in seiner Lebensordnung durchaus liegen muß, welche den Körper überhaupt, oder die leidenden Theile insbesondre theils reitzt, theils schwächt. Mehr als eine solche Ursache scheint hinweggeräumt werden zu müssen.

Zweytens muß den leidenden Theilen die Neigung zu Husten und Schleimerzeugung durch Mittel benommen werden, welche diese Kraft eigenthümlich besitzen und permanent wirken – nicht aber, wie gewöhnlich geschieht, durch ölige, schleimige, süße Mittel, und eben so wenig durch den hier blos palliativ wirkenden Mohnsaft. Durch die genannten Mittel wird die Disposition vermehrt, während sie durch eine anfängliche Linderung täuschen.

Doch gehören noch Erörterungen und Data über die ganze Körperbeschaffenheit des Kranken dazu, um bestimmte Verordnungen zu wagen, die aber, gehörig eingeleitet, ihres Zwecks nicht verfehlen können.

Königslutter, den 14. Oct. 1797.

* Reichs-Anz. (1797), 2. Bd., Nr. 249, 2683.

Etwas über die Pülverung der Ignatzbohnen und der Krähenaugen*

Beyde in der kleinsten Gabe so wirksamen Samen, sowohl die Krähenaugen (von 38
Strychnos Nux vomica L.) als die Ignatzbohnen (von Ignatia amara L.), muß der Arzt
in den feinsten Pulvern erhalten, und doch findet der Apotheker so viel Schwierig-
keit sie zu pülvern, daß man sich oft mit den Raspelspänen oder doch mit gröbli-
chem Pulver begnügen muß, welches zum innern Gebrauche so heroischer, in so
kleinen Gaben zu 1/4 und 1/2 Gran abzuwiegender Substanzen sehr unbequem ist.

Wenn beyde Droquen recht frisch sind, so lassen sie sich durch gewöhnliches
Stoßen durchaus nicht pulvern. Man raspelt oder reibt sie daher vorher auf einem
Reibeisen klein. Diese Reibespäne lassen sich aber ohne große Mühe | und ohne 39
Verunreinigung mit der abgeriebenen Substanz des Mörsels, weil das Stoßen lange
Zeit erfordert, gar nicht fein pulvern. Die Ignatzbohnen verstatten, weil sie größ-
tentheils aus gummichtem Stoffe bestehen, die Feinpülverung am wenigsten, bes-
ser noch die mehr harzigen Krähenaugen.

Um daher Zeit und Mühe dabey zu ersparen, die Verunreinigung zu verhüten, und den Zweck der feinsten Pülverung zu erreichen, dient folgender Handgriff.

Auf eine Platte von gegossenem Eisen, welche von einer darunter stehenden Lampe, mit Baumöl gefüllt, so weit erhizt, daß man kaum die Hand darauf leiden kann (etwa 200° Fahr.), und in dieser Hitze erhalten wird, schüttet man die feinen Späne dieser Samen, auf einem Reibeisen mit leichter Hand, nicht durch starkes Aufdrücken, zerrieben, und breitet die Späne etwa einen halben Zoll hoch darauf aus, je dünner, desto besser.

Bey anfangender Trocknung fangen sie an, sich zu Klumpen locker zu vereinigen.
Man zerdrückt sie und wendet sie mit einem hölzernen Spatel um. Auf diese Weise
gelangt man in etlichen Stunden dahin, daß die Späne von Krähenaugen und die
von den noch schlimmern Ignatzbohnen so dürre und mürbe werden, daß man sie
mit leichter Mühe in einem gläsernen | oder serpentinen Mörsel mit hölzerner Keu- 40
le fein pülvern kann.

Das Pulver schlägt man in der verdeckten Siebmaschine durch ein sehr feines Haarsieb, dörret den gröbern Rest wieder auf der heißen eisernen Platte und reibt ihn dann vollends fein. Man muß sich nämlich erinnern, daß ein Theil der Reibespäne gröber ausfällt bey aller Behutsamkeit in Reiben, und daß dieser nicht so geschwind seine Feuchtigkeit fahren läßt als der feinere, und doch ist das durchgängige Trocknen und Dörren zur Feinpülverung durchaus erforderlich.

So wenig flüchtige Bestandtheile auch diese Substanzen zu enthalten das Ansehn haben, so wird man doch selbst in dieser so mäßigen Wärme einen betäubenden Geruch spüren, welcher freylich hier nur in unbedeutend geringer Menge entweichen kann. Man sieht hieraus die Nothwendigkeit, bey diesem Dörren durchaus keine größere Hitze anzuwenden, als die oben beschriebne.

Von den fein gepülverten Krähenaugen hängt sich sehr viel, mehr als von jedem andern Pulver (den Sumpfporst ausgenommen) in der Siebmaschine an, welches man gehörig zu sammeln nicht unterlassen darf.

* [Trommsdorffs] J. d. Pharm. (1797), 5. Bd., 1. St., 38–40.

[Schriften und Aufsäze]*

201 1) *John Stedtmann's physiologische Versuche und Beobachtungen; aus dem Englischen. Mit Kupfern. Leipzig in der Müllersch. Buchhandl. 1777. 9 Bog. gr. 8. Urschrift: Physiological essays and observations. 1769. 8. |

202 Rec. Urschr. Götting. gel. Anz. 1770. S. 1036.
Rec. Uebers. Allg. d. Bibl. 36. B. 2. St. 1778. S. 471–474.

2) Nugent's Versuch über die Wasserscheue; aus dem Englischen. Leipzig 1777. 8. Urschrift: An essay on the hydrophobia. London 1753. 8.

Rec. Urschr. Götting. gel. Anz. 1754. S. 823.

3) William Falkoner's Versuch über die mineralischen Wasser und warmen Bäder; aus dem Englischen. Leipzig bei Hilscher. 1. und 2. Theil. 1777. 439 S. 8. Zweiter Band: Ueber ihren äußerlichen Gebrauch, 355 S. nebst einem vollständigen Register über alle Theile. Urschrift: W. Falconer (Med. D. Fellow of the Royal Society of London, Physician to the Bath Hospital) on the water commonly used at Bath. 1775. 8.

Rec. Urschrift: Götting. gel. Anz. 1778. S. 179.
Rec. Uebers. Allg. d. Bibl. Anh. zum 25. bis 36. B. 1. Abtheil. S. 531–535. Gött. g. Anz. 1778. S. 760.

4) Ball's*

* Johann Ball ist d. 15. Oktober 1779 gestorben.

neuere Heilkunst. 2 Bände aus dem Englischen. Leipzig 1777. und 1780. Urschrift: Modern practic of Physic.

5) Dissertatio inaug. medica, Conspectus adfectuum spasmodicorum aetiologicus et therapeuticus. Erlangae 1779. 20 S. 4.

6) Die ersteren kleinen Abhandlungen im zweiten Hefte von D. Krebs medizinischen Beobachtungen. Quedlinburg 1782. |

203 7) Anleitung, alte Schäden und faule Geschwüre gründlich zu heilen, nebst einem Anhange über eine zwekmäßigere Behandlung der Fisteln, der Knochenfäule, des Winddorns, des Krebses, des Gliedschwamms und der Lungensucht. Leipzig bei Crusius. 1784.

Rec. Richter's chirurg. Bibl. 7. B. 1784. 4. St. S. 720–727. Tode arzneykundig. Annal. 2tes Heft 1788. S. 61–68. Baldinger's med. Journ. 6. St. 1786. S. 23.

8) Herrn Demachy's Laborant im Großen, oder Kunst, die chymischen Produkte fabrikmäßig zu verfertigen; in 3 Theilen. Mit Herrn D. Struve's Anmerkungen und einem Anhange einiger Abhandlungen des Herrn Apotheker Wiegleb's. Aus dem Französischen übersezt und mit Zusäzen versehen. Leipzig bei Crusius. gr. 8. 1. Band, der die 2 ersteren Theile enthält. 1784. 269 S. u. 302 S. 2. Band. 1784. 396 S. 8. Urschr. Procédés chimiques rangés methodiquement et definis; on y a joint le précis d'une nouvelle table des Combinaisons ou rapport p. s. de suite aux Institut de Chimie 1769. réinprim. avec des Annotations de Struve dans les Déscriptions des Arts et Metiérs. Neuschatel. V. XII. 1780.

---

* In: Nachrichten von dem Leben und den Schriften jeztlebender teutscher Aerzte, Wundärzte, Thierärzte, Apotheker und Naturforscher. Hrsg. von Johann Kaspar Philipp Elwert. Hildesheim 1799, 1. Bd., 201–215. – Autorenschaft Hahnemanns unsicher.

Rec. 1. Band. Götting. Anz. 1785. 3. B. S. 1423. Leipziger g. Z. 1785. 1. B. S. 42. Crell's chemisch. Annal. 1785. 7. St. S. 77. Allg. d. Bibl. 65. B. 1. St. S. 183. Greifswalder kritisch. Nachricht. 1785. S. 80. Rec. 2. B. Crell's chemisch. Annal. 1785. 9. Stük, S. 277. Allg. Lit. Z. 1785. 4. B. S. 319. Allg. | 204
deutsche Bibl. 65. B. 1. St. S. 80. Götting. Anz. 1785. 3. B. S. 1423.

9) Der Liqueurfabrikant; aus dem Französischen der Herren Demachy und Dubuisson; mit einigen Anmerkungen des Herrn D. Struve, übersezt und mit Zusäzen bereichert. Leipzig bei Crusius 1785. 8. 1. Band 332 S. und 4 Kupfertafeln. 2. Bd. 284 S. 8. Urschrift: L'Art du Distillateur Liquoriste. Paris 1775. fol.

Rec. Allg. d. Bibl. 69. B. 1. St. S. 271. Möller's Greifswalder krit. Nachr. 1786. S. 254. Götting. Anz. 1786. 2. B. S. 1015.

10) Ueber die Arsenikvergiftung, ihre Hülfe und gerichtliche Ausmittelung. Leipzig bei Crusius. 1786. 276 S. in 8.

Rec. Allg. d. Bibl. Anhang z. 53.–86. B. 2. St. S. 685. Goth. gel. Zeit. 1787. 2. B. S. 601. Schott's Biblioth. der neuest. juristisch. Litterat. 1787. 1. B. S. 166. Baldinger's med. Journ. 20. St. 1789. S. 79.

11) Herrn Demachy's Kunst des Essigfabrikanten, mit einigen Anmerkungen Herrn Struve's. Aus dem Französischen herausgegeben mit Bemerkungen und einem Anhange. Mit einer Kupfertafel. Leipzig bei Crusius. 1787. 8. 176 S. Urschrift: L'art du Vinaigrier; avec des Annotations de Struve dans les Déscriptions des Arts et Métiers. Neuschatel. V. XII. 1780.

Rec. Oberdeutsch. allg. Litt. Z. 1788. 1. B. S. 444. Allg. Lit. Z. 1790. 3. B. S. 293. Allg. d. Bibl. Anhang zum 53.–86. B. 2. St. S. 716. |

12) Ueber die Schwierigkeit der Minerallaugensalzbereitung durch Potasche und 205
Kochsalz.

In Crell's chem. Annal. 1787. St. II. S. 387–396.

13) Abhandlung über die Vorurtheile gegen die Steinkohlenfeuerung, die Verbesserungsarten dieses Brennstoffes und seiner Anwendung zu Baköfenheizungen. Nebst einem Anhange Herrn Lanoix und Brun's Preißschriften über diesen Gegenstand. Mit 2 Kupfertafeln. Dresden in der Waltherschen Buchhandlung. 1787. 7 Bogen 8.

Rec. Allg. Lit. Z. 1788. 1. B. S. 690. Allg. d. Bibl. 79. B. S. 256.

14) Die Kennzeichen der Güte und Verfälschung der Arzneimittel von J. B. van den Sande, Apotheker zu Brüssel, und Samuel Hahnemann. Dresden in der Walthersch. Hofbuchhandlung. 1787. 350 S. 8. ohne die Vorrede und das Register. Urschrift: La falsification des médicaments devoilée, ouvrage, dans lequel on enseigne les moyens de découvrir les trompéries mises en usage pour falsifier les médicaments tant simples que composées, et où on établit des regles pour s'assurer de leur bonté. Ouvrage non seulment utile aux Médecins, Chirurgiens, Apothicaires, Droguistes, mais aussi aux malades. À la Haye et à Bruxelles. 1784. gr. 8. 467 S.

Rec. Tode arzneikundig. Annal. 7. Heft. 1788. S. 59. Allg. Lit. Z. 1788. 2. B. S. 25. Schlegel's n. med. Lit. 1. B. S. 30. Baldinger's med. Journ. 21. St. 1789. S. 33. Allg. d. Bibl. 83. B. 1. St. S. 99. |

15) Ueber den Einfluß einiger Luftarten auf die Gährung des Weins. 206

In Crell's chem. Annal. 1. B. 1788. 2. St. S. 141–142.

16) Ueber die Weinprobe auf Eisen und Bley.

In Crell's Annal. 1. B. 1788. St. 4. S. 291–305.

17) Ueber die Galle und Gallensteine.

In Crell's chem. Annal. 2. B. 1788. St. 10. S. 296–299.

18) Ueber ein ungemein kräftiges, die Fäulniß hemmendes Mittel.

Ebendaselbst 1788. 12. St. S. 485–486. Ist auch ins Französische übersezt von Crouet im Journal de Médecine, Chirurgie, Pharmacie. T. LXXXI. à Paris 1789. Novbr. N. 9.

19) Mißglükte Versuche bei einigen angegebenen neueren Entdekungen.
Ebendas. 1789. 1. B. 3. St. S. 202–207.

20) Entdekung eines neuen Bestandtheils im Reißbley.
Ebendas. 1789. 2. B. St. 10. S. 291–298.

21) Genauere Bereitungsart des auflöslichen Queksilbers.
In den Neuen literarisch. Nachricht. f. Aerzte u.s.w. aufs Jahr 1788. und 1789. 4ten Quartal. Halle 1789. S. 902–908. und in Baldingers's N. Magaz. f. Aerzte, 11. B. St. 5. 1789. S. 411–416.

22) Unterricht für Wundärzte über die venerischen Krankheiten, nebst einem neuen Queksilberpräparate. Leipzig bei Crusius. 1789. 202 S. 8. |
207 Rec. N. literar. Nachr. f. Aerzte u.s.w. Halle 1789. S. 777. Richter's chirurg. Bibl. 12. B. 3. St. Baldinger's med. Journal 24. St. 1790. S. 76. Allg. Lit. Z. 1792. 3. B. S. 300. Schlegel's n. med. Lit. 2. B. 3. St. S. 395.

23) Geschichte des Abelards und der Heloise, nebst beider ächten Briefen nach des d'Amboise Ausgabe aus dem Englischen des Herrn Joseph Berington übersezt. Leipzig bei Weygand 1789. 26 und 638 S. 8. Urschrift: The history of the lives of Abeilard and Heloisa, comprising a Period of eigthy-four Years from 1073–1163. With their genuin letters from the collection of Amboise. Birmingham und London bei Robinsons und Faulder. 1787. 4. Neue Ausgabe ebendas. 1788. Die erste Ausgabe kam 1784 heraus.
Rec. Urschr. Allg. L. Z. 1788. 2. B. S. 377. Critic. Review 1787. V. S. 332. Monthl. Rev. 1788. VIII. S. 104. IX. S. 207.
Rec. Uebersezung: Allg. Lit. Z. 1789. 4. B. S. 166. Allg. d. Bibl. 106. B. 1. St. S. 243. Tübing. gel. Z. 1789. S. 214.

24) Michael Ryan's, der Arzneik. Doctors und Mitglieds der Königl. antiquarischen Gesellschaft zu Edinburg, Untersuchung der Natur und Kur der Lungenschwindsucht, mit einigen Bemerkungen über eine neue Schrift (Reids) dieses Inhalts. Leipzig bei Weygand. 1790. 164 S. 8. Urschrift: Inquiry into the nature, causes and cure of the consumtion of the lungs, with
208 some Ob- | servations on a lat Publ. on the same subject. London bei Elliot. 1787. 8.
Rec. Urschrift: Critic. Review 1788. N. VII. S. 31. Monthl. Rev. 1788. N. VIII. S. 178.
Rec. Uebers. Allg. Lit. Z. 1790. 2. B. S. 705–707. Salzburg. med. chir. Z. 1791. 1. B. S. 433–442. Allg. d. Biblioth. 94. B. S. 405–409. Kortum und Schäffer's med. prakt. Bibl. 3. B. 1. St. S. 182–191.

25) Vollständige Bereitungsart des auflöslichen Queksilbers.
In Crell's chemisch. Annal. 2. B. 1790. St. 7. S. 22.

26) Adam Fabbroni's Kunst, nach vernünftigen Grundsäzen Wein zu verfertigen. Eine gekrönte Preißschrift; aus dem Italiänischen übersezt, mit Zusäzen. Mit Kupfern. Leipzig bei Barth. 1790. 278 S. 8. Urschrift: Dell arte di fare il vino ragionamento di Ad. Fabbroni, premiato della Reale Academia oeconomica di Firenze. Bei Carlieri. 1787. 264 S. in 8. II. Edit. 1790. 330 S. 8. mit Kupfern.
Rec. Urschr. 1. Edit. Götting. Anz. 1788. 3. B. S. 1957. Novell. Letterar. de Firenze 1787. S. 801. Efermerid. letterar. di Rom. 1787. N. 27. Crell's chemisch. Annal. 1789. 8. St. S. 183. Hermbstädt's Bibl. der neuest. phys. Literat. 2. B. 2. St. S. 250.
Rec. Uebers. Crell's chemisch. Annal. 1790. 6. St. S. 562. Oberdeutsch. allg. Lit. Z. 1791. 1. B. S. 383. und 2. B. S. 270. Allg. d. Bibl. 106. B. 2. St. S. 448. |

209 27) Joh. Grigg's, Geburtshelfer und Wundarzt beim Armenstift zu Bath, Vorsichtsregeln für das weibliche Geschlecht, besonders in der Schwangerschaft und dem Kindbette, mit Vorschriften über die medizinische Pflege der Kinder in ihren ersten Jahren; aus dem Englischen übersezt. Leipzig bei Weygand 1791. 285 S. 8. Urschrift: Advice to the femal sex in general, particularly in a state of pregnancy and lying, to which is added an Appendix, containing some directions

relative to the management of Children in the first Part of life. London bei Robinsons. 1789. 8.

Rec. Urschr. Critic. Review. 1789. N. VII. S. 41.
Rec. Uebers. Salzburg. med. chir. Z. 1791. N. 37. S. 183–188. Goth. gel. Z. 1792. St. 41. S. 377 –378. Allg. d. Bibl. 101. B. 1. S. 94–95. Gazette salut. 1793. n. 33. S. 177–179. n. 24. S. 187–189.

28) Arthur Young's, F. R. S. Annalen des Akerbaues und anderer nüzlicher Künste; aus dem Englischen übersezt von Hahnemann und mit Anmerkungen herausgegeben von Joh. Riem. I. Band. Leipzig bei Crusius. 1790. 290 S. 8. II. B. 1791. 313 S. Urschrift: Annales of agriculture and other usefull arts. Collect. et published. London bei Goldney. 1 bis 30. Heft 1786–1787.

Rec. Urschr. 1–30. Heft, Goth. g. Z. 1787. Ausländ. Literat. S. 201. I – V Vol. Monthl. Review 1787. N. 1. S. 39.
Rec. Uebers. 1. B. Allg. Lit. Z. 1791. 4. B. S. 222. Allg. d. Bibl. 104. B. 1. St. S. 244. |
Rec. 2. B. Allg. Lit. Z. 1793. B. 2. N. 166. S. 585–588. 210

29) William Cullens, der Arzneik. Doktors, Profess. der praktischen Arzneikunde auf der Universität zu Edinburgh u.s.w., Abhandlung über die Materia medica, nach der nunmehr von dem Verfasser selbst ausgearbeiteten Originalausgabe übersezt und mit Anmerkungen. Erster Band. 1790. Leipzig bei Schwikert. 468 S. in gr. 8. Zweiter Band 672 S. Urschrift: A treatise of the materia medica. Edinburgh. 1789. 2 Bände in gr. 4. 1. B. 432 S. u. 24 S. Vorr. 2. B. 610 S.

Rec. Urschr. 1. B. Allg. Lit. Z. 1790. 4. B. S. 257. Critical Review 1789. N. VI. S. 435. N. X. S. 253. Commentar. de rebus in scient. natur. et medic. gest. Vol. XXXII. 1790. P. I. Monthl. Review. 1790. N. IV. S. 418. Götting. Anz. 1791. 1. B. S. 545. 585.
Rec. 2. Band. Allg. Lit. Zeit. 1790. 4. B. S. 273. 281. Critic. Rev. ebend. Gött. ebend. Monthl. Rev. ebend.
Rec. Uebers. u. Urschr. Allg. deutsch. Bibl. 98. B. 2. St. S. 398. Schlegel's n. med. Liter. 3. B. 1. St. S. 1–29. Salzburger med. chir. Z. 1791. 1. B. S. 209. 4. B. S. 81–96. Med. Wochenbl. 1791. n. 31. S. 482–290.

30) Unauflöslichkeit einiger Metalle und ihrer Kalke im äzenden Salmiakgeiste.

In Crell's chemisch. Annal. 2. B. 1791. St. 8. S. 117–123.

31) Auszüge aus Briefen.

In Crell's chem. Annalen 1790. 8. St. S. 143. |

32) Donald Monro's, Dokt. der Arzneik., Arztes der Armen und des Georgenhospitals, Mitglieds des Königl. Kolleg. der Aerzte und der Königl. Soc. zu London und Edinburg, chemisch-pharmaceutische Arzneimittellehre, übersezt und mit Anmerkungen begleitet. Erster Band. Leipzig 1791. 480 S. gr. 8. 2. Band ebend. 1791. 472 S. Urschrift: A medical and pharmaceutical chemistry and the materia medica. London b. Cadell. 1788. 446, 455, 464 S. 8. 211

Rec. Urschr. Monthl. Rev. 1788. N. XII. S. 505. Critic. Rev. 1788. N. X. S. 295. Allg. Lit. Z. Intellig. Bl. 1789. 1. B. S. 130. Hermbstädt's Bibl. 4. B. 3. St. S. 368.
Rec. Uebers. Crell's chem. Annal. 1791. 2. B. 8. St. S. 186. Schlegel's n. med. Liter. 3. B. 1792. 4. St. S. 610–613. Erfurt. gel. Z. 1791. S. 480. Götting. gel. Anz. 1791. S. 1848. Allg. d. Bibl. 108. B. S. 426. Salzburg. med. chir. Z. 1792. 4. B. S. 291. Allg. Lit. Z. 1792. 3. B. S. 689–695.

33) De la Metherie, d. Arzneik. D., d. Akademie zu Dijon und Mainz Mitglied, über die reine Luft und verwandte Luftarten und Stoffe; nach der neuen Ausgabe übersezt. I. Thl. Leipzig bei Crusius. 1790. 450 S. gr. 8. II. Thl. 1791. 598 S. 8. Urschrift: Essai analytique sur l'air pur et les differentes espéces d'air. Paris chez Cuchet. 1785. 427 S. 8. II. Edit. 1. B. 447 S. 2. B. 597 S. 1788.

Rec. Urschr. 1. Edit. Götting. Anz. 1786. 3. B. S. 1385. Leipz. gel. Z. 1785. 4. B. S. 1827. 1841. | 1857. Crell's chemisch. Annal. 1786. 7. St. S. 92. Journal de Savans 1786. N. VI. S. 1060. 212
Monthl. Rev. 1786. App. 2. S. 517. Allg. Lit. Z. 1787. 2. B. S. 626. Tabor's französisch. mediz. Litterat. 1. B. 1. St. 1790. S. 63–135.

Rec. II. Edit. Monthl. Review 1788. App. 2. S. 584. Götting. A. 1789. 1. B. S. 436. Journal de Sav. (de la Lande) 1789. 2. B. S. 315. Crell's chem. Annal. 1789. 3. St. S. 275–279 u. 1790. 1. St. S. 77. Allg. L. Z. 1793. 1. B. S. 729.

Rec. Uebersez. Schlegel's n. med. Literat. 3. B. 4. St. 1792. S. 610–613. Crell's chem. Annal. 1791. 2. B. 8. St. S. 186. Allg. Lit. Z. 1793. N. 92. S. 729–736.

34) Edward Rigby's chemische Bemerkungen über den Zuker; aus dem Englischen übersezt; mit Anmerkungen. Dresden in der Waltherschen Hofbuchhandlung. 1791. 82 S. gr. 8. 2 Bände. Urschrift: Chemical observations on Sugar. London bei Johnson 1788. 112 S. in 8.

Rec. Urschr. Monthl. Rev. 1788. N. VIII. S. 182. Crit. Rev. 1788. N. III. S. 175. Hermbstädt's Biblioth. der neuest. phys. Lit. 3. B. 3. St. S. 253. Allg. Lit. Z. 1792. 3. B. S. 503.

Rec. Uebers. Baldinger's med. Journ. 28. St. 1792. S. 39. Salzburger med. chir. Z. 1791. B. 4. S. 41.

35) Mittel, dem Speichelfluß und den verwüstenden Wirkungen des Queksilbers zu entgehen.

In Blumenbach's med. Biblioth. 3. B. 1791. 3. St.

36) Beiträge zur Weinprüfungslehre.

In Scherf's Beiträg. zum Archiv der med. Poliz. und Volksarzneik. 3. B. 2. Samml. Leipzig 1792. |

213 37) Ueber die Glaubersalzbereitung nach Ballenscher Art.

In Crell's chem. Annal. 1792. St. 1. S. 22–33.

38) Freund der Gesundheit. Ersten Bandes 1. Heft. Frankfurt am Mayn, bei Fleischer. 1792. 100 S. 8. Zweites Heft. Leipzig bei Crusius. 1795. 6 Bogen.

Rec. 1. Heft. Gött. gel. Anz. 1792. S. 1303–1304. Salzb. med. chir. Z. 1792. 3. B. S. 305–312. Leipz. gel. Z. 1792. Beilag. S. 157–159. Allg. Lit. Z. 1792. 4. B. S. 44–45. Erfurt. gel. Z. 1792. S. 468–469. Tübing. gel. Anz. 1792. S. 526–528. Oberd. allg. Lit. Z. 1793. 1. B. S. 517–518. Balding. med. Journ. 30. St. 1793. S. 42–43.

Rec. 2. Heft. N. allg. d. Bibl. 23. B. S. 361.–362. Baldinger's med. phys. Journ. 34. St. 1795. S. 94.

39) Apothekerlexikon. Ersten Theils erste Abtheilung. A. bis E. Leipzig bei Crusius 1793. 280 S. 8. in 2 Kolumnen. Ersten Theils zweyte Abtheilung. F. bis K. 1795.

Rec. 1. Thl. 1. Abth. Salzb. med. chir. Z. 1793. 3. B. S. 171–176. Götting. gel. Anz. 1793. S. 1662–1664. Hecker's N. Archiv f. d. allg. Heilkunde, 1. B. 1. St. S. 67–72. Göttling's Almanach f. Scheidekünstl. 1794. S. 203–204. Allg. Lit. Z. 1794. 2. B. S. 505–507. Journal der Erfindung. 5. St. 1794. Intelligenzbl. S. 11–12. Baldinger's mediz. Journ. 32. Stük. S. 90. Greifswald. neue kritisch. Nachr. 1794. S. 293–294.

Rec. 1. Thl. 2. Abtheil. in Baldinger's med. phys. Journ. 35. St. 1795. S. 58. |

214 40) Etwas über die Wirtenbergische und Hahnemannsche Weinprobe.

Im Intelligenzblatt der Allg. Lit. Zeitung. 1793. N. 79. S. 630–632.

Vergl. damit des Herrn Prof. Gren's Aufs. über Hahnemann's Weinprobe, im Journal der Erfind., Theor. und Widersprüch. 1. B. 4. St. 1795. S. 118–133. u. Gren in der Hallisch. gel. Z. 1793. St. 70. Annali di Chimica, ovvero Racolta di Memorie sulle scienze, Arti et Manufatture ad essa relative di L. Brugnatelli. T. I. in Pavia Tom II. 1791. N. 11. Pyl's Repertor. für die öffentl. und gerichtl. Arzneiwissensch. 3. B. 1. St. Berl. 1792. N. 10., darin die verbess. Hahnemannsche Weinprobe nebst Bekanntmachung, Bereitung, Prüfung und Anwendung derselben betreffend.

41) Bereitung des Casseler Gelbs. Erfurt. 1793. 4. steht auch in den Act. Academ. scient. Erford. ad ann. 1794. 4.

42) Ueber Hahnemann's Weinprobe und den neuen Liquor probatorius fortior.

In Tromsdorf Journal der Pharmazie f. Aerzte u.s.w. 2. B. 1. Stük. 1794.

43) Rezensionen in der Allgemeinen Literatur-Zeitung und in den Leipziger Commentar. de rebus in scientia naturali et medicina gestis.

44) Verschiedene aus dem Englischen und Lateinischen übersezte Abhandlungen stehen |

215 In der Sammlung der auserlesensten und neuesten Abhandlungen für Wundärzte. Leipz. in der Weygand. Buchhandlung.

Beschwerde und Entschluß*

Liebes Publicum! Man sollte es kaum glauben, daß es Menschen gäbe, die mich, als 3108
einen bloß von guter Anwendung seiner Zeit lebenden Privatmann von Zeit zu Zeit mit Briefen beschweren könnten, in Briefen, die theils nicht frey gemacht sind und so meinem Beutel zur Last fallen, theils Ansuchen enthalten, deren Erfüllung meinen Kopf beschäftigt und meine kostbare Zeit zersplittert, ohne daß es einem dieser unbedachtsamen Correspondenten einfiele, dem zu ihrem eignen Nutzen calculirten Briefe eine verhältnißmäßige Vergütigung meiner Zeit und meiner Mühe beyzulegen. Ich sehe mich durch diese immer wachsende Zudringlichkeit genöthigt, zu erklären:

1) daß ich fortan alle Briefe, die nicht möglichst weit frey gemacht sind, sie kom-
men | von wem sie wollen, unerbrochen zurücklaufen lassen, 3109

2) selbst die freyen Briefe von auswärtigen Kranken und andern Hülfesuchenden nach geschehener Durchlesung zurücksenden werde, wenn sie kein verhältnißmäßiges Honorar meiner Bemühungen (wenigstens einen Friedrichs-d'or) in Anweisung oder baarem Gelde enthalten; das Elend und die Armuth müßte denn so laut sprechen, daß man sich der Beyrathung ohne Verletzung der Menschlichkeit nicht entziehen kann.

3) Die zugeschickten Lotterieloose werden von mir ohne Ausnahme dergestalt remittirt, daß ich mir das Porto als Auslage von den hiesigen Postämtern wieder erstatten und sie, so vertheuert, in die Hände des Collecteurs zurückgehen lasse.

Altona bey Hamburg, den 9 Nov. 1799.

* Reichs-Anz. (1799), 2. Bd., Nr. 272, 3108–3109. – Auch in: Haehl (1922), 2. Bd., S. 42.

Vorrede des deutschen Herausgebers*

[IX] Ich habe das Buch (Thesaurus medicaminum. A new collection of medical prescriptions, distributed into twelve Classes an accompanied with pharmaceutical and practical remarks exhibiting a view of the present state of the materia medica and practice of physic, both at home and abroad. The second edition, with an Appendix and other additions. By a member of the London college of physicians. London f. Baldwin 1794. Gr. 8.) übersetzt, die aus dem Londner und Edinburger Apothekerbuche und aus Lewis entlehnten Formeln unter dem Texte hingesetzt und einige Noten mit dem Buchstaben Y beigefügt, die einem Theile der Leser die Reise nach Anticyra wo nicht ersparen, doch erleichtern können.

Wenn, laut der Vorrede meines Originals, arzneiliche Freimüthigkeit selbst in London der Aegide des Incognito's bedarf, um ungeneckt zu bleiben, so sage ich von unserm lieben Vaterlande kein Wort, wie nöthig es da seit einiger Zeit geworden ist! Wollte ich, sein deutscher Herausgeber, nicht unfreimüthiger seyn, was blieb mir übrig? – Indeß, da die Wahrheit weder wahrer noch unwahrer wird, es
X habe sie der Mann mit strahlendem Nahmen, oder der ganz Nahmenlose | gesagt, so beliebe sich der geneigte Leser bloß an das Gesagte zu halten.

Man wird es dem Originale ansehen, daß es eine der ausgesuchtesten Sammlungen gewählter, wenigstens eleganter Rezepte ist; man wird aber merken, daß der Notenmacher kein Freund von Arzneimischungen ist. Wie kam aber letzterer zu jenem? wird man fragen. Eben deßwegen! antworte ich. Auch die besten Formeln (wollte ich meinen Landsleuten zeigen) hinken, sind unnatürlich und widersprechen sich selbst und der Absicht. Eine Wahrheit, die man unsern rezeptsüchtigen Zeiten von den Dächern predigen möchte. Wann soll ich erleben, daß diese Thorheit ausgerottet werde? Wann wird man einsehen lernen, daß die Heilung der Krankheiten weniger, ganz einfacher, aber der rechten, der völlig angemessenen Mittel bedarf? Will man ewig der Spott der Arkesilasse bleiben? Will man nie aufhören, eine Menge Mittel in Ein Rezept zusammen zu mischen, deren jedes (da unter dem allgemeinen Gebrauche der Vielgemische der Natur einzelner Ingredienzen unmöglich nachgespürt werden kann) dem größten Arzte oft ein nur halb gekanntes, oft völlig unbekanntes Ding bleibt? Wenn Jones bei London in jedem Jahre dreihundert Pfund Chinarinde verbraucht, was wissen wir denn nun Genaues, Vollständiges von der individuellen Wirkungsart dieses starken Mittels? Wenig! Was wissen wir von der reinen, besondern Wirkungsart des mächtigen Quecksilbers, dessen ungeheurer Verbrauch
XI in | der Arzneikunst eine anschauliche Kenntniß seines Verhaltens gegen unsern Körper vorauszusetzen scheinen sollte? Wenig! Wenig außer dem empirischen Apophthegm, was schon seit 300 Jahren erschollen ist: „es heile die venerische Krankheit," das übrige sind unzuverlässige Bruchstücke. Was wissen wir so Zuverlässiges vom Mohnsafte, was uns zu einem so aberwitzigen Mißbrauche verleiten könnte? Wenig oder nichts Festständiges! Was vom Kampher? Beinahe Nichts!

---

* In: Arzneischatz oder Sammlung gewählter Rezepte. Aus dem Englischen. Leipzig 1800, S. IX–XIX. – Der „deutsche Herausgeber" nennt seinen Namen nicht und unterzeichnet die Vorrede sowie seine zahlreichen, ausführlichen Anmerkungen mit „Y.". Vgl. dazu Stapf (1829), 1. Bd., S. 17, Anm. Die Vorrede findet sich auch in Stapf (1829), 1. Bd., S. 17–24 sowie Bakody (1883), S. 38–42. Als Schrift Hahnemanns aufgeführt bei Ameke (1884), S. 148; Haehl (1922), 2. Bd., S. 524; Tischner (1934), 2. Bd., S. 362; Mueller (1952), H. 11/12, 186; Schmidt (1989), S. 36.

Wisse Arkesilas! daß man noch jetzt uneinig ist, ob das Quecksilber eine
Veränderung in Kraft, Beweglichkeit und Empfindlichkeit der Faser (und im Pulse),
mit einem Worte ein Fieber sui generis[1] erregen könne, oder nicht, – ob die Rinde
bloß als bitter zusammenziehende Substanz, wie eine Verbindung von Enzian und
Bistorte, oder durch einen inwohnenden eigenartigen Stoff antipyretisch sei, – ob
der Mohnsaft stärke oder schwäche – der Kampher kühle oder erhitze, und daß die
Bejaher so wie die Verneiner die genauen Bedingungen ihrer Sätze anzugeben ver-
gessen. Ist aber dieser täglich gebrauchten Dinge Kraft noch so unbestimmt, um
wie viel ungekannter muß nicht erst die der seltner angewendeten seyn!

Herrscht nun über die einzelnen Droguen noch eine so merkwürdige Fin-
sterniß, wie in Nichts müssen dann die Phänomene schwinden, welche aus dem
gewöhnlich tumultuarischen Gebrauche mehrerer solcher ungekannten –
zusammengemischten Droguen – in Krankheiten resultiren, in Krankheiten,
je- | nen wahrlich nicht leicht in einzelnen Fällen klar zu erkennenden, widerna- XII
türlichen Zuständen des menschlichen Körpers – des räthselhaftesten aller orga-
nischen Wesen! Das heiße ich eine Hand voll verschiedentlich gerundeter Kugeln
mit verbundenen Augen auf einem ungekannten Billard mit vieleckigen Banden
hinwerfen und im voraus bestimmen wollen, welchen Effekt sie zusammen thun,
welche Richtung jede erhalten und welchen Stand sie endlich annehmen müssen
nach den vielfachen Apprallungen und unvorhersehbaren Gegenstößen unter ein-
ander! Und doch bleibt die Bestimmbarkeit der Resultate aller mechanischen Po-
tenzen unendlich leichter als die der dynamischen.

„Bei einem gemischten Rezepte ist es ein andrer Fall," höre ich antworten, „da
bestimmt der verschreibende Arzt jedem Ingredienz die Rolle, die es im mensch-
lichen Körper ausüben soll:" „dieß soll die Basis seyn, das zweite das Adju-
vans, das dritte das Korrigens, jenes das Dirigens und dieses das
Konstituens! Machthabend gebiete ich, daß keins dieser Ingredienzen sich un-
terstehe, seinen angewiesenen Posten, im menschlichen Körper zu verlassen! Ich
verbiete, daß das Konstituens der Basis in ihr Handwerk falle, und ihm etwa eine
andre Richtung gebe, oder wohl gar sie zu einer andern Wirkung umstimme! Ich
gebiete, daß das Korrigens sich nicht saumselig erweise, die Laster der Basis zu
vermänteln, alle Tücken dieses Hauptmittels und des Adjuvans vertusche und zum
Besten kehre; aus Reihe und Glied | aber zu treten, und etwa eine eigne, der Basis XIII
entgegenstrebende Rolle eigenmächtig selbst zu übernehmen, untersage ich ihm
hiemit gänzlich! Nun Adjuvans! dir gebe ich die partes[2] des Mentors meiner Basis,
unterstütze sie in ihrem schweren Geschäfte, aber wisse, daß du ihr nur unter die
Arme greifen, nicht aber selbstisch etwas anders beginnen, oder der Ordre zuwider
handeln darfst, die ich der Basis, auf einer gewissen Höhe zu erbrechen, mitgegeben
habe; auf Eigendünkel aber selbst Expeditionen zu unternehmen, oder etwas Ver-
schiednes von der Intention der Basis zu wirken, darfst du dich nicht unterstehen;
– ganz de concert[3] mit ihr mußt du, ob du gleich ein ander Ding bist, agiren, das
befehle ich dir! Ihnen aber, werthgeschätzte Basis, Ihnen gebe ich das sehr wichtige
Geschäft der ganzen Expedition, führen Sie mir hübsch die unreinen Säfte einzeln
aus dem Blute, ohne jedoch das Gute im mindesten zu berühren; alteriren Sie, stim-
men Sie um, was sie in unrechter Mischung, in krankhafter Stimmung finden. Be-
denken Sie, daß die Aufträge: Umstimmen und Alteriren, Ihnen angemessene Voll-

---

1 „Von eigener Art".
2 „Rolle".
3 „Im Einvernehmen".

macht ertheilen, was Gott weiß und nicht weiß, umzuändern (wie in Operationsplanen für einen den Gebieter an Einsicht übertreffenden General Mode ist). Sie haben die Reitzbarkeit der Muskelfaser herabzustimmen, die große Empfindlichkeit der Nerven zu mindern, Schlaf und Ruhe zu bringen. Sehen Sie die Zuckungen dort im Arme, die will ich gestillt haben und den Krampf im Schließmuskel der |
XIV Harnblase! Der Kerl dort hat Gelbsucht; ich befehle, ihn weiß zu machen und die Gallwege zu deobstruiren, sie mögen nun durch Krampf, oder durch ein mechanisches Hinderniß immeabel geworden seyn, oder wenn auch die Leber verschiedentlich verdorben wäre. Bei der hysterischen Matrone da und bei jenen alten Hautausschlägen haben alle meine vieljährigen Kuren und Frühlingskräutersäfte nichts gefruchtet, dieß bestimmt mich anzunehmen, daß Verstopfungen in den feinsten Gefäßen des Unterleibes – meine Lieblingsausflucht – vorhanden sind. Nun sind Sie aber, hochgeachtete Basis! nur erst (was bei mir viel gilt!) vor wenigen Tagen durch eins der neuesten Pamphlets bei mir als ein sicheres Deobstruens akkreditirt worden. So gebe ich Ihnen dann die Funktion, jene Verhärtungen aufzulösen (ob ich gleich die unsichtbaren Verhärtungen selbst nicht kenne und nicht weiß, welches Menstruum sie auflösen könne, welches Liquans sie zu schmelzen vermöge, und wie die tröstlichen Ausdrücke unsrer Schule alle klingen mögen –) genug, Sie werden schon wissen, was zu thun ist, wenn Sie selbst an Ort und Stelle kommen. Sömmering sagt zwar, die harten geschwollenen Drüsen bestünden nicht aus verstopften, im Gegentheile aus mehr als natürlich erweiterten Gefäßen. Was kümmert uns aber der Träumer. Wir Aerzte haben nun schon so viele Jahrhunderte deobstruirt. Genug, ich befehle es Ihnen, Basis! deobstruiren
XV Sie mir. Sehen Sie den Faulfieberkranken, liebe Basis Salpeter! ich bitte Sie, | vorzurücken und die Fäulniß zu hemmen, wie Sie vor dem Jahre an meinen schleimigen Schinken gethan haben. Entschuldigen Sie sich nicht, daß Sie auf solchen Expeditionen immer unglücklich gewesen, ich gebe Ihnen zum Adjuvans die Vitriolsäure zur Seite, Sie in allen Ihren Angriffen zu unterstützen, obgleich die Schwärmer von Chemisten uns bereden wollen: Sie vertrügen sich mit ihr nicht, es bliebe keiner was er sei, Sie wandelten sich beide in Scheidewasser und Vitriolweinstein um. Gewäsch! Gleich als wenn dergleichen ohne die Erlaubniß des durch Rezepte herrschenden Arztes möglich wäre! Genug, ich befehle Ihnen das Faulfieber zu dämpfen, dafür haben Sie von mir das Diplom als Basis – auch gebe ich Ihnen noch einen Trupp Beihülfs- und Verbesserungs- und dirigirende Mittel zur Disposition. – Liebe Basis Mohnsaft! hier habe ich einen hartnäckigen, schmerzhaften Husten für Sie zu bekämpfen. Sie, die alle Krämpfe und Schmerzen, so unzählig verschiedenartig sie auch seyn mögen, zu tilgen von den Asklepiaden nun einmal in Amt und Pflicht genommen worden sind, wie die sieben Planeten im hundertjährigen Kalender diesen und jenen Theil unsers Körpers zu regieren befehligt sind – Ihnen gebe ich den Auftrag wohl hergebrachter Masen. Nun ist mir aber berichtet worden, daß Sie oft die Unart haben sollen, den Leib zu verstopfen. Damit Ihnen nun dieß nicht einfalle, so gebe ich Ihnen dieß und jenes Laxieringredienz zur Seite und daß
XVI Ihre | Wirkung durch diese nicht zerstört werde, das ist ganz ihre Sache, wozu wären Sie Basis? Auch sollen Sie zuweilen Hitze machen und der Ausdünstung in den Weg treten, dafür gebe ich Ihnen Kampher zum Korrigens, zum Kontrolleur und Verhinderer dieser Ihrer Unart bei. Jüngst wollte Einer sagen: alle ihre Eigenschaften gingen verloren, wenn Sie Kampher zur Seite hätten. Das lassen Sie sich aber ja nicht irren. Wie darf sich das Sattelpferd vom Handpferde hindern lassen? Jeder von Ihnen muß vor sich seine Schuldigkeit thun, wie sie ihm in der konstitutionellen Materia medika angewiesen ist und hieran geschieht unsre Meinung. – Auch der Magen, wird mir berichtet, soll von Ihnen verdorben werden, und damit Ihnen

diese Tücke nicht einfalle, habe ich Ihnen im Rezepte mehrere magenstärkende Mittel beigesellet, lasse auch eine Tasse Kaffee nachtrinken, der die Verdauung befördert, wie die Schriften der Praktiker versichern – unbekümmert um jene Neulinge, die ihm zutrauen, daß er Sie unkräftig mache: Sie dürfen sich aber nicht unkräftig machen lassen, dafür sind Sie Basis."

Und so wird denn, gleich als selbstständigen Wesen mit freiem Willen, einem jeden Ingredienz in einem vollstimmigen Rezepte sein Pensum vel invitissima Minerva Hygeiaque[4] aufgegeben, auch in andern Rücksichten. Denn es gehören gar viele gelehrte Rücksichten zu einem schulgerechten Rezepte. Da muß der und jener Indikation Gnüge geleistet, drei, vier und mehr Symptomen muß durch eben so viel verschiedne Mittel | abgeholfen werden. Bedenke, Arkesilas! wie viel Mittel XVII
man da kunstmäßig aufhäufen muß, um auf einmal den Angriff auf allen Punkten zu machen. Gegen den Reitz zum Erbrechen etwas anderes, für den Durchlauf etwas anderes, für das Abendfieber und die Nachtschweiße etwas anderes, und, wie schwach ist der Kranke! auch Stärkungsmittel müssen dabei seyn, und zwar mehrere, damit, was das eine (uns unwissend) nicht vermag, das andre leiste. –

Wie wäre es aber, wenn alle die Symptome von Einer Ursache herrührten, wie fast immer, und eine einzige Drogue vorhanden wäre, die allen diesen Symptomen Gnüge leistete?

„Das wäre was anders. Aber dergleichen zu suchen, ist uns unbequem, wir verschreiben für jede Rücksicht etwas ins Rezept, und damit haben wir der Schule Gnüge geleistet."

Aber auch der Kunst, auch dem kostbaren Menschenleben?

„Niemand kann zweien Herren dienen."

Aber glaubst du denn ernsthaft, daß der Mischmasch das wirken werde, was du jedem Ingredienz zutraust, etwa wie Dingen, die nicht wechselseitig auf einander eingreifen, nicht auf einander Einfluß hätten, oder auf dein Geheiß nicht haben dürften? Fällt es dir nicht ein, daß zwei dynamische Agenzen zusammen nie das wirken können, was beide, einzeln zu verschiednen Zeiten gegeben, thun würden – daß eine Mittelwir- | kung entstehen müsse, die a priori nicht voraus zu XVIII
sehen ist – geschweige denn, wenn mehrere zusammengesetzt sind! Wer sahe es voraus, daß Mohnsaft mit Kaffee eingegeben in den meisten Fällen fast bloß eine starke harntreibende Kraft äußern würde, wer sahe es den beiden Mitteln an? Soll der Mohnsaft etwa immer noch betäuben, wenn ihm Brechwurzel zugesetzt ist? Siehe deinem Willen, deinen atomistischen Grundsätzen wird nicht Gnüge gethan! Die Zusammensetzung dieser dynamischen Kräfte macht Angst und Schweiß.

„Aber der Brechweinstein wird doch um desto eher Erbrechen erregen, wenn ich des schwachen Magens wegen Chinarinde zusetze?

Wenig oder gar nicht, kurzsichtiger Freund!

„Warum hat aber die weiße Nießwurzel so wenig bei diesem Kranken gethan?"

Weil du ein Kamillenklystir zugleich gabst!

„Was für schreckliche Wirkungen soll nicht ein gutes Extrakt von Stechapfel äußern! wie die Schriftsteller sagen. Sie lügen alle! Nur erst neulich gab ich es einem sehr beweglichen Kranken in starker Gabe in einem Tränkchen. Es that nichts, gar nichts."

Etwa mit Oxymel gemischt?

„Getroffen! Aber was schadet das? es war ja nur das Konstituens; nur vier Unzen."

---

4 „Seine Aufgabe [sein Gewicht] sogar gegen den ausdrücklichen Willen der Minerva (Göttin der Wissenschaften und Künste) und der Hygieia (personifizierte Gesundheit)".

Einige Unzen dieser Gewächssäure? Nun so darf's dich nicht wundern. – Sahe
XIX ich dich nicht neulich das | sal tartari mit Gummigutte vermischt verschreiben? warum thatst du das, und was that das Pulver?

„Das erste sollte den Schleim lösen und das zweite die Würmer gewaltig wegpurgiren; es erfolgte aber nicht einmal Ein Stuhlgang, zu meiner Verwunderung."

Zu meiner nicht! Wisse, daß jede zwei, geschweige drei und mehr Substanzen zusammengemischt das nicht äußern, was man von ihnen, einzeln und in verschiednen Zeiten gereicht, erwarten konnte, sondern eine dynamisch abgeänderte Mittelwirkung – du magst nun wollen, oder nicht. Da hilft dir deine schulgerechte Schlachtordnung der Ingredienzen nichts, nichts die ausgetheilte Rolle für die Basis und Bases, für das Adjuvans und die Adjuvantia, für dein Corrigens, für dein Dirigens und Constituens. Die Natur wirkt nach ewigen Gesetzen, ohne dich zu fragen, ob sie dürfe; sie liebt die Einfachheit und wirkt mit Einem Mittel viel, du mit vielen Mitteln wenig. Ahme die Natur nach!

Vielfach zusammengesetzte Rezepte zu verschreiben, wohl mehrere täglich, ist der Gipfel des Parempirismus, ganz einfache Mittel zu geben, und nicht eher ein andres, bis die Wirkung des erstern exspirirt ist – dieß, nur dieß führt den geraden Weg in das innere Heiligthum der Kunst. Wähle!

Y.

Vorerinnerung*

[o.S.] Schwerlich hatte ein denkender Wundarzt jetziger Zeit mehr Gelegenheit Harnröhrverengerungen zu behandeln und mehr Muth sie auszuführen, als Ev. Home. Er stieg, wie man sieht, auf Thatsachen empor zur Vervollkommnung der Kur einer Krankheit, die das Leben vieler Menschen auf eine eigne Art verbittert und oft in Gefahr bringt. Ich glaubte daher meinen Landsleuten einigen Dienst zu leisten
[o.S.] durch Uebersetzung seiner sachreichen kleinen Schrift - | Practical observations on the treatment of strictures in the urethra, by Everard Home. Esq. F. R. S. surgeon to St. George's hospital. – London 1795. F. G. Nicol.

* In: Everard Home's praktische Bemerkungen über die Heilart der Harnröhrverengerungen durch Aetzmittel. Aus dem Englischen übersetzt und mit Anmerkungen. Leipzig 1800, o. S.

Entdeckung eines specifischen, nie trügenden Verwahrungs- und Vorbauungs-Mittels des Scharlachfiebers*

Das *Scharlachfieber* und die damit nahe verwandten *Rötheln* (Scarlatina; 237
Rubeolae, Rosalia, Scharlachfriesel, Root-Hont, auch wol gemeinhin *Kinderfriesel* genannt) ist eine oft nicht weniger mörderische Kinderpest als die Blattern. Es wüthen nicht selten Epidemien desselben, wo jedes dritte Kind ein Raub des Todes wird, ja es ist in gewissem Betrachte oft noch grausamer als die Blattern, die doch oft ein oder mehrere Kinder aus einer Familie, ob sie gleich der Ansteckung ausgesetzt waren, verschonen, die dann entweder erst in einer andern Seuche von den Blattern befallen werden, oder wol gar, *an das Miasma gewöhnt*, zeitlebens davon frey bleiben. Nicht so das Scharlachfieber. Es steckt unter allen Kinderpesten am gewissesten und unausweichlichsten an; fast nie findet man ein Beyspiel, wo ein Kind aus einer Familie unangesteckt bliebe, unter welche das Scharlachfieber gerathen war. Dieß ist eine so allgemein anerkannte, als traurige Wahrheit!

Wenn jedoch in diesen jüngern Tagen ein Geist der Humanität zu etwas mehr als Morgenröthe erfreulich aufdämmerte, wenn er schon die Gemüther der Bessern unter uns bis zum Enthusiasmus erwärmt hat, die Men- | schen mordenden 238
Seuchen aus unserer Mitte zu verbannen, wenn der Weltbürger sich es jetzt zur Schande rechnen würde, die Erstickung jener mörderischen Pesten nicht gewünscht, oder, so viel an ihm ist, nicht befördert zu haben, so hoffe ich meinem Zeitalter ein wohlgefälliges Opfer zu bringen, wenn ich *ein in allen meinen Erfahrungen untrüglich befundenes Verwahrungs- und Vorbauungs-Mittel des pestartigen Scharlachfiebers* bekannt mache, *bey dessen unschädlichem Gebrauche während der ganzen Epidemie keine Ansteckung möglich ist, und welches auch das*, bey Nichtanwendung dieses Mittels, *zufällig entstandene Scharlachfieber in den ersten Stunden der Entstehung gegeben, verscheucht.*

Habe ich mich bisher des Zutrauens meines Zeitalters würdig gemacht, habe ich den Ruf der Rechtschaffenheit und einer nicht gänzlichen Kurzsichtigkeit vor mir, so wird diese meine Versicherung zur Begründung des Versprochenen hinreichen.

Um also dieses mir verliehene Geschenk der Vorsehung der Welt auf eine Art mitzutheilen, wobey ich nicht völlig unentschädigt bliebe (denn durch Nachdenken, nicht durch Zufall bin ich zu dieser unschätzbaren Entdeckung gekommen), werde ich, gegen *Pränumeration* eines Friedrichsd'ors bis zu *Ende der Ostermesse* dieses Jahres, zu diesem Termine eine kleine Abhandlung erscheinen lassen unter dem Titel: *Heilung des Scharlachfiebers nach meinen Beobachtungen und Entdek- | kung eines specifischen Ver-* 239
wahrungs- und Vorbauungs-Mittels desselben.

Die Expedition des R. A. übernimmt die franco eingeschickte Pränumeration und die deutlich geschriebenen Namen der Pränumeranten, welche (ein Select von

* Reichs-Anz. (1800), 1. Bd., Nr. 18, 237–239. – Auch in: Int. Bl. d. Allg. Lit. Ztg. (1800), Nr. 19, 146 – 147 und in: Med. Chir. Ztg. (1800), 1. Bd., Nr. 11, 191–192.

Schätzern der Menschheit!) der Abhandlung vorgesetzt werden, und liefert sie den Pränumeranten aus. Bloß in die Hände der Pränumeranten wird das in dieser Schrift entdeckte Geheimniß ausgeliefert, da über die Zahl derselben kein Exemplar gedruckt wird.

Altona, den 1 Jenner 1800.

Dr. Hahnemann's fernere Erklärung über die Bekanntmachung seines specifischen Mittels gegen Scharlachfieber-Ansteckung*

1389 Die Aufforderungen, mein Mittel gegen Scharlachfieber-Ansteckung möglichst bald bekannt zu machen, werden immer dringender. Man macht mir diese Beschleunigung zur Gewissenssache, weil das Scharlachfieber hier und da heftig wüthe und viele hundert Kinder wegraffe.

Kaum wird aber wol ein billig denkender Mann diesen an sich gerechten Wunsch des Publicums von der Befriedigung meiner Ansprüche trennen und mir die Realisirung jenes zur Pflicht machen wollen, ohne auf Erfüllung der letztern Rücksicht zu nehmen. Es ist allerdings etwas, daß sich schon 40 Pränumeranten eingefunden haben, aber von 300 Pränumeranten, die ich billig erwarten kann, ist jene Zahl doch noch ziemlich entfernt. Man zürne also nicht, wenn ich erkläre: daß ich, ohne mir zu nahe zu treten, mein Buch vor der Hand noch nicht erscheinen lassen kann. So lange ich den Schluß der Pränumeration nicht im Reichs-Anzeiger bekannt mache, bleibt sie offen.

Indessen gibt es für die jetzt leidende Menschheit einen Ausweg, der die Zartheit
1390 meines Gefühls für Menschenwohl rechtferti- | gen wird. Ich habe in der Expedition des Reichs-Anzeigers mein Mittel in kleinen Pulvern deponirt. Jeder nun, welcher daselbst einen Friedrichsd'or auf mein Buch über das Scharlachfieber postfrey pränumerirt,*

* Auf bloße Subscribenten kann keine Rücksicht genommen werden.

erhält neben dem Pränumerationsscheine ein solches Pülverchen unentgeltlich beygefügt, hinreichend, mehrere tausend Personen gegen Scharlachfieber unansteckbar zu machen. Folgendes ist

Der Gebrauch dieses Pulvers.

Man schüttet dieses Pulver in ein Fläschchen zu 240 Tropfen eines gewässerten Weingeistes (aus einem Theile rectificirten Weingeist und fünf Theilen Wasser zusammengesetzt) und schüttelt beydes eine Viertelstunde zusammen. Diese etwas trübe Auflösung zeichnet man starke Auflösung. Hiervon wird ein Tropfen mit 100 Tropfen gewässerten Weingeist durch minutenlanges Schütteln gemischt und mittlere Auflösung gezeichnet, welche aber zum Gebrauche noch viel zu stark ist. Man tröpfelt daher einen Tropfen von dieser mittlern Auflösung, um sie zum

* Reichs-Anz. (1800), 1. Bd., Nr. 108, 1389–1391. – Auch in: Med. Chir. Ztg. (1800), 2. Bd., Nr. 42, 286–288.

Einnehmen zuzurichten, zu 100 Tropfen gewässerten Weingeistes, und mischet es durch minutenlanges Schütteln, unter der Aufschrift: Verwahrungsmittel gegen Scharlachfieber.

Hievon wird den noch nicht mit Scharlachfieber Befallenen, in der Absicht, sie gegen das Scharlachfieber unansteckbar zu erhalten, nämlich einem jährigen Kinde
2 | Tropfen (jüngern ein Tropfen) – einem zweyjährigen 3, – einem dreyjährigen 4, 1391
– einem vierjährigen (je nach der Stärke des Körpers) 5 bis 6, – einem fünfjährigen 6 bis 7, – einem sechsjährigen 7 bis 8, – einem siebenjährigen 9 bis 10, – einem achtjährigen 11 bis 13, – einem neunjährigen 14 bis 16 Tropfen und dann bey jedem steigenden Jahre 2 Tropfen mehr (doch vom 20 bis zum 30 Jahre nicht über 40 Tropfen) alle 72 Stunden einmahl eingegeben, so lange die Epidemie währt und noch vier bis fünf Wochen nachher. Sie müssen im Genusse der freyen Luft, der Speisen und Getränke ganz wie Gesunde sich verhalten, und nur jedes Uebermaß (vorzüglich saurer Dinge) vermeiden, so wie den Gebrauch aller andern Arzneyen und alle niederschlagende Leidenschaften. Sie können frey und ungehindert mit Scharlachkranken umgehen, furchtlos und sicher vor Ansteckung.

Wenn das Pulver erst zur Auflösung bereitet ist, verliert die Arzney in verstopften Gläsern nie etwas an ihren Kräften.

Hamburg, den 1 May 1800.

D. Hahnemann's vorläufige Erklärung über die Natur seines Präservativs gegen Scharlachfieber*

Um verschiednen ängstlichen Erkundigungen Gnüge zu thun, erkläre ich, daß diese 3601
Arzney einzig aus dem Safte einer officinellen Pflanze besteht, deren Wirkung etwa fünf Tage dauert und dann auf immer aus dem Körper verschwindet, in der Gabe, die ich vorschrieb, ganz unschädlich.

Für gewisse Körper finde ich jedoch die anfänglichen Gaben etwas zu schwach. Dieser Schwäche wird dadurch abgeholfen, daß man die ersten vier Gaben so einrichtet, daß die zweyte 24 Stunden nach der ersten Gabe, die dritte Gabe 36 Stunden nach der zweyten, die vierte 48 Stunden nach der dritten Gabe gereicht, dann aber bis zum Ende der Kur alle 72 Stunden damit fortgefahren wird.

* Reichs-Anz. (1800), 2. Bd., Nr. 279, 3601.

Pneumlaugensalz, entdeckt von Hrn. D. Samuel Hahnemann*

392 Dies neue, feuerbeständige Laugensalz, wegen seiner Eigenschaft, sich im Glühen bis zum zwanzigfachen Umfange aufzublasen, Alcali Pnëum genannt, schießt in ansehnlich großen, hexaedrischen Prismen an, am Ende mit zwey schiefen Flächen zugeschärft, wovon die eine dreyseitig, die andre fünfseitig bey den vollkommensten Krystallen zu seyn scheint. Sie sind luftbeständig, ohne zu beschlagen, zu zerfallen oder zu zerfließen.

Das gepulverte Pneumlaugensalz löst sich in der Hitze (300° Fahr.) in der Hälfte seines Gewichts Wasser auf, und scheint fast schon in seinem eignen Krystallisationswasser zu zerfließen; bey 65° Fahr. werden 140 Theile in 500 Theilen Wasser aufgelöst. Bey großer Kälte ist es sehr schwerauflöslich; es schlägt sich daher in der Kälte aus seinen Neutralsalzen auf Zusatz der übrigen drey Laugensalze nieder. Im Weingeist ist es unauflösbar.

Sättigt man das aufgelöste Pneumlaugensalz mit den starken Säuren, so entsteht ein geringes Aufbrausen; es ist noch nicht bestimmt, ob das wenige entwickelte Gas Kohlensäure sey. |

393 Das schwefelsaure Neutralsalz ist nicht auflöslich im Weingeiste, und in Wasser etwas schwerauflöslich.

Auflöslicher in Wasser sind die neutralischen Verbindungen mit Salpeter, Kochsalz- und Phosphorsäure, am leichtauflöslichsten die mit Essigsäure. Diese letzten vier Neutralsalze lösen sich in erwärmtem Weingeistalkohol reichlich auf, am reichlichsten die beyden letztern, und schon in kaltem Weingeiste. Das kochsalzsaure Pneum schießt in federichten Krystallen an; das phosphorsaure ist bitter von Geschmacke.

Alle diese Neutralsalze, mit Ausnahme des phosphorsauren, lassen sämmtlich ihre Säure in der Hitze davon gehen, und es bleibt reines Pneumlaugensalz zurück. Zur Zersetzung des Pneumvitriolsalzes wendete ich Rothglühehitze an; ob eine geringere zureicht, weiß ich noch nicht. Das Pneumsalpetersalz darf man nur in seinem Krystallisationswasser über dem Feuer zergehen lassen (bey etwa 300° Fahr.), als sich schon die Salpetersäure in Blasen voll rother Dämpfe zu entwickeln anfängt, und das Salz ist unter starkem Aufblasen schon lange zersetzt, ehe die Hitze bis zum Glühen erhöhet ist. Man sieht das Pneumsalpetersalz auf glühenden Kohlen nicht verpuffen, nicht prasseln, leuchten oder funken; ruhig (unter gleichem Aufblähen wie in verschlossenen Gefaßen, läßt es seine rothen Dämpfe fahren. |

394 Am schwierigsten ist die Verbindung des Pneumlaugensalzes mit Kohlensäure zu bewirken, am besten noch im Kalten, bey Zersetzung konzentrirter Pneumneutralsalzlaugen mit überschüssiger Säure) durch andre, völlig milde Laugensalze. Hier fällt zuerst das reine Pneumlaugensalz krystallinisch zu Boden, zuletzt aber, da die Kohlensäure sich in Uebermenge entwickelt, erscheint das kohlensaure Pneum in Gestalt einer leichten Erde; eine Verbindung, die sich aber schon in der gewöhnlichen Temperatur unsrer Atmosphäre wieder trennte. Nach vier und zwanzigstündigem Umrühren des offnen Glases ist diese scheinbare Erde schon wieder in Pneumlaugensalz verwandelt, und theils körnig zu Boden gefallen, theils an den Wänden angeschossen.

* [Crells] Chem. Ann. (1800), 1. Bd., 5. St., 392–395. – Identisch mit „Pneumlaugensalz entdeckt von Herrn Dr. Samuel Hahnemann in Altona", in: Allg. J. d. Chem. (1800), 5. Bd., 1. H. (H. 25), 35–39.

Die durch Alkalien veränderlichen Pflanzenfarben ändert das Pneumlaugensalz auf ähnliche Art. Es schlägt die Metalle und Erden aus ihren Auflösungen nieder, auch Baryterde, vermuthlich kaustisch, aus der Kochsalzsäure. Die aus Kalkkochsalz von ihm präcipitirte, schnell abgesonderte und noch feuchte Erde löst sich in destillirtem Wasser wieder auf; eine Art Kalkwasser, welches beym Stehen an der Luft obenauf Kalkrahm bildet.

Die Pneumlaugensalzauflösung läßt das damit geriebene versüßte Quecksilber an Farbe ungeändert, fället das Aetzquecksilber karmoinroth, das Quecksilbersalpetersalz schwarz, das Silbersalpetersalz weiß | u.s.w. Den Salmiak zersetzt sie nur 395
in einer Wärme, die über 100° Fahr. geht, indeß wieder, wie oben berührt, selbst der kaustische Salmiakgeist das Pneumlaugensalz aus seinen konzentrirten Neutralsalzlaugen in der Kälte niederschlägt.

Eine gesättigte Pneumlaugensalzauflösung verbindet sich schon in der Kälte mit fetten Oelen, wenn es nur ein Paar Augenblicke damit umgeschüttelt wird, zu einer Seife, die sich in Weingeistalkohol auflöst. Diese Art Seifenspiritus läßt sich ohne Verlust seiner Helligkeit mit destillirtem Wasser verdünnen, wird aber von sogenannten harten Wassern sogleich zersetzt.

So weit meine wenigen Versuche mit dieser neuen wichtigen Substanz, deren Einfluß auf die gesammte Scheidekunst unverkennbar ist.*

* Zu haben in Kommission bey Hrn. Buchhändler Christian Gottlob Hilscher in Leipzig, das Glas, eine Unze enthaltend, für einen wichtigen Friedrichsd'or. Das Geld wird postfrey erwartet. H.

Ihr Nutzen in Künsten und in der praktischen Arzneykunde kann nicht gering seyn.

[Neues merkwürdiges Laugensalz]*

Das vom D. S. Hahnemann neuerlich erfundene (vierte) Laugensalz (Kali 3672
Pnëum) dessen merkwürdige Eigenschaften in Crell's Annalen und Scherer's chemischem Journale beschrieben worden, ist beym Buchhändler Hilscher in Leipzig zu haben, das Unzenglas für einen wichtigen Friedrichsd'or. Geld wird postfrey erwartet.

* Reichs-Anz. (1800), 2. Bd., Nr. 283, 3672. – Autorenschaft Hahnemanns ungewiß. Als Schrift Hahnemanns aufgeführt bei Tischner (1934), 2. Bd., S. 354; Mueller (1952), H. 11/12, 186 und in [] bei Schmidt (1989), S. 20.

Pneum-Alkali. An die Herren Klaproth, Karsten und Hermbstädt*

665 Ich bin nicht fähig, willkührlich zu täuschen, wohl aber, wie andre Menschen, un-
666 willkührlich zu irren; mein Fall ist | der Klaproth's mit seiner Diamantspaterde*

* Hr. Prof. Lenz sagt indeß in der Vorrede S. III. zu seinem quod probe notandum[1]; 1800 herausgegebenen „System der Mineralkörper" (Bamberg und Würzburg bey Göbhard's Wittib): „Die Erden und Steinarten machen den Anfang und unter diesen steht der Demant, weil er aus einer eigenen und von den bekannten, ganz verschiedenen Grunderde besteht, als ein besonderes Geschlecht oben an." S.

und Proust's mit seinem Perlsalze. Ich hatte rohen (vermuthlich chinesischen) Borax (von J. Fr. Nahrmann in Hamburg) vor mir. In eine filtrirte, noch nicht krystallisationsfähige Lauge getröpfeltes Gewächslaugensalz schlug einen häufigen Salzsatz mehlartig nieder. Da nun die Schriftsteller versichern, daß reiner Borax durch Zusatz von Laugensalz unkrystallisirbarer werde, was Wunder, daß ich das niedergefallene Salz für eine neue, besondre Substanz ansehen konnte. Die Reagenzen zeigten auch wirklich abweichende Erscheinungen von denen des gewöhnlichen Borax. Um es aber von allem anhängenden Borax, wie ich wähnte, völlig zu befreyen, sättigte ich es genau mit Essigsäure und vermischte die eingedickte Salzlauge mit gleichen Theilen Weingeist. Nach Absonderung des hier Niedergefallenen, glaubte ich nun den rein laugensalzigen Theil, essigsauer, in Weingeist aufgelöst vor mir zu haben und ich schied ihn, wie ich wähnte, aus dieser Säure, indem ich letztre mit einem der drey Laugensalze sättigte. Das niedergefallene und abgewaschene Salz schien mir genug vom käuflichen Borax abweichende Erscheinungen mit Reagenzen darzubieten, um es nun für ein Laugensalz von besonderer Natur zu halten; (Abweichungen, die aber nur, wie ich jetzt einsehe, in einem etwas
667 abweichenden Verhältnisse der Seda- | tivsäure zum Natrum liegen). Täuschend war es allerdings, daß diese immer wieder erzeugte Art Borax bey allen Niederschlagungen ihr Laugensalz nie gegen das zugesetzte Gewächslaugensalz umtauschte; ein Wink für den Boraxraffinirer[2].

Die Begriffe, die die Scheidekünstler bisher vom Borax hegten, als sey er in einem Zustande von Uebersättigung mit Laugensalz, führten mich hauptsächlich in Irrthum und flößten mir die Idee ein, diesen Ueberschuß auf obige Weise abscheiden zu können, nicht aus raffinirtem Borax, weil dieser nach der Meinung der Schriftsteller durch künstlichen Zusatz des Natrums in seinen käuflichen Zustand gesetzt werde, sondern aus dem rohen, noch nicht durch Menschenhände gegangenen, bey welchem eine Neutralisirung mit Natrum nicht zu befürchten war. Wie hätte auch, wenn der von den Schriftstellern beym Borax allgemein angenommene Ueberschuß freyen Laugensalzes ein wahrer ungesättigter Laugensalzantheil ist, derselbe in meinem rohen Borax Natrum seyn können, da die bis zur völlig (nach der, wie ich jetzt sehe, hier täuschenden Probe mit blauen Pflanzensäften) erfolgten Sättigung zu meinem Salze gesetzten Mineralsäuren in der Hitze völlig wieder davon entwichen? Wie hätte auch Natrum als Ueberschuß in meinem Borax dauernd existiren können in kohlensäurefreyem Zustande?*

---

* Allg. J. d. Chem. (1800), 5. Bd., 5. H. (H. 29), 665–668.
1 „Was man günstig zur Kenntnis nehmen muß."
2 Im Original heißt es „Baroxraffinirer".

* Hr. Prof. Trommsdorf hat auf diesen Umstand schon vor einiger Zeit hingewiesen, aber ihn nicht weiter, wie er versprach, untersucht. S. dessen Journal der Pharmacie. B. 1. St. 2. S. 155–161. S.

Entweder also dieser Ueberschuß ist kein Natrum, oder dieser vermeynte Laugen-
salzüber- | schuß ist kein reeller, ist nur ein von den Scheidekünstlern aller Zeiten **668**
ersonnener. Dieser letztere allgemein eingeführte Irrthum (ein so starker als der meinige) war es, der mich hinwiederum irre führte. Die Sedativsäure hält (wie ich jetzt aus diesem unangenehmen Erfolge sehe) sein Natrum, wenigsten in meinem Borax (vermuthlich auch im raffinirten) wirklich in so vollkommner Neutralisation, und erstreckt seine neutralisirende Kraft selbst auf den uns bisher ungesättigt geschienenen Theil Natrums dergestalt, daß die Kohlensäure und die Mineralsäure in eine nur scheinbare, überhin gehende, nicht in eine reelle dauerhafte Verbindung mit diesem anscheinenden Laugensalzüberschusse treten kann*.

* Ein besonderer Umstand ist es allerdings, daß unter den Bestandtheilen des Borax die Gränze der Sättigung noch nicht genau bemerkt worden ist, oder vielmehr daß die gesättigte Verbindung zur Uebersättigung mit einem der Bestandtheile sich geneigt zeigt. Scheffer bemerkt (chem. Vorles. S. 146), daß wenn man den Borax so weit mit einer Säure sättigt, daß der Violensyrup nicht mehr verändert wird, so wird doch die Lakmustinktur geröthet. Deutet dieses Verhalten nicht überhaupt auf eine ganz neue Affinitätsreihe der chemischen Verbindungen zu dem einzelnen die Verbindung bildenden Stoffe hin, worauf ich auch schon in meinem Grundriß der Chemie S. 48 f. hinweise? S.

So lösen sich alle täuschende Phänomene auf.

Was dafür an Gelde eingegangen seyn mag, habe ich meinem Commissionär aufgetragen, dem Armenfonds zu übergeben, gegen Quittung.

Heilung und Verhütung des Scharlach-Fiebers*

Vorerinnerung.

Hätte ich ein dickes Buch über das Scharlach-Fieber kompilirt, so würde auf dem **[III]**
gewöhnlichen Wege des Buchhandels an Honorar mir wenigstens eben so viel zu Theil geworden seyn, als durch die Pränumerationen auf dieses kleine Büchelchen.
Aber da, nach Callimachus, βιβλίον μέγα, μέγα κακὸν[1] | ist, und bald bey **IV**
Seite gelegt wird, so wäre einer meiner Hauptzwecke: große Aufmerksamkeit auf diesen der Menschheit so wichtigen Gegenstand zu erregen, um die Wahrheit durch vielseitige Ansicht aufs Reine zu bringen – nicht in so hohem Grade zu erreichen gewesen, als auf dem von mir gewählten Wege.

Bisher konnte die Bestätigung meiner Versicherungen unmöglich ins Licht gesetzt werden. Der Belladonna-Saft, den ich den Pränumeranten zutheilen ließ, konnte auf den weiten Wegen und durch die Zeit an Kraft verloren haben. Er kam

* [Gotha] 1801. – Auch in: Stapf (1829), 1. Bd., S. 221–239 sowie in: Dr. Samuel Hahnemann's Heilung und Verhütung des Scharlachfiebers und Purpurfriesels. Hrsg. von Joseph Benedict Buchner, München 1844, ²1851, ³1857, S. 4–29.

1 Kallimachos frgmt. 465 Pfeiffer: „Ein großes (i. S. von ‚umfangreiches') Buch ist ein großes Übel."

hier und da in Hände, die oft weder Geschick, noch guten Willen hatten, seine Auf-
V lösung | gehörig anzuwenden. Die im Buche verzeichneten Cautelen konnten nicht
alle in einer kleinen Gebrauchs-Vorschrift stehen, wo des Misbrauchs wegen auch
nur die kleinste Gabe angezeichnet werden durfte. So wird auch die *tüchtige*
Zusammenmischung der wenigen Tropfen mit einer gehörigen Menge Einneh-
mungs-Flüssigkeit wohl größtentheils unterblieben seyn; ein Umstand, dessen Un-
terlassung diese und jede andere flüssige Arzney viele hundert Mahl unkräftiger
macht, als sie unter gehöriger Mischung mit dem Verdünnungs-Mittel werden
konnte. Man kennt die eilfertige Ungenauigkeit unsrer heutigen jungen Aerzte,
man kennt die Unzuverlässigkeit der Privat-Kranken.

VI Auch *eine sehr rauhe Luft* und überhaupt was man *Verkältung* | nennt
(was ich im Texte anzuführen vergaß) ist eine nicht geringe Verhinderung der Kraft
der Belladonna in Verhütung des Scharlach-Fiebers. Man bewahre die Kinder, ohne
sie gänzlich von freyer Luft auszuschließen, sorgfältig davor, und, wo dieß unter-
lassen ward, verstärke man wenigstens die Gabe des Mittels.

So kann es auch wohl, mir unbewußt, noch andre äußere Umstände geben, welche die Kraft der Belladonna vermindern. Der menschenfreundliche Arzt suche sie auf, und lehre sie vermeiden.

Bloß in Gemäßheit meiner bekannten Grundsätze (des neuen Princips) konnten
VII (um unter vielen nur ein | einziges Beyspiel anzuführen) die Kuhpocken, als eine Aus-
schlags-Krankheit, deren Pusteln nach dem sechsten Tage der Einimpfung mit
schmerzhaften und geschwollenen Achseldrüsen, mit Rücken- und Lendenschmerz,
und Fieber hervorbrechen, und in ihrem Umkreise eine rosenartige Entzündung ha-
ben – das ist, als eine den Blattern sehr ähnliche Krankheit, ein so wichtiges Verhü-
tungs-Mittel der Blattern werden. Und eben so wird eine Arzney, die jene den
Symptomen des Scharlach-Fieber-Ausbruchs so ähnliche Zufälle erregt, wie die Bel-
ladonna thut, eins der besten Verhütungs-Mittel dieser Kinder-Pest seyn müssen. Man
prüfe aber mit Klugheit, Sorgfalt und Unbefangenheit – nicht flüchtig, nicht übereilt,
VIII nicht in der Absicht, den Urheber des | Mittels auf Kosten der Wahrheit herabzusetzen.

Wenn aber seine hülfreiche Vorbauungs-Kraft schon hier und da Widerspruch von vorurtheiligen, misgünstigen, geistarmen und vagen Beobachtern erlitten hat und noch erleiden könnte, so wird es mir erlaubt seyn, an die reifere Untersuchung des hellsichtigen, unleidenschaftlichern Theils des Publicums zu appelliren und der Zeit den gerechten Ausspruch zu überlassen. Glücklich bin ich, wenn ich auch erst nach mehrern Jahren jenes Menschen-Elend durch meine Arbeit gemindert sehe.

* * *

[1] Zu Anfange des Jahres 1799 kamen aus der Gegend von Helmstädt Blattern nach Königslutter, welche langsam umhergiengen und gleichwohl nicht gutartig, sondern klein, warzig und mit beschwerlichen, vorzüglich atonischen Zufällen vergesellschaftet waren. In dem Dorfe, wo sie herkamen, herrschte zugleich das Scharlach-Fieber, und mit ebendemselben untermischt erschienen auch die Blattern in Königslutter. Gegen die Mitte des Jahres verloren sich die Pocken fast ganz und das Scharlach-Fieber fieng an, allein und häufiger aufzutreten. |

2 Geschichte der Scharlach-Epidemie.

Das Scharlach-Fieber verhielt sich auch hier, wie in allen andern Epidemien, als die mittheilbarste und ansteckendste aller Kinder-Pesten. Ward ein einziges Kind damit befallen, so blieb keins der übrigen Geschwister, so wenig als andere Kinder, davon verschont, die den Kranken, oder von ihrem Dunste berührten Sachen, zu nahe kamen*.

* Unter Kindern bis ins funfzehnte Jahr, die sich bey Scharlach-Epidemien der Ansteckung aussetzen, wird wohl kaum das tausendste von dieser Seuche verschont, und wenn sie auch nur von dem spezifischen Halsweh, oder einigen der übrigen vereinten Symptomen befallen werden sollten; vom funfzehnten bis zum zwanzigsten bleibt vielleicht kaum das Fünfhundertste zurück; vom zwanzigsten bis zum dreyßigsten Jahre wird die Ansteckung immer seltner. Aeußerst selten werden Personen über dreyßig Jahre vom vollkommenen Scharlach-Fieber-Ausschlage befallen, und nur in den bösartigsten, tödlichsten Epidemien.

Eltern über drey- | ßig Jahr alt wurden hier und da unter ihren vielen scharlach- 3
kranken Kindern, gewöhnlich in schmutzigen, dumpfen Stuben, statt des allgemeinen Ausschlags von einer sehr schmerzhaften Blatterrose (erysipelas pustularis) des Gesichts, oder von der dem Scharlach-Fieber eignen Bräune – immer aber zugleich mit einigem Fieber dabey – befallen.

In den Hauptsymptomen stimmte dieses Scharlach-Fieber mit der Scarlatina des **Plenciz***

* Opera medico physica Tract. III. Sect. III. Vindob. 1762.

überein. Es kam ebenfalls in einigen Familien gutartig, gewöhnlich aber bösartig vor.

Wo es **gutartig** erschien, blieb es gewöhnlich in der beysammen wohnenden Familie gutartig. Es zeigte sich eine leichte Müdigkeit, eine Art von Zaghaftigkeit, einige Beschwerde beym Schlingen, etwas Fieber, rötheres Gesicht und heißere
Hände. Dann zeigten sich, gewöhnlich schon den ersten Tag, unter einigem | Jücken, 4
die verschiedentlich gestalteten, bald blässern, bald röthern Flecken an dem Halse, auf der Brust, auf den Armen u.s.w., welche nach drey bis vier Tagen schon wieder verschwunden waren, so daß kaum an den Fingern und sonst fast nirgends einige Häutung oder Abschuppung erfolgte. Bloß gegen den Abend legten sie sich kurze Zeit aufs Bett und giengen die übrige Zeit am Tage umher. Der Schlaf war ziemlich ruhig, der Leib gewöhnlich etwas weniger offen als in gesunden Zeiten, der Appetit aber gemeiniglich nicht sehr vermindert.

Ganz anders verhielt es sich mit dem in den meisten Familien **bösartig** herrschenden Scharlach-Fieber. **Es***

* Die von Plenciz nicht beschriebenen Zufälle lasse ich mit gröberer Schrift[2], die mit den seinigen übereinkommenden aber mit gewöhnlicher drucken.

brach am gewöhnlichsten den siebenten Tag nach erhaltener Ansteckung, ohne vorgängiges Uebelbefinden, plötzlich und unvermuthet **hervor**; kaum daß
schreckhafte Träume der letzten Nacht bey ei- | nigen ein Vorspiel machten. Es 5
entstand auf einmahl eine ungewöhnliche **Zaghaftigkeit und Muthlosigkeit, ein Frösteln mit allgemeiner Kälte hauptsächlich im Gesichte, an den Händen und Füßen**, heftiger, **drückender** Kopfschmerz, **vorzüglich in der Stirne über den Augenhöhlen**. Druck in den **Hypochondrien, am meisten in der Gegend des Magens**, in den meisten Fällen **ein sehr unvermuthet hervorstürzendes, gewaltsames**, zwölf bis vier und zwanzig Stunden nach einander wiederkehrendes, **erst Schleim-, dann Galle, dann leeres Wasser-Erbrechen**, hierbey eine immer steigende Mattigkeit und Angst, **mit Zittern. Die Ohr- und Unterkieferdrüsen schwellen an und werden hart und schmerzhaft**, das Schlingen wird sehr beschwerlich, **mit stechenden Schmerzen. Von der zwölf- bis vier und zwanzigstündigen Kälte** geht der Körper in heftige Hitze über, **mit juckendem Brennen vergesellschaftet, doch so, daß Kopf, Hals, Hände** (Vorderarme) **und Füße** (Unterschenkel) **am heißesten und von einer glänzenden Geschwulst aufgetrieben sind, die bis zu Ende der**
Krankheit an- | hält*. 6

2 Diese Passagen sind hier fett wiedergegeben.

* Das in einigen Epidemien von 1800 beobachtete plötzliche Verschwinden der Röthe mit tödlichem Ausgange, ohne merkbare Veranlassung, habe ich nicht gesehen. Vermuthlich beruhte dieß auf einer eignen Complication, von der ich nicht weiß, ob mein bloß für reines Scharlach-Fieber bestimmtes Präservativ auch sie abwenden kann.

(**Fast jede Hitzexacerbation endigt sich mit starkem Schweiße, der bloß den übrigen Körper befällt, nicht aber den Kopf, die Hände, und die Füße**). Auf diesen geschwollenen Theilen, doch zuerst in der Halsgrube, dann auf den Armen und Schenkeln erscheinen etwa den zweyten Tag vielgestaltige, **zinnoberrothe, bey geringer Abkühlung leicht erblassende** Flecken mancherley Größe, kaum über die Fläche der Haut erhaben, **immer mit einem beißend juckenden Brennen verbunden** – die sich beym Steigen der Krankheit zu einer zusammenhängenden, doch blässern Röthe verbreiten. **Der Ausschlags-Ausbruch mindert das Fieber nicht; im Gegentheile, je höher die Röthe, desto heftiger das Fieber.**
7 Indeß steigt der Halsschmerz, das Schlingen | wird sehr schmerzhaft; in den schlimmsten Fällen fast unmöglich. Der innere Mund, die Zunge, der Gaumen ist entzündet, höchst schmerzhaft, wund **und wie über und über exulcerirt**. Die Geschwulst der Drüsen des Halses verschließt, in den schlimmern Fällen, die Kinnbacken fast dicht, und **zwischen den wenig von einander entfernten Zähnen fließt** fast ununterbrochen **ein höchst zäher und sehr stinkender Speichel hervor**, den die ungemein schmerzhafte Zunge kaum hervor zu bringen vermag. **Eben so** ist, in den schlimmern Fällen, **die innere Haut der Nase geschwürig**. In diesem Zeitraume wird die Sprache schwach, unterdrückt, und unverständlich, das Athemhohlen mühsam. Der Geschmack ist faul; die **gewöhnlich seltnen** Stuhlgänge sind aashaft stinkend. Charakteristisch sind **der ziehende Rückenschmerz** und **das schneidende Bauchweh**, welche, nebst dem drückenden Kopfschmerze, in schlimmern Fällen, Tag und Nacht, abwechselnd fortdauern, in den weniger gefährlichen Fällen aber **sich nur**, unter erhöheter Aengstlichkeit und
8 Zaghaftigkeit, **des Abends bey Sonnen-Untergang erneuern**. Im | schlimmsten Falle wechseln **agonisirendes Umherwerfen**, Irrereden, **Stöhnen, Zähneknirschen, Flockensuchen und allgemeine oder partielle Zuckungen** mit schläfriger Betäubung, oder Schlummer bey halb eröffneten Augen und **zurückgelehntem Kopfe**, paroxysmenweise mit einander ab; **indeß der wenig gefärbte Harn und der Stuhlgang unwillkührlich abgeht** und der Kranke zu den Füßen herabsinkt. Das **mürrische** Wehklagen steigt mit jedem Tage höher. **Der mindeste Genuß von speiseähnlichen Dingen erhöhet**, selbst in den weniger schlimmen Krankheitsfällen, **die Angst sichtlich und unmittelbar, mehr als in jeder andern Krankheit**.

Nach dem vierten bis siebenten Tage, wenn der Tod nicht erfolgt, erhebt sich die Haut, oder es erheben sich vielmehr die Hautlöcher der röthesten Stellen, besonders am Halse und den Armen in kleine, dichte, frieselähnliche, zugespitzte Bläschen (der sogenannten Gänsehaut an Gestalt etwas ähnlich), welche anfangs, bey Erblassung der Hautröthe, vorzüglich roth erscheinen, in der Folge aber, oder bey
9 An- | bringung kalter Dinge erblassen, zuletzt ganz weiß werden, aber hohl sind und keine Feuchtigkeit enthalten.

Weder die höhere oder allgemeinere Röthe der Haut, noch die Erscheinung dieser hohlen, frieselartigen Bläschen mildern das Fieber, etwa als ein kritischer Ausschlag: vielmehr sind erstere ein Zeichen der Verstärkung des Fiebers, welches nur unter Verminderung dieser Röthe sich mindern kann.

Das bösartige Scharlach-Fieber dauert sieben bis vierzehn Tage, und eben so lange hält der Ekel vor allen Speisen an. Der zurückkehrende Appetit begehrt zuerst Obst, dann Fleisch, am liebsten Schweinefleisch.

Bey der Wiederkehr der Besserung ist, außer der ungemeinen Magerkeit, eine mehrere Tage, auch wohl Wochen anhaltende, halbgekrümmte Steifigkeit, **eine Art von Contractur** der Glieder, **besonders der Kniee** auffallend, **nebst einem Gefühle von Steifigkeit im Unterleibe.** |

Während des Fiebers erschienen hie und da blutrothe Flecken auf der weißen 10
Augenhaut; andern ward die Hornhaut eines oder beyder Augen völlig verdunkelt; andre (vermuthlich übel Behandelte) blieben blödsinnig.

Zuletzt sondert sich die Oberhaut an den Stellen, wo sich Röthe gezeigt hat, **auch selbst da, wo nur das brennende Jucken ohne nachfolgende Röthe gefühlt worden war**, allmählig ab, an den Händen und Füßen in zusammenhängenden großen Stücken – den Stücken eines zerrissenen Handschuhes ähnlich – an den übrigen Theilen aber nur in breitern oder kleinern Schuppen. Auch die Nägel der Hände und Füße sonderten sich in dem Einen Falle ab. Das Ausfallen der Haare begann erst mehrere Wochen und Monate lang nach dem Fieber; in einem Falle bis zur glatten Kahlköpfigkeit.

Sonst zeichnete sich unter den Nachwehen noch aus: langwierige Schwäche, ein sehr unangenehmes Gefühl des Rückens wie vom Einschlafen (narcosis), drückende Kopfschmerzen, | ein bloß beym Zurücklehnen des Körpers bemerkbarer, zu- 11
sammenschnürender Schmerz des Unterleibes, innere Ohrgeschwüre, geschwürige innere Nasenhaut, schwärende Mundwinkel, andre um sich greifende Schwären im Gesichte und an andern Theilen des Körpers, und überhaupt eine große Geneigtheit der ganzen Haut zu Verschwärungen (sogenannte **unheilsame Haut**). Hiernächst eine große Voreiligkeit in Reden und Handlungen, abwechselnder Schlummer am Tage, Aufschreyen im Schlafe, Abendschauder, Aufgedunsenheit des erdfahlen*

* Gelbsüchtige Zufälle, wie man in einigen Epidemien des Jahres 1800 beobachtete, habe weder ich noch Plenciz bemerkt.

Gesichts, Geschwulst der Hände, der Füße und Lenden u.s.w.

Heilung des Scharlach-Fiebers.

Man kann die für diese Krankheit ersonnenen unzählbaren Arzneyen und Heilmethoden (vom Aderlassen und den Blutigeln an bis zur China, von den Gurgelwassern
und Klystiren | bis zum Blasenpflaster, von den krampfstillenden, ableitenden, fäul- 12
nißwidrigen bis zu den kühlenden, auflösenden, abführenden, einwickelnden, anfeuchtenden, auch wohl alexiterischen, incitirenden und antisthenischen und, Gott weiß, welchen andern kunstreichen Verfahrungsarten) zur Befriedigung der tausend erträumten Indicationen, in den Schriftstellern selbst nachlesen. – Hier sieht man oft das **non plus ultra** der crassesten Empirie: **für jedes einzelne Symptom ein eigenes Mittel** in den bunt gemischten, gehäuften Arzneyformeln – dem nüchternen Beobachter ein Anblick voll Wehmuth und Indignation!

Ich, meines Theils, fand, wenn ich zu der schon völlig ausgebildeten Krankheit gerufen ward, (wo an Vorbauung oder an Unterdrückung ihrer Anfänge nicht mehr zu denken war) zwey verschiedne, zuweilen schnell mit einander abwechselnde **Körper-Zustände** zu bekämpfen, jeden aus einem Convolute von Symptomen zusammen gesetzt.

Den einen: die brennende Hitze, die schläfrige Betäubung, das agonisirende Um-
herwer- | fen mit Erbrechen, Durchlauf, auch wohl Convulsionen begleitet, stillte 13
binnen sehr kurzer Zeit (höchstens in einer Stunde) eine sehr kleine Menge Mohnsaft, entweder **äußerlich** ein Stückchen Papier (je nach der Größe des Kindes von einem halben bis ganzen Zoll in der Länge und Breite) mit starker Mohnsaft-Tinktur befeuchtet, und bis es getrocknet ist*,

* Bey kleinen und andern Kindern, welche nicht so lange still liegen wollen, hält man mit den Fingerspitzen das Papier so lange auf, bis es getrocknet ist (welches etwa eine Minute Zeit braucht) und wirft das Papier dann weg, damit sie es nicht verschlucken.

auf der Herzgrube liegen gelassen, – oder, wenn das Erbrechen fehlte, **innerlich** eine sehr kleine Menge Mohnsaft-Auflösung eingegeben.

Zum Auflegen bediente ich mich einer Tinktur aus einem Theile fein gepülverten rohen Mohnsaftes in zwanzig Theilen dünnen Weingeistes binnen einer Woche an einem kühlen Orte aufgelöst unter je zuweiligem Schütteln. Zum innern
14 Gebrauche ließ ich Einen Tropfen dieser Tinktur mit 500 Tropfen eines | stark gewässerten Weingeistes innig mischen, und von dieser Mischung Einen Tropfen mit 500 Tropfen eines ebenfalls stark gewässerten Weingeistes sorgfältig unter einander schütteln. Von dieser verdünnten Mohnsaft-Tinktur (welche in jedem Tropfen ein Fünfmilliontel eines Grans Mohnsaft enthält) war Ein Tropfen für ein etwa vierjähriges*,

* Jüngern Kindern mischte ich einen solchen Tropfen mit zehn Theelöffeln Wasser und gab ihnen, nach Beschaffenheit ihres Alters, einen, zwey und mehrere Theelöffel voll davon.

und zwey Tropfen für ein zehnjähriges Kind zur Tilgung jenes Zustandes zum innern Gebrauche überflüssig zureichend: – Gaben, die man unter 4 bis 8 Stunden nicht nöthig haben wird, zu wiederholen, zu Zeiten nur alle 24 Stunden, zuweilen auch nur ein Paar mahl während des ganzen Fiebers, nach Maßgabe des öftern oder seltnern Zusammenflusses jener Symptome.

Auch wo beym Fortgange der Krankheit dieselben Symptome, doch unter Ge-
15 genwart der Hartleibigkeit, erschienen, verfehlte der | Mohnsaft, so aufgelegt, oder in solchen*

* In welcher kleinen Gabe die auf das ganze System der belebten Theile wirkenden Arzneymittel, wenn sie am rechten Orte sind, ihren Zweck erreichen, ist unglaublich, wenigstens denen meiner Kunstgenossen unglaublich, die durch Halbgran-Gaben Mohnsaft säugende Kinder behandeln zu müssen glauben, und den oft schnellen Vergiftungstod auf eine Menge andrer Ursachen zu schieben, Fertigkeit genug besitzen. Die innerlich zu gebenden Tropfen müssen mit einem bis vier Eßlöffeln Getränke (Wasser oder Bier) stark unter einander gerührt werden, gleich vor dem Einnehmen.

innerlichen Gaben gereicht, seines Zweckes nie. Der nicht schnell überhingehende Erfolg erschien höchstens in einer Stunde, auch wohl binnen einer Viertelstunde, eben so geschwind bey der äußerlichen Auflegung, als beym innern Gebrauche.

Größere Gaben als obige bringen Phantasiren, Schluchsen, unzubefriedigende Verdrießlichkeit, Weinen u.s.w. zuwege – ein Convolut von künstlichen Sympto-
16 men, die, wenn | sie nicht stark sind, nach einigen Stunden von selbst verschwinden, oder durch Riechen an Kampfer-Auflösung noch geschwinder vergehen.

Der **zweyte**, im Verlaufe dieses Fiebers herrschende Krankheitszustand: das gegen Abend steigende Fieber, die Schlaflosigkeit, der gänzliche Mangel an Appetit, die Uebelkeiten, die unerträgliche weinerliche Verdrießlichkeit, das Stöhnen, das ist, wo Mohnsaft schadet und schaden muß – dieser Zustand ward binnen wenigen Viertelstunden von der Ipekakuanha hinweggenommen.

Zu dieser Absicht gab ich gleich beym Antritte dieses Zustandes oder während desselben, je nach der Größe des Kindes die Brechwurzel entweder in Substanz zu einem Zehntel bis zu einem halben Grane in feinem Pulver, oder die aus Einem Theile des Pulvers mit zwanzig Theilen Weingeist durch siebentägige Digestion im Kalten bereitete Tinktur, wovon Ein Tropfen mit 100 Tropfen verdünnten Weingeist gemischt und hiervon dem kleinsten Kinde Ein Tropfen, dem größten aber zehn Tropfen auf die Gabe gereicht ward. |

17 Diese zwey Mittel fand ich so unentbehrlich, als gewöhnlich **völlig zureichend***

* Ich bedurfte auch in den schlimmsten Fällen weder Gurgelwasser, noch Umschläge, noch Blasen- oder Senfpflaster, noch Klystire, noch Aderlassen, noch Blutigel. Wenn den dringenden Fieber-Zufällen in ihrem ganzen Zusammenhange Gnüge geleistet wird, so gab sich das von selbst, was man durch jene einzelnen Veranstaltungen (v e r g e b l i c h) zu erringen sucht. Das spielende und viel geschäftig pedantische opus operatum[3] sollte in diesem erleuchteten Jahrhunderte nie, nie mehr das W e s e n des ernsthaften Arztes ausmachen.

nicht nur zur Abwendung der Todesgefahr, sondern auch zur Verkürzung, Minderung und Erleichterung des Scharlach-Fiebers. Ich getraue mich keine zweckmäßigern zu denken, so schnell und sicher befand ich sie.

Als moralische und physisch-diätetische Hülfsmittel bey Heilung eines schon bestehenden Scharlach-Fiebers kann ich die **Entfernung aller Muthlosigkeit** durch gütliches, tröstendes | Zureden, angenehme kleine Geschenke, vorgespiegelte Hoff- 18
nung baldiger Genesung – und auf der andern Seite die dem Kranken verstattete **freye Wahl aller Arten von Getränken, und der** mehr oder weniger warmen **Bedeckung**, wie ihm beliebt, empfehlen. Das eigne Gefühl des Kranken ist ein weit sichrer Führer, als alle Schulweisheit. Nur von allzu zeitigem oder allzu reichlichem Genusse fester Nahrungsmittel bey der Wiedergenesung hat man sie gütlich zurück zu halten.

Verwahrung gegen Scharlach-Fieber.

I. Unansteckbarmachung.

Indessen bleibt bey der treffendsten und sichersten arzneylichen Behandlung des schon ausgebrochnen bösartigen Scharlach-Fiebers die Gefahr des Todes, des schmählichsten Todes, so wie die Summe der zahllosen Leiden der Kranken nicht selten immer noch so groß, daß ein Freund des Menschengeschlechtes wünschen muß, es möchte ein Mittel erfunden werden können, wodurch die Gesunden gegen diese mör- | derische Kinderpest verwahrt und in Sicherheit gestellt würden, be- 19
sonders da das Gift so unglaublich mittheilbar ist, daß es selbst zu den sorgfältigst gehüteten Kindern der Großen der Erde unaufhaltsam dringt. Wer leugnet, daß die völlige Verhütung der Ansteckung von dieser verwüstenden Seuche, und ein Mittel, welches diesen göttlichen Zweck zuverlässig erreicht, unendliche Vorzüge vor allen, auch den unvergleichlichsten Curarten behaupten würde?

Dieses Mittel, Gesunde gegen das Miasm des Scharlach-Fiebers unansteckbar zu erhalten, war ich so glücklich zu erfinden. **Ich fand zugleich, daß eben dieses Mittel in den Stunden der ersten Ausbruchssymptome gegeben, das Fieber sogar noch in der Geburt erstickt** und auch **die meisten Nachwehen** von dem natürlich abgelaufenen Scharlach-Fieber (die zuweilen schlimmer als letzteres selbst sind) wirksamer hebet, als die andern bekannten Mittel.

Ich will erzählen, auf welchem Wege ich zur Entdeckung dieses spezifischen Verwahrungsmittels gelangt bin. |

Eine Mutter vieler Kinder hatte zu Anfange des Julius 1799, während das 20
Scharlach-Fieber am herrschendsten und tödlichsten war, sich eine neue Bettdecke von einer Nähefrau verfertigen lassen, welche (ohne Vorwissen ersterer) einen eben vom Scharlach-Fieber genesenden Knaben in ihrer engen Stube hatte. Erstere empfängt und besieht sie, und riecht sie an, ob etwa ein übler Geruch darin das Aufhängen in freyer Luft nöthig mache, legt sie aber, da sie nichts be-

3 „Ein bereits vollbrachtes Werk".

merkt, neben sich auf das Kissen eines Sopha, worauf sie nach einigen Stunden Nachmittagsruhe hielt. – Ihr unbewußt hatte sie auf diesem einzigen Wege (denn die Familie hatte sonst keine, weder nahe noch entfernte Verbindung mit Scharlach-Fieberkranken) dieses Miasm eingesogen. – Eine Woche darauf erkrankt sie plötzlich an einer schlimmen Bräune, mit den charakteristischen stechenden Schmerzen im Halse, welche erst nach viertägigen drohenden Symptomen bezwungen werden konnte.

Wahrscheinlichst von ihrer kranken Ausdünstung, oder auch durch den Dunst
21 aus der Bett- | decke angesteckt, ward ihre zehnjährige Tochter nach einigen Tagen Abends mit starkem Drücken im Unterleibe, mit beißendem Jucken am Leibe und am Kopfe, mit Frost am Kopfe und an Armen, und mit lähmiger Steifigkeit der Gelenke befallen. Sie schlief die Nacht sehr unruhig mit fürchterlichen Träumen und Schweiß über den Leib, den Kopf ausgenommen. Ich fand sie früh mit drückendem Kopfschmerze, Dunkelheit vor den Augen, schleimiger Zunge, einigem Speichelflusse, hart geschwollenen, bey der Berührung schmerzenden Unterkieferdrüsen, stechenden Schmerzen im Halse beym Niederschlingen und auch außerdem. Sie war ganz ohne Durst, hatte einen geschwinden kleinen Puls, kurzen ängstlichen Athem, war zwar sehr blaß, aber schon etwas heiß anzufühlen und klagte gleichwohl über Frost im Gesichte und am Haarkopfe; sie saß etwas vorwärts gekrümmt, die Stiche im Unterleibe zu vermeiden, die sie beym Ausstrecken und Zurückbeugen des Rumpfes am empfindlichsten fühlte – klagte über eine lähmige Steifigkeit der Glieder mit der Miene der niedergeschlagensten Zaghaftigkeit, und vermied alles Reden, „es wäre," sagte sie, „als wenn sie nur heimlich reden könne." | Ihr
22 Blick war matt und doch stier, mit übermäßig geöffneten Augenliedern, ihr Gesicht blaß, eingefallen.

Ich wußte nur gar zu gut, daß die lieben allgemeinen Mittel, wie in vielen andern Fällen, so auch im Scharlach-Fieber im günstigsten Falle alles ungeändert lassen, und beschloß daher, bey diesem eben zum Ausbruche eilenden Scharlach-Fieber nicht, wie gewöhnlich, nach einzelnen Symptomen zu verfahren, sondern wo möglich (nach meinem neuen, synthetischen Principe) ein Heilmittel aufzusuchen, dessen besondere Wirkungsart schon für sich die meisten krankhaften Symptome im gesunden Körper zu erregen geeignet wäre, die ich bey dieser Krankheit **vereinigt** antraf. Ich fand in meinem Gedächtnisse und meiner schriftlichen Sammlung der eigenthümlichen Wirkungen einiger Arzneydroguen kein Mittel, welches so viele der hier anwesenden Symptome nachzuahmen und schon für sich zu erregen im Stande sey, als die **Belladonna**.

Sie allein konnte den meisten Indicationen dieser Krankheit gnügen, da sie
23 selbst, in der | ersten Wirkung, stille, niedergeschlagene Zaghaftigkeit, matten, stieren (klotzenden) Blick, mit übermäßig aufgesperrten Augenliedern, Verdunkelung der Augen, Kälte und Blässe des Gesichts, Mangel an Durst, höchst kleinen, geschwinden Puls, lähmige Unbeweglichkeit der Gliedmaßen, verhindertes Schlingen mit stechenden Schmerzen in der Parotis, drückenden Kopfschmerz, zusammenschnürende Leibschmerzen, die bey einer andern als gekrümmten Stellung des Körpers unleidlich werden, Frost und Hitze einzelner Theile mit Ausschluß andrer, z. B. allein des Kopfes, der Arme u.s.w. auch bey gesunden Personen nach meinen Beobachtungen zu erregen pflegt. War dann (so dachte ich) wirklich das Scharlach-Fieber im Anzuge, wie ich als das wahrscheinlichste annehmen mußte, so konnten auch die dieser Pflanze eignen spätern Wirkungen, – ihre Kraft, Synochus mit rothlaufartigen Hautflecken, Schlaftrunkenheit, geschwollenes, heißes Gesicht u.s.w. zu erregen – nicht anders als den Symptomen der völligen Scharlach-Krankheit äußerst angemessen seyn. |

Ich gab also diesem zehnjährigen, schon mit den ersten Symptomen des Scharlach-Fiebers behafteten Mädchen eine (nach meinen nachgängigen Erfahrungen etwas zu groß scheinende) Gabe von dieser Pflanze (1/432000 eines Grans Dicksaft*.) 24

* Eine, wenigstens zu vorbauender Absicht gegeben, allzugroße Gabe für dieses Alter, vermuthlich aber gerade passend für die schon so weit vorgeschrittenen Symptome des Scharlach-Fiebers, welches ich indeß nicht mit völliger Bestimmtheit weiß. Ich kann daher auch nicht zur unbedingten Nachahmung dieses Falles rathen, doch auch, da das Scharlach-Fieber ein unendlich größeres Uebel als einige verdrüßliche Zufälle von etwas starken Gaben Belladonna ist, nicht abrathen.

Sie blieb den ganzen Tag still sitzen, ohne sich zu legen; ihre Hitze war wenig merklicher; sie trank nur wenig, keiner ihrer übrigen Zufälle mehrte sich diesen Tag, es kamen keine neuen hinzu. Sie schlief ziemlich ruhig die Nacht, und den Morgen darauf, 20 Stunden nach dem Einnehmen, waren ohne Krisis die meisten Zufälle verschwunden, nur das Halsweh hielt, jedoch mit minderer Stärke, | bis 25
zum Abend an, wo auch dieses vergieng. Den folgenden Tag war sie munter, aß und spielte wieder und konnte nichts klagen. Ich gab ihr nun wieder eine Gabe, und sie blieb gesund, völlig gesund – während schon zwey andre Kinder der Familie indeß am bösartigen Scharlach-Fieber, ohne mein Vorwissen, erkrankt waren, denen ich nun nur meine allgemeine, oben beschriebene Hülfe leisten konnte; meiner Genesenen gab ich eine kleinere Gabe Belladonna fort alle drey, vier Tage; sie blieb gesund.

Die übrigen fünf Geschwister wünschte ich nun sehnlichst, wo möglich gänzlich frey vor Ansteckung bewahren zu können. Entfernung war unmöglich und zu spät.

Ich schloß: ein Mittel, was den Anfang einer Krankheit schleunig heben kann, muß ihr bestes Vorbauungsmittel seyn, und in der Richtigkeit dieses Schlusses bestärkte mich folgender Vorfall. Einige Wochen vorher hatten drey Kinder einer andern Familie an einem sehr schlimmen Scharlach-Fieber danieder gelegen; | nur 26
die älteste Tochter, welche bis dahin für ein andres äußeres Uebel an den Gelenken ihrer Finger Belladonna innerlich gebraucht hatte, nur diese wollte zu meiner Verwunderung an dem Fieber nicht erkranken, ungeachtet sie bey andern im Volke umhergehenden Uebeln immer die erste war, die etwas davon auffing.

Dieser Vorfall bestätigte meine Idee bis zur Evidenz. Ich säumte nun nicht, den übrigen fünf Kindern jener zahlreichen Familie dieses göttliche Mittel zur Verwahrung in sehr kleiner Gabe zu reichen und dieß, da die auffallende Wirkung dieser Pflanze nicht über drey volle Tage anhält, alle 72 Stunden zu wiederhohlen, und sie blieben sämmtlich in der ganzen Epidemie und unter den giftigsten Scharlach-Gerüchen ihrer noch kranken Geschwister gesund und ohne die mindesten Zufälle.

Indeß ward ich zu einer andern Familie gerufen, wo der älteste Sohn am Scharlach-Fieber erkrankt war. Ich fand ihn aber schon in voller Hitze und dem Ausschlage an der Brust und den Armen. Er lag schwer danieder und | es war also nicht 27
mehr Zeit, ihm das spezifische Verwahrungsmittel zu geben. Aber die übrigen drey Kinder wollte ich von dieser bösartigen Krankheit frey erhalten, ein dreyvierteljähriges, ein zweyjähriges und ein vierjähriges. Die Eltern folgten, gaben jedem die nöthige Menge Belladona, alle drey Tage und hatten das Vergnügen, diese drey Kinder frey von der pestilentialischen Krankheit, frey von allen ihren Zufällen zu erhalten, ob sie gleich mit ihrem kranken Bruder frey umgiengen.

Und so fielen mir noch eine Menge Gelegenheiten in die Hände, wo dieses spezifische Verwahrungsmittel nie fehl schlug.

Dieses die Ansteckung vom Scharlach-Fieber verhütende Arzneymittel zu bereiten, nimmt man eine Handvoll frischer Blätter der **wildwachsenden***

* Ich habe mich zu meinen Erfahrungen bloß der wildwachsenden Belladonna von ihrem natürlichen Standorte bedient, zweifle aber nicht, daß auch die künstlich gezogene gleiche Kräfte äu-

ßern werde, wenn man zu ihrer Cultur einen Standort wählt, der in Rücksicht auf Boden und Lage dem natürlichen möglichst nahe kömmt: s. Hahnemanns Apothekerlexikon im Art. Belladonnschlafbeere.

28 **Belladonna** (Atropa Bella- | donna, L.) zu der Zeit, wo die Blumen noch nicht aufgebrochen sind, quetscht sie im Mörsel zum Brey und drückt den Saft durch Leinwand, den man sogleich (ohne vorgängige Reinigung) kaum messerrückenhoch auf flache porzellänene Schalen gießt und in trockne Zugluft stellt, wo er binnen wenigen Stunden abgedunstet seyn wird. Man rührt ihn um, und breitet ihn wieder mit dem Spatel aus, damit er gleichförmig erhärte bis zur völligen Trockenheit, so daß er sich pülvern lasse. Das Pulver wird in verstopftem und erwärmtem Glase aufgehoben.

Will man sich dessen nun zur Bereitung des Verwahrungsmittels bedienen, so löset man einen Gran dieses Pulvers (von selbst verdunsteten, wohl aufbewahrten
29 Belladonna-Saftes) mittelst Reiben in einem kleinen Mörsel | in 100 Tropfen gemeinem, destillirtem Wasser auf, schüttet die trübe Auflösung in ein Unzenglas und spühlt den Mörsel und die Keule noch mit 300 Tropfen gewässerten (das ist, aus fünf Theilen Wasser und Einem Theile rektifizirten Weingeistes gemischten) Weingeistes nach, welches man zu der Auflösung schüttet und beydes durch fleißiges Schütteln wohl vereinigt. Man signirt das Glas **starke Belladonna-Auflösung**. Von dieser wird Ein Tropfen mit 300 Tropfen gewässerten Weingeistes durch minutenlanges Schütteln innig vereinigt und **mittle Belladonna-Auflösung** bezeichnet. Von dieser zweyten Mischung (mittlerer Belladonna-Auflösung) wird nun Ein Tropfen mit 200 Tropfen des gewässerten Weingeistes durch minutenlanges Schütteln vereinigt und **schwache Belladonna-Auflösung** bezeichnet, als die nun zu unserer Absicht fertige Vorbauungsarzney des Scharlach-Fiebers, welche in jedem Tropfen 1/24000000 ein vier und zwanzig Milliontel Eines Grans getrockneten Belladonna-Saftes enthält.

Von dieser schwachen Belladonna-Auflösung giebt man den noch nicht vom
30 Scharlach-Fieber | Befallenen, in der Absicht, **sie gegen das Scharlach-Fieber unansteckbar zu erhalten**, einem jährigen Kinde 2 Tropfen (jüngern Einen Tropfen) – einem zweyjährigen 3, – einem dreyjährigen 4, – einem vierjährigen (je nach der stärkern Constitution) 5 bis 6 – einem fünfjährigen 6 bis 7, – einem sechsjährigen 7 bis 8, – einem siebenjährigen 9 bis 10, – einem achtjährigen 11 bis 13, – einem neunjährigen 14 bis 16 Tropfen, und dann bey jedem steigenden Jahre bis ins zwanzigste zwey Tropfen mehr (vom zwanzigsten bis dreyßigsten Jahre nicht über 40 Tropfen) **alle 72 Stunden einmahl**, (eine Minute hindurch in irgend ein Getränk stark mit dem Theelöffel eingerührt) so lange die Epidemie währt und noch vier (bis fünf) Wochen nachher*.

* Ich habe einige Wahrscheinlichkeit vor mir, daß ein ähnlicher Gebrauch der Belladonna auch die Masern verhüten werde.

Sollte die Epidemie sehr heftig seyn, so thut man sichrer, wenn die Kinder es
31 vertragen, die zweyte Gabe 24 Stunden nach der | ersten, die dritte Gabe 36 Stunden nach der zweyten, die vierte 48 Stunden nach der dritten folgen zu lassen, und dann erst die folgenden Gaben alle 72 Stunden bis zu Ende zu geben, damit der Körper nicht anfänglich gleich vom Miasm übereilt werde.

Dieser Arzneygebrauch stört die Gesundheit der Kinder nicht. Sie können und müssen dabey die Lebensart der Gesunden befolgen, und bey ihrem gewöhnlichen Getränke, ihrer Kost und dem gewohnten Genusse der freyen Luft und Bewegung bleiben, nur in Allem die Uebermaße vermeiden.

Bloß den Genuß der allzuvielen Gewächssäure, der sauern Früchte, des Essigs, u.s.w. muß ich untersagen. Die Wirkung der Belladonna wird dadurch ungeheuer verstärkt, wie mich meine Erfahrungen (den Behauptungen der Alten entgegen) gelehrt haben.

Sollte ja ein solcher Fall von widrigen und allzuheftigen Wirkungen des Belladonna-Gebrauchs (aus dieser oder ähnlichen Ursachen) | vorkommen, so wende man 32
ihr eignes (nach meinen Erfahrungen spezifisches) Gegenmittel, **den Mohnsaft** äußerlich oder innerlich in Gaben an, dergleichen ich oben bey Heilung des natürlich verlaufenden Scharlach-Fiebers angegeben habe, äußerlich oder innerlich.

Indessen giebt es auch Fälle, wo man obige Belladonna-Gaben öfterer als alle 72 Stunden zu reichen genöthigt ist. Ein schwächliches, dreyjähriges Mädchen, welches neben ihrer scharlachkranken Schwester die Belladonna zur Verwahrung in obiger Gabe mit Erfolg brauchte, quetschte sich ihre Hand eines Tages sehr heftig zwischen der Stubenthüre und gerieth dadurch in eine für die Ansteckung so offene Gemüths- und Körperstimmung, daß sie, ungeachtet sie Tags vorher ihr Verwahrungsmittel genommen, in wenigen Stunden alle Zeichen des herannahenden Scharlach-Fiebers bekam; aber zwey sogleich gegebne Tropfen der schwachen Belladonna-Auflösung befreyten sie eben so schnell von diesen Symptomen und allen weitern Folgen. Sie blieb dann auch immerdar bey dem (ferner nur, wie ehedem) dreytäglichen | Gebrauche gänzlich frey vom Scharlach-Fieber und gesund. 33

Man wird also wohl thun, bey so schnell erregten **heftigen Geistes-Niederschlagungen** mitunter, wo nöthig, auch eine oder ein Paar Extragaben zu reichen. So wird man auch wohl Kinder antreffen, welche von Natur eine so zaghafte bängliche Gemüthsstimmung besitzen, daß bey ihnen zur Verwahrung gegen Scharlach-Fieber die oben für ihr Alter angezeigte Gabe nicht zureicht; es sey dem Arzte anheim gestellt, sie dann etwas zu erhöhen, und die Tropfen unter etwas mehr Flüssigkeit als gewöhnlich und eine Minute länger darunter zu rühren. Ueberhaupt ist es kaum glaublich, wie viel diese und jede andre Arzney an ihrer Kraft verliert (auch wohl ganz unzureichend zur Verhütung des Scharlach-Fiebers wird) wenn man sie bloß, und unvermischt aus dem Löffel lecken läßt, sie nur auf Zucker giebt, oder, wenn man sie ja in eine Flüssigkeit tröpfelt, sie doch nicht tüchtig damit umrührt; durch Umrühren, durch **starkes**, anhaltendes Umrühren gewinnt erst eine flüssige Arzney die größte Menge Be- | rührungspunkte für die lebende Faser, wird nur dadurch 34
erst recht kräftig. Man lasse aber die angerührte Gabe nicht etwa mehrere Stunden stehen, ehe man sie eingiebt. Wasser, Bier, Milch und alle solche Einnehmungsflüssigkeiten erleiden beym Stehen einige Zersetzung und schwächen dadurch die vegetabilischen, ihnen beygemischten Arzneymittel, oder vernichten sie wol ganz.

Zudem will ich warnen, die Arzneyflasche nach jedesmahligem Gebrauche einzuschließen. Ich sahe ein vierjähriges Mädchen ein Arzneyglas mit Branntwein anfüllen, aus dem sie, wie sie mir gestand, vorher die Arzney (welche ebenfalls weingeistig und farbelos war) rein ausgetrunken hatte. Sie war auf den Tisch gestiegen, hatte das Glas von einem hohen Absatze an de Wand herunter gelangt, und wollte es eben mit einer, wie sie glaubte, ähnlichen Flüssigkeit wieder anfüllen, damit es die Eltern nicht merken sollten, als ich eben zur Stube hereintrat. |

II. Unterdrückung des Scharlach-Fiebers in seinen ersten Keimen. 35

Obgleich ein Arzt selten so glücklich seyn wird, diese Erstickung unsers Fiebers in der Geburt durch Belladonna in Ausführung zu bringen, weil man ihn nicht gleich anfänglich zu rufen pflegt, wo das Miasm erst den einseitigen Angriff wagt, und wo unruhige Träume, lähmige Steifigkeit in den Gliedern, drückender Kopfschmerz, Frost über die einzelnen Gliedmaßen und über den Kopf fast noch die einzigen Symptome der noch schüchternen Reaction des Körpers sind, so ist es doch als Factum richtig und nach meinen nicht wenigen Erfahrungen über allen Zweifel erhoben, daß sie auch dann noch das herannahende Fieber binnen 24 oder 48 Stun-

den mit allen seinen begleitenden Symptomen auslöscht und die vorige Gesundheit ohne die mindeste üble Folge wiederbringt. Ich verfuhr in dieser Absicht am besten, wenn ich in diesem Falle eine Hälfte von der oben zur Verhütung angezeigten Gaben alle drey Stunden reichte, bis alle Zufälle verschwunden waren, und dann, nur
36 alle 72 | Stunden, mit einer ganzen Gabe fortfuhr, um die fernere Verhütung der Ansteckung zu bewirken.

Zwar habe ich auch noch dann, wenn schon stechender Schmerz und Geschwulst der Halsdrüsen und schon vermehrtere äußere Wärme*,

* Doch ohne erhöhete Röthe.

das ist, eine um einen Grad beträchlichere Reaction der Natur gegen das Miasm erschienen war, meine Absicht durch ähnliche Gaben und Einnehmezeiten **immer** erreicht, aber ich kann dieses Unternehmen doch nicht jedem Arzte rathen, wenn er sich nicht unter die genauen Beobachter zu rechnen befugt ist, weil, wenn er Symptome des höhern Stadiums dabey übersehen hätte, es immer zweifelhafter würde, ob, auch hier noch, durch Zutritt eines neuen großen Agens das gestiegene Uebel unterdrückt und ausgelöscht oder nur ein tumultuarischer Aufruhr im kranken Systeme, ohne guten Erfolg, erregt werden könne.

Am wenigsten wahrscheinlich aber ist es, die Absicht mit Belladonna zu errei-
37 chen, und | **gar nicht anzurathen**, wenn man wartet, bis größere Hitze, Gesichtsröthe, großer Durst, Unmöglichkeit das Bett zu verlassen, Erbrechen und zinnoberrother Ausschlag, das ist, das volle Scharlach-Fieber schon zugegen ist. In der Höhe des Fiebers selbst sie anzuwenden, scheint sie nicht geschaffen zu seyn, so wenig als die peruanische Rinde mit Glück und ohne den Körper zu revoltiren, mitten in der Hitze der Wechselfieber-Paroxysmen gegeben werden darf.

Nachwehen.

Hingegen zeigt die Belladonna eine eben so schätzbare als specifische Wirkung in Hebung der Nachwehen vom Scharlach-Fieber – ein Ziel, nach welchem unsere Vorfahren, wie wir wissen, vergeblich strebten. **Die meisten Aerzte sahen bisher die Folgen des Scharlach-Fiebers für wenigstens eben so gefährlich an, und es gab viele Epidemien, wo mehrere an den Nachwehen als am Fieber selbst starben.** |

38 Die Aufgedunsenheit des Gesichts, die Geschwulst der Hände und Füße u.s.w. die Kachexie, das schleichende Abend-Fieber mit Schauder, die Steifigkeit der Gliedmaßen, die Empfindung von Zusammenschnüren des Unterleibes bey Geradrichtung des Rumpfes, das Kribbeln und die Eingeschlafenheit (narcosis) im Rückgrate, die Drüsen-Entzündungen, die innern Ohrgeschwüre, die Verschwärungen im Gesichte, auf der innern Nasenhaut, in den Mundwinkeln, u.s.w. die ungemeine Schwäche des ganzen Körpers, das schlummernde, schläfrige Wesen abwechselnd mit einer großen Voreiligkeit (Uebereilung) im Reden und Handeln, das Aufschreyen im Schlafe, die drückenden Kopfschmerzen, u.s.w. werden durch gleiche Gaben dieses Mittels, als zur Verwahrung (s. oben) hinreichen, oder, je nachdem der Arzt es aus der Wirkung ermißt, durch kleinere oder größere eben so spezifisch als schnell gehoben. Zuweilen hat man bloß nöthig, die Gaben etwas öfterer zu reichen.

Nur in einigen einzelnen Fällen, wo die ursprüngliche Krankheit sehr heftig ge-
39 wesen und | die Hülfe gegen die Nachwehen allzuspät gesucht ward, sahe ich die sogenannte unheilsame Haut, das ist, die Neigung zur Trennung der festen Theile, zur Verschwärung, zuweilen in so hohem Grade, daß die Belladonna nicht mehr an ihrer Stelle war. Hier war, wie in andern ähnlichen Fällen, der an der Luft ohne

Wärme eingedickte Saft des Krautes der **Mettram Kamille** (Matricaria Chamomilla) das vortrefflichste Heilmittel – nämlich Ein Gran desselben erst in 500 Tropfen Wasser aufgelöst und mit 500 Tropfen Weingeist innig gemischt und dann von dieser Auflösung Ein Tropfen mit 800 Tropfen gewässerten Weingeist gemischt – von welcher letzten verdünnten Auflösung einem Kinde von etlichen Jahren Ein Tropfen (1/800000 eines Grans Dicksaft), einem etwa zehnjährigen Kinde zwey Tropfen, u. s. f. alle Tage, stark unter irgend eine Flüssigkeit gerührt eingegeben werden, bis (nach wenigen Tagen) alle Neigung zu Verschwärungen von heiler Haut, wie mans nennt, oder die sogenannte unheilsame (geschwürige) Haut gehoben ist – ein auch
in andern Fällen fürchterliches Uebel für einen Arzt, der dieses hülf- | reiche, aber 40
ungemein heroische Mittel nicht kennt.

Auch der zuweilen nachfolgende erstickende Husten weicht der Kamille oft, besonders wo fliegende Röthe ins Gesicht zu steigen pflegt, nicht ohne gleichzeitiges Frösteln über die Gliedmaßen oder den Rücken.

[Nachricht über Alcali Pneum]*

Herr Hahnemann in Altona hat ein neues Laugensalz Alcali Pneum die | [Unze][1] 146
zu 1 Friedrichsd'or verkauft, welches, nach Klaproths, Karstens und 147
Hermbstädts Untersuchungen, gemeiner Borax ist.

Ansicht der ärztlich kollegialischen Humanität am Anfange des neuen Jahrhunderts**

(Möchten doch Deutschlands Aerzte die Wahrheiten dieses vortrefflichen Aufsat- 413
zes zu Herzen nehmen. **der Redact.**)

Vom niedern Brodneide rede ich hier nicht, wovon nicht selten drückendes Selbstbedürfniß die entschuldigende Ursache ist; vom Amtsneide der Aerzte unter einander will ich ein Paar Worte verlieren, der in Deutschland herrschende Sitte ist (im südlichern mehr als im nördlichen) ein bellum omnium contra omnes[1a], welches dem Gedeihen einer der edelsten und Vollkommenheit bedürftigsten Künste, der Arzneykunde, zum offenbaren Nachtheile gereicht. Da hat nicht sobald ein Amts-

* Berlin. Jb. f. d. Pharm. (1801), 7. Jg., 146–147. – Autorenschaft Hahnemanns ungewiß. Als Schrift Hahnemanns aufgeführt bei Tischner (1934), 2. Bd., S. 354; Mueller (1952), H. 11/12, 186; in [] bei Schmidt (1989), S. 25.

1 Im Original durch das Apothekerzeichen für „Unze" wiedergegeben.

** Reichs-Anz. (1801), 1. Bd., Nr. 32, 413–422. – Auch in: Stapf (1829), 1. Bd., S. 213–220 sowie Bakody (1883), S. 49–50.

1a Ein „Krieg aller gegen alle".

bruder eine Erinnerung zum allgemeinen Besten gemacht, einen vielleicht nützlichen Vorschlag gethan, etwas Ersprießliches erfunden, als sogleich der Amtsneid der Herren Kollegen (wenige Ausnahmen abgerechnet) über ihn herfällt, um durch mündliche oder schriftliche Herabsetzungen, Insinuationen, Sophistereyen, auch wol beleidigende Ausfälle das Neue zu untergraben, und wo möglich zu vertilgen,
414 **bloß weil es nicht von ihnen her- | rührte**. Statt wie in England und Schottland brüderliche Zusammenkünfte, und vom Geiste der Menschenbeglückung geleitete Korporationen von Aerzten und Wundärzten zu sehen, welche arzneyliche Gegenstände zur gemeinschaftlichen Ausbildung und Vervollkommnung übernehmen, ohne Parteylichkeit, ohne eignes Interesse, ohne Rücksprache mit ihrer Eitelkeit – sieht man die deutschen Aerzte völlig getrennt, (unter wenigen Ausnahmen) jeden pro modulo ingenii[2] allein handeln, wol hier und da das Gute Andrer annehmen, aber ganz stillschweigend, ohne durch die geringste Miene zu verrathen, als sey auch an einem Andern etwas Vorzügliches, als habe man diesem oder jenem etwas zu verdanken. Man nutzt die Vorschläge und Erfindungen nicht nur ohne Dank zu verrathen, nein, oft unter hämischen Seitenblicken auf den Urheber – immer wenigstens (selten sind die Ausnahmen!) **ohne öffentlichen Theil an der Beförderung und Vervollkommnung des Vorgeschlagenen und Erfundenen zu nehmen**, am wenigsten, wenn es von einem deutschen Arzte, lieber bey weitem wenn es von einem ausländischen herrührte. Wie sehr diese amtsneidische Egoisterey unsre göttliche, doch nur noch als unentwickelter Keim vor uns liegende Heilkunde am Aufsprießen, am kräftigen Wuchse hindre, kann jeder Laie einsehen. Thäte diese kleinliche Selbstsucht nicht, wahrhaftig Deutschland allein mit seinem sinnigen Talente könnte die große Kunst wiedergebären. |

415 Wie hämisch ist man nicht über **Wichmann's** Entthronung des schweren Zahnens hergefallen, wie unedel ward der für Wahrheit glühende, unneidische Liebling der Asklepiadischen Muse **Hufeland** von jener schamlosen Klique besprützt! Wie ward **Tode**, wie **Sömmerring** behandelt! Sind dieß ausschließlich der freundlichen Menschenbeglückungs-Kunst geweihte, würdige Männer, die so handeln konnten?

Immer trauriger, immer trüber wird die Aussicht für die Vervollkommnung unsrer Kunst im neuen Jahrhundert; ohne freundseelige, kollegialische Humanität wird sie noch ein ganzes Jahrhundert eine Stümperkunst bleiben.

Man werfe mir nicht ein, „daß wenigstens unter den Brownianern jetzt ein esprit de corps[3] aufgelebt sey." Das Losungswort des Sectenanführnamens erwärmt nie zur nüchternen, ruhigen Aufklärung der Wissenschaft, es zündet bloß die explodirende Verketzerungssucht zum verheerenden Vulcane. Nur Wahrheit und Menschenbeglückung sey das Losungswort für ächte Aufklärer der Kunst und ihres brüderlichen, friedlichen, wohlthätigen Bundes, ohne Anhänglichkeit an irgend einen Fahnenträger; wenn nicht Parteylichkeit und Zwietracht das wenige Gute, was wir wissen, noch vollends niedertreten soll. Die ernsthafteste Angelegenheit ist es in diesen verketzerungssüchtigen Zeiten, daß man sich befragt: „bist du paulisch, bist du kephisch oder apollisch" – ? Warum nicht besser: „Bruder! welches ist wol die eigenthümliche Wirkungsart der Chinarinde auf den gesunden Menschen? damit wir sie nur endlich einmahl mit Zuverlässigkeit in Krankheiten anwenden lernen, nachdem wir sie nun schon zu mehrern tausend Zentnern blindlings gemißbraucht, blindlings damit geholfen, blindlings damit geschadet haben, ohne zu wissen was wir thaten." Warum nicht besser: „Lieber! untersuche und beob-

2 „ Nach Maßgabe seines eigenen ‚Genies'" (ironisch).
3 „ Gemeinschaftsgeist".

achte mit mir die ganz verschiednen und zahlreichen Arten der Wechselfieber und laß uns gemeinschaftlich der Welt den Befund vorlegen, welches unter ihnen dasjenige sey, wogegen die China, dasjenige wogegen der Salmiak, dasjenige wogegen die Kamille, dasjenige wogegen die Ignatzbohne, dasjenige wogegen das Kapsikum u.s.w. cae- | teris paribus[4] **allemahl hilft.**" – „Gott bewahre! wer wollte sich eine 416
solche Blöße geben, seinen Kollegen oder wol gar dem Publikum zu gestehen, daß man nicht alles wisse. Der Zirkel um uns darf nicht anders glauben, als daß ich unfehlbar sey, daß der Umfang der Kunst von mir, wie ein Ball in der Hand, umspannt werde, daß die innersten Geheimnisse der Arzneykunde vor meinen allsichtigen Augen hell und klar da liegen, wie die Samenbehältnisse eines zerschnittenen Apfels. Es darf nicht über meine Lippen kommen, daß noch etwas zu entdecken, noch etwas zu verbessern übrig bliebe. Daß aber ein andrer, besonders deutscher Kollege uns noch was lehren oder entdecken könne, darf durchaus nicht laut werden, muß bestmöglichst unterdrückt werden."

In diesem Geiste ist man die letzte Hälfte des vergangenen Jahrhunderts bis zu seinem Ende in Deutschland fortgefahren, die Wohlthäter der Menschheit und mit ihnen das Gute niederzuhalten und zu verdrängen, was ihnen Eifer für Gemeinwohl eingab. So wenig je die theologischen Klopffechtereyen Gefühl für Wahrheit, Sinn für die Bestimmung unsrer Existenz oder ächte Tugend und Gottesverehrung erweckten – so wenig je die belletristischen persönlichen Fehden den Kunstsinn, das ächte ästhetische Gefühl, geläuterten Geschmack und Kunstfertigkeit ausbildeten, – eben so wenig läßt es sich mit fünf Sinnen begreifen, daß die Obtrectationen der Aerzte unter sich etwas anderes als die Herabwürdigung und Verdunkelung der ohnehin schon dunkelsten aller Künste zum Erfolg haben sollten.

Ehrwürdige, mit Gefühl für Menschenwohl ausgestattete und durch Wissenschaften gebildete Nichtärzte! Auch meine für Gemeinbestes angelegte Lebensthätigkeit ward durch diesen Un-Gemeinsinn vieler Aerzte Deutschlands beschränkt, niedergehalten.

So bald ich unter den Aerzten, nicht ohne eine fast zwanzigjährige Vorbereitung, nicht ohne vieljähriges pythagoräisches Stillschweigen auftrat, hie und da etwas zur Verbesserung der Kunst beyzutragen, siehe da war ich aus dem Zirkel der Ruhe heraus und in ein Gewühl von Kunstverwandten gerathen, die (wenige Ausnahmen gibts) nichts unparteyisch | ansehen; man verunglimpfte mich. Und wie leicht ist 417
es, zu verketzern, zu verunglimpfen in einer Kunst, die bis jetzt bloß auf schwankenden Sätzen beruhte, in der man durch Autoritäten, hochgelehrte leere Terminologien, Sophistereyen, zum Allgemeincours gestempelte Schulfloskeln und angebliche Erfahrungen alles rechte link machen konnte, was man nur wollte, vorzüglich wo Verkehrtheit des Herzens, Egoismus und Inhumanität die Hand führt.

Gegründet ist es, daß Wahrheit auch durch die dicksten Nebel des Vorurtheils allmählig hindurch dringt – aber der oft gar zu lang dauernde Kampf der widrigen Elemente gibt doch einen widrigen unermunternden Anblick. So ward ich anfänglich wegen Erfindung des besten antivenerischen Arzneymittels, des auflöslichen Quecksilbers, in einem seiner bellenden Zanksucht wegen berüchtigten Journale auf eine niedrige Weise, und sonst auch hie und da gemißhandelt, aber die gemeinsame Erfahrung Europens wischte nach einigen Jahren den Unglimpf von diesem Arzneymittel ab, und würdigte gehörig eine Erfindung, die ich der Menschheit uneigennützig zum Besten gegeben hatte, um den Tod der Tausende zu sühnen, die durch den Mißbrauch der schwachantivenerischen, ätzenden Quecksilberpräparate,

4 „Alles übrige gleichgesetzt, unter sonst gleichen Umständen".

im eigentlichsten Sinne, aufgelöset worden waren. Anders war es, [als][5] ich nachgehends (um hier die Miskennung andrer nützlichen Wahrheiten zu übergehen) wiederum in jener glimpflosen Zeitschrift gemishandelt ward wegen meines **neuen Princips** – „eines Fingerzeigs, die Krankheiten aus demjenigen Gesichtspuncte ansehn zu lernen, welcher auf das jedesmahlig passende Arzneymittel **fast unzweydeutig** hin-
418 zeigt – ein Fin- | gerzeig, nach der positiven Natur der Arzneymittel die Krankheiten aufzufinden, denen jene Gnüge leisten müssen" – Weil diese Art von System aber so ganz von dem gangbaren abwich, weil es so schlicht, so kunstlos, und von den geheiligten Arabesken der gelehrten Schulsprache (absichtlich) entkleidet war – machte es wenig Eindruck, ward nicht von deutschen Aerzten angebaut, sondern – ad acta gelegt.

Noch jetzt zum Schlusse des verflossenen Jahrhunderts ließ ich meinen Eifer für Menschenrettung mich verleiten, ein Vorbauungsmittel einer der verderblichsten Kinderpesten, **des Scharlachfiebers**, anzukündigen. Es lief kaum der vierte Theil der zu erwartenden Pränumeranten ein. Bey diesem lauen Interesse für eine so wichtige Sache verminderte sich mein Muth und ich machte die Einrichtung, daß die Theilnehmer etwas von der Arzney selbst bekämen*,

* Dieser, zugleich von bangen Eltern aus scharlachepidemischen Gegenden mir abgenöthigte Schritt that der guten Sache nicht wenig Schaden. Ich konnte den Aerzten, da ihnen die Natur der Arzney nicht bekannt war, keine freye Hand lassen, die Gabe nach Umständen zu erhöhen. Es mußten also die **niedrigsten** Gaben vorgeschrieben werden, **die freilich in mehrern Fällen verhältnißmäßig allzu klein und unhinlänglich zur Verhütung des Scharlachfiebers ausfallen mußten.** Wenn ich aber mit dieser, vielleicht allzu bedächtlichen Probeaustheilung auch nur 60 vom Hundert vor dem Scharlachfieber verwahrt und somit nur Zehn im Hundert dem Scharlachtode entrissen habe, so bin ich zufrieden und belohnt, gesetzt auch diese Kleinheit der Gaben entzöge dem Mittel bey Uebelgesinnten den Ruhm der Untrüglichkeit. Einer höhern Vollkommenheit war diese Veranstaltung nicht fähig.

und befriedigt wären, im Fall mein Buch darüber nicht heraus kommen sollte. Diese waren größtentheils Aerzte*,

* Mehrere Privatpersonen ließen es sich kommen; aber die häßlichsten, unverschämt lügenhaften Insinuationen ihrer Hausärzte verhinderten sie daran, ihre Kinder damit zu retten.

welche um sich her Scharlachepidemien hatten. Wenigstens dreyßig derselben, die ich schriftlich gebeten hatte, der Wahrheit das Zeugniß zu geben und den Erfolg (sey welcher er wolle) im R. A. bekannt zu machen, haben **geschwiegen**.

Ein Paar andre, nicht von mir aufgeforderte, D. **Jani** in Gera und D. **Müller** in Plauen haben etwas darüber geschrieben – aber Gott! in welchem Geiste! Behandelt in Deutschland ein Kollege den andern so? Weist man hier eine äußerst wichtige Angelegenheit der Menschen so leichtfertig von der Hand?

Nachdem letzter in Nr. 215 des R. A. 1800 bekannt gemacht, „daß in seiner Epi-
419 demie **kein** Kind das Scharlachfieber bekommen, | welches diese Arzney zwey bis drey Wochen gebraucht habe" – gereut ihn seine Ehrlichkeit und er findet sich Nr. 239 genöthigt, „jener Nachricht" (also von ihm selbst aufgestellten Thatsachen!) „zu widersprechen, weil doch **Ein** Kind das Scharlachfieber bekommen habe: Dieser Fall beweise gewiß mehr **wider** die Wirksamkeit des Mittels, als 500, wo Menschen durch dasselbe gesichert zu seyn schienen (dafür)."

Welches Ungeheuer von Logik! Quecksilber ist bekanntlich das vorzüglichste und einzige Mittel in der venerischen Krankheit; es hat Tausende davon geheilt. „Nein," spricht **Bavius**, „ich könnte wol zwanzig Fälle auftreiben, wo es nicht half. Das Quecksilber taugt nichts; diese zwanzig Fälle beweisen gewiß mehr **wider** die Wirksamkeit des Mittels, als deine Tausende von glücklichen Fällen **dafür**. Man

5 Unleserlich im Original.

lasse sich lieber durch die venerische Krankheit zernagen, als sich durch Quecksilber heilen, weil es unter mehrern tausend Fällen zwanzig gibt, wo es nicht hilft" – „Ein einziger Fall, wo China in Wechselfiebern nicht half, beweist mehr **wider** die Tauglichkeit dieser Rinde als 500 Fälle, wo sie zu helfen schien, **dafür**." Welches Delirium von Logik! Der gute Dr. **Müller** hat einmahl was von einem Schlusse a minori ad majus gehört, und möchte das gern hier anbringen. So schloß schon **Eulenspiegel** a minori ad majus[6] auf Müllerische Art: „das Hartliegen auf einer einzigen Feder auf bloßem Fußboden beweist mehr **gegen** die Weichheit der Federn als ein Bett mit Billionen Eiderdunen angefüllt **für** ihre Weichheit; nie will ich auf Federbetten schlafen, nachdem ich auf der **Einen** Feder so hart geschlafen habe."

Doch vielleicht erfand D. **Müller** diesen trugschlüssigen Eulenspiegelismus nur deshalb, um vor Unkennern die **nicht von ihm herrührende, deutsche** Erfindung mit Einem Hiebe (menschenfreundlich) zu vernichten. |

Lieber! es sey! Was hast du denn aber dem Mittel besseres an die Seite zu setzen? 420
Gibt es auch wol nur eine einzige zuverlässige Curart des Scharlachfiebers in arzneylichen Schriften? Von Vorbauungsmitteln wollen wir vollends gar nicht reden. Nach den bekannten Vorschriften läßt sich nicht ein einziges Symptom heben, ohne daß mehrere neue und schlimmere erregt würden. Es bleibt bey der alten Curart jeder akuten Krankheit: **Bey** unsern Arzneyen und **ohne** unsre Arzneyen verschwindet das ursprüngliche Fieber in 21 Tagen, oder der Kranke stirbt indeß, würde auch wol nicht gestorben seyn, wenn er unsre Arzney gar nicht eingenommen hätte."

D. **Jani** hingegen sagt von seinem Scharlachfieber Nr. 255 des R. A. daß es mit bösartigem Nervenfieber und akutem Blasenfieber verwickelt gewesen*,

* Ich habe mein Präservativ weder gegen bösartige Nervenfieber noch gegen Pemphigus (nicht Pemphygus wie da steht) bestimmt.

und äußerst selten einen regelmäßigen Verlauf gehabt habe.

Nun sucht er zu beweisen, „daß mein Präservativ nicht **unbedingt** sichre." Diesen Beweis hätte er sich ersparen können. **Selbst Gott kann kein unbedingt hülfreiches Arzneymittel erschaffen, welches, schief, halb*,**

* Bey meiner Verordnung setzte ich voraus, man werde die wenigen Tropfen nicht so bloß aus dem Theelöffel lecken lassen, sie nicht auf Zucker geben, oder sie, wenig oder gar nicht umgerührt, in eine Flüssigkeit tröpfeln. Das **starke** Umrühren der wenigen Tropfen mit einer angemessenen Menge Flüssigkeit zum Einnehmen setzte ich bey Allen voraus, weil nur dieses die **volle** Kraft, das ist, hinreichend viele Berührungspuncte der Arzney gegen die lebende Faser, entwickelt.

zur Unzeit, am unrechten Ort oder unter verhindernden Umständen gebraucht, dennoch helfen müßte.

„Nachdem es nun **allgemein herrschend** und zum bösen Dämon unter ihnen geworden sey, habe er mein Mittel zehn Familien, d. i. 36 Kindern brauchen lassen. **Drey Kinder** der einen Familien wären beym Gebrauch (?) gleichwohl von Scharlachfieber befallen worden. Von den 30 Kindern der übrigen 9 Familie, die es einen Monat gebraucht, sey **keins** vom Scharlachfieber befallen worden. **Es hätte sich aber auch wissentlich keins der Ansteckung exponirt.**"

– Also Verdienst des Hahnemann'schen Verhütungsmittels war es nicht, daß gerade | die 9 Familien mit ihren dreyßig Kindern mitten unter allen übrigen frey 421
blieben. Einzig der Nichtbloßstellung der Ansteckung (scilicet)[7] ist dieß Wunder zu verdanken, zu einer Zeit, wo, wie er versichert hatte, das Scharlachfieber **allgemein** herrschend gewesen. Hilft denn da, wo ein Scharlachfieber (welches im Hundert

6 „Vom Kleineren aufs Größere".
7 „Freilich".

gewöhnlich kaum ein Paar Kinder an einem **Orte** zu verschonen pflegt) **allgemein** herrschend ist, der bloße Umstand vor aller Ansteckung, „daß man sich nicht wissentlich der Ansteckung bloß stelle?" So könnte ja gar keine Scharlachepidemie je entstanden seyn, weil kein Kind vernünftiger, oder doch banger Eltern jemahls wissentlich der Ansteckung exponirt werden wird!

„Da aber nicht ich, sondern ein andrer, und, was das schlimmste, ein deutscher Arzt das Mittel erfand, so muß es, damit dem Präservative nicht die Ehre gelassen werde, schon einmahl erlaubt seyn, die wundervolle, unerhörte Exemtion der neun Familien, von einer notorisch nichtigen Ursache abzuleiten, um die Kraft des Hahnemann'schen Mittels in den Hintergrund stellen zu können, selbst vor den Augen des allsichtigen Publicums." –

Siehe da! sprechende Züge der ärztlich kollegialischen Humanität unsers Zeitalters. Siehe da! eifrige Handanlegung an die Aufhellung, warme Theilnahme an der Beförderung einer unabsehlich wichtigen Menschenangelegenheit.

Die Beförderung jedes, auch des geringsten Mittels, was Menschenleben retten, was Gesundheit und Sicherheit bringen kann (eine liebevolle Gottheit erfand diese beglückende und wundervollste aller Künste!) muß dem **ächten** Arzte heilig seyn; der Zufall habe es nun erfunden, oder die Anstrengung eines Arztkopfs. Weg mit allen niedern Leidenschaften am Altare dieser erhabnen Gottheit, deren Priester wir sind!

Wir alle streben nach einem gemeinschaftlichen, seligen Ziele; aber es ist nicht leicht zu erreichen. Bloß Hand in Hand, bloß mit brüderlich vereinten Kräften, bloß durch wechselseitige Umtauschung und gemeinschaftliche leidenschaftlose Bear-
422 beitung unsrer allerseitigen Kenntnisse, Ansichten, Erfindun- | gen und Beobachtungen kann das hohe Ziel erreicht werden – **Vervollkommnung der Heilkunde**.

* * *

Warum aber in der Privatpraxis zuweilen das allerzuverlässigste Mittel nicht anschlägt – hierüber kann jeder in Geschäften grau gewordne, aufmerksame Arzt, welcher zugleich Menschenkenner ist, aus seiner Erfahrung leicht Aufschluß geben – Spitalkranke, die dem vorurtheillosen, hellsichtigen Arzte **nie** aus dem Auge kommen, bringen solche Versuche freylich der Wahrheit bey weiten näher, obgleich auch hier Täuschungen, Verwechselungen, Unterschiebungen, Nachlässigkeiten, Unzulänglichkeiten und tausend verhindernde Nebenumstände **unvermeidlich** sind.

Warum aber in der Privatpraxis namentlich bey meinem Präservative Verfehlungen des Ziels vorfallen können, und wie sie möglichst zu vermeiden sind, hierüber werde ich in meinem Büchlein selbst Auskunft geben.

* * *

Aerzte Deutschlands seyd Brüder, seyd billig, seyd gerecht!

Ueber D. Sulzer*

Einen Beytrag zur ärztlichen Humanität des jetzigen Zeitalters (R. A. Nr. 32) gibt auch D. **Sulzer** (R. A. d. J. Nr. 30). Auch er will an meinem Mittel zum Ritter werden. Was längst in meinem Apotheker-Lexicon, und wohl auch in andern Büchern stand: „daß gleiche Gewichte verschiedenartiger Flüssigkeiten eine verschiedne Menge abweichend großer und schwerer Tropfen geben," hat er hier mit wichtiger Mine, sogar in Tabellenform, die Welt gelehrt. Wozu der gelehrte Prunk am unrechten Orte? Begreift der Mann nicht, daß, wo ich in ein Glas eine gewisse Zahl Tropfen einzählen und beym Gebrauch wieder auszählen lasse, hier bloß von der Zahl der Tropfen die Rede ist, nicht aber, ob eine andersartige Flüssigkeit von gleichem Gewichte größere oder kleinere, schwerere oder leichtere Tropfen bilden würde? Habe ich hundert Tropfen Wasser, Weingeist, Vitriolöl eingezählt, so wird jeder der wieder heraus gelassenen Tropfen aus den drey Gläsern den hundertsten Theil des Ganzen zwar nicht völlig genau, aber doch mit weit größerer Genauigkeit darstellen, als ein gewöhnlicher Apotheker mit seinem groben Gewichte durch Wiegen vermag. Das Ganze wird sich aus dem breitrandigen Glase wieder zu etwa hundert Tropfen herauszählen lassen, wie sie hinein gezählet (nicht gewogen) worden waren; ein Paar Tropfen | ab und zu, nicht gerechnet. Begreifen Sie, daß hier von der jeder dieser Flüssigkeiten eignen Schwere und Größe der Tropfen gar nicht die Rede ist, sondern bloß von der Zahl der schon gezählten Tropfen? Begreifen Sie das, wozu denn das gelehrt scheinende, hier gar nicht passende Gewäsch.

629 (margin, line 1); 630 (margin, at "den waren; ein Paar Tropfen |")

Er nennt meine Behutsamkeit in der Gabe meines Mittels einen nicht achtenswerthen Scheubalg. (Man bemerke diesen humanen und delikaten Ausdruck von einem herzoglich sächsischen Rathe, doctore medicinae und Brunnenarzte zu Ronneburg!) Wie wenig schonend mag er dagegen seinen Patienten **Arsenik** eingegeben haben, da er ein Sechzehntel-Gran desselben für ganz **unbedenklich** hält. Hunc tu romane caveto[1]! Ich bedaure seine Kranken.

Aber auch dieß Gleichniß hinkt. Bey mir ist von **Auflösung, von inniger Vermischung des Verdünnten** die Rede. Will der Herr Doctor, um das Gleichniß passend zu machen, wohl selbst ein Sechzehntelgran Arsenik in destillirtem Wasser bis zur Auflösung gekocht und mit acht Unzen Wasser eine Minute lang stark umgerührt einnehmen und dann aufrichtig im k. priv. Reichs-Anzeiger die schrecklichen Zufälle bekannt machen, die ihm diese Kleinigkeit verursachte? O thue ers doch; er wird zeitlebens an den **Hahnemann** gedenken, der von der unsäglich erhöheten Kraft der Arzneyen in flüssiger Form und genauer Verdünnung besser unterrichtet war, als er. |

Eben diese Schiefheit im Raisonnement bemerkt man an seinen Versuchen, wo er Hunden* 631

* Seine nichts beweisenden Versuche an den Fabrikarbeitern will ich gar nicht erwähnen, die, wie er sagt, entweder so gefällig oder so durstig waren, um ein **Paar Kannen Bier** [alles][2] willig einzunehmen. Diese menschenfreundlichen Züge seines Herzens, diese Ausdrücke höhern Styls sind es wohl, die **Sulzer** ausschließlich für die Bekanntmachung im R. A. geeignet findet.

von meinem Mittel gab. Was wollte er damit? Wollte er sehen, ob sie vor Scharlachfieber bewahrt würden? Dieß mußte er beabsichtigen, wenn die Replik gegen die antiskarlatinische Wirkung meines Mittels treffend seyn sollte. Sie sollte aber

* Reichs-Anz. (1801), 1. Bd., Nr. 48, 629–631.
1 „Davor sollst Du Dich hüten, Römer!"
2 Schlecht leserlich im Original.

vermuthlich nicht treffend seyn. Nein! er will die feinen Symptome, die das Mittel erregt, ausstudiren – an Hunden, die nicht reden können – an Hunden, die einer von Menschen so sehr abweichenden Natur sind, daß sie ganze Unzen Saft von Giftwütherich und Belladonnabeeren-Safte ohne Nachtheil ertragen und von wenigen Granen Krähenaugen ohne Rettung sterben. – Hat er noch nie gelesen, daß die Schlüsse von den Wirkungen der Arzneyen auf Thiere wenig für den Menschen beweisen?

Ueberhaupt darf man in der Arzneykunde das Uebergewicht der Versuche gegen einander nicht durch Zahlen bestimmen; die Autoritäten muß man wägen, unter denen manche federleicht sind.

Vermuthlich hat H. S. mein Verhütungsmittel nur deshalb herunter setzen wollen, um das liebe Theerwasser doppelt höher hinauf zu rücken, als ein Verwahrungsmittel nicht nur des Scharlachfiebers, sondern auch der Blattern aus selbst eigner Erfindung – eine Dreistigkeit, die alle **Berkeley's**, **Cartwell's** und **Rosensteine** vergessen machen soll.

Uebrigens hätten Sie, m. H. S. nicht nöthig gehabt, mir es zum Verbrechen zu machen, daß ich auf dem Wege des Nachdenkens zu meiner Erfindung gelangt sey – Ihr ganzer Aufsatz zeigt schon deutlich genug, wie sorgfältig **Sie selbst** das Nachdenken vermieden.

Monita über die drey gangbaren Kurarten

Vom Herausgeber des Arzneyschatzes*

[3] Bis jetzt giebt es, da die *Kur der Krankheiten* noch nicht erfunden zu seyn scheint, nur drey gangbare Kurarten, die *Kur des Namens*, die *Kur des Symptoms* und die *Kur der Ursachen.*

Kur des Namens.

Wechselmittel, zusammengesetzte Rezepte.

Diejenige Methode, die von den ältesten Zeiten her die meisten Anhänger fand, die bequemste unter allen, ist die Kur des Namens. „Hat der Kranke die Gicht, so gebe man
4 ihm Vitriolsäure; das Heilmittel des Rheumatismus ist Quecksilber; | China ist im Wechselfieber gut, Simaruba in der Ruhr, Meerzwiebel in der Wassersucht." Hier ist der trockne Namen der vermeintlichen Krankheiten hinreichend, den Parempiriker*

* Parempirie bezeichne den bösen Dämon, Empirie den guten Genius der Erfahrung.

zu einem Mittel zu bestimmen, was rohe, nicht unterscheidende Erfahrung zuweilen hülfreich fand bey Krankheiten die man so obenhin Gicht, Rheumatism, Wech-

* [Hufelands] N. J. d. pract. Arzkd. (1801), 11. Bd., 4. St., 3–64. – Ohne Nennung des Verfassers. Ein Jahr zuvor hatte Hahnemann Richard Pearsons „Thesaurus medicaminum" übersetzt und als „Arzneischatz" herausgegeben. Auch in: Stapf (1829), 1. Bd., S. 91–125 sowie Bakody (1883), S. 120–134. Als Schrift Hahnemanns aufgeführt bei Ameke (1884), S. 149; Haehl (1922), 2. Bd., S. 525; Tischner (1934), 2. Bd., S. 355; Mueller (1953), H. 1, 40; Schmidt (1989), S. 28.

selfieber, Ruhr, Wassersucht nannte, und sie weder genau beschrieb, noch von ähnlichen Uebeln sorgfältig unterschied.

Von den gar zu häufigen Fällen des Mislingens dieser Quacksalberpraxis, die soviel Abstoßendes für mich hat, daß ich mich unmöglich lange bey ihr verweilen kann, wurden indeß von Zeit zu Zeit die besser gesinnten Nachahmer dieser Methode angetrieben, mehrere Mittel für jeden Krankheitsnamen aufzusuchen; die plumpen Erfahrungen in der Hausmittelpraxis, das Orakel der alten Kräuterbücher oder phantastische Spekulation (Signatur) waren die undelikaten Quellen, woraus diese ihre Heilmittel ergiebig hervorflossen.

Dann hieß es „wenn A nicht anschlagen sollte, so nehme man B, und wenn auch dieses nicht zusagen wollte, so kann man unter C, D, E, F, G, eins wählen; mir hat
oft H und K die | besten Dienste geleistet; Andre loben vor allem I und L, und ich 5
kenne Einige, die M, U und Z, Andre die N, R. oder T nicht genug loben können. Auch S und X soll nicht uneben in dieser Krankheit seyn.“ „Neulich hat ein Engländer gegen dieses Uebel das Q über alles erhoben; ehestens werde ich es versuchen.“

„Wie oft habe ich nicht ehedem Wechselfieber mit China vertrieben,“ spricht ein andrer roher Praktiker; „gleichwohl sind mir seit einigen Jahren viele Fälle vorgekommen, wo ich nicht damit auskam. Das eine, wo die Rinde lange vergeblich, ich möchte sagen, mit Schaden gebraucht ward, heilte eine Nachbarin schnell mit einem Kamillenaufgusse. Mein Kollege will zwey Wechselfieber mit ein Paar Brechmitteln vertrieben haben, wo weder dieser Kamillenaufguß, noch die China in den größten Gaben anschlagen wollte. Ich habe es nachgeahmt, wo beyde letztere Mittel nicht halfen, mir aber wollten die Brechmittel in diesen Fällen nicht zusagen; es fiel mir ein, den Salmiak anzuwenden, und siehe, der Kranke genaß. Doch ist mirs auch begegnet, daß der Salmiak nach vergeblichem Gebrauche der Rinde, der Kamille, und der Brechmittel, ebenfalls nicht half. Ich hatte damahls gelesen, daß die Enzianwurzel und zuweilen die Krähenaugen für das Wechselfieber gut wären.
Ich probirte sie. Die erstere schlug mir in zwey Fällen, die letz- | tere in drey Fällen 6
an, wo Enzianwurzel nebst jenen Mitteln nicht helfen wollte. Die Belladonne soll auch Wechselfieber sicher und gut heilen, wo alle andre Mittel ihre Dienste versagen, von dem spanischen Pfeffer, dem Jamespulver und dem Kalomel versichert man ein Gleiches. Die Rinde von Mahagony und die vom wilden Kastanienbaume wird gleichfalls gerühmt; ich traue ihnen aber nicht viel Kräfte zu, ich weiß nicht warum. Welche schöne Beyhülfe zur Kur Mohnsaft zuweilen sey, wissen wir auch. Letzhin bin ich aber doch über ein Quartanfieber erstaunt, was einen robusten Bauer schon anderthalb Jahr gemartert hatte, unter vergeblichem Gebrauche aller erdenklichen Mittel; zu meiner Verwunderung wich es auf etliche Tropfen Tinktur von Ignatzbohnen glücklich, die ein ausländischer Professor ihm geschickt hatte. Und endlich muß ich, unter uns gesagt, von unserm Scharfrichter rühmen, daß er Wechselfieber, die mir und meinen Kollegen mit allen obigen Mitteln zu heilen unmöglich waren, zuweilen mit rothen Tropfen zur vollkommenen Heilung gebracht hat, welche sichern Anzeigen nach Arsenik enthalten, wiewohl er auch nicht wenige damit in langes Siechthum, in Wassersucht, auch wohl ins Grab gestürzt hat. So eigensinnig und hartnäckig sind zuweilen die Wechselfieber!“ |

Freund! ahndest du nicht, daß alles dieses verschiedne Wechselfieber, oder viel- 7
mehr völlig von einander abweichende typische Krankheiten waren? Wäre es auch möglich, daß ein Wechselfieber hartnäckig und eigensinnig seyn könnte, warum war es gerade gegen das eine Mittel so nachgiebig? Ahndest du nicht, daß es mehr als Ein, daß es vielleicht zwanzig Arten typischer Fieber geben könne, die die parempirische Blödsinnigkeit in ein einziges Fach warf, sie alle zusammen für eine einzige Spezies (Wechselfieber) ausgab, und sie alle mit Einem Mittel bestreiten

wollte, da doch jedes sein eignes Heilmittel verlangt, ohne deshalb eigensinnig oder hartnäckig gescholten werden zu dürfen!

„Ei was! der praktische Arzt hat weder Lust noch Zeit, ähnliche Krankheiten so fein zu unterscheiden und für jede das eigne Heilmittel abzumerken. Versichert der Kranke, daß er ein Wechselfieber habe, so geben wir ihm, ich und meine Herren Kollegen (du Narr wirst doch nicht etwa klüger seyn wollen?) zuerst ein Brechmittel oder zwey; hilft das nicht völlig, oder verschlimmert sichs, so geben wir ihm die China; hilft diese nicht in starken Gaben, weder die gewöhnliche noch die Königsrinde, so geben wir – “

Also nach blinder Wahl eins nach dem andern, bis eins anschlägt! Doch wohl
8 nicht länger so durchprobirt, als es die Geduld, der Beutel oder | die Lebensdauer
des Kranken verstattet? Sein Diener, Herr Doktor!

So entstanden lange Kolumnen von einfachen Mitteln (*Wechselmittel, Succedaneums*), die alle ohne Unterschied für Eine Krankheit helfen sollten –

Aus diesen Namenreihen von Droguen formirten die elegantern Aerzte, um selbst in der rohesten Parempirie sich ein rationelles Ansehn zu geben, ihre zusammengesetzten Rezepte, drey, vier, sechs Wechselfiebermittel, fünf, sechs, acht Wassersuchtsmittel zusammen, aus der Liste, die unter dem Namen „Wechselfieber,“ „Wassersucht“ im Kompendium stand, nach blinder Wahl gezogen, und mit einem destillirten Wasser, einem Sirup, u.s.w. zur Kunstform gebracht. Auch hier ward blos gegen den Krankheitsnamen gefochten, aber, mit Erlaubniß, weit methodischer! mit mehrern Waffen zugleich. „Wenn das eine Ingredienz des Gemisches nicht hilft, muß doch das zweyte und dritte, oder, wenn alle Stränge reißen, das vierte, sechste, achte, zehnte, funfzehnte helfen.“ Nun wollte fortan niemand mehr[1] das ungelehrte Ansehn haben, ein einzelnes Mittel*

* Wenn *Brown* das Verdienst haben könnte, obgleich selbst kein praktischer Arzt, uns den Vorhang aufgedeckt zu haben, der das Allerheiligste unsrer Kunst verhüllt, so würde dieß Verdienst doch zur Null werden, durch jenen allgemeinverderblichen, höchstirrigen Satz (*Elements of medicine,* [§][2] XCII): – *the cure of any disease of considerable violence and scarce of any at all, is never to be entrusted to any one remedy; the use of several remedies is preferable to that of one* – ein Ausspruch, der schon allein seine Unberufenheit zum Lehrer der Arzneikunde beweiset. Nichts ist unbekannter und ununtersuchter in der Natur, als die Kräfte der Arzneikörper, *unsrer Waffen*! Wie will man sie nun anders kennen lernen, als durch ihren Einzelgebrauch? Oder ist eine einzige Drogue wenn sie die rechte ist, unkräftiger eine einzelne Krankheit zu heben, als ein Gemisch von mehrern, die sich einander entgegen arbeiten?

9 zu verordnen – Nun kein | Rezept mehr ohne einen Mischmasch von einfachen
Arzneykörpern – man denke! gegen ununtersuchte, unbestimmte Krankheiten, gegen Krankheitsnamen! Höher konnte die Parempirie nicht steigen, niedriger konnte die Vernunft nicht sinken.

Kur des Symptoms.

Allgemeine Indicationen; allgemeine Mittel, Schlendriansmittel.

Die Unmöglichkeit, für vage Krankheitsnamen sichre Heilmittel zu finden, vermochte indeß hie und da gewissenhaftere Aerzte, die Krankheiten genauer zu unterschei-
10 den. Man trenn- | te die ungleichartig scheinenden, suchte die Aehnlichkeiten vieler
derselben auf, und vereinigte die man für verwandter hielt, je nach den ähnlichen

1 Schlecht leserlich im Original.
2 Schlecht leserlich im Original.

Enstehungsursachen, nach den verlezten Funktionen, nach ihrem gemeinschaftlichen Sitze im Körper, nach dem verschiednen Tone der Faser, und nach ein Paar gemeinsamen Symptomen in Klassen, Ordnungen, Geschlechter, u.s.w.

Durch diese historische Uebersicht der anscheinenden Verwandschaften und Verschiedenheiten suchte man uns mit der Natur der zahllosen Krankheiten bekannter zu machen und uns zu bereden, daß wir nun genug von ihnen wüßten, um sie fortan sicher heilen zu können. Einige suchten ihr Heil im Generalisiren (die gewöhnlichen Pathologen). Andre im Subdividiren (die Nosologen).

Dieß Bemühen war indeß (und zwar wiederum nur in den Händen von Männern wie *Rudolph Augustin Vogel*, oder *Wichmann*) blos in so fern glücklich, als es die Zeichnung des Ganges einiger epidemischen, nach ziemlich bestimmten Charakteren oft wiederkehrenden Seuchen, die Zeichnung der endemischen Uebel von feetständigem Gepräge und der Krankheiten von deutlicher Ursache (der Zufälle von einigen Giften – Bley, Kohlendunst – oder Ansteckung von sich ziemlich gleichbleibenden Miasmen-Lustseuche, Krätze) betraf. Wiewohl auch in diesen allen unbeschreibbare Verschiedenheiten eintreten, die oft die ganze Sache ändern. |

(Denn da alle übrige Krankheiten, so manche äusserliche Aehnlichkeit sie auch 11
haben (z. B. die Wassersuchten und Geschwülsten, die chronischen Hautkrankheiten und Geschwüre, die widernatürlichen Ausflüsse von Blut und Schleim, die unnennbaren Arten Schmerzen, die hektischen Fieber, die Krämpfe, die sogenannten Nervenbeschwerden u.s.w.), doch so unendlich mannigfaltig in ihren übrigen Symptomen von einander abweichen, daß jeder einzelne Krankheitsfall gewöhnlich für ganz abgesondert von allen übrigen, *für ein eignes Individuum* angesehen werden muß, so waren alle allgemeine Beschreibungen derselben in ganzen Gattungen nicht nur überflüssig, sondern auch irre leitend.)

Ich lasse jedoch dieses ihr Verdienst um die Kunst hier unerwogen und erinnere blos, daß die Krankheitsgeschichtsschreiber durch diese Art historischer Kenntniß nicht viel glücklicher*

* Selbst das Muster graphischer Beschreibung, selbst das naturgemäseste Gemählde auch der feetständigsten aller Krankheiten, der endemischen Uebel, spricht nie den Namen des Heilmittels aus –: der treffendste Umris von Pellagra, Yaws, Sibbens, Pian, Radeseuche, Tsömör, Waterkulk, Wichtelzopf u.s.w. sagt nichts von der spezifischen Arznei, die jedes dieser Uebel schnell, sicher und gründlich heben kann aber noch im Schose der Natur verborgen sich unserm Auge entzieht. Welchen Wink auf angemessene Heilmittel konnten nun vollends die allgemeinen Beschreibungen der unbeständigern, sich ungleichern, vagern Krankheiten geben?

in | der Heilung wurden, als jene, die nach Krankheitsnamen kurirten. 12

Sie waren es vorzüglich, (in Vereinigung mit den Therapeuten[3] vom Handwerk) welche, nach verlorner Hofnung aus der Beschreibung der Krankheit die angemessene Arzney deschiffriren zu können, sich den Nothbehelf ersannen, zu den in Reihe und Glieder gestellten Uebeln einen allgemeinen, angeblich auf jedes derselben passenden Heilplan zu erdenken, das ist, die Kurmethode nach allgemeinen Indikationen, die Kurmethode mit den sogenannten *allgemeinen Mitteln*. „Die Anzeigen von Unreinigkeiten des Speisekanals erfordern Ausführungen von oben oder unten, die Hitze erfordert Kühlungsmittel, die Abflüsse erfordern anhaltende, die Fäulniß antiseptische, die Schmerzen beruhigende, die Schwäche stärkende, die Krämpfe krampfstillende, die Hartleibigkeit eröfnende, der Harnmangel harntreibende, die trockne Haut Ausdünstung befördernde Mittel." Man erdachte sich nun, unter oft misverstandner Anleitung der Erfahrung, die Abführungsmittel, die Kühlungsmittel, die anhaltenden, die antiseptischen, die schmerzstillenden, die stär-

3 Im Original heißt es „Therapevten".

13 kenden, die krampfstillenden, die eröfnenden, harntreibenden, die | Ausdünstung befördernden Mittel, und so war auf einmahl die Therapie fertig, zu deren Ueberkompletirung man für oft erträumte Symptomen noch einige andre Gattungen von Mitteln, einschneidende, auflösende, verdünnende, einwickelnde u.s.w. hinzufügte.

Ich weiß nicht, welche Parempirie den Vorzug vor der andern habe, ob die Kur des Namens der Krankheit, oder die Kur des Namens einzelner Symptomen? Genug diese Methode hatte für den Halbkenner weit mehr Anziehendes, weit mehr als die meisten übrigen Methoden den Anstrich von Rationalismus, sie ward daher am allgemeinsten befolgt von allen die sich für ächte gelehrte Aerzte bessern Schrotes und Kornes angesehen wissen wollten. Unter allen falschen Heilmethoden wird sie wohl auch die längste Dauer haben, weil es nicht viel dabey zu achten, nicht viel dabey zu denken giebt. Dabey ist es sehr schmeichelhaft für den Arzt, sich so machthabend zu sehen, oder sich wenigstens das Ansehn zu geben, hier Schweiß, dort Harntreiben, hier Schmerzen stillen, dort excitiren, hier anhalten, dort eröfnen, hier einschneiden, dort revelliren, hier stärken, dort kühlen, hier Krampf, dort Fäulniß hemmen zu können, alles wie er es durch die Kohorten seiner Arzneien auszuführen befiehlt. Wie oft der praktische Arzt dieses alles nicht kann, wie oft er
14 sich durch die zu allgemeinen Mitteln von seinen Lehrern gestempelten Arz- | neyen in seiner Erwartung getäuscht sieht, wird er selbst wissen.

Doch gesetzt, es gäbe solche allgemeinen Mittel, die hie und da ganz gewiß Schweiß, zuverlässig Harn trieben, ganz auffallend Schmerzen stilleten, ohne Ausnahme stärkten, ohne Widerrede auflöseten, eröfneten, purgirten und Erbrechen erregten, mächtig in den Schleim einschnitten, in allen Fällen kühlten, jeden Krampf, jeden übermäsigen Abfluß hemmeten, ganz ohne Bedenken Kongestionen von der bedenklichern Stelle auf eine bequemere versetzten, ist wohl dann, wenn auch alles dieses noch so köstlich von statten gienge, die Krankheit geheilt? O nein, in den meisten Fällen nicht. Es ist etwas Auffallendes gewirkt, *nur nicht die Gesundheit,* um die es doch zu thun war.

Hier stillt der Arzt mit seinem Mohnsafte auf einige Stunden Husten und Brustschmerzen, nach sechszehn Stunden nimmt aber der schmerzhafte Husten desto fürchterlicher zu – er macht einen dummen Schlaf damit, aber hintennach fehlt die Erquickung, die Schlaflosigkeit und die Aengstlichkeit nimmt desto mehr zu. Dieß kümmert den Arzt nicht; er erhöhet die Dosen des Palliativmittels, oder er begnügt sich, gezeigt zu haben, daß er Husten zum Schweigen bringen, und daß er Schlaf machen könne, wenn der Kranke auch schlechter dadurch wird, wenn er auch stirbt. Fiat justitia et pereat mundus.[4] |

15 Hier Wassersucht, des Harns geht wenig ab. Der Herr Doktor will Harn treiben. Seine Meerzwiebel steht an der Spitze seines harntreibenden Pikets. Glücklich! sie treibt sogleich Wasser in Menge fort, beym fortgesetzten Gebrauche aber, leider! immer weniger. Zufälle von atonischer Entzündung und Brand finden sich ein, die Anorexie, Kraftlosigkeit und Unruhe nimmt mit der Geschwulst zu. Da läßt er dann; wenn nichts mehr fruchtet, den Kranken ruhig sterben, nachdem er gezeigt hat, er besitze die Macht, auf einige Tage Wasser abtreiben zu können.

Viele tausend Mahle ward die Meerzwiebel als harntreibendes Mittel gebraucht (man sahe in so vielen Iahrhunderten nicht, daß sie blos palliativ diuretisch sey) und siehe, wie selten *heilte* sie die Wassersucht! höchstens wo eine Art unterdrückter Monatsreinigung im Spiele war.

---

4 „Gerechtigkeit soll geschehen, wenn auch die Welt darüber zugrunde geht!" (wörtl.: ‚Möge Gerechtigkeit geschehen und die Welt zugrunde gehen!')

Der kommende Arzt findet dieses Fieber da gastrisch; er führt aus, und abermahl
aus. Aber, man denke, das Fieber nimmt zu, der Geschmack wird fauler, der Athem
und die Exkremente stinkender, die weiße Augenhaut gelber, die Zunge belegter
und brauner, die Ideen verwirren sich, die Lippen zittern, betäubender Schlummer
tritt an die Stelle des Schlafs, u.s.w. Er sieht seinen Kranken mit Bedauern zum Tode
eilen, freuet sich aber, daß er die Macht besaß, ihm die Unreinigkeiten tüchtig ab-
führen zu können. Was fehlt ihnen? „Ich habe mich grausam, geär- | gert, der Kopf 16
will mir vor Schmerzen springen, es krampft mir im Magen, unaufhörlich kömmt
mir Galle bis auf die Zunge." – Sie könnten ein Gallenfieber bekommen, nehmen
sie gleich dieß Brechmittel. – Siehe es stürzt Galle von ihm, er erbricht sich wieder
und wieder, er will sich wieder übergeben, die Augen brechen zur Todesnacht, un-
ter kaltem Schweise über und über. „Ich habe meine Schuldigkeit gethan," spricht
er zu sich selbst, „ich habe die böse Galle auszuführen gesucht."

Und so geht es die Reihe der allgemeinen Mittel durch. Er leistet viel, der Ehrenmann, nur nicht das, was er soll – er wirkt auffallende Wirkung, nur selten Gesundheit.

Tausendfache Erfahrung könnte ihn lehren, wenn er sich belehren lassen wollte, daß er in der Wassersucht nur die krankhafte Disposition wegnehmen dürfe, um das Wasser von selbst verschwinden zu sehen auf Wegen, die sich die Natur selbst am besten zu wählen weiß – daß aber die intendirte Wegschaffung des Wassers durch Harn oder Stuhlgang die Heilung eben so selten allein bewirke, als das Abzapfen durch den Stich; das Wasser abführende Mittel müßte denn zufälligerweise zugleich das rechte Heilmittel für die dieser Art von Wassersucht zum Grunde liegende Krankheit seyn.

Tausendfache Erfahrung könnte ihn lehren, wenn er sich belehren lassen wollte,
daß kein | Schmerz dauerhaft und mit Besserung des Kranken hinweg genommen 17
werden könne, ausser durch ein Mittel, was der Grundkrankheit Hülfe leistet, daß
also Mohnsaft nur in den *sehr seltnen* Fällen *mit wünschenswerthen Folgen* Schmer-
zen dauerhaft stillt, wo er das wahre Heilmittel des zum Grunde liegenden Uebels ist.

Daß der Mohnsaft oft gerade in den schmerzlosesten und in den schlafsüchtigsten Krankheiten die vortreflichste Arznei sey, das weiß er nicht, das will er nicht wissen. Er bläht sich mit der Macht, palliren, und Schmerzen auf einige Stunden betäuben zu können; aber die Folgen? die kümmern ihn nicht. Nil nisi quod ante pedes est.[5]

Wo es dem Kurzsichtigen deuchtete, daß Eimer voll faulen Schleims und Unraths durch alle Arten von Brech- und Purgirmitteln ausgeführt werden müsten, wenn das Leben bestehen solle, da nimmt oft binnen zwey Stunden ein einziger Tropfen Arnikawurzeltinktur alles Fieber, allen hepatischen Geschmack, alle tormina hinweg, die Zunge wird rein und die Kräfte sind noch vor Nachts wieder hergestellt. Kurzsichtiger!

Aber die empörte giftige Galle nach Zorn und Aergerniß, wie soll die gebändigt
werden, ohne daß sie rein heraus gebrochen wird? Kurzsichtiger! eine einzige Ga-
be, eine unmerkliche Kleinigkeit | von der rechten Arzney* 18

* Nicht selten Dicksaft von Kamillenkraut.

wird, *ohne Gallausleerung,* alles besänftiget haben, ehe der zweite Tag anbricht. Der Kranke ist nicht gestorben, wie nach deinem Brechmittel erfolgt wäre; er ist genesen.

Wie oft wird nicht Blutlassen und Salpeter gegen Symptomen der Hitze gemisbraucht! Laß die Leben verkürzenden temperirenden Mittel beyseite, hebe die Krankheit, die den beschleunigten Pulse zum Grunde liegt durch das ihr angemes-

5 „Nur das unmittelbar Vorliegende" (Wörtl.: ‚Nichts außer dem vor den Füßen').

sene Mittel, und die Hitze hört von selbst auf. Doch, ich merke, dir ist es nicht um Heilung der Krankheit, dir ist es nur um Stillung der Hitze zu thun. So öfne lieber eine der größern Arterien, bis zum Abfluß des letzten Tropfen Bluts, so erreichst du deinen Zweck sichrer und vollkommener!

Und so ist es immerdar mit deinen lieben allgemeinen Mitteln. Sie thun dir den Dienst, dich zuweilen als mächtigen Arzt zeigen zu können. Schade nur, daß der, der ja etwa (langsam und mühseelig genug!) geneset, selten, selten *durch sie* geneset.

Aber auch die von ihnen verlangten Wirkungen leisten die allgemeinen Mittel eben so oft gar nicht. Man sehe, wie ihre entzündungswidrigen Mittel oft geradezu
19 die Entzündung, ihre stär- | kenden die Schwäche, ihre abführenden die Unreinigkeitszeichen des Speisekanals, ihre auflösenden die Menge des Schleims und die Härte des Unterleibes, ihre beruhigenden die Schmerzen, ihre ableitenden die Kongestionen, ihre diapnoischen die Trockenheit der Haut, ihre harntreibenden Mittel den Harnmangel und die Geschwulst vermehren!

Und wenn sie damit auch zuweilen dieses oder jenes Symptom auf einige Zeit zu hemmen oder diese und jene auffallende Ausleerung damit zu erzwingen vermögen, wie kömmt es denn, daß doch die Krankheit dabey oft eine üblere Wendung nimmt? *Habe ich recht, wenn ich behaupte, daß es die rechten Heilmittel der Krankheit nicht waren?*

So zerarbeitet sich der des Schwimmens Unkundige durch ungeschickte, partielle Bewegungen der Hände und Füße, um desto gewisser zu Grunde zu sinken!

Bey der gewöhnlichen Alltagspraxis giebt es jedoch nicht einmahl so viel zu bedenken, daß man auf einzelne Symptomen ängstlich Rücksicht zu nehmen brauchte. „Wenn wir nur die ersten sauern Jahre als junge Anfänger zurückgelegt haben – allerdings saure, kummervolle Jahre, wo wir noch so ängstlich sind, immer das Adäquate, das hülfreiche, das beste für unsre Kranken aussuchen zu wollen, und wo das zarte
20 Gewissen der Jugend uns noch viel zu schaffen | macht – wenn wir nur diese pedantischen Jahre erst überwunden haben und erst ein wenig in die göttlich bequeme Routine gekommen sind, dann ist es eine wahre Lust, praktischer Arzt zu seyn. Dann kömmt es blos auf eine süffisante Zurückziehung des Hauptes, eine Ehrfurcht einflößende Tenorstimme, eine wichtige Bedenklichkeit in den ersten drey Fingern der rechten Hand, und überhaupt auf ein gewisses autorisirendes Etwas in der ganzen Haltung der Stimme und des Körpers an, um die nie durch Lehren zu erlernende, güldene Kunst des Savoir faire des routinirten Arztes in allen ihren Theilen zur Vollkommenheit ausüben zu können. Versteht sich, daß das kleinste Detail des Anzugs, der Equipage, des Ammeublements und des Wuchses der Bedienten mit dem Ganzen in ununterbrochner Harmonie stehe."

„Wenn nun auch unsre ganze Denkkraft und unser Gedächtniß hievon während der vier und zwanzig Stunden jeden Tages völlig absorbirt wird, so sind wir doch auf der andern Seite nur desto glücklichere Aerzte. Wir haben unter uns gesagt, die ganze Praxis auf zwey oder drey in den Apotheken schon bekannte unschuldige Mixturen, auf eben so viel zusammengesetzte Pulver, die für alle Fälle passen, auf eine köstliche Tinctura nervino roborans, einige Julepe und ein Paar Formeln theils ins Blut gehender, theils auflösender Pillen festgesetzt (*Scherwen-*
21 *zel,* | und *Schlendriansmittel*, wenn du willst) und stehen uns dabey vortrefflich. Unsre rauchenden Pferde stürmen vor das Haus des N hin, ich dringe mit hülfebringender Eile, doch mit Tiefsinn und Anstand, und vom Bedienten ehrfurchtsvoll unterstützt, aus dem Wagen. Schon öfnen die Angehörigen des Kranken beide Flügel der Thüre des Krankenzimmers. Stumm und mit gesenktem Haupte steht Hochachtung, Vertrauen und halbe Anbetung in Reihen, um den Retter hindurch zum Krankenbette zu lassen. „Wie haben Sie diese Nacht geschlafen, mein Bester?

und ihre Zunge? ihr Puls? Die gestrigen Pulver werden ausgesetzt. Die hier aufgeschriebene Mixtur wird abwechselnd mit den Pillen, wie hierunter steht, mit dem beyfolgenden Julep alle halbe Stunden eingenommen.“ [„]Die bedächtige Einnahme einer Prise Tabak, die Ergreifung des Huts und Stocks und eine gewandte Verbeugung abgemessen für jeden insbesondre, je nachdem man ihm mehr oder weniger Einfluß zutrauet, ist das ganze wichtige, höchstens zwey bis drey Minuten dauernde Spiel (oder soll ich sagen Geschäft?), welches wir uns als Visite bezahlen lassen und es so oft des Tages wiederhohlen, als es die bedenklichen Mienen der Anwesenden nöthig machen; dieß ist der Barometer der Gefahr, da wir in allen den Fällen es selbst zu untersuchen, weder Zeit noch Lust haben.“ –
Und wie viel Visiten dieser | Art täglich? – „Wähnst du, Kleinmüthiger, daß der 22
standesmäsige Aufwand meines Hauses unter mehrern Dutzend Visiten jeden Vormittag bestehen könne?“ – Welche herkulische Geistesarbeit! – „Ha! ha! ha! eine von den acht oder zehn Schlendrians Formeln, die ich an den Fingern herzuzählen, im Finstern ohne Nachdenken zu ertappen weiß, auf die länglichte Papierstreife hinzuschleudern, die erste, die beste, die mir gleich in den Sinn kömmt, ohne das mindeste Nachdenken; das soll eine Geistesarbeit seyn? Schwieriger für mich ist es, jetzt ein Paar stattliche Braune zu finden, für meine ausgedienten Nachmittagspferde! hoc opus, hic labor!“[6]

„Auch macht mir jezt das Ausdenken der schicklichen Zwischenspeisen bey dem sechsten Gange der Fete viel zu schaffen, die wir morgen über vierzehn Tage geben, damit sie sich an Seltenheit in Rücksicht der Jahrszeit, an passender Eleganz, und an brillantem Hochgeschmacke herausheben. Et hoc opus et hic labor!“[7]

Allerliebst sind auch die sogenannten *Lieblingsmittel*. Ohne die mindeste Rechenschaft geben zu können, mischt der eine Alltagsarzt unter fast alle seine Formeln präparirte Muschelschalen, der zweite flechtet überall Magnesie, ein dritter überall Minderersgeist ein; ein vierter kann fast kein Rezept schreiben, worunter
nicht gereinigter | Salpeter kömmt; einem fünften entfährt in allen seinen Ver- 23
ordnungen der eingedickte Saft der Queckenwurzel; ein sechster glaubt, nicht oft genug Dicksaft von Löwenzahn geben zu können; ein siebenter würzt alle Tränke mit Mohnsaft und ein achter sucht die China überall anzubringen, sie mag sich schicken oder nicht, und so geht die Reihe fort. Die meisten Alltagsärzte haben, sie wissen nicht warum, jeder sein Favoritmittel. Man kann sich nichts indolenteres[8] und parempirischeres denken! Wie sollen alle die zahllosen, unendlich abweichenden Krankheiten, deren jede eine eigne Hülfe verlangt, sich immer nach einem und demselben Mittel bequemen, das der Herr Doktor nun einmahl in hohe Protektion genommen hat? Eher läßt sich nach launischem Eigensinn ein Kabinetsminister wählen, und voraussetzen daß die Unterthanen nachgiebig und verständig genug seyn werden, die falsche Quinte in Harmonie zu verschmelzen.

Das ewige Setzen auf eine und dieselbe Zahl zum Auszuge verräth immer einen schlechten Lottospieler. Freylich *muß* er damit zuweilen gewinnen, aber wieviel, oder vielmehr, wie wenig, kann er gewinnen? Und verliert er, diese wenigen elenden Fälle ausgenommen, nicht beständig durch Nichtgewinnen? Macht er sich nicht lächerlich vor aller Welt? |

---

6 „Das (ist) Arbeit, das (ist) Mühe!“.
7 „ Auch das (ist) Arbeit, auch das (ist) Mühe!“.
8 Im Original heißt es „idolenteres“.

24 Kur der Ursache.

Kursysteme auf das innere Wesen der Krankheiten gebaut.

Man kann in praktisch nützlicher Hinsicht die Krankheiten überhaupt in zwey Klassen theilen: in Krankheiten von merkbarer, einfach materieller Ursache, und in Krankheiten von unmaterieller, dynamischer Ursache.

Die erste Klasse, die Krankheiten von merkbarer, einfach materieller Ursache, ein in den Finger gestochener Splitter, ein verschluckter Stein, ein Konkrement in den Gallgängen oder der Harnblase, im Blinddarme angehäufte Pflaumenkerne, eine ätzende Säure im Magen, ein eingedrücktes Stück der Hirnschale, ein verlängertes Zungenbändchen, u.s.w. sind bey weitem kleiner an Zahl, als die Krankheiten der zweyten Klasse.

Die Kuranzeige ist unzweydeutig. Nach jedermanns Uebereinstimmung, die Entfernung der materiellen Ursache, sey sie blos mechanisch, sey sie blos chemisch oder sey sie von aus beyden gemischter Art. Sie reicht gewöhnlich zur Heilung hin, wenn noch keine beträchtliche Zerstörung des Organs vorgegangen ist.

Ihre Betrachtung beschäftigt uns hier nicht.

Uns beschäftigt die *Heilungsart der zweyten Klasse von Krankheiten*, das unzäh-
25 lige Heer aller übrigen, vorzugsweise so genannten Krankheiten | akuter, semiakuter und chronischer Art, sammt den mancherley Kränklichkeiten, Indispositionen und Fehlern *von unmaterieller, dynamischer Ursache.*

Es liegt in der Anlage des menschlichen Geistes, zu Erscheinungen um ihn her Entstehungsursachen auszusuchen, und immer sieht man daher, wo eine Krankheit sich zeigt, jedermann beschäftigt, sie aus irgend einer, der nächsten besten Quelle herzuleiten. Man würde sich jedoch irren, wenn man aus diesem unwiderstehlichen Grundtriebe zu einer Wirkung eine Ursache aufzusuchen, eine Nothwendigkeit jener Kenntniß zum Behufe der Heilung deduciren wollte.

Von äusserst wenigen Krankheiten lezterer Klasse kennen wir die dynamische Ursache dem Namen nach, dem Wesen nach aber keine. *Ins Innre der Natur dringt kein erschaffner Geist.* Und gleichwohl glaubt man bey Krankheiten beydes zu kennen. Der gewöhnliche Arzt hat es mit dem Pöbel gemein, daß er von jeder sich zeigenden Veränderung in der Gesundheit eine namentliche Entstehungsursache angeben zu können sich einbildet und die dem Scheine nach weisesten unter den Aerzten glaubten sogar in das innere Wesen der Krankheiten eindringen und sie darnach heilen zu können.

Es liegt schon in der Natur der Sache, daß man das Wesen der meisten von aus-
26 senher kom- | menden, dynamischen Ursachen nie ergründen wird.

Wie viel hat man uns schon von dem Einflusse der Jahrszeiten, und von dem Einflusse der verschiednen Witterungen auf die Erzeugung der Krankheiten vordemonstrirt! Man erzählte uns auf ein ganzes Jahr, oder doch mehrere Monate zurück, vor Entstehung einer Epidemie, die verschiednen Grade des Thermometer, und Barometerstandes, die mancherley Winde und die Abwechselungen von Feuchtigkeit und Trockenheit der Atmosphäre, und schob ganz kek und ohne sich lange zu besinnen, die mörderische Krankheit auf die Witterung eines so langen Zeitraums, gleich als wenn jene in dieser zu lesen, als wenn sie auf dieser wie Wirkung auf nothwendiger Ursache beruhete. Und gesetzt auch, es wäre etwas darinn, wenigstens in der Verschiedenheit der Jahreszeiten enthalten, was Krankheiten besondrer Art veranlassen, oder veranlassen helfen könnte, wie wenig reichen jene *unabänderlichen* Ereignisse des Erdenlaufs und der Atmosphäre dem Krankheitsheiler tröstliches dar, wie wenig helfen sie ihm, Indikationen formiren, nach denener der gegenwärtigen Epidemie Trotz bieten könne! Wäre Iahrszeit und vorgängi-

ger Witterungsstand wirklich Ursache der gegenwärtigen Seuche, so hülfe es ihm wenig oder nichts, dieß zu wissen, da aus dieser Ursache das spezifische | Heilmittel 27
der Landplage nicht abstrahirt, nicht entziffert werden kann.

Schreck, Furcht, Abscheu, Zorn, Aergerniß, Erkältung u.s.w. sind Eindrücke, die sich nie konkret machen, sich nie einer physischen Untersuchung unterwerfen lassen.

Wie und wiefern diese Eindrücke den menschlichen Körper verändern, zu welcher genauen Art von Krankheit sie ihn umstimmen, ist uns so völlig unbekannt, daß wir zur Heilung der daraus entstandnen Uebel nicht den mindesten Wink erhalten, wenn uns die Namen ihrer muthmaslichen Quelle, Schreck, Furcht, Aergerniß, Zorn – genannt werden. Selbst die abstrakteste Untersuchung über die metaphysische Natur des Schrecks giebt dem praktischen Arzte keine Belehrung über die wahre Heilung seiner Folgen, spricht nie den Namen des eigentlich dazu geschaffenen Arzneymittels der akuten Zufälle von Schreck, den Namen *Mohnsaft* aus. Auf welchem kürzern, naturgemäsern Wege aber dieses Heilmittel für diese Zufälle gefunden ward, gehört an einen andern Ort.

Es ist leicht gesagt, daß man die Krätze vom Krätzmiasm, die venerische Krankheit vom venerischen Miasm, die Pocken vom Pockenmiasm, das Quartanfieber von Sumpfluft abzuleiten habe. Mit Aussprechung dieser Namen ist nicht der mindeste Schritt zu ihrer näheren Erkenntniß, und eben so wenig zu ihrer zweckmäsigen Hei- | lung 28
gethan. Die Krankheitsmiasmen sind uns ihrem innern Wesen noch so völlig unbekannt, wie die davon entstandnen Krankheiten selbst. – Unsern Sinnen völlig unerreichbar ist ihr inneres Wesen, und aus dem was die Schule von ihrer Entstehungsursache weiß, wird nie das wahre Heilmittel derselben ersichtlich werden. Was noch ja von ihren Heilmitteln erfunden ward, ward blos durch unwillkührlichen Zufall, durch unabsichtliche Erfahrung gefunden. Der Weg aber, auf dem sie absichtlich zu suchen und zu finden sind, wird nie von der innern Ursache der Krankheit ausgehn.

Welche Erkenntniß der Ursache und innern Wesenheit der *endemischen* Krankheiten wäre wohl zureichend, uns ihr wahres Heilmittel zu offenbaren? Ewig wird für uns schwache Sterblichen zwischen einer solchen eingebildeten Kenntniß und dem Heilmittel eine unabsehbare Kluft befestigt bleiben. Nie wird für den Verstand ein logischer Zusammenhang zwischen beiden entdeckt werden! Könnte uns auch ein Gott von den unsichtbaren Veränderungen unterrichten, die im innern der feinsten Theile unsers Körpers von dem Miasm der höchst langwierigen, periodischen, in einem Striche der Lüneburgischen und Braunschweigischen Lande endemischen Krankheit des *Waterkulks* (Wasserkolik) angerichtet werden, wo kein anatomisches Auge hinreicht, und wäre auch unser, blos sinnlicher Eindruck em- | pfäng- 29
licher Geist fähig, diese transscendentelle Lehre zu begreifen, so würde doch diese intuitive Erkenntniß uns nie die Hand zur Ergreifung des einzigen, spezifischen, nie trügenden Heilmittels, der *Weißnieswurzel*, führen. Auf welchem kürzern, naturgemäsern Wege aber dieses Heilmittel für diese Krankheit gesucht und gefunden ward, gehört nicht hieher sondern an einen andern Ort.

Weder der Namen des Kropfes, noch die wahrscheinliche Ursache (die Wohnung in Gebirgsthälern) flüstert unserm Geiste den Namen des blos auf dem Wege des Zufalls gefundenen Heilmittels des gerösteten Badeschwammes zu.

Warum wollen wir uns denn das täuschende, stolze Ansehn geben, als könnten wir Krankheiten nach ihren dynamischen Ursachen heilen?

Die Zufälle und Krankheiten von den ökonomischen und pharmazeutischen[9] Giften haben in neuern Zeiten zum Theil passende Heilmittel gefunden, aber es war

9 Im Original heißt es „pharmazevtischen".

weder die speculative Ergrübelung der innern Natur dieser Krankheiten, noch war es eine physischchemische Prüfung ihrer Ursache, der Gifte, die uns diese spezifischen Gegenmittel lehrten, sondern ein weit kürzerer, naturgemäserer Weg. Es ist nicht lange her, daß man diese schädlichen Substanzen, gleich als wären es mechanische Bürden des Magens und der Gedärme noch durch Brechmittel, verdün-
30 nende Flüssigkeiten, oder Purganzen oft mit | sehr unglücklichem Erfolge fortzuschaffen suchte. Jetzt weiß man mehrere unter ihnen als Krankheitsursachen der zweiten Klasse, dynamischer Natur, durch die ihnen eigenthümlichen Gegenmittel zu bestreiten. Sie verändern auf eine eigne, uns unbekannte Weise den ganzen Körper, und ihre Folgen können nie als blos örtliche, rein mechanische Reitze geheilt werden, wie man sonst wähnte.

Andre giengen weit gelehrter zu Werke, und theilten sie ganz apodiktisch, gleich als wären sie von einem Gotte dazu inspirirt, in scharfe, in betäubende, in betäubend scharfe, u.s.w. ein und schrieben nach dieser willkührlichen Eintheilung die Heilmittel eben so willkührlich vor – *das wahre Bild vom Verfahren der Schule in Beurtheilung der natürlichen Krankheiten und in Zutheilung der Arzneyen für sie!* Willkühr, eitel Willkühr und selbstgnügsamer Stolz!

Da wurden dann die Belladonne und die Krähenaugen so ganz nach despotischer Willkühr in das Fach der narkotischen Gifte verwiesen, und ihnen ganz cavalierement die Gewächssäure, Zitronsaft und Essig zum Gegenmittel angewiesen. Zum Unglücke für sie konnte ihre Allweisheit hier auf unleugbare Probe gestellt und ihr Fehlgriff auf der That ertappt werden. Es fand sich, daß gerade Gewächssäure das heftigste Verschlimmerungsmittel ihrer Zufälle ist. *Und so ist es gewöhnlich, daß*
31 *von dem, was | sie behaupten, oft gerade das Gegentheil wahr ist.*

Sed Saeculorum commenta delet dies.[10]

Wie würde es je in den Sinn dieser allein seelig machenden Kirche gekommen seyn, der einen dieser gewaltsamen Substanzen den Mohnsaft, der andern den Kampher als Gegengift zuzutheilen, wie die Erfahrung fürwahr gelehrt hat.

Doch, man ließ es nicht dabey bewenden, äussere Ursachen zu Krankheiten entweder wie bey den Haaren herbeyzuziehen, oder zu erdichten, oder ihnen eine unwillkührliche Natur beyzulegen und hienach Heilmittel, ich kann nicht sagen, aufzusuchen (denn nur nach gegründeten Spuren und Anzeigen läßt sich etwas suchen) vielmehr geradehin, zu erdenken und zu erdichten. Man ging noch gelehrter zu Werke, und machte sich allerhand *innere Ursachen* von Krankheiten im Gehirne fertig.

Der stolze Gedanke, die meisten Krankheiten aus einer oder ein Paar innern Ursachen ableiten zu können, ward nun die Quelle der mancherley Sekten unter den Aerzten, wovon eine immer schwärmerischer als die andre war.

Die eine, nicht die schlimmste, drückte das gewissermasen spezielle Leben, und die Eigenheiten und besondern Wirkungen jedes einzelnen Eingeweides mit dem figürlichen Namen eines Archäus aus, einer Art partikulärer Seele dieses oder jenes
32 Theils, und glaubte, wenn dieser | oder jener Theil litt, seinen eigenthümlichen Archäus besänftigen und auf andre Gedanken bringen zu müssen. Mich deucht, sie haben uns dadurch ein Geständniß von dem Unbegreiflichen aller Krankheitserzeugungen und ein Geständniß ihres Unvermögens ablegen wollen, diesen übernatürlichen Dingen Gnüge leisten zu können.

Andre suchten uns zu bereden, daß vorwaltende Säure die nächste Ursache aller Krankheiten sey, und verordneten lauter Alkalien. Mit ihnen suchte sich die alte Sekte in Verbindung zu setzen, die alle Arten von akuten Krankheiten, besonders

10 „Aber die Lügen von Jahrhunderten zerstört ein Tag."

die herumgehenden Seuchen von einem gemeinsamen, oft, wie sie meinten, im Innern des Körpers selbst erzeugten Gifte ableitete und ebenfalls in absorbirenden, alkalischen Erden, besonders aber in dem steinartigen Magenkonkremente einer Antilope (Bezoar) und in den hitzigsten Gewürzen mit Mohnsaft vermengt (Mithridat, Theriak, Philonium, u.s.w.) das Gegengift des die meisten Krankheiten nach ihrem Wahne gemeinsam erregenden Giftes suchte. Ihr Misbrauch der erdigen Pulver hat die neuern Zeiten erreicht, und ihr Dämon, den Mohnsaft so empirisch, so universell zu misbrauchen, hat nun einige Sekten der gegenwärtigen Zeit besessen, welche sich nun andre Ursachen ausgedacht haben, warum sie dieses Heilmittel spezieller Fälle als ein schier allgemeines Mittel misbrauchen. |

C. L. Hoffmann glaubt nicht weniger ein Recht zu haben, seinen partikulären 33
Wahn, daß fast alle Krankheiten von einer Art Fäulniß entstünden und mit Mitteln, die die Schule für fäulnißwidrig ausgiebt, zu heilen wären, als eine allgemein gültige Wahrheit aufstellen zu können.

Dieß Recht nimmt ihm niemand so wenig als den andern Sektenanführern, die in Krankheiten nichts als Blutschärfen erblickten; sie in künstlich scholastischen Soriten uns vordemonstrirten und, wie ein Daus, sich flugs die Mittel für die schwarze Galle, für die psorische, arthritische, skrophulöse, rachitische, muriatische und, Gott weiß, gegen noch welche andre ersonnene Schärfen, erdachten, bis die Neuern, des medio tutissimus[11] uneingedenk, eben so übertrieben eine gegenseitige Religion stifteten, in der die Säfte von den Krankheitsursachen, wie durch einen Bann, ausgeschlossen, den festen Theilen allein alle Krankheitserzeugung beygemessen ward.

So mußten sich die armen Krankheiten jezt von diesem, jezt von jenem Starrkopfe bald aus diesen bald aus jenen Ursachen deduziren lassen. Indeß ließen sie sich nichts anfechten, sie blieben in ruhigem Posseße.

Man glaube ja nicht, daß durch die eine Sekte im Ganzen mehr Krankheiten geheilt worden wären als durch die andre. Ursachen der Krankheiten, spekulative
Entstehungsarten der | Krankheiten ausdenken und Systeme drauf bauen wollte 34
man; nicht *heilen*. Unendlich höher unter die Sterne versetzt jenes Unternehmen, als dieses, und so blieben, nach wie vor, die Krankheiten ungeheilt, die nicht gutwillig, das ist: durch irgend eine willkührliche Veranstaltung, heilen wollten.

Lange regierte der böse Humor unter den Menschen, lange dauerte das Reich der Schärfen und bösen Säfte. Weil sich aber die spezifisch schärfewidrigen Mittel nicht so gutwillig erdenken lassen wollten, so lief der ganze Spaß doch gewöhnlich und größtentheils auf Ausleerungen hinaus. Ausser einigen empirischen Tränken und mehrern auf gut Glück empfohlenen mineralischen Wässern, die der Humoralarzte befehligte, in das Geblüte zu geben, es zu versüßen, es zu verbessern, und das Unsaubre desselben, gleichsam magisch vom Guten abgesondert, durch Ausdünstung und Harn fortzutreiben, bestand das vorzüglichste Manövre der Humoralschule in Ausleerung des bösen Geblüts (Aderlaßwuth) und in Herausschaffung der unreinen Feuchtigkeiten durch Mund und After (Sterkoralismus, Saburralismus).

Wie? blos das unreine Geblüte wollten sie herauslassen? Welche Wunderhand sollte das verdorbne von dem guten innerhalb der Adern scheiden, wie auf einer
Getreidefege, so daß nur das böse herauslaufen könnte und das gute zurück | blei- 35
ben müßte? Welcher grob organisirte Kopf sollte ihnen dieß glauben? Genug es wurden Ströhme Bluts vergossen, eines Lebenssaftes, gegen den schon *Moses* so viel Respekt hatte, wie billig.

11 Im Original heißt es „tutißimus“; „in der Mitte am sichersten“.

Die feinern Humoralsekten brauchten ausser der Verunreinigung des Bluts noch eine, angeblich fast überall, vorhandne Plethora nebenbey zum Vorwande ihrer schrecklichen, unbarmherzigen Blutvergießungen; sie wollten beyzu noch dadurch ableiten, den Ton herabstimmen, und was sie sonst noch für schlaue scientivische Nebenrücksichten hatten. Sie verfuhren, wie man sieht, gleich andern Sekten, nach Willkühr, doch mit dem sichtbaren Bestreben (nicht etwa, zu heilen, das wäre etwas (gemeines; nein!) ihren Willkührlichkeiten einen möglichst hohen Anstrich von Rationalismus zu geben. –

Eben so vortreffliche Gründe, eben so weise Absichten für ihre unzähligen Brechmittel, und stärkern und schleichend gelinden Abführungen hatten auch die Humoral Saburralärzte. „Man bedenke, was da für eine Menge Unreinigkeiten aus dem Geblüte abgeführt werden, man sehe nur in das Nachtgeschirr! Wenn das alles erst ausgeführt ist, dann wird der Körper erst rein von allen bösen Säften. Ueberdieß bedenke man, wie viel Unreinigkeiten täglich von Speise und Trank zurückbleiben und
36 sich ansammeln – es muß, es muß öfters abgeführt werden, wenn | der Patient nicht des Todes seyn soll. Man sehe ferner wie die meisten Kranken einen gespannten oder doch schmerzhaften Unterleib, wenigstens unnatürlich beschaffene Hypochondrien, belegte Zunge, und übeln Geschmack klagen; wer erkennt nicht da den Zunder aller Fieber, die Ursache schier aller Krankheiten in den Unreinigkeiten der ersten Wege? Ja, freilich muß abgeführt werden, und zwar öfters und viel, damit der Urstoff der Krankheit wegkomme. Wie vortreflich unsre Methode sey, sieht man schon daran, daß wir allgemein beliebte Aerzte sind. Der Kranke fühlet doch bey uns, für sein Geld, wie die Arzney im Leibe wirkt, und sieht die Unreinigkeiten mit leiblichen Augen, die von ihm abgetrieben werden! Wer will leugnen, daß dieß nach dem Sinne des Volks, wer will zweifeln, daß unsre Kirche die allein rechtgläubige sey?"

„Nur darinn, Herr Bruder sprach ein andrer Zweig der Saburralschule, bin ich nicht mit Ihnen einig, daß Sie alle Krankheiten von Galle herleiten wollen. Ich behaupte, sie rühren alle von Schleime in den ersten Wegen her. Der Schleim muß fleißig eingeschnitten, fleißig aufgelöset, der Schleim, sage ich Ihnen, muß rechtschaffen abgeführt werden, wenn Sie die Krankheiten bey der Wurzel ausreißen wollen. Alle Ihre Gall- und Faulfieber sind verkappte Schleimfieber, alle nur erdenkliche Krankheiten
37 rühren in un- | sern Zeiten von Schleime her, und wenn die Kranken nach unserer Methode auch etwas lange bey der Genesung verweilen, so können wir doch von unserm Systeme rühmen, daß es gründlich und einträglich sey."

So wollte Blennophilos sich (nach Art seiner ganzen Kunst) noch weitläuftiger über die Vortheile seines Systems ausbreiten, als Eucholos voll Unwillen, die Galle als allgemeine Krankheitsursache verleugnen zu hören, in eine eben so kräftige Schutzrede der (Brechen und Purgiren allgemein erheischenden) Galle zu diffundiren sich nicht enthalten konnte. „Galle, Galle muß ausgeführt werden", war der Schluß seiner Philippika, „fleißig und überall, von oben und unten muß sie ausgeführt werden, denn sie ist der Ursaamen aller Krankheiten"!

So ward dann auch die arme Welt mehr als ein halbes Jahrhundert recht tüchtig ausgefegt von oben und unten, und jedermann hätte glauben sollen, sie müßte ganz rein ausgefegt seyn. Man irrt sich, sprach *Kämpf,* sie sind noch lange nicht genug aufgelöset und abgeführt, wenigstens noch lange nicht genug durch die einzig hülfreiche Veranstaltung von unten. Man hat die Quelle aller Krankheit ganz am unrechten Orte gesucht. Woher sonst die vielen hundert hypochondrischen und hysterischen Nervenkrankheiten, die bisher unenträthselten Siegthümer der Vor-
38 nehmen, woher alle die Brust- Leber- Milz- Haut- und Kopf- | krankheiten, und, was sage ich? woher alle übrige Krankheiten, woher anders als von Infarkten und Versessenheiten des Unterleibes? Durch resolvirende Klystiere zu hunderten müs-

sen diese aufgelöset und abgeführet werden, wenn man nicht des Todes seyn will. Gott! wie blind war die Welt bis auf diesen Tag, diese einzig mögliche Hülfe gegen die einzig mögliche Ursache aller Krankheiten nicht eher zu entdecken!" Und wahrlich! nicht leicht war eine Methode einträglicher für den praktischen Arzt; durch keine andre konnte er die Verlegenheit seiner Indikationen so schön in salvo[12] halten, als durch diese, wo er, ohne weitere Rechenschaft geben zu dürfen, nach Vorhaltung des fürchterlichen Talismans der Infarkten, nun ganz entzogen von den Blicken des gesunden Menschenverstandes der umstehenden Layen, unkontrollirt im Dunkeln arbeiten, und nach dem Hokus Pokus mehrerer hundert Klystiere (aus einer Menge unerklärbarer Ingredienzen zusammengesetzt) welch Wunder! die gräßlich gestalteten Infarkten leibhaftig zu Tage fördern konnte. Eyerkuchen im Hute gebacken, sind eine gemeine Kunst dagegen.

Wenn ich nur, seufzte Tyro, wenn ich nur erst alle die Kennzeichen wüßte, woran man bey jedem Menschenkinde die Versessenheiten gleich von aussen errathen könnte, wenn ich nur erst wüßte, was Infarkten eigentlich seyn, welche Stelle der Gedärme (so vieler! fast aller Men- | schen!) so indolent beschaffen wäre, um der- 39
gleichen Proteusartige Klöße so ganz in der Stille zu beherbergen, und wo die gräulichen Farben, Gestalten, Konsistenzen und Gerüche derselben herrührten, wie sie da beym *Kämpf* in Tabellenform aufgeschichtet, anzuschauen sind! Mir wird gar nicht wohl! welcher himmlische Geist sagt mir, da es keine sichern, äußern Merkmale derselben giebt, wer sagt mir, ob ich nicht selbst dergleichen Ungeheuer in meinen Eingeweiden beherberge?"

Gräme dich nicht, lieber Tyro! daß du dieß alles mit deinen fünf Sinnen nicht erreichen kannst. Das Spiel mit den Infarkten, und den Infarktenklystieren ist so eben ausgespielt. Es war nur ein Finanzmanövre, wenn es nicht frommer Selbstbetrug des Erfinders war. Mit vielen Klystieren kann man den dicken Darm selbst des gesundesten Bauerkerls zum Organ der Erzeugung unnatürlicher Fäces, verschiedentlich gestalteter Schleimpfropfe und harter Knoten machen, die alle Farben spielen.

Andre neuere Visionairs hatten es mit einer Stiefschwester der Infarkten, mit der Verstopfung der feinsten Gefäße des Unterleibes bey fast allen Krankheiten zu thun, die sie nicht heilen können. Zeichen haben sie nicht angegeben, woran sie *mit Gewißheit* zu erkennen sind. Also wiederum ein panisches Schrecken für die armen intimidabeln Kranken, wiederum ein reicher Fischzug im Trü- | ben! Doch getrost! 40
Sie haben hiegegen sogleich unter ihrer Schlafmütze sich die hülfreichsten Auflösungsmittel erdacht. Man denke, die große Anzahl der sich noch täglich zum Heile des jedesmahligen Brunnenarztes aus dem Schoße der Erde hervorfließenden mineralischen Wässer und Bäder, die ohnehin schon (wir wissen nicht wie?) recht wie Bethesda für alle nur erdenkliche Krankheiten helfen, folglich auch die Verstopfungen der feinsten Gefäße des Unterleibes und der Gekrösdrüsen auflösen müssen – id quod erat demonstrandum[13]. Ferner die Seifenwurzel, der Löwenzahn, die Spießglanzarzneyen, vorzüglich die zum Hohne der Chemie ersonnenen, stündlich sich deteriorirenden Spießglanzseifen, die Seife selbst, die Galle, die Queckenwurzel und vor allen andern ihr, die ihr uns mehr als Egge und Pflug seyd, edle, uns wenigstens dem Namen nach bekannte Mittelsalze! Was könnt ihr nicht alle auflösen!

Wohl gesprochen!

Hast du aber jemahls zugesehn, ob und wie sie dergleichen auflösen? Welche göttliche Offenbahrung hat sie dir als solche Auflösungsmittel eingegeben, da die

12 „In wohlbehaltenem Zustand" (hier etwas freier: ‚so schön aufrecht erhalten').
13 „Das, was zu beweisen war."

Erfahrung nichts darüber den Sinnen lehrt, nichts darüber (im Verborgnen) an den Tag legen kann? Bist du auch von der Existenz deiner geträumten Verstopfungen überzeugt? Weißt du, daß *Sömmering* die vergrößerten Drüsen, die du für verstopft
41 hältst, gerade am durchgänglichsten für das eingespritzte Queck- | silber fand? Weißt du, wenn du die salzsaure Schwererde, oder die salzsaure Kalkerde in einigen Fällen von Skropheln mit Glück gabst, daß du nicht, nach deinem erträumten Wahne, auflösetest, sondern nur die von *Fischer* darinn gefundene Zuckersäure abschiedest, die die Drüsen auftrieb? Wo sind nun deine Verstopfungen? Von welchem Werthe deine auflösenden Mittel, da nichts aufzulösen ist?

Woher rührt aber die große Menge Kinderkrankheiten, die die Hälfte aller Gebornen vor dem fünften Iahre hinwegrafft? „Ich, „antwortet der eine, „finde die Zahnarbeit als fast die einzige Ursache aller Krankheiten und Todesfälle der Kinder. Schon seit den ersten Wochen ihres Daseyns laboriren sie an den leidigen Zähnen, wenn mans genau nehmen will, und so geht es fort einige Iahre hindurch. Immer gehn die armen Würmerchen mit den Zähnen um, immer will bald dieser bald jener durchbrechen. Daher alle ihr Wimmern, ihr Eigensinn, ihr Greifen in den Mund, ihr Geifern, ihre Blässe, ihre Durchfälle, ihre dicken Bäuche, ihr Auffahren im Schlafe, ihre Rastlosigkeit, ihr Winden und Krümmen, ihre Krämpfe, alle ihre fieberhaften Zustände, kurz alles was ihnen nur begegnen kann, leiten wir, wenn wirs nicht heilen können, nicht von unsrer Unwissenheit, nein! von einer Ursache her, die
42 unwidertreiblich wie das türkische Fatum ist. Da können uns dann | die Eltern nichts zur Last legen. Bekömmt das liebe Kind aber eine gar zu bekannte Krankheit, Keichhusten, Masern, Pocken u.s.w. und es stirbt daran, so bleibt uns die schöne Ausrede, daß die böse Zahnarbeit im Spiele gewesen sey. Eben so helfen wir uns, wenn nach diesen Krankheiten Nachwehen zurückbleiben, Abzehrungen, Husten, Durchfälle, Augenfelle, Taubheit, Geschwüre bald an diesem, bald an jenem Theile. An diesen schwierigen Erhohlungen ist dann abermahls niemand anders Schuld, als die beschwerliche Dentition. Gott gebe dem heute einen guten Tag, der die schwere Dentition erfunden hat! Da giebt es denn, Heil uns! immer etwas bey den Kindern zu thun! Fatal nur – daß die dummen Bauerkinder ihre Reihen weißer Zähne so ganz ohne Anstoß, so ganz unvermuthet erhalten, ohne unsre, ohne alle medizinische Hülfe. Da möchten unsre Kundhäuser bald auf den leidigen Einfall gerathen, daß die liebe Natur ganz ohne Menschenhülfe die Zähne hervorzubringen wisse, und sie auch wirklich ganz in der Stille im Munde aufstelle, wie die Perlen, wenn die linke Geschäftigkeit der Aerzte, und die, Kinderkrankheiten in Menge erzeugende, Stadtlebensart sie nicht daran hindert." –

Diesem widersprach schnurstracks ein Herr Kollege, und leitete, weil doch in der Welt alles übertrieben werden muß, das Heer der Kinderkrankheiten von kei-
43 ner andern Ursache als von | den Würmern her. Er gieng in seinem Wahne so weit, daß er eine Menge epidemischer Fieber unter den Kindern blos von Würmern ableitete, „weil so oft Würmer dabey von ihnen gegangen waren". Da wunderts mich denn sehr, daß er die Entstehungs-Ursache der Pocken, der Masern und des Scharlachfiebers nicht auch blos in den Eingeweidewürmern zu suchen beginnt, denn auch bey diesen gehn die Würmer (von den ihnen widrigen Stoffen in den Gedärmen) häufig fort. Hat er Kinderkrankheiten durch Eisen, Zitwersaamen, Jalappulver oder Kalomel geheilt, und es sind Würmer dabey fortgegangen, so waren nach seinem Wahne (fallacia causae non causae ut causae)[14] die Krankheiten von Würmern

14 „Eine Täuschung hinsichtlich der Ursache, nicht der Ursache, als ob der Ursache" (freier: ‚ein Irrtum hinsichtlich der Ursache, so daß, was nicht die Ursache ist, als Ursache behandelt wird').

erzeugt gewesen, und auch dann noch, wenn auch keine Würmer, wenn nur Schleim abgegangen war (vom Purgiren durch Jalappe und Kalomel geht stets Schleim ab). Das mußte durchaus immer Wurmschleim gewesen seyn. – Was haben denn die Spuhlwürmer für besondern Schleim bey sich, der sich so sichtbarlich von allem andern Schleime in der Welt unterschiede? Und kann der Saamen der persischen Artemisia, kann die Jalappe, das Eisen oder das Kalomel nicht auch ganz andre Krankheiten heilen als die von Würmern entstandnen? Von der ersten bin ich es aus Erfahrung fest überzeugt, und von den übrigen ist es die ganze übrige Arztwelt überzeugt. |

Und sind denn deine Wurmzeichen, der gespannte Unterleib, die mit Anorexie abwechselnde Freßgier, das Jucken in der Nase, die blauen Ringe um die Augen, der erweiterte Augenstern, u.s.w. und selbst der Abgang einiger Spuhlwürmer wahre Zufälle einer Wurmkrankheit? Oder können sie nicht vielmehr Zufälle einer neben der Anhäufung der Spuhlwürmer koexistirenden Siechheit seyn, die wohl gar Ursache der Wurmanhäufung, nicht Wirkung, wäre? Dauert dieses Siechthum nicht oft fort, wenn schon mehrere Würmer abgegangen sind, dauert diese Kachexie nicht oft bis zum Tode fort, wo man dann in den Leichnamen zuweilen keine Würmer findet? 44

Finden sich ja zuweilen die Gedärme durchlöchert, und wollte man annehmen, daß diese Thiere diese Oefnung (nicht blos zum Durchkriechen benutzt, sondern sie) selbst gebohrt hätten, so scheint doch ein solches Durchbohren ihres Wohnorts so wenig in ihrer Natur zu liegen, daß sie bey robusten Kindern oft bis ins mannbare Alter ruhig in den Gedärmen wohnen, oft in ziemlicher Anzahl, ohne Beschwerde zu erregen, und vermuthlich keine solche Unnatürlichkeiten, wie die Durchbohrung der Gedärme ist, begehen, ohne durch eine anderweitige Krankheit des Kindes (die zeitig durch andre Mittel hätte gehoben werden sollen) dazu aufs äusserste gereitzt worden zu seyn. |

„Weg mit solchen massiven Entstehungsursachen der Krankheiten! (entgegnet der Solidist im engern Verstande) in unser metaphysisches Jahrhundert schicken sie sich nicht. Nervenschwäche, nur diese ist Grund der meisten heutigen Krankheiten unsrer entarteten Menschenrace. Nervenschwäche und abgespannter Ton der Faser; sonst nichts. Alle Krankheiten unsers Zeitalters lassen sich darauf zurückbringen!" – Und die Heilmittel dieser alle andre Ursachen ausschließenden Nervenschwächen? Lieber! sage an! – „Welche andre, als die alles überwiegenden Heilmittel, China, Stahl, und die bittern Extrakte?" – Und wie denn so? – „Merke, alles was bitter ist, stärkt tonisch, nach *Cullen* zu reden; was die Zunge schrumpft, wie Eisensalze, muß die Faser stärken, und was geht der China ab, mit der man Häute gerben kann? Nun giebt es aber in Krankheiten fast nichts weiter zu thun als die Nervenschwäche und den gesunkenen Ton der Faser zu heben, folglich erfüllen diese Arzneien alle Absicht," – Es ließe sich wohl hören, wenn nur dieß alles wahr wäre. Wenn nur die unzählbaren Krankheiten nicht unzählbare Veschiedenheiten in dem Verhalten und der Beschaffenheit des Solidum vivum[15] hervorbrächten, die nur Kurzsichtigkeit mit einem einzigen Worte zu umspannen wähnen kann! Wenn du nur die bittern Substanzen alle kenntest, wie unendlich verschieden sie in ihrer Wirkung | sind! Wenn nur die China aufhörte, ein kräftiges Mittel zu seyn, sobald ihr durch Kalkwasser alle gerbenden Bestandtheile entzogen worden sind! Wenn du doch alle die mehrern Wirkungen des Eisens von seiner schrumpfenden Eigenschaft ableiten könntest! 45 46

15 „Das feste Lebendige (die feste Lebenssubstanz)."

„Auch diese Ursachen der Krankheiten“ höre ich einen Andern sprechen „sind
noch nicht fein genug für unser superfeines Iahrzehend, geschweige denn die nach
groben Begriffen riechende Heilart. Weit subtiler ist die Natur der Krankheiten, weit
subtiler sey ihre Heilart! Nichts geringeres liegt beiden zum Grunde als die Substrate
der Gasarten. Nur das neue System der Chemie schließt die Pforten des Lebens auf.“

„Wisse, daß alle Unordnungen, die in unsern Funktionen statt finden, von Man-
gel oder Ueberfluß des Oxygens, des Wärmestoffs, des Hydrogens, des Azots oder
des Phosphors entstehen, folglich nur durch füroxygenirende oder desoxygeniren-
de, durch fürcalorenirende oder decalorenirende durch fürhydrogenirende oder
dehydrogenirende durch fürazotenirende oder desazotenirende, durch fürphos-
phorenirende oder dephosphorenirende Mittel zu heilen sind.“

Dieß klingt nun in der Theorie und läßt auf dem Papiere sehr gut; ist auch im
47 Geiste der modischen Ideen. Aber ich bedarf in jedem ein- | zelnen Falle von Krank-
heit des übernatürlichen Beystandes eines solchen Sehers, mir alle diese Allge-
meinheiten konkret zu machen, mir jedes mahl zu offenbaren, ob diese Krankheit
auf Mangel oder Ueberfluß an Azot, Oxygen u.s.w. beruhe und welches die chemi-
schen Gegenmittel dieses chemischen individuellen Zustandes sind, da diese Ge-
genstände zwar mit einiger Wahrscheinlichkeit aus der Spekulation hervorgelangt
worden, aber, blose Geburten des Verstandes, durch die Sinnen in einzelnen Fällen
durchaus nicht zu erreichen sind. *Nicht jede Behauptung welcher einige Wahrheit zu
Grunde liegt,* (alle medizinische Systeme haben einige Wahrheit zum Ingredienz)
hat praktische Brauchbarkeit.

„Wir müssen noch etwas höher hinauf,“ versichert uns ein mit der ätherischen
Milch der kritischen Philosophie genährter, angesehner Lehrer der Dynamologie,
„wir müssen zur Urquelle der Krankheiten hinaufsteigen, *der veränderten Mischung
und Form der Materie*“. Dieser ontologische Satz mag aber dem mit der Naturwis-
senschaft überhaupt und der wahrscheinlichen Einrichtung unsers Organisms ver-
trauten Denker der Wahrheit a priori so nahe als möglich vorkommen, der
praktische Arzt kann ihn durchaus nicht brauchen; er kann auf die Behandlung der
einzelnen Krankheiten nicht angewandt werden. So ist, was *Bruce* von den entfern-
48 testen Quellen des Nils berichtet, im Delta von keinem | praktischen Nutzen. In-
dessen hat dieser Naturlehrer sich in seiner speziellern Ansicht der Krankheiten,
vorzüglich der Fieber, den reinen Diktaten der Erfahrung weit mehr genähert als
man erwartet hätte, und hier dem blos Wahrscheinlichen weit weniger Rechte ein-
geräumt, als seine absprechenden und allgläubigen Vorgänger. Leitet auch noch
Systemliebe jeden seiner Schritte, so zeigt er doch überall redlich an, wo die Ab-
straktion den Erfahrungssätzen entgegenstrebt, und hat weise Achtung für diese.
Der arzneiliche Denker kann sich bey ihm bilden, aber wenn er vors Krankenbett
tritt, so vergesse er nicht, daß jene Ansichten nur individuelle Vorstellungsarten,
nur Winke waren und daß kein Heilmittel aus ihnen gefolgert werden kann.

Diejenige Seite aber, die *Wilmans* von der medizinichen Kunst dem nachdenken-
den Arzte zukehrt, scheint unter allen die naturgemäseste zu seyn, doch darf man
sich nur an seine Präliminarien halten, wenn man des rechten Wegs nicht verfehlen
will. In seinen Eintheilungen spricht schon die Schule mit. Alle Spekulationen in der
Arzneykunst, die sich von reiner Empirie verlaufen, gehn auf Partikulare, und nie auf
den großen Stein; wenn ich das Gleichniß von einer Lügenkunst entlehnen darf. |

* * *

49 An Sophismen der Dialektik, an Dreistigkeit der Behauptungen, (an unverschämten
Selbstlobe) und an Nichtachtung der unendlichen, in Modifizirung der Krankheiten
sowohl als ihrer Heilmittel sichtbaren Mannigfaltigkeit der Natur wurden jedoch

alle bekannten Arzneysektirer weit von jenem täuschenden Parempiriker, *Brown*, übertroffen, welcher, selbst kein Krankheitsheiler, alle mögliche Heilrücksichten auf Reitzen und Reitze Mindern einschränkte und die größte aller medizinischen Ungereimtheiten den offenen Augen der Welt vorführte, „daß es nur zwey oder drey Krankheiten geben könne, die sich durch keine andre Verschiedenartigkeit als blos durch ein plus und Minus der Erregung und einer ihr korrespondirenden Anhäufung der Erregbarkeit unterschieden. Die Therapie dazu war dann gleich fertig: „suche reitzende und möglichst wenig reitzende*

* Ich wundre mich, daß seine Waffenträger für letztere Substanzen einen Begrif eigenmächtig untergeschoben haben, wovon ihr Ritter nichts weiß, und, wollte er konsequent seyn, nichts wissen durfte. Reitz entziehende Heilmittel hat er nirgend. Sein Minorativ der Sthenie sollten Substanzen seyn, die blos durch die Kleinheit ihres Reitzes schwächten (Elem. of. M. § XC, CCLII,)

Dinge als Heilmittel auf". Und da wären dann zu ersterer Absicht, sollte ich denken,
eine oder zwey Droguen völ- | lig hinreichend gewesen. Er hätte, wollte er sich 50
nicht widersprechen, nur eins der flüchtigern und eines der fixern Reitzmittel instar omnium[16] nennen sollen, und nicht mehrere; denn wenn alle nur einerley thun können, wozu mehrere?

Indeßen mochte er wohl selbst die Unstatthaftigkeit seiner Simplifizirungen ahnen, er mochte wohl selbst fühlen, daß der Säufer seinen Branntwein nicht mit Moschus oder Kampher vertauschen könne. Er mußte um sein Gebäude zu vollenden, selbst Hauptsachen, und täglichen Gemeinsinn ignoriren.

Was er aber alles an Widersprüchen in seinem Innern gefühlt, wieviel Ueberwindung es ihm gekostet haben mag, den offenbarsten Thatsachen ins Angesicht zu widersprechen, um der Stifter einer nagelneuen, unerhörten Sekte zu werden, mag hier beyseite liegen; genug, es kannte unter allen Arzneysektirern die Natur, *dem Ansehn nach* niemand weniger als er, niemand verstand aber besser, durch täuschende Syllogistik einige wahre (ihrer seltnen Ansicht wegen neu scheinende) Sätze zu den alleinigen zu erheben, die Lücken durch Dunkelheit des Vortrags zu überspinnen und die Superiorität seines feinen Kopfes so despotisch in Säkularisirung aller übrigen unleugbaren Wahrheiten walten zu lassen, als er. Vielleicht hätte
er doch noch selbst gestanden, daß er die Welt zum | Besten gehabt, hätte ihn der 51
Uebergenuß seiner diffusibeln Reitzmittel länger leben lassen.

Es giebt keine Thorheit, die nicht schon ein Sophist behauptet hätte, und von jeher war die Simplifikationsmanie das Hauptsteckenpferd der Systembauer vom ersten Range.

So ließ der Eine das Weltall in seinen Theoremen blos aus Feuer, der Andre blos aus Wasser hervorgehen – ; so ließ ein Dritter alle lebende Wesen aus einem Eie herausschlüpfen – ; so gängelte *Descartes* das Universum in seinen selbst erdachten Wirbeln – so zwängte die Alchemie jene unendliche Mannichfaltigkeit der chemischen Stoffe in den Triangel Sal, Sulphur, Mercurius ein. Was kümmerte sie die Menge der Metalle? Ihnen war es Stolz die Zahl der Metalle diktatorisch auf sieben festsetzen zu können, und auch diese brachten sie auf einen einzigen Grundstoff, ihren Metallsamen lügenhaft und dreist zurück. Was war es anders als stolze Vereinfachungswuth, daß man ehedem den kleinen Erdball zum Zwecke und Mittelpunkte aller Schöpfung dekretirte und der 30000 Sonnen im Urraume kaum als Lampen zu seiner Beleuchtung erwähnte?

Doch, ich entrüste mich über den Witzkopf, der die große Arzneykunde mit der Span-
ne messen will, selbst fast mit keiner andern Krank- | heit, als etwa mit dem Podagra* 52

16 „Anstelle von allen, stellvertretend für alle."

* Es ist auffallend, wie unverhältnißmäsig weitläuftig, ich möchte sagen, pragmatisch *Brown* die Gicht abhandelt (DCI u. f.) während er über die wichtigsten andern speziellen Krankheiten kaum ein Paar schale, oberflächliche Worte zu sagen weiß.

einigen Rheumatismen, einigen Katarrhen, einigen Blutflüssen, und der bösartigen Bräune bekannt.

Ich kehre zurück, von seinen theoretischen Sünden, von denen ich hier nicht reden darf, zu den die Heilung der Krankheiten unmittelbarer berührenden.

Noch erschien keine Lehre, die für den praktischen Arzt misleitender, und für den Anfänger gefährlicher gewesen wäre.

Nach ihm darf man den Kräften der Natur nichts zutrauen (XCV), man darf mit den Mitteln nie ruhn, immer muß entweder stimulirt oder geschwächt werden. Welche Naturlästerung, welche gefährliche Insinuation für den gewöhnlichen, nur allzu geschäftigen Halbarzt! Welcher Stolz, als Herrn der Natur, wird ihm hier eingeflößt!

„Immer mehrere Mittel zugleich, nie ein Mittel allein soll man gegen eine Krankheit brauchen (XCII)!" Dieß ist das ächte Zeichen der Aftermedizin. Quacksalberey
53 geht *immer* mit der Vielmischerey der Arzneyen Hand | in Hand, und wer so etwas
einschärfen (nicht blos erlauben) kann, ist von dem einfachen Wege der Natur, und ihrem Gesetze, durch Ein Mittel mehrere Zwecke zu erreichen, himmelweit entfernt. Dieses einzige Losungswort zur Verwirrung der Köpfe und der Heilungen muß schon einer Menge Menschen das Leben gekostet haben.

Man findet bey ihm keinen Unterschied zwischen palliativen und kurativen Heilmitteln. Immer empfiehlt er nach Art der Pfuscher blos die ersten, die palliativen,*

* Ich verkenne den großen Nutzen der Palliative nicht. Sie sind in schnell entstehenden zu einem schnellen Ablaufe geneigten Zufällen nicht nur oft völlig zureichend, sondern haben sogar Vorzüge, wo die Hülfe keine Stunde, kaum Minuten aufgeschoben werden darf. Hier und *hier allein* sind sie von Nutzen.

welche durch eine dem Zustande des Uebels entgegengesetzte (LXXXIII, LXIV) Art (auf etliche Stunden) die Symptomen zuerst zum schweigen bringen, um nachgehends einen der temporären Hülfe entgegen gesetzten Zustand zurück zu lassen. So ist ihm sein Mohnsaft die wahre Panazee in allen Krankheiten von und mit Schwäche. Welcher Gipfel von Parempirie und welcher Misgriff – ein Mittel zur allgemeinen Stärkung zu empfehlen, welches nach Vorübergang der wenigen |
54 Stunden, wo es die Kräfte erregt, sie hintennach nur desto tiefer, tiefer als vor sei-
nem Gebrauche sinken läßt, welches zu verhüten immer stärkere und stärkere Gaben gegeben werden müssen! Und welchem erfahrnen Arzte sind die Folgen von einer fortgesetzten, hochgestiegnen Anwendung des Mohnsaftes unbekannt? Dieß nur palliativ stärkende, in seinen Folgen aber mehr als andre Mittel schwächende und Disposition zu Schmerz hinter sich lassende Mittel konnte *Brown* als die allgemeine und passendste Arzney für alle Arten von Krankheiten, deren Charakter Schwäche ist, selbst die anhaltendsten und langwierigsten, allgemein und ohne Einschränkung anpreisen (CCCI, CCXCVIII.) Wer da den Parempiriker nicht leibhaftig abgemahlt sieht, der hat keine Augen mehr. Nur in den einzigen, sehr seltenen Fällen, wo Mohnsaft zugleich das spezifische Heilmittel der Krankheit selbst ist, kann es nicht schwächen und wo es in sehr geringer Gabe palliativ bey starken Körpern und bey stärkendem Regimen angewandt wird, *scheint* es nicht zu schwächen. Dieß ist die Quelle des Truges. Die kurativen Mittel aber, die ächten Waffen des ächten Arztes – welche durch anfängliche Erregung einer dem vorhandnen Uebel ähnliche Krankheit das Uebel *mit Bestand und aus der Wurzel* heben, davon sagt er kein Wort, die kennt er nicht einmahl den Namen nach. Das heiße ich einen
55 Restaurator, einen Erfinder der Arzneykunst, wie er | sich selbst nennt. So ahndet
er dann nicht einmahl, um nur ein einziges Beyspiel anzuführen, daß ein verbrann-

ter Finger wohl lange in kühles Wasser gesteckt werden kann ehe er (herausgezogen und abgetrocknet) keinen Schmerz mehr zeigt – vielmehr erfolgen die Blasen desto gewisser wenn so genannte hitzdämpfende, schwächende Mittel auf diese sthenische Lokalentzündung gelegt werden. Er ahndet nicht, daß von allem gerade das Gegentheil erfolgt, wenn man den verbrannten Finger in den besten Weingeist*

* Siehe den Schnitter in der Sonnenglut aufs äusserste erhitzt; womit stillt er seinen brennenden Durst am gewissesten und hülfreichsten, wodurch besser als durch etwas wenig Branntwein? *Brown's* antisthenischen Palliative, kaltes Wasser u.s.w. können ihn kaum auf einen Augenblick laben.

hält. Wo bleiben nun deine palliativen antisthenischen, wo deine palliativen antiasthenischen Mittel? Wie weit bleiben sie zurück?

Welcher ächte erfahrne Arzt kennt nicht die palliativ schwächende Kraft der Kälte und des kalten Wassers. *Brown* braucht die schwächende Eigenschaft der Kälte und des kalten Bades uns nicht als etwas neues aufzutischen. Wenn er es aber für ein positiv schwächendes Mittel ausgiebt, so kennt er es nicht, so wie er so gar vieles falsch ansieht. Nur auf die Augenblicke während sei- | ner Anwendung 56
schwächt es (palliativ), um in seinen nachgängigen Wirkungen als eins der vortreflichsten (als kuratives, auf die Dauer heilendes) Stärkungsmittel sich zu erweisen. Die höchste Schwäche eines Gliedes, die Erfrierung, wird bekanntlich durch nichts sichrer geheilt, als durch kaltes Wasser. Dieß sey eins der tausend Beyspiele von den kurativ stärkenden Wirkungen des kalten Wassers.

Er kennt keine andre Ursache von Krankheiten als entweder eine allzu heftige Erregung durch Reitzmittel (Sthenie) deren fortgesetzte Wirkung indirekte Schwäche erzeuge, oder die allzu geringe Erregung durch allzu schwache Reitzmittel (direkte Schwäche). Die erstere begreift alle rein inflammatorische Krankheiten und die leztere alle andre Krankheiten die das Symptom der Schwäche an sich tragen. Jene werden durch Blutlassen, Kälte, Wassertrinken u.s.w. diese durch Wärme, Fleischbrühen, Wein, Branntwein und vorzüglich durch Mohnsaft geheilt. So werden (auf dem Papiere) alle die namenlosen, unendlich der Art nach verschiednen Krankheiten von ihm geheilt, und zu heilen befohlen. Höher konnte die roheste Parempirie, die dreisteste Unwissenheit nicht steigen. Also alle Epilepsien,*

* Er kennt keine Epilepsie mit Ueberfluß an gutem Blute, keine sthenische Wassersucht, keine sthenischen Blutergießungen, keine asthenischen Katarrhe, ob sie gleich die Natur kennt und nicht so gar selten hervorbringt.

alle Wassersuchten, alle endemische Krankheiten, alle Melancholien durch Mohn- 57
saft, Branntwein, Wärme und Fleischbrühn gewiß heilen! Wer hat den gewissen, gründlichguten Erfolg von einer solchen Heilung in solchen Krankheiten erlebt? Will er uns zum Besten haben? Will er die ohnehin schon bis auf wenige Schlendriansmittel herabgesunkene Heilkunde vollends zu Grabe fördern?

Doch nein! er ist rationell im höchsten Grade. Er verstattet keine Kur zu unternehmen, ohne alle vorhergegangene Schädlichkeiten vorher auszuforschen, ob sie allzureizend, ob sie schwächend wirken konnten und will blos hienach die Natur der Krankheit und ihrer Heilung entschieden wissen – (doch immer nur für zwey Rücksichten, ob geschwächt oder gestärkt werden solle, zu keiner andern Absicht). Indem er aber diese Erforschung zur einzigen unnachlässigen Indikation macht, verräth er, daß er blos in der Studirstube geheilt habe, daß er wie der Blinde von der Farbe redet. Wer will in allen den plötzlichen Fällen und unter dem gemeinen Manne vor Antritt der Kur irgend einer Krankheit, überall auf das genaueste erforschen können, welche | Art von Schädlichkeiten (wie *Brown* jedesmahl zu entdek- 58
ken affektirt) seit langer Zeit vorhergegangen waren; ob das Uebel blos oder zum Theile ein Uebermas an Reitzen oder blos oder zum Theile allzu kleine Reitze zum

Vorläufer hatte, oder wiefern größere Reitze mit Mangel an Reitzen untermischt (und in welcher Proportion?) vorhergiengen, ob eine Sthenie in eine indirekte oder direkte Schwäche oder diese in jene übergegangen, oder ob die eine Sorte Asthenie zu der andern getreten war und (wahrer Unsinn!) *einen gemischten Zustand* zuwege gebracht hatte, in welchem der achtzig dem inspirirten *Brown* divinitus geoffenbarten Grade nun die Erregbarkeit erschöpft oder angehäuft sey – ? immer in steter Vergleichung der Stärke dieser Schädlichkeiten gegen das bey Erblickung der Welt dem Subjekte bestimmt zugetheilte Maas von Erregbarkeit, immer in Rücksicht auf Alter, Geschlecht, Körperbeschaffenheit, auf Klima, Boden, u.s.w.? Welcher erfahrne Arzt kann behaupten, daß auch nur der zehnte Theil der Kranken oder Krankenangehörigen über alle diese theils hyperbolischen, theils spitzfindigen Fragen von allen vorhergegangenen angenehmen oder unangenehmen Gemüthserschütterungen, von Eindrücken der verschiednen Grade der Wärme und Kälte seit einem beträchtlichen Zeitraume, vom Genuße des zu vielen oder zu
59 wenigen Sonnenlichts (eines nicht geringen Reitzmittels!) | oder der mehr oder weniger trocknen, feuchten, unreinen, reinen Luft seit einem beträchtlichen Zeitraume, von dem abwechselnden Genuße der mehr oder minder nahrhaften oder schmackhaften, halb, stark oder wenig gewürzten Speisen, von der Seltenheit oder Menge der mehr oder weniger starken, weinichten oder wässerigen Getränke, von dem Grade der häufiger oder seltner geübten Geschlechtslust, von der Menge und den Graden der Körperbewegung, und von der Natur, der Menge, dem Grade, der Dauer und Häufigkeit aller vorhergegangenen geistigen Genüsse durch Lektüre, Umgang, Zeitvertreibe, Musik u.s.w. reine Auskunft geben könnte, wollte und würde? Und, gesetzt, es fände sich unter vielen Familien Eine, die nach *wochenlangen* Ausfragen (denn in einem Tage läßt sich so viel und vielerley nicht ausfragen) über einige oder die meisten dieser Fragen Auskunft geben könnte und wollte (wo sie das beste nicht schon vergessen hätte), wie schwierig, ich möchte sagen, wie ganz vergeblich wird sich dann erst der Geist des armen Doktors zermartern müssen, um diese vielen hundert, wohl tausend verschiednen Potenzen nach bogenlanger Aufzählung zu wägen, zu vergleichen, den Einfluß derselben gerade auf dieses mit so und so viel Reitzfähigkeit von Anbeginn an ausgesteuerte Subjekt zu kalkuliren, das Gefundene zu bilanciren, und das Facit zu ziehen, um wie viel brownische Gra-
60 de die schädlichen | Potenzen der Ueberreitzung von jenen des Reitzmangels, oder die Potenzen des leztern von denen der erstern, und zwar gerade bey diesem individuellen Körper überwogen werden! Unerkundigt, auf der Liste ausgelassen, oder bey der Bilancirung nicht mit in Anschlag gebracht darf kein einziger Posten von Wichtigkeit bleiben, eben so wenig dürfen kleinere (in der Menge doch etwas erkleckliches betragende) Posten vergessen, unausgefragt, unausgesetzt und unerwogen bleiben, weil sonst die ganze Rechnung unrichtig werden würde!

Man sieht ohne mein Zuthun, wie vergeblich, wie unmöglich, wie unsinnig ein solches Verfahren (welches nach *Browns* Grundsätzen §. XI, XII, LXXVIII, C u.s.w. da alle Krankheitserforschung hierauf ruht, nicht weit genug getrieben werden kann) in der täglichen Praxis seyn würde – wie unendlich viel Mühe und Zeit zur Erkundigung und Ueberlegung hingehen müßte, ehe nur der Anfang mit einer einzigen Kur gemacht werden könnte, unter welchem Zeitverluste die Krankheit schon unvermerkt wieder in ein andres Stadium gerückt seyn müßte, wenn sie sich indeß nicht schon mit dem Tode geendigt hätte. Ein *gewissenhafter* Brownianer käme vielleicht nie zum Anfange einer Kur über alle Erkundigungen und Erwägungen
61 dieser Art. Und dann wäre doch | weiter nichts als der Punkt wegen der der Krankheit zum Grunde liegenden Sthenie oder der direkten oder indirekten Schwäche ausgeforscht! Ist dieß die einzige Erforderniß zur Heilung? So wisse, daß bey allen

endemischen Krankheiten direkte Schwäche zugegen ist. Also geschwind daran! Heile mir alle die Länder mit Radeseuche, Pellagra, Wichtelzopf, Sibbens, Yaws, Pian, Wasserkolik, u.s.w. übersaet. Nichts als fixe, und diffusible Reitze brauchst du? Hier hast du Mohnsaft, Wärme, Branntwein, China, Fleischbrühe – Heile sie schnell!

Hilf ewiger Gott! welchen Unsinn kann ein einziges unpraktisches Büchergenie nicht alle aushecken, und zum Hohne des Menschenverstandes der lammartigen schwachen Sterblichkeit aufbürden!

Indessen sey gerecht! Während du siehst, daß der Nimbus verschwindet, der diesen originellen Kopf apotheosiren sollte, während der Gigant, der zwecklos den Pelion auf den Ossa wälzen wollte, ganz in der Stille aus der Reihe der Heroen herabsteigt – während du siehst, daß sein kolossalischer Plan, im Reiche des Aeskulaps das unterste oben zu kehren, scheiterte, und die Myriaden individueller Krankheiten von ihm weder von zwey bis drey Ursachen hergeleitet, oder, was gleichviel ist, von
ihm nicht zu zwey bis | drey sich gleichen, blos dem Grade nach verschiednen Krank- 62
heiten umdekretirt, noch ihre unendliche Mannichfaltigkeit mit zwey, drey Reitzmitteln, oder Unreitzmitteln gehoben werden können – während du alle jene arabesquen Excentricitäten in das Reich der Fabeln zurückweisest, so vergiß nicht, ihm die Gerechtigkeit widerfahren zu lassen, daß er mit starker Faust die Rotten der Blut- Schärfe- und Sabburalärzte aufhob, welche mit der Lanzette, den lauwarmen Tränken, der elenden Diät, den Brech- Purgir- und den namenlosen Auflösungsmitteln unsre Generation zu vertilgen, wenigsten vom Grunde aus zu deterioriren und aufs Küchenleben zu setzen droheten, – daß er die antiphlogistisch zu behandelnden Krankheiten (CCCCXCIII) auf drey im Hundert herabsetzte, daß er den Einfluß der so genannten sechs nicht natürlichen Dinge auf unsre Gesundheit genauer bestimmte, den geträumten Vorzug der Gewächskost vor Fleischspeisen zum Wohlseyn des Menschen, degradirte – daß er einem zweckmäsigen Regimen die Würde der Heilmittel wieder gab, und daß er den alten Unterschied zwischen Krankheiten aus Reitzmangel und denen aus Ueberreitzung aufs Neue zur Sprache gebracht und die Verschiedenheit ihrer Behandlung im Allgemein nicht uneben gelehrt hat. |

Dieß mag uns mit seinen Manen aussöhnen! 63

Seine Iünger, stolz in den Mantel ihres Elias eingehüllt, stutzen seine Lehre mit mächtigem Geschrey (dem Zeichen einer nicht guten Sache) ut cunque[17] auf, betäuben uns mit den brownischen Weidsprüchen von Graden der Erregbarkeit, die sie nach Belieben von vorausgegangenen Schädlichkeiten erhöhen und erniedrigen lassen, mit einfacher und gemischter direkter und indirekter Schwäche, mit Diathesen und Prädispositionen als (ersonnenen) Unterscheidungszeichen der allgemeinen von den örtlichen Krankheiten, mit (nacherfundenen) diffusibeln und fixen Reitzmitteln – und kuriren drauf und drein mit aufgezwungenen Fleischbrühen, Wein und Mohnsaft, sind aber doch so schlau, was nöthig und unentbehrlich ist, aus der vulgairen Heilkunde mit einzuflechten, und wo Fleischbrühen, Rum und Mohnsaft nicht zureichen, auch die gute (von ihrem Meister verschriene) Rinde in Sumpfwechselfiebern (doch, ja nicht anders, als unter der Protestation; daß sie sie blos in der Qualität eines fixen Reitzmittels anwendeten) und das Terbenthinöl in der Wassersucht zu brauchen, doch mit dem brownschen Erklärungsförmelchen bemäntelt: „daß gerade das Terbenthinöl den
Grad von Erregungskraft besitze, der hier nöthig sey". So | habe ich in Klöstern am 64
Freitage sehen Rebhühner speisen, doch so, daß der Prior vorher das Kreutz darüber geschlagen hatte, mit dem Verwandlungsseegen begleitet: Fiat piscis![18]

---

17 „Wie immer, wie auch immer."
18 „Es werde Fisch!"

Fragmentarische Bemerkungen zu Browns Elements of medicine* **

* Diese Bemerkungen rühren von einem der vorzüglichsten Aerzte Teutschlands her, der aber, wie er sich selbst ausdrückt, „so lange die literärische Chouanerie die Heerstraßen noch unsicher macht" seinen Namen nicht nennen will, welches auch in Dingen, wo Gründe und nicht Auctoritäten entscheiden, nach meiner Meinung sehr gut ist. Aber bemerken muß ich, daß der Verfasser weder etwas für noch wider das Brownsche System gelesen hat, und man also desto gewisser seyn kann, hier das unbefangne Urtheil eines in Erfahrung und Nachdenken gereiften practischen Arztes über diesen Gegenstand zu erhalten.

[52] §. XVIII. Entschuldigt er sich ganz artig, „daß er sich der Ausdrücke: *mangelnde, erschöpfte, verzehrte, angehäufte, überflüssige Erregbarkeit*" – bedienen müsse, wegen Neuheit des Gegenstandes und Armuth der Sprache. Aber dies ist keine
53 Entschuldigung für | einen Mann, der sich rühmt: (CCCXII) die Arzneikunde jetzt zuerst zu einer ächten Wissenschaft, die bald den Namen: *Lehre der Natur*, (Anm. zu DCLXXVII) erhalten werde, erhoben und (s. Ende der Vorrede) *sie zuerst demonstrirt* zu haben. Wer eine neue Wissenschaft lehren will, zu der er neue Begriffe braucht, der muß sich auch neuer, angemessener, unzweideutiger Ausdrücke dazu bedienen, sie zu dieser Absicht erschaffen, oder die alten Worte durch Unterlegung neuer Bedeutungen zu neuen Ausdrücken umprägen. Indem sich aber *Brown* der alten Ausdrücke unerklärt und nicht neu bestimmt bedienet, muß er dem Leser verstatten, sie unter der alten Bedeutung zu verstehen, und wenn wir dann lesen: *daß Erregbarkeit, deren Quantität oder Kraft dem Menschen schon bey seiner Geburt in einer bestimmten (XVIII) Menge zugemessen worden, durch Reitze verzehrt (CCCIX) und nachgehends dennoch durch neue Reitze wieder hervorgelanget werden könne* – uns nicht verargen, wenn wir glauben, Unsinn gelesen zu haben.

XXI ζ, η[1] „Die Brech- und Purgirmittel, Gram, Verdruß u.s.w. vermindern die Summe der Erregung und schwächen – aber aus keiner andern Ursache, nicht weil
54 sie keine Reitzmittel wären – sie sind Reitzmittel, | schwächen aber, weil sie schwach und unzureichend reitzende Mittel sind *(debilitating, that is, weakly stimulant, owing their debility (er hätte schreiben sollen, d e b i l i t a t i n g p o w e r) to a degree of stimulus inferior to the proper one.)*"

Wenn alle Erregung, alle Bedingung des Lebens und der Gesundheit von Reitzmitteln und blos von ihnen (XXII) abhängt, so kann kein Reitzmittel die Erregung an sich vermindern. Entweder in dem Begriffe „Reitzmittel" liegt nicht einzig die äußere Bedingung für Leben und Gesundheit, oder wenn sie darin liegt, so kann ein Reitzmittel, sei es auch ein schwaches, ein unzureichendes, nicht schwächen. Blos dann, wenn es (was aber von *Brown* nicht vorausgesetzt wird) auf lange Zeit das einzige auf den Körper wirkende Reitzmittel ist, indeß daß alle andre größere Reitze ausgeschlossen bleiben, kann eine Schwäche, nicht von der Kleinheit des wirkenden, sondern vom Mangel der abwesenden größern (gewohnten) Reitze erzeugt werden. Sonst müßte ein Mann, der sich wohl befindet, sich aber noch munterer befinden würde, wenn er jetzt vier Unzen Wein tränke, ungeheuer geschwächt wer-

** [Hufelands] N. J. d. pract. Arzkd. (1801), 12. Bd., 2. St., 52–76. – Ohne Nennung des Verfassers. Auch in: Stapf (1829), 1. Bd., S. 25–38 sowie Bakody (1883), S. 43–46. Als Schrift Hahnemanns aufgeführt bei Ameke (1884), S. 148; Haehl (1922), 2. Bd., S. 525; Tischner (1934), 2. Bd. S. 355; Mueller (1953), H. 1, 40; Schmidt (1989), S. 28.

1 Zeta, eta.

den, wenn er in diesem Augenblicke statt der vier Unzen Wein, nur vier Tropfen
Wein in den Mund nähme, und | noch viermahl mehr geschwächt werden, wenn 55
er nur Einen Tropfen genösse.

Ein noch so geringer Zusatz zur Bedingung des Lebens (ein schwaches simples Reizmittel) kann nie ein *Minus* werden, kann nie schwächen. Schwächt es aber (wie Purgirmittel, Gram, Schreck u.s.w.) bey übrigens unverminderter Summe der nöthigen gewohnten Lebenserhaltungsmittel (Wärme, Nahrung u.s.w.), so muß seine schwächende Kraft auf einer ganz andern Ursache beruhen, als auf der Kleinheit seiner Reitzkraft.

Wer sieht diese Folgerungen nicht ein?

Ein gesundes, feuriges Mädchen stirbt in vollem Genusse aller zur Gesundheit nöthigen Reitzmittel, von der plötzlichen Trauerpost, daß ihr Bräutigam erstochen sei, augenblicklich. War dieser blos ein simpler, nur kleiner Reitz, so war er ja ein kleiner Zusatz zu der nicht mangelnden Summe aller übrigen Reitzmittel. Wie konnte dieser kleine Zusatz schaden, wie konnte er tödten, wie konnte er augenblicklich tödten, wenn er blos als einfacher Reitz und auf keine andre Art wirkte?

Wer sieht diese Folgerungen nicht ein?

Er geht in seinem Wahne so weit, zu behaupten (XXI η) „Verdruß und Gram
wären Freude und Zufriedenheit nur in geringerm Grade.“ Wenn ich solche Be-
hauptungen | wagen darf, dann kann ich aus allem alles machen; dann ist es leicht, 56
ein scholastischer Sophist zu seyn. Nein, lieber Freund! es sind zwey Gradleitern;
auf der einen steht die Gleichmüthigkeit oben, und diese geht herab bis zu Verdruß,
Gram, Verzweifelung. Die andre Skale hat Gleichmüthigkeit zum untersten Grade,
von dem sie hinauf zur Zuversicht, zur Freude, zum Entzücken steigt.

Wenn *Brown* von Gleichheit der Wirkungen auf Gleichheit der Ursachen schließen darf, so wird es auch uns erlaubt seyn, von Entgegengesetztheit der Wirkungen auf Entgegengesetztheit der Ursachen zu schließen, und Kälte und Gram, Wärme und Freude für entgegengesetzte Potenzen anzunehmen, (weil sie entgegengesetzte Effekte äußern), dergestalt jedoch, daß die stärkende Eigenschaft der letztern wie die schwächende der erstern nicht auf ihrem gemeinsamen Attribute als Reitzmittel beruhen kann, sondern auf Attributen beruhen muß, die bey erstern von ganz entgegengesetzter Natur als bey letztern sind.

XX, XXI zählt *Brown* die Gifte und die Typhusmiasmen zu den obigen Potenzen (deren Schwächungskraft von der Kleinheit des Reitzes, den sie auf den Körper ausübten, herrühre.)

Wie nun, wenn ein Mann in vollem Ge- | nusse aller die Gesundheit erhaltenden 57
äußern Reitze (ihre Summe soll täglich 3000 bis 3010 betragen) sich belieben läßt,
nach Ausleerung des letzten Glases Wein eine mit Kohlensäure angefüllte Grube
zu besteigen, und nach zehn Minuten todt, unwiederbringlich todt herausgezogen
wird, was hindert hier die Fortdauer des Lebens? Etwa der Hinzutritt des gar zu
kleinen und deshalb angeblich schwächenden Reitzmittels der fixen Luft? Man set-
ze die Summe ihres Reitzes auf 1, oder wenn man will auf 1/1000000, so wird die
Summe aller seit vier und zwanzig Stunden ihm zugeflossenen Reitzmittel diesen
Tag mit Einschluß der geathmeten Luftsäure 3001 oder 3000 1/1000000 betragen.
So viel hat er (mehr oder weniger) schon alle vorhergehende Tage an Reitzmitteln
genossen, es ist weder Verminderung noch Vermehrung der Reitze in diesem letz-
ten Tage bis zum Augenblicke seines Todes geschehen. Was hinderte ihn also zu
leben? Sichtbarlich nicht eine Potenz, die der Kleinheit ihres Reitzes, sondern we-
gen einer ungeheuren Kraft andrer Natur ihm äußerst schädlich war.

Er will sich zwar mit der Ausrede (XXI ζ) behelfen, daß die schwächenden Reitzmittel *zum Theil vermittelst einer unangenehmen Beziehung auf die Erregbarkeit,*

58 *oder vermit- | telst einer widrigen Empfindung* schwächend wirkten. Aber er ist sehr inkonsequent, sich auf der einen Seite zu brüsten, daß er die Physiologie und Pathologie auf ein oder zwey Prinzipe zurückgeführt habe, und doch auf der andern Seite *quasi aliud agendo*[2], ein Paar *qualitates occultas*[3] in die Winkel zu postiren, die er im Nothfalle, wenn die Blöße der gerühmten Hauptstützen seines Systems aufgedeckt würde, als schon etablirte Prinzipe hervorziehen, und ihnen, je nachdem es dermalen nöthig seyn würde, eine Deutung geben könne, die ihm beliebte. Durch diese ausgetheilten Rollen an Nothhelfer, Nebentriebfedern und Nebenagenzen schwindet aber die vergötterte Simplizität seines sogenannten Systems in ihr Nichts zurück. Da können nun alle spezifische Wirkungen der Gifte, Miasmen u.s.w. wenn es der Vortheil *Browns* und seiner Anhänger erfordert, und das allmächtige Wort *stimulants, weakly stimulant* nicht zureichen will, von *a discordant combination of powers* und die spezifischen Heilkräfte dieser oder jener Arzney zum Theil von der *agreable relation, that the exciting power bears to the excitability,* zuweilen von einer *agreable sensation* deduzirt werden; so ist der Rückzug gedeckt! Wie schlau! aber auch wie unredlich!

59 Seinem übertriebnen Verbote der Kälte in | asthenischen Krankheiten, § CCXCII *in the same diseases (of great and direct debility) Cold must be most carefully avoided, as it is always of a directly debilitating power and never of service but in sthenic diseases and those that are in a progress*[4] *to indirect debility* – welches schon mehrmal ist gerügt worden, setze ich die mir mit vielen Andern gemeine Erfahrung entgegen, daß ich viele Jahre hindurch, als ich noch keine spezifischen Mittel für alte chronische Krankheiten kannte, sie sehr oft glücklich allein mit kaltem Waschen, kalten Fußbädern, auch wohl mit minütlicher Eintauchung in Wasser von 50° bis 60° Fahr. bestritten habe. Ein Fall unter vielen ist aber allzumerkwürdig, als daß ich ihn nicht anführen sollte. Ein schon etwas bejahrter Mann von noch ziemlichen Kräften hatte an seinem linken Arme seit fünf Jahren von unbekannter Ursache eine Paresis. Die Bewegungen waren sehr schwach und gering, die er damit vornehmen konnte, und auch das Gefühl war sehr vermindert. Einstmahls als er einen Anverwandten besucht, und sich niemand findet, der zu einem kleinen Abendschmause Fische aus dem eingefrornen Fischbehälter hohlen will, macht er sich stillschweigend auf, lüftet das Eis, legt sich darüber hin und bringt fast eine
60 Stunde zu, ehe er | mit beyden, in das eiskalte Wasser gesenkten Armen die nöthige Menge Fische herauslangen kann. Er kömmt und bringt sie zur heimlichen Freude seines Wirthes, beklagt sich aber sogleich über Schmerzen in seinem kranken Arme, welcher sich binnen wenig Stunden entzündet. Den andern Tag war Schmerz und Entzündung vergangen und sein Arm hatte gesunde Empfindung und alle Kräfte des gesunden. Die Lähmung war und blieb geheilt. Sollte er zur Aufrechterhaltung der *Brownischen* Fehlsätze ungeheilt bleiben?

Immer sah *Brown* nur, wie alle kurzsichtige, unpraktische Aerzte, auf die erste und anfängliche Wirkung der Mittel, nicht auf den nachfolgenden Effekt, der doch die Hauptsache ist.

CCXCVIII – *in spasms and convulsions, in the external, in the internal parts – and other very violent diseases, when those stimuli, which have a more permanent influence, fail, or act to no good purpose, the virtue of the diffusible stimulants, the principal of which is opium, is eminent.* Wie allgemein gesprochen und wie empirisch! Was der Mann nicht alles mit Mohnsaft ausrichten kann! Ich wünschte es

2 „Dadurch, daß man gleichsam etwas anderes tut."
3 „Verborgene Eigenschaften."
4 Im Original heißt es „progreß".

ihm nachthun zu können. *Innere und äußere Krämpfe* mehr als durch irgend ein anderes Mittel mit Opium | zu *heilen*, das muß ein Andrer bleiben lassen. 61

CCXCIX – *when the action of all the other powers, by which life is supported, is of no effect, they* (Wein, Brandwein, Mohnsaft) *turn aside the instant stroke of death.* Niemand bediente sich ihrer reichlicher und abwechselnder als der Meister, der dies schrieb, warum wendeten sie ihm (in seinem noch geringen Alter) nicht den Todesstreich ab, damit seine Lehre kein Brandmahl erhielte?

CCCI – *a higher place in the scale is claimed by – camphor – ; however in every respect the preparations of opium are sufficient for most purposes of high stimulating.* Sonach wäre Opium zur Kur der meisten chronischen Krankheiten und andrer, die er von hoher Schwäche ableitet, Vergiftungen irgend einer Art u.s.w. völlig zureichend. Das wäre dann eine wahre Panazee und wir bedürften fast keines andern Mittels. Er muß wohl wenig chronische Krankheiten, wohl keine Vergiftung mit weißer Nießwurzel, Arsenik u.s.w. gesehn und geheilt haben, sonst könnte er solche Unwahrheit nicht hinsetzen.

Nach diesem Paragraph hätte auch der Kampher dieselben Kräfte als Mohnsaft, nur etwas geringer; und doch sind sie *in der wirklichen Erfahrung* an Effekt einander gerade | entgegen; eins hebt die Wirkungen des andern auf. Wie wenig kannte 62
Brown die Dinge, von denen er so dreist spricht!

CCCII – *in the diseases depending upon great debility* (also, nach ihm auch im akuten Nerven-, Faul-, Gallenfieber, der levantischen Pest u.s.w.) *animal soups to be given.* Aber sie verabscheuen die Fleischbrühen aufs äußerste; will er, ihrem Ekel zum Trutze, sie ihnen dennoch aufzwingen? Da werden sie ihnen vortrefflich bekommen.

CCCIII. Bey einem Rekonvalescenten, wo die Reitzmittel noch fortgesetzt werden sollen, empfiehlt er: *in his movements he should first use gestation.* Die alte, der Natur unkundige Schule, mit deren Mährchen *Brown*, der Restaurator der Medizin, noch so sehr angefüllt ist, kannte das Fahren ohne Stoß, ebenfalls nur unter der Kategorie der Stärkungen, und stellte diese passive Bewegung der aktiven (Gehn, Graben und andre Handarbeit) an die Seite, da doch erstere der zweyten entgegengesetzt wirkt und antiphlogistisch, antisthenisch, schwächend (wenigstens in der ersten Wirkung) ist, die Pulsschläge mächtig vermindert, Brechen und Ekel erregt, u.s.w. Der Leser wird diesen Verstoß gegen Wahrheit und Natur fühlen.

CCCVII ϕ[5] – *the remedies of asthenic | diathesis to whatever part they are applied – stimulate that part more than any other.* Dies ist auch einer seiner durch göttliche Simplicität hinreißenden Sätze. Nur Schade, daß er grundfalsch – daß er der genauen Erfahrung ganz entgegen ist. Auf die Herzgrube gelegte Mohnsafttinktur bringt an der Stelle keine Empfindung hervor, stillt aber schnell hysterisches Erbrechen. Dahin, oder an den Hals, oder auf sonst eine empfindliche äußere Stelle des Körpers gelegt, hemmt sie (palliativ) einige Durchfälle, nimmt die schlagartige Todtenkälte, Steifigkeit und Unbesinnlichkeit von großen Kamphergaben, das Bauchreißen von Belladonna und die Schlafsucht im Typhus hinweg, obgleich die Stelle des Auflegens keine merkbare Veränderung fühlt. Und so könnte ich hundert andere Beyspiele anführen gegen die Allgemeinheit jenes Satzes, „daß die Arzneyen am Orte ihres Anbringens stärker als sonst wo wirkten." Dieß hat er sich nur so ausgedacht. 63

CCCVIII – *inanition of vessels (penury of blood) – takes place in asthenic diseases in an* e x a c t *proportion to their degree* – Wie könnte denn wohl im pestartigen Nervenfieber, wo zuweilen nur wenige Stunden von der Gesundheit bis zum Tode verfließen, oder in den plötzlichen Todesfällen von Kirschlor- | beerwasser, von ge- 64

5 Phi.

kohltem Wasserstoff, von Abtrittsgruben, von Kohlendunst, von Luftsäure, von Schreck, wo der Zwischenraum von der Gesundheit bis zum Tode oft kaum eine oder ein paar Minuten beträgt, ein so ungeheurer Blutmangel *in an exact proportion to the degree of these asthenic diseases* in einer so kurzen Zeit entstanden seyn? Wo wäre das Blut hingekommen? Es wäre lächerlich, die Lächerlichkeit dieses Satzes, auf den er sich so viel zu gute thut, noch mehr ins Licht setzen zu wollen.

Nach diesem Paragraph setzt er auch die größte Hülfe bey asthenischen Krankheiten in (künstliche) Anfüllung der Gefäße mit Blut! Gleich als wenn in einem kranken Körper gesundes Blut zubereitet, gleich als wenn in solchen Krankheiten durch Opium, Wein und aufgezwungenen Fleischsuppen so geradezu Blut gemacht werden könnte, wie man Butter in einem Butterfasse, oder Bier in der Braupfanne macht! Und was für Blut? wie verschieden ist nicht das chlorotische Blut von dem der Lungensüchtigen! *Ast parva non curat philosophus.*[6]

CCCIX – *when the excitability is worn out by any one stimulus finds excitability and draws it forth and thereby produces a further variation of effect.* Richtig ist das
65 Faktum, | daß eine zweyte Arzney wieder wirkt, wenn die erstere nichts mehr thut. Aber der Grund dieser Erscheinung? Unmöglich kann er der Brownische seyn.

Wenn die Reitzmittel *nicht der Art, nur dem Grade und der Stärke nach* (ein unbedingter Hauptsatz bey *Brown* (CCCXII, CCCXIII) unter sich verschieden sind, so ist es *unmöglich*, daß das zweyte Reitzmittel von neuem wirken könne, nachdem das erste Reitzmittel nicht mehr zu wirken vermocht werden kann. Eine verstärktere Dosis des erstern müßte ja nothwendig alles das leisten, was man vom zweyten Reitzmittel erwartet, wenn beyde nur dem Grade und der Stärke nach von einander abwichen; nun thut aber, auch in stärkerer Gabe, das erstere nichts mehr, während das zweyte von neuem wirkt, folglich können sie nicht blos dem Grade nach, sie müssen *der Art nach (modo)* verschieden seyn. Ist aber dieß, so fällt das ganze Brownische Gebäude zusammen.

Zudem, wie kann das zweyte Reitzmittel noch Erregbarkeit vorfinden und hervorlangen, wie er hier spricht, wenn sie schon durch das erstere erschöpft worden? Wo käme denn da die neue Erregbarkeit her? aus seiner Phantasie, oder aus der
66 Quelle des thierischen Haushalts, von der er nichts wissen will? | *tertium non datur.*[7] Kömmt sie aus letzterer Quelle, so kann diese freilich bald langsamer und schwieriger, bald allzuschnell und reißend fließen. Dann fällt aber die zweyte, noch einzige Hauptstütze seines Systems. Siehe da einen naturgemäßern Ursprung von Krankheiten, den diese seine Worte wider seinen Willen verrathen. Hätte er wollen oder können konsequent seyn, so durfte er diesen kitzlichen Punkt nicht berühren, der ihn ins Angesicht schlägt.

Daß aller dieser Widersinn seine wahre Meinung sey, sagt er laut in

CCCXII, CCCXIII. „Die Effekte aller äußern Dinge auf uns sind unter sich nicht verschieden; sie bringen Leben, Thätigkeit, Gesundheit und Krankheit hervor durch gleiche Wirkung, durch gleichen Reiz. Hieraus folgt, daß die Dinge, welche die Gesundheit herstellen, auch nicht anders wirken können, als durch einen und denselben Reiz."

„Mancherley Dinge, die einerley Wirkung hervorbringen, sind sich selbst gleich, sind eine und dieselbe Sache."

Bey weitem nicht, wenn die Wirkung *zusammengesetzt* ist! wie selbst nach *Brown* die Arzeneyen nicht so ganz unmittelbar, so unbedingt, so ohne Zuthun der

6 „Doch der Philosoph kümmert sich nicht um Kleinigkeiten."
7 „Ein Drittes gibt es nicht". (Wörtlich: ‚Ein Drittes wird nicht gegeben').

Körperkräfte, so ganz ohne vorgängige Reaction, die Gesund- | heit in den Körper 67
hinlegen, wie der Apfelbaum den Apfel ins Gras fallen läßt.

Sind es aber komponirte Wirkungen, die einerley Effekt hervorbringen, so kann das der Wirkung zum Grunde liegende Primum Agens allerdings sehr verschieden seyn.

Windmühle, Pferdegöpel, Feuermaschine, Menschenhaspel, alle leeren einen Wasserbehälter aus; auch die trockne Luft der Atmosphäre, die über den Wasserbehälter hinstreicht, leert ihn aus; folgt aber daraus, daß Windstoß, Roß, Feuer, Mensch und trockne Atmosphäre eine und dieselbe Sache sind? Auch giebt es viele Potenzen, welche eine doppelte Wirkung ausüben, eine anfängliche und eine nachgängige, und mehrere unter ihnen, die sich in ihrer ersten Wirkung und nicht wenige, die sich in ihrer zweyten Wirkung *ähneln*. Sieht nun der Halbbeobachter nur auf die Aehnlichkeit der anfänglichen Wirkung einiger Potenzen, (wie *Brown* oft that) oder bloß und allein auf ihre sekundairen Wirkungen, oder auf Aehnlichkeit der Wirkungen, sie mögen primär oder sekondair seyn, so kann er oft verleitet werden, aus einiger Aehnlichkeit dieser einseitigen Wirkungen auf die Identität der Ursache zu schließen, wie es *Brown* gewöhnlich begegnet. So könnte ich mittelst
eines gleichen Trugschlusses leicht deduciren, | daß die wässerige Gewächskost 68
und starke Fleischbrühen eine und dieselbe Sache wären, weil sie beyde (in ihrer anfänglichen Wirkung auf den Körper) satt machen. Gleiche Wirkungen haben gleiche Ursachen, folglich sind wässerige Gewächskost und Rindfleischbrühe eine und dieselbe Sache. So ist der scholastische Trugschluß fertig.

CCCXIV. „In asthenischen Krankheiten bringen die flüchtigen Reitzmittel, welche (auch in jedem kranken Körper?) Appetit erregen und Verdauung der Nahrungsmittel, als des größten Heilmittels, befördern (thun sie das in jedem kranken Körper?), Wärme, thierische Kost, Wein, gelinde Bewegung, gemäßigter Schlaf, reine Luft, Aufheiterung des Geistes (läßt sich auch ein Melancholischer aufheitern?) und gemäßigte angenehme Leidenschaft (auch bey dem Blödsinnigen, dem tobenden Narren?) die Gesundheit hervor, bloß durch Verstärkung der Erregbarkeit."

Das wäre denn *Browns* ganze Therapie der Krankheiten von und mit Schwäche! Daß die gute Natur und Jugend bey einem so zweckmäßigen Regim (denn weiter ist es nichts) Krankheiten von weit andrer Grundursache, als Mangel und Ueberfluß
an Erregbarkeit ist, auch durch sich selbst heile, ist | dem vorurtheilsfreyen Beob- 69
achter eine alltägliche Erscheinung, die aber *Brown* wegleugnen mußte, um sein scholastisches System aufrecht zu erhalten.

Aber auch diese göttliche Kraft hier weggerechnet und zugegeben, daß alle diejenigen Krankheiten auf einem krankhaften Grade der Erregbarkeit beruheten, welche durch die von ihm angegebnen (längst von ihm angewendeten) Hülfsmittel *allein* gehoben wurden, wo bleiben denn die Myriaden von Krankheiten, die durch diese Hülfsmittel nicht geheilt werden können? Daß er auch diese von Mangel oder Ueberfluß an Erregbarkeit deduziren will, hilft uns nichts. Er soll sie nur heilen. Wir wollen sehen, ob von diesem Regim die große Menge der Gemüthskranken, die Epilepsien, die venerische Seuche, die merkurialische Abzehrung, die Pellegra, der Wichtelzopf (ich verbitte mir für alle diese den Zufluchtsnahmen der *Brownianer*, Lokalkrankheit) werden geheilt werden. *Hic Rhodus! hic salta!*[8]

Oder soll dieses Regim, dessen heilsamen Einfluß man unter einer geraumen Zeit nicht erwarten darf, auch die Asthenie heilen, welche oft binnen wenig Stunden, wenig Minuten gesunde Menschen tödten (die schlimmern Arten von Nerven-

8 „Hier ist Rhodos, hier spring!" (Das heißt: ‚Hier ist die Gelegenheit! Zeige hier und jetzt, was Du kannst!')

70 fieber, die levantische Pest, die | Schlagflüsse, die Zufälle von Kirschlorbeer, azotischer und kohlensaurer Luft, gekohltem Wasserstoffe, weißer Nießwurzel, Arsenikdampf u.s.w.)

DCLXXVIII. – *As it never happens, that either direct or indirect debility alone proves hurtful, hence we have a third case given, where we have to combat both sorts of debility.*

Man sollte nicht glauben, daß ein Scholastiker, der sich so viel auf seine logischen Figuren einbildet, der uns die Grade der Erregung und Erregbarkeit (als einzige Bedingungen des Lebens, der Gesundheit und Krankheit von ihm geträumt) in Zahlen auf einer eignen Tabelle bestimmt vorzählet, sich so weit hätte vergessen können, wie hier Meister *Brown* am Ende seines unsterblichen Werkes! Wie? Beyde Arten Schwäche in Einem Körper zu Einer Krankheit zusammen geflossen!

Zuerst möchte ich wissen, da er (Anm. zu XLVII und LXXXII) den Stand der Gesundheit zu 40 Erregbarkeit – die Prädisposition zu direkter Schwäche in die Grade unter 40 bis zu 25 – die volle und äußerste direkte Schwäche von 25 bis 0 – die Prädisposition zur Sthenie in die Grade von 40 bis 55 – die Sthenie selbst in die
71 Grade von | 55 bis 70 – und die indirekte Schwäche in die Grade 70 bis 80 setzt – ich möchte wissen, wo er auf dieser Tabelle (auf die er sich so viel einbildet) die hier gedachte gemischte Schwäche hinbringen, durch welche Zahlen er die hier supponirte Erregbarkeit ausdrücken will? Hier schweigt er ganz von Zahlen seiner Tabelle, die ihm doch überall so geläufig sind.

Hier ignorirt er sie weislich und sucht bloß durch Worte den Hiatus in einer Note, ich weiß nicht, soll ich sagen, zu decken, oder noch zu erweitern. Er führt mehrere Beyspiele an, wo direkte zu indirekter, indirekte zu direkter Schwäche in Eine Krankheit zusammen trete. Gesetzt nun der Mann, den er da von einem Typhus befallen annimmt, hätte dadurch eine direkte Schwäche von 10 (30 Grad unter 40) das ist 40 – 30 erhalten, sich aber während der Zeit durch die starke Körperbewegung eine indirekte Schwäche von 70 (30 Grad über 40) das ist 40 + 30 zugezogen, kann der Mann dadurch seinen Zustand verschlimmert haben und nun an einer indirekten und zugleich direkten Schwäche laboriren? Müßte dann nicht, wenn *Browns* Erregungstheorie nicht ganz falsch und seine Tabelle darüber nicht erträumt
72 wäre, müßte nicht augenblickliche Gesundheit | oder der Grad 40 eintreten, da 40, minus 30, zu 40, plus 30 addirt, die Summe der Erregbarkeit 40 giebt?

Wenn dieß das Resultat der beyden zusammengetretenen, sich entgegen stehenden Schwächen nicht seyn soll, so frage ich, welches dann? Wo findet sich noch eine Stelle auf seiner Erregbarkeitstabelle, die nicht schon besetzt wäre?

Entweder seiner Erregungstheorie oder seiner Erregbarkeitstabelle liegt kein Fünkchen von Wahrheit unter, oder der Mann muß, obgleich schon vom Typhus befallen, durch die hinzugekommene Körperanstrengung sogleich völlig oder beynahe gesund worden seyn nach *Browns* ganzer Theorie, und seiner belobten Tabelle. Hat sich aber der Mann, wie natürlich, merklich durch diese Strapaze verschlimmert, wie *Brown* auch hier gesteht, so wirft dieses Ereigniß sein ganzes System über den Haufen.

Wenn die von *Brown* angenommene ungemeine Erregbarkeitsanhäufung in einem Typhus durch eine Körperanstrengung verschlimmert werden kann und muß, wie die Erfahrung lehrt und er selbst hier zugiebt, so kann entweder die Körperbewegung nicht die Erregbarkeit herabsetzen, sonst müßte in unserm Falle die Gesundheit oder
73 beynahe die Ge- | sundheit erfolgen, oder sie kann im Typhus nicht angehäuft seyn. Plus und Minus können nicht zugleich existiren, ohne sich einander aufzuheben.

Unmöglich sollte ein Zustand von Erregbarkeitsanhäufung durch eine Erregbarkeit mindernde Potenz (nach seiner ganzen Theorie) verschlimmert werden können, und verschlimmert er sich wirklich, so ist diese Verschlimmerung eine Widerlegung seiner ganzen schönen Erregungstheorie und seiner in Zahlen ausgedrückten Anhäufung und Verzehrung der Erregbarkeit, worauf sich alle Zustände des Lebens, nach ihm, sollen zurückbringen lassen.

Brown giebt uns gar keine Auskunft darüber, in welchem Zustande (und in welchem Grade) man sich nun die Erregbarkeit zu denken habe, wenn beyderley Schwächen zusammenkommen. Daß er selbst nicht gewußt habe, wie er sich diesen Zustand denken solle, sieht man ein seinen über diesen Punkt sich widersprechenden und zweydeutigen Aeußerungen.

Nämlich, da die direkte Schwäche des mit Typhus befallenen Mannes schon wenigstens 70 Grad Erregbarkeitsanhäufung zählen mußte, wie hoch stiegen nun die Grade, da er sich durch Körperanstrengung verschlim- | merte? Vermindert um 74
etwas können sich die Grade der Anhäufung nicht haben, weil er sich sonst nicht verschlimmert hätte, wenigstens in eine sthenische Krankheit gerathen wäre (bey 60); der Zustand müßte dann jähling und tief unter 40 zur indirekten Schwäche herunter gesunken seyn, um wenigstens durch den Grad 10 die erfolgte große Verschlimmerung ausdrücken zu können. In ersterm Falle müßte *Brown* zur Heilung, da er zum Kuranfange der alleinigen direkten Schwäche 10 Tropfen *Laudanum* vorschreibt, 8 Tropfen und darunter, im letztern Falle aber, da er zum Kuranfange der indirekten alleinigen Schwäche 150 Tropfen verordnet, bey einem noch schlimmern Grade 200 Tropfen und drüber vorgeschrieben haben. Doch nein! seine gerühmte Konsequenz verläßt ihn hier.

„Wenn das Uebel" spricht er (DCLXXXVI) „mehr ein Gemisch von beyden Sorten Schwäche ist, so müssen die Proportionen der Dosen zusammengeschmolzen (*blended together*) werden."

So absichtlich unverständlich dieß auch ausgedrückt ist, so kann es doch nur den einzigen Sinn haben, daß man eine Mittelzahl aus beyden ziehen solle aus den von wenigen Tropfen steigenden und den von vielen Tropfen herabsteigenden Gaben. Also eine mitt- | lere Proportion aus einer auf- und einer herabstei- 75
genden Progression. Sehr wunderlich! Da müßten vom Anfange bis zu Ende (wenn beyde Schwächen sich an Stärke ungefähr gleich wären) ununterbrochen 80 Tropfen fortgegeben werden, welches seinen übrigen Kurplänen und der Natur der Sache widerspricht. Und wie nun, wenn die direkte Schwäche größer als die indirekte, oder letztere größer als erstere ist, welcher Zustand ist dann, was ist da zu thun? Er weiß eigentlich selbst nicht, was er für Auskunft geben soll über Fälle, die er weder sich noch Andern deutlich machen kann, und was wollte er auch in diesem Gedränge rathen? Weislich umgeht er daher alle detaillirte Auskunft darüber, und setzt bloß in der Anmerkung zu DCLXXXII sehr schlau (etwa um bey der Verwirrung des Ganzen sich selbst unsichtbar zu machen?) hinzu: „Ein Arzt finde bey diesen gemischten Zuständen Gelegenheit, seine Urtheilskraft zu üben." Mit einem Worte er läßt uns, unter einer Verbeugung gegen den Leser, im Stiche, nicht nur hier, sondern überhaupt *in Heilung aller Asthenien, „weil es,"* nach seiner Versicherung in diesem Paragraph, *„fast keine asthenische Krankheit giebt, wo nicht ein solcher gemischter Zustand vorhanden sey."* Also fast *alle* asthenische Krankheiten | bestehen aus einer unbekannten Mischung beyder Schwä- 76
chen, worüber er keine Auskunft, in Absicht der davon in dem Körper resultirenden Veränderung und des nunmehrigen Standes der Erregung und Erregbarkeit anzugeben, worüber er keinen modifizirten Rath zu ertheilen weiß! Hilf Himmel! das ganze transparente Werk hindurch hat er uns die Augen mit einem lodernden Strohfeuer geblendet, hier sinkt es zu Asche nieder und *Er*? – überläßt uns, lächelnd, der grausigen Einöde umher, in dunkler Nacht.

Ueber die Kraft kleiner Gaben der Arzneien überhaupt und der Belladonna insbesondre

Ein Schreiben an den Herausgeber* **

[152] * Es that mir leid, daß ein Mann, dessen Verdienste um unsre Kunst entschieden genug sind (ich brauche nur an sein trefliches Buch über die Arsenikvergiftung und an die Erfindung des *Mercurius solubilis* zu erinnern, eines Mittels, das, wenn es vollkommen nach dem Willen des Erfinders bereitet ist, gewiß einen hohen Werth hat, aber eben weil es dies so selten ist, von wenig Aerzten gehörig gekannt wird), bei Gelegenheit seines Präservativmittels gegen das Scharlachfieber, so sehr gemißhandelt wurde, und ich läugne nicht, daß mir die fast unendliche Kleinheit der Dose bei der Anwendung der *Belladonna* selbst befremdend war. Ich forderte ihn daher auf, sich darüber zu vertheidigen und die Gründe seines Verfahrens anzugeben. Gegenwärtiges ist seine Beantwortung und ich muß es dem Publikum überlassen, in wie weit es dieselbe befriedigend finden wird. Auf jeden Fall enthält sie trefliche Winke über die feineren Wirkungen der Arzneien und die Modificationen, die sie durch verschiedene Zustände des Organismus und durch die gewöhnlich gar nicht geachteten Präparationen und Darstellungen derselben, z. B. die Auflösung in verschiedenen Fluidis, die damit verbundene Decomposition ihrer Grund-Bestandtheile, seine Gährungen und dergleichen erhalten können. Hier liegen gewiß noch Geheimnisse, die der gewöhnliche Praktiker und Pharmaceutiker nicht ahndet, und wobei die Stimme eines Mannes, der sich über 10 Jahre ganz vorzüglich mit der eigenen Bereitung und Anwendung der narkotischen und anderer giftigen Mittel beschäftigt hat, die größte Aufmerksamkeit verdient. Wenigstens bin ich sehr überzeugt, daß das gewöhnliche Quantitätsverhältniß der Mittel nicht immer als das richtige Prinzip zur Bestimmung ihrer Wirkungen angenommen werden kann, und daß zuweilen ein Gran unter gewissen Umständen und Verbindungen mehr leisten kann, als eine zehnfach größere Quantität unter andern, ja daß grade die kleinste Dosis Wirkungen hervorbringen kann, die wir nie bei einer großen sehen. d. H.

Sie fragen mich dringend: *was kann denn 1/100000 Gran Belladonna wirken?* Das
Wort *kann* ist mir anstößig und mißleitend. Unsre Compendien haben schon ab-
153 geurtheilt, was | die Arzneien und gewisse Gaben derselben wirken *können*, und
welche genaue Gabe zu brauchen sey; sie haben schon so bestimmt entschieden,
daß man sie für symbolische Bücher halten sollte, wenn Arzneidogmen dem Glau-
benszwange unterworfen wären. Aber Gott sey Dank, das sind sie noch[1] nicht. Man
weiß, daß unsre Arzneimittellehren ihren Ursprung am wenigsten lauterer Erfah-
rung zu danken haben, daß sie oft blos die nachbetenden Urenkel schwachsichtiger
154 Urgroßeltern sind. Lassen Sie uns nicht die Compendien, | lassen Sie uns die Natur
fragen: „was wirkt 1/100000 Gran Belladonna?" Die Frage ist aber immer noch zu
weit, und blos durch das *ubi, quomodo, quando, quibus auxiliis*[2] wird sie bestimmter
und beantwortbarer.

Eine recht hart getrocknete Pille des besten Belladonna-Dicksafts wirkt bei einem robusten, *ganz gesunden* Landmanne oder Tagelöhner gewöhnlich *nichts*. Hieraus folgt aber bei Leibe nicht, daß ein Gran dieses Dicksaftes eine gehörige oder wohl gar zu schwache Gabe für diesen oder einen ähnlichen robusten Mann seyn würde, *wenn er krank wäre*, oder *wenn man ihm den Gran in Auflösung gäbe* – bei Leibe nicht! Hier verstopfe die compendiarische Pseudempirie ihren Mund; man höre die Erfahrung. Auch der gesundeste, robusteste Drescher wird von Einem Gra-

** [Hufelands] N. J. d. pract. Arzkd. (1801), 13. Bd., 2. St., 152–159. – Ohne Nennung des Verfassers. Auch in: Stapf (1829), 1. Bd., S. 240–244 sowie Bakody (1883), S. 47–48. Als Schrift Hahnemanns aufgeführt bei Ameke (1884), S. 148; Haehl (1922), 2. Bd., S. 525; Tischner (1934), 2. Bd., S. 355; Mueller (1953), H. 1, 40; Schmidt (1989), S. 28.

1 Im Original heißt es „nocht".

2 „Wo, wie, wann, mit welchen Hilfsmitteln (unter welchen Begleitumständen)."

ne Belladonna-Dicksaft mit den heftigsten, gefährlichsten Zufällen befallen werden, wenn man diesen Gran durch Reiben genau in vielem (z. B. zwei Pfunden) Wasser auflöset, die Mischung (unter Zusatz von etwas Weingeist; denn alle vegetabilischen Brühen verderben*

* Schon bloßes Wasser ist einer beständigen Gährung unterworfen, am meisten, wenn Gewächssubstanzen darin aufgelößt sind, welche dann in wenig Stunden ihre Arzneikraft verlieren. Ohne Zusatz von etwas Geistigem kann man sie keinen halben Tag in ihrer Integrität erhalten. Die ausgepreßten Kräutersäfte gehen schon in derselben Minute in Gährung. Man wird Wasserschierlingssaft in Menge ohne Schaden trinken können, wenn er 24 Stunden in mittlerer Temperatur gestanden hat; es ist dann eine Art Essig. Zu einigen Kräutersäften habe ich 1/3, zu andern sogar gleiche Theile starken Weingeist setzen müssen, um ihre Gährung zu hindern. H - n.

schnell) durch fünf Minuten langes Schütteln in einer Flasche *recht innig* macht, und sie ihn Eßlöffelweise binnen sechs oder acht Stunden einnehmen läßt. Diese zwei Pfund werden etwa 10000 Tropfen enthalten. Wird nun einer dieser Tropfen mit | abermals 2000 Tropfen (6 Unzen) Wasser (mit etwas Weingeist versetzt) **155**
durch *starkes* Schütteln gemischt, so wird ein Theelöffel (etwa 20 Tropfen) dieser Mischung alle zwei Stunden eingegeben, einem ähnlich starken Manne nicht viel weniger heftige Zufälle verursachen, *wenn er krank ist.* Eine solche Dosis beträgt etwa ein Milliontel-Gran. Er wird, sage ich, von etlichen Theelöffeln dieser Mischung an den Rand des Grabes kommen, wenn er vorher recht ordentlich krank war, und seine Krankheit von der Art ist, daß Belladonna nicht auf sie paßt.

Die harte Granpille findet im gesunden Körper sehr wenig Berührungspunkte; sie gleitet fast völlig unaufgelößt über die mit Schleim bekleidete Fläche des Speisekanals hinüber, bis sie (auf diesem Wege schon selbst mit Schleim überzogen) von Exkrementen vollends eingehüllt ihren natürlichen baldigen Abgang findet.

Unendlich anders ist es mit der Auflösung, und zwar der innigen Auflösung. Diese sey so dünn als sie wolle, sie berührt bei ihrem Durchgange in den Magen doch weit mehr Punkte der lebendigen Faser, und erregt, da die Arznei nicht atomisch, sondern blos dynamisch wirkt, weit stärkere Zufälle, als die millionmal mehr (unthätig bleibende) Arzneitheile enthaltende kompakte Pille vermag. |

Warum aber, wendet man mir ein, warum sahen nicht außer dir auch andre **156**
Aerzte jene auffallende Wirkung der Belladonna (und andrer Arzneien) in so kleiner Gabe? Die Antwort ist nicht schwer. Erstens weil Viele blos wässerige Auflösungen versucht haben mögen, deren Arzneikraft, wie oben erinnert, in wenigen Stunden verschwunden ist, durch die innere Gährung des Wassers vernichtet; zweitens weil viele Aerzte, ununterrichtet über die blos dynamische Wirkung der Arzneien, sich durch ihren unbesiegbaren vorgefaßten Unglauben von jedem Versuche dieser Art anhalten ließen; drittens, weil kein Arzt die positiven und absoluten Wirkungen der Arzneien zu beobachten und zu studiren würdigt, weil die meisten sich mit der Erlernung der Traditionen in den Arzneimittellehren, das ist, des allgemeinen, oft erträumten Zwecks der Arzneien begnügen – „*die Belladonna hilft* (und hilft nicht) *in der Wasserscheu*" – „*hilft* (und hilft nicht) *in dem Gesichtskrebse*" u.s.w. „Weiter brauchen wir nichts zu wissen" Ja das ist freilich wenig oder nichts. Welche Sinnorgane sie in ihrer Thätigkeit hindert, welche sie anders modificirt, welche Nerven sie vorzüglich betäubt oder erregt, welche Umstimmung sie dem Blutlaufe, dem Verdauungsgeschäfte giebt, wie sie die Denkart, wie sie das Gemüth affizirt, welchen Einfluß sie auf einige Absonderungen äußert, welche Modification die Muskelfaser von ihr erhält, wie lange ihre Wirkung dauert und wodurch sie unkräftig gemacht wird; alles dies will der gewöhnliche Arzt nicht wissen, und – so weiß er es denn auch nicht. In dieser Unwissenheit sieht er oft die eigenthümlichen Aeuße- | rungen kleiner Gaben Belladonna für natürliche Krankheitsänderungen an, **157**

und so wird er nie erfahren, was kleine, geschweige die kleinsten Gaben Belladonna thun, da er überhaupt nicht weiß, welche Wirkungen Belladonna hervorbringt, und es auch nicht zu wissen verlangt.

Es ist eine unerhörte Sache für den gewöhnlichen Arzt, wenn man ihn bedeuten will, daß eine genannte Person von derjenigen Arznei, die sie in gesunden Tagen ohne sonderliche Beschwerde verschluckte, nur ein Milliontel brauche, um stark affizirt zu werden, und doch ist es unläugbar. Es ist Thatsache, daß in Krankheiten der Erhaltungstrieb nebst allen, ihm untergeordneten, noch nahmenlosen Kräften (ein Theil derselben gleicht fast dem Instinkte der Thiere) unendlich regbarer ist, als in gesunden Tagen, wo der Verstand und die Vollkraft der unverletzten Maschine solcher ängstlichen Wächter nicht bedarf. Wie fein distinguirt der Kranke Getränke, die ihm wohlthun, von den ihm schädlichen. In einer großen Entfernung wittert der mit einem akuten Fieber Befallene die Annäherung einer Fleischbrühe aus, wovor sein jetzt wacher, noch ungekannter Erhaltungs-Sinn den lebhaftesten Abscheu bezeiget. Er wird sich gewaltsam erbrechen, wenn man sie ihm zunahe bringt.

Wird ihm Zitronsäure zuträglich seyn – denn, siehe, beim Namen derselben verändern sich schon alle seine Mienen zur Freude, zur Sehnsucht. Und doch, wie gleichgültig war ihm das eine und das andre in gesunden Tagen!

158 Unendlich erregter mit einem Worte sind | beim Kranken alle uns selbst dem Namen nach noch unbekannten Kräfte, die auf Erhaltung und auf Vermeidung der Zerstörung des Lebens Bezug haben. Welche ungeheure Portion frischer Fleischbrühe mag bei einem gesunden Magen wohl dazu gehören, um ihm gewaltsames Erbrechen zu erregen! Und siehe, der akute Fieberkranke bedarf keines Tropfens hiezu; der bloße Geruch derselben, vielleicht der millionste Theil eines Tropfens, der die Nasenhaut berührt, ist hiezu schon hinreichend.

Wird man wohl einsehen lernen, wie klein, wie unendlich klein die Gaben der Arzneimittel im kranken Zustande seyn dürfen, um den Körper schon stark zu affiziren? Ja! sie affiziren ihn stark, wenn sie *unrecht* gewählt sind; es kommen neue heftige Symptome dazu, und man pflegt (ob mit Recht oder Unrecht, gehört nicht hieher) zu sagen, die Krankheit habe sich verschlimmert. Sie affiziren ihn eben so stark, wenn sie *treffend* gewählt sind; die größte Krankheit weicht oft in wenigen Stunden. Je mehr sich die Krankheit einer akuten nähert, desto geringere Gaben Arzneimittel (ich meine der bestgewählten) bedarf sie, um zu verschwinden. Auch die mit Schwäche und allgemeinem Uebelbefinden verbundenen chronischen Krankheiten bedürfen nicht größerer. Blos wo bei einem örtlichen Fehler allgemeine Gesundheit zu herrschen scheint, müssen wir von den anfänglich ganz kleinen Gaben zu größern fortgehen, zu den größten aber, wo das Arzneimittel blos palliativ passend ist.

Wem diese allgemeinen Winke genügen, der wird mir auch glauben, wenn ich
159 ver- | sichere, daß ich verschiedne Lähmungen gehoben habe durch mehrwöchentlichen Gebrauch einer sehr verdünnten Belladonna-Auflösung, wo auf die ganze Kur noch kein voller Hunderttausendtel-Gran Belladonna-Dicksaft kam, und einige periodische Nervenkrankheiten, Dispositionen zu Blutschwären u.s.w. durch einen nicht vollen Milliontheil in der ganzen Kur.

Wenn die passende Arznei in Auflösung schon in so kleiner Gabe hilft, wie sie denn auch wirklich hilft – wie äußerst wichtig ist dann nicht auf der andern Seite der Umstand, daß Falls sie ja unrecht gewählt seyn sollte, eine so kleine Gabe doch selten so bedenkliche Zufälle erregen kann (gemeiniglich Krankheits-Verschlimmerung genannt), die nicht bald von selbst verschwinden, oder durch eine Kleinigkeit von Gegenmitteln verwischt werden könnten!

Der Kaffee in seinen Wirkungen

Nach eignen Beobachtungen*

Um gesund und lange zu leben, bedarf der Mensch Speisen, welche blos nahrhafte, aber keine reitzenden, arzneilichen Theile enthalten, und Getränke, welche entweder blos anfeuchtend, oder anfeuchtend und nahrhaft zugleich sind, aber keine arzneilichen und reitzenden Bestandtheile enthalten, wie das reine Quellwasser und die Milch. [3]

Von Zusätzen, die den Geschmack reitzen, hat man blos das Kochsalz, den Zucker und den Essig, alle drei in Kleinen, oder doch mäßigen Portionen für den menschlichen Körper unschädlich und zuträglich befunden. |

Alle übrigen Zusätze, die wir Gewürze nennen, und alle Veränderungen der Getränke zum Geistigen und Weingeistartigen nähern sich mehr oder weniger der Natur der Arzneien. Je mehr sie sich den Arzneien nähern, je häufiger und in je größern Portionen sie in unsern Körper kommen, desto zweideutiger, desto schädlicher sind sie für Gesundheit und langes Leben. 4

Am bedenklichsten ist der diätetische, häufige Genuß rein arzneilicher Substanzen von großer Kraft.

Der Wein war bei den Alten der einzige rein arzneiliche Trank, den aber wenigstens die weisen Griechen und Römer nie tranken, ohne ihn reichlich mit Wasser zu mischen.

Die neuern Zeiten haben weit mehr blos arzneiliche Getränke und Genüsse zur Diät hinzugefügt: das Schnupfen und den Rauch des Tabaks, das Kauen des Tabaks und der Hanfblätter, die Opiumschluckerei, das Essen des Fliegenschwamms, den Brant- | wein, einige Arten reitzender und arzneilicher Biere, den Thee* 5

* Schokolade gehört unter die Nahrungsmittel, in so fern sie nicht mit vielem Gewürze überladen ist; denn dann wird sie zweideutig, auch wohl sehr schädlich.

und den Kaffeetrank.

Arzneiliche Dinge sind Substanzen, die nicht nähren, sondern den gesunden Zustand des Körpers verändern; alle Veränderung des gesunden Zustandes des Körpers aber ist eine Art unnatürlicher, krankhafter Verfassung.* |

* In eben der Maße, als die Substanzen, die man Arzneien nennt, den gesunden Körper krank machen können, in eben der Maße sind sie geschickt, die dem Leben gefährlichen, widernatürlichen Zustände zu heben, die den Nahmen der Krankheiten führen. Die einzige Bestimmung der Arzneien gehet folglich dahin: die unnatürlichen, die kranken Zustände abzuändern, das ist, in Gesundheit zu verwandeln. Vor sich und außer Krankheiten gebraucht, sind sie der Gesundheit und dem naturgemäßen Leben durchaus nachtheilige Dinge. Ihr häufiger, ihr diätetischer Gebrauch verstimmt die harmonische Zusammenstimmung unsrer Organe, untergräbt die Gesundheit und verkürzt das Leben. Eine für Gesunde gesunde Arznei ist ein Widerspruch in sich selbst.

Der Kaffee ist eine blos arzneiliche Substanz. 6

Alle Arzneien haben in starker Gabe eine widrige Wirkung auf die Gefühle des gesunden Menschen. Niemand hat zum ersten Mahle in seinem Leben Tabak ohne Widerwillen geraucht; kein gesunder Mensch hat ungezuckerten, schwarzen Kaffee zum ersten Mahle in seinem Leben mit Wohlgeschmack getrunken – ein Wink der Natur, die erste Gelegenheit zur Uebertretung der Gesundheitsgesetze zu vermeiden, und den Leben bewahrenden, warnenden Instinkt in uns nicht so leichtsinnig unter die Füße zu treten.

* Leipzig 1803. – Auch in: Stapf (1829), 2. Bd., S. 52–75 sowie Bakody (1883), S. 51–63.

Beim fortgesetzten Gebrauche dieser arzneilichen Diätartikel (zu dem uns Mode und Beispiel verführen) löscht die Gewohnheit allmählig die widrigen Ein-
7 drücke aus, die sie Anfangs auf uns machten; sie wer- | den uns sogar angenehm, das ist, die widrigen Eindrücke des anfänglichen Genusses fallen uns beim Fortgebrauche nicht mehr so auf, und die angenehm scheinenden Wirkungen derselben auf unsre Empfindungsorganen werden uns allmählig zum Bedürfnisse. Auch angekünstelte Bedürfnisse denkt sich der gewöhnliche Mensch als Glück, und knüpft an ihren Genuß allmählig die Idee des Wohlgeschmacks.

Vielleicht will auch unser Instinkt, weil wir durch sie gewissermaßen kränklich wurden, diese Kränklichkeit durch den Fortgenuß dieser arzneilichen Diätartikel, das ist, durch die palliative Hülfe, die sie für die, durch sie selbst von Zeit zu Zeit erzeugten Uebel gewähren, von Zeit zu Zeit wenigstens lindern.

Zum Verständnisse dieses Satzes dient die Erfahrung, daß alle Arzneien zwei einander ganz entgegengesetzte Zustände im Körper hervorbringen. Ihre *An-*
8 *fangswirkung (Vorwirkung)* ist das gerade | Gegentheil von ihrer *Nachwirkung*, das ist, von dem Zustande, den sie im Körper zurücklassen, wenn ihre Anfangswirkung nach mehrern Stunden vorüber gegangen ist.*

* Z. B. heute purgirt das Jalappulver, und morgen und übermorgen erfolgt Leibesverstopfung.

Die meisten Arzneien bringen sowohl in ihrer Vorwirkung als in ihrer Nachwirkung Stöhrungen im gesunden Körper und widrige Gefühle und Schmerzen hervor, andre in ihrer Vorwirkung und andre, entgegengesetzte, in ihrer Nachwirkung, und selbst ein fortgesetzter Gebrauch derselben erregt bei gesunden Menschen keine angenehmen Wirkungen.

Blos die wenigen arzneilichen Substanzen, die die verfeinerte, genußsüchtige Welt zu Diätsartikeln erkohr,*

* Wie gesagt: Wein, Brantwein, Opium, Tabak, Thee, Kaffee u.s.w.

machen hiervon einige Ausnahme, wenigstens in ihrer Vorwirkung. Sie haben die seltene
9 Eigenschaft, bei mäßigem Fortgebrauche, in ih- | rer Vorwirkung eine Art künstlicher Erhöhung des gewöhnlichen Gesundheitszustandes, ein künstlich erhöhetes Leben und fast blos angenehme Gefühle zu erzeugen, indeß die widrigen Aeusserungen, die ihre Nachwirkung hervorzubringen geeignet ist, *so lange der Mensch noch ziemlich gesund ist, und eine in andern Rücksichten gesunde und naturgemäße Lebensart führt*, einige Zeit hindurch von geringer Bedeutung bleiben.

Unter diese kleine Klasse dem Diätgenusse aufgedrungener Arzneien gehört auch der Kaffee mit seinen theils angenehmen, theils unangenehmen Wirkungen, welche beide, so wunderlich es auch klingen mag, ziemlich unbekannt sind.

Sein tumultuarischer, ungeregelter Gebrauch im gemeinen Leben zu fast allen Zeiten des Tages, seine Anwendung in so verschiedner Stärke und Menge, seine Verbreitung unter die ungleichartigsten Stände, sein allgemeiner Gebrauch bei
10 Menschen von den | verschiedensten Altern und Körperanlagen, von der abweichendsten Gesundheit und Lebensart, verschiebt dem Beobachter alle Augenblicke den Gesichtspunkt, und macht es äußerst schwierig, seine wahre Wirkung zu abstrahiren, und reine Resultate daraus zu ziehen. So mag eine Scheibe mit den deutlichsten Schriftzeichen und Wörtern beschrieben seyn; es wird alles unkenntlich, wenn diese Scheibe mit großer Geschwindigkeit umgedrehet wird, es fließt alles in einander, selbst unter den Augen des Scharfsichtigsten.

Nur genaue, fortgesetzte, nüchterne, von Täuschungen möglichst abgesonderte Beobachtung und sorgfältige Zurückführung der Erscheinungen auf ihre Ursache, belehrt uns über das wichtigste aller Getränke, den Kaffee.

Seine Anfangswirkung ist im Allgemeinen eine mehr oder minder angenehme Erhöhung der Lebensthätigkeit; die thierischen, die natürlichen, und die Lebens-
verrichtungen | (wie man sie nennt) werden durch ihn die ersten Stunden künstlich 11
erhöhet, und die nach mehrern Stunden allmählig entstehende Nachwirkung ist das Gegentheil – unangenehmes Gefühl unsers Daseyns, ein niedrer Grad von Leben, eine Art Lähmung der thierischen, natürlichen und vitalen Funktionen.*

* „Wenn ich früh erwache," schrieb eine vornehme, vollendete Kaffeeschwester, „so habe ich die Denkkraft und die Thätigkeit einer Auster."

Wenn ein des Kaffees Ungewohnter eine mäßige, oder ein an Kaffee Gewöhnter eine übermäßige*

* Die Ausdrucke *mäßig* und *übermäßig* müssen blos relativ und individuel verstanden werden; in allgemein geltenden bestimmten Größen und Zahlen können sie nicht angegeben werden. So gab es einen, nun verstorbenen, in Luxus erzognen Prinz, H. C. v. C., der zu seiner nothdürftigen Portion jedesmahl den Aufguß von 14 Loth gerösteter Kaffeebohnen bedurfte, indeß man Personen findet, welche schon von einem Viertellothe sehr stark affizirt werden. Jede Person hat ihren eignen Maßstab nach ihrem eignen Körper anzulegen. Der eine kann mehr vertragen, wie der andre. Auch kommt nicht bei Allen die ganze Reihe angenehmer Symptomen der Vorwirkung des Kaffees, die ich hier verzeichne, zum Vorscheine, wenigstens nicht auf einmahl, sondern nur einzeln, bei dem Einen diese, bei Andern jene, bei Einem mehrere, bei dem Andern wenigere.

Portion Kaffee trinkt, so | wird, die ersten Stunden über, das Selbstbewußtseyn, das 12
Gefühl seiner Existenz, seines Lebens lebhafter. Sein Puls schlägt voller, geschwinder, aber weicher. Er bekömmt eine umschriebene Röthe der Wangen, eine Röthe, die sich nicht unvermerkt in die nahen Theile verliert, sondern abgesondert wie ein rother Fleck dasteht. Die Stirne und flache Hand wird warmfeucht. Er fühlt sich wärmer als vorher; es ist ihm angenehm bänglich warm. Es entsteht eine Art wollüstiges Herzklopfen, etwa wie bei großer Freude. Die Venen auf den Händen treten auf. Auch äußerlich fühlt man an ihm eine größere, als natürliche Wärme, die aber
auch nach einer größern | Portion Kaffee nie bis zur Hitze (eher in allgemeinen 13
Schweiß) übergeht; brennend heiß wird niemand darnach.

Die Gegenwart des Geistes, die Aufmerksamkeit, das Mitgefühl wird wacher, als im gesunden, natürlichen Zustande. Alle äußere Gegenstände bekommen gleichsam einen Wohlbehagen erregenden Anstrich, einen, wenn ich so sagen darf, freudigen Firniß, und, wenn die Portion ungewöhnlich stark war, einen fast übergefälligen Lüstre.* |

* Ist die Portion Kaffee unmäßig stark, und der Körper vorzüglich reitzbar und des Kaffees ganz ungewohnt, so entsteht ein einseitiger Kopfschmerz vom Obertheile des Seitenbeins an bis in den Grund des Gehirns. Auch die Hirnhäute dieser Seite scheinen schmerzhaft empfindlich. Die Hände und Füße werden kalt; an der Stirne und in der flachen Hand ein kalter Schweiß. Das Gemüth wird überreitzt und unleidlich; man kann ihm nichts zu Dank machen. Er ist ängstlich und zitterlich, unruhig, weint fast ohne Veranlassung, oder lächelt fast unwillkührlich. Nach etlichen Stunden entsteht ein Schlummer, aus dem er von Zeit zu Zeit schreckhaft auffährt. Ich habe diesen seltnen Zustand ein Paar Mahl beobachtet.

Aus dem Kaffeetrinker lächelt die ersten Stunden Zufriedenheit mit sich selbst, und 14
mit allen äußern Gegenständen, und dieß vorzüglich erhob den Kaffee zum Gesellschaftstranke. Alle mitgetheilten angenehmen Gefühle werden schnell bis zum Enthusiasm erhöhet (obgleich auf kurze Dauer). Alle Arten unangenehmer Erinnerungen, oder unangenehmer natürlicher Empfindungen schweigen in dieser Art von seligem Fieber.

Im gesunden, sich selbst gelassenen, natürlichen Zustande des Menschen müssen unangenehme mit angenehmen Empfindungen abwechseln; dieß ist die weise Einrichtung unsrer Natur. Während der anfänglichen Wirkung dieses arzneilichen Trankes aber ist alles Wohlbehagen und sogar die mit einer herben, fast an Schmerz gränzenden Empfindung im natürlichen Zustande der Gesund-

15 heit vergesellschafteten Körperfunktionen | gehn nun federleicht vor sich, selbst mit einer Art von Wohlgefühl.

In den ersten Augenblicken oder Viertelstunden des Erwachens, vorzüglich wenn es früher als gewöhnlich geschieht, hat wohl jedermann, wenn er nicht ganz im Stande der rohen Natur lebt, eine unangenehme Empfindung von nicht völlig erwachtem Bewußtseyn, von Düsterheit, von Trägheit und Ungefügigkeit in den Gliedern; die schnelle Bewegung ist beschwerlich, das Nachdenken mühsam.

Aber, siehe, der Kaffee verscheucht dieß naturgemäße unangenehme Gefühl, diese Unbehaglichkeit des Geistes und Körpers fast augenblicklich; wir leben urplötzlich auf.

Nach vollbrachter Tagesarbeit müssen wir, dem Laufe der Natur gemäß, läßig werden; eine widrige Empfindung von Schwere und Ermattung in unsern Körper- und Geisteskräften macht uns mißmuthig, verdrießlich, und zwingt uns, der nöthigen Ruhe und dem Schlafe uns zu überlassen. |

16 Diese Verdrossenheit und Trägheit, diese unangenehme Ermattung des Geistes und Körpers beim natürlich herannahenden Schlafe verschwindet schnell vor diesem arzneilichen Tranke, und eine Entschläferung, eine künstliche Munterkeit, ein der Natur abgetrotztes Wachen tritt ein.

Um zu leben, bedürfen wir Nahrungsmittel, und siehe, die Natur zwang uns, sie zu suchen, und das Verlorne zu ersetzen, durch den Hunger, ein nagendes, beschwerliches Gefühl im Magen, ein folterndes Verlangen nach Speisen, eine zänkische Verdrießlichkeit, eine Frostigkeit, Ermattung, u.s.w.

Nicht weniger beschwerlich ist das Gefühl des Durstes, und doch nicht weniger eine heilsame Veranstaltung der Natur. Außer der schmachtenden Sehnsucht nach Flüssigkeiten, die unser Körper zum Ersatze bedarf, quält uns eine Trockenheit des
17 Schlundes und Mundes, eine trockne Hitze des | ganzen Körpers, die einigermaßen den Odem beengt, eine Unruhe, u.s.w.

Wir trinken Kaffee – und siehe! wir fühlen nun wenig oder nichts mehr von den peinlichen Empfindungen des Hungers, noch von der ängstlichen schmachtenden Empfindung des Durstes. Aechte Kaffeetrinker, vorzüglich die, des Glücks, durch Bewegung in freier Luft von Zeit zu Zeit wieder von den Nachtheilen dieses Getränks zu genesen, beraubten Kaffeetrinkerinnen wissen wenig mehr von wahrem Hunger oder Durst. Der Körper wird hier um seine Nahrung und sein Getränk betrogen, und die Hautgefäße werden zugleich widernatürlich gezwungen, so viel Feuchtigkeit aus der Luft einzufangen, als zum unumgänglichen Lebensbedarfe gehört. Die konfirmirten Kaffeetrinker lassen weit mehr Harn, als sie trinken. Die natürlichsten Anforderungen[1] der Natur müssen schweigen. (So nähert man sich
18 allmählich [Dank sey's dem Göttertranke!][2] dem Zustande der seligen Geister | dort oben; ein wahrer Anfang der Verklärung schon hienieden.)

Nach der Sättigung mit Speisen versah der allgütige Erhalter aller lebenden Wesen den gesunden Menschen mit unangenehmen Gefühlen bei der Bewegung, die uns zu einigem Stillstande in unsern Geschäften, zu einiger Ruhe des Körpers und Geistes zwingen sollten, damit das wichtige Geschäft der Verdauung ungestört beginnen könne. Eine Trägheit des Körpers und Geistes, eine bei der Bewegung entstehende Beengung in der Gegend des Magens, eine Art unangenehmen Drucks, eine Vollheit und Spannung des Unterleibes u.s.w. erinnert uns, wenn wir unsre Kräfte gleich nach der Mahlzeit anstrengen wollen, an die jetzt nöthige Ruhe – und

1 Im Original heißt es „Anfoderungen".
2 Eckige Klammern im Original.

wenn wir die Denkkraft anspannen wollen, entsteht eine Trägheit der Geisteskräf-
te, eine Düsterheit des Kopfs, eine Kälte der Gliedmaßen mit gleichzeitiger Wärme
des Gesichts, und das drückende Gefühl im Magen, mit einer lä- | stigen Empfin- 19
dung von Anspannung des Unterleibes verbunden, wird um desto unleidlicher, je
wahrer es ist, daß die Anstrengung der Geisteskräfte beim Anfange der Verdauung
unnatürlicher und schädlicher als selbst die Körperanstrengung ist.

Diese Läßigkeit des Geistes und Körpers, und das lästige Gefühl im Unterleibe nach der Mahlzeit, tödtet der Kaffee. Die feinern Schwelger trinken ihn daher gleich nach der Mahlzeit – und sie erreichen diese naturwidrige Wirkung in hohem Maße. Sie werden heiter und es ist ihnen so leicht, als hätten sie ihren Magen wenig oder gar nicht angefüllt.

Nicht weniger hat der weise Einrichter unsrer Natur durch widrige Gefühle uns
zur Ausleerung der abgesonderten Exkremente zu nöthigen gesucht. Es entsteht
eine unleidliche Aengstlichkeit mit einem nicht weniger unangenehmen Drange
verbunden, wovon alle angenehmen Gefühle des Lebens gehindert und gleichsam
verschlungen werden, bis | die Ausleerung im Gange ist. Anstrengung gehört unsrer 20
Natur nach zur endlichen Ausscheidung der Exkremente nothwendiger Weise.

Aber hiefür hat der raffinirende Geist unsers Zeitalters gesorgt, und auch dieses
Naturgesetz zu eludiren gesucht. Um die, der Ordnung der Dinge nach, mehrere
Stunden bedürfende Zeit der Verdauung künstlich zu befördern und zu beschleu-
nigen, und sich dem ängstlichen, oft langsam steigenden Antriebe zum Stuhlgan-
ge zu entziehen, finden unsre nach Genuß haschenden und widrige Gefühle
kindisch scheuenden Zeitgenossen ihr Heil im Kaffee. Die durch Kaffee (während
seiner Anfangswirkung) zur schneller auf einander folgenden wurmförmigen Be-
wegung angeregten Gedärme drücken ihren, auch nur halb verdauten Inhalt ge-
schwinder nach dem After zu, und der Schwelger glaubt, ein köstliches
Verdauungsmittel gefunden zu haben. Nun kann aber der flüssige, zur Nahrung
dienende Saft des | Speisebreies in dieser kurzen Zeit weder im Magen zweck- 21
mäßig verändert (verdauet), noch von den absorbirenden Gefäßen im Darmka-
nale hinlänglich aufgesogen werden; die Masse geht daher nun durch die mehr
als natürlich bewegten Gedärme, ohne die volle Hälfte seiner Nahrungstheile dem
Körper zu gute gehn zu lassen, noch halbflüssig bis zum Ausgange fort. Ein treff-
liches, die Natur meisterndes Verdauungsmittel.

Eben so wird bei der Ausleerung der After zu schnellern Eröffnungen und Zusammenziehungen durch die Anfangswirkung des Kaffees gereizt, und der Unrath geht dünn, fast ohne Anstrengung und öfterer fort, als bei gesunden, keinen Kaffee genießenden Menschen.

Diese und mehr naturgemäßen Schmerzen und widrigen Empfindungen, die zur weisen Einrichtung unsrer Natur gehören, werden von der Anfangswirkung des Kaffees vermindert und fast unmerklich gemacht – ohne daß man die traurigen Folgen davon wahrnimmt, oder auch nur ahnet. |

Selbst den Geschlechtstrieb, der in unserm Zeitalter bis zum herrschenden 22
Hauptgenusse raffinirt wird, macht die Anfangswirkung des Kaffees mehr, als jedes
andre künstliche Mittel, rege. Blitzschnell entstehen wollüstige Bilder bei mäßiger
Veranlassung, und die Erregung der Geschlechtstheile bis zur Ekstase bedarf nur
weniger Augenblicke; die Ergießung ist fast unaufhaltbar. Zehn bis funfzehn Jahre
zu früh wird der Geschlechtstrieb schon im zartesten, unreifesten Alter bei beiden
Geschlechtern durch Kaffee erregt; eine Verfeinerung,*

* Genuß! Genuß! ruft unser Zeitalter – schnellen, ununterbrochnen Lebensgenuß, selbst auf Kosten aller übrigen Rücksichten! und erreicht seinen Zweck ziemlich durch diesen Leben beschleunigenden, Leben vergeudenden Trank.

die auf unsre Moralität und Mortalität den sichtbarsten Einfluß hat – der hieraus fließenden frühern Impotenz hier nicht zu gedenken.

* * *

Bei einer Person von vorzüglich reitzbarem Temperamente, oder die schon durch |
23 häufigen Kaffeegenuß und Stubensitzen entnervt worden, leuchten die bisher erzählten Wirkungen in noch weit grellerm Lichte. Allen bei diesen Personen durch Kaffee erregten Körperumstimmungen und Gefühlen sieht dann jeder Unbefangene das Unnatürliche, das Ueberreitzte an. Eine übertriebene Empfindsamkeit, oder eine Lustigkeit, die oft weit über die Natur des Gegenstandes geht, eine bis ins Konvulsivische gehende Zärtlichkeit, eine übertriebne Wehmuth, ein nicht völlig vom Verstande gezügelter Witz, eine stärkere Verziehung der Gesichtsmuskeln bis zur Karrikatur, wo nur ein Lächeln, ein kleiner Spott, eine mäßige Betroffenheit, eine mäßige Aeußerung von Schwermuth oder Mitleid statt finden sollte.

Selbst die Muskeln des übrigen Körpers zeugen dann von unnatürlicher, übertriebener Regsamkeit – alles ist Leben, alles ist Beweglichkeit (wenn auch wenig Veranlassung dazu da ist) innerhalb der ersten Stunden nach dem Genusse eines
24 star- | ken, oder (der oft unrichtigen Weltsprache hier nachgeredet) g u t e n Kaffees. Die Ideen und die Bilder der Phantasie laufen in gedrängten Reihen und beschleunigterm Strohme vor dem Sitze der Vorstellung und Empfindung im Gehirne vorüber – ein künstlich beschleunigtes, künstlich erhöhetes Leben!

Im natürlichen Zustande bedarf der Mensch einiger Anstrengung, um sich auf etwas lang Vergangenes deutlich zu besinnen; gleich nach dem Kaffee aber springt uns der Gedächtnißvorrath, so zu sagen, auf die Zunge – und oft ist Plauderhaftigkeit, voreiliges Geschwätz und Entschlüpfung der Dinge, die wir nicht sagen sollten, die Folge.

Durchaus fehlt Maß und Ziel. Der kalte, überlegte Ernst unsrer Vorfahren, die solide Festigkeit des Willens, der Beschlüsse und Urtheile, die Ausdauer der nicht schnellen, aber kräftigen, dem Zwecke angemessenen Bewegungen des Körpers, die
25 sonst den | ursprünglichen Nationalcharakter der Teutschen bezeichnete – dieß ganze hehre Urgepräge unsrer Abkunft, schwindet vor diesem arzneilichen Tranke, und geht in übereilte Eröffnungen, voreilige Entschließungen, unreife Urtheile, Leichtsinn, Veränderlichkeit, Schwatzhaftigkeit, Wankelmuth, flüchtige Beweglichkeit der Muskeln ohne ausdauernden Nachdruck und in theatralischen Anstand über.* |

* Wer weiß, welche diätetische Entnervung machte, daß die Wunder der heldenmäßigen Tugenden der Vaterlandsliebe, der Kindesliebe, der unverbrüchlichen Treue, der unerschütterlichen Rechtschaffenheit und Pflichterfüllung (bekannte Attribute unsrer Vorzeit) in unsern Tagen fast sämmtlich in kleinlichen Egoismus zusammenschrumpften! Auch die ihnen gegenüber stehenden, von Stärke des Geistes und Körpers zeugenden, einzelnen heldenmäßigen Verbrechen des Mittelalters und des höhern Alterthums haben sich jetzt, (durch welche diätetische Entnervung?), in feine Ränke, verdeckte Betrügereien und Ueberlistungen zersplittert, auf Myriaden Individuen vertheilt – bedenklich dem unbefangenen Erdbürger für jeden seiner Schritte! Oder sollte eine einzelne Bombe schädlicher seyn, als eine Million unsichtbar ausgelegter Fußangeln?

26 Ich weiß wohl; um in Phantasien zu schwelgen, um leichtfertige Romane, und leichte, spielende, witzige Dinge zu dichten, muß der Teutsche Kaffee trinken – die teutsche Dame bedarf starken Kaffee, um geistreich und feinfühlig in Modezirkeln zu glänzen. Der Ballettänzer, der Improvisator, der Gaukler, der Taschenspieler, der Gaudieb und der Pharobankhalter bedarf nothwendig Kaffee, so wie der modige Musikvirtuose zu seiner schwindelnden Geschwindigkeit, und der allgegenwärtige Modearzt, wenn er neunzig Krankenbesuche in einem Vormittage durchflattern will. Man überlasse diesen Leuten ihr unnatürliches Reitzmittel sammt den Folgen daraus für ihre Gesundheit und das Wohl der Menschen!

Aber so viel ist wenigstens gewiß – : auf dem ganzen Erdrunde hätte der raffinirteste Lebemann, der studirteste Lebensverschwender außer dem Kaffee*

* und gewissermaßen *dem Thee*.

kein diäteti- | sches Arzneimittel ausfindig machen können, was unsre gewöhnli- 27
chen Empfindungen auf einige Stunden in lauter angenehme umzuschaffen, auf einige Stunden in uns eine mehr jovialische, selbst petulante Heiterkeit, einen lebhaftern Witz, eine über unser Temperament gehende, lodernde Phantasie zu erzeugen, die Bewegung unsrer Muskeln bis zum Zittern zu beschleunigen, den gewöhnlichen ruhigen Gang unsrer Verdauungs- und Ausscheidungsorgane in Doppelschritt zu setzen, den Zeugungstrieb in fast unwillkührlicher Regung zu erhalten, die wohlthätige Quaal des Hungers und Durstes zu schweigen, von den müden Gliedern den seligen Schlaf zu entfernen, und eine Art von Munterkeit selbst dann zu erkünsteln im Stande gewesen wäre, wenn die ganze Schöpfung unsrer Hemisphäre ihrer Bestimmung, der erquickenden Ruhe im stillen Schooße der Nacht genießt.

So übermeistern wir die weise Einrichtung unsrer Natur; *aber nicht ohne Schaden!* |

Wenn die erste, flüchtige Wirkung des Kaffees nach einigen Stunden verschwun- 28
den ist, so erfolgt allmählig der entgegengesetzte Zustand, *die Nachwirkung*. Je auffallender erstere war, desto merkbarer und unangenehmer ist die letztere.

Es hat zwar nicht jeder Mensch so viel Nachtheile wie der andre vom Mißbrauche eines solchen arzneilichen Tranks, wie der Kaffee ist.

Unsre Körper sind so vortrefflich eingerichtet, *daß, wenn wir nur im übrigen eine naturgemäße Lebensart führen*, einige nicht allzu große Fehler in unsrer Diät ziemlich unschädlich werden.

So genießt z. B. der Tagelöhner und Bauer den an sich so schädlichen Branntwein in Teutschland fast alle Morgen; nimmt er ihn aber nur in kleiner Portion zu sich, so wird er oft ziemlich alt dabei. Seine Gesundheit leidet wenig. Seine gute Natur und seine übrigens gesunde Lebensart überwindet die Nachtheile dieses Gesöffs fast ohne Ahndung. |

Trinkt der Vater einer Tagelöhner- oder Bauerfamilie nun statt des Branntweins 29
ein Paar Tassen dünnen Kaffees, so geschieht dasselbe. Sein robuster Körper, seine angestrengte Gliederbewegung, und die Sättigung mit freier Luft, die er sich täglich giebt, verscheucht die Nachtheile dieses Gesöffs, und seine Gesundheit leidet wenig oder nichts davon.

Ungleich merkbarer aber werden die Nachtheile des Kaffees, wo diese günstigen Umstände nicht zu Hülfe kommen.

* * *

Der Mensch kann freilich bei einer bloßen Beschäftigung im Hause – selbst in der Stube – selbst bei öfterm Sitzen in der Stube und bei schwächlichem Körper eine Art von Gesundheit genießen, wenn er nur in andern Rücksichten seinem Zustande gemäß lebt. Bei mäßigem Genusse blos leicht verdaulicher, milder, simpler, blos
nahrhafter, fast ungewürzter Speisen und | Getränke, bei weiser Mäßigung der Lei- 30
denschaften, und bei öfterer Lufterneuerung des Wohnzimmers genießt auch das weibliche Geschlecht, ohne starke Körperbewegung,*

* Unter diesen Umständen, sogar der Gefangene.

eine Art von Gesundheit, die zwar durch äußere Veranlassungen leicht Anstoß leidet, aber bei ihrer Vermeidung doch ein mäßiger Grad von Gesundheit genannt werden kann. Bei diesen Personen ist die Wirkung aller krankmachenden Substanzen, das ist, aller Arzneien, weit auffallender und stärker als bei robusten, an Arbeit in freier Luft gewöhnten Personen, die auch sehr schädliche Dinge ohne sonderlichen Nachtheil vertragen können.

Jene schwächlichen Stubenbewohner fühlen auf der niedern Stufe ihrer Gesundheit ein, ich möchte sagen, nur halbes Leben; alle ihre Empfindungen, ihre Thätigkeit, ihre Lebensverrichtungen sind etwas schwächer, und sie greifen be-
31 gierig nach einem Tranke, | der ihre Lebensthätigkeit und das Gefühl ihrer Existenz auf etliche Stunden so mächtig exaltirt – unbekümmert über die Folgen und die Nachwirkung dieses Palliativs.

Diese Nachwirkung ist ihrem Zustande vor dem Genusse des Kaffees ähnlich, nur etwas stärker.

Wenn die wenigen Stunden der obbeschriebnen Anfangswirkung dieses arzneilichen Tranks, jener Inbegriff exaltirter, künstlicher Lebensthätigkeit verschwunden ist, so schleicht allmählig eine gähnende Schläfrigkeit und größere Unthätigkeit herbei, als die des gewöhnlichen Zustandes, die Beweglichkeit ihres Körpers wird etwas schwieriger als ehedem, die Ueberheiterkeit der vorigen Stunden geht nun in Stumpfsinn über. Ward während der ersten Stunden nach dem Kaffeetrinken die Verdauung und der Abgang der Exkremente künstlich beschleunigt, so verschließen sich nun die Blähungen schmerzhaft in den Därmen, und der Abgang der Exkremen-
32 te wird schwieriger und | langsamer als im vorigen Zustande. Hatte sie der Kaffee in den ersten Stunden mit einer wohlbehaglichen Wärme durchdrungen, so verfliegt nun allmählig dieser erkünstelte Lebensfunke, sie werden frostig, und Hände und Füße werden kalt. Alle äußeren Gegenstände werden ihnen nun weniger angenehm als vorher. Mißmuthiger als gewöhnlich werden sie nun mehr zu Aergerniß geneigt. Ihr vom Kaffee in den ersten Stunden aufgeregter Geschlechtstrieb wird nun um desto kälter und matter. Eine Art bald befriedigten Heißhungers tritt an die Stelle des gesunden Verlangens nach Nahrung, und doch beschweren Essen und Trinken ihren Magen und Kopf mehr, als zuvor. Sie haben mehr Mühe den Schlaf zu erhaschen, als ehedem, und der Schlaf ist matter, als da sie noch keinen Kaffee kannten, und beym Erwachen sind sie schläfriger, unmuthiger, trübsinniger, als gewöhnlich.

33 Aber, siehe! schnell vertreibt der er- | neuete Genuß dieses nachtheiligen Palliativs alle diese Uebel – ein neues, künstliches Leben tritt ein – nur auf etwas kürzere Zeit als das erste Mahl, und so wird seine Wiederhohlung immer öfterer nöthig, oder der Trank muß immer stärker bereitet werden, wenn er wieder auf einige Stunden das Leben aufreitzen soll.

Hiedurch entartet aber der Körper der Stubenbewohner nur um desto mehr. Die Nachtheile der Nachwirkung dieses arzneilichen Trankes greifen weiter um sich, und gehen tiefer mit ihrer Wurzel, als daß selbst eine öftere oder stärkere Wiederhohlung desselben Palliativs sie, auch nur auf wenige Stunden, wieder verwischen könnte.

Die Haut wird im Allgemeinen nun empfindlicher gegen Kälte, ja selbst gegen nicht kalte, freie Luft, die Verdauung wird beschwerlicher, der offene Leib zögert mehrere Tage, die Blähungen verbreiten eine Aengstlichkeit, und erzeugen eine
34 Menge | schmerzhafter Gefühle. Die Hartleibigkeit wechselt nur mit Durchlauf ab, nicht mit gesundem Stuhlgange. Der Schlaf erfolgt nur mühsam, und ist mehr einem Schlummer ähnlich, der keine Erquickung gewährt. Beim Erwachen ist Düsterheit des Kopfs, schlummernde Phantasie, Langsamkeit des Besinnens, Unbehülflichkeit der Glieder und eine Freudenlosigkeit, die ringsumher Gottes schöne Natur dem Auge trübt, auffallend. Die wohlthätigen Regungen des Herzens, die warme Menschenliebe, die Dankbarkeit, das Mitleid, der Heroismus, die Stärke und der Adel der Seele und der Frohsinn gehn in Zaghaftigkeit, Gleichgültigkeit, gefühllose Härte, Wankelmuth, Grämlichkeit über.

Der Kaffeetrank wird fortgesetzt, und Empfindeleien wechseln immer mehr mit Gefühllosigkeit, voreilige Entschlüsse mit Unentschlossenheit, aufbrausende Gezänke mit feiger Nachgiebigkeit, Freundschaftsgrimas- | sen mit neidischer Heim- 35
tücke, vorüberfliegendes Entzücken mit Freudenlosigkeit, grinzendes Lächeln mit Weinerlichkeit ab – Launen auf Launen – Zeichen des immerwährenden Schwankens zwischen Gereiztheit und Erschlaffung des Geistes und des Körpers.

Es würde mir schwer werden, alle die Uebel zu zeichnen, die unter dem Nahmen theils der Schwächen, theils der Nervenbeschwerden und chronischen Krankheiten unter dem Kaffeegeschlechte umherschleichen, und die Menschheit entnerven und an Geist und Körper entarten.

Doch muß man nicht wähnen, als träfe jede der genannten übeln Folgen jeden Kaffeeschwelger in gleichem Grade! Nein, der eine leidet mehr an diesem, ein andrer mehr an jenem Symptome der Nachwirkung des Kaffees. Meine Zeichnung umfaßt das ganze Geschlecht der Kaffeetrinker; ihre sämtlichen Leiden aus dieser Quelle reihe | ich hier an einander, wie sie nach und nach zu meiner Kenntniß gelangten. 36

Das palliative Wohlgefühl, welches der Kaffee durch die feinste Faser auf einige Stunden verbreitete, läßt zur Nachwirkung eine ausnehmende Aufgelegtheit zu schmerzhaften Gefühlen zurück, immer mehr und mehr, je länger, je öfterer, je stärker, und in je größerer Menge der Kaffee getrunken ward. Schon geringe Anlässe (die auf einen Gesunden, an Kaffee nicht Gewöhnten fast nicht den mindesten Eindruck machen) erregen der Kaffeeschwester Migräne, ein öfteres, oft unerträgliches, vorzüglich nächtliches Zahnweh mit Gesichtsröthe und endlich Backengeschwulst – ein schmerzhaftes Ziehen und Reißen in verschiednen Theilen des Körpers, auf der einen Seite des Gesichts, oder bald in diesem, bald in jenem Gliede.*

* Dieses von Kaffee in seiner Nachwirkung und bei seinem ununterbrochnen Fortgebrauche erregte ziehende Reißen in den Gliedern ist nicht in den Gelenken, sondern von einem Gelenke bis zu dem andern. Es scheint mehr im Fleische oder dem Zellgewebe, als in den Knochen zu seyn, ohne Geschwulst, oder sonst verändertes Aeussere, und fast ohne Schmerzhaftigkeit beim Berühren. Unsre Nosologien kennen es nicht.

Der Körper ist vorzüglich auf- | gelegt zum Rothlauf (Rose) theils an den Unter- 37
schenkeln (daher oft alte Fußgeschwüre), theils (beim Säugen) an den Brüsten, oder auf der einen Hälfte des Gesichts. Bangigkeiten und fliegende Hitze sind ihre täglichen Beschwerden, und das nervichte halbseitige Kopfweh ihr Eigenthum.* |

* Von der obgedachten Migräne, welche blos nach einer gegebnen Veranlassung, einer Aergerniß, einer Magenüberladung, einer Verkältung, u.s.w. gewöhnlich schnell, und zu allen Zeiten des Tages erscheint, weicht das sogenannte nervichte halbseitige Kopfweh gänzlich ab. Dieses entsteht früh bald oder gleich nach dem Erwachen, und steigt allmählig. Der Schmerz ist fast unerträglich, oft brennender Art, auch die äußern Kopfbedeckungen sind unleidlich empfindlich, und bei der geringsten Berührung schmerzhaft. Körper und Geist scheinen unleidlich empfindlich. Dem Ansehn nach kraftlos suchen sie eine einsame, wo möglich dunkle Stelle, wo sie, um das Tageslicht zu vermeiden, mit verschlossenen Augen in einer Art von wachendem Schlummer zubringen, gewöhnlich auf einem im Rücken erhöheten Lager, oder einem gelehnten Sitze, ganz unbewegt. Alle Art von Bewegung, alles Geräusch vermehrt ihre Schmerzen. Sie vermeiden, zu reden, oder die Reden Andrer anzuhören. Der Körper ist, ohne Schauder, kälter als gewöhnlich; vorzüglich die Hände und die Füße sind sehr kalt. Alles ist ihnen zuwider, am meisten aber Essen und Trinken, denn eine ununterbrochne Uebelkeit verhindert sie, etwas zu sich zu nehmen. In schlimmen Fällen steigt die Uebelkeit bis zum Schleimbrechen, aber selten wird der Kopfschmerz dadurch gelindert. Der offene Leib fehlt. Dieser Kopfschmerz vergeht fast nie vor Abend; in sehr schlimmen Fällen habe ich ihn 36 Stunden dauern sehn, so daß er erst den folgenden Abend verschwand. In leichtern Fällen verkürzt sein ursprünglicher Erzeuger, starker Kaffee, seine Dauer palliativ, das ist, so, daß der Körper um desto geneigter wird, ihn in noch kürzerer Zeit wieder hervorzubringen. Seine Wiederkehr ist unbestimmt, in 14 Tagen, drei, vier Wochen, u.s.w. Er kömmt ganz ohne nächste Veranlassung, ganz unvermuthet; auch in der Nacht vorher findet der Kranke selten Zeichen des am Morgen bevorstehenden nervichten Kopfwehs.

Nie habe ich ihn ausser bei wahren Kaffeetrinkern gesehn.

38 Bei mäßigen Diätfehlern und unangenehmen Leidenschaften entstehen
39 schmerzhafte | Brust- Magen- und Unterleibsbeschwerden (unter dem unächten Nahmen *Krämpfe* bekannt) – die Monatzeit erfolgt nicht ohne Wehen, hält keine genaue Ordnung mehr, oder es erfolgt doch des Blutes weniger, endlich ganz wenig; es erscheint wässerig oder schleimig; weißer Fluß (gewöhnlich beißender Art) nimmt fast die ganze Zeit von einem Monde bis zum andern ein, oder tritt ganz an die Stelle des Blutflusses – oft wird der Beischlaf schmerzhaft. Die erdfahl gilb-
40 liche, oder doch ganz blasse | Gesichtsfarbe, das matte Auge mit blauen Ringen umher, die bleichen Lippen, das schlaffe Fleisch, die welken Brüste sind äußere Zeugen dieses elenden verborgenen Zustandes. Zuweilen wechselt die fast versiegende Monatzeit mit bedeutenden Mutterblutstürzen ab. Bei Mannspersonen schmerzhafte Blutaderknoten am After, und nächtliche Samenergießungen. Bei beiden Geschlechtern verlöscht allmählig die Zeugungskraft. – Die naturgemäße gewaltige Energie eines gesunden Menschenpaares im Beischlafe wird zur nichtswürdigen Bagatelle. Impotenz bei beiden Geschlechtern und Unfruchtbarkeit; Unfähigkeit ein Kind zu säugen. – Das Scheusal der Natur, das hohläugige Gespenst Onanie, versteckt sich hauptsächlich hinter dem Kaffeetische (wiewohl die schwelgende Leserin petulanter Romane, Gedächtnißanstrengung, böse Gesellschaft und sitzende Körperunthätigkeit in dumpfer Stubenluft auch das ihrige dazu beitragen.) |

41 Wenn der häufige Genuß des Kaffees in seiner Nachwirkung den Körper zu allen Arten von widrigen Gefühlen und den empfindlichsten Schmerzen höchst aufgelegt zurückläßt, so wird es begreiflich, wie er mehr als jede andre bekannte, schädliche Substanz eine große Neigung zum Knochenfraße erzeugt. Von keinem Diätfehler gehn die Zähne leichter und gewisser in Fäulniß, als vom Kaffeeschwelgen. Bloß Kaffee (nächst Gram und Quecksilbermißbrauch) zerstört die Zähne in der geschwindesten Zeit.*

* Untrügliche Beobachtungen haben mich hievon überzeugt.

Stubenluft und (vorzüglich nächtliche) Magenüberladungen tragen das ihrige dazu bei. Indeß ist Kaffee ganz allein im Stande, diese unersetzliche Zierde des Mundes, dieses unentbehrliche Hülfsorgan einer deutlichen Sprache und einer innigen Mi-
42 schung der Speisen mit dem verdauenden | Speichel, in kurzer Zeit zu vernichten, oder doch schwarz und gelb zu machen. Der Verlust der vordern (Schneide-) Zähne ist hauptsächlich dem Kaffeemißbrauche eigen.

Wenn ich den wahren Winddorn ausnehme, so entsteht fast kein einziger Knochenfraß bei Kindern (wenn sie nicht mit Quecksilber mißhandelt worden) aus einer andern Ursache, als vom Kaffee.*

* Aus solchen (unter hohen, harten, bläulich rothen Hautwülsten versteckten) Knochengeschwüren siepert ein eiweißähnlicher Schleim, mit einigen käsichten Theilen gemischt. Der Geruch ist sehr mäßig. Die Schmerzen an der leidenden Stelle sind stechend. Die übrige Körperbeschaffenheit ist dann ein reiner Abdruck der Kaffeehektik.

Auch andre, langweilig sich öffnende, tiefliegende Fleischgeschwüre mit enger Oeffnung sind oft einzig das Resultat des Kaffees bei Kindern.

43 Ueberhaupt wirkt der Kaffee am verderb- | lichsten auf Kinder; je zärter sie sind, desto mehr. Ob er gleich vor sich die wahre Rachitis (englische Krankheit, Verknüpfung, doppelte Glieder) nicht erzeugt, sondern nur in Verbindung mit ihren eigentlichen Erzeugungsursachen (Nahrungsmitteln aus ungegohrnen Gewächssubstanzen und dumpfer, feuchter Stubenluft) dieselbe beschleunigt, so erregt er doch ganz allein bei kleinen Kindern, auch bei übrigens gesunden Nahrungsmitteln und gesunder Luft eine nicht viel weniger traurige Kinderhektik. Ihre Farbe wird bleich,

ihr Fleisch ganz welk. Sie lernen erst nach langer Zeit etwas gehen, aber ihr Gang ist schwankend, sie fallen sehr leicht, und wollen immer getragen seyn. Die Sprache ist lallend. Sie verlangen viel und mancherlei, und genießen doch wenig. Die Drolligkeit, Vergnügtheit und Munterkeit, die den Charakter des Kindesalters ausmachen, wird zur schlaffen Muthlosigkeit; nichts macht ihnen Freude, nichts | macht 44
sie zufrieden; aus allem blickt ein nur halbes Leben hervor. Sie sind sehr schreckhaft und furchtsam. Durchlauf wechselt mit Hartleibigkeit. Auf ihrer Brust röchelt beim Athemhohlen ein zäher Schleim, vorzüglich im Schlafe, den kein Husten ablößt; sie haben es immer, wie man sagt, auf der Brust. Die Zähne kommen sehr schwierig und mit vielen, auch konvulsivischen Beschwerden sehr unvollkommen hervor, und fallen verfault wieder heraus, ehe noch die Zeit ihres Wechsels kömmt. Gewöhnlich und die meisten Abende, kurz vor dem Schlafengehn, auch wohl erst beim Niederlegen bekommen sie Röthe und Hitze auf einer oder beiden Wangen. Sie schlafen nur halb, werfen sich herum in der Nacht, verlangen sehr oft zu trinken, schwitzen dann nicht nur an der Stirne, sondern auch in den Kopfhaaren, vorzüglich am Hinterkopfe, und weinen im Schlafe. Alle Krankheiten überstehen sie schwierig, und die Erhohlung ist sehr langsam und unvollkommen. |

Häufig sind sie einer schleichenden Augenentzündung ausgesetzt, nicht selten 45
mit einem Ausschlage im Gesichte vergesellschaftet, wobei eine sonderbare Erschlaffung der obern Augenlieder vorkömmt, so daß sie unvermögend sind, die Augen zu öffnen, auch wenn die Röthe und Geschwulst der Augenlieder nur mäßig ist. Diese Art, oft mehrjähriger Augenentzündung, wobei sie unter immerwährender Grämlichkeit und Weinerlichkeit, oft auf dem Gesichte liegen, oder doch sonst im Dunkeln sich verbergen, immer im Liegen oder Krummsitzen; diese Augenentzündung, sage ich, greift vorzüglich die Hornhaut an, überzieht sie erst mit rothen Adern, und zuletzt mit dunkeln Flecken, oder es entstehen Bläschen und kleine Geschwürchen darauf, die die Hornhaut oft tief ausfressen und Blindheit drohen.

Diese Augenentzündung und jenes Röcheln auf der Brust und andre der obigen Beschwerden, befallen sogar Säuglinge, die | sonst nichts als die Muttermilch genießen, 46
wenn die Mutter außer Stubenluft viel Kaffee genießt. Wie durchdringend muß die Schädlichkeit dieses arzneilichen Tranks seyn, daß sogar der Säugling davon leiden muß!

Nächst den Kindern wirkt der Kaffee am schlimmsten, wie gesagt, auf das weibliche Geschlecht und die Gelehrten, deren Beschäftigung im Sitzen, und deren Aufenthalt in Stubenluft ist. Die sitzenden Handwerker schließen sich an letztere beiden an.

* * *

Die Nachtheile des Kaffees werden, wie schon oben erwähnt, am wirksamsten durch große Thätigkeit und viel Bewegung in freier Luft vermindert – aber nicht auf die Dauer.

Einige Personen finden auch, gleichsam | wie vom Instinkt getrieben, eine Art 47
von Gegengift des Kaffees im Genusse geistiger Getränke. Man kann ihnen auch einige Gegenwirkung nicht absprechen. Indeß sind dieß neue Reitzmittel ohne Nahrungskraft, das ist, ebenfalls arzneiliche Substanzen, die, wenn sie als Diätartikel täglich verschluckt werden, wieder andere Nachtheile hinterlassen, und doch die Schädlichkeit des Kaffees nicht ungeschehen machen können – neue künstliche Lebensbeschleunigungen mit krankhaften Folgen hinter sich, obgleich von andrer, verwickelterer Natur.

Die Entwöhnung vom Kaffee* |

* Eine starke Angewöhnung an Kaffee ist, vorzüglich bei schwächlichen Personen, nicht gar leicht abzuschaffen. – Ich pflege meine Kranken von der dringenden und unentbehrlichen Nothwendigkeit dieser Abgewöhnung zuerst lebhaft zu überzeugen. Wahrheit, die aus sichtlichen Erfahrungen strahlt, verfehlt wohl selten des Zwecks der Ueberzeugung – verfehlt in fast nie, wenn sie aus

dem menschenliebenden Herzen eines Arztes strömt, der, seiner guten Sache selbst gewiß, selbst innig durchdrungen von der Wahrheit seiner Sätze ist. Nichts wehrt ihnen den Eingang, kein Privatinteresse des Redners ist denkbar; blos reiner Gewinn auf Seiten des Ueberzeugten.

Ist dieser Zweck erreicht (ob dieß sey, sieht der Menschenkenner an jeder Miene), so lasse man aller drei, vier Tage eine Tasse Kaffee abbrechen, und die letzte Frühtasse noch acht Tage forttrinken, bis man endlich auch diese entweder auf einmahl wegsetzen, oder noch acht Tage, einen Tag um den andern, forttrinken läßt, nach Beschaffenheit der Umstände.

Hat man Personen, auf die man sich verlassen kann, so ist die Sache binnen vier Wochen zu Stande. Sollte aber die den Sklaven des Kaffees eigne Schwachherzigkeit und Wankelmüthigkeit die Ausführung schwierig machen, oder der gar zu schwächlichen Gesundheit eine solche Entbehrung allzu empfindlich fallen, so thut man wohl, für jede abgebrochene Tasse Kaffee eine Tasse Thee trinken zu lassen, bis nach acht Tagen blos Thee (ein ähnliches, aber minderes Uebel) übrig bleibt, der dann, weil er noch keine lang angewöhnte Sache ist, sich leichter vermindern läßt, bis zuletzt nichts mehr übrig bleibt, als etwa früh ein Paar Tassen warme Milch statt allen Kaffees oder Thees.

Bei dieser Abgewöhnung aber muß der Körper unausbleiblich durch tägliche Spaziergänge in ganz freier Luft, durch Geisteserheiterungen unschuldiger Art, und durch dienliche Nahrungsmittel erquickt und gestärkt werden, wenn die Nachtheile vom Kaffee verschwinden, und die Standhaftigkeit in seiner Entbehrung befestigt bleiben soll.

Und wenn dieß alles aufs beste besorgt ist, so thut der Arzt, oder ein Freund an seiner Stelle, gleichwohl nicht übel, sich von Zeit zu Zeit von der ächten Bekehrung seines Kranken zu überzeugen, und, wo nöthig, den Sinkenden wieder aufzurichten, wenn die Allgewalt des Beispiels in Gesellschaften ihn zum Wanken bringen wollte.

48 bleibt die Haupthülfe gegen seine so schleichenden als tiefgreifenden Nachtheile,
49 und | die fernere Genesung pflegt Körperübung in freier Luft zu befördern. Ist Körper und Geist aber zu tief gesunken, so giebt es einige hülfreiche Arzneien, deren
50 Anführung jedoch hier am unrechten Orte stehen wür- | de, da ich nicht für Aerzte schreibe. Wenn ich den täglichen Gebrauch des Kaffeetranks als höchst nachtheilig schildere, und wenn ich nach einer vieljährigen Beobachtung und Erfahrung zeige, daß er die Energie unsers Körpers und Geistes erschlafft und verwelkt, so wird man mir das Prädikat: „arzneilicher Trank," welches ich dem Kaffee ohne Widerrede geben muß, als Einwurf entgegensetzen.

„Arzneien sind ja heilsame Dinge," spricht der Ununterrichtete. Sie sind es; aber nur unter unerlässigen Bedingungen. Blos wenn die Arznei auf den Fall paßt, so ist sie heilsam. Nun paßt aber auf Gesundheit gar keine Arznei, und eine Arznei zum Getränke im gesunden, gewöhnlichen Leben zu nehmen, ist ein schädliches Beginnen, ein Widerspruch in sich selbst.

Ich verehre die medizinischen Kräfte des Kaffees, wenn er am rechten Orte arzneilich angewendet wird, eben so sehr, als die jedes andern Medikaments. Nichts
51 ist über- | flüssig unter den Geschöpfen Gottes; alle sind zum Heile der Menschen geschaffen, die wirksamsten vorzüglich, dergleichen, ausgezeichnet, der Kaffee ist. Aber man höre mich!

Jede einzelne Arznei bringt einige, ihr ausschließlich eigenthümliche, besondre Veränderungen im menschlichen gesunden Körper hervor. Weiß man diese, und wendet das Medikament in Krankheitsfällen an, die eine fast übereinstimmende Aehnlichkeit mit den Veränderungen haben, die die Arznei vor sich selbst (im gesunden Körper) zu erzeugen im Stande ist, so erfolgt gründliche Heilung. Diese Anwendung der Arznei ist die k u r a t i v e; die einzig zulässige in langwierigen Krankheiten.

Unter dieser Kraft einer Arznei, den menschlichen Körper auf eine ihr eigenthümliche Weise zu verändern, verstehe ich ihre Vor- oder Anfangswirkung. Ich habe schon oben gesagt, daß die anfängliche Wirkung einer Arznei (während eini-
52 ger Stunden nach | ihrer Einnahme) das gerade Gegentheil von ihrer Nachwirkung, oder dem Zustande ist, in welchem sie den Körper zurückläßt, so bald ihre erste Wirkung vorüber ist.

Ist nun die Anfangswirkung einer Arznei gerade das Gegentheil von dem krankhaften Zustande des Körpers, den man eben heilen will, so ist ihre Anwendung palliativ. Es erfolgt fast augenblickliche Besserung – aber nach mehrern Stunden kömmt das Uebel wieder und steigt höher als es vor dem Gebrauche des Mittels war; die der ursprünglichen Krankheit ähnliche Nachwirkung des Medikaments verstärkt erstere. Eine erbärmliche Kurirart, wenn ein langwieriges Uebel damit bestritten werden soll.

Zum Beispiele. Des Mohnsaftes anfängliche Wirkung im gesunden Körper ist die, einen betäubenden schnarchenden Schlaf zu erregen, und seine Nachwirkung – das Gegentheil – eine Schlaflosigkeit. Will nun der Arzt so thöricht seyn, und eine krankhafte, habituelle Schlaflosigkeit mit Mohn- | saft bekämpfen, so verfährt er 53
palliativ. Der dumme, schnarchende, keine Erquickung gewährende Schlaf erfolgt gar geschwind nach dem Mohnsafte, aber seine Nachwirkung ist, – wie gesagt – Schlaflosigkeit, ein Zusatz zu seiner schon habituellen Schlaflosigkeit, die sich nun verschlimmert. Nach 24 Stunden schläft der Kranke nun noch weniger als vor dem Gebrauche des Opiums, es müßte denn von letzterm nun noch eine stärkere Gabe gegeben werden, deren Nachwirkung eine noch größere Schlaflosigkeit, das ist, eine Vermehrung des Uebels ist, welches der thörichte Mann heilen zu wollen wähnte.

So leistet denn auch der Kaffee eine schlechte palliative Hülfe, wenn man ihn als Arzneimittel, z. B. bei einer langgewöhnten, von Unthätigkeit des Darmkanals herrührenden Hartleibigkeit*

* Wie bei Stubensitzern gewöhnlich der Fall ist.

braucht (wie die meisten Aerzte häufig verordnen). Seine Vorwirkung ist, wie schon oben erzählt, das | Gegentheil von diesem Zustande – er wirkt also hier pal- 54
liativ und zwar, das erste Mahl oder selten gebraucht, sehr schnell offnen Leib, aber die folgenden Tage wird unter seiner Nachwirkung die Hartleibigkeit nur desto größer. Wollte man diese wieder mit Kaffee auf gleiche palliative Art vertreiben, so müßte man schon etwas mehr trinken oder ihn stärker bereiten lassen, und die habituelle Hartleibigkeit wäre doch dadurch nicht ausgerottet; denn sie kömmt bei der immer wiederkehrenden Nachwirkung des Kaffees hartnäckiger zum Vorscheine, sobald man mit diesem palliativen Gebrauche des Kaffees nachläßt, oder nur nicht stärkere oder öftere Portionen davon reicht, die das Uebel im Grunde immer mehr verschlimmern und andere herbeiziehn.

Man wird finden, daß die arzneilichen Entschuldigungen, welche die Kaffeetrinker zur Beschönigung dieser Gewohnheit anführen, fast alle auf eine solche palliative Hülfe hinausgehen, und doch ist nichts gewisser als die | Erfahrung, daß eine 55
lang fortgesetzte, palliative Anwendung einer Arznei verderblich, die palliative Anwendung der Arzneien aber zu Diätsartikeln die verderblichste unter allen ist.

Wenn ich also unter Verabscheuung seines Mißbrauchs zum tagtäglichen Getränke die großen Arzneikräfte des Kaffees preise, so geschieht letzteres blos in Hinsicht seiner kurativen Anwendung für langwierige Beschwerden, die mit seiner Anfangswirkung große Aehnlichkeit haben,*

* z. B. wenn bei einer des Kaffees ungewohnten Person eine (selbst habituelle) Unpäßlichkeit sich findet, zusammengesetzt aus einem öftern, unschmerzhaften Abgange weicher Exkremente und einem öftern Drange dazu, einer widernatürlichen Schlaflosigkeit, Ueberreiztheit und Agilität, und einem Mangel an Hunger und Durst, doch ohne Verminderung des Wohlgeschmacks an Speise und Trank, da wird, da muß der Kaffee binnen kurzem, gründlich helfen. So ist er in den oft gefährlichen Zufällen von einer plötzlichen, großen Freude das zuverlässigste, passendste, kurative Heilmittel, und in einer gewissen Art von Geburtsnachwehen, die mit der Anfangswirkung des Kaffees viel Aehnlichkeit haben.

und seines pal- | liativen Gebrauchs in schnell entstandnen, schnelle Ge- 56
fahr drohenden Krankheiten, die mit der Nachwirkung des Kaffees große Aehnlichkeit haben.*

* Beispiele von der rühmlichen palliativen Anwendung des Kaffees in schnell entstandnen, schnelle Hülfe erfordernden Krankheiten sind: die Seekrankheit, die Vergiftung mit Mohnsaft bei des Kaffees Ungewohnten, die Vergiftung mit Weißnießwurzel, der Scheintod der Ertrunkenen, Erstickten, besonders aber der Erfrornen, wie ich mehrmals mit Vergnügen erfahren habe.

Dieß ist der einzige rationelle und weise Gebrauch dieses von hundert Millionen Menschen zu ihrem Schaden gemißbrauchten, von Wenigen gekannten, am rechten Orte äußerst heilsamen arzneilichen Tranks.

Gedanken bey Gelegenheit des Mittels gegen die Folgen des Bisses toller Hunde im R. A. Nr. 7 u. 49*

937 Seit undenklichen Zeiten hat man eine Menge Mittel, welche gegen diese gräßliche Krankheit schützen sollten, in Vorschlag gebracht, für die man Zeugnisse in großer Zahl beybrachte, um ihre Zuverlässigkeit seit mehrern Menschenaltern zu erproben. Das von der kön. preuß. Regierung vor Jahren großmüthig erkaufte, von einer ärztlichen Commission approbirte, zuletzt obrigkeitlich bekannt gemachte (und dennoch nichtige) Arcanum der sogenannten Maywurm-Latwerge diene zum Beyspiele statt aller übrigen.

Alle wurden im Erfolge endlich unecht befunden, eins taugte so viel als das andre; nichts! Welch schrecklicher Zustand, bey so eilender Todesgefahr sich von einem öffentlich und allgemein als untrüglich gepriesnen Mittel verlassen zu sehn! Das dem Ertrinken nahen Jünglinge zugeworfene, einzig vorhandne Seil – zerreißt; siehe, er sinkt in den Abgrund!

Wie konnte man sich aber bey allen diesen Mitteln gegen die Hundswuth so allgemein, so gewaltig täuschen?

Kennte man den eigentlichen Täuschungsgrund in allen diesen Fällen, das πρῶτον Ψεῦδος[1] – man würde gewiß keins dieser, nun unkräftig befundnen Mittel
938 auch bey der ersten Ankündigung einiger Aufmerksamkeit gewür- | digt – man würde dagegen ein sichres, wahres Mittel schon längst ausgefunden haben.

Die Täuschung, welche aller bisher bekannte Mittel aus dem Staube erhob, war der Umstand, daß man sich begnügte, Zeugen aufzustellen, **daß das Mittel** *quaestionis*[2] **so und so viel Menschen, die von angeblich tollen Hunden gebissen worden frey von der Hundswuth erhalten habe**.

Nun sind aber von zehn Hunden, welche Menschen und Thiere verwundeten, und die man aus Angst vor Schaden, lieber mehr als weniger für toll hält, oft kaum zwey von der wahren Hundswuth ergriffen. Man pflegt sich auch äußerst selten mit Verificirung des wahren Thatbestandes, der Wirklichkeit ihrer Wuthkrankheit nach den Regeln der Kunst zu befassen, man läuft ihnen nach, erlegt sie und hält alle zehne für toll. Ob der Hund wirklich die Krankheit der Wuth gehabt habe, bleibt in den meisten Fällen unentschieden und unwahrscheinlich.

---

* Reichs-Anz. (1803), 1. Bd., Nr. 71, 937–940. – Auch in: Stapf (1829), 1. Bd., S. 39–41.

1 „Die erste Lüge/Täuschung." Umschreibt verstärkend den eigentlichen Täuschungsgrund des Vorsatzes, bedeutet wörtl.: ‚erste Lüge/Täuschung', also hier etwas freier: „die unwahre Aussage, von der dann alle folgenden ihren Ausgang genommen haben."

2 „Der Frage (das in Frage kommende Mittel)."

Wer steht nun dafür, daß unter 100 Gebissenen ein einziger von einem wirklich tollen Hunde verwundet war?

Auf der andern Seite steht die Erfahrung: **daß von wahrhaft tollen Hunden Gebissene, oft sogar Zerfleischte, doch bey weitem nicht alle von der Hundswuth ergriffen werden.** Man hat Beyspiele, daß unter 20 von einem wüthenden Hunde gebissenen Menschen oft nur einer oder zwey von der Wuth befallen wurden, während | die 18 oder 19 kein medicinisches oder chirurgisches Vorbauungsmittel 939
brauchten und dennoch gesund blieben. (Hätte man letztern 18 oder 19 ein solches Arcanum eingegeben: so würde eine Menge Menschen drauf schwören, dieß Mittel habe das Gift getilgt und sie vor der Wuth geschützt.)

Diese beyden Umstände – die Häufigkeit der fälschlich für toll gehaltnen und erschlagnen Hunde (d. i. die Seltenheit wahrer tollen Hunde), und die Seltenheit der Ansteckung des wirklich wüthigen Speichels haben zu den tausend leeren Zeugnissen für die Verhütungskraft jener gepriesnen Arcanen den Stoff gegeben. Man sollte doch nun endlich einmahl aufhören, auf solche Mittel Vertrauen zu setzen, denen man bloß eine (täuschende) **Verhütungskraft** nachzurühmen sich für berechtigt hält; nun endlich einmahl sollte man aufhören, nach Schatten zu greifen in einer so dringenden, wichtigen Angelegenheit der Menschen!

Wäre der Dunst der kochenden Salpetersäure nicht zugleich eins der zuverlässigsten **Heilmittel** des Kerkerfiebers, so würde **Smith** sich vergeblich bemühn, ihn für ein **Verhütungsmittel der Ansteckung** in diesem Typhus auszugeben.

Und eben so kann es kein **Vorbauungsmittel** der Hundswuth geben, was sich nicht zugleich als ein wahres, zuverlässiges **Heilmittel der schon wirklich ausgebrochenen Hundswuth** beweiset, und bewiesen hat.

Bey dem letzten Puncte fange[3] man an. Man erfinde ein Mittel, was wenigstens zehn, wirklich schon hundswüthige Menschen ohne Ausnahme gewiß und dauerhaft geheilt hat; dieß wird, dieß muß dann auch zugleich das beste Verhütungsmittel seyn; was aber diese Probe nicht besteht, kann auch in den Augen der Vernunft und in der Erfahrung sich nie als zuverlässiges Vorbauungsmittel bewähren. Man erfinde das beste Feuerlöschungsmittel hölzerner Gebäude (Vitriol, Potasche) und diese werden zugleich das Holz am besten vor Feuer sichern.

Wenn dann das Mittel des Schullehrers in Schöneiche, welches der menschenfreundliche **Wiesand** in Pretzsch ankündigt, nur einen Anfang hiezu machte, und nur | schon zwey wirklich hundswüthige Menschen geheilt hätte, so würde sein 940
Geheimniß schon einer ansehnlichen Belohnung werth seyn, und hätte es mehrere, ohne Ausnahme hergestellt, so müßte seine Belohnung sehr groß seyn, und sein Andenken ewig in Ehren bleiben. Dann hätten wir endlich ein echtes Mittel gegen eine der fürchterlichsten Krankheiten, die Hundswuth.

3 Im Original heißt es „frage".

Praefatio*

III Quae corpus mere nutriunt, *Alimenta*, quae vero sanum hominis statum (vel parva quantitate ingesta) in aegrotum – ideoque et aegrotum in sanum – mutare valent, *Medicamenta* appellantur.

Instrumentorum artis suae habere notitiam quam maxime perfectam, primum artificis est officium, medici vero esse, nemo, proh dolor, putat. |

IV Quid enim medicamina *per se* efficiant, id est, quid in sano corpore mutent, perscrutari, ut inde pateat, quibus in universum morbis conveniant, nemo hucdum medicorum, quantum scio, curavit.

Vires Medicaminum, dum iis in morborum conflictu utimur, non quae ipsae per se sint apparent, sed morbi symptomatis transformatae – phaenomena mixtae prorsus naturae et complicatae, quae parempiricos reddunt medicos, dum iis nituntur, et parum ad artem veram exercendam conferunt. Has *relativas* nominare liceat vires.

Equidem vero satius duxi, medicamenta nulla aegroto corpori adhibere, nisi ea, quorum vires in sano corpore *(absolutas* vel *positivas* vocare libet) perspectas antea
V haberem et, si modo licuit, perspectissimas et | exploratas. Experimenta maxima quidem ex parte in me ipso, partim vero et in aliis cepi, quos noveram sanissimos et a morbo aperto alienissimos.

Medicamenta simplicia vires edunt in corpus sanum sibi unumquodque proprias, non tamen omnes simul vel in una et constanti serie, aut cunctas in singulis hominibus, sed hodie forsan has, illas cras, hanc primam in Cajo, illam tertiam in Titio, ita tamen ut et Titio aliquando usu veniat, quod Cajus inde sensit heri.

Medicina quaevis alias vires citius edit, alias serius, quae ambae sibi utcumque oppositae sunt et dispares, immo e diametro oppositae; illas vires *primarias* vel *primi ordinis* nuncupo, has *secundarias* vel *secundi ordinis.* |

VI Habet enim in justa dosi unaquaeque medicina tempus sibi proprium et fere definitum agendi in corpus humanum, brevius, longius, quo transacto omnia a medicamine profecta symptomata una exspirant.

Quarum itaque medicinarum effectus pro natura ipsarum brevi decurrit spatio, horum vires primariae intra paucas horas apparent et disparent, post illas secundariae apparent, et non minus cito disparent. Hora vero ipsissima, qua vis quaelibet sese exserere soleat, constanter determinari nequit, partim ob naturam hominis diversam, partim ob dosium differentiam.

Quod majusculis typis expressum est symptoma, crebrius observavi, rarius vero quod minoribus literis excusum est.

VII Uncinis ( ) inclusa dubitanter profero, utpote non nisi semei a me ob- | servata,

* In: Fragmenta, 1. Bd., Leipzig 1805, S. III–VIII. Vorwort (mit dt. Übersetzung) in: Josef M. Schmidt, Die Fragmenta de viribus medicamentorum positivis. Allg. hom. Ztg. (1995), 240. Bd., 93–97.

Vorwort[1]

[Dinge], die den Körper bloß ernähren, werden *Nahrungsmittel* genannt, die jedoch III
den gesunden Zustand des Menschen (selbst in kleiner eingenommener Quantität) in den kranken – und deshalb auch den kranken in den gesunden – verändern können, *Medikamente*.

Von den Werkzeugen seiner Kunst eine möglichst perfekte Kenntnis zu haben, dies ist die erste Pflicht des Künstlers, daß sie jedoch die des Arztes sei, glaubt, oh Schmerz, niemand. |

Das, was nämlich die Medikamente *für sich* bewirken, das heißt, was sie am ge- IV
sunden Körper verändern, zu erforschen, damit daher offenbar werde, zu welchen Krankheiten sie im allgemeinen passen, darum hat sich bisher niemand unter den Ärzten, soviel ich weiß, gekümmert.

Die Kräfte der Medikamente erscheinen, solange wir sie im Konflikt der Krankheiten anwenden, nicht als das, was sie für sich sind, sondern durch Symptome der Krankheit abgeändert – als Phänomene der völlig vermischten und komplizierten Natur, die die Ärzte zu Parempirikern machen, solange sie sich darauf stützen, und tragen wenig zur wahren Ausübung der Kunst bei. Diese Kräfte könnte man *relative* nennen.

Ich habe jedoch freilich für besser gehalten, keine Medikamente am kranken Körper anzuwenden als die, deren Kräfte ich am gesunden Körper (man nenne sie *absolute* oder *positive*), vorher überprüfte und, wenn es nur möglich war, genauestens überprüfte und | erprobte. Gerade die größten Versuche habe ich zum Teil an V
mir selbst, zum Teil aber auch an anderen angestellt, von denen ich wußte, daß sie sehr gesund und von einer offensichtlichen Krankheit weit entfernt waren.

Einfache Medikamente bringen an einem gesunden Körper die ihnen jeweils eigenen Kräfte hervor, aber nicht alle gleichzeitig oder in einer einzigen konstanten Folge oder alle zusammen an einzelnen Menschen, sondern heute vielleicht diese, morgen jene, diese erste bei Gajus, jene dritte bei Titius, doch so, daß auch bei Titius irgendwann eintritt, was Gajus gestern davon spürte.

Jede beliebige Medizin bringt die einen Kräfte schneller, die anderen später hervor, die sich beide, wie nur immer, entgegengesetzt und verschieden sind, ja diametral entgegengesetzt; jene Kräfte nenne ich *primäre* oder der *ersten Ordnung*, diese *sekundäre* oder der *zweiten Ordnung*. |

Es hat nämlich in der richtigen Dosis jede Medizin ihre eigene und ungefähr be- VI
grenzte Zeit des Wirkens auf den menschlichen Körper, kürzer, länger, und wenn diese vorüber ist, hören alle von dem Medikament hervorgerufenen Symptome zugleich auf.

Bei den Medikamenten also, bei denen ihrer Natur nach die Wirkung in kurzer Zeit abläuft, erscheinen und verschwinden deren primäre Kräfte innerhalb weniger Stunden, nach jenen treten die sekundären auf und verschwinden nicht weniger schnell. Die genaue Stunde jedoch, in der sich irgendeine Kraft spürbar zu machen pflegt, kann man nicht genau festlegen, zum Teil wegen der unterschiedlichen Natur des Menschen, zum Teil wegen der unterschiedlichen Dosierung.

Ein Symptom, das in Großbuchstaben ausgedruckt ist, habe ich häufiger beobachtet, was in Kleinbuchstaben gedruckt ist, jedoch seltener.

Die in Klammern ( ) gesetzten veröffentliche ich unter Vorbehalt, da sie ja nur ein einziges Mal von mir be- | obachtet wurden, und zwar in einem nicht genü- VII

1 Übersetzung von Josef M. Schmidt.

nec in casu satis integro, claro. Interdum veracitas hominis non satis probata hos uncinos addidit, vel si homo ingenii paululum hebetis erat, vel dietae aliqua vitia commiserat.

Medicamina aliquot observavi, quorum operationis curriculum duobus, tribus vel pluribus paroxysmis constat, ambas vires et primarias et secundarias complectentibus, illas quidem, ut in universum dixi, primo loco, has vero secundo loco procedentes.

Nonnunquam et tertii cujusdam ordinis vires observasse mihi visus sum.

Quae *reliquias* nominavi symptomata, ea non occurrunt nisi, ubi enormis dosis enormes susscitavit tumultus, tumque diutius justo aliquae, vel primae classis vires vel secundariae remanent, hae vel illae, ut fert cujuslibet hominis natura, vel in hanc morbositatem vel in illam potissimum prona. |

VIII Per mediocres vel parvas doses fere non nisi primi ordinis vires in conspectum veniunt, secundi ordinis minus. Illas inprimis curavi utpote ad artem medicam exercendam maxime aptas et scitu dignissimas.

Quatenus observare mihi datum est, veritati litavi scrupulosissime, religiosissime. Utamur his qualibuscumque; nemo me melius novit, quam manca sint et tenuia.

Adjeci ad calcem cujuslibet medicaminis ea, quae scriptores medicinae de positives medicamentorum viribus quasi aliud agendo adnotarunt.

Pars secunda indicem complectetur.

H.

gend zweifelsfreien, klaren Fall. Zuweilen fügte die nicht genügend erprobte Wahrhaftigkeit eines Menschen diese Klammern hinzu oder wenn ein Mensch von ein wenig schwerfälligem Verstand war oder er irgendwelche Diätfehler gemacht hatte.

Ich habe einige Medikamente beobachtet, deren Wirkungsverlauf in zwei, drei oder mehr Anfällen besteht und beide Kräfte, sowohl die primären als auch die sekundären, umfaßt, wobei freilich jene, wie ich es im allgemeinen gesagt habe, an erster Stelle, diese jedoch an zweiter Stelle auftreten.

Manchmal schien es mir, als hätte ich auch Kräfte einer dritten Ordnung beobachtet.

Die Symptome, die ich die *Übriggebliebenen* genannt habe, treten nur auf, wo eine enorme Dosis einen enormen Aufruhr erregt hat, und dann bleiben länger als recht irgendwelche Kräfte, teils die der ersten Klasse, teils die der zweiten, diese oder jene, wie es die Natur jedes Menschen mit sich bringt, sei es, daß sie hauptsächlich zu dieser oder zu jener Krankheit geneigt ist. |

Durch mittlere oder kleine Dosen kommen fast nur die Kräfte der ersten Ordnung zum Vorschein, weniger die der zweiten Ordnung. Um jene kümmerte ich mich besonders, nämlich um die der Ausübung der medizinischen Kunst am meisten angemessenen und kenntniswürdigsten. **VIII**

Soweit es mir gegeben ist, [diese] zu beobachten, habe ich mich genauestens und gewissenhaftest der Wahrheit verschrieben. Laßt uns diese anwenden, wie auch immer sie sind; niemand weiß besser als ich, wie mangelhaft und schwach sie sind.

Bei jedem Medikament habe ich am Ende angefügt, was die Schriftsteller der Medizin von den positiven Kräften der Medikamente – indem sie gewissermaßen etwas anderes abhandeln – vermerkt haben.

Der zweite Teil umfaßt den Index.

H.

Aeskulap auf der Wagschale*

[3] Nach Entdeckung der Schwäche und Misgriffe meiner Lehrer und meiner Bücher sank ich in einen Zustand von trübsinniger Indignation, die mir das Studium der Arzneikunde beinahe völlig verleidet hätte. Ich war im Begriff zu glauben, die ganze Kunst sei nichtig und einer Verbesserung unfähig. Ich überließ mich meinem einsamen Nachdenken, und beschloß, meinen Ueberlegungen kein Ziel zu setzen, bis ich zum entscheidenden Entschlusse gelangt seyn würde.

Erdenbürger, dachte ich, wie gering ist die Zahl deiner Lebenstage hienieden, mit wie vielen Schwierigkeiten hast du auf jedem Schritte zu kämpfen, um dir eine erträgliche Existenz zu verschaffen, wenn du keine Schleifwege hinter der Morali-
4 tät hin betreten willst. Aber alle deine noch so theuer erkauften, | erstrittenen Freuden, wie nichts sind sie, wenn dir's an Gesundheit fehlt!

Und, wie so oft wird sie gestört, wie so häufig sind kleineres und größeres Uebelbefinden, wie unabsehlich groß und unnennbar ist die Zahl der Krankheiten, Schwächen und Schmerzen, die den ohnehin mühsam zum Ziele anklimmenden Sterblichen niederbeugen, auch wohl selbst unter den Gunstbezeugungen des Ruhms, oder mitten im Schoße des Ueberflusses quälen und befährden! Und doch, wie edel ist deine Abkunft, Mensch, wie groß und göttlich deine Bestimmung, wie hehr der Zweck deines Lebens! Bist du nicht bestimmt, auf der Leiter beseligender Empfindungen, menschenveredelnder Thätigkeiten und weltendurchschauender Kenntnisse dich dem großen Urgeiste zu nähern, den die Bewohner aller Sonnensysteme anbeten? Sollte der Hauch der Gottheit, der dich beseelt, der dich zu so erhabner Thätigkeit beflügelt, durch solche kleinliche Verstimmungen des Körpers, |
5 die wir Krankheiten nennen, hülflos und unabänderlich unterdrückt zu werden, bestimmt seyn?

„O nein, der Allgütige mußte wohl, als er den Krankheiten erlaubte, seine Kinder zu verletzen, auch eine Kenntniß deponirt haben, wodurch jene Peiniger vermindert und vertilgt werden könnten. Laßt uns dieser edelsten aller Künste, die er für die zerbrechlichen Menschen aufsparte, laßt uns ihr auf die Spur kommen. Sie ist möglich, diese beglückende Kunst; sie muß möglich seyn, wohl gar schon existiren."

„Es wird doch hie und da ein Mensch aus einer Kapitalkrankheit wie durch Wunder errettet! Finden sich nicht Heilungen in den Jahrbüchern der Aerzte aller Zeiten aufgezeichnet, wo Zerrüttungen der Gesundheit, die sich mit nichts als dem schmähligsten Tode endigen zu wollen schienen, dennoch besiegt, und wohl schnell und völlig besiegt wurden und einer völligen Gesundheit Platz machten?" |

6 Wie selten sind aber diese eklatanten Fälle von Genesung, wo weder überwiegende Jugendkraft, noch der unberechnete Einfluß mehrerer glücklicher Nebenumstände die Heilung mehr als die Mittel zu Stande brachten! Wäre jedoch die Menge jener reinen Fälle auch größer, als ich überschaue, folgt wohl daraus, daß wir sie

---

* Leipzig 1805. – Ohne Nennung des Autors. Auch in: Stapf (1829), 1. Bd., S. 42 und 2. Bd., S. 247–274 sowie Bakody (1883), S. 64–74. Als Schrift Hahnemanns aufgeführt bei Stapf (1829), 2. Bd., S. 277; Ameke (1884), S. 149; Haehl (1922), 2. Bd., S. 525; Tischner (1934), 2. Bd., S. 348; Mueller (1953), H. 1, 40; Schmidt (1989), S. 18 sowie Engelmann (1848), S. 212; Kayser (1835), 3. Th., S. 15; GV (1982), 54. Bd., S. 62.
Das Titelblatt enthält folgendes Zitat von Francis Bacon: Ars autem tam conjecturalis cum sit, (praesertim quo nunc habetur modo) locum ampliorem dedit non solum errori, verum etiam imposturae. – Baco de Verulam, Augm. sc.; Übers.: „Da aber die Kunst in so hohem Maß auf Vermutungen angewiesen ist (zumal in der Art und Weise wie sie nun gehandhabt wird), gab sie nicht nur dem Irrtum größeren Raum, sondern auch dem bewußten Betrug."

mit gleich glücklichem Erfolge nachahmen können? Sie stehen isolirt da in der Geschichte der Menschheit; sie können so, wie sie sich das eine Mal ereigneten, nur zum kleinsten Theile, im Ganzen fast gar nicht, nachgeahmt werden. Man sieht blos, daß große Heilungen möglich waren: wie sie aber möglich waren, unter welchen in unsrer Gewalt stehenden, apodiktisch genauen Umständen, und wie sie auf andre Fälle völlig passend überzutragen wären, dieß ist unsern Augen verborgen. *Vielleicht besteht aber das Heilen überhaupt nicht in solchen Uebertragungen*. So viel ist gewiß: | die Heilkunde existirt; aber nicht in un- 7
sern Köpfen, nicht in unsern Systemen.

„Aber, sagst du, werden nicht täglich Menschen in Menge gesund, unter den Händen des nachdenkenden Arztes, des mittelmäßigen, ja selbst des entschiedensten Seichtkopfs?"

Ja, höre aber, was da geschieht.

Die Mehrzahl der Krankheiten, um derentwillen ein Arzt gerufen wird, sind akute Krankheiten, das ist, Gesundheitsverletzungen, welche nur einen kleinen Zeitraum zu durchlaufen haben, um sich wieder in Gesundheit oder in Tod aufzulösen. Stirbt der Elende, so geht der Arzt bescheiden mit zur Leiche; geneset er, so mußten die Naturkräfte überwiegend seyn, um die Krankheit nebst der gemeiniglich zweckhindernden Wirkung der Arzneien zusammen zu überwältigen, und so überwiegend sind die Naturkräfte wirklich oft und in den gewöhnlichen Fällen. – |

An Herbstruhr genesen ungefähr eben so viel Personen unter denen, die, ohne 8
Arznei zu nehmen, vernünftigen Winken der Natur in ihrer Lebensordnung folgen, als unter denen, die auf gut Brownisch, oder auf Stollische Weise, oder auf die Art *Carl Lebr. Hoffmanns*, oder nach Richterscher und Voglerscher Art, oder nach irgend einer andern Methode behandelt werden. So sterben aber auch nach allen diesen Methoden, so wie auch ohne Arznei, eine Menge – im Durchschnitte fast eine gleiche Menge, und alle die Aerzte und Afterärzte, welche die Genesenen besorgt hatten, rühmen sich, ihre Genesung künstlich bewirkt zu haben. Was folgt wohl hieraus? gewiß nicht, daß sie sämtlich richtig handelten, vielleicht gar, daß sie sämtlich unrichtig handelten. Wie anmaßend ist das Lob, das sich jeder unter ihnen beilegt bei einer Krankheit, die sich in gelindern Fällen und beim Mangel grober Fehler in der Lebensordnung immer selbst heilt! |

So könnte ich die Reihe aller akuten Krankheiten durchgehen, und finden, daß 9
die Heilung derer, die nach so entgegen gesetzten Methoden behandelt worden, keine Heilungen, sondern Selbstgenesungen sind.

So lange du nicht, z. B. bei einer fast allgemein herrschenden Ruhrepidemie, sagen kannst: „Kenner, suche mir die Kranken aus, die du und mehrere erfahrne Männer für die gefährlichsten halten; ich heile sie, heile sie schnell, heile sie ohne Nachwehen," so lange du dieß nicht sagen und nicht ausführen kannst, darfst du dich auch nicht rühmen, du könnest die Ruhr heilen, deine Genesenen sind für Selbstgenesene zu halten.

Oft, ich sage es mit Wehmuth, oft genesen auch die Kranken von recht schwierigen akuten Krankheiten, wie durch Wunder, so bald sie die von ihrem Arzte oft in Uebermenge, oft ängstlich hintereinander verschriebnen, oft sehr widrig schmeckenden, und sehr angreifenden Arzneien jähling wegsetzen oder heimlich
weggießen. Aus Furcht | vor ihm verschweigen sie diesen glücklichen Einfall, und 10
sie genesen unter dem Scheine vor dem Publikum, als habe der Arzt geholfen. In manchen Fällen hilft sich mancher schwer danieder liegende Kranke zu einer Wunderheilung, indem er nicht nur die Arznei seines Arztes, sondern auch die schulgerechte, oft sehr zweckwidrige Diät heimlich beiseite setzt und seiner Willkür, das ist, dem so mächtigen Krankeninstinkte ungebunden folgt und paradoxe Dinge ge-

nießt, wozu er oft ein unaufhaltbares Verlangen zeigt. Schweinefleisch, Sauerkraut, Kartoffelsallat, Hering, Austern, Eier, Backwerk, Branntwein, Wein, Punsch, Kaffee und andre vom Arzte hochverbotene Sachen brachten oft die schleunigste Genesung aus Krankheiten hervor, die der schulgerechten Methode ängstlich unterworfen, vor aller Menschen Augen sich blos mit dem nahen Tode endigen konnten.

Von dieser und ähnlicher Art sind die Scheinkuren bei akuten Krankheiten. Denn |
11 jene segensreichen, mächtigen Unterdrückungen pestartiger Epidemien durch Sperrung der angesteckten Gegend, durch Absonderung und Entfernung der Gesunden von den Kranken, durch Räucherungen der angesteckten Zimmer und Geräthe mit Salpetersäure, Salzsäure u.s.w. sind weise Polizeianstalten, aber keine medizinischen Heilungen.

In den gesperrten Orten selbst, wo an keine weitere Absonderung der Kranken von den Gesunden zu denken ist, da zeigt sich offenbar die Nichtigkeit der Kunst. Da stirbt alles, wenn man so sagen darf, was sterben will, ohne sich an *Galen*, *Boerhaave* oder *Brown* zu kehren, und blos was zum Tode nicht reif war, kommt davon. Da trägt man Krankenwärter und Aerzte, Apotheker und Wundärzte zu Grabe.

Indessen ist nicht zu läugnen, daß auch in solchen, für die prahlerische Kunst sehr demüthigenden Kalamitäten zuweilen Genesungen vorkommen, zwar sehr
12 selten, aber so auffallend, blos durch Arzneien bewerk- | stelligt, daß man über die so kecke Errettung aus dem eröfneten Rachen des Todes erstaunen muß; wahre Winke vom Herrn des Lebens: „*es gibt eine Genesungskunst*".

Aber wie wirkte sie hier, welches Mittel half hier eigentlich, welches waren die genauen Umstände der Krankheit, damit wir Andern das Verfahren nachahmen könnten? Leider ist und bleibt dieß unbekannt; der Fall ward entweder nicht genau eingesehn, oder doch nicht genau aufgezeichnet, und das Mittel –? Nein, ein einziges Mittel gab man nicht; es war, wie alle gelehrte Rezepte seyn müssen, ein Elixir, ein Pulver, eine Mixtur u.s.w. jedes aus einer zahlreichen Menge verschiedner Arzneien zusammengesetzt. Gott weiß, welches von allen den Dingen geholfen hat*.

* Man werfe nicht ein, „daß alle die Dinge nur in ihrer zusammengesetzten Verbindung geholfen haben, daß nichts dazu gethan, noch davon hinweg genommen werden dürfe, um das Faktum nachzuahmen!" Viele Ingredienzen sind aber nie von gleicher Güte und Kräftigkeit in der einen, wie in der andern Apotheke, auch nicht in derselben Apotheke zu verschiednen Zeiten. Selbst dieselbe Arznei wird in derselben Apotheke heute anders, als morgen, je nachdem das eine Ingredienz eher als das andre zur Mischung gesetzt, heute feiner vor sich, oder mit den übrigen Ingredienzen stärker zusammen gerieben wird, je nachdem die Luftwärme heute geringer, morgen stärker, heute die Ingredienzen genauer gewogen werden, als morgen, oder je nachdem der Rezeptarius heute aufmerksamer, morgen zerstreuter ist, und was dergleichen Menschlichkeiten noch mehrere sind.

13 „Es ist auch | ein Thee aus mehrern Kräutern dazu getrunken worden, auf dessen Zusammensetzung ich mich nicht deutlich besinne; auch weiß der Kranke selbst nicht recht, wie viel er davon getrunken hat."

Wer kann ein solches Verfahren im ähnlich scheinendem Falle mit Erfolg nachahmen, da weder das Verfahren, noch der Fall selbst genau bekannt wird? Deshalb sind alle daraus etwa vom künftigen Nachahmer abgezognen Resultate täuschend; das ganze Faktum ist verloren für alle Folgezeit. Man sieht blos, *daß* es möglich
14 ist | zu heilen; wie es aber möglich ist, und wie ein solcher unbestimmlicher Fall die Arzneikunde vervollkommen könne, das sieht man nicht.

„Doch bei solchen Uebereilungen, wie ansteckende Seuchen an gesperrten Orten mit sich bringen, muß man", höre ich erinnern, „dem Arzte als Menschen etwas zu Gute halten".

„In langwierigen Krankheiten wird er sich wohl besser ausnehmen; da steht ihm Zeit und kaltes Blut genug zu Dienste, um die Wahrheit seiner Kunst an den Tag legen zu können, und gegen *Moliere*, *Patin*, *Agrippa*, *Valesius*, *Car-*

danus, *Rousseau* und *Arkesilas* zu zeigen, daß er nicht nur heilen könne,
was von selbst gesund wird, sondern daß er auch heilen könne, was er wolle, und
was von ihm verlangt wird,“ Wollte Gott! es wäre so. Aber zum Zeichen, daß die
Aerzte selbst ihre Schwäche in chronischen Krankheiten fühlen, vermeiden sie die-
se soviel | nur möglich. Man ruft den Arzt zu einem bejahrten, einige Jahr gelähm- 15
ten Manne, und bittet ihn, seine Kunst aufzubieten. Er gesteht natürlich nicht, wie
unkräftig diese Kunst in seinen Händen sei, aber er sucht Auswege – zuckt die Ach-
seln, deutet an, daß der Kranke wohl nicht genug Kräfte habe, eine Kur (im Allge-
meinen, ein oft sehr angreifendes, sehr schwächendes Verfahren in den Händen
des gewöhnlichen Arztes) auszuhalten, spricht mit bedauernder Miene von ungün-
stiger Jahrszeit und rauher Witterung, die man erst vorbeilassen, und von den heil-
samen Frühlingskräuterchen, die man erst erwarten müsse, ehe man etwas
vornehmen könne, oder von einem weit entfernten Gesundbrunnen, wo solche Ku-
ren gelungen wären, und wohin er nach 6, 8 Monaten geschafft werden könne,
wenn Gott das Leben friste. Indeß gibt er ihm, um sich nicht zu exponiren, etwas,
von dessen Erfolg er nicht überzeugt ist, um den Kranken hinzuhalten und doch
etwas dabei zu verdienen, | weiß sich aber eigentlich nicht zu helfen. Bald will er 16
mit innern oder äußern Reizmitteln die Asthenie heben, bald mit einer Menge ihm
unbekannter, bitterer*

* Man liest häufig in Kurgeschichten selbst angesehner Aerzte: „Nun gab ich ihm die bittern Extrakte“ – als wenn die bittern Vegetabilien nicht allesamt sehr verschieden wären in ihren eigenthümlichen Wirkungen!

Extrakte den Ton der Faser befestigen, oder mit China die Verdauungswerkzeuge
stärken, oder wohl gar durch Dekokte aus eben so unbekannten Kräutern das Blut
reinigen und versüßen, oder durch problematische salzhafte, metallische oder ve-
getabilische Substanzen eine Menge vermuthete, aber nie gesehene Verstopfungen
der Drüsen und feinsten Gefäße des Unterleibes auflösen und zertheilen oder durch
Laxanzen gewisse seiner Phantasie vorschwebende Unreinigkeiten abführen und
so die zögernden Ausleerungen *auf ein Paar Stunden* forttreiben. Bald kurirt
er auf eine Gichtmaterie, bald auf | einen verstopften Tripper, bald auf eine psori- 17
sche, bald auf eine andre Schärfe. Es geschieht Veränderung, nur nicht die er-
wünschte. Allmählig, unter Vorwendung dringender Geschäfte, entzieht sich der
Arzt immer mehr und mehr und tröstet sich und endlich die Angehörigen, wenn
sie ihm zu Leibe gehen, damit, daß die Kunst in solchen Fällen zu schwach sei.

Und daß diese sonst so stolze Kunst zu schwach sei, dieses gemächliche, weiche Ruhekissen legt er sich gewöhnlich unter, in vielen chronischen Krankheiten, beim Podagra, bei der geschwürigen Lungensucht, bei andern alten Geschwüren, bei Kontrakturen, bei sogenannten Wassersuchten und Kachexien unzähliger Art, bei krampfhafter Engbrüstigkeit und Brustbräune, bei Schmerzen, Krämpfen, Hautausschlägen, Schwächen und Gemüthskrankheiten mancher Art, und, was weiß ich, bei welchen andern langwierigen Uebeln in großer Menge. |

In keinem andern Falle zeigt sich die Richtigkeit unsrer Kunst so stark, so ent- 18
schuldigungslos, als bei alten, verlegenen Körperübeln, wovon fast keine Familie frei ist, fast keine, worin nicht einer der Angehörigen in der Stille über Gebrechen seufzen sollte, bei welchen er die sogenannte Kunst aller nahen und entferntern Aerzte vergeblich auf die Probe gestellt hat; still schleicht der Elende nun durch die Welt von unbesiegbaren Leiden niedergebeugt, und versucht es, da ihn menschliche Hülfe verläßt, sich an die Tröstungen der Religion zu halten.

„Ja, das sind notorisch unheilbare Uebel“! höre ich die Arzneischule mit anscheinend mitleidigem Achselzucken raunen, „in unsern Büchern stehts, daß sie unheilbar sind.“ Gleich als wenn sich Millionen Leidender mit dieser vorgeblichen Un-

macht der Kunst trösten könnten! Gleich als wenn der Schöpfer dieser Leidenden
nicht auch für sie Hülfsmittel erschaffen hätte, nicht auch für sie der Urquell grän-
19 zenloser Güte wäre, ge- | gen welche die zärtlichste Mutterliebe nur Schatten gegen
den Glanz der Mittagssonne zu nennen ist!

„Ja!" höre ich die Schule sich ferner entschuldigen, „die tausend Mängel unsrer bürgerlichen Verfassung, die künstlichen, komplizirten, vom Naturstande so weit entfernten Lebensarten, der chamäleontische Luxus mit seinen Entnervungen und Verschiebungen unsrer natürlichen Körpereinrichtung - sind an der Unheilbarkeit aller dieser Gebrechen schuld. Die Kunst bleibt gerechtfertigt bei aller ihrer Ohnmacht in diesen Fällen".

So? also glaubst du, daß der Versorger des Menschengeschlechts, der Allweise, jene Komplikationen unsrer bürgerlichen Verfassung und unsrer künstlichen Lebensordnung nicht mit in seinen Plan zu bringen wußte, um auch hier Glück zu verbreiten und Elend und Leiden zu entfernen? Welche sonderbare Lebensart könnte es
20 wohl geben, woran sich der Mensch nicht gewöhnen | könnte, ohne unwiederbring-
liche Zerstörung seiner Gesundheit? Der Robbenspeck und Thran der Grönländer mit einer Art Brot aus gedörrten Fischgräten gespeist, schließt eben so wenig allgemeine Gesundheit aus, als die ununterbrochne Milchkost der Sennen auf den Schweizeralpen, als die blos vegetabilische Kost der ärmern Teutschen oder die fast blos thierische Kost der bemitteltern Engländer. Oder glaubst du, daß der Wiener Magnat sich nicht eben sowohl an seine zwanzig und dreisig Schüsseln gewöhnen und nicht einer ähnlichen Gesundheit fähig seyn könne, als der Chinese beim schlichten Reisbrei, der sächsische Erzgebürger bei blosen Kartoffeln, der Südseeinsulaner bei seiner gerösteten Baumbrotfrucht, der Bergschotte beim blosen Haferbrote u.s.w.

Ich gebe wohl zu, daß der Konflikt dissonirender Leidenschaften, und vielfacher Genüsse, so wie verfeinerte Gemächlichkeit und die Entbehrung freier Leibesbe-
21 wegung in | den labyrinthischen Palästen großer Städte zu mehrern und seltnern
Krankheiten Veranlassung geben könne, als das simple Einerlei in der luftigen Hütte des geringen Dorfbewohners. Aber das ändert nichts in der Hauptsache. Für die Wasserkolik des gemeinen Mannes in Niedersachsen, den Tsömer der Ungarn und Siebenbürgen, die Radesyge der Norweger, die Sibbens der Schotten, die Hotme der Lappen, die Pelagra der Lombardei, den Wichtelzopf einiger slavonischen Völkerschaften und mehrere andre Krankheiten des einfachen Landmannes in den verschiednen Weltgegenden ist unsre Arzneikunde eben so unvermögend, als für die vornehmen Krankheiten der feinen Welt unsrer großen Städte. Sollte eine andre Arzneikunde für diese, als für jene nöthig seyn; sollte sie, wenn sie nur einmal erst erfunden wäre, nicht für beide gnügen? Ich dächte!

Sie existirt freilich nicht in unsern Köpfen, nicht auf unsern Kathedern, nicht in |
22 unsern Büchern; aber sie existirt an sich, sie ist möglich.

Zuweilen macht ein graduirter Herr Kollege plumperweise, wie durch einen Glückswurf, eine Kur, worüber die halbe Welt um ihn her erstaunt und worüber er selbst erstaunt; unter den vielen Mitteln aber, die er brauchte, weiß er nun selbst nicht, was eigentlich half. Nicht seltner macht hie und da ein Wagehals von ungraduirtem Arzte, den die Welt Quacksalber nennt, eine nicht weniger bedeutende, nicht weniger erstaunenswürdige Kur. Aber weder er, noch sein graduirter Herr Mitbruder weiß die Kur bis zur evidenten, fruchtbaren Wahrheit aufzulösen – beide wissen nicht genau das, was gewiß half, von den unnützen oder hinderlichen dabei gebrauchten Mitteln zu sondern und namentlich anzugeben; keiner bestimmt uns genau den Fall, worin es half, und worin es gewiß wieder helfen muß – keiner weiß
23 für alle Folgezeit eine allgemein geltende Wahrheit daraus zu | abstrahiren, eine
für künftige Fälle passende, gewisse, nie fehlende Hülfsmethode. Es paßt fast nie

wieder, was er sah und erfuhr, so merkwürdig es auch schien. Man sieht bloß, daß eine hülfreiche Heilkunde möglich ist, aber man überzeugt sich in diesem so wie in hundert andern Fällen, daß sie nicht zur Wissenschaft gedieh, daß sogar der Weg noch unbekannt ist, auf welchem man sie aufzusuchen habe, wie sie erlernt und wie sie gelehrt werden könne. Sie existirt für uns so gut als gar nicht.

Indessen gibt es unter diesen eklatanten, ohnehin seltnen Kuren viele (in der Sprache des gemeinen Mannes Pferdekuren genannt), die, so viel Lärm sie auch machten, doch durchaus keine Nachahmung verdienen, Salti mortali, tolle Wagstücke durch die heftigsten Mittel in enormen Gaben, die den Kranken in die schauderhafteste Gefahr brachten, wo Leben und Tod mit einander rang, und wo dann
auf Seiten der guten Natur ein kleines unvorhersehbares Ueber- | gewicht den 24
glücklichen Ausschlag gab; schon in den Rachen des Todes gestürzt, ermannten sie sich wieder, und entkamen.

Dem Helleborism bei den alten Aerzten Griechenlands und Roms wird eine Kur mit ein Paar Skrupeln Jalapharz auf die Gabe nicht nachstehen.

Solche Kuren sind den Mordthaten nicht unähnlich, blos der Erfolg rettet sie von der Strafwürdigkeit und leiht ihnen wohl gar den Lüstre einer Wohlthat, einer Lebensrettung*.

* So schwankt ein grausamer Usurpator zwischen Schaffot und Thron, ein kleiner ungünstiger Zufall bringt seinen Nacken unters Beil, und die Nation flucht ihm – oder ein kleines, von ihm unberechnetes Moment von Glück setzt ihm die Krone auf und alles Volk betet ihn an.

Dieß kann die göttliche Kunst nicht seyn, die, wie das große Agens der Natur, einfach, sanft und unbemerkbar durch die kleinsten Mittel die größten Wirkungen hervorbringen sollte. |

Jenen abschreckenden Revolutionskuren nähert sich das allgemeine Verfahren 25
unserer gewöhnlichen Aerzte bei Heilung der Krankheiten. Sie erreichen zum Theil ihren Zweck, aber auf einem nachtheiligen Wege. Sie behandeln z. B. eine ihnen unbekannte Krankheit mit allgemeiner Geschwulst. Der Geschwulst wegen ist sie in ihren Augen eine tagtäglich vorkommende Krankheit; sie wird ohne Umstände hydrops genannt (gleich als wenn ein einziger Zufall das Wesen einer ganzen Krankheit ausmachte!) und frisch drauf kurirt, „das Wasser muß weg, dann ist's gut." Es wird losgelegt und Sturm auf Sturm gewagt mit drastischen (sogenannten wasserabführenden) Purganzen, und siehe welche Wunderthat, der Bauch setzt sich, Arme und Füße und Gesicht werden dünn und mager! „Seht, was ich kann, was die Kunst vermag! die so schwere Krankheit, der hydrops, ist besiegt! nur mit dem kleinen widrigen Umstande, daß eine neue Krankheit, die niemand ver- |
muthete, hinzugekommen (eigentlich herzupurgirt worden)" ist, eine verdammte 26
Lienterie, die „wir nun mit neuen Waffen bestreiten müssen".

So tröstet sich der Ehrenmann von Zeit zu Zeit, und doch kann wohl unmöglich ein solches Verfahren eine Heilung genannt werden, wo die Krankheit durch angreifende, unpassende Mittel blos einen Theil ihrer äußern Form verliert und eine neue Gestalt gewinnt; Umtauschung einer Krankheit mit einer andern ist keine Heilung.

Je mehr ich die gewöhnlichen Kuren entziffere, desto mehr überzeuge ich mich, daß sie keine direkte Umänderungen der vorliegenden Krankheit in Gesundheit sind, sondern Revolutionirungen, Störungen des Ganges der Dinge durch Arzneien, die zwar nicht eigentlich paßten, aber doch Gewalt genug hatten, den Dingen eine andre (krankhafte) Gestalt zu geben. Das nennt man Heilungen. |

„Die hysterischen Leiden jener Dame wurden glücklich von mir vertrieben"! 27

Nein! sie änderten sich nur um, in einen Mutterblutfluß. Nach einiger Zeit höre ich ihn jubeln: „Um Vergebung! auch mit der haemorrhagia uteri bin ich eben zu Stande".

Aber siehst du nicht, wie dagegen die Haut sich bräunt, das Augenweiß sich gilbt, der Stuhlgang weißgrau und der Harn pomeranzenfarbig geworden ist?

Und so gehn die sogenannten Heilungen fort, wie die abwechselnden Aufzüge eines und desselben Trauerspiels!

Die glücklichsten Fälle unter ihnen sind noch die, wo die durch Arzneien bewirkte Revolution eine solche neue Krankheit erzeugt, worüber die Natur, so zu sagen, das alte ursprüngliche Uebel vergißt und fahren läßt, und sich so lange mit der künstlich erregten beschäftigt, bis sie ein Glücksumstand wieder von letzterer los-
28 macht. Solcher Glücksumstände gibt es mehrere. Die | Wegsetzung der Arzneien – eine nachdrückliche Jugendkraft – der Anfang des Monatlichen oder das Aufhören desselben in dem naturgemäßen Alter – ein glückliches Familienereigniß – oder, was freilich selten ist (aber sich doch zuweilen trift, wie eine Terne im Lotto), unter den vielen pêle mêle[1] verordneten Arzneien stak doch wohl eins, was den Umständen, casu[2], angemessen und passend war: die Heilung erfolgt.

So hat die Verwechselung der Signaturen und Arzneien in Apotheken oft bewundernswürdige Heilungen hervorgebracht. Sind aber solche Ereignisse wahre Empfehlungen für die bis jetzt ungewisseste aller Künste? Ich dächte nicht.

Unter Kur versteht der gewöhnliche Arzt oft nichts anders, als ein starkes, heftiges Einwirken auf den Körper mit Dingen, die in der Apotheke vorhanden sind, mit einer schulgerecht umgeänderten, recht ungewöhnlichen, recht magern Diät. „Der
29 Patient muß erst recht angegriffen werden, ehe ich | ihm helfen kann; wenn ich ihn nur erst ins Bett habe!“ Daß aber der Uebergang vom Bette aufs Stroh und Leichenbrett so leicht, und unendlich leichter als zur Genesung sei, das läßt er nicht merken.

Der Erregungsarzt hat die Mode, eine gerade entgegengesetzte Diät (so wills seine Sekte) fast überall zu verordnen: Schinken, starke Fleischbrühe, Branntwein u.s.w. oft wo dem Kranken schon vom blosen Geruche des Fleisches übel wird und er nichts als kaltes Wasser leiden kann; an heftigen Mitteln in ungeheuern Gaben läßt er's aber auch nicht fehlen.

Die Schule des erstern und letztern autorisirt selbst ein solches revolutionäres Verfahren: „Nur keine spielenden Gaben“, spricht sie, „kräftig, dreist, stark, so stark wie möglich!“ Sie hat Recht, wenn Kuriren soviel als Umstürzen bedeuten soll.

* * *

Wie kam's aber, daß in den drittehalb tausend Jahren, seit Aeskulaps Zeiten, |
30 diese so unentbehrliche Kunst so wenig Fortschritte machte? was hinderte sie, – denn was bisher durch die Aerzte geschah, ist wohl kaum ein Hunderttheil von dem, was geschehen könnte und sollte. –

Alle der Civilisirung selbst nur von weitem sich nähernden Völker sahen von Anbeginn die Nothwendigkeit, die Unschätzbarkeit dieser Kunst im Geiste; sie verlangten sie von der Kaste derer, die sich für Aerzte ausgaben. Diese affektirten fast in allen Zeitaltern, wenn sie mit Kranken zu thun hatten, im vollen Besitze dieser Kunst zu seyn; unter ihres Gleichen aber und in Schriften suchten sie die Lücken und Widersprüche in ihrem Innern dadurch auszugleichen, daß sie Systeme über Systeme aus mancherlei Materialien, Vermuthungen, Meinungen, Definitionen, Heische- und Wagsätzen, – mit syllogistischer Scholastik zusammengeküttet – übereinander thürmten, um sich, jeder Sektenanführer an seinem Theile, rühmen
31 zu können: hier habe er den | Tempel der Göttin erbaut, einen ihrer würdigen Tempel, wo sie dem Fragenden reine, heilbringende Orakel ertheilen werde.

---

1 „Durcheinander.“
2 „Durch Zufall.“

Blos die ältesten Zeiten machten hierin eine Ausnahme.

Man war der Entdeckung der Arzneikunde nie näher, als zu Hippokrates Zeiten. Dieser aufmerksame, schlichte Beobachter suchte die Natur in der Natur. Er sah und beschrieb die ihm vorkommenden Krankheiten genau, ohne Zusatz, ohne Malerei, ohne Raisonnement*.

* Die spekulativen Schriften unter seinem Namen sind nicht von ihm, so wenig als die drei letzten Bücher der Aphorismen.

Schon der verfehlte hippokratische Jonismus, die verfehlte ganz eigne Sprache dieses Mannes überzeugen hievon den Kenner.

In dieser reinen Beobachtungsgabe übertraf ihn kein Arzt irgend eines nachfolgenden Zeitalters. Nur noch ein Hapttheil der Arzneikunde fehlte diesem Lieblinge der Natur, sonst wäre er der Kunst ganz mächtig geworden: die Kenntniß der Heilmittel und ihrer An- | wendung. Er affektirte aber eine solche Kenntniß auch nicht; 32
er gestand dieses Gebrechen selbst dadurch ein, daß er fast gar nichts an Arzneien gab, (weil er ihrer so wenige kannte) und blos die Diät etwas regierte.

Alle nachfolgende Zeitalter arteten aus und verirrten sich mehr oder weniger von diesem gebahnten Wege, die spätern Sekten der ehrwürdigen Erfahrungsverehrer (Empiriker) und einigermaßen den Aretäus*

* So malerisch indeß seine Krankheitsbeschreibungen sind, so beschrieb er sie jedoch nur in ganzen Gattungen zusammengeschmolzen aus mehrern Krankheitsindividuen; dieß that Hippokrates nicht, wohl aber die neuern Pathologen.

ausgenommen.

Sophistische Grillen drängten sich hinzu. Einige suchten den Ursprung der Krankheiten in einem allgemeinen feindseligen Prinzipe, in einem fast alle Uebel hervorbringenden Gifte, was bekämpft und vertilgt | werden müsse. Daher das all- 33
gemeine gifttilgende Mittel, was fast für alles helfen sollte, aus einer ungeheuern Menge Ingredienzen zusammengesetzt, die theriaca, und späterhin das mithridatium und ähnliche Kompositionen, gefeiert von Nikander an bis fast ganz auf die neuesten Zeiten. Schon aus jenen Zeiten stammte der unselige Gedanke, daß, wenn man recht viele Arzneidroguen in eine Formel mische, es kaum fehlen könne, daß nicht eins darunter wäre, was den Feind der Gesundheit zu besiegen im Stande sei – gesetzt auch, man kenne die Tendenz jeder einzelnen Substanz wenig oder gar nicht. Und dabei bliebs auch beim Galen, beim Celsus, bei den spätern griechischen und arabischen Aerzten, bei Erneuerung der Arzneischulen in Bologna, Padua, Sevilla und Paris im Mittelalter, und bei allen neuern Schulen.

In diesem ganzen großen Zeitalter von fast zweitausend Jahren ward die reine Beobachtung der Krankheiten vernachlässigt. | Man wollte mehr Kunst anbringen 34
und die ersten Ursachen der Krankheiten aufsuchen. Wären diese gefunden, glaubte man, dann wäre es leicht (?), Hülfsmittel für sie zu wählen. Galen erdachte sich ein System zu diesem Behufe, seine vier Qualitäten mit ihren Graden; und sein System ward bis vor anderthalb hundert Jahren als das non plus ultra nachgebetet auf unsrer ganzen Hemisphäre. Aber man heilte nicht um ein Haar besser bei Zugrundelegung dieser Hirngespinste; wohl schlechter, als ehe man sie hatte.

Nachdem es aber nun leichter geworden war, seine Gedanken mitzutheilen, durch Hypothesenschreiberei sich Namen zu machen, und das Geschreibsel Andrer ohne viel Aufwand zu lesen – mit einem Worte nach Erfindung der Buchdruckerei – da mehrten sich auch die Systeme und eins verdrängte das andre bis auf die neuesten Zeiten. Da war's bald der Einfluß der Gestirne, bald der bösen Geister und Hexen, | bald der Alchemisten ihr Salz, Schwefel und Merkur, bald nach Sylvius, 35
Säure, Galle und Schleim, bald nach den Jatromathematikern und Mechanikern, Form der kleinsten Theile, Schwere, Druck, Reiben u.s.w. bald bei den Humoristen ge-

wisse Schärfen der Säfte, bald der verschiedne Ton der Faser und der abweichende Zustand der Nerven bei den Solidisten, bald, nach Reil, veränderte innere Mischung und Form der kleinsten Theile, bald verschiedne Gaserzeugungen nach dem Chemismus, was Krankheit erzeugen sollte. Was Brown mit den Erregungstheoretikern für Krankheitsursachen angaben, und wie sie die große Kunst mit ein Paar einzelnen Heischesätzen umspannen wollten, liegt noch ganz frisch vor unsern Augen; des lächerlich erhabnen Gigantenbeginnens der Naturphilosophie hier nicht einmal zu gedenken!

Man wollte die Krankheiten nicht mehr sehen, wie sie waren, sich nicht begnügen
36 mit dem, was man sah, sondern man wollte | immer a priori eine (nie entdeckbare) Quelle derselben aufsuchen in Regionen, die dem Sterblichen hienieden unzugänglich bleiben. Unsre Systembauer gefielen sich in jenen hyperphysischen Gefilden, wo ihnen so leicht kein Terrain abzugewinnen war; denn in jenem gränzenlosen Reiche der Phantasie ist jeder König, der sich am meisten über die fünf Sinne erhebt. Das übermenschliche Ansehn, was sie sich durch Errichtung solcher kolossalischen Luftgebäude zu verschaffen wußten, deckte ihre Blöse im Heilen selbst.

* * *

„Seit Einführung der Buchdruckerei haben sich aber doch die Präliminarwissenschaften des Arztes, die Naturgeschichte und die Physik überhaupt, so wie insbesondre die Zergliederung des menschlichen Körpers, die Physiologie, die Chemie und die Botanik merklich gehoben".

Ja! aber werth ist es des tiefsten Nachdenkens, woher es komme, daß diese of-
37 fenbar zum Wissen des Arztes sehr dienlichen | Kenntnisse dennoch auf das Heilungsgeschäft selbst wenig oder gar keinen gesegneten Einfluß hatten. Aeußerst unbeträchtlich ist ihr unmittelbarer Einfluß, und es gab Zeiten, wo durch ihren Misbrauch die praktische Heilkunde sogar gehindert war.

Da wollte der Zergliederer das große Wort bei Erklärung der Funktionen des lebenden Körpers führen; da sollte, was er von der Lage der innern Theile wußte, zur Erklärung selbst der Krankheitsphänomene zureichen. Da sollten die Membranen oder das Zellgewebe des einen Eingeweides Fortsetzungen der Membranen oder des Zellgewebes eines andern oder dritten Eingeweides seyn, und sich so die Krankheitsversetzung ad unguem[3] demonstriren lassen. Wollte das nicht zureichen, so fand sich doch irgend ein Nervenästchen, was die Brücke zur Transportation eines Uebels aus dieser in jene Gegend des Körpers abgeben könne – und was dergleichen unfruchtbare Spekulatio-
38 nen mehr waren. Nach | Entdeckung des Systems der einsaugenden Gefäße wußte die Anatomie den Aerzten gleich den Weg vorzuzeichnen, den die Arzneisubstanz in ihnen durchlaufen müsse, um an diesen oder jenen Ort des kranken Körpers, wo ihre Hülfskraft nöthig sei, zu gelangen, und was dergleichen materielle Demonstrationen zur Hinderung der wahren Heilkunst mehr waren. Oft herrschte sie despotisch und sprach jedem Arzte sein Arztthum ab, der das Zergliederungsskalpell etwas anders als schulgerecht führte – der nicht jede kleine Erhebung oder Vertiefung an der Oberfläche eines Knochens ohne Anstoß mit Namen nennen, nicht die Adhäsion oder Insertion jedes kleinsten (zuweilen nur erst durch das Zergliederungsmesser zur Individualität gebrachten) Muskelchens aus dem Stegreif anzugeben im Stande war etc. Die Prüfungen eines zu graduirenden Arztes betrafen dann größtentheils die Anatomie; wenn er diese bis zur Pedanterei auswendig wußte, dann war der Heilkünstler fertig. |

39 Die Physiologie sah bis zu Hallers Zeiten blos durch die Brille hypothetischer Grillen, mechanisch grober Deutungen und Schulphilosopheme – bis dieser große

3 „Aufs genaueste" (wörtlich: ‚bis auf die Nagelprobe').

Mann blos Sinne und wahre Erfahrungen zum Grunde der Erscheinungen im ge-
sunden menschlichen Körper zu legen unternahm. Wenig ist seit ihm hinzugekom-
men, außer in wiefern neu entdeckte Stoffe, neu entdeckte physische Kräfte und
Gesetze etwas zur Erklärung der Einrichtung unsers Körpers beitragen. Es ließ sich
aber auch durch diese nicht viel davon mit Bestande der Wahrheit erklären.

Ueberhaupt drängte sich die Physik nicht selten sehr unbescheiden zur Deutung
der Phänomene im gesunden und kranken Körper. Da sollten die in der anorgani-
schen Welt sichtbaren Gesetze der Entstehung, Bindung und Verbreitung des Wär-
mestoffs und die Erscheinungen der Elektrisität und des Galvanismus zur Erklärung
der Lebensverrichtungen ohne Veränderung und ohne | Ausnahme anwendbar 40
seyn, und was der Voreiligkeiten mehr waren.

Anmaßender jedoch als die Chemie hat sich keine Präliminärkenntniß des Arztes
aufgeführt. Es ist zwar Thatsache, daß sie einige Erklärungen der Erscheinungen im
gesunden und kranken menschlichen Körper darreicht, und daß sie bei Verfertigung
mehrerer Arzneien Führerin ist, aber es ist unbeschreiblich, wie oft sie die Herrschaft
in Erklärung aller physiologischen und pathologischen Phänomene usurpirt, und
wieviel sie sich in Autorisirung dieses oder jenen Heilmittels herausgenommen hat.
Gren, Tromsdorff und Liphardt können zum warnenden Beispiele dienen.

Es ist des tiefsten Nachdenkens werth, ich wiederhole es, daß diese in jeder an-
dern Rücksicht so empfehlenswerthen Vorkenntnisse des Arztes in den letzten
Jahrzehnten zwar bis zu einer Höhe und Reife gediehen sind, daß sie keiner großen
Erweiterung mehr fähig scheinen, aber auf bessere Hei- | lung der Krankheiten des- 41
sen ungeachtet keinen bedeutenden Einfluß gehabt haben.

Wir wollen sehen, wie das zugeht.

Die Anatomie zeigt uns wohl das Aeußere aller der Theile, die das Messer oder die Säge oder die Maceration trennen kann, aber in das Innere verstattet sie uns nicht zu sehen; auch wenn wir die Eingeweide aufschneiden, so sehen wir blos das Aeußere dieser innern Fläche. Selbst, wenn wir Thiere oder wie Herophilus, grausamen Andenkens, Menschen noch lebend öfnen, können wir so wenig in die innern Verrichtungen der vor Augen liegenden Theile einen tiefen Blick thun, daß selbst der Wißbegierigste und Aufmerksamste unbefriedigt davon geht; auch mit den besten Vergrößerungsgläsern kommt er nicht weiter, wenn ihm die Strahlenbrechung nicht optische Betruge spielt. Er sieht blos das Aeußere der Organe, er sieht blos die gröbere Substanz; ins innere Wesen aber und in den Zusammenhang des Vorgangs dringt sein irdisches Auge nie. |

Durch reine Erfahrungen, durch unbefangenes Nachdenken in Verbindung mit 42
Zergliederungskunde, Physik und Chemie haben wir zwar einen ziemlichen Vor-
rath sehr wahrscheinlicher Sätze über die Verrichtungen und Lebensäußerungen
des gesunden menschlichen Körpers (Physiologie) erlangt, weil die Phänome-
ne im Körper, den man gesund nennt, sich ziemlich gleich bleiben und daher aus
allen Gesichtspunkten der hier einschlagenden Kenntnisse vergleichlich und öfters
beobachtet werden können. Aber es ist eben so wahr, als auffallend und demüthi-
gend, daß gerade diese anthropologischen oder physiologischen Kenntnisse nutz-
los zu werden anfangen, sobald sich der Körper vom gesunden Zustande entfernt.
Alle Erklärung des krankhaften Vorgangs aus dem, was wir vom gesunden wis-
sen, ist Täuschung, nähert sich der Unwahrheit mehr oder weniger; wenigstens fehlt
es dann an Prüfungskennzeichen der Echtheit und Wahrheit dieser übergetragnen |
Erklärungen; sie werden von Zeit zu Zeit durch die oberste Instanz, die Erfahrung, 43
widerlegt. Eben deshalb paßt die Erklärung nicht auf den kranken Zustand, weil sie
auf den gesunden paßte. Wir mögen es uns nun gestehen oder nicht, so ist es doch
nur mehr als zu wahr, daß in dem Augenblicke, wo wir den Zustand des kranken

Körpers anthropologisch zu durchschauen uns bemühen, vor unsre vordem noch so hell schimmernde Kenntniß der Physiologie ein dichter Schleier, eine alle Aussicht verschließende Scheidewand niederfällt. Unser physiologisches Wissen ist aus, wenn es an Erklärung der Phänomene im kranken Körper kommt. Fast nichts, nichts Anwendbares! Es ist wahr, wir können durch eine Art gewaltthätiger Uebertragung und Applikation jener anthropologischen Lehren in die Pathologie eine Art Erklärung erzwingen; aber sie ist und bleibt Täuschung und misleitende Unwahrheit. |

44 Die *Chemie* sollte sich nun vollends gar nicht anmaßen, richtige Erklärungen über den abnormen Hergang der Funktionen im kranken Körper wagen zu wollen, sie, die es so selten im gesunden Zustande vermag. Wo sie sagt, was nach ihren Regeln geschehen müßte, da geschieht etwas anders; die Vitalität übermeistert sie im gesunden, wie nicht vielmehr im kranken Zustande des Körpers, wo noch so viel andre unbekannte Potenzen mitwirken. Eben so wenig sollte sie sich unterfangen, über Zweckmäsigkeit oder Verwerflichkeit der Heilmittel abzusprechen, da das eigentlich Heilsame oder Schädliche in den Arzneien gar nicht in ihren Gesichtskreis gelangt, und sie keine Grundsätze, keinen Maßstab aufweisen kann, wonach die Heilsamkeit der Medikamente in den verschiednen Krankheitsfällen abgemessen und beurtheilt werden könnte.

So stand denn der Heilkünstler von jeher isolirt, ich möchte sagen, verlassen da,
45 verlassen von seinen hochgerühmten Hülfs- | wissenschaften, verlassen von seinen hyperphysischen Erklärungs- und Spekulationssystemen; alle diese Nothhelfer schwiegen, wenn er z. B. nur zu einem Wechselfieber kam, was sich durch Ausleerungsmittel und Cinchona nicht hatte wollen bessern lassen.

„Was ist da zu thun“, fragte er diese seine Orakel, „was ist *mit Gewißheit* vorzunehmen?“ – Tiefes Stillschweigen – (Und so schweigen sie noch auf den heutigen Tag in den meisten Fällen, diese Orakel).

Er sinnt nach und kommt, nach Art der Menschen, auf den thörichten Einfall, daß seine Unentschlüßigkeit, was hier zu thun sei, vielleicht daher rühre, daß er die *innere* Natur des Wechselfiebers nicht kenne. – Er schlägt nach, schlägt zwanzig der berühmtesten Lehrbücher nach, und findet (wo nicht einer den andern kopirte) eben so viel verschiedne Erklärungen des Wechselfiebers, als er Bücher aufschlug. Welche unter den vielen soll er zur Führerin wählen? Sie widersprechen ja einander. |

46 Auf diesem Wege, sieht er nun, kommt er nicht weiter.

Er will nun Wechselfieber Wechselfieber seyn lassen, und bekümmert sich von nun an blos um Belehrung: was die Erfahrungen aller Zeiten für Arzneien im Wechselfieber, außer China und Ausleerungsmitteln, erfunden haben? Er schlägt nach, und erfährt zu seinem Erstaunen: daß eine ungeheure Menge Arzneien in Wechselfiebern gerühmt worden sind.

Wo soll er anfangen, welches soll er zuerst, welches nachgehends, welches zuletzt brauchen? Er sieht umher und kein leitender Engel erscheint ihm, kein Hercules in bivio[4]; keine Inspiration von oben flüstert ihm ins Ohr: „welches unter den vielen er zu wählen habe“. –

Was ist natürlicher, was der Schwachheit der Menschen angemessener, als daß er den unseligen Entschluß faßt (der Entschluß fast aller bekannten Aerzte in ähn-
47 lichen Fällen!) „aus Mangel an Wählungs- | fähigkeit, *viele* dieser am meisten gerühmten Fiebermittel *zusammen in Eine Formel* gebracht dem Kranken einzugeben. Wie sollte er auch sonst mit der langen Reihe zu Ende kommen, wenn er nicht viele zusammen nähme? Da sich niemand findet, der ihm sagen könnte,

4 „Herkules am Scheideweg“.

ob eins dieser Dinge eine von der andern verschiedne Wirkung besäße, so hält er es für besser, lieber mehrere als wenigere zusammen zu mischen*;

* Die gelehrte Ausflucht bei der großen Zusammengesetztheit unsrer alltäglichen Rezepte, „daß die meisten Ingredienzen nach rationellen Rücksichten, das ist, nach den jedesmaligen Indikationen hinzugefügt wären – und daß doch ein schulgerechtes Rezept eine orthodoxe Form, eine Basis (Grundarznei), ein Korrigens (eine die Fehler der Basis bessernde Zuthat), ein Adjuvans (ein die Schwäche der Basis unterstützendes Beimittel) und Konstituens (eine die Form und das Vehikel abgebende Substanz) haben müsse – ist theils offenbare Schulfüchserei, wie die letztere Ausflucht – theils Einbildung wie die erstere. Denn warum macht denn nun dein zugefügter Mohnsaft keinen Schlaf, warum unterlassen die zugesetzten Mittelsalze den Leib offen zu erhalten, oder deine aqua sambuci die Haut feucht zu erhalten? Warum geschieht am gewöhnlichsten das alles nicht, wozu du jede einzelne Substanz zusetztest, wenn es mit den Indikationen und den Indikaten seine volle Richtigkeit hätte?

sollte aber wirklich die Wirkung eines jeden Ingredienzes von | der des andern 48
abweichen, so, meint er, wäre es auch in diesem Falle zuträglicher, mehrere und viele solcher für antipyretisch gehaltnen Substanzen in eine Mischung zu bringen."

„Unter den verschiednen in seinem Elixire, den Pillen, der Latwerge, der Mixtur, dem Kräuterthee u.s.w. befindlichen vielen Dingen müßte dann doch wohl, (so philosophirt er) eins seyn, was gut thut. Vielleicht ist wohl gar das Helfende gerade die frischeste und kräftigste Arznei darin, und die andern minder helfenden, auch wohl die Heilung hindernden Substanzen in der Mischung sind vielleicht zum Glück gerade die unkräftigsten in jener Apotheke – Vielleicht! man muß das | beste 49
hoffen, und sich auf sein gutes Glück verlassen." –

Periculosae plenum opus aleae![5] Was hat man von einer Wissenschaft zu denken, die ihre Unternehmungen auf Würfelspiel, auf blindes Glück radizirt?

* * *

Es helfe nun aber dieser erste Transport zusammengesetzter Arzneien, oder die zweite oder dritte Zusammensetzung, oder sie mögen alle zusammen nicht helfen, so frage ich: wo hatten deine Bücher die Kenntniß her, daß, z. B. die Drogue A oder B, oder L, oder Z im Wechselfieber dienlich sei?

„Die Arzneimittellehren sagen das bei jedem dieser einzelnen Mittel".

Ei, wo haben es denn diese her? sagen etwa die Verfasser, daß sie jedes dieser Dinge selbst einzeln und unvermischt in Wechselfiebern gebraucht hätten?

„O, nein! Einige führen Gewährmänner dazu oder andre Arzneimittellehren an; |
andre führen nichts dergleichen an, ohne jedoch zu sagen, wo sie 's her haben". 50

Schlage doch die Gewährmänner nach!

„Siehe die meisten der letztern haben diese Ueberzeugung nicht aus eigner Erfahrung; sie führen wiederum ältere Arzneimittellehren, oder, wie diese, den Ray, Tabernämontan, Trajus, Fuchs, Tournefort, Bauhin, Lange an".

Und diese?

„Diese verweisen auf die Hausmittelpraxis – da haben Bauern und ungelehrte Leute in dieser oder jener Gegend dieß und jenes, casu, probat gefunden".

Und die übrigen Gewährmänner?

„Die erzählen, sie hätten dieß oder jenes gedachter einfacher Mittel zwar nicht allein, vielmehr, wie einem gelehrten Arzt gezieme, mit andern Simplizien versetzt, mit Nutzen gebraucht – sie wären jedoch der Meinung, daß nicht die übrigen Simplizien, sondern jene Dinge geholfen hätten". |

Ein schöner Trost, eine feine Ueberzeugung, die auf bloßer Meinung beruht, wo 51
alle Wahrscheinlichkeit fehlt!

5 „Ein Werk voll von gefährlichem Wagnis!" (wörtlich: ‚Würfel im Sinne von Zufälligkeit').

Mit einem Worte: der erste Ursprung fast aller Autorität von den Wirkungen der einfachen Arzneisubstanzen beruht am Ende entweder auf tumultuarischem Gebrauche derselben in Mischung mit andern Droguen, oder auf Hausmittelpraxis, wo der oder jener Laie von ungefähr dieß oder jenes versuchte, und in dieser oder jener Krankheit (wie kann ein Nichtarzt die Krankheiten unterscheiden?) hülfreich fand.

Wahrlich, eine unzuverlässige, eine trübe Quelle unsrer stolzen Materia medica! Und doch! hätte der gemeine Mann nicht auf seine eigne Gefahr Proben angestellt und seine etwanigen Erfahrungen nicht überliefert, so wüßten wir auch dieß wenige nicht einmal von den meisten Arzneien. Denn, wenn ich ausnehme, was einige wenige ausgezeichnete Männer Conrad Gesner, Störk, Cullen, Alexan-
52 der, Coste und | Willemet gethan, indem sie einfache Arzneien allein und ohne Vermischung in bestimmten Krankheiten oder im gesunden Körper anwendeten, so ist das übrige, was von Aerzten herrührt, lauter, lauter Meinung, Wahn, Trug. Markus Herz meinte: der Wasserfenchel habe die geschwürige Lungensucht geheilt, ungeachtet er ihn mit mehrern andern Dingen vermischt gab*.

* Dieß ist das allgemeine, nie zu entschuldigende Verfahren unsrer Aerzte: nichts allein zu verordnen – nein, allemal mit mehrern andern Dingen gemischt, oder, scientivischer gesprochen, versetzt, in einem künstlichen Rezepte! „Keine Verordnung kann ein Rezept genannt werden", spricht Hofrath Gruner in seiner Rezeptirkunst, „was nicht mehrere Ingredienzen zugleich enthält" – so stich dir lieber die Augen aus, um desto heller sehen zu können!

Dagegen ist mir was Lange (in seiner med. domest. brunsv.) versichert, daß der gemeine Mann ihn unvermischt häufig mit Erfolg in dieser Krankheit gebraucht habe, von weit größerm Gewichte, als was dort der Herr Hofrath meinte, aus
53 dem einfa- | chen Grunde, weil er ihn mit andern Dingen gemischt, jene ihn einfach und unvermischt brauchten.

Die Materia medika war selbst in den ältesten Zeiten nicht übler berathen; ihre Quellen waren damals die in den tabulis votivis enthaltnen Genesungsnachrichten von Simplizien, und Dioskorides und Plinius haben bei ihren Nachrichten von den Wirkungen der einfachen Arzneimittel offenbar den rohen Fund des gemeinen Mannes vor Augen gehabt. So wären wir denn nach 1700 bis 2000 Jahren um nichts weiter! Einzige Quelle unsrer Kenntnisse von den Kräften der Heilmittel, wie trübe bist du! Und mit dir begnügt sich in dem aufgeklärten Jahrhunderte das gelehrte Chor der Aerzte in der wichtigsten Angelegenheit der Sterblichen, wo das kostbarste aller irdischen Güter, Menschenleben und Gesundheit auf dem Spiele steht! Kein Wunder, daß der Erfolg so ist, wie er ist. |

54 Wer nach solchen Vorgängen noch erwartet, daß die Heilkunde auf diesem Wege je einen Schritt zu ihrer Vervollkommung thun werde, dem hat die Natur alle Anlage versagt, Wahrscheinlichkeit von Unmöglichkeit zu unterscheiden.

* * *

Um das Maß der Täuschungen und Misgriffe bei Anwendung der Hülfsmittel gegen Krankheiten vollends voll zu machen, ward das neuere Apothekerwesen eingeführt, eine Gilde, deren Existenz auf vielfach gemischte Arzneien berechnet ist. Nie werden die zusammengesetzten Formeln untergehn, so lange der jetzt so mächtige Stand der Apotheker den großen Einfluß behält.

Unglückliche Zeiten des Mittelalters, die einen Nikolaus den Salbenkocher (Myrepsus) hervorbrachten, aus welchem dann in Italien und Paris die antidotaria und codices medicamentarii und in Deutschland zuerst in Nürnberg
55 gegen die Mitte des sechszehnten Jahrhunderts das erste | Dispensatorium durch den gut gemeinten Eifer des jungen Valerius Cordus zusammen geschrieben ward. Vor diesen unglücklichen Ereignissen waren die Apotheker blos unprivilegirte Verkäufer der rohen Arzneimaterialien, Simplizienhändler, Droguisten; (höchstens

hielten sie noch, aber nicht gezwungen, etwas Theriak, Mithridat und einige Salben und Pflaster und Sirupe, Galenischen Schlags, zur Nachfrage vorräthig). Der Arzt kaufte blos bei denen, welche echte und frische Waren hatten und setzte diese einfachen Dinge nach eigner Ueberzeugung zusammen; es wehrte ihm aber auch niemand, sie einzeln und unvermischt seinen Kranken zu geben.

Seitdem aber von den Obrigkeiten Dispensatorien eingeführt wurden, das ist, Bücher voll vorräthig zu haltender, zusammengesetzter Arzneien, da ward es nöthig, die Apotheker in eine geschlossene Zunft zu bringen, und ihnen (gegen die
Verpflichtung, jene Arzneimischungen stets vorräthig zu | halten) ein Monopol zu 56
ertheilen, wodurch ihre Anzahl fixirt und eingeschränkt ward, damit sich ihre Kollegen nicht über die Gebühr mehren und ihnen jene theuern Kompositionen nicht stehen bleiben und verderben möchten.

Da freilich die obrigkeitliche Autorisirung jener Vielgemische in den Dispensatorien, als der erste Schritt zum Unheile, einmal gethan war, so war der zweite, die Privilegirung der Apotheker zum Alleinhandel mit jenen theuern Gemischen wohl nicht unerwartet, nicht unbillig; aber die öffentliche Genehmigung jener unsinnigen Vielmischerei hätte nicht voran gehen sollen, dann blieb der Handel mit einzelnen Arzneisubstanzen, wie ehedem, und es wurden keine Apothekerprivilegien nöthig, deren Nachtheil für die Heilkunde allmählig unübersehbar ward.

Die ältesten Dispensatorien bis fast auf die neuesten gaben jeder zusammengesetzten Formel einen einladenden Namen nach der Krankheit, die sie heben sollte,
und hinter | jeder ward eine Gebrauchsanwendung beigefügt und Lobsprüche in 57
Menge. Hiedurch ward der junge Arzt angeleitet, sich dieser Kompositionen vorzugsweise vor den Simplizien zu bedienen, zumal da diese Kompositionen landesherrlich autorisirt waren.

Den nun privilegirten Apothekern war es darum zu thun, die Menge dieser Formeln nach Kräften vermehren zu lassen, da diese Mischungen weit mehr Profit gaben, als die dazu genommenen Simplizien, und so wurden allmählig aus dem kleinen Oktavdispensatorium des Cordus, Folianten (das Wiener, Prager, Augsburger, Brandenburger, Würtemberger u.s.w.) Nun gab es keine bekannte Krankheit mehr, für welche mit prahlenden Empfehlungen das Dispensatorium nicht schon vorräthig zusammengesetzte Arzneien oder doch Formeln dazu enthielt. Nun war der Heilkünstler fertig, wenn er nur ein solches Rezeptbuch bei der Hand
hatte – für alle Krankheiten Rezepte durch die Autorität der Landes- | obrigkeit 58
sanzirt! Was geht nun noch seiner Vollkommenheit als Heilkünstler ab? Wie leicht ist ihm nun diese große Kunst gemacht!

Erst ganz neuerlich ward eine Aenderung hierin beliebt. Die Formeln im Dispensatorium verloren zum Theil ihre marktschreierischen Titel, und ihre Anzahl ward vermindert, besonders derer, welche in der Zusammensetzung vorräthig gehalten werden sollen; der Magistralformeln blieben aber noch genug.

Der Geist des Zeitalters hatte nun endlich die dem Apotheker ehedem so einträglichen Perlen und Edelsteine, den theuern Bezoar, das Einhorn u.s.w. ausgestrichen, die einfachen Zubereitungen der Arzneien wurden simpler vorgeschrieben – niemand verlangte mehr zehnmal rektificirten Weingeist, niemand zwölfmal übergetriebenes Kalomel, und die Einführung strengerer Apothekertaxen drohete voll-
ends gar die sonst goldenen Offizinen in silberne umzu- | wandeln – als die Sachen 59
unvermerkt wieder eine günstige Wendung für die Apotheker nahmen, und eine desto nachtheiligere für die Heilkunde.

Die ältern Medizinalmandate*

* z. B. die Constitutiones Friderici II. Imperatoris.

hatten schon angefangen, die Zusammensetzung der Arzneien den Apothekern privativ zuzueignen und die Aerzte hierin zum Theil etwas einzuschränken; die neuern Medizinalgesetze vollendeten aber das Werk, indem sie selbst den Aerzten nicht mehr erlaubten, die rohen Arzneien in ihren Händen in zusammengesetzte zu verwandeln, so wie überhaupt keine Arzneien den Kranken unmittelbar zu geben, und, wie der Ausdruck lautete, zu dispensiren.

Nachdrücklicher konnte der Ruin der wahren Heilkunde nicht befördert werden.

Solche Verordnungen konnten aus drei Hinsichten geschehen. Die Fragen sind:

60 1. Geschahe es wegen notorischer Unwis- | senheit der heutigen Aerzte, eine erträgliche Arzneimischung nicht selbst bereiten, auch wohl die einfachen Substanzen nicht einmal gehörig abwiegen zu können, daß man ihnen diese Handanlegung, ihrer Unfähigkeit wegen, untersagen mußte, wie den Hebammen die Führung der Zange? War dieses (eine fürchterliche Voraussetzung!); wie können sie überhaupt ein Rezept schreiben, das ist, eine Verordnung, wie auf die schicklichste Art mehrere Arzneien zusammen gesetzt werden sollen, wenn sie nicht Meister in der Handanlegung selbst sind, die sie vorschreiben wollen?

2. Oder geschahe es bloß zur reichlichern Ernährung der Apotheker, die durch das Selbstdispensiren der Aerzte Schmälerung ihrer Einkünfte erlitten? Wenn das ganze Heilungswesen der Apotheker wegen in der Welt wäre, wenn Menschen bloß deshalb krank würden, damit der Apotheker ernährt werde, wenn gelehrte
61 Männer Aerzte werden müßten, weniger um den Kranken zu | heilen, als vielmehr um die Apotheken reichlich ernähren zu helfen – dann ließe sich dieser Grund hören, warum den Aerzten das Dispensieren untersagt, den Apothekern aber privativ und monopolisch zugesprochen wurde.

3. Oder geschah es zum Heile der Kranken? Man sollte voraussetzen, daß Medizinalgesetze vorzüglich zum Wohle der Kranken gegeben würden! Wir wollen sehen, ob es bei diesen Gesetzen möglich ist.

Durch das Nichtselbstdispensiren verliert der Arzt alle Fähigkeit, alle Uebung in den Handgriffen, die die Zusammensetzung mehrerer, gewöhnlich chemisch auf einander wirkenden, bei diesem oder jenem Verfahren mehr oder weniger sich zersetzenden Substanzen erfordert. Er wird immer unerfahrner in dieser Kunst, bis er endlich gar keine detaillirten, konsequenten Vorschriften mehr geben kann*,

* Dann kommt es leicht dahin, wohin es schon fast allgemein ist: der Arzt kann es nun gar nicht mehr wagen, ein Rezept selbst auszudenken, er muß seine Rezepte aus einem bekannten Rezepttaschenbuche sämtlich kopiren, um nicht in Gefahr zu gerathen, pharmazeutische Widersprüche und Inkonsequenzen bei selbst ausgedachten Rezepten zu begehen.

62 bis er endlich sich selbst | widersprechende Vorschriften zur Zusammensetzung gibt, bis er endlich ein Spott des Apothekers wird. Diesem muß er sich nun völlig auf Gnade und Ungnade ergeben. Wie es dem Apotheker, oder seinem Gehülfen (auch wohl gar, Lehrburschen) zusammen zu setzen beliebt, dabei muß sich der Herr Doktor und sein Kranker begnügen.

Will der Arzt, z. B. mit gleichen Theilen Kampfer abgeriebene Myrrhe als Pulver verordnen, so weiß er ja, aus Mangel eigner Handanlegung, nicht, daß daraus nie ein Pulver, sondern eine schmierige Masse, eine Art Flüssigkeit wird, je länger man diese an sich trocknen Dinge zusammen reibt! Der Apotheker schickt dann entweder zur Kränkung des Arztes dem Patienten den Brei, statt eines Pulvers, mit spöt-
63 tischen Anmerkungen, oder er betrügt den Herrn | Doktor, um ihn beim Guten zu erhalten, und gibt dem Kranken etwas andres, als der Doktor haben wollte, irgend ein braunes Pulver mit einem Kampfergeruche bestrichen. Oder der Arzt schreibt ein Rezept zu einem Pulver gegen Blutspeien aus Alaun und Küchensalz zusammen

gerieben. Obgleich jedes für sich allein eine trockne Substanz ist, so wird doch aus der zusammengeriebenen Mischung kein Pulver, sondern eine tropfbare Flüssigkeit, was aber ein im Selbstdispensiren nicht erfahrner Arzt im voraus nicht errathen kann. Was wird der Apotheker hier thun? er muß den Rezeptschreiber entweder kränken oder betrügen.

Können diese und tausend andre ähnliche Kollisionen zum Heile des Kranken ausschlagen?

Fehler, Misgriffe aller Art, die der Apotheker oder seine Leute bei den Zusammensetzungen aus Unwissenheit, Uebereilung, Verwechselung, Ungenauigkeit
oder interessirter Betrügerei begehen, sind für den größ- | ten Künstler und Kenner, 64
der eine solche Mischung prüfen soll, oft ein schweres, und wenn Gewächssubstanzen die Ingredienzen ausmachen, oft ein unauflösbares Problem, wie nicht vielmehr für einen Arzt, der nie Gelegenheit hat, die Pharmazie zu üben, und die Arzneien selbst zusammen zu setzen, dem dergleichen sogar verboten ist! Wie soll er die Verfälschungen oder Misgriffe wahrnehmen können, die ein Andrer bei Bereitung seiner Rezepte begangen hat? Nimmt er sie nicht wahr, wie bei solchen Beschränkungen seiner Kenntnisse leicht begreiflich ist, welcher Nachtheil kann und muß dann für den Kranken entstehen! Nimmt er sie nicht wahr, wie muß er sich nicht hinter seinem Rücken vom Apothekerburschen auslachen lassen!

Wird dem Arzte das Selbstdispensiren genommen, so ist auf jeden Fall für das Einkommen des Apothekers am besten gesorgt. Welche Apothekertaxe kann ihm
nachrechnen? und rechnet sie ihm nach, so | erlaubt ihm oft sein Gewissen, ein 65
wohlfeileres Unterschiebsel (quid pro quo[6]) statt des theuern zu nehmen, worin es viele Apotheker bis zur Täuschung weit gebracht haben. Dergleichen ist schon seit mehr als anderthalb tausend Jahren prakticirt worden: das Büchlein des Galen περὶ ἀντιβαλλομένων[7] lehrt schon so was, und die Menge Bücher, die von den Verfälschungen und Betrügereien der Apotheker handeln, diese machen allein schon eine kleine Bibliothek aus.

Wie zuverlässig wird dann zum Heile der Kranken das ganze Kurgeschäft!

„Indeß ist ja nicht blos für den Apotheker, für den Arzt ist durch die Medizinalgesetze auch gesorgt! Dieser bekommt 4 Groschen für ein Rezept."

Also eben so viel für das Rezept, welches er aus dem gedruckten Rezepttaschenbuche abschreibt, als für das, was ihm auszudenken eine Stunde Zeit kostet! Na-
türlich bedient er sich seitdem lieber geborg- | ter, ausgeschriebener (d. i. 66
unpassender) Recepte; deren kann er viele in einem Vormittage abschreiben – er muß aber viele schreiben, mehr als dem Kranken gut ist, weil er nach der Zahl der Rezepte bezahlt wird, und weil er viele Biergroschenstücke zum Leben, zum guten Leben, zum splendiden Leben braucht.

Gute Nacht, Kunst! gute Nacht, Heil der Kranken!

Die Demüthigung für einen Gelehrten, für einen Künstler vom ersten Range, wie der Arzt seyn sollte – daß er sich rezeptweise (wie der Kopist bogenweise), oder nach Gängen (wie der Fußbote) bezahlen lassen soll, hier nicht einmal zu erwähnen, finde ich doch auch, daß der Erfolg der Einrichtung nicht entspricht. Der Arzt wird ein mechanischer Handwerksmann, seine Beschäftigung wird das unnachdenklichste aller Handwerke; er schreibt Rezepte (gleich viel, welche?) für deren Erfolg er nicht zu stehen hat, und nimmt sein Geld. |

Wie sollte man ihn auch für den Erfolg verantwortlich machen können, da er ja 67

6 „Das für dieses."

7 Meint wohl eigentlich περὶ ἀντιβαλλομένων βιβλίον: *De succedaneis liber* (‚Über [stellvertretende] Gegenmittel').

die Arznei nicht selbst verfertigt*!

* Eigentlich ist das Heilungsgeschäft eine Art Kontrakt, den der Kranke blos mit dem Arzte eingeht do ut facias[8]. Der Arzt verspricht heilig, ihm Hülfe und hülfreiche, aufs beste zubereitete Arzneien – eine Versprechung, die er ihm nach solchen gesetzlichen Einrichtungen nicht leisten kann, und was erst durch einen Dritten, durch den Apotheker, der dem Kranken nicht kontraktmäßig verpflichtet ist, ausgerichtet werden soll. Welche Inkonsequenz!

Die Verfertigung wird vom Staate erst wieder einem Andern (dem Apotheker) übertragen, der ebenfalls für den Erfolg nicht zu stehen hat (außer bei liquiden, enormen Verwechselungen) und den man bei einer Menge Unrichtigkeiten in Verfertigung vielgemischter Arzneien durchaus nicht unter Kontrolle halten, dem man nach geschehener Mischung in den meisten Fällen durchaus nicht beweisen kann, was wider ihn bewiesen werden sollte.

68 Der Natur der Sache nach – es betrift Heilung des edelsten Geschöpfs, es | betrift Menschenrettung, das schwierigste, das erhabenste, das wichtigste unter allen denkbaren Geschäften! – der Natur der Sache nach sollte es dem Arzte bei Leibes- oder Lebensstrafe verboten seyn, die bei seinen Kranken nöthigen Arzneien durch einen Andern verfertigen zu lassen; er müßte sie bei Leibes- oder Lebensstrafe selbst verfertigen, damit er für den Erfolg stehen könne.

Daß es aber dem Arzte sogar verboten werden sollte, seine Werkzeuge zur Lebensrettung selbst zu verfertigen, auf diesen Gedanken konnte kein Mensch a priori kommen.

Sonst hätte man es weit eher einem Titian, Guido Reni, Michel Angelo, Raphael, Correggio, Mengs obrigkeitlich verbieten können, ihre Werkzeuge (ihre ausdrucksvollen, und so schönen als haltbaren Farben) selbst zu verfertigen, und ihnen befehlen müssen, sie in einer ihnen angewiesenen Boutique zu
69 kaufen! So wären dann ihre Gemälde durch die gekauften, | nicht selbst bereiteten*

* Ich habe keinen großen Emailleur gekannt, der seine Feuerfarben nicht sämtlich hätte selbst verfertigen müssen, wenn er zweckmäßige, stehende, brillante Farben haben, und Meisterstükke liefern wollte; man verbiete ihm die Selbstbereitung und er wird blos noch Sudeleien liefern können.

Farben nicht zu jenen unnachahmlichen Meisterstücken, sondern zu gewöhnlichen Schildereien, und zu Marktware geworden. Und wären sie auch insgesamt Marktware geworden, so war doch der Schaden nicht so groß, als wenn durch erkaufte, von fremden Leuten verfertigte, unzuverlässige Gesundheitswerkzeuge (Arzneien) das Leben auch nur des niedrigsten Sklavens (er ist ein Mensch!) in Gefahr geräth. –

Sollte es unter jenen gesetzlichen Einrichtungen auch einen Arzt geben, der jener zweckwidrigen Art, Vielgemische von Arzneien zu verordnen, weislich entsagen, und zum Heile der Kranken und zum Wachsthume der Kunst, leicht in ihrer Echtheit er-
70 kennbare Simplizien verschrei- | ben wollte, so würde er so lange in der Apotheke verspottet werden, bis er eine dem Beutel des Apothekers so wenig einträgliche Methode wieder verließe; er müßte wählen, entweder todtgeärgert zu werden, oder sie zu verlassen, und wieder zusammengesetzte Rezepte zu verschreiben. Was werden neun und neunzig Aerzte von hundert in diesem Falle wählen? Weißt du es? Ich weiß es!

* * *

Also gute Nacht, Kunst! gute Nacht, Heil der Kranken!

---

8 „Ich gebe, damit du tust" (Abwandlung des bekannten ‚do ut des': ‚ich gebe, damit du gibst').

Heilkunde der Erfahrung*

Vorrede.

Als Thier ward der Mensch hülfloser erschaffen, als alle übrigen Thiere. Er hat keine [5] angebornen Waffen wie der Stier zur Vertheidigung, keine dem Feinde überlegene Schnelligkeit wie das Reh, keine Flügel, keine Schwimmfüße, keine Flossen – keine der Gewalt undurchdringliche Schale wie die Schildkröte, keine von der Natur dargebotenen Schlupfwinkel, wie tausend Insekten und Würmern zur Sicherheit offen stehen, keine den Feind entfernende physische Eigenschaft, die den Igel und die Zitterroche furchtbar machen, nicht den Stachel der | Bremse oder ein Viperngift am 6
Zahne – allen Anfällen feindseliger Thiere ist er blosgestellt, wehrlos. Auch der Uebermacht der Elemente und der Meteore hat er als Thier nichts entgegen zu setzen. Ihn deckt gegen die Fluthen nicht das glänzende Haar der Robbe, nicht die dichte, fette Feder der Ente, nicht das glatte Schild der Wasserkäfer; sein gegen das Wasser nur um eine Kleinigkeit leichterer Körper schwimmt unbehülflicher, als der keines andern vierfüßigen Thieres und mit naher Todesgefahr. Ihn schützt nicht wie den Eisbär oder den Eidervogel eine dem Boreas undurchdringliche Decke. Neugeboren weiß das Lamm die Euter seiner Mutter aufzusuchen, aber der schwache Säugling müßte verschmachten, wenn seiner Mutter Brust ihm nicht entgegen käme. Nirgends wo er geboren ward, schuf die Natur seine Nahrung schon zubereitet ihm entgegen, wie dem Dasypus die Ameisen, dem Samarmog die Heuschrecken, der Schlupfwespe die Raupen oder der Biene den geöffneten Becher der Blumen. Weit zahlreichern Krankheiten ist der Mensch unterworfen als die Thiere, denen gegen diese unsichtbaren Feinde des Lebens eine geheime Hülfswissenschaft angeboren ward, der Instinkt, welcher dem Menschen fehlt. Der | Mensch nur allein entwindet sich mühsam seiner Mutter 7
Schooße, weich, zart, nackt, ohne Wehre, hülflos und entblößt von allem, was sein Daseyn auch nur erträglich machen könnte, entblößt von allem, womit die Natur selbst den Wurm im Staube reichlich zum frohen Leben ausstattete.

Wo ist die Güte des Schöpfers, die den Menschen, und nur ihn allein unter allen Thieren der Erde in den Bedürfnissen des Lebens enterben konnte?

Siehe, der Urquell der Liebe enterbte im Menschen nur seine Thierheit, um ihn desto reicher mit dem Funken der Gottheit, einem Geiste auszustatten, welcher dem Menschen die Fülle aller Bedürfnisse und alles erdenklichen Wohlseyns aus sich selbst hervorbringe, und aus sich selbst die namenlosen Vorzüge entwickele, welche den Erdensohn über alles, was da lebet, emporheben – einem Geiste, welcher, selbst unvernichtbar, auch seiner Hülle, der zerbrechlichen Thierheit stärkere Mittel zur Erhaltung, zum Schutze, zur Vertheidigung, zum Wohlbehagen zu erschaffen befähigt ist, als keine der begünstigtsten Kreaturen unmittelbar von der Natur erhalten zu haben sich rühmen kann.

Auf diese Energie des menschlichen Gei- | stes, Hülfsmittel zu erfinden, hatte 8
der Vater der Menschen vorzüglich gerechnet bei Abwendung der Uebel und Störungen, die den zarten Organism des Menschen befallen würden.

Nur klein und sehr beschränkt sollte die Selbsthülfe seyn, die sich der Körper allein zur Entfernung der Krankheiten leisten könnte, damit der menschliche Geist desto mehr angetrieben würde, würksamere Hülfskräfte auszuspähen und zur Hei-

---

* Berlin 1805. – Auch in: [Hufelands] N. J. d. pract. Arzkd. (1805), 22. Bd., 3. St., 5–99; sowie in: Stapf (1829), 2. Bd., S. 1–51; Bakody (1883), S. 75–93; und als Nachdruck, Heidelberg 1989.

lung anwenden zu lernen, als der Menschenschöpfer in das organische Gebilde allein zu legen für gut fand.

Nicht was die rohe Natur darbietet, sollte die Gränze der Abhülfe unsrer Bedürfnisse bleiben; nein, unser Geist sollte sie unbestimmbar weit zu unserm vollen Wohlbehagen erweitern können.

So bot er uns Aehren voll Getreidekörner aus dem Schooße der Erde an, nicht um sie roh und ungesund zu kauen und zu verschlingen, sondern um sie dienlich zu unserer Ernährung, enthülset, zerrieben, von allem Schädlichen und Arzneilichen durch Gährung und die Hitze der Oefen befreit und in Brod verwandelt genießen zu können, als ein durch die Vervollkommungskraft unsers Geistes
9 veredeltes, und nun erst | unschädlich nährendes Produkt. Der Blitz tödtete seit Erschaffung der Welt Thiere und Menschen; aber der Weltenschöpfer wollte, daß der Geist des Menschen, was er in den neuern Zeiten nun auch that, etwas erfände, wodurch das Feuer vom Himmel abgehalten würde, seine Wohnungen zu treffen – er sollte es an kühn emporgerichteten Metallstangen herab, unschädlich zur Erde leiten. Die in Berge aufgethürmten Wogen des erzürnten Meeres drohen, sein niederes Fahrzeug zu bedecken, und – er besänftigt sie mit ausgegoßnem Oele.

So läßt er die Kräfte auch der übrigen Naturpotenzen ungehindert zu unserm Nachtheile wirken, bis wir etwas erfinden, was uns vor ihren Zerstörungen sichern und ihre Eindrücke möglichst unschädlich wieder von uns entfernen könne.

So verstattet er den unübersehlichen Heeren von Krankheiten, den zarten Körperbau anzugreifen, ihn zu bestürmen und mit Tod und Vernichtung zu bedrohen, wohl wissend, daß das Thierische unsers Organisms für sich nicht vermögend ist, den Feind in den meisten Fällen siegreich in die Flucht zu schlagen, ohne bei diesen Anstrengungen selbst viel Schaden zu leiden, oder wohl gar zu unterliegen; –
10 schwach, beschränkt | und unzureichend sollten die Heilanstalten des sich selbst überlassenen Organismus bei Vertreibung der Krankheiten seyn, damit unser Geist sich seiner naturveredelnden Fähigkeit auch hier bedienen solle, wo es das unschätzbarste aller Erdengüter, Gesundheit und Leben gilt.

Auf dieselbe Weise, wie seine Natur wirke, wollte der Erzieher der Menschheit nicht, daß wir wirken sollten; wir sollten mehr thun, als die organische Natur, aber nicht auf ihre Art, nicht mit ihren Mitteln. Er verstattete uns nicht, ein Pferd zu erschaffen, wohl aber Maschinen, deren jede mehr Kraft äußert, als hundert Pferde, und mit mehr Folgsamkeit. Er ließ uns Schiffe bauen, in denen wir sicher vor den Ungeheuern der Meere und Wuth der Orkane, die Erde, selbst unter den Bequemlichkeiten des Continents umsegeln könnten, was nie ein Fisch vermogte, und versagte deshalb unserm Körper die hiezu unzureichenden Flossen, die Wasserlungen und die Schwimmblase. Er versagte unserm Körper die rauschenden Fittige des großen Kontors, und läßt uns dagegen Gefäße mit leichterm Gase gefüllt erfinden, die uns mit stiller Macht in eine weit höhere Atmosphäre erheben, als je einem befiederten Bewohner der Lüfte möglich war. |

11 So erlaubt er auch nicht, uns, wie der menschliche Körperorganismus für sich thut, des Sphacelus[1] zu bedienen, um ein mürbe zerquetschtes Glied abzusondern, aber er gab uns das scharfe, schnell trennende Messer in unsre Hand, von *Faust* mit Oel benetzt, was es mit wenigern Schmerzen, mit wenigerm Fieber und mit weit geringerer Gefahr des Lebens vermag. Er erlaubt nicht, uns der sogenannten Krisen, wie die Natur, zur Heilung einer Menge von Fiebern zu bedienen;

---

1 „Wundbrand".

wir sollten ihre kritischen Schweiße, ihren kritischen Harn, ihre kritischen Durchfälle, ihre kritischen Abscesse der Ohr- und Leistendrüsen, ihr kritisches Nasenbluten nicht nachmachen können – aber er giebt dem Forscher Hülfsmittel in den Sinn, die Fieber eher zu heilen, als der Körperorganismus Krisen zu veranstalten im Stande ist, und sie gewisser, leichter, und mit wenigern Schmerzen, mit geringerer Gefahr des Lebens und mit wenigeren Nachwehen zu heilen, als die bloße Naturkraft durch Krisen vermag.

Ich wundre mich daher, daß die Arzneikunst sich so selten über die Nachahmung dieser rohen Naturveranstaltungen erhoben hat, und daß sie fast in allen Zeiten glaubte, sie könne in Heilung der Krankheiten | fast nichts besseres thun, als diese 12
Krisen nachahmen, und Ausleerungen durch Schweiß, Stuhlgang, Erbrechen, Harn, Blutabzapfung, Blasenpflaster oder künstliche Geschwüre veranstalten. (Dieß war und blieb die beliebteste Kurmethode von den ältesten Zeiten an, bis auf die neuesten; immer kam man auf diese wieder zurück, wenn die aus künstlichern Speculationen abstrahirten Nebenheilungsarten ihre Dienste versagten). Gleich als wenn diese unvollkommenen und erzwungenen Nachahmungen dasselbe wären, als was die vitale Natur in ihrer verborgenen Werkstätte aus eignem, freiwilligem Triebe durch die Krisen thut! Oder, als wenn diese Krisen die bestmöglichste Besiegung der Krankheit und nicht vielmehr Beweise von der (absichtlich von oben verstatteten) Unvollkommenheit und therapeutischen Unmacht unserer sich selbst überlassenen Natur wären! Nie, nie war es uns möglich, jene freiwilligen Bestrebungen des Organisms durch ein künstliches Mittel zu erzwingen (schon in der Sache liegt der Widerspruch), nie war es auch des Schöpfers Wille, daß wir es thun sollten. Sein Wille war, daß wir unser ganzes Individuum, so auch unsern Körper und die Heilung seiner Krankheiten unbegränzt vervollkommen sollten. |

Blos die reine Chirurgie folgte bisher zum Theile diesem weisen Winke. Statt 13
daß die sich selbst überlassene Natur einen verborgenen Knochensplitter im Schenkel oft nur durch ein lebensgefährliches Fieber und eine fast das ganze Glied zerstörende Vereiterung heraus zu bringen vermag, weiß der Wundarzt ihn nach zweckmäßiger Trennung der reizfähigen Bedeckungen in wenigen Minuten mit ein paar Fingern herauszuziehn, ohne sonderliche Schmerzen, ohne bedeutende Folgen, und fast ohne Minderung der Kräfte. Ein unmächtiges Schleichfieber mit unerträglichen Schmerzen und unablässigen Leiden bis zum Tode ist fast das einzige, was der Organismus einem großen Steine in der Harnblase entgegen zu setzen hat: der Schnitt einer erfahrnen Hand aber befreit den Leidenden hievon oft in einer viertel Stunde und erspart ihm die vieljährigen Quaalen und den schmähligen Tod. Oder sollten wir durch Nachahmung des Brandes und der Supuration einen eingeklemmten Darmbruch zu heben suchen, weil die Natur vor sich kein anderes Mittel dagegen, nächst dem Tode, besitzt? Werde es hinreichend zur Hülfe und zur Erhaltung des Lebens seyn, wenn man den Blutstrom aus einer geöffneten größern Arterie, wie die | Natur, nur mit einer Ohnmacht auf eine halbe 14
Stunde zu unterdrücken verstände? wird Tourniket, Unterbindung und Tampon dadurch ersetzt werden können?

Es bleibt zwar immer der tiefsten Bewunderung werth, wie die Natur, ohne eine chirurgische Handanlegung, ohne ein passendes Heilmittel von außen her zu erlangen, oft sich ganz allein überlassen, aus sich selbst unsichtbare Veranstaltungen entwickelt, um Krankheiten und Uebel mancherlei Art, freilich oft sehr mühsam, schmerzvoll und mit Lebensgefahr – aber doch wirklich – zu heben. Aber uns zur Nachahmung thut sie das nicht; wir können es nicht nachahmen, wir sollen es nicht nachahmen, da es unendlich leichtere, schnellere und sicherere Hülfe giebt, welche die in unsern Geist gelegte Erfindungskraft zum Behufe der nöthigsten und verehrungswürdigsten aller irdischen Wissenschaften, der Heilkunde, zu erschaffen bestimmt ist. |

* * *

15 ἀτελὲς ἄλογος πρᾶξις καὶ λόγος ἄπρακτος[2]

Greg. Naz.

Die Heilkunde ist eine Wissenschaft der Erfahrung; sie beschäftigt sich mit Tilgung der Krankheiten durch Hülfsmittel.

Die Kenntniß der Krankheiten, die Kenntniß der Hülfsmittel, und die Kenntniß ihrer Anwendung bilden die Heilkunde.

* * *

Während der weise und gütige Schöpfer jene namenlosen von der Gesundheit abweichenden Zustände des menschlichen Körpers zuließ, die wir Krankheiten nennen, mußte er uns zugleich einen *deutlichen* Weg zeigen, so viel Kenntniß von den Krankheiten zu erlangen, als zur Anpassung der sie zu besiegen fähigen Heilmittel zureicht; einen nicht weniger *deutlichen* Weg mußte er uns zeigen, um an den Arzneien jene Eigenschaften aufzufinden, die sie zur Heilung der Krankheiten fähig machen, – wenn er seine Kinder nicht hülflos lassen, oder nicht mehr von ihnen verlangen wollte, als sie leisten können.

Diese dem siechenden Menschengeschlechte so unentbehrliche Kunst kann also |
16 wohl nicht in den unergründlichen Tiefen düsterer Speculation versteckt, nicht in dem gränzenlosen Vacuum der Vermuthungen verstreuet seyn; sie muß uns nahe, *ganz nahe* liegen innerhalb des Gesichtskreises unsers äußern und innern Wahrnehmungsvermögens.

Zwei tausend Jahre wurden von den Aerzten verschwendet, um die unsichtbaren innern Veränderungen des Körpers bei den vorkommenden Krankheiten, ihre nächste Ursache und das apriorische Wesen derselben zu ergrübeln, weil sie wähnten, nicht eher heilen zu können, bis sie diese *unmögliche* Kenntniß ergrübelt hatten.

Wenn nun auch die Vergeblichkeit dieser langwierigen Anstrengungen noch kein Beweiß von der Unmöglichkeit dieses Unternehmens wäre, so würde doch der Erfahrungssatz, daß sie *unnöthig* zur Heilung sind, schon allein ihre Unmöglichkeit beweisen. Denn der große Weltgeist, das consequenteste aller Wesen machte nur das möglich, was nöthig war.

* * *

Wenn wir aber auch die den Krankheiten zum Grunde liegenden, innern Körper-
17 veränderungen nie einsehen können, so hat | doch die Uebersicht ihrer äußern Veranlassungen einigen Nutzen.

Keine Veränderung entsteht ohne Ursache. Die Krankheiten werden ihre Entstehungsursachen haben, so verborgen sie uns auch in den meisten Fällen bleiben.

Wir bemerken einige wenige Krankheiten, die immer von *einer und derselben* Ursache entstehen, z. B. die *miasmatischen:* die Hundswuth, die venerische Krankheit, die levantische Pest, die gelbe Pest, die Menschenpocken, die Kuhpokken, die Masern und einige andere, welche die Auszeichnung an sich tragen, daß sie *eigenartige* Krankheiten bleiben, und, weil sie aus einem, sich immer gleich bleibenden Ansteckungszunder entspringen, auch immer denselben Charakter

2 Gregor von Nazianz, *or.* 43 (= *Leichenrede für Basilios*) 43, 3, 1f.: „Nichts bewirkt Handeln ohne Verstand und Verstand ohne Handeln."

und Verlauf behalten – einige Zufälligkeiten von Nebenumständen abgerechnet, welche aber die Hauptsache nicht ändern.

So mögen wohl auch einige andere Krankheiten, denen wir ein Miasma noch
nicht nachweisen können, die Knotengicht, das Sumpfwechselfieber, und mehrere
andere hie und da endemische, auch sonst noch einige wenige Krankheiten eben-
falls entweder aus einer einzigen sich immer gleich bleibenden Ursache, oder aus
einem sich gleich bleiben- | den Zusammenflusse mehrerer, bestimmter, sich leicht 18
zusammen gesellender Ursachen entstehen, sonst würden sie nicht so eigenartige
Krankheiten bilden und nicht so häufig seyn.

Diese wenigen Krankheiten, wenigstens die erstern (miasmatischen) kann man daher eigenartige nennen, und ihnen, wo nöthig, *einzelne Namen* geben.

Ist für eine derselben ein Heilmittel erfunden, so wird es dieselbe allemal heilen, weil sich eine solche Krankheit im Ganzen immer gleich bleibt in ihren Aeußerungen (den Repräsentanten ihres innern Wesens), so wie in ihren Ursachen.

Alle übrigen unzähligen Krankheiten zeigen sich so sehr von einander abweichend in ihren Erscheinungen, daß man gewiß behaupten kann: sie werden aus einem Zusammenflusse von mehreren, ungleichartigen Ursachen (in verschiedener Menge und von abweichender Natur und Intensität) entstehen.

Die Zahl der Wörter läßt sich berechnen, welche aus einem Alphabete von 24
Buchstaben zusammengesetzt werden können, so groß auch diese Zahl ist; wer
vermag aber die Menge jener *ungleichartigen* Krankheiten zu berechnen, da unser
Körper von | unzählbaren, größtentheils noch unbekannten Einflüssen äußerer 19
Agenzen afficirt werden kann, und von fast eben so viel Potenzen von innen.

Alle Dinge, welche nur irgend wirksam sind (ihre Zahl ist unübersehlich*),

* Einige derselben sind, z. B. die unzählige Menge von Gerüchen, die mehr oder weniger schädlichen Ausdünstungen aus leblosen und organischen Substanzen, die so verschiedentlich reizenden, mancherlei Gasarten, die in der Atmosphäre, in unsern Werkstätten und Wohnungen auf unsere Nerven ändernd wirken, oder uns aus Wasser, Erde, Thieren, Pflanzen entgegen strömen; – Mangel an dem unentbehrlichen Nahrungsmittel für unsere Vitalität, der reinen, freien Luft, – Uebermaaß oder Mangel des Sonnenlichts, Uebermaaß oder Mangel der beiden Arten electrischen Stoffs, abweichende Druckkraft der Atmosphäre, ihre Feuchtigkeit oder Trockenheit, die noch unbekannten Eigenheiten hoher Gebirgsgegenden gegen die in niedrigen Orten und tiefen Thälern, die Eigenheiten der Klimate und anderer Ortslagen auf großen Ebenen, auf gewächs- oder wasserlosen Einöden hin, gegen das Meer, gegen Sümpfe, Berge, Wälder, gegen die verschiedenen Winde – Einfluß sehr veränderlicher, oder allzu gleichförmig lange anhaltender Witterung, Einfluß der Stürme und mehrerer Meteore – allzu große Wärme oder Kälte der Luft, Blöße, oder übertriebene künstliche Wärme unserer Körperbedeckung oder der Stuben, Beengung einzelner Glieder durch verschiedene Anzüge – der Grad der Kälte und Wärme unserer Nahrungsmittel und Getränke, Hunger oder Durst oder Ueberfüllung mit Speisen und Getränken und ihre schädliche, arzneiliche, den Körper umändernde Kraft, die sie theils vor sich besitzen (wie Wein, Branntwein, die durch mehr oder weniger schädliche Kräuter gewürzten Biere, das mit fremdartigen Stoffen geschwängerte Trinkwasser, der Kaffe, der Thee, die ausländischen und inländischen Gewürze, und Gewürzkräuter, und die damit reizend gemachten Speisen, Saucen, Liqueure, Schokolade, Kuchen, die unerkannte Schädlichkeit oder Gesundheit verändernde Kraft einiger Gemüse und Thiere im Genusse) theils sie durch nachlässige Zubereitung, Verderbniß, Verwechselung oder Verfälschung bekommen (z. B. schlecht gegohrnes und unausgebackenes Brod, halbgekochte Fleisch- und Gewächsspeisen, oder andere vielfach verdorbene, gefaulte, verschimmelte, oder durch Gewinnsucht verfälschte Nahrungsmittel, in metallenen Geschirren zubereitete oder aufbewahrte Speisen und Getränke, gekünstelte, vergiftete Weine, mit ätzenden Substanzen verschärfter Essig, Fleisch kranker Thiere, mit Gyps oder Sand verfälschtes Mehl, mit schädlichen Saamen vermischtes Getreide, mit gefährlichen Gewächsen aus Bosheit, Unwissenheit oder Dürftigkeit vermischte oder vertauschte Gemüße) – Unreinlichkeit des Körpers, der Körperbedeckungen, der Wohnungen, nachtheilige Substanzen, die durch Unreinlichkeit oder Nachlässigkeit bei der Zubereitung und Aufbewahrung in die Nahrungsmittel gerathen – der auf uns eindringende Staub mancherlei schädlichen Gehalts von den Stoffen unserer Fabrikationen und Gewerbe – Vernachläßigung mehrerer Anstalten der Polizei zur Sicherung des allgemeinen Wohls – allzu heftige Anspannung unserer Körperkräfte, allzu schnelle active oder passive Bewegung, übermäßige Excretionen einzelner Körpertheile, widernatürliche Anstrengung einzelner Sinnorgane, mancherlei unnatürliche Lagen und Stellungen, welche die verschiedenen Arbeiten mit sich bringen – Mangel des Gebrauchs einzelner

Theile oder allgemeine unthätige Körperruhe – ungeregelte Zeiten der Ruhe, der Mahlzeiten, der Arbeit – Uebermaaß oder Mangel des Schlafs – Anstrengung in Geistesarbeiten überhaupt, oder in solchen, welche einzelne Seelenkräfte besonders erregen oder ermüden, oder widrig und gezwungen sind, empörende oder entnervende Leidenschaften durch Lesereien, Erziehung, Angewöhnung und Umgang erregt - Mißbrauch des Geschlechtstriebs - Gewissensvorwürfe, drückende Lage des Hauswesens, kränkende Familienverhältnisse, Furcht, Schreck, Aergerniß u.s.w.

20 vermö- | gen auf unsern innigst mit allen Theilen des Universums in Verbindung
und in Conflict stehenden Organismus einzuwirken und Veränderungen hervorzu-
bringen – jedes eine verschiedenartige, so wie es selbst verschiedenartig ist. |
21 Wie abweichend von einander müssen nun nicht die Erfolge der Einwirkung die-
ser Potenzen seyn, wenn ihrer mehrere zugleich und in verschiedener Succession
und Stärke auf unsere Körper influiren, da letztere zugleich selbst so verschieden-
22 artig or- | ganisirt sind, und in den mancherlei Zuständen ihres Lebens sich derge-
stalt abändern, daß kein menschliches Individuum dem andern ganz gleich ist in
irgend einer erdenklichen Hinsicht!

Daher kömmt es, daß, mit Ausnahme jener wenigen eigenartigen Krankheiten, alle übrigen *ungleichartig* *

* Unter diese Zahl gehören eine Menge Krankheiten, die wegen mangelnder Genauigkeit in Vergleichung aller ihrer Aeußerungen, blos wegen dieser oder jener stark in die Sinne fallenden Aehnlichkeit für gleiche Krankheiten ausgegeben worden sind, z. B. Wassersucht, Scropheln, Abzehrung, Hypochondrie, Rheumatismen, Krämpfe und so fort. Schon der Umstand, daß in dem einen Falle eine Heilart half, die in zehn andern Fällen nicht hilft, hätte schon auf die nicht gehörig beobachtete Verschiedenheit aufmerksam machen sollen. Man könnte zwar sagen, daß es eine Mittelsorte zwischen jenen eigenartigen und diesen ungleichartigen Krankheiten gebe, von vermischter Art, z. B. Starrkrampf, Gesichtsschmerz, Harnfluß, Brustbräune, Lungensucht, Krebs, u.s.w. wo zwar eine große Menge Fälle jeder dieser Krankheiten sich ungleichartig erweisen, und so auch eine abweichende Behandlung erfordern, einige Fälle aber dennoch so viel Gleichheit unter einander in ihren Erscheinungen und in ihrer Heilart zeigen, daß sie für eigenartig zu halten wären. Diese Distinction hat aber nicht viel practischen, folglich wenig reellen Nutzen, da man doch jeden Fall einzeln genau beobachten und untersuchen muß, um zu sehen, welches Heilmittel passe. Ist dieses gefunden, so ist es ziemlich gleichgültig, wenn ich dann gewahr werde, daß mir dieselbe Krankheit mit allen ihren Aeußerungen und mit derselben Heilart schon einige male vorgekommen sey, da mich doch diese Bemerkung zu keiner andern und bessern Heilart (und Heilung ist doch der Zweck aller Art von Krankheitskenntniß) umstimmen könnte, als zu der hülfreichen und genau passenden.

23 und *unzählbar* sind | und so verschieden, daß jede derselben fast nur ein einziges
mal in der Welt vorkömmt, und jeder vorkommende Krankheitsfall als eine indi-
viduelle Krankheit angesehen (und behandelt) werden muß, die sich noch nie so
ereignete als heute, in dieser Person und unter diesen Umständen, und genau eben
so nie wieder in der Welt vorkommen wird.* |

* Wie war es möglich, solche Inconjungibilia in Klassen, Ordnungen, Geschlechter, Gattungen, Arten und Unterarten, gleich organischen Wesen abzutheilen, und solchen, unendlich verschiedener Modificationen und Nüancen fähigen Zuständen des von unzähligen Potenzen verschiedenartig erregbaren, unglaublich componirten, geistig körperlichen Mikrokosmus *Namen* geben zu wollen! Die Millionen fast nur einmal in der Welt vorkommenden Krankheitsfälle bedürfen keines Namens – blos der Hülfe. Nach einiger äußern Aehnlichkeit, nach einer scheinbaren Aehnlichkeit der Ursache oder eines oder des andern Symptoms, paarte man Krankheiten, um sie so unter leichter Mühe mit gleicher Arzenei behandeln zu können!

* * *

24 Das innere Wesen jeder Krankheit, jedes einzelnen Krankheitsfalles, so weit es uns zum Behufe der Heilung zu wissen nöthig ist, spricht sich durch die vorhandenen *Zeichen* aus, wie sie sich in ihrem ganzen Umfange, ihrer individuellen Stärke, Verbindung und Succession dem ächten Beobachter darbieten.

Nach dieser Auffindung aller vorhandenen, bemerkbaren Zeichen der Krankheit hat der Arzt die Krankheit selbst gefunden, hat er den völligen zu ihrer Heilung nöthigen Begriff von ihr.

Zur Begründung der Heilung gehört ein treues Bild der Krankheit in ihren Zeichen, und nächstdem, wo sie aufzufinden ist, die Kenntniß ihrer Veranlassung und Entstehungsursache*,

* Eben so hat der Erzieher hauptsächlich die Aeußerungen und das Benehmen seines ausgearteten neuen Zöglings auszufinden, um ihn dann durch die passenden Leitungsmittel zur Tugend führen zu können; er braucht weder die dem Sterblichen ewig verborgene Kenntniß der innern Organisation seines Körpers, noch die eben so unmögliche innere Anschauung seiner Seele zu dieser Umbildung. Nebenbei ist ihm allerdings zu wissen nöthig (wenn ers erkunden kann), durch welche Veranlassung er sittlich verdorben worden war, aber blos, um sie künftig von ihm entfernen zu können – zur Verhütung eines Rückfalls.

um, nächst der Heilung durch Arzeneien, auch diese hinweg räumen | zu können – 25
durch verbesserte Einrichtung der Lebensordnung – zur Verhütung eines Rückfalls.*

* Fällt keine deutliche Veranlassung und Entstehungsursache in die Augen, deren künftige Vermeidung in Menschen Macht stände, so erfüllt die Herstellung durch Heilmittel alle Absicht. Erdenken, vermuthen und erpressen darf der Arzt keine Entstehungsursachen.

* * *

Zum Entwurfe des Bildes der Krankheit hat der Arzt nur ein einfaches Benehmen nöthig. Aufmerksamkeit im Beobachten und Treue im Kopiren*.

* Es lassen sich fast ein Dutzend Menschengesichter in einer Stunde auf Papier oder Leinwand hinwerfen, wenn man nicht auf Aehnlichkeit sieht: aber eine einzige treffende Portraitskitze erfordert wenigstens eben so viel Zeit, und ungleich mehr Beobachtungsgabe und Treue in der Darstellung.

Vermuthungen, Erpressungen und Suggestionen mögen fern von ihm seyn.

* * *

Der Kranke klagt den Vorgang seiner Beschwerden, die Angehörigen erzählen sein Benehmen, der Arzt sieht, hört, fühlt u.s.w., was verändert und ungewöhn-
lich an ihm ist, | und zeichnet sich alles in der Ordnung auf, um sich das Bild der 26
Krankheit darzustellen.

Die beständigsten, die auffallendsten, die dem Kranken beschwerlichsten Symptomen sind die Hauptzeichen. Der Arzt zeichnet sie aus als die stärksten, als die Hauptzüge des Bildes. Die singulärsten, ungewöhnlichsten Zeichen geben das Charakteristische, das Unterscheidende, das Individuelle an.

Stillschweigend läßt er den Kranken und die Angehörigen ausreden, und zeichnet sich alles achtsam auf – fragt dann abermals, welches die anhaltendsten, häufigsten, stärksten und beschwerlichsten unter den Symptomen gewesen, und noch sind – ermahnt den Kranken nochmals, die genaue Empfindung, den genauen Verlauf der Zufälle, die genaue Stelle der Beschwerden anzugeben, die Angehörigen aber, nochmals genau zu sagen, mit welchen eigentlichen Worten sie die schon angegebenen, an dem Kranken bemerkten Veränderungen ausdrücken können.* |

* *Suggeriren* darf der Arzt bei seinen Erkundigungen *nie*. Er darf weder dem Kranken, noch den Angehörigen die Zeichen, welche etwa da seyn, noch die Worte in den Mund legen, mit denen sie sie bezeichnen könnten, um sie nicht zu verleiten, etwas unwahres, halbwahres oder anderes Vorhandenes anzugeben, oder dem Arzte zu Gefallen etwas zu bejahen, was nicht völlig so in der Wahrheit gegründet wäre, weil sonst ein falsches Bild der Krankheit und eine unpassende Heilart entstehen muß.

Auf die genauen, obwohl zuweilen etwas rohen Ausdrücke des Kranken und der Angehörigen über sein Befinden kömmt es hauptsächlich an.

Da hört der Arzt zum zweiten male, was er schon aufgezeichnet hat. Treffen die 27
Ausdrücke mit dem schon Gesagten überein, so sind sie für wahr anzunehmen, als die Sprache der innern Ueberzeugung; treffen sie nicht überein, so wird den Kranken oder den Angehörigen die Differenz vorgehalten, damit sie sich erklären, wel-

che von beiden Angaben der Wahrheit am gemäsesten sey, und so wird bestätigt, was zu bestätigen ist, und abgeändert, was abzuändern ist.*

* Weder dem Kranken, noch den Angehörigen ist eine solche memorirte Prämeditation zuzutrauen, daß sie nach einiger Zwischenzeit zum zweiten male die anfänglich unpassend oder übereilt gewählten Ausdrücke auf dieselbe Art und in derselben Manier wiederholen sollten. Es wird dann Varianten geben, welche ihnen vorgehalten werden, damit sie den ihrer Empfindung und Ueberzeugung genauer anpassenden Ausdruck unter beiden wählen, oder sich bestimmter ausdrücken können.

28 Ist sein Bild noch nicht vollständig, fehlen Theile oder Functionen des Körpers, von deren Beschaffenheit weder der Kranke | noch die Angehörigen etwas erwähnt haben, so fragt der Arzt, was sie in Rücksicht dieser Theile oder Functionen noch zu erinnern haben, aber in allgemeinen Ausdrücken, damit der Berichtgeber veranlaßt werde, sich von selbst speciell zu äußern.*

* Z. B. wie ist es mit dem Stuhlgange – wie geht der Urin ab – wie ist es mit dem Schlafe bei Tage, bei der Nacht – wie ist sein Gemüth beschaffen – wie ist es mit dem Durste – wie mit dem Geschmacke im Munde – welche Speisen und Getränke schmecken ihm am besten, welche kann er am besten vertragen – hat jedes seinen natürlichen, vollen Geschmack – ist etwas wegen des Kopfs, der Glieder oder des Unterleibs zu erinnern? u.s.w.

Hat der Kranke (denn nur diesem ist in Absicht seiner Empfindungen – außer in Verstellungskrankheiten – der meiste Glaube beizumessen) auch durch diese freiwilligen, oder fast unveranlaßten Aeußerungen dem Arzte das Bild der Krankheit ziemlich vervollständigt, so ist es diesem erlaubt, speziellere Fragen zu thun.* |

* Z. B. wie oft hatte er Stuhlgang, wie war er beschaffen, mit oder ohne Schmerzen? Ist der Schlaf fest, oder blos Schlummer? – Er fragt weiterhin noch umständlicher, z. B. sind die geklagten Beschwerden fortdauernd oder anfallsweise? wie oft? blos in der Stube? blos in der Luft? blos in der Ruhe des Körpers oder blos bei der Bewegung? zu welcher Tageszeit oder auf welche Veranlassung? was geht vorher? was ist zugleich? was folgt nach? – Endlich ganz speziell: erschrickt er im Schlafe? stöhnt er oder redet er im Schlafe? was redet er? war der weißlichte Stuhlgang Schleim oder Koth? u.s.w.

29 Die Beantwortung dieser letztern, bestimmtern Fragen aber, welche der Suggestion nahe kommen, darf der Arzt nicht gleich bei der ersten Beantwortung als Wahrheit annehmen, sondern er muß, wenn er sie an die Seite notirt hat, nochmals, aber auf andere Art und in anderer Ordnung darnach fragen*,

* Z. B. wie gebehrdet, wie äußert er sich im Schlafe? woraus bestand der Stuhlgang? kömmt die Beschwerde nur früh? blos in der Ruhe des Körpers, im Liegen oder Sitzen? Wie denn beim Aufrichten im Bette? u.s.w.

und, während der Antworten, den Kranken und die Angehörigen ermahnen, genauen Bescheid zu geben, nichts hinzuzusetzen, sondern einzig zu sagen, wie sich die Sache genau verhalte.

Doch wird ein verständiger Kranker dem Arzte diese speziellern Fragen oft ersparen, und diese Umstände gewöhnlich schon in der Geschichtserzählung der Krankheit von selbst haben einfließen lassen.

Ist er hiemit zu Stande, so zeichnet er nun auf, was er selbst im Stillen an dem
30 Kranken beobachtet hat, während seines Be- | suchs*,

* Z. B. ob der Kranke indeß sich unruhig umhergeworfen, und wie er sich gebehrdet hat; ob er verdrüßlich oder zänkisch, hastig oder ängstlich, unbesinnlich, schlaftrunken war; ob er sehr leise, oder sehr unpassend, oder wie anders er redete; wie die Farbe des Gesichts und der Augen, wie die Lebhaftigkeit und Kraft der Mienen und Augen, wie die Zunge, der Odem, der Geruch aus dem Munde, oder das Gehör beschaffen ist; wie sehr die Pupillen erweitert sind, wie schnell, wie weit sie sich im Dunkeln und Hellen verändern; wie der Puls, wie der Unterleib, wie die Haut überhaupt oder an einzelnen Theilen in Rücksicht der Feuchtigkeit oder Wärme beschaffen ist? ob er mit zurückgebogenem Kopfe entblößt oder fest zugedeckt, ob er nur auf dem Rücken, mit offenem Munde, mit über den Kopf gelegten Armen liegt, oder welche Stellung er sonst annimmt; mit welcher Anstrengung er sich aufrichtet und was vom Arzte sonst auffallend bemerkbares an ihm wahrgenommen werden konnte?

und kontrollirt es mit den Aussagen der Angehörigen – was dem Kranken hievon in gesunden Tagen gewöhnlich gewesen sey, oder nicht.

Nun läßt er sich erzählen, welche Arzneimittel, Hausmittel oder andere Kurmethoden die Zeit daher, und welche die letzten Tage über gebraucht worden – vorzüglich aber, wie die Zufälle vor dem Gebrauche oder während der Wegsetzung aller Arzenei gewesen? Diese letztere Form nimmt er für | die ursprüngliche an; 31
jenes ist die zum Theil künstlich umgeänderte Gestalt der Krankheit, die er aber zuweilen so, wie sie ist, nehmen und so behandeln muß, wenn die Lage der Dinge dringend ist und keinen Verzug leidet. Oder er läßt die Krankheit, wenn sie chronisch ist, einige Tage ganz ohne Arzenei, damit sie zu ihrer ursprünglichen Form zurückkehre, bis wohin er dann seine genauere Prüfung der Krankheitszeichen verschiebt, um den Heilplan nach den dauerhaften, unvermischten Symptomen des chronischen Uebels, nicht aber nach den vergänglichen, unächten, durch die letzten Mittel neu erzeugten Zufällen einzurichten – wie gleichwohl bei acuten Krankheiten aus dringender Noth geschehen muß.

Zuletzt frägt der Arzt nach der erinnerlichen Entstehungsursache ganz im Allgemeinen. Unter zehn Fällen können weder Kranke noch Angehörigen eine gewisse angeben. Ist aber eine unzweideutige vorhergegangen, so haben sie sie gemeiniglich schon von selbst in ihrer Krankheitserzählung gleich anfänglich mit angeführt. Soll sie erst abgefragt werden, so kömmt gewöhnlich etwas Unsicheres zum Vorscheine.* |

* Definitiv darf diese Frage überhaupt nicht eingerichtet seyn. Aber auch selbst dann, wenn sie nur ganz allgemein lautet, (z. B. woher entstand die Krankheit, auf welche Veranlassung?) pflegt schon diese Frage den Kranken und die Angehörigen nur mehr als zu sehr zur Ausdenkung und Erfindung irgend einer vermeintlichen Veranlassung anzutreiben, welche dem Arzte, der nicht penetrirender Menschenkenner ist, wahrscheinlich deuchten und ihn täuschen kann.

Ich nehme die entehrenden* 32

* Z. B. Vergiftung, intendirter Selbstmord, Onanie, Ausschweifungen in Wein, in Branntwein, in Essen – in unnatürlicher Wollust – Schwelgen in schlüpfriger Leserei; venerische Krankheit; gekränkter Stolz, verbissene Rache, kindische, abergläubige Furcht, böses Gewissen, unglückliche Liebe, Eifersucht, anderer Hausunfriede und Gram über ein Familiengeheimniß, über Schulden – Dürftigkeit, Hunger, ungesunde Nahrungsmittel u.s.w.

Veranlassungen aus, welche der Kranke oder die Angehörigen freilich nicht gern, wenigstens nicht von freien Stücken gestehen, denen daher der Arzt durch klügliche Wendungen oder Privaterkundigungen auf die Spur kommen muß. Diese ausgenommen, ist die gekünstelte Erforschung der übrigen Entstehungsursachen oft, wegen der Suggestion, eine schädliche, oder doch eine zwecklose Mühe, zumal da die Heilkunde nur wenige derselben kennt (sie werden im speziellen Theile vorkommen), nach welchen | auch ohne Rücksicht auf die genauen Zeichen der daraus 33
entsprungenen Krankheit, zuverlässige Hülfsmittel festgesetzt werden könnten.

Mit diesem sorgfältigen Eifer wird der Arzt das reine Bild der Krankheit aufgezeichnet, er wird *die Krankheit selbst* vor sich haben in Zeichen, ohne welche sich keine verborgene Eigenschaft der Dinge, und eben so wenig eine Krankheit dem blos nach Wahrnehmungen seiner Sinne erkennenden, irdischen Menschen ausspricht.

Ist die Krankheit gefunden, so müssen wir das Heilmittel suchen.

* * *

Jede Krankheit hat einen, die Verrichtung und das Wohlbefinden unserer Organe störenden, widernatürlichen *Reiz* eigener Art zum Grunde.

Nun läßt aber die Einheit des Lebens der Organe und ihre Uebereinstimmung zu einem gemeinsamen Zwecke nicht zu, daß zwei durch widernatürliche allgemeine Reize hervorgebrachte Wirkungen im menschlichen Körper neben einander und zu gleicher Zeit bestehen können. Daher:

Erster Erfahrungssatz.

Wenn zwei widernatürliche allgemeine Reize zu gleicher Zeit auf den Körper
34 wir- | ken, so wird, *wenn beide ungleichartig sind*, die Wirkung des einen (schwächern) Reizes von der des andern (stärkern) auf einige Zeit zum Schweigen gebracht und suspendirt*;

* Dieser Erfahrungssatz wird durch einen andern noch näher bestimmt, nämlich: »wenn (wie bei Palliativen) der hinzutretende allgemeine (Arznei-) Reiz von dem schon im Körper vorhandenen (Krankheitsreize) *das grade Gegentheil* ist, so wird der letztere auffallend schnell –, wenn der hinzutretende allgemeine (Arznei-) Reiz aber *in jeder andern Hinsicht* dem schon im Körper vorhandenen (Krankheitsreize) *unconform* und *heterogen* ist (wie die blos revolutionirenden Kurmethoden, die Revulsionen, und die sogenannten allgemeinen Mittel), so wird der Krankheitsreiz nur in dem Falle unterdrückt und suspendirt, wenn der neue Reiz um vieles stärker ist, als der schon im Körper vorhandene – schnell nur dann, wenn dieser neue Reiz äußerst heftig ist.«

Sind die sich opponirten, einander unconformen, ungleichartigen Reize Krankheiten, und zwar, wie nur in seltneren Fällen, von ziemlich gleicher Stärke, so daß sie einander gar nicht, oder nicht auf lange Zeit suspendiren können, so verschmelzen sie (ungeheilt) zuletzt in eine einförmige Krankheit, die sich auch als eine einzige, einförmige Krankheit heilen läßt, ungeachtet man dieser Sorte den Namen: *»complicirte Krankheiten«* gegeben hat.

hingegen:

Zweiter Erfahrungssatz.

35 *Wenn beide Reize große Aehnlichkeit | mit einander haben*, so wird der eine (schwächere) Reiz sammt seiner Wirkung von der analogen Kraft des andern (stärkern) gänzlich ausgelöscht und *vernichtet*.

(Zur Erläuterung des ersten Erfahrungssatzes). Wenn jemand z. B. vom Masern- und Menschenpockenmiasma (zweien ungleichartigen Reizen) zugleich angesteckt ist, die Masern aber eher hervorgebrochen sind, so verschwinden diese sogleich, wenn der Tag des Ausbruchs der Menschenpocken kömmt, und nur erst, wenn diese abgeheilet sind, kommen die Masern wieder, und vollenden ihren natürlichen Verlauf. Die schon begonnenen Rötheln verschwanden, wie ich öfters sah, bei dem Ausbruche der Menschenpocken und vollendeten nur dann erst ihren Lauf, als die Pocken abgetrocknet waren*.

* Eine schon erfolgte Ansteckung der epidemischen fieberhaften Ohrdrüsengeschwulst *(Bauer*wäzel, Tölpel, Mumps) sah ich sogleich weichen, als die Impfung der Schutzblattern gehaftet hatte, und nur nach Verfluß von vierzehn Tagen, als die peripherische Röthe der Schutzblatter vergangen war, kam der Bauerwäzel wieder zum Vorscheine und vollendete seinen siebentägigen Verlauf.

Die levantische Pest steht, nach *Larrey*, sogleich still, sobald die Menschenpocken zu grassiren anfangen, kömmt aber wieder, wenn letztere aufhören. |
36 Diese angeführten Paare von Körperreizungen sind von heterogener und abweichender Art, und die eine wird daher von der andern (doch nur auf einige Zeit) suspendirt.

(Zur Erläuterung des zweiten Erfahrungssatzes). Sind aber die beiden widernatürlichen Körperreizungen *ähnlicher* Art, so wird die schwächere von der stärkern ganz aufgehoben, so daß *nur eine* (die stärkere) zur Vollendung ihrer Wirkung kömmt, während die schwächere schon ganz vernichtet und ausgelöscht war. So werden die Menschenpocken ein Vertilgungsmittel der Kuhpocken; diese werden sogleich in ihrem Verlaufe unterbrochen, sobald das im Körper schon vorher gelegene Miasma der Menschenpocken seinen Ausbruch veranstaltet, und sie kommen nach Verlauf der Menschenpocken nicht wieder zum Vorscheine.

Das Kuhpockenmiasma, welches außer der bekannten Wirkung, Kuhpocken mit ihrem zweiwöchentlichen Verlaufe hervorzubringen, noch die Tendenz besitzt, ei-

nen Afterausschlag von kleinen rothen Knötchen mit rothen Rändern, vorzüglich im Gesichte und an den Vorderarmen, zu erzeugen (und diese Tendenz zuweilen, unter gewissen noch unbekannten Veranlassungen, gewöhnlich bald nach dem Abtrocknen der Kuhpocken, | in Wirkung bringt), heilt andere Hautausschläge, womit 37
der Impfling schon, obgleich noch so lange, vorher belästigt wurde, *wenn nur dieser Ausschlag jenem Kuhpockenexantheme**

* Daß dieser Afterausschlag (*pimples*), und schon die bloße Tendenz der Vaccine zu diesem Nebenausschlage, nicht aber die Kuhpockenerscheinung selbst es sey, was jene pustulösen Exantheme heilt, sieht man schon daraus, daß diese Exantheme, so lange die eigentlichen Kuhpocken ihren Verlauf haben, fast ungehindert stehen bleiben, und nur dann verschwinden, wenn die Reihe des Ausbruchs an den Afterausschlag der Vaccine kömmt, das ist, nach Abheilung der Kuhpokken. – Doch nicht blos jenen Afterausschlag in abgesonderten, erhabenen Knötchen, sondern auch einen andern Nebenausschlag in Gestalt dichtfrieselartiger (auch wohl feuchtender) Schwinden hat die Vaccine Tendenz am menschlichen Körper zu erzeugen (aber, wie es scheint, mit Ausnahme des Gesichts, und der Vorderarme und Unterschenkel) und einen ähnlichen heilt sie auch.

ziemlich ähnlich war, ohne Rückkehr.

Diese Paare widernatürlicher Reizungen können nicht neben einander in demselben Körper bestehen, und so hebt der nachgängig hinzugekommene Krankheitsreiz den schon vorher bestandenen auf, nicht blos auf einige Zeit, sondern, da jener diesem analog ist, auf immer; er löscht ihn aus, er vernichtet, er heilt ihn völlig. |

Eben so ist es bei Behandlung der Krankheiten mit Arzeneien. 38

Werden der Krätze der Wollarbeiter starke Purganzen, z. B. aus Jalappe entgegengesetzt, so läßt allmählig jene fast völlig nach, so lange die Purganzen fortgesetzt werden, weil die Wirkung dieser zweien, widernatürlichen Reize nicht zugleich im Körper bestehen können; sobald aber die Wirkung des künstlich erregten Reizes nachläßt, das ist, sobald die Purganzen bei Seite gesetzt werden, kömmt die suspendirte Krätze, nach wie vor, wieder, weil ein ungleichartiger Reiz den andern nicht aufhebt und vernichtet, sondern blos auf einige Zeit unterdrückt und suspendirt.

Wird aber in den mit dieser Krätze behafteten Körper ein neuer Reiz, zwar von anderer Natur, aber sehr ähnlicher Wirkungsart gebracht, wie z. B. die kalkerdige Schwefelleber*,

* Die Bäder mit geschwefeltem Wasserstoffgas bringen denselben krätzähnlichen Ausschlag vorzüglich in den Gelenkbeugen hervor, welcher am meisten des Abends juckt, und sie heilen eben deshalb die Krätze der Wollarbeiter schnell und gründlich.

von welcher Andere nächst mir einen dieser Krätze sehr ähnlichen Ausschlag erfolgen sahen, so weicht, weil zwei allgemeine widernatürliche Reize im Körper |
nicht zusammen bestehen können, der erstere dem letztern nicht nur auf kurze 39
Zeit, sondern, weil der zuletzt angebrachte ein dem erstern sehr analoger Reiz war, auf immer, das ist, die Krätze der Wollarbeiter wird vom Gebrauche der kalkerdigen Schwefelleber (und aus gleicher Ursache, vom Gebrauche des Schwefelpulvers und der hepatischen Bäder) wirklich geheilt.

Auch die Krankheiten, welche der flüchtige Beobachter für blos örtliche*

* Eben jene Einheit des Lebens aller Organe und ihre Uebereinstimmung zu einem gemeinsamen Zwecke, verstattet wohl schwerlich, daß irgend eine Krankheit des Körpers blos örtlich seyn oder bleiben könne, so wenig als die Wirkung irgend einer Arzenei rein örtlich seyn kann, dergestalt, daß der übrige Körper nicht daran Theil nähme. Er nimmt allerdings Antheil, obwohl in einem etwas schwächeren Grade, als der Ort, auf welchem die sogenannte örtliche Krankheit am meisten in die Sinne fällt, oder auf welchem die sogenannte örtliche Arzenei applicirt wird. – Leute die an Flechten leiden, sind, nach *Larrey*, frei von der Pestansteckung, und durch unterhaltene Fontanelle und beständige Blasenpflaster bleiben die Europäer in Syrien frei von der Ansteckung der levantischen Pest, wie jetzt *Larrey* und in ältern Zeiten *G. F. van Hilden* und *F. Plater* sah. So wenig sind Flechten und künstliche äußere Geschwüre blos örtliche Uebel, daß neben ihnen der Körper sogar nicht mehr jenen so heftigen und allgemeinen Reiz, wie die levantische Pest ist, annehmen kann. Doch nur so lange, als diese, an Art von jener abzuhaltenden verschiedene Kör-

perreizung anhält und nicht länger, kann sie sie abhalten. Zwei mit Fallsucht behaftete Kinder wurden von derselben frei (die Fallsucht ward suspendirt), so lange ein bei beiden entstandener Kopfausschlag anhielt; als dieser aber abheilte, kam die Fallsucht wieder (*N. Tulpius, lib. I. obs.* 8.). So werden oft entschieden allgemeine Körperkrankheiten von der hier ohnmächtigen Natur durch faule Fußgeschwüre, von dem Arzte aber durch Fontanelle – nicht geheilt, aber doch unterdrückt und suspendirt, weil auch Fontanelle und Fußgeschwüre, wenn sie einige Zeit angehalten haben, widernatürliche allgemeine Reizungen sind; aber die Schlagflußanfälle, Engbrüstigkeiten u.s.w. kommen sogleich wieder, wenn das Fußgeschwür oder das Fontanell zuheilt. Lange blieb ein Fallsüchtiger von seinen Anfällen frei, so lange das Fontanell im Gange erhalten ward, die Fallsucht kam aber sogleich und noch schlimmer, als ehedem wieder, als man es zugehen ließ *(Pechlinus obs. phys. med. lib. 2. obs.* 30.*).* Hieraus wird es augenscheinlich gewiß, daß örtlich scheinende Reize, *wenn sie einige Zeit angehalten haben,* gemeiniglich allgemeine Reize des Körpers werden, und wenn sie stark genug sind, allgemeine Körperkrankheiten entweder suspendiren oder heilen können, je nachdem die einander entgegen gestellten beiden Reize von ungleichartiger oder von analoger Beschaffenheit waren.

40 hält, | werden durch einen neuen, auf diesen Theil gebrachten, Reiz entweder auf
41 einige Zeit unterdrückt, wenn beide Reize von ungleich- | artiger oder entgegengesetzter Tendenz sind, wie z. B. der Schmerz einer verbrannten Hand von der Eintauchung in kühles Wasser augenblicklich unterdrückt und suspendirt wird, so lange die Eintauchung dauert, aber sich sogleich mit Heftigkeit erneuert, wenn sie wieder aus dem Wasser gezogen wird, – oder der erstere wird gänzlich und auf immer vernichtet, das ist, vollständig geheilt, wenn der letztere Reiz dem erstern sehr analog ist. So, wenn die Wirkung des Arzeneimittels, z. B. der auf die verbrannte Hand angebrachte künstliche Reiz von zwar anderer Natur als der Brennreiz des Feuers, aber von sehr ähnlicher Tendenz ist, wie der höchst entwässerte Weingeist, welcher auf den Lippen fast dieselbe Empfindung als eine sich nähernde Flamme hervorbringt, so wird die verbrannte Haut, wenn man sie damit fortdauernd benetzt, in schlimmern Fällen binnen etlicher Stunden, in geringern noch weit eher gänzlich hergestellt und vom Brandschmerze auf immer geheilt. So gewiß ist es, daß auch örtlich am Körper zween Reize nicht zugleich bestehen können, ohne daß der eine den andern suspendire, wenn sie beide ungleichartig sind, oder einer den andern aufhebe, wenn der hinzutretende von sehr ähnlicher Wirkungsart und Tendenz ist. |

42 Um also *heilen* zu können, werden wir blos nöthig haben, *dem vorhandenen widernatürlichen Reize der Krankheit eine passende Arzenei, das ist, eine andere krankhafte Potenz von sehr ähnlicher Wirkung, als die Krankheit äußert, entgegen zu setzen.*

* * *

Man hat, so wie die Nahrungsmittel für den gesunden Körper dienlich, so Arzeneien in Krankheiten heilsam befunden; *Arzeneien sind aber nie vor sich und unbedingt heilsam, sondern nur relativ.*

Die bis zur Stillung des Hungers und Durstes eingenommenen reinen Alimente, Speisen und Getränke, unterhalten unsere Kräfte, indem sie die durch den Lebensproceß verlorenen Theile ersetzen, ohne die Verrichtungen unserer Organe in Unordnung zu bringen, oder der Gesundheit zu schaden.

Jene Substanzen aber, die man *Arzeneien* nennt, sind ganz entgegengesetzter Natur. Sie nähren nicht. Sie sind widernatürliche Reize, blos geeignet, unsern gesunden Körper umzuändern, das Leben und die Verrichtungen der Organe zu stören und widrige Gefühle zu erregen, mit einem Worte, den Gesunden krank zu machen.

43 Es giebt kein Arzeneimittel, welches | diese Tendenz*

* Eine Arzenei, welche allein und unvermischt, in gehörig großer Gabe, einem gesunden Menschen eingegeben, eine bestimmte *Wirkung*, eine bestimmte Reihe eigner Symptomen zuwege bringt, behält die *Tendenz*, dergleichen zu erregen, auch in der kleinsten Gabe.

Die heroischen Arzeneien zeigen ihre Wirkung schon in geringer Gabe bei gesunden, selbst starken Personen. Die von schwächerer Wirkung müssen zu diesen Versuchen in sehr ansehnlicher Gabe gereicht werden. Die schwächsten Arzeneien aber zeigen ihre absolute Wirkung blos in solchen von Krankheit freien Personen, welche sehr zärtlich, reizbar und empfindlich sind –; in Krankheiten selbst zeigen sie zwar sämmtlich (die stärksten, wie die schwächsten Arzeneien) ebenfalls ihre absoluten Wirkungen, aber mit den Krankheitssymptomen so untermischt, daß nur ein sehr unterrichteter Kenner und feiner Beobachter sie heraus zu finden vermag.

nicht hätte, und welches sie nicht hat, ist kein Arzeneimittel, ohne Ausnahme.

Blos jene Eigenschaft der Arzeneien, eine Reihe spezifischer Krankheitssymptomen im gesunden Körper zu erzeugen, ist es, wodurch sie Krankheiten heilen, das ist, den Krankheitsreiz durch einen angemessenen Gegenreiz aufheben und verlöschen können.

Den spezifischen Krankheitsmiasmen (der Menschenpocken, der Masern, des Vipern- | bisses, des Speichels wüthender Thiere, u.s.w.) nicht unähnlich, wirkt je- 44
des einfache Arzeneimittel eine eigene spezifische Krankheit – eine Reihe bestimmter Symptomen, welche genau auf dieselbe Weise an keiner andern Arzenei in der Welt vorkömmt.

So gewiß jede Pflanzenart in ihrer äußern Gestalt, in der eigenen Art ihres Lebens, in ihrem Geschmacke, Geruche u.s.w. von einer andern Pflanzenart und Gattung – so gewiß jedes Mineral, jedes Salz in seinen äußern sowohl, als innern physischen Eigenschaften verschieden ist, so gewiß sind sie sämmtlich unter sich selbst, in ihren Arzneikräften, das ist, in ihrer krankmachenden Kraft verschieden; jede dieser Substanzen wirkt auf eine eigene, bestimmte Weise eine Abänderung unsers Gesundheitszustandes.

Die meisten Substanzen des Thier- und Pflanzenreiches*

* Diejenigen Pflanzen und Thiere, derer wir uns zu Nahrungsmitteln bedienen, haben den Vorzug einer größern Menge Nahrungstheile vor den übrigen, und darin, daß die Arzneikräfte ihres rohen Zustandes theils nicht sehr heftig, theils, wenn sie auch heftig sind, durchs Trocknen (wie bei der Aronwurzel), durchs Auspressen des schädlichen Saftes (wie bei der Kassave), durchs Gähren, durchs Räuchern und durch die Gewalt der Hitze beim Rösten, Braten, Backen, Kochen zerstört und verflüchtigt, oder durch den Zusatz des Kochsalzes, des Zuckers, vorzüglich aber des Essigs (in Saucen und Salaten) antidotisch unschädlicher gemacht werden. Der frisch ausgepreßte Saft der tödtlichsten Pflanzen darf nur Einen Tag an einem temperirten Orte stehen, so ist er in volle Weingährung übergegangen und hat schon viele seiner Arzeneikräfte verloren, steht er aber noch einen oder zwei Tage, so ist die Essiggährung vollendet und alle spezifische Arzneikraft verschwunden, das niedergefallene Satzmehl ist dann völlig unschädlich, der Weizenstärke gleich.

sind in ihrem rohen Zu- | stande arzneilich, die aus dem Mineralreiche aber sowohl 45
im rohen als im zubereiteten Zustande.

Am reinsten zeigen die Arzeneimittel die Natur ihrer krankhaften Potenz und ihre absolute, wahre Wirkung im gesunden menschlichen Körper, wenn man jedes allein und unvermischt nehmen läßt.

Schon sind mehrere der wirksamsten Arzeneien hie und da in gesunde Körper gerathen, und man hat die davon beobachteten Zufälle aufgezeichnet*. |

* Vergleicht man die durch dieselben Arzeneien zuweilen glücklich bewirkten Kuren, so muß selbst dem Vorurtheiligsten die ungemeine Aehnlichkeit auffallen, welche zwischen den Symptomen, die die Arzenei im gesunden Körper erzeugte, und denjenigen Symptomen statt findet, welche die durch sie geheilte Krankheit characterisirten.

Um nun diesen Fingerzeig der Natur weiter zu verfolgen und tiefer in diese 46
Kenntniß zu dringen, wendet man diese starken, so wie die minder starken Arzeneimittel versuchsweise, jedes einzeln und unvermischt, in gesunden Körpern bedächtlich an, und zeichnet, unter sorgfältiger Entfernung aller influirenden Nebenumstände, die davon sich ereignenden Zufälle, in der Ordnung wie sie vorkommen, genau auf, und erhält so das reine Resultat der Krankheitsform, die jede dieser Arzeneisubstanzen absolut und für sich im menschlichen Körper zu erregen im Stande ist*. |

* Zur Ausforschung der Wirkungen der minder starken Arzeneien auf diesem Wege muß man dem nüchternen gesunden Menschen eine hinlänglich starke Gabe, am besten in Auflösung, nehmen lassen, nur einmal. Will man die übrigen Symptomen, die sich beim ersten Male noch nicht entdeckten, auch erfahren, so kann man einer andern gesunden Person, oder derselben, aber dann nur erst nach mehreren Tagen, wenn die Wirkung der erstern Gabe völlig vorüber ist, eine ähnliche, oder stärkere Portion nehmen lassen, und eben so genau und skeptisch die entstehenden Reizungssymptomen aufmerken. Zu noch schwächern Arzeneien bedarf man, außer einer ansehnlichen Gabe, auch Personen, die zwar gesund, aber von sehr reizbarer, zarter Körperbeschaffenheit sind. Die deutlichern und auffallendern Zeichen werden in dem Verzeichnisse ausgezeichnet, die zweideutigen aber mit Andeutung des Zweifels bemerkt, bis sie öfterer bestätigt worden.

Bei Erkundigung dieser Arzeneisymptomen muß alle Suggestion eben so sorgfältig vermieden werden, als bei Erforschung der Krankheitssymptomen gesagt worden ist. Es muß größtentheils nur freiwillige Erzählung der zum Versuche genommenen Person seyn, nichts Errathenes, nichts Ausgefragtes, was man als Wahrheit niederschreiben will, am wenigsten aber Ausdrücke von Empfindungen, die man der Versuchsperson vorher schon in den Mund gelegt hatte.

Wie man aber selbst in Krankheiten unter den Symptomen der ursprünglichen Krankheit die Symptomen der Arzenei auffinden könne, ist ein Gegenstand höherer Betrachtung und blos den Meistern in der Beobachtungskunst zu überlassen.

47 So muß man sich die Kenntniß eines hinlänglichen Vorraths künstlicher krankhafter Potenzen (Arzeneien) zu Heilwerkzeugen verschaffen, um die Auswahl unter ihnen haben zu können*.

* Etwas von der Art sind meine *Fragmenta de viribus medicamentorum*.

Hat man nun die zu heilende Krankheit genau untersucht, das ist, alle wahrnehmbaren Phänomene derselben geschichtlich und wie sie auf einander folgen, aufgezeichnet, mit genauer Bezeichnung der stärkern, beschwerlichern Haupt-
48 symptomen, so darf man dieser Krankheit blos eine ihr möglichst ähn- | liche Krankheit – oder, mit andern Worten, dem vorhandenen Reize der Krankheit einen ihm analogen medicinischen Reiz entgegen setzen durch Anwendung einer Arzenei, welche möglichst alle jene Symptomen, oder doch die meisten und stärksten, oder doch die singulärsten und in derselben Ordnung, vor sich zu erregen im Stande ist – um die Krankheit, welche entfernt werden soll, gewiß, schnell und ohne Rückkehr zu heilen.

Der Erfolg von einem solchen naturgemäßen Verfahren ist so zuversichtlich, so ganz ohne Ausnahme gewiß, so über alle Erwartung schnell, daß keine Art, Krankheiten zu heilen, etwas ähnliches aufzuweisen hat.

Hier ist aber der große, nie genug zu berücksichtigende Unterschied zwischen der positiven und der negativen, oder wie sie auch sonst genannt wird, der radikalen *(curativen)* und der *palliativen* Heilart in Acht zu nehmen.

Bei der Einwirkung der einfachen Arzeneien auf den gesunden menschlichen Körper entstehen zuerst Phänomene und Symptome, welche die von diesem Arzeneimittel spezifisch zu erwartende *positive* Krankheit genannt werden kann, oder ihre positive, primäre (erste und vorzüglichste) Wirkung. |
49 Ist diese vorüber, so erfolgt, in schwer zu bemerkenden Uebergängen*,

* So daß in diesem Zwielichte Symptome der erstern Gattung mit Symptomen der zweiten Gattung noch mit einander abwechseln, bis die zweite Gattung die Oberhand behält und rein erscheint.

gerade das Gegentheil des erstern Vorganges (insonderheit bei den vegetabilischen Arzeneien), es erfolgen die gerade entgegen gesetzten (negativen) Symptomen als Nachwirkung.

Wendet man nun bei Behandlung einer Krankheit diejenige Arzenei an, deren erstere, positive Wirkungssymptome die größte Aehnlichkeit mit den Krankheitszufällen haben, so ist dieß eine *positive* oder *kurative* Heilart, das ist, es erfolgt, was nach dem zweiten Erfahrungssatze erfolgen muß, schnelle dauerhafte Besserung, bei deren Vervollständigung das Heilmittel in immer kleinern und kleinern Gaben und immer seltener gegeben werden kann, ohne daß ein Rückfall erfolgt; wo nicht gar schon die erste oder die ersten Paar Gaben zur Heilung zureichten.

Es wird nämlich dem im Körper vorhandenen, widernatürlichen Reize ein anderer Krankheitsreiz von möglichster Aehnlichkeit (mittelst der angewendeten, mit ihren
primären Symptomen hier positiv wir- | kenden Arzenei) entgegen gesetzt in der Ma- 50
ße, daß dieser jenen überwiegt, und es erfolgt (da zwei widernatürliche Reize nicht neben einander im menschlichen Körper bestehen können, dieses aber zwei gleichartige Reize sind) die völlige Auslöschung und Vernichtung jenes durch diesen*.

* So wenn sich ein des Branntweintrinkens ungewohnter Mensch durch eine schnelle, heftige Anstrengung (z. B. bei Löschung einer Feuersbrunst oder in der Erndte) aufs äußerste erhitzt und erschöpft hat, und über brennende Hitze, den heftigsten Durst und Schwere der Füße klagt, so wird vielleicht schon ein einziger Schluck (ein halbes Loth) Branntwein ihm noch vor Verfluß einer Stunde den Durst, die Hitze und die Schwere der Füße benehmen, und ihn dann gleich ganz herstellen, weil der Branntwein in gesunden, seiner ganz ungewohnten Menschen in der ersten Wirkung ebenfalls Durst, Hitze und Schwere der Glieder zu erzeugen pflegt.

Hier wird freilich eine neue Krankheit (durch die Arzenei) in den Körper gebracht, aber mit dem Unterschiede im Erfolge, daß die ursprüngliche durch die künstlich erregte ausgelöscht wird – der Verlauf der künstlich erregten, siegenden aber (der Verlauf der Arzeneisymptome) in so kurzer Zeit exspirirt, als keine natürliche, auch noch so kurze Krankheit.

Es ist bewundernswürdig, daß, wenn | das positiv (kurativ) angebrachte Heil- 51
mittel mit seinen Primärsymptomen sehr genau auf die Zufälle der zu tilgenden Krankheit paßt, ganz und gar keine Nachwirkungssymptomen des Arzeneimittels folgen; sondern die ganze Wirkung desselben schon zu der Zeit aufhört, wo man den Anfang der negativen Arzeneisymptomen eben erwarten sollte. Die Krankheit verschwindet, wenn sie unter die acuten gehörte, in den ersten wenigen Stunden, die den primären Arzeneisymptomen von der Natur zur Dauer angewiesen sind, und es ist nichts von Folgen zu sehen, als – Genesung. Eine wahre dynamische, gegenseitige Vernichtung.

In den besten Fällen kehren die Kräfte also gleich wieder zurück, und das sonst gewöhnliche Wiedergenesungs-Siechthum ist nicht zu bemerken.

Eben so bewundernswürdig ist die Wahrheit, daß es kein Arzeneimittel giebt, welches, kurativ angewendet, schwächer als die Krankheit wäre, auf die es paßt – keinen Krankheitsreiz, dem der positive und möglichst analoge Arzeneireiz nicht überlegen wäre.

Ist nicht nur das rechte (positive) Heilmittel gewählt, sondern auch die Gabe
richtig getroffen worden (zur kurativen Absicht | sind unglaublich kleine Gaben 52
hinreichend), so wirkt das Heilmittel binnen der ersten Stunde nach der Einnahme der ersten Gabe eine Art kleiner Verschlimmerung (selten daß sich diese bis zu drei Stunden erstreckt), welche dem Kranken eine Verschlimmerung der Krankheit zu seyn deuchtet, aber nichts anders ist, als die die Krankheit in etwas an Stärke übertreffenden primären Arzeneisymptome, welche in der Regel so viel Aehnlichkeit mit der ursprünglichen Krankheit haben müssen, daß sie in der ersten Stunde selbst den Kranken täuscht, bis die nach etlichen Stunden erfolgende Genesung ihn eines andern belehrt.

In diesem Falle ist die Heilung einer acuten Krankheit gewöhnlich mit der ersten Gabe beendigt.

War aber die erste Gabe des völlig passenden kurativen Heilmittels nicht etwas größer, als die Krankheit und erfolgte also nicht etwas von jener eigenartigen Verschlimmerung in der ersten Stunde, so ist doch die Krankheit zum größten Theile ausgelöscht, und es bedarf nur noch weniger, immer kleinerer Gaben, um sie völlig zu vernichten*. |

* In wiefern man bei der Heilung sehr langwieriger Krankheiten auch nach völligem Eintritte der Gesundheit, noch nöthig habe, einige Monate lang etwas sehr weniges von derselben Arzenei, welche die Krankheit besiegte, jedoch in immer längern und längern Zwischenzeiten fortzugeben, um alle Spuren des chronischen Uebels in dem mehrere Jahre daran gewöhnten Körperorganism bis auf die kleinste, nicht mehr in unsere Sinne fallende, auszulöschen, werde ich im speziellern Theile sagen.

53 Wollte man hier nicht immer kleinere Gaben reichen, sondern eben so große, oder größere, so entstehen (nach nun schon verschwundener ursprünglicher Krankheit) bloße Arzeneisymptomen, eine Art künstlicher, unnöthiger Krankheit*.

* Merkt man aber, daß der Genesende von dem kurativ hülfreichen Arzeneimittel, eine gleich große, auch wohl erhöhete Gabe fortbrauchen muß, um keinen Rückfall zu leiden, so ist dieß ein deutliches Zeichen, daß die die Krankheit erzeugende Ursache noch fortwährt, die man dann freilich abschaffen muß, wenn die Genesung von Dauer seyn soll – ein Fehler der Diät (Schwelgen im Thee, Kaffee, Wein, Branntwein u.s.w.) oder in der übrigen Lebensordnung (z. B. Säugen bei geschwächtem Körper, Mißbrauch des Geschlechtstriebes, Stubensitzen, fortwährende Zänkereien u.s.w.).

Ganz anders aber verhält es sich bei *palliativen* Kuren, wo man *eine Arzenei braucht, deren positive, primäre Wirkung das Gegentheil der Krankheit ist.*

54 Fast *unmittelbar nach Anbringung ei- | ner solchen Arzenei* erfolgt eine Art Linderung, eine fast augenblickliche Unterdrückung des Krankheitsreizes auf kurze Zeit*,

* M. s. den ersten Erfahrungssatz und die dazu gehörige Anmerkung.

wie, oben gesagt, das kühle Wasser bei der vom Feuer verbrannten Haut. Man nennt sie *Palliativmittel.*

Sie hindern nur während der Dauer ihrer primären Symptomen den Eindruck des Krankheitsreizes auf den Organismus, indem sie dem Körper einen Reiz vorhalten, welcher der Gegensatz des Krankheitsreizes ist; dann fängt ihre Nachwirkung, als das Entgegengesetzte von ihrer primären Wirkung, an, mit dem ursprünglichen Krankheitsreize zu coïncidiren und ihn zu verschlimmern*. |

* Die Unkenntniß dieses Erfahrungssatzes war Ursache, daß die Aerzte bisher fast blos palliative Mittel bei Behandlung der Krankheiten wählten; die anfänglich schmeichelnde, fast augenblicklich zu erleichtern scheinende Wirkung täuschte sie. So täuschen sich Eltern eines moralisch kranken (ungezogenen) Kindes, wenn sie glauben, daß für dessen Eigensinn und Unbändigkeit Zuckerbrod ein Heilmittel sey. Es schweigt zwar gleich, wenn es das erste Zuckerbrod bekömmt, aber bei einem künftigen Anfalle von Eigensinn, von Heulen und Toben aus Unbändigkeit hilft das nun wieder dargereichte, palliative Zuckerbrod schon nicht mehr so gut; man muß ihm mehr geben, man muß es endlich damit überhäufen und es hilft dann doch zuletzt gar nicht mehr. Das Kind ist im Gegentheile nur desto hartnäckiger, boshafter und unbändiger durch das Palliativ geworden. Die bedauernswürdigen Eltern suchen nun andere Palliative hervor: Spielzeug, neue Kleider, Schmeichelworte – bis auch diese nichts mehr helfen und allmählig den entgegengesetzten Zustand, einen Zusatz zur ursprünglichen moralischen Krankheit in dem zu heilenden Kinde hervorbringen, verhärtete Bosheit, Halsstarrigkeit, Wildheit. Gleich anfänglich und bei den ersten malen, da es seine Geschwister oder Wärterinnen schlug, oder kratzte, würden die kurativen Mittel von Strafworten und Ruthe in angemessen starker Gabe angebracht, und bei nachgängigen (gewiß kleinern) Anfällen von Bosheit noch einige male wiederholt, nicht verfehlt haben, das Uebel positiv zu heilen und dauerhaft und mit der Wurzel auszurotten. Das böse Kind wird zwar bei der ersten Anwendung der Ruthe in der ersten halben Stunde sich noch etwas unbändiger anstellen, etwas stärker heulen und schreien, aber desto ruhiger und artiger wird es hinterdrein.

55 Unter der Nachwirkung des Palliativs, und wenn es bei Seite gesetzt wird, verschlimmert sich die Krankheit. – Der Brandschmerz wird schlimmer, wenn die Hand aus dem kühlen Wasser gezogen wird, als ehe sie eingetaucht ward.

So wie bei der (positiven) kurativen Heilart in der ersten Stunde eine kleine
56 Verschlimmerung, nachgehends aber eine | desto dauerhaftere Besserung und

Genesung zu erfolgen pflegt, so entsteht bei der palliativen Heilart in der ersten Stunde, ja fast augenblicklich, eine (täuschende) Besserung, welche aber von Stunde zu Stunde wieder abnimmt, bis die Zeit der primären, hier palliativen Wirkung des Arzeneimittels exspirirt, und nicht nur die Krankheit wieder so erscheinen läßt, wie sie vor dem Gebrauche des Mittels war, sondern auch etwas von ihrer Nachwirkung hinzusetzt, die, weil die primäre Wirkung des Mittels das Gegentheil der Krankheit war, nun zum Entgegengesetzten, das ist, zu einem der Krankheit analogen Zustande wird. Dieser Zusatz ist eine Vermehrung, eine Verschlimmerung derselben.

Soll dann die palliative Hülfe erneuert werden, so reicht die erste Gabe schon nicht mehr zu; sie muß verstärkt werden*,

* M. s. außer unzähligen andern Bestätigungsbeispielen, *J. H. Schulze Diss. qua corporis humani momentanearum alterationum specimina quaedam expenduntur*[3], *Halae* 1741. § 28. – Außer der Verstärkung der Gabe, sieht man auch, zu dem öftern Wechseln mit Palliativen Zuflucht nehmen, wenigstens in solchen chronischen Uebeln, wo es deren mehrere giebt, z. B. bei hysterischen Anfällen. Da sieht man mit Asant, Biebergeil, Galban, Sagapen, Hirschhorngeist, Bernsteintinktur, endlich mit Mohnsaft in immer erhöheten Gaben (weil jedes derselben in seinen primären Wirkungen nur das ungefähre Gegentheil der Krankheit, nicht das Aehnliche derselben ist, folglich nur bei den ersten Paar Gaben erleichtert, die übrigen Tage aber immer weniger, endlich gar nicht hilft) so lange und so oft abwechseln – um nur einigermaßen zu lindern, so lange es geht – bis der Vorrath der Palliative erschöpft, oder bis der Kranke der dauerlosen Kuren müde, oder durch die Nachwirkungen dieser Arzeneien mit einer neuen Krankheit beladen worden ist, welche nun eine andere Kur erfordert.

und | so immer fort verstärkt, bis das Mittel gar nicht mehr erleichtert, oder bis die 57
etwanigen Nebenwirkungen des zu einer immer größern Gabe fortgesetzten Arzeneimittels Nachtheile erregen, die seinen fernern Gebrauch verbieten – Beschwerden, wobei, wenn sie zu einer ansehnlichen Höhe gediehen sind, oft das ursprüngliche, bisher behandelte Uebel schweigt (zufolge des ersten Erfahrungssatzes) und eine andere, neue, wenigstens eben so lästige Krankheit an ihre Stelle tritt*.

* Ist man dann so glücklich, diese (vom Palliative erzeugte) Krankheit wieder zu heben, so kömmt gewöhnlich jene erste, ursprüngliche wieder zum Vorscheine, zum Zeichen, daß sie, (nach dem ersten Erfahrungssatze) durch die neu erzeugte, ungleichartig reizende Krankheit blos verdrängt und suspendirt, nicht vernichtet oder geheilt worden war.

So kann z. B. eine chronische Schlaf- | losigkeit zwar nicht selten durch tägliche 58
Gaben Mohnsaft des Abends, auf eine geraume Zeit unterdrückt werden, da die (hier palliative) primäre Wirkung desselben Schlaf bringend ist, aber (da seine sekundäre Wirkung Schlaflosigkeit, folglich ein Zusatz zu der ursprünglichen Krankheit ist) nur durch immer steigende Gaben, bis eine unerträgliche Hartleibigkeit, ein Anasarka, ein Asthma, oder andere Nachwirkungsübel vom Opium, die fernere Anwendung desselben verbieten.

Wenn aber die palliative Arzenei nur in etlichen Gaben gegen ein habituelles Uebel gebraucht, und dann wieder ausgesetzt wird, ehe sie große Nebenübel erregen kann, da zeigt sichs schnell und deutlich, daß sie gegen das ursprüngliche Uebel nicht nur nichts vermochte, sondern es auch durch ihre sekundären Wirkungen verschlimmerte. Eine wahre *negative* Hülfe. War z. B. der Schlaf bei der chronischen Agrypnie, die man heilen wollte, nur gering, so verschaft zwar eine abendliche Gabe Mohnsaft sogleich eine Art Schlaf; aber wenn dieses, hier palliativ wirkende Mittel nach einigen Tagen ausgesetzt wird, so schläft der Kranke nun vollends gar nicht*. |

3 „Abhandlung, in der etliche Beispiele für momentane Änderungen des menschlichen Körpers dargelegt werden."

* Hat man aber eine Schlafsucht zu bekämpfen, so wird sie der Mohnsaft als ein in seinen primären Wirkungen der vorliegenden Krankheit sehr analoger Arzeneireiz schon in der kleinsten Gabe hinweg nehmen, und wenn einige der übrigen, primären Wirkungen dieses Mittels (z. B. Schnarchen im schlummerähnlichen Schlafe mit offenem Munde, aufwärts gedrehte Pupillen bei halbverschlossenen Augenliedern, Reden im Schlafe, Unbesinnlichkeit beim Erwachen, Miskennung der Anverwandten u.s.w.) ähnliche Symptomen bei der Krankheit (wie in den Typhusarten nicht selten) vorfinden, das ursprüngliche Uebel schnell, dauerhaft und ohne Nachwehen besiegen, als ein kuratives und positives Heilmittel.

* * *

59 Die palliative Anwendung der Arzeneien ist nur in wenigen Fällen nützlich und nöthig – in solchen nur vorzüglich, welche schnell entstanden sind, und fast augenblickliche Gefahr drohen!

So benimmt z. B. im Scheintode des Erfrierens (nächst dem Frottiren der Haut und der allmählig erhöheten Temperatur) der Muskelfaser nichts schneller ihre Unreizbarkeit, den Nerven nichts schneller ihre Unempfindlichkeit, als ein starker Aufguß des Kaffees[4], welcher in seiner ersten Wirkung die Beweglichkeit der Faser und das Gefühl aller empfindlichen Theile unsers Körpers erhöhet, folglich palliativ
60 in Gegenhalt des vorliegenden Zustandes ist. Hier ist aber | beim Verweilen Gefahr und doch kein anhaltender Krankheitszustand zu bekämpfen, sondern sobald Empfindung und Reizbarkeit auch nur durch ein Palliativ wieder erregt, und nur einmal wieder im Gange ist, so tritt der unverletzte Organism wieder in seine Rechte und das freie Spiel der Lebensverrichtungen erhält sich von selbst wieder aufrecht, ohne Zuthun irgend eines fernern Arzeneimittels.

So kann es auch Fälle aus chronischen Krankheiten geben, z. B. hysterische Convulsionen oder Asphyxien, wo eine temporäre Hülfe mit Palliativen (mit etwas *eau de luce*[5], einer angesengten Feder, u.s.w.) ein dringender Nothfall seyn kann, um nur den Kranken in seinen gewöhnlichen, gefahrlosen Krankheitszustand wieder zu versetzen, welcher dann freilich zur Heilung ganz anderer, dauerhafterer Hülfe durch kurative Arzeneien benöthigt ist.

Wo aber mit einem Palliative nicht in wenigen Stunden ausgerichtet werden kann, was auszurichten ist, da fangen die oben berührten Nachtheile desselben bald an, zum Vorscheine zu kommen.

Bei den selbst in der kürzesten Zeit verlaufenden acuten Krankheiten ist es der
61 Würde der Arzeneikunde und dem Heile | der Kranken angemessener, sie mit kurativen (positiven) Mitteln zu behandeln. Sicherer und im Ganzen geschwinder werden sie dadurch besiegt, *und ohne Nachkrankheit.*

Indeß ist der Nachtheil der Palliative*

* Auch macht die Palliative der Umstand undienlich, daß jedes derselben gewöhnlich nur einem einzigen Krankheitssymptome als Schweigungsmittel entgegen gesetzt wird, – die übrigen Symptomen bleiben entweder unbefriedigt, oder werden mit andern Palliativen bestritten, welche allesammt Nebenwirkungen besitzen, die der Wiedergenesung im Wege stehen.

bei *gelinden* Fällen acuter Krankheiten *nicht sehr auffallend, nicht sehr bedeutend.* Die Hauptzufälle schweigen nach jeder Gabe des Palliativs zum größten Theile bis der natürliche Verlauf der Krankheit zu Ende geht, da dann der in der kurzen Zeit von den Nachwirkungen der Palliative nicht allzu sehr in Unordnung gesetzte Organism wieder in seine Rechte tritt und die Folgen der Krankheit selbst, nebst den Nachwehen von der Arzenei zusammen, allmählig überwindet.

---

4 Im Original heißt es „Koffees".
5 „Lucien-" oder „Luciuswasser".

Geneset er aber bei dem Palliative, so würde er, ganz ohne Arzenei ebenfalls und zu derselben Zeit (denn Palliative kürzen die natürlichen Verlaufszeiten der acuten Krankheiten nie ab) genesen seyn, und sich leichter hintennach erhohlen, aus eben jetzt | angegebenen Ursachen. Der einzige, den Arzt hier noch etwa empfehlende 62
Umstand, daß nämlich die beschwerlichen Zufälle durch seine Palliative von Zeit zu Zeit zum Schweigen gebracht werden, giebt einer solchen Kur vor der unarzneilichen Selbstgenesung einigen Vorzug in den Augen der Angehörigen und der Kranken – aber keinen reellen.

Die kurative und positive Hülfe behauptet daher auch in schnell verlaufenden Krankheiten einen entschiedenen Vorzug vor jeder Palliativerleichterung, weil sie selbst die natürliche Periode der acuten Krankheiten abkürzt, sie noch vor ihrer Verlaufszeit wirklich heilt und keine Nachwehen hinterläßt, wenn das kurative Mittel recht passend gewählt worden ist.

* * *

Man könnte gegen diese Heilart einwenden: „daß die Aerzte, seit die Arzeneikunst bestehe, sich (ihres Wissens) derselben noch nicht bedient und dennoch Kranke geheilt hätten."

Dieser Einwurf ist blos scheinbar; denn seit es eine Arzeneikunst giebt, sind auch die Kranken, welche wirklich, schnell und dauerhaft, und sichtbar durch Arzeneien, nicht durch den Selbstverlauf der acuten | Krankheit, nicht durch die Länge der Zeit, 63
nicht durch das allmählige Uebergewicht der Energie des Körpers gesund wurden, auf dieselbe Art, die ich hier vortrage, durch die kurative Wirkung eines Arzeneimittels genesen, obgleich ohne Wissen des Arztes*. |

* Dieß zu beurtheilen, muß man die von einem völlig wahrhaften und genauen Beobachter aufgezeichneten Fälle wählen, wo eine auffallend schnelle Heilung einer nicht an einen gewissen baldigen Selbstverlauf von der Natur gebundenen, acuten, sondern einer lang dauernden Krankheit, nicht durch ein Gemisch sich widersprechender, sondern durch ein einziges Arzeneimittel, mit Bestande und ohne Nachkrankheit geheilt ward. Dieß war dann gewiß ein der Krankheit in seinen primären Wirkungen sehr analoges (kuratives) Arzeneimittel. War es ein Palliativ in immer steigender Gabe, so war die Scheingenesung nicht von Dauer, oder doch nicht ohne Nachkrankheit. Ohne ein positives (kuratives) Arzeneimittel kam nie eine schnelle, sanfte, dauerhafte Heilung zu Stande, und wird auch nie eine, der Natur der Sache nach, erfolgen.

Bei den auffallend schnellen und dauerhaften Heilungen durch gemischte Mittel (wenn anders die Zusammenmischung mehrerer ungekannter Arzeneien zu einem oft eben so uneingesehenen Zwecke eine wissenschaftliche Beachtung verdient) findet man das stark vorwirkende Mittel ebenfalls von der positiven Art – oder das Gemisch bildete eine nie genau zu beurtheilende Art zusammenwirkender Arzenei, worin jedes Ingredienz nicht seine eigenthümliche Function verrichtet, sondern durch die übrigen in seiner Tendenz abgeändert wird, und wo, nach den gegenseitigen dynamischen Vernichtungen, eine unbekannte Arzeneipotenz übrig bleibt, welche dann hier that, was kein Sterblicher errathen kann, warum sie es that, und auch einer Menge Ursachen wegen (welche aus der oft verschiedenen Kräftigkeit der einzelnen Droguen in verschiedenen Apotheken, aus der fast nie wieder so zu treffenden Mischungsart und aus der jedesmahligen Verschiedenheit des Krankheitsfalles hervorfließen) nie wieder nachgeahmt werden kann; es müßte denn in einer der oben angeführten eigenartigen oder miasmatischen, sich immer gleich bleibenden Krankheiten seyn.

Zuweilen* 64

* So sagt *Hippokrates*, oder der Verfasser des Buchs περὶ τόπων τῶν κατ᾽ ἄνθρωπον[6] (*Basil.* 1538. *frob. pag.* 72. *lin.* 35.) die merkwürdigen Worte: διὰ τὰ ὅμοια νοῦσος γίνεται, καὶ διὰ τὰ ὅμοια προσφερόμενα ἐκ νοσεύντων ὑγιάνονται [richtig: ὑγιαίνονται] οἷον στραγγουρίην τὸ αὐτὸ ποιέει οὐκ ἐοῦσαν, καὶ ἐοῦσαν τὸ αὐτὸ παύει καὶ βὴξ κατὰ τὸ αὐτὸ, ὥσπερ ἥ στραγγουρίη ὑπὸ τῶν αὐτῶν γίνεται καὶ παύεται – διὰ τὸ ἐμέειν ἔμετος

6 Hippokrates, *De locis in homine* (‚Über die Orte im Menschen') 42: VI 334 f.

παύεται. –[7] So haben auch nachgängige Aerzte hie und da eingesehen, daß die Bauchweh erregende Eigenschaft der Rhabarber die Ursache ihrer Kolik stillenden, und die Erbrechen erregende Kraft der Ipecacuanha der Grund ihrer Brechen stillenden Tugend in kleinen Gaben sey. So sah *Detherding (Eph. Nat. Cur. Cent.* 10. *obs.* 76.*)*, daß der bei gesunden Personen Kolik erzeugende Sensblätteraufguß gleichwohl Koliken bei Erwachsenen heile und vermuthet, daß es durch analoge Wirkung geschehen müsse. Ich übergehe die Vorschläge Anderer (*J. D. Major, A. Brendelius, A. F. Danckwerts* u.s.w.), durch eine künstlich erregte Krankheit andere Krankheiten zu heilen.

ahneten jedoch die Aerzte, daß jene (unzähligen Erfahrungen zufolge nun bestätigte) Fähigkeit der Arzeneien, – mittelst ihrer anerschaffenen Neigung, der Krankheit analoge (positive) Symptomen zu erregen –, es sey, wodurch sie ächte Hei- |
65 lung bewirken. Aber selten freilich, ist dieser Strahl der Wahrheit in den mit Systemen umnebelten Geist unserer Schule gedrungen.

* * *

Wenn nach diesem naturgemäßen Verfahren das Heilmittel gefunden ist, so bleibt die Bestimmung der Gabe noch ein wichtiger Punkt.

Eine Arzenei positiver und curativer Art, kann, ohne ihre Schuld, gerade das Gegentheil von dem wirken, was sie thun sollte, wenn sie in einer übertriebenen Gabe angewendet wird; dann erzeugt sie sogar eine größere Krankheit, als die vorhandene war.

Wenn man eine gesunde Hand einige Minuten lang in kaltes Wasser hält, so empfindet man darin Wärmeverminderung, Kälte; die Venen verschwinden, die fleischigen Theile sind wie zusammen gefallen, ihr Umfang wird vermindert; die
66 Hand ist blasser, | matter, die Bewegung schwieriger. Dieß sind einige der primären Wirkungen des kalten Wassers auf den gesunden Körper. – Zieht man nun die Hand aus dem kalten Wasser und trocknet sie ab, so dauert es nicht lange, daß das Gegentheil entsteht. Die Hand wird wärmer, als die andere (uneingetaucht gebliebene), man bemerkt beträchtlichere Turgescenz der weichen Theile derselben, die Venen laufen stärker an, die Haut wird röther, die Bewegung freier und kräftiger als bei der andern, – eine Art erhöheten Lebens. Dieß ist die secundäre oder Nachwirkung des kalten Wassers auf den gesunden Körper.

Dieß ist auch die ungefähre höchste Gabe, in welcher es als positives (curatives) Heilmittel bei einem (reinen) Schwächezustande, der den gedachten primären Wirkungen des kalten Wassers auf den gesunden Körper analog ist, mit dauerndem Erfolge angewendet werden kann. Ich sage; *„höchste Gabe"*; denn wenn der ganze Körper diesem Heilmittel ausgesetzt werden soll, und die Kälte des Wassers sehr beträchtlich*

* Nach Maßgabe einer größern Schwäche können 70° Fahr. eine so beträchtliche Wasserkälte seyn, als für eine mindere 60 Grad.

67 ist, dann muß wenigstens die Dauer | der Anwendung merklich verkürzt werden, bis zu etlichen Sekunden, um die Gabe gehörig herabzustimmen.

Wird aber die Gabe dieses Heilmittels in allen Hinsichten viel über die Norm erhöhet, so erhöhen sich die der primären Wirkung des kalten Wassers eigenen krankhaften Symptomen bis zu einem Krankheitszustande, welchen der damit zu

---

7 Die Gedankenstriche sind von Hahnemann, er läßt Text aus. Hippokrates, *De locis in homine* (‚Über die Orte im Menschen') 42: VI 334f. L: „Eine Krankheit entsteht aufgrund von Ähnlichem, und durch (wörtl.: ‚wegen') die Behandlung mit Ähnlichem werden Kranke [wieder] geheilt; so bewirkt dasselbe, wenn es nicht vorhanden ist, Harnzwang und beendigt ihn, wenn es vorhanden ist; und auf dieselbe Weise wie der Harnzwang entsteht und vergeht auch Husten durch dasselbe – [und ebenso] vergeht Erbrechen durch Erbrechen."

heilende schwache Theil nicht, oder kaum wieder aufzuheben im Stande ist. Wird die Gabe noch viel mehr erhöhet, ist das Wasser sehr kalt*,

* Z. B. 40° Fahr.

ist die dem Wasser ausgesetzte Oberfläche größer*,

* Z. B. die ganzen Unterschenkel.

und die Dauer der Anwendung bei weitem größer, als sie bei einer gewöhnlichen Heilgabe dieses Mittels seyn sollte*,

* Z. B. zwei Stunden.

so erfolgt Taubheit des ganzen Gliedes, Klamm *(crampus)* der Muskeln, oft gar Lähmung*,

* Es giebt freilich Ausnahmen von Wohlthätigkeit auch äußerst großer Gaben der positiven (curativen) Heilmittel in gewissen dem Meister in der Kunst vorbehaltenen Fällen. So sah ich die Heilkraft der lähmenden primären Wirkung einer sehr großen Gabe dieses Mittels auffallend an einem Manne (in Thüringen), dessen rechter Arm schon seit vielen Jahren fast gänzlich gelähmt und immer wie eingeschlafen und kalt war. Er wollte zu den Weihnachtsferien aus einem eingefrornen Hälter Fische holen, um seinen Anverwandten eine heimliche Freude zu machen. Mit dem linken Arme allein konnte er sie nicht ergreifen; er mußte den nur weniger Bewegung fähigen lahmen Arm zu Hülfe nehmen. Er mochte ihn wohl länger als eine halbe Stunde in dem eiskalten Wasser beschäftigt haben. Die Folge war, daß bald darauf der gelähmte Arm sich entzündete und anschwoll, nach einigen Tagen aber ganz gesund ward und so kräftig als der andere; die Lähmung war auf immer verschwunden.

und war der ganze Körper in | dieses kalte Wasser eine Stunde oder länger einge- **68**
taucht worden, so erfolgt der Tod, wenigstens der Scheintod des Erfrierens selbst bei Gesunden, weit geschwinder aber, wenn es auf schwächliche Körper angewendet wird.

So ist es mit allen Arzeneien, auch den innern.

Der (des Branntweins ungewohnte) vor Hitze, Anstrengung und Durst ermattete Erndteschnitter, welcher, wie oben gedacht, von einer sehr kleinen Gabe, einem einzigen Schlucke Branntwein (dessen primäre Wirkung einen sehr ähnlichen Zustand, als der hier zu besiegende, darstellt) nach einer Stunde hergestellt ist, würde in einen (vielleicht tödtlichen) Synochus fallen, wenn er in dieser Lage statt eines
einzigen Schluckes | ein Paar Pfunde Branntwein auf einmal tränke – dasselbe po- **69**
sitive Heilmittel, nur in einer übertriebenen, schädlichen Gabe.

Man glaube auch nicht, daß diese Schädlichkeit übertriebener Gaben blos den auf positive Art angewendeten Heilmitteln (den curativen) zukomme. Die *Palliative* setzen gleich großen Nachtheilen bei Uebertreibung ihrer Dosis aus; – denn Arzeneien sind vor sich schädliche Substanzen, die nur durch Anpassung ihrer natürlichen krankmachenden Kraft auf die ihr (positiv oder negativ) analoge Krankheit *in der angemessenen Gabe* zu Heilmitteln werden.

So wird, um ein Beispiel von den negativen (palliativen) Mitteln zu geben, eine in der Kälte sehr erstarrte Hand in der Luft einer warmen Stube*

* Z. B. von 80° Fahr. in Entfernung vom Ofen.

bald wieder hergestellt. Diese gemäßigte Wärme hilft hier als ein Mittel von der Frosterstarrung entgegen gesetzter Tendenz, das ist, als Palliativ, doch ohne sonderlichen Nachtheil, weil die Gabe nicht zu stark, und das Mittel nur kurze Zeit gebraucht werden darf, um den schnell entstandenen und schnell zu besiegenden mäßig krankhaften Zustand zu heben.

Man tauche aber die gänzlich von Kälte | erstarrte und schon unempfindlich ge- **70**
wordene (erfrorne) Hand schnell in Wasser von einer, der gesunden Hand nicht

unerträglichen, Hitze von 120° Fahr. eine Stunde lang und der Theil erstirbt unausbleiblich; die Hand wird brandig und fällt ab.

Ein sehr erhitzter, robuster Mann wird in einer gemäßigt kühlen Luft (von etwa 65° Fahr.) sich bald wieder erholen, ohne von diesem Palliative merklichen Schaden zu leiden; muß er aber gleich nach dieser heftigen Erhitzung eine Stunde lang in einem kalten Flusse stehen (worin er bei unerhitztem Körper etwa eben so lange ohne übeln Erfolg ausdauern konnte), so wird er todt zu Boden sinken, oder in den gefährlichsten Typhus fallen.

Ein verbrannter Theil wird von kühlem Wasser palliativ gelindert, von gleich aufgelegtem Eise aber sphacelös.

Und so auch mit den innern Mitteln. Wenn ein vom Tanze äußerst erhitztes Mädchen eine Menge Gefrornes verschluckte, so weiß die ganze Welt, was darauf zu erfolgen pflegt –, und dennoch würde ihr ein kleiner Eßlöffel voll kühles Wasser oder eine Messerspitze Gefrornes nichts geschadet haben, ob es gleich dasselbe
71 Palliativ, nur in kleiner Gabe, ist. Aber sicher und | dauerhaft wird sie, auch bei der äußersten Erhitzung, geheilt, wenn sie ein, in seiner primären Wirkung ihrem Zustande analoges (curatives) Heilmittel in kleiner, angemessener Gabe wählt, d. i. etwas sehr warmen Thee mit einer kleinen Portion erhitzendem Geiste (Rum, Arak u. d. g.) gemischt trinkt*,

* Dieses letztere Beispiel zeigt zugleich die Richtigkeit des Satzes, daß wenn der Krankheitszustand im äußersten Grade ist und man nur einige Stunden Zeit zum Heilen übrig hat, die Anwendung der positiven (curativen) Mittel in sehr kleiner Gabe jener Anwendung der palliativen unendlich vorzuziehen sey, selbst wenn diese anfänglich in sehr kleiner Menge gegeben würden. Wenn letztere auch nichts schadete, so ist es wenigstens gewiß, daß sie nicht hilft, während die kleinste Gabe des wohl passenden Curativmittels vom Tode erretten kann, wenn nur noch einige Stunden Zeit zum Heilen übrig sind.

in einer lauen Stube, unter gemäßigtem Auf- und Abgehen; – aber ein großes Glas brennbarer Geist würde sie hinwiederum in ein hitziges Fieber gestürzt haben.

* * *

Wie sehr sich aber die Empfindlichkeit des Körpers gegen Arzeneireize in Krankheiten erhöhe, hievon hat nur der genaue Beobachter einen Begrif. Sie übersteigt
72 allen Glauben, wenn die Krankheit einen ho- | hen Grad erreicht hat. Ein gefühllos danieder liegender, comatöser, gegen alles Schütteln und Schreien tauber Typhuskranker, wird von der kleinsten Gabe Mohnsaft schnell zur Besinnung gebracht, wenn sie auch millionmal kleiner wäre, als sie je ein Sterblicher verordnete.

Die Empfindlichkeit des hochkranken Körpers[8] gegen Arzeneireize steigt in vielen Fällen bis zu dem Grade, daß Potenzen auf ihn zu wirken, und ihn zu erregen anfangen, deren Existenz man sogar leugnete, weil sie auf den gesunden festen Körper und in mancherlei nicht dazu geeigneten Krankheiten keine Wirkung zeigen. Die heroische Kraft des *Animalismus* (thierischen Magnetismus), oder jene bei gewissen Arten der Berührung oder Fast-Berührung erfolgende immaterielle Influenz von einem lebenden menschlichen Körper auf den andern, welche auf sehr empfindliche, zu heftigen Gemüthsbewegungen sowohl, als zu hoher Reizbarkeit der Muskelfasern sehr aufgelegte, zart gebauete Personen beiderlei Geschlechts so viel Erregung macht, mag hier zum Beispiele dienen. Diese animalische Kraft zeigt sich zwischen zwei robusten, gesunden Personen durchaus nicht –, nicht weil sie nichts wäre, sondern weil sie viel
73 zu klein ist, als daß | sie nach den weisen Absichten Gottes zwischen gesunden Personen merklich werden könnte oder sollte, während dieselbe (beim Uebergange von

8 Im Original heißt es „Körper.“.

Gesunden auf Gesunde durchaus unmerkbare) Influenz in jenen Zuständen krankhafter Empfindlichkeit und Beweglichkeit oft nur mehr als zu heftig wirkt – wie auch sehr kleine Gaben anderer curativen Arzeneien in einem sehr kranken Körper.

Dieselbe Bewandniß hat es mit den im gesunden Körper durchaus nicht fühlbaren Arzeneikräften der Applicirung des Eisenmagnets und der Berührung eines kranken Theils mit den übrigen Metallen.

Auf der andern Seite ist es so wahr als erstaunenswürdig, daß selbst die robustesten Personen, welche mit chronischen Uebeln behaftet sind, ihrer übrigen Körperstärke ungeachtet, und ungeachtet sie oft schädliche Reize verschiedener Art in großer Menge ungeahndet ertragen (Ueberladungen mit Speisen und geistigen Getränken, Purganzen u.s.w.) – dennoch, sobald ihnen das für ihr chronisches Uebel positiv hülfreiche Arzeneimittel gereicht wird, von der kleinst möglichen Gabe eben so vollen Eindruck erfahren, als wären sie Säuglinge. |

* * *

Es giebt einige wenige Substanzen in der Arzeneikunst, welche fast blos chemisch 74
wirken – einige, welche die todte Faser so gut als die lebende verdichten (wie der Gerbestoff der Gewächse) oder sie auflockern und ihren Zusammenhang oder ihre Straffheit mindern (wie die Fette) – einige, welche schädliche Stoffe im Körper, wenigstens in den ersten Wegen chemisch binden (wie Kalkerde oder Laugensalze, einige schädliche Metalloxyde oder eine scharfe Säure im Magen – hydrothionsaures Wasser, die gefährlichen Metalle und ihre Oxyde), oder zersetzen (wie Laugensalze oder Schwefelleber, die schädlichen Metallsalze), oder Körpertheile chemisch zerstören (wie das glühende Eisen). Diese wenigen Dinge, und die fast blos mechanischen Einwirkungen der Chirurgie auf den Körper, die blos verkürzende Amputation und das blos minorative Blutabzapfen etwa *ausgenommen*, nebst noch einigen in den Körper gerathenen mechanisch schädlichen und unauflöslichen Dingen – *sind die Wirkungen der übrigen Arzeneimittel überhaupt rein dynamisch**, |

* Bei der so schnellen und unmittelbaren, als kräftigen und sanften Umwandlung der Krankheiten in Gesundheit durch die positive (curative) und dynamische Heilart, sind alle jene naturwidrigen Bestürmungen des Organismus, die man allgemeine Mittel, Revulsionen und Ausleerungsmittel nennt, Brechmittel, Purganzen, Schweißmittel u.s.w. so unnöthig als schädlich. Die dazu bestimmten Arzeneien vollführen diese revolutionirenden, angreifenden, heftigen Wirkungen größtentheils durch die Uebermaße ihrer Gabe. Die mehreren, spezifisch arzneilichen Eigenschaften des Brechweinsteins, der Brechwurzel, der Haselwurzel u.s.w. wird man bei diesem ihren Mißbrauche zu Brechmitteln nicht gewahr, wodurch sie in kleinern Gaben weit heilsamere Arzeneimittel zu anderen Behufen werden könnten. Eben so sind die vielen arzneilichen Eigenschaften derjenigen Substanzen, die man zu Purgier- und Abführungsmitteln zu mißbrauchen pflegt (als wozu der ächte Arzt sie fast nie, oder äußerst selten nöthig hat) zu weit nützlichern Zwecken bestimmt, als die man bisher von ihnen kannte. Blos in Uebermaße gegeben, vollführen sie jene stürmische, beleidigende Wirkung – und fast alle übrige Arzeneien können zu Brech- und Purgiermitteln werden, wenn man sie in Uebermaße nehmen läßt. Der sogenannte verdorbene Magen, die sogenannten Zeichen von turgescirenden Unreinigkeiten der ersten Wege und von verdorbener, turgescirenden Gabe, bitterer Geschmack, Kopfweh, Anorexie, Ekel, Uebelkeit, Leibweh und verstopfter Stuhlgang, deuten gewöhnlich auf eine ganz andere Hülfe, als stürmische Brech- und Abführungsmittel sind; die Krankheit *in ihrem ganzen Umfange* ist oft in wenigen Stunden durch ein Paar Tropfen der passenden curativen Arzenei völlig gehoben, und jene drohenden Zeichen zugleich mit verschwunden, ohne Ausleerungen und so unbemerkt, daß man nicht weiß, wo sie hingekommen sind.

Blos wenn ganz unverdauliche oder fremde, sehr giftige Substanzen den Magen und die Gedärme belästigen, ist es in einigen Fällen erlaubt, sie durch solche Ausleerungsmittel fortzuschaffen.

ohne Ausleerungen, ohne heftige oder auch nur merkbare Revolutionen hülfreich. 75
Diese *dynamische* Wirkung der Arzeneien ist so wie die Vitalität selbst, durch die sie auf den Organismus reflectirt wird, fast rein *geistig*, am auffallendsten die der positiv (curativ) gebrauchten Heilmittel, mit der sonderbaren Eigenheit, daß

wohl die allzu starke Gabe schaden und beträchtliche Unordnung im Körper an-
76 richten, eine kleine Gabe aber, auch die *möglichst kleinste* nicht | unhülfreich seyn kann, wenn das Mittel sonst nur indicirt ist.

Fast nur die einzige Bedingung ist zur vollen Wirkung und zur Hülfe nöthig, daß das passende Arzeneimittel die lebendige, empfindungsfähige Faser berühre; – aber wenig, fast nichts kömmt darauf an, wie klein die Gabe sey, welche auf die empfindlichen Theile des lebenden Körpers zu dieser Absicht wirke.

Wenn eine gewisse kleine Gabe einer verdünnten Mohnsafttinktur eine be-
77 stimmte Größe von unnatürlicher Schläfrigkeit hin- | weg zu nehmen im Stande ist, so reicht zur Erlangung desselben Zwecks der hunderte, auch wohl der tausende Theil derselben Gabe dieser Mohnsaftauflösung fast vollkommen zu derselben Absicht zu, und so läßt sich die Verkleinerung der Gabe noch *viel weiter* treiben, ohne daß die äußerst verkleinte Gabe aufhörte, dieselbe curative Hülfe zu leisten, als jene erstere; wovon im speziellen Theile das Mehrere.

Ich sagte, daß die Berührung der lebendigen, empfindlichen Faser vom Arzeneimittel, fast die einzige Bedingung ihrer Wirkung sey. Diese dynamische Eigenschaft ist von solchem Umfange, daß es ganz gleichgültig ist, welcher empfindliche Theil des Körpers vom Arzeneimittel berührt werde, um die volle Wirkung hervor zu bringen, wenn der Theil nur von der gröbern Oberhaut *(cuticula)* entblößt ist –, gleichgültig, ob die aufgelößte Arzenei in den Magen komme, oder blos im Munde bleibe, oder auf eine Wunde, oder eine andere hautlose Stelle gelegt werde.

Wenn keine Ausleerung davon zu besorgen ist (eine besondere, vitale Veranstaltung des lebenden Organismus, welche eine eigene Kraft besitzt, die dynamische
78 Wirksamkeit einer Arzenei zu vereiteln und zu | vernichten), so erfüllt die Einbringung in den After oder auf die innere Nasenhaut die volle Absicht, z. B. bei einem Arzeneimittel, was einen gewissen Magenschmerz, eine besondere Art Kopfweh, oder eine Art Seitenstechen, oder einen Klamm in den Waden, oder sonst irgend ein Uebel in einem Theile, welcher mit dem von der Arzenei berührten Orte in keiner anatomischen Verbindung steht, überhaupt zu heilen die Kraft hat.

Blos das die äußere Fläche des Körpers umkleidende, dichtere Oberhäutchen legt der Einwirkung der Arzeneien auf die darunter liegende empfindliche Faser einiges, aber kein unüberwindliches Hinderniß in den Weg. Sie wirken gleichwohl durch dasselbe hindurch, nur mit schwächerer Kraft. Weniger wirket die trockne Substanz der Arzenei in Pulver durch sie, kräftiger ihre Auflösung, kräftiger wenn letztere auf einer größern Fläche angebracht wird.

Indeß ist das Oberhäutchen an einigen Stellen dünner, folglich hier die Einwirkung leichter. Unter diesen sind die Gegend des Unterleibes, vorzüglich die Herzgrube, die Gegend der Weichen, und die innere Fläche der Achselgrube, der
79 Armbiegung, des innern Handgelenks, der Kniekehlen u. | s.w. gegen die Arzenei die empfindlichsten Stellen.

Das Einreiben befördert größtentheils nur dadurch die Einwirkung der Arzeneien, in wiefern das Reiben an sich die Haut empfindlicher und so die nun lebendiger und empfindungsfähiger gewordene Faser empfänglicher für die spezifische, durch sie auf den ganzen Organismus hinstrahlende Arzeneikraft macht.

Reibt man die Weichen nur so trocken bis zur erhöheten Empfindlichkeit und legt dann die Salbe des schwarzen Quecksilberoxyds auf, so ist der Erfolg derselbe, als hätte man diesen Theil mit der Quecksilbersalbe selbst gerieben, oder, wie man sehr uneigentlich zu sprechen pflegt, die Salbe eingerieben.

Die eigenthümliche Arzeneikraft der Heilmittel bleibt aber dieselbe, sie mögen nun äußerlich oder innerlich angewendet und zur Berührung der empfindlichen Faser gebracht werden.

Das durch den Mund genommene schwarze Quecksilberoxyd heilt die venerischen Bubonen wenigstens eben so schnell und gewiß, als die Einreibung der Neapelsalbe in die Weichen. Ein Fußbad von einer dünnen Auflösung des kochsalzsauern Queck- | silbersalzes heilt Verschwärungen im Munde so schnell und 80
so gewiß, als der Gebrauch desselben durch Einnehmen, vorzüglich wenn die zu badenden Theile vorher gerieben waren. Das auf den Unterleib gelegte feine Pulver der Cinchonarinde heilt die Wechselfieber, welche es durch innern Gebrauch heilen kann.

So wie aber der kranke Organismus überhaupt weit empfindlicher für die dynamische Kraft aller Arzeneien ist, so ist es auch die Haut kranker Personen. Eine mäßige Menge Ipecacuanhetinktur in der Ellbogenbeuge aufgelegt, stillt schon die Neigung zum Erbrechen sehr kranker Personen (durch ihre primäre Brechen erregende Kraft).

* * *

Blos die Arzeneikraft der Wärme und Kälte scheint nicht so einzig dynamisch, als die der übrigen Heilmittel. Wo beide positiv gebraucht werden, reicht nicht die möglichst kleinste Gabe derselben zum Effecte zu. Wenn die Hülfe schneller seyn soll, müssen beide in größerer Intensität, in größerer Gabe (bis zu einer gewissen Maße) angewendet werden. Dieser Schein aber ist trüglich; ihre Kraft ist eben so dynamisch arzneilich, als die der übrigen Arzeneien, | und die Verschiedenheit in 81
angegebenen Fällen, rührt von der schon bestehenden Angewöhnung unsers Körpers an gewisse Gaben dieser Reize, an gewisse Grade von Wärme und Kälte her. Diesen gewohnten Grad muß die als Arzenei anzuwendende Wärme und Kälte *um etwas* übersteigen, wenn sie positiv (*um vieles* aber, wenn sie negativ oder palliativ) mit Erfolg gebraucht werden soll.

Der Wärmegrad der Blutwärme ist für die meisten Menschen in unserm Klima ein schon höherer als gewohnter Grad für die Haut und ein Fußbad von 98° bis 99° Fahr. ist daher eben gehörig temperirt und warm genug, um (wenn keine andern Krankheitszufälle zugegen sind) Hitze im Kopfe positiv zu heben; aber die Entzündung einer verbrannten Hand palliativ zu erleichtern, bedarf man schon einer ansehnlich stärkern Wasserkälte, als wir gemächlich an gesunden Theilen des Körpers zu ertragen gewohnt sind, eines um desto kältern Wassers bis zu gewissem Maße, je stärker die Entzündung ist*. |

* Anfänglich bedarf man zu dieser palliativen Erleichterung, wenn auch die Entzündung groß ist, nur eines kühlen Wassers von etwa 70° Fahr. aber von Stunde zu Stunde muß man etwas kälteres nehmen, endlich bis zur Brunnenkälte (52° Fahr.) und noch höher, wenn man gleiche Linderung wie Anfangs erhalten will (und man kein besseres Mittel weiß). Es muß mit dem Kältegrade von Zeit zu Zeit gestiegen werden, wie mit der Gabe anderer Palliativmittel beim innern Gebrauche.

Was ich hier von der etwas größer nöthigen Gabe der Wärme und Kälte Heilab- 82
sichten gesagt habe, gilt auch von allen andern Arzeneien, woran der Kranke vorher schon gewöhnt war. So bedarf man zu arzneilichen Behufen einer dem Grade der vorgängigen Angewöhnung angemessen erhöheten Gabe Wein, Branntwein, Mohnsaft, Kaffee u.s.w. bei Personen, die bisher an diese Dinge schon gewöhnt waren.

Die Wärme und die Kälte gehören sammt der Electricität unter die diffusibelsten aller dynamischen Arzeneireize; ihre Kraft wird durch die Oberhaut nicht gemindert, nicht aufgehalten, vermuthlich weil ihre physische Kraft zum Leitungsmittel und Vehikel ihrer Arzeneikraft dient und sie so verbreiten hilft. Eben dieß mag der Fall seyn mit dem Animalism (thierischem Magnetism), mit der arzneilichen Wirkung des Eisenmagnets, und überhaupt mit der Kraft der äußern Berührung von Metallen. Etwas weniger eindringlich durch die Oberhaut ist die galvanische Kraft. |

* * *

83 Wenn wir aufmerken, so werden wir gewahr, daß die weise Natur mit einfachen, oft kleinen Hülfsmitteln die größten Werke zu Stande bringt. Ihr hierin nachzuahmen, muß das höchste Bestreben des denkenden Menschen seyn. Je eine größere Menge von Mitteln und Veranstaltungen wir aber zusammen häufen, um einen einzigen Zweck zu erreichen, desto mehr entfernen wir uns von jener großen Lehrmeisterin, desto elender wird unser Werk.

Mit einigen wenigen, einzeln hinter einander gebrauchten, öfterer aber mit einem einzigen, einfachen Mittel, können wir die größten Unordnungen des kranken Körpers wieder in naturgemäße Harmonie auflösen, können wir die langwierigsten, unheilbar scheinenden Krankheiten (nicht selten in der kürzesten Zeit) in Gesundheit verwandeln – während wir die kleinsten Uebel von einem Haufen übel gewählter und vielgemischter Mittel in größere, in die größten, beschwerlichsten, unheilbarsten Krankheiten ausarten sehen.

Welchen von beiden Wegen will der nach Vollkommenheit strebende Heilkünstler wählen?

Die wohlthätigsten Wirkungen hervorzubringen, ist *stets* ein einziges einfaches |
84 Mittel geeignet, ganz ohne Zusatz; wenn es nur das best gewählte, das passendste, in der rechten Gabe ist. *Nie* ist es nöthig, ihrer zwei zusammen zu setzen.

Wir geben eine Arzenei, um wo möglich durch dieses einzelne Mittel die ganze Krankheit zu heben, oder, wenn dieß nicht völlig möglich ist, aus dem Erfolge der Arzenei zu sehen, was noch an Hülfe gebricht. Eine, zwei, höchstens drei einfache Arzeneien sind zur Hebung der größten Krankheit hinreichend und wenn dies nicht geschieht, so ist es unsere Schuld, nicht die Natur, nicht die Krankheit ist daran Schuld

Wenn wir klar sehen wollen, was das Heilmittel in einer Krankheit wirkt, und was noch zu thun übrig sey, so können wir nur ein einziges einfaches Mittel auf einmal geben. Jeder Zusatz eines zweiten oder dritten verrückt uns den Gesichtspunkt, und wir sehen nun, wenn wir die Effecte des Mittels von den Symptomen des Krankheitsganges subtrahiren wollen (da uns höchsten Falls wohl die Wirkungssymptomen eines einfachen, nicht aber die theils kombinirten, theils unter sich zersetzten Kräfte eines Gemisches von Arzeneimitteln bekannt seyn, auch nie bekannt werden
85 können) nicht mehr, was unter den geschehenen Veränderungen auf | Rechnung der Krankheit zu setzen sey – wir sehen nicht, welche der erfolgten Veränderungen und Symptome von dem einen oder dem andern Ingredienz des zusammen gesetzten Mittels herzuleiten, folglich auch nicht, welches unter ihnen bei der fernern Kur beizubehalten oder wegzulassen sey – auch nicht, welches andere an die Stelle des einen oder des andern oder aller zu setzen sey. Keins der Phänomene bei einer solchen Kur ist auf seine wahre Ursache zurück zu bringen. Wohin wir blicken, ist Ungewißheit und Dunkelheit um uns her.

Die meisten einfachen Arzeneisubstanzen bewirken im gesunden menschlichen Körper nicht wenige, nein! oft eine ansehnliche Reihe von absoluten Symptomen. Das passende Arzeneimittel kann folglich oft in seinen primären Wirkungsäußerungen einen Antitypus von den meisten in der zu behandelnden Krankheit sichtbaren Symptomen enthalten (nächst mehrern andern, die es zur Heilung anderer Krankheiten geschickt machen).

Nun ist die einzige wünschenswerthe Eigenschaft, die wir von einer Arzenei erwarten können, die, daß sie passe – mit andern Worten, daß sie die meisten der in
86 der Krankheit bemerkbaren Symptomen selbst | und vor sich zu erregen, folglich, zum Gegenreize als Heilmittel angewandt, dieselben auch in dem kranken Körper zu tilgen und auszulöschen im Stande sey.

Wir sehen, daß eine einzige einfache Arzeneisubstanz diese Eigenschaft in voller Maße in sich vereinigt, wenn sie sorgfältig dazu ausgewählt worden.

Nie ist es daher nöthig, mehr als eine einzige einfache Arzeneisubstanz auf einmal zu reichen, wenn sie auf den Krankheitsfall passend ausgewählt worden war.

Es ist auch sehr wahrscheinlich, ja! gewiß, daß von den mehrern Arzeneien in einer Zusammensetzung nicht mehr jedes nach seiner eigenthümlichen Art auf die Krankheit wirkt, nicht, von dem Nebenmittel ungestört, seine spezifische Wirkungstendenz befolgen kann – sondern, daß eins dem andern im Körper entgegen wirkt, eins die Wirkung des andern abändert und zum Theil vernichtet, so daß aus dieser Verbindung mehrerer während ihrer Wirkung im Körper sich dynamisch zersetzender Kräfte eine Mittelwirkung hervorgeht, die wir nicht wünschen können, da wir sie nicht voraussehen, nicht einmal ahnen können.

Bei der Wirkung zusammen gesetzter Mittel im Körper erfolgt nämlich, was 87
nach obi- | gem Erfahrungssatze (daß ein allgemeiner Reiz im Körper den andern aufhebt, oder unterdrückt, je nachdem der eine Reiz dem andern analog oder antilog entspricht, oder je nachdem der eine weit heftiger als der andere ist) erfolgen muß – die Wirkungen der mehrern Arzeneien in einer Mischung heben einander zum Theil auf*,

* Dieß ist der Grund, warum die oft ungeheuern Gaben heroischer Arzeneien mancherlei Art in einer zusammen gesetzten Formel oft ohne großen Erfolg eingenommen werden. Ein einzelnes dieser heftigen Ingredienzen würde in der großen Gabe oft den Tod bringen.

nur der Rest der Wirkung, welcher durch keinen Gegenreiz in der Mischung gedeckt wird, bleibt als Gegenreiz der Krankheit übrig; ob dieser passe oder nicht, wissen wir nicht, da wir nicht berechnen können, welcher eigentlich übrig bleibe.

Da nun jedesmal nur ein einziges einfaches Arzeneimittel nöthig ist, so wird es einem wahren Heilkünstler nicht einfallen, durch ein Gemisch von Arzeneien sich und seine Kunst herabzuwürdigen und seinem eigenen Zwecke entgegen zu arbeiten. Es wird vielmehr ein Zeichen seyn, daß er seiner Sache gewiß ist, wenn
man ihn blos eine einzige Arzeneisubstanz verordnen sieht, | welche, entspre- 88
chend gewählt, die Krankheit schnell, sanft und dauerhaft zu entfernen nicht fehlen kann.

* * *

Sind die Zufälle nur klein und ihrer nur wenig, so ist es eine unbedeutende Unpäßlichkeit, die kaum irgend ein Arzeneimittel heischt und blos durch einige Aenderung in der Lebensordnung beseitigt zu werden braucht.

Ist aber – welches selten – nur ein oder ein Paar beschwerliche Symptomen bemerkbar, dann ist der Fall schwieriger, als wenn viele Symptomen da wären. Dann kann das erst verordnete Arzeneimittel nicht leicht genau passen, weil der Kranke entweder nicht fähig ist, den Umfang seiner Beschwerden anzugeben, oder die Zufälle selbst etwas undeutlich und nicht genau bemerkbar sind.

In diesem seltnern Falle wird eine, höchstens auch die zweite Gabe des unter allen am besten passenden Arzeneimittels verordnet.

Es wird zuweilen treffen, daß es das rechte Heilmittel sey. In dem hier häufigern Falle aber, daß es nicht genau passe, werden nun bisher nicht gefühlte Beschwer-
den, | es werden Zufälle sich entdecken, oder sich in höherm Grade entwickeln, die 89
der Kranke vorher gar nicht oder nicht deutlich wahrgenommen hatte.

Aus diesen nun häufiger zum Vorscheine gekommenen und deutlicher bemerkbaren, obgleich kleinen Symptomen, können wir nun ein deutlicheres Bild der Krankheit entwerfen, wonach sich dann mit größerer und größter Zuverlässigkeit das der ursprünglichen Krankheit angemessenste Heilmittel ausfinden läßt.

* * *

Die Wiederholung der Gaben eines Arzeneimittels richtet sich nach der Wirkungsdauer des jedesmaligen Arzeneimittels. Wirkte das Mittel positiv (curativ), so ist die Besserung auch noch nach verflossener Wirkungsdauer merkbar und eine dann wiederholte Gabe des passenden Heilmittels vernichtet nun ferner den Rest der Krankheit. Das gute Werk wird nicht unterbrochen, wenn auch erst einige Stunden nach Verfluß der Wirkungsdauer des Heilmittels eine zweite Gabe gereicht wird. Der schon vernichtete Theil der Krankheit kann sich indeß nicht wieder er-
90 neuern, und wollte man auch den Kranken noch mehrere Tage ohne | Arzenei lassen, so würde die Besserung von der ersten Gabe des curativen Heilmittels immer noch auffallend sichtbar bleiben.

Es wird also bei einer so seltenen Wiederholung der Gaben nach jedesmaligem Verfluß der Wirkungsdauer der Arzenei so wenig an der Hülfe verspätigt, daß im Gegentheile durch eine zu schnelle Wiederholung der Zweck der Heilung vereitelt werden kann aus dem Grunde, weil dann die vor der Verfließung der Wirkungsdauer der positiven Arzenei verordneten Gaben als eine Vergrößerung der ersten Gabe zu betrachten sind, welche aus Unkunde dieses Umstandes hiedurch zuweilen bis ins ungeheure verstärkt und dann durch Uebermaß schädlich wird.

Ich habe schon gesagt, daß die kleinst mögliche Gabe eines positiv wirkenden Arzeneimittels, schon zur vollen Wirkung hinreiche. Wird nun dieselbe bei einer Arzenei, welche eine lange Wirkungsdauer hat, wie z. B. der Purpurfingerhut ist, bei dem sie bis zum siebenten Tage dauert, öfters, das ist drei bis viermal täglich eingegeben, so wird die wahre Arzeneimenge, ehe die sieben Tage verfließen bis
91 zum Zwanzig- und Dreißigfachen sich verstärken und so | ungemein angreifend*

* Hiezu kömmt noch folgender Umstand. Es läßt sich nicht genau einsehn, wie es zugeht, aber wahr ist es nichts desto weniger, daß auch eine und dieselbe Gabe Arzenei, welche eben zur Heilungsabsicht zureichen würde, wenn man sie auch nicht eher als nach Verfluß der Wirkungsdauer des Mittels wiederholte – über die Gebühr und wohl zehnmal stärker wirkt, wenn man diese Gabe theilt, und diese Theile in kurzen Zwischenzeiten während der Wirkungsdauer der Arzenei verbrauchen läßt; z. B. wenn die so eben auf die fünftägige Wirkungsdauer der Arzenei für die Heilungsabsicht zureichende Gabe von 10 Tropfen dergestalt zertheilt wird, daß man davon täglich zweimal, jedesmal einen Tropfen nehmen läßt, so erfolgt binnen der 5 Tage nicht etwa derselbe Effect, wie von 10 Tropfen auf einmal alle 5 Tage gegeben, sondern ein bei weitem stärkerer, übertriebener, angreifender; vorausgesetzt daß die Arzenei ein curativer und positiver Gegenreiz der Krankheit war.

und schädlich werden, während die erste Gabe (ein Zwanzigtel, ein Dreißigtel) zur Heilwirkung schon hinlänglich gewesen seyn würde, ohne Nachtheil zu bringen.

Nach Verfluß der Wirkungsdauer der ersten Gabe des curativ angewendeten Arzeneimittels bestimmt man, ob eine zweite Gabe desselben Mittels zu verordnen dienlich sey. War die Krankheit fast in ihrem ganzen Umfange, nicht etwa blos in
92 der er- | sten halben Stunde nach dem Einnehmen, sondern später, und während der ganzen Wirkungsdauer der ersten Gabe gemindert worden, und zwar um desto mehr, je mehr die Wirkungsdauer des Mittels sich ihrem Ende näherte – oder war auch nur, wie bei sehr langwierigen Krankheiten, oder bei Uebeln, deren Paroxysm in dieser Zeit noch nicht wieder erwartet werden konnte, zwar keine merkliche Besserung der Krankheit sichtbar geworden, doch auch kein neues Symptom von Bedeutung, keine vorher nicht gefühlte Beschwerde von Belange indeß zum Vorscheine gekommen; so ist es im erstern Falle fast ohne Ausnahme sicher, im letztern aber sehr wahrscheinlich, daß die Arzenei die curativ hülfreiche, die positiv passende war, und, wo nöthig, mit einer zweiten –, endlich auch wohl, nach gleich günstigem Ablaufe dieser zweiten, mit einer dritten und folgenden Gabe fort zu setzen sey, wenn es nöthig und die Krankheit indeß nicht schon völlig geheilt war – wie bei acuten Krankheiten oft schon nach der ersten Gabe geschieht.

Wenn die zur (curativen) positiven Heilung erwählte Arzenei fast gar keine, vorher nicht gefühlte Beschwerde erregt, fast gar kein neues Symptom erzeugt, so ist
sie das | passende Arzeneimittel und heilt die ursprüngliche Krankheit gewiß, wenn 93
auch der Kranke oder die Angehörigen nichts von der Besserung bei den anfänglichen Gaben gestehen sollten – und so auch umgekehrt, wenn die Besserung der ursprünglichen Krankheit von dem curativen Heilmittel im ganzen Umfange erfolgt, so kann die Arzenei keine beschwerlichen neuen Symptomen erregt haben.

Jede während des Gebrauchs eines Arzeneimittels (in Gaben, vor oder gleich nach dem Verflusse seiner Wirkungsdauer wiederholt) entstehende sogenannte Verschlimmerung einer Krankheit durch neue, der Krankheit bisher nicht eigene Symptomen rührt (wenn es nicht wenige Stunden vor dem unvermeidlichen Tode ist, wenn keine wichtigen Fehler in der Lebensordnung, keine Ausbrüche heftiger Leidenschaften, keine unwidertreibliche Evolution des Naturganges durch Ausbruch oder Beendigung der Monatszeit, durch Mannbarkeit, Empfängniß oder Niederkunft dazwischen getreten ist) einzig von der gebrauchten Arzenei her; – es sind dann jederzeit Symptomen des Arzeneimittels, welches dieselben als unpassend gewähltes positives, oder als unpassend gewähltes oder doch sonst zu lange
und in er- | höheten Gaben fortgesetztes negatives (palliatives) Mittel aus seiner 94
eigenen Wirkungsart hervorbringt zur Quaal und zum Verderben des Kranken.

Eine Verschlimmerung der Krankheit durch neue, starke Symptomen während der ersten Paar Gaben eines curativen Arzeneimittels, deutet *nie* auf Schwäche der Gabe (verlangt nie eine Verstärkung derselben), wohl aber beweißt sie die völlige Unpaßlichkeit und Verwerflichkeit der Arzenei in diesem Krankheitsfalle.

Die jetzt erwähnte Verschlimmerung durch starke, neue, der Krankheit nicht eigene Symptome, hat mit der oben erwähnten Erhöhung der anscheinend ursprünglichen Krankheitssymptome, während der ersten Paar Stunden nach dem Einnehmen eines positiv (curativ) gewählten Arzeneimittels, nichts Aehnliches. Dieß Phänomen der Verstärkung der anscheinend reinen Krankheitszufälle, eigentlich hervorstechenden Arzeneisymptomen, die denen der Krankheit ähneln, zeigt blos eine allzu große Gabe des richtig gewählten Curativmittels an, verschwindet, wenn die Gabe nicht enorm groß war, noch vor Verfluß von zwei, drei, höchstens vier Stun-
den nach dem Einnehmen und macht einer desto dauerhaftern Befreiung | von der 95
Krankheit Platz, gewöhnlich schon nach Verfluß der Wirkungsdauer der ersten Gabe, so daß dann bei acuten Uebeln gemeiniglich eine zweite Gabe unnöthig ist.

* * *

Indessen giebt es kein, auch noch so passend gewähltes, positives Arzeneimittel, welches nicht eine, wenigstens ganz kleine, ungewohnte Beschwerde, ein kleines neues Symptom während seines Gebrauchs bei sehr reizbaren und fein fühlenden Kranken erregen sollte, – weil es fast unmöglich ist, daß Arzenei und Krankheit in ihren Symptomen einander so genau decken sollten, wie zwei Triangel von gleichen Winkeln und gleichen Seiten. Aber diese (im guten Falle) unbedeutende Aberration wird von der eigenen Energie der Vitalität mehr als zulänglich ausgeglichen und ist Kranken von nicht übermäßiger Zartheit nicht einmal bemerkbar.

Bemerkt ein Kranker von mittlerm Gefühle eine kleine, vorher nicht gefühlte Beschwerde während der Wirkungsdauer der ersten Gabe, und schiene sich zugleich die ursprüngliche Krankheit zu mindern, so läßt sichs bei dieser ersten Gabe
noch nicht genau bestimmen (wenigstens nicht in einer | chronischen Krankheit), 96
ob das gewählte Mittel das passendste curative war. Die Wirkung einer zweiten, unerhöheten, nach Verfluß der Wirkungsdauer der ersten gegebene Dosis, entscheidet allererst hierüber. Bei dieser wird dann, wenn die Arzenei nicht die durch-

aus oder überwiegend passende war, abermals ein neues Symptom (aber nicht leicht das bei der ersten Gabe bemerkte, sondern gewöhnlich ein anderes) und zwar in größerer Stärke (auch wohl gar etliche Symptomen der Art) erscheinen, ohne daß die Heilung der Krankheit im ganzen Umfange sichtbare Fortschritte machte –; war sie aber die passende positive Arzenei, so verschwindet bei der zweiten (unerhöheten) Gabe fast jede Spur eines neuen Symptoms und die Gesundheit erfolgt mit desto deutlichern Schritten, ohne neue Beschwerde.

Sollte sich gleichwohl auch bei der zweiten Gabe ein neues Symptom von mäßiger Stärke ereignen und kein passenderes Heilmittel auszufinden seyn (dann läge aber die Schuld entweder an dem Unfleiße des Suchers oder an der Kleinheit des Vorraths in ihren absoluten Wirkungen gekannter Arzeneien), so wird bei chronischen oder nicht allzu schnell verlaufenden acuten Krankheiten eine Ver-
97 kleinerung der Gabe auch | dieses verschwinden machen und die Heilung dennoch vor sich gehen, obwohl mit etwas größerm Zeitaufwande. (Hiebei tritt ebenfalls die Energie der Vitalität zur Remedur ein).

* * *

Auch dann ist die Arzenei noch nicht unpassend gewählt, wenn die beschwerlichsten und Hauptsymptomen der Krankheit von den primären Wirkungssymptomen der Arzenei positiv, einige mittlere und kleinere Krankheitsymptomen aber nur negativ (palliativ) gedeckt werden. Dann folgt dennoch die wahre Heilungskraft[9] der überwiegenden positiven Wirkung des Heilmittels, und der Organismus tritt in die vollen Rechte der Gesundheit, ohne Nebenbeschwerden während der Kur und ohne Nachwehen nach derselben. Es ist noch nicht ausgemacht, ob es in diesem Falle wohl gethan sey, die Gaben beim Fortgebrauche der Arzenei zu erhöhen.

* * *

Wenn beim Fortgebrauche einer curativen Arzenei in unerhöheten Gaben (bei einer chronischen Krankheit) sich mit der Zeit neue, nicht der ursprünglichen Krank-
98 heit eigene Symptome einfinden, da doch | die ersten zwei, drei Gaben fast ganz ohne Fehl wirkten, so hat man die Ursache dieses Anstoßes nicht leicht in der Unpaßlichkeit der Arzenei, sondern in der Lebensordnung oder einem andern von außen hinzugekommenen starken Ereignisse aufzusuchen.

War hingegen, was bei einem hinreichenden Vorrathe wohl gekannter Arzeneimittel nicht selten der Fall ist, ein positives Heilmittel dem deutlich beobachteten Krankheitsfalle völlig anpassend gewählt und in angemessen kleiner Gabe verordnet, auch wohl nach Verfluß seiner spezifischen Wirkungsdauer wiederholt worden, so erfolgt, wenn keine der oben berührten großen Hinderungen durch unabänderliche Naturevolutionen, heftige Leidenschaften und enorme Störungen der Lebensordnung dazwischen treten, und keine große Desorganisationen wichtiger Eingeweide im Wege stehen, die Heilung der acuten und chronischen Krankheiten, sie mögen auch noch so drohend, noch so schwierig, und von noch so langer Dauer gewesen seyn, so schnell, so vollständig und so unvermerkt, daß der Kranke fast unmittelbar in den Zustand ächter Gesundheit wie durch eine neue Schöpfung versetzt zu seyn scheint. |

* * *

99 Der Einfluß der Lebensordnung und Diät auf Heilungen ist nicht zu verkennen; aber der Arzt darf beide nur in chronischen Krankheiten unter seine Leitung nehmen, nach Principen, die ich im speciellen Theile entwickeln werde. In den acu-

---

9 Im Original heißt es „Heilung kraft".

ten Krankheiten aber (den Zustand des vollen Deliriums ausgenommen), entscheidet der feine und untrügliche Takt des hier erwachten innern Sinnes der Lebenserhaltung so deutlich, so bestimmt, so naturgemäß, daß der Arzt blos die Angehörigen und die Krankenwärter zu bedeuten hat, dieser Stimme der Natur kein Hinderniß durch Versagung, Uebertreibung oder schädliche Anerbietungen und Zudringlichkeiten in den Weg zu legen.

Antwort[] auf die Aufforderung in Nr. 141 eine Vergiftung betreffend*

Für die gerichtliche Untersuchung einer Vergiftung mit Arsenik würde ein einziges 2378
von den drey Resultaten, die ich in meinem Buche von der Arsenikvergiftung zur Gewißheit verlange, nicht hinreichen, also auch nicht die bloße Erscheinung eines gelbgrünen Niederschlags nach Zutröpfelung eines Kupfersalzes, weil es noch nicht bewiesen ist, daß keine andere Substanz, außer dem Arsenik, das Kupfer mit gelbgrüner Farbe niederzuschlagen fähig sey.

Zum Behufe des heilenden Arztes aber würde die Entstehung eines solchen Niederschlags schon viel Präsumtion geben, um ein Heilverfahren zu autorisiren gegen wahrscheinlich in den Speisen vorhanden gewesenen Arsenik, vorzüglich dann, wenn die durch sie erregten Krankheitszufälle mit den specifischen Arseniksymptomen übereinkommen. Diese letztern geben oft eine gleiche (pathologische) Gewißheit, als die Reagenzen (eine chemische). Es würde daher zur
Entscheidung des Falles sehr zweckmäßig seyn, die | Krankheitszufälle der neun 2379
Personen zugleich mit anzugeben.

Wo jedoch die zu untersuchende Menge so klein ist, wie in dem angedeuteten Falle gewesen seyn mag, wo weder Kalkwasser noch geschwefeltes Wasserstoffgaß ein treffendes Resultat gaben, da ist es jederzeit höchst dienlich, ich möchte sagen, für den Untersucher unerläßlich, daß er den erfolgten gelbgrünen Niederschlag der Riechprobe unterwerfe, und in Gegenwart mehrerer aufmerksamer Personen das, auch noch so kleine, gelbgrüne Präcipitat in einen glühend gemachten hessischen Schmelztiegel, (diese Probe stelle man in einem von andern Gerüchen und von Luftzuge freyem Zimmer an,) trage, da dann der aufsteigende Geruch nicht ermangeln wird, dem Untersucher und den Umstehenden zu zeigen, ob jene durch die Farbe des Niederschlags schon entstandne Präsumtion zur Wahrheit zu erheben sey, welches hier schon durch eine ungemein kleine Menge Arsenikgehalt aufgeklärt werden kann.

Ueberdieß ist das Ammoniakkupfer hier ein weit empfindlicheres Reagens, als das schwefelsaure Kupfer.

Die Gegenproben mit frischem Arsenik dienen bloß für den Untersucher, sich selbst von der Güte der Reagenzen zu überzeugen, die man ihm dann auf sein Wort glauben kann.

Außerdem darf jeder Chemist Privatuntersuchungen dieser Art anstellen, wenn er von dem Arzte, der zur Heilung berufen ist, dazu veranlaßt und aufgefordert wird.

---

* Reichs-Anz. (1805), 2. Bd., Nr. 189, 2378–2379.

Gynäkatoptron, oder: Blicke in die weibliche Garderobe in Bezug auf körperliches Wohlseyn, von einem praktischen Arzte. Frankfurt a. M., b. Eichenberg, 1805. VIII u. 61 S. 8. (6 gr.)[*]

47 Diese kleine Schrift läßt sich gut lesen. In naiver Schreibart sagt der Vf. dem modigen Weibergeschlechte viel Wahres und Gutes über Krankheit veranlassende Einrichtung und Unschicklichkeit ihres Anzugs: – der Schemise (deren Nachtheil er jedoch zu hoch anschlägt), über die entblößten Arme, die entblößte Brust, die Weglassung des Hemdes oder doch der Hemdenärmel (Lob der Hosen), die dünnen Strümpfe und die fast eben so dünnen Schuhsolen, die abgeschnittenen Haare, die Kopfaufsätze (er läßt die Tituskõpfe gelten), die unzweckmäßigen Spencer, die unzeitig abgelegten Halstücher, die Tänze und die Lebensordnung dabey. Die Gründe gegen Anzüge, von ihrer Schädlichkeit für die Gesundheit hergenommen, sind zuweilen etwas übertrieben, und verlieren dadurch. Eindringlicher ist die Persiflage von Seiten ihrer Lächerlichkeit und Widersinnigkeit, und so lassen sich der Gesundheit schädliche Moden (wie der Vf. S. 31–33 und anderwärts mit Glück thut) fast noch nachdrücklicher verdrängen, als durch *argumenta a tuto*[1]. Auch hat die moralisch ungezogene Seite mancher Moden weit mehr auffallende Blösen, als die arzneyliche Seite, und gerade jene ist es, welche der meisten Correction bedarf. – Die nur gar zu häufigen Abwege der Lehrer fürs weibliche Geschlecht, durch rauhe Predigten abschreckend, durch Süßeleyen fade, oder durch schlüpfrige Darstellungen verderblich zu werden, vermeidet der Vf. mehr als andere Schriftsteller über solche Gegenstände; ja Rec. hat in demselben ein ungemeines Talent wahrgenommen, dieses Geschlecht auf die eindringlichste, feinste und sittlichste Art zu belehren. Vorzüglich gelingt ihm die Darstellung des Unschicklichen und Unmoralischen der Moden, so daß, wenn er nicht flüchtig arbeiten wollte (wovon man hie und da z. B. S. 14 unten Spuren antrifft) und die hohe Tendenz, reine Moralität zu fördern,
48 zu seinem Hauptzwecke | wählet (die Zweydeutigkeiten S. 18 Z. 17 S. 22, 23 und 25 u., sind ihm vermuthlich nur entschlüpft), er ein vorzüglicher und wohlthätiger Lehrer über diese Gegenstände werden kann.

N.E.D.

---

* Jena. Allg. Lit. Ztg. (1806), 3. Jg., 1. Bd., Nr. 6, 47–48 [Eingangsdatum bei der Redaktion 27.8.1805]. – Als Rezension Hahnemanns erkannt in: Claves Jenenses 11 (1962), 104. Als Schrift Hahnemanns aufgeführt bei Schmidt (1989), S. 37.

1 „Sichere Argumente“ (wörtlich: ‚von der sicheren Seite her‘).

Die Kunst, unsere Kinder zu gesunden Staatsbürgern zu erziehen und ihre gewöhnlichen Krankheiten zu heilen. Von dem königl. preuss. Hofrath und Prof. Hecker zu Berlin. Erfurt, b. Hennings, 1805. 874 S. gr. 8 (3 Rthlr. 16 gr.)*

Das Bestreben der neuesten Zeit, die Heilkunde von spitzfindigen Grübeleyen, von 25
Vermuthungen und dem Wuste ungekannter Arzneyen zu reinigen, und die siechende Menschheit zu froheren Hoffnungen aufzurichten, ist nicht mehr zu verkennen. Dem Vf. dieses Buchs gebührt ein ansehnlicher Theil dieser Ehre. Überall, wo unsere Vorfahren die Lücken ihres Erkenntnisses mit theoretischen Behauptungen, mit erzwungenen Erklärungen ausfüllten, und wo sie dem System zu Liebe heillose Anordnungen machten, gesteht er die Unwissenheit seiner Kunst offenherzig, hält sich in Erkennung der Krankheiten an die von der Natur dargebotenen Erscheinungen, und sucht so einfach, als er kann, die Verordnung der Arzneyen einzurichten. Dieses Lob soll nicht durch Anzeige einiger Lücken vermindert werden, zu welcher Rec. sich für verpflichtet hält. Erscheinen diese, auch bey einer strengen Beurtheilung, klein und in geringer Zahl, so ist dieß kein geringer Beweis von der Vorzüglichkeit des Ganzen.

Zuerst *über die Verbindlichkeit des Staates, Leben und Gesundheit der Neugebornen zu sichern, besonders über Versorgung und physische Erziehung älternloser Kinder, über Findelhäuser und Kindermord, den wir noch öffentlich dulden und befördern* – eine sehr eindringliche Paränese über dieses, allerdings schreckliche polizeyliche Gebrechen, Findlinge und Waisen in öffentlichen Anstalten und mit großen Kosten umkommen zu lassen, oder sie in schlechten Privaterziehungen ums Leben zu bringen, mit einer weltbürgerlichen Freymüthigkeit vorgetragen, die dem Vf. Ehre macht. Die Sterblichkeit in solchen Anstalten ist so ungeheuer, die Tödtung der Neugebornen oft so wohl organisirt, daß auch den Hartherzigsten das Entsetzen ergreift. Freylich kommen auch nicht selten die elendesten Kinder in Findelhäuser (S. 29), die den Keim des Todes schon in sich tragen. Aber die Einrichtungen dieser Häuser helfen sie vollends vernichten. – Jedes Findelhaus soll, nach dem Vorschlage des Vf., nur 50 Kinder enthalten, und es sollten, wo nöthig, mehrere solcher Häuser in gewissen Entfernungen von einander angelegt werden, (welches jedoch in der Anlage, der Aufsicht und Unterhaltung die Schwierigkeiten und Kosten, zumal bey einer großen Stadt, sehr | er- 26
höhen würde. Hundert Kinder würden ohne Bedenken in einem, ganz zur Erneuerung der Luft eingerichteten Gebäude, welches nur Ein Stock hoch ist, erzogen werden können). Der Vf. will nur 4 gr. für jedes Kind wöchentlich zu allen (45) Bedürfnissen rechnen (ein solcher Maßstab macht alle solche öffentlichen Anstalten engherzig; auch ist so etwas bestimmtes, vorzüglich ein so geringer Satz, unausführbar bey den so sehr schwankenden Preisen der Dinge). Der Vf. will ferner die alleinige Obsorge auch über das Ökonomische der Findelhäuser dem angestellten Physikus zur Pflicht und zum Geschäfte machen, der dann der Direction über alles berichten müsse (also neben den Physikatsgeschäften? Auch wenn die Zahl der Kinder sehr

* Jena. Allg. Lit. Ztg. (1806), 3. Jg., 2. Bd., Nr. 80, 25–32 und Nr. 81, 33–35 [Eingangsdatum bei der Redaktion 27.8.1805]. – Als Rezension Hahnemanns erkannt in: Claves Jenenses 11 (1962), 114. Als Schrift Hahnemanns aufgeführt bei Schmidt (1989), S. 37.

groß ist? unentgeltlich? Es giebt der unbezahlten Arbeiten ohnehin genug – deßhalb gerathen sie auch so dürftig). Man solle nachforschen, ob Ältern, die ihre Kinder versorgen können, sich etwa dieser Gelegenheit bedienen, sie mit Leichtigkeit los zu werden (in solcher Ältern Händen sind die Kinder ohnehin schon so gut als verloren, und kein Findelhaus kann einem solchen Mißbrauche mit Bestande der Großmuth ausweichen). Annahme jedes Kindes gegen Bezahlung (50); solchen Ältern solle man einige Aufsicht über ihre Kinder unter den Gesetzen des Hauses, auch ihnen, sie dereinst wieder abfodern zu können, gestatten (!). Nöthige Reinlichkeit (51), wöchentliche laue Bäder, reine Luft (worüber er hier und S. 54 etwas sagt, was aber weiter ausgeführt zu werden verdient hätte, weil es nächst der Nahrung das Hauptstück ist, und fast selbst der Reinlichkeit vorgeht). Nahrung (52); nur Ammen für schwächliche Kinder, übrigens Auffüttern (!) (Salepwurzel und arabisches Gummi würde Rec. als Nahrungsmittel nicht vorschlagen; wir wissen noch nicht, welche arzneylichen Nebenwirkungen diese beiden Substanzen haben. Auch bleiben Mehlspeisen, so zart man sie auch vorschreibt, immer ungegohrne, dem zarten Kinderalter nachtheilige Nahrungsmittel – warum nicht allgemein eine Art weizenes Weißbrod, Semmel?) Abmahnung von dem Vorurtheile gegen thierische Nahrungsmittel (Schön, aber in einer das Gegentheil sagenden Wortfügung vorgetragen). Die Kinder dürfen bis in das siebente Jahr zu keiner Arbeit angehalten werden (auch nicht zum Jäten im Garten u.s.w.?); sie müssen spielen und nach dem 7 Jahre aus dem Findelhause in eine andere Versorgung gebracht werden. Die Privatversorgung (55) muß der Commission des Findelhauses untergeordnet, und nur anerkannt rechtschaffenen und dazu fähigen Leuten müssen die Kinder anvertrauet werden; wobey die Kosten nicht allzu sehr
27 gespart werden dürfen (!). Die gro- | ße, angeblich natürliche (63) Sterblichkeit und die sogenannte angeborne Schwäche und Geneigtheit der Kinder zu Krankheiten ist erdichtet. – Die Hauptreize, die das Leben und das Wachsthum des Kindes bestimmen, sind atmosphärische Luft, Nahrungsmittel, Wärme, Licht. Vorzüglich die Verdauungsorgane, die Leber, das Gehirn, die Haut und die Drüsen werden bey Kindern von Krankheiten angegriffen. Der Vf. läßt auch (115) die Abweichungen der Säfte von ihrer gesunden Beschaffenheit bey Krankheiten eine Hauptrolle spielen, macht sie aber wieder (116) von der Vegetation der Organe abhängig. Er rechnet (118) den Übergang der Kinder von der Muttermilch zu anderer Nahrung zu den Entwickelungsperioden (eine Veränderung der Lebensordnung ist er bloß, welche durch Allmälichkeit des Überganges sehr unbedeutend wird). Der lymphatische Bestandtheil im Blute der Kinder habe eine hervorstechende Neigung zu gerinnen (?), und organische Gebilde zu erzeugen, welche mit zur Entstehung (?) der häutigen Bräune Veranlassung gebe, und zu mancherley Ergießungen, Desorganisationen und Vergrößerungen der Eingeweide (hierüber kann die Natur der Kinder nicht angeklagt werden). Die Eigenschaften der Nahrungsmittel, Säfte und Fasern zu bilden, liege (124) in ihren gelatinösen Theilen (vielmehr in dem thierischen und vegetabilischen Leimstoffe, in dem fibrösen Theile des Muskelfleisches, im Stärkemehl) im Eyweißstoffe und dem Zuckerstoffe. Vermuthlich findet auch noch ein anderer Wechsel von feinen, unbekannten Stoffen zwischen der Atmosphäre und dem thierischen Organism, außer der Absetzung des Sauerstoffes, Statt (!). Entstehungsursache der Schwäche aus Mangel an Reiz und der aus Übermaß an Reizen (126). Es kann bey einem und demselben Menschen an einigen Lebensreizen fehlen, während andere, im Übermaß vorhanden, seine Erregbarkeit erschöpfen, und so denkt er sich die gemischte Schwäche. (So ängstlich braucht ein Arzt, wie der Vf., der sich von Vorurtheilen aller Art loszuwinden strebt, sich nicht an ein System anzuschmiegen, das den Geist beengt, und wenn man es in der Praxis geltend machen will, uns im Dunkeln läßt, während es uns vorleuchten sollte.) Die Opportunität zu Krankheiten (130) könne bey Kindern Jahre lang anhalten, ohne Aus-

bruch wirklicher Krankheiten. (Sollte eine solche jahrelange Kränklichkeit nicht wahre, nur schwächere Krankheit zu nennen, und daher als wahre Krankheit zu heilen seyn?) Man könne daher das Kinderalter das Alter der Krankheitsanlagen nennen (wie stimmt dieß mit der oben (63) behaupteten überwiegenden Gesundheitsfähigkeit der Kinder?). Daher komme die Meinung von den Erbkrankheiten. Eintheilung der Kinderkrankheiten in sthenische und asthenische, eine Eintheilung, welche er jedoch (hier regt sich wieder sein Streben nach Selbstständigkeit) nicht nur überhaupt (133), sondern auch insbesondere bey Kinderkrankheiten für praktisch unzureichend hält, die er mehr in ihrer specifischen Entstehungsart und in ihrer besonderen Form aufsuchen will (so nähert er sich der Natur wieder). Die Krankheiten der Kinder aus Überreizung sind die tödtlichsten (wie bey Erwachsenen). Die örtlichen Krankheiten (136) glaubt er *immer* | (sehr richtig!) mit einer 28
gestörten Harmonie des Ganzen verbunden – so wie er keine allgemeine Krankheit der Kinder ohne örtliche Übel annehmen will (eben so ist es bey Erwachsenen). Eine vollständige Theorie (138), Krankheiten zu heilen, ist bisher unmöglich gewesen; vielleicht noch lange müssen wir uns mit der empirischen Kunst begnügen. Die Erregungstheorie läßt er vor der Hand noch als (Rec. setzt hinzu: ja nicht allgemein anzuwendendes!) Leitungsprincip – in Ermangelung eines besseren – gelten. Er erkennt die Heilkraft der Natur an 139); sie macht die Grundlage aller künstlichen Heilung aus. Sehr oft kann die (bisherige) Kunst des Arztes zur Abkürzung der Krankheiten wenig oder nichts thun; sie muß sie nach ihrem eigenthümlichen Gange verlaufen lassen. Auch in chronischen Krankheiten (145) nimmt der Vf. kritische Erscheinungen an. (Die vikarirenden Übel, die Hautausschläge, die alten Beinschäden, die Convulsionen u.s.w. welche eine innere größere chronische Krankheit auf einige Zeit bemänteln, sind bloße unmächtige Palliative der Natur und wohl nicht mit den wohlthätigen Wirkungen der Krisen bey acuten Krankheiten in Vergleichung zu stellen – wahre schnell heilende Krisen mögen wohl in chronischen Krankheiten, nach Rec. Urtheil, höchst selten seyn.) Er verwirft in sthenischen Kinderkrankheiten (148) den Gebrauch stark schwächender Mittel. Bey der directen Schwäche dürfen wir nur nach und nach von schwächeren Reizen zu stärkeren fortgehen, um die erhöhete Erregbarkeit herabzustimmen (149); sonst veranlassen wir heftige Gegenwirkungen, und der reizende Heilplan gereicht ihnen zum Verderben. (Wie leicht ist das nicht möglich, wo der Maßstab zu dem Schwächeren und Stärkeren fehlt!) Bey indirecter Schwäche (150) sollen gleich vom Anfange stärkere Reize (Reize von jeder Art, oder gewisse besondere in einzelnen Fällen?) angewandt werden, doch mit der Vorsicht, nicht durch übertriebene Anwendung der Reize zu schaden. (Das nimmt sich gut im Systeme aus; aber in der Anwendung? wo ist hier der Maßstab zu dem *Stärkeren* und *Übertriebenen*? wie läßt sich der hier liegende Widerspruch heben?) Der Eintheilung aller Heilmethoden in die schwächende und reizende (153) können wir nur eine sehr allgemeine (sollte wohl *generelle* heißen) Gültigkeit zugestehen. Die Verschiedenheit der Erscheinungen in Krankheiten ist so groß, daß jene allgemeinen Gesichtspunkte in der Praxis nicht zureichen (!). Die Aphorismen (168) über die physische Erziehung der Kinder und über die Sicherung und Erhaltung ihrer Gesundheit im Allgemeinen enthalten richtige, wohl durchdachte Sätze. Erste Besorgung des Kindes (182) in den ersten Lebensperioden. Das wohlthätige (188) Liegen der Kinder neben der Mutter in Einem Bette (bedürfte wohl speciellerer Vorsichtsregeln!). Die Federbetten und das Wiegen (190) werden (mit Recht) in Schutz genommen. (So sehr nöthig möchte doch die künstliche (192) Ausleerung des Mekoniums nicht seyn, die erste Muttermilch reicht dazu hin.) Alle andere Arzney soll man (193) bey kleinen Unpäßlichkeiten vermeiden; besonders warnt er gegen Safran, Mohnsaft und Klystiere. Spe-

29 cieller über die Nahrungs- | mittel der Kinder (194). (Außer den ungegohrnen Mehl-
speisen erklärt Rec. auch den Zucker für eine den Kindern undienliche Nahrung, er
reizt zur Überladung mit den damit gemischten Speisen, und geht zu leicht in Säure
über.) Kuh- oder Ziegenmilch (warum mit Wasser verdünnt?) Er lobt für Kinder (197)
die Fleischnahrung (wie billig). Ein Drittel Kaffee mit zwey Dritteln Milch gemischt
sey den Kindern nicht schädlich (198). (Dieß läßt sich beurtheilen, wenn man unter-
sucht, ob Kaffee als reines unkräftiges Wasser, oder als Nahrungsmittel, oder als ein
Reizmittel anzusehen sey? In diesem Buche sollte man eine Vertheidigung des Kaf-
fees für Kinder nicht suchen). Die Getränke gebe man ihnen aus einer Tasse, einem
Glase oder aus einem Löffel (der Theelöffel zum Tränken hat bey ganz kleinen Kin-
dern Vorzüge, sie bekommen wenig auf einmal und dieß wenige mischt sich genau
mit dem Speichel.) Entwöhnung (201); sie muß allmälich (!) geschehen. Ausbruch
der Zähne (202). Er mißbilligt (mit Recht) das Aufschneiden des Zahnfleisches. Nie-
mals sind die Zähne die allgemeine Ursache der Krankheiten beym Zahnausbruche.
(Die Zähne der gesündesten Menschen sind dicht, so daß keine Speise dazwischen
gebissen werden kann, nicht aber die frey stehenden sind die besten, wie der Vf.
wähnt – überhaupt scheint er uns zuviel mit den Zähnen zu künsteln, welche bey
Kindern, die des Kaffees und Zuckers entwöhnt, kräftige gesunde Nahrungsmittel
und viel gesunde freye Luft genießen, wenig oder keiner Hülfe bedürfen.) – Feuchte
Wärme als abspannendes Mittel in lauen Bädern hält der Vf. fast in allen (?) Kinder-
krankheiten für dienlich; Breyumschläge. – Schleimige Substanzen (256) als Er-
schlaffungsmittel, vorzüglich, wo sie zugleich nähren sollen. Absorbirende Mittel, die
er in der Wirkung mit der Kohle (?) für gleich hält. Nach ihm sollen sie beide (?) die
Säure und verdorbene Feuchtigkeiten einsaugen (absorbirende Mittel können wohl
Säure neutralisiren und unthätig machen, aber schimmlichte und faule Substanzen
nicht bessern, was wohl die Kohle kann, die aber keine Säure tilgt). Beiden stellt er
(259) die Zinkblumen gleich (was Rec. auf keine Weise thun würde). Von den nar-
kotischen Substanzen hat jede ihr Eigenthümliches in ihrer Wirkungsart, und man
darf sich ihrer nur im größten Nothfalle bedienen; sie haben viele Nachtheile, und
werden oft tödtlich, vorzüglich Mohnsaft (den er jedoch weiterhin bey den speciellen
Heilungen ganz diesem seinen Ausspruche entgegen, oft und sehr erhebt z. B. S 269).
Er äußert sich hier sehr umständlich gegen ihn (ganz mit Rec. Beyfalle). Der auflö-
senden Mittel (270) nimmt er sich an, wenigstens als chemisch auf die Stockungen
wirkend (wohl nur in den wenigsten Fällen wirken sie so; dem Rec. ist kein überzeu-
gender vorgekommen, wo die chemische Wirkung unleugbar gewesen wäre; die Vi-
talität hindert sie. Ein Reizmittel, worauf eine Geschwulst verschwindet, wird
deßwegen nicht zum Auflösungsmittel. Nur die unterstützte und richtig geleitete Na-
tur kann Stockungen im lebenden Körper auflösen), und rühmt namentlich die Di-
30 gestivmittel in skrophulösen und atrophischen | Krankheiten als Hauptmittel (Salze?
Quecksilber? Seife? Rec. stimmt hiemit ganz und gar nicht überein, ob es gleich in
den meisten Büchern steht). Spießglanz und Quecksilber (272) in asthenischen Fie-
bern und Entzündungen. Alle bitteren Mittel (273) sind den Verdauungsfehlern der
Kinder sehr angemessen (also die Squille, die Gratiola, der Lerchenschwamm so gut
als die Pomeranzenschale? Freylich werden in arzneylichen Schriften gewöhnlich
alle bitteren Mittel unter Eine Kategorie geworfen, aber mit Unrecht). Die zusam-
menziehend tonischen Mittel, China und Eisen, müssen den ernährenden unterge-
ordnet seyn. Er nimmt sich der einzelnen specifischen Mittel (nicht mit Unrecht) an;
ihre eigenthümliche Wirkungsart können wir nicht entbehren, wo uns die Klasse der
Reizmittel verläßt. – Den Ausschlag hält der Vf. (318) für eine Art Krise (bey den
Pocken und dem epidemischen Friesel mag das seyn, aber bey dem ächten Schar-
lachfieber nicht; bey diesem mindert sich das Fieber nicht, wenn die glatte Röthe er-

scheint, je mehr Röthe desto stärker wird das Fieber; je weniger und je blässer die
Röthe, desto geringer das Fieber und die Krankheit überhaupt). Wenn die kränklich
scheinenden Kinder Pocken, Masern oder Scharlach leicht überstehen, so hat dieß
nicht – wie der Vf. (321) meint – eine übrigens gute Constitution zum Grunde, sonst
müßten solche Kinder gesünder als die gesunden seyn; sondern eben ihre Kränklich-
keit ist Schuld, daß sie nicht so stark von dem neuen Reize, dem exanthematischen
Fieber – befallen werden, weil der schon im Körper befindliche habituelle Krank-
heitsreiz es verhindert. Ist diese Kränklichkeit sehr ansehnlich, so werden sie wohl
gar nicht in dieser Epidemie angesteckt. Von der Vorbereitungscur (401) zum Blatter-
Einimpfen handelt der Vf. sehr zweckmäßig. Behandlung der Pocken mit ihren ver-
schiedenen Complicationen (401 bis 437) mit (mehreren, verschiedenen, starken)
Arzneyen (ohne nähere Unterscheidung der jedesmaligen Indication für jedes ein-
zelne Arzneymittel – nicht ganz getreu seinen anfänglichen Grundsätzen, starke Arz-
neyen bey Kindern möglichst zu vermeiden, und Krisen nicht zu hindern. Bey dem
noch sogar sehr eingeschränkten Zustande unserer Heilungskenntnisse und unserer
noch dürftigen Kenntniß der eigenthümlichen Kräfte der Arzneyen, sollten wir ihrer
noch weit weniger geben, um, während wir nicht absolut zu helfen wissen, nicht das
Übel zu vergrößern. Ein ähnliches heroisches Verfahren adoptirt der Vf. bey den fol-
genden Krankheiten - wobey nur das einzige zu billigen ist, daß er nicht so vielerley
Arzneyen, als andere Ärzte vorschreibt. Die Instrumente wären wohl an sich nicht
zu scharf, wenn wir nur den genauen Fall wüßten, wo jedes anzuwenden sey; be-
hutsam genug wollten wir sie dann wohl anwenden). Die Nachkrankheiten der Pok-
ken sucht der Vf. durch mercurialische Abführungsmittel zu verhüten. (Auch nach
Rec. Erfahrung ist vorzüglich das schwarze Quecksilberoxyd ein Hauptmittel in die-
sen Zuständen, am besten, wenn es nicht abführt. Wozu soll es auch, und was soll es
abführen?) Daß die Schutzpocken keine | Narben hinterließen – wie S. 441 gesagt 31
wird – ist der Wahrheit nicht gemäß. Freylich keine sehr tiefe, glatte Narbe, wie die
Menschenpocken, aber doch eine wahre, stets sichtbare Narbe, wie gesitzt oder ge-
strickt. Daß der eingeimpfte Nebenausschlag der Kuhpocken anstecken sollte, wie
der Vf. versichert, ist wohl noch nicht erwiesen. Auch räth er selbst an einem anderen
Orte, den Stoff (S. 448) nicht aus ihnen zu nehmen. Bedingungen der Schutzpocken-
impfung (445) für das Ziel der Ausrottung der Menschenpocken: 1) nur fachkundige
Personen sie verrichten zu lassen (wichtig!) 2) ächte, in ihrer Wirkung immer gleiche
Materie vom fünften bis zum zehnten Tage zu wählen. (Dieser Zeitraum, die Lymphe
zu nehmen, ist zu groß, und daher zu unbestimmt. Gerade zu der Zeit, wo die peri-
pherische Entzündung sich strahlenförmig zu verbreiten anfängt, und *im Entstehen*
begriffen ist, ist der Stoff am tauglichsten, dann ist er auch noch völlig durchsichtig.
Nicht bloß der Zutritt der Luft (wie 449) macht ihn unkräftig, sondern auch das Son-
nenlicht.) 3) Wahl einer solchen Impfmethode, bey der die Pustel in der vollkom-
mensten Gestalt erscheinen und darin beobachtet werden kann. Er billigt, die Stachel
einer Distel dazu zu nehmen. („Eine mit einer wässerichten Feuchtigkeit (451) ange-
füllte Blase" kann man die Impfpustel in keinem Zeitpunkte nennen. Sie kömmt mehr
einem soliden Körper nahe, die bloß in ihrer Mitte enthaltene impfbare Feuchtigkeit
ist nie ganz wässerich, stets schleimig, obgleich wasserhell. Das Wort Blase ist unei-
gentlich, und schließt alle Vertiefung in der Mitte, ja selbst jede Plattheit in der Mitte
aus.) 4) Man beobachte alle Erscheinungen genau, um den Angehörigen die Schutz-
kraft versichern zu können. 5) Man setze die mit Schutzblattern Geimpften auf alle
Art der Gelegenheit aus, mit Menschenpocken angesteckt zu werden, um Überzeu-
gung von ihrer Schutzkraft zu bewirken (ein guter Rath). Beschreibung (452) des Ver-
laufs der Kuhpocken, (ziemlich richtig). Blässe des Gesichts (453) findet er im ganzen
Verlaufe charakteristisch. Den sechsten Tag habe der entzündete Hof großen Umfang

(den entzündeten Ring um die Wurzel der Pustel vor dem neunten Tage nennen wir nicht Hof, auch ist diese Wurzelröthe nicht von großem Umfange – wohl aber der nachgängige wahre Hof, in der Mitte der zweyten Woche). Von den *Rötheln* (494) giebt der Vf. als Synonym „rother Hund" an, welches aber eine Art bösartigen Frie-
32 sels bedeutet). Die Zeichen. (Unter diesen sind bloß fol- | gende gegründet: der Ausschlag besteht aus kleinen, nicht an einander hängenden Pustelchen – fast wie trockene Krätze – mit etwas Feuchtigkeit, zuletzt mit etwas Eiter gefüllt, mit rothen Rändern um jedes – und stets mit Husten ohne Katarrh, und einem eigenartigen übeln Geruche begleitet – das Abschälen ist mancherley Art in Schuppen und in Stücken). Scharlachfieber (497). (Auch der Vf. vermischt, wie Andere in neueren Zeiten, die ganz verschiedene *purpura miliaris* mit dem Scharlach.) Die auf den Scharlach erfolgende Wassersucht (502). (Unter die Vorboten des Scharlachfiebers (504) gehören nicht Husten und Schnupfen.) Der Scharlach mit Faulfieber bilde (509) die *angina maligna* der Engländer (sehr wahrscheinlich). Zurücktreten des Ausschlags (das (509, 527) angeführte so leichte, so schnelle *Verschwinden* des Ausschlags trifft bloß den bösartigen Friesel; nie tritt die glatte Röthe des wahren Scharlachfiebers zurück; eben so wenig kann letztere während des Fieberverlaufs ganz verschwinden, als die Masern; nur blaß und bläulich können letztere bey einem bösartigen Zustande werden). Das Scharlachfieber (515) sey nicht so sehr ansteckend als Pokken und Masern (wider Rec. Erfahrung); man sehe es selten (der Vf. hätte sagen sollen: *nie*) sporadisch. (Daß die Belladonna bey jenem bösartigen Ausschlagsfieber nicht präcavirte, kam wohl daher, daß diese Epidemie größtentheils nur ein Frieselfieber war, welches man auch daraus sieht, daß diese fürchterliche Ausschlagskrankheit seit jener Epidemie oft sporadisch vorkömmt, was das Scharlachfieber nie thut). Schwämmchen (536) sind selten mehr als Symptom. Ungesunde Luft der Stuben (541) und Säure im Magen erzeugt sie bey Säuglingen häufiger, als andere Ursachen (am wenigsten die im Munde hängen gebliebene (542) säurende Milch). Die Mittel gegen Schwämmchen (546) (keins derselben hat dem Rec. so gute Dienste gethan als, außer erneuerter Luft im Zimmer, die Benetzung des inneren Mundes mit verdünnter Vitriolsäure). Rose der Neugebornen (548). (Der Vf. hätte die strahlige Verbreitung der Röthe mit unter die Charaktere der Rose aufnehmen sollen.) Entzündungen der Kinder im Allgemeinen (555). Die glandulöse Augenentzündung der Neugebornen (563). Er hat sie oft venerischen Ursprungs gesehen (wie auch Rec.); die übrigen will er mit örtlichen Mitteln (die oft unzureichend sind) behandelt wissen, weil er sie für bloß örtlich hält (was sie wohl nie sind).

(Beschluß der im vorigen Stücke abgebrochenen Recension.)

33 Über die Pneumonie der Kinder (628) theilt der Vf. viele Vermuthungen mit. Fehler der Vegetation und Ernährung (637); Abzehrungen (viel Allgemeines, zur bestimmten Anwendung wenig oder nicht dienlich). Lungenschwindsucht der Kinder (659). Darrsucht (663). (gut beschrieben; nur sind unter den Entstehungsursachen Kaffee und Unmäßigkeit im Zucker vergessen – nächstdem sind Mehlspeisen, Kartoffeln, ungesunde Stubenluft und Unreinlichkeit die hauptsächlichsten – der Heilapparat enthält mehrere, wenigstens entbehrliche, auch wohl zweckwidrige Mittel, mehrere Abführungsmittel, salzsaure Schwererde, u.s.w.) Rachitis (675); diese mit Blödsinn verbunden hält der Vf. für gleichbedeutend mit dem Cretinism (677). (Die Ursache der Krümmung der Knochen bey der Rachitis liegt nicht – wie der Vf. S. 678 meint, in der Anstrengung der dazu gehörigen Glieder, sondern in inneren Ursachen. So biegen sich zuweilen bloß die Oberschenkelknochen und Oberarmknochen ganz allein, ohne daß die Knochen des Unterschenkels sich krümmen. Letztere krümmen sich

auch, wenn die Kinder nie zum Gehen angehalten werden, und zwar um desto
mehr.) Verhärtung des Zellgewebes (679). (Sie ist gewiß eine ganz andere Krank-
heit als die Rachitis, aber das gerade Gegentheil, wie der Vf. sagt, ist sie nicht.)
Nervenschwindsucht (683). Folgen des Saamenverlustes bey Kindern (686); mehr
ein Gegenstand der physischen und moralischen, als der arzneylichen Behandlung.
Nervenkrankheiten der Kinder. (Erbliche Nervenkrankheiten kann Rec. nicht zuge-
ben.) Mißbrauch der Arzneyen und des Geschlechtstriebes, Mangel an Bewegung
in freyer Luft, frühe Geistesanstrengung, allzuwarmes Verhalten, Genuß gewürzter
Speisen (und des Thees und Kaffees) mögen wohl die Hauptursachen seyn. Oft,
meint er (700), wären Nervenkrankheiten habituelle Übel, die man ertragen müsse,
um von größeren frey zu bleiben. (Es wäre traurig, wenn die Heilkunde hier stehen
bleiben und ihre Schwäche in der Maße gestehen müßte! Das braucht sie nicht. Sie
muß nur nicht mit den gewöhnlichen Formeln und dem Allbekannten sich begnü-
gen wollen.) Ein Vorrath von Mitteln da- | gegen (707, 708) (unbestimmten 34
Zwecks). Scheintod der Neugebornen (713); unter den bekannten Mitteln, die Emp-
fehlung eines leicht ins Werk zu richtenden Tropfbades (welches viel verspricht!).
Den Keichhusten (745) hat der Vf. nie unter 3 Wochen sich endigen sehen, und
glaubt, daß beym Stillstande des Athemholens sich das Zwergfell in einem Zustan-
de von Tetanus befinde (Offenbar giebt es mehr als eine Art desselben.) Seine Epi-
demien erreichen gewöhnlich ihr Ende bey eintretender Sommerwärme.
Fehlerhafter Eintritt der Menstruation (762). (Rec. weiß nicht, wie die Färberröthe
noch zu den Monatszeit befördernden Mitteln (769) gezählt werden kann.) Vene-
rische Krankheit (772) (der Ansteckung bey der Geburt durch Hebammen, die nicht
selten ist, wird nicht ausdrücklich erwähnt). In Gebährhäusern sollten die Schwan-
gern jedesmal vorher von der venerischen Krankheit geheilt werden, ehe man sie
niederkommen ließe (782). Einen eigenen skrophulösen Stoff giebt es nicht (787!).
Das schwere Zahnen (799) ist gar keine eigentliche oder unvermeidliche Krankheit
(!). Es pflegt bloß als Entwickelungsoperation der Natur die schon vorhandenen
Krankheiten zu verschlimmern. Sehr viele Kinder, deren Tod man dem schweren
Zahnen zuschrieb, starben eigentlich an der schwächenden, gastrischen Methode
(!). Würmer (806). Nicht immer, wo dergleichen zugegen sind, sind auch Wurm-
krankheiten vorhanden – auch bey einer großen Menge derselben gehören noch
andere schädliche Einflüsse dazu, um ein merkliches Übelbefinden zu erzeugen.
Bloß wenn dieses sich auf den ohne Laxiren erfolgten Abgang von Würmern lindert,
ist es von letzteren herzuleiten (!). Nur bey einem unthätigen Wirkungsvermögen
dürfen wir sie mit Purganzen fortschaffen. Bey den chronischen Hautausschlägen
(816) erwähnt der Vf. die bloß örtlichen (sollte es dergleichen geben?), dann die-
jenigen, welche ein Symptom irgend einer Kachexie sind, und diejenigen, welche
zu einer allgemeinen Krankheitsform gehören, wo sie als ein kleineres Übel her-
vorgebracht wurden, um die Integrität des Ganzen zu schützen, bis das allgemeine
Übel gehoben sey. Bloß die letztere Art Hautausschlag dürfe man nicht stören,
(woran kann man die jedesmalige Art in jedem Falle genau erkennen?). Beym Kopf-
grind zieht er die Haare aus (?). Die alte Krätze will er nicht gleich unterdrückt
wissen, weil sie entweder mit einer allgemeinen Kachexie in Verbindung stehe, die
man erst heilen müsse, oder zu einem örtlichen Übel geworden sey, woran sich der
Organism gewöhnt ha- | be. *Arzneyformeln.* No. 9 (Zwey Tropfen Zimtöl mit Purgir- 35
mitteln auf die Gabe sind für ein zehnjähriges Kind zu heftig.) In dem zweyten
Augenwasser unter No. 43 wird das Bleyextract gänzlich vom weißen Vitriole zer-
setzt. Das Augenpulver unter No. 44 kann, wenn es gut gerieben wird, unmöglich
trocken bleiben. Der Aufguß von Digitalis No. 58 ist für Kinder noch bey weitem
zu stark in der öfteren Dosis; eben dieß muß Rec. von No. 73 und 74 sagen. Das

Sublimat in No. 60 wird von dem Chinadecocte zersetzt. Das Pulver der getrockneten Päonienwurzel in No. 86 ist fast ganz kraftlos. Der Höllenstein in No. 88 ist nicht Silberoxyd, sondern, wenn er gut bereitet ist, wasserloses, salpetersaures Silber, welches Rec. nie in Pillenform verordnen würde. Die palliativ treibende Sabina widerräth Rec. als Monatszeit beförderndes Mittel zu brauchen. Überhaupt sieht man wohl in der ganzen Reihe von Formeln das aufrichtige Bestreben des Vf. einfach zu seyn, und alle bisher so sehr gewöhnlichen Überladungen der Recepte mit ungekannten Arzneyen möglichst zu vermeiden. Ob aber in vielen Recepten dieses Vorraths nicht noch manches Ingredienz ausgelassen, und die Formeln nicht auf einzelne kräftige Substanzen eingeschränkt werden könnten, zum Heil der Kranken und der Kunst – will Rec. nicht entscheiden.

F.d.G.

Neue Haus- und Reise-Apotheke oder medicinisches Noth- und Hülfs-Büchlein, nebst einer genauen Untersuchung aller wirksamen und überall zu habenden Hausmittel, – für Ökonomen, Gutsbesitzer, Dorfprediger, Land-leute und Reisende, von D. G. W. Becker, ausüb. Arzte. Zweyte sehr vermehrte Auflage. 1803. XX u. 368 S (22 gr.) Zweyter Theil. Mit einem Anhange, enthaltend mehrere erquickende, heilsame, und meistens leicht zu bereitende Krankenspeisen. Leipzig, b. Barth, 1805. 291 S. 8. (18 gr.)*

329 Mit Recht hat man Volksarzeybücher von jeher für eine sehr verdächtige Waare angesehen, die bey weitem mehr Schaden als Nutzen stifte, wenn ihre Hauptabsicht ist, die Laien Krankheiten, auch wohl alle Krankheiten, durch Arzneyen heilen lehren zu wollen. Arzneyen sind kräftige Substanzen, welche den Körper umzuändern bestimmt sind, welche den gesunden Körper krank, und eben dieser Eigenschaft wegen den Kranken gesund machen. Diese umändernde Eigenschaft jeder Arzney zu kennen, um in jedem vorkommenden Krankheitsfalle die passende, und in gehöriger Gabe anwenden zu können, diese größte aller menschlichen Künste, welche weit mehr Vorkenntnisse, Scharfsinn und Beobachtungsgabe zur glücklichen Ausübung voraussetzt, als alle übrigen erdenklichen Wissenschaften, wenn sie nicht zum Verderben der Menschen, zum Mordhandwerke ausarten soll, diese höchste aller Wissenschaften, deren ächten Besit-

* Erg. Bl. z. Jena. Allg. Lit. Ztg. (1813), 1. Jg., 2. Bd., Nr. 92, 329–331 [Eingangsdatum bei der Redaktion 19.11.1805]. – Als Rezension Hahnemanns erkannt in: Claves Jenenses 11 (1962), 336. Als Schrift Hahnemanns aufgeführt bei Schmidt (1989), S. 37–38.

zes so wenige, selbst unter den fleißigen und eifrigen Ärzten, sich rühmen können, dem gemeinen Mann einflößen zu wollen, ist der Gipfel aller Thorheiten. Welcher Schade muß da nicht angerichtet werden, wenn jene heftigen Substanzen in Krankheiten, wo sie nicht passen, wie von Laien zu erwarten ist, gebraucht, auch wohl in übergroßen Gaben gebraucht werden! Muß nicht das Elend, das bisher durch Quacksalber, Dorf- und Stadt-Barbierer, und selbst durch unwissende und leichtsinnige promovirte Ärzte ohnehin schon so häufig veranlaßt ward, dadurch wenigstens verzehnfacht werden?

Dieser traurige Erfolg ist jedoch von dem hier angezeigten Buche so wenig zu erwarten, daß Rec. vielmehr dem Vf. für das viele Gute danken muß, das er der ungelehrten Volksclasse oder den Nichtärzten in demselben beyzubringen wußte. Wie viel schäd- | liche Vorurtheile entwindet er nicht den Unwissenden, welche 330
Menge von Aberglauben entlarvt er nicht auf eine Weise, die seinen Beruf zum Volkslehrer beurkundet! Irrthümer im Fache der Diät, der Lebensordnung, im Puncte des Aderlassens, des Abführens, der Tagewählerey, und die meisten gangbaren Thorheiten, welche Leben und Gesundheit hindern, zum Theil in offenbare Gefahr bringen, weiß er in einer für diese Menschen sehr passenden Manier auf die Seite zu räumen, und das Wahrere, Wohlthätigere mit einleuchtender Deutlichkeit und herzlicher Einfalt ihnen beyzubringen; nichts ist eingewebt, was die Aufmerksamkeit abziehen, oder Anstrengung und lange Weile verursachen könnte. Hätte der Vf. diese Lehren, Warnungen und Zurechtweisungen unter ihren wahren Namen dem nichtärztlichen Publicum vorlegen wollen: so würde sein Buch nicht vom zehnten Theile derer, die es jetzt schon gelesen und beherziget haben, gekauft worden seyn. Fast Niemand will sich über den Weg zum Wohlseyn *belehren*, sich vor Abwegen *warnen*, und von der Straße der Thorheit und des schädlichen Aberglaubens *zurechtweisen* lassen. Mit Arzneyen in *natura* will der Nichtarzt sogern zu thun haben, nach Recepten und Receptbüchern greift er zuerst. Sehr weise war daher der Einfall, das Buch *Haus-* und *Reise-Apotheke* zu nennen. Bloß unter diesem höchst empirischen Titel konnte er ihm Eingang verschaffen.

Um aber im Buche doch Etwas zu geben, was der Titel verspricht, – denn handgreiflich täuschen muß man das unärztliche Publicum nicht, und wäre es auch nur, um nicht sein Vertrauen zu verscherzen: – so sagt der Vf. im ersten Theile das Nöthige über etliche (28) Hausmittel und einige (24) ganz einfach zusammengesetzte Arzneymittel, welche er vorräthig zu halten räth, und ihre Anwendung lehrt. Obgleich auch diese wenigen, gelinderen, einfacheren Arzneyen am unrechten Orte Schaden anrichten möchten: so ist doch dieser, selbst im schlimmsten Falle, ungleich geringer, als jene heroischen, drastischen Pferdemittel gewöhnlicher Landbarbierer, welche dieses Buch, das schon seines empirischen Titels wegen in ihre Hände kommen muß, auf einen weniger verderblichen, ja auf einen guten Weg leiten wird. Denn böse Einführungen lassen sich nicht mit Einem Hiebe abschneiden. Hierauf sagt er das Erheblichste von der Einrichtung des menschlichen Körpers, und dem Heilen überhaupt (freylich nur nach den damaligen Begriffen der Erregungstheorie), dann von den häu- | figsten Krankheiten, dem Fieber (wo noch einige Recepte vorkom- 331
men), der Ruhr, Cholera, Sonnenstich, Entzündung, Gehirnentzündung, Entzündung des Halses, Brustentzündung, Rose, Fingerwurm, Gicht und Flüsse, Durchfall, Kolik, Verwundungen, Verrenkungen, Verstauchungen, Brüche, Frostbeulen. Die Behandlungen dieser Übel gehen mehr auf Leitung der Lebensordnung, als auf vielfältigen Arzneygebrauch, und sind geeignet, den Leser mehr von der Empirie abzuziehen, als ihm dazu Vorschub zu leisten. Lebensordnung in gesunden Tagen, Speisen und Getränke, Luft, Kleidung, Schlaf. Lebensordnung in kranken Tagen, wo das Nöthige von den Klystiren, dem Aufliegen u.s.w. vorkommt. Behandlung der Menschen, welche in plötzliche Lebensgefahr gerathen, Scheintod.

Der zweyte Theil handelt von der Schwangerschaft und ihren Unpäßlichkeiten, der Niederkunft, ihren Nachwehen, dem Stillen und der Behandlung der Kinder in Absicht ihrer Lebensordnung, Ernährung und ihrer gewöhnlichen Krankheiten, Gelbsucht, böse Augen, Schwämmchen, Krämpfe, verstopfter Leib, Brüche (venerische Krankheit), Wasserkopf, Wundseyn, Herzgespann, Mitesser, Milchschorf, Zahnen, Entwöhnen, Gehenlernen, Zulp, Nahrungsmittel der Kinder, Kleidung, unreine Köpfe, Blattern. Hier wird zweckmäßig von der Vaccination gehandelt, was hier mehr Gutes stiften wird, als in einer eigenen Abhandlung, welche von den Landleuten mit Mißtrauen in die Hände genommen wird, wenn der Vf. nicht sonst schon ihr völliges Zutrauen besaß. Wind-, Spitz-Pocken, Masern, Scharlachfieber (worunter der Vf. das seit 1800 erschienene bösartige Friesel versteht), Bräune, die häutige, das millarische Asthma, der Keichhusten, Rachitis, Skropheln, Kopfgrind, Bauerwezel. Anhang von leicht verdaulichen Krankenspeisen.

Rec. bittet den Vf., auf dieser Bahn fortzufahren, um die Volksclasse immer mehr von Empirie und Aberglauben abzuziehen, und sie zu gewöhnen, mehr durch gute Lebensordnung als durch Arzneyen die Krankheiten zu entfernen. Denn auf den genau erwogenen Krankheitszustand ein passendes Heilmittel anzuwenden, – eine Kunst, die wir Ärzte in den *meisten* Fällen selbst noch nicht erreicht haben, werden sie nie lernen.

Kleinigkeiten, wie I, 177, wo nach der Erregungstheorie mehr auf die Entstehung als auf die Zeichen der Krankheiten gesehen werden soll, oder 208, wo der Dampf aus Kochsalz durch Vitriolsäure entwickelt für bloßen Sauerstoff gehalten wird, oder 271, wo die Stahlfeder des Bruchbandes Pelotte genannt wird, oder II, 213, wo das Ansehen der falschen und wahren Kuhpocken für einander fast völlig gleich ausgegeben wird, sowie 291 das Schweinefleisch in den Fleischklößchen für Kranke, oder das irgendwo vorkommende Wort Keuschheitsküraß statt Schnürlatz oder Mieder, wird der Vf. künftig vermeiden. *Ubi plura nitent, non ego parvis offendar maculis.*[1]

N.E.D.

Einleitung in die Lehre von den ansteckenden Krankheiten und Seuchen, von D. A. H. F. Gutfeldt, ausüb. Arzt in Altona. Posen, b. Kühn, 1804. XII und 168 S. gr. 8. (18 gr.)*

145 Es ist eine erfreuliche Aussicht für die Arzneykunde, daß die schwärmerische Naturphilosophie ihre mystisch poetische Haut ablegt, und ihr Äußeres und Inneres läutert. Ihr ätherischer Flug erregte eine Menge guter, vorzüglich jugendlicher Köpfe zum Nachdenken, und erhob sie mit sich bis zu einer Höhe, von wo aus es ihnen möglich ward, die Einrichtung des menschlichen Körpers in gesunden und kranken Tagen, so wie alle seine Theile und Functionen, als ein unzertrennliches

1 „Wo mehr glänzt, werde ich durch kleine Mängel (wörtlich ‚Flecken') nicht angefochten."

* Erg. Bl. z. Jena. Allg. Lit. Ztg. (1815), 3. Jg., 1. Bd., Nr. 19, 145–152 und Nr. 20, 153–155 [Eingangsdatum bei der Redaktion 19.11.1805]. – Als Rezension Hahnemanns erkannt in: Claves Jenenses 12 (1963), 55. Als Schrift Hahnemanns aufgeführt bei Schmidt (1989), S. 38.

Ganzes zu betrachten, und einen feineren dynamischen Zusammenhang in diesem Organism mit den Augen des Geistes zu entdecken, als unsere bisherigen mechanisch-chemischen Physiologen und einseitigen Solidar- und Humoral-Pathologen wahrzunehmen vermochten.

Dieses angezeigte Buch ist eine solche Frucht geläuterten und verfeinerten Blicks in den mehr geistigen als körperlichen (dynamischen) Zusammenhang der Verrichtungen in unserem Mikrokosmus und seiner Veränderungsfähigkeit durch einen Theil der Außenwelt, die sogenannten Ansteckungen. Wenn die medicinische Naturphilosophie sich noch vollends ihr Spielen mit Dualismus und Triplicität wird abgewöhnt haben: dann werden sich mit solchen Ansichten, wie dieses Buch gewährt, ja selbst mit ihrer Terminologie, auch kältere Köpfe befreunden.

Der Gang dieser Schrift ist ungefähr folgender. Alle am Organismus wahrgenommenen Erscheinungen sind nur unter der Voraussetzung der Erregbarkeit (Sensibilität und Irritabilität) und Productivität desselben begreiflich. Letztere ist die eigentliche charakteristische Function des Organischen. Diese drey Grundfunctionen kommen zwar dem Gesammtorganism so wie den kleinsten Theilen desselben zu, weil auch diese organisch sind; indeß sind diese Eigenschaften dennoch in verschiedenen Organen in verschiedener Stärke (Quantität) vorhanden. Der Complex des Hirn- und Rücken-Marks, so wie der Nerven, und des kleinsten Nervenfädchens, ist nebst den äußeren Sinnwerkzeugen der Hauptsitz der Sensibili- | tät. Im 146
Aggregat der Blutgefäße, der einsaugenden Gefäße und der Muskeln wohnt im engeren Sinne die Irritabilität, während in denjenigen Organen, welche hauptsächlich für die Assimilation, Sanguification, Secretion, Nutrition und Desassimilation bestimmt sind, so wie in der ganzen Masse der Säfte die Reproduction thront. Alle diese verschiedenen organischen Systeme stehen in steter mittelbarer und unmittelbarer Wechselwirkung. Wenn das relative Gleichgewicht jener quantitativen Differenz der Functionen im Organism aufgehoben ist: dann ist Krankheit da, – die sich durch abnorme Erscheinungen verräth. Krankheit ist allemal eine Beschaffenheit des *ganzen* Organisms der starren sowohl, als der flüssigen Theile. – Beide letztere lassen sich im lebenden Körper nicht von einander abgesondert denken, keiner wirkt oder existirt ohne den anderen, beide gehen in unmerklichen Abstufungen in einander über, beide besitzen organische Thätigkeit und Vitalität. – So viel es Hauptarten der Abweichungen von dem normalen Verhältnisse jener Grundfunctionen in den Organen giebt: soviel Krankheiten giebt es.

(Hier setzt der Vf. drey Gattungen von Krankheiten fest, in deren einer die Sensibilität, in der anderen die Irritabilität, und in der dritten die Reproduction abnorm erhöhet, die anderen beiden Functionen aber jedesmal abnorm vermindert sind. Aber es giebt weit mehr solcher allgemeinen Zustände wo z. B. bey erhöheter Reproduction auch wohl die Sensibilität, oder doch die Irritabilität krankhaft zugleich erhöhet ist, welche nicht weniger Erwähnung verdient hätten.)

Die Krankheitsformen, welche sich auf Abnormität der Reproduction beziehen, sind z. B. die sämmtlichen Afterorganisationen und die ansteckenden Krankheitsformen insbesondere. (Auf diesen Satz bezieht sich der Hauptinhalt dieser Schrift.)

Die charakteristische Function des Organismus, sich unter entgegengesetzten Einflüssen unaufhörlich wieder zu erzeugen, diese organische Thätigkeit hat man Bildungstrieb, Reproductionskraft genannt. Sie löst sich in zwey Processe von entgegengesetzter Tendenz, in den Assimilations- und in den Desassimilations-Proceß auf. (Von beiden hier umständlicher.) Aufstellung der verschiedenen Störungen des Normalverhältnisses der Reproduction (genau und treffend!). Doch würde die reproductive Thätigkeit im Orga- | nism in ihren Producten erlöschen, wenn sie nicht 147
durch einen beständigen Einfluß eines Äußeren immer unterhalten und angefacht

würde. (Hier sucht er die Processe der Chylification, der Sanguification und der Secretion durch Triplicität zu construiren, besonders aber die Letztere.) Die Säfte verhalten sich nicht passiv bey der Secretion; sie sind eben so thätig dabey als die Gefäße selbst, von denen man daher nicht sagen sollte, sie secernirten, sondern: in ihnen wird secernirt. (Von der Secretion und Ernährung ausführlich – apriorisch, aber sehr wahrscheinlich!) Einleitung in die Lehre von den Ansteckungsstoffen. Schon im gesunden Zustande scheidet der lebende Körper Producte durch Haut, Lungen und die übrigen Excretionsorgane aus, welche sich für andere gesunde Körper als Schädlichkeiten beweisen: wie vielmehr werden dergleichen die in Krankheiten ausgeschiedenen Stoffe (tropfbare und gasförmige) thun! Höchst wahrscheinlich werden da die lebensgefährlichen Gasarten, gekohltes und geschwefeltes (Rec. setzt hinzu, phosphoriges) Wasserstoffgas, Salpetergas u.s.w. in Menge ausgeschieden. Durch Erscheinungen und Erfahrungen erläutert (zu deren Erklärung jedoch die Wirkungen jener bekannten Gasarten nach Rec. Meinung nicht ausreichen, sondern welche noch unbekannte thierische Mephiten voraussetzen). Die meisten dieser Schädlichkeiten wirken desoxydirend auf die Organismen, und mit desto größerer Stärke, da sie gewöhnlich durch die Respirationsorgane, die in so engen Verhältnissen mit den edelsten Organen der Thierökonomie stehen, in den Körper gelangen. Dieß ist die eine Gattung von Schädlichkeiten thierischen Ursprungs, wodurch nur größerer oder geringerer Grad von Krankheit überhaupt erzeugt wird, nicht aber jedesmal eine bestimmte (ansteckende) Form von Übelseyn, auch nicht jedesmal in einzelnen, bestimmten Organen. Die zweyte Gattung, die *Ansteckungsstoffe,* nennt der Vf. diejenigen Schädlichkeiten thierischen Ursprungs, welche aus kranken Organen entwickelt, mit gesunden Organismen in Wechselwirkung gebracht, in diesen dieselbe bestimmte Form von Übelseyn und Abnormität der Reproduction zu veranlassen vermögen, welcher sie selbst ihre Erzeugung verdanken. Die Ansteckungsstoffe charakterisiren sich also dadurch, daß sie durch ihre Einwirkung vorher gesunde Organismen zu bestimmten abnormen, materiellen Productionen, welche mit ihnen eine und dieselbe specifische Qualität besitzen, zu bestimmen vermögen. Aber nicht selten fehlt den gesunden Organismen jene Bestimmbarkeit zur Production einer Materie von jener eigenthümlichen Qualität (d. i. sie sind nicht ansteckbar durch den gegebenen Ansteckungsstoff). Manche Ansteckungsstoffe beweisen sich daher, mit solchen Organismen in Berührung gebracht, entweder gar nicht als Schädlichkeit, oder sie veranlassen andere Formen (allgemeinen) Übelseyns. Finden aber die Ansteckungsstoffe bestimmbare, ansteckungsfähige Organismen: so erregen sie die ihrer Einwirkung entsprechenden, bestimmten
148 Formen des Übel- | seyns, doch nicht gleich viel in welchen, sondern nur jedesmal in solchen Organen, welche zum reproductiven System der thierischen Organisation gehören, und zwar besonders in denen, auf welche die einzelnen Ansteckungsstoffe eine speciellere Beziehung haben. Dieß ist auch dann der Fall, wenn die bestimmten, einzelnen Ansteckungsstoffe nicht zunächst und directe, sondern nur mittelbar (erst durch andere Organe hindurch) auf solche (specifisch für den Ansteckungsstoff geeignete) Organe des reproductiven Systems wirken, z. B. (nach einem wuthgiftigen Biß am Finger) die Wuthkrankheit u.s.w. (Der Vf. setzt hier unter die Beyspiele auch die Chancres im Halse. Allein diese secundären syphilitischen Geschwüre an den Mandeln werden wohl nur sehr uneigentlich so genannt; ihre weit geringere Schmerzhaftigkeit und, den Erfahrungen zufolge, auch ihre Unfähigkeit anzustekken, unterscheidet sie hinreichend von den wahren Chankern primärer Ansteckung an den Lippen, an den äußeren Geburtstheilen u.s.w., welche noch nicht den großen Assimilationsproceß im Organism passirt sind, wie der Stoff der secundären venerischen Übel.) Indessen beweisen sich die Ansteckungsstoffe auch für die übrigen

Organe, auf welche sie keine specifische Beziehung haben, oft als allgemeine, oft große Schädlichkeiten, und erregen, je nach der verschiedenen Proportion, in welcher die Sensibilität, die Irritabilität und die Reproductionskraft in den verschiedenen Organen (des Individuum) mit einander stehen, bald größere, bald kleinere, bald sthenische, bald asthenische Formen des Übelseyns. Auch an der Natur gewisser Ansteckungsstoffe selbst liegt die Verschiedenheit dieser Erscheinung. Wenigstens bey einigen von ihnen kann man, außer der ihnen als Ansteckungsstoffen eigenthümlichen, schädlichen Wirkung, noch gewisse schädliche Nebenwirkungen voraussetzen – zu welchen er das Wuthgift, den Ansteckungsstoff der Aussatzarten, der Yaws, Pians, Radesyge und des Weichselzopfs zählt – deren Ausbildung zu ansteckenden Übelseynsformen jedesmal zahlreiche Abnormitäten der Sensibilität und Irritabilität vorausgehen, und sich mit jenen compliciren. (Bey der Hundswuth ist dieß in so hohem Grade, daß Rec. geneigt ist, hier den Hauptsitz des ausgebildeten Übels weit mehr in das System der Sensibilität und Irritabilität zu setzen, als in das der Reproductionskraft, in welches letztere der Vf. *alle* Ansteckungskrankheiten zu setzen geneigt ist. – Denn oft sind bey Leichenöffnungen an der Hundswuth Verstorbener gar keine merkbaren Abnormitäten in den Theilen, wo das größte Leiden zu seyn schien, wahrgenommen worden.)

In geschwächten und schon vorher kranken Körpern kann auch der mildeste Ansteckungsstoff zugleich bedeutende Abnormitäten der Sensibilität und Irritabilität veranlassen. Sind ansteckende Krankheiten als Epidemieen vorhanden: so wird das Übel nicht nur durch den eigentlichen Ansteckungsstoff, sondern zugleich durch die atmosphärischen Schädlichkeiten verbreitet, von welchem Zusammentreffen dann die | temporäre Bösartigkeit des Ansteckungsstoffes herzuleiten seyn 149
möchte. Auch dann, wenn der Ansteckungsstoff von einem Organism ausgeht, in welchem außer der Ansteckungskrankheit noch andere gefährliche Formen des Übelseyns, von niederschlagenden Affecten, schlechten Nahrungsmitteln u.s.w. erzeugt, zugegen waren, können Letztere leicht dem von einem solchen Körper ausgehenden Ansteckungsstoffe zum Vehikel dienen, und eine zusammengesetzte gefährliche Krankheitsform in einen anderen Organism übertragen. (Eine vollkommene Qualitätsveränderung des Ansteckungsstoffes, wie der Vf. meint, wäre es doch nach Rec. Dafürhalten wohl nicht, wenn auch der Ansteckungsstoff an sich zuweilen bösartiger, zuweilen gutartiger wäre.) Auch der Ort, wo der Ansteckungsstoff zuerst angebracht wird, ändert viel in der Intensität der entstehenden Krankheit. – In die Haut gebrachter Pockenstoff, wie sehr sind seine Folgen von denen des durch die Athmungsorgane beygebrachten verschieden! Dem Vf. scheinen alle thierischen Ansteckungsstoffe desoxydirend zu wirken; die Hypothese, daß sie alle Stickstoff zum Grunde hätten, sucht er mit Wahrscheinlichkeit zu widerlegen. Ihre Wirkungen sind so verschieden, daß sich nichts Gewisses von ihrem Substrate sagen läßt. Wenn sie auch specifisch auf die Reproductionskraft wirken: so wird doch jedesmal das System der Sensibilität und der Irritabilität vorgängig erregt. Wo dieser Vorausgang weniger bemerklich ist, da haben die Ansteckungsstoffe entweder nur auf Organe des reproductiven Systems eingewirkt, oder sie waren frey von anderen bedeutenden schädlichen Nebenwirkungen. Erörterung, ob die Ansteckungsstoffe unseren Säften bloß zugemischt oder innig von ihnen aufgenommen werden, – aus welcher nach dem Vf. hervorgeht, daß, wenn Erstere die Letzteren penetriren, Erstere bey ihrem Eintritte in den Körper mit der organischen Materie (den starren und flüssigen Theilen) in Wechselwirkung treten, woraus ein Drittes entstehe, indem die Lymphe den Ansteckungsstoff assimilire. – Werden die Ansteckungsstoffe auch wohl durch Einsaugung in den Organism aufgenommen? – In diesem Falle könnte auch nur eine mechanische Zumischung Statt finden, und der Ansteckungs-

stoff könnte in Kurzem auch unverändert wieder aus dem Körper geschieden werden – daher die Erscheinung, daß Jemand den Saamen einer ansteckenden Krankheit bey sich tragen, und durch die Berührung Andere anstecken könne, ohne selbst im eigentlichen Sinne angesteckt zu seyn. – Mancherley Vehikel und Träger der Ansteckungsstoffe. Zerstörungsmittel derselben (unter denen Rec. das nach seiner Erfahrung als eines der wirksamsten zu schätzende – *große Hitze* – mit Vergnügen mit angeführt findet). Übertragung einiger ansteckender Krankheitsformen von Menschen auf Thiere, und umgekehrt.

Beyträge zur Geschichte der Entstehung der ansteckenden Krankheiten. Auf die Frage: wie entsteht eine ansteckende Krankheit im Organism? ist die Antwort: 1)
150 durch wirkliche Ansteckung mittelst | eines Ansteckungsstoffes; 2) ohne eine eigentliche Ansteckung. Bey der Ansteckung von außen her besteht die Function des Ansteckungsstoffes darin, daß er in den bestimmten Organen des von ihm afficirten Organismus ein bestimmtes abnormes Verhältniß der organischen Thätigkeit veranlaßt, und dadurch mittelbar dem dynamischen Processe eine bestimmte Richtung giebt, bey welcher aus demselben Producte von gleicher specifischen Qualität hervorgehen, als welche ihm selbst (dem Ansteckungsstoffe) eigenthümlich ist. Wenn der Ansteckungsstoff die seiner Einwirkung entsprechende Form des Übelseyns in bestimmten Organen des reproductiven Systems, durch unmittelbare Einwirkung auf diese Organe in gesunden Körpern erregt: so verläuft die dadurch veranlaßte Krankheit, sich gänzlich überlassen, in ihrer reinen einfachsten Gestalt, ohne daß die ansteckende Übelseynsform von anderen heterogenen Formen des Übelseyns begleitet ist, die Affectionen abgerechnet, die sich vermöge der Associationsverhältnisse aus den afficirten Organen mehr oder weniger auf das Ganze verbreiten. Wenn aber der Ansteckungsstoff directe nur mit solchen Organen in Wechselwirkung tritt, zu welchen er keine specielle (specifische) Beziehung hat: so werden zwar diese nicht eigentlich angesteckt, – hat z. B. der Kinderblatterstoff auf die Respirationsorgane directe gewirkt: so erfolgt der Blatterausschlag darum nicht auf der Oberfläche dieser Organe, – aber während diese Organe zum Übergange des Ansteckungsstoffes auf diejenigen Organe dienen, für welche er sich erst als specifische Schädlichkeit erweisen kann, erfolgt die ansteckende Krankheitsform in Letzteren nie in reiner Gestalt; immer gehen ihr noch manche andere Formen eines bedeutenden Übelseyns (Abnormitäten der Sensibilität und Irritabilität) voraus, oder begleiten sie. Der erste Zeitraum dieser Krankheiten beginnt mit dem Momente der Einwirkung des Ansteckungsstoffes auf den Organism, und endigt sich mit der Sichtbarwerdung der ersten Spuren eines Übelseyns der Lebensverrichtungen. Er ist bey den einzelnen Ansteckungskrankheiten von ziemlich bestimmter Dauer. In diesem Zeitraume wird die Ansteckung begründet und vollendet; vor Verfluß desselben ist die ansteckende Krankheit noch nicht wirklich vorhanden, sondern wird erst vorbereitet. Der zweyte Zeitraum beginnt mit der ersten Erscheinung eines Übelseyns in den Functionen derer Organe, für welche der Ansteckungsstoff sich als specielle Schädlichkeit beweist, und endet sich mit dem Momente, wo die Ausbildung eines Ansteckungsstoffes in diesen Organen vollendet ist; er ist ebenfalls von ziemlich bestimmter Dauer. Aber nicht bloß durch Ansteckung von außen, – auch ohne Vermittelung eines eigentlichen Ansteckungsstoffes können sich in den Organismen ansteckende Krankheitsformen erzeugen. (Diesen Satz macht der Vf. durch die Endemie einiger ansteckender Krankheiten, und durch das epidemische Herrschen anderer ziemlich wahrscheinlich, worin wir ihm aber hier nicht folgen können. Offenbar zu viel behauptet ist es, wenn er sagt,
151 man | werde einst mit Gewißheit einsehen, daß fast alle uns bekannten ansteckenden Krankheiten, Blattern, Masern, Kopfgrind u.s.w. *noch täglich* sowohl ohne ei-

gentliche Ansteckung als durch dieselbe entstehen. Dann wäre die Vaccination vergeblich!) Vom Flechtenausschlag habe er unzubezweifelnde Beweise, daß er sich durch Ansteckung fortpflanzte, dessen ungeachtet aber in den meisten Fällen sich auch ohne Ansteckung erzeuge. Es ist höchst wahrscheinlich, daß nach längerer Dauer einer krankhaften Beschaffenheit in einem Körper, welche anfänglich keine ansteckende Form hatte, sich allmählich, in gewissen einzelnen Organen, eine solche Form des Übelseyns erzeugen könne, bey welcher die Absonderung eines Ansteckungsstoffes in ihnen Statt hat. (Das S. 81 angeführte Beyspiel aber, wo eine Frau, welche nebst ihrem Manne die Kindblattern in ihrer Jugend gehabt hatte, mit einem
Kinde niederkam, welches die na- | türlichen Kindblattern mit auf die Welt brachte 152
– beweist bey weitem nicht, wie der Vf. will, die Entstehung einer ansteckenden Krankheit ohne stattgehabte Ansteckung. Was zu viel beweist, beweist nichts – wäre dieß vor dem siebenten Jahrhunderte in Grätz geschehen, wo noch kein Kindblatterstoff nach Europa gekommen war, dann bewiese ein solcher Fall Alles- aber 1802, wo kein Haus in Europa sich findet, in welches dieser Stoff nicht von Zeit zu Zeit eindrang, da beweist er nichts – so lange man nicht darthun kann, daß der von außen dargebrachte Kindblatterstoff durch den mütterlichen Körper hindurch auf die Leibesfrucht unmöglich wirken könne, wenn die Mutter schon geblattert gehabt, und dem Ausbruche dieser Krankheit *für ihre Person* nicht mehr unterworfen war).

Beschluß der im vorigen Stücke abgebrochenen Recension.

Beyträge zur Geschichte der ausgebildeten ansteckenden Krankheiten (82). Wenn in 153
einem kranken Organism, in gewissen einzelnen Organen, eine bestimmte Form von Abnormität der Reproduction vorhanden ist, zufolge welcher in diesen Organen die Absonderung einer Materie von specifischer Qualität Statt hat, welche nach ihrer Ausscheidung aus diesem Körper mit einem anderen gesunden Organism in Wechselwirkung gebracht, den letzteren zu *derselben bestimmten* Abnormität der Reproduction – und zwar Secretion einer Materie von gleicher specifischer Qualität – zu bestimmten vermag: so nennen wir den vorhandenen Krankheitszustand einen ansteckenden. Diese Form des Übelseyns, meint der Vf. (83), stelle sich sowohl durch die ansteckende Eigenschaft der abgesonderten Flüssigkeiten, als auch durch sinnlich veränderte Eigenschaften der starren Theile (Afterorganisirungen) der Wahrnehmung dar. (Aber wo finden sich die Letzteren bey der Hundswuth? Oft sind nach dem Tode gar keine sichtbaren Veränderungen im Rachen oder dem Schlunde aufzufinden, und die ja zuweilen in diesen Theilen vorfindliche Röthe steht mit der bis zum Tode gestiegenen Größe der Krankheit in gar keinem Verhältnisse. Der Satz also, daß die ansteckenden Krankheiten sich bloß auf das Reproductionssystem des Organismus bezögen, möchte wohl Ausnahmen leiden!)

Da die Kuhpocken, die Krätze und der Kopfgrind bloß durch die Haut, als dem Sitze ihrer Entwickelung, anstecken: so kommen sie einfacher und gelinder vor, als die Kindblattern, die Masern und das Scharlachfieber, deren Ansteckungsstoff einer solchen Verflüchtigung fähig ist, daß sie gewöhnlich durch die (edleren) Einathmungsorgane anstecken; Letztere stehen auch oft mit epidemisch-atmosphärischen Schädlichkeiten in causalem Zusammenhange, und werden so aus beiden Ursachen complicirt. Einfluß der sogenannten epidemischen Constitution auf die ansteckenden Krankheiten (90). Das Wort Epidemie bezeichnet bloß eine Verbreitung einer gewis-
sen Krankheitsform über eine gewisse Gegend. In dem | Begriff einer epidemischen 154
Krankheitsform ist eben so wenig der Begriff eines bey ihr erzeugten Ansteckungsstoffes enthalten, als in dem Begriffe einer ansteckenden der Nebenbegriff einer epi-

demischen Existenz eingeschlossen liegt. Ansteckende Krankheiten können leicht epidemisch werden, wenn ihr Ansteckungsstoff sehr flüchtiger Natur ist, sind es aber nicht nothwendig. Eben so können sich epidemische Krankheiten leicht in ansteckende umbilden. Epidemische Krankheiten setzen epidemische (atmosphärische und andere) Schädlichkeiten voraus, wie bey Nordostwinde leicht Bräune epidemisch wird. Die epidemische Constitution kann die Ausbildung und Entwickelung der ansteckenden Krankheitsform befördern oder zurückhalten, das ansteckende Übelseyn durch die Complication heterogener Formen vergrößern, und die dem Ersteren eigenen Afterorganisationen verändern. Es läßt sich die Möglichkeit nicht leugnen, daß nicht in einzelnen Fällen die Abnormität der Reproduction bey der Lungensucht, Flechte, Rose eine solche bestimmte Form sollte annehmen können, bey welcher die Erzeugung eines Ansteckungsstoffes Statt fände. Dieß ist um so eher zu glauben, da sich noch täglich vor unseren Augen manche schon bekannte, ansteckende Krankheitsformen ohne vorhergegangene wirkliche Ansteckung erzeugen können. Hat Typhus ansteckende Eigenschaft? Typhus bezeichnet nur eine gewisse krankhafte Beschaffenheit des ganzen Organisms, einen bestimmten Gattungszustand von Krankheit; die ansteckenden Krankheiten aber eine bestimmte Form von Abnormität der Reproduction. Ersterer, welcher einen hohen Grad von allgemeiner (directer) Asthenie der Lebensthätigkeit mit Gefäßfieber bedeutet, giebt keine Bedingung zur Erzeugung irgend eines Ansteckungsstoffes ab, und ist daher, *als solcher*, auch im höchsten Grade nicht ansteckend, wie der Vf. (109) meint. Aber es kann bey ihm zugleich eine ansteckende Übelseynsform in einzelnen Organen entstehen, so daß eine Krankheit, deren generischer Charakter Typhus ist, dem specifischen Charakter (der Form) nach ansteckend seyn kann. Auch von mit Typhus complicirten Kindblattern sagt man ja nicht, daß die Krankheit ein ansteckender Typhus sey. Diese Combination ist wirklich bey dem Lager-, Hospital- und gelben Fieber; – nur daß die wesentlichen Merkmale der dabey befindlichen
155 ansteckenden Übelseynsform noch wenig beachtet und gar nicht genau | angegeben worden sind. Der Umstand, daß sich von einem an Typhus leidenden Körper Stoffe ausscheiden (112), welche sich in hohem Grade als Schädlichkeiten für andere gesunde Organismen erweisen können, macht sie noch nicht zu ansteckenden Krankheiten. (Wie aber nun, wenn diese Excretionen der Typhuskranken in den Gesunden auch nur wieder bloßen Typhus erzeugen, wie häufige Beyspiele lehren: sollte dieß keine Ansteckung – wenigstens Ansteckung allgemeiner Krankheit – genannt werden können? – was ist dieß Phänomen anders als Ansteckung?) Bemerkungen über die Pestkrankheit (115). Nicht jeder schwere, selbst epidemische Typhus ist Pest. Auch ist die Pestkrankheit nicht immer asthenisch; sie kommt auch hypersthenisch vor. Sie muß sich also durch wesentliche Merkmale, durch specifische Verschiedenheit, nicht bloß durch generische, auszeichnen. Diese specifischen Erscheinungen an der Pest findet der Vf. an den Drüsengeschwülsten und Afterorganisirungen der Haut (Karfunkeln), wenigstens an den Ersteren, den Bubonen. Nach *Russel* hatten Alle, welche auch nur den leichtesten Anfall von Pest bekamen, Bubonen. Nach *Chenot* entrinnt keiner, der nicht wenigstens eine Spur davon hatte. Diesen Satz sucht er sehr wahrscheinlich durchzuführen (wiewohl auch Typhusarten neben der Pest zu herrschen pflegen, deren Ansteckbarkeit als Typhus Rec. nicht leugnen möchte, ohne diesem jedoch den Namen Pest beylegen zu wollen). Epidemische Schädlichkeiten nennt der Vf. nicht allein die atmosphärischen – von welchen z. B. Epidemieen der Pest in der Regel nicht veranlaßt zu werden pflegen –, sondern alle Schädlichkeiten, welche aus einer physischen und moralischen nachtheiligen Lage der Volksmenge hervorgehen. Daß die Pest in einzelnen Personen sich ohne Ansteckung von selbst erzeugen könne, möchten wohl die angeführten Autoritäten (151) und Gründe (152, 153) zu beweisen zu schwach seyn. Das Verbreiten sucht er richtig in beiden, sowohl in den epidemischen

Schädlichkeiten, als in dem Ansteckungsstoffe selbst, welcher in der Höhe der Krankheit selbst zur epidemischen Schädlichkeit werde. Das Verschwinden der Pest rühre theils von dem Nachlassen der epidemischen Schädlichkeiten, theils davon her, daß es zuletzt an ansteckbaren Individuen fehle. (Letztere Meinung ist zur Erklärung nicht hinreichend, es muß noch eine andere unbekannte Ursache des Verschwindens solcher Epidemieen vielleicht in der Atmosphäre entstehen, da in den größten Städten, z. B. London, die Kindblattern zuweilen fast gänzlich zu grassiren aufhören, ungeachtet es an unangesteckten Kindern nicht fehlt.) Gelbes Fieber ist Gefäßfieber (gewöhnlicher Typhus als Synocha) mit Gelbsucht complicirt.

Dieß ist ungefähr der Gedankengang des scharfsinnigen Vfs. in diesem Werke, welcher zu vielen Hoffnungen berechtiget. Rec. wünscht, daß er die kleinen Mängel der Schreibart (*reproductifes* System, *positife, negatife;* beruht auf *das* Verhältniß u.s.w. –) als unhaltbar aufgeben möge.

N.E.D.

Vorerinnerung*

Nur Vicat, Arzt zu Lausanne, war im Stande, uns diesen Schatz der Hallerischen [III]
Kenntnisse über den arzneilichen und technischen Nutzen der Schweizerpflanzen mitzutheilen. Er zog nicht nur alles hieher Gehörige aus dem unsterblichen Werke dieses unnachahmlichen Mannes (Historia stirpium indigenarum helveticae. Bernae, Fol. Vol. I–III. 1768.) aus, und ward hiebei in dunkeln und eines zweideutigen Sinnes fähigen Stellen durch die mündlichen Belehrungen seines großen Freundes Albrecht von Haller's unterstützt, sondern dieser gab ihm auch zur Vervollständigung dieses Auszugs sein eignes Exemplar von jenem großen Werke, worin er seit der Herausgabe desselben ansehnliche Zusätze dahin gehöriger Notizen eigenhändig beigeschrieben hatte. Auch letztere zog *Vicat* aus, und verwebte sie zum Ganzen, nebst mehrern eignen praktischen Beobachtungen über mehrere einzelne
Pflanzen (welche er oft, doch nicht | immer, mit seinem Namen Vic. bezeichnete), IV
die nicht selten von Werthe sind. Diese ganze Arbeit Vicats*

* Matière médicale tirée de Halleri historia stirpium indigenarum helvetiae, avec nombre d'additions fournies par l'auteur, quelques observations du traducteur, et les usages économiques des mèmes plantes, par Mr. P. R. Vicat, membre correspondant de la soc. roy. des sc. de Göttingue Tom. I. II. 8. Berne, chez la société typographique 1776.

hat der vortreffliche Haller nochmahls, so viel ihm seine schwache Gesundheit erlaubte, durchgesehen, und auf diese Art autorisirt.

Ich, der deutsche Uebersetzer, habe kein andres Verdienst hiebei, als dieses Resultat unglaublicher Belesenheit, diesen Schatz von Kenntnissen, so wie er ist, treu meinen Mitbürgern zu überliefern, nur in alphabetische Ordnung gestellt. Hie und da ein erklärendes Wort, in Klammern eingeschlossen, ist das einzige, was ich hinzu zu fügen für dienlich fand.

Torgau im Dezember 1805.

* In: Albrecht von Haller's Arzneimittellehre der vaterländischen Pflanzen nebst ihrem ökonomischen und technischen Nutzen. Aus dem Französischen übersetzt. Leipzig 1806, S. III–IV.

Bedenklichkeiten über das (R. A. 1806 Nr. 12) angebotene China-Surrogat, und Surrogate überhaupt*

625 Im Oeconomischen hat der Surrogatengeist bisher weidlich gespukt. Man hat eine große Menge **Kaffee-Surrogate** vorgeschlagen und feil geboten – man hat eine nicht geringe Zahl Surrogate des Hopfens im Biere erfinden wollen.

Man hätte die langweilige Erfahrung nicht nöthig gehabt, um schon im voraus einzusehen, daß gebrannte Gerste wie gebrannte Gerste, daß gebrannte Zichorien- und Möhrenwurzeln wie gebrannte Zichorien- und Möhrenwurzeln, und daß gebrannte Erdmandel wie gebrannte Erdmandel im Aufgusse schmecken, und auf die Gesundheit jedes nach seiner Art wirken, nie aber weder eigentlich wie Kaffee schmecken, noch die vom wahren Kaffee zu erwartenden Wirkungen auf den menschlichen Körper äußern können.*

* Indeß hatte dieser Fehlgriff einen zufälligen, wichtigen Nutzen für die ganze europäische Menschheit; es wurden seitdem Millionen Thaler weniger unserm Welttheile entzogen, und die großen Nachtheile vom Schwelgen im wahren Kaffee für die Gesundheit und die Moralität minderten sich.

Hatten die Kaffee-Surrogate Nachtheile auf die Gesundheit, so waren sie doch, theils gegen die Schädlichkeit des Kaffees*

* Man lese das kleine – (nicht genug zu empfehlende und zu beherzigende – d. Red.) Buch: **der Kaffee in seinen Wirkungen**, Leipzig b. Steinacker.

626 gehalten, theils auch an sich nicht beträchtlich, | weil jene Substanzen nur geröstet, und so des größten Theils ihrer, Körper verändernden Kraft vorher beraubt wurden, ehe man sie zum Tranke bereitete.

Weit wichtiger und bedenklicher für die Gesundheit waren daher die statt des **Hopfens** zum Biere vorgeschlagenen und angepriesenen Surrogate. So gewiß auch der Hopfen eine Arzneysubstanz ist und eine tägliche Anwendung seines Decocts im Biere unsere Gesundheit afficiren muß, so bemerkt man doch seit undenklichen Zeiten, daß gerade diese bittere Substanz im Biere (wenn wir uns nun einmahl nicht allgemein der **zuträglichern**, ungehopften Luftmalzbiere, besonders derer aus Weitzen bedienen wollen) sich mit unserer Natur noch am ehesten befreundet, und wenn dessen nur eine mäßige Menge zum Biere kommt, uns zuletzt fast ganz unschädlich zu werden scheint.

Wie will man es aber verantworten, daß man uns ganz neue Arzney-Substanzen, Wermuth, Fieberklee und in ihrer Wirkung noch weit unbekanntere Droguen, Psoralea, u.s.w. zum täglichen Getränke, als unveränderte Kräuterbrühen, statt Hopfens zum Biere gesetzt, aufdringen will? Welche Landplagen in neu erzeugten
627 chronischen | Krankheiten will man über uns verhängen, die solche, in solcher Menge genossene Arzneykräutertränke von noch unbekannter Wirkungsart im menschlichen Körper zu erregen nicht fehlen können!*

* Die Aerzte wähnen zwar, z. B. Wermuth und Fieberklee in ihren Wirkungen zu kennen. Sie halten sie für unbedingt gesund. Es ist aber Täuschung. Sie haben beyde nur in Krankheiten gebraucht, wo die langsame Besserung oft von ganz andern Umständen als von Arzneyen abhängt; sie haben sie nur in Mischung mit andern Dingen gebraucht. Was diese Kräuter aber einzeln im gesunden Körper in Menge angewandt für Schaden anrichten, wissen die wenigsten.

---

* Reichs-Anz. (1806), 1. Bd., Nr. 57, 625–629. – Auch in: Stapf (1829), 1. Bd., S. 43–46.

Man lese die Nachtheile, die der häufige Gebrauch nur z. B. des Wermuths auf die menschliche Gesundheit äußert, in **Lange**, (domestica brunsv. p. 112) und bey **Vicat** (matière med. p. 40). Die Nachtheile der übrigen Hopfen-Surrogate ließen sich eben so leicht nachweisen.

Doch was kümmert die Projectirer der Schaden von ihren angepriesenen Hopfen-Surrogaten, wenn sie nur bitter schmecken!

Ein Glück ist es, daß alle diese, dem wahren Arzte aus Gründen verdächtigen Bitterkeiten bey der Anwendung zum Biere auch dem Geschmacke der Trinker verdächtig und von ihnen aus einer Art Instinct verschmäht zu werden pflegen.

* * *

Von nicht weniger verderblicher Tendenz sind alle sogenannte Surrogate für kräftige, schon etablirte Arzneysubstanzen, namentlich für die Chinarinde.

Ich habe über das **breitfeldische China-Surrogat** (R. A. Nr. 12) hier weiter nichts zu sagen, als:

1) daß es überhaupt keine Surrogate, keine wahren Ersatzmittel der Chinarinde gibt, noch geben kann;

a) weil jede Pflanze ihre besondere, eigenthümliche, arzneyliche Wirkungsart besitzt, die sich in derselben Qualität bey keiner andern Pflanze in der Welt weiter findet – und alle andere Pflanzen keine China sind, daher **vernünftiger und ehrlicher Weise** Chinarinde durch nichts ersetzt werden kann, als durch Chinarinde selbst.

So wenig ein Weiden- ein Eschen- ein Roßkastanienbaum in äußerer und botani- |
scher Hinsicht mit einem Chinabaume übereinkommt, so wenig kommen die Arz- 628
neykräfte der Rinden gedachter Bäume mit der Chinarinde überein. Eben so kann ein Gemisch von Calmus, Enzian und Galläpfel zwar weit aromatischer, bitterer und zusammenziehender schmecken, als Chinarinde; aber Chinarinde wird doch in aller Ewigkeit nicht daraus.

b) Weil jedes bisher vorgeschlagene China-Surrogat und auch das breitfeldische nur da vorzüglich half, wo China nicht geholfen hatte (M. s. den im R. A. Nr. 12 angeführten Brief vom Hrn. geh. Hofr. D. F.) folglich da nicht helfen kann, wo Chinarinde angezeigt ist und helfen kann – folglich letztere auch nie zu ersetzen vermag.

2) Daß das breitfeldische insbesondere keine Rücksicht verdient, weil es aus mehrern Kräutern zusammengesetzt ist –, ein Umstand, welcher bey der oft sehr abweichenden Güte der einzelnen Kräuter, ihrer verschiedenen Trocknung und Aufbewahrung, der gröbern oder feinern Pülverung jedes einzelnen Ingredienz und selbst wegen der nie gleichartig zu treffenden Vermischung des Ganzen immer ein abweichendes Product gibt, wie alle zusammengesetzte Arzneyen.

3) Daß noch niemand die arzneylichen Nebenwirkungen der einzelnen Ingredienzen seines Gemisches bestimmt hat, wodurch sie offenbar einen, der China nicht eignen, widrigen Nebeneffect hervorbringen müssen, auf den der verordnende Arzt nicht rechnen kann, da er ihn nicht kennt.

* * *

Man brauche die Chinarinde nur nicht in übermäßigen Gaben, brauche sie nur nicht oft da, wo sie entbehrlich ist*,

* z. B. pfundweise in äußern Umschlägen beym Brande u.s.w., wo Eichenrindenabsud alle Absicht fast noch besser erfüllt, in der Eigenschaft eines guten vegetabilischen Adstringens und Gerbemittels.

oft da, wo sie nicht helfen kann*,

* z. B. in einer Menge langwieriger Krankheiten, wo man nicht selten mit vieler China die Schwäche vergeblich zu heben sich bemüht, so lange die ihr eigentlich zum Grunde liegende Krankheit nicht gehoben ist.

oder wo sie wol gar vielen, oft unersetzlichen Schaden bringt – so wird man kaum
629 den zehnten Theil der | bisher verbrauchten edeln Rinde mehr nöthig haben. Dann ist sie nicht zu theuer. Dann würden die drittehalb Millionen Thaler, welche Europa jährlich nach Südamerika für Chinarinde schickt, sich auf 250,000 Rthlr., und wenn wir noch klügere Aerzte werden, auf 50,000 Thaler vermindern, **zum größern Heile der Kranken.**

Und sollte es denn so schwer seyn, diesen unersetzlichen Baum in Europa einheimisch zu machen, da er auf den Andes*

* Eigentlich Cordilleras de los Andes, das höchste Gebirge der bekannten Welt, welches die ganze Westseite von Südamerika einnimmt. **Alexander von Humboldt**, welcher einige Jahre der Untersuchung dieser merkwürdigen Gebirgskette gewidmet hat, würde jene Frage am besten zu beantworten im Stande seyn. d. Redact.

in einer Höhe von 7692 Schuh über der Meeresfläche gedeihet?

Uebrigens bedaure ich, daß Herr **Breitfeld** seine wohlgemeinten Bemühungen nicht auf einen dankbarern Gegenstand verwendet hat.

Ueber Chinasurrogate*

27 Es ist traurig, daß die Arzneikunde bis jetzt noch so sehr in der Kindheit lag, daß man Ersatzmittel der Chinarinde für möglich halten, ja selbst ihnen Beifall geben konnte. Wer so was thut, kennt diese Rinde noch nicht.

Der nämliche Wahn, welcher von Zeit zu Zeit bald Weidenrinde, bald Eschenrinde, bald Roßkastanienrinde, und so manche andere Gewächssubstanzen der peruanischen Rinde unterschieben wollte, hat auch das letzthin empfohlene Breitfeldsche Unterschiebsel erzeugt. |

28 „Was fehlt" (faselten die Projektirer der Weide) „was fehlt der Weißweide, vorzüglich der Rinde ihrer jüngern Zweige an Bestandtheilen der Chinarinde? erkennt man nicht deutlich im Geschmacke einen aromatischen, einen bittern, einen zusammenziehenden Stoff an der Rinde der Weißweide? gerbt sie nicht eben so gut das Leder, macht sie nicht eben so gut mit Eisenvitriol Dinte wie Chinarinde?"

Freund! das Aroma ist in der Weidenrinde schon an Geschmacke und Geruche ein anderes als das in der Chinarinde, die Bitterkeit ist im Enzian weit conzentrirter und den Dintenstoff und den Gerbestoff in der Weidenrinde schenke ich dir als Zugabe; den haben wir in den Galläpfeln und der Gerberlohe, so wie in der Tormentillwurzel und der Bistorte weit stärker, als beide in der Weidenrinde und in der Chinarinde vorhanden sind.

So nimm, weil dir Aroma und Aroma, Bitterkeit und Bitterkeit gleichgeltende Dinge sind, nimm Kalmus, Enzian, Galläpfel und mische es, und du erhältst ein Gemisch, was freilich wohl zwölfmal aromatischer, bitterer und zusammenziehender ist als Chinarinde, aber, siehe! dennoch in aller Ewigkeit keine Chinarinde wird,
29 nie, nie die eigenthümli- | chen Arzneiwirkungen dieser letztern besondern Pflanze weder ausüben wird, noch *kann*. Dieß Gemisch kann wohl einige Arten von Wechselfiebern theils unterdrücken, theils heilen (so wie Weidenrinde) –, *unterdrücken*

* [Hufelands] N. J. d. pract. Arzkd. (1806), 23. Bd., 4. St., 27–47.

oft auf einige Zeit, wie viele bittere und styptische Mittel, Alaun, Tormentille, Wermuth nicht selten, aber theils kommen die Anfälle wieder, theils entstehen Nachtheile von solchen Unterdrückungen, welche schlimmer als das Fieber selbst sind – *heilen* aber ohne Nachtheil, kann ein solches Gemisch nur in dem *seltenen* Falle, wo es gerade eine solche Art von Wechselfieber vorfindet, worauf es gerade als Heilmittel paßt; die im Ganzen ungleich häufigere und wichtigere Art Wechselfieber hingegen, wofür die Chinarinde geschaffen ist, kann es nicht, wie diese, leicht, schnell und ohne Nachwehen heilen. Eben so ist es mit der Weidenrinde und den übrigen antifebrilischen Mitteln.

„Arten von Wechselfiebern?“ höre ich rufen, „welche Ketzerei! in unsern symbolischen Büchern der Medicin wird nur *Ein* Wechselfieber geduldet. Die Aerzte haben nur *eins*, blos nach früher oder später wiederkehrenden Typen unterschieden!“

Hier fragt sich *erstens*: läßt sich der Natur von dem Arzte die Erzeugung dieser |
oder jener Krankheit verbieten? Geht das aber nicht, und steht es der Natur frei, 30
mehrere Arten Wechselfieber außer der einzigen in unsern Büchern recipirten Art zu bilden, so fragt sich *zweitens*: ob die Natur wirklich bisher schon mehrere, wesentlich verschiedene Arten Wechselfieber hervorgebracht hat?

Dieß ließe sich sehr leicht geschichtlich darthun, wenn die Aerzte bisher genauer in Unterscheidung der Symptome bei diesen Fiebern gewesen wären, und genau den Umfang der Zufälle jedes einzelnen von ihnen erwähnten Wechselfiebers beschrieben hätten. Zwar waren Einige sorgfältiger in ihren Beschreibungen, und da mußte schon jeder systemfreie Mann den großen, auffallenden Unterschied unter den verschiedenen Arten von Wechselfiebern wahrnehmen; wir wollen aber eine einleuchtendere Induction ergreifen, die *ab eventu*.[1]

Warum heilt die Chinarinde mehrere Wechselfieberkranke so leicht, so ohne Rückkehr? warum läßt sie andere bei gleich guter Lebensordnung ungeheilt, oder bringt ihnen Nachtheile (verdorbenen Appetit, bitteres Aufstoßen, Engbrüstigkeit, Ermattung, Kachexie, Fußgeschwulst, unruhigen Schlaf, unregelmäßige Leibesöffnung, u.s.w.)? |

Antwort! weil Chinarinde auf jene genau paßte, weil es ein Wechselfieber war, 31
wofür sie das eigentliche Heilmittel ist, und stets bleiben wird, letztere Fälle dagegen andere Arten von Wechselfiebern waren, für welche andere Heilmittel geschaffen sind, nicht aber China.

Gleiche Wirkungen *müssen* bei gleichem zu bearbeitenden Subjecte gleiche Ursachen zum Grunde haben;

Gleiche Ursachen *müssen* in eben diesem Falle gleiche Wirkungen zur Folge haben, so lange die Welt steht.

Erfolgen gleiche Wirkungen (hier: Wechselfieberheilungen) nicht anders als durch Anwendung verschiedenartiger Kräfte (hier: nächst der China durch Anwendung eines andern Febrifugum), so *muß* das bearbeitete Subject verschieden gewesen seyn (die Krankheiten mußten verschiedenartig gewesen seyn; hier: verschiedene Wechselfieberarten);

Oder erfolgen bei gleicher Kraft (z. B. Chinarinde) ganz verschiedene Wirkungen (auf der einen Seite Heilung, auf der andern Nichtheilung), so *muß*, auch in diesem Falle, das bearbeitete Subject verschieden gewesen seyn (die zu heilenden Krankheiten mußten verschieden gewesen seyn – verschiedene Wechselfieberarten). |

Zwei kalte Fieber, welche gleich leicht und ohne Nachwehen der Chinarinde 32
weichen, *müssen* von gleicher Art gewesen seyn.

---

1 „Vom Ergebnis her“.

[Von zwei kalten Fiebern gleicher Art (d. i. mit einem Inbegriffe gleicher Symptomen) gleichförmig mit Chinarinde behandelt, kann nicht eins davon geheilt werden, während das andere ungeheilt bleibt – sondern beide müssen entweder ungeheilt bleiben, oder beide gleich leicht und ohne Nachwehen von ihr geheilt werden.][2]

Zwei kalte Fieber, wovon das eine durch Chinarinde eben so leicht und ohne Nachwehen, als das andere durch Jamespulver geheilt ward, mußten verschiedene Arten von Wechselfiebern gewesen seyn.

Weil Chinarinde in reinen Sumpfwechselfiebern so leicht, so schnell, so ohne Beschwerde (d. i. so eigenthümlich) hilft, kann sie auch in dieser Krankheit kein Substitut haben.* |

* Durch den Umstand, daß Quecksilber in seinen wirksamsten Präparaten die unvermischte venerische Krankheit, schnell, dauerhaft und ohne Nachwehen, d. i. eigenthümlich zu heilen pflegt, wird es schon vor sich *unmöglich* (da dieselbe Wirkung bei gleichen zu bearbeitenden Subjecte nur von einer und derselben Ursache zu erwarten ist), daß ein Mittel außer dem Quecksilber erfunden werden könne, womit ein aus Schankergift entstandenes (nie mit Quecksilber behandeltes) venerisches Uebel leicht, ohne Nachwehen und dauerhaft sich heilen ließe. Venerische Uebel aber durch Quecksilbermißbrauch in andere Krankheiten umgewandelt sind nicht (rein) venerische Krankheiten, und lassen daher wohl Heilung zu durch Mohnsaft, Salz- und Salpetersäure, Schierling, Waldrebe, Kellerhals, Wallnußschale, Schöllkraut, Guajak, Sassaparille, u.s.w.

33 Dieß sind Axiome, welche keinem Zweifel unterworfen sind,

Die Arten kalter Fieber, welche die Chinarinde (unvermischt und allein gebraucht) nicht heilte, oder bei denen sie Rückfälle und Nachwehen zurückläßt, sind für China nicht geeignete Wechselfieberarten und werden von andern Arzneien geheilt; die eine Arznei heilt dieses, die andere jenes der von der Chinarinde ungeheilt gelassenen Wechselfieber.

Auch diese andern Fiebermittel (außer der China) dürfen nicht unter einander verwechselt werden, wenn leichte, schnelle, reine Heilung erfolgen soll. Diejenige Art kalter Fieber, welche Meisterwurzel hebt, wird vom innern Gebrauche der Salzsäure nicht gehoben; diejenige, welche Enzian heilt, läßt sich nicht von Belladonna tilgen; diejenige Art, die von Capsicum rein und schnell geheilt wird, weicht den
34 Krähenaugen nicht; | diejenige, welche leicht und vollständig von Chamille bezwungen wird, bleibt ungeheilt beim Gebrauche des Salmiaks; die vom Gebrauche des Halboxyds des Spießglanzes (Jamespulver) leicht und ohne Rückfall heilbare Art Wechselfieber widersteht dem Arsenik; Ignatzbohne heilt eine Art kalter Fieber, welche dem Quecksilber unheilbar bleibt, und jene Art Wechselfieber, deren eigenes Mittel Mohnsaft ist, wird von Ipecacuanhe nicht besiegt – während wiederum Ipecacuanhe, Quecksilber, Arsenik, Salmiak, Krähenaugen, Belladonna und Salzsäure, jedes für sich wieder andere Arten von kalten Fiebern leicht und schnell (d. i. eigenthümlich) heilen, welche von den übrigen Mitteln gar nicht, oder doch nicht ohne große Schwierigkeit und ohne Nachwehen unterdrückt werden.*

* Selbst die leichten, nachwehenlosen Heilungen von Wechselfiebern durch scheinbar sehr ähnliche Mittel, die eine durch Fieberklee, die andere durch Wermuth, die eine durch Weidenrinde, die andere durch Roßkastanienrinde, die eine durch Angustura, die andere durch Mahagonyrinde bewirkt, setzen Arten von kalten Fiebern voraus, welche dem Beobachter und Kenner einige wesentliche Verschiedenheiten im Umfange der Symptomen jeder derselben darbieten.

Setzen die durch so auffallend verschiedene Arzneimittel vollführten reinen Hei-
35 lun- | gen nicht *sehr verschiedene Arten von Wechselfiebern* voraus?

---

2 Eckige Klammern im Original.

Man wird doch nicht (nach dem erbaulichen Ausdrucke der Schule) besondere *Hartnäckigkeit*, wie störrischen, lebendigen Menschen, einem Wechselfieber zuschreiben wollen, wenn es sich z. B. durch China nicht will heilen lassen? Wenn man so thöricht seyn wollte, den Grund der Unheilbarkeit eines Wechselfiebers durch Chinarinde nicht in der abweichenden Beschaffenheit des Fiebers, sondern in einer moralischen Ungezogenheit desselben zu suchen, so müßte man eben dieser Art Wechselfieber auch eine besondere Gütigkeit oder gute Laune beilegen, wenn es sich nun durch Chamille leicht und schnell heilen läßt.

Nein! Das Wechselfieber, was die China leicht und schnell heilte, war ein Wechselfieber, für welches China das wahre Heilmittel ist; sie *mußte* es heilen, vermöge ihrer eigenthümlichen Wirkungsart, und vermöge der speciellen, für die besondere Heilwirkung der China geeigneten Art von Wechselfieber. Bei gleichem Heilmittel und gleicher Krankheit muß gleicher Heilungseffect entstehen. Entsteht die Heilung eines Wechselfiebers nicht, erfolgen neue*

* Oft arten, nicht für China geeignete Wechselfieber durch den Mißbrauch dieser Rinde in schlimme fieberartige Krankheiten aus, die aus Nachwirkungen der Chinarinde zusammen gesetzt sind, wo freilich andere Fiebermittel gebraucht werden müssen, und wo der Chinafortgebrauch natürlich eben so sehr schaden muß, als der Fortgebrauch des Quecksilbers in durch Quecksilbermißbrauch verdorbenen, umgewandelten Krankheiten.

Krankheits- | beschwerden und Rückfälle während der Cur, und war gleichwohl 36
blos China gebraucht worden, so folgt unwiderleglich, daß, da gleiche Kraft, d. i. dieselbe Arznei, angewendet worden, durchaus das zu verändernde Subject, die Art des Wechselfiebers verschieden seyn mußte, indem ein widriger Effect erfolgte. Man behandle diese besondere Art Wechselfieber mit dem für dasselbe geeigneten Arzneimittel, und es wird leicht und schnell und ohne Nachwehen geheilt, so leicht, so schnell und so ohne Rückfall, als die für China geeignete Art Wechselfieber nur irgend von China geheilt wird.

Aber bis diesen Augenblick hat die Arzneikunde nicht unter den Wechselfiebern unterschieden – immer nur *Eine* Art derselben angenommen, blos nach den früher oder später wiederkehrenden Typen eingetheilt. Gleich als wenn die Natur sich nach unsern engherzigen Pathologien richten müßte und nur eine einzige Krankheit dieser Art | im menschlichen Körper erzeugen dürfte, um dem Arzte die Arbeit 37
der Unterscheidung nicht zu erschweren. Nach dieser unserer Liebe zur Bequemlichkeit richtet sich die Natur nicht. Sie erzeugt unzählige Abweichungen von namenlosen Krankheitszuständen, und richtet sich nicht nach unsern *neuern unveränderten* Ausgaben pathologischer Handbücher.

Die Chinarinde hat ihren großen Ruf als Febrifugum dem Umstande zu danken, daß sie eigenthümlich, so zu sagen ausschließlich, und fast durchgängig auf jene besondere Art von Wechselfiebern paßt, welche die häufigste in der Welt ist, auf diejenige, welche einzig aus Sumpfluft, vorzüglich im Herbste, erzeugt und von ihr unterhalten wird – eine Art Wechselfieber, die ungemein verschieden von allen übrigen Arten sporadischer Wechselfieber ist, welche von andern Ursachen in andern, nicht sumpfigen Gegenden entstehen und unterhalten werden. Für diese ist die Chinarinde ein mehr schädliches als heilsames Mittel, außer wenn eine oder die andere Art in dem ganzen Umfange ihrer Symptome derjenigen Art sehr nahe kömmt, welche in Sumpfluft endemisch zu herrschen pflegt.

Aber nie unterschied man diese so sehr | verschiedenen Arten –, man warf sie 38
alle in ein gemeinsames Fach, gab ihnen einen gemeinsamen Namen, um sie so alle über Einen Leisten desto bequemer kuriren und mißkuriren zu können.

Noch nie ist ein ächtes Verzeichniß der von der China eigenthümlich zu hebenden Krankheitszustände, noch nie ist ein treffendes Bild derjenigen Art kalten Fiebers von den Aerzten aufgestellt worden, für welche die China als Heilmittel genau paßt, so daß man bei Anhörung der Gesammtheit der Symptomen eines gegebenen Fiebers sogleich entscheiden könne; – *„hier muß die China leicht und schnell helfen"* – mit einer Bestimmtheit, für welche der Arzt seine Ehre, wohl gar sein Leben verpfänden könne!

Hätte man diese Art genau gekannt, so hätte man beim ersten Anblicke, bei der ersten Prüfung entscheiden können, wo man ein hievon merklich abweichendes Wechselfieber fand, daß dieses nicht von Chinarinde heilbar sey, sondern daß Rückfälle und Nachwehen bei ihrem Gebrauche erfolgen müßten. Dann würde man nicht so oft, wie noch tagtäglich in den berühmtesten Spitälern geschieht, diese theure, heroische Arznei in ihr unangemessenen Wechselfiebern gemißbraucht, und nicht
39 drei, vier, zwölf | und vierzehnmalige Rückfälle erlebt haben, mit den von solchen Rückfällen untrennbaren, andern krankhaften Beschwerden aus gleicher Quelle.

Aber diese, blos der China angemessene Art Wechselfieber kennt man seit dem mehr als 150jährigen Gebrauche der Chinarinde noch diese Stunde nicht genau; wie will man die übrigen Arten der Wechselfieber von jener in der Praxis unterscheiden, welche für andere Fiebermittel passen?

Der Mangel dieser Unterscheidung hat den sogenannten Chinasurrogaten Eingang verschafft und ist Ursache der Empfehlung auch des oben gedachten Breitfeldschen Chinasurrogats.

Ich will zugeben (so oft auch die günstigen Fälle bei Anpreisung eines neuen Arzneimittels überzahlreich angegeben zu werden pflegen) daß, wie der ebendaselbst abgedruckte Auszug eines Briefes vom Hrn. geh. R. Dr. *F.* in Berlin sagt, 21 Fälle von Wechselfiebern mit dem Breitfeldischen Pulver in der Charité glücklich behandelt worden wären. So viel ist aber sichtlich, daß es keine Chinawechselfieber waren, denn es waren solche, wo schon 3, 4, 12, bis 14 Mal Recidive erfolgt, wo
40 folglich China das eigentliche Heilmittel nicht war. Da nun das | Breitfeldische Pulver in den meisten solcher, die China verschmähenden Wechselfieber, der Versicherung nach, half, so folgt zwar wohl (nach vorausgesetzter strengen Richtigkeit der Erzählung), daß dieses Pulver eine Art Wechselfieber heilen könne, aber gerade die nicht, für welche China das eigenthümliche Heilmittel ist, sondern eine von denjenigen Arten, in denen die China nicht hilft – folglich daß es kein Ersatzmittel, kein Surrogat der Chinarinde genannt werden dürfe.

Wollten die Aerzte beweisen, daß irgend eine Substanz ein Ersatzmittel der China sey, so mußten sie

erstens, genau die Art Wechselfieber zu characterisiren wissen, in welcher China das eigentliche, in allen Fällen genau passende Heilmittel ist, und

zweitens, in dieser genau begränzten Art Wechselfieber Chinarinde und das projectirte Mittel in die Wette angewendet haben.

Dieß ist aber nie geschehen – auch bei Anpreisung anderer Chinasubstitute nie geschehen.

Man zeigt uns blos, daß diese Dinge dienlich waren, wo China schadete, oder nicht half, und beweist dadurch gerade das Gegentheil von dem, was man beweisen |
41 wollte – man zeigt, daß das angebliche Substitut gerade andere, nur nicht diejenige Art Wechselfieber heilen könne, für welche die China geeignet ist, sondern eher irgend sonst etwas, nur kein wahres Chinasurrogat sey.

Doch! wollte man nur etwas nachdenklicher zu Werke gehen, so würde man schon *a priori* die Unmöglichkeit der Erfindung eines Chinasurrogats einsehen.

Pflanzen können zwar in ihren gemeinsamen Bestandtheilen einander als Stellvertreter dienen, nicht aber in den vom Schöpfer jeder einzelnen privativ zugetheilten Eigenheiten, in ihrer Arzneikraft, die jede derselben zu einem abgesonderten, unersetzlichen Individuum macht.

Pflanzen haben vielerlei Bestandtheile. Einige derselben hat *fast jede* mit den übrigen gemein: Gewächssäure, Kali, Kalkerde, u.s.w. Andere Bestandtheile liegen in den *meisten*: Gummi, Dintenstoff, u.s.w. Andere sind *vielen* Pflanzen gemein, nur in verschiedenem Verhältnisse: nährende Stoffe, Eiweißstoff, Oel, Zucker, Leinstoff, Stärkemehl, u.s.w. Wieder andere Bestandtheile sind nur *wenigen* Pflanzen zu Theil worden, wie die, das flüchtige Laugensalz constituirenden Stoffe, der Phosphor, der Gerbe- | stoff und einige gemeine Färbestoffe. Die meisten andern Farbestoffe sind 42
nur ein Antheil *einzelner* Pflanzen. Das Gelb der Scharte hat ganz andere sinnliche und selbst chemische Eigenschaften, als z. B. das Gelb von *rhus cotinus*, von *quercus nigra*, von Orlean, von Wau, von Kurkumei, u.s.w. Jedes hat sein Eigenthümliches, *nie völlig* durch das andere zu ersetzendes.

In der Familie der nährenden Pflanzen giebt es allerdings Substitute. Groß ist die Zahl der z. B. für das Rindvieh dienlichen Nahrungspflanzen. Aber wie beschränkt ist nicht schon die Zahl der dem Schafe dienlichen! Ungleich beschränkter noch ist die Menge der für den Menschen passenden Nahrungspflanzen – doch giebt es auch hier noch Surrogate. Der Mensch kann so stark und gesund beim Genusse der gerösteten Kassavewurzel, als der gerösteten Brodbaumfrucht leben, eben so wohl von Reiß als von Sago und Heidegrütze, eben so von Mais, als vom Dinkel und Weitzen, von Roggen wenigstens ebenso gut als von Gerste und Hafer, von der Mannagrütze wie von dem Korne der Zizania. Doch wird man in Nährkraft schon einen mächtigen Unterschied zwischen Weitzen und Kartoffeln, zwischen Mais und weißen Rüben wahrnehmen. |

Bei den Färbe- und Gerbestoffen giebt es, wie gesagt, fast noch weniger ächte 43
Surrogate. Waid und Indig werden nie völlig durch einander ersetzt; der Lüster des letztern wird die Festigkeit und Befestigungskraft des erstern nie entbehren können. Das Leder mit Tormentillwurzel gegerbt, hat Vorzüge vor dem mit Eichenrinde gegerbten, und das mit Bistorte zugerichtete, übertrifft jene beide weit an Geschmeidigkeit.

Alle genannten Stoffe lassen sich, jede entweder technisch aus den Pflanzen absondern, oder chemisch ziemlich rein darstellen, aber die wahren blos virtuell wirkenden (dynamischen) Arzneiprinzipe in den Pflanzen können nie durch Chemie, nie durch irgend eine andere Vorrichtung oder Manipulation rein abgesondert dargestellt werden.

Das blos virtuell wirkende Arzneiprinzip der Pflanzen wohnt zwar öfterer und concentrirter im ätherischen Oele, als in ihrem Harze, häufiger in ihrem Harze als in ihrem Schleime; aber es wohnt nur in ihnen, ist nicht ätherisches Oel, ist nicht Harz, ist nicht Gummi, ist nicht das Schmeckbare oder Riechbare der Pflanzen, obwohl im Schmeckbaren oder Riechbaren vorhanden.

Es wohnt in den Pflanzen fast wie Geist im Körper. |

Jede kräftige Arzneipflanzenart bewohnt eine eigene medicinische Kraft, ein 44
spezifisches Arzneiprinzip, was in keiner andern Pflanzenart genau so wieder zu finden ist.

Für die hochkräftigen vegetabilischen Arzneisubstanzen ist kein Surrogat, kein ächtes Ersatzmittel denkbar. Jede wirkt ihre eigene Sphäre von Körperveränderungen.

Zwar zeigen einige Arten dieser und jener Pflanzengattung etwas Aehnliches in ihren Eigenschaften (wie in der Gattung *matricaria*, die *chamomilla* und das *parthenium*), aber dasselbe sind sie doch nie.

Die durch natürliche Ordnung von einander gesonderten kräftig arzneilichen Pflanzengattungen hingegen sind jede mit einem so verschiedenen Arzneiprinzipe belebt, daß keine Gattung der andern ohne böotische Kurzsichtigkeit, und ohne der Natur durch plumpe Mißgriffe Hohn zu sprechen, substituirt werden kann.

Bei den Arzneien, also bedürfen wir, da es Menschenleben gilt, noch weit feinere, sorgfältigere Beobachtung ihrer Unterschiede. Wir können uns unmöglich die Verwechselungs- und Vermischungs-Ausdrücke: *stärkendes Mittel, tonische Bitterkeit, Fiebermittel* – gefallen lassen, wo höchst verschiedene Arzneisubstanzen, einiger
45 sinnlichen | oder chemischen Aehnlichkeiten wegen, in Gefahr sind, für identisch angesehen und *promiscue* gebraucht zu werden. Wir müssen es etwas genauer mit ihnen nehmen, als mit Substituten der Färbe- und Gerbesubstanzen.

Ist uns die Menschheit und ihre Gesundheit wichtig, so müssen wir jedem einzelnen vegetabilischen Heilmittel die ihm eigenthümlichen virtuellen Eigenschaften, und die jedem individuell anerschaffene medicinische Wirkungsart sorgfältig abmerken, weil die in ihnen wohnenden Arzneikräfte nie als ein materielles Ding aus ihnen abgesondert dargestellt, nie unmittelbar den äußern Sinnen unterworfen werden können.

Da zeigt sichs dann, daß bei so hochkräftigen Arzneisubstanzen, als die Chinarinde ist, durchaus an Substitute und Surrogate nicht zu denken sey – da zeigt sichs, daß so wenig ein Weidenbaum ein Chinabaum ist, eben so wenig Weidenrinde arzneilich dasselbe wirken könne, als Chinarinde – mit einem Worte, daß Chinarinde durch nichts redlich zu ersetzen sey, als durch Chinarinde selbst.

Jedes der fälschlich sogenannten Chinasurrogate mag wohl seine eigene, ihm
46 gehörige Art Wechselfieber heilen können; aber | jene, Sumpfgegenden eigenthümliche Wechselfieberart, aus mehr oder weniger der folgenden Symptomen zusammen gesetzt –

bitteres Aufstoßen nach dem Essen bei reiner Zunge, Anorexie bei reinem richtigen Geschmacke an Speisen, Kopfweh, welches, in höchster Ruhe fast unmerklich, durch die mindeste Bewegung des Körpers selbst schon des Kopfs oder der Augen sich augenblicklich heftig verschlimmert –; im Froste Gähnen, Dehnen (Nießen), blaue Augenkreise und blaue Nägel, langsamer Ideengang, unreiner Ton der Stimme, schmerzhafte Empfindlichkeit der Beinhaut aller Knochen (welche mit einer Art Ziehen verglichen wird), schmerzhafte Empfindlichkeit der äußern Haut des Körpers, leichtes Einschlafen der Gliedmaßen auch bei nur geringer Beugung und Wasserdurst –; während der Hitze hingegen aufgetriebene Venen an den Händen und in dem hochrothen Gesichte, Schlaf während der Hitze mit schnarchendem, in der Luftröhre giemendem Einathmen bei halbgeöffnetem Munde und kürzerm Ausathmen – zuletzt Schweiß, vorzüglich im Nacken und am Rücken und dunkelfarbner Harn hintennach, welcher hellziegelrothen Bodensatz fallen läßt – |

47 diese eigene Art Wechselfieber wird keine Substanz auf diesem Erdenrunde so leicht, so schnell und so ganz ohne Nachwehen besiegen können, als Chinarinde.

Alle übrige Wechselfieberarten verlangen, je weiter ihre Symptomen von gedachter Fieberspezies abwichen, um so weniger China, und um so mehr andere der genannten Fiebermittel, je nachdem eins oder das andere der letztern diese oder jene Gruppe von Symptomen am eigenthümlichsten zu besiegen fähig ist. *Hoc opus, hic labor.*[3]

---

3 „Das (ist) Arbeit, das (ist) Mühe!"

Rüge eines ungegründeten Gerüchts*

Unter den deutschen, vorzüglich jüngern Aerzten ist seit mehr als fünf Jahren die 2297
böse | Sage in Umlauf gekommen und in **vielen** Büchern und auf den meisten Ca- 2298
thedern erneuert worden: **ich** (D. Samuel Hahnemann) **habe ein angebliches Verhütungsmittel des Scharlachfiebers bekannt gemacht, womit ich das Publicum getäuscht habe, da Erfahrungen bewiesen hätten, daß die Belladonna kein Verwahrungsmittel gegen das Scharlachfieber sey.“**

So empörend auch für mein Gefühl eine so dreiste (und, wie sich zeigen wird, **gänzlich ungegründete**) Anschuldigung seyn muß, weil mein Character auf einer dreyßigjährigen Laufbahn meines literarischen und Privatlebens sich in jeder Rücksicht makellos*,

* Beging ich einstmahls einen chemischen Irrthum (denn Irren ist menschlich), so war ich der erste, der ihn widerrufte, so bald man mich eines Andern belehrt hatte.

ich will nicht sagen, weltbürgerlich und wohlthätig für die gesammte Menschheit, bewährt hat, so dauerts mich doch, daß eine so große Zahl meiner deutschen Mitbürger einen Irrthum gegen mich verbreitet, der ihnen bey der Nachwelt leicht als bösliche Verläumdung meiner angerechnet werden könnte.

Noch will ich diese empörende Sage nur **Irrthum**, ich selbst will sie nicht **Verläumdung** nennen, weil ihr Unwissenheit zum Grunde liegt, und nur „eine injuriirende Unwahrheit, von deren Grundlosigkeit der Verbreiter überzeugt ist,“ Verläumdung genannt werden kann. |

Worauf aber diese böse Sage, dieser so weit verbreitete Irrthum beruhe, wird 2299
das parteylose Publicum, vor dessen achtungswerthem Angesichte ich nie wissentlich eine Unwahrheit ausgesprochen habe, aus folgender wahren Geschichtserzählung selbst entnehmen.

Zu der Zeit, als ich die Erfindung bekannt machte, das Scharlachfieber durch kleine Gaben Belladonna mit Gewißheit und specifisch zu verhüten, war in großer Entfernung von mir (im Jahre 1800) im mittlern Deutschland die Epidemie einer neuen Krankheit ausgebrochen, **das bösartige Friesel**, gegen welches die Aerzte - gleich als wäre es das uralte, reine Scharlachfieber – mein Verhütungsmittel zu brauchen keinen Anstand nahmen, aber meistentheils mit **vergeblichem Erfolge**. Ganz natürlich, da sie es gegen eine gänzlich und wesentlich verschiedene Krankheit brauchten! Denn das alte, wahre Scharlachfieber mit heller glatter Hautröthe hat in seinen wesentlichen Zeichen kaum eine entfernte Aehnlichkeit mit dieser neu entstandenen, aus Westen eingeschlichenen Frieselkrankheit.

Seit nun diese neue Krankheit erschien, anfänglich epidemisch, seitdem nur sporadisch, (wie mehrere neue Krankheiten, nach den Geschichtbüchern der Arzneykunde –) ist das alte Scharlachfieber im mittlern Deutschland selten, es ist großtentheils von dieser neuen Frieselkrankheit verdrängt worden, und es fehlte nun an Gelegenheit, mein Mittel einer überzeugenden Prüfung zu unterwerfen.

Dieser vergebliche (fast nicht zu entschuldigende) Gebrauch meines Scharlach-Verhütungsmittels bey einer falschen Krankheit, dem neu entstandnen bösartigen Friesel, verleitete die Aerzte zu jener ehrekränkenden Nachrede, da sie vielmehr
sich selbst der Begehung des enormen Fehlgriffs, der Ver- | wechselung zweyer so 2300

* Reichs-Anz. (1806), 2. Bd., Nr. 191, 2297–2302.

sehr verschiedenen Krankheiten (des eigentlichen πρῶτον Ψεῦδος[1]) öffentlich hätten anklagen sollen. Man hätte überdieß die Prüfung meines Scharlach-Verhütungsmittels bis auf die Wiedererscheinung des wahren Scharlachfiebers versparen und nicht unzeitig über eine Erfindung aburtheiln[2] sollen, welche, wie die Wahrheit selbst, festgegründet und des Dankes meiner Zeitgenossen und der Nachwelt würdig ist.

Wer in diesen fünf Jahren das neue bösartige Friesel gesehen und beobachtet hat, der vergleiche es mit nachfolgenden characteristischen Zeichen des alten, wahren Scharlachfiebers, und urtheile selbst über die ungeheure Verschiedenheit beyder Krankheiten von einander!

Das wahre Scharlachfieber „**fängt** selbstständig, **zuerst und allemahl** mit **Halsweh an**, dann folgt beym Eintritte der Hitze eine Geschwulst **bloß** des Gesichtes und Halses, **bloß** der Hände, und **bloß** der äußersten Füße mit zinnoberfarbner*

* Schon in der ersten Epidemie der neuen Frieselkrankheit hätte die Beobachter die von ihnen selbst genannte **dunkle** und **purpurfarbne** Röthe (Reichs-Anzeiger 1800 S. 3290 Z. 22 und S. 3293 Z. 21) aufmerksam machen sollen, daß sie es mit einer Purpura und nicht mit einer Scarlatina zu thun hätten, deren Hautröthe hellfarbig wie Zinnober oder gesottene Krebse seyn muß.

Röthe der **ganz glatten** Haut dieser Theile; der übrige Körper hat natürliche Farbe. Nur bey stärkerem Fieber verbreitet sich diese Röthe, **aber immer nur in folgender Ordnung**, nämlich von dem (**stets röther bleibenden**) Gesichte und Halse nach der Brust zu, von den (**bis zu Ende röther bleibenden**) Händen nach den Armen hin, und von den untern (**stets röther bleibenden**) Füßen aus, nach den Schenkeln herauf, weniger fleckartig, mehr strahlig, weiter und immer mit **glänzend hellrother, ebner, glatter Haut***

* Bloß **gegen das Ende** des Fiebers, wenn sich die Oberhaut abzusondern anfängt, erhebet sie sich am Halse zuweilen hier und da in Gestalt spitziger, hohler, bloß Luft enthaltender Bläschen, die niemand mit Friesel verwechseln kann.

und diese Hautverfärbung **verschwindet nie plötzlich**, sondern nur allmählig erst bey herannahender Abschuppung täglich etwas mehr und mehr; auch vor dem Tode verschwindet sie nicht, sondern verfärbt sich bloß in Blau an den Händen, an
2301 den Füßen, im Gesichte – ; im ganzen Verlaufe des Schar- | lachfiebers ist keine Spur eines Schweißes an irgend einem der gerötheten Theile bemerkbar."

Wie höchst verschieden ist nicht diese selbstständige Krankheit von dem neuen, vielgestaltigen, chamäleontischen Friesel!

Wie soll nun ein für das wahre Scharlachfieber geschaffenes Verhütungsmittel in diesem ganz abweichenden, wesentlich verschiedenen Friesel helfen? Wie kann man ohne Ungerechtigkeit so was verlangen?

* * *

Damahls, als das neue bösartige Friesel im mittlern Deutschland epidemisch zu herrschen anfing (ich befand mich zu der Zeit in Niedersachsen und sah diese Epidemie nicht), soll ihm fast an jedem Orte eine kleine Epidemie reinen, wahren Scharlachfiebers (einige Monate) vorausgegangen seyn, wie **Kreysig** auch von Wittenberg*

* Etwas ähnliches sieht man in **Jani**'s Berichte (R. A. 1800, S. 3289) wo das in der ersten Hälfte des Jahres 1800 epidemische, vermuthlich reines, wahres Scharlachfieber war.

---

1 „Die erste Lüge/Täuschung".
2 Im Original heißt es „aburtheln".

versichert. In Verhütung der Ansteckung dieses anfänglichen, vorausgehenden, wahren Scharlachfiebers hat man schon damahls auffallenden Erfolg von meinem Verwahrungsmittel (der Belladonna) wahrgenommen, wie die damahligen Versicherungen im Reichs-Anzeiger (1800, S. 2739) bezeugen – in der nachgängig hinzugekommenen neuen Frieselkrankheit hingegen (R. A. 1800, S. 3081 und S. 3292) konnte es freylich nicht schützen, und es wäre lächerlich, so was zu verlangen.

Die letztern Jahre daher ist in Mitteldeutschland und so weit die neue Frieselkrankheit ging, das wahre Scharlachfieber nur selten erschienen, aber doch zuweilen. Und da haben dann auch einige Aerzte (hier und da in **Hufeland's** Journale der practischen Arzneyk.) mit glücklichem Erfolge mein Scharlach-Verhütungsmittel (die Belladonna) mit Glück zur Verhütung der Ansteckung angewendet, doch (o! tempora, o! mores)[3] ohne mich dabey zu nennen. So ward die Wahrheit doch wenigstens auf indirectem Wege beglaubigt!

Meine Erfindung bleibt fest gegründet und unerschüttert, und wird sich, so lange
die Welt steht, als zuverlässig bewähren, so bald man reines, wahres Scharlachfie-
ber zu | behandeln haben wird, dessen specifisches Verhütungsmittel die Belladon- 2302
na in sehr kleinen Gaben ist. Ich habe die Welt Wahrheit gelehrt. Trete auf, wer
mich widerlegen kann, aber wer die Wahrheit einsieht, sey gerecht!

Torgau den 11 Julius 1806.

Kurze Beleuchtung verschiedener Principien, die Arzneymittel einzutheilen, von D.[1] S. Breinersdorf. A. d. Lat. übersetzt und mit exegetisch-kritischen Anmerkungen versehen von D.[2] M. E. K. F. Richtsteig. Glogau, in d. neuen günterschen Buchh., 1806. XVIII u. 107 S. 8 (10 gr.)[*]

Hr. *R.* giebt hier eine, im J. 1802 von Hn. *Br.* geschriebene (nicht namentlich ge- 337
nannte) Inauguraldissertation übersetzt und commentirt heraus, theils weil die lateinische Abhandlung gelobt worden sey, theils weil der Gegenstand Aufmerksamkeit verdiene, und er ist auch allerdings von großer Wichtigkeit.

Die Äußerung des Commentators in der Vorrede, daß, wenn ein Arzneymittel dieselbe oder eine analoge Wirkung als ein anderes hervorbringe, dessen wahre Bestandtheile bereits durch eine chemische Analyse gefunden sind, man auf eine ähnliche chemische Qualität des ersteren schließen dürfe, und dieser Erfolg den Chemiker bey seinen künftigen Versuchen darin leiten könne – ist nicht statthaft. Denn sind die beiden vergleichlichen Arzneymittel Salze oder Metallbereitungen:

3 „O Zeiten! O Sitten!"
1 Im Original durch Antiqua als Doktortitel gekennzeichnet.
2 dito.
* Erg. Bl. z. Jena. Allg. Lit. Ztg. (1815), 3. Jg., 2. Bd., Nr. 91, 337–342 [Eingangsdatum bei der Redaktion 7.8.1806]. – Als Rezension Hahnemanns erkannt in: Claves Jenenses 12 (1963), 61. Als Schrift Hahnemanns aufgeführt bei Schmidt (1989), S. 38.

so weiß der Chemiker durch seine Kunst ihre Identität, Ähnlichkeit oder Verschiedenheit mit apodiktischer Genauigkeit zu bestimmen, wenn auch der Erfolg beym arzneylichen Gebrauche beider ihm widerspräche. Was dem Chemiker Ähnlichkeit ist, ists dem Arzte nicht, und die Wirkungen der Arzneyen beruhen auf ganz anderen Eigenschaften der Medicamente als auf chemischer Ähnlichkeit. Dieß sieht man am deutlichsten an den übrigen Arzneymitteln, den vegetabilischen und thierischen, deren eigentliche Arzneykraft offenbar ganz unabhängig von den rohen materiellen Stoffen ist, welche der Chemiker aus ihnen zu scheiden vermag. Da findet letzterer denselben Stickstoff im Moschus wie im Viperngifte, denselben Eyweißstoff in der Belladonna wie in dem Boretsch, denselben Gerbestoff in der Coriarie und dem rhus radicans als in der Tormentille. Sollte der Chemiker diese gleichen Bestandtheile in ihnen bey ihrer so ungeheuer verschiedenen Wirkung im menschlichen Körper wohl erwarten? Es ist ein uralter, aber verderblicher Fehlweg, die Kräfte der Arzneyen in den auffindlichen chemischen Bestandtheilen zu suchen, wogegen man schon zu *Geoffroy's* Zeiten zu warnen nöthig hatte. |

338 Folgende vier Eintheilungsmethoden der Arzneyen werden beleuchtet: 1) die Eintheilung nach den Organen, auf welche die Arzneyen specifisch wirken sollten, *Augenmittel, Magenmittel* u.s.w.; 2) die Eintheilung in erweichende, austrocknende, einschneidende u.s.w.; 3) die Eintheilung nach chemischen Rücksichten, in stickstoffhaltige, kohlenstoffhaltige u.s.w.; 4) die Eintheilung der Arzneyen nach ihren endlichen (Rec. setzt hinzu: rohen, crassen) Wirkungen, in schweißtreibende, harntreibende, Auswurf befördernde, in Brech-, Purgir- und andere Mittel. Gegen die erste Eintheilung sagt Hr. *Br.* zwar etwas nicht Unerhebliches, aber oberflächlich. Wo S. 7 gesagt wird: „ein Arzneymittel, das z. B. die krankhaften Affectionen des Magens hebt," – sollte es wohl, richtiger übersetzt, heißen: das (einige) krankhafte Affectionen u.s.w. Hr. *Br.* meint überhaupt ganz richtig, daß die Arzneymittel schon deßhalb nicht nach dem Namen der Theile des Körpers, auf welchen man eine Wirkung derselben behauptet, benannt werden sollten, weil keines ausschließlich auf diesen Theil, sondern auf mehrere andere wirke. Bey seinem Commentar hierüber bleibt Hr. *R.* nicht in den Grenzen dieser von Hn. *Br.* aufgestellten Eintheilungsart, sondern bringt das cullensche Verzeichniß der Hauptbenennungen der Arzneyen bey, welches aber nicht bloß Namen von dieser ersten Eintheilungsart, sondern auch der vierten Eintheilungsart (nach den Namen der Wirkung) begreift; welches bey der Widerlegung Verwirrung macht. Er tadelt diese Benennungen im Allgemeinen, weil sie theils zu generell, theils zu speciell wären (z. B. *febrifuga*[3]) und das Gepräge der alten *specificorum*[4] an sich trügen. Daß es aber allerdings specifica in einem anderen, besseren Sinne gebe, ahnet er sehr richtig (S. 16); nur hätte er das *quomodo*[5] nicht in der Verschiedenheit des Verhältnisses an Kohlen-, Stick-, Wasser- und Sauer-Stoff der Arzneymittel suchen sollen, da der Chemismus bey der *Materia medica* eben so unhaltbar und unzweckmäßig als bey der Pathologie angebracht ist. Wenn er aber *specifica*[6] auf einzelne Hauptsysteme des Organismus nach *Schelling* beziehen will: so ist dieß eine der Erfahrung widersprechende Vermuthung, bloß vom Systeme dictirt. Noch einseitiger ist der Satz (S. 21), und sehr mißdeutungsfähig abgefaßt, wenn er spricht: „wir heilen oft Leberkrankheiten,
339 ohne ihre specifische Ursache richtig erkannt | und aufgefaßt zu haben; wirken hier nicht gleichsam die Ochsengalle, die Rhabarber, die Quassia, die *Fumaria*, Cardobe-

3 „Fiebervertreibend".
4 „Spezifika".
5 „Wie".
6 „Spezifika".

nedicten, so wie auch die Metalloxyde aus Eisen, Quecksilber, u.s.w. specifisch, und dennoch als gewisse Repräsentanten der irgend einer Leberkrankheit coexistirenden, vitiirten Galle?" Rec. fragt: wirkt jedes dieser Mittel in jeder Leberkrankheit als specifisches Mittel? Wenn das nicht ist, wie es denn nicht ist: so nenne er wenigstens eines dieser Mittel, welches eine einzelne unter den vielen Leberkrankheiten specifisch heilen könne. Wissen wir aber das alles nicht, sondern trifft es sich nur von Ungefähr, daß eines derselben, zufällig gewählt, zuweilen hilft, während die anderen schaden (denn was unter so sehr verschiedenen Mitteln nicht hilft, muß schaden!): wie kann man bey der gänzlichen Unbekanntheit ihres Anwendungsfalles sie sämmtlich für specifisch ausgeben, zumal da hier alle die höchst verschiedenen Krankheiten der Leber als eine einzige aufgestellt werden, unter denen es nicht wenige giebt, wo alle diese genannten Mittel nichts helfen, wohl aber ganz andere Arzneyen, die weder hier noch in irgend einem anderen Buche für splenetisch gehalten werden! Weiterhin kömmt er wieder in dem rechten Gesichtspunct, da er meint, die Vermuthung, daß wir (er hätte hinzusetzen sollen: unwissender Weise) in dem Besitze specifischer Arzneyen sind, werde schon durch die ungemeine Mannichfaltigkeit derselben erläutert, und schwerlich würden diese mannichfaltiger seyn, als die Modificationen in den Factoren der Erregbarkeit des Organismus und jedes seiner einzelnen Organe (in schlichter Prose: die große Mannichfaltigkeit und Verschiedenheit der Arzneymittel deutet darauf, daß jedes derselben für einen eigenen Krankheitszustand geschaffen seyn wird, da die Mannichfaltigkeit und Verschiedenheit der Krankheitszustände eben so groß als die der Heilmittel ist). Wie aber zur Kenntniß des specifischen Anwendungsfalles jedes einzelnen Heilmittels gelangen? Diese zu finden, fällt er auf den Irrweg – sie dereinst in einer genauen chemischen Analyse der Heilmittel antreffen zu können. Ewig gefehlt! Chemische Analyse und virtuelle Arzneywirkung, wie weit seyd ihr von einander entfernt! Der den lebenden Organism umstimmende Geist in den Arzneyen, namentlich den Gewächsen, kann nie durch etwas anderes, als durch die Erscheinungen bey der Gegenwirkung eines lebenden Organisms erkannt, geprüft und bestimmt werden, nie aber durch die Reagentien, Menstruen und Destillationen und Sublimirgrade des Scheidekünstlers, welcher nur wäg- und meßbare Substanzen materiell absondern und mit materiellen Substanzen zusammenfügen kann.

Hr. *Br.* geht nun zur Beurtheilung der zweyten Eintheilungsart der Arzneyen nach den Wirkungen, die sie etwa in leblosen Substanzen hervorbringen – daher die sogenannten *erweichenden, zusammenziehenden* u. a. Mittel, und die aus dem Wahne einer mechanischen Wirksamkeit geflossenen Benennungen, die *einschneidenden, zertheilenden,* u. a. Mittel. Aber das Todte ist, wie er richtig sagt, ganz anderen | Gesetzen unterworfen, als der lebende Organismus, und die ganze 340
Eintheilung ist verwerflich, da das Princip falsch ist, aus dem sie hergeleitet ward. Der Commentator bringt *Moore's* Versuch bey, welcher durch den Erfolg einer mehrmaligen Eintauchung seiner Hand in warmen Eichenrindenabsud bewies, daß die Haut derselben nachgehends noch besser, als vorher, ausdünstete, nicht aber, wie *Cullen* wähnte, wie Leder verdichtet werde. Bey der Beurtheilung der Wirkung des kalten Wassers z. B. in Bärmutterblutflüssen finde ein ähnliches Vorurtheil Statt, und vortheilhafter wirke hier ein Umschlag von warmem Weingeiste mit Münze, Mairan, Quendel u.s.w. (Gleich als wenn diese Kräuter alle einerley Kraft besäßen!) Philosophisch begrenzt haben sich Vf. und Commentator weder diese, noch die anderen Eintheilungen gedacht, sonst würden sie *einschneidende* (mechanisch gedachte Wirkung), *zusammenziehende* Mittel (chemisch gedachte Wirkung) und *Volumen vermindernde* Wirkung des kalten, so wie die *Umfang vermehrende* Kraft des warmen Wassers (physisch gedachte Wirkung), nicht in eine einzige Clas-

se zusammengebracht haben, wiewohl sie darin Recht haben, daß sie diese falschen Ansichten in Beurtheilung der Wirkung solcher Arzneyen verwerfen. Vom Übers. geschieht dieß mit einem Aufwande von Schulphilosophie und einer Menge neumodiger Terminologie, gleich als wenn bloß hieraus die Unstatthaftigkeit der (durch simple Ansicht leicht widerlegbaren) Irrlehre sonnenklar zu Tage ginge. Genug der lebende Organismus ändert die chemische und physische (geschweige denn die mechanisch geträumte) Einwirkung der Arzneymittel vital und *suo modo*[7] ab, so daß wir zwar das *quid*[8], aber nicht das *quomodo*[9] der Abänderung erkennen, – und es läßt sich daher nicht weiter von rein adstringirender und styptischer Wirkung, von wirklich einschneidenden und zertheilenden Kräften der Arzneyen, und eben so wenig von rein verdichtender Kraft des kalten Wassers oder absolut erweichender Kraft der warmnassen Umschläge reden. Hierauf sucht Hr. Br. die dritte Eintheilung, die chemische Wirkung der stickstoffhaltigen, kohlenstoffhaltigen und dgl. Mittel, zu widerlegen, aus dem richtigen Grunde, weil auch bey ihnen keine Rücksicht auf die Gesetze des lebenden Körpers genommen werden. Hr. R. verbreitet sich weitläuftiger hierüber, und sucht zuletzt die chemische Wirkung der Gifte, nicht uneben, durch ihre oft blitzschnelle Wirkung im menschlichen Körper zu widerlegen, welches bey einer bloß chemischen Veränderung, die doch einige Zeit erfodere, nicht denkbar sey. Er tödtete mit einem Tropfen, halb aus dem ätherischen Öle der bitteren Mandeln und halb aus Weingeiste gemischt und unter die Zunge eines Taubenhabichts gebracht, diesen Vogel in wenigen Augenblicken (eine Saatkrähe konnte er mit 10 Tropfen nicht tödten). Nun (S. 72) bestreitet Hr. Br. die vierte Eintheilung der Arzneymittel nach den sichtbaren Wirkungen, welche sie im menschlichen Körper hervorbringen – daher die *diaphoretica, emetica, purgantia,*
341 *antispasmodica*[10]. Dieß wären aber nur se- | cundäre, oder Wirkungen von Wirkungen. Es müßten mittelst der Rückwirkung des Organismus erst andere (unmittelbare) Veränderungen im Körper vorgegangen seyn, ehe jene Wirkungen erfolgen könnten. Diese ersten Wirkungen wären es, worauf man eine Eintheilung der Arzneymittel gründen müsse. (Also auf unsichtbare, nie durch Erfahrung wahrzunehmende, uns ewig verborgen bleibende Veränderungen im Inneren!) Wenn er dann hinzusetzt, daß jene empirische Eintheilung wohl in der Praxis gut seyn könne, aber zur Theorie nicht tauge, bey welcher die ersten Wirkungen im Körper durch Arzneyen zum Grunde ihrer Eintheilung gelegt werden müßten: – so compromittirt er sich. Denn die Theorie ist für sich nichts, wenn sie nicht die Dienerin der Praxis ist, oder der letzteren widerspricht. Leichter läßt sich diese Eintheilung dadurch widerlegen, daß diese genannten Wirkungen (Erbrechen, Purgiren, Schweiß u.s.w.) weder die einzigen, noch auch die vorzüglichsten sind, die jede dieser Arzneyen äußert. Beym Gebrauch der Brechmittel erfolgt oft bloß Purgiren; es erfolgen von ihnen aber auch noch andere zu Heilabsichten weit brauchbarere Wirkungen. Die Purganzen erregen oft Hitze, Fieber, mancherley Schmerzen, oft Erbrechen u.s.w., und alle diese Mittel leisten die Wirkung gewöhnlich nicht, von denen sie den Namen führen, wenn sie in kleinen Gaben gereicht werden, sondern bloß in allzu großen Gaben *(overdosed)*. Die eigentliche Wirkung der Arzneyen aber von ihrem Gebrauche in übermäßigen Gaben festzusetzen, ist ein schiefes Verfahren. Auch China und Baldrian machen in großer Gabe Erbrechen und Purgiren, die doch keine *Materia medica* unter die Brech- und Purgir-Mittel gezählt hat. Die sogenannten

---

7 „Auf seine Weise".
8 „Was".
9 „Wie".
10 „Schweißtreibende, Erbrechen bewirkende, purgierende, krampflösende Mittel".

Schweiß-, Brech-, Purgir- u. a. Mittel scheinen bey einer vollkommneren Heilkunde zu weit edleren Zwecken dienen zu können, als zu jenen stürmischen, oft nur schädlichen Bewegungen. Diese Betrachtungen hält Rec. für wichtigere Verwerfungsgründe gedachter Classification. Zuletzt noch (S. 75) etwas gegen *Darwin's* und etwas gegen *Brown's* Eintheilung. Beide führt er ebenfalls damit ab, daß sie nur secundäre Wirkungen angegeben hätten, nicht aber die ersten. Dieß ist aber durchaus kein gültiger Einwurf, da wir Menschen *nie* die primitiven Wirkungen der Arzneyen auf unseren Körper wahrnehmen können, folglich auch sie nicht erträumen sollen, folglich auch von diesen unbekannten ersten Wirkungen keine Classification hernehmen können, wenn nicht ein bloßes sophistisches Figment daraus werden soll, ohne Nutzen, vielleicht zum Schaden der Heilung – die theoretischen, unfruchtbaren Aprioristen mögen auch soviel in unverständlichen Tönen darüber sagen, als sie nur immer wollen. Dieß scheint der sonst sehr apriorisirende Commentator endlich selbst gefühlt zu haben. „In einem wahren medicinischen Lehrgebäude", spricht er (S. 90) sehr richtig, „darf das Princip, die Arzneymittel einzutheilen, von dem Princ-
cipe | ihrer Anwendung nicht verschieden seyn – unsere Theorieen sind deßhalb 342
unächt, weil sie uns nur zu oft am Krankenbette verlassen – das Ganze (der Medicin) muß den vollendetsten Inbegriff reiner, mit wahrer Theorie der Natur überhaupt verschmolzener Erfahrungssätze darstellen, und im Besitze desselben werden wir erst dann seyn, wenn die Erfahrung nicht mehr mit der Theorie, und diese nicht mit jener im Widerspruche stehen wird." – Rec. sagt aus vollem Herzen, Amen!

N.E.D.

Scharlachfieber und Purpurfriesel, zwei gänzlich verschiedene Krankheiten*

Mangel an Diagnose hat oft viel Unglück in der Heilkunst angerichtet, wenn zwei in 139
ihrem Wesen verschiedene Krankheiten mit einander verwechselt wurden. Indeß haben die miasmatischen Krankheiten den Vorzug vor allen übrigen, daß jede derselben ihren eigenen Charakter behält, verschieden von dem jeder andern Krankheit.

Im Sommer 1799 beobachtete ich in Niedersachsen eine Epidemie des Scharlachfiebers und fand es wesentlich so, wie es *Sennert (Sydenham), Navier* und vorzüg-
| lich *Plenciz* gesehen und beschrieben haben. Ich erfand als Vorbauungsmittel 140
desselben die Belladonna, die mich als Schutzmittel in dieser Epidemie nie verließ, und keinen Arzt in allen Folgezeiten je verlassen wird, wenn er wahres Scharlachfieber zu präcaviren hat.

Während ich mich nun im Jahre 1800 mit Bekanntmachung dieses Schutzmittels in der Entfernung beschäftige, kömmt eine *neue* Ausschlagskrankheit aus Westen – ihren Gang nahm sie durch Hessen, über die herzoglich sächsischen Länder und das Voigtland nach Chursachsen, wo sie am tödlichsten ward. Weiter habe ich ihre Spur nicht verfolgt. Sie war, wie alle neue miasmatische Krankheiten an jedem Orte, wo sie zuerst hinkam, allgemein epidemisch und mörderisch, erschien aber seit

* [Hufelands] N. J. d. pract. Arzkd. (1806), 24. Bd., 1. St., 139–146.

dieser ersten Epidemie nur sporadisch wieder in den Gegenden, wo sie schon einmal gewesen war.

Ueberall, wo diese neue*

* Neu war diese Krankheit vermuthlich nicht an sich (denn sie scheint in den Niederlanden unter dem Nahmen des *rothen Hundes* einheimisch zu seyn), aber wahrscheinlich war sie neu für diese Länder, wo sie im Jahre 1800 so verderblich grassirte.

Krankheit in jener Epidemie die Werkstatt ihrer Verwüstung aufschlagen wollte, hat-
141 te sie zur Vor- | läuferin wahres Scharlachfieber, welches an allen den Orten zuerst allein und ziemlich gutartig herrschte und nach einer längern oder kürzern Zeit (auch sonst pflegt es nie über drei Monate zu herrschen) nachließ, um dieser neuen Ausschlagskrankheit Platz zu machen, welche ich *Purpurfriesel (purpura miliaris)* nenne.

Die wesentlichen Unterscheidungszeichen beider Krankheiten sind folgende:

Das Scharlachfieber.

1) Beim Antritte, Gefühl von Kälte und Erkaltung des Gesichts, der äusseren Hände (bis zur Hälfte der Oberarme) und der Füße (bis zur Hälfte der Unterschenkel) mehrere Stunden lang, während der übrige Körper wärmer bleibt.

2) Eine auf jene lokale Kälte erfolgende lokale Haut-Entzündung und glatte völlig ebene*

* *Scarlatina differt a purpura per id, quod purpura habeat papulas ultra cutis superficiem prominentes, scarlatina vero habeat maculas, quae cutis superficiem non excedunt.*[1] Plenciz. *Op. tract. de scarl. p.* 58.

Geschwulst zuerst und hauptsächlich des Kopfs und des Halses, dann der Hände und Füße*

* Auch die auf schlimmes Scharlachfieber nicht selten folgende Geschwulst befällt ebenfalls zuerst das Gesicht, die Hände und die untern Füße, wie auch *Plenciz* sah. ibid. pag. 142.

142 mit jückendem Brennen | und von zinnoberfarbiger oder Scharlachröthe, die sich von da aus, wiewohl blässer, zuweilen über den ganzen Körper strahlig verbreitet von Art und Ansehn des Erysipelas.

3) Bis zum Nachlasse der Krankheit und dem Abschälen ist der Körper nie ohne Röthe dieser Art, zum wenigstens an dem Fokus ihres Entstehens (dem untern Theile der Schenkel, den Vorderarmen, dem Gesichte oder doch wenigstens am Halse und dem oberen Theile der Brust) – selbst vor dem Tode verschwindet sie nicht; sie wird nur bläulicht und bleifarben.

4) Je mehr die Röthe bei gehöriger Bedeckung des Körpers erblaßt, desto mehr tritt Gesundheit ein.

5) Das Halsweh fängt schon während der Periode der partiellen Kälte an, wird zur rosenartigen Entzündung des ganzen innern Mundes und der innern Nasenhaut, welche in schlimmen Fällen in oberflächliche Verschwärung aller Theile des innern Mundes und der innern Nasenhaut, mit eiterigem Schleimausflusse übergeht, und bis zum Ende der Krankheit ununterbrochen erhält.

6) Schweiß entsteht bis zum Abschälen der Haut *nie* am Kopfe (und Halse), *nie*
143 an | den Füßen (und Unterschenkel), *nie* an den Händen (und Vorderarmen).

7) Das Scharlachfieber befällt jeden Menschen nur ein einziges Mahl in seinem Leben.

---

1 „Scharlach unterscheidet sich vom Purpurfriesel dadurch, daß der Purpurfriesel über die Hautoberfläche erhabene Papeln hat, der Scharlach aber hat Flecken, die nicht über die Hautoberfläche hinausragen."

Das Purpurfriesel.

1) Befällt ohne vorgängige Kälte, plötzlich mit Hitze und Blässe aller Theile, mit Frösteln untermischt. Mehr inneres Gefühl von Hitze, und doch Neigung, sich stark zu zu decken.

2) Die nachgehends erfolgende Hautröhte befällt abwechselnd und unbestimmt bald diesen bald jenen Theil – eine aus braunrothen Tüpfelchen *(stigmatibus)*[2] zusammenfließende, tiefe Purpurröthe mit braunen hirseförmigen Frieselknötchen besetzt, die eben so tief in der Haut stecken, als über derselben hervorragen.

3) Diese bald hier bald dort erscheinende frieselichte Purpurröthe verschwindet oft plötzlich und ganz mit sichtbarer Krankheitsverschlimmerung und plötzlicher Todesgefahr, kömmt auch wohl mehrmals während der Krankheit wieder. Vor dem Tode ist sie verschwunden.

4) Schweiß nicht selten, wenigstens in der Hautfläche und an den Fußsohlen.

5) Das Halsweh, eine *angina pharyngea,* ist bloß vorhanden, wenn der Purpuraus- | schlag nicht zugegen ist (merklich vor dem Erscheinen des Ausschlags, un- **144**
bemerkbar beim vollen Blühen desselben, heftig nach dem Verschwinden desselben) also bloß metastatisch.

6) Das Purpurfriesel kann mehreremale dieselbe Person befallen, auch in einer und derselben Epidemie.

Diese beide in ihrem Wesen so höchst verschiedene Krankheiten, das anfänglich herrschende Scharlachfieber und das nachgängig hinzugekommene Purpurfriesel, verwechselte man in dieser Epidemie gänzlich mit einander, und daher kam es, daß man bloß bei der anfänglich erscheinenden Ausschlagskrankheit (dem Scharlachfieber) die Schutzkraft der Belladonna wahrnahm (*Reichsanzeiger* 1800. S. 2739), bei der nachgängig hinzugekommenen Ausschlagskrankheit aber (dem Purpurfriesel) sie unkräftig fand. (*Reichsanzeiger* 1800. S. 3081. 3290).

Man verlangte damals (ich war noch in der Ferne in Niedersachsen) das von mir erfundene Schutzmittel gegen das Scharlachfieber am häufigsten dann, als die Epidemie des jedesmaligen Ortes immer mörderischer ward, das ist, als das Purpurfriesel die Oberhand erhielt, wovon ich nicht einmal Ahnung hatte, da ich nicht argwohnen konnte, daß die | Aerzte eine Krankheit mit dem Nahmen Scharlach- **145**
fieber belegen würden, welche wesentlich von ihr verschieden wäre.

Die Belladonna schützte freilich nicht gegen das gänzlich verschiedene Purpurfriesel, man hielt es aber einmal für Scharlachfieber, einer sagte es dem andern nach und beschwerte sich: „ich hätte das Publikum getäuscht."

So rein mein Herz von Täuschung, so ohne Ausnahme zuverlässig meine Entdeckung, so innig überzeugt ich von der Größe der Wohlthat war, die ich dem Menschengeschlechte durch diese Bekanntmachung erzeigt hatte, eine desto bittrere Indignation mußte mich befallen bei Lesung dieser Vorwürfe. Ich brach öffentlich, ich gestehe es, in eine Invective aus, deren Heftigkeit mich längst schon reuete, nachdem ich wieder in mein Vaterland (Chursachsen) gekommen, und das nun nur noch sporadisch erscheinende Purpurfriesel, unter dem angeblichen Namen Scharlachfieber, selbst sah. Da erkannte ich dann (und dieß bewegt mich zu dieser Abbitte), daß nicht böses Herz, sondern eine Verwechselung* |

* Solche Verwechselungen der Ausschlagskrankheiten sind nicht unmöglich. Schon ältere, große Aerzte haben sich ihrer schuldig gemacht. So verwechselt *Morton* die Masern mit dem Scharlach. Auch *Sennert* weiß nicht, ob er es unter das Maserngeschlecht oder zu der *purpura*, oder den

2 „Flecken, Male".

rosaliis bringen soll. Selbst der so gute Scharlachbeschreiber in *Act. med. Berol. II. dec.* I., verwechselt sie mit dem *rood hont* der Holländer, welches doch eine dem Purpurfriesel sehr analoge Krankheit ist. Auch *Forest* verwechselt das Scharlachfieber mit dem Purpurfriesel.

146 meine Mitärzte gehindert hatte, mir Gerechtigkeit widerfahren zu lassen.

Das neue heftigere Purpurfriesel hatte einige Jahre über, wie mich däucht, die Wiedererscheinung des Scharlachfiebers gehindert, – ohne dessen Wiederkunft ich freilich nicht hoffen konnte, meine Entdeckung anerkannt zu sehen. – In den letztern paar Jahren erst, das ist, nach Seltenerwerdung des Purpurfriesels, fing das Scharlachfieber hie und da an, sich wieder zu zeigen, und seitdem habe ich das stille Vergnügen, die Wahrheit wieder anerkannt zu sehen: *daß das von mir entdeckte Vorbauungsmittel des Scharlachfiebers, die Belladonna, zuverlässig ist,* wie Hr. D. *Leun (Hufel. Journ. d. p. A. XIX.)* und Hr. D. *Ettmüller (ebend. XX.* 4*)* jedoch ohne Nennung meines Namens ausführlich bestätigt haben.

Was sind Gifte? Was sind Arzneien?*

40 Der Pöbel tritt nie aus den Kinderjahren. Ihm müssen Gifte bleiben, was dem wissenschaftlich gebildeten Arzte Heilmittel sind. Wie das Kind vor dem Staarmesser gewarnt werden muß, was dem Augenarzte unentbehrlich und verehrungswerth ist, so muß der unärztliche Menschenhaufen in den Toxikologien vor einer Menge Substanzen gewarnt werden, die dem wahren Arzte als seine vorzüglichsten und unentbehrlichsten Werkzeuge von der schätzbarsten Seite bekannt seyn müssen.

* * *

Wenn wir die Schöpfung nicht nur so obenhin übersehen, sondern, mit der Kennt- |
41 niß der Geschöpfe vertrauter, jedes einzelne sorgfältig betrachten, und ihre Eigenschaften sowohl, als die Beziehungen jedes einzelnen auf seine Mitgeschöpfe genau und unbefangen untersuchen, so werden wir von den meisten gewahr, daß sie zu weisen Absichten und zum Wohle vieler andern Geschöpfe, vorzüglich aber des Menschen, vorhanden sind, von den übrigen noch unbekanntern Dingen aber vermuthen wir mit einer Wahrscheinlichkeit, deren Uebergang zur Evidenz, bloß die Schwäche unserer Sinnen und unserer Urtheilskraft hie und da im Wege steht; daß auch sie nothwendige Ingredienzen in dem unübertrefflich weisen Plane Gottes, daß auch sie zum Heile des Ganzen, und insbesondere zum Heile des Menschen geschaffen sind.

Welche Menge Vögel zum Beispiele wurden noch vor kurzer Zeit theils für unnütz, theils für allgemein schädlich angesehen, sie wurden verfolgt und selbst durch obrigkeitliche Verfügungen zum Theile ausgerottet, bis die Ueberhandnehmung mehrerer, weit schädlicherer Insecten, Käfer, Raupen u.s.w., zu deren Minderung jene Vögel vom Urheber des Ganzen bestimmt gewesen, die Fürsten es bedauern ließ, daß mangelhafte Einsicht in die Natur sie abgehalten habe, die |
42 Wohlthätigkeit dieser verkannten Vögel, Krähen, Spechte, Meisen, Sperlinge u.s.w. eher einzusehen. Man glaubte nichts schädlicheres vertilgen zu können, als die Eulen und kannte ihren ungemeinen Nutzen in Vertilgung der Feldmäuse nicht, so

---

* [Hufelands] N. J. d. pract. Arzkd. (1806), 24. Bd., 3. St., 40–57.

wie man noch jetzt Frösche, Kröten und Spinnen zu verabscheuen und zu vertilgen pflegt, deren erstere uns doch so große Dienste in Verminderung der Schnecken, letztere aber gegen das ungeheuer fruchtbare Chor der stechenden Insecten, der Mücken u.s.w. leisten. Jahrhunderte über war der Kobald in den Bergwerken äußerst verhaßt; man wähnte, er sey zum Verderben der Metallbereiter geschaffen, er raube im Schmelzen das Silber, ersticke die Bergleute u.s.w., bis endlich tiefere Einsicht in die Natur der Mineralien ihn in Blaufarbenwerken zu Gute machen lehrte, dessen Nutzen und Einträglichkeit nun viele Goldbergwerke übertrifft.

Diese und viele andere Beispiele von Geschöpfen, welche, lange Zeit über, den Unkundigen bloß als verderbliche und zum Nachtheile der Menschen erschaffene Dinge verhaßt geblieben waren, jetzt aber endlich als nützlich, wohlthätig, unentbehrlich anerkannt werden – sollten uns behutsam machen und unserm Geiste die der gemeinen | Weltdenkungsart gerade entgegen gesetzte Richtung geben. Sie sollten uns tief **43**
den Grundsatz der vorurtheilsfreien Weisen einprägen: eben in den Dingen die größte Wohlthätigkeit für die Menschheit zu vermuthen und aufzuspüren, welche der unkundige Pöbel für höchst schädlich und für absolut verderblich anzusehen pflegt.

Dinge dieser Art kommen im Fache des Arztes unter dem Namen der *Gifte* vor.

Der gemeine Mann, und die für eigene Nachforschung trägen Aerzte, bemerkten Substanzen, welche in einer Menge, in der sonst gewöhnliche, schwache Arzneien, z. B. Bittersalz, Weinstein, Grindwurzel, Rhabarber eingegeben zu werden pflegten – das ist, *quentchenweise* eingegeben, mit einer Heftigkeit den menschlichen Körper umänderten, daß gewöhnlich Zerstörung und Tod die Folge war.

Hieraus schlossen sie sehr voreilig, daß diese Substanzen absolut verderblich und an sich schädlich wären, und belegten sie mit dem schrecklichsten Schimpfworte, was sie nur auffinden konnten, mit dem Namen der Gifte, um alles, was Odem hat, von ihnen abzuschrecken durch einen Ausdruck, welcher das schlimmste aller verabscheuungswürdigen Dinge bedeuten soll. |

Dieser einen Bannfluch implicirende Namen konnte recht gut dem Munde des **44**
Pöbels überlassen bleiben, um Substanzen von sich entfernt zu halten, in deren wahre Bestimmung seine Kurzsichtigkeit doch nie dringen wird, und die unter seinen rohen Händen wohl nie wohlthätig werden können, so wenig ihm die höchsten Mysterien der Weisen in der Religion je mit Glück anvertraut worden sind. – Aber die *Aerzte* hätten diesen Namen in *ihren Schulen* nie nachsprechen sollen, wo von Substanzen die Rede ist, welche sich durch ungemeine Wirksamkeit auszeichnen.

Den Aerzten hätte es nicht unbekannt bleiben dürfen, *daß bloß übermäßige Gabe, unschickliche Form** *und unrechter Ort ihrer Anwendung nicht nur einige, sondern alle Arzneien zu schädlichen Substanzen umschafft.*

* Wer die Wirkungen des Spießglanzes bloß nach den Aeußerungen des Spießglanzglases und des Metallsafrans beurtheilen will, wie schief urtheilt der nicht!

Wären sie mit diesem Geiste der Unterscheidung und Sorgfältigkeit, wie ihnen gebührte, in die Bestimmung der Arzneien eingedrungen, so würden sie gesehen haben, daß nicht selten ein einziges Quentchen Chi- | narinde am unrechten Orte **45**
den unausbleiblichsten Tod zur Folge hatte, und kein Mensch dem Grabe entgeht, welcher zwei Unzen Salpeter auf einmal einnimmt – beides (wer wird es leugnen?) vortreffliche Arzneien, die jedoch am unrechten Orte (wie hier die China), oder in übermäßiger Gabe (wie hier der Salpeter) zu den verderblichsten Dingen werden, die nur der Pöbel je mit dem Namen *Gifte* gebrandmarkt hat.

Sie tödteten!

Was kann Sublimat und Arsenik im schlimmsten Falle anders thun, als tödten?
Man sieht aus diesen beiden Beispielen, die leicht zu hunderten vermehrt werden könnten, daß so wie die Unpassenheit des Falles dort die China, und hier die übermäßige Gabe den Salpeter zum Mordmittel macht, gewiß auch die bisher bloß als schädlich gekannten starken Arzneimittel nur durch unsere Unwissenheit und durch die unrechte Anwendungsart schädlich geworden sind. Können diese so kräftigen Substanzen etwas dafür, daß wir weder wissen, in welchen Fällen sie heilsam sind, noch auch, in welcher Gabe sie es sind? Soll der Allweise, welcher dem Vernünftigen alles bloß zum Heile schuf*,

* So sagt schon in den dunkelsten Jahrhunderten ein selbstdenkender, und wo seine Schule ihn nicht hinderte, weiser *Essener*: Σοφ. Σαλομ. α΄,14. ἔκτισε γὰρ (ϑεὸς) εἰς τὸ εἶναι τὰ πάντα, καὶ σωτήριοι αἱ γενέσεις τοῦ κόσμου, καὶ οὐκ ἔστιν ἐν αὐταῖς φάρμακον ὀλέϑρου[1] „Gott schuf alles zum Leben, zum Heile sogar sind alle Geschöpfe der Welt, und es giebt keine an sich verderbliche, giftige Substanz unter ihnen."

46 getadelt werden, daß er die | Natur des Zinnes so einrichtete, daß nur eine zehnmal kleinere Menge desselben (gemäßigte passende Dosis) zu dem Kupfer gesetzt werden darf, um das beste Stückgut zu verfertigen, und daß es in die Vereinigung mit dem Golde in keinem Verhältnisse kommen darf (unrechter Gebrauchsfall), um es nicht ganz unbrauchbar zu machen? Soll er getadelt werden, daß er Arzneisubstanzen entstehen ließ, die nur in sehr verschiedenen, oft nur sehr kleinen Gaben zu Heilungen brauchbar, und nur in gewissen bestimmten Krankheitsfällen heilsam sind? Will man den Bildner der unendlich mannigfaltigen Natur tadeln, wenn er Salpeter so einrichtete, daß man ihn nicht ohne Lebensgefahr händevoll verschlukken könne, wie den Weinsteinrahm, und den Fingerhutsaft, daß man ihn nur tropfenweise einnehmen, nicht aber ohne des Todes zu sterben zu mehreren Unzen
47 verschlucken könne, wie etwa den Bachbungensaft? Ist es seine Schuld, | wenn wir Kinder mit einem Mohnsaftklystiere tödten, und uns damit entschuldigen, daß nur ein einziger Gran dieser kräftigen Substanz in dem Klystiere aufgelöset gewesen sey? Hatte er uns etwa das Gesetz gegeben, *einen Scrupel, einen Gran* für die kleinste und passendste Gabe aller, auch der kräftigsten Arzneien zu halten? Hat er nicht Mittel und Kenntnisse in unsere Hände gegeben, um die kräftigern und kräftigsten Substanzen in kleinern und kleinsten Gaben zuzurichten, und sie zu einem Zehntelgrane, die kräftigern zu einem Hundertelgrane, einem Tausendtelgrane, die hochkräftigen zu einem Million-, Billion-, auch wohl zu einem Trilliontelgrane, Quadrilliontelgrane und Quintilliontelgrane zu reichen? Wer hindert uns dieß zu thun, und uns so (weislich) nach der Kräftigkeit der verschiedenen Arzneisubstanzen zu richten? Der Umstand, daß die Arzneien nur in verschiedenem Gewichte für den menschlichen Körper angemessene Heilmittel werden, kann doch für den Klugen keinen Grund abgeben, die kräftigern, das ist, die nur in kleinern Gaben brauchbaren Arzneien mit dem Pöbelnamen Gift zu brandmarken, und so, gerade die für viele der schwierigsten Fälle unentbehrlichsten Heilmittel, jene großen Ge-
48 schenke Got- | tes! unter die Füße zu treten. – Können wir aber die Gaben der Arzneimittel, wenn sie kräftiger sind, eben so leicht zu einem beliebigen, kleinen Theile eines Grans, ja zu dem kleinsten Bruche desselben *vermindern*, wie wir die Gaben der Arzneimittel, wenn sie schwächer sind, über die Dosis eines Grans, eines

---

1 *Sapientia Salomonis* (‚Weisheit Salomons') 1,14,1–4: „Denn [Gott] schuf alles zum Dasein, und heilbringend sind die Geschöpfe der Welt, und es ist ihn ihnen kein Verderben bringendes Gift..." – Im Gr. steht φάρμακον, das sowohl ‚Heilmittel' als auch ‚Gift' bedeuten kann; Hahnemann hebt wohl eher auf die erste Bedeutung ab, traditionell übersetzt man an dieser Stelle aber eher mit der zweiten.

Scrupels, eines Quentchens *erhöhen* können; was hindert uns, jenen kräftigern *wenigstens* eben die Verehrung zu erweisen, die wir letztern unkräftigern nicht versagen? – um so die Schande wieder auszulöschen, über die kräftigsten Werkzeuge des Lebens und der Gesundheit das Verdammungsurtheil des Pöbels, es sind Gifte! so lange nachgesprochen und ihre Wohlthätigkeit so lange entbehrt und Andere abgehalten zu haben, sie zu entbehren.

Ich leugne nicht, daß ich oft von Wehmuth ergriffen ward, wenn ich die harten Worte, vieler sogenannten Aerzte über die köstlichen Bemühungen des Freiherrn *Anton von Störk* las: *„wir verschmähen diese Giftpraxis“*! War dieses nie genug zu lobende Unternehmen, uns Heilmittel zu geben, die uns noch ganz fehlten, und welche nie durch andere Substanzen zu ersetzen sind, für Fälle, die wir so lange ungeheilt lassen mußten, als wir sie noch entbehrten – | war seine Entschließung, sie uns 49
selbst auf Gefahr, und o! dürfte ichs nicht sagen, selbst mit Aufopferung seines guten Rufs zu geben – war dieses menschenfreundliche, mit vielem Erfolge begleitete, heroische Unternehmen nicht vielfach gewundener Bürgerkronen, nicht der glänzendsten Ehrensäule werth? Er brach die Bahn und wir *mußten* ihm danken – durch Benutzung seiner Geschenke, durch Nachahmung, obgleich (da nichts in seiner ersten Entstehung vollkommen ist) unter noch behutsamern Gaben und noch strengerer Auswahl der für diese kräftigen Pflanzen geeigneten Krankheitsfälle!

Wollen wir uns nie über die Kindheit und die Vorurtheile des Pöbels erheben, der gar viele Dinge verschmäht, deren Nutzen und Unentbehrlichkeit er einzusehen, viel zu blödsichtig, und für deren discrete Anwendung seine rohen Hände viel zu plump sind?

Die Geschichte der kräftigern Arzneimittel lehrt uns, daß bloß Unkenntniß derselben und Unwissenheit das Verdammungsurtheil über sie aussprach.

Unter den Griechen und Römern gab es nicht einen einzigen Arzt, welcher die mindeste Kenntniß vom Quecksilber gehabt hatte. *Dioskorides**

* Ὑλ. ἰατρ.[2] V. Cap. 110.

wußte nicht einmal, | daß es in bleiernen und zinnernen Gefäßen nicht aufbewahrt 50
werden könne, und *Galen**

* Περὶ τῆς τῶν ἁπλῶν φαρμάκων κράσεως καὶ δυνάμεως[3], lib. IX. cap. 3.

hielt das Quecksilber für ein *arte factum*[4], und dennoch schrien sie es sämmtlich*

* *Dioskorides am angef. Orte. – Plinius, hist. nat. lib. 33. sect. 41. – Paulus von Aegina de re medica lib. VII. cap. 3. – Aetius tetrabiblon IV. serm. I. cap. 79. – Actuarius de methodo med. lib. V.*

für ein absolutes Gift aus.*

* Bloß *Galen* (a. a. O.) gesteht, daß er keine, weder günstige noch nachtheilige Erfahrung weder über den innern, noch äußern Gebrauch des Quecksilbers habe.

Nur die Araber wußten etwas von dem Nutzen seines äußeren Gebrauchs, aber innerlich verschrien sie es ebenfalls für ein Gift,*

* *Ebn Sina Canon lib. IV. Fen. 6. tr. I.*

weil sie die Eigenschaften und milden Präparate dieses unersetzlichen Heilmittels nicht kannten.

---

2 Dioscorides, *De materia medica* (Arzneimittellehre) 5, 110.
3 Galen, *De simplicium medicamentorum temperamentis et facultatibus* (‚Über Mischung und Wirkung der einfachen Arzneimittel‘) 9,3: XII 178 K.
4 „Artefakt, künstlich erzeugt“, wörtlich: „durch Kunst gemacht“.

War es etwas anderes als totale Unwissenheit, was das Pariser Parlament bewog, im Jahre 1566, allen Gebrauch des Spießglanzes, als eines Giftes, zu untersagen, und dieses lächerliche Interdict ein ganzes Jahrhundert hindurch (bis 1666) beste-
51 hen zu lassen? Nichts als Unwissenheit und Unkennt- | niß sowohl der mildern Bereitungsarten als der Arzneikräfte dieses Metalls lag diesem Anatheme zum Grunde, und beraubte Aerzte und Kranke einer Art vortrefflicher Arzneien, deren Unentbehrlichkeit alle folgende Generationen einsahen, und jene ehemalige Verketzerung verlachten.

Und so wird auch für uns eine Zeit folgen, wo unsere klügern Nachkommen uns theils bedauern, theils verlachen werden, daß wir gerade die kräftigsten Heilmittel in Einfalt verketzerten und so Substanzen vom arzneilichen Gebrauche entfernten, welche von den gewöhnlichen Arzneien durch hervorragende Eigenthümlichkeiten in ihrer Wirkungsart ausgezeichnet, noch eine Menge bis jetzt unheilbare Krankheitszustände zu heilen und zwar allein zu heilen von dem weisen Schöpfer alles Guten bestimmt waren.

Da wir sehen, daß in der Natur die Kräfte in so verschiedener Maße vertheilt sind, daß selbst Individuen von einer einzelnen Species ungemein von einander abweichen – so wie sich Menschen finden, welche tausendmal mehr Fähigkeiten als andere äußern, und auf der andern Seite Menschen gleich groß in ihren Fähigkeiten, aber in ganz verschiedenen Fähigkeiten groß; – wie sehr müssen nicht erst
52 Species von | anderen Arten in Kräften abweichen, und noch weit mehr, verschiedene Gattungen von andern Gattungen! Es ist daher gar nicht zu verwundern, daß es Arzneisubstanzen giebt, welche von andern so wie in der Art ihrer Wirkung, so auch an Intensität der Kräfte von den übrigen fast unendlich abweichen, und daß, so wie die Matadore unter den Menschen fast unendliche Vorzüge vor den stupiden Schwächlingen haben und die große Verschiedenheit der Kenntnißsphären mehrerer großer Männer sie nur desto schätzbarer und unentbehrlicher macht, – auch jene heroischen Arzneisubstanzen um so edler und höher zu achten sind, je mehr sie unter sich an Art der Wirkung abweichen, und in je höhern Stufen sie über die unkenntlichen Eigenschaften unkräftiger, bisher üblicher Droguen hervorragen.

So werden durch Belladonna die Heilkräfte des Coniums nie ersetzt werden, so wenig als durch Baldrian die Wirkung des Stechapfels, so wenig als durch diesen die des Bilsen, durch diesen die Kräfte des Mohnsaftes, durch diesen die des Sturmhuts, durch Sturmhut die eigenen Kräfte der Küchenschelle, durch diese die des Bittersüßes oder des Fingerhuts u.s.w. Jedes hat seine ihm eigene, durch nichts an-
53 ders zu ersetzende | Wirkungstendenz, jedes seine eigenthümlichen Heilkräfte zur Besiegung einer Sphäre von Krankheitszuständen, für welche die übrigen Arzneien wenig oder keine Berührungspuncte, wohl aber für andere Krankheitszustände haben. Je mehr daher diese kräftigen Substanzen an Art ihrer Wirkung unter sich, so wie an Intensität und Art der Wirkung von den gewöhnlichen Arzneidroguen niederen Schlages abweichen, um so mehr neue, durch den Gebrauch der Alltagsarzneien unersetzliche Heilkräfte müssen sie auch äußern und Lücken in der Heilkunde ausfüllen, welche bis daher unausgefüllt blieben – Uebel heilen, welche ohne sie ungeheilt bleiben.

Man sieht hieraus, wie kurzsichtig und zweckwidrig diejenigen zu Werke gehen, welche die heroischen (fast einzig nur Arznei zu nennenden) Heilwerkzeuge durch ihre sogenannten milden Arzneien (wie sie wähnen, *mit mehr Sicherheit*) zu ersetzen vorgeben. Sie irren sich. Die große Zahl ihrer Ungeheilten und Halbgeheilten zeigt jedem Unbefangenen den Schaden von ihrer geschäftigen Unthätigkeit und ihrer Verachtung des bessern Passenden – sie müssen die schlimmern Fälle beson-
54 derer oder seltener Krankheitszustände ungeheilt lassen, und | solche Kranken

langwierigem Siechthume, oder der Zerstörung und dem Tode Preis geben, weil sie die zweckmäßigern Heilwerkzeuge mißkennen. Sind das *sichere* Heilarten, wo die Krankheit bleibt, oder sich in andere, oft schlimmere, verwandelt, oder wo der *vermeidliche* Tod erfolgt? *Qui non sanat, occidisse videtur.*[5]

Durch den allmählig fortgesetzten Gebrauch der für so *sicher* gepriesenen gelinden Laxanzen, Tamarinden, Manna, Weinsteinrahm, Bitterwasser, Glaubersalz u.s.w. sind weit mehrere Kranken krank geblieben, kränker geworden und dem Tode zugeführt worden, als durch alle jene so selten genutzten, heroischen Arzneien. Diese haben sämmtlich, selbst beim unverständigen Gebrauche, nicht halb so viel Schaden in der Welt angerichtet, als die so gewöhnlichen Frühlingskräutersäfte aus Kräutern, die man oft nicht wesentlich, nur namentlich kennt, und als jene Menge gelind auflösender, sanft reinigender, mild und gelind abführender Mixturen, Pulver, Tränke, Säfte und Pillen. Da diese so selten passen, wie oft müssen sie nicht ungeheuer, bei ihrer allmähligen, anhaltenden Fortsetzung schaden; wie auch die Erfahrung lehrt. Und wie soll man *das* nennen, was ohne Aussicht zu helfen, | der Gesundheit und dem Leben ungeheuer schadet? 55

Unpassende Wahl, unrechte Form und übermäßige Menge aller nur einigermaßen kräftigen Arzneien macht sie verderblich, mit einem Worte zu dem, was der Pöbel Gifte nennt. Bloß durch unrechten Gebrauch werden Arzneien zu Giften; an sich selbst sind keine Arzneien Gifte.

Die Unwissenheit tödtet mit dem Uebermaße am unrechten Orte angewandter, auch gelinder Mittel häufig, während der ächte Arzt durch behutsamen Gebrauch der kraftvollesten Arzneien die gefahrvollesten seltensten Kranken häufig rettet.

Und welche ihrer gelinden*

* Ich finde häufig in Arzneimittellehren die kalte Abfertigung bei Gelegenheit der meisten solcher hochkräftigen Substanzen: „*Mit Recht enthalten sich gewissenhafte Aerzte einer solchen gefährlichen Substanz, da es sicherere und gelindere Mittel an ihrer Stelle giebt.*" Sag' an, welche sicherere, welche gelindere Mittel? Sie schweigen!

Mittel wollten sie wohl an die Stelle jener durch ihre eigenthümliche hohe Kraft ehrwürdigen Substanzen setzen? Was wollten sie auch, da jedes eigenartige Wesen eine eigenartige, durch nichts genau zu ersetzende Wirkungstendenz hat, an die Stelle der *Bryonia*, wo | diese genau indicirt ist, setzen, als *Bryonia* selbst? Was an 56
die Stelle der *Drosera*, als *Drosera* selbst? Was an die Stelle des Bleies, als Blei selbst? Hat nicht jede Arzneisubstanz ihre eigenthümlichen Eigenschaften, so daß ihre Stelle durch keine andersartige Substanz genau ausgefüllt werden kann? Warum wollen wir nach Art des abergläubigen, kindischen Pöbels (welcher gerade das Ehrwürdigste fürchtet) jene Schätze uns noch fehlender Heilwirkungen, die in diesen hochkräftigen Substanzen verborgen liegen, mit einer puristischen Ziererei und übel verstandener Delikatesse von uns weisen, ja muthwillig von uns stoßen, da wir, *ohne Ausnahme* ihre Macht durch *Auflösung, Verdünnung* und *kleine Gaben* nach Belieben und Erforderniß *bis zur unschuldigen Gelindigkeit* herabstimmen können?

Alle Ströme eingebildet blutversüßender Tränke von *radix caricis, graminis* u.s.w. werden doch jene nächtlichen Knochenschmerzen und den Beinfraß vom Quecksilbermißbrauche nie zu heilen vermögen, was doch kleine Portionen Thee von einer ungemein kleinen Menge Kellerhalsrinde in kurzer Zeit vermag.

Bei dem so mild und heilsam gepriesenen Arcäusbalsam und Möhrenbreie muß der | Kranke doch nach mehrjährigen Leiden am Gesichtskrebse gewiß sterben, den 57
der Arsenik im Cosmischen Mittel wahrscheinlichst geheilt haben würde.

5 „Wer nicht heilt, erweckt den Anschein, den Tod herbeigeführt zu haben."

Können *von Quetschung* (Schlag oder Fall) *entstandene*, oft so äußerst schmerzhafte und Krebs drohende Verhärtungen an den Lippen oder an den Brüsten wohl durch etwas anderes in der Welt gelind und schnell geheilt werden, als durch Flekkenschierling? Werden alle übrige Breiumschläge ihn je ersetzen?

Kein vernünftiger Mann, der nur irgend auf die Würde eines wissenschaftlichen, vorurtheilsfreien Arztes Anspruch machen will, sollte sich je wieder so vergessen, Substanzen, deren Kraft in Umänderung des menschlichen Organismus notorisch, und deren Arzneikraft folglich außer Zweifel ist, mit dem Namen *Gift* zu belegen, auf diese Art eine Menge Segnungen zu hindern und seine unheilbare Unwissenheit über ihre Arzneikräfte laut zu verkündigen.

Wo der Pöbel nur Gegenstände des Abscheues zu erblicken wähnt, da sieht der Weise Gegenstände der tiefsten Verehrung und nützt sie unter Anbetung des ewigen Quelles der Liebe.

Sapere aude![6]

Fingerzeige auf den homöopathischen Gebrauch der Arzneien in der bisherigen Praxis*

[5] Vor mir*

* Oder sollte ich wirklich nicht zuerst auf den Unterschied der primären und der ihr entgegen gesetzten secondären Wirkung der Arzneien aufmerksam gemacht, nicht zuerst die Heilung der Krankheiten durch ähnliche Mittel mit Gründen gelehrt haben?

und so lange es eine Arzneikunde gab, vereinigten sich alle Systeme, alle Therapien, alle Anweisungen Krankheiten zu heilen, in dem Satze: *Contraria contrariis*
6 *curentur!*[1] Und, wenn es auch hie | und da ein Weiser wagte, mit einigen leisen
Worten zu widersprechen und ein: „*Similia similibus*“[2] vorzuschlagen, so ward dieser Einspruch doch nie geachtet, und das Grunddogma aller medizinischen Schulen: *Behandle Krankheiten blos durch gegentheilige Mittel, (durch Palliative)* – blieb ruhig im unvordenklichen Besitze, in ungestörter, bemooseter Verjährung, von allen Lehrern und in allen Büchern, drei und zwanzig Jahrhunderte hindurch, ununterbrochen fortgepflanzt bis auf den heutigen Tag. Doch die Wahrheit kann selbst unter dem Schutte mehrerer besinnungslosen Jahrtausende nicht erstickt werden. Es mußte doch einmal eine Zeit kommen, wo die Allverkannte erkannt und in ihre ewigen Rechte eingesetzt würde. Es war sogar zu erwarten, daß sie von Zeit zu Zeit Spuren ihres Daseyns und ihres Vorzugs vor der verjährten, thörichten Observanz gegeben haben werde. Und so war es auch. Sie machte sich oft bemerklich.

Ein erquickendes Geschäft ist es daher für ihren Verehrer, zeigen zu können,* |

---

6 „Wage zu wissen!“

* [Hufelands] N. J. d. pract. Arzkd. (1807), 26. Bd., 2. St., 5–43. – Auch, jedoch nicht identisch, in: Organon, (1810), S. V–XLVIII; Organon, 2. Aufl. (1819), S. 29–90; Organon, 3. Aufl. (1824), S. 1–52; Organon, 4. Aufl. (1829), S. 51–104.

1 „Gegensätzliches werde durch Gegensätzliches behandelt!“

2 „Ähnliches durch Ähnliches“.

* Meine eignen, zahllosen, sprechenden Erfahrungen, meine täglichen und stündlichen Bestätigungen dieser ursprünglichen, verkannten und von mir neu aufgefundenen Wahrheit, unterdrükke ich vor der Hand geflissentlich, um ihr, unter Vermeidung jeden Scheins von anmaßlicher Postulirung meiner Glaubwürdigkeit, lieber durch fremde Facta Eingang in das Ohr und Herz meiner Mit- und Nachwelt zu verschaffen.

daß in allen Zeitaltern schnelle und dauerhafte Heilungen, wenn es auch die Heil- 7
künstler nicht beabsichtigen, *doch nur durch Arzneien vollführt wurden, welche in diesen Fällen homöopathisch wirkten,* das ist, *durch ihre,* obgleich nicht geahnete *Eigenschaft, vor sich ähnliche Uebel erzeugen zu können, als die zu heilende Krankheit enthielt.* Er freut sich, zeigen zu können, daß, obgleich seit undenklichen Zeiten her, immer nur das Gegentheil von jener heilbringenden Wahrheit: *daß die beste kurative Heilart in Anwendung solcher Arzneien bestehe, welche ein ähnliches Uebel vor sich erregen können, als sie heilen sollen* – gelehrt ward, sich dennoch in allen Zeitaltern eine Menge von Heilungen finden, deren Urheber, ohne zu wissen was sie thaten, diese Wahrheit wider ihren Willen faktisch bestätigen mußten, die sie scientivisch anzuerkennen entweder zu schwach waren, oder von ihren symbolischen Büchern gehindert wurden. Es thut nichts zur Sache, daß die Aerzte diese Heilungen oft unwissender Weise verrichteten, es thut nichts, daß sie sol-
che | Mittel vielleicht in einem Anfalle von Vergessenheit der gegentheiligen Leh- 8
re des greisen Dogmatismus *(contraria contrariis curentur)*[3], oder durch glückliche Vorgänge bei zufälligem Gebrauche eines solchen Mittels in ähnlichen Fällen angereitzt, oder blos aus wohlthätigem Instinkte, wählten. Genug, sie thaten es, und es gelang natürlicher Weise; ob sie schon nicht ahneten, woher der glückliche Ausschlag kam. Erst jetzt sehen wir den Grund des heilsamen Erfolgs und ihrer inorthodox angewendeten Arzneien ein, wenn wir wissen, daß sie durch eine homöopathische*

* Homöopathisch ist, was ein ὅμοιον πάθος[4] ein ähnliches Leiden zu erzeugen Tendenz hat.

Wirkung halfen, das ist, durch die innere Tendenz der Arzneien, einen ähnlichen Krankheitszustand, als sie hier besiegten, ihrer Natur nach schon vor sich erzeugen zu können.

Die tägliche Erfahrung und *Murray* (statt aller andern Zeugen) zählt unter die Symptomen, welche der Gebrauch des *Tabakes* erregt, vorzüglich *Schwindel, Uebelkeit* und *Aengstlichkeit.* Und gerade Schwindel, Uebelkeit und Aengstlichkeit waren es, von denen sich *Diemerbroek* durch *Tabakrauchen* befreiete, wenn er unter der
ärztlichen Behandlung der epidemischen Krankheiten in | Holland hie und da von 9
ihnen befallen ward. – *Chomel, Grant, Marrigues* sahen vom starken Gebrauche des *Tabaks Convulsionen* entstehen, und lange vor ihnen hatte *Zacutus* der Portugiese in dem aus dem Safte des *Tabakskrautes* bereiteten Syrupe ein sehr heilbringendes Mittel in vielen Fällen von *Epilepsie* gefunden.

Die bei *Murray* zu findende Wahrnehmung, daß *Aniesöl* von Purganzen erregtes *Leibweh* stillt, setzt den nicht in Verwunderung, welcher weiß, daß *J. B. Albrecht Magenschmerzen* und *Pet. Forestus heftige Koliken* vom *Aniesöle* beobachtet hatten.

Die schädlichen Wirkungen, welche einige Schriftsteller und unter ihnen *Georgi* vom Genusse des *Fliegenschwammes* bei den Kamtschadalen anmerken, *Zittern, Convulsionen, Fallsucht,* wurden wohlthätig unter den Händen *Whistling's,* der sich des *Fliegenschwammes* mit Glück gegen *Convulsionen mit Zittern* begleitet, und unter *Bernhardt's* Händen, der sich desselben hülfreich in *Fallsuchten* bediente.

---

3 „Gegensätzliches werde durch Gegensätzliches behandelt."

4 „Ähnliches Leiden".

Wenn *Fr. Hoffmann* die *Schaafgarbe* in mehrern *Blutflüssen* rühmte, *Stahl, Buchwald* und *Löseke* sie im übermäßigen *Flusse der Goldader* sehr dienlich fanden, die
10 *Breslauer Sammlungen* Heilungen des *Blutspeiens* | durch Schaafgarbe anführen,
und *Thomasius* bei *Haller* sie mit Glück in *Mutterblutflüssen* anwendete, so beziehen sich diese Heilungen sehr deutlich auf die ursprüngliche Neigung der *Schaafgarbe,* vor sich *Blutflüsse* und *Blutharnen,* wie *Fr. Hoffmann* beobachtete, und eigenthümlich *Nasenbluten* zu erzeugen, wie *Boecler* von derselben wahrnahm.

Scovolo heilte, nächst Andern, *schmerzhaften Abgang eiterigen Harns* mit der *Bärentraube,* welche dieses nicht vermogt hätte, wenn sie nicht vor sich *Harnbrennen* und *Abgang eines schleimigen Urins* erzeugen könnte, wie wirklich *Sauvages* von der Bärentraube entstehen sah.

Der durch seine ungeheure Kraft, den menschlichen Körper zu verändern, man weiß nicht, ob in verwegenen Händen mehr fürchterlich, als in der Hand des Weisen eher verehrungswürdig zu nennende *Arsenik* würde im *Gesichtskrebse* nach *Gui von Chauliac,* nach *Theodoric,* nach *Valescus von Taranta,* nach *Fallopius,* nach *Penet,* nach *Rönnov (Cosme)* und mehrern Neuern nicht so große Heilungen haben vollbringen können, wenn dieses Metalloxyd nicht die homöopathische Kraft besäße,
11 schon vor sich *sehr schmerzhafte, sehr schwer heilbare Kno-* | *ten* (nach *Amatus* dem
Portugiesen) und tief eindringende, *bösartige Geschwüre* (nach *Heimreich* und *Knape*) zu erzeugen. – Die Alten würden das Arsenik enthaltende, sogenannte *magnetische Pflaster* des *Angelus Sala* bei *Pestbeulen* und *Karbunkeln* nicht so einstimmig wohlthätig haben finden können, wenn der Arsenik nicht vor sich (wie *Degner* und *Knape* bezeugen) die Neigung besäße, *schnell in Brand übergehende Entzündungsgeschwülste* zu erzeugen. – Der Arsenik bringt, nach den Wahrnehmungen *Dan. Crüger's* und *J. C. Grimm's* alle Zufälle einer *bösartigen rothen Ruhr* hervor; was Wunder, wenn ihn schon *Galenus* in Klystieren und *Zacutus* der Portugiese, *Slevogt* und *Molitor* innerlich als *Heilmittel in der rothen Ruhr* haben heilsam finden können? Und wo käme seine so tausendfach bestätigte (nur noch nicht behutsam genug angewendete) Heilkraft in einigen Arten von *Wechselfiebern* her, die seit Jahrhunderten, schon von *Myrepsus* verordnet und von *Slevogt, Molitor, Jacobi, J. C. Bernhardt, Jungken* und *Fowler* nicht unzweideutig gepriesen worden ist, wenn sie nicht in der eigenthümlichen *Fieber erregenden Kraft des Arseniks* gegründet wäre,
12 welche fast alle Beobachter der Nachtheile dieser me- | tallischen Substanz, und
insbesondere *Amatus* der Portugiese, *Degner, Buchholz, Heun, Knape* deutlich bemerkten? – Ganz wohl läßt sich *Alexandern* glauben, daß der Arsenik ein Hauptmittel in der *Brustbräune* sey, da schon *Otto Tachenius* und *Guilbert Beklemmung des Athemhohlens, Greiselius fast erstickende Schwerathmigkeit* und vorzüglich *Majault* ein *beim Gehen plötzlich entstehendes Asthma mit Sinken der Kräfte* vom Arsenik wahrgenommen haben. – Selbst *Ferriars* Behauptung, im Arsenik ein Mittel gegen *convulsivischen Husten* angetroffen zu haben, wird nicht unwahrscheinlich durch den *langwierigen trocknen Husten,* welchen *Stoerck* bei einer Arsenikvergiftung beobachtete.

Die englischen Aerzte haben in den neuern Zeiten, in den *Beddoesschen* Schriften und anderwärts, die *Salpetersäure* als ein sehr dienliches Mittel in dem *Speichelflusse* vom Quecksilber und den daher entstandenen *Mundgeschwüren* befunden, welches diese Säure nicht hätte ausrichten können, wenn sie nicht schon vor sich, selbst wo sie nicht örtlich auf den Mund wirken konnte und schon als Bad *(Scott)* gebraucht, die Eigenschaft besäße, *Speichelfluß* und *Rachengeschwüre* zu erzeugen,
13 wie auch | *Aloyn, Kellie, Blair, Luke* und *Ferriar* von ihr gesehen haben.

Da die *salzsaure Schwererde,* wie *Kohl* beobachtete, unter andern *Geschwulst der Speicheldrüsen* verursacht, und *Hautausschläge, wie Schönemann* und *Bernigau* bemerkten, so ist es leicht sichtbar, wie sie in gewissen *Halsdrüsengeschwulsten* und gewissen *Hautkrankheiten* hie und da hat heilsam seyn können.

Der jetzt so sehr vernachläßigte *Fleckenschierling* hat homöopatisch nicht selten schwierige Krankheiten geheilt, wie die Schriften der besten Aerzte beweisen. Weil er, wie *Baylies* erfuhr, vor sich *Engbrüstigkeit*, nach *Stoerck verkürztes, keichendes Athemholen*, nach *Lange heftigen Husten*, abermal nach *Stoerck einen trocknen Husten* und zufolge einer andern Beobachtung von ihm, *sehr gewaltsamen Husten*, und abermals nach ihm einen *nächtlichen Husten*, nach *Landeutte* aber *Kurzathmigkeit* und eine Art *nächtlichen Keichhusten* vor sich erzeugen kann, so wird es leicht begreiflich, wie er unter *Boulard's* Augen *ein nächtliches Asthma* und bei *Stoerck* einen *convulsivischen Husten* nach unterdrückter Krätze, einen *hartnäckigen Husten* bei *Viventius* und eine Art *Keichhusten* unter *Butter's*, | *Lentin's*, *Armstrong's* und *Ranoe's* 14
Erfahrungen glücklich hat heilen können. – Die Heilung einer *Harnwinde* durch Schierling bei *Stoerck* wird erklärlich aus der *Strangurie*, welche *Lange* und *Ehrhardt* von eben diesem Kraute haben entstehen sehen. – Hat *Stoerck* einen *schwarzen Staar* damit bezwungen, so ward dies durch die natürliche Eigenschaft des Schierlings möglich, nach welcher er (nach *Amatus* dem Portugiesen) *plötzliche Blindheit*, (nach *Baylies* und *Andree*) *Gesichtsverdunkelung* und (nach *Gatacker*) *Gesichtsschwäche* schon von selbst erzeugt hat.

Wenn es auch nicht die vielen Erfahrungen von *Stoerck, Marges, Planchon, du Monceau, F. Ch. Juncker, Schinz, Ehrmann* und Anderer versicherten, daß die *Herbstzeitlose* eine Art *Wassersucht* geheilt habe, so würde diese Kraft der genannten Wurzel schon von ihrer Eigenschaft, *verminderte Absonderung eines feuerrothen Harns mit stetem Harndrange* vor sich zu erregen (wie nächst *Stoerck* auch *de Berge* sah), leicht herzuleiten seyn; – sehr sichtbar aber ist das von *Göritz* durch die Zeitlose geheilte *hypochondrische Asthma* und die von *Stoerck* durch sie gehobene *Engbrüstigkeit* mit (wie es schien) *Brustwassersucht* verbunden, in | der Tendenz der 15
Herbstzeitlose, *Schwerathmigkeit* und *Asthma* vor sich hervorbringen, gegründet, dergleichen *de Berge* von ihr bemerkte.

Muralto sah, was man noch täglich sehen kann, daß die *Jalappe* außer *Bauchweh* auch eine *große Unruhe* und *Umherwerfen* zuwege bringt, und ganz begreiflich für jeden denkenden Arzt fließt aus dieser ihrer Tendenz jene wohlthätige Kraft derselben, kleinen Kindern in *Leibweh, Unruhe* und *Schreien* oft zu helfen und ihnen einen ruhigen Schlaf zu bewirken, wie *G. W. Wedel* ihr mit Recht nachrühmt.

Bekanntlich (und wie *Murray, Hillary* und *Spielmann* zum Ueberflusse bezeugen) machen die *Sensblätter* eine Art *Leibschmerzen* und *bringen das Blut in Bewegung* (die gewöhnliche Ursache der *Schlaflosigkeit*), und eben dieser ihrer natürlichen Eigenschaft wegen konnte *Detharding heftige Kolikschmerzen* mit ihnen heben und den Kranken die *unruhigen Nächte* benehmen. Auch sah er selbst ein, daß sie dies wohl nur mittelst eben ihrer Kolik erregenden Eigenschaft (durch eine Art Antagonism) bewirken müßten. So nahe war dieser Arzt am Ziele der großen Wahrheit!

Ganz nahe lag es auch dem sonst scharf- | sinnigen *Stoerck*, einzusehen, daß 16
der beim Gebrauch der *Diptamwurzel* von ihm selbst bemerkte Nachtheil, zuweilen eine *Leucorrhöe zähen Schleims* mit Blutstriemen vermischt, zu erregen, eben die Kraft sey, wodurch er mittelst eben dieser Wurzel einen *langwierigen weißen Fluß* bezwang.

Eben so durfte es *Stoerck* nicht auffallen, wenn er mit der *Brenn-Waldrebe* eine Art langwierigen, feuchten, fressenden, allgemeinen *Krätzausschlags* heilte, da er selbst von diesem Kraute wahrgenommen hatte, daß es *krätzartige Pusteln über den ganzen Körper* vor sich erzeugen könne. Welche deutlichen Winke zur naturgemäßesten Heilkunde! Und dennoch bisher unbeachtet!

Wenn man die Schriften über die medizinische *Electricität* liest, so muß man über die nahe Beziehung erstaunen, mit welcher die von ihr hie und da erzeugten Körperbeschwerden und Krankheitszufälle den ganz ähnlichen Körperbeschwerden und Krankheiten entsprechen, welche sie mit Glück und dauerhaft durch Homöopathie*

* Ganz nahe war daher *Bertholon de St. Lazare* der Wahrheit auf der Spur, als er sich (*Medizinische Electricität,* zweiter Band, S. 15. Weissenf. u. Leipz. 1789) äußerte. „Die electrische Erschütterung hat sehr lebhafte Schmerzen verschiedener Art gehoben, wenn ich dieselbe auf den leidenden Theil richtete; sie stumpft den Schmerz ab und vernichtet ihn gänzlich, indem sie einen neuen (weit stärkern?) hervorbringt, welcher jedoch vorübergehend ist, und gleich wieder verschwindet. Ich habe diese Versuche sehr oft mit gleich glücklichem Erfolge wiederholt."

17 geheilt | hat. Unzählbar sind die Schriftsteller, welche *Beschleunigung des Pulses* von der *positiven Electrizität* wahrnehmen, völlig *fieberähnliche Zustände* aber, blos durch Electrizität erzeugt, sahen *Sauvages, Barillon* und *Delas* bei *Bertholon.* Diese febrilische Tendenz jenes großen Agens machte, daß *Gardini, Wilkinson, Syme* und *Wesley Tertianfieber* mit Electrizität heilen konnten, *Zetzell* aber und *Willermoz* sogar *Quartanfieber.* – Sie erregt, wie allgemein gekannt, *schnelle Verkürzung der Muskeln,* und *de Sans* konnte durch sie, so oft er wollte, sogar *anhaltende Convulsionen* der Arme bei einem Mädchen erregen. Und eben mittels dieser convulsiven Tendenz der Electrizität konnten *de Sans* und *Francklin* bei *Sauvages* krankhafte *Convulsionen* mit Electrizität stillen. – Derselbe Fall ist es mit dem durch Electrizität erregten *Schwindel (Zetzell)* und der *Ohnmacht (Kühn* und *Duboueix),* wovon erste-
18 rer bei *de Haen* und | *Sauvages,* so wie letztere bei *Nicolas, Changeux, Hawes* und *Gardini* durch ähnliche krankmachende Kraft der Electrizität (homöopathisch) geheilt ward. – [*Barletti* und *Landriani* haben durch die Electrizität, jener eine *ungemeine Erschlaffung der Muskeln und Schwächung der Nerven,* dieser eine *augenblickliche Beraubung der Irritabilität* zuwege gebracht, so wie *Bertholon,* nebst Andern, *Lähmungen* vom Blitze hat entstehen sehn; und eben mittelst dieser paralytischen Tendenz der Electrizität haben unzählige Naturforscher *Lähmungen* geheilt, eben durch sie hat der Blitz nach *Alonzo de Gomes, Wilkinson's* und *Diemerbroeck's* Beobachtung *Lähmungen* geheilt. – Selbst die Species von Nervenlähmung, *den schwarzen Staar* hat *Sauvages, Floyer, Wesley, Hey, Quellmalz, Cavallo, Wilkinson, Saussure, Maret, Dettaen,* und *Paris* bei *Bertholon* durch Electrizität geheilt, aber durch welche andere Kraft derselben, als durch welche sie für sich selbst *schwarzen Staar* erzeugen kann, wie *Gallizin* sah? – Da aber die Electrizität nicht nur *Muskelbewegung zernichten,* sondern auch *Verlust des Gefühls* erzeugen kann, wie ein Beobachter *(Philos. transact. Vol. LXIII.)* an den untern Gliedmaßen wahr-
19 nahm, so ist es sicht- | bar, daß blos durch diese ihre Tendenz *Jallabert* eine *Lähmung mit Gefühlsverlust* heilen konnte. – *Francklin, Abilgard* und *Landriani* bewirkten eine Art *Schlagfluß* durch Electrizität und mittelst eben dieser apoplectischen Tendenz konnte sie bei *de Haen* auch *Schlagfluß* heilen, so wie *Fontana* einen durch Blitz entstandenen *Schlagfluß* aus gleichem Grunde mit kleinen electrischen Erschütterungen heilen konnte. –][5]* |

* Ich muß jedoch über diese ganze in Klammern eingeschlossene Stelle die Bemerkung machen, daß die in derselben angeführten Heilungen nicht wahrhaft positiv sind, indem obige krankhaften Gefühls- und Bewegungsverluste nur mit der *zweiten* Wirkung der Electrizität, welche in Gefühls- und Bewegungsminderung besteht, bestritten werden konnten, während die *erste* Wirkung derselben (Gefühlserregung und convulsivische Muskelzusammenziehung) das Gegentheil der hier behandelten Krankheiten ist. Diese Heilungen gehören folglich zu den palli-

5 Eckige Klammern im Original.

ativen, wie auch theils die oft lange Dauer solcher Kuren (das Uebel wäre denn ganz neu gewesen), theils die stufenweise nöthige Verstärkung der Electrizität in solchen Fällen, theils aber auch der Umstand klärlich zeigt, daß alte Uebel dieser Art von der Electrizität gar nicht besiegt werden, so wie alle andern chronischen Krankheiten durch Palliative (entgegengesetzte Mittel) *nie und in keinem Falle* geheilet werden. Doch muß man gestehen, daß unsre bisherige Heilkunde schon einiges Lob verdienen würde, wenn sie in den meisten Fällen auch nur durch passende entgegengesetzte Mittel (Palliative) wenigstens kurzdauernde Erleichterung der Krankheiten hätte hervorbringen können. Aber auch solcher standen ihr nur eine geringe Zahl zu Gebote, und sie mußte sich übrigens, um nicht ganz unthätig zu scheinen, größtentheils mit Arzneien behelfen, die entweder (weil, ihre wahren Kräfte aufzufinden, kein Weg bekannt war) auf gut Glück ergriffen, oder von einem aus leeren Vermuthungen zusammen gesponnenen medicinischen Systeme erborgt, oder aus dem gedankenlosen Polterkrame plumper Erfahrungen scheinbar ähnlicher, glücklicher Fälle entlehnt worden waren.

Die unzähligen Heilungen *rheumatischer Schmerzen* durch eine unnennbare Menge 20
Aerzte und Naturforscher, erfolgten sie etwa aus einer andern von der Theorie fingirten, durch plausible Vorspiegelungen sophistischer Kunstgriffe geschmiedeten Ursache oder nicht vielmehr auf die einfachste naturgemäßeste Weise vermöge der Kraft der Electrizität, *rheumatische Schmerzen* für sich, in der ersten Wirkung erzeugen zu können, wie *Hamilton* und *de Haen* von ihr beobachteten? – Auch *Hüftweh* selbst erregte sie *(Philos. trans. Vol. LXIII.* und *Jallabert)* und konnte also auch *Hüftweh* heilen, wie *Hiortberg, Lovet, Arrigoni, Duboueix, Mauduyt, Syme* und *Wesley*
durch ihre Erfahrungen bewährt haben. – Eine Menge Aerzte haben eine | Art *Au-* 21
genentzündung durch Electrizität gehoben, nämlich vermittelst eben der Tendenz derselben, wodurch sie selbst *Augenentzündungen (nach Patrik, Dickson* und *Bertholon)* erzeugen kann. – *Buisson* sahe eine *Verhärtung der Brustdrüsen* vom Blitze verschwinden, und *Mauduyt* heilte *verhärtete Halsdrüsen* mit Electrizität; er hätte es nicht vermogt, wenn die Electrizität nicht für sich im Stande wäre, *Geschwülste der Halsdrüsen* zu erzeugen, wie *de Haen* von ihr sah. – *Fuschel* heilte *Kropfadern (varices)* mit Electrizität, welche diese Heilkraft blos mittelst ihrer (von *Jallabert* beobachteten) Eigenschaft, *Venengeschwülste* zu erregen, besitzt.

Der (Galvanismus) *Metallreiz* heilt, wie bekannt, eine Art *Ohren- und Zahnschmerzen,* und zwar eben, weil er dergleichen *(Geiger)* für sich zu erregen im Stande ist. – Der *Tic douloureux,* den ein Arzt unlängst mit dem Galvanismus heilte, was ist er anders als ein *unerträglich brennend stechender Schmerz,* demjenigen höchst ähnlich, den der Galvanismus, wie jedermann täglich erproben kann, für sich spezifisch hervorbringt?* |

* Da des Metallreitzes primäre Wirkung in Erregung gewisser eigenartigen Empfindungen (Schmerzen) und Muskelbewegungen besteht, so waren die Kuren alter schmerzloser Taubheiten lokaler Sensibilitäts- und Irritabilitätsverlust durch ihn gewöhnlich nur scheinbar und kurz dauernd wie alle Kuren chronischer Uebel durch Palliative.

Aus eben dem Grunde, aus welchem von Auflegung der *Wolfsmilch* blos auf den 22
Unterleib durch *Scopoli, Wassergeschwulst des ganzen Körpers* erfolgte, konnten auch in den ältern Zeiten eine Menge Aerzte und gemeine Leute eine Art *Wassersucht* mit *Wolfsmilch* heilen, wie man bei *Herman* und *Boecler* siehet.

Wenn nach *Murray* die *Euphrasie Augenentzündung* und das *Triefauge* geheilt hat, sollte sie dies durch eine andere Kraft vermögen, als durch die Eigenschaft, durch die sie selbst für sich (nach *Lobelius, Bonnet* und *Sim. Paulli*) eine Art *Augenentzündung* erzeugen kann?

Fritze hat von einem Bade mit *caustischem Kali* geschwängert, eine Art *Tetanus* erfolgen sehn, und *Humbold* hat die Reizbarkeit der Muskeln durch zerflossenes *Weinsteinsalz* bis zum *Tetanus* zu erregen vermogt; kann eine einfachere und wahrere Quelle für die Heilkraft des (ätzenden) *Laugensalzes* in (einer Art von) Tetanus nachgewiesen werden? |

23 Nach *Lange's* braunschweigischer Hausmittelpraxis hat sich die *Muskatnuß* sehr hülfreich in *hysterischer Ohnmacht* erwiesen; doch wohl aus keinem natürlicheren Grunde, als weil sie in hoher*

* *Die Kraft, welche bei hohen Gaben der Arzneimittel in deutliche Symptomenerscheinungen ausbricht, wirkt in ihnen bei kleinen Gaben blos als zur Krankheitserregung strebende Tendenz, und so macht eben diese bloße Tendenz sie in sehr kleinen Gaben zu positiven, homöopathischen Heilmitteln von äußerster Wirksamkeit in Fällen, wo eine Krankheit von gleichen und ähnlichen Symptomen geheilt werden soll.*

Gabe (nach *Cullen*) *ein Verschwinden der Sinne und allgemeine Unempfindlichkeit* bei gesunden Personen zu erregen fähig ist!

Man darf sich nicht wundern, daß *Marcus* (Magaz. II, 2.) eine *Entzündung und Geschwulst der Zunge und des Rachens* schnell und dauerhaft mit einem Mittel geheilt hat, welches nach der täglichen, tausendfachen Erfahrung aller Aerzte ganz specifisch *Entzündung der innern Theile des Mundes* erzeugt (mit *Quecksilber*), welches dergleichen schon bei äußerer Auflegung (der mercurialischen Salben, Pflaster oder das Sublimats) auf die äußere Haut des übrigen Körpers thut, wie *Degner* nebst
24 Andern erfuhr. – Die *Gemüthsstörung* und die *Herzensangst*, | welche unter andern *Hill* vom Quecksilbergebrauche wahrnahm, und die bekannte, fast spezifische Tendenz dieses Metalls, *Speichelfluß* zu erregen, erklärt sehr einleuchtend, wie *W. Perfect* eine mit *Speichelfluß* abwechselnde *Melancholie* mit Quecksilber so dauerhaft heilen konnte.

Amelung's Kur einer Art *geschwüriger Lungensucht* durch innern Gebrauch des *Bleies* deutet auf die von *Boerhaave* beobachtete Tendenz dieses Metalls, selbst unter äußerer Auflegung desselben *Schwindsucht* zu erregen. – Sollte die schädliche Kraft des Bleies *Ileus* zu erzeugen, wie *Thunberg, Wilson, Luzuriaga* und Andere sahen, nicht diese schreckliche Krankheit, wenn sie Menschen aus andern, und unmechanischen Ursachen befällt, zu besiegen geschaffen worden seyn? Und wirklich heilte *Angelus Sala* durch innern (homöopatischen) Gebrauch des *Bleies* den *Ileus*, und *Agricola* eine andere *heftige Leibesverstopfung*. – Wenn *Otto Tachenius* und *Ettmüller* ehemals hartnäckige *hypochondrische Beschwerden* mit Blei heilten, so erinnere man sich der diesem Metalle anerschaffenen Neigung, *hypochondrische Uebel* für sich zu erzeugen, wie in *Luzuriaga's* Beschreibung seiner schädlichen Wirkungen zu sehen ist. |

25 *Boecler* und *Linné* bezeugen, daß der *Faulbeer-Kreuzdorn* beim innern Gebrauche eine Art *Wassersucht* heile. Der Grund dieser Heilkraft liegt ganz nahe; *Schwenckfeld* sah durch äußere Auflegung der *innern Rinde dieses Strauchs* von selbst eine Art *Wassersucht* entstehen.

Die uralte Wahl des *Rosenwassers* zum äußerlichen Gebrauche bei *Augenentzündungen* scheint stillschweigend eine Heilkraft dieser Blumenblätter in *Ophthalmien* anzuerkennen. Es wäre aber doch nur Wahn, wenn sie nicht auch ihrer innern Natur nach die Eigenschaft besäßen, für sich eine Art *Augenentzündung* bei gesunden Menschen zu erzeugen. Und diese Kraft besitzen sie wirklich, wie *Echtius* und *Ledelius* berichten von ihnen gesehen zu haben.

Wenn der *Rhus radicans* nach *Rossi* geneigt ist, den Körper *allmählig mit Pusteln zu überziehn*, so sieht ein verständiger Mann ein, wie er homöopatisch den *Herpes* bei *Düfresnoy* und *van Mons* heilen konnte.

Was zwingt den *Rhus toxicodendron*, bei *Alderson* und *Darwin*, *Lähmung der untern Gliedmaßen mit Verstandesschwäche* begleitet zu heilen, wenn es nicht die
26 deutlich zu Tage liegende eigene Kraft dieses | Strauchs thut, *gänzliche Abspannung der Muskelkräfte mit einer*, zu sterben befürchtenden *Verstandesverwirrung* für sich zu erzeugen, wie *Zadig* sah?

Hat das *Bittersüß*, wie *Haller* bei *Vicat* versichert, *von Verkältung entstandenen Husten* geheilt, so kam es einzig daher, weil es bei feucht-kalter Luft vorzüglich geneigt ist, mancherlei *Verkältungsbeschwerden* hervorzubringen, wie *Carrere* und *de Haen* beobachteten. – Ersterer Arzt sah beim Gebrauche des Bittersüßes eine *Rauhheit der Zunge* entstehen, und eben dieser Eigenschaft wegen war es vermögend, *Schrunden der Zunge* zu heilen, wie *Haller* bei *Vicat* anführt. – Dem *Carrere* verdanken wir die Beobachtung, daß Bittersüß eine Art *Leucorrhöe* für sich erzeugt. Hieraus könnte man schon mit Zuversicht schließen, daß dieses Kraut eine Art von *Leucorrhöe* mit Gewißheit heilen müsse; die Bestätigung aber hievon, daß es dergleichen wirklich (homöopathisch) heile, haben die Erfahrungen von *Rahn, Kühn, Carrere* und *Durande* gelehrt. – Vergeblich würde man den innern Grund, warum gerade Bittersüß so wirksam eine Art *Flechten* und *Herpes* (unter den Augen eines
Carrere, Fouquet und *Poupart*) geheilt hat, in den Regionen träu- | merischer Ver- 27
muthungen und den gewaltsamen Erklärungskünsteleien der Systeme aufsuchen, da er uns von der einfachen Natur so ganz in die Nähe gelegt worden ist, nämlich: das Bittersüß erregt für sich eine Art *Flechten*, und *Carrere* sah von seinem Gebrauche einen *Herpes* zwei Wochen hindurch sich über den ganzen Körper verbreiten, und bei anderer Gelegenheit *Flechten auf den Händen* davon entstehen. Giebt es einen naturgemäßern Zusammenhang zwischen Kraft und Wirkung?

Rucker sah *Geschwulst des ganzen Körpers* vom *Schwarznachtschatten* entstehen und *Gatacker* heilte eine Art *Wassersucht* mit eben diesem Kraute; welches aus obigen Gründen keine Verwunderung erregen kann.

Eine andere Art *Wassersucht* heilten *Boerhaave, Sydenham* und *Radcliff* mit *Schwarzholder*. Wie gieng das zu? Weil, wie *Haller* berichtet, der Schwarzholder schon bei äußerer Auflegung *Oedem* erzeugt.

De Haen, Sarcone und *Pringle* huldigten der Wahrheit und Erfahrung, indem sie freimüthig die Heilungen des *Seitenstichs* durch eine Wurzel bekannt machten, welche das (hier nur schmeidigende, kühlende, abspannende, einwickelnde innere
Mittel verlangende) System ihrer großen Schärfe we- | gen durchaus zu wider- 28
rathen schien, durch *Squille*. Es gieng aber ganz naturgemäß mit diesen Heilungen zu, da schon *J. C. Wagner (obs. clin. Lub.* 1737) von der freien Wirkung der *Meerzwiebel* eine Art *Pleuritis* entstehen gesehen hatte.

Haben *Poterius, Wepfer, Wedel, Fr. Hoffmann, R. A. Vogel, Thierry* und *Albrecht* mit *Zinn* eine Art *Schwindsucht, hectisches Fieber, langwierige Catarrhe* und *feuchte Engbrüstigkeit* geheilt, so geschah es vermittelst der eigenthümlichen Kraft des Zinnes, eine Art *Schwindsucht* aus eigener Kraft zu erzeugen, welche schon *J. E. Stahl* beobachtet hatte. – Wie wäre es wohl möglich, daß *Zinn*, wie *Geischläger* berichtet, *Magenschmerzen* heilen könnte, wenn es nicht für sich schon dergleichen erregen könnte? Und das kann es, wie eben auch *Geischläger* sah und ehedem *Stahl (M. m. C. 6. p.* 83).

Nach *Gaterau's* Beobachtung hat der Gebrauch des *Taxus* einen *heftigen Husten* verursacht, und blos deshalb konnte er bei *Perry (Journ. de Med.* 1790) *Husten* heilen.

Bekanntlich erzeugt das Töplitzer Bad, so wie alle lauen oder warmen Bäder, welche *Schwefel in Wasserstoffgas aufgelößt* enthalten, oft einen sogenannten *Ba-*
deaus- | schlag, welcher große Aehnlichkeit mit der Krätze hat, und deswegen heilen 29
auch diese Bäder (homöopathisch), so wie der *Schwefel* selbst, die wahre *Krätze* der Wollarbeiter dauerhaft. – Bei empfindlichen Personen erzeugt der innere Gebrauch des Schwefels nicht selten *Stuhlzwang*, zuweilen sogar *Erbrechen, Leibweh* und *Stuhlzwang*, wie *Walther (progr. de sulph. et marte, Lips.* 1743) beobachtete, und aus eben diesem Grunde hat man *(Med. N. Z.) ruhrartige Zufälle* und nach *Werlhoff Stuhlzwang* bei blinden Hämorrhoiden, und nach *Rave Hämorrhoidalkoliken* mit demselben heilen können.

Bekanntlich ist *Harnverhaltung mit Harnzwang* eins der häufigsten und beschwerlichsten Symptome beim Gebrauche der *spanischen Fliegen*, wie zum Ueberflusse *Joa. Camerarius, Baccius, van Hilden, Forestus, J. Lanzoni, van der Wiel* und *Werlhoff* bestätigen. Ein behutsamer innerer Gebrauch der Canthariden mußte daher in ähnlichen schmerzhaften Dysurien durchaus ein curatives und homöopathisches Hauptmittel seyn. Und so ist es auch. Außer fast allen griechischen Aerzten (deren Cantharide die sehr ähnliche *Meloe* des Wegwarts war) haben *Fabr. ab Aquapendente, Capivacctus,*
30 *Th.* | *Bartholin, Riedlin* und Andere *die schmerzhaftesten*, ohne mechanische Hinderung entstandenen *Ischurien* mit Canthariden geheilt. Selbst *Huxham* sahe die vortrefflichsten Wirkungen davon in solchen Fällen, er rühmt sie sehr, und hätte sie gar gern gebraucht; aber die Gespenster der theoretischen Systeme schreckten ihn wider seine Ueberzeugung davon ab. – *Van Hilden* hat in zwei verschiedenen Fällen *Hüftweh* auf den Gebrauch der spanischen Fliegen erfolgen sehn und dieser ihrer eigenthümlichen krankmachenden Kraft hat man die vielen dauerhaften Heilungen von *Hüftweh* zu danken, welche *Hollerius, Riedlin, Boerhaave, Tralles, Tissot, Medicus, Tode* (zum stillschweigenden Hohne der palliativen Arzneisysteme) aus ihren Erfahrungen anführen. – Doch kann wohl kein stärkeres Beispiel von der Kraft der Arzneien, homöopathisch (d. i. durch ähnliche krankmachende Tendenz) Krankheiten heilen zu können, gefunden werden, als die Heilsamkeit (ganz kleiner Gaben) der Canthariden im *frischen, entzündlichen Tripper selbst, wo sie Sachs von Lewenheim, Hannaeus, Bartholin, Lister, Mead* und vor allen *Werlhoff* mit dem auffallendsten Erfolge anwendeten, eine Heilkraft, die die Canthariden dem Umstande verdanken, daß | sie nach fast
31 allen Beobachtern *schmerzhafte Ischurie, Harnbrennen*, ja selbst *Entzündung der Harnröhre (Wendt)* und sogar bei blos äußerer Anwendung schon einen *entzündungsartigen Tripper (Wichmann)* für sich zu erzeugen geneigt sind.

Die Eigenschaft des *Terpenthinöls* (nach *Stedman*) *Harnverhaltung*, eine Art *Wassersucht* und *Nierenschmerzen* zu erregen, gab diesem ätherischen Oele die Kraft, hie und da eine *Wassersucht* zu heben und eine Art *Hüftweh* zu heilen, worüber uns *Home, Herz, Thilentius* und *Cheyne* die Belege liefern.

Der chinesische *Thee* ist seiner Natur nach nichts als ein Arzneimittel. Man findet in den *Nov. Act. N. C.* und bei *Lettsom zusammenziehenden Magenkrampf* von Thee erzeugt, auch erwähnt letzterer eines *drückenden Magenschmerzes* davon, eine Tendenz, die das Lob, welches *Buchan* dem Thee bei Hebung der *Cardialgie* der Schwangern ertheilt, hinlänglich motivirt. – Nach mehrern Beobachtungen (von *Geoffroy*, von *James* bei *Lettsom* und von *Tode*) hat er nicht selten *Zuckungen* und *Fallsucht* erregt und in dieser Kraft stillt er die bei Masern und Pocken entstehenden Convulsionen *(Eph. N. C. dec. III. a. I. obs.* 1618.) – | so wie er auch ein vorzügliches, homöopathisches
32 Heilmittel ist, die von Strappatzen entstandene *Ermüdung (Lettsom)* zu heben, ebenfalls einzig durch seine, *allgemeine Schwäche* erzeugende Kraft, welche von *Lettsom, Whytt* und *Murray* beobachtet worden ist, und eben dahin scheint auch seine von *Lettsom* beobachtete, *Schläfrigkeit* erregende Eigenschaft zu gehören, vermöge deren (nach *Herrmann*) die Chinesen die *Schlafsucht in Krankheiten* mit Thee heilen.

Die von *Dan. Crüger, Ray, Kellner, Kaaw Boerhaave*, und vielen Andern vom Genusse des *Stechapfels* beobachtete Wirkung, *wunderliche Phantasien* und *Convulsionen* zu erregen, setzte die Aerzte in Stand, die *Dämonie* (monströse Phantasien mit Zuckungen verbunden) mit *Stechapfel (Veckoskrift, IV.)* zu heilen, – so wie ein von Quecksilberdampf und eine von Schreck entstandene Art *Veitstanz* von *Sidren* mittelst des Stechapfels geheilt ward, oder eigentlicher von seiner Kraft, für sich dergleichen Arten von Zuckungen zu erregen, wie man bei *Kaaw Boerhaave* und *Lobstein* findet. – Weil auch dieses Kraut nach vielen Beispielen, und schon nach denen, welche *P. Schenck* anführt, sehr schnell *alle Besinnung und Rückerinnerung weg nimmt,* so ist | es auch fähig, *Gedächtnißschwäche* (nach *Sauvages* und *Schinz*) zu heben, - und eben so konnte auch *Schmalz eine mit Manie abwechselnde Melancholie* mit Stechapfel heilen, wie dieser, wie *a Costa* erzählt, *solche alternirende Gemüthsverwirrungszustände* auch für sich zu erzeugen im Stande ist. **33**

Percival, Stahl und *Quarin* beobachteten *Magendrücken, – Morton, Friborg, Bauer* und *Quarin Erbrechen* und *Durchfall – Morton* und *Dan. Crüger Ohnmachten* und wie viele Andere *einen großen Schwächezustand – Thomson, Richard, Stahl* und *C. E. Fischer* eine Art *Gelbsucht – Quarin* und *Fischer Bitterkeit des Mundes,* und mehrere Andere *Anspannung des Unterleibes* vom Gebrauche der *Chinarinde*; und eben dies sind die Zustände, bei deren Gegenwart in Wechselfiebern *Torti* und *Cleghorn* am meisten auf den alleinigen Gebrauch der *Chinarinde,* als auf eine hier spezifisch heilsam wirkende Arznei dringen, – so wie die gesegnete Anwendung derselben in dem *erschöpften Zustande,* der *Unverdaulichkeit* und *Anorexie* nach acuten Fiebern auf die Eigenschaft dieser Rinde *(Cleghorn, Friborg, Crüger, Romberg, Stahl, Thomson) ein ungemeines Sinken der Kräfte, | erschlafften Zustand des Leibes und der Seele, Unverdaulichkeit und Anorexie* zu erregen, sich in gerader Linie bezieht. **34**

Außer *Piso, Huck* und *Meyer* haben auch eine Menge Aerzte die *Durchfall stillende Kraft* der *Ipecacuanhe* anerkannt. Wie könnte sie aber Durchfall so kräftig stillen, wenn sie nicht selbst dergleichen, wie bekannt *(Murray)* für sich zu erzeugen geeignet wäre? – Wie könnte sie mehrere *Blutflüsse* stillen *(Bagliv, Barbeirac, Gianella, Dalberg, Bergius* und viele Andere), wenn sie nicht welche zu machen *(Murray, Geoffroy)* im Stande wäre? – Wie könnte sie in *Engbrüstigkeit,* und besonders in der *krampfhaften Engbrüstigkeit (Akenside, Meyer, Bang)* so dienlich seyn, wenn sie nicht selbst, auch ohne Ausleerung zu erregen, die Tendenz besäße, *Engbrüstigkeit* überhaupt, und *krampfhafte Engbrüstigkeit* insbesondere zu verursachen? dergleichen *Murray (pr. Bibl. III.), Geoffroy* und *Scott* von dieser Wurzel beobachteten. Kann es deutlichere Winke geben, daß wir die Arzneien nach ihrer krankmachenden Wirkung zur Heilung der Krankheiten anwenden sollen, aber nicht nach fingirten Indicationen?

Eben so würde es nicht einzusehen seyn, wie die *Ignatzbohne* in einer Art *Convul- | sionen (Acta Berol., Herrman, Valentin)* so hülfreich hatte seyn können, wenn **35**
nicht bekannt wäre, *(Bergius, Camelli, Durius* in *Misc. N. C. Dec. III. a.* 9, 10, *obs.* 126.) daß sie selbst dergleichen hervorbringen geneigt wäre.

Durch *Stoß* und *Quetschungen* beschädigte Personen bekommen Seitenstiche, Brechreiz, krampfhafte stechende und brennende Schmerzen in den Hypochondern, mit großen Aengstlichkeiten und Zittern, unwillkührliches Zusammenfahren, wie von electrischen Stößen, wachend und im Schlafe, ein Kriebeln in den beschädigten Theilen u.s.w. Da nun das *Wohlverleih* eben diese Zustände erregen kann *(de Meza, Vicat, Crichton, Collin*[6], *Aaskow, Stoll* und *J. Chr. Lange),* so wird es leicht begreiflich, wie dieses Kraut die *Zufälle von Quetschung,* folglich*

* Was der Heilkünstler vom innern Wesen der Krankheit, das ist, von der Krankheit wissen soll, spricht sich ihm durch den Inbegriff aller vorhandenen Symptome aus auf geradem, einfachem, naturgemäßem Wege. Wehe ihm, wenn er die Trunkenheit exaltirter Phantasie dem Gebrauche nüchterer Sinnen vorzieht.

die *Quetschung selbst* heilen kann, wie eine namenlose Menge von Aerzten und ganze Völkerschaften in Erfahrung gebracht haben. |

Wenn es mehrere Stufen und Arten von *Hundswuth* giebt, wie wahrscheinlich, so wird man wohl behaupten können, daß die *Belladonne* eine Art *Wasserscheu* zu heilen vermögend sey, wie denn wirklich *Münch, Buchholz* und *Neimeke* derglei- **36**

6 Schlecht leserlich im Original.

chen mit ihr geheilt haben; auch leuchtet diese Heilkraft aus der eigenthümlichen Wirkungsart dieses Krautes hervor, *mehrere Zufälle von Wasserscheu* schon für sich erzeugen, z. B. das vergebliche Haschen nach Schlaf, das ängstliche Athemholen, der ängstliche brennende Durst nach Getränken, die er kaum fordert, als er sie schon wieder von sich stößt, mit rothem Gesichte, stieren und funkelnden Augen, wovon uns *J. F. C. Glimm* das Bild entwirft, während die einzelnen Züge dieses Zustandes von mehrern Beobachtern, namentlich aber das Erstickung erregende Niederschlingen des Getränkes bei übermäßigem Durste von *El. Camerarius* und *Sauter*, und überhaupt das Unvermögen zu schlucken von *Lottinger, May, Sicelius, Buchave, d'Hermont, Manetti, Vicat, Cullen* wiederhohlet, von Andern aber die mit Furchtsamkeit abwechselnde Begierde nach den Umstehenden zu schnappen *(Sauter, Dumoulin, Buchave, Mardorf)* und umher zu spucken *(Sauter)*, auch wohl zu
37 ent- | fliehen *(Dumoulin, Eb. Gmelin, Buc'hoz)* und die beständige Regsamkeit des Körpers (von *Boucher, Eb. Gmelin, Sauter*) hinzugesetzt werden. Ob aber die Heiler der Wasserscheu mit Belladonne auf der einen Seite nicht oft die Gabe übertrieben, auf der andern Seite aber die, der Belladonne entsprechende Art von Wasserscheu immer getroffen haben, will ich hier nicht entscheiden. – Auch heilte die *Belladonne* Arten von *Manie* und *Melancholie (Evers, Schmucker, Schmalz* und *Münch* Vater und Sohn), mittelst ihrer inwohnenden Kraft, besondere Arten von *Wahnsinn* zu erzeugen, dergleichen *Rau, Glimm, Hasenest, May, Mardorf, Hoyer, Dillenius* und Andere aufgezeichnet haben. – *Schlagfluß*, wie *Evers* bei *Schmucker* bezeugt, und *Lähmung* sogar der *Sprach-* und *Schlingorgane (Selle)* hat dieses Kraut geheilt, weil es nicht nur einen schlagflußähnlichen Zustand *(J. J. Wagner, Porta, Ehrhardt)*, sondern auch insbesondere Lähmungen der Sprach- und Schlingorgane *(Sauvages, Hasenest, Rau, Wagner, Lottinger, Buchave, Manetti)* für sich zu erregen pflegt.

Die *Glieder-* und *Gelenkschmerzen*, welche *A. Richard* (bei *P. Schenck*) vom *Sturm-*
38 *hut* in Erfahrung gebracht hat, sind von der | Art, wie sie von vielen Aerzten, deren Namen bei *Murray* stehen, mit Sturmhut geheilt worden sind; so daß der Grund seiner Heilkraft deutlich in die Augen fällt.

Feuriger *Wein* stillt oft, wie *Murray* bezeugt, eine lästige *Erhitzung* des Körpers und die allzu heftige *Erregung des Pulses* – offenbar homöopathisch!

Wie wäre es möglich, daß der *Kampher* in den schleichenden *Nervenfiebern mit verminderter Körperwärme, verminderter Empfindung und gesunkenen Kräften*, so ausnehmende Dienste leisten könnte, wie uns der Wahrheit liebende *Huxham* versichert, wenn der *Kampher* nicht in seiner ersten Wirkung *gerade einen solchen Zustand* erzeugte, wie *Alexander, Cullen* und *Fr. Hoffmann* bezeugen?

Die von einigen Beobachtern *(Blom, Planchon)* zu Anfange der Wirkung des *Bilsenkrautes* entstehende *Schlaflosigkeit*, welche gewöhnlich von *Aengstlichkeit* unterhalten wird, ist auffallend der einzige Grund der so großen Schlaf bringenden Wirkung desselben *bei* idiopathischen *Agrypnien*, die nach *Stoerck* jene (palliative) hypnotische Wirkung des Opiums weit übertrifft. – Das Bilsenkraut hat *Krämpfe,*
39 *welche viel Aehnlichkeit mit der Fallsucht hatten*, auch wohl | dafür gehalten worden sind (nach *Stoerck, Collin* und Andern) gehoben, weil es *der Fallsucht sehr ähnliche Zuckungen* erregen kann, m. s. *El Camerarius, Chph. Seliger, Hünerwolf, A. Hamilton, Planchon, Costa* und Andere. – Nicht umsonst hat *Greding* vom *Bilsenkraute* einen *trocknen krampfhaften Husten* entstehen sehen; dies sollte uns zeigen, daß er ein kräftiges *Heilmittel in ähnlichen Husten* sey, wie auch *Friccius, Rosenstein, Dubb* und *Stoerk* erfahren haben. – In gewissen Arten von *Wahnsinn* hat *Stoerck, Fothergill, Herwig* und *Ofterdinger* dieses Kraut mit Erfolg gebraucht; doch würden noch weit mehrere Aerzte hierin glücklich gewesen seyn, wenn sie keinen andern Wahnsinn damit zu heilen unternommen hätten, als das Bilsenkraut in seiner ersten Wirkung

zu erzeugen vermag, nämlich jene Art stupider Sinnlosigkeit, wie sie *Helmont, Wedel, J. G. Gmelin, la Serre, Hünerwolf, A. Hamilton, Kiernander, J. Stedman, Toppetti, J. Faber* und *Wendt* vom Bilsenkraute haben erfolgen sehn. – Aus den vom Bilsenkraute erfolgten Wirkungen, die man bei obigen Beobachtern nachsehen kann, läßt sich das Bild des höchsten Grades von einer Art *Hysterie* zusammensetzen, und eben diese wird von ihm geheilt *(J. A. | P. Gesner, Stoerck).* – Unmöglich hätte 40
Schenkbecher einen zwanzigjährigen *Schwindel* damit heben können, wenn das Bilsenkraut diesen Zufall nicht so allgemein und in so hohem Grade in seiner ersten Wirkung zu erregen von Natur geeignet wäre, wie *Hünerwolf, Blom, Navier, Planchon, Sloane, Stedman, Greding, Wepfer, Vicat, Bernigau* bezeugen.

Die *Convulsionen,* welche nach *Ramsay, Fabus* und *Cosmier* der Genuß *kupferhaltiger* Dinge, und die wiederhohlten *epileptischen Anfälle,* welche eine verschluckte *Kupfermünze* unter *Lazerme's,* und der *Kupfersalmiac* unter *Pfündel's* Augen erregt haben, erklären dem nachdenkenden Arzte deutlich genug, woher die Heilung des *Veitstanzes* durch *Kupfer,* wovon *R. Willan,* und die vielen Heilungen einer Art *Fallsucht* durch Bereitungen eben dieses Metalls kamen, wovon *Weißman, Pasquallati, Duncan, Rußel, Cullen* und Andere so glückliche Erfahrungen haben.

Damals als *Boulduc* den Gedanken äußerte, daß die *Rhabarber* ihrer purgirenden Tendenz wegen *den Leib anhalte,* war dieser Grundsatz so ganz den bequemen palliativen Dogmen der Arzneischule entgegen, daß er allgemeinen Widerspruch fand, und | dennoch ist nichts wahrer als dies; denn in einem einzigen Tropfen Rhabar- 41
bertinktur, welcher oft eine beträchtliche habituelle Diarrhöe heilt, kann der in der Rhabarber überhaupt nur in geringem Verhältnisse enthaltene, adstringirende Stoff als Durchfall stillendes Mittel gar nicht in Anschlag gebracht werden, wie man auch daraus sieht, daß *Tralles* mit dem besten Erfolge eine Art Leberfluß heilte durch Rhabarber mit Eisenmitteln verbunden, welche letztere bekanntlich das adstringirende Prinzip aus den Pflanzen hinwegnehmen und neutralisiren. Auch heilte sie häufig Durchfälle, in der Vermischung mit kalkerdigen Mitteln, welche den adstringirenden Stoff, wo er sich nur findet, zu einem unauflöslichen Niederschlage neutralisiren, und hinwegnehmen. Zudem heilt ja die Rhabarber nicht jede Diarrhöe (unterdrückt nicht einmal, wie große Gaben adstringirender Gewächstheile, z. B. Tormentillwurzel, oft thun, jede Art Diarrhöe auf einige Zeit), heilt nie einen Durchfall schnell, ohne ein anderes Uebel zu erzeugen, oder mit Bestande, welcher schmerzlos, mit Kälte oder unveränderter Temperatur des Körpers verbunden, und ohne Schleimabgang ist, oder bei dem sich der Magen und der Schlaf in gutem Stande befindet, | sondern diese Wurzel heilt einzig nur diejenige besondere Art 42
Durchfall schnell, ohne Beschwerde und mit Bestande, die sie bei Gesunden hervorzubringen vermag, das ist, homöopathisch.

Und so ließen sich aus der Geschichte der Arzneikunde die Beispiele zu Tausenden häufen, um jeden vorurtheilfreien Mann überflüssig zu überzeugen, daß schnelle und dauerhafte Heilungen von jeher nur durch Arzneien erfolgten, deren krankmachende Tendenz mit der zu heilenden Krankheit übereinkam. Welches kleinen Schrittes bedarf es jetzt nur noch, um was bisher in dieser Art von den Aerzten nur zufallsweise und oft ohne Bewußtseyn der homöopathischen Wirkungsart des gewählten Mittels in Heilungen bewerkstelligt ward, von nun an geflissentlich und rationell zu thun! Wie wenig bedarf es jetzt noch, um einzusehen, daß der einzige Weg, Krankheiten leicht, schnell und mit Bestande zu heilen, vom Erhalter der Menschen uns ganz deutlich und einfach theils in der Erforschung des ganzen Inbegriffs der Symptome jeden Krankheitsfalles, theils in der Aufsuchung eines für jeden Fall passenden Mittels gezeigt werde, das ist, eines solchen, welches unter allen übrigen Arzneien am vollständigsten den | Inbegriff aller krankhaften Zustände für sich* 43

* M. s. Fragmenta de viribus medicamentorum positivis[7], Lips. 1805.

erregen kann, die es zu heilen vom sorgfältigen Arzte gewählt wird – doch so, daß ein solches Mittel nicht, wie zu palliativen Absichten, in großen Gaben, sondern nur in der kleinsten Gabe gereicht werde, weil wir, um es homöopathisch, das ist, in therapeutischer und ächt curativer Absicht anzuwenden, nicht seine volle krankmachende Kraft, sondern nur seine Tendenz dazu,*

* M. s. Heilkunde der Erfahrung, Berlin 1806.

bedürfen.

Ich schätze mich glücklich, auf diesen rationellesten und vollkommensten aller Heilwege zuerst aufmerksam gemacht zu haben.

Ueber Kinder und Kindererziehung für das menschliche Leben; als ein Anhang zu dem Buche über die Erziehung und Behandlung der Kinder in den ersten Lebensjahren, von Christian Aug. Struve. Hannover; b. Hahn, 1806. 238 S. 8. (12 Gr.)*

254 Es sind einige Aufsätze mehr pädagogischen als arzneylichen Inhalts. I. *Was ist Erziehung für das menschliche Leben?* Die Idee von einer angebornen Verdorbenheit unseres Geistes (S. 2) sollte nicht ferner in Schriften aufgeklärter Männer spuken, zumal da der Vf. das Gegentheil hievon weiterhin (S. 21) selbst lehrt. II. *Über den Werth des Kinderlebens.* Ein vorzügliches Capitel, *con amore*[1] geschrieben, besonders in der ersten Hälfte. Weiterhin ein schönes Epiphonem über 70000 Kinder, die sonst nur allein in Deutschland an der Blatterpest starben, und wobey man ganz ruhig zusah. III. *Das allzukalte Verhalten der Kinder. Ein Gespräch zwischen Arzt und Erzieher.* Das Reden Zweyer über einen Gegenstand ist deßhalb noch nicht Dialog, wenn das ungezwungene, natürliche Hervorgehen der Antwort des Einen aus der Äußerung des Anderen fehlt, wie hier. Sonst sind die Sachen |
255 darin ganz gut und brauchbar. Nur wünschte Rec. eine Sticheley auf die Vorurtheile der Görlitzer gern hinweg. Solche Häkeleyen bessern Niemand; und sind die Menschen etwa anderswo besser? IV. *Die Strafen bey der Erziehung.* Viel Gutes, zuweilen Vortreffliches, aber nicht gehörig geordnet, oft nicht bestimmt genug ausgedrückt. Daher mitunter Übertreibungen, Schiefheiten, Dunkelheiten – die natürlichen Folgen der Übereilung. Eben dieß läßt sich über V. *Über Belohnungen* sagen, und daher so manche Wiederholungen. VI. *Die Entwickelung und Ausbildung der Sprache bey Kindern.* Eins der am zweckmäßigsten ausgearbeiteten Ca-

---

7 „Bruchstücke über die positiven Kräfte der Heilmittel."

* Jena. Allg. Lit. Ztg. (1809), 6. Jg., 2. Bd., Nr. 108, 254–256 [Eingangsdatum bei der Redaktion 29.5.1807]. – Als Rezension Hahnemanns erkannt in: Claves Jenenses 11 (1962), 216. Als Schrift Hahnemanns aufgeführt bei Schmidt (1989), S. 37.

1 „Mit Liebe."

pitel. VII. *Verhütung des Selbstmords durch Erziehung.* Die Veranlassung zu diesem Aufsatze ist so sonderbar als schrecklich. Es waren in den Jahren 1793 bis 1798 die Selbstmorde unter Kindern von 10 bis 12 Jahren in der Lausitz auffallend häufig auf geringe Veranlassung, bald aus Furcht vor Züchtigungen, bald aus Lebensüberdruß, bald aus unerhörtem Leichtsinn. Aber seit dem letzten Jahre hat sich diese Manier gänzlich verloren. Der Vf. vermuthet hiebey auch eine unbekannte physische Ursache. Da er aber doch diese Selbstmorde größtentheils in der Erziehung sucht: so thut er hier seine Vorschläge. (Daß in England am Seeufer (S. 158) sich vorzüglich viel Wasserstoff entwickele, ist ungegründet, wenigstens auf keine Art zu beweisen.) *Galls*, die Willensfreyheit auf alle Weise beschränkende und bekämpfende, hypothetische Laster- und Selbstmords-Organe hätte der wahrheitsuchende Vf. nicht mit hereinflechten sollen. Wir waren froh, daß wir die moralische Erbsünde, jene Schändung der unendlichen Güte des Schöpfers, ziemlich los waren; nun will man sie uns sogar als physisch in uns gegründet aufreden! Doch, *ingeniorum commenta delet dies!*[2] Im Ganzen ist dieses Capitel gleichwohl eines der durchdachtesten und ausgearbeitetsten. Doch vermißt Rec. unter den moralischen Veranlassungen zum Selbstmorde jene schiefe Erziehungsweise unserer Tage, wo der Jugend tausend sinnliche Ideen eingebildet, tausend nie zu befriedigende sinnliche Begierden in ihnen angezündet werden, statt sie auf die wahre Bestimmung des Menschen, auf das den unsterblichen Geist *einzig* beglükkende Streben nach dem Unendlichen, auf die nie versiegende Quelle von Seligkeit aus täglich wachsender moralischer Vollkommenheit, innerer Reinheit und Annäherung an die Gottheit kräftig und innig aufmerksam zu machen und | hinzuleiten, 256
wodurch allein innerer Friede und Einklang mit dem Universum möglich wird. – VIII. *Etwas über die Anwendung der gall'schen Schädellehre auf die Erziehung.* Etwas Unbedeutendes. Es wird hier von *Gall* gewünscht, was er noch hätte thun sollen und nicht gethan hat. IX: *Über die körperliche Erziehung der Alten.* Eine Compilation, welche nicht unnütz ist, aber doch weniger zusammenhängt, als man wünschen sollte. So gehört *Lucian's* Tadel der Belohnung des Kinderfleißes mit Essen (S. 214) weit weniger unter die physische, als unter die ethische Erziehung. So hängt auch der Wahn der Alten von der wässrigen Natur des Mondes und der Schädlichkeit seines Bescheinens der schwammigen Kinderkörper – mit *Tourtelle's* fabelhafter Behauptung des Gegentheils, nämlich daß das Mondlicht die Ausdünstung des Wassers befördere (S. 217), gar nicht zusammen. Unter den *Miscellen* (X) giebt der Vf. zuerst einen hingeworfenen Vorschlag, daß Ältern und Erziehungskenner in größeren Städten zusammentreten, die besten Gedanken aus Erziehungsschriften einander mittheilen, und einander bey Erziehung ihrer Kinder berathen sollten. (Ein Vorschlag, welcher, der guten Absicht ungeachtet, nichts weniger als in unser Zeitalter paßt, wo Sybaritism, Egoism und Lieblosigkeit allen auf Sittenreinigung und Menschenveredlung hinstrebenden Gemeinsinn niedertritt). Ferner wünscht der Vf., daß sich Personen finden möchten, die sich mit Umbildung und Besserung verderbter und entarteter Kinder befaßten!

So viel Gutes und Schönes sich auch, wie gedacht, in dieser und vielen anderen Schriften des Hn. Dr. *Struve* findet: so ist doch im Ganzen zu bedauern, daß ein Mann von so seltener Darstellungsgabe, von so umfassenden Kenntnissen, von so warmer Menschenliebe und so reiner Moralität, nicht durchdachte, ausgearbeitete, gefeilte Meisterstücke, die seines Talents würdig wären, der Welt und Nachwelt aufstellt, sondern nur in ewig sich drängender Eile (der Modethorheit unserer jetzigen Gelehrten)

2 „Ausgeklügelte Lügen zerstört ein einziger Tag!" (Wörtlich: ‚die Lügen von Genies').

eine Menge Producte von sich preßt, welche zwar viel gute, aber nur halb und halb zur Reife gediehene Ideen in Umlauf bringen, und fast auf jedem Blatte den Leser bedauern lassen, daß ein so fähiger Schriftsteller, voll so gutes Sinnes, das Publicum oft nur mit nachlässig hingeworfenen, bloß hie und da etwas schraffirten Skizzen abfertiget.

N.E.D.

Alphons Leroy's Heilkunde für Mütter, oder Kunst Kinder zu erziehen und zu erhalten. Aus dem Französischen mit Anmerkungen von Dr. Chr. Ph. Fischer, h. hildb. Hofrath und ersten (m) Leibarzt. Hildburghausen, bei Hassisch's Wittwe, 1805. XXXI u. 448 S. 8. (1 Thlr. 16 Gr.)*

419 In diesem Buche weht ein nach Freyheit ringender Geist; aber dieser Geist ist noch unausgebildet. Heterogene Elemente durchkreuzen sich noch, ohne schon zum festen, reinen Ganzen gediehen zu seyn. Die verschiedenen Gegenstände sind mehr in abgerissenen Sätzen, in Maximen aufgestellt, deren einige große, neue, fruchtbare Gedanken, andere halbwahre Behauptungen, andere unhaltbare Paradoxieen, andere wahre Spielereyen, und noch andere alte schädliche Thorheiten enthalten, Beyspiele werden dieß erläutern. Der Vf. räth (S. 31), die Schneide der Messer und Scheeren zur Trennung der Nabelschnur, und um die Beschneidung zu verrichten, *mit Öl* oder Fett *zu bestreichen,* weil sich Rosttheilchen an der Schneide befänden, die dadurch unschädlich würden; und so solle man auch bey Operationen an älteren Personen verfahren (!) (Der Vf. konnte noch nichts von *Faust's* Empfehlung des Öls zu dieser Absicht wissen.) – Er läßt Kälte, starke Bewegung, starkes Licht die ersten 9 Tage bey dem Kinde vermeiden (!). Wenn man das Kind (S. 35) nicht durch Wickelbänder einschnürt: so verliert es kein Blut aus dem abgeschnittenen Nabelstrange, dergleichen aber sogleich selbst aus der unterbundenen Nabelschnur drang, als der Vf. die Brust eines neugeborenen Kindes mit beiden Händen drückte und so das Athemholen erschwerte (!!) – Er räth (S. 37), in die unteren Theile der Brust ölige und gewürzhafte Einreibungen zu machen, um bey Neugeborenen das Einathmen zu unterstützen und zu befestigen. (Unnütze Spielerey.) Er glaubt noch (lächerlicher Weise), daß es möglich sey (S. 39), daß ein im Schafwasser eingeschlossenes Kind Geschrey von sich geben könne. – Gerechter Eifer gegen das Wikkeln (S. 43), welches also auch noch in Frankreich nicht abgeschafft ist. – Je früher das Kind zum Säugen gleich nach der Geburt angelegt wird (S. 55), desto leichter bilden sich die Warzen, öffnen sich die Milchröhrmündungen, wird das Milchfieber verhindert, und das Kind durch die laxirende erste Milch vom Kindspeche befreyt

---

* Jena. Allg. Lit. Ztg. (1809), 6. Jg., 2. Bd., Nr. 129, 419–424 [Eingangsdatum bei der Redaktion 29.5.1807]. – Als Rezension Hahnemanns erkannt in: Claves Jenenses 11 (1962), 218. Als Schrift Hahnemanns aufgeführt bei Schmidt (1989), S. 37.

(!) Nur bey altmilchigen Ammen ist etwa ein Abführungsmittel nöthig (!) – Und gleich darauf (S. 56) behauptet er, ein neugebornes Kind brauche in 3, 4 bis 5 Tagen keine Nahrung zu bekommen, nur etwas Zuckerwasser und dann zum Abführen Rhabarbersaft. (Welche Widersprüche!) – Es sterben jährlich 25000 neugeborene Negerkinder in den französischen Kolonieen durch Vernachlässigung (!) – Die Kinder sollen wohl warm bedeckt werden, aber auf einem *harten* Lager (S. 60) liegen (?) – Entfernung des Neugeborenen (S. 64) von starkem Lichte und Geräusche, und wohlthätige Annäherung desselben an die Atmosphäre der Mutter (!) – Aber wie übertrieben und träumerisch ist es nicht, wenn er hinzusetzt, daß, wenn die Gliedmaßen
der Kinder nicht die ersten Tage durch die thierische | Wärme der Mutter erwärmt 420
würden, sie zeitlebens über Frost klagen und immer kalte und geschwollene Glieder haben würden u.s.w. Mit Recht dagegen tadelt er die sogenannte Abhärtung der kleinen Kinder durch Kälte aus dem Beyspiele, wie die Thiermütter ihre Jungen behandeln, und durch Erfahrung; ein fast eiskalter Umschlag, auf die zu einer Geschwulst ausgedehnten Fontanelle eines n. g. Kindes gelegt, tödtete es durch Starrkrampf (S. 69). Er zieht zur Erwärmung der Kinder ein hellbrennendes Feuer (z. B. eines Kamins) der Ofenwärme vor, und glaubt, daß der wohlthätige Einfluß des Sonnenlichts dadurch nachgeahmt werde; schlafende Pflanzen würden nicht durch bloße Wärme belebt, wohl aber von vielen Lichtern. – Die Milch der Mutter (S. 74) enthalte außer den verschiedenen Nahrungsstoffen noch ein unsichtbares Element, das Lebensprincip, welches gleich entweicht, sobald die Milch mit der Luft in Berührung kömmt (!), deßhalb müsse das Kind die Milch unmittelbar aus der Brust trinken; man könne ein Kind selbst mit der Milch seiner Mutter nicht gut nähren, wenn man sie erst in ein Glas gemolken habe –; wenn es zum Saugen zu schwach sey, dürfe man nur die Milch der guten Amme aus der Brust unmittelbar in den Mund des Kindes drücken, und es erhole sich (!). Daher komme der Nachtheil von der Milch einer Amme, die sich durch Laufen erhitzt, oder sich erschrocken oder geärgert habe, in welchem ersteren Falle Fieber mit Ausschlägen, und im letzteren Krämpfe und Fallsucht die gewöhnliche Folge wären; doch scheine steigender Gram der Mutter für den Säugling unter allem das tödtlichste zu seyn (!). Die neue Milch enthalte mehr Lebensprincip und die alte mehr festere Nahrungsstoffe; sie sollte daher immer dem Alter des Kindes verhältnißmäßig gewählt werden (!). – Bey einer guten Amme muß, sobald der Mund des Kindes die Brustwarze ergreift, die Milch sogleich herausspritzen, nicht erst mit Anstrengung des Kindes herausgezogen werden (!!). Zu Aix starben fast alle Kinder im Findelhause innerhalb der ersten fünftehalb Monate ihres Alters, und nur dann erst ward ihre Erhaltung gesichert, als man sie, auf des Vfs. Vorschlag, an weidenden Ziegen säugen ließ (!!). Die 14 bis 15000 Findlinge, die jährlich in das Findelhaus zu Paris kommen, starben bisher *fast alle*: nachdem aber mehrere derselben auch nur drey Monate von Ammen gesäugt wurden, wurden viele erhalten; hier müssen sie aber während des Stillens an andere Kost, vorzüglich Fleischnahrung, gewöhnt werden, doch kann man sie auch mit Milch von Kühen, welche grünes Futter und gute Weide genießen, aufziehen, wenn sie auch nicht unmittelbar aus dem Eiter getrunken wird, weil in dieser noch ein großer Theil Lebensprincip bleibe. (S. 84). An den Ufern reißender Ströme treffe man nie den Kretinism an; es würden tiefe, sumpfige Gebirgsthäler, wo sich die Luft wie jede stillstehende Flüssigkeit decomponire, um seine Ausbreitung zu begünstigen!) Man solle mit Fleiß auf den Verstand und die
Moralität der zu wählenden Amme sehen, weil | der Säugling ihre Eigenschaften an- 421
nehme (!). Stadtmütter können mit weit mehr Glück stillen, wenn sie sich aufs Land begeben (!!). Nicht eben fett, sondern von festem Fleische soll die Amme seyn (!). Die pflanzenfressenden Thiere (S. 99), wenn sie, wie zuweilen, ihre Nachgeburt verzehrten, verlören dadurch die Milch (??). Ammen, welche lange gefastet haben, dür-

fen den Säugling nicht anlegen; auch sey Hunger eines der besten Mittel beym Entwöhnen, die Milch zu vertreiben (!!). Handarbeit befördert die Milchabsonderung (!). Sein Rath (S. 103), den Darmkanal der Ammen mit abführenden Tränkchen von Zeit zu Zeit zu reinigen, ist empirisch und verderblich. *Pinel* und *Alibert* ließen einer Amme ein abführendes Mittel in die Haut einreiben, wovon sie selbst nicht laxirte, aber das Kind bekam einen so heftigen Durchfall, daß es fast gestorben wäre (S. 104). Milch, welche einige Zeit in der Ammenbrust verweilt hat und nun herausgemolken wird, gerinnt leicht über dem Feuer, sie hat einen Theil des Lebensprincips verloren. Rahmreiche Milch (S. 105) ins Auge getröpfelt, verursache einiges Brennen; Milch, die kein solches Brennen verursache, sey käsereicher und nahrhafter, gebe dem Kinde mehr Faserstoff, und mache es hartleibiger. Bey 2000 Kindern (S. 107) sey kaum einmal die Operation des Zungenbandes nöthig; oft werde sie ungebührlich angewandt, nicht selten werde die Froschpulsader verletzt, und das Kind schwierig von Verblutung gerettet; auch schlage hernach die Zungenspitze sich zuweilen zurück, und das Kind ersticke sich selbst (!). Könne das Kind an einem naßgemachten Finger saugen: so sey das Zungenband natürlich beschaffen (!). Das Vorurtheil über das Anwachsen der Zunge sey in Frankreich oft so groß, daß der Vf. sich zuweilen genöthigt sah, sich anzustellen, als verrichte er die Operation, und einige Fasern zu verletzen, um zu verhindern, daß nicht ein dreister Pfuscher geholt werde, der die Pulsader verletzen und das Kind umbringen könnte. Grüne Stühle wären ein Zeichen von Säure im Magen des Kindes (!); nur bey ihrer Fortdauer wären sie bedenklich. Die Schwämmchen leitet er (in den mehreren Fällen richtig) von Verderbnissen des Magens des Kindes her, aber die dagegen von ihm empfohlenen Mittel sind größtentheils unzweckmäßig. Der Rath des Vfs. (S. 113), den Kindern von Zeit zu Zeit präservative Brechmittel zu geben, ist abscheulich. Eben so unbegreiflich ist es, wie er (S. 114) auf den unvernünftigen Gedanken gerathen konnte, daß die Blähungen bey Kindern durch das offene Zellgewebe strichen, und so nach dem Gehirne träten u.s.w. Die Nachtheile alter Milch und der Mehlbreye sind (S. 133) gut geschildert; statt letzterer empfiehlt er eine Abkochung von Malz mit ganz frisch gemolkener Milch gemischt. Wenn er aber wiederum (S. 141) wähnt, das Waizenmehl zu dieser Nahrung durch Rösten bis zur Gilbe gesund zu machen: so fällt er wieder in Irrthum
422 zurück. Gegen den dritten Monat hin hält er (mit Recht) eine | Beyhülfe von Fleischbrühe, besonders von Hünern, zur Nahrung des Kindes für vortheilhaft. – Bey Abhandlung des Zahnens kommen eine Menge Thorheiten und Träume vor, z. B. durch ölichte, gewürzhafte Einreibungen in das Rückgrad würden alle Nerven gestärkt (?), – das Schenkelgelenk sey unter allen das größte, und darum wären die rothen Hinterbacken der Kinder während des Wachsthums ein Zeichen der Zahnarbeit u.s.w. Neu und wichtig dagegen ist der Satz (S. 164), daß die Ungesundheit der Städte zum Theil in der Verderbniß und Stockung der in der Luft enthaltenen Wassertheilchen zu suchen sey, und hierin ein Grund bey Entstehung der Epidemieen liege. – Das Lebensprincip, welches in kalter freyer Luft enthalten ist, habe man (S. 170) mit ihrer Kälte verwechselt, und fälschlich ihre Stärkungskraft in letzterer gesucht, die doch von ersterem abzuleiten sey (!) - Einschränkung der Dienlichkeit des Kaltbadens (S. 171). Er hat die nach *Rousseau's* Methode mit Kälte erzogenen Kinder am schlimmsten von Masern leiden und häufiger sterben sehn. Auch er leitet die krummen Glieder der Kinder (fälschlich) von dem Gängeln her, als wenn nicht bey sitzenbleibenden Kindern die Füße und Arme sich nicht öfterer rhachitisch krümmten. – Das Winseln der Kinder bedeute, wie bey Thieren, oft weiter nichts, als daß sie ihre abwesende Mutter rufen; das Kind werde oft augenblicklich still, wenn es die Vermehrung seines Lebens durch die Annäherung an seine Mutter fühle (!). Wenn er alles Wiegen verwirft (S. 184): so unterscheidet er das starke nachtheilige Schwän-

ken auch älterer Kinder nicht gehörig von einem sanften Wiegen des neugebornen Kindes zur wohlthätigen Nachahmung der schaukelnden passiven Bewegung in Mutterleibe. Spielende und kindische Einfälle wird man mehrere S. 185, 186 und selbst astrologische Thorheiten (S. 192) wahrnehmen. – Die Nähe ungesunder Personen (S. 188) ist zarten Kindern schädlich, man sollte sie bloß von ganz gesunden Personen tragen und warten lassen (!). Er will (S. 194) beobachtet haben, daß der Magnet einen großen Einfluß auf die Haut der Kinder hatte, und sie auf eine besondere Art färbte (!?). Das Menschengeschlecht ist schöner, stärker, verständiger, wo Überfluß an guten Nahrungsmitteln und Elementen herrscht (S. 197); Armuth verkrüppelt die Kinder (!). Die Stelle (S. 197–210) über Entwöhnen und über den Vorzug der Fleischkost ist voll neuer, starker und richtiger Gedanken. Neu ist der Gebrauch des Blutes von lebendigem Federvieh zur Erquickung und Stärkung ermatteter und erschöpfter Kinder (S. 217), so wie die Anwendung des ausgepreßten Saftes aus halbgar am Spieße gebratenen Ochsen- oder Schöpfen-Fleische, zu gleichem Behufe (S. 218). Wunderliche Hypothesen über die Atmosphären der verschiedenen Organensysteme im menschlichen Körper und über Verdauungen (S. 220 und 223). Neu und sehr wichtig sind die Wahrheiten S. 232, 233. In den arzneylichen Verordnungen zum äußeren Gebrauche (S. 233), sind Wahrheiten, Irrthümer und Spielereyen innig gepaart.
Glaubt | der Vf. ernstlich, daß das flüchtige Salz aus Menschenknochen getrieben, 423
heilsamer als das aus anderen Knochen sey? Gegründet ist die Schädlichkeit der nassen Umschläge, um kalte Geschwülste in Eiterung zu setzen; er wechselt sie (S. 237) mit warmen, trocknen Umschlägen ab, und versichert, die Absicht besser zu erreichen. An verschiedenen Stellen (S. 218, 238 u.s.w.) empfiehlt er das auch bey den Alten und noch jetzt im Orient nach warmen Bädern gebräuchliche *Massiren (massage)*, das Drücken und Welgern der Gelenke und Glieder mit der Hand zum Behufe der Zertheilung und Stärkung (!). Wie verderblich und empirisch ist nicht sein Rath, daß Kindern wohl 10–12 mal des Monats Brechmittel, besonders Brechwurzel, gegeben werden müßten (S. 240)! Und eben so falsch, so empirisch und verderblich ist es, wenn er will (S. 242), daß man Kinder, welche viel Fleischspeise bekommen, öfters abführen müsse; auch fast in allen anderen Fällen empfiehlt er schädlicher Weise öftere Abführungsmittel. Kindern, welche Anlage zum Blasenstein haben, giebt er alle Morgen eine Tasse Decoct von der inneren Lindenrinde mit 7 - 8 Gran Sedativsalz und monatlich 2–3 mal 3–4 gepülverte Jüdenkirschen. Darauf findet man eine Menge empirischer, ohne gehörige Angabe des eigentlichen Falles angerathener Mittel, welche in einem solchen Buche viel Schaden anrichten müssen. Man findet auch (S. 247) gegen Skropheln gold- und quecksilberhaltige Schwefelleber in Pillen angeordnet. Wie ist es möglich, daß er den Kopfgrind (S. 249) für eine Reinigungskrise des Gehirns und für eine fast eben so nothwendige Ausscheidung (S. 251) als den Abgang der Überreste der Nahrungsmittel durch den Darmkanal halten kann? So sollen auch Läuse und Würmer eine Absonderung des Körpers (S. 255), ja oft die Wirkung einer heilsamen (S. 256) Krise seyn. Die abgegangenen Glieder der *taenia solium* hält er (S. 257) noch immer für einzelne Kürbiskernwürmer. Aber hinwiederum ist es eine sehr nützliche Wahrheit (S. 259), daß Kinder, welche mit thierischen Nahrungsmitteln ernährt werden, am wenigsten Würmer bekommen, daß aber durch den Unrath von nicht gegohrnen Pflanzenstoffen ihre Entstehung begünstigt wird. Er hält die langsame Verengung der Pupillen, den faden riechenden Athem und den aussetzenden Puls für die besten Wurmzeichen. Er behauptet (ziemlich paradox!), die Leichenöffnungen hätten bewiesen (S. 266), daß beym Erbgrind das lymphatische System des Unterleibes voll kleiner drüsichter Knoten und die Leber groß wäre; bey der Krätze
aber finde man gewöhnlich die Lunge angegriffen, auch wohl in entzün- | dungsar- 424
tigem Zustande. Schädlich und falsch ist seine Behauptung (S. 267), daß das Aderlas-

sen in Flechten nützlich sey. Aber wichtig ist seine Erinnerung, daß die qualvolle Behandlung des Erbgrindes mit der Pechmütze oft Jahre lang dauere, und dann doch Skropheln, ein andermal eine skirrhöse Leber und den Tod zur Folge gehabt habe (S. 268), wiewohl seine eigene Cur nicht weniger zusammengesetzt als die der Krätze ist. Der Zahnausbruch ist ihm noch (S. 272–281) ein sehr gefürchtetes Ungeheuer; vermuthlich war er an den vielen hier davon erzählten Übeln selbst Schuld, da er (nach S. 281) durch öftere Abführungsmittel in der ersten Kindheit gesunde Zähne erzeugen will, ein äußerst verderblicher Rath. Zum Erweise, daß man durch angemessene reichliche Nahrung die Menschen größer und schöner erziehen könne, führt der Vf. nicht uneben die Erfahrung an, er habe kleine Schooßhündchen an großen fetten Hündinnen saugen lassen, und sie wären weit größer und stärker (S. 284) als andere ihrer Art geworden. Ein Engländer (S. 285) nehme täglich 32 mal mehr Nahrung zu sich als ein Araber, und der Spanier setze sich in die Sonne, und genieße täglich nicht mehr als eine Zwiebel, oder etwas Lattich, so sehr könne das Licht die Nahrung ersetzen. Man solle für Kinder keine Nahrungsmittel wählen (S. 287), die entweder zu sehr animalisirt oder von der Animalisation allzuweit entfernt sind. Bey Kindern (S. 293) mache ein Druck aufs Gehirn Convulsionen, bey Alten bewirke er Schlag und Lähmung, wie ihn auch Versuche an Thieren überzeugt hätten. Von der Gefahr der die Kinder befallenden Convulsionen könne man durch die noch gegenwärtige Empfindlichkeit der Haut urtheilen. Am gewöhnlichsten würden die Kinder in der Nacht von Convulsionen befallen, weil dann die Vollblütigkeit im Gehirne weit größer als im Wachen sey; bey den Convulsionen sey der Kopf an der oberen Fontanelle und an der Stirne brennend heiß (!). Zu Kopenhagen (S. 296) stürben eine große Anzahl Kinder an Convulsionen, und viele bekämen Fallsucht, weil die stillenden Weiber Brantwein tränken. Vorzüglich bringe der neue Brantwein die Fallsucht hervor, wie er erfahren habe. – So wechselt mit den absurdesten Ideen ein reicher Schatz von Erfahrungen und wichtiger Gedanken in diesem Buche ab. Der Übers. hätte billig öfterer Zurechtweisungen anbringen sollen. Sonst ist die Übersetzung ziemlich fließend, einige Sprachfehler ausgenommen, z. B. sie bat *dem Könige* um die Erlaubniß – Ausschlag der *am Dickbeinen* am stärksten ist u.s.w.

N.E.D.

Libellus de Dysenteria. Auctore Joanne Godofredo Rademacher. Cölln, b. Keil, 1806. VI u. 264 S. 8. (1 Thlr. 6 Gr.)*

17 Der Vf. findet die Ruhr von verschiedener Bösartigkeit (S. 7), ohne daß er sich den Grund dieser Verschiedenheit auszufinden getraut; und die Ärzte, welche eine gelinde Epidemie mit gelinden Mitteln bestreiten konnten, thaten Unrecht, diejenigen zu tadeln, welche in schlimmen Epidemieen heftigerer Mittel bedurften, und viele Kranke verloren. Die Anfänge einer Epidemie spürt er am sichersten (S. 10)

* Jena. Allg. Lit. Ztg. (1810), 7. Jg., 3. Bd., Nr. 153, 17–24 [Eingangsdatum bei der Redaktion 29.5.1807]. – Als Rezension Hahnemanns erkannt in: Claves Jenenses 11 (1962), 245. Als Schrift Hahnemanns aufgeführt bei Schmidt (1989), S. 37.

in den Hütten der Elenden und Bettler aus, welche allen schädlichen Einflüssen am
meisten ausgesetzt, am leichtesten Miasmen fangen, und ihre Krankheit, ohne sie
durch Arzneyen zu unterbrechen, natürlich verlaufen lassen. Merkwürdig ist's, daß
die Häuser am Kirchhofe zweymal (S. 15 u. 17) von der Ruhr verschont blieben;
ihre luftige Lage soll sie, nach dem Vf., geschützt haben. Doch scheint hier (wie Rec.
glaubt) noch ein anderer physischer Grund mitgewirkt zu haben. Der Vf. faßt drey
Epidemieen von drey verschiedenen Jahren in Eine Beschreibung zusammen, weil
sie alle drey ihrer Natur nach einander gänzlich gleich gewesen wären. (Ähnlich
glaubt Rec. wohl, aber daß nicht jede etwas Charakteristisches in einzelnen Zeichen
gehabt haben sollte, kann er nicht glauben.) Das besondere, der Ruhr eigenthüm-
liche Symptom, daß *alle* Kranken so sehr oft zu trinken verlangen, und doch jedes-
mal nur so wenig trinken, ist, außer von unserem Vf., wohl selten von anderen
Ruhrbeschreibern angeführt worden, so beständig es auch (wie Rec. versichert) bey
allen schweren Ruhrkranken vorkommt; je öfterer sie zu trinken verlangen, und je
weniger sie jedesmal trinken: desto kränker und gefährlicher sind sie. Er hat keine
Materie ausbrechen sehen, welche von Verdorbenheit der Galle zeigte, auch von
Kranken mit gelber Zunge und faulem und bitterem Geschmacke im Munde nicht.
Die Beschreibung der Stuhlgänge ist (S. 21) sehr naturgemäß. Bey den meisten blei-
ben die Leibschmerzen bloß in der Nabelgegend – allen ist die Befühlung des Un-
terleibes unangenehm. Welche auch nicht über Leibschmerzen klagen, sind
deßhalb in nicht geringerer Gefahr. Häufig ist das Drängen zum Harnen. In gefähr-
lichen Fällen wird der Puls um so kleiner, je häufiger er wird, bis zur Unzählbarkeit
– ein Todeszeichen bey Erwachsenen. Ei- | nige sind mattherzig und das Reden 18
verdrießt sie; andere wollen immer schlafen. (Nach Rec. Beobachtung sind beide
Zustände gewöhnlich bey denselben Personen zugleich zugegen.) Verfall der Ge-
sichtszüge. Vergessenheit. Selten hat er (so wenig als Rec.) wahre Abwesenheit des
Geistes bis zum Lebensende bemerkt. Der mehr als aashafte Geruch der Stuhlgänge.
Die zum Aufstehen nöthigen Kräfte bleiben fast bis zum Tode. Die Eiskälte der Hän-
de hat er (so wie Rec.) bey allen Todkranken gesehen, und zwar einen, zwey bis
vier Tage vor dem Tode, seltener erst gleich vor demselben. Kälte der Hände findet
sich auch bey gefahrlosen Umständen; nur keine eiskalten, feuchten, welken Hän-
de, wie bey Todkranken. Auf dem eingefallenen Gesichte stehen die Schweißtrop-
fen an der Stirne, wie Perlen. Die tödtlichen Zeichen werden durch die Erscheinung
des Schluckens verstärkt. Die meisten sterben innerhalb acht oder vierzehn Tagen.
(Im ersteren Zeitraume, nach Rec., bey weitem die meisten.) Aus der vorhergegan-
genen Witterung (S. 26) läßt sich die Entstehung der Ruhrseuche nicht erklären (so
neu als richtig!); es bleiben, während nahe Orte umher von ihr heimgesucht wer-
den, einzelne Orte ganz frey, die gleiche Witterung hatten. Das Blut in den Abgän-
gen kommt nicht etwa davon, daß die Gedärme in heftige Bewegung gesetzt
wären; es kommt oft ohne heftiges Bauchweh, und bey den heftigsten Leibschmer-
zen geht oft kein Blut. Von Erkältung (S. 28) entstehen häufig Durchfälle, welche
aber nicht, wie die Ruhr, tödtlich sind. Die Ruhr für einen schlichten Rheumatism
der Gedärme anzusehen, trägt er aus mehreren Gründen (mit Recht, auch nach Rec.
Überzeugung) Bedenken. Wer die Ärndtearbeit als Ursache anklagt (S. 31), bedenkt
nicht, daß die Ruhr oft bloß in der Stadt wüthet, und die Dörfer verschont. Was
man in anderen Jahreszeiten, als im Herbste, in einzelnen Fällen für Ruhr angese-
hen hat, ist gegen wahre Ruhr nur Kleinigkeit (und Rec. setzt hinzu, eine himmel-
weit verschiedene Krankheit! wie z. B. die die Stelle der Masern zuweilen
vertretende Ruhrkrankheit). *Mihi,* spricht er sehr gut, *neque ingeniosum neque utile
videtur, nomen et naturam morbi a remotiore quadam causa deducere et medendi
rationem superstruere: medicinae saltem pomoeria eo non prolatantur. Equidem non*

credo ad luis curationem curiosam causarum remotarum investigationem multum facturam, quippe.[1] – Selbst das reife Obst schwächt, die Eingeweide der Schwäch-
19 lichen, und disponirt sie allerdings (S. 36) zur Ruhr. Nächstdem | ist die Furcht (S. 37) eine wichtige Erregungspotenz derselben. Abführungsmittel entfernen die Ruhr nicht (S. 39), sondern führen sie vielmehr herbey. So sehr es auch zur schädlichen Mode unter den Ärzten geworden ist, die Ansteckung aller Krankheiten, und so auch der Ruhr, zu leugnen: so ist doch der Vf. vorurtheilfrey genug, sie nach seiner vielfältigen Erfahrung zu bejahen (S. 40) mit triftigen Gründen. Doch schade ein kurzes Verweilen beym Krankenbette nicht, wenn man bald darauf wieder reine Luft athmet; schlimmer sey man daran, wenn man auf einer engen Gasse wohne, in welcher die Ruhr herrscht, und am schlimmsten, wenn man in einem kleinen Hause wohne, worin schon einer oder der andere daran niederliege. Die widernatürlich abgehenden Stoffe, Schleim, Blut, Galle, seyen nicht die materielle Ursache, sondern werden bloß von der specifischen Reizung der Gedärme zum Vorscheine gebracht, und enthalten in der Regel keine Schärfe. Diarrhöen von scharfen Dingen hingegen, wie von Überfüllung mit sauren Weinen (S. 45), machen den After bald wund (welches in der Ruhr nicht geschieht), und gleichwohl verursachen dergleichen scharfe Substanzen keine Ruhr. Es ist keine bekannte chemische Schärfe, die ihr zum Grunde liegt, sondern ein specifischer Reiz, der die Gedärme in diese Krankheit versetzt, und die Abgänge fähig macht, wieder in anderen Körpern dergleichen hervorzubringen. Woher das schnelle Sinken der Kräfte, der Tod komme, läßt sich (55–58) durchaus nicht erörtern, wobey der Vf. sich in die Untersuchung der gegentheiligen Meinung derer, welche die innere Ursache der Krankheiten demonstriren wollen, tiefer einläßt, als diese Leute verdienen. Eben so wenig sey die Erklärung dieses Phänomens (S. 59) aus der Erregungstheorie herzuholen. *Vergeblich,* obgleich gutgemeint, ist die Hoffnung des Vfs., daß die Chemie wohl dereinst (S. 64) die krankhaften Säfte werde untersuchen, und die Ärzte anleiten können, passende Hülfsmittel für sie zu finden (nie! nie!); aber sehr treffend zweifelt er daran, daß man aus den etwa namhaft gemachten krankmachenden Potenzen eine passende Curart werde herausdemonstriren können. Unter den Vorbauungsmitteln geht er zuerst die Vermeidung der Kälte in den verschiedenen Vorfällen des Lebens durch (S. 66); dann den dienlichsten Genuß der Nahrungsmittel. Den Genuß des Brantweins beym Frühausgehen (S. 69) würde Rec. den Ungewohnten nicht anrathen, wiewohl der Vf. selbst vor Übermaß warnt. Der Arzt spreche den Kranken Muth zu, und verbreite kein Gerücht von gefährlicher Ansteckung. Als Präservative mißbilligt er die Abführungsmittel, erlaubt aber gewürzhafte Brantweine. *Die Cur* (S. 73). Die die Ruhr vorgängig veranlassende Ursache als Gegenstand der Heilung zu behandeln, ist thöricht, da wir bloß die durch jene entstandenen Veränderungen heilen können; der Rheumatism als angebliche Verkältungskrankheit wird nicht durch schweißtreibende Mittel mit Glück geheilt, sondern durch Schwefelsäure,
20 wodurch die übermäßige Em- | pfindlichkeit der Haut gemindert wird. Durch die krankhaften Bewegungen (Rec. möchte bloß sagen: Reizungen, Umstimmungen) der Gedärme wird das Ruhrgift vervielfältigt, und wenn sie gestillt werden, wird

1 „Mir scheint es weder geistreich noch nützlich, die Bezeichnung und Natur einer Krankheit von einer gleichsam entfernteren Ursache herzuleiten und die Art der Therapie darauf aufzubauen: Das von der Medizin erschlossene Gebiet wird dadurch jedenfalls nicht größer (wörtl.: das Pomerium [= Maueranger, freier Streifen entlang der Stadtmauer, der die Grenze zwischen Stadtgebiet und umgebenem Land markiert] der Medizin wenigstens wird dadurch nicht verbreitert). Ich für meinen Teil glaube freilich nicht, daß zur Heilung der Seuche die neugierige Suche nach entlegenen Ursachen viel abwirft."

es getilgt, und der von der krampfhaften Constriction zurückgehaltene Koth geht nun ungehindert ab, und das davon abhängige Fieber verschwindet. Da aber das Ruhrcontagium kein palpabler Stoff ist: so stillen die Abführungsmittel den krankhaften Reiz nicht, sondern sie vermehren ihn. An dem Orte, wo dieser Reiz wirkt, sind die Lebenskräfte übermäßig. Wenn nun die Natur die Ruhr heilt: schwächt sie den Körper auf das Äußerste, und tilgt auf diese Art auch den Gedärmereiz. Die lange Zeit aber, die sie dabey (mit Gefahr) zubringt, muß durch den Arzt möglichst verkürzt werden, und so glaubt der Vf. mit *Mohnsaft* jene nöthige Allgemeinschwäche weit geschwinder und mit geringerer Gefahr zu Stande zu bringen, und so die Ruhr (S. 79) auf die naturgemäßeste Weise zu heilen. Er giebt einem Erwachsenen alle Stunden einen Eßlöffel voll von sieben Unzen dünnen Traganthschleim mit hundert Tropfen Mohnsafttinctur gemischt. Größtentheils wird die Zahl der Stühle und das Bauchweh davon gemindert. Dieß müsse man ununterbrochen bey Tag und Nacht und unvermindert fortsetzen, sonst erneuere sich das Übel, und werde nicht so leicht wieder in die erste Besserung gebracht. (Nach Rec. Ermessen ist letzteres ein sicheres Zeichen, daß Opium hier nur palliativ wirkt; aber freylich, wenn man die volle Wirkung des Palliativs hoch genug die Tage über erhalten kann, in denen die acute Krankheit – Ruhr – ihren Lauf zu beendigen pflegt: so ist die Absicht dennoch erreicht, und das Palliativ hat die Dienste eines Curativmittels verrichtet, wir müssen uns mit einem Worte so lange mit Mohnsaft in der Ruhr begnügen, bis uns ein wahres durchaus passendes Heilmittel derselben bekannt wird, wie auch zum Theil der Vf. an verschiedenen Stellen zu verstehen giebt). Hat man nun so fortgefahren: so fängt nach mehreren Abwechselungen mit Ruhrabgang endlich bloß Koth an, abzugehen, einem simpeln Durchfalle mit Leibweh ähnlich, der aber wohl 8 bis 10 Tage zur Hemmung bedarf. Auch hier S. 85 darf die Mohnsaftgabe nicht vermindert werden; sonst fängt alles an, wieder schlimmer zu werden. Nur dann darf man sie mindern, wenn Tag und Nacht kein Stuhl erfolgt ist. Zuweilen muß diese Gabe bey allzugroßer Darmreizbarkeit noch vermehrt werden. So dreist kann man vorzüglich beym Anfange der Krankheit und bey unverminderten Kräften verfahren – nicht aber nachgehends, wenn die Natur schon geschwächt ist – da müsse man den Kranken lieber vor sich sterben lassen, als den Anschein auf sich ziehen, ihn getödtet zu haben. (Ein trostloser Entschluß! der nur durch den bisherigen Mangel eines Curativmittels der Ruhr statt des palliativen Mohnsaftes gerechtfertigt wird; Rec.). Die im Mai und Juni sporadisch erscheinende
Ruhr (S. 90) vertragt nur eine weit geringere Gabe Mohnsaft. – Der Vf. | sah (S. 94) 21
Nervenfieber und Ruhr, in einem Hause herrschen, aber keine von beiden Krankheiten mischte sich mit der anderen; die ganze Ruhrepidemie ließ sich durch gleiche Mittel behandeln, als in den Jahren, wo kein Nervenfieber herrschte. Das bey Frühjahrsruhr bemerkbare hitzige Fieber verschwindet zu gleicher Zeit mit der Ruhr durch Opium. In der Herbstruhr aber sey die Reizbarkeit der Gedärme größer. Folgt dann auf Mohnsaft nicht bloß Beruhigung im Unterleibe, sondern auch Minderung des Fiebers: so ist die Aussicht auf baldige Genesung gut; wo aber das Fieber bleibt, deutets auf Langwierigkeit. *Diät* (S. 97). Der Vf. hält um die Ausdünstung unversehrt zu bewahren, die Kranken im Bette, und läßt sie auf den Unterschieber ihre Nothdurft verrichten; läßt aber, oder macht der Mohnsaft die Haut trocken und heiß, so hilft er mit einem warmen Bade und Fliederblüthenthee nach. Alle Kranken, deren Haut trocken und gespannt bleibe, stürben (S. 102). Doch muß starker Schweiß vermieden werden, den Mohnsaft leicht erregt; denn die Haut würde dadurch nur desto empfindlicher und die Därme geneigter, bey der Entblösung das Leibweh zu vermehren. Unter den Leidenschaften muß am sorgfältigsten die Furcht entfernt werden, wozu der Vf. gute Anleitung giebt: eben so über Gram und Trauer.

Von denen, die gar nicht leben bleiben wollen – einem, wie der Vf. beobachtete, gewissem Todeszeichen (welches Rec. auch in anderen Krankheiten als fürchterlich hat kennen lernen). Von Speise und Trank (S. 115). [Sehr durchdacht und zweckmäßig abgehandelt].[2] Brühen abwechselnd von diesem und jenem Fleische, sind vor allen andern Nahrungsmitteln das dienlichste. Thee verschmähen die Kranken am wenigsten, und er scheine ihnen nicht unzuträglich, so wie Milch mit Wasser gemischt. Fast nie bekomme Wein. Die *Reconvalescenz* (S. 124). Bey großer Schwäche der Gedärme hat er zur Nachkur von China nie sonderlichen Nutzen (so wenig als Rec.) gesehen. Anfangs zieht er Muskatnuß und Zimmt, nachgehends Winterrinde allen bittern und adstringirenden Mitteln vor. Zuletzt etwa Enzian oder Quassie, doch mit gehöriger Einschränkung. Er zeigt, wie man behutsam zum Gebrauche der freyen Luft und der gewohnten Diät übergehen solle. Nöthige Seelendiät. Wahre Recidive (S. 128) hat der Vf. nie gesehen: unächte aber wohl. *Von einigen Zufällen* (S. 130). Das Erbrechen. Wenn dieses Leiden nicht consensuell, sondern idiopathisch ist, so rühmt er den Wismuthkalk als specifisch. Doch muß auch im Fall einer vorhandenen Magensäure auf Absorbentia Bedacht genommen werden. Im Nothfalle des Erbrechens giebt er den Mohnsaft mit Wismuthkalk in Pillen, legt auch wohl ein Kantheridenpflaster über die Magengend, wenn sichs gar nicht legen will. Helfen diese Mittel nicht, so sey der Kranke verloren (?). Das Erbrechen von Mohnsaft, das nur nach vorgängiger Leibesverstopfung entsteht, sey bey einer schlim-
22 men Ruhrseuche (S. 134) eher zuträg- | lich, weil durch die aufwärts gehende Darmbewegung die unterwärts gehende gehemmt wird, was die Brechmittel nur in sehr unvollkommenem Grade vermögen, und daher auch nur in den leichten Fällen helfen. Bey heftigem Leibweh nimmt er auch wohl (S. 139) nasse warme Kleienumschläge zu Hülfe. Wenn vor Ausbruch der Ruhr der Kranke verstopft gewesen ist: so können nach Abgang wahren Stuhlgangs wieder Verstopfung mit heftigen Leibschmerzen entstehen, die noch von Ansammlung des Kothes herrühren, dessen Abgang zu befördern er (unter Weglassung des Opiums) Bilsen und warmnasse Umschläge anwendet. Den Stuhlgang (S. 143) stillt er durch Einspritzung einer schleimigen Flüssigkeit von ein paar Unzen mit 30 Tropen Mohnsafttinctur gemischt. Zuweilen erfodert die im Darmkanale gegenwärtige Säure, Abhülfe (S. 149) durch Laugensalz oder Kalkerde. *Über einige Ruhrarzneyen* (S. 159). Wie unzureichend und schädlich *Brechmittel* in heftigen Ruhren sind, zeigt er (auch mit Rec. Beyfalle). Die gelinderen *Abführungsmittel*, Tamarindenmark u. d. gl. nimmt er (S. 164) in Schutz, in Fällen, wo bloß der dicke Darm von der Ruhr ergriffen ist, weil sie durch ihre, fast bloß die dünnen Gedärme afficirende Wirkung einen antagonistischen Reiz in diesen erregen, und so bey ihrer öfteren Wiederholung den Ruhrreiz im dicken Darme, und die den Koth zurückhaltende Zusammenziehung desselben aufheben könnten. Doch zieht er (S. 171) in den leichteren Fällen auch hier den Mohnsaft vor. *Mohnsaft* (S. 172); bloß in den Fällen sey sein Gebrauch mißlich, *wo die Lebenskraft schwach, die Reizbarkeit der Gedärme aber groß ist.* Dieß auszumitteln giebt er sinnreiche Vorschläge. Die *Schwefelnaphthe* und den *Weingeist* (S. 201) hat er unkräftig befunden; sie hindern den Mohnsaft in Stillung der Darmbewegung, und wo Mohnsaft zur Heilung nicht hinreicht, reichen auch sie nicht hin. Die *Krähenaugen* (S. 210) hat er nur in leichten Fällen angewendet, wo sie allerdings zuweilen halfen, und die krankhaften Darmbewegungen stillten: doch kann er sie dem Mohnsaft nicht vorziehen. (Rec. wundert sich, der köstlichen Arnika nicht erwähnt zu sehen, wiewohl auch sie jene Capitalfälle zu heben nicht

2 Eckige Klammern im Original.

fähig ist.) Er fügt (S. 228) einige *Cautelen* über die Cur der Kinder, Schwangeren und Lungensüchtigen hinzu, und (S. 234) über die Hindernisse der Heilung – Armuth, Geiz, Aberglaube, Dummheit. Die beste Umgehung dieser Hindernisse findet er (S. 241) in der schnellen *Unterdrückung* der als Vorläufer der Ruhr erscheinenden Zufälle (mit Mohnsaft) und betheuert, keinen der vor Anfang der Krankheit seine Hülfe gesucht habe, mit Ruhr befallen gesehen zu haben. Die hierauf folgende Beschreibung der Unterdrückungsmethode (mit Mohnsaft) ist meisterhaft, voll praktischer Regeln und aus Erfahrung geschöpft. – Überhaupt ist dieses Werk, wie man leicht aus diesem Umrisse wahrnehmen kann, eine köstliche Erscheinung in einem Zeitalter, in welchem die Arzneykunde in zahllose Hypothesen zerstieben, oder in
hyperätherische Träume verdunsten zu wollen das Ansehen gewann. Der Vf. | hat, **23**
kleine Mängel der Diction abgerechnet, z. B. *ac* statt *tamquam* – *ne* statt *nonne* – *quin* statt *immo* – *sunt quorum mens* – *sequitur*, statt *sequatur* und die Wahl einiger veralteten Formen in einer kräftigen römischen Sprache seinen Gegenstand so um-
sichtig, so frey von den Vorurtheilen des bisherigen Kunstganges, so entfesselt von **24**
allem Hypothesen- und System- | Krame mit so verständiger Anwendung nicht gemeiner Erfahrung, und hellen, ruhigen Nachdenkens – zugleich aber auch mit einer so seltenen Bescheidenheit, deren bloß ein moralisch guter Mann und ein Meister in der Kunst fähig ist, behandelt, daß Rec. sein Buch und seinen Verfasser als Muster zur Nachahmung aufzustellen, sich zur Pflicht macht.

N.E.D.

Ueber Brückmann's Aufsatz gegen mich im allg. Anz. Nr. 76* **

* Vergl. die Erinnerungen eines einsichtsvollen und unparteyischen Arztes gegen denselben in **1025**
Nr. 94 des allg. Anz. d. R.

Die Schmähschrift gegen mich von dem ehemahligen Leibarzte und mehr als achtzigjährigen Greise, Herrn **Urban** Friedrich Benedict **Brückmann** liefert einen Beytrag zu der traurigen Erscheinung, wie hoch man es in bösen Fertigkeiten bringen kann, wenn man ein so langes Menschenalter dazu anwendet, sich in hämischen Handlungen zu üben. In Braunschweig kennt man seinen Character, und sein Aufsatz deckt in jeder Zeile eine Seele auf, die den Schatten in einem Gemälde edler Menschheit abgeben kann.

Man denke! **zwölf** Jahre lang (denn so lange ist es seit jener Cur,) **zwölf** Jahre lang kochte der edle Verfasser an dem Gifte, das er jetzt am Rande des Grabes, wo die nahe Ewigkeit den ernsthaftesten Rückblick auf ein so zweydeutig verlebtes Leben gebieten sollte, an mir verspritzt, zwölf Jahre lang hielt er listig seine Verläumdung zurück, bis die damahligen Zeugen, daß er unwahr rede, abgestorben waren, und bis der einsichtsvolle Herzog von Braunschweig verblichen war, der eine solche That gegen mich, den er liebte, nicht unbestraft gelassen haben würde.

** Allg. Anz. d. Dt. (1808), 1. Bd., Nr. 97, 1025–1028.

So setzt der ruhmlose Mann sich selbst ein schaudervolles Monument seiner
1026 Denkart, um sich noch, wo möglich, aus der verdienten | Obscurität zu ziehen, wie der Feueranleger **Herostrat** durch sein berüchtigtes Bubenstück.

Eine Scharteke dieser Art (mit der ich nicht weiß, wie der Herausgeber den sonst von schimpfwörtlichen Personalitäten und bübischen Verunglimpfungen unbescholtener Männer so rein erhaltenen **Anzeiger der Deutschen** beschmutzen konnte*

* Wohl erwogene Gründe, deren Darlegung nicht hierher gehört, entschieden für den Abdruck. d. R.

verdient eigentlich keine Widerlegung.

Neid war die Triebfeder dieses Libells, in welchem Verläumdung, Lügenkunst und Geistesschwäche mit einander um den Vorrang streiten. Neid über mehrere mir im Braunschweigischen gelungene Heilungen seltner Art war es einzig, der ihm die hämischen Privatinsinuationen einhauchte, womit er mich schon damahls eifrig verfolgte –; Neid war der noch zwölf lange Jahre in ihm glimmende Funke (denn noch bis jetzt hatte ich aus seiner Gegend Kranke) welchen er hier in ein Strohfeuer auflodern läßt, um an seinem trüglichen Scheine die Welt das wichtige Geheimniß lesen zu lassen, **mir wäre doch die eine und die andre Cur nicht gelungen** – (im Auge des Nachdenkenden ein mächtiges Elogium meiner so wenig widrige Fälle aufweisenden glücklichen Praxis)

Um diesen aus christlicher Liebe von ihm aufgestellten Satz dreht sich dann nun das Geschreibsel, worin das Wahre (theils über seine Fassungskraft, theils zu mei-
1027 ner Ehre) | von ihm stumpfsinnig beurtheilt wird, mit bunt eingemischten Allotrien, nach alter Weiber Art. Ein andrer Theil sind verjährte, von Schmähzungen vor Jahren aufgetischte, längst widerlegte, und hier nochmahls von ihm (der die Widerlegungen nicht gelesen hatte, oder ignoriren wollte) wieder aufgewärmte Vorwürfe mit Ignoranzen und Mißverständnissen durchwebt. Das Uebrige sind baare Unwahrheiten, die nur in seiner Seele empfangen und geboren werden konnten – alles (**niedrig**) mit Schimpfreden, und (**gelehrt**) mit Citaten bespickt, deren die meisten, drollig genug! das Gegentheil darthun von dem, was er gern behaupten möchte. So hat der angezogene Referent über meine Fragmente mir mehr Gerechtigkeit widerfahren lassen, als Hr. **Br.** wünschen kann, und eben so hat der wackere **Plouquet** bloß gezeigt, daß schon andre vor mir auf denselben Gedanken (aber nur, Gedanken) gekommen sind, mit keiner Sylbe aber etwas an meinem Principe getadelt, wie jeder in den angeführten Stellen zum Erstaunen über die brückmannische Dreistigkeit lesen kann. So muß man die Wahrheit unter die Füße treten, um, wie er, zu verläumden.

Niemand als e r, der sich vielleicht fühlte, konnte jene gerügte Stelle in meinem Briefe mißverstehen und eine andre Deutung herausdrehen, als die: „gegen die hier gewöhnlichen geringen Bezahlungen kann man auch keine wichtige Curen von den Herren braunschweiger Aerzten erwarten."

Als ich damahls seinen Neid erregte, konnte ich die Grundsätze, die ich bey meiner neuen hülfreichen Heilart befolgte, der Welt noch nicht vor Augen legen; sie waren noch nicht so weit gediehen. Als ich sie aber zur Reife gebracht hatte, legte ich sie der Welt offen vor in einem Buche, was freylich weder er noch seines Gleichen, in uralten Vorurtheilen eingerostet, genießen konnte; hinc illae lacrumae![1] Der einsichtsvollern Welt legte ich meine Verfahrungsart offen hin. Gerade das Gegentheil thut der Geheimnißkrämer.

1 „Daher diese Tränen!" (d.h.: ‚Das ist es!', entspricht etwa dem Deutschen: ‚Da liegt der Hund begraben!').

Ob ich polypenartig, an meinem Geburtsfelsen eingewurzelt, unbeweglich hätte fortvegetiren, und nicht von Zeit zu Zeit, ein Freyer, in verschiednen Ländern hätte woh- | nen sollen, um mich auszubilden (wie die ausgezeichnetsten Männer aller 1028
Zeitalter thaten) darüber kann ich von **Brückmann und Consorten** keine Belehrung annehmen.

Das Ungewöhnliche, Neue, obgleich noch so Vortreffliche bekrittelt das geistesschwache (wie vielmehr, wie hier, das herzlose) Alter, was nie nachdachte, nie mit der Zeit fortschritt, und alles Gute an andern begeifert, mit klotzenden Augen und stotterndem Gekreisch – ; ihm ist bloß der gemeine, abgedroschene, obgleich noch so elende Handwerksgebrauch, Element.

Was will ich mit ihm hadern? in einem solchen Körper- und Geisteszustande fällt alle Imputation weg; es dauert mich, daß nun sein greises Haupt mit dem Herzeleide eines bösen Gewissens und solcher öffentlichen Selbstbeschimpfung in die Grube sinken muß.

Torgau, den 30 März 1808.

Bemerkungen über das Scharlachfieber*

Das bösartige Ausschlagfieber, was seit acht Jahren in Deutschland wüthete und 1745/
viele Tausende von Kindern und ältern Personen oft so unvermuthet, so schnell 1746
und mit vorher noch nie unter solchen Umständen erhörten Zufällen tödtete, diese fast von jederman **Scharlachfieber** genannte mörderische Krankheit ist nichts weniger als wahres Scharlachfieber, sondern eine **vor** dem Jahr 1800 **noch nie** in Deutschland erschienene, eine **neue** Krankheit, die man, des dabey gewöhnlichen rothen Friesels wegen, Purpurfriesel (purpura miliaris) nennen könnte, und welche **damahls zuerst** aus Westen über Hessen, Bamberg, Bayreuth, Thüringen und Voigtland nach Sachsen vordrang, und von da sich seitdem nach fast allen Gegenden ausbreitete.

Wenn es bewiesen werden kann, daß dieß eine neue Krankheit, und von dem alten wahren Scharlachfieber (was sich ältere Leute noch recht gut erinnern können, in ihrer Jugend bey sich und andern beobachtet zu haben) himmelweit verschieden ist, so wird es recht wohl begreiflich werden, wie es kam, daß die Aerzte mit der neuen Krankheit gar nichts anzufangen wußten, und daß ihnen anfangs hinstarb, was daran sterben wollte, ja, daß ihre Bemühungen dabey mehr schadeten, als nutzten, weil sie immer in dem Wahne standen, sie hätten noch das alte wahre Scharlachfieber vor sich, und so durch diese unglaubliche Namen- und Sachverwechselung verleitet wurden, die neue Krankheit auf die gleiche Art zu behandeln, wie man ehedem mit dem echten Scharlachfieber gethan hatte, (durch Warmhalten, Fliederblumenthee u.s.w.) Ein solcher Mißgriff, eine solche Verwechselung zweyer so höchst verschiedenen Krankheiten im Erkennen und Behandeln mußte natürlich einen sehr unglücklichen Erfolg

---

* Allg. Anz. d. Dt. (1808), 1. Bd., Nr. 160, 1745–1752. – Ohne Nennung des Verfassers. Auch in: Stapf (1829), 1. Bd., S. 245–250. Als Schrift Hahnemanns aufgeführt bei Ameke (1884), S. 149; Haehl (1922), 2. Bd., S. 526; Tischner (1934), 2. Bd., S. 356; Mueller (1953), H. 1, 41; Schmidt (1989), S. 21.

haben, wie auch die Erfahrung durch die vielen tausend Todesfälle an dieser neuen Krankheit bewiesen hat.

Neu ist diese Krankheit bey uns, denn man hat keine Spur, daß je vorher in Deutschland ein solches Purpurfriesel geherrscht habe.

Die vor 74 Jahren in Strasburg von **Salzmann** beschriebene Epidemie war ein weißes Friesel – weiße Bläschen auf weißer Haut – und wich schon darin von unserm neuen Frieselfieber ab, daß Knaben und Greise fast gänzlich davon verschont, und größtentheils nur Jünglinge und Männer von 20 bis 40 Jahren davon ergriffen wurden; Bräune war dabey sehr selten.

Die von **Welsch** in Leipzig vor 150 Jahren beschriebene Friesel-Epidemie bestand auch aus weißem, hirsenähnlichen Ausschlage, und befiel **bloß** Wöchnerinnen; vielleicht eine durch heißes Verhalten künstlich erregte Krankheit.

Die neueste Friesel-Epidemie, welche **Brüning** vor 36 Jahren in der Gegend des Niederrheins beobachtete, weicht ebenfalls von unsrer neuen Krankheit schon da-
1747/1748 durch | ab, daß davon Kinder von fünf Jahren und darunter größtentheils frey blieben, Frauenspersonen aber häufiger als Mannspersonen davon befallen wurden, – daß sie critische Tage hielt und ebenfalls weißes Friesel war, was erst ein Paar Tage auf rothen Flecken stand, die am siebenten Tage vergingen und das weiße Friesel auf weißer Haut noch drey bis sieben Tage stehen ließen.

Unserm jetzigen Purpurfriesel noch am nächsten kommen die Epidemien, welche in ältern Zeiten (vor 1710) **Dav. Hamilton** in Indien, und **Carl Allione** (vor 1758) in Turin beobachtet hat.

Die übrigen Beobachter aber erwähnen nur hier und da bey einzelnen Personen gesehene Friesel, welche gemeiniglich nur vom Gebrauche hitziger, schweißtreibender Mittel, besonders der Opiate erzeugt waren, nicht epidemisch grassirten, und von ihnen nur unkenntlich angedeutet wurden.

Neu ist übrigens unser Frieselfieber und **höchst verschieden** von dem echten Scharlachfieber, wie folgende Vergleichung zeigen wird:

Das neue rothe Friesel

(welches man die letzten acht Jahre für Scharlachfieber ausgegeben hat)

befällt Personen von jedem Alter;

der Ausschlag besteht aus purpurrothen (Jani), aus (ins Bräunliche fallenden) dunkelrothen*

* Daher könnte man es ohne Bedenken **Purpurfriesel** (purpura miliaris) nennen. Wer könnte wol diesen dunkelrothen Ausschlag mit der hellen feurigen Farbe des Scharlachtuches verwechseln?

Stellen, die auf den Druck mit der Fingerspitze keinen weißen Fleck hinterlassen, sondern unverändert dunkelroth bleiben,

von scharf abgeschnittener – von begrenzter Röthe,

Das alte, wahre Scharlachfieber

befällt nur Kinder bis zum zwölften Jahr (Sim. Schulze) – befällt nur Kinder, fast nie Erwachsene (Plenciz, Sennert);

die Röthe der Haut ist eine rothlaufartige, feuerfarbige Röthe (Sennert) – ; eine helle Scharlachröthe, dem Rothlauf an Farbe, und dadurch ähnlich, daß sie durch den Druck mit der Fingerspitze sogleich verschwindet und einen weißen Fleck zeigt, der sich aber alsbald wieder röthet (Navier) – ; die Röthe ist wie von gesottenen Krebsen (Act. mod. Berol.) – ; eine Zinnoberröthe (Plenciz).

Die glatte glänzende Hautröthe verläuft in die benachbarten weißen Theile unbemerkt und in unmerklich abgestuften Nüancen, wie Rose (Rothlauf), und ist nie begrenzt – ; sie wird von Zeit zu Zeit bald etwas weniges blässer, bald stets mit dunkelrothen Frieselkörnchen dicht besetzt, welche weniger hoch über der Haut hervorragend, als tief in derselben steckend, gleichwohl dem Auge und dem fühlenden Finger deutlich bemerkbar sind.

Dieser Ausschlag befällt unbestimmt bald diesen, bald jenen Theil des Körpers – es gibt keine Stellen des Körpers, die er besonders liebte, oder an denen er sich auf eine besondere Art verhielte (Stieglitz). Am häufigsten, am liebsten im Allgemeinen befällt er **die bedeckten** Theile und Biegungen | der Gelenke; am wenigsten das Gesicht. Der Ausschlag ist gewöhnlich ohne Geschwulst (Stieglitz).

Dieses Ausschlagfieber hat keinen bestimmten regelmäßigen Gang, wie andre exanthematische Fieber (Stieglitz) – ; unbestimmt, oft einige Wochen steht dieses Friesel bald hier bald da; es gibt keine gewisse Zeit seines Vergehens.

Oft verschwindet das rothe Friesel plötzlich zu unbestimmter Zeit, mit erhöheter Lebensgefahr, gewöhnlich mit plötzlich darauf folgendem Tode.

etwas weniges röther und unbemerkt und fast alle Augenblicke breitet sie sich bald weiter aus, bald zieht sie sich wieder auf ihre Stelle zurück (Navier).

Keiner der genannten Hauptschriftsteller gedenkt frieselartiger Erhebungen der hellgerötheten Hautstellen – ; die Haut der gerötheten Theile ist völlig eben und glänzend glatt (Hahnemann) – ; die rothen Stellen der Haut sind ganz glatt und ohne Unebenheiten oder Erhebungen (Plenciz, Op. tract. III, p. 49) – **und dadurch ist das Scharlachfieber verschieden von jedem Friesel** (Plenciz, ib. p. 58).

Am liebsten und zuerst befällt die Röthe des wahren Scharlachfiebers **die unbedeckten** und wenig bedeckten Theile, die zugleich etwas anschwellen, so weit die Röthe geht. Zuerst entsteht die Röthe und Geschwulst im Gesichte (de Gorter, Plenciz) – zuerst im Gesich-
te, Hals und Brust (Plenciz) – die Schar- **1749**
lachröthe überzieht zuerst unter einiger Geschwulst das Gesicht (Hals
und Brust), die Hände | und die äußern **1750**
Füße, und erst von diesen Theilen aus verbreitet sie sich, rothlaufartig (in den schlimmern Fällen), auf den übrigen Körper (Hahnemann).

In jedem wahren Scharlachfieber erscheint die Röthe an den benannten Theilen zugleich mit der Fieberhitze, und ist im gutartigen Scharlachfieber drey bis vier Tage (Plenciz. Sennert), im bösartigen sieben Tage sichtbar (Plenciz) – und vergeht durch allmähliges Erblassen von Tage zu Tage mehr. Die zuerst rothgewordenen Theile werden zuerst blaß (Plenciz).

Keiner dieser Hauptschriftsteller gedenkt eines plötzlichen Verschwindens der Röthe des wahren Scharlachs während des Fiebers. Auf das successive Verbleichen der Röthe bis zu den gedachten bestimmten Tagen erfolgt Fieberlosigkeit und Abschuppung (Sennert, Plenciz, de Gorter, Sim. Schulze). Selbst im Tode bleiben die bisher gerötheten Stellen gefärbt und werden violet (Navier).

Der Ausschlag kann stark oder fast gar nicht da seyn, ohne daß Gutartigkeit oder Bösartigkeit der Krankheit damit zusammenhinge (Stieglitz). Bey fast unmerklichem Ausschlage ist oft die größte Gefahr, das bösartigste Fieber – ; bey allgemeinem, starken Ausschlage ist oft völlige Gutartigkeit und Gelindigkeit der Krankheit.

Bloß die dunkelrothen Frieselstellen schwitzen, und bloß wo der ganze Körper damit überzogen ist, schwitzt der Kranke über und über, wie in der wittenberger Epidemie.

Diese fälschlich für Scharlachfieber ausgegebene, erst seit der Mitte des Jahres 1800 erschienene*

* In der ersten Hälfte des Jahres 1800 herrschte noch wahres Scharlachfieber und ein Paar Monate nachher kam die neue Frieselkrankheit.

neue Frieselkrankheit, welche, wie **jede neu entstandene Seuche**, anfangs, wo sie zuerst hinkam, als Epidemie äußerst mörderisch wüthete (es gab davon *keine* gutartige Epidemie), dann von Zeit zu Zeit oft mehrere mahl im Jahr an denselben Ort zurückkehrte (nicht selten dieselben Personen zum zweyten mahl ergriff), in den erstern Jahren noch immer mehrere Familien nach einander befiel, in den letztern Jahren zwar nie lange Zeit ausblieb, aber doch nicht völlig epidemisch wieder herrschte, vielmehr nur einzelne Familien an einem Orte, auch wol nur einzelne Personen befiel, (ob sie gleich nicht viel weniger tödlich war) – scheint in einigen Jahren vollends ganz verlöschen zu wollen, wie das englische Schweißfieber zu Anfange des sechzehnten Jahrhunderts. |

Je stärker und ausgebreiteter die Röthe des wahren Scharlachfiebers ist, desto bösartiger ist jedesmahl das Fieber (Hahnemann).

Keiner der gerötheten Theile im wahren Scharlachfieber schwitzt während der Krankheit, (hierin stimmen alle jene Hauptschriftsteller mit einander überein) ist die Haut feucht, so ist sie es bloß an den Stellen, welche noch nicht geröthet sind. Kein Rothlauf schwitzt, und eben so wenig wahre Scharlachröthe. Erst, wenn das Fieber sein Ende erreicht und allmählig alle Röthe verblichen ist, erst dann entsteht zuweilen allgemeiner Schweiß und darauf Abschuppung (Sim. Schulze), und auch ohne Schweiß entweicht die Krankheit (Act. med. Berol.).

Das wahre Scharlachfieber ist eine alte Krankheit, welche seit zwey Jahrhunderten in Deutschland und andern Ländern genau beobachtet, stets nur als Epidemie und Pandemie erschien, immer fast unbedingt und fast ohne Ausnahme jedes noch nicht damit befallene Kind ansteckte (nie diejenigen, welche es schon einmahl gehabt hatten), seltner bösartig, öfterer gutartig, zuweilen in ganz gelinden Epidemien (Sydenham, de Gorter, Nenter, Junkker) fast ohne ein einziges Kind unter Tausenden zu tödten, herrschte, wol nie, oder höchst selten sporadisch vorkam, und eben weil es fast jederzeit pandemisch alle noch unangesteckte Kinder ergriff, unter sechs, acht Jahren nicht Subjecte genug zum Anstecken vorfand, daher fast nie unter sechs, acht bis zwölf Jahren wieder erschien, und dieses seltnen Wiederkommens wegen auch den ältesten Aerzten fast nie über dreymahl in ihrem Leben vorkam und deshalb unsern jüngern Aerzten fast gänzlich unbekannt blieb. |

Außer den Schweißmitteln, Fliederblumenthee, u.s.w., und den warmen Betten, wodurch man den Ausschlag (gewöhnlich mit unglücklichem Erfolge) auf der Haut zu erhalten suchte, hat man auch die Abführungsmittel, namentlich die Quecksilber-Arzneyen für gut in diesem Ausschlagfieber finden wollen; indeß hat Aconit bey gemäßigt kühlem Verhalten noch die meisten gerettet. Thöricht war es, die Belladonna gegen diese neue Frieselkrankheit auf die Probe setzen zu wollen, die, wie wir sehen, nichts weniger als wahres Scharlachfieber ist.

In diesem alten, wahren Scharlach- **1751/**
fieber dient als Verhütungs- und Heil- **1752**
mittel die Belladonna.

Berichtigung der im XXVII. B. I St. aufgestellten Anfrage über das Präservativmittel gegen das Scharlachfieber*

153 Der wahre Streitpunkt ist folgender.

Schon habe ich in einem der letztern Bände dieses Journals einige Unterschiede zwischen dem ächten alten Scharlachfieber und der seit der Mitte des Jahres 1800 erschienenen, neuen Krankheit, dem Friesel, angegeben, welches seit diesen Jahren
154 ebenfalls, obwohl unrecht, Scharlachfieber genannt | worden ist – Unterschiede, deren ich jetzt noch weit mehrere weiß.

Wenn nun der Werth der genauen Diagnosis der Krankheiten in der Heilkunde nicht mehr zweifelhaft seyn kann, und alle Verwechselungen wesentlich verschiedener Krankheiten bei der Heilung offenbare Irrthümer erzeugen müssen, so bitte ich zu bemerken, daß *Belladonna* – ein Vorbauungs- und Heilmittel einer Krankheit von so scharf abgeschnittenen Gränzen, wie das alte, ächte Scharlachfieber, dessen Hautröthe *zinnoberfarbig* ist, *zuerst* und vorzüglich an den *unbedeckten* Stellen des Körpers (im Gesichte, den Händen) stets nur auf *ganz ebner* Haut ohne frieselartige Erhebungen (*Plenciz opera II. p.* 49 *und* 58) erscheint, genaue kritische Tage für ihre Sichtbarkeit hält und *nie Schweiß* auf den gerötheten Stellen zeigt – unmöglich ein Specikum gegen eine andre Krankheit (die seit dem Juni 1800 bei uns ist) abgeben könne, die ihre *dunkeln*, purpurrothen, stets mit dichten (mehr oder weniger über der Haut hervorragenden) *Frieselkörnchen* be-
155 setzten Flecken nur an *bedeckten* Stellen des Körpers (nicht im Ge- | sichte) erscheinen und unbestimmte Zeit darauf stehen läßt, und wo *blos* diese dunkelrothen Frieselstellen *Schweiß* von sich geben*.

* Man lese hierüber, was im vorigen Stücke dieses Journals Hr. Med. R. Wendelstädt über diesen Unterschied gesagt hat. d. H.

Den Zwist, der mich durch nunmehr achtjährigen Gram ganz zu Boden gedrückt hätte, wenn mich nicht das Aufschauen zum Höhern aufrecht erhielte – diesen Zwist veranlaßte blos die Verwechselung zweier Krankheiten, die wesentlich von einander verschieden sind – so daß die *Belladonna*, so lange die Welt stehen wird, zwar ächtes, wahres Scharlachfieber, (was *Plenciz, Sennert, Navier, Simon Schulze* und die *Act. med. Berol.* beschrieben) präserviren und heilen – aber nie, nie einigen Nutzen in diesem neuen Frieselfieber (mit Unrecht, Scharlachfieber genannt) leisten kann und wird – ein Frieselfieber, welches nach meinen Daten, binnen einigen Jahren ganz wieder von der Erde verschwinden und auslöschen wird, wie ehedem das englische Schweisfieber. |

156 Es würden daher nach meiner Meinung die Fragen folgendergestalt gestellt werden müssen:

I. War, wo Hahnemanns Präservativ, die Belladonna, schützte und wirklich vorbauete, die epidemische Krankheit von der Art, daß die Röthe auf ganz glatter Haut, hellroth wie gekochte Krebse, zuerst und hauptsächlich an unbedeckten Stellen des Körpers, im Gesichte, den Händen u.s.w. erschien und nie mit Schweiß bedeckt war? oder in welcher andern Hautkrankheit schützte sie?

* [Hufelands] J. d. pract. Hlkd. (1808), 27. Bd., 4. St., 153–156.

II. War, wo die Belladonna nicht schützte, die epidemische Krankheit von der Art, daß die Röthe des Ausschlags frieselartig, von dunkelrother Farbe an blos bedeckten Stellen des Körpers erschien und zu schwitzen geneigt war? oder wie anders war die Ausschlagskrankheit, in der sie nicht vorbaute?

So, nur so, wird die Wahrheit an den Tag kommen.

Auszug eines Briefs an einen Arzt von hohem Range, über die höchst nöthige Wiedergeburt der Heilkunde*

Liebster Freund! 3729

Nicht um Sie – – –, nein, um Ihrer selbst und meines unhemmbaren Zuges zu Ihrem vortrefflichen Herzen willen, muß ich mir das Vergnügen machen, Ihnen meine ganze Denkart und Ueberzeugung auszuschütten, wie ich es vor dem Publicum schon längst gern gethan hätte.

Ich bin seit 18 Jahren von dem gewöhnlichen Wege in der Heilkunde abgegangen. Es war mir ein Piaculum, so fort mit unsern Büchern bey Behandlung der Kranken im Finstern zu tappen, nach der und jener (**eingebildeten**) Ansicht der Krankheiten Dinge zu verordnen, die ebenfalls nur nach Gutdünken ihre Stelle in der Materia medica erhielten – ; ich machte mir ein empfindliches Gewissen daraus, unbekannte Krankheitszustände bey meinen leidenden Brüdern mit diesen unbekannten*

* Wir wissen von vielen Arzneyen eine Menge sich durchkreuzender und vielfältig durch die That widerlegter Vermuthungen und einen Schwall von physischen, chemischen und naturhistorischen Nachrichten von ihnen; nur davon wissen wir in unsern Büchern nichts, in welchen bestimmten Krankheitsfällen sie passen, und zuverlässige Hülfe leisten. Sie sind von der eigentlichen arzneylichen Seite fast völlig unbekannt.

Arzneyen zu behandeln, die als kräftige Substanzen, wenn sie nicht **genau** passen, (und wie konnte sie der Arzt anpassen, da ihre eigentlichen speciellen Wirkungen noch nicht erörtert waren?) leicht das Leben in Tod verwandeln, oder neue Beschwerden und chronische (langwierige) Uebel herbeyführen können, welche oft schwe- | rer als die ursprüngliche Krankheit zu entfernen sind. Auf diese Art ein 3730
Mörder oder Verschlimmerer des Lebens meiner Menschenbrüder zu werden, war mir der fürchterlichste Gedanke, so fürchterlich und ruhestörend für mich, daß ich in den ersten Jahren meines Ehestandes die Praxis ganz aufgab, und fast keinen Menschen mehr ärztlich behandelte, um ihm nicht noch mehr zu schaden und bloß – wie Sie wissen – mich mit Chemie und Schriftstellerey beschäftigte.

Aber ich bekam Kinder, mehrere Kinder, und da fielen dann nach und nach schwere Krankheiten vor, die, weil sie **meine** Kinder – mein Fleisch und Blut – quälten und in Gefahr setzten, mir es hinwiederum zu einem (noch empfindlichern) Gewissensscrupel machten, daß ich ihnen nicht mit einiger Zuverlässigkeit sollte Hülfe schaffen können.

* Allg. Anz. d. Dt. (1808), 2. Bd., Nr. 343, 3729–3741. – Auch in: Stapf (1829), 1. Bd., S. 79–90 sowie Bakody (1883), S. 107–112.

Aber! wo Hülfe, **gewisse, sichre** Hülfe hernehmen, bey unsrer bloß auf vagen Beobachtungen, oft bloß auf muthmaßlichen Meinungen beruhenden Lehre von den Kräften der Arzneymittel und bey der unzähligen Menge willkürlicher Krankheits-Ansichten in unsern Pathologien? – einem Labyrinthe, in welchem sich bloß derjenige ruhig befinden kann, der jene Versicherungen von den Heilkräften der Arzneyen, weil sie in hundert Büchern stehen, für bar annimmt und die willkürlichen Definitionen der Krankheiten in den Pathologien, so wie ihre vermeintliche |
3731 Cur nach hypothetischen Einfällen in unsern Therapien, ununtersucht, für Orakel hält –, der die unter seinen Händen erfolgenden Todesfälle nicht seinem blinden Schießen nach der Scheibe, der die bey seiner Cur verschlimmerten, verlängerten und zu chronischen Hauptübeln veränderten acuten*

* Schnell entstehende und gewöhnlich schnell verlaufende Krankheiten, die hitzigen Fieber, die Ruhren u.s.w.

Krankheiten und seine gewöhnlich vergeblichen Bemühungen bey veraltetem Siechthumen nicht der Ungewißheit und Nichtigkeit seiner Kunst –, nein, alles, Tod und verhudelte Krankheit, bloß auf Rechnung der Unheilbarkeit des Uebels, der Unfolgsamkeit der Kranken und anderer kleinen Umstände schreibt, und ein so weiter und stumpfes Gewissen hat, sich mit diesen (vor dem Allwissenden nicht geltenden) obgleich männiglich täuschenden Ausreden in Schlaf zu wiegen und immer so fort zu curiren Krankheiten (durch Systembrille angesehen) mit, gar nicht für Leben und Tod gleichgültigen (aber bisher ungekannten) Arzneymitteln.

Wo nun Hülfe, **sichere** Hülfe hernehmen? seufzete der trostlose Vater bey dem Gewimmer seine theuern, ihm über alles theuern, kranken Kinder. Nacht und Oede um mich her –, keine Aussicht zur Lüftung meines beklemmten Vaterherzens!

Ich hatte die Täuschungen der gewöhnlichen Heilarten schon in einer achtjährigen Praxis unter gewissenhafter Aufmerksamkeit erfahren, und wußte aus trauriger Erfahrung recht gut, was sich nach **Sydenham** und **Fr. Hoffmann**, was sich nach **Boerhaave** und **Gaubius**, was sich nach **Stoll**, **Quarin**, **Cullen** und **de Haen** erheilen lasse –.

„Doch vielleicht ist die ganze Natur dieser Kunst, wie große Männer schon sagten, von der Art, daß **an sich** keine größere Gewißheit hineingebracht werden kann, daß sie keiner größern Gewißheit fähig ist."

„Schändlicher, gotteslästerlicher Gedanke", schlug ich mich vor die Stirn –. „Wie? die Allweisheit des unendlichen Geistes, der das Universum beseelt, sollte nicht Mittel hervorbringen können, die Leiden der Krankheiten zu stillen, die er doch entstehen ließ? Die allliebende Vatergüte dessen, den kein Name würdig ge-
3732 nug nennt, der sogar | für alle, und selbst für die kaum denkbaren Bedürfnisse des dem schärfsten Menschenauge nicht sichtbaren Thierchens im Staube reichlich sorgt und durch seine ganze Schöpfung hin Leben und Wohlbehagen in reicher Fülle zuvorkommend ausstreut –, sollte der Tyranney fähig seyn, nicht zuzugeben, daß sein (ihm verwandter) Mensch, selbst nicht mit Anstrengung des durchdringenden, ihm von oben eingehauchten Geistes, Mittel aus dem ungeheuren Reiche der Erdenschöpfung kennen zu lernen den Weg fände, die die Qualen von seinen Mitbrüdern zu verscheuchen fähig wären, welche oft schlimmer, als der Tod selbst sind? Er, der Allvater sollte die Krankheitsmartern seiner liebsten Geschöpfe mit Kälte ansehen und dem doch sonst alles möglich machenden Genie der Menschen keinen Weg, **keinen leichten, sichern und zuverlässigen Weg** möglich gemacht haben, wie sie die Krankheiten aus dem rechten Gesichtspuncte anzusehen hätten, und wie sie die Arzneyen befragen könnten, wozu jede nütze, wofür sie **wirklich** und **sicher und zuverlässig** hülfreich sey?[“]

Ehe ich diese Gotteslästerung hätte Statt finden lassen, eher hätte ich alle Schulsysteme der Welt verschworen.

Nein! es ist ein Gott, ein guter Gott, die Güte und Weisheit selbst! Und eben so gewiß muß es, durch ihn erschaffen, einen Weg geben, auf dem sich Krankheiten in richtigem Gesichtspuncte ansehen und mit Gewißheit heilen lassen, einen nicht in endlosen Abstractionen und phantastischen Grübeleyen versteckten Weg!

Warum ward er aber nicht in den zwey bis drittehalbtausend Jahren, seit sich Menschen für Aerzte hielten, gefunden?

Gewiß, weil er allzu nahe lag –, weil er wie die καλοκἀγαθία[1] am Scheidewege des jungen Herkules, nur ganz einfach, und keines Flitterstaates gekünstelter Sophistereyen und schimmernder Hypothesen weder fähig, noch bedürftig war.

Gut! dachte ich, wenn es dann einen sichern und zuverlässigern Heilweg geben muß, so wahr Gott das weiseste und gütigste Wesen ist, so laß mich ihn nicht weiter in den Dornenhecken ontologischer Erklärungen, in | willkürlichen, obgleich **3733**
stattlich zu einem prunkenden Systeme ausführbaren Meinungen und Trugschlüssen, nicht in den Autoritäten hoch gefeyerter Wähne-Menschen –, nein, laß mich ihn da suchen, wo er am nächsten liegen könnte, und wo sie alle darüber hinaus gelaufen sind, weil er nicht gekünstelt, nicht gelehrt genug schien, und nicht mit Lorbeerkränzen für Sieger in System-Talenten, in Scholastik und in hochfliegenden Abstractionen behangen war. Er genügte bloß mir, der keinem Systeme, keinem Parteyanführer zu gefallen, seine in Gefahr schwebenden Kinder dem Tode mit gewöhnlichem practischen Gewissen überliefern wollte. Deßwegen habe ich auch keinen Prunk aus meinem, diesen Weg lehrenden, simpeln Büchelchen (**Heilkunde der Erfahrung**)*

* Berlin, 1805 bey Wittich.

gemacht, zufrieden, ihn selbst gefunden, zufrieden, ihn in dem einfachen Gewande, das sich die Wahrheit vorbehielt, auch meinen Mitbrüdern eröffnet zu haben, **soweit es schriftlich, das ist, ohne Demonstration an Krankenbetten im Hospital möglich war**.

„Wie könntest du nun wol" (– so fing ich an, meinen Weg zu finden –) „den Arzneyen abmerken, für welche Krankheitszustände sie geschaffen sind? (etwa durch experimenta per mortes[2] **in Krankheiten selbst**? O! daß dieser in unzählige, unauflösbare Täuschungen verwickelt, und **nie** zu einiger Gewißheit führt, das lehren ja die drittehalb tausend Jahre, die man ihn allein betrat!)"

„Du mußt", dachte ich, „die Arzneyen beobachten, wie sie auf den menschlichen Körper einwirken, wenn er sich auf dem ruhigen Wasserspiegel seiner Gesundheit befindet. Die Veränderungen, die die Arzneyen im gesunden Körper anrichten, existiren doch nicht umsonst, müssen doch wol etwas zu bedeuten haben; wozu wären sie denn sonst? Vielleicht haben diese Veränderungen viel, ungemein viel zu bedeuten. Vielleicht ist dieß die einzige Sprache, in der sich diese Substanzen dem Beobachter über den Zweck ihres Daseyns | verständlich machen können; vielleicht **3734**
sind die Veränderungen und Empfindungen, die jede Arzney im gesunden Menschenorganismus hervorbringt, die einzigen vernehmlichen Laute, die sie – hier nicht übertäubt von schon gegenwärtigen grellen Krankheitssymptomen – distinct dem vorurtheilsfreyen Wahrnehmer aussprechen kann über ihre specifike Ten-

1 „Vortrefflichkeit in jeder Hinsicht." καλοκἀγαθία, bestehend aus καλός = ‚schön' und ἀγαθός = ‚gut' bezeichnet den sowohl im Hinblick auf seine inneren als auch seine äußeren Vorzüge vollkommenen Menschen.

2 „Experimente durch Todesfälle".

denz, über ihre eigenthümliche, reine, positive Kraft, mit der sie den Körper umzustimmen, das ist, den gesunden zu verstimmen, und – wo sie heilen kann – den durch Krankheit verstimmten Organismus wieder in Gesundheit umzustimmen vermögend ist!“ So dachte ich.

Ich dachte ferner. „Wie sollten wol die Arzneyen das, was sie in Krankheiten ausrichten, anders als mittelst dieser, gesunde Körper umstimmenden Kraft ausrichten?“ – (die gewiß bey jedem Gewächse, bey jedem Mineral eine andere ist, und daher eine andere Reihe von Phänomenen, Zufällen und Empfindungen darbietet!*

* Jedes der mehreren tausend generum von Pflanzen muß eine abweichende arzneyliche Wirkung haben; ja auch die Species müssen hierin von einander abweichen, weil schon ihre bleibende äußere Verschiedenheiten sie als Wesen abweichender eigener Art ankündigen. Hier ist Fülle und Gnüge, hier ist göttlicher Reichthum an Heilkräften! Es bedarf nur noch freyer, weiser Männer zu deiner Hülfe, die sich von den allgewaltigen Sklavenketten des alten Vorurtheils und der Theorien loszuwinden, die Kraft haben. Tröste dich, siechende Menschheit!

Sie können nicht anders als auf diese Weise heilen.

„Wirken aber die Arzneysubstanzen, was sie in Krankheiten ausrichten, **bloß** mit der, jeder derselben eignen, gesunde Körper verändernden Kraft; so müßte doch wohl diejenige Arzney, in deren Symptomenzahl die, einen gegebenen Krankheitsfall characterisirenden Zufälle am vollständigsten enthalten sind, diese Krankheit am bestimmtesten heilen; so müßte ja auch wohl gerade der Krankheitszustand, den eine gewisse Arzneysubstanz zu heilen vermochte, mit den Zufällen überein kommen, die diese Arzneysubstanz für sich selbst erregen kann im gesunden menschlichen Körper! – so müßten sie, mit einem Worte, bloß ähnliche Krankheiten heilen können, als sie selbst hervorbringen im gesunden Menschen, und bloß solche krankmachende Wirkungen äußern, als sie vermögend sind, in Krankheiten zu heilen!“

„Wenn mich nicht alles trügt“ – dachte ich weiter –, „so ist das so.“ „Denn wie
3735 wäre es sonst möglich, daß das heftige drey- | tägige und jenes tägliche Fieber, was ich vor vier und sechs Wochen, ohne zu wissen, wie es zuging, mit ein Paar Tropfen Chinatinctur ohne Nachwehen heilte, fast gerade die Reihe von Zufällen hatte, die ich gestern und heute an mir selbst wahrnehme, da ich, gesunderweise, vier Quentchen gute Chinarinde, Versuchs halber, allmählig eingenommen habe!“

Ich fing nun an, die widrigen Zufälle zu sammeln, die die Beobachter hie und da von Arzneyen, die in einiger Menge in den Magen gesunder Menschen gerathen waren, erlebt und so unabsichtlich in ihren Büchern verzeichnet hatten. Weil dieß aber wenig war, so machte ich mirs zum eifrigen Geschäfte, mehrere Arzneystoffe am gesunden Körper zu probiren*

* Die Resultate, wie ich sie bis vor vier Jahren gesammelt hatte, finden sich in meinen Fragmenta de viribus medicamentorum positivis sive in sano corpore humane observatis, Lipsiae ap. Barth,[3] 1805.

und siehe, die genau beobachteten Zufälle, die sie hervorbrachten, stimmten zur Bewunderung mit den Zufällen der Krankheitszustände überein, die sie leicht und ohne Rückfall heilen konnten.

Nun konnte ich nicht mehr umhin, den Satz für unumstößlich anzunehmen: daß Krankheit nicht als ein, für die Heilung ewig räthselhaftes Ding ontologisch und nach Phantasien zu ergrübeln sey, sondern daß jede Krankheit nur als eine Reihe oder Gruppe besonderer Zufälle und Empfindungen dem Heilkünstler zu erscheinen brauche, um von ihm durch eine Arzneysubstanz, ohne Widerrede, ausgelö-

---

3 „Bruchstücke über die positiven oder im gesunden menschlichen Körper beobachteten Kräfte der Arzneimittel, Leipzig bei Barth.“

schet und geheilt werden zu können, welche dieselben Krankheitssymptomen im gesunden Körper hervorzubringen für sich vermögend ist (doch unter der Bedingung, daß der Kranke jede erforschbare äußere Veranlassung zu dieser Krankheit entferne, wenn die Heilung auf immer von Bestand seyn soll.)

Ich sah ein, daß **bloß diese** Ansicht der Krankheiten – sie jedesmahl nach dem Complex aller der Symptome zu nehmen, die jeder einzelne Krankheitsfall darbietet – die richtige und zur Heilung taugliche sey, und daß nicht die Krankheitsformen in unsern Pathologien (jene Kunstgebilde aus Bruchstücken ungleichartiger Krankheiten zusammengesetzt) uns künftig mehr die wahre Ansicht der von | der **3736**
Natur am Krankenbette dargebotenen Siechthume verschieben, nicht die Therapien der vielen Systeme voll willkürlich ersonnener Heilungsindicationen und Curplane fernerhin den gewissenhaften Heilkünstler mehr irre führen können, und keine metaphysische und scholastische Ergrübelung der von Sterblichen nie zu ergrübelnden innern ersten Ursache der Krankheiten (die Lieblingspuppe des Rationalismus) mehr ein schimärisches Curverfahren zu erlügen nöthig habe.

Ich sah ein, daß der einzig heilbringende Weg ohne menschliche Zuthat, ohne gelehrten Prunk gefunden sey.

Aber er war noch nicht betreten! Ich mußte ihn **allein**, mit **eignen** Kräften, mit **eignen** Hülfsmitteln gehen. Ich ging ihn getrost und mit Glück.

„Nimm die Arzneyen je nach den Zufällen[4], die sie im gesunden Körper nach genauer, wiederholter Beobachtung verursachen, und tilge mit ihnen den jedesmahligen Krankheitsfall, welcher eine Gruppe von Symptomen zeigt, die in der Reihe von Symptomen anzutreffen sind, welche die anzuwende Arzney für sich (im gesunden Körper) erregen kann, so wirst du die Krankheit sicher und leicht heilen. Oder, mit andern Worten: siehe zu, welche Arzney unter ihren, im gesunden Körper gewöhnlich hervorgebrachten Zufällen den Complex von Symptomen des gegenwärtigen Krankheitsfalles am vollständigsten enthält, und diese Arzney wird gewiß und sicher und leicht heilen."

Dieses mir aus der Natur der Dinge dictirte Gesetz befolge ich nun schon seit vielen Jahren, ohne daß ich etwas von einer der allgewöhnlichen medicinischen Verfahrungsarten zu Hülfe zu nehmen, seitdem je nöthig gehabt hätte. Ich war keines Abführungsmittels, für Galle oder Schleim, keines Kühltranks, keines sogenannten auflösenden oder zertheilenden, keines generellen Krampf oder Schmerz stillenden oder Schlaf machenden, keines generellen Reiz- und Stärkungsmittels, keines generellen Urin oder Schweiß treibenden, keines rothmachenden oder Blasen ziehenden Mittels, keiner Blutigel oder | blutiger Schröpfköpfe, keines Fonta- **3737**
nells seit zwölf Jahren mehr benöthigt, keiner der Veranstaltungen, die die allgemeine Therapie irgend eines Systems für selbst ersonnene Heilungsindicationen vorschreibt. Ich heilte **bloß** nach obigem Naturgesetze und ging in keinem einzigen Falle davon ab.

„Und der Erfolg?" Wie natürlich! **Die Genugthuung, die ich von diesem Verfahren habe, würde ich mit keinem der gerühmtesten Erdengüter vertauschen.**

Bey diesen so vieljährigen Untersuchungen und Beobachtungen machte ich die neue, wichtige Entdeckung: daß die Arzneyen bey ihrer Einwirkung auf den gesunden Körper zwey einander völlig entgegengesetzte Wirkungsarten und Symptomenreihen äußern, die eine gleich oder bald nach dem Einnehmen (oder kurz nach Berührung der empfindlichen, lebenden Faser irgend eines Körpertheils) – und die **zweyte**, ganz entgegengesetzte, bald nach Verschwindung der erstern –; daß fer-

4 Im Original heißt es „Zufälllen".

ner, wenn die Arzneyen auf den vorhandenen Krankheitsfall mittelst jener erstern, primären (Arzney-) Symptomen angepasset werden, oder (mit andern Worten) wenn die zu bekämpfenden Krankheitssymptomen größtentheils unter denen anzutreffen sind, die die zu wählende Arzney in den ersten Stunden ihrer Wirkung auf den gesunden Menschen hervorzubringen pflegt (dergestalt daß Krankheitssymptomen und Arzneysymptomen primärer Art eine möglichst große Aehnlichkeit mit einander haben), daß, sage ich, bloß in diesem einzigen Falle **dauerhafte Hülfe** entstehe, in dem der vorhandene Krankheitsreiz durch einen sehr ähnlichen andern – von der Arzney erzeugten – gleichsam überstimmt, verdrängt und ausgelöschet wird, in möglichst, in unglaublich kurzer Zeit. Dieß nannte ich die **curative** (radicale) Heilart (die am gewissesten, und ohne Nachübel die Gesundheit **dauerhaft** hervorbringt.)

Auf der andern Seite nahm ich auch wahr, – was sich jedoch nun auch leicht voraussehen ließ – , daß, auf dem entgegengesetzten Wege, wenn man (nach dem gewöhnlichen Verfahren der Schule: contraria contrariis curentur[5]) der erstern
3738 (primä- | ren) Arzneywirkung ganz **entgegengesetzte** Krankheits-Symptomen
(z. B. habituelle Schlaflosigkeit oder langwierigen Durchfall mit Mohnsaft, alte Schwäche mit Wein, oder chronische Hartleibigkeit mit Laxanzen) bestreitet, nur eine **palliative Hülfe**, nur eine Erleichterung auf einige Stunden erfolge, weil nach diesen Stunden die Zeit des zweyten Stadiums der Arzneywirkung eintritt, die das Gegentheil der ersten Wirkung und das Aehnliche des zu bestreitenden Krankheits-Zustandes – folglich ein Zusatz zu der Krankheit ist und zur Verschlimmerung derselben ausartet.

Wo nur irgend in der gewöhnlichen Praxis Symptomen mit Arzney bestritten werden*,

* Denn außer der Symptomen-Linderung hat man noch gar viele andre, wo möglich noch willkürlichere und noch unpassendere Verfahrungsarten in der gewöhnlichen Praxis.

so geschiehts, nach den nun einmahl eingeführten Kunstregeln, immer nur auf diese palliative Art. Curatives Verfahren nach obiger Darstellung kennt die bisherige Arzneykunst nicht.

Dieser mein Fund aber ist so wichtig, daß wenn man ihn kennte und übte, aller Welt Erfahrung aussprechen würde, daß bloß nach curativer Anwendung der Arzneyen (similia similibus)[6] eine dauerhafte Hülfe – dieß ist in langwierigen Krankheiten vorzüglich bemerkbar – durch die kleinsten Gaben in kurzer Zeit erreicht werde; während die allgewöhnliche palliative Art, nach welcher jeder Arzt auf diesem Erdenrunde ohne Ausnahme (in Fällen, wo er nur irgend contraria hat) die Symptomen zu bestreiten pflegt, sie nur auf einige Stunden lindern kann, und das Uebel nach diesen wenigen Stunden nur desto üppiger wieder hervorschießen lassen muß, wenn der Arzt den Spaß nicht etwa – wie nicht selten – durch öfters wiederholte, **immer stärkere** Gaben auf einige Tage verlängert. Dann erschafft er aber auf der andern Seite durch so hohe Gaben des – nicht curativ und homöopathisch passenden - Mittels und durch die Nachwirkungen von diesen so hohen Gaben neue Krankheitszustände, die oft schwerer als das ursprüngliche Uebel zu heben sind, und sich oft genug noch mit dem endlichen Tode schließen.

Man sieht ohne mein Zuthun, daß diese verderbliche palliative Heilart auch un-
3739 mög- | lich bey langwierigen Krankheiten ausreichen und bey ihnen reine Gesund-
heit bringen könne, und so lehrt auch die Erfahrung, daß chronische Siechthume

5 „Gegensätzliches werde durch Gegensätzliches behandelt."
6 „Ähnliches durch Ähnliches."

durch kein bisheriges arzneyliches Verfahren in kurzer Zeit gehoben und in **Gesundheit** verwandelt werden können, wo nicht etwa in langer Zeit eine so glückliche Veränderung durch die Selbsthülfe der Natur, durch ein zufallsweise mitunter verschriebenes, curativ passendes Mittel, durch ein eben so fortuito[7] passendes Mineralbad, oder durch andre glückliche Ereignisse noch zuweilen Gesundheit entsteht.

Außer diesem oft unersetzlichen Schaden an der Gesundheit der Menschen verschwendet auch die palliative Heilart eine unglaubliche Menge theurer Arzneyen, die da in großer, oft ungeheurer Menge den Kranken gereicht werden müssen, um nur einige, anscheinend gute Erfolge hervorzubringen, so daß ein **Jones** bey London in einem Jahre dreyhundert Pfund Chinarinde, und andere Aerzte, jeder mehrere Pfunde Mohnsaft nöthig hat.

Dieß ist gleichfalls mit dem curativ heilenden Arzte gerade der umgekehrte Fall. Da er nur den kleinsten, aber **gleichstimmigen** Reiz von Arzneyen nöthig hat, um einen gleichstimmigen Krankheitsreiz schnell auszulöschen, so ist sein Bedarf an guten Arzneyen (auch den häufigst gebrauchten) so klein, daß ich Bedenken trage, auch nur eine ungefähre Angabe hierher zu setzen, um nicht aufzufallen; so klein, daß Europas Blokade noch lange ausgehalten werden könnte.

Auf diesem von allen andern Heilarten abweichenden, ihnen fast durchgängig ganz entgegengesetzten Wege heilt dann auch der curative Arzt mit einer Gewißheit, die in | Verwunderung setzt, selbst chronische Krankheiten von ältestem Da- **3740**
tum, und zwar, wenn die Zahl der von ihm genau*

* Der genau gekannten Heilmittel habe ich jetzt etwa dreyßig und der ziemlich genau gekannten ungefähr eben so viel, ohne die übrigen mir nicht mehr unbekannten. Es ist doch nun für eines großen Theils der Krankheiten gewisse Heilung gesorgt. **Ganz allein** nachholen, **was alle** meine **Vorzeit** versäumt hatte, konnte ich freylich in meinen kurzen Lebenstagen nicht, so wenig ich auch, selbst nicht Augenblicke versäumte, unter Hintansetzung der gewöhnlichen Lebensfreuden. Auch würde ich die seit 1804 beobachtete große Zahl von Arzneywirkungen schon der Welt mitgetheilt und das Ganze deutsch herausgegeben haben, wenn der Verleger der Fragmenta sich nicht mit schlechten Zeiten entschuldigt hätte.

gekannten Mittel ein passendes darbietet, in unglaublich kurzer Zeit, ohne Nachwehen.

Ist nun, wie ich wohl glauben sollte, des Arztes vorzüglichster, einziger Beruf: **die Heilung der Krankheiten**, die Befreyung der Menschenbrüder von jenen namenlosen Qualen, die den ruhigen Genuß des Lebens stören, die Existenz oft unerträglich machen, oder in Gefahr setzen, ja selbst die Thätigkeit des Geistes hemmen; wie kann er, wenn noch ein gefühlvolles Herz in ihm schlägt, oder sich nur noch ein Fünkchen regt von dem heiligen Feuer im Busen, das den echten Menschen zum wohlthätigen Genius für die Menschheit erwärmt, entflammt –, wie kann er nur noch einen Augenblick Anstand nehmen, diesen bessern, ungleich hülfreichern Heilungsweg zu wählen, und den Wahn der bisherigen Arzneyschulen, und wäre er dreytausendjährig, unter die Füße zu treten? Dieser lehrt ja doch nicht, wie man mit Gewissensbefriedigung Menschen gesund machen könne*,

* Das wenige Positive in der ungeheuern Menge arzneylicher Schriften besteht in der von ungefähr aufgefundenen Heilart zweyer bis dreyer, aus einem stets sich gleichbleibenden Miasma entspringenden Krankheiten, der herbstlichen Sumpfwechselfieber, der Venusseuche und der Krätze der Wollarbeiter; man müßte denn jenen großen Glücksfund, die Schützung vor Menschenpocken durch Vaccine noch dazu zählen. Und diese drey bis vier Heilungen geschehen doch nur nach meinem Princip, similia similibus.[8] Mehr Positives aber kann die ganze Arzneykunde seit **Hippokrates** Zeiten nicht aufweisen; die Heilung aller übrigen Krankheiten blieb unbekannt.

7 „Zufällig".
8 „Ähnliches durch Ähnliches".

sondern nur, wie man sich vor den Leuten den Anstrich von gelehrter Weisheit und tiefer Einsicht zu geben habe. Nur dem Schwachherzigen sind schädlicher Wahn und Vorurtheile deßhalb heilig und unverletzlich, weil sie nun einmahl in der Welt eingeführt sind - weil sie mit dem Moos der Verjährung überzogen sind; der echte Weise hingegen zermalmt Wahn und Vorurtheile freudig unter seinem kraftvollen Tritte, um Raum für den Altar der ewigen Wahrheit zu gewinnen, die keines antiken
3741 Rostes zur Beglaubigung ihrer Echtheit, | keines Reizes der Neuheit oder der Mode, keines vielbändigen, wortreichen Systems zur ängstlichen Verdeutlichung, keiner Sanction von imponirenden Autoritäten bedarf, sondern selbst mündig, mit der Stimme der Gottheit stark und tief in das Herz des Vorurtheilsfreyen spricht mit unauslöschlichem Eindrucke.

Endlich einmahl mußte doch einer die Bahn brechen; und ich brach sie.

Der Weg liegt nun offen da. Jeder aufmerksame, eifrige und gewissenhafte Arzt kann ihn frey betreten.

Wenn aber dieser von mir, unter Niederdrückung aller gangbaren Vorurtheile, in stiller Betrachtung der Natur gefundene, einzig mit Sicherheit und Gewißheit zu Heil und Gesundheit führende Weg allen Dogmen unsrer Arzneyschulen gerade ins Angesicht widerspricht, wie einst **Luther's** an der Schloßkirche zu Wittenberg muthig angeschlagene Sätze der den Geist verkrüppelnden Hierarchie widersprachen –, so können doch weder meine, noch **Luther's** Wahrheiten etwas dafür. Weder er verdiente den Geifer der Vorurtheiligen, noch ich.

„Widerlegt", rufe ich meinen Zeitgenossen zu, „widerlegt diese Wahrheiten, wenn ihr könnt, durch ein noch wirksameres, sicherer und angenehmer heilendes Verfahren, als das meinige ist – und streitet nicht durch bloße Worte, deren wir schon zu viel haben."

„Wenn ihr aber das meinige, als das beste, in der Erfahrung bewährt, wie ich, so bedient euch desselben zum Heile, zur Rettung der Menschen und gebt Gott die Ehre"!

Sie aber, Theuerster! mit dem alle Gegenparteyen so gern vereinigen wollenden, milden Geiste **Melanchthon's** beseelt, dulden Sie, da nun einmahl Wahn mit Wahrheit sich nicht amalgamiren läßt, dulden Sie wenigstens den reinherzigen, bey Ueberzeugungen unbiegsam geraden, zu Unwahrheiten und Systemtäuschungen unbestechlichen Wahrheitssucher, wenn sie auch nicht würdigen sollten, einen herzhaften Blick in die andämmernde Morgenröthe zu thun, die uns **unaufhaltbar** den ersehnten Tag bringen wird.

Torgau, den 14 Jul. 1808.

Ueber den jetzigen Mangel außereuropäischer Arzneyen*

Die öffentlichen lauten Klagen über Mangel an ausländischen Arzneyen, und noch zuletzt die Klage darüber (in Nr. 176 des allg. Anz.) von unserm lieben, menschenfreundlichen **Faust** gingen mir zu Herzen, zumahl da auch ich unlängst aus einer der berühmtesten Apotheken in einer der berühmtesten Städte Deutschlands statt verschriebener ausgelesensten, besten Myrrhe, Stücke eines fast wie Myrrhe aussehenden, bey der Pülverung aber äußerst ekelhaft stinkenden Harzes erhielt, welches von einer unbekannten Doldenpflanze herzurühren schien, und nichts weniger als Myrrhe war. 2265

„Was soll aus dieser Meerblokade Europas, was soll aus diesem Mangel der unentbehrlichsten fremden Arzneyen werden?" höre ich Arzt und Kranken mit gleicher Aengstlichkeit rufen –" zumahl da die weisesten Männer das Substituiren der einen Arzney durch eine ganz andre für einen erbärmlichen Mißgriff halten, indem keine Substanz in der Natur dieselben Eigenschaften als die andre hat, auch nicht haben kann, da sie characteristisch schon im Aeußern verschieden sind, und kein Kalbfleisch zu Schöpfenfleisch oder Schweinefleisch, keine Quecke zur Sassaparille werden kann.

In der That scheint dieser täglich steigende Mangel an ausländischen Arzneyen zu einer großen, unübersehlich großen Noth zu werden. |

Man wird zwar die Speicher der Droguisten und vieler Apotheker, nach wie vor, 2266
auch wenn die meisten Exotica in der That wirklich schon fehlen, bey diesem offenbaren und klaren Mangel der ausländischen Arzney-Erzeugnisse ununterbrochen angefüllt finden, doch – nur mit Waaren, die, Dank sey's dem bekannten Unterschiebungstalente, außer einer äußern Aehnlichkeit nichts oder fast nichts von dem innern wahren Wesen der echten Drogue behalten haben werden, sorgfältig in Fässern, Kisten und Büchsen aufbewahrt, an denen der ehrliche Name mit dauerhafter Oelfirnißfarbe noch von der Vorzeit her aufgeschrieben steht; der mag dann die Garantie für die Echtheit des Inhalts leisten! Aber, Gott! welches quid pro quo[1] wird der Kenner darin antreffen! Es schaudert jeder Menschenfreund vor den traurigen Folgen zurück, die solche falschen Dinge auf die Kranken haben müssen.

Es ist nahe daran, daß der Kenner gar keine echten außereuropäischen Arzneyen mehr antreffen wird.

Diese Noth ist groß und unübersehlich, aber fast möchte ich wagen, zu behaupten, sie sey eine gerechte Strafe Gottes für den unglaublichen Mißbrauch, den wir von diesen Arzneyen bisher machten. Der Schwelger kommt leicht in den Fall, daß er Mangel leide, und das mit Recht.

Wenn man bedenkt, wie viel Pfunde nur China allein irgend ein beschäftigter Arzt jährlich in seiner Praxis bisher verbrauchte, (einer bey London brauchte, notorisch, 500 Pfund jährlich) und wie groß die Menge der | Aerzte sey, die eine große 2267
Menge Arzney geben, so erschrickt man vor den Quantitäten der bisher verbrauchten ausländischen Arzneyen.

---

* Allg. Anz. d. Dt. (1808), 2. Bd., Nr. 207, 2265–2270. - Ohne Nennung des Verfassers. Auch in: Stapf (1829), 1. Bd., S. 47–51 sowie Bakody (1883), S. 96. Als Schrift Hahnemanns aufgeführt bei Ameke (1884), S. 149; Haehl (1922), 2. Bd., S. 526; Tischner (1934), 2. Bd., S. 356; Mueller (1953), H. 1, 41; Schmidt (1989), S. 21.

1 „Das für dieses".

Aber, gütigster Gott! war dieß kein Mißbrauch deiner edlen Gaben? War die große Menge von Tränken, Theen, Mixturen, Latwergen, Tropfen, Pulvern, Pillen, in kurzen Zwischenzeiten, oft eßlöffel- und theetassenweise eingegeben, oft mehrmahls des Tages mit andern abgewechselt, und das vorige, kaum angerührt, wieder weggesetzt und von zwey, drey andern Arzneyen ersetzt, (oder vielmehr verdrängt); war die unsägliche Menge von Arzneyen zu Räucherungen, zu trocknen und nassen Umschlägen, zu ganzen und halben Bädern und Klystiren u.s.w. - war dieß alles kein Mißbrauch der edeln, theuern, so weit her geholten Erzeugnisse fremder Welttheile?

Ja, wenn dargethan werden könnte, daß eine solche Menge Arzneyen zur Hülfe der Kranken nothwendig und unentbehrlich gewesen wäre! Dann wäre es etwas anders. Dann fiele die Schuld auf den Einrichter des Erdballs, der gerade uns, die wir so viel davon nöthig haben, diese Bedürfnisse nicht an Haselsträuchen, Weidenbäumen, in Wiesen, Wäldern und an allen Zäunen in Menge wachsen ließ.

Doch, Ehre ihm, dem weisen Erhalter der Menschen! Ein solcher Aufwand, eine solche Verschwendung von ausländischen und einheimischen Arzneyen war nie zur Genesung der Kranken nöthig. Es war nicht bloß Verschwendung (dann wäre es weiter nichts gewesen, als das Anzünden einer Tabackspfeife an einer Banknote); nein, es war eine wahre Versündigung an der echten Kunst und an dem Wohle der Kranken.

Wurden die Armen nicht oft weit eher gesund, die keine Arzney brauchen konnten, an eben der Art Uebel, wo der bemittelte Kranke alle Fenster voll mit großen Arzneyflaschen besetzt hatte? Dieser mußte oft weit länger nach seiner Cur hintennach kranken, auch wol in ein oder mehrere Bäder reisen, um die Nachwehen wieder los zu werden, die die ungeheure Menge starkwirkender, gewöhnlich nicht passender, also schädlicher Arzneyen bey ihm zurückgelassen hatte. |

2268 Es muß doch einmahl laut und öffentlich gesagt werden; und so sey es denn vor aller Welt laut und unverhohlen gesagt: **unsre Arzneykunst braucht vom Haupte bis zum Fuße eine völlige Reformation.** Was nicht seyn sollte, geschieht, und was das Wesentlichste ist, wird völlig übersehen. Das Uebel ist so schlimm geworden, daß nicht die gut gemeinte Gelindigkeit eines **Johann Huß** mehr hilft, sondern daß der Feuereifer eines felsenfesten **Martin Luther** den ungeheuern Sauerteig ausfegen muß.

Keine Wissenschaft, keine Kunst, ja selbst kein Handwerk ist so wenig mit dem Gange der Zeit fortgeschritten, keine Kunst ist so sehr in ihrer ursprünglichen Unvollkommenheit zurückgeblieben, als die Arzneykunst.

Bald folgte man dieser Mode, bald einer andern, bald diesem Lehrgebäude, bald jenem, und wenn das neuere nicht zu taugen schien, so suchte man das alte, (schon damahls untauglich befundene) wieder hervor. **Immer curirte man, nicht nach Ueberzeugungen, sondern nach Meinungen**, wovon jede um so künstlicher und gelehrter war, je weniger sie taugte, so daß wir nun dahin gekommen sind, daß wir zwar die unselige Wahl haben, eine von den vielen Methoden, die fast alle gleich lahm sind, uns trostlos auszusuchen, aber gar keine feste Norm zum Handeln, keine festen Grundsätze zum Heilen, die anerkannt die besten wären. Jeder verfährt nach dem, was ihm seine Schule lehrte und was ihm seine Einbildung heißt, und jeder findet in dem unermeßlichen Magazine von Meinungen Vertreter, auf die er sich berufen kann.

Die Curart der meisten Krankheiten durch Ausfegen des Magens und Darmkanals – ; die Curart, die ihre Arzneypfeile gegen angebliche Schärfen und Unreinigkeiten in dem Blute und den übrigen Säften, gegen krebsartige, rhachitische, psorische, gegen Skrophelschärfe, Gichtschärfe, Flechtenschärfe, gegen skorbutische Schärfe richtet – ; die Curart, welche bey den meisten Krankheiten irgend eine Art von Grundübel, entweder Zahnarbeit, oder Fehler im Gallsystem, oder Hämor-

rhoide, oder Infarctus, oder Verstopfungen in den Gekrösdrüsen, oder Würmer annimmt und so draufhin curirt – ; die | Curart, welche in Krankheiten nichts als 2269
Schwäche vor sich zu haben, nichts als reizen und abermahls reizen zu müssen wähnt (was sie auch **stärken** nennen) – ; die Curart, welche den kranken Körper bloß für eine chemisch zersetzte Masse ansieht, die durch chemische (stickstoffhaltige, oxygenhaltige, wasserstoffhaltige) Gegenmittel wieder in die rechte Mischung gesetzt werden müsse – , eine andre Curart, die in Krankheiten nichts als Schleim zur Grundursache annimmt; eine andre, die nur Verdickung der Säfte; eine andere, die nur Säure; und wieder eine andere, die nur Fäulniß bekämpfen zu müssen glaubt – ; die Curart, welche auf die Haut, das Gehirn, die Leber, die Nieren, und so auf jedes einzelne Organ besonders wirken zu müssen, und eigenmächtig wirken zu können, sich einbildet – ; die Curart, welche bloß Krampf oder Lähmung bey Krankheiten sieht – ; die Curart, welche wähnt, bey Krankheiten bloß die Störung der uralten Functiones naturales, vitales, animales[2], oder auch eine Erneuerung dieser Lehre, die Störung der Irritabilität, der Sensibilität oder des Reproductionsvermögens aufsuchen und behandeln zu müssen – ; die Curart, welche nach der angeblichen, entfernten Entstehungsursache der Krankheit sich zu richten vorgibt – ; die Curart, welche bloß blindhin Arzneyen in Krankheiten verschreibt, um das Schadende wegsetzen und das Dienlichscheinende beybehalten zu können (a juvantibus et nocentibus)[3] – ; die Curart, welche bloß noch dem Namen, den die vorhandene Krankheit in den Büchern zu haben scheint, mit Recepten, aus eben diesen Büchern entlehnt, zu Werke geht – ; die Curart, welche bloß einzelne Zufälle an Krankheiten aufsucht, um sie durch ein palliatives Gegenmittel (contraria) zum Schweigen zu bringen – und diejenige Curart, welche die Bemühungen der Natur in Krankheiten und die Crisen unterstützen und befördern, und so Krankheiten besiegen zu können, sich rühmt. – Alle diese einander oft gänzlich entgegengesetzte Verfahrungsarten haben jede ihre Autoritäten und berühmte Gewährmänner; nirgends findet sich eine allgültige, in allen Jahrhunderten bewährte, hülfreiche Norm.

Man denke sich nun, in welche Verlegenheit ein Arzt am Krankenbette kommen |
muß, ob er diese oder jene Methode zu befolgen habe; in welches Gedränge er 2270
kommen muß, wenn weder die eine, noch die andere Curart anschlägt, wie er da bald von dieser, bald von jener Absicht verleitet, bald diese, bald jene Arzneyformel zu verschreiben, bald wieder wegzusetzen, und wieder eine andere zu verschreiben genöthigt wird, auch, weil gewöhnlich keins auf den Krankheitsfall passen will, durch die Stärke der Gaben der kräftigsten, theuersten Arzneyen erzwingen zu müssen glaubt, was er (eben so wenig als seine Collegen) durch kleine, seltne Gaben einfacher, aber treffender Arzney nicht mit Gelindigkeit zu heilen weiß. Dieß thut er um desto eher, da die herrschendste Mode aus England befiehlt, mit großen, mit den stärksten Gaben der kräftigsten Arzneyen die armen Kranken zu bestürmen. So pflegt er dann durch öftere, mannichfach abgewechselte und veränderte Mischungen aus großen Gaben sehr starker, theurer Arzneyen die Krankheit zu **forciren**, sich zu entfernen. Sie entfernt sich freylich, dieser Gewalt weichend, aber es entstehen, wenn der Tod nicht erfolgt, andre Beschwerden, neue Uebel, die dann oft eine lange, theure Nachcur nöthig machen, weil alle diese vielen theuern, starken Mittel **meistentheils** nicht paßten, nicht genau dem Krankheitsfalle in allen seinen Theilen entsprachen.

2 „Die natürlichen, vitalen und animalischen Funktionen".
3 „Von Helfendem und Schädlichem".

So geht dann die Verhudelung der Menschengesundheit mit der Verschwendung so vieler kostbaren ausländischen Arzneyen Hand in Hand – den Weg des Verderbens! Das war der Wille des allgütigen weisen Schöpfers nicht, der in seiner Natur mit wenigen einfachen Hülfsmitteln und unbedeutend scheinenden Veranstaltungen, viele und große, vielseitige Zwecke erreicht, und gewiß die Arzneyen, die er schuf, auch so eingerichtet hat, daß unwandelbar jede derselben ihren bestimmten Nutzen, ihre bestimmte, festgesetzte Heilkraft habe, mit der sie in ganz kleiner Gabe Vieles und Großes zum Heil der (der Gottheit lieben) Menschen ausrichten könne, wenn wir sie nur, statt unsers in leeren Vermuthungen und Theoremen unerschöpflichen Geredes und Geschreibsels, näher und recht genau kennen zu lernen suchen wollten. Dixi et salvavi animam.[4] Laßt uns besser werden, bald wirds besser seyn.

Ueber den Werth der speculativen Arzneysysteme, besonders im Gegenhalt der mit ihnen gepaarten, gewöhnlichen Praxis*

2841 Die Art, wie die verschiedenen Bestandtheile des lebenden menschlichen Körpers zusammenhängen, wie sie auf einander unter sich und auf die von außen einwirkenden Potenzen reagiren, wie aus ihnen solche lebende Werkzeuge (Organe) entstehen, als zur Führung des Lebens gehören, und wie aus den nöthigen Organen ein geschlossenes Ganzes, ein lebendes, gesundes Individuum gebildet und erhalten werde, läßt sich durchaus nicht, ob man's gleich bisher immer versuchte, weder nach Grundsätzen der Mechanik, noch der Physik, noch der Chemie, nicht nach den Gesetzen der flüssigen und festen Körper in der unorganischen Welt, nicht durch Gravidation oder Friction, nicht durch Stoß oder Kraft der Trägheit, nicht nach den Gesetzen der Anziehung oder des Zusammenhangs andrer, in vielen Puncten sich berührenden ähnlichen Körper oder der Abstoßungskraft unähnlicher, nicht nach der Figur der einzelnen Bestandtheile, ob sie Flächen, oder Spitzen, oder Kugeln, oder Schrauben, oder Haarröhrchen, ob sie rauh, oder glatt, oder eckig, oder hakenförmig genannt werden könnten, nicht nach den Gesetzen der Elasticität, Expansionskraft oder Contractilität unorganischer Dinge in der Natur, nicht nach den Gesetzen der Lichtverbreitung oder Wärmeerzeugung, oder der magnetischen, gal-
2842 vanischen, oder | electrischen Erscheinungen, aber auch nicht nach dem Verhalten oxygenisirter und hydrogenisirter, kohlenstoffhaltiger oder azotischer Stoffe, oder der Säuren, Erden, Metalle, oder des Gerbe-, Eyweiß-, Stärke-, Leim- oder Zuckerstoffs unter sich und gegen andere Substanzen - beurtheilen oder erklären.

Wenn auch alle Bestandtheile des menschlichen Körpers in der übrigen Natur anzutreffen sind,*

---

4 „Ich habe gesprochen und eine Seele gerettet."

* Allg. Anz. d. Dt. (1808), 2. Bd., Nr. 263, 2841–2852 und Nr. 264, 2857–2868. – Ohne Nennung des Verfassers. Auch in: Stapf (1829), 1. Bd., S. 59–78 sowie Bakody (1883), S. 97–106. Als Schrift Hahnemanns aufgeführt bei Ameke (1884), S. 149; Haehl (1922), 2. Bd., S. 526; Tischner (1934), 2. Bd., S. 356; Mueller (1953), H. 1, 41; Schmidt (1989), S. 21.

* Die Thier- und Harnsäure etwa ausgenommen.

so wirken sie doch sämmtlich in dieser organischen Verbindung, bey Vollführung des Lebens und der übrigen Bestimmungen des Menschen auf eine so abweichende **eigne** Weise (für die man bloß den Namen **Vitalität** hat), daß diese besondere (**vitale**) Art von Verhalten der Theile unter sich und gegen die Außenwelt durchaus nach keinem andern Maßstabe, als nach sich selbst erklärt und beurtheilt werden kann, also nach keiner der bekannten Lehren der Mechanik, Statik, Physik oder Chemie. Alle jene seit Jahrhunderten versuchten Erklärungen und Beurtheilungen sind, gegen die reine Erfahrung gehalten und von unparteyischer Prüfung gewürdigt, stets für gezwungen und grundlos befunden worden.

Und doch kamen, nach allen unzählbaren Täuschungen dieser Art, Physiologen und Pathologen immer wieder auf diesen Sauerteig zurück, nicht weil sie Wahrscheinlichkeit für sich hatten, durch diese Hypothesen eine für die Heilkunst nutzbare Erklärung erzeugen zu können, sondern, **weil sie das Wesen der Arzneygelehrtheit und ihren höchsten Stolz darin suchten, recht viel, auch das Unmögliche zu erklären**. Sie glaub- | ten, die abnormen Zustände des menschlichen 2843
Körpers (Krankheiten) nicht anders ärztlich behandeln zu können, als wenn sie die dem normalen und dem abnormen Zustande des menschlichen Organismus zum Grunde liegenden Gesetze **handgreiflich** eingesehen hätten.

Dieß war der erste und Hauptbetrug, den sie sich und der Welt spielten. Dieß war der unselige Wahn, der die Heilkunde schon von **Galen's** Tagen an bis auf die neuesten Zeiten zum Schauplatze der barockesten, sich selbst oft zerstörenden Hypothesen, Erklärungen, Demonstrationen, Vermuthungen, Dogmen und Systeme machte, deren Schaden unübersehlich ist. Schon ward dem Lehrlinge eingebildet, er sey nun Meister der Kunst, Krankheiten zu erkennen und zu heilen, wenn er sein Gehirn mit jenen grundlosen Hypothesen angefüllt hatte, welche recht dazu geeignet schienen, seinen Kopf zu verdrehen, und ihn von der wahren Ansicht der Krankheiten und ihrer Heilung so weit als möglich zu entfernen.

Von Zeit zu Zeit nahm man wol bey einer Menge, auch dem mittelmäßigen Beobachter sich aufdringender Erfahrungen wahr, daß die Lehre von der Einrichtung und dem Verhalten des menschlichen Körpers im gesunden Zustande (Physiologie), und von den innern Veränderungen bey Entstehung der Krankheiten (Pathologie) aus atomistischen und chemischen Grundsätzen hergeleitet, eine Fehllehre sey, aber, diesem Abwege zu entgehen, verfiel man – immer wieder in dem **Wahne, daß das Wesen des Arztthums nur im Alleserklären bestehe** – auf der andern Seite auf den nicht weniger schädlichen, entgegengesetzten Abweg des Aberglaubens.

Theils erschaffte man sich in der Phantasie ein den ganzen Organismus in seinem gesunden und kranken Gange leitendes und beherrschendes geistiges Ding (**Helmont's** Archäus, **Stahl's** Körperseele) – theils wähnte man, den Grund der Körperconstitutionen und Temperamente, so wie die Entstehung der einzelnen Krankheiten und der Epidemien in einem Einflusse der Millionen Meilen weit entfernten Weltkörper, in den Constellationen der Planeten u.s.w. gefunden zu haben – theils sollte (nach der aus alten Thorheiten aufgestutzten, neuesten und | ausgebreitetsten 2844
Irrlehre) der menschliche Körper nach der uralten mystischen Dreyzahl sich in der Triplicität offenbaren, ein Miniaturgemählde des Universums (Mikrokosmus, Makrokosmus) vorstellen und so nach unsrer erbärmlich geringen Kenntniß des großen Ganzen haarklein erklärt werden. Nun sollte düstre, sich selbst nicht verstehende Mystik und poetischer Geisteswirbel dasjenige ins Licht stellen, was helle Physik und Chemie nicht vermocht hatte – alte Astrologie, neuere Naturphilosophie.

So irrten die Anführer der medicinischen Secten und ihre Begleiter, wenn es auf Beurtheilung der Gesundheit und der Krankheiten und auf ihre Heilung abgesehen war, immer theils näher, theils entfernter vor der Wahrheit vorbey, und Tausende von Folianten, Quart- und Octavbänden lehren zur Abschreckung vor ähnlicher Erklärungsmanie, und zum Bedauern der aufgewendeten Zeit und Anstrengung, daß alle diese unermeßlichen Bestrebungen schädliche Thorheit sind.

Wenn nun aber diese physiologischen Grübeleyen und die pathologischen Erklärungsphantome bey ihrer eigentlichen Bestimmung, bey Heilung der Krankheiten mehr nachtheilig als förderlich sind, wie kein Unbefangener leugnen kann – zu welcher Absicht sind sie nun dann?

„Der Arzt," höre ich erwiedern, „muß ja doch einen theoretischen Leitfaden haben, an den er seine Ueberlegungen und Handlungen gleichsam anreihen, an den er sich beym Krankenbette halten könne. Jeder nicht ganz handwerksmäßige Künstler will doch einen Zusammenhang von Begriffen über die Natur des zu bearbeitenden Objects und über die Beschaffenheit des Zustandes, in den er es versetzen soll, bey seinen Arbeiten im Geiste vor sich haben."

Ja! antworte ich; nur soll ein solcher Leitfaden weder ein nichtiges Spinngewebe, noch ein irre führender Wegweiser seyn – sonst wird er schädlicher als gar keiner.

Gewiß ist es, daß des mechanischen Künstlers Material physische und chemische Eigenschaften hat, und nur dann zweckmäßig und vollkommen verarbeitet werden kann, wenn der Verarbeiter diese Eigenschaften so vollkommen als möglich kennt. |
2845 Ganz anders aber ist es mit der Behandlung solcher Objecte, deren Wesen in lebendigen Aeußerungen besteht, namentlich mit der Behandlung des lebenden menschlichen Körpers bey Umänderung seiner krankhaften Zustände in Gesundheit (**Heilkunde**), und mit der Behandlung des menschlichen Geistes zu seiner Entwickelung oder Veredlung (**Pädagogik**). In beyden Fällen ist das zu bearbeitende Object nicht nach physischen und chemischen Grundsätzen, wie die Metalle des Metallarbeiters, oder das Holz des Holzarbeiters, oder das Material und die Farben des Färbers zu beurtheilen und zu behandeln.

Beyde, Heilkünstler und Pädagog, können also bey der Bearbeitung des menschlichen Körpers und Geistes unmöglich solche Vorkenntnisse von ihrem Object verlangen, die sie gerade, wie an der Hand, zur Beendigung ihres Werks hinführten, wie etwa der Metallarbeiter, der Lohgerber und andre Werkmeister von der physischen und chemischen Kenntniß ihrer Materiale geraden Weges wie an der Hand zur Arbeit angeführt, und zu ihrer Vollendung angeleitet werden. Jene beyde bedürfen in ihrem Berufe Kenntnisse ganz andrer Art, so wie auch ihr Object – lebendes Individuum – ganz andrer Art ist.

Aber eben so wenig können beyden die metaphysischen, mystischen und übernatürlichen Träumereyen dienen, welche müßige und selbstsüchtige Köpfe über das innere absolute Wesen des Körperorganismus, über Leben, Erregbarkeit, Sensibilität und Reproduction, und über die Natur des Geistes als Ding an sich, ausgesponnen haben.

Welches von den ontologischen Systemen über die innere (nie entdeckbare) Natur der menschlichen Seele sollte wol den Pädagogen zur glücklichen Vollführung seiner erhabnen Kunst förderlich seyn können? Verlieren könnte er sich in der unendlichen Menge abstracter Speculationen über Ich und Nichtich, über das Wesen des Geistes an sich, u.s.w. welche ein Uebermaß von Selbstdünkel aus dem angesengten Hirne der Schaar von Sophisten in allen Zeitaltern ausgepreßt hat; aber zum Nutzen anwenden kann er nichts von diesen übersinnlichen Grübeleyen, was
2846 sich der Mühe lohnte. In das Wesen des | menschlichen Geistes a priori zu dringen, ward den Sterblichen nicht gestattet.

Hiervon ist der weise Pädagog überzeugt; er erspart sich diese vergebliche Mühe, und hält sich, um alle mögliche Kenntniß von seinem Objecte zu erlangen, an das Aposteriorische, an **das, was die Seele durch Thatäußerungen von sich hat bemerken lassen**, an die **Erfahrungsseelenkunde.** Mehr soll er von seinem Gegenstande hienieden nicht wissen, und mehr braucht er nicht zu wissen.

Eben so beym Arztthume. Das was die (meinetwegen ursprünglich chemischen) Bestandtheile des menschlichen Körpers im Leben zu einem so wunderbaren Organismus verbindet, was sie bestimmt, so ganz wider ihre ursprüngliche Natur, ganz unphysisch und unchemisch sich zu verhalten, was sie in dieser Verbindung zu so automatischen Aeußerungen belebt und bewegt (Exertionen, die von allen bekannten Gesetzen der Mechanik, von jedem chemischen Processe und jeder physischen Erscheinung abweichen) - diese Grundkraft läßt sich nicht als ein abgesondertes Wesen lehren –, läßt sich bloß in der Entfernung ahnen; sie entzieht sich ewig aller Nachforschung, aller Wahrnehmung. Kein Sterblicher kennt das Substrat der Vitalität oder die apriorische innere Einrichtung des lebenden Organismus; kein Sterblicher kann es je ergrübeln oder durch menschliche Sprache, sie sey prosaisch oder poetisch, auch nur einen Schatten davon andeuten; es müßte denn baare Erdichtung oder Galimathias seyn.

Die zweytausend Jahre über, in denen man sich mit Philosophie und Arzneywissenschaft gebrüstet hat, ist kein einziger, auch nicht der kleinste Schritt zur apriorischen Kenntniß weder der Vitalität des Körperorganismus, noch der in ihm wirkenden intellectuellen Kraft (der Seele) gethan worden. Aller, zur vermeintlichen Demonstration aufgehäufte Bombast von Worten und Phrasen ohne Sinn –, alle Kreuz und Quersprünge der Sophisten über diese unmöglich erkennbaren Gegenstände, sind immer vergeblich, und dem bescheidnen Gefühl des wahren Weisen immer ein Gräuel gewesen.

Es läßt sich nicht einmahl ein Weg denken, auf welchem wir zu einer solchen Kenntniß gelangen könnten. |

Nie, nie wird der Sterbliche auch nur den kleinsten Theil von dem zur Anschau- 2847
ung erhaschen, was sich tief im innern Heiligthume der Ideen der schaffenden Gottheit verbirgt, unendlich weit außer den Grenzen der menschlichen Fassungskraft.

Alles demnach, was der Arzt von seinem Objecte, vom vitalen Organismus wissen kann, alles was er von ihm zu wissen nöthig hat, beschränkt sich auf das, was die Weisern unter uns, ein **Haller**, ein **Blumenbach**, ein **Wrisberg**, u.s.w. unter **Physiologie** verstanden und lehrten, und was man **Erfahrungsvitalitätskunde** nennen könnte, nämlich, **welche in die Sinne fallenden Aeußerungen vom gesunden menschlichen Körper geschehen und in welcher Verbindung** – ; das Unmögliche: **Wie** sie geschehen, bleibt hiervon völlig ausgeschlossen.

Ich gehe zur **Pathologie** über, in der eben jene Systemsucht, welche den metaphysischen Physiologen die Köpfe verdrehte, eine gleiche Ausartung hervorgebracht hat, um das innere Wesen der Krankheiten, das, wodurch Krankheiten des Organismus zu Krankheiten werden, zu ergrübeln. Sie nannten es die **nächste, innere Ursache.**

Kein Sterblicher hat einen klaren Begriff von dem, was man hier sucht, geschweige, daß irgend ein erschaffenes Wesen fähig seyn sollte, einen Weg sich zu denken, auf welchem er zur innern Anschauung dessen gelangen könne, was das Wesen einer Krankheit an sich constituiren mag. Und dennoch haben es eine Menge von Sophisten mit wichtiger Miene unternommen, eine Seherkraft hierin zu affectiren.

Nachdem unter den Zwischenspielen mehrerer kleineren und größeren Systeme (der mechanischen Entstehung der Krankheiten, ihrer Entstehung aus der innern Form der Theile, aus Krampf und Lähmung, der Solidar- und Nervenpathologie, des Chemismus u.s.w.) die Humoralpathologie, (jener vorzüglich dem Pöbel gefallende Wahn, den kranken Körper als ein Gefäß voll Unreinigkeiten mancherley Art, und

voll Schärfen mit griechischen Namen, anzusehen, die bald Stockungen und Entartungen der flüssigen und festen Theile, bald Fäulniß, bald Fieber, kurz alles, worüber sich der Kranke beschwerte, hervorbringen sollten, und die man durch versüßende,
2848 verdünnende, blut- | reinigende, auflösende, verdickende, kühlende und ausleerende Mittel bestreiten zu können, sich einbildete), ihr Wesen bald plumper, bald feiner viele Jahrhunderte hindurch getrieben hatte, erschien der Seher (**Brown**), welcher, gleich als hätte er das Innere der Natur durchschaut, mit einer bewundernswürdigen Dreistigkeit auftrat, bloß eine einzige Grundkraft des Lebens (Erregbarkeit) annahm und sie in Krankheiten bloß quantitativ sich erhöhen und erniedrigen, anhäufen und erschöpfen ließ, jede andere Ursache der Krankheiten ignorirte, und bloß aus dem Gesichtspuncte der Schwäche oder des Uebermaßes an Kräften die Körperleiden zu beurtheilen vorschrieb. Er riß den Beyfall der ganzen deutschen Arztwelt an sich, zum Zeichen, daß ihre vorigen ärztlichen Begriffe ihnen nie Ueberzeugung oder Genugthuung gewähret, daß sie nur so dunkel und schwankend vor ihrer Seele geschwebt hatten. Mit Begierde griffen sie nach dieser Einseitigkeit, die sie sich für Simplicität aufreden ließen. Alle übrige, nicht unwahrscheinliche (obgleich ebenfalls die rechte Ansicht und Heilung nicht befördernde) Grundkräfte des Lebens legten sie seiner spitzfindigen Lehre zu Liebe willig bey Seite, um die Bequemlichkeit zu haben, weiter nicht viel über die Krankheiten und ihre Heilung nachdenken zu dürfen. Sie brauchten nun bloß das vorhandene Maß der Erregbarkeit in Krankheiten nach ihres Meisters Gradleiter mit Hülfe der Phantasie willkürlich zu bestimmen, um mit Reiz deprimirenden und Reiz erhöhenden Mitteln, – denn nun waren, durch ihn umgeschaffen, alle Arzneymittel auf einmahl bloß quantitative Reize – die in jedem Falle angenommene Menge von Erregbarkeit entweder herauf oder herunter zu schrauben. Und was war denn nun seine einseitige Erregbarkeit? Konnte er ihr einen festen, einsehbaren Begriff unterlegen? Täuschte er uns nicht mit einer Menge Worte, die keinen klaren Sinn darboten? Zog er uns nicht in eine Behandlung der Krankheiten hinein, die, weil sie nur in wenigen Fällen, und auch hier nur zum Theil paßte, in der überwiegenden Zahl der übrigen, Verschlimmerung oder schleunigen Tod zum Erfolge haben mußte?

Die transscendentale Schule verwarf es jetzt, eine einzelne Grundkraft des Le-
2849 bens anzunehmen. Es erschien der Dualismus. Nun | äffeten uns die Naturphilosophen – Denn solcher Seher gab es viele, jeder war in eine neue Ansicht der Dinge gerathen, jeder spann ein andres System; nur in der besondern Geisteskrankheit kamen sie überein, durch innere Selbstanschauung über das apriorische Wesen und die ganze Natur der Dinge nicht nur klare Rechenschaft geben zu wollen, sondern sich sogar selbst für Schöpfer des Ganzen anzusehen, und es nach ihrer Art aus sich selbst aufzubauen (zu construiren). Alles was sie über Leben an sich, und über das Wesen des Menschen sich verlauten ließen, war, wie ihre ganze Dichtung, so unverständlich, so bauchrednerisch, daß kein reiner Sinn daraus hervorging. Die menschliche Sprache, welche nur geeignet ist, sich über sinnliche Wahrnehmungen und unmittelbar aus ihnen abgeleitete Begriffe auszudrücken – Collectivbegriffe, deren jeder sich leicht in concrete Beyspiele vereinzeln und so der menschlichen Sinnlichkeit nahe bringen und verdeutlichen läßt – verweigerte, ihre Schwärmerey, ihre ἄρρητα[1] und poetischen Gesichter auszudrücken; und daher radebrecheten sie sie mit neu geschaffenen, hochtönenden Worten, hyperlunarischen Wortfügun-

---

1 „Geheimnisse/Geheimwissen." Wörtl.: ‚Unaussprechliches', hier vielleicht freier: ‚ihre unaussprechlichen Geheimnisse' (der Begriff gehört ursprünglich zur religös-magischen Sphäre und bezeichnet Wissen, das nur Eingeweihten zugänglich ist, somit nicht nach ‚außen' weitergegeben werden darf.)

gen und unerhörten, excentrischen Phrasen ohne Sinn, und verwickelten sich in so übersinnliche Spitzfindigkeiten, daß man in Verlegenheit geräth, ob man eine Satyre auf diesen Mißbrauch der Geistesanstrengung oder eine Elegie über ihre Verunglükkung schreiben soll. Man hat der Naturphilosophie die Verschraubung und Desorganisation einer Menge von Köpfen junger Aerzte zu danken. Außerdem war ihr Eigendünkel bisher noch zu überspannt, als daß sie sich viel mit Ansicht der Krankheiten und ihrer Heilung hätte abgeben sollen, außer was sie von ihrem Dualismus, von ihrem Polarisiren und Repräsentiren, von ihrem Reflex, von Differenzirung und Indifferenzirung, von Potenzirung und Depotenzirung hier und da darüber anbrachte. Sie selbst lebt und webt noch in forcirter Begeistung der Materie, und in der Erschaffung und Ordnung (Construction) des Weltalls und seines Miniaturmodells, |
des Menschen, nach ekstatischen Phantasien –. Körperlos und ätherisch-luftig 2850
schwebt sie noch jenseits der Sonnensysteme und außer den Grenzen des Wirklichen, und scheint sich noch lange nicht von ihrem übererhabenen Standpuncte herab zu dem niedrigen Wirkungskreise der Praxis (der Menschenheilung) niederlassen zu wollen, auch wol – da sie sich überstiegen hat – nicht zu können.

Doch trennte sich neuerlich ein Ast von ihr, der sich mehr der Arzneykunst nähern zu wollen schien. Diese neue Lehre wärmte die alten functiones animales, naturales, vitales[2], doch unter neuen Namen, wieder auf, um die Natur der Krankheiten zu erklären. Auf welchem denkbaren Wege aber wollen sie zur Wahrnehmung gelangen, in **wiefern** die von ihnen (willkürlich) den Organen zugetheilte Sensibilität, Irritabilität oder Reproduction im individuellen Falle erhöhet, erniedrigt oder an Qualität verändert, und **wie** sie genau verändert sind, auch **welche** von ihnen vorzugsweise vor den andern – und (da fast keinem Organe des menschlichen Körpers eine dieser drey Eigenschaften abgesprochen werden kann) **wie** sich jedes der Körperorgane in Absicht dieser drey Hauptfähigkeiten bey dem gegebenen Krankheitsfalle verhalte, und **welcher** innere oder absolute Zustand daraus für den Gesammtorganismus entstehe, woraus klar und deutlich hervorginge, welches hierauf eigenthümlich und in jeder Rücksicht passende Heilmittel anzuwenden sey? Welche unbeantwortliche Aufgabe, deren Auflösung gleichwohl unerläßlich ist, wenn das System dem Heilkünstler dienen soll!*

* Will man aber durch diese Aufstellung der drey Hauptfunctionen unsers Organismus bloß eine ungefähre Uebersicht derselben absichtlos andeuten und weiter nichts darauf bauen, am wenigsten die practische Heilkunde selbst, so habe ich nichts wider dieses uralte Schema, was als blose Uebersicht nicht unvernünftig und doch unschädlich – obschon weiter nicht nutzbar – ist.

Und was sagt jedes dieser drey Worte, Sensibilität, Irritabilität und Reproduction genau, in verständlichen, concreten Begriffen? damit man nicht mit leeren Worten spiele.

Wie unmöglich ist es, durch alle diese unfruchtbaren Aprioritäten eine richtige Ansicht der Krankheiten im individuellen Falle zu gewinnen, um so ein passendes Heilmittel für jede derselben zu finden – welches der einzige Zweck der heilbringende Kunst seyn soll! Wie kann man es vor dem gesunden Menschenverstande
verantworten, daß man | diese theoretischen Grübeleyen, die sich in keinem Falle 2851
concret und anwendbar machen lassen, dem practischen Arzte zu einem Hauptstücke seiner Kunst machen will?

Es ist eine der weisesten Einrichtungen des consequentesten Wesens, des allgütigen Schöpfers, daß dem Menschen unmöglich gemacht ward, was ihm unnütz war.

Vom Pädagogen ist es bekannt; daß, so wie ihm die ontologische Kenntniß vom innern Wesen der menschlichen Seele verborgen blieb, weil sie ihm unnütz war,

2 „Die natürlichen, vitalen und animalischen Funktionen".

er, außer der Erfahrungsseelenkunde, nur der Geschichte der practischen Verirrungen des menschlichen Geistes und Herzens, und der Kenntniß der Hülfsmittel nöthig hat, wodurch er den irre Geleiteten in jedem individuellen Falle wieder auf die Bahn der Tugend zurück bringen könne, um sein edles Geschäft zur höchsten Vollkommenheit zu bringen.

Der Menschenerzieher **Socrates** brauchte nach seiner practischen Menschenkenntniß, nach seinem zarten Gefühle für Moralität und für das, was die Erdbürger echt glücklich macht, bloß die Fehler derer, die sich ihm naheten, historisch zu kennen, um ihre Gemüther durch die passendsten Gründe und sein eignes besseres Beyspiel zur Tugend zurück zu führen. Vom Aristodemus wußte er, daß er die Gottheit hintan setze, er vernahm aus seinen Aeußerungen die Symptome dieses Geistesübels, die Vorurtheile die ihn von Religiosität abhielten, und dieß gnügte ihm, um ihn eines bessern belehren und aus seinen eignen Geständnissen die Beweggründe hervorlocken zu können, die ihn zur Gottesverehrung zurück zu kehren nöthigten. Nie brauchte er ontologische Untersuchungen über das Wesen des menschlichen Geistes an sich oder über die metaphysische Natur dieses oder jenes Seelengebrechens anzustellen, um jenen göttlichen Zweck zu erreichen.

Und eben so braucht der Arzt, nächst der historischen Kenntniß vom Verhalten des menschlichen Organismus im gesunden Zustande, bloß historisch zu wissen, wie die individuelle Krankheit sich äußere (mehr kann er, weil es ihm unnütz war, ohnehin nie erforschen), **um, wenn ihm dann das Heilmittel dafür bekannt wird, ihr abhelfen zu können.**

Oder besteht etwa der Zweck und die Würde des Arztthums mehr im theoreti-
2852 schen | Klügeln, als in der Geschicklichkeit, Kranke zu heilen? Dann hätten jene heil- und thatlosen Wortmacher freylich den Vorzug!

Doch, wenn jene metaphysischen Speculationen und Systeme über das innere Wesen der Krankheiten (gesetzt, sie wären nur im mindesten gegründet) für einen Heilkünstler auch nur den mindesten Nutzen hätten (und einigen Nutzen, dächte ich, müßte doch wol das haben, worüber man so viel Aufhebens macht), so sollte man wol vermuthen, daß gerade Systemkünstler und Systemanhänger dieser Art wenigstens etwas bessere und hülfreichere Aerzte seyn müßten, weil sie das inne haben, was sie für den wahren und solidesten Grund der Arzneykunst ausgeben!

Aber, ach! gerade sie widerlegen am Krankenbette ihr prahlerisches Vorgeben, Vertraute der Natur zu seyn; gerade sie sind die hülflosesten, wo nicht die schädlichsten Krankheitsbehandler. |

(Beschluß zu Nr. 263 S. 2841–2852.)

2857 Nicht ein einziger Urheber oder Befolger eines der vielen Arzneysysteme konnte, oder (wenn er auch hier und da gekonnt hätte) durfte sein System in der Praxis streng und genau in Ausübung bringen, ohne seinen Kranken den größten Schaden zu thun – weit mehr Schaden zu thun, als sie ohne alle medicinische Hülfe erlitten haben würden*

* Man sehe, statt aller andern tausendfältigen Belege, jenes berüchtigte Beyspiel brownischer Cur an einem der Söhne des berühmten **Peter Frank** in Wien.

Immer waren sie genöthigt, um nicht alles vor sich hinsterben zu lassen, entweder zu dem Heilplane der Unthätigkeit (per expectationem)[3] oder, trotz des öffentli-

3 „Durch Abwarten".

chen Bekenntnisses ihres Lehrsystems heimlich zu den minder schädlichen Operationen der allgemeinen Therapie älterer Zeiten, den Abführungs-, Ableitungs- und Palliativmitteln des Humoralismus und Saburralismus zurückzukehren.

Daß aber wenigstens nicht echte Philosophie sie bey ihrem Beginnen leitete, daß nicht hervorragende Vernunft und Consequenz das Ziel ihrer Bestrebungen war, sehen wir schon deutlich am Allgemeinen ihrer Heilmethode.

Gegen die Krankheiten, die sich nach ihrer Meinung recht gelehrt a priori definirt und auf recht einfache Principien zurückgeführt zu | haben glaubten, sollte man **2858**
denken, würden sie jedesmahl nur eine einzige einfache Arzneysubstanz auf einmahl anwenden (und ihren Erfolg abwarten), eine Arzneysubstanz, deren Wirkung ihnen ganz in extenso bekannt wäre, die gekannteste, die passendste, die einzig dienliche – nach der gemeinen Regel, der sich niemand entziehen darf: was durch ein einfaches Mittel geschehen kann, muß man nicht durch zusammengesetzte, vielfache zu erreichen suchen, quod potest fieri per pauca – .[4]

Aber nichts weniger als dieß. In der Hauptsache, in der Anwendung der schönen einfachen Theorie, in der Praxis blieben sie ganz beym alten Schlendrian, (doch mit Einschaltung der jedesmahl neuesten, modischen Arzneyen) – zum Zeichen, daß ihr System nur zur Schau, nur zum Blenden, nicht zum Nutzen aufgeführt war.

Ganz dem schlichten, reinen Menschenverstande zuwider, setzen sie den Krankheiten nur **vielfach zusammengemischte** Arzneyen entgegen, deren keine ihnen mehr als oberflächlich bekannt ist – und solcher Arzneygemische geben sie oft mehrere zugleich, oft mehrere in einem Tage: haud leve obstaculum penitiori virium in medicamentis cognitioni objicit, quod *rarissime simplicia, sed ut plurimum composita, nec haec sola, sed aliorum usu interpolata usurpentur.*[5] Fr. Hoffmann, Med. rat. Tom III. S. II. C. 3 §. 10. Ein solches Verfahren widerlegt allein schon alle angebliche philoso- | phische Einfachheit und Consequenz dieser Aprioristen. Kein **2859**
einziger Arzt auf diesem Erdrunde, weder die Erbauer der Systeme noch ihre Jünger, braucht einen einzelnen, einfachen Arzneystoff in Krankheiten, und wartet erst seine völlige Wirkung ab, ehe er einen neuen gäbe!

Wären auch die Kräfte jeder einzelnen Arzneysubstanz auf das genaueste bekannt, so würde eine solche Anwendung von Vielgemischen, ein solches Untereinander-Eingeben mehrerer Arzneystoffe auf einmahl, deren doch jeder an Wirkungsart verschieden seyn muß, schon für sich äußerst thöricht seyn, und zum blinden, tumultuarischen Curiren werden. Denn wie verworren muß der Effect von so vielen Mitteln unter einander ausfallen, wie unmöglich muß es seyn, die daraus beym Kranken resultirende Wirkung auf jedes dieser mehrern Ingredienzen zurück zu führen, um in der Folge das eine oder das andere weglassen oder vermindern, oder im Gegentheil verstärken zu können! Aber das geht bey solchen Vielgemischen nicht; sie wirken zusammen eine Mittelwirkung, niemand weiß, was das eine oder andere Ingredienz zu der Gesammtwirkung beytrug; niemand weiß, welches Ingredienz das andere so und so in der Wirkung abänderte, oder welches dem andern geradezu widersprach und seinen Effect in dieser Vermischung vernichtete.

Schlimmer noch erscheint der Fall und noch sträflicher dieß Beginnen: (Vielgemische zu Recepten zu verschreiben) wenn man bedenkt, daß oft alle die vielen, oder doch die meisten dieser zusammengemischten Dinge einzeln schon **von großer, aber ungekannter Wirkung** sind.

---

4 „Was durch wenige (sc. Mittel) geschehen kann –."

5 „Kein geringes Hindernis für eine tiefer eindringende Erkenntnis der in den Heilmitteln wirkenden Kräfte stellt dar, daß sehr selten einfache, sondern allermeist zusammengesetzte gebraucht werden, ja nicht nur das, sondern sogar [noch] bei der Anwendung mit anderen verfälschte."

Nun, eine Menge solcher starken, Körper verändernden Substanzen, deren Wirkung einzeln nicht bekannt ist, und oft bloß vermuthet und willkürlich angenommen wird, zusammen in eine Formel zu mischen, und dieses Gemisch, auch wol mehrere andre, dicht hinter einander (ohne die Wirkung des einen oder des andern Gemisches abzuwarten) dem Kranken sofort, auf gut Glück einzugeben – dem Kranken, dessen Leiden und abnormer Körperzustand bloß nach täuschenden, theoretischen Ideen und durch die Brille fingirter Systeme beurtheilt worden –,
2860 wenn | das eine Heilkunst, wenn das nicht schädliche Inconsequenz ist, so weiß ich nicht, was ich unter Heilkunst verstehen, nicht, was ich schädlich, was ich inconsequent nennen soll.

Hier pflegt man, um doch etwas zu sagen, einzuwerfen; „die mehrern Ingredienzen in einer Formel wähle man der verschiedenen Rücksichten (des hypothetisch angenommenen innern Zustandes des Körpers, auch wol der Symptome) wegen."

Gleich als wenn eine einzige einfache Arzneysubstanz, wenn sie nur gehörig gekannt wäre, nicht mehrern, vielen, oft allen (unidealischen) Rücksichten entsprechen könnte! Gleich als wenn die mehrern Rücksichten durch ein Vielgemisch gedeckt werden könnten, dessen Ingredienzen an Wirkungskraft so unbekannt, in der Vermischung einander entgegen arbeiten und einander unvorhergesehen abändern oder vernichten!

Diese Vielmischerey ist bloß ein Nothbehelf dessen, der von den Wirkungen jeder einzelnen Substanz nur sehr wenig Kenntniß hat, und sich damit tröstet, daß, da er einmahl keine einfache, für den Krankheitsfall passende Arzneysubstanz zu finden weiß, sich doch unter dieser Menge zusammen verschriebener und unter einander eingegebner Mittel eins befinden könne, was aus Glückszufall den rechten Punct treffen werde.

Ein solches Verfahren glücke nun zuweilen, oder falle widrig aus, so ist auf keinen Fall etwas daraus zu lernen, auf keinen Fall kann die Kunst dadurch auch nur um ein Haar breit weiter vorrücken.

Aenderte sichs zur Besserung, von welchem Ingredienz des einen oder der mehrern dicht hinter einander gegebnen Arzneygemische rührte sie dann her? Dieß bleibt ewig verborgen.

„Man sollte wol im gleichen Falle dasselbe Arzneygemisch, oder die mehrern Arzneygemische in derselben Ordnung auf einander, ein ander mahl wieder geben!"

Armer! nie trifft sich der genau mit jenem überein kommende Fall wieder, **kann sich nicht wieder treffen**.

Zudem können Arzneygemische selten zum zweyten mahle, geschweige nach langer Zeit genau wieder so bereitet werden, als das erste mahl. Dasselbe Recept
2861 bringt oft ein sehr abweichendes Gemisch hervor, wenn man es | in mehrern Apotheken zugleich verfertigen läßt – aus gar vielen Ursachen.

Endlich ists oft gar nicht wahrscheinlich, daß ein Kranker gerade so viel und in der vorgeschriebnen Zeit von den nicht selten widrig riechenden und ekel schmekkenden Arzneygemischen sollte eingenommen haben. Weißt du denn genau, ob er auch das Mindeste von dem einen oder andern widrigen Mittel eingenommen hat, und ob nicht ein weniger übel schmeckendes Hausmittel an seiner Stelle gebraucht ward, welches hier half?

Wie nun? wenn sichs bey den gemischten Arzneyen mit dem Kranken nicht besserte, wol gar auf irgend eine Art dabey verschlimmerte, welchem Ingredienz unter so vielen könnte man wol diesen Erfolg beymessen, damit man's in der Folge aus dem Recepte auslassen könne?

„Das kann man nicht wissen; man thut wohl, das ganze Gemisch nicht wieder zu geben."

Diese Verschüttung des Kindes mit dem Bade sollte mir leid thun. Wie habe ich nicht durch den Einzelgebrauch eines Ingredienzes, welches ich, weil es das einzige für den Fall hülfreiche seyn mußte, aus der lange mit Schaden gebrauchten Formel meines Vorgängers aushob, die Krankheit dennoch glücklich geheilet!

Wie wenig weise ists also, solche – oft dem Auge, dem Geruche und dem Geschmacke so ekelhaften – Gemische mehrerer Arzneyen zu verordnen, deren jede nicht genau gekannt | ist, weder für sich, noch in Verbindung mit den übrigen! 2862

Man erwiedert: „Die Kräfte der Arzneyen wären nicht unbekannt", und ich frage: sind die Paar Worte, die die Materia medica über jede enthält, eine Kenntniß, eine genaue Kenntniß zu nennen?*

* Wie aufrichtig spricht nicht hierüber unser **Friedrich Hoffmann** (Med. rat. Tom. III. Sect. II. Cap. 3. §. 1.)! Quomagis in artis exercitio utile est, veras et non fictas medicamentorum, pro tam diversa corporum et morborum ratione, vires intimius nosse, eo magis utique dolendum, immo mirandum est, quod, si dicere licet, quod res est, *perpauca sint remedia*, quorum virtutes et operationes certae ac recte perspectae, sed pleraeque spem atque expectationem curantis frustrentur, *quin verae pharmacorum facultates in Democriti quasi puteo adhuc latitent!* – pauca certe supersunt, quae fidae et expertae virtutis, *plurima* vero infida, suspecta, fallacia, *ficta*.[6]

Oft ists nichts weiter, als eine Liste Namen von Krankheiten, in welchen allen die Substanz geholfen haben soll (oft eine lange Liste, so daß die Lüge*

* Und wie gefährlich sind solche Lügen! in nullo mendacio majus est periculum, quam in medico.[7] Plin. hist. nat. lib. 29 c. 1.

oft ganz handgreiflich wird) – Namen von Krankheiten, sage ich; Gott weiß, welchen Körperzuständen diese Namen gegeben wurden, und welche Weisheit bey ihrer Ernennung präsidirt hat?

Und woher haben denn die Arzneymittel-Lehren diese Angaben? Doch wol nicht von einer unmittelbaren Offenbarung? Wahrlich! fast sollte man glauben, sie müßten sie von einer unmittelbaren Eingebung von oben her haben, denn aus der Praxis der Aerzte können sie nicht herrühren, die, wie bekannt, es unter ihrer Würde halten, eine einzelne einfache Arzneysubstanz, und nichts weiter, in einer Krankheit zu verordnen, und lieber die Kranken sterben, lieber die Arzneykunst ewig Unkunst seyn ließen, ehe sie sich ihres gelehrten Vorrechts begäben, **kunstmäßig zusammengesetzte Formeln** zu verordnen.

Also da die Arzneymittel-Lehren, wenn ich wenig sagen soll, den meisten Theil ihrer Angaben der sogenannten Tugenden der rohen einfachen Arzneystoffe nicht aus Erfahrungen*

* So gewiß die Materia Medica nur eine Tochter der Erfahrung seyn kann und darf – ; so hat dennoch auch sie willkürlichen Meinungen, idealischen Träumen und Hypothesen unterliegen, und sich heute in diese, morgen in eine andre Gestalt ummodeln lassen müssen, ganz wie es das jedesmahl herrschende Arzneysystem befahl. Die bey den Alten als alexipharmaca, cephalica, splenica, uterina[8]

---

6 „Je mehr es bei der Ausübung [unserer] Kunst von Nutzen ist, eine eingehendere Kenntnis der wahren, nicht der erfundenen Kräfte der Heilmittel erworben zu haben, zumal angesichts der so verschiedenen Beschaffenheit der Körper und Krankheiten, [je wichtiger also eine solche Kenntnis ist], umso mehr muß man sich wirklich grämen, nein, vielmehr wundern, daß – wenn es erlaubt ist, zu sagen, was Sache ist – es nur wenige Heilmittel sind, deren Tugenden und Wirkungsweisen sicher und richtig durchschaut sind; sondern meist enttäuschen sie die Hoffnung und Erwartung des Behandelnden, da ja die meisten Wirkungen der Medikamente immer noch gleichsam im Brunnen des Demokrit verborgen sind! – Sicherlich gibt es einige wenige, deren Tugend zuverlässig erforscht ist, die meisten aber sind unzuverlässig und beruhen auf Vermutungen, Täuschungen und Erfindungen."

7 „Bei keiner Lüge ist die Gefahr größer als bei einem Arzt."

8 „Gegengifte, Mittel für den Kopf, die Milz, die Gebärmutter."

angewendeten Mittel mußten nachgehends das Amt der krampfstillenden und Nervenmittel übernehmen. Als das System nur straffe und laxe Faser zum Grunde der Krankheiten annahm, mußten auch die bisher zu andern Behufen gedienten Arzneymittel in eins dieser beyden Fächer sich schieben lassen. – Hatte das herrschende System, aber blutreinigende, oder Krankheitsschärfen tilgende Mittel nöthig, so wurden eben dieselben Dinge, welche sonst tonica, oder sedantia, oder diaphoretica, oder eccoprotica, oder diuretica geheißen hatten, geschwind mundificantia antiscorbutica, antiscrophulosa, antipsorica[9] u.s.w. umgeprägt. Als nun **Brown** bloß **Erregungsmittel und Erregung herabstimmende Mittel** zu seinem Systeme nöthig hatte, so wurden dieselben Arzneyen, die man sonst unter vielen andern Etiketten aufgeführt hatte, gleich zu den zwey neuen Regimentern angeworben und beliebig in das eine oder das andre untergesteckt; und da er noch besonders **diffusible** und **permanente Reize** brauchte, so fand die Willkür bald Rath. – Schnell wurden Arzneyen zu dem einen oder dem zweyten Titel creirt; gleich als obs nur aufs Creiren ankäme, und die Arzneystoffe sich auf Befehl des promovirten Mannes gefallen lassen müßten, nach seinem Belieben die eine oder die andre Function zu übernehmen. Gleich als ob die Wirkung der Cinchiona sich weniger schnell durch den Organismus verbreitere oder viel länger in seiner Nachwirkung dauerte, als der gleich unbekannte Mohnsaft! Der Systemmacher braucht, wie die Sachen bisher standen, nur zu dictiren, welche neue Rolle dieß oder jenes Arzneymittel übernehmen, ob es ein invertens[10], ein revertens[11] oder ein torpens[12] seyn soll (**Darwin**), und siehe, es muß sich dazu brauchen lassen, so lange bis sie zum Behufe eines neuern Systems wieder umgetaufet und zu einer andern Absicht eben so willkürlich verlangt werden.

„Wenn man nun aber die Wirkung der Arzneyen in ihren chemischen Grundstoffen nachweist", höre ich erwiedern, „so wie nach dem allerneuesten Systeme, dann wird man doch recht naturgemäß verfahren"? Hiernach werden wiederum (gleich willkürlich) einige Mittel zu kohlenstoffhaltigen, andre zu wasserstoffhaltigen u.s.w. gezählt, und jeder dieser dictatorisch ernannten Classe besondre (fingirte) Wirkungsarten eigenmächtig beygelegt. Aber dem Braunkohlgemüse, dem Rindsbraten oder dem Weizenkuchen fehlt es doch wahrlich nicht an reichlichem Stick- Kohlen- oder Wasserstoffe; wo bleiben aber bey ihnen die Arzneykräfte, die man jenen Stoffen so freygebig zutheilt?

Was will aus einer (Menschenleben beherrschenden) Kunst werden, bey der Phantasie und Willkür das große Wort führen?

2863 gelehrter Aerzte haben entlehnen | können, weils fast nichts dieser Art von ihnen zu entlehnen gibt, woher haben sie sie denn sonst?

Die meisten angeblichen Tugenden der einfachen Arzneyen sind ursprünglich bloß in der Hausmittelpraxis aufgekommen und von gemeinen Leuten und Laien auf die Bahn gebracht worden, welche oft die Echtheit der Arzney nicht beurtheilen, oft den wahren Namen nicht angeben, am wenigsten aber den Krankheitszustand genau bestimmen konnten, worin sie geholfen haben sollte. Ich sage, „sollte", denn auch bey ihnen wird in der Noth bald dieses, bald jenes Hausmittel dicht hinter einander eingegeben oder aufgelegt, so daß man endlich doch nicht weiß,
2864 was eigentlich geholfen hat, gesetzt der Krank- | heitsfall selbst wäre auch genau bekannt, wie er es doch in diesen Händen fast nie ist.

Diese nackten Nachrichten sammelten sehr kürzlich, oberflächlich und tumultuarisch, mit Aberglauben und Vermuthungen durchwebt, die alten Kräuterbüchermacher, **Matthioli, Tabernämontan, Gesner, Fuchs, Lonicer, Ray, Tournefort, Bock, Lobel, Thurneisser, Clusius, Bauhin, u.s.w.** mit dem, was der quellenlose **Dioskorides** davon in gleichem Tone gesammelt hatte, untermischt, und mit diesem uncritischen Verzeichnisse ward dann unsre gelehrt scheinende Materia medica angefüllt; eine schrieb der andern nach, bis auf unsre Zeiten. Dieß ist ihr (eben nicht zuverlässiger) Ursprung.*

---

9 „Kräftigungsmittel [wörtl.: spannungsfördernde Mittel], oder Beruhigungsmittel, oder schweißtreibende oder stuhlabführende oder harntreibende Mittel ... (Blut-)reinigende Mittel, Mittel gegen Skorbut, gegen Skrophulose, gegen Krätze."

10 „Veränderndes Mittel".

11 „Zurückwendendes Mittel".

12 „Erstarrendes Mittel".

* Wie baar unsre Arzneymittellehren die Angaben jener unlautern Quellen aufgenommen haben, sieht man unter andern daraus, daß sie Tugenden von rohen Arzneyen anführen, die ursprünglich auf bloßen Vermuthungen unsrer abergläubischen Vorfahren beruhten, welche mehrere Arzneystoffe bloß wegen einiger äußern Aehnlichkeiten mit etwas Sinnlichem in einer Krankheit (**Signatur**) zu Heilmitteln dieser Krankheiten, kindisch genug, gepräget hatten, oder deren Wirksamkeit aus alten Weibermährchen oder aus Eigenschaften abgeleitet ward, welche mit der ihnen angedichteten Arzneykraft in gar keinem wesentlichen Zusammenhange stehen. So wird die Wurzel der **Orchispflanzen** und der **Salep**, weil sie, gleichsam in Form zweyer **Hoden** getheilt, den Alten ein Omen schien, daß sie dem Zeugungsvermögen der Männer beystehen werde, noch immer für ein Analepticum und Aphrodisiacum ausgegeben. Noch immer wird das *Hypericum* als ein Wundkraut verehrt, weil es die Alten dazu stempelten des geringen Umstandes wegen, weil seine gelben Blüthen, zwischen den Fingern zerdrückt, einen blutrothen Saft von sich geben, der ihm den ominösen Namen **Johannisblut** erwarb. Wo anders haben das *Chelidonium*, die **Berberisrinde** und die **Kurkumey** ihren Ruf gegen die Gelbsucht in unserer Materia medica her, als weil man ehedem wähnte, die gelbe Milch des erstern und die in beyden letztern enthaltene gelbe Farbe gebe einen sichern Fingerzeig (Signatur), daß sie bey einer gelben Krankheit dienlich seyn müßten? Und woher hat insbesondere das Chelidonium seinen Namen und die ihm angedichtete Wirkung in Gesichtsverdunkelung her, als aus der alten Fabel, die Schwalben stellten mit diesem Kraute ihren blinden Jungen das Gesicht wieder her! Immer noch soll das geschmacklose **Drachenblut** bloß seines Namens und seiner blutrothen Farbe wegen für das blutende Zahnfleisch und in Blutflüssen helfen! In Hämorrhoidalknoten soll *ranunculus ficaria* und *scrophularia nodosa* heilsam seyn, bloß weil beyde Kräuter an ihrer Wurzel ähnliche Knoten haben – . Deshalb, weil die Wurzel der **Färberröthe** eine dunkelrothe Farbe enthält, erhielt sie ihren Ruf als Monatzeit treibendes Mittel, und weil sie Thieren gefüttert, in den Knochen derselben eine rothe Farbe absetzt, darum wird sie als vorzüglich heilsam in Knochenkrankheiten in der Materia medica gepriesen! Noch immer wird die Saponaria als eine köstliche auflösende und detergirende Arzney in unsern Büchern angerühmt, weil das Decoct ihrer Wurzel, wenn es geschlagen wird, gleich einer Seifenauflösung schäumt, ungeachtet es seiner übrigen Natur nach der Seife ganz entgegen gesetzt ist, und seine schäumende Eigenschaft nicht wie diese, durch Zusatz von Säure, sondern, umgekehrt, durch Laugensalz verliert. – Und hat denn die Seife selbst ihre vermeintliche, Stockungen und Verhärtungen im Körper auflösende Kraft wol anders wo her, als von dem Wahne, daß sie, wie in der Hauswirthschaft und in chemischen Verrichtungen, so auch im lebenden Organismus eine auflösende Kraft ausüben müsse? – Darum, weil sich die Ebenisten dreyer farbigen Hölzer unter dem gemeinsamen Namen **Sandelhölzer** zum Fourniren bedienten, deshalb mußten sie auch in der Arzney eine gemeinsame Kraft (in den sogenannten blutreinigenden Tränken) haben, ungeachtet das gelbe (und weiße) santalum album, von einem ganz andern Baume, als das rothe (pterocarpus santalinus), sehr heftige und bedenkliche Wirkungen äußert, von denen aber die Materia medica nichts weiß. – Darum, weil die Rinde der Cinchona bitter und zusammenziehend schmeckt, darum hielt man die bitter und zusammenziehend schmeckenden Rinden der **Esche**, der **Roßkastanie**, der **Weide** u.s.w. für gleichwirkend mit der Chinarinde – gleich als wenn der Geschmack die Wirkung bestimmen könnte! Weil einige Kräuter einen bittern Geschmack haben, besonders *gentiana centaurium*, fel terrae genannt, bloß darum hielt man sich für überzeugt, sie könnten die Stelle der menschlichen Galle ersetzen! – Daraus, weil die Wurzel der *carex-arenaria* eine äußere Aehnlichkeit mit der **Sassaparillwurzel** hat, schloß man, erstere müsse gleiche Kräfte mit letzterer haben. – Dem **Sternanis** hat die Arzneylehre gleiche brustlösende Kraft als dem Anissamen zugetheilt, bloß, weil dieser eine Aehnlichkeit im Geschmack und Geruch mit jenen Samenkapseln hat, da doch einige Theile des, diese Kapseln tragenden Baumes (illicium anisatum) auf den Philippinen zu einem selbstmörderischen Gifte gebraucht werden! – Das heiße ich eine philosophische und experimentelle Entstehung der Materia medica!

Die wenigen Bücher, welche Ausnahmen hiervon machen (**Bergius** und **Cullen**) sind 2865
desto magerer in Angabe der Kräfte der Arzneyen; da lernt man, da sie meistens – besonders letzterer – das Schwankende und Unbestimmte wegließen, **wenig Positives.**

Nur ein einziger unter Tausenden, **Murray**, gibt die Fälle an, worin die Arzneyen gebraucht wurden. Aber da stehen die Autoritäten gewöhnlich einander entgegen, die bejahenden den verneinenden, und so bleibt auch hier die Entscheidung nicht selten ganz zweifelhaft. Oft sind es Fälle, wo die Bedauerung hinzugefügt wird – O! daß er sie in den meisten Fällen hinzugefügt hätte! – daß die Arzneysubstanz nicht allein, sondern in Verbindung mit mehrern andern gebraucht worden sey; so daß man auch hier wieder im Dunkeln steht.

Die angeführten Gewährmänner selbst lassen hier auch den Leser oft in Ungewißheit über die Natur und genaue Beschaffenheit | der Krankheit, worin sie das 2866
Mittel anwendeten.

Wie unzuverlässig auch sonst die meisten dieser Beobachter waren, sieht man schon daraus, daß sie gewöhnlich versichern: „das Mittel habe unter ihren Händen nie geschadet, nie den mindesten Nachtheil verursacht, wenn es auch nicht geholfen habe;“ da doch jede kräftige Arzney in allen Fällen schaden und widrige Zufälle erregen muß, wo sie nicht helfen kann – ein Satz, der **gar keine** Ausnahme leidet. Also wieder offenbare Unwahrheit!

Was soll nun der geneigte Leser selbst aus dieser einzig pragmatischen und besten aller Arzneymittellehren lernen? Gewiß wenig Positives! Und wenig Positives von den einzigen Werkzeugen der Gesundheit? – Gerechter Gott!

Man bedenke, wie mißlich die Anwendung dieser kaum zum hunderten Theile
2867 gekannten Arzneyen in Krankheiten seyn müsse, | die so verschieden als die Wolken am Himmel sind, deren Erkennung auch nach der besten Weise mühsam, und deren Zahl Legion ist!

Noch mehr; man bedenke, wie ganz precär, und ich möchte sagen, blind, erst diejenige Arzneyverordnung wird, wo durch das gefärbte Glas idealischer Systeme **verkannte** Krankheitszustände mit **vielen** solchen, fast ungekannten Arzneyen auf einmahl, in eine und mehrere solcher Formeln zusammen gemischt, bestritten werden! Ich ziehe den Vorhang zu. –

* * *

So blieb es dann, trotz der seit mehr als zweytausend Jahren fast ununterbrochnen Umwandlungen der physiologischen, pathologischen und therapeutischen Theorien nach physischen, atomistischen, chemischen, idealischen, pneumatischen und mystischen Theorien und bey dieser Kindheit der Kenntniß der wahren Kräfte der einfachen Arzneymittel immer noch, selbst in diesem der Vollkommenheit in jeder andern Hinsicht zueilenden Jahrhunderte **immer noch** dabey, daß nur ein **sehr kleiner** Theil der menschlichen Krankheiten auf eine Art gehoben werden konnte, daß der Arzt als wahrer Urheber ihrer Heilung nicht zu verkennen gewesen wäre. – Die übrigen Krankheiten blieben entweder so ungeheilt, wie vor **Galen's** Zeiten, oder es entstanden durch die medicinische Behandlung an der Stelle der ursprünglich vorhandenen, neue, anders gestaltete Siechthume, oder die Energie des noch kräftigen Lebens – gewöhnlich unter dem Beystande der heimlichen **Wegsetzung der Arzneyen** – überwand selbst, in der Folge der Zeit, die vorhandene Krankheit, oder es wurden einzelne Uebel, da nichts mehr anschlagen wollte, durch ein blindes glückliches Ereigniß zerstreut, bey dem niemand den Zusammenhang von Ursache und Wirkung wahrnahm, oder – der gemeinsame Beendiger aller irdischen Leiden trat ins Mittel.

Dieß ist der wahre, aber schaudervolle Zustand der bisherigen Arzneykunst, welche unter der täuschenden Verheißung von Heil und Gesundheit an dem Leben so vieler Erdenbürger nagt.

O! daß mirs glückte, den bessern Theil der Aerzte, den, welcher die Leiden unsrer
2868 Brüder mit fühlt, und sich sehnt, ihnen hel- | fen zu können, auf reinere, gerade zum Ziel führende Grundsätze hinzuweisen!

Schande in den Jahrbüchern der Geschichte dem, der unsre zum Heile der Unglücklichen bestimmte Kunst durch Trug und idealischen Alfanz lähmt!

Belohnendes, göttliches Selbstbewußtseyn und eine unverwelkliche Bürgerkrone jedem, der unsre Kunst **wohlthätiger** machen hilft!

Ueber die Surrogate ausländischer Arzneyen und die jüngst von der medicinischen Facultät in Wien angegebenen Ueberflüssigkeitsgrade der letztern; vergl. allg. Anz. Nr. 305*

Wenn die kaiserl. österreichische Landesregierung den zu befürchtenden Mangel 3545
ausländischer Arzneyen durch einheimische Surrogate sich bestrebt, ersetzen zu lassen, so ist das landesväterlich gut gemeint; wenn aber die medicinische Facultät hierauf einen entscheidenden Ausspruch thun will, welche unter den ausländischen Droguen für ganz überflüssig, für zum Theil entbehrlich und welche gänzlich unentbehrlich wären, so hat sie in vielen Stücken Unrecht.

Es läßt sich die Brauchbarkeit oder Entbehrlichkeit eines Arzneymittels von keiner medicinischen Facultät **decretiren**, so wie es thöricht war, daß sich das pariser Parlament herausnahm, im Jahre 1566 den Spießglanz als Arzneymittel zu verbieten und im Jahre 1666 durch ein entgegengesetztes Edict wieder | zu erlauben. 3546
Weder Parlament, noch Facultät können so etwas. Die Kunst, Kranke zu heilen, bleibt eine freye Kunst, die sich aller Substanzen aus dem ganzen großen Reiche der Natur zur Hülfe der Kranken bedienen kann, ohne Ausnahme.

Man lehre nur die Aerzte **allgemein gültige Grundsätze**, nach denen die Kräfte der Arzneyen mit Gewißheit erkannt und geprüft werden können, wozu eine jede unwidersprechlich tauglich und passend sey, für welche Krankheitsfälle jede ausschließlich quadrire und in welcher Gabe; dann wird jeder Arzt sich ohnehin nur solcher bedienen, welche nach der größten Gewißheit für jeden Krankheitsfall die passendsten, die hülfreichsten sind, sie mögen nun aus Osten oder aus Westen kommen*,

* Versagt ihm aber der verschlossene Seehandel dieses oder jenes derselben, so fällt ohnehin weg, was nicht mehr da ist, und so richtet er mit den ihm von der Gemeinnoth noch übrig gelassenen Arzneyen, **die er ebenfalls genau nach ihren innern Eigenschaften und Kräften kennen muß**, in Krankheiten bloß aus, was sich thun läßt. Kann er sie aber bekommen, so hat keine Facultät in der Welt Erlaubniß, sie ihm vorzuenthalten oder wegzudecretiren. Will aber eine Facultät **nach einleuchtenden Gründen beweisen**, z. B. daß Perlen **genau** derselbe Stoff sey, als der der Muschel- und Austerschalen, so wird sich **aus Ueberzeugung** kein vernünftiger Arzt mehr erlauben, ferner die theuern Perlen anzuwenden, sondern nun von selbst Auster- oder Muschelschalen dafür brauchen. Die Identität der Salze, Erden und Metalle läßt sich jedoch nach schon bekannten chemischen Grundsätzen ausmitteln, die Heilkräfte der vegetabilischen Arzneyen aber beruhen nicht auf chemisch erkennbaren Bestandtheilen, sondern auf Principen ganz andrer Art, die eben noch nicht bekannt sind.

oder im Lande gefunden werden – und dann wird er aus eigener, vollen Ueberzeugung und aus unverwerflichen Gründen viele ausländische Droguen von selbst in der Praxis ungebraucht lassen, oder sie nur in wenigen bestimmten Fällen brauchen.

Doch, so weit sind wir noch lange nicht. Noch sind keine Grundsätze allgemein
aner- | kannt, nach denen die Heilkräfte der (auch noch nicht zu Heilabsichten am 3547
Krankenbette gebrauchten) Arzneyen festständig im voraus bestimmt werden könnten, ohne sie erst den ewig langen, fast nie beweisenden, gemeinschädlichen Weg passiren zu lassen, **„sie am Krankenbette auf gut Glück zu probiren“**. Dieser

* Allg. Anz. d. Dt. (1808), 2. Bd., Nr. 327, 3545–3553. - Ohne Nennung des Verfassers. Auch in: Stapf (1829), 1. Bd., S. 52–58 sowie Bakody (1883), S. 94–95. Als Schrift Hahnemanns aufgeführt bei Ameke (1884), S. 149; Haehl (1922), 2. Bd., S. 526; Tischner (1934), 2. Bd., S. 356; Mueller (1953), H. 1, 41; Schmidt (1989), S. 21.

dunkle, wenig oder nichts beweisende Weg ab effectu in morbis[1] hat noch die grausame, nicht zu entschuldigende Seite, daß der in Krankheiten ohnehin so reizbare Mensch leicht unter solchen blinden Proben verschlimmert, auch wol ein Raub des Todes werden kann, zumahl bey der neuern Sitte, recht große Gaben starker Arzneyen zu verordnen.

So lange nicht jener bessere Weg, sondern bloß der letzte, seit Anbeginn für untüchtig und unzulänglich erkannte Weg im Staate etablirt ist – so lange wird der Widerspruch der Aerzte über die Heilkräfte der einzelnen Arzneyen nie aufhören; keiner wird den andern vom Ungrunde seiner Meinung überführen können, keiner wird seiner eignen Behauptung unwidersprechliche Beweiskraft geben können. Fast jeder denkt anders über die Kraft dieser und jener Arzney, und keiner kann sein Urtheil beweisen.

So ist auch dieser vorliegende Facultäts-Ausspruch weiter nichts, als eine Privatmeinung mehrerer, was sie so ungefähr von den Kräften der genannten Arzneyen halten, nach dem was sie hier und dort davon gehört und gelesen, oder nach den individuellen Fällen, die jedem in seiner Praxis vorgekommen sind, nach welchen sie **vermuthen** wollen, daß dem so sey.

Zu einem gültigen Urtheile gehört gar mehr, gehören allgemein gültige Grundsätze, auf die der Gerichtshof sich muß berufen können. Kann er keine vorweisen, so ist es eine bloß zusammengefügte individuelle Meinung vorzüglich der wortführenden Collegen, die eben so wenig als Richtschnur gelten kann, als die Privatmeinung jedes andern, nicht ungelehrten Arztes im Lande. Auch die Stimmenmehrheit kann hier keine Norm geben, da sich mehrere in ihrer Meinung so gut irren können, als einer, so lange dem Satze kein anerkanntes Princip zum
3548 Grunde liegt. (So meinten und behaupteten vor einigen Jahren | viele tausend Aerzte, daß **Brown's** Lehre die allein heilbringende sey, und sie irrten dennoch alle.)

Wenn eine Arzney dem einen oder mehrern Heilkünstlern niemahls in der Krankheit zu helfen schien, worinn sie von andern gepriesen wurde, so folgt hieraus noch gar nichts. Denn es kömmt ja noch darauf an 1) ob es auch jedesmahl und genau dieselbe Krankheit war, die der Anpreiser vor sich gehabt hatte; (die Krankheitsfälle in der Natur sind unendlich verschieden, und werden doch so oft mit einander verwechselt; äußerst selten trifft sich dieselbe Krankheit genau so in der Welt wieder) 2) ob es genau dasselbe Arzneymittel war; (oft kennt der Arzt die Kennzeichen der Echtheit der Arzney nicht) 3) ob die Arzney in allen diesen Versuchen ganz allein und rein gegeben ward, oder in Vermischung mit Dingen, die ihre Wirkungskraft abändern konnten; (so lange die Aerzte nicht eine bestimmte Krankheit mit einer einzigen unvermischten Arzneysubstanz behandeln, sondern, wie sie alle thun, andere kräftige Dinge zusetzen, so lange läßt sich aus allen ihren Behauptungen über die Heilkräfte dieser oder jener Arzneysubstanz keine, nicht einmahl eine wahrscheinliche Folgerung ziehen; sie sind sämmtlich **nichtsbeweisend**) 4) ob die Arzney in der zweckmäßigsten Gabe gereicht ward; (waren die Gaben der meisten Arzneyen bisher nicht ganz willkürlich? Muß es nicht, schon der Natur solcher kräftigen Substanzen nach, einen Punct geben, über und unter welchen diese oder jene Arzney nicht verordnet werden kann, ohne – schon der Menge wegen – diese oder jene Folgen hervorzubringen, oder Folgen zu unterlassen?) 5) ob sie in dem rechten oder unrechten Zeitpuncte der Krankheit gereicht ward; 6 ob die (oft übelschmeckende, übelriechende) Arzney auch überhaupt eingegeben, oder wol nur zum kleinern Theile oder ganz und gar nicht eingegeben

1 „Von der Auswirkung in den Krankheiten".

worden ist; 7) ob wichtige äußere, oder der Körperconstitution des Kranken eigne, vielleicht unbeachtete Umstände die Genesung hinderten, und so noch einige andere Rücksichten.

Eben so kann ein Arzt oder mehrere Aerzte können meinen, dieselbe Krankheit mehrmahls mit einem gewissen Arzneymittel geheilt zu haben, und es ist demungeachtet, | unbeschadet ihrer Redlichkeit, gar nicht wahr. Man untersuche nur, ob **3549**
die angeführten Puncte dabey richtig waren, und es wird allemahl, wenigstens darin hinken, daß die Krankheitsfälle verschieden waren, oder daß die Arzneysubstanz nicht allein, sondern mit andern kräftigen Mitteln verbunden oder bald hinter andern Arzneyen eingegeben ward. Einer von diesen Hauptmängeln, gemeiniglich beyde finden sich fast immer bey den Curen, bey Heilungen und Nichtheilungen.

Wo soll nun eine Reihe reiner Beobachtungen in der Praxis herkommen, die nur eines einzigen Arzneymittels Heilkräfte auf feste Sätze zurückführen könnte? Indessen decretirt die wiener medicinische Facultät in der ersten Abtheilung außer semen cinae, **Coloquinten, Copaivabalsam, Quassie, Sabadille, Sassafras** und **Senega** – auch die **Cascarille** für **ganz überflüssig**. Und doch hat nur erst jüngst der weitberühmte Hofrath **Hecker** in Berlin in einem weitläufigen Aufsatze im allg. Anz. d. D. (Nr. 221) behauptet: „die Cascarille sey der Chinarinde an Heilkräften nicht nur gleich zu setzen, sondern ihr sogar vorzuziehen". (Ich sage, **behauptet**, denn er that mit 1000 Worten nichts, als was die Facultät mit zwey Worten that; er **behauptete** nur und bewies nichts. Nicht einen einzigen Fall führt er an, (**konnte ihn nicht anführen**), wo die Cascarille **allein** in einem Wechselfieber wäre gebraucht worden, noch weniger zeigt er, in welcher von den unzählig verschiedenen Arten von Wechselfiebern die Cascarille, ganz rein und allein gegeben, geholfen hat, damit man sehen könne, ob sie in **denselben** Fällen gewiß und wirklich allein hülfreich war, wo die China es auch ist, oder ob auch in andern
Fäl- | len, wo letztere es nicht ist, oder vielleicht gar **nur** in gewissen andern (und **3550**
welchen?) Fällen von Wechselfiebern dienlich seyn könne, aber gerade in denen nicht, wo die China einzig hülfreich hinpaßt. Er hat also, wie die ganze übrige Zunft unsrer ärztlichen Schriftsteller zu thun pflegt, weitläufig deducirt: daß er **behauptet** und nicht, daß er bewiesen und die Sache ins Reine gesetzt habe – transeat cum caeteris.[2]

Wer hat nun, da sich beyde Parteyen, die wiener Facultät und Hofrath **Hecker***, einander so ganz entgegen gesetzt wiedersprechen, wer hat nun Recht?

* Jammerschade ist es um diesen, mit so reicher Gelehrsamkeit, mit so feinem, scharfen Distinctionstalente und so klarer Darstellungsgabe ausgestatteten, hervorragenden Kopf, der allein mehrere medicinische Facultäten aufwiegt, der oft siegreich den medicinischen Aberglauben bekämpfte, und in seinen Schriften nicht selten die hellesten Blicke in das Heiligthum der Wahrheit that – ; jammerschade um diesen großen Geist, daß er, eigner Kraft uneingedenk, sich noch von Zeit zu Zeit in die elenden Formen der medicinischen Dogmatik schmiegt, die nicht in dem, was den Kranken frommt, sondern in pedantischer Observanz ihr Heil sucht, im Alleserklärenwollen auch des unmöglichen Apriorischen sich gefällt, mühsame treue Beobachtung mit offnen Sinnen, **parteylose** Untersuchung und tiefes Nachdenken mit ungefesseltem, schlichten Menschenverstande nicht gelehrt genug findet und als unbequem scheuet, **alles, was vom Hergebrachten des alten Schulkrams abweicht, als inorthodox ununtersucht läßt und dictatorisch verschmähet**, und bloß in complicirten Arzneyverordnungen, in Dialectik und Scholastik, in beweislosen Meinungen, Vermuthungen, Behauptungen lebt und webt.

Unselige Kunst, in der solche gerade Widersprüche möglich sind! welches zahllose Unheil mag wol aus deinem Füllhorne, was so geräumig als das Reich der Meinungen ist, täglich und stündlich auf die leidende Menschheit herabfallen!

2 „Möge er mit den Übrigen vorbeigehen" (d.h.: ‚er ist nicht ernst zu nehmen').

Die Facultät verwirft diese erste Classe als ganz überflüssig, „weil sie entweder unwirksam (das kann sie von den genannten Dingen nicht sagen), oder durch einheimische Arzneymittel mittelst allgemein bekannter Surrogate von jedem Arzte leicht zu ersetzen wären." Welches sind denn die einheimischen Surrogate, warum nennt sie sie nicht? Sie sagt, sie wären allgemein bekannt. Wie sollen aber solche Surrogate bekannt seyn, da sie doch **unmöglich** sind?

In dem vegetabilischen Arzneyvorrathe gibt es keine wahren Surrogate, kann keine geben. Die Kräfte jeder dieser Arzneysubstanzen sind, genau genommen (und welcher Menschenfreund sollte mit Substanzen, auf denen Krankheit und Gesundheit, Marter, Tod und Leben der leidenden Menschheit beruht, es nicht genau neh-
3551 men wollen?) so | vielfach, so besonders, so sehr von denen **jeder** andern Arzneydrogue verschieden, daß eine arzneyliche Gewächssubstanz nur durch sich selbst, das ist, durch Pflanzenstoffe ganz derselben Art und Gattung **ersetzt** werden kann. – Es gibt zwar Substanzen, welche eine oder die andre Eigenschaft mit der zu substituirenden gemein haben. Aber wo bleiben die vielen andern Eigenschaften, die jede für sich **eigenthümlich** besitzt?

Wer freylich die ganze Reihe arzneylicher Eigenschaften der einen, und eben so die individuellen Kräfte der andern, als Surrogat anzuwendenden Substanz **nicht** kennt, dem wird es allerdings leicht, eins für das andre unterzuschieben! Daher sehen wir auch, daß es den Apothekern, eben weil sie weder das eine, noch das andre Arzneymittel in Absicht seiner Körper verändernden Kräfte mehr als oberflächlich kennen, unter süßer Befriedigung ihres Interesses so leicht wird, eins dem andern in der Receptbereitung unterzuschieben. – Ihr armen Kranken! – „Wir glauben", sagten die Apotheker schon von jeher in ihrem Herzen, „daß Terbenthin dasselbe sey als Copaivabalsam – , wir glauben, Enzianwurzel sey so gut als Quassia; also laßt uns unterschieben". **Wenn in dem ganzen Arzneywesen, wie wir sehen, Vermuthung die Stelle der Ueberzeugung vertreten kann, wenn es hier bloß aufs Glauben und Wähnen ankömmt**, so ist das Gewissen dieser Leute freylich gedeckt – vor der Medicinalbehörde, vor der Welt – ; aber wie, auch vor dem Allwissenden, dem Menschenleben so theuer ist, der den Arzneykörpern jene unglaubliche Menge merkwürdiger Eigenschaften und Kräfte anschuf, damit sie der Mensch erforschen und zur Rettung seiner Brüder anwenden sollte?

Hört es, klügere, gewissenhaftere Nachkommen! jetzt wird das Substituiren der Arzneyen, und das Surrogatenwesen, was schon von jeher die partie honteuse[3] der Apothekerey ausmacht, sogar von Facultäten sanctionirt, Arzneykörper werden
3552 von medi- | cinischen Behörden für gleichbedeutend, für gleichwirkend ausgegeben, die man bisher ihren wahren, eigenthümlichen Kräften nach, nicht zum hundertsten Theile kannte!

Hört es klügere, gewissenhaftere Nachkommen! den Landärzten, die jetzt ohnehin nicht gar zu reich an Kenntnissen, sorgfältigem Unterscheidungstalente, und hellem Beobachtungsgeiste sind, wird bey der Wahl der Arzneyen (jener bedenklichen Werkzeuge des Lebens und Todes) ein der schon gewöhnlichen Indolenz recht willkommener Indifferentismus gepredigt, das Grad aller Philosophie, aller gewissenhaften Unterscheidung, aller feinen, echten Würdigung der Dinge!

Tritt zurück, du noch in alles verwechselnder Kindheit lallende Arzneykunde! Während du noch in der Wiege schlummerst, sind schon längst um dich her die übrigen Disciplinen zu zweckmäßiger Thätigkeit erwacht und den Jahren der unwissenden Leichtgläubigkeit*

3 „Den schändlichen Teil".

* So hält man in andern Disciplinen schon längst nicht mehr die irrespirabeln Schwaden in den Erzgängen für erdrosselnde Berggeister, längst nicht mehr das Wismuth für eine Art Bley (Weißbley nannte es die unwissende Vorwelt), den Kobalt nicht mehr für Arsenik. Bloß in der Arzneykunde ist es noch erlaubt, zu schlummern und quid pro quo[4] anzusehen.

entwachsen. Mit männlich scharfem Auge spürt wetteifernd jede an ihrem Theile die Unterschiede und specifischen Eigenschaften der Dinge ihres Faches aus, richtet nüchtern und mit unverwerflichen Gründen über den Rang, der jedem gebührt, und weist ihm die scharf bezeichneten Grenzen seiner Bestimmung an, damit aus allem Einzelnen ein philosophisch geordnetes Ganzes, damit consequente, festständige, zweckmäßige, lebendige Wahrheit daraus hervorgehe.

Und du schlummerst immer noch? Zum Erbarmen bisher verfüttert mit dem kindischen Zuckerbrode der Hypothesen und selbstbeliebigen Figmente und verkrüppelt in dem alle Untersuchung verbietenden, alle Freyheit des Geistes einengenden, ewigen Wickelbande der Autoritäten, kömmt es dir, liebe bisherige Arzneykunde! noch nicht zu, in die Reihe der ausgebildeten Künste zu treten, oder die Richtersprache der übrigen männlichen Disciplinen zu führen!

Der gewichtige Ernst unsers Zeitalters verlangt nachdenklichere, richtigere, feinere Unterscheidungen der Dinge und ihrer Eigenschaften, ehe wir wagen dürfen, Vergleichun- | gen unter ihnen anzustellen, geschweige Unterschiebsel für das eine oder 3553
andre zu creiren. Erst dann, wenn wir den Inbegriff der Eigenschaften und der meisten, den Menschen-Organismus verschiedentlich umändernden Kräfte jeder einzelnen Arzneysubstanz ausgeforscht und deutlich und in reicher Vollständigkeit vor uns liegen haben werden – erst dann wird es uns erlaubt seyn, die Natur der einzelnen Dinge und ihren Gehalt gegen einander abzuwägen, und Vergleichungen unter den Heilkräften der verschiednen Arzneyen anzustellen – ; eher wäre es Vermessenheit, die sich nicht einmahl mit Unkenntniß und Unwissenheit entschuldigen ließe.

Völlig die Stelle ersetzende Surrogate der nicht chemisch, sondern virtuell wirkenden Arzneyen gibt es nicht, und kann es nicht geben, weil eine andere Arzney nicht dieselbe ist, – und sie **zum Theil** und halb und halb ersetzende Surrogate können, (wenns ja nöthig wäre) nur erst dann erkannt werden, wenn die Arzneykräfte der einzelnen Droguen **genau und ausführlich** verzeichnet vor den Augen der Welt zur vollständigen Vergleichung daliegen werden. Dann, **nur dann** erst werden sich festständige, unwiderlegliche Urtheile und Richtersprüche fällen lassen.

Ueber die venerischen Krankheiten und ihre Cur*

Die wohlwollende Stimme in Nr. 319 des allg. Anz. 1808 erinnert mit großem Recht 1145
an diese wichtige Angelegenheit der Menschen. Diese Seuche schleicht im Finstern und ihre gewöhnliche Behandlung untergräbt das Glück des Lebens vieler Tausende und verkrüppelt zwanzigmahl mehr Menschen, als die Krankheit an und für sich thut.

Es gibt unter der unzähligen Menge von Krankheiten nur eine sehr kleine Zahl solcher festständigen, die unverkennbar immer dasselbe Bild an sich tragen, und

4 „Das für dieses".
* Allg. Anz. d. Dt. (1809), 1. Bd., Nr. 94, 1145–1158 und Nr. 95, 1161–1167. – Auch in: Hom. u. allöop. Leucht- u. Brandk. (1830), 1. Bd., 1. H., 44–58.

stets unter möglichst gleichen Erscheinungen sich zeigen, weil sie immer von derselben Ursache entspringen. Größtentheils sind es Ansteckungskrankheiten.

Zum Glück gehört die **venerische** Krankheit unter diese kleine Zahl, da sie immer aus einem sich ziemlich gleichen Miasma (Ansteckungsgifte) entsteht. Das Publicum kann also über sie Belehrung erwarten, und fast möchte ich sagen, **verlangen**, da das Unglück, was sie unter den Menschen anrichtet, und das noch weit größere, was durch die gewöhnliche Cur derselben hervor gebracht wird, von unbeschreiblich großem Umfange ist und Rath und Belehrung von jedem heischt, der rathen und belehren kann.

Indeß kann eine populäre Belehrung hierüber nur die Hauptmomente berühren. |
1146 Ich werde bloß dasjenige lehren, wovon mich eigne Erfahrung überzeugt hat, und die unzähligen Vorurtheile, und die halbwahren und unwahren Behauptungen, die über dieses Uebel im Schwange sind, zur Seite liegen lassen.

Es ist Erfahrungssache, daß bey den liederlichsten Menschen dieses Ansteckungsgift am seltensten haftet*,

* Oft verhält sich das venerische Gift mehrere Wochen in ihren Geschlechtstheilen; sie stecken viele andere an, und leiden oft selbst keinen Schaden.

daß aber diejenigen, welche sich am wenigsten Immoralität in diesem Puncte vorwerfen können, gerade am ehesten und gewissesten von dieser Seuche angesteckt werden, oft in einem unglücklichen Augenblicke, wo Einsamkeit, Verführung oder ein ihn Uebermuth ausartendes Gelag vielleicht nur zu einer einzigen solchen Unbesonnenheit verleitete, die dann oft mit lebenswierigen, schrecklichen Folgen gebüßet wird. Daher ist die übergroße Schande, womit das Urtheil des großen Haufens solche Angesteckte gleichsam in den Bann thut, wenn sie nicht von Ausschweifung bisher Profession gemacht hatten, aus mehr als einem Grunde nicht gerecht. Des Mitleids und der Hülfe ist ein solcher Zustand werth, Entehrung aber weniger, als andre Krankheiten, welche von geflissentlicher Schwelgerey in schädlichen Genüssen, von Völlerey, von unbändiger Tanzwuth, von Uebermaß in der Geschlechtsbefriedigung oder von Entnervung durch noch unnatürlichere Laster, durch schlüpfrige Romane, oder auch durch Darben aus Geiz, oder von andern zu
1147 weit gediehenen Leidenschaften entstehen; wiewohl auch die Immo- | ralität der Quelle dieser Krankheiten den Arzt weniger angeht, als das Gewissen der Kranken.

Die venerische Krankheit steckt nicht durch den Hauch oder durch den Dunstkreis damit Behafteter an; man kann sich ihnen ohne Scheu nähern. Sie entsteht bloß durch unmittelbare Berührung oder Anreibung des venerischen Ansteckungsstoffs an Wunden oder die empfindlichsten Theile des Körpers, gewöhnlich an den Geschlechtstheilen, am After, an den Brustwarzen, Lippen u.s.w.

Je nach der Stelle der Ansteckung erfolgen zweyerley Hauptübel, entweder **Tripper** oder **Schanker**. (Chancre.)

Gelangt das Gift in Vertiefungen und Canäle, welche auch in gesundem Zustande schleimige Feuchtigkeit absondern, so entsteht (gewöhnlich in der Harnröhre, und in der Mutterscheide) ein Entzündungszustand, welcher einen Ausfluß gemeiniglich sehr scharfer Feuchtigkeit, oft mit großen Schmerzen, vorzüglich beym Harnlassen, verursacht. Diesen nennt man bey beyden Geschlechtern **Tripper**, beym weiblichen Geschlechte auch wol **bösartigen weißen Fluß**. Bey Mannspersonen ist die Harnröhrmündung zugleich roth, geschwollen und schmerzhaft empfindlich, beym Frauenzimmer ist es die Mutterscheide.

Diese scharfe Feuchtigkeit bringt bey der Berührung in ähnlichen Theilen (Harnröhre, Mutterscheide, Mastdarm, Nase, Augen) wiederum einen solchen schmerzhaften Ausfluß (Tripper) hervor. Daher die nöthige Sorge, alle damit befeuchtete

Wäsche sorgfältig von sich und andern zu entfernen, und die Hände sorgfältig zu reinigen, ehe man solche ansteckbare Theile berührt.

Ueberläßt man den **Tripper** der Harnröhre und der Mutterscheide sich selbst, so vergeht er ohne Anwendung irgend einer Arzney in vier bis fünf Wochen, bey gut geordneter Lebensweise, im gewohnlichsten Falle von selbst wieder*,

* Dieser Ursache wegen hat man ihn von den venerischen Uebeln ausschließen wollen; aber schon der Umstand, daß ungefähr der dritte oder vierte Theil von Trippern (wo vermuthlich die Ansteckung tiefer, als auf die innere Oberfläche eindrang) weder von selbst, noch durch andere Hülfe vergehen, sondern durchaus Quecksilber zur Heilung verlangen, läßt den Tripper unter dieser Rubrik. Andrer überzeugenden Gründe hier nicht zu gedenken.

bloß mittelst dieses von der Natur veranstalteten häufigen Ausflusses | – gleichsam 1148
durch allmählige Abspühlung des Ansteckungsgiftes. Diese gute Lebensordnung besteht darin, daß der Kranke in den ersten Tagen der stärksten Entzündungsperiode sich sehr ruhig halte und nur sehr gering nährende, fast gar nicht gewürzte, wenig gesalzene Speisen, und gar keine hitzigen, sondern wässerige Getränke, Wasser, Mandelmilch, lauen geringen Thee, dünnen Kaffee und dergleichen zu sich nehme, alle überflüssige äußere Wärme an Betten, Bekleidung und Stubenheizung vermeide und sich vor Leidenschaften und Kopfanstrengung hüte. Ist aber die erste schmerzhafte Periode vorüber, so geht er **allmählig** zu einer kräftigern Kost und zu der Art Getränke über, was er in gesunden Tagen genoß, doch so, daß auch die übrige Zeit hindurch bis zur Heilung, die Speisen stets weniger gewürzt bleiben, als ehedem, und der geistigen Getränke etwas weniger genossen werden, als in gesunden Tagen. Je mehr der Schmerz und die Entzündung abnimmt, desto mehr muß man sich Bewegung in freyer Luft machen, zu Fuße und mit dem übrigen Körper, unter der Vorsicht, daß Mannspersonen den Hodensack in ein passend anliegendes leinenes Säckchen (suspensorium)[1] hängen, welches sie mit Bändern etwas gegen den Bauch heranziehen und um die Lenden herum befestigen, damit die empfindlichen Hoden beym Herabhängen unter der Leibesbewegung nicht anschwellen. Reiten ist nicht zuträglich. Unter den Getränken verzögert nichts die endliche völlige Heilung mehr, als der **Kaffee** (und **feine Thee**). Wenn er auch in den ersten wenigen Tagen der schmerzhaften Tripper-Periode füglich als erschlaffendes Getränk getrunken werden mag, so muß er doch von da an vermindert und wo möglich in den folgenden Wochen allmählig ganz abgeschafft werden, sonst wird kein Tripper in vier bis fünf Wochen von selbst heilen, sondern so lange als Nachtripper (gleet) fortfließen oder tröpfeln, als der Kaffee- (und Thee-) Trank fortgesetzt wird, vorzüglich wenn noch Stu- | benleben und sitzende Beschäftigung 1149
hinzu kömmt. Diese Dinge disponiren allgemein zu langwierigen Uebeln.

Unter einer so sorgfältig geordneten Lebensweise endigt sich dieses Leiden, wie gesagt, etwa in fünf Wochen gewöhnlich von selbst, und wer nicht **vortreffliche** Arzneyhülfe bey der Hand hat, der thut **unendlich** wohler, jene von selbst erfolgende Hülfe unter guter Lebensordnung abzuwarten, als der gemeinen Praxis sein Heil anzuvertrauen. Denn da wird er mit einer Menge Arzneyen bestürmt, die das Uebel eher verlängern, neue Krankheiten erzeugen, und den Kranken oft aller Kräfte, auch wol der Zeugungskraft berauben. Fast jeder Arzt und was sich sonst dafür ausgibt, hat hierin seine eigne, oft mit wichtiger Miene geheim gehaltene Methode*.

* So sind eine unzählige Menge Tripper-Curarten im Gange – ein sprechender Wink über die Nullität der meisten dieser, der Gesundheit so gefährlichen Machinationen!

1 „Suspensorium" (Wörtlich: ‚Aufhängung').

Der Kranke wird mit Purganzen, mit so genannten blutreinigenden Tränken, mit auflösen und kühlen sollenden Mixturen, mit so genannten schmerzstillenden Mitteln, (und wie die den Arzneyen willkürlich zugetheilten andern Namen sonst noch heißen mögen), auch wol mit vielen sich widersprechenden Einspritzungen strappazirt, deren Anwendung oft die zarte innere Harnröhre und Mutterscheide, mit großem Nachtheile für die Folge, verletzt, nicht selten aber mit scharfen Quecksilbermitteln heimgesucht, gemeiniglich ohne daß der Rathgeber hierzu einigen Grund hat.

Da die meisten diese unter einander gebrauchten Dinge eben so unpassend als angreifend sind, so darf man sich nicht wundern, wenn man in den meisten Fällen viel (und ungleich mehr als ohne Arzney) von seiner Gesundheit unter solchen Curen einbüßt und dennoch gewöhnlich einen **Nachtripper**, weit öfterer als ohne Arzney, übrig behält, das ist, einen obgleich mindern und schmerzlosern, doch langwierigen Abgang eitriger oder schleimiger Feuchtigkeit, der die Wäsche besudelt und die gute Gesichtsfarbe und die Kräfte fortwährend mindert.

Anders wäre es freylich, wie gesagt, wenn man passende, ausgesuchte Hülfe bey |
1150 der Hand hätte. Diese würde sich in jedem besondern Falle von Tripper (denn auch diese sind verschieden), nach den individuellen, immer etwas abweichenden Empfindungen, Schmerzen und übrigen Zufällen des ganzen übrigen Körpers und des leidenden Theiles insbesondere, mit ihrem Heilverfahren richten, und bloß das geben, was hier eigenthümlich paßt und helfen muß, ohne neue Beschwerde zu erzeugen. Da kann der Tripperkranke oft in wenig Tagen geheilt seyn; die seltnern Fälle ausgenommen, wo eine Mercurialcur nöthig ist.

Doch die **zweyte** Art venerischer Uebel, die von solcher Ansteckung erzeugten **Geschwüre** (**Schanker**) erfordern noch weit höhere Betrachtung. Sie entstehen in den mit dem venerischen Gifte angeriebenen oder berührten äußern Theilen, gewöhnlich binnen einigen Tagen, bey Mannspersonen gewöhnlich unter der Vorhaut, wo diese unterwärts mit einem Fleischbändchen an die Eichel befestigt ist, theils an dem Bändchen selbst, theils daneben in der Rinne, die der Anfang der Eichel mit dem Anfange der Vorhaut bildet, sonst auch am Rande der Vorhaut, auch an andern Stellen der Zeugungstheile und am After; – beym Frauenzimmer an dem rothen Theile der größern Schaamlippen, am Mittelfleische, am After u.s.w.

Seltner gerathen diese Geschwüre an die Brustwarzen und an den Rand der Mundlippen.

Zuerst zeigt sich dieses Geschwür als ein kleines hartes Knötchen, von Ansehn wie ein rothes Bläschen, worin sich öfter wiederkehrende, feine jückende Stiche spüren lassen. Dieses runde Knötchen blühet mehr oder weniger geschwind zu einem kleinen, hochrändigen Geschwürchen auf, welches, empfindlich bey der Berührung, das Eigene hat, daß es immer nur rund bleibt, immer eine tiefe Härte beym Betasten spüren läßt und nie guten, weißen Eiter gibt. Dieß nennt man **Schanker**.* |

* Die daraus siepernde Feuchtigkeit steckt wiederum leicht andre Personen an empfindlichen oder wunden Stellen durch Berührung oder Anreibung an. Daher werden die Hände der Hebammen, wenn sie wunde Stellen hatten, bey Entbindung eines mit Schankern behafteten Weibes, mit Schankern an den Händen befallen, und stecken, ehe sie geheilt sind, mit diesen Händen oft eine ganze Reihe unschuldiger Weiber, und diese wieder ihre Männer an.

1151 **Hat eine Person nur ein einziges, auch nur als ein Nadelkopf kleines Geschwürchen dieser Art, so ist sie so vollkommen venerisch, als wenn sie hundert große Geschwüre der Art an vielen Orten ihres Körpers hätte.** Die Häufigkeit oder Größe derselben macht keinen Unterschied. Der eine Zustand ist so wichtig und bey unrichtiger Behandlung von so verderblichen, unübersehlichen Folgen, als der andere.

Auf dieser Stelle, wo der Schanker zuerst durch Ansteckung entstanden ist, bleibt er für sich gewöhnlich bis an das Ende des Lebens stehen, wenn er weder durch

innere zweckmäßige Arzneyen **geheilt**, noch durch Anwendung äußerer Mittel, durch Umschlagung von kaltem Wasser, Weingeist, Bleywasser, Bleysalbe, oder Auflegung anderer austrocknenden, reizenden und ätzenden Dingen von der Stelle **weg** in den innern Körper **getrieben**, sondern sich ganz selbst überlassen wird.

Daß der Schanker (ohne Heilung von innen) seinen ursprünglichen Entstehungsort so ungern verläßt, ist ein äußerst wichtiger, nicht genug zu beherzigender Umstand, ein weiser Wink der gütigen Natur, welcher, wenn er vom Arzte verstanden und befolgt wird, den Kranken allen gräßlichen Folgen dieses Uebels enthebt, und **diese Krankheit zu einer der am leichtesten und sichersten zu heilenden macht.**

So lange der Schanker, wie wenigstens das venerische Uebel in Deutschland* geartet ist, noch unberührt von äußern Mitteln, auf seiner Stelle stehen bleibt, ist er gewöhnlich so wenig bedeutend, daß er in ein Paar Jahren kaum bis zum Durchmesser eines halben Zolles, gewöhnlich nur eines Drittelzolles anwächst und nicht große Beschwerde verursacht. Dann gleicht er einer rothen, platten, etwas harten Scheibe, welche über der Fläche der andern Haut sich etwas empor hebt, zwar auch ganz unberührt etwas weh thut, mehr aber bey der Berührung, und wenige, wässerig-schleimige Feuchtigkeit auf seiner Oberfläche ausschwitzt. |

Nicht durch äußere Mittel gestört, sondern ruhig gelassen, steht der Schanker 1152
oft mehrere Jahre, ohne daß das Gift in den Körper zurücktrete, der die andern secundären Uebel bewirke, die zusammen unter dem Namen der allgemeinen (Venus-) Seuche bekannt sind, wenn nicht heftige Leidenschaften, Erhitzungen oder Ausschweifungen hinzukommen.

Und auch dann, wenn allgemein venerische Uebel an andern Theilen oder über den ganzen Körper dabey ausbrechen, und sich das Gift vom Schanker aus des ganzen Organismus bemächtigt hat; auch dann bleibt der Schanker, wenn er mit keinen äußern Mitteln behandelt worden ist, immerfort an seiner Stelle stehen. Die Beyspiele, wo Schanker ohne äußeres Zuthun verschwunden und die allgemeine Seuche erregt haben sollen, sind noch zweydeutig und vermuthlich unrichtig beobachtet.

Ganz anders aber ist es, wenn der Schanker mit äußern Mitteln, sie mögen seyn, welche sie wollen, mit austrocknenden, zusammenziehenden, geistigen, reizenden, beizenden, ätzenden Dingen behandelt wird. Dann erfolgt **jedesmahl** und **unausbleiblich** ein Zurücktritt des venerischen Giftes in den Körper, und die nachgängigen Zufälle der allgemeinen venerischen Seuche kommen dann bald an dieser, bald an jener Stelle des übrigen Körpers hervor, man mag nun dabey die gewöhnlichen unzulänglichen Mercurialmittel innerlich dabey brauchen, oder den innern Körper ganz unbehandelt lassen – es mag auch der Schanker unter dieser äußern Behandlung verschwunden seyn, oder sich nicht haben wegtreiben lassen, oder eine andere Form durch die beizenden Mittel angenommen haben; kurz, die nachgängigen venerischen Uebel, die **Syphilis** entsteht.

Aber zum Unglück verschwindet auf solche äußere Behandlung der Schanker am öftersten schnell von seiner Stelle, oder der gewöhnliche Arzt ruht wenigstens nicht eher, bis er ihn, wo nicht mit Güte, doch mit Gewalt, oft mit den heftigsten
beizenden, ätzenden | und fressenden Mitteln zum Verschwinden gebracht hat. 1153
Dann glaubt er auch, das Uebel mit der Wurzel ausgerottet zu haben. Aber vergeblich! Noch nie hat eine äußere Tilgung des Schankers (selbst nicht unter Mitgebrauch der innern, gewöhnlich unzureichenden Mercurialmittel*)

* Ich rede daher hier nicht von jenem, zuweilen aus entfernten Ländern, zumahl aus **Polen** hergebrachten, ätzenden venerischen Miasma, welches, wie ich sah, die Zeugungstheile beyder Geschlechter schon in wenig Tagen mit ungeheurer Wuth zerfrißt. Dieses vermuthlich mit Wichtelzopfgifte verschärfte Miasma ist bey uns nicht einheimisch und zum Glück sehr selten, wie mich eine mehr als dreyßigjährige Erfahrung gelehrt hat.

* Daß zur Zeit der örtlichen Vertreibung des Schankers auch einige innere Mercurialien (durch Einreiben der Neapelsalbe, oder durch Eingeben) gebraucht worden sind, hilft in den meisten Fällen nichts. Neben dem Gebrauch unzureichender Quecksilbermittel tritt das Gift dennoch, ungetilgt, aus dem vertriebenen Schanker in den Körper zurück, und bringt oft erst nach geraumer Zeit die Venusseuche im übrigen Körper hervor. Denn wenn der Gebrauch dieses Metalls nicht bis zu dem Puncte der **völligen** Austilgung des venerischen Giftes gediehen ist, so ist die Cur so gut als nichts. Bloß die Kräfte des Kranken sind dadurch erschöpft worden; das Gift spinnt sich wieder von neuem an, und das Uebel erreicht ganz die Höhe, die es ohne allen Quecksilbergebrauch erreicht haben würde; die Seuche bricht doch allmählig wieder aus, gleich als wenn nichts dagegen unternommen worden wäre. Und woran ist der Punct der völligen Austilgung des Giftes zu erkennen, wenn das sicherste Zeichen seiner Tilgung oder Nichttilgung (der Schanker) schon örtlich vertrieben ist?

das venerische Gift ausgetilgt, sondern es nur um desto gewisser dadurch einwärts getrieben und zur allgemeinen innern Krankheit, zur venerischen Seuche gemacht. Ein höchst thörichtes und über alle Maße verderbliches Beginnen!

Es ist dadurch nicht nur nichts gutes für den Kranken geschehen, sondern Arzt und Kranker ist auch nun noch weit übler daran. **Denn mit Verschwindung des Schankers erfolgt nicht nur das allgemeine venerische Uebel desto gewisser, sondern es verschwindet auch mit dem Schanker das sicherste, deutlichste Zeichen vom Daseyn des venerischen Uebels überhaupt.**

Ist der Schanker durch äußere Mittel von seiner Stelle weg, so ist der Leitstern der Cur verschwunden, denn die dadurch bewirkte allgemeine venerische Seuche besteht größtentheils aus Zufällen und Leiden, welche oft den Anschein einer ganz andern Krankheit annehmen, bald diesen, bald jenen Theil des Körpers befallen, bald durch arzneyliche, auch unzureichende innere Behandlung **anscheinend** vergehen, auch wol Monate, zuweilen mehrere Monate lang schweigen, und dann wiederum (oft in einer andern Gestalt) hervorkommen, überhaupt aber (unter dem Ansehn andersartiger Hautausschläge, scorbutischer, gichtischer, scrophulöser, hysterischer, krampfartiger Uebel, der Flechten-, oder Krebsschärfe, böser Hälse u.s.w.) sehr zweydeutige Aeußerungen zeigen, die es selbst dem größten Meister in der Kunst schwer, zuweilen
1154 len unmög- | lich machen, sie von andern unvenerischen Uebeln zu unterscheiden, und gewiß zu seyn, ob sie ganz oder zum Theil venerisch, oder ob sie wol gar endlich bloß Folgen des langwierigen Quecksilbergebrauchs, oder sonst unvenerisch sind, folglich es ihm schwer, zuweilen unmöglich machen, den eigentlichen Punct wahrzunehmen, wo alles venerische Gift rein ausgetilgt ist; eine Ungewißheit, die die meisten Kranken entweder ungeheilt läßt oder sie durch immer wieder erneuerten Quecksilbergebrauch bald oder spät unglücklich macht, auch wol ins Grab stürzt.

Wie unendlich leichter und überzeugender ist nicht dagegen diese Beurtheilung für Arzt und Kranken bey der innern Mercurialcur, wenn der Schanker auf seiner ursprünglichen Stelle geblieben und durch kein äußeres Mittel vertrieben worden ist! Dann steht dieser beym innern Gebrauche der antivenerischen Arzneyen als sichtbarer, unverkennbarer, sicherer Zeuge des noch im Körper vorhandenen venerischen Giftes so lange da, bis der Körper von allem Krankheitsstoffe durch das innere Mittel befreyet worden ist. Dann, nur dann erst wird der Schanker unvermerkt zu einem kleinen reinen Geschwüre mit gutartigem weißgelben Eiter, er heilt binnen einigen Tagen (ohne das mindeste äußere Mittel) auf seiner ursprünglichen Stelle von selbst, von innen heraus, und es ist nach Abfall des kleinen Schorfs eine Haut wie die andere, und keine Härte, keine Spur mehr von ihm anzutreffen, zum unverwerflichen, zum überzeugenden Beweise, daß nun aller venerische Stoff aus dem Körper rein ausgetilgt ist, denn der Schanker heilt unter allen zuletzt, wenn schon alle übrige venerische Uebel gewichen sind; so lange er aber noch nicht
1155 durch die innern Heilmittel gewichen ist, kön- | nen sich alle andere venerische Beschwerden wieder erneuern, und die Heilung ist nicht vollendet.

Eine unvollendete antivenerische Cur aber ist so gut, als gar keine, das Uebel entspinnt sich wieder zu gleich hohem Grade, als wenn gar kein Heilmittel gebraucht worden wäre.

Nur wenn man den Schanker bloß durch innere Medication geheilt hat, wird die Heilung des ganzen venerischen Uebels für den Arzt und den Genesenen überzeugend; nun ist an keinen weiteren Ueberrest auch nicht des kleinsten venerischen Uebels mehr zu denken.

Wer sollte nun nicht glauben, die Aerzte würden diese Heilart als die einzig gute vernünftigerweise wählen? Nein, weit gefehlt, gerade das große Unglück für den Kranken, die örtliche Vertreibung des Schankers vor vollendeter innerer Heilung, bewirken sie selbst.

Unter den mehrern hundert Schriftstellern über die Cur der venerischen Krankheit führen nur zwey bis drey die Heilung derselben, **ohne Antastung des Schankers, durch bloß innere Arzney** als die sicherste, gründlichste und beste Heilart an, doch nur einer von ihnen auf eine Art, daß man siehet, er habe die Sache aus der Erfahrung und heile stets so.

Alle übrige Schriftsteller, alle andre Aerzte auf dem ganzen, mit Menschen besäeten Erdboden thun gerade das Gegentheil, thun gerade was sie nicht sollten. Ihr erstes, angelegentlichstes Beginnen ist die schnelle und möglichst schnelle Vertreibung des Schankers von seiner Stelle, was sie dem Kranken als eine Art von Heilung vorspiegeln, da doch keine Wegbeizung des Schankers die allgemeine venerische Seuche verhütet, sondern sie vielmehr befördert. Wird das venerische Gift verhindert, örtlich zu bleiben, so wird es unaufhaltbar allgemein durch den ganzen Körper verbreitet.

Es verstreichen zwar von der Zeit des Wegbeizens oder sonst örtlichen Vertreibens der Schanker oft fünf bis sechs Wochen, auch wol eben so viele Monate, ehe sich die Zeichen der Seuche offenbar an den Tag legen; aber die venerische Seuche
entsteht | doch **allemahl**, bald oder spät, nach örtlicher Vertreibung des Schankers, 1156
und kömmt, entweder hier oder da, am Körper zum Vorschein.

Ist der Kranke gutmüthig oder leichtsinnig, so glaubt er während dieses täuschenden Stillstandes, sein Arzt habe ihn geheilt, weil er vielleicht einige (nur gar zu oft unzureichende) Mercurialien gegeben hat, bis das Heer der Leiden allmählig über ihn hereinbricht; ist er aber nachdenkend, und achtsam auf sich selbst, so hält ihn ein gewisses inneres Mißbehagen und mehrere ominöse, krankhafte Gefühle in seinem Innern während dieser Pause noch immer in der Befürchtung des nicht getilgten Giftes, und in banger Erwartung der Zukunft, und siehe! der traurige Erfolg rechtfertigt gemeiniglich seine Ahnungen.

Heißt dieß nicht den Kranken recht muthwillig ins Unglück stürzen, der nun gar nicht weiß, wie und auf welcher Körperstelle das Gift seinen scheußlichen Schauplatz aufschlagen wird, und immer in ungewisser Furcht schwebt, ob es ihm jene äußerst schmerzhaften Leistenbeulen im Schooße (Boulain, Bubon), oder jene venerische Verschwärung im Halse (an den Mandeln, an der Gaumendecke und am Zäpfchen) oder die krätzähnlichen Blüthchen, oder die runden, kupferfarbnen Flekke im Gesichte und auf der Brust – jene runden, oft feuchtenden Schwinden am Halse, in der Handfläche und andern Stellen, jene runden, glatten, hellrothen Geschwüre an mehreren Theilen des Körpers, selbst auf dem Haarkopfe, jene braunrothen, kräuseligen Auswüchse an den Nasenflügeln, jene Beinhautgeschwülste an den Ecken der Stirne, auf den Hinterhauptshervorragungen, auf dem Nasenrücken, an der Mitte des Schienbeins, am Ellbogenhöcker, an der Spitze der Achsel, am Schlüsselbeine, oder an dem obern Theile des Brustbeins oder an andern Knochenhervorragungen erzeugen wird, mit jenen unerträglichen, unbeschreiblichen Schmerzen vergesellschaftet, die ihn des Abends vom Sonnenuntergange an, oft spät in die Nacht hinein, auch wol bis zum Anbruche des Tages quälen und ihn so aller Ruhe und allen Schlafs berauben!

Und wenn dann diese Erscheinungen der venerischen Seuche überhand neh-
1157 men, wie | will er sich mit Gewißheit von ihnen befreyen? welche Mercurialcur soll ihn zur Ueberzeugung bringen, daß das Gift in seinem Körper völlig ausgetilgt sey, da das deutliche Merkmahl seiner Tilgung oder Nichttilgung, der Schanker, in ihm vertrieben worden ist?

Indessen will und muß der Kranke von der bösen Krankheit befreyt seyn. Der Arzt stellt also seine Quecksilbercur wieder an und setzt sie oft lange Zeit fort. Da aber die allgewöhnlich gebräuchlichen Mercurialpräparate gar nicht von der Art sind, daß durch sie das venerische Gift schnell und leicht ausgelöscht würde, und er daher die Gaben immer erhöhen muß, so greifen sie den Körper oft gewaltig an, und es entstehen Leibschneiden, Durchfälle mit Stuhlzwang, Zungen-, Mund-, und Halsgeschwulst und schmerzhafter Speichelfluß genug und überflüssig viel von diesen Präparaten, aber immer keine Sicherheit der völligen Austilgung des venerischen Giftes. Glaubt er nun nach seiner Muthmaßung – denn ein sicheres Zeichen hat er nach Verschwindung des Schankers nicht mehr – glaubt er nun nach seinen **muthmaßlichen** Gedanken, der Kranke habe genug Quecksilber bekommen, so hört er auf, und siehe, es vergehen oft abermahls nur wenige Monate, seit er den Kranken und der Kranke sich geheilt glaubte, so zeigt sich schon wieder der und jener beschwerliche Zufall, er erhöhet sich allmählig und verräth endlich wieder seine venerische Natur. Er wird betroffen und fängt mit seinen gewöhnlich unzweckmäßigen Mercurialien wieder von vorn an und setzt sie eben so im Dunkeln, eben so ins Blinde hin fort, bis der erschienene venerische Zufall vergangen ist, und wähnt dann wiederum seiner Sache gewiß zu seyn – da es doch sehr leicht ist, eine venerische Beschwerde durch irgend ein noch so unzweckmäßiges Quecksilbermittel auf einige Zeit zum **Schweigen**, aber schwer, die eingerostete venerische Krankheit **zur völligen Heilung** zu bringen. Es geht daher oft kein halbes Jahr hin, so klagt der Kranke zwar nicht dasselbe Uebel – denn ein von seiner Stelle vergangenes venerisches Uebel kehrt, wie mich die Erfahrung gelehrt hat, nie wieder an dieselbe Stelle zurück – sondern er klagt ein andres, vielleicht noch beschwerliche-
1158 res, oft noch mehr den Augen der | Welt auffallendes. Der Arzt mag nun noch so viel Entschuldigungen vorbringen – mag sagen, der Kranke habe sich bey der vorigen Cur nicht gehalten – das Uebel sey besonders hartnäckig – mag auch wol den Kranken beschuldigen, es sey eine neue Ansteckung daran Schuld, (welches, wenn er ihm indeß keinen neu entstandenen Schanker nachweisen kann, grundlose Schmähung ist) – kurz es sind venerische Symptomen zu tilgen, und er fängt so eine neue, vielleicht noch angreifendere Quecksilbercur mit ihm an, und ruinirt so, entweder **allmählig** (solcher mehrjährigen wiederholten Curen kenne ich viele) oder mittelst einer einzigen solchen heftig fortgesetzten Cur mit den gewöhnlichen, zwar die Körperkräfte angreifenden, aber mit wenig antivenerischer Kraft begabten Mercurialpräparaten **oft schnell** die ganze Gesundheit des Kranken, besonders dann, wenn er, wie oft, die Leiden vom Quecksilber für erhöhete venerische Symptome hält, und so nun mit desto größern Gaben des schon so schädlich gewordenen Metalls den armen Kranken bestürmt.

Dann lösen sich endlich die äußern fleischigen Theile an vielen Orten des Körpers in schmerzhafte Geschwüre auf, die Gaumdecke und das Zäpfchen verfault, es entstehen reißende Schmerzen in den Gelenken – oder ein Zehrfieber mit oder ohne Blutspeyen entkörpert den Armen, oder das Quecksilber bemächtigt sich der Knochen und frißt ihm die schwammigen Beine der innern Nase, auch wol die Scheidewand der Nase und die Gaumknochen mit unerträglichem Geruche aus, so daß die Nase zum Abscheu für die Welt (und zum Greuel des Kenners, welcher weiß, daß wol gemißbrauchtes Quecksilber, nie aber das venerische Gift Beinfraß erregt) zusammenfällt, auch wol ein schreckliches Loch an ihrer Stelle entsteht.

Ich könnte diese Schreckensscenen mit noch weit zurückstoßendern Gemählden, als diese sind, aus meiner Erfahrung in mehrern Krankenhäusern vermehren, wenn ich die gerechte Empfindung des Publicums zu schonen nicht für Pflicht hielte. |

(Beschluß zu Nr. 94 S. 1145–1158.)

Die Quelle dieser unglücklichen Curen, worunter die Menschheit häufig im Stillen 1161
seufzt, ist also dreyfach. Die Verjagung des Schankers mit äußern Mitteln in den innern Organismus - die Anwendung scharfer, angreifender Quecksilberpräparate zur innern Cur der Syphilis, welche nur geringe antivenerische Kräfte besitzen – und die Unkenntniß der Unterscheidungszeichen zwischen echt venerischen Uebeln und denen vom Quecksilber erzeugten, welche viel Aehnliches mit einander haben. Diese letztere, dritte Quelle aber muß hier übergangen werden, da ihre Erörterung allzu wissenschaftlich und unbelehrend für das große Publicum seyn möchte, und allzu feine Details erfordert.

Die **erste** und Hauptquelle ist, wie gesagt, die, daß die venerische Krankheit von den Aerzten nicht bey noch bestehendem, äußerlich unbehandelten, unangetastet und ruhig stehen gelassenen Schanker vollführet wird, dem einzig sichern, leicht erkennbaren Zeichen der wirklich vollendeten Cur (wenn der Schanker bloß durch innere Behandlung, ohne Auflegung irgend eines äußern Mittels, zum reinen Geschwüre wird, und während der innern Cur rein verheilet), oder der noch nicht beendigten Cur (wenn der Schanker bey der bloß innern Behandlung durchaus nicht heilet, sondern, wenn er sich auch mit einem Schorfe überzieht, dennoch bald wieder aufbricht.) |

Ein Arzt, der den Schanker mit äußern Mitteln vertreibet, treibet bloß das 1162
Schankergift in den innern Organismus und bringt um desto gewisser jene proteusartige, allgemeine Venusseuche zuwege. Er sperrt selbst den Wolf in den Schafstall, und weiß ihn dann ohne Ruin des Ganzen nicht wieder herauszubringen. Er löscht sich selbst die Leuchte auf dem Pfade zur Heilung aus, und irrt dann am Rande von Abgründen mit seinem Kranken in der Mitternacht herum, ohne Leitstern zum Führer.

Und auch hier, bey dem zweckwidrigen Beginnen, den Schanker durch äußere Mittel verjagen zu wollen, zeigt sich die allweise und allgütige Vorsehung oft mitleidig mit der Thorheit. Oft läßt sich nämlich der Schanker selbst durch die fressendsten Aetzmittel nicht verjagen, und alles, was der Held im Zerstören ausrichtet, ist, daß er das äußere Ansehn etwas damit ändert, einen mehr oder weniger feuchtenden Knoten daraus macht oder die Schanker in warzenähnliche Körper umändert, und nun glaubt, der Schanker sey weg und es seyen **Feigwarzen** entstanden, die er für ein anderersartiges Uebel ansieht, da sie doch nichts mehr und nichts weniger, als in ihrem Aeußern veränderte, durch Beizmittel verunstaltete Schanker sind.

Dieser Umstand ist, wie gesagt, eine weise Veranstaltung der Vorsehung. Diese Feigwarzen und Knoten dienen dem, der darauf zu achten versteht, nun noch immer, wie die unberührten Schanker, aus denen sie umgestaltet wurden, zum sichern Leiter bey einer noch vorzunehmenden innern Cur, von welcher sie heilen
müssen ohne Zuthun eines äu- | ßern Mittels, wenn die innere Behandlung von 1163
rechter Art und gründlich war, das ist, wenn sie auch die letzte Spur des venerischen Giftes in allen Theilen des Körpers ausgelöscht hatte, weil unter allen venerischen Beschwerden Schanker, Feigwarzen und Knoten unter allen zuletzt durch

das innere Mittel heilen –, also wenn sie gänzlich geheilt sind, das sichre Zeichen von erfolgter völliger Tilgung des venerischen Giftes im Körper abgeben. Bleiben sie aber stehen, oder verändern sich nur wenig, hinterlassen etwa noch eine Härte in der Haut und heilen nicht ganz rein weg von dieser bloß innern Cur, so ist dieß ein sichres Zeichen der noch immer unvollendet gebliebenen innern Behandlung. Kein äußeres Abbinden, Wegschneiden, Wegätzen mit fressenden Säuren und Metallen, noch mit Sadebaumpulver tilgt das venerische Gift im Innern des Körpers; diese örtliche Verjagung*

* Auch nicht mit gelindern Mitteln dürfen die nach Schankern übrig gebliebenen Feigwarzen, Auswüchse, oder Knoten – klein oder groß – äußerlich behandelt werden, denn auch sie verschwinden zu gewissen Zeiten, bey gewissen, unbekannten Körperdispositionen zuweilen **gar leicht** nach Auflegung geringfügig scheinender Mittel, und löschen so die Leuchte der Cur, (zur Versicherung der endlichen, gewissen Heilung) aus.

rückt uns bloß das wohlthätige Warnungszeichen einer noch nicht vollendeten (innern) Heilung aus den Augen, und Schande dem, der sich selbst den Faden zerreißt, der ihn aus dem Labyrinthe führen könnte.

Eben so ist es mit den **Leistenbeulen** oder Abscessen der Schooßdrüsen, welche wol nie, oder äußerst selten –, man mag sagen, was man will – unmittelbar auf eine venerische Ansteckung entstanden, sondern gewöhnlich erst nach einem örtlich zurückgetriebenen Schanker. Auch bey den Leistenbeulen, welche ihrer Natur nach viel ähnliches mit dem Schanker haben (und auch so ansteckend sind,) bemüht sich der gewöhnliche Arzt, sie nur ja recht bald mit äußern Mitteln von da wegzubringen, theils durch das sogenannte Zertheilen, theils durch das schnelle, äußere Zuheilen, wenn sie aufgebrochen sind.

Es gibt aber keine Zertheilung, keine äußere Zuheilung der in Eiterung und zum Aufbruch übergegangenen Leistenbeule, auf welche nicht allgemeine venerische Symptomen, (die Venusseuche) erfolgten, bald oder spät. Was ist nun mit einer
1164 solchen örtlichen Be- | handlung gewonnen? Was anders, als daß auch dieses äußere Zeichen der noch bestehenden, noch nicht getilgten venerischen Krankheit zum Schaden aus den Augen weggeschafft wird, was doch, in Ermangelung des Schankers, die unentbehrliche innere Cur sicher leiten konnte zur Ueberzeugung entweder von ihrer Unhinlänglichkeit oder ihrer reinen Vollendung – denn eine wahre venerische Leistenbeule geht von selbst, und ohne äußere Behandlung, nicht von ihrer Stelle weg, sie mag nun nach sich selbst überlassener Vereiterung als Geschwür zurück bleiben oder als Drüsen-Geschwulst.*

* Die zuweilen bey bloßen Trippern entstehende, kleine, harte, unschmerzhafte Drüsengeschwulst gehört nicht hierher; sie scheint ganz unvenerisch und verschwindet bey gehörigem Verhalten beym Tripper oft von selbst, und ist von keiner Bedeutung.

Auch hier muß also das Gegentheil geschehen, wenn man es mit dem Kranken gut meint. Man lasse die Schooßbeulen unangetastet und brauche sogleich innerlich das beste Quecksilberpräparat so schnell als möglich bis zur gänzlichen innern Genesung vom venerischen Gifte, da dann die Leistenbeule, auch wenn sie schon entzündet war, dennoch nicht aufbricht, sondern in wenig Tagen unter dieser innern Cur rein vergeht, oder, wenn sie schon aufgebrochen ist, ebenfalls binnen wenigen Tagen zum **reinen** Geschwüre wird, mit gutartigem Eiter und so auf dem Wege reiner Geschwüre (ohne die mindeste andere äußere Auflegung, als reiner Leinwandfasern) von selbst heilt, ohne eine Spur ihres Daseyns und ohne Härte zu hinterlassen, zum sichern Beweise der von innen erfolgten gänzlichen Austilgung alles venerischen Ueberrests.

Die **zweite Quelle** jener unglücklichen (gewöhnlichen) Curen ist die Anwendung solcher **Quecksilberpräparate, welche wol die Gesundheit untergraben,**

aber wenig antivenerische Kraft besitzen. Lange ist den Aerzten das wirksamste und unschädlichste Präparat, **das auflösliche Quecksilber** (merc. solub. Hahnemannii) vorgehalten worden, was, **gut bereitet**, ohne die mindeste Spur von Nebenschärfe die reinsten antisyphilitischen Kräfte in hohem Grade besitzt; aber sie sind
gewöhnlich immer wieder zu ih- | rem alten Schlendrian, dem versüßten Quecksil- 1165
ber (Kalomel), dem Aetzsublimate oder andern scharfen Zubereitungen dieses Metalls und zu den sehr unbeständig wirkenden Einreibungen (Frictionen) der sehr ungleichförmigen Neapelsalbe übergegangen. Die Ursachen der Unzweckmäßigkeit dieser Präparate und Anwendungsarten lassen sich ohne Weitläufigkeit dem Publicum nicht vor Augen legen; aber so viel lehrt die Erfahrung, daß mit keinem der übrigen Präparate durch bloß innern Gebrauch ein Schanker, eine Feigwarze oder eine Leistenbeule (sammt der innern venerischen Krankheit) geheilt wird.

Die Ausrede der Aerzte: daß das hahnemannische auflösliche Quecksilber in Apotheken gewöhnlich unrichtig bereitet werde und gar nicht die echte dunkle Schwärze und nicht die Eigenschaft besitze, in einem Mörsel mit etlichen Wassertropfen gerieben, wieder als metallisches Quecksilber zusammen zu laufen, sondern nur grau, oft nur hellgrau aussehe und den Körper auch sehr angreife, ist nicht zureichend. Wahr ist es wohl, daß man mit einem solchen grauen oder hellgrauen Afterpräparate, was sehr fälschlich den Namen, auflösliches Quecksilber, führt, nicht mehr als mit Kalomel und andern scharfen, unzureichenden Quecksilberpräparaten ausrichten kann; aber wenn auch die meisten Apotheker so ungeschickt und gewissenlos verführen, so muß es doch noch einige gewissenhaftere geben. So weiß ich, daß zu meiner Zeit der Apotheker **Jordan** in Göttingen und der Apotheker **Beer** in Altona das auflösliche Quecksilber von der besten Güte und ganz schwarz verfertigten. Und wenn dieß alles nicht wäre, so sollten die Aerzte, wenn ihnen Leben und Herstellung ihrer Kranken am Herzen liegt, solche wichtige Arzneyen selbst verfertigen. Ihr Gewissen fordert es von ihnen. Es ist auch so schwer nicht.

Man nehme aus Zinnober wiederhergestelltes Quecksilber, und trage es, immer nur zu kleinen Portionen (damit sich die Auflösung nicht erhitze) in doppeltes Scheidewasser, so daß gleiche Theile an Gewicht, Säure und Quecksilber, allmählig zusammen kommen, trockne das nach vierzehntägiger Auflösung entstandene Quecksilbersalz zwischen vielem Löschpapier (was man zur Auspressung aller
Feuchtigkeit endlich mit einem kieselartigen | Feldsteine beschwert) reibe es dann 1166
in einem gläsernen Mörsel fein, vermische das feine Pulver unter öfterm Reiben mit so viel rectificirtem Weingeist, daß es zum dünnen Brey werde, trockne den Brey auf Löschpapier, und wiederhole dieses Reiben des getrockneten Pulvers mit starkem Weingeist, und abermahliges Trocknen auf Fließpapier so oft, bis das getrocknete Salzpulver keinen Scheidewassergeruch mehr spüren läßt. Dann erst löse man dieses pulverartige Quecksilbersalz unter fleißigem Reiben in mehrern Portionen reinem (destillirtem oder Regen-) Wasser auf (es muß so lange frisches Wasser zur Auflösung genommen werden, bis der Rest des Pulvers eine grüngelbe Farbe erhält), gieße diese wässerigen Auflösungen (nach vorgängigem Filtriren durch Löschpapier, auf Leinwand ausgebreitet) zusammen, und tröpfele nun **allmählig** so viel ätzenden Salmiakgeist (spir. sal. amm. c. calce viva), unter beständigem Umrühren mit einer Glasröhre, hinzu, als noch das Quecksilberoxyd mit ganz schwarzer Farbe zu Boden fällt. Wenn eine Probe der abgehellten Flüssigkeit bey Zutröpfelung solchen Salmiakgeistes zeigt, daß die Trübung grau ausfällt, so wird mit der ganzen Präcipitation aufgehört; man läßt das schwarze Pulver sich setzen, gießt die helle Flüssigkeit weg, rührt den Satz noch etlichemahl mit reinem Wasser an, damit alles Salzhafte daraus weggespühlt werde, gießt die jedesmahligen Wasser rein davon ab, und trocknet zuletzt den Satz auf Druckpapier völlig, an freyer Luft, ohne Wärme.

Von diesem **ganz schwarzen** Quecksilberoxyde, dem einzig echten merc. solub. Hahnem. ist Ein Gran, mit einem Scrupel Austerschalenpulver innig und stark zusammengerieben, die gewöhnliche Menge auf Einen Tag zu verbrauchen (ein Drittel davon früh, ein Drittel Nachmittags und ein Drittel Abends einzugeben); oft hat man nur halb so viel, zuweilen doppelt so viel nöthig, selten mehr, je nach der Constitution des Kranken.

Die Cur ist vollendet, wenn der Schanker, oder der noch sonst übrige venerische Auswuchs (Feigwarze, Knoten) oder die Leistenbeule mit Zurückbleibung reiner, weicher, gesunder Haut **gänzlich** geheilt sind, und waren sie, leider, nicht mehr vorhanden, so sehe man die Cur als (gemeiniglich) beendigt an, wenn der Kranke
1167 dieses geschmack- und ge- | ruchlose Pulver nicht mehr ohne den heftigsten Widerwillen über die Zunge bringen kann, sondern es endlich etliche mahl nach einander wieder wegbricht, abwechselnd Frost und Hitze (ohne Durst), Ekel vor allem Fleischartigen, große Mattigkeit, Widerwillen gegen alles, auch das sonst Liebste, und schreckhaften Schlaf hat. Es muß daher mit den Gaben, wo nöthig, gestiegen werden, damit die Cur in vier oder fünf Tagen, oder doch längstens in 14 Tagen beendigt sey*

* Nur die durch vorgängige Curen mit scharfen Quecksilberpräparaten schon geschwächten, kränkelnden, siechen Personen machen hiervon eine Ausnahme. Ihre Kräfte müssen vorher durch eine kräftige Diät und tägliche Bewegung in freyer Luft sich erst gehoben haben, ehe die venerische Krankheit mit örtlichen Schankern und Feigwarzen mit Glück und schnell (je schneller die Cur, desto weniger leidet der Kranke vom Quecksilber) bloß von innen geheilt und ausgerottet werden kann. Wie der Neigung zum Durchfall bey der Cur solcher Siechen mit Mohnsaft, oder zu Speichelflusse mit einigen Gaben verdünnter Salpetersäure (unter Aussetzung des Quecksilbers) und dem schmerzhaften Munde nach der Cur durch China abgeholfen werde, muß der Arzt wissen.

– ohne Beygebrauch irgend einer andern Arzney.

Dieß kann freylich bloß jenes ganz milde größte Antisyphiliticum; die andern Mercurialpräparate, mit denen man oft in vielen Jahren nichts als Ruin des ganzen Organismus, **eine Verfaulung bey Lebzeiten**, anrichtet, kommen dagegen ihn keine Vergleichung.*

* Auch traue man den in vielen Schriften angebotenen **Geheimmitteln** nicht, selbst denen nicht, welche man aus Vegetabilien verfertigt haben will. Wenn letztere etwas helfen, so ist es nicht in der wahren venerischen Krankheit, höchstens in Beschwerden, die vom Quecksilber entstanden waren, und die man aus Unwissenheit für venerisch hielt. Dieser Mißgriff ist häufig, auch von Aerzten gethan worden.

Die von den gewöhnlichen Mercurialpräparaten krank und siech gewordenen Personen können durch acht bis vierzehntägigen Gebrauch der kalkerdigen Schwefelleber (hepar. sulph. calcar.) täglich ein bis zweymahl zu einem Gran in Wasser genommen oder durch einige Schwefelleberbäder, dem Ruine von Quecksilber den besten Einhalt thun. Wo dieß aber nicht zureicht, die Quecksilberzerstörungen zu heben, da tritt noch einige Hülfe durch kräftige Diät und Bewegung in Landluft, auch durch andere Mittel ein, selbst wenn Mohnsaft, Salpetersäure, grüne Nußschale und Kellerhals (im pollinischen Decocte), selbst wenn Sassaparille und Guajak nicht mehr helfen will. Dieser Gegenstand ist aber zu speciel, als daß ich mich in diesem Blatte hierüber verbreiten könnte.

Ich freue mich in der gewissen Aussicht, daß meine Darstellung wenigstens einige Belehrung gewähren und meine Warnungen wenigstens einiges Unglück von meinen Mitbrüdern abwenden werden.

Torgau im Febr. 1809.

An einen Doctorand der Medicin[*]

Ich habe die mir mitgetheilten Collegienhefte über die Therapie Ihres berühmten 2577
Professors durchgelesen. Sie thun recht, das alles zu lernen und nieder zu schreiben.
Man muß doch wissen, was die Menschen vor und neben uns gewähnt haben. So
lasse ich mir oft von den Patienten erzählen, wie sie meinen, was ihr Uebel und wo
es her sey, von welcher Behexerey das alles entstanden sey, und welche sympathe-
tische Mittel und Alfanzereyen sie dabey angewendet haben. Ich muß doch wissen,
was sich die Leute für Begriffe von den Dingen machen. So auch Sie mit diesem
Collegium – in welchem Sie erfahren, was die Leute, die sich für kluge Aerzte halten,
von allen den Dingen, die sie nicht verstehen, und die niemand in der Welt a priori
erforschen kann, gefabelt haben. Da kommen natürlich viele bedenkliche Gedan-
kensprünge und gewagte Sätze, die sich nirgends in der Natur und Erfahrung nach-
weisen lassen, auch sonst mancherley gelehrter Kram vor, der wenigstens recht
studirt und weise klingt, weil er in recht verblümten und metaphorischen Ausdrük-
ken paradirt – da müssen Oxygen- und Hydrogen-Pole im menschlichen Körper,
gesteigerte Factoren, Gangliensystem, Centrum des vegetativen Lebens, ein beson-
deres irritables und ein ganz apartes sensibles System in uns, durch von uns selbst
fingirte Rollen die Comödie aufführen. Schöne Schattenspiel an der Wand! Kommt
man aber ans Krankenbett, da wird der Eine ei- | nen Synochus systematis irritabilis 2578
finden, wo der Andre, von demselben Meister gelehrte, gerade das Gegentheil zu
finden steif und fest behauptet – denn die vom Katheder herab angegebenen Zei-
chen von dem Einen und dem Andern sind so unwesentlich und unbestimmend, als
vag und unbestimmlich. Sollte nun auch der Eine die Meinung des Systematikers
errathen haben, was folgt nun daraus Ersprießliches für die Heilart? Nichts folgt
daraus! Alle das kopfzerbrechende Theoretisiren über die Wesenheit des Fiebers
weiset nie geradehin auf das, was helfen sollte und helfen müßte. Der theoretische
Kartenpallast steht in seiner imponirenden Majestät ganz isolirt da, ist im Innern
hohl und leer, und enthält nicht einmahl einen Fingerzeig auf das passende Hülfs-
mittel der Krankheit, deren Wesenheit hier mit inspirirter Weihe geoffenbart seyn
soll. O quanta species, cerebrum non habet![1] Der ganze Klingklang von theoreti-
schen Floskeln voran, dient den angehängten Vorschlägen, was in dem Uebel alles
zu brauchen sey, nicht wie die Prämissen der Folgerung in einem logischen Schlusse
– nein! wie der vorangehende Trompeten- und Paukenschall auf den Gassen, womit
der Gaukler sein quid pro quo[2], was er Nachmittags vor dem geneigten Zuschauer
aus der Tasche zu spielen gedenkt, an den Mann zu bringen sucht. Denn siehe, was
der Professor da wähnt, was hierin oder darin helfen soll, ist ja eben so willkürlich,
ohne feststehende Gründe und Erfahrungsaussprüche, **nur so obenhin angenom-
men** und mit dem allgnügenden αὐτὸς ἔφα[3] **bloß behauptet**. Da fin- | det sich für 2579
ein einziges Fieber-Genus fast die ganze Materia medica: geben Sie dem Kranken,
meine Herren! Tränke von bittern und gewürzhaften Gewächsen (also auch von

---

* Allg. Anz. d. Dt. (1809), 2. Bd., Nr. 227, 2577–2580. – Ohne Nennung des Verfassers. Auch in: Stapf (1829), 1. Bd., S. 126–128 sowie Bakody (1883), S. 113–114. Als Schrift Hahnemanns aufgeführt bei Ameke (1884), S. 150; Haehl (1922), 2. Bd., S. 526; Tischner (1934), 2. Bd., S. 356; Mueller (1953), H. 1, 41; Schmidt (1989), S. 21.

1 „Oho, welch großes Angesicht, ein Hirn hat's nicht!" (so der Fuchs bei Phaedrus angesicht einer Theatermaske).

2 „Das für dieses".

3 „Er hat es selbst gesagt". Für die Anhänger des Pythagoras kolportiertes Dictum, das etwaige Zweifel durch die Berufung auf die autoritative Aussage des ‚Meisters' beseitigen sollte.

Koloquinten, Squille, Lerchenschwamm, Ignatzbohne, Krähenaugen, Aloe? also auch von gelbem Sandel-, Kreter-Diptam-, Abelmoschkörnern, Rosenholz?) oder Oelzukker in Thee (also auch Kirschlorber- und destillirtes Bittermandelöl?) – –

Das ganze Wesen mit den vielen Definitionen des Fiebers an sich und die superfeinen Puls-Klaubereyen – den jeder anders fühlt, fast in jeder Stunde, und bey geringen Modificationen des Gemüths des Kranken, anders fühlt – sind zwar schimmernde, aber eitel trost- und hülflose Dinge, die uns wie Nebel vor den Augen düstern, wenn wir den Kranken heilen sollen. Vor lauter gelehrtem Nebel – der nur verdunkelt, nicht erhellet, – sehen wir weder den wahren Zustand des Kranken, noch das, womit wir ihm eigentlich helfen sollten.

Fragen Sie sich nur selbst, wenn Sie das alles auswendig wüßten, ob Sie damit eine Krankheit in ihrer wahren Gestalt erkennen und damit sie heilen könnten? Daran herum curiren können wir freylich mit allen den vielen vorgeschlagenen Mitteln – aber **ob** eins von denselben das beßte und passendste sey, und **welches** unter den vielen es sey, was einzig und vorzugsweise helfen kann und muß, das wissen wir immer nicht – auch der Herr Professor weiß es nicht, sonst würde er bloß dieß einzige, beßte, passendste (und sonst keins) genannt haben. Wenn der therapeutische Professor so im Allgemeinen über Dinge, die niemand einsehen kann, recht künstlich verblümte Ausdrücke zusammen stellen und eine gelehrt aussehende Brühe über die selbst geformten Hypothesen gießen kann – da sieht das Ding ordentlich wie was Rechtes aus; aber wenn er das nun anwenden soll zur Hülfe – zum eigentlichen Zwecke der Heilkunst – da läßt ihn der hochgelehrte, theoretische Apparat im Stiche
2580 – da wirft er blank empirisch, wie der unnachdenklichste, | rohe Routinier, eine Menge Namen von Arzneyen hin – „da lies dir was aus!“ „Du kannst auch die Namen in einen Beutel thun, und beliebig einen oder mehrere herausgreifen – es ist alles gleich viel; du kannst das, du kannst jenes nehmen.“ Hier! wo es an ein Helfen gehen soll, ist der stupideste Syncretismus und Empirismus – und dort, wo das Theoretisiren waltet, da sind die sublimsten, mystischsten und unverständlichsten Phrasen im Gange, so erhaben, als wenns ein göttlich inspirirtes Orakel aus der Dampfhöhle unter dem Dreyfuße des delphischen Apollo hervortönte. Doch spare dir das ehrfurchtsvolle Grausen vor diesem magischen Gemurmel – es sind leere Töne, die keinen Bezug haben auf leichte, gewisse, schnelle Rettung der Menschenbrüder aus Krankheitsqualen – sie sind ein tönendes Erz und eine klingende Schelle.

***.

Belehrung über das herrschende Fieber*

2913 Dadurch, daß die Aerzte dieser Zeit das jetzt seit etwa einem Jahre in Deutschland, ja selbst im größeren Theile von Europa herrschende Fieber für ein gemeines kaltes, oder Wechselfieber sonst gewöhnlicher Art ansahen und als ein solches behandelten (jeder weiß, mit wie wenig glücklichem Erfolge!), dadurch haben sie aufs neue

* Allg. Anz. d. Dt. (1809), 2. Bd., Nr. 261, 2913–2926. – Ohne Nennung des Verfassers. Auch in: Stapf (1829), 2. Bd., S. 76–88 sowie Bakody (1883), S. 115–119. Als Schrift Hahnemanns aufgeführt bei Ameke (1884), S. 150; Haehl (1922), 2. Bd., S. 526; Tischner (1934), 2. Bd., S. 356; Mueller (1953), H. 1, 41; Schmidt (1989), S. 21.

einen großen Beweis von der Mangelhaftigkeit der gewöhnlichen Arzneykunst, und, ich möchte sagen, von der Nullität derselben abgelegt.

Wenn ein Ding sich anders äußert als das andere, und abweichende Eigenschaften und Wirkungen an den Tag legt, wie wenig gehört da Unterscheidungskraft dazu, um es für ein Ding verschiedener Art anzusehen! Und wenn eine Krankheit in ihrem Gange, in ihren Zufällen, und in allen ihren Aeußerungen und Folgen sich ganz verschieden zeigt von einer andern schon bekannten; kann es da nicht schon der gemeine Menschenverstand einsehen, daß jenes eine andere, besondere, von der sonst bekannten ganz verschiedene Krankheit seyn müsse? Folglich auch ganz anders, ganz nach ihren besondern Eigenheiten ärztlich behandelt werden müsse?

Nicht so unsere liebe gewöhnliche Arzneykunde, deren Wahlspruch es scheint: es beym Alten zu lassen, sichs bequem zu machen und sich das Nachdenken so viel möglich zu ersparen. Unsere gewöhnliche Arzneykunde, sage ich, ward geschwind damit
fertig, dieses neue, | besondere Fieber, mit einem Worte, für ein kaltes Fieber zu erklären, 2914
und (was hinderts?) darnach zu behandeln. Denn siehe! lieber Leser, die Arzneykunde hat nur ein einziges Wechselfieber, das sogenannte **kalte**, in ihren Büchern stehen; deshalb **darf** es in der Natur auch kein anderes typisches Fieber geben. Quasi vero.[1]

Und so behandelt man denn auch das jetzt herrschende, verkannte Fieber nach dem bekannten Leisten, wie die sonst im Herbst in Sumpfgegenden gewöhnlichen kalten Fieber - frischweg mit Brech- und Laxirmitteln, mit Salmiak (Opium), Schafgarbe, Bitterklee, Tausendgüldenkraut und der als allmächtig unbedingt gepriesenen Chinarinde. Durch jene sollte die (eingebildete) Fiebermaterie theils aufgelöst, theils fortgeschafft, mit letzterer aber der Typus*

* Die Wiederkehr der Anfälle in bestimmten Zeiträumen.

ausgelöscht werden. Aber mit welchem Erfolge ward dieser (eigentlich für das gewöhnliche herbstliche Sumpfwechselfieber seit langer Zeit eingeführte) General-Operationsplan gegen das jetzt herrschende, verkannte Fieber angewendet? Ich berufe mich auf die Erfahrung aller Länder, wo es umherging, ob es nicht mit widrigem Erfolge geschah, ob nicht oft mehr Krankheit (Tod) und langwieriges Siechthum dadurch befördert ward, als ohne alle diese unpassenden Arzneyen geschehen wäre, und geschehen ist, wo arme Leute gar nichts hiervon brauchten?

Diese Dinge und besonders die Rinde, in Menge gegeben, unterdrückten wol, (wenn sie das Fieber nicht in ein acutes, schnelltödtendes umänderten) zuweilen
die Paroxysmen | auf kürzere oder längere Zeit – machten aber meistens nicht **ge-** 2915
sund; die Kranken waren dann gewöhnlich von andern Seiten kränker, bekamen an der Stelle der unterdrückten Paroxysmen **sehr** schmerzhafte Localkrankheiten, oder siechten an Nervenbeschwerden und abzehrenden Uebeln dahin, die schlimmer waren als das typische Fieber selbst.

Diese gefährlichen Fehltritte rührten erstlich daher, daß man, wie gewöhnlich, die Krankheit nicht unterschied, nicht untersuchte, welche besondern, eigenthümlichen Zufälle diesem herrschenden Fieber vor allen übrigen Arten Wechselfieber eigen sind, wodurch es zu einer ganz eignen, besondern Krankheit wird, und zweytens, daß man für dieses eigne Fieber die eigenthümlichen, specifisch passenden Heilmittel nicht aufzufinden wußte.

Kann man das aber eine Arzneykunst nennen, die für ihre zwey einzigen Geschäfte – die unterscheidende Beobachtung der Krankheiten und die Auffindung des passenden, specifischen Heilmittels – noch keinen Sinn hat?

1 „Als ob das der Fall wäre."

In allgewöhnlichen Krankheiten, die (Gott sey gepriesen) von selbst besser zu werden pflegen, kann die gewöhnliche Arzneypraxis ihre Unmacht und Schädlichkeit allenfalls noch verdecken – da kann sie, nach ihrer Sprache, auflösen, abführen, deprimiren, reizen und was sie nur sonst will, mit Mitteln, die ihr selbst die unbesonnenste Laune eingibt –; es werden doch einige Leute dabey gesund, der Doctor mags auch so toll treiben, als er nur will. Gute Naturen siegen auch dann noch oft (nicht selten durch Beyhülfe der Weggießung widriger, angreifender Arzney-Mischungen) nicht nur über die Krankheit selbst, sondern auch über das neu hinzugekommene Uebel – über die blinde Behandlung der ungekannten Krankheit mit unpassenden, folglich schädlichen Mitteln –, und aus der Zahl der Todten weiß auch niemand diejenigen herauszufinden, welche bey ursprünglich mittelmäßiger Krankheit bloß der Hülfe der Kunst unterliegen mußten.

Aber die Krankheiten, die nicht bald von sich selbst vergehen, die sich nicht so gutwillig von der lieben Naturkraft besiegen lassen – dergleichen die jetzt herrschenden Fieber, – da wird es recht offenbar, daß die gewöhnliche Arzneykunde nicht viel an-
2916 deres sey, als ein wissenschaftlich aufgestutztes Unding, und | ein irre führendes Phantom, die Praxis selbst aber, mit wenigen Ausnahmen, ein nichtiges, schädliches Verfahren. Fast alle ihre Bemühungen verschlimmern dann bloß (wenn nicht durch einen zufällig und durch gut Glück beygemischten Zusatz zu den methodischen Arzneymischungen zuweilen das Gegentheil entsteht), oder erzeugen neue, oft nicht weniger, als die ursprüngliche Krankheit, zu fürchtende Uebel – so wie hier durch die zweckwidrige Unterdrückung der Paroxysmen des jetzt herrschenden Fiebers ein anhaltend kränklicher, chronisch fieberhafter Zustand, krampfhafte periodische Nervenbeschwerden, Engbrüstigkeiten, Gelenksteifigkeiten, Drüsenbeulen, anhaltende oder periodische Blutergießungen, oder langwierige Monatzeit-Unterdrückung, vorzüglich aber äußerst schmerzhafte Localkrankheiten und sonst mancherley auszehrendes Siechthum erzeugt werden, was doch kein Vernünftiger eine Heilung nennen kann.

Ich werde die Eigenheiten dieses Fiebers anzugeben mich bemühen, wie sie sich, **noch nicht durch Arzneyen umgeändert**, darbieten, und dann zeigen, welche Arzneyen hierauf passen müssen, welche helfen und Gesundheit bringen. –

Die Verschiedenheit des Geschlechts, der Körperverfassung, des Alters und der nächsten Veranlassung (ob ein Aergerniß, ein Gram, ein Schreck, eine Ueberladung in sinnlichen Genüssen, Strapatzen u.s.w. das Fieber zuerst zum Ausbruch brachten) – auch wol in etwas das Clima und die Witterung – machen zuweilen anfänglich einige Abweichung im Gange und der Form dieses Fiebers. Doch ist folgendes der Hauptgang desselben.

Oft mehrere Tage oder Wochen ist vor dem Ausbruche Abend-Kopfschmerz, bitterer Mund und Schwere der Füße bemerkbar.

1) Im schlimmern Falle fängt das Fieber als ein **anhaltendes** (continua) an, und geht ohne einigen Nachlaß in fast gleicher Stärke Tag und Nacht fort, gleichsam als ein einziger Paroxysmus und endigt sich bey unangemessener Behandlung den neunten, elften oder vierzehnten Tag mit dem Tode – oder es mindert sich (wozu es viel Neigung hat) zu einem anhaltend chronischen Zustande, wo dann gewisse Beschwerden zu der einen, oder zu einer andern Tageszeit stärker sind, |

2917 2) oder es zertheilet sich (entweder von selbst oder durch den Anfang zweckmäßiger Hülfe) in dreytägig oder täglich wiederkehrende Anfälle. Die Nachlässe bilden aber in den meisten Fällen keine wahre Intermission, keinen völlig freyen Zustand; einige oder mehrere Beschwerden dauern, obwohl in minderem Grade, fort, und die Fieber sind deshalb nur als nachlassende (remittirende) anzusehen, welches vorzüglich bey den schlimmern Statt findet, deren Paroxysmen sich unter 8, 12, 16 bis 24 Stunden nicht endigen.

(Nur die bey weitem kleinere Zahl dieser Fieber hat wahre Intermissionen, aber demungeachtet gleiche Natur und verlangt gleiche Behandlungsart).

Bey beyden Arten, die oft in einander übergeben, ist der **Schauder** oder der **Frost** (welcher zuweilen in starkes Beben und Zähneklappen übergeht) nicht (wie etwa bey gewöhnlichen Wechselfiebern) mit wahrer äußeren Kälte verbunden, sondern es ist ein bloß inneres erschütterndes Gefühl von Kälte (innerer Frost), wobey der Kranke überall, am meisten an Händen und Füßen, heiß (in einigen Fällen nur natürlich warm) anzufühlen ist.

Diese Frostperiode fängt an mit Durst, Schwindel und einem ziehenden Reißen (mit Stichen vermischt) von den untern Füßen an aufwärts, welches, wenn es, nach dem Gefühl der Kranken, in den Kopf gelangt, die Kopfhitze, den Kopfschmerz, die Uebelkeit u.s.w. erregt.

Bey der anhaltenden Art wechselt das Gefühl von fliegender Kopfhitze mit Schaudern fast ununterbrochen ab; oft sind beyde zugleich da (Klage über „innern Frost und daß es ihnen zugleich so warm vor dem Kopfe werde, daß es ihnen so heiß nach dem Kopfe steige, wie Uebelkeit"). Dabey fühlen sich die Kranken immerdar am ganzen Körper heiß an, ohne daß sie es selbst wissen, daß sie heiß sind, im Gegentheile lassen sie stark einheizen und decken sich fest zu, und klagen bloß über die sogenannte fliegende, aufsteigende Kopfhitze.

In der chronischen Abart anhaltenden Fiebers sind die Schauder bey äußerer Hitze des Körpers und der Hände doch nicht selten mit wahrer Kälte der Füße verbunden, dann klagen auch die Kranken, daß sie Abends nach | dem Niederlegen im Bette 2918
sich nicht erwärmen können, dagegen früh beym Erwachen sich so heiß fühlen.

Ueberhaupt erneuern sich die Schauder bey der anhaltenden Art auf sehr geringe Veranlassungen, beym Aufstehen, selbst beym Aufsitzen im Bette und bey der geringsten Bewegung, auch oft nach jedesmahligem Trinken selbst warmen Getränks.

Auch in den Paroxysmen der remittirenden Art ist die sogenannte **Hitze** nach des Kranken Empfindung meistens nur ein oft mit Brennen in den Augen und Gesichtsröthe verbundenes Gefühl von schnell nach dem Kopfe aufsteigender, starker Wärme, (nur diese, nicht die Hitze ihres übrigen Körpers fühlen sie) zu der sich eine Reihe anderer Leiden der Sensibilität und Irritabilität gesellen, die zusammen die sogenannte Hitzperiode ausmachen.

Die häufigste Beschwerde ist der **Kopfschmerz**, den sie meistens als einen reißenden, mit einzelnen Stichen vermischten, auch als einen zerreißenden Schmerz in der Hirnschale beschreiben, oft auch als ein Graben in Gehirne und, als ob es oben herauswollte, wobey nicht selten ein Pochen im Hinterkopfe entsteht, was ihnen alle Besinnung benehme, oder Rucke im Kopfe nach hinten zu. Diesen Kopfschmerz haben sie selbst im Liegen, nur daß sich beym Aufrichten, ja schon bey Bewegungen des Kopfs, entweder die Stiche oder die Stöße (Rucke) im Kopfe unleidlich vermehren.

An der Stelle dieses Kopfschmerzes klagen Kranke von anderer Körperconstitution, daß ihnen der Kopf so schwer, so dumm, so düselig, so unbesinnlich und trunken sey, daß ihnen alles verkehrt vorkomme, daß es im Gehirne zische und brause. Dieser Zustand geht in der Hitzperiode oft in wahre Sinn- und Verstandlosigkeit über, die zuweilen viele Stunden anhält, auch wol in hastigen Wahnsinn und Raserey ausartet.

Doch ein fast eben so gewöhnliches Symptom in der Hitzperiode der Paroxysmen ist die **Angst** (gewöhnlich mit Herzklopfen und Stirnschweiß verbunden), welche oft zu der fürchterlichsten Höhe steigt, wobey die Kranken, wie sie sagen, weder aus noch ein und sich nicht zu lassen wissen, auch nicht selten | in diesen 2919
schrecklichen Augenblicken sich das Leben, gewöhnlich durch Erdrosseln und Erhängen, nehmen.

In der anhaltenden Art dieser Fieber erneuert sich diese Angst gewöhnlich nach Mitternacht, besonders nach drey Uhr – wobey die Kranken durchaus nicht im Bette bleiben können, sondern umher gehen müssen, bis sie ermattet hinsinken. Bey dieser Fiebergattung erneuert sich zugleich die Art von Schmerz, dem der Kranke am Tage unterworfen ist, bis zum Unerträglichen, es sey im Kopfe, in der Brust, in einer der Gliedmaßen, in der Bärmutter, in den Harnwegen u.s.w. Bey den mindern Graden dieser anhaltenden Fieber entstehen nach Mitternacht halb erinnerliche, ängstliche Phantasien, Delirien, Umherwerfen des Körpers und der Glieder.

Das Gemüth unsrer Fieberkranken ist auch außer den Anfällen von Herzensangst sehr afficirt. Sie sind schreckhaft und über Kleinigkeiten sehr ärgerlich, und je nachdem ihr Temperament ist, entweder schwermüthig und voll Furcht eines nahen Todes, oder unleidlich, ungeduldig und des Lebens überdrüßig, zuweilen bis zum Selbstmorde.

Ein drittes mit der sogenannten Hitze der Paroxysmen eintretendes Symptom ist **Uebelkeit**, eine **Weichlichkeit**, wie sonst bey enormen Schmerze zu entstehen pflegt, welche oft in ein mehrstündiges Würgen und Erbrechen theils saurer, theils bitterer, theils wässeriger Flüssigkeit auszuarten pflegt.

Bey der anhaltenden Art kömmt die Uebelkeit oft in Gesellschaft der Aengstlichkeit, des Schwindels, der Ohnmachten, des Zitterns. Auch wenn kein wahres Würgen vorhanden ist, so bleibt doch immer ein Gefühl im Magen des Kranken, als wenn er sich stets brechen könne.

Der **Schwindel** ist einer der häufigsten Zufälle dieses Fiebers. Er kömmt oft beym Antritt des Frostes, bey geringer Bewegung, und in Gesellschaft der Uebelkeit, des Ohrenbrausens, der Gesichtsverdunkelung und der Ohnmächtigkeit. Die Kranken glauben dabey, mehr seitwärts und vorwärts, als rückwärts zu fallen. In der chro-
2920 nischen anhaltenden | Abart stellt sich der Schwindel vorzüglich früh ein.

Nicht weniger characteristisch für diese Fieber und sehr häufig ist das **Zittern**, besonders der Gliedmaßen, welches sich theils allein zeigt, theils mit der Aengstlichkeit, der Kopfhitze, den Anfällen von Ohnmacht und Schwindel oder auch der Brecherlichkeit gepaart zum Vorschein kommt. Vorzüglich häufig zeigt sich das Zittern zu Anfang der sogenannten Hitze. In der chronischen, anhaltenden Abart wird es zuweilen zum Hauptsymptom und befällt dann nur einzelne Gliedmaßen; ist auch wol im Gegentheil bloß beym Niederlegen und nicht bey Bewegung vorhanden.

Mit **klonischen Krämpfen** und **epileptischen Zuckungen** fangen sich die Paroxysmen mehrerer Kinder an; seltener sind die bloß tonischen anhaltenden Krümmungen der Gliedmaßen derselben beym Antritt der Hitze.

Gewöhnlich erfolgt der **Schweiß** (welcher sauer oder herbsäuerlich zu riechen pflegt) bey den Paroxysmen der remittirenden Art nicht wie bey dem herbstlichen Sumpfwechselfieber während der Hitze, sondern (sehr characteristisch) hinterdrein, oft erst einige, mehrere, ja viele Stunden darauf*,

* Gewöhnlich bleibt der Abgang des Urins eben so lange zurück.

oft auch nicht eher als bis die Kranken von ihrem Lager aufstehen, oder sich bewegen, oder wenn sie einige Stunden nach der Hitze in Schlaf verfallen. Indeß vergehen die schlimmsten Beschwerden der Anfälle, die Herzensangst, die Schmerzen des Kopfs und anderer Theile, die Schwere und Dummheit des Kopfs, die Verstandlosigkeit, u.s.w. gewöhnlich dennoch nicht eher, als bis der Schweiß erfolgt; er zaudre nun so lange er wolle.*

* Es gibt einige solche Fieber, wo nach den Anfällen nie Schweiß erfolgt; bloß bey Aengstlichkeiten etwas am Kopfe; bey diesen ersetzen zuweilen klonische Krämpfe den Schweiß.

In der chronischen anhaltenden Abart dieser Fieber entsteht der Schweiß bey geringer Bewegung, selbst beym Essen, vorzüglich aber bey Erneuerung der Schmerzen, und, wenn sie sich zum Schlafe niederlegen, sogleich nach dem Zudekken. Bey den mindesten Schlummer sind die Meisten sogleich mit Schweiß bedeckt.

Bey der aus wiederkehrenden Anfällen bestehenden Art Fieber ist der **Durst** gleich vom Anfang des Paroxysmus an, selbst vor | demselben, bis zu Ende zwar 2921
untilgbar, indessen trinken die Kranken obgleich sehr oft, gleichwohl nur sehr wenig auf einmahl, weil ihnen jedes Getränk im Augenblicke des Genusses (widersteht) widerwärtig ist; oft erfolgt auch gleich nach dem Trinken theils Schauder, theils Brecherlichkeit und Würgen; doch auch bey den Nachlässen ist diese Art von Durst nicht selten. Zieht sich das Fieber in die Länge, so findet sich auch wol gänzliche Durstlosigkeit, wiewohl nicht häufig.

Mit jener Weichlichkeit und würgenden Brecherlichkeit steht der **Ekel** vor allem Genießbaren in Verbindung, am meisten vor Fleisch, Butter u.s.w. Selbst wenn bey in die Länge sich ziehenden Fiebern Speisen und Getränke erträglich zu schmecken anfangen, erfolgt nach dem Genusse dennoch Weichlichkeit und Brecherlichkeit - oder Beängstigung wie von Kurzathmigkeit, daß man Thüren und Fenster aufmachen möchte. Bey der chronischen anhaltenden Art wechseln Perioden von Appetitlosigkeit und Heißhunger zuweilen miteinander ab.

Bey jedem Genusse scheint der **Geschmackssinn wie erloschen**; die Speisen schmecken selbst im Nachlasse nur wie Heu und Stroh, gleich nach dem Genusse aber füllt sich der ganze Mund mit galliger Bitterkeit an, wie nach dem Erbrechen durch eingenommene Brechmittel und es entstehen Uebelkeiten oder bitteres oder sauer bitteres Aufstoßen. Bey Andern kömmt schon während des Essens, besonders des Brodes, Bitterkeit in den Mund. Seltener ist ununterbrochne Bitterkeit des Mundes, und dann wird sie dennoch bey und nach jedem Genusse beträchtlich erhöhet. Beym Eintritt des Anfalls ist das bittere, auch wol bittersaure Aufstoßen häufig.

Die gewöhnliche Empfindung im Munde ist Trockenheit des Schlundes mit Schleim-Empfindung auf der Zunge, nicht selten mit einer Empfindung von Rohheit im Schlunde gepaart. Oefter ist früh nach dem Erwachen der Geschmack im Munde bitter, selten wie faule Eyer.

Der Urin ist größtentheils dunkel und grünlich braun.

Oft entstehen brennend jückende Ausschläge am ganzen Körper oder an einzelnen Theilen; zuweilen ein sehr oft ansetzender Husten. |

Die Tagesschläfrigkeit ist bey der anhaltenden Art dieser Fieber groß. Selbst früh, 2922
bald nach dem Erwachen; auch sitzend und stehend zieht es ihnen oft die Augenlieder zu, oft mitten im Reden.

Sehr eigen ist allen Zuständen dieses Fiebers die **Unerträglichkeit der Bewegung oder Muskelanstrengung**. Gleich beym Eintritt des Anfalls scheinen ihnen die Glieder wie steif, wie **gelähmt**; sie müssen sich sogleich legen, und selbst liegend fühlen sie sich wie gelähmt. Stehen die Kranken während der Hitze auf, so erfolgt Schauder, nicht selten mit plötzlicher Erkaltung der Hände und Füße, es wird ihnen weichlich, schwarz vor den Augen, ohnmächtig. Auch außer den Paroxysmen sind sie bey der mindesten Bewegung oft in wenigen Augenblicken ganz von Kräften und wie sie zu sagen pflegen, ganz hin. Zittern, Schwindel, Uebelkeit, Verdunkelung des Gesichts, Brausen vor den Ohren und Ohnmacht, diese unsren Fiebern so ganz eignen Zufälle erfolgen oft bey geringer Bewegung und die kraftvollsten Männer sinken oft zu Boden, ehe man sichs versieht. Auch in den Nachlässen und im chronischen anhaltenden Zustande können die Kranken selbst kurzdauerndes Stehen nicht vertragen; Verdunkelung des Gesichts und Schwindel, Kurzathmigkeit, auch wol Ohnmacht ist der Erfolg. Alle ihnen gewöhnliche Schmerzen erneuern und erhöhen sich vorzüglich bey Bewegung des Körpers oder einzelner Glieder. Beym Auftreten schütterts im Kopfe, oder es fahren Stiche durch denselben.

Alle Beschwerden mindern sich durch Liegen.

Doch noch nachtheiliger ist ihnen bey jedem Zustande dieses Fiebers die Bewegung **in freyer Luft**; sie benimmt ihnen die Kräfte plötzlich, macht ihnen entweder Schauder und Frost (nachgehends Schweiß), oder Engbrüstigkeit, oder Ziehen in den Gliedern, oder erhöhete reißend stechende Kopfschmerzen; indessen mindert sie ihnen die Düseligkeit, Wüstheit und Trunkenheit im Kopfe, welche jedoch beym Wiedereintritt in die Stube bald wieder kömmt. Eine Art drückender **Schmerzen in der Brust** oder vielmehr **in der Herzgrube mit Gefühl von Erstickung** sind ein nicht seltenes Symptom zu Anfange und während der Hitze; oft gesellen sie sich
2923 zu der | Herzensangst. Schmerz, wie Rohheit, in der Brust kommt ebenfalls nicht gar selten vor, und eben so oft **ziehender Schmerz im Rücken, wie von Verheben.**

Dieses Fieber scheint zuweilen von selbst, öfter jedoch, durch die bey dieser Krankheit unpassenden Arzneyen, besonders durch die Chinarinde dazu gezwungen, plötzlich aufzuhören; aber dagegen treten zu gleicher Zeit vicarirende Uebel, periodische Nervenbeschwerden, Unterdrückung der Monatszeit, oder periodischer, höchst schmerzhafter Verlust geronnenen Bluts und Schleims aus der Bärmutter oder den Harnwegen oder dem After und andere unerträglich schmerzhafte Localübel auch wol Geistesverirrungen, ein. Zum Erweise ihrer ursprünglichen Quelle, und daß sie bloß Ausartungen und Verlarvungen dieses Fiebers sind, bleiben noch mehrere der genannten, diesem Fieber characteristisch eignen Beschwerden dabey übrig, und die vicarirenden Uebel selbst verschlimmern sich auch zu gewissen Tageszeiten. Die Verschlimmerungen halten gemeiniglich die Zeit von Nachmittags 4 Uhr, bis 3, 4 Uhr früh bey einigen, bey andern aber von früh 3 Uhr bis Nachmittags 4 Uhr. Die andern 12 Stunden sind dann immer viel leidlicher.

Auch gegen diese vicarirenden Uebel (verlarvtes Fieber) helfen bloß die Arzneyen, die das ursprüngliche Fieber zu heilen im Stande sind.

Nichts kann helfen und Gesundheit bringen, als die für dieses Fieber speciell passenden (specifischen) Arzneyen, das ist, solche, welche ähnliche Zufälle im gesunden menschlichen Körper zu erregen im Stande sind.

Man schlage in **Hahnemann's** Fragmenta de viribus medicamentorum positivis[2] nach, welche Arzney folgende, diesem Fieber eigne Zufälle für sich erregt: rigiditas artuum – juncturarum mobilitas diminuta – torpor omnium membrorum – instabilitas, infirmitas pedum, genuum – lassitudo ingens – tremor – tremor pedis alterutrius et genuum – lapsus virium subitus – syncope – gravitas capitis ebriosa, vertiginosa – ebriosa capitis obtenebratio – vertigo cum scotomia – nisus in decubitum – impo-
2924 tentia caput erigendi, in | dorso reclinati ob vertiginem et scotomiam – respiratio extra lectum angusta, difficilis; in lecto justa – dolor pectoris respirationem suffocans – anxietas ingens – palpitatio – anxietas autochiriae cupida – mortis timor – mortem instare putat – anxietas diaphoresin gignens ad minimum frontis – post anxietatem nausea, vomituritio – deliquescentia cordis (Weichlichkeit, Wabblichkeit, Flauheit) – horripilatio primo, cum calor angorem creans – horrescentia – genae calidae cum horrore interno – faciei caloris sensus cum horrore corporis caeteri – calor internus capitis cum frigore corporis – ardor in oculis sine inflammatione – calor cum lecti appetentia – dilacerans capitis dolor eundo auctus – pulsationes vel ictus aliqui in capite – aëro libero auctus capitis dolor et crurum lassitudo – anorexia cibi – anorexia maxime panis – regurgitatio amari et acidi saporis – impatientia par-

---

2 „Bruchstücke über die positiven Kräfte der Arzneimittel."

vorum malorum – pavor – phantasiae nocturnae semivigiles – phantasiae delirae terribiles – eruptio miliaris ardenti pruriens – ardens pruritus per totum corpus.[3]

Der Samen, welcher diese Symptomen zu erregen fähig ist, ist dann auch unter allen bekannten vegetabilischen Arzneyen die einzige, welche einen großen Theil dieser herrschenden Fieber binnen kurzer Zeit zu heilen, das ist, in Gesundheit zu verwandeln vermag*,

* Vorzüglich dann, wenn das Sinken der Kräfte nicht so auffallend ist, die Speisen natürlich schmecken, und nur immerwährend eine Bitterkeit im Munde vorhanden ist.

doch nur so, daß man Anfangs etwa alle 4, nachgehends nur alle 6, 8 Tage eine sehr kleine Gabe davon reicht. Das mindeste Stäubchen davon in Pulver oder von einer Auflösung, deren jeder Tropfen ein Trilliontel eines Grans dieses Samens enthält, nur sehr wenig, – nur etwas weniges von einem Tropfen, ist auf die Gabe völlig hinreichend und der Absicht angemessen; versteht sich, wenn **keine** andere Arzney dazwischen gebraucht wird, weder innerlich noch äußerlich.

Indessen wird man in der aufgezählten Reihe der Symptomen unsrer Fieber einige bemerken, die in dieser Pflanze nicht vollständig enthalten sind, folglich nicht vollständig von ihr gedeckt werden können. Und dieß betrifft vorzüglich die schlimmste Art dieser Fieber. |

Dagegen gibt es ein Mineral, welches unter seinen ungemeinen Wirkungen auf **2925**
den menschlichen Körper auch jene Symptome, woraus unser Fieber besteht, in noch weit vollständigerem Grade zu erregen, sie folglich auch mit noch größerer Gewißheit und Vollständigkeit zu heilen fähig ist, vorzüglich diejenigen Arten, wo auf jedes Wirken unmittelbar Schauder oder Brecherlichkeit, oder bitterer Geschmack erfolgt, wo der Geschmack an Speisen und Getränken erloschen, aber doch für beständig kein unrechter oder bitterer Geschmack im Munde herrscht, und wo nur während des Essens oder gleich nachher auf kurze Zeit Bitterkeit in den Mund kömmt; wo Schwindel, Uebelkeit, Zittern und schnelles Sinken der Kräfte auf den höchsten Grad steigt; wo sehr oft und nur sehr wenig auf einmahl getrunken wird, wo der Schweiß erst einige Zeit nach der Hitze oder gar nicht erfolgt, wo Lähmungen der irritabeln oder sensibeln Faser herrschen und Schmerzen von unerträglicher Art sich zur Herzensangst gesellen; denn alle diese Zufälle sind in der Wirkungskraft dieses Minerals auf den menschlichen Körper vollständig enthalten, es kann sie daher auch, wo es sie findet, heilen, es kann den größten und schlimmsten Theil unsrer Fieber schnell, leicht und mit der größten Sicherheit heilen.

---

3 „Steifheit der Glieder – verminderte Beweglichkeit der Gelenke – Erstarrung aller Gliedmaßen – wackelige, unsichere Füße, Knie – übermäßige Ermüdung – Zittern – Zittern eines von beiden Füßen und der Knie – plötzlicher Kräfteabfall – Ohnmacht – Schwere des Kopfes, wie betrunken, schwindelig – Dunkel im Kopf wie betrunken – Schwindel mit Gesichtsfeldausfall – der Hang, sich hinzulegen – die Unfähigkeit, sein Haupt aufzurichten, [der Patient] liegt auf dem Rücken, wegen Schwindel und Gesichtsfeldausfall – außerhalb des Bettes ist die Atmung beengt und bereitet Schwierigkeiten; im Bett ebenmäßig – Schmerz in der Brust, der die Atmung erstickt – übermäßige Angst – Herzklopfen – Angst, die wünscht, an sich selbst Hand anzulegen – Todesangst – er [der Patient] meint, daß der Tod bevorstehe – Angst, die mindestens auf der Stirn Schweißfluß erzeugt – nach der Angst Übelkeit, Erbrechen – flaues Gefühl am Herzen – Gänsehaut (wörtl.: Emporstarren der Haare), dann Hitze, die Beklemmung macht – Schauder – heiße Wangen mit inwendigem Schauder – das Gesicht fühlt sich heiß an und der übrige Körper schaudert – innere Hitze des Kopfes mit Kältegefühl des Körpers – brennende Augen ohne Entzündung – Hitze mit dem Wunsch, sich ins Bett zu begeben – beim Gehen vermehrter, heftiger (wörtl.: ‚zerreißender') Kopfschmerz – Klopfen oder gleichsam Schlagen im Kopf – im Freien Zunahme des Kopfschmerzes und der Ermüdung der ‚Unterschenkel' – Verweigerung der Nahrungsaufnahme – vor allem Verweigerung von Brot – bitter und sauer schmeckendes Aufstoßen – Ungeduld bei kleinen Übeln – Furcht – nachts im Halbschlaf Wahnvorstellungen (wörtl.: ‚Phantasien') – im Delirium Schreckensvorstellungen – juckender Ausschlag brennender hirsekerngroßer Papeln – brennendes Jucken am ganzen Körper."

Doch, was sage ich? Ist dieses Mineral nicht fast unwiderruflich von der Arzneykunde geächtet worden? Kümmert dieß aber den freyen Wahrheitsforscher, der im ganzen Reiche der Natur bloß die geöffnete Hand der Vaterliebe Gottes erblickt voll Segnungen? – Nichts ist unbedingt verwerflich, alles ist Wohlthat Gottes, und unter den Wohlthaten Gottes sind die größten gerade die, welche in der Hand des Thoren verderblich für die Welt werden; nur für den Weisen wurden sie erschaffen, der allein fähig ist, sie zum Heile und zum Segen für die Menschheit und zur Ehre des guten Gottes anzuwenden.

Was können auch die hochkräftigen Arzneysubstanzen dafür, daß ihre Gaben nach unsern plumpen Arzneygewichten zu Quentchen, Scrupeln und Granen abge-
2926 wogen, noch viel zu groß | sind zum heilsamen Gebrauche? so daß sie der gewöhnliche Quenten-, Scrupel-, und Gran-Arzt ihrer ungeheuren Hochkräftigkeit wegen fast ganz unangewendet lassen muß, weil das Feinste, was der Kurzsichtige ins Auge zu fassen sich getraut, sich nicht unter das nürnberger Medicinalgewicht versteigt.

Wenn man aber nun einen Zehntelgran dieses Minerals noch oft gefährlich, das heißt mit andern Worten, allzukräftig, fand, was hinderte die Aerzte, wenn sie nur ein wenig hätten nachdenken wollen, zu versuchen, ob ein Tausendtel, ein Milliontel eines Grans oder noch weniger eine mäßige Gabe werde, und wenn auch ein so kleiner Granbruch als eine noch allzu plumpe Gabe dieses hochkräftigsten aller Heilmittel wäre erfunden worden (wie sie es denn auch ist), was hinderte sie, den Bruch noch viel weiter zu mindern, bis sie gesehen hätten, daß ein Sextilliontel eines Grans in Auflösung*

* Also eine (der Aufbewahrung wegen etwas geistige) Auflösung, welche in jedem Tropfen einen Granbruch dieses Minerals enthält, dessen Nenner aus 37 Ziffern besteht. Hiervon einen Tropfen zur Gabe, oder, noch besser, nur etwas weniges von einem solchen Tropfen.

zu einer milden und dennoch völlig hinreichend kräftigen (in unserm Falle specifisch heilsamen) Gabe werde – alle 5 bis 10 Tage einmahl gereicht? – versteht sich auch hier, ganz allein und ohne Zwischengebrauch irgend eines andern Arzneymittels, angewendet.

Der Kampher schafft im Nothfalle bey den unbändigen Schweißen der schlimmsten Art Fieber, und in der anhaltenden Sinnlosigkeit eine schnelle Hülfe, aber nur palliativ; er kann ohne Nachtheil nicht fortgesetzt, nicht als permanentes Heilmittel gebraucht werden. Die übertriebenen Schweiße, die er hier plötzlich mindert, kann er selbst im gesunden Körper erregen, aber nur in seiner Nachwirkung; daher das bloß Palliative seiner Hülfe hier.

Zeichen der Zeit in der gewöhnlichen Arzneykunst*

3593 Arzneykunst ist ein vortrefflich passender Name, das bisherige Verfahren der Aerzte zu bezeichnen, von denen man sagen kann, daß sie (statt zu **heilen**) bloß **arzneyen**, das ist, Arzneyen – gleichviel, welche? – gegen Krankheiten geben.

Ein solches Verfahren mag man doch ja nie wieder, bis sichs etwa bessert, **Heilkunde** nennen.

* Allg. Anz. d. Dt. (1809), 2. Bd., Nr. 326, 3593–3597. – Ohne Nennung des Verfassers. Auch in: Stapf (1829), 1. Bd., S. 129–132. Als Schrift Hahnemanns aufgeführt bei Ameke (1884), S. 150; Haehl (1922), 2. Bd., S. 526; Tischner (1934), 2. Bd., S. 356; Mueller (1953), H. 1, 41; Schmidt (1989), S. 21.

Daß sich aber dieß Arzneywesen bisher nicht änderte, und gar nicht die Hoffnung gibt, sich ändern und bessern zu wollen, sieht man außer täglichen Beweisen ohne Zahl auch aus folgendem.

Wer sollte es glauben, daß im neunzehnten Jahrhundert ein promovirter Arzt in einer Universitätsstadt (Dr. **Becker** in **Leipzig**) seine Quacksalbereyen*

* Essenz wider den Scorbut der Zähne, Tinctur wider den Brand der Zähne, Zahnpulver und Spiritus wider das Zahnweh.

einem andern promovirten Mann in einer Universitätsstadt (Dr. **Nöthlich** in **Jena**) in Commission geben und diese Waare für unfehlbar zu Kauf anpreisen lassen könne: **sie hülfen gewiß**; m. s. **allg. Anz. der Deutschen**, Nr. 293.

Eine Quacksalberey ist ein nach einem und demselben Leisten verfertigtes, für jederman käufliches Arzneymittel, was durchaus als hülfreich angepriesen wird gegen mehrere genannte Krankheiten, oder gegen eine Krankheit, deren Namen mehrere von einander abweichende Krankheitszustände in sich faßt, von | denen 3594
jeder im Grunde ein ganz verschiednes, eigenthümliches Mittel zur Heilung bedürfen würde.

Von dieser Art sind jene von Dr. **Becker** durch Dr. **Nöthlich** käuflich angebotenen Zahnarzneyen.

Wer sollte es glauben, daß ein Arzt z. B. einen **Spiritus wider das Zahnweh** dem Publicum als **gewiß helfend** anpreisen lassen würde? Man bedenke: **einen und denselben Spiritus** als gewiß helfend gegen die unzählige Menge sehr verschiedener Zahnschmerzen!

Wenn der Zahn nicht von einer unmittelbar vorhergegangenen äußern Beschädigung schmerzt (denn nur dann ist der Zahnschmerz bloß örtlich und idiopathisch) – , so bezeichnet sein Schmerz stets nur das Hauptsymptom eines durch den ganzen Körper verbreiteten Uebelbefindens von mancherley Art, von übermäßigem Kindersäugen, vom Mißbrauch des Geschlechtstriebes, geistiger Getränke, oder des Kaffees, oder Thees, von Schreck, von Aergerniß, von Kummer, von allzuschneller Körperbewegung und Erhitzung, oder von Ermüdung, von Erkältung, von Geistesanstrengung, von Stubensiechheit, von Beschäftigung mit feuchtwarmen Dingen u.s.w.

Von so mannichfaltiger Art nun das den Zahnschmerz hervorbringende innere Uebel ist, so verschiedener Art ist auch der Zahnschmerz selbst. So wie daher jene so verschiedenartigen innern Kränklichkeiten nicht durch ein und dasselbe Arzneymittel gehoben werden | können, so wenig können es die von ihnen herrüh- 3595
renden verschiedenen Arten Zahnschmerz.

Daher hilft auch die eine Arzney nur in der einen, die andere nur in der andern Art Zahnweh – ; die eine bloß in den, am schlimmsten in der Nacht, unter Röthe des Backens, absatzweise, wüthenden Zahnschmerzen, welche im Anfalle unerträglich scheinen, keinen bestimmt anzugebenden Zahn befallen, im geringsten Grade einen kriebelnd muckenden, im höhern einen reißenden, im höchsten Grade aber einen oft bis in das Ohr stechenden Schmerz äußern, und am öftersten bald nach dem Essen und Trinken anfangen, durch einen in Wasser getauchten Finger sich etwas lindern, durch Kalttrinken aber sehr erhöhet werden, auch eine Geschwulst des Backens zu hinterlassen pflegen. Diese Art befällt, öfters, Aergernissen ausgesetzte, eigensinnige und durch Kaffee reizbar gemachte Personen.

Nicht diese, sondern eine ganz andere Arzney hilft nur da, wo der Schmerz im Zahnfleisch feinstechend nagt, im Zahnnerven selbst aber ziehend zuckend ist (wie wenn der Nerv heftig angezogen und dann plötzlich losgelassen würde), mit Frost Empfindung und Gesichtsblässe verbunden, öfter gegen Abend, seltner früh sich einstellt, durch warme Stuben und Bettwärme zunimmt, durch Anwehung kühler

Luft sich mindert, durch Kauen nicht verstärkt, wohl aber durch Zahnstocher erregt wird. Er befällt mildere, stille, zum Weinen aufgelegte Personen.

Wiederum eine ganz andere, eigenthümliche Arzney zur Heilung verlangt dasjenige Zahnweh, welches bloß einen beinfräßigen, hohlen Zahn befällt mit einem ziehend bohrenden Schmerze, als wenn er ausgerenkt würde, und einzelnen seltenern großen Stichen, die den ganzen Körper erschüttern, mit schmerzhafter, oft eiternder Geschwulst (epulis) am Zahnfleische. Er pflegt ganz früh im Bette zu entstehen, verstattet kein Kauen, erneuert und verschlimmert sich am meisten bey Oeffnung des Mundes in freyer Luft und bey Geistesanstrengung durch Lesen und Nachdenken. Gewöhnlich befällt er nur heftige Temperamente, cholerische Personen, welche durch geistige Getränke und Kaffee sich reizen und der freyen Luft entbehren.

Ungeachtet jenes die drey häufigsten Arten von Zahnweh sind, so gibt es doch
3596 noch | viele andre, nicht seltene Arten, wovon die eine bloß früh beym Genusse warmer Getränke entsteht, eine andere, wo der Zahn bloß während des Kauens schmerzt, wieder eine andere, welche bloß die vorderen Schneidezähne mit stumpfem Schmerze befällt, eine andere, wo der Zahn bey der Berührung am meisten schmerzt und einen drückend klopfenden Schmerz verursacht, wieder eine andere, welche zugleich alle hohle Zähne zusammen befällt, deren Zahnfleisch geschwollen und bey der Berührung schmerzhaft empfindlich ist, während durch die Beinhaut des Kinnbackens einzelne Rucke fahren, welche im mindern Grade aus einem zuckenden Drücken, im höhern aber theils aus einem wühlenden Reißen, theils aus brennenden Stichen bestehen, und wobey oft die Schneidezähne beym Athmen durch den Mund schmerzen, und noch eine andere Art, die nur von kalter Luft, mehr früh, entsteht, unter Andrange des Blutes nach dem Innern des Kopfes, den Zahn locker macht mit einem summenden Schmerz darin, und beym Kauen mit der Empfindung, als wenn er ausfallen sollte, während im Zahnfleische selbst ein reißender Schmerz wüthet.

Wenn, unter Zustimmung des übrigen Befindens des Körpers, letzteres Zahnweh als eigenthümliches Heilmittel einzig Bilsen verlangt, vorletzteres aber einzig den Magnet, so sind doch beyde Arzneymittel in allen übrigen Arten von Zahnweh undienlich, welche als eigene, verschiedenartige Uebel jedes sein eigenes, ganz darauf passendes (dafür geschaffenes) Heilmittel zur gewissen, dauerhaften Hülfe verlangen, von jeder andern, für dasselbe nicht specifisch geeigneten Arzney aber verschlimmert oder verlängert werden.

Ich sage: **Heilmittel**, und verstehe darunter kein Palliativ, was auf eine oder ein Paar Viertelstunden den Schmerz bloß etwas betäubt, der, mit neuen widrigen Zufällen im Gefolge, nachgehends desto stärker wiederkehrt; sondern ich verstehe ein Arzneymittel, was dem Uebel ganz angemessen ist, und den Schmerz binnen einigen Stunden gänzlich tilgt und aufhebt, so daß er sich auf lange Zeit, oft auch zeitlebens nicht wieder spüren läßt. So müssen die Arzneyen geartet seyn, deren jede einzelne wider eine besondre Art Zahnweh (und zu-
3597 gleich gegen das zum Grunde | liegende innere Uebelbefinden des Körpers) **gewiß** hilft, **dauerhaft** hilft.

Welcher Selbstbetrug ist es also nicht, der bloß mit **totaler Unwissenheit** entschuldigt werden kann, wenn ein Arzt, ohne alle die vielen, wesentlich verschiedenen Zahnschmerzen zu kennen, wähnt, es gebe **nur Einen** Zahnschmerz, wenn er wähnt, man bedürfe nur **eines einzigen** Zahnschmerzmittels (und zwar des **seinigen**) – und so durch Mohnsaft (das Hauptingredienz in allen Zahnwehmitteln) unter mancherley erregten, neuen Beschwerden, nur zuweilen und auf kurze Zeit, das Gemeingefühl **betäuben** kann – und dennoch im Anpreisungszettel keck versichern läßt: der Spiritus wider das Zahnweh **helfe gewiß**!

Was soll man von einem solchen Quacksalberhandwerke, als das gewöhnliche Arztwesen ist, denken? Sind sie Selbstbetrogne; was kann man sich Traurigeres, als ihr Geschäft, denken? Kann der selbstbetrogene, in Irrthum steckende Arzt beym besten Willen etwas anderes thun, als seine Kranken betrügen? Und muß sich dieser schädliche Betrug nicht vertausendfältigen, wenn er für sehr verschiedene Krankheiten, die er täuschend unter einem einzigen Namen (wie hier: Zahnweh) versteckt, jedermann, wer es sey, eine und dieselbe Arzney verkauft, mit der Betheuerung: sie **helfe gewiß**? Wie handgreiflich ist diese Unwahrheit, da wesentlich verschiedene Krankheiten (schon der Natur der Sache nach) **unmöglich** durch ein und dasselbe Mittel geheilt werden können, und da **jede Arzney schadet**, welche nicht helfen kann, das ist welche nicht paßt.
O Aerzte! **angebliche** Heilkünstler! setzt das Quacksalberhandwerk bey Seite, lernt jeden verschiedenen Krankheitsfall mit seinem eigenthümlich passenden Heilmittel gründlich und dauerhaft in Gesundheit verwandeln; dann wird euch kein verwundetes Gewissen mehr nagen, ihr werdet zum Gegentheile von dem, was ihr bisher waret, ihr werdet Wohlthäter und Retter der leidenden Menschheit, **wahre** Heilkünstler.

Vorerinnerung*

Kein Geschäft ist nach dem Geständnisse aller Zeitalter einmüthiger für eine Ver- I
muthungskunst (ars conjecturalis) erklärt worden, als die Arzneikunst; keine
kann sich daher einer prüfenden Untersuchung, ob sie Grund habe, weniger ent-
ziehen, als sie, auf welcher das theuerste Gut | im Erdenleben, Menschengesund- II
heit sich stützt.

Ich rechne mirs zur Ehre, in neuern Zeiten der einzige gewesen zu seyn, welcher eine ernstliche, redliche Revision derselben angestellt, und die Folgen seiner Ueberzeugung theils in namenlosen, theils in namentlichen Schriften dem Auge der Welt vorgelegt hat.

Bei diesen Untersuchungen fand ich den Weg zur Wahrheit, den ich allein gehen
mußte, sehr weit von der allgemeinen Heerstraße der ärztlichen Observanz abgelegen.
Ie weiter ich von Wahrheit zu Wahrheit vorschritt, destomehr entfernten sich meine
Sätze, deren keinen ich ohne Erfahrungsüberzeugung gelten ließ, von | dem alten Ge- III
bäude, was aus Meinungen zusammengesetzt, sich nur noch durch Meinungen erhielt.

Die Resultate meiner Ueberzeugungen liegen in diesem Buche.

Es wird sich zeigen, ob Aerzte, die es redlich mit ihrem Gewissen und der Menschheit meinen, nun noch ferner dem heillosen Gewebe der Vermuthungen und Willkürlichkeiten anhängen, oder der heilbringenden Wahrheit die Augen öfnen können.

Soviel warne ich im Voraus, daß Indolenz, Gemächlichkeit und Starrsinn vom Dienste am Altare der Wahrheit ausschließt, und nur Unbefangenheit und uner-

---

* In: Organon der rationellen Heilkunde. Dresden 1810, S. I–IV. – Auf dem Titelblatt findet sich folgendes Geleitwort: „Die Wahrheit, die wir alle nöthig haben, die uns als Menschen glücklich macht, ward von der weisen Hand, die sie uns zugedacht, nur leicht verdeckt, nicht tief vergraben. Gellert." – S. auch: Organon, 2. Aufl. (1819), S. 6–14; 3. Aufl. (1824), S. XI–XII; 4. Aufl. (1829), S. III–VI; 5. Aufl. (1833), S. III–X; 6. Aufl. (1842/1992), S. 1–4. Vgl. S. 711–713, 731, 774, 839–841, 889–891. Auch in: Lutze (1865), S. 1–2.

IV müdeter Eifer zur heiligsten aller | menschlichen Arbeiten fähigt, zur Ausübung der wahren Heilkunde. Der Heilkünstler in diesem Geiste aber schließt sich unmittelbar an die Gottheit, an den Weltenschöpfer an, dessen Menschen er erhalten hilft, und dessen Beifall sein Herz dreimahl beseligt.

[Nachricht von einem jetzt erschienenen Buche, betitelt: Organon der rationellen Heilkunde, von Samuel Hahnemann]*

1649 Der Verfasser dieses Werks läßt sich nicht über die bisherige mangelhafte Arzneykunst aus. Er scheint vorauszusetzen, daß jedermann wisse, wie sehr im Dunkeln diese Kunst bisher gelegen, wie wenig Probehaltiges und Sicheres ihre Ausübung dargeboten und wie naturwidrig und verkünstelt die Systeme derselben waren, von Muthmaßungen, Wagesätzen und scholastischer Dialectik erbaut (m. s. allg. Anz. d. D. 1808, Nr. 207. 263, 264. 327 und 1809 Nr. 227.)

Ohne sich daher durch die Satzungen und Proceduren der bisherigen Arzneyschule irre machen zu lassen, welche im Argen liegt, geht der Verf. einen ganz eignen, neuen, von allen bisher gelehrten völlig abweichenden Weg, um die Kunst, Menschen von Krankheiten zu heilen, auf ihre Echtheit, Reinheit, Wahrheit und höchste Gewißheit zurückzuführen. Er hat eine zwanzigjährige Erfahrung auf seiner Seite. Folgendes ist ein Abriß seines Buchs:

Der Zweck der vollkommnen Heilkunst besteht nicht in der bisherigen vorwitzigen Ergrübelung des (schlechterdings unmöglich erforschbaren) innern Wesens der Dinge, und ihrer uns weislich verborgnen Natur in abstracto[1], nicht in unerweislichen Vermuthungen darüber, in dreisten Behauptungen oder überkünstlichen, un-
1650 natürlichen, nutzlosen Erklärungsversuchen, welche dunkler | als die zu erklärende Sache selbst sind (§. 13 Anm.), sondern in schneller, sanfter, dauerhafter Wiederherstellung der Gesundheit nach **deutlich** einzusehenden Gründen; dieß nennt der Verf. rationelle Heilkunde (§.1. 2). Sieht der Arzt deutlich ein, was an jeder Krankheit zu heilen und hinwegzunehmen ist (**Krankheitskenntniß** und **Indication**), sieht er deutlich ein, was jede Arzney insbesondre Krankheit vertreibendes besitzt (**Kenntniß der speciellen Arzneykräfte**) und weiß er das Heilende jeder Arzney an das, was an der jedesmahligen Krankheit zu heilen ist, nach deutlich einzusehenden Gründen anzupassen, also die ihn jeder Rücksicht dienlichste Hülfe (**Indicat**), das ist, die angemessenste Arzney anzubringen in der erforderlichen Menge und in gehöriger Wiederholungszeit, und kennt er die Hindernisse der Genesung und weiß sie hinwegzuräumen, damit die Genesung von Dauer sey, so handelt er nach zureichenden Gründen, und nur ein solcher Arzt ist ein rationeller Heilkünstler (§. 3).

---

* Allg. Anz. d. Dt. (1810), 1. Bd., Nr. 152, 1649–1653. – Ohne Nennung des Verfassers. Autorenschaft Hahnemanns nicht sicher. Vgl. dazu Haehl (1922), 2. Bd. S. 95. Auch in Haehl (1922), 2. Bd., S. 95–96. Als Schrift Hahnemanns aufgeführt bei Tischner (1934), 2. Bd., S. 356; Mueller (1953), H. 1, 42; in [] bei Schmidt (1989), S. 21.

1 „Im Abstrakten“.

Alles Gerede und Geschreibe über prima causa[2] der Krankheit ist nichtig und bleibt eitel prahlendes, irreführendes Spiel der Phantasie (§. 6 Anm. §. 13 Anm.).

Bloß die äußern Krankheitszeichen verrathen, daß das innere Unsichtbare im Körper bey Krankheiten verändert seyn mag; **wie** es aber verändert sey, weiß und erräth kein Sterblicher und braucht es nicht zu errathen, da sich die ganze Krankheit zur Heilabsicht hinreichend und vollkommen schon durch die äußern Zeichen (Symptome) ausspricht, die der Arzt bloß durch die ange- | messenste 1651
Arzney völlig hinwegzunehmen hat, um die Krankheit selbst völlig zu heilen (§. 12, 13, 14). Es läßt sich nicht denken, und man kann kein Beyspiel aufweisen, daß die geahnete innere, krankhafte Veränderung nicht gehoben und vernichtet seyn sollte, wenn alle Krankheitszeichen verschwunden und nichts als Zeichen der Gesundheit zurückgekehrt sind (§. 11, 12). Da nun der Menschenschöpfer die Hebung der innern Veränderung des Körpers in Krankheiten an die Hebung der Krankheitszeichen gebunden hat, so brauchen nur letztere in ihrem ganzen Umfange durch eine zweckmäßige Veranstaltung gehoben zu werden, und dadurch ist die ganze Krankheit vollständig und dauerhaft geheilt (von §. 5 bis 14 umständlich erläutert und erwiesen). Indem nun ferner auch das heilende Wesen, was die Arzneyen besitzen, an sich und a priori nie unsrer Beobachtung dargestellt werden kann und sich nur durch Erregung krankhafter Symptome an gesunden Menschen ausspricht (§. 15), so sind diese von Arzneyen erregbaren Krankheitszustände als das einzig Heilende anzusehen, was die Arzneyen besitzen (§. 16), und die durchgängige Erfahrung lehrt auch unwidersprechlich, daß eine jede Krankheit als eine Gruppe gewisser Symptomen **immer** durch eine Arzney schnell, leicht und dauerhaft geheilt wird, welche alle diese Symptomen, oder doch die meisten und auffallendsten, die die Krankheit zeigt, selbst erregen kann in gesunden Körpern. Dieses untrügliche Naturgesetz, worauf sich alle wahre Heilung gründen muß, lehrt die Natur auch selbst bey Ereignissen, wo eine ältere Krankheit durch Hinzukunft einer ihr ähnlichen neuen, schnell aufgehoben und geheilt wird, wie vielfältige Erfahrung lehrt (§. 28, 30). Es wird nämlich jene Verstimmung des Befindens, die man Krankheit nennt, durch eine ähnlich, aber stärker wirkende Kraft (durch eine neu hinzugekommene ähnliche Krankheit, oder durch die, eine ähnliche Krankheit hervorzubringen geeignete Arzney) überstimmt und vernichtet. Keine zu einer ältern Krankheit hinzutretende, **anders** geartete Krankheit thut dergleichen (§. 22–27). Eben so läßt sich durch unzählige Fälle (m. s. die dem Buche vorgesetzte **Einleitung**) beweisen, daß von jeher bloß
dann schnelle dauerhafte Curen | entstanden, wo eine Arzney gebraucht wird, 1652
welche die Fähigkeit besitzt, einen sehr ähnlichen Krankheitszustand für sich zu erzeugen, als die durch sie geheilte Krankheit war –, obgleich die Aerzte, die solche Heilungen machten, sie nur so aufs Gerathewohl und von ungefähr angewendet hatten, und nicht einsahen, warum sie half.

Um also mit Zuverlässigkeit und nach bestimmten Gründen (rationell) zu heilen, (was man bis hieher nicht konnte), bedarf man die gezwungenen und naturwidrigen gewöhnlichen Eintheilungen der Krankheiten (§. 39–46) eben so wenig, als die uneigentlichen Namen derselben (§. 51–56), zumahl da die Krankheiten fast durchgängig (etwa Pocken, Masern und sonst einige wenige ausgenommen) äußerst abweichende und fast nie auf gleiche Art wiederkommende Erscheinungen im Befinden des Menschen sind, die sich nie auf gleiche Art wieder so ereignen können, sondern immer anders und vielfach abgeändert sind (§. 58–61).

---

2 „Erste Ursache“.

Der Verf. lehrt nun (§. 63 u. f.) auf welche Art man den ganzen Inbegriff der Symptomen jeder zu heilen uns übertragnen Krankheit zu erkundigen, und auf der andern Seite (§. 83 u. f.), wie man die eigenthümlichen Wirkungen der Arzneyen (an die bisher niemand dachte) auszuspähen habe, welche sie nach ihrer individuellen Natur zu erregen vermögen, und wodurch sie ähnliche Krankheiten aufzuheben fähig sind.

Man hat daher bey der echt rationellen Heilkunde bloß jeden zu heilenden Krankheitsfall zu nehmen, wie er an sich selbst ist, die Zeichen und Zufälle dieser jedesmahligen Krankheit **genau** in allen Rücksichten zu erkundigen (ohne ihr einen muthmaßlichen Systemnamen anzudichten, der unfehlbar zu einer Verwechselung verführt) und dem ganzen Inbegriffe ihrer Symptomen (welcher das nach außen reflectirte innere Wesen der Krankheit bestimmt ausdrückt) eins von den so geprüften Arzneymitteln entgegen zu setzen, welches für sich ähnliche Krankheitszustände zu erregen die Tendenz hat; so wird die jedesmahlige Krankheit schnell und dauerhaft ausgelöscht. Wie nun dieses einfache, einzig hülfreiche und
1653 rationelle Heilverfahren (ohne die verderblichen Vielgemische von Arzneyen, | die man Recepte nennt, anzuwenden) durch bloß einfache Arzneystoffe (§. 234–236) in den kleinsten Gaben (§. 237–253), und unter welchen Cautelen und naturgemäßen Rücksichten auf die besondern Formen und Fälle von Krankheiten es auszuüben sey, wird weiterhin (§. 125–271) bis zu Ende dieses Buchs gelehrt, welches durch seine Deutlichkeit und Wahrheit auch jedem Nichtarzte so leicht verständlich als nützlich ist.

Vorrede*

3 *Ich schreibe keine[1] Kritik der bekannten Arzneimittellehren, sonst würde ich umständlich die bisherigen vergeblichen Bemühungen vorlegen, die Kräfte der Arzneien aus der Farbe, dem Geschmacke und Geruche zu beurtheilen, oder sie durch die Chemie zu eruiren, in wässeriger und trockner Destillation, um aus ihnen Phlegma, ätherische Oele, bränzlichte Säure und bränzlichte Oele, Salzanflüge, und aus dem Todtenkopfe fixe Salze und Erden (fast gleichförmig) zu ziehen, oder, nach dem neuern chemischen Verfahren, durch Auflösung ihrer auflöslichen Theile in verschiednen Flüssigkeiten, Eindickung der Auszüge oder durch Zusatz mancherlei Reagenzen Harz, Gummi, Kleber, Stärkemehl, Wachs- und Eiweißstoff, Salze und Erden draus zu scheiden, oder sie in Gasarten zu zersetzen. Es ist bekannt, daß die Arzneistoffe nach allen diesen technischen Torturen doch nie zum Geständnisse zu bringen waren, mit welcher Heilkraft jedes einzelne der unzähligen Arzneimittel individuel beseelet sey; die wenigen ausgeschiednen materiellen Stoffe waren nicht der, jeden einzelnen Arzneistoff zur Heilung besondrer Krankheitszustände beseelende individuelle Geist – dieser läßt sich nicht mit Händen | betasten, sondern ist*
4 *blos aus seinen Wirkungen im lebenden Körper erkennbar.*

---

* In: Reine Arzneimittellehre, 1. Th., Dresden 1811, S. 3–9. – S. auch: ebenda, 2. Aufl. (1822), S. 3–11 sowie 3. Aufl. (1830), S. 3–9. Vgl. S. 730.

1 Im Original heißt es versehentlich „eine".

Der Tag für die wahre Erkenntniß der Arzneimittel, und für die wahre Heil- und Gesundmachungskunst wird anbrechen, wenn man nicht mehr so unnatürlich verfahren wird, Arzneien, die man nur nach vermutheten Tugenden und vagen Lobsprüchen, das ist, im Grunde gar nicht kennt, vielfach unter einander zu mischen, um mit solchen Gemengen die (nicht individuel nach allen ihren Zeichen und Symptomen ausgeforschten) Krankheitsfälle, nach jenen selbstgemachten Krankheitsformen und Krankheitsnamen, die die Pathologie ausgedacht hat, blindhin zu behandeln, und so weder zu erfahren, welcher einzelne Arzneistoff unter so vielen half oder schadete, noch auch in der Kenntniß der Heiltendenz jedes einzelnen Mittels weiter zu kommen.

Der Tag für die wahre Kenntniß der Arzneimittel und für die wahre Heil- und Gesundmachungskunst wird anbrechen, wenn man einem einzelnen Arzneistoffe zutrauen wird, ganze Krankheitsfälle allein heilen zu können, und wenn man, unrücksichtlich auf bisherige Systeme, jedem einzelnen, nach allen seinen Symptomen erforschten Krankheitsfalle blos einen einzigen von den nach ihren positiven Wirkungen gekannten Arzneistoffen zur Auslöschung und Heilung entgegen setzen wird, welcher in seinen Symptomenreihen eine dem Krankheitsfalle sehr ähnliche Symptomengruppe aufzuweisen hat.

Ich werde von Zeit zu Zeit meine und fremde Beobachtungen der reinen ursprünglichen Wirkungen und Symptomen der Arzneistoffe herausgeben.

Bei den fremden, hier mit beigefügten Beobachtungen sind einige, die an schon kranken Personen aufgezeichnet wurden. Da es aber chronische Kranke waren mit bekannten Krankheitssymptomen, die man nicht mit unter die neuen Effekte von der zum Versuche genommenen Arznei mischte, wie wenigstens Greding sorgfältig
gethan | zu haben scheint, so sind diese Beobachtungen doch nicht ohne Werth, dienen 5
wenigstens hie und da zur Bestätigung, wenn ähnliche, oder dieselben Symptome bei reinen Versuchen an gesunden Personen erscheinen.

Bei meinen eignen Versuchen ward alles beobachtet, was nur irgend zu ihrer Reinheit beitragen konnte, damit sich die wahre Wirkungskraft des jedesmaligen Arzneistoffs durch die wahrzunehmenden Erfolge klar aussprechen konnte. Sie wurden an möglichst gesunden Personen und bei möglichst gleichen und gemäßigten äußern Verhältnissen angestellt.

Wenn aber zu dem Versuche ein außerordentlicher Umstand von außen hinzukam, welcher auch nur wahrscheinlich den Erfolg hätte abändern können, z. B. Schreck, Aergerniß, Furcht, eine beträchtliche äußere Beschädigung, eine Ausschweifung in irgend einem Genusse, oder sonst ein großes, wichtiges Ereigniß, – so ward von da an kein Symptom mehr bei diesem Versuche aufgeschrieben; sie wurden alle unterdrückt, um nichts unreines in die Beobachtung eingehn zu lassen.

Nur wenn ein kleines Ereigniß dazwischen kam, von welchem man eine gewisse Abänderung des Arzneierfolgs nicht erwarten konnte, wurden die erfolgenden Symptome, als nicht entschieden rein, in Klammern eingeschlossen.

Was die bei jedem einzelnen Arzneistoffe angegebene Wirkungsdauer anlangt, die ich durch vielfältige Versuche zu bestimmen suchte, so muß ich erinnern, daß diese Wirkungsdauer nie zutreffen kann, wenn man die Arznei in großer Gabe (oder in unpassenden Krankheitsfällen) reicht. In dem einen, so wie in dem andern Falle kürzt sie sich nämlich ungemein ab, indem die Arznei sich dann durch erfolgende Ausleerungen (durch Nasenbluten, und andre Blutungen, durch Schnupfen, Harnfluß, Durchfall, Erbrechen oder Schweiß) gleichsam entladet, und so ihre Kraft schnell aushaucht. Der lebende Körper spuckt sie, so zu reden, auf
diese Weise | schnell von sich, wie er mit dem Miasm der ihn ansteckenden Krank- 6
heiten zu thun pflegt, wo er auch durch Erbrechen, Durchfall, Blutflüsse, Schnupfen, Konvulsionen, Speichelfluß, Schweiß und andre dergleichen Bewegungen und

Ausleerungen das Feindselige entkräftet und zum Theil von sich stößt. Daher kömmts, daß man, z. B. in der gewöhnlichen Praxis, weder die eigenthümlichen Wirkungen, noch die Wirkungsdauer des tartarus emeticus, noch der Jalappe erfährt, weil man alle diese Dinge blos in Gaben reicht, deren Uebergröße den Organism zur schnellen Wiedervonsichstoßung reizt; – nur dann, wenn der Körper dieß zuweilen nicht thut, d. i., wenn diese zur heftigen Ausleerung gereichten Mittel nicht ausleerten, sondern, wie der gemeine Mann sagt, stehen blieben, erfolgen die reinen, oft sehr bedeutenden und langdauernden Zufälle (die eigenthümliche Arzneiwirkung), welche man aber der Beobachtung und Aufzeichnung höchst selten gewürdigt hat.

Das Erbrechen, was 2, 3 Gran Brechweinstein, oder 20 Gran Ipekakuanhe; das Purgiren, was 30 Gran Jalappe, und der Schweiß, den eine Hand voll Holderblumen, als Thee getrunken, erregen, sind weniger eigenthümliche Wirkung dieser Substanzen, als vielmehr ein vom Organism ausgehendes Bestreben, die eigenthümlichen Arzneiwirkungen dieser Stoffe möglichst schnell zu vernichten.

Daher haben die ganz kleinen Gaben, die die homöopathische Heillehre vorschreibt, eben jene ungemeine Wirkung, weil sie nicht die Größe haben, daß der Organism sich genöthigt sieht, sie auf eine so revolutionäre Weise, wie jene Ausleerungen sind, von sich zu spucken. Und auch diese ganz kleinen Gaben reizen noch die Natur zu Ausleerungen (die ihre Wirkungsdauer verkürzen), in Krankheitsfällen, wo das Mittel unpassend und nicht genau homöopathisch gewählt war.

7 *Wer die in meiner Heillehre (Organon der ra- | tionellen Heilkunde) enthaltene Wahrheit, daß die dynamisch wirkenden Arzneien blos nach ihrer Symptomenähnlichkeit Krankheiten auslöschen, begriffen hat, und einsieht, daß wenn irgend eine Arzneistofflehre mit Sicherheit die Bestimmung der Heilwerkzeuge an den Tag legt, es eine solche seyn müsse, welche alle leere Behauptung und Vermuthung über die angeblichen Tugenden der Arzneien ausschließt, und blos angiebt, was die Medikamente von ihrer wahren Wirkungstendenz in den Symptomen aussprechen, die sie vor sich im menschlichen Körper erregen, der wird sich freuen, hier endlich einen Weg zu finden, auf welchem er die Krankheitsleiden der Menschen mit Gewißheit, schnell und dauerhaft heben und ihnen das Glück der Gesundheit mit ungleich größerer Sicherheit verschaffen könne.*

Hier ist der Ort nicht, Anleitung zu geben, wie nach der vorgefundenen Symptomengruppe des jedesmaligen Krankheitsfalles ein Heilmittel auszuwählen sey, welches die möglichst ähnliche Gruppe von eigenthümlichen Symptomen in seiner reinen Wirkung gezeigt hat. Dieß ward im Organon gelehrt, so wie das was über die Gaben zu homöopathischem Behufe im Allgemeinen zu sagen war.

Die möglichste Kleinheit derselben reicht zu dieser Absicht hin.

In vorläufiger Ermangelung eines Registers über die mannigfaltigen Symptomen der Arzneien (welches zur Aufsuchung der jedesmal passendsten eine große Erleichterung ist), habe ich die Symptomen der vollständiger beobachteten in einer gewissen Ordnung aufgeführt, wodurch die Aufsuchung des verlangten Arzneisymptoms vor der Hand ziemlich erreicht wird, wiewohl in den komponirten Symptomen sich nicht selten einige befinden, auf die an ihrer eigentlichen Stelle wenigstens mit Parallelcitationen hätte hingewiesen werden sollen, wenn es meine Zeit verstattet hätte. |

8 *Die gewöhnliche Ordnung ist folgende:*
Benebelung, Trunkenheit.
Schwindel.

Kopfweh.
Gesicht (visus), *Auge.*
Stirne.
Gesicht (vultus).
Backen.
Ohren, Gehör.
Lippen.
Kinn.
Kinnbacken, Zähne.
Zunge, innerer Mund.
Innerer Hals, Rachen.
Speiseröhre.
Geschmack.
Appetit.
Uebelkeit, Erbrechen.
Aufstoßen, Sood.
Speichel.
Schlucksen.
Raksen.
Herzgrube, Magen.
Bauchweh.
Schoos.
Bauchring, Weiche.
Lebergegend.
Stuhl, Durchfall.
Mastdarm, After.
Harn, Blase, Harnröhre.
Geschlechtstheile, Monatliches.
Nase, Geruch, Schnupfen.
Odem, Luftröhre.
Husten, Kotzen.
Asthma.
Brusttheile. |
Schulterblätter. **9**
Genick, Rücken, Kreutz.
Lenden.
Schultern, Arme, Hände.
Hüften, Ober- Unterschenkel, Füße.
Des gemeinsamen Körpers Beschwerden und Schmerzen.
Zusammengesetzte Empfindungen und Anfälle.
Müdigkeit, Mattigkeit, Schwäche.
Ohnmacht.
Lähmung.
Sitzen, Liegen.
Schläfrigkeit, Schlaf, Schlummer.
Träume.
Steifigkeit.
Krampf.
Gähnen, Dehnen.
Durst.
Schauder, Frost, Kälte.

Fieber.
Hitze.
Schweiß.
*Hautbeschwerden.**

* *Diese haben bei einigen Arzneien einen bequemen Platz gleich vor der Müdigkeit bekommen.*

Zittern, Herzklopfen.
Unruhe, Angst.
Gemüthsveränderungen.

Anticritik*

1184 Sollte man es wol glauben, daß in diesen erleuchteten Zeiten ein Erfahrungswerk, wie mein Organon der rationellen Heilkunde, welches bloß aus Erfahrung fließt, bloß auf Erfahrung hinweist, und nie anders, als durch Gegenerfahrungen und Gegenversuche bestätigt oder widerlegt werden konnte, von mehrern Recensionen bloß durch leere Worte und Aussprüche der bisherigen Schule abgefertigt ward?

So versuchte man auch damahls des Kopernicus bewiesene Bewegung der Erde um ihre Achse und um die Sonne mit ptolemäischen Worten und Harvey's bewiesenen größern Blutumlauf mit galenischen Worten zu widerlegen!

* Allg. Anz. d. Dt. (1811), 1. Bd., Nr. 106, 1184. – Auch in: Haehl (1922), 1. Bd., S. 102.

Medicinisches Institut*

Ich fühle, daß meine, im Organon der rationellen Heilkunde (Dresden, bey Arnold. 3633
1810) vorgetragene Lehre zwar die höchsten Erwartungen für das Wohl der kranken Menschheit erregt, aber ihrer Natur nach so neu und auffallend ist und fast allen medicinischen Dogmen und hergebrachten Observanzen theils geradezu widerspricht, theils so himmelweit von ihnen abweicht, daß sie nicht so leicht Eingang bey anders erzogenen Aerzten meines Zeitalters mittelst bloßer Lesung meines Buches finden kann, wenn nicht **practische Ueberzeugung** zu Hülfe kömmt. Diese bey meinen Zeitgenossen zu bewirken, und ihnen augenscheinlich zu beweisen, daß die Wahrheit dieser Lehre in ihrem ganzen Umfange auf unumstößlichem Grunde fest stehe, daß die homöopathische Heilart, so neu sie ist, der einzig annehmbare, der consequenteste, einfachste, sicherste und hülfreichste aller erdenklichen Wege zur Heilung der Menschenkrankheiten sey, habe ich mich entschlossen, ein

Institut für promovirte Aerzte

zu Anfang Aprils hier in **Leipzig** zu eröffnen, worin ich ihnen die ganze homöopathische Heillehre nach dem **Organon** in allen Puncten und Hinsichten erläutern, vorzüglich aber sie practisch vor ihren Augen bey Kranken anwenden, und so die Zuhörer in den Stand setzen werde, diese Heilart selbst in allen Fällen selbst ausüben zu können.

Ein Cursus von sechs Monaten wird selbst für mittelmäßige Köpfe hinreichen,
sich | völlig in diese hülfreichste Heilkunde einzuweihen. 3634

Auf frankirte Briefe erfährt man die näheren Bedingungen.

Leipzig, den 4 Dec. 1811.

---

* Allg. Anz. d. Dt. (1811), 2. Bd., Nr. 336, 3633–3634. – Auch in: Haehl (1922), 1. Bd., S. 105–106.

Dissertatio historico-medica de Helleborismo Vetervm*

QUAM
GRATIOSI MEDICORVM ORDINIS
AVCTORITATE
IN AVDITORIO MAIORI
D. XXVI. IVNII MDCCCXII
DEFENDET
AVCTOR
SAMUEL HAHNEMANN
MEDICINAE ET CHIRVRGIAE DOCTOR
ACAD. MOGVNTINAE SCIENTIAR. VTILIVM
SOCIETATIS PHYS. MED. ERLANG. ET SOCIET.
REGIAE OECONOM. QVAE LIPSIAE FLORET
SODALIS HONORARIVS
RESPONDENTE
FREDERICO HAHNEMANN
FILIO
ART. LIB. MAG. ET MED. BACC.

LIPSIAE
IMPRESSIT CAROLVS TAVCHNITZ.

PROLOGUS.

[1] §. 1. De Helleborismo Veterum, celebratissima illa operatione, qua medici antiqui maximam morborum chronicorum, sanatu difficillimorum, partem per (medicamenti atrociter efficacis) *Veratri albi* usum, artificiose institutum audaci consilio curare solebant et non raro, miraculi instar, radicitus exstirpabant, dicere in animo est. Consideratu enim vero perdigna illa medendi ratio Veterum, eoque dignior, quo magis hodie summi illius medicamenti obsolevit usus, tum in universum, tum in diuturniorum morborum curatione, quam recentiores mirum quantum neglexerunt, *quaevis* medicamenta *cuivis* morbo diuturniori opponendo.* |

* Ita Ernst Horn, Vicedirector medicus hospitii charitatis et, in collegio medico chirurgico apud Berolinenses, medicinae professor (*in Anfangsgründe der med. Klinik,* Th. II. Kap. 7.) *omnes omnino morbos chronicos,* si invaluerint, curandi, se non nisi *unam* methodum nosse fatetur, nempe debilitatem auferendo *per quaelibet* incitantia, vicissitudine indiscreta jugiter mutata (i e. nulla specificae singulorum medicaminum qualitatis, nulla immensae varietatis morborum chronicorum ratione habita). Sic medici nostrae aetatis *rationales,* et medicamina et morbos misere confundendo et permiscendo, dum, per quidquid sit medicamenti, morbos quoslibet curare promittunt, nullos curant.

2 §. 2. In qua quidem oratione ita versabimur, ut primo in antiquitatem huius medicaminis et primordia usus inquiramus; deinde dispiciamus: an veratrum nostrum cum illa planta, helleborismis priscorum medicorum inserviente, conveniat; tum loca, ubi optimum olim crescere putaverint, quaeque signa bonitatis radici statuerint, in-

* [Habilitationsschrift] Leipzig 1812.

Historisch-medizinische Dissertation über den Helleborismus bei den Alten[1]

die
Kraft der Autorität
des angesehenen Standes der Ärzte
im großen Auditorium
am 26. Juni 1812
als Autor
Samuel Hahnemann
verteidigt
Doktor der Medizin und Chirurgie
von der Akademie der nützlichen Wissenschaften zu Mainz,
der physikalisch-medizinischen Gesellschaft zu Erlangen und der
königlichen ökonomischen Gesellschaft zu Leipzig
Ehrenmitglied
Es antwortet
der Sohn
Friedrich Hahnemann
Magister der freien Künste und Baccalaureus der Medizin

Leipzig
Gedruckt bei Karl Tauchnitz

VORWORT

§ 1. Mein Vorhaben ist es, über den Helleborismus bei den Alten zu sprechen, jene hochberühmte Behandlung, durch die die alten Ärzte einen Großteil der sehr schwierig zu heilenden chronischen Erkrankungen durch die Verwendung des *Veratrum album* (eines stark wirkenden Medikaments) in kunstgerechter Zubereitung nach kühner Überlegung für gewöhnlich heilten und nicht selten gleich einem Wunder völlig auslöschten. Dieses Heilverfahren der Alten ist aber in hohem Maße untersuchenswert, und dies umso mehr, als der Gebrauch dieses hochwirksamen Medikaments heute mehr aus der Mode kam, sowohl im allgemeinen als auch in der Behandlung der langdauernden Krankheiten, als die neueren Ärzte dieses große Wunder geringschätzten, indem sie *beliebige* Medikamente *einer jeden* langdauernden Krankheit entgegensetzen.* | 1

* So gibt Ernst Horn, medizinischer Vizedirektor der Charité und Professor am medizinisch-chirurgischen Kolleg in Berlin, zu (*in Anfangsgründe der med. Klinik*, Teil II, Kap.7), daß er nur *eine Methode zur Heilung sämtlicher chronischer Krankheiten* kenne, wenn diese sich festgesetzt haben, nämlich die Beseitigung einer Schwäche *durch beliebige* reizende Medikamente, und zwar im unterschiedslosen beständigen Wechsel (d. h. es wird keine Rücksicht genommen auf die unterschiedliche Beschaffenheit der einzelnen Medikamente sowie auf die große Verschiedenheit der chronischen Erkrankungen). So heilen die *vernunftgeleiteten* Ärzte unserer Zeit keine Krankheiten, während sie doch versprechen, beliebige zu heilen durch welches Medikament auch immer, weil sie auf üble Weise sowohl Medikamente als auch Krankheiten durcheinanderbringen und vermischen.

§ 2. In diesem Vortrag werden wir folgendermaßen vorgehen, daß wir zuerst die Geschichte dieses Medikaments und die Ursprünge seines Gebrauchs untersuchen; sodann ermitteln wir: ob unser Veratrum mit jener Pflanze übereinstimmt, die zum Helleborismus der alten Ärzte diente; dann geben wir an, wo ihrer Vorstellung nach einst das beste Veratrum wuchs und welches die Zeichen für die Qualität der Wur- | 2

[1] Übersetzung aus dem Lateinischen von Helmut Bourhofer. Bearbeitet von Josef M. Schmidt.

dicemus; denique de usu veratri partim in universum, partim ad casus quotidianos, partim vero ad magnam curam, Helleborismum ipsum, agamus; ubi de aevo, quo is primo institutus et ad quae tempora continuatus fuerit, de anni tempore curationi aptissimo, de indicationi adversantibus, item, quibus morbis helleborismum adhibuerint, porro de praeparatione aegrotorum medicamentique, de eius forma, dosi et additamentis, postremo de regimine hominis post veratrum epotum exponemus, quibusque remediis mala et pericula, inter effectum medicamenti accidere solita, praeverterint et correxerint, ut cura et tuta et perfecta evaderet. Ad finem hellebori nigri apud Veteres medicamenti breviter facturi sumus mentionem. |

3 §. 3. In eruenda vero ista antiqua morborum curatione ad tempora tantum medii aevi adscendam, recentiorem veratri albi et hellebori nigri usum aliis relinquens tractandum.

Primordia hellebori medicaminis.

§. 4. Antiquissimis Graeciae temporibus, dum populus corpore quidem robustus, mente vero parum excultus, quando calamitatibus premeretur, vel morbis vexaretur, superstitione puerili et vano Deorum iratorum daemonumque timore trepidans, de amovendis calamitatibus minus, quam de explorando Deorum consilio, quis eventus mali impendentis, quive exitus futurus sit, sollicitus, a medicis vaticinia magis in morbis et praesagia de tempore crisium et convalescentiae vel denique mortis expectabat – his, inquam, temporibus medici in vatum potius quam sospitatorum (id est, virorum medicamine morbos fugantium) numero habebantur.

§. 5. Tunc fere nulla adhuc erat medicina, paucissima medicamenta.

§. 6. Attamen Veratrum album inter haec pauca invenitur et primum quasi locum obtinet, utpote tam efficacissimum quam antiquissimum remedium. |

4 §. 7. Etenium circa annum, ante aeram nostram, millesimum et quingentesimum *Melampus* quidam, Amithaonis filius, primum in Pylo, deinde apud Archivos vates et medicus celeberrimus, Archaeorum regis Proeti filias, ob coelibatum*

* *Apollodor.* Biblioth. lib. II. Cap. 2.

amoris aestu percitas*

* *Avicenna.* lib. II. de medicamentis Simplicibus, Artic. Charbak Abiadh. (in Oper. Roma, 1593. Fol. p. 269.) his verbis: قوسوس من سحبة لبنات فروطوس testatur.

itaque mania vagabunda*

* Vaccarum instar per nemora vagabantur.

correptas, veratri albi potissimum usu,*

* *Galenus.* libro de atra bile, Cap. 7.

lacte nempe caprarum, veratro pastarum, quas eo purgari observaverat, restituisse fertur.*

* *C. Plinii sec.* Hist. nat. lib. XXV. Cap. 5. Sect. 21. quem, veratro albo pastas a *Melampode* capras (lac medicinale huic curae suppeditaturas) innuisse, inde licet judicare, quod addit: „nigro (elleboro) equi, boves, sues necantur, itaque cavent id; cum candido vescantur."

zel sind; dann handeln wir den Gebrauch der Droge im allgemeinen ab, zu alltäglichen Fällen und zur großen Behandlung, dem Helleborismus an sich; wir werden darlegen, in welcher Zeit diese Therapie eingeführt wurde und bis in welche Zeiten sie fortgesetzt wurde, die geeignete Jahreszeit für die Behandlung, die Gegenanzeigen für die Behandlung, und genauso gegen welche Krankheiten die Ärzte den Helleborismus anwandten, des weiteren die Vorbereitung der Kranken und des Medikaments, dessen Beschaffenheit, Dosis und Zusätze; zuletzt werden wir die Verhaltensregeln für den Patienten nach der Aufnahme des Stoffes darlegen und mit welchen Mitteln den Nebenwirkungen und Gefahren, die gewöhnlich neben der Wirkung des Medikaments auftreten, vorgebeugt wird und sie ausgeglichen werden, damit eine sichere und vollständige Heilung eintritt. Zuletzt bringen wir Helleborus niger als Medikament bei den Alten zur Sprache. |

§ 3. In der Erkundung dieser alten Heilmethode für Krankheiten werde ich nur 3
bis zum Mittelalter gehen, den neueren Gebrauch von Veratrum album und Helleborus niger überlasse ich dabei anderen zur Abhandlung.

Die Ursprünge der Medikation mit Helleborus

§ 4. Zu den ältesten Zeiten in Griechenland, als das Volk zwar einen kräftigem Körper, aber einen zu wenig gebildeten Geist besaß, zitterte es vor kindlichem Aberglauben und einer hohlen Angst vor zornigen Göttern und Dämonen, wenn es von Unglücksfällen bedrückt und von Krankheiten gequält wurde, und war weniger besorgt über das Abwenden des Unglücks als über die Erforschung des göttlichen Plans: welchen Ausgang wird das drohende Unglück nehmen oder welches Ende? Und daher erwartete es von den Ärzten mehr Prophezeiungen über die Krankheiten und Voraussagen über den Zeitpunkt der Wende der Krankheit, der Rekonvaleszens oder schließlich des Todes – zu diesen Zeiten, sage ich, wurden die Ärzte eher unter die Weissager als unter die Retter gerechnet (das heißt der Männer, die Krankheiten durch ein Medikament vertreiben).

§ 5. Zu dieser Zeit gab es nahezu keine medizinische Wissenschaft und nur sehr wenige Medikamente.

§ 6. Dennoch findet sich Veratrum album unter diesen wenigen und steht gleichsam an erster Stelle, weil es ja ein hochwirksames wie altes Heilmittel ist. |

§ 7. Um das Jahr 1500 vor unserer Zeitrechnung gab es, so wird berichtet, einen 4
gewissen *Melampus*, Sohn des Amithaon, zuerst ein hochberühmter Weissager und Arzt in Pylos, dann bei den Argivern; dieser habe die Töchter des Proetus, König der Argiver, die aufgrund eines Zölibats*

* *Appolodorus*. Bibliotheca Buch II, Kap. 2.

durch ein hitziges Liebesgefühl erregt*

* *Avicenna*. Buch II, de medicamentis Simplicibus, Artic. Charbak Abiadh. (in Opera Rom, 1593. Folio, S. 269) bezeugt dies mit folgenden Worten: „wahnsinnig vor Verlangen waren die Töchter des Proetus".

und daher von einer unsteten Raserei ergriffen waren,*

* Wie Kühe zogen sie durch die Haine.

hauptsächlich geheilt durch Anwendung von Veratrum album,*

* *Galen*. Buch de atra bile, Kap. 7.

nämlich durch die Milch von Ziegen, die mit Veratrum geweidet wurden; er hatte einen reinigenden Effekt auf die Tiere beobachtet.*

* *Gaius Plinius secundus*. Historia naturalis Buch XXV. Kap. 5. Abt. 21. Er deutet an, daß *Melampus* die Ziegen mit Veratrum album geweidet hat (damit sie für die Behandlung eine

Maximam inde famam planta haecce est adepta.

§. 8. Recentioribus temporibus, primum *interpolatore* quodam Historiae plantarum *Theophrasti* auctore,*

* V. inferius in Nota ad §. 17.

deinde istius verba repetente *Rufo Ephesio**

* In *Oribasii*, Collectorum medicinalium (Venet. ap. Ald. 8.) lib. VII. Cap. 27. p. 251.

et *Dioscoride*,* |

* Mater. med. lib. IV. Cap. 151.

5 haec cura *Melampodis* ad helleborum nigrum est relata, qui inde sit *Melampodium* appellatus. Sed falsum hoc esse,*

* Id quod iam suspicatus est *I. H. Schulze* in Diss. de Elleborismis Veterum p. 3. 4. (Halae, 1717. 4.)

paucis ostendamus.

§. 9. Non hic moror, ut pro me militet, testimonium *Herodoti*, a quo curam Proeti filiarum *per veratrum album* narratam esse, *Sprengelius*, gravissimus alioquin rei medicae historiographus, adfirmat, sed perperam.*

* Geschichte d. Arzneikunde, Th. I. p. 121. *Herodoti* locus, quem citat (lib. IX. Cap. 33) nil aliud refert, nisi: „Melampodem ab Archivis conductum esse praemio, ut mulieres archaeas mania correptas sanaret, sed ipsum dimidium regni pro sostro postulasse, tandemque impetrasse." Ne verbo quidem *Herodotus* meminit, quo remedio *a Melampode* sint curatae.

§. 10. Iam vero antiquissimis Graeciae temporibus nullum aliud medicamentum evacuans medicis, tunc adhuc tironibus, notum fuisse videtur, ideoque nullum aliud a *Melampode* ad curam illam adhiberi potuisse, praeter eam plantam, quae iam veratrum album nominatur; atque propterea etiam etiam ab ipsis non nisi simplici vocabulo: *Helleborus*, κατ᾽ ἐξοχὴν est appellata; quasi dicerent *Evacuans (Purgans)* illud unicum et notissimum.* |

* Vox simplex *Hellebori*, vomitorii illius tunc unici et universalis notissimi, diutino usu, antiquitus tam late patebat, ut ad operationem ipsam transferretur et *vomitionem* ipsam significaret interdum. Sic *Hippocrates* (Sect. IV. Aph. 13.) πρὸς τοὺς ἐλλεβόρους „Ad vomitiones", inquit, „ante potionem (medicamenti), praeparandi sunt difficulter vomentes humectatione corporis per uberiora nutrimenta et requiem".

6 §. 11. Sed progressu temporis, et, si recte video, paullo post *Hippocratis*, Heraclidis filii, aetatem, altero quodam medicamine evacuante invento, medici, qui tunc erant, nomen, ab antiquissimi illius, hucusque unici *Purgantis* (Hellebori) nomine mutuatum, novae huic plantae purgatrici applicuisse videntur, adiuncto ad distinctionem verbo: *nigri;* quasi dicerent: *Purgans* (helleborum)*

medizinhaltige Milch geben), was man daraus schließen kann, daß er hinzufügt: „durch (Helleborus) niger werden Pferde, Rinder und Schweine getötet, deshalb meiden sie ihn, während sie den weißen abweiden."

Dadurch erreichte diese Pflanze den größten Teil ihres Rufs.

§ 8. In späteren Zeiten, und zwar zuerst durch einen *Verfälscher* der Geschichte der Pflanzen des *Theophrast*,*

* S. unten in der Anmerkung zu § 17.

dann durch *Rufus von Ephesos*, der dessen Worte wiederholte, *

* in *Oribasius*, Collectorum medicinalium (Venedig bei Aldinus, oktav). Buch VII. Kap. 27. S. 251.

und *Dioscorides*,* |

* Mater. med. Buch IV. Kap. 151.

wurde diese Behandlung des *Melampus* auf Helleborus niger bezogen, der von daher *Melampodium* genannt wird. Daß dies aber falsch ist,* 5

* Dies vermutete bereits *I. H. Schulze* in seiner Dissertation de Elleborismis Veterum S. 3, 4 (Halle, 1717. quart).

wollen wir kurz zeigen.

§ 9. Ich halte mich hier nicht auf, damit es für mich spreche, mit dem Zeugnis des *Herodot*, von dem die Behandlung der Töchter des Proetus *durch Veratrum album* berichtet werde, wie *Sprengel* versichert, sonst ein ernstzunehmender Medizinhistoriker, hier aber zu unrecht.*

* Geschichte d. Arzneikunde, Teil I. S. 121. Die Stelle aus *Herodot*, die er zitiert (Buch IX. Kap. 33) berichtet nur folgendes: „Melampus sei von den Argivern für Geld angeworben worden, damit er die argivischen Frauen, die unter einer Manie litten, heile, er habe aber die Hälfte des Königreiches als Lohn gefordert und dies auch erreicht." Nicht mit einem Wort erwähnt *Herodot*, durch welches Heilmittel sie von *Melampus* geheilt wurden.

§ 10. Zu diesen ältesten Zeiten in Griechenland schien den Ärzten, damals noch Anfänger in der Wissenschaft, aber kein anderes abführendes Medikament bekannt zu sein, und von daher konnte kein anderes von *Melampus* zu dieser Behandlung angewandt werden, außer diese Pflanze, die bereits als Veratrum album bezeichnet wurde; und daher wurde diese von ihnen vorzugsweise auch nur mit der einfachen Bezeichnung *Helleborus* benannt; als bezeichneten sie dieses eine und bekannteste Mittel als *Abführmittel (Evacuans, Purgans)* schlechthin.* |

* Das einfache Wort *Helleborus*, damals das einzige Brechmittel und allgemein weit bekannt, war durch ständigen Gebrauch in der alten Zeit so weit verbreitet, daß es auf die Behandlung selbst bezogen wurde und bisweilen *das Erbrechen* selbst bezeichnete. So sagt *Hippokrates* (Abteilung IV. Aphorismus 13): „zusätzlich zu den Gaben von Helleborus" usw. „Zum Erbrechen müssen diejenigen vor der Aufnahme (des Medikaments) vorbereitet werden, die sich nur mit Schwierigkeiten übergeben können, durch Befeuchtung des Körpers mit reichlich Nahrung und Ruhe."[1]

§ 11. Aber in der Entwicklung der Zeit und, wenn ich recht sehe, kurz nach der Zeit des *Hippokrates*, Sohn des Heraklides, nachdem ein weiteres Abführmittel entdeckt wurde, schienen die damaligen Ärzte der neuen abführenden Pflanze einen Namen zu geben, den sie von der Bezeichnung des ältesten, bis dahin einzigen *Abführmittels* (Helleborus) entlehnten, unter Hinzufügung des Wortes *schwarz* zur Unterscheidung; als ob sie sagten: *schwarzes Abführmittel* (Helleborus).* 6

---

1 Hippokrates, *Aphorismi* 4,13: IV 504 f. L. Hier wie im Folgenden bezeichnet „Hippokrates" alle Schriften des *Corpus Hippocraticum*; eine Aussage über deren Autorenschaft wird damit nicht getroffen; bekanntlich hält man heute nur einen kleinen Teil des *Corpus* für tatsächlich von einem historischen Hippokrates verfaßt; Hahnemann war sich dieser Problematik bewußt.

* Utrumque dicebatur: helleborus et helleborum.

nigrum. Atque sic *hellebori nigri,* utpote serius inventae plantae appellationem natam esse, plus quam vero simile est.

§. 12.[1] Quod quidem ita esse, ex eo elucet, quod nullus scriptorum ante Olympiadam centesimam existat, qui hellebori nigri injiciat mentionem, quippe nondum reperti, vel, quod idem est, nondum in usum adhibiti,*

* Coacae praenotiones, quae *Hippocratis* nomine veniunt, Archaismis tam refertae et stylo tam duro, rudi, aspero et abrupto conscriptae sunt, ut a *Grimmio,* in versionis germanicae indice (B. II. pag. 568.) probabiliter pro iis habeantur scriptis, quae diu ante *Hippocratem* in templo *Aesculapii* Coo adservata fuisse dicebantur. In quo longe vetustissimo medicae artis monumento pluries quidem ἐλλεβόρου, radicis illius per vomitum purgatoriae (veratri albi) fit mentio (ut §. 311. 567 569. 570) – sed in omnibus his locis nusquam helleborus niger, quippe tunc temporis nondum, ut vero est simile, inventus (quemadmodum infra in hellebori nigri tractatione ostendetur) commemoratur nec uspiam ad nomen ἐλλέβορον vox λευκὸν additur, quum solus modo existeret.

7 nullusque eorum circa | et ante hoc tempus, qui plantam, quae antiquitus unice (vomitioni) evacuationi inserviebat, ullo alio quam *nudo* Hellebori vocabulo appellet.*

* Ita *Galenus* (in Comment. ad Hippocr. Sect. V. aph. 1) ἐλλέβορον λευκὸν, inquit, ἁπλῶς εἰώθασιν ὀνομάζειν ἐλλέβορον, οὐχ, ὥσπερ τὸν μέλανα, μετὰ προσθήκης „helleborum (album) simplici modo nomine appellare solent (Veteres) non cum additamento, ut helleborum nigrum."

§. 13. Ita, ut in nota dixi, antiquissimi Coacarum praenotionum auctores, ita etiam *Ctesias,**

* Fragmentum *Ctesiae* in *Oribasii* Collect. lib. VIII. Cap. 8.

Hippocratis fere coaetaneus, aperte de veratro albo disserentes non nisi nuda voce hellebori utuntur. Praesertim autem in genuinis *Hippocratis* scriptis*

* In Sect. IV. Aphor. 13. 14. 15. 16. – Sect. V. aph. 1. – in libro de fracturis (Op. edit. *Chart.* Tom. XII. p. 203. et 257.) et in libro de articulis (ibid. p. 434.) – qui ambo genuina *Hippocratis* vel avi ejus scripta sunt et ejusdem non fucati dicendi generis; posteriori enim libro (qui non nisi continuatio libri de fracturis est, ut *Galenus* in praefatione ad librum de articulis demonstravit) *Ctesias,* coaetaneus, ut libro *Hippocratis,* sui cognati, in scriptis suis repugnavit (luculento genuinae libri originis testimonio) ut idem *Galenus* in Comment. IV, in librum de articulis (Op. edit. *Chart.* T. XII. p. 452.) refert.

8 ne ullus quidem locus | extat, quo ἐλλεβόρου mentionem faciens non veratrum album indigitet, nullusque, quo vocem λευκὸν opponat, quoniam causa non aderat, cur hanc notam distinctivam adiiceret plantae, quae sola ad hoc tempus erat evacuatoria, helleboro nigro nondum reperto, vel nondum nomen adepto. Nusquam enim in scriptis genuinis ἐλλεβόρου μέλανος meminit, ut infra docebitur.

§. 14. Etiam temporibus paullo post *Hippocratis* aetatem (ut in scriptis pseudohippocraticis filiorum et discipulorum conspicitur) μέλανος ἐλλεβόρου quidem fit mentio, sed antiquissimum veratrum nihilominus pergebant aliquamdiu appellare non nisi nuda *hellebori* voce.

§. 15. Constat enimvero, in omnibus fere rebus humanis *simplici* vocabulo rem potissimum *primitivam* designari, *derivato* contra nomine et *composito* rem quidem

---

1 Im Original ohne §-Numerierung.

* Man sagt beides: Helleborus und Helleborum.

Und es ist mehr als wahrscheinlich, daß die Bezeichnung *Helleborus niger* für die später entdeckte Pflanze so entstand.

§ 12. Daß dies sich so verhält, zeigt sich daraus, daß es keinen Schriftsteller vor der 100. Olympiade gibt, der Helleborus niger erwähnt, weil dieser nämlich noch nicht entdeckt war oder, was das gleiche bedeutet, noch nicht zur Anwendung kam;*

* Die Coacae praenotiones, die unter Hippokrates' Namen laufen, sind so voller Archaismen und in einem so harten, rohen, rauhen und ungefügten Stil geschrieben, daß sie Grimm, im Index seiner deutschen Fassung (Buch II. S. 568), mit hoher Wahrscheinlichkeit für die Schriften hält, die lange Zeit vor Hippokrates im Äskulaptempel in Kos aufbewahrt wurden, wie man sagte. In diesem bei weitem ältesten Denkmal der medizinischen Kunst wird Helleborus mehrfach erwähnt als durch Erbrechen reinigende Wurzel (Veratrum album) (so in § 311, 567, 569 und 570) – an allen diesen Stellen wird aber niemals Helleborus niger erwähnt, weil er damals noch nicht, was wahrscheinlich ist, entdeckt war (wie unten bei der Abhandlung des Helleborus niger gezeigt wird), noch wird irgendwo zur Bezeichnung Helleborus das Adjektiv weiß hinzugefügt, weil es diesen damals als einzigen gab.

und es gibt keinen zu dieser Zeit | oder kurz davor, der die Pflanze , die von alters 7
her einzig zum Abführen (Erbrechen) diente, mit einer anderen Bezeichnung als *allein* Helleborus benannte.*

* So sagt Galen (in Comment. ad Hippocr. Teil V. Aphorismus 1): „Den weißen Helleborus pflegt man einfach nur Helleborus zu nennen, nicht wie den schwarzen unter Hinzufügung [von schwarz].“[2]; „(die Alten) bezeichnen Helleborus (albus) für gewöhnlich nur mit der einfachen Bezeichnung, nicht mit einem Zusatz wie Helleborus niger.

§ 13. Wie ich in der Anmerkung sagte, verwenden die ältesten Autoren der ‚Coacae praenotiones‘, so auch Ktesias,*

* Fragment des Ktesias in Oribasius Collect. Buch VIII. Kap. 8.

nahezu ein Zeitgenosse des Hippokrates, wenn sie sich offensichtlich über Veratrum album auseinandersetzen, allein das Wort Helleborus. Besonders aber in den Originalschriften des Hippokrates*

* In Teil IV. Aphorismus 13, 14, 15, 16. – Teil V. Aphorismus 1. – im Buch de fracturis (Op. hrsg. Chart. Teil XII. S. 203 und 257) sowie im Buch de articulis (ibid. S. 434.) – diese sind beide Originalschriften des Hippokrates oder seines Großvaters und vom gleichen ungeschmückten sprachlichen Stil; Ktesias widersprach als Zeitgenosse, daß das nachfolgende Buch (das nur eine Fortsetzung des Buchs de fracturis ist, wie Galen in der Vorrede zur Schrift de articulis zeigte) ein Werk seines Verwandten Hippokrates sei, in seinen eigenen Schriften (ein klares Zeugnis für die Echtheit des Buchs), wie der selbe Galen in Comment. IV, zum Buch de articulis (Op. hrsg. Chart. Teil XII. S. 452) berichtet.

gibt es keine Stelle, | wo er, wenn er Helleborus meint, nicht Veratrum album an- 8
spricht, und keine Stelle, wo er das Wort weiß hinzusetzt; weil ja kein Grund bestand, warum er diese unterscheidende Bezeichnung der Pflanze zufügen sollte, die zu dieser Zeit allein abführend wirkte, als Helleborus niger noch nicht entdeckt oder noch nicht mit diesem Namen versehen war. Nämlich nirgends in den Originalschriften erwähnt er den schwarzen Helleborus, wie ich unten darlegen werde.

§ 14. Auch zu den Zeiten kurz nach Hippokrates' Periode (wie man in den Pseudohippokratischen Schriften seiner Söhne und Schüler sehen kann) wird der schwarze Helleborus zwar erwähnt, aber man fuhr fort, das älteste Veratrum nichtsdestotrotz nur mit dem Wort *Helleborus* zu bezeichnen.

§ 15. Es steht nämlich fest, daß bei beinahe allen menschlichen Angelegenheiten die *einfachste* Sache ihrer Art mit einem *einfachen* Wort bezeichnet wird, eine zwar

---

2 Galen, *Hippocratis aphorismes commentorii I–V 1*: XVII 781, 4–6 K.

similem, sed *serius adinventam*, ideoque *magis novam*, quam quae primigenia simplicis nominis erat.

§. 16. Ex quibus quidem liquet, priscis Graeciae temporibus non nisi unum fuisse
9 helleborum | (eumque veratrum album); helleboro autem sic dicto nigro, simulac post *Hippocratis* aetatem innotesceret, adscriptitium illud vocabulum *„niger"* fuisse quidem adiectum, sed non nisi successu temporis, postquam nigri usus diu perstiterat, helleboro primitivo vocem λευκὸν addi potuisse et additam esse.* |

* Primitiva *hellebori* significatio, *Hippocratis* aetate et aliquantum post eam, ita in memoria omnium, qui tunc erant, vigebat, ut hujus aetatis medici (i. e. qui proxime *Hippocratem* sequebantur, ejusque discipuli in scriptis, qui in pseudohippocraticis continentur) etiamsi planta nova *hellebori nigri* nomine insigniri ceperat, semper illum simplici vocabulo (ἐλλέβορον) nominare pergerent, nec ipsis in mentem veniret, illum ut unicum et primarium usque ad haec tempora et vetustissimum evacuatorium ulla adjectiva voce distinguere. At si helleborus niger ante *Hippocratem* inventus, diuque jam (juxta veratrum album) in usu fuisset, jam dudum etiam primitivi hellebori simplex appellatio obsolevisset, et coacti fuissent, etiam huic notam distinctivam *„album"* jam statim post *Hippocratis* aevum adjicere; quod tamen tunc temporis nondum usu venit, sed seculo post demum fieri coepit, postquam hellebori nigri usus ultra semiseculum continuatus invaluerat. *Theophrastus* enim Eresius (anno circiter 330 ante aeram nostram) in historia plantarum saepe quidem simplici voce eum, interdum tamen etiam ἐλλέβορον λευκὸν nominat. Eodem modo λευκὸν nominatur in Continuatione suppositicia libri, qui *Hippocratis* de victu acutorum dicitur, (inde a verbis: καῦσος δὲ γὰρ – incipiente) (Op. Tom. XI. p. 175) ab auctore anonymo (ex empiricorum illa, per Serapionem alexandrinum famosa secta) quem duo fere secula post *Hippocratem* hanc appendicem fabre fecisse plus quam verosimile est. Tandem recentioribus temporibus veratrum saepius cum adjectiva distinctione ἐλλεβόρου λευκοῦ nomine est appellatum, et eo saepius, quo magis hellebori nigri usus successu temporis invaluerit.

10 §. 17. Accedit et hoc ad antiquitatem hellebori (albi) potiorem probandam, quod iam priscis temporibus (ubi ignotum esse non poterat, quanto iunior esset *nigri* origo), *Melampodis* cura a fide digno auctore, *Theophrasto, Eresio* non obscure ad veratrum album relata est, dum innuit: hellebori nigri ope non potuisse perfici, utpote plerisque animalibus deleterii, quem propterea etiam non tangerent, sed veratro potius albo, quo oves (ideoque et caprae) pascantur, *indeque eius vim medicatricem esse inventam:* ἀναιρεῖν δὲ τὸν μὲν μέλανα, inquit,*

* *Theophr.* Hist. plant. ed *Stapelii* lib. X. Cap. II. (In editione *Stapelii* uti multa festinationis praecipitis documenta et errores inveniuntur, ita etiam liber quartus et quintus in unum contractus est, et sic deinceps sequentes libri singuli inferiori numero notantur, ita ut qui decimus et ultimus appellari debebat, nonus nominetur.)

καὶ ἵππους, καὶ βοῦς, καὶ ὗς, διὸ καὶ οὐδὲ νέμεσθαι τοῦτον· τὸν λευκὸν δὲ νέμεσθαι τὰ πρόβατα,*

* Antiquis temporibus per vocem **πρόβατα**, *pecudes*, id est, boves, oves et *capras* intellectas fuisse, *Galenus* docet in Commentario I. ad *Hippocr.* librum de articulis (edit. *Chart.* Tom. XII. p. 306.)

11 καὶ ἐκ τούτου | πρῶτον συνοφθῆναι τὴν δύναμιν, καθαιρομένων ἐκείνων.*

ähnliche Sache, die aber *später entdeckt* wurde und daher *neuer* ist als diejenige, die ursprünglich den einfachen Namen hatte, wird dagegen mit einem *abgeleiteten und zusammengesetzten* Namen bezeichnet.

§ 16. Daraus wird deutlich, daß es zu den alten Zeiten in Griechenland nur einen Helleborus gab | (und dies ist Veratrum album); sobald er nach der *Hippokra-* 9
tischen Periode bekannt wurde, wurde dem sogenannten Helleborus niger das neu aufgenommene Wort *„schwarz"* hinzugefügt, allerdings erst nach einer Weile; nachdem der Gebrauch des schwarzen Helleborus lange Zeit andauerte, konnte dem einfachen das Wort *weiß* hinzugefügt werden und wurde es auch.* |

* Die einfache Bezeichnung *Helleborus* war zur Zeit des *Hippokrates* und einige Zeit nach ihm so sehr im Gedächtnis aller lebendig, daß die Ärzte dieser Zeit (d. h. die direkt nach *Hippokrates* folgten und dessen Schüler in den Schriften, die im pseudohippokratischen Korpus enthalten sind) immer noch fortfuhren, diesen mit der einfachen Bezeichnung (Helleborus) zu benennen, obgleich sie begonnen hatten, die neue Pflanze mit dem Namen *Helleborus niger* zu bezeichnen, und es kam diesen nicht in den Sinn, dieses einzige, bis zu dieser Zeit hervorragende und älteste Reinigungsmittel mit einem Adjektiv zu unterscheiden. Wenn aber Helleborus niger vor *Hippokrates* entdeckt worden wäre und sich bereits lange (neben Veratrum album) in Gebrauch befunden hätte, dann wäre auch längst die einfache Bezeichnung des ersten Helleborus veraltet gewesen, und sie wären gezwungen gewesen, auch diesem das unterscheidende Zeichen *„album"* direkt nach der Zeit des *Hippokrates* hinzuzufügen; dies war damals aber noch nicht in Gebrauch, sondern begann erst ein Jahrhundert später verwandt zu werden, nachdem sich die Anwendung des Helleborus niger, ein halbes Jahrhundert weiter fortgesetzt, gefestigt hatte. *Theophrast* von Eresos (etwa um das Jahr 330 vor unserer Zeitrechnung) bezeichnet diesen in seiner Naturgeschichte der Pflanzen oft mit dem einfachen Wort, manchmal aber auch als weißen Helleborus. Ebenso wird er weiß genannt in der unechten Fortsetzung des Buches, das als Werk des *Hippokrates* de victu acutorum bezeichnet wird (weil es mit den Worten : „Denn das Fieber..."– beginnt) (Op. Bd. XI. S. 175), von einem anonymen Autor (aus der Schule der Empiriker, die durch Serapion aus Alexandria bekannt wurde), der beinahe zwei Jahrhunderte nach *Hippokrates* diesen Anhang kunstfertig schrieb, was höchst wahrscheinlich ist. Schließlich wurde zu späteren Zeiten Veratrum häufiger mit dem unterscheidenden Adjektiv mit dem Namen weißer Helleborus bezeichnet, und zwar umso häufiger, je mehr sich der Gebrauch des Helleborus niger im Lauf der Zeit durchsetzte.

§ 17. Als weiterer Beweis für das gewichtigere Alter des (weißen) Helleborus 10
kommt hinzu, daß schon zu älteren Zeiten (als es nicht unbekannt sein konnte, wieviel jünger der Ursprung der *schwarzen* Droge ist) die Behandlung des *Melampus* von einem höchst vertrauenswürdigen Autor, *Theophrast von Eresos*, ganz klar auf Veratrum album bezogen wurde, wenn er folgenden Hinweis gibt: diese Behandlung hätte mit Hilfe von Helleborus niger nicht erreicht werden können, weil dieser ja für die meisten Tiere giftig ist und den sie deswegen nicht berühren, sehr wohl aber durch den weißen, den die Schafe (und daher auch die Ziegen) abweiden und sich dadurch reinigend ergänzen, *und von daher wurde dessen heilende Wirkung entdeckt:* „Der schwarze [Helleborus]", so sagte er, *

* *Theophrast* Hist. plant. herausgegeben von *Stapel* Buch X. Kap. II. (in der Ausgabe *Stapels* finden sich sehr viele Zeugnisse überstürzter Eile und Fehler, so sind sogar Buch vier und fünf in eins zusammengezogen und so werden die folgenden Bücher jeweils mit einer kleineren Nummer bezeichnet, so daß also das zehnte und letzte Buch als neuntes bezeichnet wird.)

„bringt Pferde, Rinder und Schweine um, weswegen sie ihn auch nicht abweiden; den weißen [Helleborus] aber fressen Schafe*

* In alten Zeiten wurde unter dem Wort Schafe *Weidevieh* verstanden, d. h. Rinder, Schafe und *Ziegen*, wie *Galen* lehrt in Commentario I. zum *Hippokratischen* Buch de articulis (hrsg. *Chart.* Bd. XII. S. 306)

ab, und daraus | hat man zum erstenmal die reinigende Wirkung beider Pflanzen 11
bemerkt."[3]* |

---

3 Theoprast, *Historia Plantarum* 9, 10, 2.

* Per quam quidem *Theophrasti* sententiam appendix illa ejusdem capitis: καλοῦσι δὲ τὸν μέλανά τινες ἐκ τοῦ τεμόντος καὶ ἀνευρόντος Μελαμπόδιον, ὡς ἐκείνου πρῶτον τεμόντος· καθαίρουσι δὲ καὶ ὗας αὐτῷ καὶ πρόβατα, συνεπᾴδοντές τινα ἐπῳδὴν, καὶ εἰς ἄλλα δὲ πλείω χρῶνται – *spuria* declaratur *glossa*, adjecta a sciolo quodam. Etenim repugnat superiori *Theophrasti* effato: *ab helleboro sues abhorrere prorsus eoque occidi.* Si vero per verbum καθαίρουσι non purgatio medica, sed lustratio tantum per adspersionem intelligatur – restat, et sufficit ad hunc locum rejiciendum, genus dicendi viro summo (*Theophrasto*) indignum communique sensui refragans; ut cuilibet legenti patebit. Anilis haecce fabella hincvidetur esse ficta, quod *Nigripes* (Μελάμπους) non nisi *nigro* (μέλανι) helleboro potuerit ad curationem uti. En! grave, scilicet, argumentum! Rescindendus igitur hic pannus adsutus, qui insuper mysticismum Therapeutarum redolet, morbos precibus et incantationibus curare prae se ferentium, qui Alexandriae, seculo et sesquiseculo ante aeram nostram (duo secula post *Theophrastum*) vigebat, quo quidem etiam tempore aemulatio regum Aegypti et Pergami circa bibliothecas, librorum interpolatores et manuscriptorum Diascevastas spe lucri alliciebat, ut, sub nomine celebrium antiquitatis virorum, vel integros libros fabrefacerent, vel partes suppositicias genuinis priscorum scriptis partim intersererent, partim adjicerent, ut magis completa viderentur. (*v. Galeni* Comment. II. in lib. III. Epidem. p. 411. – ejusd. Comm. I. in libr. de nat. hom. p. 127. et Praef. ad Comm. II. ejusd. libri, p. 128.)

Ita (quod obiter monere liceat) et totum caput nonum (decimi libri historiae plantarum *Theophrasti*) suppositie insertum esse, plus quam vero simile est, et quidem ab eodem, ut videtur, interpolatore. Etenim non solum narrat, sed etiam *approbat* et *laudat* auctor falsarius ridiculam illam (quae nullo pacto in *Theophrasti* – ab *Aristotele* ipso philosophia imbuti, characterum moralium auctoris – mentem venire poterat) superstitionem et incantationes magicas rizotomorum sui temporis, quae e cerebro Therapeutarum proficiscebantur, nugis orientalibus innutritorun; quin et totum genus dicendi non nisi huius farinae hominum est. Praeterea *naturali magis ordine et concinnius longe* finis capitis octavi cum principio decimi cohaeret et continuo quasi flumine transit, si expunxeris jejunum illud et *Theophrasto* indignissimum caput nonum, ex ingeniolo, magiae, incantationum, et sortilegii pleno, consarcinatum.

12 §. 18. Quae quidem congruunt cum *Plinii* verbis:*

* Histor. natur. lib. XXV. Sect. 21.

alterum genus (hellebori, Melampodem) *invenisse tradunt, capras purgari pasto illo animadvertentem, datoque lacte earum sanasse Proetidas furentes* (quamvis paullo inferius *Melampodis* plantam iterum ad Helleborum nigrum, errore ductus – ut plura compilavit – referat.)

§. 19. Adstipulat *Theophrasti* observatis *Halleri* effatum:*

* Hist. stirp. Helv. N. 1204. et apud *Vicat*, Matière medicale tirée de Halleri hist. stirp. Berne, 1776. 8.

„non solum mulos libere hanc plantam devorare, sed et vaccas vere primo veratri
13 albi foliis teneris vesci, indeque purgari, | cum autem folia adoleverint, ea relinquere, et tamen sequenti vere iterum folia tenera carpere.“ Ita et *Pallas*,*

* *Russische* Reise, B. II. p. 190.

equos foliis iunioribus veratri albi in Russia pasci, affirmat, nullo alio effectu, praeterquam quod illis alvus interdum solvatur.

§. 20. Inprimis autem, in quo cardo rei vertitur, *capras* veratro pasci, *Lucretius**

* Diese Ansicht *Theophrasts* zeigt, daß der Anhang zu diesem Kapitel: „Einige benennen den schwarzen [Helleborus] nach dem, der ihn schnitt und entdeckte, ‚Melampodion' [also: Pflanze des Melampus], da jener [Melampus] ihn erstmals abschnitt; und sie reinigen auch ihre Schweine mit ihm [Helleborus] und ihre Schafe unter magischen Gesängen und benützen ihn [Helleborus] noch für vieles andere[4]." – eine *unechte Textstelle* ist, hinzugefügt von irgendeiner Person mit Halbwissen. Sie widerspricht nämlich dem Ausspruch *Theophrasts* weiter oben: *vor Helleborus würden Schweine völlig zurückschrecken und sie würden dadurch getötet.* Wenn aber unter den Wörtern ‚sie reinigen' keine medizinische Reinigung, sondern eine Entsühnung durch Bespritzen verstanden wird – dann bleibt dies übrig und reicht aus, um diese Stelle zurückzuweisen, auf Grund des diesem berühmten Mann (*Theophrast*) unwürdigen Sprachstils und weil es dem Gemeinsinn widerspricht, wie einem jeden Leser klar wird. Diese scheint eine Geschichte von alten Weibern zu sein, daß *Schwarzfuß* (Melampus) nur schwarzen Helleborus *niger* zur Behandlung verwenden konnte. Ein wahrhaft schwerwiegendes Argument! Dieses angeflickte Stück Stoff muß also wieder abgeschnitten werden, das darüber hinaus noch nach dem Mystizismus der Therapeuten, die eine Heilung von Krankheiten durch Beschwörungen und Zaubersprüche zur Schau tragen, riecht; dieser Mystizismus stand in Alexandria eineinhalb Jahrhunderte vor unserer Zeitrechnung (zwei Jahrhunderte nach *Theophrast*) in Blüte, als der Wettstreit zwischen den Königen von Ägypten und Pergamon um Bibliotheken Buchfälscher und Verbesserer von Handschriften in der Hoffnung auf einen Gewinn angelockt hatte, damit sie unter dem Namen von berühmten Männern der alten Zeit entweder ganze Bücher geschickt fabrizierten oder unechte Teile teils in die alten Originalschriften einfügten, teils hinzufügten, um diese vollständiger erscheinen zu lassen. (s. *Galens* Kommentar II. zu Buch III. Epidem. S. 411 – der gleiche Komm. I. zu Buch de nat. hom. S. 127 und Vorwort zu Komm. II. des gleichen Buchs, S. 128)

So (es sei mir gestattet, darauf beiläufig aufmerksam zu machen) wurde das gesamte Kapitel neun (des zehnten Buchs von *Theophrasts* Naturgeschichte der Pflanzen) als Fälschung eingefügt, wie sehr wahrscheinlich ist, und zwar anscheinend vom gleichen Fälscher. Der falsche Autor erwähnt nämlich nicht nur, sondern *billigt* auch und *lobt* diesen lächerlichen (der auf keinen Fall dem *Theophrast* – erfüllt von der Philosophie durch *Aristoteles* selbst und Autor der Charaktere – in den Sinn kommen konnte) Aberglauben und die magischen Zaubersprüche der Wurzelsammler seiner Zeit, die aus dem Gehirn von Therapeuten, genährt von orientalischen Flausen, entsprungen sind; sogar der ganze Sprachstil paßt zu Männern dieses Schlages. Außerdem hängt *durch eine eher natürliche Ordnung und eine bei weitem bessere Fügung* das Ende des achten Kapitels mit dem Anfang des zehnten zusammen und geht quasi in beständigem Strom darin über, wenn man dieses zähe und dem *Theophrast* unwürdige Kapitel neun tilgt, das von einem kleinen Licht voll von Magie, Zaubersprüchen und Weissagungen zusammengeflickt wurde.

§ 18. Dies paßt zu den Worten des *Plinius:** 12

* Histor. natur. Buch XXV. Abt. 21.

eine andere Sorte (von Helleborus, habe Melampus) *entdeckt, so die Überlieferung, als er erkannte, daß Ziegen sich durch Abweiden dieser Pflanze reinigten, und er habe die rasenden Töchter des Proetus geheilt durch Verabreichen der Milch dieser Tiere* (obgleich er kurz darunter *Melampus'* Pflanze wiederum auf Helleborus niger bezieht, in die Irre geleitet, wie er so vieles einfach kompiliert.)

§ 19. Den Beobachtungen *Theophrasts* pflichtet *Hallers* Satz bei:*

* Hist. stirp. Helv. N. 1204 und bei *Vicat*, Matière medicale tirée de Halleri hist. stirp. Bern, 1776. oktav.

„nicht nur Maultiere verschlingen frei heraus diese Pflanze, sondern auch Kühe nähren sich im ersten Frühling von den zarten Blättern des Veratrum album und reinigen sich dadurch, | wenn die Blätter aber gealtert sind, lassen sie diese zurück und grasen 13
aber im folgenden Frühling erneut die zarten Blätter." So stimmt auch *Pallas**

* *Russische* Reise, Buch II. S. 190.

zu, daß die Pferde in Rußland die jungen Blätter des Veratrum album abweiden, und dies mit keinem anderen Effekt, als daß dadurch ihr Magen gereinigt wird.

§ 20. Vor allem aber, und dies ist der Angelpunkt dieser Sache, weiden *Ziegen* Veratrum ab, wie *Lukrez* *

4 Theoprast, *Historia Plantarum* 9, 10, 4.

* Seculo ante aeram nostram poeta celeber, in Carmine de natura rerum, lib. IV. vers. 642.

testatur dum canit:

„Praeterea nobis veratrum est acre venenum, At *capris* adipes et coturnicibus auget."

§. 21. Sed luculentissimum facti testimonium *Galenus* praebet, monumentorum historiae medicae antiquissimorum iudex gravissimus et fide dignissimus. Loquitur autem de curatione, quam retulimus, tamquam de re vulgo nota et certissima, dum: „Medici hucdum adfectum melancholicum," inquit,*

* Ἰατρῶν – πάθος μελαγχολικὸν – ἐπιχειρούντων – τῇ θεραπείᾳ δι' ἐλλεβόρου τοῦ λευκοῦ καθάρσεως. Οὐδεὶς γὰρ οὕτως ἀπαίδευτός ἐστι τῶν ἐν ἕλλησι τεθραμμένων, ὡς μήτ' ἀνεγνωκέναι, μήτ' ἀκηκοέναι, τὰς Προίτου θυγατέρας μανείσας ὑπὸ Μελάμποδος ἰαθῆναι καθαρθείσας οὕτως, ὥστε οὐ πρὸ διακοσίων ἐτῶν ἢ τριακοσίων, ἀλλὰ πολὺ πλειόνων ἐνδόξου τῆς καθάρσεως ταύτης οὔσης, καὶ πάντων τῶν ἐν τῷ μεταξὺ χρόνῳ κεχρημένων τῷ φαρμάκῳ. *Galen.* de atra bile, Cap. 7.

14 „vomitione per veratrum album | curare tentarunt. Nemo enim graecis literis imbutus tam ignarus est, qui non legerit, vel audierit, Proeti filias maniacas a Melampode per huiusmodi purgationem fuisse curatas, quare non solum ex duobus et tribus seculis, immo pluribus abhinc evacuatio haecce (per helleborismum) celebris permansit, sed omnes etiam intra haec tempora medici hoc medicamento (veratro albo) sunt usi."

Ex forma, quam Veteres de helleboro albo delinearunt, eruitur, an eadem sit planta, quam nostrum veratrum album.

§. 22. Sed disquirendum ulterius, utrum Veterum ***helleborus*** (albus), quo ad helleborismum utebantur, re vera sit ***veratrum album***,*

* Iam *Corn. Celsus* hoc nomine usus est in *libris de medicina.*

necne.

§. 23. Primo itaque, quam *Theophrastus*, intelligens et scitus rerum naturae indagator de planta nostra reliquit delineationem*

* Hist. plant. lib. X. Cap. 11.

exsequamur, quae, quod dolendum, iusto brevior in textu perquam corrupto quasi latet operta.

§. 24. Utrumque vero helleborum in uno eodemque capite tractat. „Helleborus
15 inquit," et | „niger et albus velut aequivoco nomine aequales videntur, sed circa formam et faciem differunt auctores. Alii similes esse aiunt, praeter colorem, qui in radice alterius albus sit, in alterius contra niger; folia vero nigri colorem lauri foliorum, albi contra porri foliorum colorem aemulari." Tunc pergit corruptissimo textu: οἱ δ' οὖν ὁμοίας λέγοντες, τοιάνδε φασὶν εἶναι τὴν μορφήν· καυλὸν μὲν ἀνθερικώδη, βραχὺν σφόδρα· φύλλον δὲ πλατύσχιστον ὅμοιον τῷ τοῦ

* Ein berühmter Dichter im Jahrhundert vor unserer Zeitrechnung, in seiner Dichtung de natura rerum, Buch IV. Vers 642.

bezeugt, wenn er dichtet:
„Außerdem ist Veratrum für uns ein scharfes Gift,
den *Ziegen* aber und Wachteln mästet er das Fett."

§ 21. Den klarsten Beweis für diese Tatsache bietet aber Galen, der gewichtigste und vertrauenswürdigste Kenner der ältesten Zeugnisse der Medizingeschichte. Er spricht aber über die Behandlung, auf die wir uns beziehen, gleichsam wie über eine allgemeine und gesicherte Sache, wenn er sagt:*

* „Die Ärzte versuchen die Melancholie mit der Reinigung durch den weißen Helleborus zu behandeln. Denn keiner, der unter Griechen aufgezogen wurde, ist so ungebildet, daß er nicht gelesen oder gehört hätte, daß die dem Wahnsinn verfallenen Töchter des Proitos von Melampus so [also mit Helleborus] gereinigt und damit geheilt wurden. Und so blieb dieses Reinigungsverfahren nicht etwa 200 oder 300 Jahre, sondern viel länger berühmt und wurde von allen in der Zwischenzeit als Heilmittel benutzt."[5] Galen. de atra bile, Kap. 7.

„Bis heute zielen die Ärzte darauf ab, die melancholische Krankheit durch Erbrechen mittels der Gabe von Veratrum album | zu heilen. Niemand nämlich, der mit 14
der griechischen Literatur vertraut ist, ist so unkundig, daß er nicht gelesen oder gehört hätte, wie die wahnsinnigen Töchter des Proetus von Melampus durch eine solche Reinigung geheilt wurden, und daher blieb diese Reinigung (durch den Helleborismus) nicht allein durch zwei und drei Jahrhunderte, ja sogar durch mehr hindurch, bekannt, sondern sämtliche Ärzte innerhalb dieser Zeit gebrauchten dieses Medikament (Veratrum album)."

Aus der Gestalt, die die Alten für den Helleborus albus beschreiben, geht hervor, ob es dieselbe Pflanze ist wie unser Veratrum album

§ 22. Aber es ist weiter zu untersuchen, ob der (weiße) *Helleborus* der Alten, den diese für den Helleborismus anwendeten, tatsächlich *Veratrum album* ist *

* Bereits Corn. Celsus gebrauchte diese Bezeichnung in seinen *Büchern über die Medizin.*

oder nicht.

§ 23. Zuerst werden wir also untersuchen, welche Beschreibung Theophrast, dieser verständige und kundige Naturforscher, für unsere Pflanze hinterließ,*

* Hist. plant. Buch X. Kap. 11.

die schmerzlicherweise unangemessen kurz ist und sich gleichsam versteckt in einem stark zerstörten Text.

§ 24. Beide Arten des Helleborus behandelt er in demselben Kapitel. Er sagt: |
„Schwarzer und weißer Helleborus scheinen, gemäß ihres ähnlich lautenden Na- 15
mens, gleichwertig zu sein, aber bezüglich Gestalt und Aussehen unterscheiden die Autoren. Die einen sagen, sie seien gleich, bis auf die Farbe, die an der Wurzel des einen weiß, des anderen schwarz sei; die Blätter des schwarzen kämen aber der Farbe der Lorbeerblätter gleich, die des weißen hingegen der Farbe der Lauchblätter. Dann fährt er in dem stark verdorbenen Text fort: „Diejenigen, die behaupten, daß [der weiße und der schwarze Helleborus] ähnlich seien [im Sinne von: ‚ähnlich aussehen'], beschreiben deren Aussehen [also das des schwarzen *und* des weißen Helleborus] folgendermaßen: der Stengel gleiche dem des *Antherikos* [also dem Asphodelos] und sei sehr kurz; die Blätter hätten breite Spalten, ähnlich denen des Narthex,

5 Galen, *de atra bile* 7: V 132, 11–133, 3 K.

νάρθηκος, μῆκος ἔχον εὔμηκες etc. Quorum priora verba recte quidem *Scaliger* et *Stapelius* editor in: οἱ δ' ἀνομοίας λέγοντες mutarunt, ut verbis in principio periodi: οἱ μὲν γὰρ ὁμοίας εἶναι – tamquam *opposita* responderent. Sed dum reliqua: καυλὸν δὲ ect. ad helleborum nigrum solum referunt hi viri alioquin sagaces, nec ullam hic descriptionem albi a *Theophrasto* suppeditari autumant, in co quam maxime errant, quum haec verba tantum ex parte in nigrum, ex parte vero in album quadrent, *Theophrastus* autem hoc loco albi non meminisse minime possit, quoniam in toto capite alternatim de albo et de nigro agit sine intermissione, et alium post alium sic describit, ut inter eos monstret discrimen, quibusque invicem partibus differant. Necessario igitur hic aliqua saltem hel-
16 lebori albi adumbratio | ab ipso inserenda erat, antequam ad describendum nigrum pergeret, si sibimet ipse constare voluit.

§. 25. Verba itaque haecce, iniuria temporis mutilata et male inter se mixta confusaque, levi supplemento adhibito, sic restitui posse mihi videntur. οἱ δ' ἀνομοίας λέγοντες, τοιάνδε φασὶν εἶναι τὴν μορφήν· καυλὸν μὲν (τοῦ*

* Haec duo tantum verba adjeci; reliqua *Theophrasti* integra retinui, ordine verborum modo paullum mutato.

λευκοῦ) ἀνθερικώδη, ὅμοιον τῷ τοῦ νάρθηκος, (τοῦ δὲ μέλανος)*

* Haec tria verba *Scaliger* (recte) suppeditavit.

βραχὺν σφόδρα, φύλλον πλατύσχιστον, μῆκος ἔχων εὔμηκες.

§. 26. Etenim albi solummodo veratri caulis, cum floribus ipsi adfixis, asphodeli scapo florenti (quem *Theophrastus* ipse, lib. VIII. Cap. 12. ἀνθέρικον nominat,*

* μέγιστον δὲ πάντων (bulbiferorum) ὁ ἀσφόδελος, ὁ γὰρ ἀνθέρικος μέγιστος. Ita et *Dioscorides* (lib. II. Cp. 199.) scapum asphodeli cum floribus nomine, „ἀνθέρικος" insignit: ἀσφόδελος – ἔχων – καυλὸν – λεῖον ἔχοντα ἐπ' ἄκρου ἄνθος, καλούμενον ἀνθερικόν.

aequiparari potest, nequaquam vero nigri hellebori cauli, qui fere nullus est. Habitum porro eiusmodi caulis, „qui unicus modo e radice adscendit, et in quo praeterea folia alterne*

* Non ex opposito. Τὸ ναρθηκῶδες, – inquit μονόκαυλον – βλαστάνει δὲ παραλλὰξ τὰ φύλλα – οὐκ ἐκ τοῦ αὐτοῦ μέρους τῶν γονάτων ἀλλ' ἐναλλάξ – ὁμοιότερον τούτῳ τὸν καυλὸν ἔχει – ὁ ἐλλέβορος (καὶ ὁ ἀνθέρικός) Hist. pl. lib. 7. Cap. 2.

17 ex geniculis progerminant," | idem *Theophrastus* voce generali *ferulaceum*, seu ὅμοιον τῷ νάρθηκι nominare solet (v. c. lib. VII. Cap. 2 *ubi hunc plantarum habitum expressis verbis helleboro*, id est, helleboro albo, *adjudicat*). Qui quidem caulis habi-

sind aber von beträchtlicher Länge."[6] Die ersten Worte dieses Zitats änderten Scaliger und der Herausgeber Stapel richtig in: „diejenigen, die sagen, daß sie [schwarzer und weißer Helleborus] nicht ähnlich seien", damit sie den Wörtern zu Beginn der Satzperiode: „diejenigen, die sagen, daß sie ähnlich seien" – gleichsam *entgegengesetzt* entsprechen. Aber während diese sonst so scharfsinnigen Männer die übrigen Wörter: „den Stengel" usw. allein auf Helleborus niger beziehen und annehmen, Theophrast würde hier keine Beschreibung des weißen liefern, irren sie sich hier sehr stark, weil diese Worte zum Teil nur auf Helleborus niger passen, zum Teil aber auch auf den weißen; außerdem kann Theophrast an dieser Stelle den weißen nicht im geringsten erwähnen, da er ja in dem gesamten Kapitel abwechselnd über den weißen und schwarzen handelt ohne Unterbrechung, und er wird den einen nach dem anderen auf diese Weise beschreiben, so daß er den Unterschied zwischen diesen aufzeigt, d. h. in welchen Teilen sie sich wechselseitig unterscheiden. Daher muß
er hier notwendigerweise wenigstens eine Skizze des Helleborus albus | einfügen, be- 16
vor er mit der Beschreibung des schwarzen fortfährt, wenn er konsequent sein will.

§ 25. Daher scheinen mir diese Wörter, verstümmelt, übel vermischt und durcheinandergebracht durch die Ungerechtigkeit der Zeit, folgendermaßen wiederhergestellt werden zu können, und zwar mit einem kleine Zusatz: „Diejenigen nun, die sagen, daß sie [schwarzer und weißer Helleborus] nicht ähnlich seien [d.h.: unterschiedliches Aussehen hätten], beschreiben ihr Aussehen folgendermaßen: der Stengel (des weißen) *

* Nur diese beiden Worte habe ich hinzugefügt; den übrigen Text Theophrasts habe ich unversehrt gelassen, lediglich eine kleine Änderung der Wortstellung vorgenommen.

gleiche dem des *Antherikos* [also des Asphodelos] und sei dem des Narthex ähnlich; (der des schwarzen) *

* diese drei Wörter hat Scaliger ganz richtig ergänzt.

sei sehr kurz, dessen Blätter hätten breite Spalten und er sei sehr groß."[7]

§ 26. Es kann nämlich nur der Strunk des Veratrum album, mit seinen angewachsenen Blüten, mit dem blühenden Stiel der Asphodele (die Theophrast selbst, Buch VIII, Kap. 12, als *Antherikos* bezeichnet*)

* „Aber der Asphodelos hat den größten [Stengel] von allen *(bulbifera)*, denn der *Antherikos* [hier: Stengel des Asphodelos] ist sehr hoch gewachsen".[8] So bezeichnet auch Dioscorides (Buch II. Kap. 199) den blütenbesetzten Stiel der Asphodele mit dem Namen „Antherikos" : „Der Asphodelos hat einen glatten Stengel mit einer Blüte an der Spitze, die *Antherikos* heißt."[9]

verglichen werden, keinesfalls aber mit dem Stiel des Helleborus niger, der beinahe gar keinen besitzt. Ferner bezeichnet eben Theophrast die Gestalt dieses Stiels, „der allein aus der Wurzel herauswächst und aus dem außerdem die Blätter abwechselnd*

* Nicht in der Gegenstellung. „Die Klasse der dem Narthex ähnlichen Pflanzen"- so sagt er – „hat *einen* Stengel; die Blätter wachsen abwechselnd, d.h. nicht aus ein und demselben Knoten, sondern in alternierenden Reihen. – Einen [dem Narthex] ziemlich ähnlichen Stengel hat – der Helleborus (und der *Antherikos* [i.e. Asphodelos])." Hist. pl. Buch 7. Kap. 2.[10]

aus Verdickungen hervorsprießen", | mit dem allgemeinen Wort *pfriemenkrautar-* 17
tig oder *narthexähnlich* (s. Buch VII, Kap. 2, *wo er die Gestalt dieser Pflanze ausdrücklich dem Helleborus*, d. h. dem weißen Helleborus, *zurechnet*). Die einzigartige

6 Theophrast, *Historia plantarum* 9, 10, 1.
7 Theophrast, *Historia plantarum* 9, 10, 1.
8 Theophrast, *Historia plantarum* 7, 13, 2.
9 Nach Dioscorides, *de materia medica* 2, 169, 1.
10 Sehr frei und mit großen Auslassungen zitiert nach Theophrast, *Historia plantarum* 6, 2, 7–9.

tus singularis optimo iure veratro albo, nequaquam vero helleboro nigro adsignari potest, cum hic fere nullum habeat caulem.

§. 27. *Theophrastus* igitur hoc tenore scripsisse videtur: *„Alii qui dissimiles* (helleborum album et nigrum) *esse dicunt, formam huiusmodi tradunt: albi hellebori caulem asphodeli caulem* (quoad florescentiam) *aemulari et* (quia unum modo caulem e radice emittit et ob foliorum posituram) *ferulae habitum; caulem vero nigri valde brevem esse, folia lobis latis fissa, permagna,"* etc.

§. 28. Huic Theophrasteae veratri albi, quamvis levi, adumbrationi iungamus brevem Dioscorideam delineationem, ut eo magis liqueat, per helleborum album a Veteribus nil nisi nostrum intelligi veratrum album et notis huic propriis, quas referunt, doceri, plantam esse ipsissimam. |

18 §. 29. Verba*

* Mater. med. lib. IV. Cap. 150. conscripta, ut videtur, ante *Plinium*, historiae naturalis scriptorem, qui *Dioscoridem* pluribus locis verbo tenus vertit et exscripsit, quamvis eum non nominaverit, *quae quidem invidia ambitioque inter coevos non raro reperitur.*

ad rem nostram facientia haec sunt: Ἑλλέβορος λευκός φύλλα ἔχει ὅμοια τοῖς τοῦ ἀρνογλώσσου* –

* Plantaginem Veterum nostram esse, dubitat *Murray* (Appar. medicaminum, Tom. V. p. 149) sed perperam; etenim per *Arnoglossum* vere nostram *Plantaginem majorem* a *Dioscoride* intelligi, primo inde perspicitur, quod inscriptio capitis de Arnoglosse agentis (*Diosc.* mat. med. lib. II. Cap. 153) in vetustis non nullis codicibus est: περὶ ἀρνογλώσσου ἑπταπλεύρου, i. e. *de plantagine septemnerva* (tot enim nervos habent folia plantaginis majoris), secundo, quod *Avicennae* arabica versio (libr. de simpl. medicam. Art. *Charbak-Abiadh*. Opera Romae 1593. fol. cit.) vocem ἀρνόγλωσσον per لسان الحمل exprimit, per quam vocem *plantaginem nostram majorem* in Arabia ipsa, et hodieque intelligi testis est *Forskål* autopta (Plant. aegypt. et arab. pag. LXII) qui etiam sic vertit.

καυλὸν δὲ παλαιστιαῖον, κοῖλον, περιφλοιζόμενον, ὅτε ἄρξεται ξηραίνεσθαι· ῥίζαι δ' ὕπεισι πολλαί, λεπταί, ἀπὸ κεφαλίου μικροῦ καὶ ἐπιμήκους, ὡσπερεὶ κρομύου συμπεφυκυῖαι.

Quae quidem verba si, levi mutatione, post vocem περιφλοιζόμενον, κοῖλον ponatur, sic vertas: *„Helleborus albus folia fert plantagini maiori similia – caulem palmi*
19 *altitudine, tunicis* (foliorum vaginis) | *involutum**

* *Iacquinus* in Veratri albi Tabulae 135. Florae austriacae descriptione, pag. 18. dicit. „caulis fere totus foliorum vaginis vestitus."

atque cavum cum arescere incipit. Radices subsunt numerosae, tenues (fibrae), *exiguo et oblongo capitulo, ut cepae, adnatae.*

§. 30. Quod caulem palmi altitudini comparat, qui saepius ad cubiti vel cubitorum duorum altitudinem excrescit, id scriptoribus dandum, quos compilat, quando ipse, Cilix homo, non ex autopsia plantam cognosse videtur, quippe (ὁ λευκὸς ὀλιγαχοῦ φύεται ut *Theophrastus* Hist. pl. lib. X. Cap. 11. ait) in paucis modo Craeciae regionibus crescentem. Eademque de causa, quod ipse plantam non viderat, colorem etiam foliorum obscuriorem iusto describit. Ita et in montosis quidem provenit, ut dicit, sed non ἐν τραχέσι (in asperis), verum in subalpinorum et alpinorum pratis et planitiebus udis.*

Gestalt dieses Stiels kann mit Recht nur Veratrum album, keinesfalls aber Helleborus niger zugewiesen werden, weil dieser ja fast keinen Stiel besitzt.

§ 27. Theophrast scheint also in folgendem Sinn geschrieben zu haben: „*Diejenigen, die der Meinung sind, die beiden Arten* (weißer und schwarzer Helleborus) *seien unterschiedlich, geben eine solche Gestalt an: der Strunk des Helleborus albus komme dem der Asphodele gleich* (hinsichtlich der Blüte) *und der Gestalt des Pfriemenkrauts* (weil nur ein Strunk aus der Wurzel wächst und wegen der Anordnung der Blätter); *der Strunk des schwarzen aber ist sehr kurz, die Blätter mit breiten Schoten sind gespalten und sehr groß*“ usw.

§ 28. An diese obgleich flüchtige Skizze des Veratrum album von Theophrast wollen wir die kurze Beschreibung des Dioscorides anschließen, damit daraus umso mehr deutlich werde, daß unter dem weißen Helleborus von den Alten nichts als unser Veratrum album verstanden wird und daß die ihm eigenen Kennzeichen, die sie berichten, uns lehren, daß die Pflanze eben die selbe ist. |

§ 29. Die Worte,* 18

* Mater. med. Buch IV. Kap. 150. Offensichtlich vor Plinius geschrieben, dem Autor der Naturalis historia, der Dioscorides an vielen Stellen auf das Wort genau übersetzte und abschrieb, obgleich er ihn nicht nennt; *dieser Neid und Ehrgeiz findet sich nicht selten unter Zeitgenossen.*

die er zu unserer Angelegenheit macht, sind folgende: „Der weiße Helleborus hat Blätter, die denen des Wegerichs*

* Murray (Apparatus medicaminum, Teil V, S. 149) bezweifelt, daß der Wegerich der Alten der gleiche wie unserer ist, dies aber zu unrecht; daß nämlich Dioscorides mit Arnoglossus tatsächlich unseren *größeren* Wegerich meint, ergibt sich daraus: erstens weil die Überschrift des Kapitels, das Arnoglossus behandelt (Dioscorides, materia medica. Buch II. Kap. 153), in einigen alten Kodizes lautet: „über den siebengerippten Wegerich“ d. h. über 'Wegerich mit sieben Blattrippen' (soviele Blattrippen haben nämlich die Blätter des größeren Wegerich), zweitens weil die arabische Fassung Avicennas (Buch de simpl. Medicam. Artikel Charbak-Abiadh. Opera Rom 1593. a. a. O.) das Wort ‚Wegerich‘ durch „der große Wegerich“ ausdrückt, worunter auch heute noch in Arabien *unser größerer Wegerich* verstanden wird, wie der Augenzeuge Forskål (Plant. aegypt. et arab. S. LXII) bezeugt und dies auch so übersetzt.

gleichen – er hat einen handbreiten, hohlen Stengel, der seine Rinde abwirft, wenn er zu trocknen beginnt; darunter sind viele, feine Wurzeln, die von einem kleinen Wurzelkopf, etwa von der Größe einer Zwiebel, ausgehen.“[11] Wenn man diese Worte so verändert, indem man mit einer kleinen Abänderung nach „der die Rinde abwirft“ „hohl“ setzt: „*Helleborus albus trägt Blätter, die dem größeren Wegerich ähnlich sind, und einen handhohen Strunk, in Hülsen* (Blatthülsen) | *eingehüllt** 19

* Jaquinus sagt in seiner Beschreibung des Veratrum album, Florae austriacae, Tafel 135, S. 18: „Der Stiel ist beinahe ganz mit Blatthülsen bedeckt.“

und hohl, wenn er trocken wird. Zahlreiche Wurzeln sind darunter, feine (Fasern) *und angewachsen an einer kleinen verlängerten Knolle wie eine Zwiebel*“.

§ 30. Daß er den Strunk mit der Höhe einer Hand vergleicht, der sich häufiger zur Größe von einer oder zwei Ellen auswächst, ist den Autoren anzulasten, die er kompiliert, zumal er selbst, ein Mann aus Kilikien, die Pflanze nicht aus eigener Anschauung zu kennen scheint, weil diese ja („Der weiße wächst nur an wenigen Plätzen“[12], wie Theophrast in der Geschichte der Pflanzen Buch X, Kap. 11 sagt) nur in wenigen Gegenden in Griechenland wächst. Und aus dem gleichen Grund, weil er die Pflanze selbst nicht gesehen hatte, beschreibt er die Farbe der Blätter dunkler als richtig. So tritt diese auch in gebirgigen Gegenden auf, wie er sagt, aber nicht im Hochgebirge (in rauhen Gegenden), dagegen auf subalpinen und alpinen Wiesen und in feuchten Ebenen.*

11 Nach Dioscorides, *de materia medica* 4, 148, 1.
12 Nach Theophrast, *Historia plantarum* 9, 10, 3.

* *Plinii* (hist. nat. 1. 25. S. 21.) descriptio (praeterquam quod helleboro albo folia *betae incipientis* attribuat pro quo *Dioscorides* σευτλοῦ ἀγρίου habet), aperte ex Theophrastea et Dioscoridea concinnata est, ideoque parvi pendenda.

§. 31. Quae quidem, quam Veteres retulerunt, hellebori albi adumbratio utcum-
20 que levis, tamen non obscure innuit, eandem esse plantam | ac nostrum veratrum album, quamvis prisca historia naturalis res a natura productas omnino non nisi strictim et leviter consignare soleat.

§. 32. Huc accedit magni momenti auctoritas *Avicennae*, veratrum album Dioscorideum sub nomine خربق ابيض describentis, quo ipso nomine hodieque *Forskål* veratrum album in illis regionibus adpellari testatur Autopta.*

* Materia medica Kahirina, in Appendice ad Descript. Anim. in itinere orientali Hafn. 1775, 4. pag. 152.

§. 33. Sed restat gravius, immo gravissimum identitatis hellebori Veterum albi nostrique veratri albi argumentum, nempe:

Vires utriusque non solum sunt similes, sed prorsus eaedem.

§. 34. Inter eos, qui dubitarunt, an planta, quam Graeci antiquissimi uno vocabulo ἐλλέβορον posterior aetas vero *helleborum album* vocant, re vera sit nostrum veratrum album, eminet vir olim de materia medica meritissimus, *Joh. Andr. Murray**

* Appar. Medicam. Tom. V. p. 149. ita et *Cl. Salmasius* (in Exercit. de homonymis hyles iatricae, Traj. ad Rhen. 1689. fol.) opinatur: „helleborum Veterum esse perditum, nec apud nos inveniri."

qui dolet: „*argumenta probationis, quod eadem sit stirps, potius ab effectuum simi-*
21 *litudine, qui quidem et in diversis | stirpibus iidem esse possint, peti debere*, quam a plantae descriptione, quae manca sit.

§. 35. Quod quidem ad descriptionem et delineationem plantae apud Veteres attinet, iam vidimus, eam non prorsus esse mancam.

§. 36. Quod vero ad syncretismum illum attinet (infelicem, eheu! *surrogatorum et substitutorum* fontem „nulli plantae singulares et privas tribuendas esse vires, sed promiscue multas diversas plantas eosdem in corpus humanum edere effectus, ideoque vagos et incertos esse," in eo quidem cum plurimis huius aevi medicis errat vir eximius quam maxime.

§. 37. Insita est enim et innata a summo rerum opifice cuilibet pharmaco *lex constans agendi*, insitae sunt cuicumque vires *singulares, propriae, specificae, certae*, constantes et constantissimae, quamquam a medicis nostris, quod dolendum, nequaquam indagatae et fere hucdum neglectae. Erant eaedem vires in medicamine ante millenos annos, quae nunc sunt eaedem et erunt in perpetuum.

§. 38. Iam qua ratione, quaeso, tam confidenter affirmaveris, multas diversas plantas eosdem habere effectus, quum constet: universorum medicaminum effectus proprios et positivos a medicis tam parum inquiri, ut fere omnino ignorentur
22 et | *ignoti* esse iure meritoque dici possint? Undenam itaque sciunt, multarum plantarum eosdem esse effectus? En! fingit phantasia et praeconcepta opinio, quod indagatione adsequi nolunt.

* Die Beschreibung des Plinius (hist. nat. I. 25. S. 21) (außer daß er dem Helleborus albus die Blätter der *wilden Beete* zuschreibt, wofür Dioscorides die des *wilden Mangold* stehen hat) ist sichtlich aus Theophrast und Dioscorides zusammengefügt und hat daher geringes Gewicht.

§ 31. Diese obgleich flüchtige Skizze des Helleborus albus, die die Alten boten,
weist trotzdem klar darauf hin, daß es die gleiche Pflanze ist | wie unser Veratrum 20
album, obwohl die alte Naturgeschichte die von der Natur hervorgebrachten Dinge nur knapp und flüchtig zu beschreiben pflegt.

§ 32. Dazu kommt die große Autorität Avicennas, der das Veratrum album des Dioscorides mit der Bezeichnung „weiße Nieswurz" beschreibt; mit dieser Bezeichnung wird auch heute noch Veratrum album in diesen Gegenden benannt, wie der Augenzeuge Forskål bezeugt.*

* Materia medica Kahirina, im Anhang zu: Descript. Anim. in itinere orientali Kopenhagen 1775, quart. S. 152.

§ 33. Es fehlt aber noch ein gewichtigerer, ja sogar der gewichtigste Beweis für die Übereinstimmung des weißen Helleborus der Alten mit unserem Veratrum album, nämlich

Die Wirkung von beiden ist nicht nur ähnlich, sondern völlig identisch

§ 34. Unter denen, die Zweifel haben, ob die Pflanze, die die ältesten Griechen allein mit dem Wort Helleborus, spätere Zeiten aber als *weißer Helleborus* bezeichnen, tatsächlich unser Veratrum album ist, zeichnet sich besonders ein Mann aus, der einst hoch verdient war um die medizinische Wissenschaft, John Andrew Murray.*

* Appar. Medicam. Bd. V. S. 149. So urteilt auch Cl. Salmasius (in Exercit. de homonymis hyles iatricae, Utrecht. 1689. folio): „Der Helleborus der Alten ist verloren und bei uns nicht mehr zu finden."

Er klagt folgendermaßen: *„Die Argumente für den Beweis, daß die Wurzel dieselbe ist, müssen mehr aus der Ähnlichkeit der Wirkungen, die allerdings auch bei verschie-*
denen | Wurzeln dieselben sein können, gezogen werden" als aus der Beschreibung 21
der Pflanze, die unvollständig ist.

§ 35. Was allerdings die Beschreibung und Darstellung der Pflanze bei den Alten angeht, haben wir bereits gesehen, daß diese nicht vollkommen mangelhaft ist.

§ 36. Was aber diese Vermischung (eine unglückliche Quelle von *Nachfolgern und Ersatzleuten*) betrifft: „keiner Pflanze kämen einzelne und einzigartige Kräfte zu, sondern viele verschiedene Pflanzen würden ohne Unterschied zu den gleichen Effekten im menschlichen Körper führen, die daher schwankend und unbestimmt seien," darin irrt dieser so hochberühmte Mann zusammen mit den meisten Ärzten seiner Zeit.

§ 37. Der Schöpfer der Welt hat nämlich einem jeden Wirkstoff das *Gesetz einer konstanten Wirkung* eingepflanzt und hineingeboren; eingepflanzt sind *einzigartige* Kräfte, *eigen, spezifisch, bestimmt,* konstant und sogar höchst beständig, gleichwohl diese von unseren Ärzten schmerzlicherweise keinesfalls erforscht sind und beinahe bis heute vernachlässigt werden. Es befanden sich die gleichen Kräfte in einem Medikament vor tausend Jahren, die heute die gleichen sind und dies auch ewig sein werden.

§ 38. Ich frage mich, auf Grund welcher Überlegung man so überzeugt behauptet, daß viele verschiedene Pflanzen die gleichen Wirkungen hätten, wenn doch feststeht: die eigenen und gegebenen Wirkungen sämtlicher Medikamente sind von den Ärzten
so wenig erforscht worden, daß diese beinahe gänzlich unbekannt sind und | man so- 22
gar behaupten kann, sie seien zu recht und verdienterweise *unbekannt*? Woher wissen sie denn, daß viele Pflanzen gleiche Wirkungen haben? Ja! Einbildung und eine vorgefertigte Meinung bilden das, was sie durch Erforschen nicht verstehen wollen.

§. 39. Nullius plantarum speciei habitus et forma externa eadem est, quae alterius speciei, ita etiam cuicunque interna quaedam vis priva et singularis inhaeret, medice in corpus humanum agendi, quae eadem in aliam *speciem* eiusdem generis neutiquam competit et tanto minus in diversum *genus* plantarum. Ut externa facies diversa est, ita et vis insita medica diversa!

§. 40. Quae quidem singularis et specifica cuilibet pharmaco a summo Creatore indita vis in corpus agendi tam constans reperitur, ut verbi causa *cupri calcem* ori ingestam ante multa millia annorum, ubi primum inventa esset, vomitum anxium excitasse eundem non dubitandum sit, quem ante octodecim secula,*

* *Diosc.* Nat. med. lib. V. Cap. 87.

exserebat, eundemque quem adhuc excitat, – ut oxydum plumbi et *cerussa* priscis temporibus externe applicata eandem refrigerationem et vim cutis poros constipandi*

* Δύναμιν ἔχει ψυκτικήν, ἐμπλαστικήν – *Diosc.* l. c. lib. V. Cap. 103.

proderet, quam praesenti tempore manifestat – ut *Meloe* ori ingesta antiquitus ean-
23 dem | dysuriam, eundem mictum sanguineum, et eadem strigmenta dysenterica
olim per alvum cieret,*

* Δυσουροῦσι· πολλάκις δὲ αἶμα προΐενται δι' οὔρων· φέρεται δ' αὐτοῖς κατὰ κοιλίαν ὅμοια τοῖς ἐπὶ δυσεντερικῶν. *Diosc.* ἀλεξ. Cap. I.

quam quae nunc ciet - ut *opium* priscis temporibus eandem specificam qualitatem ederet, magnaque dosi eundem veternum cum frigiditate externarum corporis partium efficeret,*

* Μήκωνος δὲ ὀποῦ ποθέντος, παρακολουθεῖ καταφορὰ μετὰ καταψύξεως. *Diosc.* ἀλεξ. Cap. 17.

quem hodieque efficit, et sic in omnibus aliis medicaminibus.

§. 41. Nonne hinc luce clarius apparet, etiam cuiusvis alius medicamenti viribus privis et singularibus, quae priscis temporibus ab cius usu observatae sunt, collectim iunctis, recte et certo argumento posse decerni: medicamentum nostrae aetatis ideo quod eosdem hodieque prodat effectus in corpore humano, etiam idem prorsus esse, quam quod antiquum erat? Nil sane obstat, quo minus hac ratione concludendum sit.

§. 42. Liceat itaque vim hellebori albi Antiquorum cum vi nostri veratri comparare et iusta lance trutinare. |

§ 39. Keine Pflanzenspecies hat die gleiche Gestalt und die selbe äußere Form, die eine andere Species hat, und so sitzt auch in einer jeden eine eigene und einzigartige innere Kraft, mit der sie medizinisch im menschlichen Körper wirkt; und die keineswegs einer anderen *Spezies* derselben *Art* zukommt und noch weniger einer unterschiedlichen Art von Pflanzen. Wie die äußerliche Gestalt verschieden ist, so ist auch die eingepflanzte medizinische Kraft verschieden.

§ 40. Diese einzigartige und spezifische, jedem Wirkstoff vom höchsten Schöpfer eingegebene Kraft, die im Körper wirkt, wird so konstant aufgefunden, daß beispielsweise ohne Zweifel feststeht: daß *Kupferoxid*, durch den Mund aufgenommen, vor vielen tausend Jahren, als es entdeckt wurde, das gleiche angstvolle Erbrechen hervorrief, das es vor 18 Jahrhunderten*

* *Dioscorides* Nat med. Buch V. Kap. 87.

bewirkte, und das gleiche ruft es noch heute hervor – daß Bleioxid und *Bleiweißschminke*, äußerlich aufgetragen, in früheren Zeiten das gleiche Kältegefühl und eine die Hautporen zusammenziehende Kraft*

* „Es hat eine kühlende, einhüllende Wirkung ."[13] – *Dioscorides*, a. a. O. Buch V. Kap. 103

zeigte, die es auch gegenwärtig offenbart – daß *Meloe*, innerlich angewandt, in alten Zeiten die gleiche | Harnverhaltung, denselben blutigen Urin und dieselben Ver- **23**
dauungsstörungen im Darm hervorrief,*

* „Sie leiden unter Harnzwang; und oft geht bei ihnen mit dem Urin Blut ab; und in ihrer Bauchhöhle treiben ähnliche [ungesunde Absonderungen] umher, wie bei Leuten mit einem Darmleiden."[14] *Dioscorides*, *Alexipharmaka*. Kap. I.

die es auch heute hervorruft – daß *Opium* in früheren Zeiten die nämliche spezifische Beschaffenheit an den Tag legte und in hoher Dosis die nämliche Schläfrigkeit mit der Kälte der äußeren Körperteile bewirkte, die es auch heute bewirkt,*

* „Wenn man Mohnsaft trinkt, hat dies tiefen Schlaf und Abkühlung zur Folge."[15] *Dioscorides*, *Alexipharmaka*. Kap. 17.

und so bei allen anderen Medikamenten.

§ 41. Wird daher nicht sonnenklar: auf Grund der einzelnen und einzigartigen Kräfte eines jeden Medikaments, die in alten Zeiten aus dessen Gebrauch beobachtet wurden, in einer Sammlung verbunden, kann zu Recht und mit Sicherheit entschieden werden: ein Medikament unserer Zeit sei daher, weil es auch heute die gleichen Wirkungen auf den menschlichen Körper hervorruft, auch vollkommen dasselbe wie das alte Mittel? Es steht in der Tat nichts entgegen, in dieser Weise zu schlußfolgern.

§ 42. Es sei daher erlaubt, die Wirkung des weißen Helleborus der Alten mit der unseres Veratrums zu vergleichen und gerechterweise abzuwägen. |

13 Dioscorides, *De materia medica* 5, 88, 6.
14 Ps.-Dioscorides, *Alexipharmaka* (‚Gegengifte') 1, 5–7.
15 Ps.-Dioscorides, *Alexipharmaka*, 17, 1–2.

24	*§. 43. Vires hellebori albi a priscis medicis observatae:*	*Vires Verati albi a recentioribus medicis observatae:*
	Primo Calor gulam et stomachum intrat.* * *Antyllus* in *Oribas.* Collect. lib. VIII. Cap. 6. p. 278.	Aestus internus cum potus denegatione.* * *S. Grassius*, Misc. Nat. Cur. Dec. I. ann. 4. p. 93. Incendium circa praecordia.* * *I. de Muralto*, Misc. Nat. Cur. Dec. II. ann. 2. p. 240. Fervor linguae et gutturis.* * *C. Gesner*, Epist. med. p. 69. Ardor faucium.* * *Bergius*, Mat. med. p. 872. Inflammatio in ore interno.* * *Greding*, *Vermischte Schriften* p. 31. 36.
25	Multi *suffocati* sunt.* * *Ctesias*, apud *Orib.* l. c. Post vomituritionem vehementem, irritam, *Suffocatio*;* * *Herodotus* in Orib. Collect. lib. VIII. Cap. 7. p. 284. facies intumescit, oculi exseruntur, lingua ex ore exseritur. Si tarde vomunt, *Strangulatio.** * *Antyllus*, l. c. Facies summe rubens. [25] Partes ad respirationem pertinentes constringuntur | cum summa respirandi difficultate.* * *Herodotus*, l. c.	Constrictio gulae.* * *Winter* in *Bresl. Samml.* 1724. p. 268. Faucium strangulatio.* * *Lorry*, de Melanch. II. p. 312–315. Strangulatio circa gulam.* * *I. de Muralto*, l. c. Strangulatio, constrictiones spasticae gulae.* * *Reiman*, *Bresl. S.* 1724. p. 535. Inflatio oesophagi cum suffocationis metu.* * *C. Gesner*, l. c. Anhelitus praefocatio.* * *P. Forestus*, l. XVIII. Obs. 44. Quasi strangulati in suffocationis periculo versabantur.* | * *L. Scholzius*, ap. P. Schenck, lib. VII. obs. 178. Spiritus Attractio summe gravis ac difficilis.* * *Benivenius*, ap. Schenk. l. c. obs. 174.
	Saepe voce privantur.* * *Antyllus*, l. c. p. 280. Vocis et sensus expertes fiunt.* * *Antyllus*, l. c. p. 281.	Balbuties.* * *S. Grassius*, l. c. Vox deficiens.* * *Rödder* in Alberti Iurispr. med. obs. 15. Visus abolitus.* * *O. Borrichius*, Acta Haffn. T. VI. p. 145. Sensus fere evanidi.* * *Vicat*, plant. venen. de la suisse, p. 167.

§ 43. Wirkungen des Helleborus albus, beobachtet von den alten Ärzten	*Wirkungen des Veratrum album, von neueren Ärzten beobachtet* 24
Zuerst breitet sich Hitze in Schlund und Magen aus.* * *Antyllus* in *Oribasius* Collect. Buch VIII. Kap. 6. S. 278.	Innere Hitze mit Weigerung, etwas zu trinken.* * *S. Grassius*, Misc. Nat. Cur. Dec. I. ann. 4. S. 93. Brand in der Brust.* * *I. de Muralto*, Misc. Nat. Cur. Dec. II. ann. 2. S. 240. Glühende Hitze an Kehlen und Zunge.* * *C. Gesner*, Epist. med. S. 69. Hitze im Rachen.* * *Bergius*, Mat. med. S. 872. Entzündung innen im Mund.* * *Greding*, *Vermischte Schriften* S. 31, 36.
Viele sind *erstickt.** * *Ktesias*, bei *Oribasius* a. a. O. *Erstickung* nach der Erregung eines heftigen Drangs zum Erbrechen;* * *Herodotus* bei Oribasius Collect. Buch VIII. Kap. 7. S. 284. das Gesicht schwillt an, die Augen treten hervor, die Zunge hängt aus dem Mund. Wenn sich die Patienten schwerfällig erbrechen, *Würgegefühl.** * *Antyllus*, a. a. O. Das Gesicht rötet sich stark. Die Atmungsorgane ziehen sich zusammen | mit großen Schwierigkeiten beim Atmen.* * *Herodotus*, a. a. O.	Zusammenziehen des Schlundes.* * *Winter* in *Bresl. Samml.* 1724. S. 268. Würgen im Rachen.* * *Lorry*, de Melanch. II. S. 312–315. Würgen im Schlund.* * *I. de Muralto*, a. a. O. Würgen, spastische Krämpfe im Schlund.* * *Reiman*, *Bresl.* S. 1724. S. 535. Aufblähen der Speiseröhre mit Angst vor Erstickung.* * *C. Gesner*, a. a. O. Keuchen durch Würgen.* * *P. Forestus*, l. XVIII. Obs. 44. Wie gewürgt befinden die Patienten sich in Angst vor Erstickung.*| * *L. Scholz*, bei P. Schenck, Buch VII. obs. 178. Schweres und mühevolles Luftholen.* * *Benivenius*, bei Schenk. a. a. O. obs. 174.
Oft Verlust der Stimme.* * *Antyllus*, a. a. O. S. 280. Verlust von Stimme und Bewußtsein.* * *Antyllus*, a. a. O. S. 281.	Stammeln.* * *S. Grassius*, a. a. O Verlust der Stimme.* * *Rödder* in Alberti Iurispr. med. obs. 15. Verlust des Sehens.* * *O. Borrichius*, Acta Haffn. T. VI. S. 145. Die Sinne schwinden beinahe.* * *Vicat*, plant. venen. de la suisse, S. 167.

Dentes concutiunt, mens alienatur.* * *Herodotus*, l. c. Delirium.* * *Antyllus*, l. c.	Delirium.* * *S. Grassius*, l. c. – *Greding*, l. c. p. 35. 41. 42. 43. 49. 51. 54. 66. 69. 86.
Singultus fere in omnibus, multis os quatit et vibrat.* * *Antyllus*, l. c. p. 281. 282. Singultus continuus et vehemens.* * *Antyllus*, l. c. p. 282.	Singultus.* * *I. de Muralto*, l. c. – Smyth. in Medic. Communic. Vol. I. p. 207. Singultus per semihoram.* * *C. Gesner*, l. c. Singultus diuturnus.* * *Greding*, l. c., p. 43.
Contractiones musculorum (Crampus) praesertim in musculis surarum, femorum, brachiorum, in extremis pedibus, et potissimum in manibus,* * vel secundo die pos sumtum helleborum album. immo in masticatoriis musculis.* * *Antyllus*, l. c. p. 282. Quasi strangulatus, *dentibus contractis* ita concidit, ut iugulatae hostiae.* | * *Herodotus*, l. c.	Spasmus.* * *I. de Muralto*, l. c. Crampus surarum.* * *Reiman*, l. c. et *Lorry*, l. c. Spasmus in manibus, in digitis.* * *Greding*, l. c. p. 62. 71. Vomituritio cum trismo.* | * *Greding*, l. c. p. 82. 83.
26 Casus virium.* * *Antyllus*, l. c. p. 278. Defectio animi.* * *Antyllus*, l. c.	Imbecillitas maxima, extrema.* * *Benivenius, Smyth, Vicat*, l. c. Pulsus fere evanidus, imperceptibilis.* * *Vicat, Rödder*, l. c. Syncopes metus.* * *Lorry*, l. c. Animi defectus.* * *Forestus*, l. c. Vomituritio enormis ad lipothymiam usque.* * *Greding*, l. c. p. 68.
Nimius vomitus.* * *Antyllus*, l. c. p. 283.	Vomitus enormes, horrendi, feroces, violentissimi.* * Observatores plurimi *Forestus, Lorry, Vicat*, l. c. et *Lentilius*, Misc. N. C. Dec. III. a. I. App. p. 130. et *Ettmüller*, Oper. Tom. II. part. II. p. 435.

§. 44. Inter hanc plantae utriusque symptomatum conformitatem egregiam, quis est, qui neget, eandem prorsus fuisse plantam, quae helleborismo Veterum inserviebat, quam quae nunc in hortis nostris viget? Ubinam terrarum planta alia, quaeso, invenienda, quae singulares hosce et privos eosdem effectus in corpore humano edat, quam helleborus (albus) priscorum medicorum et idem nostrum veratrum album? Conformis apud Veteres descriptus habitus, idem apud Romanos*

Zähneklappern, Bewußtseinstrübung.* * *Herodotus*, a. a. O. Delirium.* * *Antyllus*, a. a. O.	Delirium.* * *S. Grassius*, a. a. O. – *Greding*, a. a. O. S. 35, 41, 42, 43, 49, 51, 54, 66, 69, 86.	
Schluckauf bei nahezu allen, bei vielen Zittern und Schütteln des Mundes.* * *Antyllus*, a. a. O. S. 281, 282. Beständiger heftiger Schluckauf.* * *Antyllus*, a. a. O. S. 282.	Schluckauf.* * *I. de Muralto*, a. a. O. – *Smyth.* in Medic. Communic. Bd. I. S. 207. Schluckauf über eine halbe Stunde.* * *C. Gesner*, a. a. O. Langdauernder Schluckauf.* * *Greding*, a. a. O. S. 34.	
Muskelkontraktionen (Krampf), besonders der Waden-, Oberschenkel-, Armmuskeln, der Fußspitzen und besonders der Hände,* * oder am zweiten Tag nach Aufnahme des Helleborus albus sogar der Kaumuskel.* * *Antyllus*, a. a. O. S. 282. Wie gewürgt, fällt der Patient nieder *mit zusammengebissenen Zähnen*, wie ein Opfertier mit durchschnittener Kehle.* | * *Herodotus*, a. a. O.	Spasmus.* * *I. de Muralto*, a. a. O. Wadenkrampf.* * *Reiman*, a. a. O. und *Lorry*, a. a. O. Spasmus in Händen und Fingern.* * *Greding*, a. a. O. S. 62, 71. Drang zum Erbrechen mit Kieferkrampf.*| * *Greding*, a. a. O. S. 82, 83.	
Verfall der Kräfte.* * *Antyllus*, a. a. O. S. 278. Bewußtlosigkeit.* * *Antyllus*, a. a. O.	Große und äußerste Schwäche.* * *Benivenius, Smyth, Vicat*, a. a. O. Fast vergehender, nicht tastbarer Puls.* * *Vicat, Rödder*, a. a. O. Angst vor Ohnmacht.* * *Lorry*, a. a. O. Ohnmacht.* * *Forestus*, a. a. O. Starker Drang zum Erbrechen bis hin zur Ohnmacht.* * *Greding*, a. a. O. S. 68.	26
Zu starkes Erbrechen.* * *Antyllus*, a. a. O. S. 283.	Übermäßiges, schreckliches, wildes, gewaltiges Erbrechen.* * Die meisten Beobachter: *Forestus, Lorry, Vicat*, a. a. O. und *Lentilius*, Misc. N. C. Dec. III. a. I. App. S. 130 und *Ettmüller*, Oper. Bd. II. Teil II. S. 435.	

§ 44. Wer wird angesichts einer solchen Übereinstimmung der Eigenschaften beider Pflanzen verneinen, daß es die vollkommen gleiche Pflanze ist, die zum Helleborismus der Alten diente wie diejenige, die heute in unseren Gärten wächst? Wo auf der Erde kann eine andere Pflanze, so frage ich, gefunden werden, die die gleichen einzigartigen und einzigen Wirkungen auf den menschlichen Körper an den Tag legt, wie der (weiße) Helleborus der alten Ärzte und ebenso unser Veratrum album? Gleichartig wird bei den Alten die Gestalt beschrieben, sie hat den gleichen Namen bei den Römern,*

* Iam a *Corn. Celso*, Caesaris Augusti aetatis scriptore *Veratrum album* dictum ubique in libris quos edidit de medicina.

27 nomen, eaedem iam ut olim vires, idem | nunc ut olim in utendo periculum, *eadem planta!*

Loca ubi cresceret in Graecia optimus.

§. 45 In Graeciae paucis regionibus crescebat helleborus albus, atque in montium quidem editiorum, ut supra monui, planitiebus udis. Antiquissimis temporibus *Theophrastus* probabat maxime cum, qui in Oetae montibus prope Pylaeam, in Pyra*

* *Pyra* erat planities prope Pylaeam in jugo montis Oetae (qui, inde a Thermopylis ad Ambracium sinum excurrens, in Doridem protendebatur,) in qua *Hercules* se rogo cremasse fertur (*Plin.* hist. nat. lib. XXXV. Cap. I 1.) ut honore, inter Deos recipi, potiretur.

crescebat plurimus; deinde Ponticum; tum Elaeaticum; postremo eum qui in sinu Maliaco*

* Perverse in textu editionis *Theophrasti* Stapeliae μασσαλιώτης (ἐλλέβορος) legitur. Nil tale in Graecia fuit (nam a flumine Massalia Cretae insulae non derivandum;) nempe Massalioticum, Rhodani erat ostium in Galliae finibus, quod hic non quadrat. Legendum: μαλιώτης, a regione sinus Maliaci, ubi egregius helleborus proveniebat, teste *Strabone.* Derivabatur autem κόλπος μαλιώτης ab antiqua, sed diruta urbe Μαλίᾳ, ut σικελιώτης a σικελίᾳ, aut μασσαλιώτης a μασσαλίᾳ (ut *Strabo* testatur – Geogr. lib. IV. p. 270. – Phocaensium colonia in Gallia; jam *Marseille.*)

crescebat; Parnassicum et Aetolicum reprobat, ut duros et periculosi effectus. |

28 §. 46. Posterioribus temporibus duae Anticyrae urbes ob helleborum album celebrabantur, urbs nempe Anticyra in Phocidis littore,*

* Intra urbem Crissam et Marathon (et Pharygium promontorium) sita (*Strabo,* Geogr. lib. IX. edit. Amst. p. 640. collatum cum pag. 647); sed in Mappa d' Anvilliana perverse est collocata.

ob medicamentum helleboricum ibi optime ad curas morborum praeparari solitum, et altera urbs, eiusdem nominis, in sinu Maliaco sita prope montem Oetam, Thermopylis vicina, ob hellebori optimi in hac regione proventum maximam celebritatem nacta.*

* *Strabo* (Geogr. lib. IX. pag. 640:) Εἶτα (post Crissaeum sinum) Ἀντικύρα (in Phocide), ὁμώνυμος τῇ κατὰ τὸν μαλιακὸν κόλπον, καὶ τὴν Οἴτην· καὶ δή φασιν, ἐκεῖ τὸν ἑλλέβορον φύεσθαι τὸν ἀστεῖον, ἐνταῦθα δὲ σκευάζεσθαι βέλτιον, καὶ διὰ τοῦτο ἀποδημεῖν δεῦρο πολλοὺς καθάρσεως καὶ θεραπείας χάριν· γίνεσθαι γάρ τι σησαμοειδὲς φάρμακον ἐν τῇ φωκικῇ, μεθ' οὗ σκευάζεσθαι τὸν οἰταῖον ἐλλέβορον. – Ita et *Stephanus* Byzantinus (libr. de urbibus:) Ἀντικύραι πόλεις δύο, ἡ μία Φωκίδος, ἡ δὲ ἐν Μαλιεῦσιν· ἐνταῦθά φασι τὸν ἐλλέβορον φύεσθαι τὸν ἀστεῖον.

§. 47. In Anticyrae Phocensis regione non sponte provenisse, quia mons Oeta huc non pertingebat,*

* Natura loci Anticyrae Phocensis, quam *Pausanias* (Graec. descr. p. 652. ed. Hanoviae 1613) describit: τὰ δὲ ὄρη τὰ ὑπὲρ τὴν Ἀντίκυραν πετρώδη – ἄγαν – ea fuit, ut ibi helleborus

* bereits von *Corn. Celsus*, Schriftsteller zur Zeit des Caesars Augustus, wird er überall in den Büchern, die er über Medizin verfaßt hat, *Veratrum album* genannt.

die selben Kräfte wie bereits damals, das gleiche | Risiko in der Anwendung heute wie damals, es ist *die gleiche Pflanze!* 27

Orte in Griechenland, wo der beste wuchs

§ 45. Der weiße Helleborus wuchs in wenigen Gegenden Griechenlands, und zwar in den feuchten Ebenen bei höheren Bergen, wie oben erwähnt. In den ältesten Zeiten hielt *Theophrast* am meisten den für gut, der am häufigsten am Berg Öta, bei Pylaea, in Pyra*

* *Pyra* war eine Ebene nahe Pylaea auf dem Scheitel des Berges Öta (der sich, von den Thermopylen bis zum ambracischen Meerbusen ausdehnend, bis nach Doris erstreckt) wo sich *Herkules* auf dem Scheiterhaufen verbrannt hat, um die Ehre zu erlangen, unter die Götter aufgenommen zu werden, wie berichtet wird (*Plinius* hist. nat. Buch XXXV. Kap. I 1)

wuchs; sodann den aus Pontus; dann den aus Eläa; zuletzt denjenigen, der am Maliacischen Meerbusen*

* Im *Theophrast*text der Ausgabe von Stapel liest man fälschlicherweise „(Helleborus) aus Massilia". Eine solche Bezeichnung gibt es in Griechenland nicht (denn sie kann vom Fluß Massalia auf der Insel Kreta nicht abgeleitet werden); und sicher war es nicht die Mündung der Rhone bei Marseille, auf gallischem Gebiet, was hier nicht zutrifft. Man muß lesen: „aus Malia", von der Gegend des Maliacischen Meerbusens, wo nach *Strabons* Zeugnis ein hervorragender Helleborus wuchs. Ferner leitete sich der Golf von Malia von der alten, aber zerstörten Stadt Malia ab, wie sizilisch von der Insel Sizilien oder massalisch von Massalia (wie *Strabon* bezeugt – Geogr. Buch IV. S. 270 – eine Phocische Kolonie in Gallien; jetzt *Marseille*.)

wuchs; den vom Parnass und den Ätolischen mißbilligte er, weil er hart ist und von gefährlicher Wirkung. |

§ 46. Zu späteren Zeiten waren die beiden Städte namens Anticyra wegen ihres 28
weißen Helleborus berühmt, nämlich die Stadt Anticyra an der Phocischen Küste,*

* Zwischen den Städten Krissa und Marathon (und dem Pharygischen Vorgebirge) gelegen (*Strabon*, Geogr. Buch IX. Ausg. Amst. S. 640, verglichen mit S. 647); aber auf der Karte d' Anvilles ist es falsch eingetragen.

wegen des Helleborusmedikaments, das dort am besten für die Behandlung von Krankheiten zubereitet wurde, und eine andere Stadt desselben Namens, gelegen am Maliacischen Meerbusen nahe des Berges Öta, den Thermopylen benachbart, die größte Berühmtheit erlangte wegen des Vorkommens an bestem Helleborus in dieser Gegend.*

* *Strabon* (Geogr. Buch IX. S. 640:) „Dann kommt (nach dem Meerbusen von Krissa) Antikyra (in Phocis), [eine Stadt] namensgleich mit der am Golf von Malia und auf dem Oeta. Und man sagt, daß dort der gute Helleborus wachse, hier aber [also in der erstgenannten Stadt] besser aufbereitet werde und deswegen viele hierher kämen, um sich reinigen und behandeln zu lassen; denn es wachse in der Phokis ein dem Sesam ähnliches Heilmittel, mit dem man den Helleborus vom Oeta aufbereite."[16]– so auch *Stephan* von Byzanz (Buch de urbibus:) „Es gibt zwei Städte namens ‚Antikyra': die eine in der Phokis, die andere in der Nähe von Malia; dort wachse der gute Helleborus."[17]

§ 47. In der Gegend des phocischen Anticyra schien er nicht natürlich vorzukommen, weil der Berg Öta hierher nicht reichte,*

* Die Beschaffenheit des Ortes des Phocischen Anticyra, die *Pausanias* (Graec. descr. S. 652. ed. Hannover 1613) beschreibt mit: „Die Berge oberhalb von Antikyra sind sehr felsig."[18] war so geartet, daß dort wohl Helleborus niger, nicht aber Veratrum album *wild* wachsen konnte; des-

---

16 Strabon, *Geographica* 9, 3, 3.
17 Frei und mit Auslassungen zitiert nach Stephanos von Byzanz, *Ethnica* p. 99, 1–3.
18 Nach Pausanias, *Graecae descriptio* (= ‚Beschreibung Griechenlands') 10, 36, 7.

quidem niger, sed non veratrum album *sponte* crescere posset; ideo vel ex Doride, ubi crescebat, et quo Oeta mons excurrebat, petebatur, vel in hortis serebatur veratrum Anticyrae Phocidis.

29 sed vel inde petitus, vel in hortis satus | esse videtur, data opera, ut quaestum ab helleborismi institutione caperent incolae, quemadmodum et in Thaso insula serebatur helleborus albus, *Plinii**

* Hist. natur. Lib. XIV. Cap. 16.

tempore.

§. 48. *Rufi* dein aetate etiam Galaticus vendebatur helleborus albus, quem vero ut pessimum damnat.*

* V. fragm. in *Oribasii* Collect. lib. VII. Cap. 27. pag. 249.

Plinius Parnassium quarto loco bonum iudicat, quem Aetolico adulterari dicit.*

* Hist. nat. lib. XXV. Sect. 21.

Dioscorides porro Galaticum atque Cappadocicum veratrum candidum esse et iunco simile, maioremque strangulandi vim habere, narrat;*

* Mat. med. lib. IV. Cap. 150.

suo itaque tempore non admodum reprobatus fuisse videtur. Post *Dioscoridis* tempora Galaticus iam inter bonos referri coeptus, atque tum etiam Siculus innotuit, quem tamen minus bonum iudicabant.*

* V. Fragm. in *Oribasii* Collect. lib. VIII. Cap. I. p. 271.

Sic successu temporis alius atque alius helleborus albus modo ex hac, modo ex illa regione bonus iudicari petique solitus est, electionis scrupulositate sensim diminuta. |

30 *Signa bonitatis.*

§. 49. Seligebant ad usum veteres medici radicum fibras modice rigidas,*

* *Dioscorides.* l. c. habet: μετρίως τεταμένος, vel, ut alii codices non male: τετανώδης; quod *Sarracenus* modice *extentum* verti, perquam obscure, si non dicam, falso. *Rasarius* ex *Archigene* (ap. Oribas. 1. c. lib. VIII. Cap. 2) fibras hellebori probas, clariori voce, *rigidas* vertit. Etiam *Aetius* κάρφη τετανά appellat.

fragiles, naribus admotas mox sternutationem cientes,*

* *Herodotus*, apud *Orib.* Collect. lib. VIII. Cap. 4. p. 276.

carnosas, quarum plurima pars aequalis sit crassitiei,*

* *Herodotus*, l. c.

et respuebant exacutas, iunci fibrillarum instar et quae, dum franguntur, pulverem emittant (nam hae vetustatis vitio laborant). Debebat habere exilem medullam, gustumque modice ferventem.

§. 50. Adcuratissime vero omnium *Aetius*, (ex *Posidonio*, ut videtur) selectum veratri albi describit his verbis: „optimus est helleborus, cuius ex una radice plurimae fibrae et quidem curtae prodeunt, rigidae, nec rugosae, in fine non exacutae, neque muris caudae instar acuminatae, intus admodum candidae, foris autem subflavae, graves, friabilem medullam habentes, non tam molles, ut flectantur, sed per |
31 transversum fragiles, et quae inter fractum fumosa quadam et pura nebula circum-

halb mußte es entweder aus Doris, wo es wuchs und bis wohin sich der Berg Öta erstreckte, beschafft werden oder das Veratrum aus dem phocischen Anticyra wurde in Gärten angepflanzt.

sondern er wurde entweder geliefert oder in Gärten gepflanzt, | mit einigem Aufwand, damit die Einwohner Gewinn erzielen konnten aus der Heilmethode des Helleborismus, wie auch auf der Insel Thasos weißer Helleborus gepflanzt wurde zur Zeit des *Plinius*.* 29

* Hist. natur. Buch XIV. Kap. 16.

§ 48. Zur Zeit des *Rufus* wurde auch weißer Helleborus aus Galatien verkauft, den dieser aber als besonders schlecht verwirft.*

* S. Fragment bei *Oribasius* Collect. Buch VII. Kap. 27. S. 249.

Plinius hält den vom Parnass für den viertbesten, der aber mit Aetolischen verfälscht wurde, wie er sagt.*

* Hist. nat. Buch XXV. Abschnitt 21.

Dioscorides berichtet ferner, das Veratrum aus Galatien und Kappadokien sei weiß und der Binse ähnlich, besitze aber eine stärker zusammenziehende Wirkung;*

* Mat. med. Buch IV. Kap. 150.

zu seiner Zeit wurde er aber anscheinend nicht völlig mißbilligt. Nach den Zeiten des *Dioscorides* begann der galatische bereits, zu den guten Qualitäten zu zählen, und damals wurde auch der sizilianische bekannt, den man aber für weniger gut hielt.*

* S. Fragment bei *Oribasius* Collect. Buch VIII. Kap. I. S 271.

So wurde im Lauf der Zeit der eine oder der andere weiße Helleborus, bald aus dieser, bald aus jener Gegend gewöhnlich für gut gehalten und gesucht, während die Genauigkeit bei der Auswahl allmählich abnahm. |

Zeichen für gute Qualität 30

§ 49. Zur Verwendung wählten die alten Ärzte die Wurzelfasern aus, die mäßig starr*

* *Dioscorides* a. a. O. hat: „maßvoll geglättet" oder, wenn die anderen Kodizes nicht falsch sind: „von geglätteter Struktur", was *Sarrazen* vorsichtig mit *gestreckt* übersetzt, sehr unklar, um nicht zu sagen falsch. *Rasarius* nach *Archigenes* (bei Oribasius a. a. O. Buch VIII. Kap. 2) übersetzt die guten Fasern des Helleborus in einem klareren Begriff mit *starr*. Auch *Aetius* nennt „glatte Stengel".

und brüchig waren, die, an die Nase gehalten, sofort Niesen hervorriefen,*

* *Herodotus*, bei *Oribasius* Collect. Buch VIII. Kap. 4. S. 276.

fleischig und deren meiste Teile von gleichmäßiger Dicke waren;*

* *Herodotus*, a. a. O.

und sie verwarfen die spitzen, diejenigen, die wie die dünnen Fasern der Binse waren und die, wenn sie gebrochen wurden, staubten (denn diese waren alt). Sie mußten ein dünnes Mark haben und mäßig brennenden Geschmack.

§ 50. Am sorgfältigsten von allen beschreibt *Aetius* (offensichtlich aus *Posidonios*) die Auswahl des Veratrum album mit folgenden Worten: „Der beste Helleborus ist der, aus dessen einziger Wurzel mehrere kurze Fasern herauskommen; diese sollen fest sein, nicht faltig, am Ende nicht zugespitzt und nicht spitz wie der Schwanz einer Maus, innen völlig weiß, außen aber gelblich, schwer, sie sollen ein bröckeliges Mark haben, nicht zu weich, so daß es biegsam ist, sondern in der | Quere zerbrechlich, und 31
die beim Brechen von einer rauchigen, reinen Wolke umgeben werden und eine sol-

dantur, talemque emittunt, (pulverulenta enim si fuerit, vetustatem hellebori indicaret). Bonum porro veratrum album mansum primo dulcedinis*

* *Archigenes* (l. c. lib. VIII. Cap. 2. p. 272) item ait: „elleborus omnis dulcescit."

speciem praebet, tum acrimoniae brevis, postea fervore forti os inducit et salivam multam proritat et stomachum movet."*

* *Aetius* lib. III. Cap. 126. edit. Ald. Κράτιστος ἐλλέβορος ὁ ἀπὸ μιᾶς ῥίζης πάνυ πολλὰ ἔχων κάρφη καὶ ταῦτα σμικρὰ καὶ τετανὰ καὶ ἄρυσα (lege: ἄῤῥυσσα), καὶ οὐκ ἀπολήγοντα εἰς ὀξὺ, οὐδὲ μειουρίζοντα· λευκὰ δὲ σφόδρα ἔντοϑεν, ἐκτὸς δὲ ὠχρότερα ὑπαρχῆ, βαρέα, ἐντεριώνην ἔχοντα εὔϑρυπτα (lege: εὔϑρυπτον·) οὐ καμπτόμενα διὰ μαλακότητα, ἀλλὰ καταγνύμενα καυληδόν, καπνῶδές τι ἐν τῇ ϑραύσει περιέχοντα καὶ ἀνιέντα, καὶ τοῦτο καϑαρόν· τὸ γὰρ κονιορτῶδες παλαιὸν δηλοῖ τὸν ἐλλέβορον· ὁ δὲ ἀγαϑὸς διαμασσηϑεὶς, πρῶτον μὲν γλυκύτητος ἔμφασιν παρέχει, αὖϑις δὲ δριμύτητος βραχείας· μετὰ δὲ τοῦτο πύρωσιν ἰσχυρὰν ἐμποιεῖ περὶ τὸ στόμα καὶ σίελον ἄγει πολὺν, καὶ τὸν στόμαχον ἀνατρέπει.

§. 51. Alii quidem salivam copiose allicientem damnant, quippe qui strangulatum gulae nimis facile excitet; sed errant, quum hoc non sit nisi virtutis helleboricae effecacioris signum, et dosi eo minori tunc propinanda radix.

32 §. 52. Vetustissimi medici radicem quae mes- | sis triticeae tempore effossa esset, praeoptabant, sed *Aetius* rectius ipso vere erutam, quippe hoc anni tempore adhuc succo suo praegnans reperiunda.*

* L. c. δεῖ δε ἔαρος ἀναλέσϑαι τὸν ἐλλέβορον, ἔτι τῆς ῥίζης ἐγκυμονοσύνης.

Usus veratri albi medicus.

§. 53. Veratro albo antiqui medici utebantur bifariam in morbis, i. e. vel *ad usus quotidianos* obvios et promtos, vel ad chronicorum morborum, qui invaluerant, *curationem magnam*, quae helleborismus adpellabatur.

§. 54. In universum veteres medici ad vomitum procreandum veratro albo utebantur, et helleboro nigro ad purgationem ciendam per inferiora,*

* v. *Aretaeus*, Curat. chronic. morb. lib. II. Cap. 13. p. 136. edit. *Boerhavii* – *Plinius* lib. 25. Sect. 22. „nigrum," inquit, „purgat per inferna, candidum autem per vomitum" – Item *Rufus*, l. c. lib. VII. Cap. 26. p. 250. et sic plures alii testantur; sed res per se loquitur in omnibus scriptis antiquissimorum medicorum. Solus libri pseudohippocratici *de affectibus internis* (opera *Hippocr.* edit. *Foesii*, Sect. V. p. 118.) auctor futilis helleboro nigro (si textus integer est) per superiora evacuare iubet, sed a nemine omnis antiquitatis medicorum imitatus.

et ubicumque apud antiquissimos medicos*

* Ita ante et apud *Hippocratem* eosque, qui proxime cum secuti sunt, ἐλλέβορος et vomitio erant synonyma. Perperam itaque versiones latinae graecorum antiquitatis medicae librorum, ubi de evacuatione per veratrum album (quae semper vomitu fiebat) sermo est, verbum καϑαίρειν reddunt: *purgare*, quum tamen romani medici hoc verbo nudo (i. e. sine additione: *per superiora*) nunquam usi sint pro: *excitare vomitum*, aut *per vomitum evacuare*; quamvis Graeci vocem: καϑαίρειν simpliciter usurpare possint, ubi de vomitu agitur.

33 de purgatione per superiora sermo est, sem- | per veratrum album intelligitur, vel si vox „helleborus" non addatur; si vero purgatio per inferna instituebatur, vel hel-

che abgeben (wenn diese nämlich staubig ist, zeigt dies das Alter des Helleborus). Ferner hat gutes Veratrum album beim Kauen zuerst einen süßlichen Geschmack,*

* *Archigenes* (a. a. O. Buch VIII. Kap. 2. S. 272) sagt ebenso: „jede Sorte Helleborus besitzt einen süßen Geschmack".

dann eine kurze Schärfe, danach erfüllt er den Mund mit starker Hitze, reizt zu starker Speichelproduktion und rührt den Magen."*

* *Aetius*, Buch III. Kap. 126. Ausg. Aldina. „Am besten ist der Helleborus, bei dem aus einer einzigen Wurzel sehr viele kleine, aufrechte, glatte Stengel herauswachsen; [diese sollten] an ihrem Ende nicht spitz sein und auch nicht abgestutzt; innen strahlend weiß, außen eher leicht gelblich, haben sie ein schweres, leicht zu zermahlendes Mark, nicht so weich freilich, daß sie sich bögen, aber doch so, daß man die Stengel brechen kann, und etwas wie leichter Rauch umgibt dann die Bruchstelle und wird dort abgesondert, und zwar in Reinform. Wenn [diese Absonderung] aber bereits pulverisiert ist, zeigt dies an, daß es sich um einen alten Helleborus handelt. Wenn man den guten zerkaut, schmeckt er zuerst leicht süßlich, dann aber kurz ein wenig scharf; danach brennt er heftig im Mund, bewirkt starken Speichelfluß und bewegt den Magen."[19]

§ 51. Andere mißbilligen allerdings denjenigen, der reichlich Speichel hervorruft, weil dieser allzu leicht ein Zusammenziehen des Schlundes bewirkt; sie irren sich aber, weil dies nur ein Zeichen für die größere Wirksamkeit des Helleborus ist, und die Wurzel ist dann in einer geringeren Dosis zu verabreichen.

§ 52. Die ältesten Ärzte zogen die Wurzel, | die in der Zeit der Weizenernte aus- 32
gegraben wurde, vor, aber *Aetius* bevorzugt richtiger die im Frühling geerntete Knolle, weil sie in dieser Jahreszeit noch voller Saft zu finden ist.*

* a. a. O. „Man muß den Helleborus im Frühling ausreißen, wenn seine Wurzel noch nicht ausgeschlagen hat."

Medizinische Anwendung des Veratrum album

§ 53. Das Veratrum album verwendeten die alten Ärzte zweifach bei Krankheiten, d.h. entweder für die direkte und schnelle *alltägliche Anwendung* oder zur *großen Heilung* von chronischen Krankheiten, die zugenommen hatten, was als ‚Helleborismus' bezeichnet wurde.

§ 54. Im allgemeinen verwendeten die alten Ärzte Veratrum album, um Erbrechen hervorzurufen, den Helleborus niger, um eine Reinigung durch die unteren Wege anzuregen,*

* S. *Aretaeus*, Curat. chronic. morb. Buch II. Kap. 13. S. 136. hrsg. *Boerhaave* – *Plinius*, Buch 25. Abt. 22 sagt: „Der schwarze reinigt durch die unteren Wege, der weiße aber durch Erbrechen" – Genauso bezeugen es *Rufus*, a. a. O. Buch VII. Kap. 26. S. 250 und viele andere; die Angelegenheit spricht für sich in sämtlichen Schriften der ältesten Ärzte. Allein der unzuverlässige Autor des pseudohippokratischen Buchs *de affectibus internis* (opera *Hippokr.* hrsg. *Foesius*, Abt. V. S. 118) erklärt, mit Helleborus niger (wenn der Text richtig überliefert ist) durch die oberen Wege zu reinigen, wurde aber von keinem Arzt des gesamten Altertums nachgeahmt.

und wo immer bei den ältesten Ärzten*

* So waren vor und zu Lebzeiten des *Hippokrates* und derer, die ihm direkt nachfolgten, Helleborus und Erbrechen Synonyme. Also geben die lateinischen Übersetzungen der griechischen Bücher über die älteste Medizin, wo über Reinigung durch Veratrum album (was immer durch Erbrechen geschah) die Rede ist, das Wort „reinigen" fälschlich wieder mit: *purgieren*, weil die römischen Ärzte dieses Wort allein (d. h. ohne den Zusatz von: *durch die oberen Wege*) niemals gebrauchten für: *Erbrechen erregen* oder *durch Erbrechen ausleeren*; gleichwohl können die Griechen einfach das Wort „reinigen" gebrauchen, wo es um Erbrechen geht.

von einer Reinigung durch die oberen Wege die Rede ist, | versteht man darun- 33
ter immer das Veratrum album, auch wenn das Wort ‚Helleborus' nicht hinzu-

---

19 Aetius, *Iatricorum liber* 3, 127.

leborum nigrum, quo cieretur, subintelligebant, vel purgatorium adhibendum nominabant. Posterioribus vero temporibus*

* Inde ab aera nostra et paullo ante.

medicamen, quo ab alterutra parte evacuari praecipiebant, non per se intelligebatur, sed mos erat nominare expressis verbis.

De veratri albi parvo usu, sine aegrotorum praeparatione.

§. 55. Vetustissimi medici *sine praevia praeparatione* hoc medicamine in morbis quotidianis et acutis usi esse videntur, ubi per superiora, ut dicebant, id est, per vomitum evacuandum erat.

§. 56. Iam ab *Hippocrate* brevi manu et sine praeparatione aegrotorum veratrum album adhiberi solebat in casu urgente,*

* v. c. in libro *de fracturis* (edit. *Chart.* Tom. XII. p. 203.) ἄμεινον, inquit, ἐλλέβορον πιπίσκειν αὐθημερὸν, ἢ τῇ ὑστερίῃ; quo in loco per vomitum helleborinum quantocyus tumorem, trismum, febrem acutam et sphacelum a contusione partium sensibilium circa calcaneum praevertere studebat. Quod quidem indicium alio *Hippocratis* (Sect. IV. aph. 10.) confirmatur, dum ait: φαρμακεύειν ἐν τῇσι λίην ὀξέσι, ἢν ὀργᾷ, αὐθημερὸν· χρονίζειν γὰρ ἐν τοῖσι τοιούτοισι, κακόν.

34 et ubi- | cumque cito per vomitum evacuare in animo erat.

§. 57. Signa, ex quibus veratrum propinandum esse putabat, erant: si inter febris absentiam, ciborum inappetentia, ventriculi erosio, vertigo tenebricosa et os amarum urgeret;*

* Sect. IV. Aphor. 17.

omninoque iis dari iubebat, quorum mala et dolores in superiori trunci parte residerent, et caetera signa evacuationem exigere viderentur.*

* Sect. IV. Aphor. 18.

§. 58. Sic et posteri ad *Galenum* usque, veratrum ad quotidianos usus adplicabant, ut vomitum cierent quemadmodum in scriptis pseudohippocraticis et aliis videre licet.

§. 59. Quod quidem dosi minori, quin admodum parva veratri meri ab ipsis esse factum, non nisi coniectura adsequi possumus, quum *Hippocrates* nunquam doseos faciat mentionem. Posteriores tantum medici veratri albi dosin indica- |
35 runt, quam ad usus vulgares pariter atque ad helleborismum ipsum usurpaverint.

§. 60. Enimvero quum vetustissimi medici, *Hippocratis* tempore nullum aliud vomitorium nossent praeter veratrum album, eoque solo sint usi; ubi per superiora erat evacuandum, non poterant nisi sola doseos diminutione hoc medicamentum ad usus promptos et obvios aptare,*

* Quae quidem lenior per doseos imminutionem comparata curatio ab *Hippocrate* ipso indicata esse videtur sequenti loco: (lib. de fracturis. Operum edit. *Chart.* Tom. XII. p. 257.) ἐλλέβορον

gefügt wurde; wenn aber eine Reinigung durch die unteren Wege vorgenommen wurde, legten sie entweder den Helleborus niger, durch den die Reinigung angeregt wurde, zugrunde oder sie nannten das anzuwendende Purgans. Zu späteren Zeiten*

* Von unserer Zeitrechnung an und kurz davor.

aber verstand sich das Medikament, mit dem die Reinigung durch die einen oder anderen Körperteile vorgeschrieben wurde, nicht von selbst, sondern es war üblich, es ausdrücklich zu benennen.

Die kleine Anwendung des Veratrum album, ohne Vorbereitung der Kranken

§ 55. Die ältesten Ärzte scheinen dieses Medikament *ohne vorausgehende Vorbereitung* bei alltäglichen und akuten Krankheiten angewandt zu haben, wenn durch die oberen Wege, wie sie sagten, d.h. durch Erbrechen, gereinigt werden sollte.

§ 56. Bereits von Hippokrates wurde das Veratrum album oft kurzerhand und ohne Vorbereitung der Kranken in Notfällen*

* Bspw. sagt er im Buch *de fracturis* (hrsg. *Chart.* Bd. XII. S. 203). „Es ist besser, Helleborus noch am selben Tag zu trinken und nicht erst am folgenden“[20]; an dieser Stelle versucht er, durch Erbrechen mittels Helleborus schnellstmöglich einem Tumor, Kieferkrampf, akutem Fieber und Wundbrand bei einer Quetschung empfindlicher Teile an der Ferse vorzubeugen. Dieses Urteil wird durch eine andere Stelle bei Hippokrates (Abt. IV. Aph. 10) bestätigt, wenn er sagt: „In sehr akuten Fällen muß man gleich am selben Tag Heilmittel zur Anwendung bringen, wenn es zu einem Höhepunkt kommt; denn Zeit verstreichen zu lassen, ist in derartigen Fällen von Übel.“[21]

angewandt und wo | immer er schnell eine Reinigung durch Erbrechen im Sinn hatte. 34

§ 57. Die Symptome, nach denen seiner Auffassung nach Veratrum verabreicht werden mußte, waren: wenn bei Abwesenheit eines Fiebers Appetitlosigkeit, Angegriffenheit des Magens, Schwindelgefühl mit Sehstörungen und ein bitterer Geschmack im Mund den Kranken plagten;*

* Abt. IV. Aphor. 17.

und überhaupt verordnete er die Verabreichung an die Patienten, deren Leiden und Schmerzen im oberen Teil des Rumpfes saßen und die übrigen Symptome eine Reinigung zu verlangen schienen.*

* Abt. IV. Aphor. 18.

§ 58. So wandten auch die Späteren bis zu Galen das Veratrum zum alltäglichen Gebrauch an, um Erbrechen hervorzurufen, wie in den pseudohippokratischen und anderen Schriften zu sehen ist.

§ 59. Daß dies auch mit einer kleineren Dosis, ja sogar sehr geringen Mengen an unvermischtem Veratrum, von diesen vorgenommen wurde, können wir nur aus einer Konjektur vermuten, weil Hippokrates niemals die Dosis erwähnt. Nur die späteren Ärzte gaben die Dosis des Veratrum album an, | die sie zur gewöhnli- 35
chen Anwendung gleichwie zum Helleborismus selbst anwendeten.

§ 60. Da nämlich die ältesten Ärzte zur Zeit des Hippokrates kein anderes Brechmittel kannten als das Veratrum album, machten sie daher allein davon Gebrauch; wenn durch die oberen Wege gereinigt werden sollte, konnten sie das Medikament nur durch Verringerung der Dosis an die direkte und schnelle Anwendung anpassen,*

* Eine mildere Behandlung durch Verringerung der Dosis scheint von Hippokrates selbst angezeigt worden zu sein an der folgenden Stelle: (Buch de fracturis. Werke hrsg. *Chart.* Bd. XII. S. 257.)

20 Hippokrates, *De fracturis* 11: II 456 f. L.
21 Hippokrates, *Aphorismi* 4, 10: IV 504 L.

μαλθακὸν πιπίσαι χρῇ αὐθημερὸν, per vocem μαλθακὸν, *lenem* helleborum, id est, *diminutam* eius dosin. Idem et alio loco (de Artic. Tom. XII. p. 362.) ἢν δὲ καὶ εὐήμετος ἔῃ, ἐμέειν ἀπὸ συρμεσμοῦ – si homo facile vomat, vomitorium lene ipsi praebeatur (*quod parum ipsum exhauriat*, secundum *Galeni* explicationem.)

vel crudae radicis, vel infusi, vel eius decocti dosin minuendo.

§. 61. Hac mente etiam qui proxime *Hippocratem* secuti sunt medici, ad mitigandos pro usu quotidiano et vulgari veratri effectus, variam excogitarunt ipsum adplicandi viam, ut evitarent ingestionem per os, quam dogmatica illius aetatis schola, ad ratiunculas de natura rerum magis quam ad sanam praxin intenta, valde abhorrebat.* |

* *Mnesithei* (circa annum 320. ante aeram nostram huius sectae medici) pavor huiusmodi quid indicat. Ita enim (apud *Oribas.* Collect. lib. VIII. Cap. 9.) „Ellebori," inquit, „potioni magnum periculum conjunctum est; nam vel statim valentem hominem reddidit, vel multam, longamque molestiam in morbo concitavit; danda vero hujusmodi remedia sunt iis, qui se tuta curatione praeterea curatum iri non putant."

36 §. 62. Itaque *Plistonicus* et *Dieuches*, huius sectae adseclae,*

* Coaetanei *Mnesithei.*

aeque ac *Diocles* (triginta annis ante hos), modo per anum suppositoriis, modo per vulvam pessariis, aut epithematis helleborinis vomitum mitem excitare adnitebantur.*

* Ut refert *Rufus* apud *Oribas.* l. c. libr. VII. Cap. 27. p. 266.

§. 63. Maxime autem eiusdem scholae medicus, praedictorum coaevus, *Philotimus**

* V. *Rufus*, l. c.

methodum, quam deinceps omnis posterior aetas amplectebatur, excogitavit, hellebori usum utcumque mitigandi. Ubi enim mitiori et expeditiori vomitu esset opus, veratri albi radicem raphano impingebat,*

* *Aetius* (ex *Antyllo et Posidonio*): „radicis veratri fibras, pondere drachmarum sex, raphano, prius arundine compuncto, infigi, postridie vero eximi, raphanumque solum, cavendo ne quid corticis veratri intus permaneat, concidi et frusta in aceto mulso edenda dari," jubet. (lib. III. Cap. 120.)

37 et (ut posteriores medici dicunt) extracto sequenti die veratro, raphanum, | in quem vis hellebori sese insinuarat, vel per se, vel cum oxymelite comedendum propinabat;*

* L. c. Eandem methodum *Plinius*, (Hist. nat. lib. XXV. Sect. 24.) et *Galenus*, (lib. I. de meth. med. ad Glauc. Cap. 12.) commendat; in quo tamen oblationis modo facile patet, medicinam non ad exactum satis, sibique simile semper pondus redigi posse, ut *Murray* ait (Apparat. med. Tom. V. p. 158.)

„ita hominem concitatissime vomuisse, *Rufus* affirmat, id quod ex hellebori, uti per se est, propinatione minus successisset."

§. 64. Quin et idem Rufus pediluviis etiam helleborinis suo tempore per superiora purgatum esse refert.*

* *Rufus*, l. c.

„Man muß gleich am selben Tag eine milde Dosis Helleborus verabreichen,“[22] und zwar mit dem Wort ‚mild‘ *milden* Helleborus, d. h. eine *verringerte* Dosis. Derselbe sagt an einer anderen Stelle (de Artic. Bd. XII. S. 362) „Wenn [der Patient] sich leicht übergibt, soll er sich mit Hilfe von *Syrmesmos* [ein Brech- und Purgiermittel] übergeben.“[23] – wenn sich der Patient leicht übergibt, soll ihm ein mildes Brechmittel gegeben werden (*das ihn nur wenig entleert*, gemäß der Erklärung *Galens*).

indem sie entweder die Dosis der rohen Wurzel, der wässrigen Zubereitung oder der Abkochung verringerten.

§ 61. In dieser Absicht erdachten auch die Ärzte, die unmittelbar dem *Hippokrates* nachfolgten, zur Abschwächung der Wirkung des Veratrums für die alltägliche und gewöhnliche Anwendung verschiedene Wege der Verabreichung, um die innerliche Anwendung zu vermeiden, die die dogmatische Schule dieser Zeit, mehr auf die kleinliche Theorie der Natur als auf die Praxis des Heilens ausgerichtet, sehr scheute.* |

* Die Furcht des *Mnesitheus* (ein Arzt dieser Schule um das Jahr 320 vor unserer Zeitrechnung) zeigt etwas davon. Er sagt nämlich (bei *Oribasius* Collect. Buch VIII. Kap. 9): „Die Gabe von Helleborus ist mit großer Gefahr verbunden; denn entweder erhielt man sofort einen gesunden Patienten zurück oder es wurde eine umfassende und lange Beschwernis in der Krankheit ausgelöst; solche Heilmittel können nur denen gegeben werden, die glauben, daß sie anderweitig durch eine sichere Behandlung nicht geheilt werden.“

§ 62. Daher bemühten sich *Plistonicus* und *Dieuches*, Anhänger dieser Schule,* 36

* Zeitgenossen des *Mnesitheus*.

und gleichermaßen auch *Diokles* (30 Jahre vor diesen), bald durch Anal-, bald durch Scheidenzäpfchen oder mit Umschlägen, mit Helleborus bereitet, ein gelindes Erbrechen zu erregen.*

* Wie *Rufus* berichtet bei *Oribasius* a. a. O. Buch VII. Kap. 27. S. 266.

§ 63. Am meisten von dieser Schule aber leistete *Philotimus*,*

* S. *Rufus*, a. a. O.

ein Zeitgenosse der oben genannten, zur Entwicklung einer Methode, die Verwendung des Helleborus je nachdem abzuschwächen, die darauf ein jedes spätere Zeitalter hoch schätzte. Wenn man nämlich ein gelinderes und leichteres Erbrechen brauchte, steckte er die Wurzel des Veratrum album in einen Rettich,*

* *Aetius* (nach *Antyllus* und *Posidonius*) schreibt vor: „Die Wurzelfasern von Veratrum, sechs Drachmen an Gewicht, in einen mit der Sichel eingeschnittenen Rettich hineinzustecken, am folgenden Tag rauszuziehen, nur den Rettich mit Vorsicht, daß nichts von der Rinde des Veratrums innen zurückbleibt, kleinzuschneiden und zum Essen zur Täuschung in Honigessig zu geben.“ (Buch III. Kap. 120).

und (wie spätere Ärzte berichten) nachdem der Rettich am folgenden Tag aus dem Veratrum gezogen wurde, | in den die Kraft des Helleborus eingedrungen ist, verabreichte er ihn entweder allein oder mit Honigessig zum Essen;* 37

* A. a. O. Die gleiche Methode empfehlen *Plinius*, (Hist. nat. Buch XXV. Abt. 24) und *Galen* (Buch I. de meth. med. ad Glauc. Kap. 12); bei dieser Darreichungsart ist allerdings klar, daß das Medikament nicht hinreichend genau in der immer gleichen Dosis erhalten werden kann, wie *Murray* feststellt (Apparat. med. Bd. V. S. 158)

„so erbrach sich der Patient sehr rasch, bekräftigt *Rufus*, was man durch Verabreichung von Helleborus allein weniger erreicht hätte.“

§ 64. Der gleiche Rufus berichtet sogar, daß zu seiner Zeit auch mit Helleborus-Fußbädern eine Reinigung durch die oberen Wege vorgenommen wurde.*

* *Rufus*, a. a. O.

---

22 Hippokrates, *De fracturis* 36: III 538 L.
23 Hippokrates, *De articulis* 40: IV 172 f. L.

§. 65. Eodem consilio *Herodotus*, Pneumaticus, Rufi coaevus, decocti helleborini cochlearia duo dabat iis, qui non admodum evacuandi erant.*

* Apud *Oribas*, l. c. lib. VIII. Cap. 3. p. 275.

§. 66. *Galenus* contra, in usurpando helleboro admodum timidus, ingenue fatetur: „periculosum*

* τὸ τοίνυν διδόναι ἐλλέβορον ἄνευ τοῦ προδιαιτῆσαι, σφαλερὸν, etc. v. *Galeni* Comment. II. in Hippoc. lib. de fracturis (edit. *Chart.* Tom. XII p. 203.)

sibi videri, sine praeparatione veratrum album propinare sui temporis aegrotis, quorum succi, ex desidia et luxu viscidi facti, ante semper essent solvendi.“ |
38 §. 67. *Antyllus* infusi helleborini paullulum dat senibus, pueris, etc.*

* Apud *Oribas*. l. c. lib. VIII. Cap. 5. p. 277.

§. 68. Sed ad graviorem per veratrum album curationem morborum diuturnorum progredior, quae a Veteribus appellabatur

*Helleborismus.**

* Voce ἐλλεβορίζειν jam continuator hippocratici libri de diaeta acut. anonymus utitur (edit. *Chart.* T. XI. p. 165.) et auctor libri sexti Epid. (l. c. Tom. IX. p. 360.) qua usum hellebori in morbis vomitorium indicant; sed substantivum, ἐλλεβορισμόν, de magna cura, primo *Aretaeus* usurpavit (de curatione diuturnorum morborum lib. II. Cap. 13.); deinde *Caelii Aureliani* barbara vox (Chronic. lib. I. Cap. 4.) *helleborismi* vocabulo abusive *decoctum veratri* appellat.

§. 69. In universum magnis et inveteratis morbis per magnam veratri albi dosin mederi studebant prisci medici, sed caute et solertissima ad hanc medelam adhibita cura, partim ut praepotens malum, quemadmodum sibi persuadebant, praepotentiori*

* Ad explicandam majorum hellebori dosium operationem in morbis obstinatis *Galenus* mechanicam magis et crassiorem justo ideam adhibuit, dum (in Comment. I. in Epidem. VI. Hipp.) inquit: – „si valde antiquus affectus sit et *ceu vectibus*, ut ita dixerim, extrudendus – veratro utimur,“ (ἐλλεβορίζειν μεν ἐὰν πάνυ χρόνιον ᾖ τὸ πάθος, καὶ ὡς ἂν εἴποι τις μοχλείας δεόμενον, εἰς ταῦτα γὰρ ἐλλεβόρῳ χρώμεθα.)

vinceretur medicamine, partim ut quam minima inde nascerentur incommoda. |
39 §. 70. Antiquissimis temporibus ad chronicos morbos omnes, paucis exceptis, debellandos nullum medicamendum noverant medici, nisi veratrum album, ad idque tamquam ad sacram anchoram confugiebant, quando vulgaribus illi adminiculis refragati fuerant.

§. 71. „Veratrum album,“ inquit *Aretaeus*,*

* Ἐστὶν ὁ λευκὸς (ἐλλέβορος) οὐκ ἐμετηρίων (conjectura *Wigani* pro ἐμετήριον textus) μόνον, ἀλλὰ καὶ ξυμπάντων ὁμοῦ καθαρτηρίων ὁ δυνατώτατος, οὐ τῷ πλήθει καὶ τῇ ποικιλίῃ τῆς ἐκκρίσιος· τόδε γὰρ καὶ χολέρη πρήσσει· οὐδ' ἐντάσει καὶ βίῃ τῇσι ἐπὶ τοῖσι ἐμέτοισι· ἐς τόδε γὰρ ναυτίη καὶ θάλασσα κρέσσον· ἀλλὰ δυνάμι καὶ ποιό-

§ 65. In der gleichen Absicht verabreichte *Herodot*, Anhänger der pneumatischen Schule und Zeitgenosse des Rufus, zwei Eßlöffel Helleborus-Abkochung an Patienten, die nicht zu stark gereinigt werden sollten.*

* Bei *Oribasius*, a. a. O. Buch VIII. Kap. 3. S. 275.

§ 66. Dagegen gibt *Galen*, sehr vorsichtig bei der Verabreichung des Helleborus, ehrlich zu: „es scheint ihm gefährlich*

* „Helleborus zu verabreichen, ohne daß vorher die Lebensweise darauf eingestellt wurde, ist ein Fehler"[24] usw. s. *Galen* Comment. II. zu *Hippokrates* Buch de fracturis (hrsg. *Chart.* Bd. XII. S. 203)

zu sein, Veratrum album an Kranke seiner Zeit ohne Vorbereitung zu verabreichen, deren Säfte, durch Müßiggang und Luxus zäh geworden, vorher immer gelöst werden müssen." |

§ 67. *Antyllus* gibt Greisen und Kindern usw. sehr wenig von der wässerigen **38**
Zubereitung des Helleborus.*

* Bei *Oribasius*, a. a. O. Buch VIII. Kap. 5. S. 277.

§ 68. Aber ich fahre fort mit der bedeutenderen Behandlung von langdauernden Krankheiten durch Veratrum album, die von den Alten bezeichnet wurde als

*Helleborismus**

* Das Wort „Verabreichung von Helleborus" gebraucht bereits der anonyme Autor der Fortsetzung der hippokratischen Bücher de diaeta acut. (hrsg. *Chart.* Bd. XI. S. 165) und der Autor des sechsten Buches der Epid. (a. a. O. Bd. IX. S. 360), womit sie den Gebrauch des Helleborus als Brechmittel bei Krankheiten angeben; aber das Substantiv „Helleborismus" verwandte zuerst *Aretaeus* für die große Behandlung (de curatione diuturnorum morborum Buch II. Kap. 13); dann bezeichnet die ungebildete Sprache des *Caelius Aurelianus* (Chronic. Buch I. Kap. 4) die *Abkochung von Veratrum* fälschlich mit dem Wort *Helleborismus.*

§ 69. Im allgemeinen versuchten die alten Ärzte schwere und eingewurzelte Krankheiten durch eine große Dosis von Veratrum album zu heilen, aber bei dieser Heilmethode muß eine vorsichtige und sehr kunstgerechte Sorgfalt angewandt werden, zum Teil um eine sehr schwere Krankheit, wie sie selbst überzeugt waren, durch ein noch stärkeres*

* Um die Anwendung von Helleborus in größeren Dosen bei hartnäckigen Krankheiten zu erklären, gebrauchte *Galen* eine zu mechanische und zu grobe Vorstellung, wenn er (im Comment. I. in Epidem. VI. Hipp.) sagt: – „Wenn ein Affekt schon sehr alt ist und sozusagen nur noch *mit der Brechstange* ausgetrieben werden kann – dann verwendet man Veratrum" („Die Behandlung mit Helleborus wendet man an, wenn das Leiden schon sehr lange Zeit besteht und es sozusagen eines Einrenkens bedarf, denn dazu gebrauchen wir den Helleborus.")[25]

Heilmittel zu besiegen, zum Teil damit möglichst wenige Unbequemlichkeiten auftreten. |

§ 70. In den ältesten Zeiten kannten die Ärzte zur Bekämpfung sämtlicher chroni- **39**
scher Krankheiten, mit wenigen Ausnahmen, kein anderes Medikament als Veratrum album und zu diesem nahmen sie gleichsam wie zu einem heiligen Anker Zuflucht, wenn diese sich den üblichen Hilfsmitteln widersetzten.

§ 71. „Veratrum album", sagt *Aretaeus*,*

* „Der weiße (Helleborus) ist nicht nur von den Brechmitteln (eine Konjektur *Wigans* für ‚ein Brechmittel'), sondern gleichzeitig von allen Reinigungsmitteln das wirksamste; nicht freilich im Hinblick auf die Anzahl und Verschiedenartigkeit der Ausscheidung, denn das bewirkt auch die Cholera, und auch nicht im Hinblick auf die Anspannung und Heftigkeit des Erbrechens, denn hier übertrifft ihn das durch Meerwasser herbeigeführte Erbrechen, sondern im Hinblick auf die Art seiner

24 Galen, *In Hippocratis librum de fracturis commentarii III* 2, 27: XVIII.2 463, 2 f. K.
25 Galen, *In Hippocratis epidemiarum librum sextum commentarii I–II* 1, 6: XVII.1 839, 7–9 K.

τητι οὔτι φαύλῃ· Τῇπερ ὑγιέας τοὺς κάμνοντας ποιέει, καὶ ἐπ' ὀλίγῃ τῇ καθάρσι, καὶ ἐπὶ σμικρῇ ἐντάσι. Ἀτὰρ καὶ πάντων τῶν χρονίων νούσων ἐς ῥίζαν ἱδρυμένων, ἢν ἀπαυδήσῃ τὰ λοιπὰ ἄκεα, τόδε μοῦνον ἰητήριον· πυρὶ ἴκελον γὰρ, ἐς δύναμιν, λευκὸς ἐλλέβορος, καὶ ὅ, τι περ πῦρ ἐργάζεται ἐκκαῖον, τοῦδε πλέον ἐλλέβορος εἴσω παρεκθέων πρήσσει, εὔπνοιαν μὲν ἐκ δυσπνοίας, ἐξ ἀχροίης δὲ εὐχροίην καὶ ἀπὸ σκελετίης εὐσαρκίην (de Curat. Chron. lib. II. Cap. 10. edit *Boerh.* p. 136.)

„non vomitoriorum tantum, sed omnium omnino purgantium medicamentorum efficacissimum est, non quidem multitudine et varietate excretorum (nam id et cholera efficit), neque intensione et violentia vomituum (ad hoc enim nausea maritima praestantior), sed qualitate et vi egregia, qua aegrotos sanos reddit per
40 par- | vam et parum vehementem evacuationem. Quin et omnium chronicorum morborum, qui iam radicem firmam egerunt, si caetera remedia non responderunt, unicum remedium. Viribus igni similis, quodque ignis exurendo perficit, hoc et amplius helleborus, intus discurrens operatur, asthmaticis facilem spirationem, decoloribus colorem floridum et macilentis corpulentiam redendo."

Quando Helleborismus adhiberi coeptus, et quousque in eius usu continuatum sit.

§. 72. Ante *Hippocratis* aetatem hanc magnam curam multi medici adhibere verebantur ob ignorantiam doseos et cautelarum in helleboro propinando necessariarum; qui verum illo utebantur, haud raro ob rudem adhibendi modum nocebant.

§. 73. Itaque *Ctesias, Hippocratis* cognatus et fere coaetaneus, sed paullo iunior, scholaeque Cnidiae medicus: „Patris mei avique mei," inquit,*

* In fragmento apud *Oribasium,* Collect. lib. VIII. Cap. 8. p. 285.

„temporibus medicorum nullus helleborum dedit, nam neque eius temperiem, ne-
41 que modum, neque pondus, quod dandum es- | set, illi cognoverant. Si vero quisquam helleborum potui daret, inprimis hominem monebat, fore, ut in magnum periculum casurus esset. Caeterum ex iis qui sumserunt, multi suffocati sunt, pauci servati. At nunc tuto dari videtur."

§. 74. Post auctores Coacarum praenotionum, *Hippocrates* ipse, qui circa annum 436, ante aeram nostram, floruit, helleborismum audacter usurpavit et cautelas in eo administrando docuit, sed, pro more suo, paucis verbis, quae postea, ubi de modo adhibendi disseram, adlaturus sum.

§. 75. In posteriori aetate varia fortuna usus est helleborismus. Sectae enim medicae, quae statim post *Hippocratis* tempora vigebant, animum magis ad gloriolam per speculationes et theoreticas substilitates splendendi captandam adplicuerunt, quam ad sollicitam morborum curationem; itaque, quum cautelae in helleboro usurpando partim ignorarentur, partim negligerentur, factum est, ut tamquam periculosus non raro diffamaretur radicis huius usus.*

* Vide supra in nota ad. §. 61. *Mnesithei,* Dogmatici, effatum.

Wirkung, die vortrefflich ist: Denn durch sie macht er die Kranken wieder gesund, und das bei nur geringer Reinigung und kleiner Anspannung. Ja sogar bei allen langdauernden Krankheiten, die tief eingewurzelt sind, wenn alle anderen Heilmittel versagen, ist dieser das einzige Heilmittel. Denn in seiner Wirkung ist der weiße Helleborus dem Feuer ähnlich, und was Feuer beim Ausbrennen bewirkt, das kann Helleborus in noch höherem Maß bewirken, wenn er sich im Inneren verteilt; [er macht] eine kräftige Atmung aus Atemnot, aus Blässe eine gesunde Hautfarbe und aus krankhafter Magerkeit einen wohlgenährten Körper."[26] (de Curat. Chron. Buch II. Kap. 10. hrsg. *Boerh.* S. 136)

„ist nicht nur das wirksamste der Brechmittel, sondern überhaupt aller reinigenden Medikamente, und dies nicht auf Grund der Menge und Verschiedenheit des Ausgeschiedenen (denn dies bewirkt auch die Cholera) und nicht durch die Intensität und Gewalt des Erbrechens (dazu ist nämlich die Seekrankheit geeigneter), sondern durch die Qualität und hervorragende Kraft, mit der es die Kranken gesunden läßt
durch eine gelinde | und weniger heftige Reinigung. Es ist sogar das einzige Heilmit- 40
tel bei chronischen Krankheiten, die sich bereits fest eingewurzelt haben, wenn die übrigen Heilmittel nicht ansprechen. An Kräften ist es dem Feuer vergleichbar, und was das Feuer durch Ausbrennen bewirkt, dies und weiteres leistet auch der Helleborus, sich innerlich verteilend, indem er den Asthmatikern leichte Atmung, den Bleichen eine lebhafte Farbe und den Ausgezehrten körperliche Fülle zurückgibt."

Wann die Anwendung des Helleborismus begann und wie lange der Gebrauch fortgesetzt wurde

§ 72. Vor der Zeit des *Hippokrates* fürchteten viele Ärzte, diese große Behandlung anzuwenden auf Grund der Unkenntnis der Dosierung und der notwendigen Vorsichtsmaßnahmen bei der Verabreichung des Helleborus; diejenigen, die aber Gebrauch davon machten, richteten nicht selten Schaden an wegen der rohen Art der Anwendung.

§ 73. Daher sagt *Ktesias*, ein Verwandter und beinahe Zeitgenosse des *Hippokrates*, aber ein wenig jünger, ein Arzt der knidischen Schule:*

* Im Fragment bei *Oribasius*, Collect. Buch VIII. Kap. 8. S. 285.

„Zur Zeit meines Vaters und Großvaters gab kein Arzt Helleborus, da sie weder dessen Mischung, noch die Art der Zubereitung, noch die zu verabreichende Do-
sierung | kannten. Wenn einer Helleborus als Trank verabreichte, ermahnte er den 41
Patienten besonders, daß er in große Gefahr geraten könnte. Außerdem erstickten viele von denen, die das Medikament genommen hatten, wenige wurden gerettet. Nun aber scheint die Gabe sicher zu sein."

§ 74. Nach den Autoren der Pränotiones Koacae übte *Hippokrates* selbst, der um das Jahr 436 vor unserer Zeitrechnung lebte, mutig den Helleborismus aus und lehrte die Vorsichtsmaßnahmen bei der Anwendung, aber, seiner Gewohnheit nach, nur in wenigen Worten, die ich später, wenn ich die Art der Anwendung bespreche, anführe.

§ 75. In späterer Zeit wurde der Helleborismus mit wechselndem Glück angewandt. Die medizinischen Schulen nämlich, die direkt nach der Zeit des *Hippokrates* in Ansehen standen, richteten ihre Aufmerksamkeit mehr darauf, ein bißchen Ruhm zu erlangen, indem sie durch Spekulationen und theoretische Feinheiten glänzten, als durch die sorgfältige Behandlung von Krankheiten; dadurch geschah es, weil die Vorsichtsmaßnahmen bei der Anwendung des Helleborus zum Teil unbekannt waren, zum Teil weil sie nicht beachtet wurden, daß der Gebrauch dieser Wurzel nicht selten als gefährlich verunglimpft wurde.*

* S. den Ausspruch des *Mnesitheus*, aus der dogmatischen Schule, oben in der Anmerkung zu § 61.

26 Aretaeus, *De curatione diuturnorum morborum libri duo* 2, 13, 12 f.

§. 76. Nihilo minus tamen a medicis pluribus horum temporum exercebatur,
42 quemadmodum in scriptis, quae sub *Hippocratis* nomine | edebant (pseudohippocratica nominaveris), videre licet.*

* V. c. in continuatione supposititia libri Hippocratis de victu acut. (edit. Chart. Tom. XI. p. 165. 175. 180.) – praeterea in libris pseudohippocraticis Epidemiorum, maxime quinto (probabiliter a Coo quodam medico. forsan Draconis filio,) sexto (vero simile a *Thessalo*) et septimo libro (a diversis auctoribus conscripto) – denique in libro de affectionibus et de internis affectibus, pluribus locis.

§. 77. Sed medici Anticyreni hac aetate prae caeteris helleborismum ex professo, ut ita dicam, tractabant, strenueque persequebantur per plura secula, magna aegrotorum ex aliis regionibus, a medicis derelictorum, copia Anticyram utramque (urbes, ut supra retuli, propter hanc curationem apprime celebres) navigante, ut illorum ope, per albi potissimum hellebori usum a morbis maxime diuturnis gravissimisque restituerentur.

§. 78. Postea *Themison*,*

* Circa annum 63, ante aeram nostram.

methodicae sectae auctor, hanc curandi rationem magnis veratri dosibus agitare coeperat,*

* *Plinius*, Histor. Natur. lib. XXV. Sect. 53.

sed libri eius de chronicis morbis*

* Quos citat *Caelius Aurelianus* (Tard. Passionum lib. I. Cap. 1.)

perierunt.

§. 79. Qui eum sequebatur, *Cornelius Celsus**

* Initio aerae nostrae.

43 pauca quidem in suis de medicina scri- | ptis super veratri albi usu adfert, sed apposite; an vero ipse exercuerit, dubium.

§. 80. *Aretaeus* Cappadox deinde, *Hippocratis* ingenio ornatus, non pauca ad helleborismum facientia scite scripsit, *Domitiano* regnante.

§. 81. Tum *Rufus* (ut videtur Ephesius, *)

* Quae *Oribasius* ejus affert fragmenta a *Rufo* ipso, qui Ephesius dicitur, proficisci, inde patet; quod pars ipsorum in codice manuscripto reperitur, quod *Rufi* Ephesii Anatomica continet, ab *I. P. Crasso* collectim latine versa in *Henr. Stephani*, Principes artis medicae, 1567, fol. p. 128.

et pneumatici *Herodotus* et *Archigenes*, aerae nostrae seculo primo exeunte hellebori usum et excolere et docere multopere sunt annisi, ut scriptorum ab iis profectorum fragmenta apud *Oribasium* luculenter testantur.

§. 82. Sed non longo post eos tempore *Claudius Galenus*,*

* Post medium seculi aerae nostrae secundi Romae potissimum florens, celeberrimus in Scholis medicis et fere unicus per tredecim secula.

Pergamenus, sectae auctor, et generalis illius therapiae fax et tuba, subtile magis systema excogitandi, quam experientiam auscultandi avidus, viresque medicamentorum per experimenta eruere fastidiens, immo in universum, pessimo exemplo, hypothetice fingens,*

§ 76. Nichtsdestotrotz wurde er von vielen Ärzten dieser Zeit ausgeübt, wie man in den Schriften, die sie unter dem Namen des *Hippokrates* | herausgaben (pseudohippokratisch genannt), sehen kann.* 42

* Bspw. in der unechten Fortsetzung des hippokratischen Buches de victu acut. (hrsg. Chart. Bd. XI. S. 165, 175, 180) – außerdem in den pseudohippokratischen Büchern über Epidemien, vor allem im fünften (wahrscheinlich von einem Arzt aus Kos, vielleicht der Sohn des Dracon), im sechsten (wahrscheinlich von *Thessalus*) und siebten Buch (geschrieben von verschiedenen Autoren) – schließlich an mehreren Stellen im Buch de affectionibus et de internis affectibus.

§ 77. Vor allen anderen aber praktizierten die Ärzte von Anticyra zu dieser Zeit den Helleborismus sozusagen mit Vorsatz und setzten dies tatkräftig fort über mehrere Jahrhunderte, indem eine große Zahl von Kranken, die von den Ärzten bereits aufgegeben worden waren, aus den anderen Gegenden in die beiden Anticyra (für diese Behandlung weit berühmte Städte, wie oben angeführt) reisten, damit sie mit deren Hilfe durch die Anwendung hauptsächlich des Helleborus albus vor allem von den langwierigsten und besonders schweren Krankheiten geheilt wurden.

§ 78. Später hatte *Themison*,*

* Um das Jahr 63 vor unserer Zeitrechnung.

Gründer der methodischen Schule, begonnen, diese Heilmethode mit hohen Dosen von Veratrum auszuführen,*

* *Plinius*, Histor. Natur. Buch XXV. Abt. 53.

aber seine Bücher über chronische Krankheiten*

* *Caelius Aurelianus* zitiert sie (Tard. Passionum Buch I. Kap. 1).

sind verloren.

§ 79. *Cornelius Celsus*,*

* Zu Beginn unserer Zeitrechnung.

der diesem nachfolgte, führt zwar nur wenig in seinen medizinischen | Schriften über die Anwendung des Veratrum album an, dies aber brauchbar; ob er es allerdings selbst anwandte, ist zweifelhaft. 43

§ 80. *Aretaeus* aus Kappadokien, begabt mit dem Geist des *Hippokrates*, schrieb kenntnisreich einiges zur Anwendung des Helleborismus in der Regierungszeit des *Domitian*.

§ 81. Dann bemühten sich *Rufus* (offensichtlich aus Ephesos*)

* Daß die von *Oribasius* zitierten Fragmente von *Rufus* aus Ephesos selbst stammen, ergibt sich daraus: ein Teil von ihnen findet sich in einer Handschrift, die die Anatomie des *Rufus* von Ephesos enthält und die von *I. S. Grass* gesammelt auf Latein übersetzt wurde in *Heinr. Stephan*, Principes artis medicae, 1567, fol. S. 128.

und die Pneumatiker *Herodot* und *Archigenes* im ausgehenden ersten Jahrhundert unserer Zeitrechnung sehr, die Anwendung des Helleborus zu vervollkommnen und zu lehren, wie die Fragmente der von ihnen verfaßten Schriften bei *Oribasius* klar bezeugen.

§ 82. Nicht lange nach diesen aber schätzte *Claudius Galen**

* Nach der Mitte des zweiten Jahrhunderts unserer Zeitrechnung in Rom, hochberühmt in den Medizinschulen und nahezu einzigartig über dreizehn Jahrhunderte.

aus Pergamon, Gründer einer Schule und Fackel und Sprachrohr ihrer allgemeinen Therapie, eher darauf bedacht, sich ein sehr genaues System auszudenken als auf Erfahrung zu achten, es verachtend, die Wirkungen der Medikamente durch Experimente zu ermitteln, ja vielmehr, als besonders schlechtes Beispiel, allgemeine Hypothesen ersinnend,*

* Omnes omnium simplicium medicamentorum vires et qualitates non per experimenta in corpore humano, sed conjectura tantum statuit, verbi causa, helleborum *utrumque* (de simpl. med. facultate libro XI. Tom. XIII. p. 173.) *in tertio ordine calidum et siccum* fingens arbitrarie, quum tamen harum duarum plantarum, effectu medico in corpus humanum toto coelo a se invicem differentium, una eademque qualitas nullo modo esse possit.

44 veratri | albi usum neglexit, quin potius timuit. In per paucis enim locis scriptorum suorum copiosissimorum (facundiae caeterum et acuti ingenii testium) praeclari huius medicaminis iniicit mentionem. In libro quidem: *quos purgare oporteat,* veterum medicorum circa helleborismum cautelas et regulas maxime ex *Hippocrate* et *Rufo* repetit praeparatorias, sed nihil de suo addens, ex quo conspiciatur, a se ipso magnam curam esse celebratam; immo refert: „nonnunquam dedimus ex oxymelite raphanos, in quibus per nychthemerum infixae fuerant fibrae hellebori albi, quae quidem lenis ex eo vomitio sit appellanda;" quasi diceret: se non magnam curam, sed lenem tautum illam *Philotimi* methodum interdum adhibuisse. Eundem lenem potissimum veratri usum commendat in libro I. meth. med. ad *Glauconem,* Cap. 12. Praeterea in Commentariis ad hippocraticos et pseudohippocraticos libros hinc inde de helleboro agit leviter et suspensa quasi manu,
45 ita tamen ut patefiat, a serio huius radicis usu valde se abhor- | ruisse. Sic, ubi Hippocrates*

* Vel ejus avus, qui librorum de fracturis et de articulis auctor esse a quibusdam perhibetur.

in maxima calcanei a saltu ab alto contusione, ad praecavendum, ut videtur, tetanum et gangraenam, eo ipso, vel postero die helleborum dari iubet, antequam febris accedat, vel cum levis modo adsit, vel non continua; *Galenus* fatetur: „se ne febris quidem experti porrigere helleborum audere."*

* Ἡμεῖς δὲ οὐδ' ἀπυρέτῳ τολμῶμεν διδόναι (ἐλλέβορον) in Comment. II. in librum de fractur. (edit. cit. Tom. XII. p. 204.)

Tam longe aberat ab helleborismi priscorum medicorum usu!

§. 83. Me sane latet, utrum per solum *Galeni* exemplum, an per eius scriptorum dogmata, quae tamquam oracula numinis, falli nescii, in toto orbe terrarum, ad litteram usque in omnibus medicorum scriptis repetebantur, an vero alia de causa factum sit, ut qui proxime eum sequerentur medici*

* *Caelius Aurelianus,* qui coaevus *Galeni* fuise, nec post eum vixisse videtur, in epilepsia helleborismum (l. c. lib. I. Cap. 4.) adhibere docet, quamquam stylo afro, id est, parum romano, rudi et aspero.

helleborismum omnino fere negligerent; hoc saltem constat, per duo fere secula parum esse usurpatum, donec vir in medicina pariter atque chirurgia praestans, *Antyllus**

* Circa annum 330, aerae nostrae, auctor; cujus fragmenta *Oribasius* et *Aetius* servarunt, Cl. *Sprengelius* vero seorsim edidit.

46 tantam huic | curationi daret operam, ut in cautelis, quas medicaminis huius usus postulat, exponendis, facile sit princeps.

* Die Wirkungen und Beschaffenheiten aller einfachen Medikamente begründete er nicht durch Experimente am menschlichen Körper, sondern nur durch Vermutungen, beispielsweise gab er willkürlich vor, daß die beiden Arten des Helleborus (de simpl. med. facultate Buch XI. Bd. XIII. S. 173) *warme und trockenen Substanzen in der dritten Ordnung* seien, obwohl diese beiden Pflanzen, die in der medizinischen Wirkung auf den menschlichen Körper untereinander völlig verschieden sind, auf keinen Fall die gleiche Beschaffenheit besitzen können.

die Anwendung des Veratrum | album gering, vielmehr fürchtete er sie sogar. An ganz 44
wenigen Stellen seiner höchst zahlreichen Schriften (im übrigen Zeugnisse seiner Redegabe und seines scharfen Geistes) erwähnt er nämlich dieses bekannte Medikament. In dem Buch: *welche Personen zu reinigen sind* wiederholt er die Vorsichtsmaßnahmen und Regeln der alten Ärzte zur Vorbereitung des Helleborismus größtenteils aus *Hippokrates* und *Rufus*, fügt aber nichts eigenes hinzu, woraus ersichtlich wäre, daß er selbst die große Behandlung anwandte; vielmehr lehnt er sie ab: „Manchmal verabreichten wir Rettiche mit Honigessig, in die über Tag und Nacht Fasern des Helleborus albus eingesteckt waren, und das dadurch erreichte Erbrechen kann als mild bezeichnet werden"; als ob er sagen wollte: er habe nicht die große Behandlung angewandt, sondern manchmal nur jene milde Methode des *Philotimus*. Hauptsächlich dieselbe milde Anwendung des Veratrum empfiehlt er in Buch I der medizinischen Methode an *Glauko*, Kap. 12. Außerdem behandelt er in den Kommentaren zu den Hippokratischen und Pseudohippokratischen Büchern hier und da den Helleborus leichtfertig und gleichsam mit ängstlicher Hand, so daß deutlich wird, daß er vor dem ernsthaften Gebrauch dieser Wurzel sehr | zurückschreckte. Wenn *Hippokrates** 45

* Oder dessen Großvater, der von einigen als Autor der Bücher de fracturis und de articulis erwähnt wird.

bei einer schweren Quetschung der Ferse durch einen Sprung aus der Höhe, offensichtlich zur Vorsorge vor Tetanus und Gangrän, am selben oder am nächsten Tag die Verabreichung von Helleborus anordnet, bevor ein Fieber hinzukommt oder wenn nur leichtes Fieber eingetreten ist oder kein ständiges, gibt *Galen* zu: „er wage es nicht einmal, einem Patienten ohne Fieber Helleborus zu verabreichen."*

* „Wir aber wagen nicht einmal einem fieberfreien Menschen (Helleborus) zu geben"[27] im Comment. II. im Buch de fractur. (zit. Ausg. Bd. XII. S. 204)

So weit entfernt war er von der Anwendung des Helleborismus der alten Ärzte.

§ 83. Es verbirgt sich mir, ob allein durch das Beispiel des *Galen* oder durch die Dogmen in seinen Schriften, die gleichsam wie die Orakelsprüche einer unfehlbaren Gottheit auf dem gesamten Erdkreis auf den Buchstaben genau beständig in sämtlichen medizinischen Schriften wiederholt wurden, oder ob es durch andere Gründe geschah, daß die ihm unmittelbar nachfolgenden Ärzte*

* *Caelius Aurelianus*, der offensichtlich ein Zeitgenosse *Galens* ist und nicht nach ihm gelebt hat, lehrt die Anwendung des Helleborismus (a. a. O. Buch I. Kap. 4) bei Epilepsie, allerdings in einer Sprache mit afrikanischem Akzent, d. h. zu wenig römisch, ungefügt und rauh.

den Helleborismus beinahe gänzlich geringschätzten; wenigstens steht fest, daß er über beinahe zwei Jahrhunderte wenig ausgeübt wurde, bis ein Mann, der in der Medizin und in der Chirurgie gleichermaßen hervorragend war, *Antyllus*,*

* Ein Autor um das Jahr 330 unserer Zeitrechnung; seine Fragmente haben *Oribasius* und *Aetius* bewahrt, Cl. *Sprengel* hat sie aber separat herausgegeben.

solche | Mühe auf diese Behandlung verwandte, daß er bei der Erklärung der Vorsichts- 46
maßnahmen, die der Gebrauch dieses Medikaments erfordert, leicht der beste ist.

---

27 Galen, *Hippocratis librum de fracturis Commentarii III* 2, 29: XVIII. 2 446, 1 f. K.

§. 84. Paullo post eum *Posidonius*, non infimo loco medicus, ut ex fragmentis ab *Aetio* servatis conspicere licet, cum *Antyllo* in helleborismo excolendo aemulatus est.*

* Aetate *Oribasii* et paullo ante eum scripsisse (circa annum 360.) ex eo intelligitur, quod *Oribasius* in capite de epilepsia (Synopsis lib. VIII. Cap. 6.) verbotenus fere, sed tacite, exscripserit *Posidonii* morbo huic medendi rationem, quam *Aetius* (Tetrab. II. Serm. II. Cap. 13.) sub *Posidonii* auctoritate adfert. Sed *Posidonius* noster (quem, nescio qua ratione, aliqui *Possidonium* nominent, quum etymologia pariter atque Aldina graeci textus editio, tum etiam *Photius*, (p. 565.) ποσειδωνίου nomen ipsi vindicent) cum illo antiquiori, quem *Strabo* (Geogr. lib. XI. p. 491.) *Ptolemaei amicum* vocat, Philosopho, non confundendus est.

§. 85. Tunc vero magna per helleborum cura sensim iterum et penitus fere in desuetudinem abiit. Etenim *Oribasius*, circa annum 362 in Collectis quidem suis, *Juliano* imperatori (apostatae dicto) inscriptis, multa e Veteribus de helleborismo congessit, at ubi ipse eum docere debuisset (in Synopsi ad *Eustathium* filium), eius non meminit. |

47 §. 86. Seculo tamen post *Asclepiodotus*, a praeceptore fanatico, *Jacobo Psychresto* multum recedens, (circa annum 460.) intermissum diu neglectumque helleborismi usum resuscitavit et morborum summe obstinatorum graviumque admirandis per medicinam hancce curis, maximam adeptus est famam;*

* Ἀσκληπιόδοτος – τοῦ λευκοῦ ἐλλεβόρου πάλαι τὴν χρῆσιν ἀπολωλυῖαν – αὐτὸς ἀνεκαίνησε, καὶ δι' αὐτοῦ ἀνιάτους νόσους ἰάσατο (*Photii* Μυριόβιβλον, p. 1054. edit. *Schotti*, Rothomagi, 1653. fol.)

sed inter omnes medicos antiquitatis *ultimus*, quippe post quem omnis helleborismi usus inter Graecos oblivione sepultus, nec ab Arabum ullo*

* Immo *Mesue*, sub caliphatu *Rashid*, circa annum 800. adeo celeber, ut medicorum evangelista diceretur, ad veratri albi usum penitus abolendum multum contulit; ita enim in libro de simpl. Cap. 30: „Elleborus duplex est," inquit, „albus et niger, hicque salubrior albo, qui symptomata terribilia minatur."

postea restitutus est.

§. 87. *Aetius* enim Amidenus, qui circa annum 545.)*

* Vir doctissimus M. D. *Carolus Weigel* in Aetianarum exercitationum specimine (Lips. 1791. 4. p. 8.) argumentis evicit, *Aetium* inter annum 540. et 550, *Alexandrum* vero Trallianum ad decennium sextum ejusdem seculi esse referendum.

egregio ordine et perspicua dicendi ratione, quaecumque veteres de morborum cu-
48 ratione scriptis reliquerant, in sedecim libros con- | gessit, ex *Antyllo* quidem et *Posidonio*, quae ad helleborismum pertinent, studiose excerpsit, de sua vero experientia nihil prorsus addit.

§. 88. Ita et *Alexander Trallianus*, qui circa annum 555. *Iustiniani* aevo, duodecim de re medica libros graece composuit, tam alienus erat, uti caeteri eius aetatis medici,*

* Cui conspirat *I. Freind* (Hist. de la med. Tom. I. p. 160): *„ce medicament,"* inquit, *„si rénommé parmi les anciens étoit* (du tems d' Alexandre) *déjà devenu tout-à-fait hors d' usage.*

ab usu huius radicis, ut lapidem armeniacum (cupri oxydum fossile) veratro albo longe praeferret, „tanquam evacuantem sine molestia et periculo medicinam, quod secus sit in veratro albo.*

§ 84. Kurz nach diesem wetteiferte *Posidonius*, ein Arzt aus nicht geringen Stande, mit *Antyllus* in der Ausarbeitung des Helleborismus, wie aus den von *Aetius* überlieferten Fragmenten ersichtlich ist.*

* Daß diese zur Zeit des *Oribasius* und kurz vor ihm geschrieben wurden (um das Jahr 360), geht daraus hervor, daß *Oribasius* im Kapitel über Epilepsie (Synopsis Buch VIII. Kap. 6) beinahe wörtlich, aber seine Quelle verschweigend, das Verfahren des *Posidonius* zur Heilung dieser Krankheit abschrieb, das *Aetius* (Tertrab. II. Serm. II. Kap. 13) unter der Autorität des *Posidonius* zitiert. Aber unser *Posidonius* (den irgendwelche, warum weiß ich nicht, *Possidonius* nennen, obwohl die Etymologie, genauso die Aldinen-Ausgabe des griechischen Texts und auch *Photius* (S. 565) für ihn den Namen ‚Poseidonios‘ beanspruchen) darf nicht mit dem älteren Philosophen, den *Strabon* (Geogr. Buch XI. S. 491) einen *Freund des Ptolemaeus* nennt, durcheinandergebracht werden.

§ 85. Dann aber geriet die große Behandlung mit Helleborus allmählich wiederum und beinahe tief in Vergessenheit. *Oribasius* nämlich, um das Jahr 362 in seinen Kaiser *Julianus* (genannt Apostata) gewidmeten Collecta, trug vieles aus den Alten über den Helleborismus zusammen, wo er ihn aber selbst hätte lehren müssen (in der Synopse an seinen Sohn *Eustathius*), erwähnt er ihn nicht. |

§ 86. Ein Jahrhundert später erweckte *Asklepiodotos*, in starker Abweichung 47
von seinem fanatischen Lehrer *Jacobus Psychrestus* (um das Jahr 460), die lange unterbrochene und vernachlässigte Anwendung des Helleborismus zu neuem Leben und erreichte, weil er besonders beharrliche und hartnäckige Krankheiten durch diese Medizin wundersam heilte, höchsten Ruhm;*

* „Asklepiodot brachte den weißen Helleborus wieder von Neuem zur Anwendung, nachdem er schon lange Zeit aus dem Gebrauch gekommen war und konnte durch ihn viele [bisher] unheilbare Krankheiten heilen.“[28] (*Photius* Myriobiblon, S. 1054. hrsg. *Schott*, Rouen, 1653. fol.)

aber unter allen Ärzten des Altertums war er der *letzte*, weil ja nach ihm ein jeder Gebrauch des Helleborismus bei den Griechen in Vergessenheit geriet und von keinem der Araber*

* Sogar *Mesue*, unter dem Kalif *Rashid* um das Jahr 800 so berühmt, daß er Evangelist der Ärzte genannt wurde, trug viel bei zum völligen Verschwinden des Gebrauchs von Veratrum album; er sagt nämlich im Buch de simpl. Kap. 30: „Helleborus gibt es zweifach, weiß und schwarz, dieser ist heilsamer als der weiße, der mit schrecklichen Symptomen droht.“

danach wiederbelebt wurde.

§ 87. *Aetius* aus Amidena nämlich trug um das Jahr 545*

* Dr. *Karl Weigel*, ein hochgelehrter Mann, bewies in seiner Schrift Aetianarum exercitationum specimen (Leipzig 1791. 4. S. 8) argumentativ, daß *Aetius* zwischen die Jahre 540 und 550, *Alexander* von Tralles aber ins sechste Dezennium desselben Jahrhunderts gerechnet werden muß.

in herausragender Anordnung und klarem Stil in sechzehn Büchern alles zusammen, was die Alten über die Behandlung von Krankheiten in ihren Schriften hinterlassen
hatten, | aus *Antyllus* und *Posidonius* exzerpierte er eifrig alles, was zum Hel- 48
leborismus gehörte, aus seiner eigenen Erfahrung fügte er aber überhaupt nichts hinzu.

§ 88. So war auch *Alexander von Tralles*, der um das Jahr 555 zur Zeit *Justinians* zwölf Bücher über Medizin auf Griechisch verfaßte, der Gebrauch dieser Wurzel so fremd wie den übrigen Ärzten dieser Zeit,*

* Diesem stimmt *I. Freind* (Hist. de la med. Bd. I. S. 160) zu, wenn er sagt: „Dieses Medikament, so angesehen unter den Alten, war (zur Zeit Alexanders) schon ganz ungebräuchlich geworden.“

daß er armenischen Stein (fossiles Kupferoxid) bei weitem dem Veratrum album vorzog, „sozusagen als eine reinigende Medizin ohne Beschwerden und Gefahr, was nicht so ist beim Veratrum album.“*

28 Photius, *Bibliotheca* Codex 242 Bekker p. 344 b 1. 23–28. Photius ‚Bibliothek‘ ‚wurde auch *Myriobiblon* genannt, wörtlich etwa ‚Tausendbuch‘.

* Libr. I. in fine Capitis de melancholicis.

§. 89. Postea quidem *Paullus* Aegineta, qui septem suos de medicina libros circa annum 640. graece scripsit, ad helleborismum celebrandum quae pertinent ex veteribus hausta, strictim proposuit,*

* Libr. VII. Cap. 10.

sed ita ut intelligas, ab ipso non fuisse usurpatum.

§. 90. *Johannes* denique, Zacchariae filius, cognomine *Actuarius**

* Quum a *Myrepso,* qui exeunte seculo decimo tertio scripsit, *Actuarius* citetur, non post annum 1280. floruisse videtur (v. *Freind,* l. c. p. 463, 464.)

49 veratri albi | non nisi obiter meminit,*

* Method. med. libr. V. Cap. 8.

et modo ex aliorum relatione.

Quibus anni temporibus, quibus morbis, quibusque hominibus helleborismum Veteres aptum iudicarint vel ineptum.

§. 91. Ver aptissimum censebant prisci medici ad evacuationes per helleborum, secundo autumnum, et si inter hyemem et aestatem optio erat facienda, aestate libentius per superiora, hyeme per inferiora purgabant.*

* *Hippocr.* Sect. IV. Aph. 4. et 6.

§. 92. Helleborismi usum interdicebant in asthmatibus, tussibus, et ulceribus internis (v. c. pulmonis tabe,*

* *Hippocr.* Sect. IV. Aph. 8. – *Rufus,* apud *Oribasium,* Collect. lib. VII. Cap. 26. p. 244.

et iecoris colliquatione;) ita et haemoptoicis, quamvis iam recte valere viderentur, veriti ne vena rumpatur in pulmonibus maxime gracilium hominum angusto pectore et longa cervice, i. e. phthisico habitu, praeditorum (siquidem eiusmodi naturae plerumque tubercula habeant in thorace, difficulter spirent et tussi vexentur*);

* *Rufus,* l. c. p. 245.

50 item in faucium et colli morbis, in | oris ventriculi dolore eorum, qui vomere facile non possint,*

* *Rufus,* l. c. p. 244. et 245.

ita etiam in lienteria,*

* *Hipp.* l. c. aph. 12.

in suffusionis oculorum primordiis, capitisque adfectibus, qui ex intervallis violentos dolores inducunt, cum faciei rubore et vasorum distentione; in hysterica denique strangulatione.*

* Ex *Antyllo et Posidonio Aetius* refert, lib. III. Cap. 121.

§. 93. In universum febricitantium nemini, praeterquam quartanariis quibusdam concedebant.*

* *Galenus,* lib. I. de meth. med. ad Glauconem, Cap. 12. – *Rufus,* l. c. p. 264.

§. 94. Praeterea, pinguiores non facile vomitum helleboricum ferre, opinabantur,*

* *Rufus,* l. c. p. 245. Eosdem et *Hippocrates* mihi videtur indicare, dum dicit: (Sect. IV. aph. 16.) Ἐλλέβορος ἐπικίνδυνος τοῖσι τὰς σάρκας ὑγιέας (quasi diceret: „habitiores," *fleischichte Per-*

* Buch I. am Ende des Kapitels de melancholicis.

§ 89. Später stellte *Paullus* aus Aegina, der seine sieben Bücher über Medizin um das Jahr 640 auf Griechisch schrieb, das, was, aus den Alten gesammelt, zur Anwendung des zu rühmenden Helleborismus gehörte, bündig dar,*

* Buch VII. Kap. 10.

aber auf eine Weise, daß man merkt, daß er ihn selbst nicht ausübte.

§ 90. *Johannes*, Sohn des Zacharias, mit dem Beinamen *Actuarius*,*

* Da *Myrepsus*, der im ausgehenden dreizehnten Jahrhundert schrieb, ihn als *Actuarius* zitiert, kann er offensichtlich nicht nach 1280 gelebt haben (s. *Freind*, a. a. O. S. 463, 464).

erwähnt das Veratrum album | nur nebenbei,* 49

* Method. med. Buch V. Kap. 8.

in einem anderen Bezug.

Zu welchen Jahreszeiten, bei welchen Krankheiten und für welche Patienten die Alten den Helleborismus für geeignet oder ungeeignet hielten

§ 91. Die alten Ärzte hielten den Frühling für besonders geeignet für Reinigungen durch Helleborus, an zweiter Stelle den Herbst, und wenn zwischen Winter und Sommer eine Wahlmöglichkeit bestand, dann reinigten sie im Sommer lieber durch die oberen Wege, im Winter durch die unteren.*

* *Hippokr.* Abt. IV. Aph. 4 und 6.

§ 92. Sie verboten die Anwendung des Helleborismus bei Asthma, Husten, inneren Geschwüren (bspw. durch Lungenschwindsucht*

* *Hippokr.* Abt. IV. Aph. 8. – *Rufus*, bei *Oribasius*, Collect. Buch VII. Kap. 26. S. 244.

und Einschmelzung der Leber); so fürchteten sie auch bei Blutspucken, obwohl die Patienten gesund zu sein scheinen, daß eine Vene in den Lungen platze, vor allem bei schmächtigen Personen mit enger Brust und langem Hals, d.h. mit ausgezehrtem Aussehen (da ja die meisten dieser Natur Tuberkel in der Lunge hätten, schwer atmeten und unter Husten litten*);

* *Rufus*, a. a. O. S. 245.

ebenso bei Krankheiten des Rachens und des Halses, bei | Schmerzen am Mageneingang bei denen, die sich nicht leicht erbrechen können,* 50

* *Rufus*, a. a. O. S. 244 und 245.

so auch bei Milzsucht,*

* *Hipp.* a. a. O. Aph. 12.

bei beginnendem grauen Star, bei Beschwerden des Kopfes, die mit Unterbrechungen heftige Schmerzen verursachen mit einer Gesichtsrötung und Ausdehnung der Gefäße; schließlich bei hysterischer Erstickung.*

* *Aetius* zitiert nach *Antyllus* und *Posidonius*, Buch III. Kap. 121.

§ 93. Im allgemeinen gestatteten sie es keinem Fiebernden außer bei einigen Viertagesfiebern.*

* *Galen*, Buch I. de meth. med. an Glaucon, Kap. 12. – *Rufus*, a. a. O. S. 264.

§ 94. Außerdem glaubten sie, daß dicke Personen nicht leicht das Erbrechen durch Helleborus ertragen*

* *Rufus, a. a. O. S.* 245. Dieselben gibt offensichtlich auch *Hippokrates* an, wenn er sagt: (Abt. IV. aph. 16) „Helleborus ist gefährlich für Leute mit gesundem Fleisch (damit meint er etwa:

sonen) ἔχουσι, σπασμὸν γὰρ ἐμποιέει – quare (Sect. IV. Aph. 6.:) τοὺς ἰσχνοὺς – ἄνω φαρμακεύειν, *graciles per superiora ut purgentur*, imperat, eadem ratione.

nec plethoricos,*

* *Aetius*, lib. III. Cap. 124.

neque lipothymiae obnoxios.

§. 95. Timidos item et qui pusilli erant animi aegre admittebant, quum, si qua in
51 ulla alia re, maxime in hac operatione forti opus | sit animo; quare nec mulieres, nec senes, nec pueros ipsi aptos iudicabant.*

* *Rufus*, l. c. p. 245.

§. 96. Convenire autem maxime longis valentibusque morbis sine febre, insaniae,*

* *C. Celsus*, de Medicina lib. II. Cap. 13. cui omnes alii medici veteres consentiunt.

melancholiae,*

* *Aretaeus*, Curat. diut. lib. I. Cap. 5. – *Galenus*, de atra bile, Cap. 7. – *Plinius*, histor. natur. lib. XXV. Sect. 94. „efficacius elleborum," inquit, „ad vomitiones et ad bilem nigram extrahendam."

inveteratis pedum et coxendicum doloribus, doloribus articulorum,*

* *Rufus*, l. c. p. 263. – *Aetius*, l. c. Cap. 121.

initiis podagrae,*

* *Aretaeus*, Curat. diut. lib. II. Cap. 12. καὶ γὰρ τοῖσι ποδαγρικοῖσι ἐλλέβορος τὸ μέγα ἄκος, ἀλλὰ ἐν τοῖσι πρώτῃσι προσβολῇσι τοῦ πάθεος.

epilepsiae,*

* *Celsus*, l. c. – et *Caelius Aurelianus*, tard. Pass. libr. I. Cap. 4. §. 108–111.

cynico spasmo,*

* *Celsus*, lib. IV. Cap. 2.

mentis segnitiei,* |

* Neque ad morbosam solum mentis imbecillitatem adhibebatur, sed, quod mirum, a sanis etiam hominibus, studio literarum deditis, ad acuendum ingenium et, ut *Plinius* (hist. nat. lib. XXV. Sect. 21.) ait, „ad pervidenda acrius, quae commentabantur, saepius sumtitabatur veratrum," verbi causa, a *Carneade* academico, qui (v. *A. Gellius*, N. A. lib. XVII. Cap. 15.) „scripturus adversus Stoici *Zenonis* libros superiora corporis elleboro candido purgavit." Idem *Carneades* (*Valerio Maximo* lib. VIII. Cap. 7. auctore) „cum *Chrysippo* disputaturus helleboro se ante purgabat ad exprimendum ingenium suum attentius et illius refellendum acrius." Quo quidem ex usu veratri ad aciem ingenii exacuendam *Luciani* Samosatae illud intelligitur (βίων πρᾶσις, Op. Tom. I. p. 564. edit. *Reitzii*): οὐ θέμις γενέσθαι σοφόν, ἢν μὴ τρὶς ἐφεξῆς τοῦ ἐλλεβόρου πίῃς – „non licet fieri sapientem nisi ter usus sis helleboro deinceps," et non minus *Horatii* illud, quando per verba: „*Tribus Anticyris insanabile caput*," hebes nimis ingenium deridet, cuius per *ter* repetitum helleborismi usum stupiditas non sanetur.

Tam crebrae enim erant antiquitus ad mentis infirmitatem curae helleboricae in urbe Anticyra, tamque pervulgatae, ut huius urbis nomen metonymice ad helleborismum ipsum transferretur

„wohlbeleibt“, fleischichte Personen), denn er erzeugt Krämpfe“[29]– Deshalb (Abt. IV. Aph. 6) [solle man] „bei dünnen Leuten – durch die oberen Körperwege behandeln“[30], ordnet er an, *daß bei zierlichen Menschen durch die oberen Körperwege gereinigt werden soll.*

weder Personen mit Blutüberfluß*

* *Aetius*, Buch III. Kap. 124.

noch die, die an Ohnmacht leiden.

§ 95. Ebenso ließen sie ängstliche und mutlose Personen kaum zu, weil, wenn überhaupt bei einer anderen Angelegenheit, vor allem bei dieser Behandlung eine tapfere Natur | gebraucht wird; daher hielten sie weder Frauen, noch Greise, noch **51**
Kinder für geeignet.*

* *Rufus*, a. a. O. S. 245.

§ 96. [Der Helleborismus] kam aber zur Anwendung vor allem bei langdauernden, starken Krankheiten ohne Fieber, Geisteskrankheit,*

* *C. Celsus*, de Medicina Buch II. Kap. 13, dem sämtliche anderen alten Ärzte zustimmen.

Melancholie,*

* *Aretaeus*, Curat. diut. Buch I. Kap. 5 – *Galen*, de atra bile, Kap. 7 – *Plinius*, histor. natur. Buch XXV. Abt. 94 sagt: „wirksamer sei Helleborus zu Erbrechen und um schwarze Galle aus dem Körper zu ziehen.“

bei festgesetzten Schmerzen in den Füßen und Hüftknochen, Gliederschmerzen,*

* *Rufus*, a. a. O. S. 263. – *Aetius*, a. a. O. Kap. 121.

beginnender Fußgicht,*

* *Aretaeus*, Curat. diut. Buch II. Kap. 12. „Denn auch für Gichtkranke [genauer: an Fußgicht Leidende] ist Helleborus ein großartiges Heilmittel, man muß ihn allerdings bei den ersten Anfällen der Krankheit [zum Einsatz bringen].“[31]

Epilepsie,*

* *Celsus*, a. a. O. - und *Caelius Aurelianus*, tard. Pass. Buch I. Kap. 4. § 108–111.

Krämpfe der Gesichtsmuskulatur,*

* *Celsus*, Buch IV. Kap. 2.

bei geistiger Trägheit,* |

* Nicht nur bei krankhafter Geistesschwäche wurde es angewandt, sondern auch, was verwunderlich ist, von gesunden Personen mit wissenschaftlichem Streben, um den Geist zu schärfen und, wie *Plinius* (hist. nat. Buch XXV. Abt. 21) sagt, „um das deutlicher zu erkennen, worüber sie intensiv nachdachten, wurde häufig Veratrum genommen“, beispielsweise von *Karneades* aus der Akademie, der (v. *A. Gellius*, N. A. Buch XVII. Kap. 15) „beim Verfassen der Bücher gegen den Stoiker *Zenon* sich über die oberen Wege des Körpers mit weißem Helleborus reinigte.“ Der selbe *Karneades* (bei *Valerius Maximus* Buch VIII. Kap. 7) „reinigte sich zuvor mit Helleborus, als er mit *Chrysipp* disputierte, um seinen Geist aufmerksamer auszudrücken und diesen schärfer zu widerlegen.“ Durch diese Verwendung des Veratrums, um den Geist zu schärfen, kann auch das Zitat von *Lukian* aus Samosata verstanden werden (‚Versteigerung von Leben‘, Op. Bd. I. S. 564, hrsg. *Reitz*): „Und die Hauptsache: Du kannst kein richtiger Weiser werden, wenn Du nicht dreimal hintereinander Helleborus trinkst.“[32] – „du kannst nicht *weise* werden, wenn du nicht drei Mal nacheinander Helleborus genommen hast“ und ebenso die folgende Horazstelle, wenn er mit den Worten: *„Ein Kopf, der durch drei Mal Anticyra nicht geheilt werden kann“* einen allzu stumpfsinnigen Geist verlacht, dessen Dummheit auch durch *dreifach* wiederholte Anwendung des Helleborismus nicht geheilt werden kann.

Geistige Schwäche in der Stadt Anticyra durch Helleborus zu behandeln, war in alter Zeit so häufig und so allbekannt, daß der Name dieser Stadt metonymisch auf den Helleborismus selbst

29 Hippokrates, *Aphorismi* 4, 16: IV 506 L.
30 Hippokrates, *Aphorismi* 4, 6: IV 504 L.
31 Aretaeus, *De curatione diuturnorum morborum libri duo* 2, 12, 1.
32 Lukian, *Vitarum auctio* (‚Versteigerung von [Philosophen-] Leben‘) 23, 13–15.

et Anticyra diceretur, ubi helleborismum et helleborum adeo intelligerent. Inde mordax illud in avaros dictum *Horatii* (lib. II. Sat. III. v. 82. 83.):

Danda est ellebori multo pars maxima avaris;

Nescio an Anticyram ratio illis destinet omnem – i. e. omnem potius helleborum, qui reperiri possit, avaris propinandum esse, censerem.

Ita etiam *Persius* (Sat. IV. v. 16.) „Anticyras melior sorbere meracas."

O! besser wär's, du schlucktest unvermischt Elleborus.

Ad modum Horatiani illius (Epist. II. II. v. 137.) „Expulit elleboro morbum bilemque meraco."

52 amentiae (attonito morbo), vertiginibus caput obnubilantibus (fanaticis*),

* *Rufus* l. c.

paralysi inveteratae*,

* *Aetius* l. c. Cap. 121. – *Cael. Aurelianus,* l. c. lib. II. Cap. 1.

diutino capitis dolori*,

* *Rufus,* l. c. – *Aretaeus,* Cur. dint. lib. I. Cap. 2.

53 veterno, vitiligini, le- | prae,*

* *Rufus,* l. c.

leucae, et elephantiasi,*

* *Plinius,* l. c. lib. XXV. Sect. 24.

et aliis cutis exanthematibus; tum in calvitie capitis et menti, in incubo, in hydrophobia iam enata*

* *Rufus,* l. c. pag. 263. „efficit," inquit, „ut qui aquam iam reformidarunt, amplius non metuant; id autem olim agricolae quoque cognoverunt, qui, ubi canes morbo caperentur, elleboro purgabant, ac medici multo post tempore homini, qui simili morbo laborabat, elleborum dare in animum induxerunt."

in renum lithiasi, in diuturnis cruditatibus,*

* *Rufus,* l. c. – *Plinius,* l. c.

in coeliaco morbo,*

* *Celsus,* l. c. libr. IV. Cap. 16. – *Aretaeus.* Cur. diut. lib. II. Cap. 7.

in leucophlegmatia, in lienis morbis,*

* *Rufus,* l. c. p. 264.

in struma,*

* *Celsus,* lib. V. Cap. 28. §. 7.

in cancro occulto, quamvis ulceribus ipsis minus convenire videatur,*

* *Rufus,* l. c.

denique in multitudine pene innumera morborum.*

* *Aetius,* (ex. Antyllo et Posidonio,) l. c. Cap. 121: τὸ δὲ ἐξαριθμεῖν ἐφ' ὧν παθῶν εὐδόκιμός ἐστιν ὁ ἐλλέβορος, οὐ ῥᾴδιον διὰ τὸ πλῆθος.

§. 97. Si morbus adsit, qui suapte natura diuturnus esse soleat, multo melius censebant, veratrum in principio morbi propinari, priusquam morbus maiores vires
54 acquisiverit, quia pleraeque | tales affectiones consuetudine et tempore invictae atque insuperabiles evadant.*

übertragen wurde und man Anticyra sagte, wenn man Helleborismus und Helleborus meinte. Daher auch dieser bissige Spruch des *Horaz* (Buch II. Sat. III. v. 82 u. 83) gegen gierige Personen:

Bei weitem der größte Teil an Helleborus muß den Gierigen gegeben werden;

Ich weiß nicht, ob die Vernunft ganz Anticyra für sie bestimmt – d. h. ich wollte glauben, daß der gesamte auffindbare Helleborus den Gierigen verabreicht werden soll.

So auch *Persius* (Sat. IV. v. 16): „Anticyra besser unvermischt schlucken"

O! besser wär's, du schlucktest unvermischt Elleborus.

Dazu auch das Horazzitat (Epist. II. II. v. 137): „Er trieb durch reinen Helleborus Krankheit und Galle aus sich heraus."

Bewußtlosigkeit (Schlaganfall), Schwindel mit Ohnmacht (bei Rasenden),* 52

* *Rufus* a. a. O.

eingewurzelter Paralyse,*

* *Aetius* a. a. O. Kap. 121 – *Cael. Aurelianus*, a. a. O. Buch II. Kap. 1.

langdauerndem Kopfschmerz,*

* *Rufus*, a. a. O. – *Aretaeus*, Cur. diut. Buch I. Kap. 2.

Schläfrigkeit, Hautflechte, | Lepra,* 53

* *Rufus*, a. a. O.

weißem Aussatz, Elephantiasis*

* *Plinius*, a. a. O. Buch XXV. Abt. 24.

und anderen Exanthemen der Haut; sodann bei Haarausfall an Kopf und Kinnbart, bei Albdrücken, bei angeborener Wasserscheu,*

* *Rufus*, a. a. O. S. 263 sagt dazu: „Es bewirkt, daß Kranke, die Wasser bereits scheuten, es nicht weiter fürchten; dies wußten einst auch die Bauern, die, wenn ihre Hunde von der Krankheit befallen wurden, diese mit Helleborus reinigten, und die Ärzte kamen einige Zeit später darauf, einem Menschen, der an der gleichen Krankheit litt, Helleborus zu geben.

bei Nierensteinen, bei langandauernder Magenverderbnis,*

* *Rufus*, a. a. O. – *Plinius*, a. a. O.

bei Bauchhöhlenkrankheit,*

* *Celsus*, a. a. O. Buch IV. Kap. 16. – *Aretaeus*. Cur. diut. Buch II. Kap. 7.

bei Bleichsucht, bei Krankheiten der Milz,*

* *Rufus*, a. a. O. S. 264.

bei Kropf,*

* *Celsus*, Buch V. Kap. 28. § 7.

bei verborgenem Krebs, obgleich er bei Geschwüren selbst weniger angebracht scheint,*

* *Rufus*, a. a. O.

und schließlich fast bei einer Unzahl von Krankheiten.*

* *Aetius*, (nach Antyllus und Posidonius) a. a. O. Kap. 121: „Es ist nicht leicht, aufzuzählen, für welche Leiden Helleborus ein berühmtes Heilmittel ist, wegen der großen Zahl [seiner Einsatzmöglichkeiten]."[33]

§ 97. Liegt eine Krankheit vor, die von sich aus dazu neigt, langwierig zu sein, so hält man es für viel besser, das Veratrum zu Beginn der Krankheit zu verabreichen, bevor die Krankheit größere Kräfte geschöpft hat, weil die meisten | solchen Erkran- 54
kungen durch Gewohnheit und lange Zeit unüberwindlich und unheilbar werden.*

---

33 Aetius Amidenus, *Iatricorum liber* 3, 122, 6 f.

* *Rufus*, l. c. pag. 264.

§. 98. Si vero morbi accessionibus et intermissionibus periodicis redeant, iis, quorum paroxysmi cito expectandi sint, non dandum medicamentum, quibus vero serius, exhibendum iudicabant; in morbis porro, qui magnas et ordinatas intermissiones habeant, multo ante accessionem medicari oportere, sin vero parvas et inordinatas, tunc helleborismum esse usurpandum, quam primum accessio cesset, praecipue in morbo comitiali.*

* *Rufus*, l. c. p. 265.

Praeparatio ad helleborismum.

§. 99. Quum veratrum dandum esse videbatur, victus rationem instituebant, quae in universum erat, ut, qui *difficulter* vomebant, *Hippocratis**

* Sect. IV. Aph. 13. – item *Celsus*, libr. II. Cap. 15.

monitu, ante propinationem pharmaci, corpus humectarent plenioribus nutrimentis et requie – (addunt pseudohippocratici libri v. c. lib. VI. Epidemicorum: „per balneum,") secundum posteriorum vero medicorum doctrinam: ut *ad vomitum artificiose adsuefierent.* |

55 §. 100. Etiam eos, qui *facile* vomebant, ter tamen vomere iubebant, antequam medicamentum magnum porrigebant, primo a coena, secundo ieiunos,*

* Vt a coena, ita ieiuni, balnei usu praegresso, vomebant, non nisi digitis, aut penna oleo intincta faucibus immissis, pharyngemque titillantibus.

postremo raphano*

* Plus quam libram et ad sesquilibram usque raphanorum acriorum comedenda dabant post exiguum cibum et aquae potum; tum integram horam expectare, donec ructus et nausea orirentur, denique digitis, aut pluma in fauces insertis vomitum proritare iubebant, id quod, *ex raphano vomere*, dicebant. *Archigenes*, ap. *Oribasium*, l. c. lib. VIII. Cap. I. p. 270.

prius adsumto (vel origano, vel hyssopo, vel eruca,* –

* Leviter decoctas herbas si quis comederit. *Rufus* apud *Aetium* lib. III. Cap. 119.

alii, ter tantum a coena;*

* *Aetius*, lib. III. Cap. 127.

tum biduum, aut triduum intermittere, priusquam helleborum biberent.

§. 101. Quos voro difficulter vomere norant, longiori temporis spatio, ad tres hebedomadas usque praeparabant*

* *Archigenes*, l. c. p. 267.

et pluribus diebus (v. c. tertio vel quarto quoque die) vomitui adsuefaciebant,*

* Ad summum quatuor vomitus a coena, et duo ex raphano in universum ciebant iis, qui quam minime ad vomitum essent proclives. *Archigenes* l. c. pag. 267–271.

56 ita ut frequentius vomere deberet homo, | quando proxime ad sumendum medicamentum accederet, ratione tamen habita corporis virium, ne diutius iusto vomitibus his praeviis extenuarentur, quia si qua alia re, robore praesertim ad hanc curam sit opus.*

* *Rufus*, a. a. O. S. 264.

§ 98. Treten aber Krankheiten mit periodischen Anfällen und Unterbrechungen auf, dann sollte das Medikament den Patienten nicht gegeben werden, deren Anfälle in kurzen Abständen zu erwarten sind, bei langen Abständen hielten sie die Anwendung aber für angebracht; ferner sollte es bei Krankheiten mit langen und regelmäßigen Unterbrechungen lange vor einem Anfall gegeben werden, bei kurzen und unregelmäßigen Unterbrechungen soll der Helleborismus aber dann verabreicht werden, sobald der Anfall nachläßt, besonders bei Epilepsie.*

* *Rufus*, a. a. O. S. 265.

Vorbereitung zum Helleborismus

§ 99. Wenn das Veratrum gegeben werden sollte, verordneten die Ärzte einen allgemeinen Diätplan, um Patienten, die sich nur *unter Schwierigkeiten* erbrechen konnten, nach Anraten des *Hippokrates**

* Abt. IV. Aph. 13 – ebenso *Celsus*, Buch II. Kap. 15.

vor der Verabreichung des Pharmakons den Körper zu befeuchten mit reichhaltigerer Nahrung und Ruhe – (die pseudohippokratischen Bücher, bspw. Buch VI über die epidemischen Krankheiten, fügen hinzu: „durch Baden") gemäß der Lehre der späteren Ärzte aber: damit *sie an künstliches Erbrechen gewöhnt werden.* |

§ 100. Auch diesen, die sich *leicht* erbrechen, verordneten sie dreimaliges Erbre- 55
chen, bevor sie das starke Medikament gaben, einmal gleich nach der Mahlzeit, das zweite Mal auf nüchternen Magen,*

* Wie gleich nach der Mahlzeit, so erbrechen sie sich auch nüchtern, nach dem Besuch im Bad, indem sie ihre Finger oder eine ölgetränkte Feder in den Schlund stecken und den Rachen damit reizen.

schließlich nach der Einnahme von Rettich*

* Mehr als ein Pfund und bis zu eineinhalb Pfund scharfer Rettich gaben sie zum Essen nach einer kleinen Mahlzeit und Wasser zum trinken; dann verordneten sie, eine volle Stunde zu warten, bis das Aufstoßen und die Übelkeit einsetzten, und schließlich mit Fingern oder einer Flaumfeder im Hals das Erbrechen anzuregen; dies bezeichneten sie als *durch Rettich erbrechen. Archigenes*, bei *Oribasius*, a. a. O. Buch VIII. Kap. I. S. 270.

(oder Oreganum, Ysop oder Rauke*)

* Wenn jemand leicht gekocht Kräuter zu sich nehmen sollte. *Rufus* bei *Aetius* Buch III. Kap. 119.

– andere verordneten nur dreimaliges [Erbrechen] gleich nach dem Essen;*

* *Aetius*, Buch III. Kap. 127.

dann sollten sie zwei oder drei Tage aussetzen, bevor sie den Helleborus tranken.

§ 101. Patienten, die bekannt waren für Schwierigkeiten beim Erbrechen, bereiteten*

* *Archigenes*, a. a. O. S. 267.

sie über einen längeren Zeitraum von bis zu drei Wochen vor und gewöhnten sie an mehreren Tagen (bspw. an jedem dritten oder vierten Tag) an das Erbrechen,*

* Sie riefen im ganzen höchstens vier Mal Erbrechen nach der Mahlzeit und zwei Mal nach Rettich hervor bei den Patienten, die nur wenig Neigung zum Erbrechen haben. *Archigenes a. a. O.* S. 267–271.

so daß der Patient sich häufiger erbrechen mußte, | wenn er näher an die Ein- 56
nahme des Medikaments rückte, mit Rücksicht auf seine Kräfte, damit diese nicht länger als angebracht durch dieses vorausgehende Erbrechen geschwächt werden, weil, wenn überhaupt bei einer Angelegenheit, besonders bei dieser Behandlung körperliche Stärke vonnöten ist.*

* *Rufus*, l. c. p. 265.

§. 102. Inter singulos vomitus igitur tres vel quatuor dies integros intercalabant, quibus corpus per alimenta facile digestibilia, otium et mentis lenimina recreabant.

§. 103. Post ultimum vomitum unum aut duos*

* *Archigenes*, l. c. p. 268.

dies intermittebant, antequam homo veratrum sumeret, quo quidem tempore clystere alvum subducebant,*

* *Archigenes*, l. c. – *Aetius*, lib. III. Cap. 127.

balneo lavabant, et exiguo cibo nutriebant.

Modus adhibendi veratrum album in helleborismis.

§. 104. Triplici modo in universum veratrum propinandum apparabant: in infuso, in decocto, et in substantia.

§. 105. Validissimum et optimum praeferebant,*

* *Rufus*, l. c. p. 266.

quo radix in particulas crassiores, gruti nostri crassioris instar (polentam contusam
57 Ve- | teres appellabant) vel sesami*

* *Paullus Aegineta*, lib. VII. Cap. 10.

granorum forma et magnitudine, *forcipe**

* Ψαλιστὸν (*mit der Scheere geschnitten*) *Antylli* locus, apud *Aetium* (lib. III. Cap. 128.) hanc radicis praeparationem nominat. Eundem locum *Oribasius* (in Collect. l. 8. Cap. 5. p. 277.) habet; sed Rasarius male vertit: „in ramenta derasam." – *Antyllus* paullo infra (*Aetius*, l. c. Cap. 131.) Fusius hanc operationem describit: τὰ κάρφη λαβών, τέμνε ψαλίδι εἰς ἀλφιτώδη (*in der Grösse wie geschrotenes Getreide*) μεγέθη ἢ πιτυρώδη – quas quidem *forcipe in gruti magnitudinem concisas radicis particulas* linteo detergi iubet, ut pulvis minutus auferatur, sicque suffocatio praevertatur. *Archigenes*, (l. c. pag. 272.) hellebori fibras crassiores ante concisionem, per longitudinem semel aut bis findere docet.

concideretur, in eoque maiores crassioresque particulas, quo mitius*

* *Rufus*, l. c. p. 266. Crassiores hae particulae pauciora modo tactus puncta membranis internis ventriculi praebebant, qua quidem ratione, dosis vel maxima huius praeparati non nisi minutae pulveris subtilioris dosi par esset censenda; praeterea crassior haec particularum forma descensum in intestina et purgationem per inferna impediebat.

purgare vellent; sed curabant, ut quam maxime aequalis essent crassitudinis, nullo intersperso tenuiore pulvere, ne vomitio temporibus inaequalibus succederet.*

* *Archigenes*, l. c. p. 272.

§. 106. Erant, qui granulati huius praeparati drachmas duas cum dimidia (= 180
58 Grana no- | stra) pro dosi maxima, robustioribus darent,*

* *Aetius* (ex *Antyllo* et *Posidonio*) l. c. Cap. 131.

alii, qui drachmas modo*

* *Rufus*, a. a. O. S. 265.

§ 102. Zwischen dem einzelnen Erbrechen schalteten sie folglich drei oder vier unversehrte Tage ein, an denen sie den Körper durch leichtverdauliche Nahrung, Ruhe und Beruhigung des Geistes erfrischten.

§ 103. Nach dem letzten Erbrechen schoben sie ein oder zwei*

* *Archigenes*, a. a. O. S. 268.

Tage ein, bevor der Patient das Veratrum einnahm, in welcher Zeit sie den Bauch durch einen Einlauf entleerten,*

* *Archigenes*, a. a. O. – *Aetius*, Buch III. Kap. 127.

den Patienten badeten und mit einer kleinen Speise ernährten.

Die Art, wie Veratrum album beim Helleborismus angewandt wurde

§ 104. Auf dreifache Art bereiteten die Ärzte im allgemeinen das Veratrum zur Verabreichung vor: als wässerige Zubereitung, als Abkochung und als Substanz an sich.

§ 105. Als stärkste und beste Art zogen sie es vor,*

* *Rufus*, a. a. O. S. 266.

die Wurzel in grobe Stücke von der Größe unserer gröberen Grütze (gemahlene Polenta | nannten sie die Alten) oder von Form und Größe von Sesamkörnern* 57

* *Paullus Aegineta*, Buch VII. Kap. 10.

mit einer *Schere**

* „Mit der Schere geschnitten"[34] *(mit der Scheere geschnitten)* nennt die *Antyllus*stelle bei *Aetius* (Buch III. Kap. 128) diese Zubereitung der Wurzel. Die gleiche Stelle hat *Oribasius* (in Collect. l. 8. Kap. 5. S. 277); Rasarius übersezt allerdings mißverständlich: „in abgekratzten Stückchen" – *Antyllus* beschreibt diese Verrichtung ein Stück weiter unten (*Aetius*, a. a. O. Kap. 131) ausführlicher: „Nimm die Stengel und zerschneide sie mit einer Schere zur Größe *(in der Größe wie geschrotenes Getreide)* von geschrotetem Getreide oder Kleie."[35] – er schreibt vor, diese Wurzelstücke, mit der Schere auf die Größe von Grütze zerkleinert, mit einem Leintuch abzuwischen, damit das feine Pulver entfernt wird und so die Erstickung verhindert. *Archigenes*, (a. a. O. S. 272) empfiehlt, die gröberen Helleborusfasern vor dem Zerkleinern der Länge nach ein- oder zweimal zu spalten.

zu zerschneiden, und dies in umso größere und gröbere Stücke, je milder*

* *Rufus*, a. a. O. S. 266. Die gröberen Stücke brachten weniger Berührungspunkte mit den inneren Magenhäuten; dadurch war auch eine hohe Dosis dieser Zubereitung nur der kleinsten Dosierung des feinen Pulvers gleichzusetzen; außerdem verhütete die gröbere Form dieser Stücke den Abgang in den Darm und so die Reinigung durch die unteren Wege.

sie reinigen wollten; sie achteten aber darauf, daß die Stücke von möglichst gleicher Größe waren und daß kein feineres Pulver dazwischengestreut war, damit kein Erbrechen zum falschen Zeitpunkt eintrat.*

* *Archigenes*, a. a. O. S. 272.

§ 106. Manche [Ärzte] gaben von dieser körnigen Zubereitung zweieinhalb Drachmen (180 unserer Gran) | als höchste Dosis für kräftigere Naturen,* 58

* *Aetius* (aus *Antyllus* und *Posidonius*) a. a. O. Kap. 131.

andere nur zwei Drachmen (=144 Gran)*

---

34 Aetius Amidenus, *Iatricorum liber* 3, 129, 3.
35 Aetius Amidenus, *Iatricorum liber* 3, 132, 4 f.

* *Archigenes*, apud *Oribasium* lib. VIII. Cap. 2. p. 273.

duas (= 144 Grana), cum copiosissime daretur, si mediocriter, decem obolos (= 120 gr.) et si parcissime, octo obolos (= 96 grana) – et quidem vel in aqua, vel in vino, vel in passo,*

* Vino ex uvis passis confecto.

vel in lentium decocto, maniacis autem (ut latenter ipsis porrigeretur) in pulte,*

* *Archigenes*, l. c.

vel in aqua mulsa,*

* Oxymelite, ex melle et aceto composito.

vel in pilulis.*

* *Archigenes*, l. c. pag. 275. – pilulis destinabatur maxime pulvis subtilis.

§. 107. Hoc simplicissimum veratri albi praeparatum citius quam caetera vomitum ordiri, ac plerumque ante duas horas bilem pituitamque educere sine multa disturbatione,*

* ἄνευ πολλοῦ σπαραγμοῦ, *Antyllus* ap. *Aetium* l. c. Cap. 128.

tum, ipso simul per vomitum reiecto, evacuationem intra quatuor vel quinque horas sedari*.

* *Antyllus* ap. *Oribas.* l. c. p. 277. et apud *Aetium*, l. c. Cap. 128.

§. 108. Alio modo radicem *in mortario contundebant* et per angustissimum cri-
59 brum pulvere | tenuissimo separato,*

* Ablatum hoc pacto pulverem tenuissimum, cum melle inspissato, solidissimo, in pilulas cogebant (*Aetius*, l. c. Cap. 131.) dandas si cuidam essent usui, 96 granorum pondere.

pulverem crassiorem*

* *Aetius*, l. c. Cap. 131. – placentis etiam vel pulti pulverem crassiorem admistum maxime mente captis porrigebant, ut eos fallerent, *Archigenes*, l. c. p. 274.

propinabant audacioribus, dosi drachmae cum duobus obolis (= 96 granorum); quod quidem praeparatum tarde*

* *Aetius*, l. c. Cap. 128.

agere fatentur, saepe post quatuor vel quinque horas vomitum incipiendo, sed omne bilis et pituitae genus educere, idque non quidem sine spasmi (crampi)*

* συνολκῆς, *Aetius* l. c.

et nimii vomitus periculo, ob nimiam evacuationis prolixitatem, multiplicem tamen utilitatem adferre.

§. 109. Plurimi radicis fibras cum medulla comminuebant, alii vero a fibris quam carnosissimis, prius spongia madefactis, turgescentem corticem acu in longitudinem fissum deglubebant et iterum in umbra siccatum comminuebant, efficaciorem medicinam putantes.*

* *Archigenes*, bei *Oribasius* Buch VIII. Kap. 2. S. 273.

bei reichlicher Dosierung, zehn Oboli (=120 Gran) bei mittlerer und acht Oboli (=96 Gran) bei sparsamer – und entweder in Wasser, in Wein, in Passum*

* Wein aus getrockneten Trauben bereitet.

oder in einer Linsenabkochung; bei manischen Patienten aber (um es ihnen heimlich zu verabreichen) in Brei,*

* *Archigenes*, a. a. O.

in Honigessig*

* Sog. Oxymel, eine Zubereitung aus Honig und Essig

oder in Pillen.*

* *Archigenes*, a. a. O. S. 275 – das feine Pulver war vor allem für Pillen bestimmt.

§ 107. Diese besonders einfache Zubereitung des Veratrum album rufe das Erbrechen schneller hervor als andere und ziehe die meiste Galle und Schleim innerhalb von zwei Stunden heraus ohne große Beeinträchtigung,*

* „ohne große Krämpfe“,[36] *Antyllus* bei *Aetius*, a. a. O. Kap. 128.

und dann, wenn es selbst durch das Erbrechen ausgeschieden wurde, beruhige sich die Reinigung in vier oder fünf Stunden.*

* *Antyllus bei Oribas*, a. a. O. S. 277 und bei *Aetius*, a. a. O. Kap. 128.

§ 108. Nach einer anderen Art *mahlten* sie die Wurzel *in einem Mörser* und gaben, nachdem mit einem besonders engen Sieb das feinste Pulver | abgesondert war,* **59**

* Das dadurch entfernte feinste Pulver wurde mit eingedicktem, festen Honig zu Pillen geformt (*Aetius, a. a. O.* Kap. 131), die in einer Dosis von 96 Gran gegeben wurden, wenn sie von jemandem gebraucht wurden.

das gröbere Pulver*

* *Aetius*, a. a. O. Kap. 131. – In Kuchen oder Brei gemischt, gaben sie das gröbere Pulver an geistesgestörte Patienten, um sie zu täuschen, *Archigenes*, a. a. O. S. 274.

den mutigeren Naturen in einer Dosis von einer Drachme und zwei Oboli (=96 Gran); sie räumen ein, daß diese Zubereitung zwar langsam*

* *Aetius*, a. a. O. Kap. 128.

wirkt, oft setzt das Erbrechen erst nach vier oder fünf Stunden ein, aber jede Art von Galle und Schleim wird herausgezogen, dies zwar nicht ohne die Gefahr von Spasmen (Krämpfe)*

* „eines Krampfes“,[37] *Aetius* a. a. O.

und eines allzu großen Erbrechens auf Grund der übermäßigen Reichlichkeit der Reinigung, es bringt aber vielfachen Nutzen.

§ 109. Die meisten zerkleinerten die Fasern der Wurzel mit dem Mark, andere aber zogen die aufgeschwemmte Rinde, der Länge nach mit einer Nadel gespalten, von den besonders fleischigen Fasern, die sie vorher mit einem Schwamm aufweichten, ab und zerkleinerten sie nach dem Trocknen im Schatten, weil sie glaubten, so ein wirksameres Medikament zu erhalten.*

---

36 Aetius Amidenus, *Iatricorum liber* 3, 129, 5 f.
37 Aetius Amidenus, *Iatricorum liber* 3, 129, 9.

* *Plinius*, hist. natur. lib. XXV. Sect. 21. – *Archigenes*, l. c. p. 272.

§. 110. Item *infuso* veratri albi utebantur. Drachmas enim quinque (= 310 grana)
60 particula- | rum radicis concisarum in aquae pluvialis semihemina attica (= 5 3/8 nostrarum unciarum)*

* *Massarias*, de ponderibus et mensuris, Tiguri, 8. 1584. lib. III. Cap. 14.

macerabant per triduum,*

* Maceratio haecce in aqua tam longa vires veratri summopere minuebat; omnes enim omnium plantarum partes cum aqua mistae fermentationem subeunt, vires medicas debilitantem eo magis, quo diutius maceratio et infusio continuetur, nisi spirituosa, destillatione ex fermentatis vegetabilibus abstracta, fuerint addita, quibus tamen Veteres carebant. In primis vero veratri albi radix magis ad partium suarum constitutivarum decompositionem prona est, quam aliae radices, nisi perquam sicca sit; mucidae enim fermentationi subjectus est quam maxime ejusdem pulvis, nisi perfecte siccatus fuerit. Mucor vero omnem plantarum vim medicam destruit citissime et penitus.

tum per colum trajiciebant et liquorem calefactum propinabant senibus, pueris*

* *Antyllus*, ap. *Oribas.* l. c. p. 277. – apud *Aetium* lib. III. Cap. 129.

et hecticis.*

* *Aetius*, l. c.

§. 111. Alii *decoctum* tutissimum putabant,*

* *Herodotus*, l. c. p. 275.

sicque parabant: veratri, in particulas forcipe concisi,*

* Ἐψαλισμένον, *Aetius*, l. c. Cap. 129.

libram (= 14 2/5 unicas nostras) in aquae heminis senis (– 64 4/5 Uncias nostras) triduo maceratam lento igne decoquebant ad tertiae partis consumtionem, radicem
61 dein exprimebant et li- | quori tunc mellis heminis duabus*)

* *Archigenes* duplum mellis addit (– 43 1/5 uncias,) l. c.

(= 21 3/5 unciis nostris) adiectis, totum inspissabant,*

* Quae quidem diutina coctio et inspissatio medicamenti vires non parum minuebat, ita ut doses inspissati, etiamsi quantitate et volumine non erant parvae, viribus tamen et intensione fierent minutae.

donec non inquinet,*

* *Herodotus*, l. c. p. 275.

sive ut *Archigenes* vult,*

* Ap. *Oribasium*, lib. VIII. Cap. 2.

ad eclegmatis consistentiam. *Archigenes* quidem huius sirupi pro dosi dabat homini ad helleborismum praeparato, quantum mystri moderati*

* v. *Massarium*, lib. III. Cap. 30, 31. collatum cum Cap. II. – Cotyle, 15 3/5 uncias nostras mellis capiebat, *mystrum* vero attica *magnum* decimae octavae Cotyles atticae parti, *mystrum parvum* contra vigesimae quartae aequabatur.

capacitatem impleret (= 260 ad 288 grana nostra), *Herodotus* autem robustis mystri quantitatem, sed qui non admodum evacuandi erant, duo cochlearia (= 144 grana) porrigebat.*

* *Plinius*, hist. natur. Buch XXV. Abt. 21. – *Archigenes*, a. a. O. S. 272.

§ 110. Ebenso benutzten sie die *wässerige Zubereitung* des Veratrum album. Fünf Drachmen (=310 Gran) | der zerkleinerten Wurzelstücke mazerierten sie in einer 60
halben attischen Hemina Regenwasser (=5 3/8 unserer Unzen)*

* *Massarius*, de ponderibus et mensuris, Tiguri, 8. 1584. Buch III. Kap. 14.

über drei Tage,*

* Diese lange Mazerierung in Wasser verringerte die Kräfte des Veratrum sehr; mit Wasser gemischt, unterliegen alle Teile sämtlicher Pflanzen der Fermentierung, die die medizinischen Kräfte umso mehr schwächt, je länger die Mazeration und der Aufguß fortgesetzt wird, außer man gibt spiritusartige Substanzen hinzu, abgezogen durch Destillation aus fermentierten Pflanzenstoffen, welche aber die Alten nicht besaßen. Besonders neigt die Wurzel von Veratrum album stärker zur Zersetzung ihrer wirksamen Bestandteile als andere Wurzeln, wenn sie nicht sehr trocken ist; besonders sein Pulver neigt zur schimmligen Fermentation, wenn es nicht vollständig getrocknet wurde. Schimmel zerstört jede medikamentöse Kraft von Pflanzen besonders schnell und vollständig.

passierten es durch einen Durchschlag und verabreichten die erwärmte Flüssigkeit an Greise, Kinder*

* *Antyllus*, bei *Oribas*. a. a. O. S. 277. – bei *Aetius* Buch III. Kap. 129.

und Schwindsüchtige.*

* *Aetius*, a. a. O.

§ 111. Andere hielten *die Abkochung* für besonders sicher*

* *Herodotus*, a. a. O. S. 275.

und bereiteten sie folgendermaßen: ein Pfund (=14 2/5 unserer Unzen) Veratrum, mit der Schere in Stücke zerkleinert,*

* „Mit der Schere geschnitten",[38] *Aetius*, a. a. O. Kap. 129.

mazerierten sie drei Tage lang in je sechs Heminae Wasser (=64 4/5 unserer Unzen), ließen es über gelindem Feuer um ein Drittel abkochen, nahmen die Wurzel dann
heraus und, | mit zwei Heminae Honig* 61

* *Archigenes* gibt die doppelte Menge Honig dazu(– 43 1/5 Unzen) a. a. O.

(=21 3/5 unserer Unzen) versetzt, dickten das Ganze ein, *

* das lange Kochen und Eindicken verringerte die Kräfte des Medikaments nicht wenig, so daß die Dosen des eingedickten Stoffes, auch wenn sie an Menge und Volumen nicht gering waren, an Kräften und Spannung winzig waren.

bis es gerade nicht trüb wurde,*

* *Herodotus*, a. a. O. S. 275.

oder wie *Archigenes* will,*

* bei *Oribasius*, Buch VIII. Kap. 2.

bis zur Konsistenz einer Latwerge. *Archigenes* gab einem Patienten, der für den Helleborismus vorbereitet war, von diesem Sirup als Dosis die Menge eines knappen Mystrons*

* s. *Massarius*, Buch III. Kap. 30, 31 verglichen mit Kap. II. – Eine Cotyle faßte 15 3/5 unserer Unzen an Honig, ein *großes* attisches *Mystron* entsprach dem achtzehnten Teil einer attischen Cotyle, ein *kleines Mystron* dagegen einer vierundzwanzigstel Cotyle.

(=260 bis 288 unserer Gran), *Herodot* aber verabreichte den kräftigen Naturen ein Mystron, denjenigen aber, die nicht vollständig gereinigt werden sollten, zwei Eßlöffel (=144 Gran).*

---

38 Aetius Amidenus, *Iatricorum liber* 3, 130, 4.

* Apud *Oribasium*, l. c. pag. 275.

Alii decoctum mellitum ad tertias inspissatum dosi cochlearis magni*

* *Massarius*, l. c. Cap. 38.

(108 granorum) propinabant lingendum, quo nec spasmum, nec nimiam evacuationem cieri affirmabant.*

* *Aetius*, l. c. Cap. 130.

62 Alii inspissatum | decoctum in pilulas formabant et potissimum mente captis, ut eos fallerent, porrigebant.*

* *Archigenes*, l. c. p. 275.

Quae admiscebant veratri medicamento. Sesamoides.

§. 112. At tam simplici modo non ab omnibus veteribus medicis propinabatur veratrum album. Alii enim infuso origanum, aut absinthium aut natrum admiscebant, alii thapsiam,*

* *Thapsiae Asclepii*, L. radicem.

alii uvam taminiam.*

* Semen *Delphinii Staphisagriae*, L.

§. 113. Maxime autem hellebori albi pharmaco semina quaedam admiscebant, *Sesamoides* appellata, quoniam forma (ovata) ad sesami semen accedebant,*

* „Granum Sesamae, (sc. simile") *Plinius*, hist. nat. lib. XXII. Sect. 64. – idem *Dioscorides*, lib. IV Cap. 152: σπέρμα ὅμοιον σησάμῳ.

vel etiam *helleborus anticyricus*, aut *Anticyricon* nuncupata, non quod planta, quae sesamoides semen ferebat, similitudinem cum planta hellebori albi haberet, sed partim quod semen hocce similem vomitum*

* Διὰ τὸ καθαίρειν αὐτοῦ τὸ σπέρμα παραπλησίως ἐλλεβόρῳ, *Galenus*, de simpl. med. fac. lib. VIII. Cap. 18. §. 11.

63 cieret, quam helleborus, partim quod ad helle- | borismos instituendos,*

* Διὰ τὸ μίγνυσθαι ἐν ταῖς καθάρσεσι τῷ λευκῷ ἐλλεβόρῳ, *Dioscorides*, lib. IV. Cap. 152.

praecipue Anticyrae Phocidos, adhiberetur,*

* *Strabo*, l. c.

ut suffocationem, a veratro albo oriundam, praeverteret,*

* Σησαμοειδὲς – ξυμμίσγεται – ἐλλεβόροισιν, καὶ ἧσσον πνίγει, v. Continuatorem libri de victu acutorum (Opera *Hippocr.* et *Galeni*, edit. *Chart.* Tom. XI. p. 182.)

quemadmodum Anticyreni et sibi et aliis persuadebant.

* Bei *Oribasius*, a. a. O. S. 275.

Andere verabreichten die mit Honig auf ein Drittel eingedickte Abkochung in der Dosis eines großen Löffels*

* *Massarius*, a. a. O. Kap. 38.

(=108 Gran) zum Lecken, um keinen Krampf und kein allzu starkes Erbrechen hervorzurufen, wie sie bekräftigten.*

* *Aetius*, a. a. O. Kap. 130.

Andere formten die eingedickte | Abkochung zu Pillen und gaben diese vor allem Geistesschwachen, um diese zu täuschen.* 62

* *Archigenes*, a. a. O. S. 275.

Was dem Medikament aus Veratrum beigemischt wurde. Sesamoides

§ 112. Aber nicht von allen alten Ärzten wurde das Veratrum album auf eine so einfache Art verabreicht. Die einen mischten der wässerigen Zubereitung nämlich Origanum, Wermut oder Natron bei, andere Thapsia,*

* Die Wurzel von *Thapsiae Asclepii*, L.

wieder andere Rittersporn.*

* Samen von *Delphinii Staphisagriae*, L.

§ 113. Am häufigsten mischten sie dem Pharmakon aus Helleborus albus bestimmte Samen bei, die *Sesamoides* genannt werden, weil sie durch ihre ovale Form dem Sesamsamen nahekommen;*

* „Sesamkörnern (erg. ähnlich)" *Plinius*, hist. nat. Buch XXII. Abt. 64 – ebenso *Dioscorides*, Buch IV. Kap. 152: „ein Samen, der dem Sesam gleicht".[39]

sie werden auch als *Anticyrischer Helleborus* oder *Anticyricon* bezeichnet, nicht weil die Pflanze, die den Sesamoides-Samen trägt, eine Ähnlichkeit mit der Pflanze des Helleborus albus hätte, sondern zum Teil weil dieser Samen ein ähnliches Erbrechen*

* „Weil sein Samen beinahe die gleiche reinigende Wirkung hat wie Helleborus."[40] *Galen*, de simpl. med. fac. Buch VIII. Kap. 18. § 11.

erregt wie Helleborus, zum Teil weil er zum | Helleborismus verwendet wurde,* 63

* „Da das [Sesamoeides] beim Reinigen dem weißen Helleborus zugemischt wird."[41] *Dioscorides*, Buch IV. Kap. 152.

besonders in Anticyra in Phocis,*

* *Strabo*, a. a. O.

um der Erstickung, die das Veratrum album hervorruft, vorzubeugen,*

* „Sesamoeides wird dem Helleborus zugemischt, damit es zu keinen Erstickungserscheinungen kommt",[42] s. den Autor der Fortsetzung des Buches de victu acutorum (Opera *Hippocr.* et *Galeni*, hrsg. *Chart.* Bd. XI. S. 182).

wie die Bewohner Anticyras sich und andere überzeugten.

---

39 Dioscorides, *De materia medica* 4, 149, 1.
40 Galen, *De simplicium medicamentorum temperamentis ac facultatibus liber VIII* 11: XII 120, 15 f. K.
41 Dioscorides, *De materia medica* 4, 149, 1.
42 Hippokrates, *De diaeta acutorum* 28: II 514 f. L.

§. 114. Anticyra enim in Phocide antiquis temporibus, ut dixi, ob curas helleboricas maxime celebrabatur, optime ibi veratro albo ad helleborismos apparari solito, quare, addit Strabo,*

* Διὰ τοῦτο ἀποδημεῖν δεῦρο πολλοὺς καθάρσεως καὶ θεραπείας χάριν· γίνεσθαι γάρ τι σησαμοειδὲς φάρμακον ἐν τῇ φωκικῇ, μετ' οὗ σκευάζεσθαι τὸν οἰταῖον ἐλλέβορον. (Geogr. lib. IX. pag. 640.)

illuc magnam hominum copiam curationis causa profectam esse; crevisse etenim in Phocide remedium quoddam sesamo simile, quo Oetaeum appararent helleborum. Ita et Plinius: „in Anticyra insula," inquit, – „ibi enim tutissime sumitur elleborus, quoniam Sesamoides admiscent."* |

* Hist. natur. lib. XXV. Sect 21 In eo tamen errat Plinius, quod Anticyram Phocensem pro *insula* habeat; jacebat enim in continenti, semimilliarium a portu dissita. Quam loci naturam Pausanias (Geogr. lib. X. p. 682. edit. Hanoviae 1613.) luculenter describit. Idem et Livius (lib. XXVI. Cap. 26.) testatur, dum inquit: „breve *terra* iter eo (Anticyram) – ab Naupacto est."

64 §. 115. Quod quidem sesamoides etiam merum dabant, drachmae (= 72 granorum) pondere*

* Plinius lib. XXII. Sect. 64. – Continuator pseudohippocraticus libri de diaeta acutorum (edit. *Chart.* Tom. XI. p. 182). majorem dosin statuit: σησαμοειδὲς ἄνω καθαίρει· ἡ πόσις ἡμιόλιον δραχμῆς ὁ σταθμὸς (drachma et dimidia,) ἐς ὀξυμέλιτα τετριμμένον.

cum oxymelite tritum, vomitus procreandi causa; quum vero in helleborismis propinabant, veratri dosi tertiam seminum partem iungebant.*

* Idem Continuator libri de diaet. ac. loco citato. – Magis definitam proportionem Dioscorides (lib. IV. Cap. 152.) docet: „seminis quantum tribus digitis capitur, cum albi veratri sesquiobolo (= 18 granis) ex aqua mulsa datum".

§. 116. Primis temporibus*

* In genuinis Hippocratis scriptis non occurrit. Primus, qui ejus mentionem faciat, est Diocles (qui 20. annis post Hippocratis obitum floruit) v. Erotiani dictionarium (op. Hipp. et Galeni edit. *Chart.* T. II. p. 133.)

Sesamoides simplici voce, posterioribus autem *Sesamoides magnum* semen hocce, veratro albo in helleborismis admisceri solitum, appellabatur, non propter magnitudinem plantae, sed aperte, quoniam ad *magnam curam* (helleborismi)
65 adhibebatur, praestantiusque censebatur alio semine eiusdem | nominis,*

* Theophrasti enim tempore. (hist. plant. lib. X. Cap. 11.) sub nomine sesamoides semen etiam hellebori nigri ferebatur, quod, ut Rufus (ap. Oribasium Collect. lib. VII. Cap. 27. p. 251.) ait, cnici (carthami) semini simile drachmarum duarum pondere *ad purgationem per inferiora* vehementius, quam radix ipsa fuerit. – Dioscorides idem (lib. IV. Cap. 151.) affirmat: ὃν καὶ αὐτὸν (καρπὸν τοῦ ἐλλεβόρου μέλανος) καλοῦσιν οἱ ἐν Ἀντικύρᾳ σησαμοειδῆ.

potissimum vero ut distingueretur a Sesamoide quodam albo, quod etiam *minus**

* Ignotae plantae semen, cujus dosin Dioscorides (lib. IV. Cap. 153.) cum Rufo (l. c. p. 255.) ad purgandum per inferiora, dimidium acetabuli (mensuram, quae novem nostras drachmas capere potest) statuit.

nominabatur.

§ 114. Anticyra in Phocis war nämlich in alter Zeit, wie gesagt, überaus bekannt für seine Behandlungen mit Helleborus, und dort wurde gewöhnlich das beste Veratrum album für den Helleborismus zubereitet, weshalb, so gibt *Strabon* an,*

* „Deswegen kämen viele hierher, um sich reinigen und behandeln zu lassen; denn es wachse in der Phokis ein dem Sesam ähnliches Heilmittel, mit dem man den Helleborus von Oeta aufbereite[43]." (Geogr. Buch IX. S. 640)

dorthin eine große Anzahl von Menschen wegen dieser Behandlung reiste; es sei nämlich in Phocis ein dem Sesam ähnliches Mittel gewachsen, mit dem sie den Helleborus vom Oeta zubereiteten. So sagt auch *Plinius:* „Dort auf der Insel Anticyra kann man Helleborus mit besonderer Sicherheit einnehmen, weil sie nämlich Sesamoides zumischen."* |

* Hist. natur. Buch XXV. Sect 21. *Plinius* irrt sich jedoch darin, daß er das Anticyra in Phocis für *eine Insel* hielt; es lag nämlich auf dem Festland, eine halbe Meile vom Hafen entfernt. Die Beschaffenheit des Ortes beschreibt *Pausanias* (Geogr. Buch X. S. 682. Ausg. Hannover 1613) deutlich. Dasselbe bezeugt *Livius* (Buch XXVI. Kap. 26), wenn er sagt: „über *Land* ist es ein kurzer Weg dorthin (nach Anticyra) – von Naupaktos aus."

§ 115. Sie gaben den Sesamoides auch unvermischt, im Gewicht einer Drachme **64**
(=72 Gran),*

* *Plinius* Buch XXII. Abt. 64. – Der pseudohippokratische Autor der Fortsetzung des Buches de diaeta acutorum (hrsg. *Chart.* Bd. XI. S. 182) legte eine höhere Dosis fest: „Das *Sesamoeides* reinigt die oberen [Wege des Körpers]; für den Trunk gibt man anderthalb Drachmen (eineinhalb Drachmen) vom Stengel gerieben in ein Gemisch aus Essig und Honig."[44]

mit Honigessig verrieben, um Erbrechen hervorzurufen; wenn sie ihn aber zum Helleborismus verabreichten, gaben sie zur Dosis an Veratrum ein Drittel an Samen.*

* Wieder der Autor der Fortsetzung des Buches de diaet. ac. a. a. O. – Eine genauer bestimmte Dosis schreibt *Dioscorides* (Buch IV. Kap. 152) vor: „Drei Finger voll vom Samen mit eineinhalb Oboli Veratrum album (= 18 Gran) aus Honigwasser gegeben".

§ 116. Zu den ältesten Zeiten*

* In den *Hippokratischen* Originalschriften taucht er nicht auf. Der erste, der ihn erwähnt, ist *Diocles* (der zwanzig Jahre nach dem Tod des Hippokrates lebte) s. das Wörterbuch des *Erotian* (op. *Hipp.* et *Galeni* hrsg. *Chart.* Bd. II. S. 133)

wurde dieser Samen mit der einfachen Bezeichnung *Sesamoides* benannt, später aber *großes Sesamoides,* als man ihn gewöhnlich dem Veratrum album beim Helleborismus beimischte, nicht wegen der Größe der Pflanze, sondern offensichtlich weil er zur *großen Behandlung* (des Helleborismus) angewandt wurde und weil man ihn für wirksamer hielt als einen anderen Samen desselben | Namens,* **65**

* Zur Zeit *Theophrasts* (hist. plant. Buch X. Kap. 11) wurde nämlich unter dem Namen Sesamoides auch der Samen des Helleborus niger verstanden, der, wie *Rufus* (bei *Oribasius* Collect. Buch VII. Kap. 27. S. 251) sagt, ähnlich dem Samen des Saflor (Carthamus) in einer Dosis von zwei Drachmen eine heftigere *Reinigung durch die unteren Wege* bewirkt als die Wurzel selbst. – *Dioscorides* bestätigt das gleiche (Buch IV. Kap. 151): „Diese (Frucht des schwarzen Helleborus) selbst nennt man in Antikyra auch *Sesamoeides.*"[45]

am ehesten aber, um ihn zu unterscheiden vom weißen Sesamoides, das auch als *kleines**

* Samen einer unbekannten Pflanze, deren Dosis *Dioscorides* (Buch IV. Kap. 153) mit *Rufus* (a. a. O. S. 255) zur Reinigung durch die unteren Wege mit einem halben Acetabulus (ein Maß, das neun unserer Drachmen fassen kann) angab.

bezeichnet wurde.

---

43 Strabon, *Geographica* 9, 3, 3.
44 Hippokrates, *De diaeta acutorum* 28: II 514 f. L.
45 Nach Dioscorides, *De materia medica* 4, 162, 1.

§. 117. Nondum constat, cuiusnam plantae fuerit illud semen vomitorium Sesamoides, quod veratro albo tunc temporis, et potissimum Anticyrae*

* Propterea sesamoides hocce *Anticyricon* (*Plinius*, l. c.) et Anticyrae ob similitudinem effectus etiam (sed abusive) *helleborus*, ab exteris vero *anticyricus helleborus* appellabatur. V. *Galenum*, de facult. simpl. lib. VIII.

Phocidis, suffocationis minuendae causa admiscebatur. *Theophrastus* ait: „admisceri helleboro propinando semen minutae herbae, *helleborines*, ut eo melius vomitio procedat.*

* Μίσγεται πρὸς τὴν πόσιν, ὅπως εὖ ἐμέσῃ, τὸ τῆς ἐλλεβορίνης σπέρμα. Hist. pl. lib. X. Cap. 11.

66 Hel- | leborine appellata fuisse videtur, ob effectum hellebori similem et aeque vomitorium, eiusque semen idem fuisse ac illud, quod posteriori tempore sesamoides (magnum) nuncupabatur, cuius planta proxime ad erigerontis vel senecionis formam accedebat,*

* *Rufus* l. c. p. 250. – *Plinius*, l. c. „caetera," inquit, „simile erigeronti herbae." – idem *Dioscorides* dicit (l. c. Cap. 152.) ἔοικεν ἡ πόα ἠριγέροντι.

floribus albis, radice gracili, semine amaro.

§. 118. Vero igitur non absimile erit, si coniectamus, semen fuisse erigerontis cuiusdam (acris? graveolentis? viscosi?) speciei, quum iam herba *erigerontis* nostri *acris* quam maxime sit vomitoria, quemadmodum *Stedmanni* observationes*

* *Edinb. med. Essays*, Vol. II. art. 5.

demonstrant, qui ab herbae recentis vel externa in cute applicatione vomitum vehementem natum vidit. Etiam *Cullen**

* *Arzneimittellehre*, B. II. p. 528.

refert, plebem hac planta vulgo, ut vehementiori vomitorio uti. Iam, quid *semina* ipsa praestabunt, sie *pota* ventriculi nervos tetigerint, quum semina in universum herbarum vim concentratam continere soleant, ut e. g. in conii maculati et hellebori nigri semine observatur! |

67 ## *Regimen vomitionis ex veratro albo rite succedentis.*

§. 119. Simulatque veratrum biberat homo, aquam frigidam ori colluendo dabant, et aliquid odoramenti porrigebant, ut nausea praecox deleretur et averteretur.*

* Etenim nimis *citum* (ante primas duas horas) vomitum inefficacem, ut plurimum, ad morbum tollendum judicabant, ita ut nimis *serum* (post quatuor aut quinque horas incipientem) vires prosternere et symptomata terribilia adferre observaverant.

§. 120. Si vires constabant, sedere aegrotos iubebant; si infirmae erant, in strato aliquo humi depresso ad duas tresve horas decumbere, oblatis subinde odoramentis et aqua frigida ori colluendo. Mentem lepida aliqua fabula exhilarabant, artus

§ 117. Es steht noch nicht fest, zu welcher Pflanze dieser Erbrechen erregende Samen Sesamoides gehörte, den man zu dieser Zeit vor allem in Anticyra*

* Daher wurde dieser Sesamoides auch *Anticyricon* genannt (*Plinius*, a. a. O.) und in Anticyra wegen der Ähnlichkeit seiner Wirkungen auch (aber mißbräuchlich) *Helleborus*, von Auswärtigen auch *anticyricus helleborus*. S. *Galenum*, de facult. simpl. Buch VIII.

in Phocis dem Veratrum album beimischte, um das Ersticken zu verringern. *Theophrastus* sagt: „Man mische dem zu verabreichenden Helleborus den Samen eines kleinen Krautes bei, *Helleborine*, damit das Erbrechen umso leichter von statten geht."* |

* „Man mischt in den Trank den Samen des Helleborus, damit er Erbrechen herbeiführe."[46] Hist. pl. Buch X. Kap. 11.

Helleborine wurde sie anscheinend genannt wegen ihrer dem Helleborus ähnlichen und ebenso Erbrechen erregenden Wirkung, und ihr Samen war anscheinend der gleiche wie derjenige, der später großes Sesamoides genannt wurde; dessen Pflanze kam der Form des Erigeron oder Senecio nahe* 66

* *Rufus* a. a. O. S. 250. – *Plinius*, a. a. O. sagt: „Das übrige des Krautes ist dem Erigeron ähnlich" – das gleiche sagt *Dioscorides* (a. a. O. Kap. 152) „die Pflanze gleicht dem *Erigeron*."[47]

durch ihre weißen Blüten, der zarten Wurzel und dem bitteren Samen.

§ 118. Es wird also nicht unähnlich sein, wenn wir vermuten, dieser Samen gehöre zu einer Gattung des Erigeron (acrer? graveolens? viscosus?), da ja das Kraut unseres *Erigeron acer* ein sehr starkes Brechmittel ist, wie die Untersuchungen *Stedmanns**

* *Edinb. med. Essays*, Vol. II. art. 5.

zeigen, der sah, wie aus der äußerlichen Verabreichung des frischen Krauts auf die Haut ein starkes Erbrechen entstand. Auch *Cullen**

* *Arzneimittellehre*, Bd. II. S. 528.

berichtet, daß das Volk diese Pflanze allgemein als stärkeres Brechmittel anwendet. Was werden dann erst die *Samen* selbst leisten, wenn sie als *Trank* die Magennerven berühren, weil allgemein Kräutersamen gewöhnlich eine konzentrierte Kraft enthalten, wie bspw. beim Samen des gefleckten Schierlings und des schwarzen Helleborus beobachtet wird. |

Leitung eines planmäßigen Erbrechens durch Veratrum album 67

§ 119. Sobald ein Patient Veratrum getrunken hatte, gaben sie ihm kaltes Wasser, um den Mund zu benetzen, und verabreichten einen Riechstoff, um vorzeitiges Erbrechen auszuschalten und zu verhindern.*

* Sie hielten nämlich ein allzu *schnelles* Erbrechen (vor den ersten beiden Stunden) für sehr unwirksam zum Austreiben von Krankheiten, ebenso wie sie beobachtet hatten, daß ein zu *spätes* Erbrechen (das erst nach vier oder fünf Stunden einsetzte) die Kräfte zunichte machte und schreckliche Symptome brachte.

§ 120. Wenn seine Kräfte ausreichten, ließen sie die Patienten sitzen; wenn sie schwach waren, dann sollten sie sich bis zu zwei oder drei Stunden auf einer am Boden liegenden Decke hinlegen, während ihnen inzwischen Riechstoffe gegeben wurden und kaltes Wasser zur Befeuchtung des Mundes. Sie heiterten das Gemüt mit witzigen Erzählungen auf, rieben die Glieder ab, hielten diese mit

46 Theophrast, *Historia plantarum* 9, 10, 2.
47 Dioscorides, *De materia medica* 4, 149, 1.

fricabant, vinculoque aliquantum constringebant, et quietem imperabant eo consilio, ne citius, quam par esset, medicamentum evomeretur.

§. 121. Post duas, tresve horas in lecto pensili aut sublimi collocatos moveri et sic vomere permittebant.

§. 122. Primum aegroti, quibus vomitio recte procedere videbatur, calorem in gula et oesophago sentiebant, dein saliva in os affatim confluebat, qua sputu reiecta
68 saepius, interposito | temporis spatio partem cibi, antea ingesti, et partem medicamenti cum pituita evomebant, idemque post aliquod tempus faciebant, quumque medicamentum et cibum reiectaverant, pituitam cum exigua bilis portione evomebant, tum cum multa bile pituitam et denique bilem puram. Interea leniter singultiunt, facie praerubra, venis inflatis, pulsu parvo et celeri.

§. 123. Ubi itaque vomitio recte processit, vultus probum colorem recuperabit, pulsus maior fiet, singultus cessabit. – Iam longioribus intervallis et paullatim voment.*

* *Antyllus* apud *Oribasium* Collect. lib. VIII. Cap. 6. p. 277–278 – *Aetius*, l. c. Cap. 133.

Saepe etiam alvus deiicitur, quamquam evacuatio caeteroquin tolerabilis contingit.*

* *Aetius*, l. c.

§. 124. Si hos inter evacuationem singultus aliquanto nimis vexabat, melicratum,*

* Aquam mulsam, sive mel aqua dilutum.

in quo ruta incocta esset, sorbendum dabant, postremo paullulum aquae tepidae, quae iubebant evomi,*

* Digito nempe in fauces immisso.

corpus oleo inungebant et, interiecto duarum horarum intervallo, balneo lavabant, et cibum stomacho idoneum adferebant.* |

* *Antyllus*, l. c.

69 *Remedia minus iuste procedentis vomitionis.**

* Maxime ex *Antylli* praeceptis apud *Oribasium*, l. c.

§. 125. Ad impedimenta rectae vomitionis semovenda in promtu habebant: lectulum sublimem et pensilem et lectum cum strato molli,*

* *Aetius*, lib. III. Cap. 132.

porro spongias, poscam,*

* Acetum aqua dilutum.

et diverso modo adparata melicrata, quorum unum hyssopum incoctum habebat, aliud origanum, aliud rutam, aliud thymum, denique olea, veratri albi infusum dilutum, cucurbitulas (coecas), cuneolos, pennam, digitalia, clysteres, fomenta, vinum, etc.

§. 126. *Quod si igitur iusto citius ad vomitum raperentur aegroti,* metusque esset, ne medicamentum rejicerent prius quam ullum ab eo fructum tulerint; tum aquam frigidam dabant, ad os perpetuo colluendum, vel, si hac vomitus praecox non se-

Binden zusammen und befahlen Ruhe mit der Absicht, daß das Medikament nicht schneller als angemessen erbrochen werde.

§ 121. Nach zwei oder drei Stunden Liegen in einem aufgehängten oder hoch gelagerten Bett wurde [den Patienten] erlaubt, sich zu bewegen und sich dadurch zu erbrechen.

§ 122. Zuerst spürten die Kranken, deren Erbrechen gut zu verlaufen schien, Hitze im Schlund und in der Speiseröhre, dann floß reichlich Speichel in ihrem Mund zusammen, den sie häufig ausspuckten; nach | einer Weile erbrachen sie einen Teil 68
des vorher aufgenommenen Essens und einen Teil des Medikaments mit Schleim, und das Gleiche nach einiger Zeit; wenn sie dann das Medikament und das Essen abgegeben hatten, erbrachen sie Schleim mit wenig Galle, dann Schleim mit viel Galle und zuletzt reine Galle. Inzwischen hatten sie leichten Schluckauf, ein leicht gerötetes Gesicht, geschwollene Venen und einen flachen, schnellen Puls.

§ 123. Wenn also das Erbrechen gut verlaufen ist, wird ihr Gesicht wieder eine anständige Farbe bekommen, der Puls wird kräftiger, der Schluckauf wird verschwinden. – Sie erbrechen sich in längeren Zeiträumen noch vereinzelt.*

* *Antyllus* bei *Oribasius* Collect. Buch VIII. Kap. 6. S. 277–278 – *Aetius*, a. a. O. Kap. 133.

Oft wird auch Stuhl abgegeben, obgleich die übrige Ausleerung in erträglichem Maße eintritt.*

* *Aetius*, a. a. O.

§ 124. Wenn [die Patienten] beim Erbrechen irgendwann zu stark Schluckauf plagte, gaben sie ihnen Wassermet,*

* Mit Honig gesüßtes Wasser oder Honig, der mit Wasser verdünnt wird.

in dem Raute eingekocht wurde, zum Schlürfen, zuletzt auch ein wenig lauwarmes Wasser, das sie wieder erbrechen sollten,*

* Wohl indem ein Finger in den Schlund gesteckt wurde.

sie bestrichen den Körper mit Öl, wuschen ihn, nach einem Zeitraum von zwei Stunden, im Bad und brachten magenverträgliches Essen.* |

* *Antyllus*, a. a. O.

*Hilfsmittel bei einem weniger günstig verlaufenden Erbrechen** 69

* Hauptsächlich aus den Vorschriften des *Antyllus* bei *Oribasius*, a. a. O.

§ 125. Um die Hindernisse eines guten Erbrechens zu entfernen, hielten sie bereit: ein hohes und aufgehängtes Ruhebett und ein Bett mit einer weichen Decke,*

* *Aetius*, Buch III. Kap. 132.

ferner Schwämme, Essiglimonade*

* Essig mit Wasser verdünnt.

und auf verschiedene Weise zubereitete Wasserhonigsorten, eine mit eingekochtem Ysop, eine andere mit Oreganum, Raute oder Thymian, schließlich Öle, verdünnte wässerige Zubereitung von Veratrum album, Schröpfköpfe, Keile, Federn, Fingerhüte, Einläufe, Umschläge, Wein, usw.

§ 126. *Wenn aber die Kranken schneller als angebracht zum Erbrechen gebracht wurden* und befürchtet wurde, daß sie das Medikament wieder von sich geben, bevor sie einen Nutzen davon haben, dann gaben sie kaltes Wasser zum andauernden Benetzen des Mundes oder, wenn sich dadurch das vorzeitige Erbrechen nicht

daretur, acetum dilutum; vinculo artus constringebant, fricabant, et sale culinari quaedam condita aegrotis subinde porrigebant in ore continenda, imperabantque ut silerent, nec ullo modo moverentur, sed erecto corpore sederent.

70 §. 127. Verum si hac ratione nausea vomitu- | riens non deleretur, cucurbitulas (coecas) probe calefactas dorso et scrobiculo cordis adplicabant et parum aquae ferventis per intervalla sorbendum propinabant; si autem ne id quidem vomitorium motum sedaret, parum succi aut decocti absinthii porrigebant. Neminem observabant tantopere ad vomitum proclivem, tamque aversi stomachi, qui non per duo vel tria ex his remedia levaretur.

§. 128. Contra *si vomitus iusto diutius cunctaretur*, nec debito tempore evacuari inciperent aegroti, alii aquam mulsam calidam, cui ruta incocta erat, sorbendam dabant vel oleum aquae immistum*

* *Aetius*, l. c. Cap. 133. ubi *Cornarius* verba χρονιζούσης καθάρσεως male per: *perseverante vomitu*, interpretatus est, loco: *cunctante vomitu.*

(Hydrelaeum), alii in sublimi lecto ita collocabant aegrotos, ut deorsum vergerent et praecipiebant, ut digito in os immisso uvulam et tonsillas irritarent; ita enim potissimum vomitus excitabatur. Praeterea ut dorsum et tibias, per vices, modo pronarent et flecterent quam maxime, modo extenderent et pugnos in abdomen impingerent, imperabant.

§. 129. Quando autem ne tunc quidem evacuabantur, eos in lecto pensili collocabant, agitabantque*

* A somno et requie iam *Hippocrates* arcebat, qui veratrum biberant, immo (agitando) moveri iussit Sect. IV. Aph. 14.: ἐπὴν πίῃ τις ἐλλέβορον, πρὸς μὲν τὰς κινήσιας τῶν σωμάτων μᾶλλον ἄγειν, πρὸς δὲ τοὺς ὕπνους καὶ μὴ κινήσιας, ἧσσον· δηλοῖ δὲ καὶ ἡ ναυτιλίη, ὅτι κίνησις τὰ σώματα ταράσσει – (et Aph. 15.) ἐπὴν βούλῃ μᾶλλον ἄγειν τὸν ἐλλέβορον, κίνει τὸ σῶμα.

71 et adhortabantur iubebantue, ut vome- | re adniterentur digitis, oleo nauseoso inunctis, vel scammonii solutione.

§. 130. Atque si ne ita quidem; pennae ex anseris cauda octo vel decem oleo nauseoso (oleo irino vel cyprino*)

* Oleum suaveolens maxime ob incocta germina Cypri (arboris aegyptiae) odorata.

intinctae aut digitalia corio molli consuta, duodecim digitos transversos longa, quae lana in anteriori parte farta erant, unguento quodam illita in fauces inmittebantur,*

* *Antyllus*, l. c. pag. 278–280.

ut cum nausea et vomituritione vomitio cieretur.

beruhigte, verdünnten Essig; sie hielten die Glieder der Patienten mit Binden zusammen, rieben sie ab, verabreichten den Kranken unterdessen eine mit Kochsalz gewürzte Speise, die sie im Mund behalten sollten, befahlen ihnen zu schweigen und sich auf keine Weise zu bewegen, sondern aufrecht zu sitzen.

§ 127. Wenn aber durch dieses Verfahren die zum Erbrechen führende Übelkeit | nicht ausgelöscht wurde, brachten sie gut gewärmte Schröpfköpfe am Rücken 70
und an der Herzgrube an und gaben ein wenig heißes Wasser zu trinken, das in Abständen geschlürft werden sollte; wenn auch dies nicht die Regung zum Erbrechen beruhigte, reichten sie ein wenig Wermutsaft oder -Abkochung. Sie beobachteten, daß niemand eine solche Neigung zum Erbrechen hatte und einen so ungünstigen Magen, daß er nicht durch zwei oder drei dieser Hilfsmittel Erleichterung bekam.

§ 128. *Wenn sich das Erbrechen dagegen länger als angebracht hinauszögerte,* und die Kranken nicht in der gegebenen Zeit mit der Ausleerung begannen, gaben die einen warmes Honigwasser, in das Raute eingekocht war, zum Schlürfen oder mit Wasser vermischtes Öl*

* A e t i u s, a. a. O. Kap. 133, wo C o r n a r i u s die Wörter „wenn die Reinigung auf sich warten läßt"[48] mangelhaft mit: *bei anhaltendem Erbrechen* übersetzte, an Stelle von: *bei zögerlichem Erbrechen.*

(Wasseröl), andere lagerten die Kranken so auf einen erhöhten Bett, daß sie sich nach unten neigten, und befahlen ihnen, mit dem Finger im Mund das Zäpfchen und die Mandeln zu reizen; so reizten sie nämlich stark zum Erbrechen. Außerdem ordneten sie an, daß sie Rücken und die Schienbeine abwechselnd bald möglichst stark neigen und beugen sollen, bald strecken und die Fäuste auf den Bauch schlagen.

§ 129. Wenn sie auch dann nicht ausgeleert wurden, lagerten sie die Patienten auf einem aufgehängtem Bett, schüttelten*

* Von Schlaf und Ruhe hielt bereits H i p p o k r a t e s die Patienten fern, die bereits Veratrum zu sich genommen hatten, vielmehr schrieb er vor, sie (durch Schütteln) zu bewegen Abt. IV. Aph. 14: „Wenn jemand Helleborus getrunken hat, soll man ihn dazu anhalten, seinen Körper mehr zu bewegen und sich weniger Schlaf und Zeiten der Ruhe zu gönnen; denn auch Seefahrten beweisen, daß Bewegung den Körper in Aufruhr versetzt. – (und Aph. 15) Wenn du aber willst, daß der Helleborus heftiger wirkt, bewege den Körper."[49]

und ermahnten sie und hießen sie, das Erbrechen | zu reizen mit ihren Fingern, 71
die mit einem Übelkeit auslösenden Öl eingerieben waren oder mit einer Lösung aus Purgierkraut.

§ 130. Wenn auch dies nichts half, steckten sie acht oder zehn Federn aus dem Schwanz einer Gans, getränkt mit Übelkeit auslösendem Öl (Iris- oder Zyprusöl *)

* Wohlriechendes Öl, das vor allem nach den eingekochten Zweigen des Zyprusbaumes (aus Ägypten) roch.

oder aus weichen Leder genähte Fingerhüte, die zwölf Finger breit in der Länge und vorne mit Wolle ausgestopft waren, mit Salbe eingerieben in die Kehle, *

* A n t y l l u s, a. a. O. S. 278-280.

um durch die Übelkeit und Neigung zum Erbrechen dann das Erbrechen zu erregen.

48 Aetius, *Iatricorum liber* 3, 134, 1. 16.
49 Hippokrates, *Aphorismi* 4, 14 und 4, 15: IV 506 L.

Medela symptomatum iniquorum et gravium inter veratri effectum.

§. 131. Qui periclitantur, ne *suffocentur,* ii veratro epoto modicum salivae exspuunt, et, quamquam vehemens irritatio ad vomitum nascitur, nihil tamen excernunt, immo facies intumescit, oculi exseruntur, partes ad respirationem pertinentes constringuntur, cum summa spirandi difficultate; nonnulli linguam exserunt et copi-
72 oso su- | dore madescunt; aliis maxilla occluditur dentibus collisis, iisque mens tentatur.*

* Herodotus, apud Oribas. l. c. pag. 283.

§. 132. Strangulationem eiusmodi, accidere difficulter vomentibus solitam, sedabant continua melicrati sorbitione, in quo praecipue ruta incocta esset, aut aliquid eorum, quae iam proposita sunt ad stomachi irritationem.

§. 133. Si vero hoc malum vehementer urgebat, diluti helleborini medicamenti*

* Infusi veratri albi, vel etiam decocti.

cyathos*

* Cyathus drachmas duodecim (= 14 2/5 drachmas nostras) continebat, v. *Massarium* l. c. p. 43.

tres aut quatuor propinabant, quod, quippe eiusdem qualitatis cum veratro iam sumto, etiam optime vomitus sit procreaturum. Caetera, quae vomitoria dicuntur, reprobabant, quum diversae qualitatis sint et stomachum tantummodo irritent, veratrum vero initio sumtum non commoveant.*

* Ingeniosa sane sententia et agendi ratio naturaeque rei consentanea.

§. 134. Si periculum, quod ex suffocatione immineret, nullo ex his remedio sublevaretur, acerrimo clystere alvum sollicitabant, quum is intermissionem huius symptomatis praebeat et tempus suppeditet, quo alia remedia procurare possimus.
73 Iam dabant galbani obolos tres (36 | grana) deglutiendos vel urinae vesustissimae cyathos tres sorbendos; his namque suffocationem levari.*

* *Antyllus*, l. c.

§. 135. At, si neque illud suffocationem sedaret, sternutatorium forte naribus admovebant, assidue hominem in lecto pensili agitantes et pennarum immissione pharyngem irritantes.*

* *Aetius* lib. III. Cap. 132.

§. 136. *Si vocis et sensus expertes fierent,* cuneolis aegroti dentes diducebant ab utraque parte, et pennas in fauces aut digitalia immittebant, ut vomitum excitarent, malumque solverent. Sternutationem, praesertim veratri ipsius pulvere (vel etiam euphorbii pulvere) excitabant; non raro enim sternutantes pituitae glebam simul eiecisse referunt, quae diutius stomacho inhaerens et suffocationis et amissae vocis causam attulisset.

§. 137. Quod si ne illud quidem iuvasset, iu panno linteo a robustis iuvenibus sublime extenso aegrotum sic adfectum modo in altum tolli, modo in latus devolvi iubebant, quem, si his commotionibus et conquassationibus a sensus privatione non sublevaretur, nullo praeterea remedio*

Abhilfe bei ungünstigen und schwerwiegenden Symptomen unter der Wirkung des Veratrums

§ 131. Diejenigen, die Gefahr laufen *zu ersticken*, geben nach dem Trinken von Veratrum nur wenig Speichel von sich und sondern nichts ab, obwohl eine heftige Erregung zum Erbrechen entsteht, vielmehr schwillt ihr Gesicht an, ihre Augen treten hervor, die Atmungsorgane ziehen sich zusammen mit großer Schwierigkeit beim Atmen; manche strecken die Zunge heraus und werden feucht von starker |
Schweißabsonderung; bei anderen schließt sich der Oberkiefer mit Zähneknir- 72
schen, und ihr Bewußtsein wird angegriffen.*

* Herodotus, bei Oribas. a. a. O. S. 283.

§ 132. Dieses Würgen, das gewöhnlich den Patienten mit Schwierigkeiten beim Erbrechen widerfährt, linderten sie mit ständigem Schlürfen von Honigwasser, in dem vor allem Raute eingekocht wurde, oder durch die Hilfsmittel, die bereits zur Reizung des Magens vorgeschlagen wurden.

§ 133. Wenn jemand aber stark von diesem Übel bedrängt wurde, verabreichten sie von dem Medikament aus verdünntem Helleborinus*

* Aufguß oder auch Abkochung aus Veratrum album.

drei oder vier Cyathi,*

* Ein Cyathus enthielt 12 Drachmen (= 14 2/5 unserer Drachmen), s. *Massarius*, a. a. O. S. 43.

das Erbrechen sehr gut hervorruft, weil es von der gleichen Qualität ist wie das bereits aufgenommene Veratrum. Die übrigen sogenannten Brechmittel verwarfen sie, weil diese von verschiedener Qualität sind und den Magen nur reizen, das anfangs eingenommene Veratrum aber nicht fortschaffen.*

* Ein wirklich kluger Satz und ein Verfahren, das auch der Natur des Vorgangs entspricht.

§ 134. Wenn die Gefahr, die aus einer Erstickung droht, durch keines dieser Hilfsmittel beseitigt worden ist, reizten sie den Bauch durch ein besonders scharfes Klistier, weil dies eine Unterbrechung dieses Symptoms bot und Zeit gab, um andere Hilfsmittel vor-
zubereiten. Ferner gaben sie von Galban drei Oboli (36 | Gran) zum Schlucken oder drei 73
Becher besonders alten Urin zum Schlürfen, um dadurch die Erstickung zu lindern.*

* *Antyllus*, a. a. O.

§ 135. Wenn auch dies die Erstickung nicht beruhigte, brachten sie ein starkes Niespulver an die Nase [des Patienten], während sie ihn beständig in dem aufgehängten Bett schüttelten und den Rachen durch das Einbringen von Federn reizten.*

* *Aetius*, Buch III. Kap. 132.

§ 136. *Wenn [die Kranken] die Stimme und das Bewußtsein verloren*, trieben sie die Zähne des Kranken auf beiden Seiten mit Keilen auseinander und stecken Federn oder Fingerhüte in den Schlund, um Erbrechen hervorzurufen und das Übel zu beseitigen. Sie reizten zum Niesen, besonders durch Pulver aus Veratrum selbst (oder auch mit Wolfsmilchpulver); man berichtet, daß die Niesenden nicht selten zugleich ein Stück Schleim auswarfen, das längere Zeit im Magen war und den Grund gab für die Erstickung und den Verlust der Stimme.

§ 137. Wenn auch dies nicht geholfen hatte, ließen sie den so angegriffenen Kranken in einem Leintuch, das von kräftigen jungen Männern hoch gespannt wurde, bald in die Höhe werfen, bald auf die Seite rollen; wenn er durch diese Bewegungen und Erschütterungen nicht von seiner Empfindungslosigkeit erleichtert wurde, glaubten sie, werde er durch kein weiteres Hilfsmittel*

* Si coffeae infusum saturatum excipias.

sensum recuperaturum esse opinabantur.* |

* *Antyllus*, l. c. p. 281.

74 §. 138. *Singultum*, qui vero omnes veratro epoto corripit, si leniter et intervallis maioribus interpositis recurreret, sinnebant; rati, ad stomachum proritandum non esse inutilem. Sin vero enormis fieret osque vibraret et quateret, inprimis melicratum, cui ruta erat incocta, porrigebant calidius sorbendum in singulis singultus ictibus.

§. 139. Si hoc nihil proficeretur, sternutatorio utebantur, et, si etiam tunc molestia perseveraret, cucurbitulas (coecas) per totam spinae longitudinem adplicabant, artus vinculo constringebant eosque iam vel fomentis appositis, vel in calidam aquam immittendo calefaciebant. Pavores adeo et contumelias adhibebant vel praecipiebant, ut respirationem diu cohiberent, aut longo tempore spiritum intus traherent lentissimeque emitterent.*

* *Antyllus*, l. c. pag. 281. 282.

§. 140, Quae aeque saepe invadunt ac singultus, *contractiones* musculorum et *crampum* in suris maxime, in femoribus, in brachiis et masticatoriis musculis, item in extremis pedibus et manibus, si vehementes erant, ungendo copiose, calefaciendo, fricando, fovendoque partes adfectas, atque manibus maxime musculos comprimendo sedare studebant et castoreo epoto. |

75 §. 141. Praeterea si vomitio abunde successerit, ut in plerisque eorum, qui crampo laborent, usu veniat, balneo pluries iterato, hoc malum abolere consueverant.*

* *Antyllus*, l. c. pag. 282, 283.

§. 142. *Nimiam evacuationem* sistebant calidissimum potum propinando, artus ligando et vehementi frictione ut et cucurbitulis (coecis) tum hypochondriis, tum vero dorso admotis et vi etiam avulsis. Optime etiam vomitum cohiberi affirmant absinthii potione. At si vomitus perseverabat, etiam soporiferis utebantur; somnum enim vim quoque excretionis sistendae habere.*

* *Antyllus* l. c. et *Aetius*, l. c. Cap. 134. – Ita et *Hippocrates* (Sect. IV. Aph. 15.) tam vacationem a motu, quam somnum praecipit, si evacuatio helleborina erat sistenda: ἐπὴν δὲ παῦσαι (βούλῃ, τὸν ἐλλέβορον,) ὕπνον ποίει, καὶ μὴ κίνει.

§. 143. *Casui virium* alimentis et vino succurrebant et hominem, si valde fuerit evacuatus, refocillabant panem porrigendo madefactum veteri vino diluto vel omphacomelite.*

* Mel cum uvarum immaturarum succo mistum *Omphacomeli* appellabatur.

Epicrisis.

§. 144. Haec fere erat apud Veteres ratio helleborismi instituendi, quem specie ma-
76 gis quam | re vera periculosum habendum esse plurimi priscorum medicorum te-
stantur. Praeter eam enim sententiam,*

* Wenn man einen gesättigten Aufguß von Kaffee ausnimmt.

sein Empfindungsvermögen wiedererlangen.* |

* *Antyllus*, a. a. O. S. 281.

§ 138. *Den Schluckauf*, der alle nach dem Trinken von Veratrum befällt, ließen sie, wenn er leicht und in größeren Intervallen wiederkam, zu; sie glaubten, er sei nicht unnütz zur Magenreizung. Wenn er aber stark wurde und der Mund zitterte und sich schüttelte, verabreichten sie vor allem Honigwasser, in das Raute eingekocht war, das wärmer geschlürft werden sollte bei den einzelnen Stößen des Schluckaufs. 74

§ 139. Wenn dies nichts nützte, wandten sie ein Niespulver an, und brachten, wenn auch dann die Beschwerde noch andauerte, Schröpfköpfe auf der gesamten Länge des Rückgrats an, schnürten mit einem Band die Glieder zusammen und erwärmten diese entweder mit angelegten Umschlägen oder durch Eintauchen in warmes Wasser. Sie wandten Erschrecken und sogar Beschimpfungen an oder schrieben vor, den Atem lange anzuhalten oder über lange Zeit die Luft einzuziehen und sehr langsam wieder auszuatmen.*

* *Antyllus*, a. a. O. S. 281, 282.

§ 140. *Die Muskelkontraktionen* und *der Krampf*, die gleichhäufig auftraten wie der Schluckauf, besonders in den Waden, den Oberschenkeln, den Armen und Kaumuskeln, genauso in den äußersten Füßen und Händen, versuchten sie, wenn die Krämpfe heftig waren, durch reichliches Salben, Warmhalten, Abreiben, Erwärmen der betroffenen Körperteile, durch starkes Zusammendrücken der Muskeln mit den Händen zu lösen und durch Trinken von Bibergeil. |

§ 141. Wenn außerdem das Erbrechen überreichlich erfolgte, wie es bei den meisten auftrat, die an einem Krampf litten, beseitigten sie dieses Übel gewöhnlich durch ein häufig wiederholtes Bad.* 75

* *Antyllus*, a. a. O. S. 282, 283.

§ 142. *Eine zu große Reinigung* stoppten sie durch Gabe von sehr heißen Tränken, Binden der Glieder, heftiges Abreiben sowie auch durch Schröpfköpfe, die sie unter den Rippen und auch am Rücken anbrachten und mit Kraft wieder losrissen. Sie betonen, daß das Erbrechen am besten durch das Trinken von Wermut zurückgehalten werde. Wenn das Erbrechen aber anhielt, wandten sie auch Schlafmittel an; Schlaf besitze nämlich eine die Ausscheidung aufhaltende Kraft.*

* *Antyllus*, a. a. O. und *Aetius*, a. a. O. Kap. 134. – So schreibt auch *Hippokrates* (Abt. IV. Aph. 15) ebenso Bewegungslosigkeit wie Schlaf vor, wenn die Reinigung durch Helleborus gestoppt werden soll: „Wenn du aber (willst, daß der Helleborus) aufhören soll zu wirken, laß den Patienten schlafen und sich still halten."[50]

§ 143. *Dem Kräfteverfall* begegneten sie durch Lebensmittel und Wein und belebten den Patienten, wenn er gut ausgeleert war, wieder durch die Gabe von Brot, das mit verdünntem alten Wein oder Traubenhonig getränkt war.*

* Mit *Traubenhonig* bezeichnete man eine Mischung aus Honig mit dem Saft unreifer Trauben.

Zusammenfassung

§ 144. Dies in etwa war bei den Alten das Verfahren, den Helleborismus vorzunehmen, der mehr dem Anschein nach als | in Wirklichkeit gefährlich war, wie die meisten alten Ärzte bezeugen. Neben diesem Zitat,* 76

---

50 Hippokrates, *Aphorismi* 4, 15: IV 506 L.

* Ὑγιέας τοὺς κάμνοντας ποιέει καὶ ἐπ' ὀλίγῃ τῇ καθάρσι, καὶ ἐπὶ σμικρῇ ἐντάσι. Chron. Curat. II. Cap. 10.

quam superius*

* Ad §. 71.

ex *Aretaei*, summi medici, auctoritate attuli, *Rufus**

* Apud *Oribasium*, l. c. p. 263.

etiam: „Helleborus," inquit, „gravissimus videtur esse ad bibendum, quocirca plerique medici et aegrotantes hoc medicamentum refugiunt; verum si quis totam artem atque apparatum helleborismi callens, veratrum propinet, is neque facilius quidquam esse veratro, et ipsum perspicue evacuationem moliri et nihil penitus mali committere intelliget." Cui conspirat *Plinii* effatum, dum de suo tempore dicit: „Quondam terribile (veratrum,) postea tam promiscue, ut plerique studiorum gratia, ad videnda acrius, quae commentabantur, saepius sumtitaverint".*

* Histor. natur. lib. XXV. Sect. 21.

§. 145. Non meum tamen est, herculeas illas curationes, quibus Veteres sub nomine helleborismi tot tantosque morbos per magnas veratri albi doses profligare studebant ac saepe miraculi instar delebant, et nostris commendare hominibus,
77 quum ignorem, an cum nostris moribus nostraque medi- | candi ratione conciliari possint. Mos enim quantum valeat, quamque late pateat in ipsa arte medendi (quae tamen libera esse natura sua debebat) neminem fugit, nec me. Qui si non imperiose per medicam artem regeret, veratri sane medicamen cum temperationibus quibusdam hodieque in usum praeclarum verti posset in malis pessimis et maxime inveteratis mortalium delendis.

§. 146. Constat certe, multo lenioribus, immo minimis veratri dosibus eosdem morbos posse eradicari, modo medicamentum morbo exacte conveniat, nec Veteres alios helleborismo morbos potuisse curare, nisi quibus veratrum in universum et in quavis dosi (nisi nimia fuerit) erat aptum.

§. 147. Quod quidem etiam patet ex effato Veterum:*

* Πολλοὶ λαβόντες τὸν ἐλλέβορον καὶ πέψαντες αὐτὸν ἐκαθάρθησαν μὲν οὐδὲν ὅλως, ὠφελήθησαν δὲ οὐδὲν ἧττον τῶν καθαρθέντων – ex *Antyllo* et *Posidonis*, *Aetius*, lib. III. Cap. 123.

„Non vomitum esse, quo veratrum album in morbis chronicis juvet, nam multos, veratro epoto et digesto, minime esse purgatos, utilitatem vero non minorem ex eo percepisse, quam qui per hoc medicamentum fuerint evacuati."

§. 148. Dolendum itaque, omnes illos morbos chronicos, quibus hocce medica-
78 men natura sua | aptissimum et vere unicum*

* Quilibet enim morbus ut est diversus ab omnibus aliis, ita singulari suae naturae appropriatam medicinam et privam postulat ex copia illa diversissimorum medicamentorum sedulo eligendam, qua unice possit cito, tuto et cum constantia curari, quum caetera pharmaca morbo, qui adest, minus consentanea partim inutilia, partim medelae contraria, immo perniciosa reperiantur.

* „Er macht die Kranken gesund, und das bei nur geringer Reinigung und kleiner Anspannung."[51] Chron. Curat. II. Kap. 10.

das ich bereits oben*

* Zu § 71.

aus *Aretaeus*, einer hohen medizinischen Autorität, anführte, sagt auch *Rufus*:*

* Bei *Oribasius*, a. a. O. S. 263.

„ Helleborus scheint sehr beschwerlich zum Trinken zu sein, weshalb die meisten Ärzte und Kranken sich gegen dieses Medikament sträuben; wenn aber einer, der die gesamte Kunstfertigkeit und die Maßnahmen des Helleborismus kennt, Veratrum verabreicht, dann wird er erkennen, daß nichts günstiger ist als Veratrum, es eine hervorragende Ausleerung bewirkt und keinen schweren Schaden hervorruft." Dem stimmt der Ausspruch des *Plinius* zu, wenn er über seine Zeit spricht: „einstmals für schrecklich gehalten (Veratrum), später so verbreitet, daß viele es auf Grund ihrer Studien häufiger einnahmen, um ihre Betrachtungen schärfer wahrzunehmen."*

* Histor. natur. Buch XXV. Abt. 21.

§ 145. Es ist nicht meine Angelegenheit, diese herkulischen Behandlungen, mit denen die Alten unter der Bezeichnung Helleborismus so viele schwere Krankheiten durch große Dosen von Veratrum album zu vertilgen versuchten und oft auch wie ein Wunder vernichteten, meinen Zeitgenossen anzuempfehlen, weil ich nicht weiß, ob dies mit unseren Gewohnheiten und unserem | medizinischen Verfahren in Einklang 77
gebracht werden kann. Wie viel nämlich eine Gewohnheit vermag und wie sehr sich dies zeigt in der Heilkunst selbst (welche dennoch ihrer Natur nach unabhängig sein sollte), entgeht niemandem, auch mir nicht. Wenn es aber nicht allgewaltig in die medizinische Kunst hineinregiert, dann könnte sich das Medikament Veratrum mit einigen Mäßigungen auch heute in eine hervorragende Anwendung verwandeln, um die übelsten und besonders eingewurzelten Leiden der Sterblichen auszulöschen.

§ 146. Es steht sicher fest, daß durch viel leichtere, ja sogar geringste Dosen von Veratrum die gleichen Krankheiten vernichtet werden können, wenn nur das Medikament mit der Krankheit genau zusammenpaßt, und daß die Alten nur die Krankheiten durch den Helleborismus zu heilen vermochten, für die Veratrum im allgemeinen und in der jeweiligen Dosis (wenn sie nicht zu groß war) geeignet war.

§ 147. Dies wird auch deutlich aus diesem Ausspruch der Alten:*

* „Viele wurden gar nicht gereinigt, obwohl sie Helleborus eingenommen und verdaut hatten, hatten aber dennoch einen um nichts geringeren Nutzen als diejenigen, bei denen die Reinigung erfolgt war."[52] – nach *Antyllus* und *Posidonius*, *Aetius*, Buch III. Kap. 123.

„es sei nicht das Erbrechen, durch das Veratrum album bei chronischen Krankheiten hilft, denn viele werden nach dem Trinken und der Verdauung von Veratrum nur wenig gereinigt und haben doch nicht weniger Nutzen davon wahrgenommen als die, die durch dieses Medikament ausgeleert wurden."

§ 148. Daher ist es schmerzlich, daß diese vielen chronische Erkrankungen, bei denen dieses Medikament durch seine Natur | besonders geeignet und beinahe das einzige* 78

* Wie nämlich eine jede Krankheit verschieden ist von sämtlichen anderen, so erfordert sie auch eine ihrer einzigartigen Natur angemessene und besondere Medizin, die aus der Masse der verschiedenartigsten Medikamente sorgfältig ausgewählt werden muß; einzig dadurch kann sie schnell, sicher und beständig geheilt werden, während die übrigen Pharmaka, die der vorliegenden Krankheit weniger entsprechen, teils unnütz, teils der Heilung entgegenwirkend, ja sogar schädlich befunden werden.

---

51 Aretaeus, *De curatione diuturnorum morborum libri duo* 2, 13, 12, 6 f.

52 Aetius, *Iatricorum liber* 3, 124, 2–4 (mit Auslassungen).

est remedium, a nostris non posse curari, cum veratrum adhibere fugiant, quod tamen ad doses tam parvas minui potest, quae, dum morbo, vel maxime diuturno, pares maneant, nullum omnino damnum memoratu dignum, organismo humani corporis inferre queant.

* * *

DE HELLEBORO NIGRO,

§. 149. qui *niger* ob externum radicum nigrorem dicebatur, quae in (helleboro albo) veratro exalbidae sunt, quaedam restant adjicienda, tam ob nominis adfinitatem, quam quia Anticyreni medici, qui pro caeteris helleborismo dabant operam, etiam helleborum nigrum in subsidium curae morborum chronicorum adhibere solebant.

§. 150. Helleborus niger *Hippocratis* tempore vix ac ne vix quidem erat inventus vel certe nondum hoc nomine insignitus; neque enim in libris ipsius genuinis, neque in antecessorum vel avi eius scriptis (coacis praenotionibus, et
79 libro de | fracturis et de articulis) huius plantae huiusque nominis usquam fit mentio.

§. 151. Unicus enim locus, qui hoc nomen habet (de victu acut. Tom. XI. p. 44.) quique a nemine dubius hucusque habebatur, quin ab *Hippocrate* ipso profectus sit, vere non est genuinus.* |

* Librum, qui, tamquam Hippocraticus, sub nomine *de victus ratione in morbis acutis* circumfertur, a tribus vel quatuor auctoribus conscriptum esse, plus quam vero simile est. Primigenius enim *Hippocratis* ipsius et erat et dicebatur, *liber de Ptisana* (v. *Athenaei* Dipnosoph. lib. II. p. 57. ita et *Cael. Aurelianus* et *Plinius*) et „nihil continebat nisi *ptisanae usum*" (v. *Plin.* hist. nat. lib. XVIII, Sect. 15. et lib. XXII, Sect. 66.) qui quidem libellus incipere a verbis: δοκέει (δὲ) μοὶ ἄξια γραφῆς εἶναι (l. c. p. 7.) – atque usque ad verba: ἀκριβῶς ϑεωρῶν pertinere videtur, nec ultra. Quod enim proxime sequitur, inde a verbis: ὀδύνη δὲ πλεύρου (l. c. p. 36-116.) absque dubio additamentum est (quo sermo de ptisana protinus abrumpitur) auctoris, ut videtur, ejusdem, qui prologum usque ad initium libelli de ptisana fabre fecerat. Plura quidem egregia continet hocce additamentum de diaeta in acutis morbis, sed seriorem aetatem olentia; etenim hic (l. c. pag. 42.) jam scrupulose seligitur „*interna* vena cubiti flexurae in pleuritide secanda," et in loco, in textu commemorato, pag. 44. (qui maxime nostram ad se vertit attentionem) non helleborus modo niger et peplium ad purgationes commendatur, et inter effectum utriusque subtiliter distinguitur, sed etiam plura semina aromatica boni odoris causa adduntur formulae purgatorii medicaminis, quae luxus artificia seriorum modo temporum dici merentur, ut medicinae historia docet. Praeterea hoc loco (p. 44. ut et p. 3.) multa alia cathartica (ἄλλα πολλὰ τῶν ὑπηλάτων) memorantur, quod ante Ptolemaeorum regum tempora fieri nequaquam poterat, quippe tum demum commercio cum vicinis et dissitis nationibus ampliato pharmacorum numerum multiplicatum novimus, regibus ipsis tunc temporis (inde ab anno 300 ante aeram nostram) medicinae studio deditis. *Peplion* certe, cujus hoc loco fit mentio, si recte video, *Theophrasto*, centum post *Hippocratem* annis, nondum erat notum, ideoque additamentum hocce libelli de ptisana spurium, quod una cum helleboro nigro *Peplium* nominat, nondum scriptum esse poterat; id quod similitudine hujus additamenti cum pseudohippocratico libro primo *de mulierum morbis* confirmatur, cujus auctor (forsan idem) eadem sententia, iisdemque verbis dicit: πέπλιον φυσῶν ειναι καταῤῥηκτικόν. – Denique obtrectatio medicorum aliorum et vituperatio, quod nimium paucis usi sint medicamentis, sectae porro studium acre, ratiocina-

Heilmittel ist, von unseren Ärzten nicht geheilt werden können, weil sie sich sträuben, das Veratrum anzuwenden, das doch auf so geringe Dosen verringert werden kann, die, während sie doch der Krankheit, vor allem der langanhaltenden, entsprechend bleiben, dem Organismus des menschlichen Körpers überhaupt keinen erwähnenswerten Schaden bringen können.

* * *

HELLEBORUS NIGER,

§ 149. der *schwarz* genannt wird wegen der dunklen Farbe der äußeren Wurzeln, die beim Veratrum (Helleborus albus) weißlich sind; dazu gibt es noch einiges hinzuzufügen, einmal wegen der Verwandtschaft des Namens, dann weil die Anticyrenischen Ärzte, die vor den übrigen Mühe darauf verwandten, gewöhnlich auch Helleborus niger als Hilfsmittel bei der Behandlung der chronischen Krankheiten anwandten.

§ 150. Helleborus niger war zur Zeit des *Hippokrates* kaum oder fast gar nicht bekannt oder sicherlich noch nicht mit diesem Namen bezeichnet; weder in seinen Originalbüchern noch in den Schriften seiner Vorgänger oder seines Großvaters (in den Koacae Praenotiones und im Buch de | fracturis et de articulis) werden diese 79
Pflanze oder diese Bezeichnung jemals erwähnt.

§ 151. Die einzige Buchstelle nämlich, an der diese Bezeichnung auftaucht (de vict. acut. Bd. XI. S. 44) und von der bis jetzt niemand Zweifel hatte, daß sie auf *Hippokrates* selbst zurückgeht, ist in Wirklichkeit nicht original.* |

* Es ist mehr als wahrscheinlich, daß das Buch, obgleich es als hippokratisch unter dem Namen *de victus ratione in morbis acutis* im Umlauf ist, von drei oder vier Autoren verfaßt wurde. Sein erster Abschnitt ging auf *Hippokrates* zurück und wurde *liber de Ptisana* (s. *Athenaei* Dipnosoph. Buch II. S. 57, so auch *Cael. Aurelianus* und *Plinius*) genannt und „enthält nichts außer der *Anwendung von Gerstengrütze*" (s. *Plin.* hist. nat. Buch XVIII, Abt. 15 und Buch XXII, Abt. 66) Offensichtlich beginnt dieses Büchlein mit den Worten: „scheint mir der schriftlichen Fixierung wert zu sein" (a. a. O. S. 7) – und geht bis zu den Worten: „wenn man genau hinsieht", nicht weiter. Was danach folgt, von den Worten an: „Schmerz an der Seite" (a. a. O. S. 36-116) ist ohne Zweifel ein Zusatz (durch den der Text über Gerstengrütze plötzlich abbricht) offensichtlich des gleichen Autors, der das Vorwort bis zum Beginn des Büchleins über Grütze geschickt geschrieben hatte. Dieser Zusatz enthält viel Hervorragendes über Diät bei akuten Erkrankungen, verrät aber eine spätere Entstehungszeit; hier (a. a. O. S. 42) wird nämlich sorgfältig ausgewählt: „eine *innere* Vene an der Krümmung des Ellbogens bei einer Rippenfellentzündung einzuschneiden", und an der erwähnten Stelle im Text, S. 44 (die vor allem unsere Aufmerksamkeit auf sich zieht) werden nicht nur Helleborus niger und Wolfsmilch zur Reinigung empfohlen und zwischen ihren Wirkungen fein unterschieden, es werden auch mehrere aromatische Samen wegen ihres guten Geruchs zur Formel eines reinigenden Medikaments hinzugefügt; diese aufzuführen, kann nur die luxuriöse Kunstfertigkeit späterer Zeiten für sich beanspruchen, wie die Medizingeschichte lehrt. Außerdem werden an dieser Stelle (S. 44 wie auch S. 3) mehrere andere reinigende Medikamente („viele andere Abführmittel") erwähnt, was nicht vor der Periode der ptolemäischen Könige geschehen konnte, weil wir erst aus dieser Zeit durch einen gesteigerten Handel mit benachbarten und entfernten Völkern eine vermehrte Anzahl von Medikamenten kennen, als sich auch die Könige dieser Epoche (vom Jahr 300 vor unserer Zeitrechnung an) mit dem Studium der Medizin beschäftigten. *Wolfsmilch*, die hier erwähnt wird, war, wenn ich recht sehe, *Theophrast*, hundert Jahre nach *Hippokrates*, noch nicht bekannt, und daher konnte dieser unechte Zusatz zum Buch über Grütze noch nicht geschrieben sein, weil es zusammen mit Helleborus niger *Wolfsmilch* nennt; dies wird bestätigt durch die Ähnlichkeit dieses Zusatzes mit dem pseudohippokratischen ersten Buch *de mulierum morbis*, dessen Autor (vielleicht der gleiche) die gleiche Ansicht mit denselben Worten sagt: „Wolfsmilch wirkt abführend"[53] – Schließlich die Anfeindungen anderer Ärzte und der Tadel, weil sie zu wenige Medikamente anwandten, ferner das scharfsinnige Studium einer medizinischen Schule, die abstrusen Schlußfolgerungen über die Beschaffenheit der Natur, die

53 Die einzige Stelle des CH, die sich einigermaßen vergleichen läßt, ist: Hippokrates, *De diaeta in morbis acutis* 7: II 274 L.

tiones de natura rerum abstrusae, dogmata recentiora de dispertitione morborum artificiosa eorumque nominibus, aut venae enjusdam singularis in certo morbo secandae scrupulosus delectus – quae jactitat auctor anonymus dicti prologi et additamenti ad libellum de ptisana, ea nusquam in genuinis *Hippocratis* scriptis invenientur.

80 §. 152. Paulo itaque post *Hippocratem* vel repertam vel nomine insignitam*

* Forsitan ab *Hippocrate* ipso jam usurpari coepta est haec planta (ut in fine libri de capitis vulneribus, T. XII, p. 128. factum videtur: τούτου χρὴ τὴν κάτω κοιλίην ὑποκαθῆραι φαρμάκῳ, ὅ, τι χολὴν ἄγει,) *sed nomine nondum praedita erat.*

esse hanc novam plantam (helleborum nigrum,) purgationi inservientem, necesse est. Nam et in scriptis pseudohippocraticis medicorum, qui propius ipsi succedebant, nominatur, et a *Theophrasto* describitur, voce „μέλας" adiecta, ut distingueretur a primitivo illo helleboro (veratro albo,) qui tam multa secula ad novae
81 istius plantae usque inventionem vere unicum medicamentum evacuatorium, | ideoque, ut consentaneum erat, simplici tantum nomine praeditum exstiterat.*

* Vide superius §. 10–16.

§. 153. Sed dispiciendum iam, an Veterum helleborus niger idem ac noster sit. Quod quidem iudicium non levi laborat difficultate, si Dioscorideo Sarraceni textui,*

* Mater. med. lib. IV. Cap. 151.

qui vulgaris est, inhaeremus; sin vero codicum lectiones et criticas aliquas adferamus opes, e textu sic restituto nostrum esse apparebit; tum ita se habebit: ἔχει δὲ τὰ φύλλα χλωρά, πλατάνῳ προσεμφερῆ, ἐλάττονα δὲ*

* Verba: πρὸς τὰ τοῦ σφονδυλίου, quae hic in textu vulgari leguntur, abesse possunt; desunt etiam in quibusdam codicibus.

–, καὶ πολυσχιδέστερα, καὶ μελάντερα, καὶ ὑποτραχέα· καυλὸς βραχύς,*

* Textus *Sarraceni* habet: τραχύς; sed cum *Serapione* (de simpl.) βραχύς legendum, quum caulis hellebori, si omnino ullus, brevissimus sit, nec asper.

ἄνθη δὲ λευκά, ἐμπόρφυρα, τῷ δὲ σχήματι ῥοδοειδῆ,* |

* Verbum ῥοδοειδῆ, quod in manuscriptis quibusdam invenitur, loco: βοτρυώδη restitui, quod *Sarraceni* textus habet (nullo sensu). Vocem autem ῥοδοειδῆ sic restituenti mihi etiam versio hujus loci arabica *Avicennae* (Lib. II. de medicamentis simpl. Art. Charbak Aswad:) يشبه ذي هنته الورد, i. e. „similis in sua forma rosae" – egregie adstipulatur. Verbum contra βοτρυώδη primis temporibus non adfuisse ex eo elucet, quod in quodam libro scripto plane deest, ut *Sarraceni* marginalia testantur; ipsum tamen jam antiquioribus temporibus in textum irrepsisse (forsan ex glossa in margine, quae vocabulum ῥοδοειδῆ, injuria temporis fere delectum resarciendo destinata erat) ex eodem *Avicenna* suspicari licet, qui vocis hujus spuriae βοτρυώδη (quae nullius est sensus, si ad flores referas) statim subjungit versionem „et in botry fructus," duce Dioscorideo quodam exemplari, quo utebatur, quod sine dubio praeter genuinum ῥοδοειδῆ, etiam insanum illud substitutum βοτρυώδη, ex margine in textum receperat.

82 καὶ ἐν αὐτῷ καρπὸς κνήκῳ ὅμοιος–· ῥίζαι δ' ὕπεισι λεπταί, μέλαναι, οἱονεὶ ἀπό τινος κεφαλίου κρομμυώδους ἠρτημέναι, ὧν καὶ ἡ χρῆσις – i. e. „folia ei sunt viridia, platano similia, sed minora, pluries divisa, nigriora autem et subaspera,

neueren Lehren über eine kunstreiche Zergliederung der Krankheiten und deren Namen, oder die genaue Auswahl einer einzelnen Vene, die bei einer bestimmten Krankheit angeschnitten werden soll – die der anonyme Autor des erwähnten Prologs und des Zusatzes zum Buch über Grütze beständig wiederholt, dies wird man niemals in den Originalschriften des *Hippokrates* finden.

§ 152. Kurz nach *Hippokrates* entweder entdeckt oder mit diesem Namen be- 80
zeichnet*

* Vielleicht begann bereits *Hippokrates* diese Pflanze zu verwenden (wie es am Ende des Buches de capitis vulneribus, Bd. XII, S. 128 zu geschehen scheint: „in diesem Fall solltest du den Bauchraum mit einem Galle treibenden Mittel reinigen“[54]) *aber sie war noch nicht mit einem Namen versehen.*

wurde notwendigerweise also diese neue Pflanze (Helleborus niger), die zur Reinigung diente. Denn sowohl in den pseudohippokratischen Schriften der Ärzte, die diesem unmittelbar nachfolgten, wird er benannt als auch von *Theophrast* beschrieben unter Hinzufügung des Wortes „schwarz“, um ihn vom einfachen Helleborus (Veratrum album) zu unterscheiden, den es über so viele hundert Jahre bis
zur Entdeckung dieser neuen Pflanze als einziges reinigendes Medikament gab | und 81
der daher übereinstimmend nur mit der einfachen Bezeichnung versehen wurde.*

* Siehe oben § 10-16.

§ 153. Es muß aber erwogen werden, ob der Helleborus niger der Alten der gleiche ist wie unserer. Dies ist eine Entscheidung von nicht geringer Schwierigkeit, wenn wir uns an den Text des Dioscorides bei Sarrazen*

* Mater. med. Buch IV. Kap. 151.

halten, der der allgemein überlieferte ist; wenn wir aber die Lesarten der Kodizes und etwas Kritikvermögen heranziehen, dann wird sich aus dem so wiederhergestellten Text zeigen, daß es unsere Pflanze ist; es wird sich dann so verhalten: „Er hat grüne Blätter, die man mit denen der Platane vergleichen kann, nur sind sie kleiner*

* Die Worte: „den [Blättern] des Bärenklaus vergleichbar“, die man hier im allgemeinen Text liest, können wegfallen; sie fehlen nämlich auch in einigen Kodizes.

– viel mehr eingeschnitten, schwärzer und etwas rauh; der Stengel ist kurz, *

* Der Text *Sarrazens* hat: „rauh“, aber mit *Serapion* (de simpl.) ist „kurz“ zu lesen, weil der Stiel des Helleborus, wenn überhaupt einer vorhanden ist, besonders kurz ist, aber nicht rauh.

die Blüten sind weiß mit leicht rötlicher Tönung und rosenförmig,* |

* Ich habe das Wort „rosenförmig“, das in einigen Manuskripten zu finden ist, an Stelle von „traubenförmig“ wiederhergestellt, das der Text *Sarrazens* hat (dies ist ohne Sinn). Meiner Ersetzung „rosenförmig“ entspricht auch die arabische Fassung dieser Stelle von *Avicenna* vorzüglich (Buch II de medicamentis simpl. Artikel Charbak Aswad:) „gleich der Form der Rose“, d.h.: „in seiner Form rosenähnlich“. Daß dagegen das Wort „traubenförmig“ ursprünglich hier nicht stand, geht daraus hervor, daß es in einigen Handschriften völlig fehlt, wie *Sarrazens* Marginalien beweisen; daß es sich bereits in alter Zeit in den Text eingeschlichen hat (vielleicht aus einer Erklärung am Rand, die das Wort „rosenförmig“, durch den Schaden der Zeit beinahe gelöscht, wiederherstellen sollte) kann aus dem selben *Avicenna* vermutet werden, der direkt nach dem unechten Wort „traubenförmig“ (das ohne Sinn ist, wenn es sich auf Blüten bezieht) die Übersetzung anhängt „auch in den Früchten der Weinrebe“, darin dem Beispiel des Dioscorides folgend, den er heranzieht, weil er ohne Zweifel neben dem originalen Wort „rosenförmig“ auch das falsch ergänzte „traubenförmig“ vom Rand in den Text aufnahm.

und auf dem [Stengel sitzt] eine saflorähnliche Frucht – darunter sind feine, 82
schwarze Wurzeln, die gleichsam von einem kleinen, zwiebelähnlichen Wurzelkopf ausgehen, und auch die [Wurzeln] finden Verwendung“[55] – d. h. „seine Blätter sind grün, der Platane ähnlich, aber kleiner, mehr geteilt, auch dunkler und leicht

54 Hippokrates, *De capitis vulneribus* 20: III 256 L.
55 Dioskorides, *De materia medica* 4, 162, 1.

caulis brevis, flores candidi, purpurascentes, rosacei, semen intus carthami semini simile; – radices subsunt exiles, nigrae, velut e capitulo quodam cepaceo dependentes, quarum etiam usus est."

§. 154. Textu itaque sic restituto, descriptio plantae Dioscoridea nostro helleboro nigro nequaquam repugnare videtur. Nam et nostri hellebori flores rosacea habent petala alba, quorum externae superficiei aliquid rubicundi coloris, nubecularum instar hinc inde adspersum est, quaeque inter deflorescentiam purpurascunt. Quin *Bellonius* helleborum nigrum rubicundiore flore in Olympo monte a se repertum testatur.*

* V. *Petri Bellonii* Observat. sing. et memorab. rerum in Graecia, Asia, etc. per *Clusium*, Antverp. 1589. 8.

83 §. 155. *Theophrastus vero*, Ereso oriun- | dus, melinus adeo hanc plantam delineat*

* Hist. plant. lib. X. Cap. 11.

(secundum *Scaligeri* et meam*

* Vide supra, ubi textum Theophrasteum, quoad veratrum album, recensui. v. §. 24–27.

recensionem) his verbis: τοῦ μελάνου μὲν καυλὸν – βραχὺν σφόδρα, φύλλον δὲ πλατύσχιστον, μῆκος ἔχον ευμηκες, εὐθὺς δὲ ἐκ τῆς ῥίζης ἠρτημένον τε καὶ ἐπιγειόφυλλον· πολύρριζον δ' εὖ μάλα ταῖς λεπταῖς καὶ χρησίμοις, id est: „caulem esse – valde brevem, folium autem latis lobis fissum, satis magnum, ex ipsa radice pendens et humi sparsum, radices vero multas, exiles, usui inservientes." – *Scaliger* quidem loco. πλατύσχιστον, legere vult: πλατανόσχιστον, fortasse *Plinium**

* „Platano similia" dicit *Plinius*, Hist. nat. lib. XXV. Sect. 21.

secutus; sed sine causa, quum per analogiam graecorum compositorum: πλατύκαρπος, πλατύκαρφος, πλατύφυλλος ect. recte stet, foliaque hellebori nigri vere talia sint.

§. 156. Denique plantam Veterum indubitate nostram esse, non minus eo evincitur, quod *Avicenna* helleborum *Dioscoridis* nigrum sub nomine: خربق اسود describit, quo quidem eodem nomine *Forskål* helleborum nigrum hodieque in orientalibus regionibus appellari testatur Autopta.*

* V. Mat. med. Kahirina in Append. ad Descript. animalium in itinere orientali, p. 152.

§. 157. „In asperis, editioribus, sitientibusque locis nascitur," inquit *Dioscorides*,
84 | „quique in talibus regionibus crescit, optimus habetur; talis Anticyrae*

* Talis etiam circa Anticyram phocensem loci natura a *Pausania* (Graeciae descr. Hanoviae 1613. p. 682.) describitur: τὰ δὲ ὄρη τὰ ὑπὲρ Ἀντίκυραν πετρώδη τε ἄγαν ἐστὶ, καὶ ἐν αὐτοῖς φύεται μάλιστα ὁ ἐλλέβορος· ὁ μὲν οὖν μέλας ἔστι γαστρὶ καθάρσιον etc. In hujus modi regionibus, quae Dioscorides cum Pausania describit, etiam apud nos crescit.

provenit helleborus niger, isque optimus." Praeterea eum laudat, qui in Helicone, Parnasso et in Aetolia nascebatur; sed Heliconium praefert. Eundem et *Theophrastus* reliquis praefert; in Boeotia insuper et in Euboea multisque aliis regionibus crescere innuit. *Rufus**

rauh, der Stiel ist kurz, die Blüten weiß, sie werden purpurfarben, rosenartig, der Samen innen ist dem des Karthamus ähnlich – die Wurzeln darunter sind dünn, schwarz, sie kommen aus einer zwiebelartigen Knolle, und auch von diesen [Wurzeln] macht man Gebrauch."

§ 154. Nach dieser Wiederherstellung des Texts scheint die Beschreibung der Pflanze bei Dioscorides unserem Helleborus niger keinesfalls zu widersprechen. Denn auch die rosenartigen Blüten unseres Helleborus besitzen weiße Blütenblätter, deren äußere Oberfläche hie und da mit hochroten wolkenförmigen Punkten versehen ist und die beim Verblühen purpurfarben werden. Sogar *Bellonius* bezeugt, daß er Helleborus niger mit seiner hochroten Blüte auf dem Berg Olymp gefunden hat.*

* S. *Petrus Bellonius* Observat. sing. et memorab. rerum in Graecia, Asia, etc. bei *Clusius*, Antwerpen. 1589. oktav.

§ 155. *Theophrast* aus Eresos | beschreibt diese Pflanze aber besser,* 83

* Hist. plant. Buch X. Kap. 11.

und zwar (gemäß der kritischen Durchsicht von *Scaliger* und mir*)

* S. oben, wo ich den Text Theophrasts, soweit er Veratrum album betrifft, kritisch durchgesehen habe. s. § 24–27.

mit folgenden Worten: „Der Stengel des schwarzen [Helleborus] – ist sehr kurz; die Blätter sind breit gespalten und von beträchtlicher Länge, sie wachsen direkt aus der Wurzel und auf der Erde entlang; die Wurzeln sind zahlreich, sehr fein und finden Verwendung",[56] das heißt: „der Stiel ist – sehr kurz, das Blatt ist in breite Schoten gespalten, ziemlich groß, es kommt direkt aus der Wurzel und ist über den Boden verteilt, es gibt viele Wurzeln, sie sind schmal und kommen zur Anwendung." – *Scaliger* will an Stelle von: „ breit gespalten" lesen: „nach Art einer Platane gespalten", vielleicht *Plinius**

* „einer Platane ähnlich" sagt *Plinius*, Hist. nat. Buch XXV. Abt. 21.

folgend, aber dies ohne Grund, weil es nämlich richtig steht in Analogie zu den griechischen Komposita: „mit breiten Früchten, mit einem breiten Stengel, mit breiten Blättern" etc., und die Blätter des Helleborus niger sind tatsächlich so beschaffen.

§ 156. Daß die Pflanze der Alten ohne Zweifel unsere ist, geht schließlich nicht weniger daraus hervor, daß *Avicenna* den Helleborus niger des *Dioscorides* unter der Bezeichnung: „schwarze Nieswurz" beschreibt; mit dieser Bezeichnung wird auch heute noch Helleborus niger in orientalischen Gegenden benannt, wie der Augenzeuge *Forskål* bezeugt.*

* S. Materia medica Kahirina, im Anhang zu: Descript. animalium in itinere orientali. S. 152.

§ 157. „Er wächst in rauhen, höher gelegenen und trockenen Stellen", sagt *Dioscorides*, | „und welcher in solchen Gegenden wächst, wird für den besten 84
gehalten; ein solcher Helleborus niger wächst in Anticyra*

* Eine solche Beschaffenheit der Lage, bei Anticyra in Phocis, wird auch von *Pausanias* beschrieben (Graeciae descr. Hannover 1613. S. 682): „Die Berge oberhalb von Antikyra sind sehr felsig und auf ihnen wächst vor allem der Helleborus; der schwarze [Helleborus] ist magenreinigend usw."[57] In solchen Gegenden, die Dioscorides mit Pausanias beschreibt, wächst er auch bei uns.

und ist der beste." Außerdem lobt er denjenigen, der am Helikon, am Parnaß und in Aetolien wächst; aber den vom Helikon zieht er vor. Diesen zieht auch *Theophrast* den übrigen vor; er gibt Hinweise, daß er darüber hinaus in Böotien, auf Euböa und in vielen anderen Gegenden wächst. *Rufus**

56 Nach Theophrast, *Historia plantarum* 9, 10, 1–2.
57 Pausanias, *Graeciae descriptio* (‚Beschreibung Griechenlands') 10, 36, 7.

* Apud *Oribasium*, l. c. p. 249.

etiam eum probat, qui in Lycestide et supra Ascaniam paludem proveniebat.

§. 158. Eligitur, secundum *Dioscoridem*, radix quae turgidulas et carnosas fibras habeat, cum tenui medulla, et acris ferventisque sit saporis.

§. 159. Bilem flavam et atram, nec non pituitam per alvum purgare sine ulla difficultate*

* *Aetius* lib. III. Cap. 27. – *Freindius* (histoire de la medicine II. p. 167.) errat, dum *Iohannem Actuarium* primum fuisse dicit, qui helleborum (*nigrum*; nam hunc *Actuarius* intelligit loco allato) sine difficultate operari affirmet; nullus enim Veterum medicorum (si futilem arabicum auctorem *Avenzoarum* excipias) periculosum eum judicavit.

credebant Veteres, itaque etiam in febribus intermittentibus esse adhibendum.*

* *Aetius*, l. c.

In dolore capitis diuturno et hemicranico propinabant, furentibus,*

* *Rufus*, l. c. p. 251. – *Aetius* l. c.

melancholicis,*

* *Dioscorides* lib. IV. Cap. 151. – *Celsus*, lib. II. Cap. 12. „Veratrum nigrum aut atra bile vexatis, aut cum tristitia insanientibus, aut iis, quorum nervi parte aliqua resoluti sunt."

85 iis qui citra febrem | hydrope laborabant,*

* *Plinius*, l. c. lib. XXV. Sect. 22. – *Actuarius*, Method. med. lib. V. Cap. 8.

epilepticis,*

* *Dioscor*, l. c.

paralyticis,*

* *Diosc.* l. c. – *Plinius*, l. c.

in podagricis veteribus,*

* *Plinius*, l. c.

in articulariis morbis,*

* *Dioscor.* l. c. – *Plinius*, l. c.

in hepatis inflammatione,*

* *Corn. Celsus*, l. c. lib. IV. Cap. 8

in ictero diuturno,*

* *Aetius*, l. c.

in morbis longis asperae arteriae.*

* *Paullus* Aegineta, lib. VII. Cap. 4

In lethargi initiis helleborum nigrum ex oxymelite *Aretaeus**

* Curat. Acut. lib. I. Cap. 2.

dabat, ut mediocriter purgaret.

§. 160. Si valide purgare volebant, drachmam (= 72 Grana nostra) radicis, si lenius, tres obolos*

* *Dioscor.* l. c.

(= 36 Grana nostra), vel quatuor obolos (= 48 Grana) propinabant vel in melicrato, vel in decocto cum lente, vel in iusculis. Admiscebant scammonium vel salem.*

* *Plinius*, l. c.

* Bei *Oribasius*, a. a. O. S. 249.

hält auch den für gut, der in Lycestes und oberhalb des Askanischen Sumpfes wuchs.

§ 158. Nach *Dioscorides* wird die Wurzel ausgewählt, die geschwollene und fleischige Fasern besitzt, mit dünnem Mark und einem scharfen, brennenden Geschmack.

§ 159. Die Alten glauben, daß die Pflanze gelbe und schwarze Galle und auch Schleim ohne Schwierigkeit*

* *Aetius*, Buch III. Kap. 27. – *Freind* (histoire de la medicine II. S. 167) irrt sich, wenn er sagt, *Iohannes Actuarius* sei der erste gewesen, der Helleborus (*niger;* denn diesen meint *Actuarius* an der zitierten Stelle) ohne Schwierigkeit anzuwenden bekräftigt; keiner der alten Ärzte (wenn man den unzuverlässigen arabischen Autor *Avenzoar* ausnimmt) hielt ihn nämlich für gefährlich.

durch den Bauch reinigte und auch bei Wechselfiebern anzuwenden sei.*

* *Aetius*, a. a. O.

Sie verabreichten das Medikament bei langwierigen und halbseitigen Kopfschmerzen, Rasenden,*

* *Rufus*, a. a. O. S. 251 – *Aetius* a. a. O.

Melancholikern,*

* *Dioscorides*, Buch IV. Kap. 151 – *Celsus*, Buch II. Kap. 12. „Veratrum nigrum [helfe] denjenigen, die an schwarzer Galle leiden, denen, die an Traurigkeit erkrankt sind, oder Patienten, deren Nerven in einem Teil ermattet sind“.

[Kranken], die außer an einem Fieber | auch an Wassersucht litten,* **85**

* *Plinius*, a. a. O. Buch XXV. Abt. 22. – *Actuarius*, Method. med. Buch V. Kap. 8.

Epileptikern,*

* *Dioscor.*, a. a. O.

Paralytikern,*

* *Diosc.* a. a. O. – *Plinius*, a. a. O.

bei eingewurzelter Fußgicht,*

* *Plinius*, a. a. O.

bei Gelenkkrankheiten,*

* *Dioscor.* a. a. O. – *Plinius*, a. a. O.

bei Leberentzündung,*

* *Corn. Celsus*, a. a. O. Buch IV. Kap. 8.

bei langdauerndem Ikterus*

* *Aetius*, a. a. O.

und bei langwierigen Erkrankungen der Luftröhre.*

* *Paullus* Aegineta, Buch VII. Kap. 4.

Zu Beginn einer Lethargie gab *Aretaeus**

* Curat. Acut. Buch I. Kap. 2.

Helleborus niger in Honigessig, um gemäßigt zu reinigen.

§ 160. Wenn sie stark reinigen wollten, gaben sie eine Drachme (=72 unserer Gran) der Wurzel, wenn leicht, verabreichten sie drei Oboli*

* *Dioscor.*, a. a. O.

(=36 unserer Gran) oder vier Oboli (=48 Gran) entweder in Honigwasser, in Abkochung mit Linse oder in Brühen. Sie mischten auch Purgierkraut oder Salz bei.*

* *Plinius*, a. a. O.

– Alii drachmas duas siccae radicis in pulvere per se dabant in vino dulci, vel oxymelite vel lentis decocto, vel ptisana*,

* Decocto hordei decorticati.

vel iure gallinaceo, si mitius purgare vellent; sin vero fortius, unam drachmam radicis cum obolis tribus scammonii mistam.*

* *Rufus* l. c. p. 251.

§. 161. Externe in oculorum caligine,*

* *Plinius*, l. c.

86 in auditu difficili per duos aut tres dies auribus indi- | tam,*

* *Dioscorides*, l. c.

porro strumis impositam,*

* *Plinius*, l. c.

scabiosis partibus cum unguento illitam,*

* *Dioscor.* l. c.

vitiligini, impetigini et leprae cum aceto adplicatam,*

* *Dioscor.* l. c.

in dentium dolore cum aceto decoctam ad os colluendum*,

* *Dioscor.* l. c. – *Plinius*, l. c. – *Galenus*, de simpl. med. fac. lib. VI.

hydropicorum abdomini cum farina et vino impositam,*

* *Dioscor.* l. c.

denique ad callum fistularum per biduum aut triduum inditam usurpabant.*

* *Diosc.* l. c. – *Galenus*, l. c.

§. 162. Semen, quod vehementius purgat radice (itidem sub *sesamoidis* nomine*)

* Vide supra notam ad §. 116.

dosi minori, quam drachmarum binarum, propinabant in melicrato, ad eundem usum.*

* *Rufus* l. c. p. 251.

§. 163. Helleborum nigrum, qui et ipse apud priscos medicos multis chronicis medebatur morbis, nostri in usum adhibere aeque dedidicerunt (vel plantas alienas ipsi substituerunt,) quamvis constet, illum summam et maxime venerandam esse medicinam, si modo morbus seligatur exquisite, quibus aptus sit et conveniens.

* * *

CORRIGENDA: Pag. 4 *lin.* 4. *loco* Archivos, *lege:* Argivos – 1. 5. *loco* chaeorum, *lege:* georum – *lin.* 17. Abiadh *deleatur* – P. 5. *lin.* 15. etiam *alterum deleatur* – *lin.* 23. *loco* Archivis, *lege:* Argivis – *lin.* 24. l. archaeas, *lege:* Argeas. – P. 6. *lin.* 13. l. Olympiadem – P. 8. *lin.* 3. l. opponat, *lege:* a[58] ponat – P. 10. *lin.* 10. pascantur, *adde:* et purgentur – P. 11. *lin.* 23. l. duo secula, *lege:* duobus seculis – P. 18. *lin.* 16. l. coevos, *lege:* coaevos – P. 21. *lin.* 8. *post* fontem *adde*) – P. 39. *lin.* 3. l. medicamendum, *lege:* medicamentum – P. 41. *lin.* 16. l. substilitates, *lege:* subtilitates – P. 4[59] *lin.* 6. *loco*; ponatur, – P. 53. *lin.* 10. l. censebant, *lege:* censent – P. 54. *lin.* 7. l. dicabant, *lege:* dicant P. 55. *lin.* 8. 1. voro, *lege:* vero – *lin.* 9. l. hebedomadas, *lege* hebdomadas – P. 57. *lin.* 16. l. Fusius, *lege:* fusius – P. 60. *lin.* 12. l. *Massarias, lege: Massarius* – P. 61. *lin.* 25. l. attica, *lege:* atticum – P. 73. *lin.* 1. l. vesustissimae, *lege* vetustissimae.

58 Schlecht leserlich im Original.
59 Schlecht leserlich im Original.

– Andere gaben zwei Drachmen der trockenen Wurzel als Pulver an sich in süßem Wein, Honigessig, Linsenabkochung, Gerstengrütze*

* Abkochung aus geschälter Gerste.

oder Hühnerbrühe, wenn sie milder reinigen wollten; zum stärkeren Reinigen eine Drachme der Wurzel mit drei Oboli Purgierkraut gemischt.*

* *Rufus*, a. a. O. S. 251.

§ 161. Sie wandten die Pflanze äußerlich an bei Trübung der Augen,*

* *Plinius*, a. a. O.

bei schlechtem Hören durch Einführen in die Ohren für zwei oder drei Tage,* |

* *Dioscorides*, a. a. O.

ferner durch Auflegen bei Kröpfen,* **86**

* *Plinius*, a. a. O.

bei Krätze durch Einreiben der entsprechenden Körperteile mit Salbe,*

* *Dioscor.*, a. a. O.

bei Flechte, Räude und Lepra mit Auftragen von Essig,*

* *Dioscor.*, a. a. O.

bei Zahnschmerzen als Abkochung mit Essig zum Benetzen des Mundes,*

* *Dioscor.*, a. a. O. – *Plinius*, a. a. O. – *Galen*, de simpl. med. fac. Buch VI.

bei Kranken mit Wassersucht des Bauches durch Auftragen mit Mehl und Wein*

* *Dioscor.*, a. a. O.

und schließlich bei Schwielen von Fisteln durch Einführen über zwei oder drei Tage.*

* *Diosc.*, a. a. O. – *Galen*, a. a. O.

§ 162. Weil der Samen stärker reinigt als die Wurzel (ebenso unter dem Namen *Sesamoides**)

* Siehe oben die Anmerkung zu § 116.

verabreichten sie ihn in einer geringeren Dosis als zwei Drachmen in Honigwasser zum gleichen Gebrauch.*

* *Rufus*, a. a. O. S. 251.

§ 163. Helleborus niger, der bei den alten Ärzten viele chronische Krankheiten heilte, haben unsere Ärzte ebenso anzuwenden verlernt (oder sie setzten andere Pflanzen an seine Stelle), obgleich feststeht, daß er ein hervorragendes und hoch geschätztes Medikament ist, wenn nur ausschließlich eine Krankheit ausgewählt wird, für die er geeignet und entsprechend ist.

Erinnerung*

2561 Seit einigen Jahren haben Aerzte in öffentlichen Blättern den entfernten venerischen Kranken das **schwarze** Quecksilberoxyd (mercurius solubilis Hahnemanni) zum Kaufe angeboten, **damit letztere sich selbst heilen sollten**. So löblich es aber auch auf der einen Seite ist, daß sie hierdurch die Vorzüglichkeit dieses Präparats vor allen übrigen anerkennen, so kann ich doch nicht umhin, ein solches Verfahren zu mißbilligen. Denn wie sollen die Kranken sich selbst damit heilen in einer Krankheit, die oft so schwierig zu heben ist, daß viele Aerzte daran scheitern? Wie sollen die Kranken nach ihrer oft sehr verschiedenen Körperbeschaffenheit und der Eigenheit ihres jedesmahligen Uebels das Mittel in schicklicher Gabe, in gehöriger Aufeinanderfolge und bis zu dem nöthigen Puncte anwenden, überhaupt aber, so wie es die bey der Cur vorfallenden Umstände es besonders verlangen?

Wie sollten sie wissen, wo zur rechten Zeit mit der Arzney auszusetzen, wo die Gaben nach Beschaffenheit der Zufälle zu erhöhen, zu erniedrigen, zu beschleunigen, oder seltener zu geben wären, oder wodurch den sich inzwischen ereignenden Beschwerden abzuhelfen sey durch Mittel, die sie nicht haben, die sie nicht kennen?

Und da das Hauptstück einer solchen Cur auf der möglichst beschwerdelosen und der möglichst schnellen*

* Je langsamer auch das beßte Quecksilberpräparat in dieser Krankheit gebraucht wird, desto weniger tilgt es das Uebel aus, und desto mehr schadet es durch Erregung schleichender Quecksilberkrankheit, die oft zehnmahl schlimmer ist in ihren Folgen, als das venerische Uebel selbst.

Erhöhung derselben bis zu dem Puncte besteht, wo alle Zeichen die vollkommene
2562 Austilgung des Miasma (durch acutes Mercurialfieber) beweisen; – wie sol- | len sie dieß an sich selbst wahrnehmen, wie sich selbst zu dieser heroischen Selbstbehandlung heraufstimmen können?

Sind, wenn sie diesen bestimmten Punct verfehlen, nicht alle überstandene Beschwerden vergeblich überstanden worden? Oder, wenn sie diesen Punct überschreiten, sind denn die Leiden, die sie sich durch diesen Mißbrauch des Quecksilbers zuziehen, nicht oft unersetzlicher Schaden?

Wie können die Kranken, denen man die Arzney zum Selbstgebrauche in die Hände gibt, unterscheiden, ob die vorhandenen Uebel noch echt venerisch, oder nicht vielmehr schon Folgen vom Quecksilbermißbrauche sind? - wo dann jede fernere Anwendung dieses **am unrechten Orte** so furchtbaren Metalls höchst nachtheilig werden muß!

Wie ungleich besser würden dagegen diese Aerzte gehandelt haben, wenn sie sich erboten hätten, mit dem beßten Quecksilber-Präparate in der Hand, und mit den nöthigen Kenntnissen ausgerüstet, den Kranken persönlich beyzustehen! Dann würden sie sich um die leidende Menschheit verdient gemacht haben.

Der Arzt muß bey einer solchen Cur beständig um seine Kranken seyn, um täglich, oft auch wol stündlich thun und anordnen zu können, was die mit Augen gesehenen Umstände mit sich bringen, damit er den Kranken durch eine schnelle, möglichst erleichterte und **vollständige** Cur mit überzeugender Gewißheit zur dauerhaften Genesung bringe.

Leipzig.

* Allg. Anz. (1812), 2. Bd., Nr. 249, 2561–2562.

Geist der neuen Heillehre*

Es ist unmöglich, das innere Wesen der Krankheiten, und was im Verborgnen ur- 625
sprünglich durch sie verändert ist, zu errathen, und thöricht, auf solche hypothetische Vermuthungen und Annahmen ihre Cur bauen zu wollen; es ist unmöglich, die Heilkräfte der Arzneyen nach chemischen Hypothesen, oder nach Geruch, Farbe oder Geschmack zu errathen, und thöricht, nach solchen hypothetischen Annahmen und Vermuthungen jene, bey Misbrauch so schädlichen Substanzen zur Cur einer Krankheit anwenden zu wollen. Und wäre dieses Verfahren auch noch so gebräuchlich, noch so allgemein eingeführt, auch wol seit Jahrtausenden **das einzig beliebte**, so bliebe es dennoch ein widersinniges und verderbliches Verfahren, nach leeren Vermuthungen sich das Krankhafte im Innern des Körpers zu erdenken und es mit eben so erdichteten Kräften der Arzneyen zu bestreiten.

Erkennbar, deutlich erkennbar muß das unsern Sinnen offen da liegen, was an jeder Krankheit hinwegzunehmen sey, um sie in Gesundheit zu verwandeln, und deutlich wahrnehmbar muß jede Arzney aussprechen, was sie zuverlässig heilen könne, wenn die Arzneykunst aufhören soll, ein frivoles Würfelspiel um Menschenleben zu seyn, und anfangen soll, die gewisse Retterin aus Krankheiten zu werden.

Ich werde zeigen, was sich an Krankheiten unleugbar Heilbares uns darbietet, und wie die heilenden Kräfte der Arzneyen deutlich wahrzunehmen und zum Heilzwecke anzuwenden sind.

* * *

Was Leben sey, ist bloß aus dessen Aeußerungen und Erscheinungen empirisch
erkenn- | bar, durch metaphysische Speculationen aber, a priori, durchaus nicht zu 626
erdenken (construiren); was Leben an sich und in seinem innern Wesen sey, läßt sich nie von Sterblichen einsehen, noch durch Vermuthungen erreichen.

Das Leben des Menschen, so wie sein zwiefacher Zustand (Gesundheit und Krankheit) läßt sich nach keinen bekannten Grundsätzen erklären, läßt sich mit Nichts in der Welt vergleichen, als mit sich selbst; nicht mit einem Räderwerke, nicht mit einer hydraulischen Maschine, nicht mit einer chemischen Werkstatt, nicht mit einem Gas-Apparate, nicht mit einer galvanischen Batterie. Das Menschenleben geht **in keiner Rücksicht** nach rein physischen Gesetzen vor sich, wovon die unorganischen Substanzen unumschränkt beherrscht werden. Die materiellen Stoffe, aus denen der menschliche Organismus zusammengesetzt ist, folgen in dieser lebenden Verbindung nicht mehr den Gesetzen, denen die todten, materiellen Stoffe unterworfen sind, sondern folgen bloß den der Vitalität eignen; sie sind nun selbst beseelt und belebt, so wie das Ganze beseelt und belebt ist. Hier herrscht eine namenlose, allgewaltige Grundkraft, die allen Hang der Bestandtheile des Körpers, den Gesetzen des Druckes, des Stoßes, der Kraft der Trägheit, der Gährung, der Fäulniß, u.s.w. folgen zu wollen, aufhebt, und sie bloß unter jenen Gesetzen des Lebens erhält, das ist, sie in dem zur Erhaltung des lebenden Ganzen gehörigen Zustande von **Empfindung und Thätigkeit**, in einem fast geistig dynamischen Zustande erhält.

Da also der Zustand des Organismus bloß von dem Zustande des ihn belebenden Lebens abhängt, so folgt, daß der veränderte Zustand, den wir Krankheit nennen,

---

* Allg. Anz. (1813), 1. Bd., Nr. 62, 625–633 und Nr. 63, 641–648. – S. auch: Reine Arzneimittellehre, (1816), 2. Th., S. 1–22 und ebenda, 2. Aufl. (1824), S. 3–26 sowie 3. Aufl. (1833), S. 3–26. Vgl. S. 842–852.

627 ein nicht | nach chemischen, physischen oder mechanischen Grundsätzen, sondern ursprünglich bloß in seinen lebendigen Gefühlen und Thätigkeiten veränderter, das ist, ein dynamisch veränderter Zustand des Menschen seyn müsse, durch welchen dann ferner die materiellen Bestandtheile des Körpers in ihren Eigenschaften abgeändert werden, wie es der krankhaft abgeänderte Zustand des lebendigen Ganzen in jedem individuellen Falle erheischt.

Auch sind die krankhaften Schädlichkeiten, welche, größtentheils von der Außenwelt her, die verschiednen Krankheiten*

* Etwa einige chirurgische Uebel und die Belästigungen von ungenießbaren, fremdartigen Substanzen ausgenommen, welche zuweilen in den Speisecanal gerathen.

in uns erregen, gewöhnlich so unsichtbar und fast immateriell, daß sie unmöglich unmittelbar weder die Form und Materie der Bestandtheile unsers Körpers mechanisch zu verrücken oder umzuformen, noch eine schädliche scharfe Flüssigkeit in unsre Adern zu gießen vermögen, wodurch die Masse unsrer Säfte chemisch verändert und verdorben werden könnte. Sie wirken vielmehr mittelst ihrer virtuellen Eigenschaft auf den Zustand unsers Lebens (auf unser Befinden) auf eine bloß dynamische, der geistigen sehr ähnliche Weise, und, indem sie zunächst die Organe der höhern Ordnung und der Lebenskraft umstimmen, entsteht durch dieses abgeänderte Seyn, durch diese dynamische Veränderung des lebendigen Ganzen ein abgeändertes Gefühl (Uebelbehagen, Schmerzen) und eine abgeänderte Thätigkeit (innormale Functionen) der einzelnen und gesammten Organe, wodurch dann nothwendig auch Aenderung der Säfte in unsern Gefäßen und Absonderung innormaler Stoffe entstehen muß, als unausbleibliche Folge des abgeänderten, vom gesunden nun abweichenden Lebenscharacters.

Diese innormalen Stoffe, die sich in Krankheiten hervorthun, sind demnach Producte der Krankheit selbst, die sich, so lange die Krankheit den gegenwärtigen Character behält, nothwendig absondern müssen, und so ein Theil der Krankheits-
628 Zeichen (Sympto- | men) bilden; sie sind bloß Effecte, und folglich Aeußerungen des vorhandnen Uebelbefindens und wirken (ob sie gleich oft Ansteckungszunder für andre gesunde Personen enthalten) auf den kranken Körper, der sie hervorbrachte, durchaus nicht als Krankheit erzeugende oder unterhaltende Stoffe, das ist, nicht als materielle Krankheitsursachen zurück,*

* Durch Ausfegung und mechanische Entfernung dieser innormalen Stoffe, Schärfen und Afterorganisationen kann daher die Quelle derselben, die Krankheit selbst, eben so wenig geheilt werden, als man einen Schnupfen durch möglichst oftes und reines Ausschnauben verkürzen oder heilen kann; dieser dauert keinen Tag länger, als seine Verlaufszeit mit sich bringt, wenn man die Nase auch gar nicht durch Schnauben reinigte.

so wenig sich ein Mensch mit dem Gifte aus seinem eignen Schanker oder mit der Trippermaterie aus seiner eignen Harnröhre zu gleicher Zeit an andern Theilen seines Körpers anstecken, oder sein Uebel damit verstärken, und eben so wenig als eine Viper sich mit ihrem eignen Gifte einem tödlichen oder schädlichen Biß beybringen kann.

Hieraus ist einleuchtend, daß die Krankheiten des Menschen von der dynamischen und virtuellen Influenz krankhafter Schädlichkeiten erzeugt, ursprünglich bloß dynamische Verstimmungen des Lebenscharacters unsers Organismus seyn können.

Es ist einleuchtend, daß diese dynamischen Verstimmungen des Lebenscharacters unsers Organismus, die wir Krankheiten nennen, als abgeänderte Gefühle und Thätigkeiten bloß durch ein Aggregat von Symptomen sich auszusprechen vermögen, und bloß als ein solches unserm Wahrnehmungsvermögen erkennbar sind.

Da nun bey einem für Menschenleben so bedenklichen Geschäfte, als das Curiren ist, Nichts als ein deutlich von unserm Wahrnehmungsvermögen erkennbarer Zustand des kranken Körpers unsre Schritte leiten darf (wo, Vermuthungen und unerweisliche Hypothesen zum Führer zu wählen, Frevel und Attentat gegen die Menschheit seyn würde,) so folgt, daß, da die Krankheiten, als dynamische Verstimmungen des Lebenscharacters, sich **einzig** in Abänderungen der Gefühle und Thätigkeiten unsers Organismus, das ist, **einzig** durch ein Aggregat wahrnehmbarer Symptome aussprechen, auch dieses | nur als sichrer Führer zum Heilzwecke zu befolgen sey. **629**

Als bloß dynamische Verstimmungen des Lebenscharacters unsers Organismus können daher die Krankheiten unmöglich anders von Menschen vernichtet werden, als durch Potenzen, welche gleichfalls dynamische Veränderungen im menschlichen Befinden hervorzubringen im Stande sind; das ist, die Krankheiten werden durch Arzneyen virtuell und dynamisch geheilt.

Diese uns zu Gebote stehenden wirksamen Substanzen und Kräfte vermögen durch eben die dynamische Veränderung des Befindens, durch eben die Umstimmung des Lebenscharacters unsers Organismus in Gefühlen und Thätigkeiten, Krankheit zu heben, durch welche sie auch den gesunden Menschen afficiren, ihn dynamisch verändern und gewisse krankhafte Symptome bey ihm hervorbringen können, so daß Nichts heilen, Nichts den menschlichen Organismus dergestalt verändern kann, daß die Krankheit von ihm weiche, als eine das Befinden des Menschen überhaupt dynamisch verändernde (folglich auch das gesunde Befinden krankhaft afficirende) Potenz, und daß daher Substanzen, welche, obgleich mit irgendeiner andern kräftigen Eigenschaft (z. B. den Körper zu nähren) begabt, doch die Wirkung nicht besitzen, den gesunden Organismus auf dynamische Weise krankhaft zu afficiren, auch nie (dynamische) Krankheiten heilen können.

Auf der andern Seite aber gibt es auch kein Agens, keine Substanz in der Natur, welche den gesunden Menschen auf dynamische Weise krankhaft zu afficiren vermag, die nicht zugleich das Vermögen besäße, Krankheiten zu heilen.

Da nun das Heilen der Kranken, so wie die krankhafte Afficirung der Gesunden bey allen Arzneyen immer unzertrennlich beysammen angetroffen wird, und beyde Erscheinungen offenbar aus einer einzigen Quelle entspringen, nämlich aus der Eigenschaft der Arzneyen, Menschenbefinden dynamisch umzustimmen, sie daher auch unmöglich nach einem andern inwohnenden Naturgesetze bey Kranken als bey Gesunden wirken können; so folgt, daß es dieselbe Potenz der Arzney seyn muß, welche in Kranken die Krankheit | hebt, als welche in Gesunden krankhafte **630**
Symptomen zuwege bringt, so daß der verschiedne Erfolg in diesen beyden Fällen offenbar bloß von der Verschiedenheit des zu verändernden Objects herrührt.

Da nun ferner diese virtuelle Potenz der Arzney, Menschenbefinden (auf eine, jeder derselben eigenthümliche Weise) zu verändern nur in den beyden Zuständen des Menschen, in Krankheit und in Gesundheit, sich äußern kann, der Natur der Sache nach aber bey keinem von beyden Zuständen des Menschen deutlicher, gewisser und reiner, als bey der arzneylichen Umstimmung **des gesunden Befindens** wahrzunehmen ist (weil hier die von der Arzney erregten Phänomene durch keine Nebenaffection abgeändert, vermischt und verdunkelt werden), so folgt, daß die Heilpotenz der Arzneyen, welche erwiesener Maßen mit der das gesunde Befinden umstimmenden Potenz der Arzneyen eine und dieselbe ist, auf keine andre Art sich so deutlich aussprechen und nie reiner und vollständiger zu unsrer Kenntniß gelangen kann, als durch die krankhaften Phänomene und Symptomen (Arten künstlicher Krankheiten), die die Arzneyen bey gesunden Menschen hervorbringen.

Und eben hieraus folgt unwiderleglich, daß alle Kenntniß von dem Heilvermögen der Arzneyen bloß auf der Kenntniß ihrer, das gesunde Befinden der Menschen verändernden Wirkung beruhe, das ist, auf der Kenntniß von den krankhaften Symptomen, die jede derselben im Menschen eigenthümlich erzeugen kann.

Um nun mit solchen, nach ihren Befinden, verändernden Wirkungen, worin ihre Heilvermögen reflectirt wird, genau gekannten Arzneysubstanzen heilen zu können, entsteht vorher die Frage: 1) ob von solchen Arzneyen, welche ein **allotriopathisches** (**andersartiges**) Uebelbefinden, als die zu heilende Krankheit darbietet, in gesunden Körper hervorzubringen im Stande sind, oder 2) von denjenigen, welche einen dem vorliegenden Krankheitsfalle **enantiopathisch entgegengesetzten** Zustand in gesunden Menschen zu erregen vermögen, oder 3) ob von denjenigen Arzneyen, welche einen **homöopathischen** (**ähnlichen**) Zustand, als die vorhandne
631 natürliche Krankheit, erzeugen können, die | Umstimmung der Krankheit in Gesundheit (Heilung) am meisten zu erwarten sey?

Hier sieht nun Jeder leicht ein, daß **heterogen** und **allotriopathisch** wirkende Arzneyen, mit Tendenz, andersartige Symptomen im Befinden des gesunden Menschen hervorzubringen, als die zu heilende Krankheit in sich faßt, schon der Natur der Sache nach unmöglich hülfreich seyn können, sondern schief wirken müssen, weil sonst jede Krankheit durch jede beliebige, auch noch so abweichend wirkende Arzney schnell sicher und dauerhaft gehoben werden müßte, welches, da jede Arzney eine von der der übrigen abweichende Wirkung besitzt, und jede Krankheit eine von der der andern abweichende Verstimmung des menschlichen Befindens nach ewigen Naturgesetzen erzeugt, einen innern Widerspruch (contradictionem in adjecto)[1] in sich fassen und schon aus sich selbst die Unmöglichkeit des Erfolgs darlegen würde, indem jede gegebene Veränderung nur von der ihr geeigneten, angemessenen Ursache producirt werden kann, aber nicht per quamlibet causam[2]. Und so bestätigt sichs auch in der Erfahrung täglich, daß die vulgäre Praxis durch Verordnung ihres Allerley's an ungekannten Arzneyen in vielfach gemischten Recepten zwar mancherley bewirkt, doch am wenigsten Heilung. |

632 Die **zweyte** Gattung – eine die vorhandene Verstimmung des Befindens (Krankheit) **enantiopathisch** oder **entgegengesetzt** umstimmende Potenz (palliative Arzney) kann, wie man ebenfalls leicht einsieht, deshalb keine dauerhafte Tilgung der Krankheit bewirken, weil nach einer bewundernswürdigen Einrichtung der Schöpfung, die organisirten lebenden Wesen nicht nach den Gesetzen der unorganisirten (todten) physischen Natur sich verhalten, sondern entgegengesetzt zu wirken streben.*[3]

* Grüner Pflanzensaft, auf Leinwand gestrichen, bleicht bald am Sonnenlichte und wird vernichtet, dahingegen die im Keller, den Tag entbehrend, verblichene lebende Pflanze an demselben Sonnenlichte gar bald ihre volle Grünheit wieder erhält. – Eine gegrabene und getrocknete (todte) Wurzel geht, in einen warmen und feuchten Erdboden gelegt, schnell in ihre völlige Zerstörung und Verrottung über, während eine lebende Wurzel in derselben warmfeuchten Erde freudige Schößlinge empor treibt. – Das in vollem Gähren begriffene, schäumende Luftmalzbier wird bey 96 Grad Fahrenheit's Wärme schnell im Kruge zu Essig, im gesunden menschlichen Magen aber bey gleicher Wärme, unterm Aufhören aller Gährung, sehr bald zu einem milden Nahrungssafte. – Das bereits riechende und halbfaule Wildpret gibt, eben so wie Rind- und andres Fleisch, von gesunden Menschen genossen, die am wenigsten riechenden Excremente; während die Chinarinde, welche die Fäulniß der todten Thiersubstanzen außer dem menschlichen Magen so kräftig hemmt, von einem gesunden Menschen eingenommen, die stinkendsten Blähungen erzeugt. – Milde Kalkerde, welche in der unorganischen Natur die Säuren hinwegnimmt, bewirket, von gesunden Menschen eingenommen, gewöhnlich saure Hautausdünstungen. Und während die todte thierische Faser vor Fäulniß durch nichts gewisser und kräftiger als durch Gärbestoff verwahrt wird, macht derselbe Gärbestoff, öfters auf reine Geschwüre des lebenden Menschen gestrichen, dieselben unrein, grün und faulig. – Eine in warmen Wasser gebadete Hand wird hintennach kälter, als die ungebadete ist, und desto kälter, je wärmer das Badewasser gewesen war.

---

1 „Widerspruch in sich selbst".

2 „Durch jede beliebige Ursache".

3 Im Original mit ** gekennzeichnet. Nach Vergleich mit dem Text des Artikels in den drei Auflagen der Reinen Arzneimittellehre, 2. Th., waren im Original die Fußnoten (*) bzw. (**) versehentlich vertauscht worden.

Der lebende menschliche Organismus läßt sich zwar anfänglich von der ersten Einwirkung physischer Potenzen verändern; aber diese Veränderung ist bey ihm nicht, wie bey unorganischen Wesen, bleibend und dauernd (– wie sie doch nothwendig seyn müßte, wenn die der Krankheit entgegengesetzt wirkende Arzneypotenz einen **bleibenden** Effect, eine **dauerhafte** Hülfe hervorbringen sollte –); vielmehr strebt er, das gerade Gegentheil von der ihm zuerst beygebrachten Affection durch Antagonismus zu erzeugen*[4]

* Das ist das Naturgesetz, nach welchem der Gebrauch jeder Arzney zwar anfänglich gewisse dynamische Veränderungen und krankhafte Symptomen im lebenden menschlichen Körper erregt (**erste**, oder **primäre Wirkung der Arzneyen**), wogegen aber der vitale Organismus dann mittelst eines eignen Antagonismus einen, jenem erstern gerade entgegen gesetzten Zustand (**secundäre**, oder **Nachwirkung**) erzeugt, z. B. bey den narcotischen Substanzen, Gefühllosigkeit in der ersten, und Schmerzhaftigkeit in der Nachwirkung.

–, so wie z. B. eine lange genug in Eiswasser gehaltene Hand, je kälter das Wasser war, und je länger es auf die gesunde Haut einwirkte, sich hintennach um desto mehr entzündet.

Es kann also nicht fehlen, daß eine den Symptomen der Krankheit entgegengesetzt | wirkende Arzney nur auf sehr kurze Zeit* 633

* Wie eine verbrannte Hand nicht viel länger, als während dem Verweilen im kalten Wasser, kalt und schmerzlos bleibt.

die vorhandne Krankheit umstimmet, bald aber dem im lebenden Körper vorwaltenden Antagonismus weichen muß, welcher das Gegentheil, nämlich die ungetilgte, natürliche Krankheit, mit einem vom Lebensantagonismus bewirkten Zusatze, das ist, die Krankheit in erhöhetem Grade wieder hervorbringt; und so verschlimmert sich das vorhandne Uebel gewiß, nachdem das Palliativ – die entgegengesetzt und enantiopathisch wirkende, arzneyliche Potenz – ausgewirkt hat.*

* So wird der Schmerz einer verbrannten Hand zwar schnell, aber nur auf einige Minuten durch kaltes Wasser besänftigt, hinterdrein aber wird der Brandschmerz und die Entzündung ärger, als sie vorher war. – Die beschwerliche Vollheit des Unterleibes bey habitueller Hartleibigkeit scheint gleich nach der Wirkung einer Purganz wie weggezaubert, aber gleich den Tag darauf kehrt die schmerzhafte Vollheit und Spannung des Unterleibes nebst der Hartleibigkeit zurück, und wird sogar die darauf folgenden Tage schlimmer als vorher. – Der betäubte Schlaf von Opium hinterläßt die folgende Nacht desto schlafloser. – Daß aber dieser nachfolgende Zustand eine wahre Verschlimmerung ist, wird dadurch sichtbar, daß, wenn man dann wiederum das Palliativ dagegen brauchen will, (z. B. Mohnsaft gegen habituelle Schlaflosigkeit oder chronische Diarrhöe.) es in stärkerer Gabe, **wie gegen eine verstärkte Krankheit**, gereicht werden muß, wenn es auch nur auf eben so kurze Zeit, wie zuerst, seine Scheinbesänftigung hervorbringen soll.

In chronischen Krankheiten – dem wahren Prüfsteine echter Heilkunde – zeigt sich die Schädlichkeit der entgegengesetzt wirkenden (Palliativ-) Mittel oft in hohem Grade, da sie bey ihrer Wiederholung, wenn sie auch nur ihren täuschenden Effect, einen schnell vorübergehenden Schein von Wohlbefinden zuwege bringen sollen, in großer, das Leben oft in Gefahr setzender Gabe gereicht werden müssen, die auch nicht selten wirklich tödtet.

Es bleibt also nur die **dritte** Gattung des Gebrauchs der Arzneyen zur wahren Hülfe übrig, nämlich wenn man jedesmahl eine solche anwendet, welche (**homöopathisch**) eine der gegenwärtigen Krankheit **ähnliche**, am beßten, sehr ähnliche, künstliche krankhafte Affection im Organismus zu erregen geneigt ist.

Daß diese Art von Arzneygebrauch die vollkommenste, die einzig beßte Methode gebe und geben müsse, kann, wie schon durch unzählige Erfahrungen mit mir gleichgestimmter Aerzte*

4 Im Original mit * gekennzeichnet, s. Fußnote 3.

* Erquickend ist es zu sehen, wie diese Lehre (**Organon der rationellen Heilkunde**, Dresden, 1810) durch ihre fest gegründete Wahrheit in so kurzer Zeit sich so viele schätzbare Anhänger und Ausüber weit und breit erwerben konnte, zum Segen für die Menschheit.

bestätigt worden, so auch durch Gründe leicht bewiesen werden. |

(Beschluß zu Nr. 62 S. 625–633.)

641 Um nur einige wenige, im alltäglichen Leben vorkommende Erfahrungen anzuführen, so wird der von siedendem Wasser auf unsrer Haut entstandene brennende Schmerz durch Befeuchtung mit dem eine noch stärker brennende Empfindung verursachenden Weingeistalkohol (oder Terpentinöl) überstimmt und vertilgt. Der brennende Schmerz, den diese starken Geister erzeugen, bleibt dann nur allein noch übrig, während der Organismus, von der Brandentzündung homöopathisch befreit, die Verletzung der Haut bald wieder ergänzt, und ein neues Oberhäutchen erzeugt, wodurch dann kein Weingeist mehr eindringen kann. Und so ist der Brandschaden schnell und dauerhaft geheilt **binnen einigen Stunden**, da er, ohne ein solches ähnlichartiges (homöopathisches) Reizmittel (Alkohol oder Terpentinöl), mit den gewöhnlichen kühlenden Palliativmitteln behandelt, viele Wochen und Monate lang ein bösartiges Geschwür unterhält. Manche Arten von Rheumatismus haben in der Empfindung viel Aehnliches mit dem, von Kanthariden auf der Haut erregten Schmerze; legt man nun in solchem Falle ein Kantharidenpflaster über, so verschwindet, wenn das Pflaster zu ziehen und seinen Schmerz zu äußern anfängt, der tiefer liegende Krankheitsschmerz, und bleibt getilgt, wenn die Kanthariden auf das übrige Befinden nicht uneben paßten. – Eben so wirken die innerlich genommenen Arzneyen, wenn sie eine ähnliche dynamische Veränderung des gesunden Befindens erzeugen können, als das zu tilgende Uebel mit sich bringt (durch
642 Homöopathie), eine dauerhafte Heilung. Das | von einer allzu lebhaften Freude entstandne Misbefinden, (die phantastische Lustigkeit, die zitterige Unruhe und Ueberbeweglichkeit, das Herzklopfen, die Schlaflosigkeit) wird durch Kaffee schnell und dauerhaft gehoben, und so weicht die von einer heftigen Körperanstrengung entstandne Erhitzung dem Genusse eines warmen geistigen Getränks gar bald und Durst und Erhitzung verschwinden dauerhaft.

Es wird nicht schwer seyn, einzusehen, nach welchen Naturgesetzen die homöopathischen Heilungen erfolgen und erfolgen müssen.

Das **erste** hier unverkennbare Naturgesetz ist: **die Afficirbarkeit des lebenden Organismus durch natürliche Krankheiten ist ohne Vergleich geringer, als die durch Arzneyen.**

Es wirken täglich und stündlich eine Menge Krankheiterregungs-Ursachen auf uns ein, aber sie vermögen die Gesunden nicht krank zu machen; die Thätigkeit der Lebenerhaltungskraft in uns pflegt den meisten zu widerstehen, der Mensch bleibt gesund. Nur wenn sie zu einem heftigen Grade gesteigert auf uns eindringen, und wir uns ihnen allzusehr bloß stellen, erkranken wir, doch auch dann nur bedeutend, wenn unser Organismus gerade jetzt eine vorzüglich angreifbare, schwache Seite (Disposition) hat, die ihn aufgelegter macht, von der gegenwärtigen, einfachen oder zusammengesetzten Krankheitsursache afficirt und in seinem Befinden verstimmt zu werden.

Besäßen die feindlichen, theils psychischen, theils physischen Potenzen in der Natur, die man krankhafte Schädlichkeiten nennt, eine unbedingte Kraft, das menschliche Befinden zu verstimmen, so würden sie, da sie überall in unzähliger Menge verbreitet sind, Niemand gesund lassen; Jedermann müßte krank seyn, und wir würden nicht einmahl | eine Idee von Gesundheit haben. Da aber, im Ganzen genommen, Krankheiten nur Ausnahmen im Befinden der Menschen sind, und ein Zusammentreffen so vieler und mancherley Umstände und Bedingungen theils von Seiten der Krankheitspotenzen, theils von Seiten der in Krankheit umzustimmenden Menschen erfordert wird, ehe eine Krankheit durch ihre Erregungsursachen entsteht; so folgt, **daß der Mensch von dergleichen Schädlichkeiten so wenig afficirbar ist, daß sie ihn nie unbedingt krank machen können, und daß der menschliche Organismus wenigstens nur unter einer besondern Disposition von ihnen zur Krankheit verstimmt zu werden** fähig sey. 643

Ganz anders aber verhält sichs mit den künstlichen dynamischen Potenzen, die wir Arzneyen nennen. Jede wahre Arzney wirkt nämlich zu **jeder** Zeit, unter **allen** Umständen, auf **jeden** lebenden beseelten Körper, und erregt in ihm die ihr eigenthümlichen Symptomen (selbst deutlich in die Sinne fallend, wenn die Gabe groß genug war), so daß offenbar **jeder lebende menschliche Organismus jederzeit und durchaus von ihrer Arzneykrankheit behaftet und gleichsam angesteckt werden muß**, welches, wie bekannt, mit den natürlichen Krankheiten gar nicht der Fall ist.*

* Selbst die pestartigen Krankheiten stecken nicht unbedingt und nicht Jeden an, und die übrigen Krankheiten lassen noch weit mehrere Menschen unangetastet, wenn sie auch sämmtlich den Veränderungen der Witterung, der Jahrszeiten und dem Einflusse einer Menge andrer nachtheiligen Eindrücke ausgesetzt werden.

Man mag nun aber diesen contrastirenden Erfolg entweder auf Seiten der Arzneyen von einer nähern Verwandschaft dieser Potenzen zu dem lebenden Organismus, oder auf Seiten der natürlichen krankhaften Schädlichkeiten von einer geringern oder entferntern Verwandschaft ableiten, oder einen andern beliebigen Namen für die mindere Afficirbarkeit des menschlichen Körpers von Krankheitsursachen und für die durchgängige und absolute Afficirbarkeit desselben von Arzneyen ausdenken wollen, so geht doch aus diesen Thatsachen wenigstens so viel unleugbar hervor, daß der menschliche Organismus bey weitem aufgelegter und geneigter ist, sich von den arzneylichen Potenzen afficiren und | sein Befinden umstimmen zu lassen, als von den ihm weit fremdartigern, krankhaften Schädlichkeiten und Ansteckungsmiasmen, – oder, welches einerley ist, daß die arzneylichen Potenzen eine absolute und die natürlichen krankhaften Affectionen bey weitem überwiegende Kraft, das menschliche Befinden umzustimmen, besitzen. 644

Hieraus entsteht nun zwar, wenn auch das **zweyte** Naturgesetz in Betrachtung kömmt, nämlich: **der Organismus ist als lebende geschlossene Einheit, auf einmal nur eine einzige allgemeine dynamische Affection zu fassen fähig**, die Möglichkeit der Krankheitsheilungen durch Arzneyen überhaupt, aber es muß, wenn die Heilung zur Wirklichkeit kommen soll, auch das **dritte** Naturgesetz in Erfüllung treten, nämlich: **eine stärkere dynamische Affection löscht die schwächere im lebenden Organismus nur dann dauerhaft aus, wenn erstere Affection der letztern an Aehnlichkeit beykömmt.** Denn die dynamische, von der Arzney zu erwartende Umstimmung des menschlichen Befindens darf, wie wir bewiesen haben, von der Krankheitsverstimmung weder **andersartig abweichend**, oder allotriopathisch seyn, damit nicht, wie in der vulgären Praxis, eine noch größere Zerrüttung der Gesundheit, noch darf sie derselben **entgegen gesetzt** seyn, damit nicht eine bloß palliative Scheinerleichterung und nachgängige größere Verschlimmerung des zu bekämpfenden Uebels entstehe, sondern die Arzney muß eine der Krankheit **ähnliche** Verstimmung des Befindens für sich hervorzubringen Tendenz haben, wenn sie zum dauerhaft hülfreichen Heilmittel werden soll.

Da nun die Aehnlichkeit der dynamischen Affectionen des Organismus sich bloß durch Symptomenähnlichkeit ausspricht, und der Organismus, als bey weitem um-

stimmbarer durch Arzney, denn durch Krankheit, die Affection von Arzney der ähnlichen Affection von Krankheit vorziehen muß, so folgt, daß er von der Krankheits-
645 affection ohne Wider- | rede frey werden wird, wenn man eine Arzney auf ihn wirken läßt, welche, in ihrer Natur von der Krankheit verschieden*,

* Ohne diese Naturverschiedenheit der Krankheitsaffection von der Arzneyaffection wäre keine Heilung möglich; denn wenn sie beyde von gleicher Natur wären, also identisch, so würde entweder Nichts, oder allenfalls nur eine Vermehrung des Uebels erfolgen, z. B. wenn man einen Schanker mit fremden Schankergifte befeuchten wollte.

an Symptomenähnlichkeit ihr möglichst nahe kömmt, das ist homöopathisch ist; indem der Organismus als lebende, geschlossene Einheit nur einer einzigen allgemeinen dynamischen Affection auf einmal fähig ist, folglich, da er geeigneter ist, von der einen (Arzneyaffection) allgemein ergriffen zu werden, die andre ähnliche (Krankheitsaffection) nothwendig fahren lassen muß, von welcher er dann geheilt ist.

Die lebenden organischen Wesen verhalten sich nämlich, wie schon gedacht, nicht wie unorganische, todte Substanzen. Wenn der menschliche Organismus von einer dynamischen Potenz (z. B. einer krankhaften Schädlichkeit) afficirt und verändert ist und er wird dann der Einwirkung einer andern Potenz (eines homöopathischen Arzneymittels), der Heilung wegen, ausgesetzt, so kann letztere nicht als Zuwachs zur Belastung dieses lebenden Organismus angesehen werden, wie etwa eine (passiv sich verhaltende) Bleyplatte von einer materiellen Last, z. B. einem großen eisernen Gewichte gedrückt, noch mehr gequetscht werden würde, wenn man noch einen eben so schweren Stein darauf legte, oder wie ein durch Friction erhitztes Stück Kupfer durch eine aufgegossene heißere Flüssigkeit nur noch heißer wird. Nein! das was in den dynamischen Potenzen auf lebende Organismen einwirkt, ist geistig und immateriel, und das zurückwirkende Princip der Vitalität ist gleichfalls geistig und immateriel, also ganz andern, denen der unorganischen Natur entgegenstehenden Gesetzen, den dynamischen, unterworfen.

Daher kann der Organismus, weil er wegen Einheit seines Lebens nur einer einzigen constitutionellen Affection auf einmahl fähig ist, nicht von zwey allgemeinen
646 Verstim- | mungen zugleich leiden, sondern muß die vorhergegangene dynamische Affection (Krankheit), sobald eine ihn umzustimmen fähigere zweyte dynamische Potenz (Arzney) auf ihn wirkt, welche, bey ihrer ungleichartigen Natur, große Aehnlichkeit in ihrer Afficirung (ihren Symptomen) mit ersterer hat, eben so gewiß fahren lassen, als ein durch den Tod seiner Gespielin betrübtes Mädchen nicht etwa noch untröstlicher wird, wenn man es zu einer Familie führt, wo den armen, nackten Kindern eben der Vater, ihr einziger Versorger, abgestorben ist. Sie wird, wie gesagt, überhaupt nicht trauriger durch diesen erschütternden Anblick, sondern getröstet über ihr eignes kleineres Unglück; sie wird von ihrem Grame geheilt, weil die Einheit des Gemüthes auf einmahl nur von einer einzigen Leidenschaft afficirt werden kann, und diese Leidenschaft wieder fahren lassen muß, wenn eine ähnliche, stärker anziehende Leidenschaft sich des Gemüthes bemächtigt und zur Verlöschung der erstern als homöopathisches Heilmittel wirkt.*

* Das Mädchen wurde von dem Grame über den Verlust seiner Gespielin z. B. nicht durch den Zorn seiner Mutter (eine hier heterogene, allotriopathische Potenz) geheilet und beruhigt, vielmehr, durch diesen Angriff andersartiger Kränkung, nur noch kränker geworden seyn, so wie es durch ein lustiges Fest nur palliativ, auf einige Stunden, scheinbar erheitert worden wäre, nachgehends aber nur desto tiefer in seine Traurigkeit versunken seyn würde über den Tod seiner Gespielin.

Und wie es hier im Psychischen ist, so ist es dort im organischen Leben. Die Einheit des organischen Lebens kann sich nämlich ebenfalls nicht von zwey allgemeinen dynamischen Affectionen zugleich beschäftigen und einnehmen lassen;

diese wird durch die andre **ähnliche** verdrängt, wenn der Organismus zu letzterer sich mehr hingezogen fühlt.

So wie aber der menschliche Organismus schon in gesunden Tagen afficirbarer von Arzney als von Krankheit ist, wie oben bewiesen worden, so ist er, erkranket, ohne Vergleich afficirbarer von homöopathischer Arzney, als von jeder andern, und zwar im höchsten Grade afficirbar, da er, schon von der Krankheit zu gewissen Symptomen gestimmt und aufgeregt, nun unendlich aufgelegter seyn muß, zu ähnlichen Symptomen | (durch die homöopathische Arzney) umgestimmt zu 647
werden (so wie ähnliche eigne Seelen-Leiden das Gemüth gegen ähnliche Leidensgeschichten ungemein empfindlich und mitleidig machen); es müssen daher auch nur **die kleinsten Gaben** derselben zur Heilung, das ist, zur allgemeinen Umstimmung des kranken Organismus in die ähnliche Arzneykrankheit, nöthig und nützlich seyn, – auch schon deshalb **nicht größer** nöthig, weil die geistige Kraft der Arzney hier nicht durch Quantität, sondern durch Potenzialität und Qualität (dynamische Angemessenheit, Homöopathie) ihren Zweck erreicht – und **nicht nützlich**, sondern schädlich, weil die größere Gabe, während sie auf der einen Seite die dynamische Ueberstimmung der Krankheitsaffection zwar nicht weniger, doch auch nicht mehr gewiß bewirket, dagegen auf der andern Seite eine vervielfachte Arzneykrankheit an die Stelle setzet, die immer ein Uebel ist, obgleich ein in bestimmter Frist vorübergehendes.

Kräftig wird daher der Organismus von der Potenz eines Arzneystoffs ergriffen und eingenommen, welcher das Total der Symptomen der Krankheit durch Aehnlichkeit seiner Symptomen-Erzeugungs Tendenz aufwiegen und aboliren kann; und, vermöge der Einheit seines Lebens nur einer einzigen allgemeinen Affection fähig, wird er in demselben Zeitpuncte von der Krankheitsaffection frey, als die Arzneyaffection sich seiner bemächtigt, von welcher er umgestimmt zu werden ungleich mehr Neigung hat.

Erhalten nun die Arzneypotenzen für sich, auch in größerer Gabe den gesunden Organismus nur einige bestimmte Tage über in eigenthümlicher Affection, so läßt sich denken, daß eine ungemein kleine Gabe derselben, wie sie, erwiesenermaßen, bey homöopathischer Heilung seyn muß, denselben nur einige Stunden über afficiren könne; und so geht die an | die Stelle der Krankheit getretene Arzneyaffec- 648
tion unvermerkt in reine Genesung über.

Anders als nach diesen ihren, hier vor Augen liegenden Gesetzen kann die Natur der lebenden Organismen bey Heilung der Krankheiten durch Arzneyen nicht wirken, und so wirkt sie in der That, nach mathematischer Gewißheit, stets und in **allen** Fällen. Der kranke Mensch kann auf keine sichrere, zuverlässigere, leichtere, schnellere und dauerhaftere Weise unter allen denkbaren Curarten,*

* Selbst die in der vulgären Praxis, in seltnern Fällen, auffallend gerathenden Curen erfolgen bloß auf eine (durch Zufall in die Recepte mit unterlaufende) homöopathisch passende Arzney. Homöopathisch gegen die Krankheit **gewählt** konnten die Arzneyen bisher nicht werden, da die positiven (bey gesunden Menschen wahrzunehmenden) Wirkungen der Arzneyen größtentheils noch unbekannt waren, und die etwa bekannten gar nicht für Heilwirkungen angesehen wurden. Diesem Mangel einigermaßen abzuhelfen, gab ich die: Fragmenta de viribus medicamentorum positivis[5] (Lipisae 1805) und die **Reine Arzneymittellehre**. (Erster Th. Dresden 1811) heraus.

als durch homöopathische Arzney in den kleinsten Gaben von seiner Krankheit frey werden.

Leipzig.

5 „Bruchstücke über die positiven Kräfte der Arzneimittel".

Heilart des jetzt herrschenden Nerven- oder Spitalfiebers* **

* Da der Verfasser dieses Aufsatzes sich nicht unterzeichnet hat, so halte ich die Beyfügung der Bemerkung für nöthig, daß er ein eben so wahrheitsliebender Mann, als ausgezeichneter und glücklicher Arzt ist, dem es bey Anwendung dieses Heilverfahrens gelungen ist, während der gräßlichsten Epidemie alle seine Nervenfieberkranken, eine einzige Frau ausgenommen, die ohne Abwartung und Aufsicht war, bald wieder herzustellen. d. Red.

49 Da alle gewöhnliche Heilarten mit Brechmitteln, Blutabzapfen, Blasenziehen, essigsaurem Ammoniak, Hollunderblüthenthee, Wachholdermus, kalten und warmen Bädern, Naphtha, Moschus, Opium, Kampher und Chinarinde in dieser Krankheit so viel schadeten und selbst die etwas mehr passenden Arzneyen, Chamillen, Serpentarie, Baldrian, und Kochsalzsäure nur leidige Tröster waren, so trage ich eine hülfreiche Heilart vor, aus reiner Menschenliebe, um vielleicht dem Tode in dieser Seuche noch die übrigen Opfer zu entziehen, wenn nicht gewöhnliche Vorurtheile es hindern, sie anzuwenden.

Dieses Fieber hat zwey Hauptstadien. **Im ersten Zeitraume** (welcher desto kürzer ist, je schlimmer die Krankheit werden will) ist volles, nur allzu erhöhetes Gefühl der hier gewöhnlichen Schmerzen, mit unleidlichem Gemüthe, Hitzgefühl im Körper und vorzüglich im Kopfe, unablässigen Durst erregendes Trockenheitsgefühl oder wahre Trockenheit im Munde, Zerschlagenheit der Glieder, Unruhe u.s.w. vorhanden; **im zweyten Zeitraume** aber, dem des Deliriums (einer Metastase des
50 ganzen Uebels auf die Geistesorgane) werden alle diese Beschwerden nicht | geklagt – der Kranke ist heiß, ohne zu trinken zu verlangen, er weiß nicht, ob er Dieß oder Jenes zu sich nehmen will, er kennt die Anverwandten nicht, oder er mißhandelt sie, er antwortet verkehrt, redet mit offenen Augen irre, begeht thörichte Handlungen, will davon laufen, schreyt laut oder winselt, ohne zu sagen, warum, röchelt, verzerrt das Gesicht, verdreht die Augen, spielt mit den Händen, geberdet sich wie ein Wahnsinniger, läßt die Excremente unwissend von sich u.s.w.

Im ersten Zeitraume der Schmerzen und der Besinnlichkeit helfen zwey Gewächse, und heben gewöhnlich die Krankheit in ihrer Entstehung ganz – die **Zaunrebe** (Bryonia alba) und der **Gift-Sumach** (Rhus toxicodendron.)

Man nimmt ein Quentchen der gepülverten Wurzel der Zaunrebe, schüttelt sie mit zehn Quentchen Weingeist unter einander und läßt ihre Kraft binnen sechs Stunden ausziehen. Indeß werden zwölf Fläschchen jede mit sechs Quentchen des stärksten reinen Weingeistes so angefüllt, daß noch einiger Raum darin bleibt, und mit Nummern bezeichnet. In das erste dieser Fläschchen, mit Nr. 1 bezeichnet, tropft man einen einzigen Tropfen jener, aus der Zaunrebenwurzel entstandenen Tinctur, und schüttelt es drey Minuten lang stark um, tropft dann aus diesem
51 Fläschchen Nr. 1 einen einzigen Tropfen in das Fläsch- | chen Nr. 2, schüttelt dieses eben so lange stark um, tropft dann wieder aus diesem einen einzigen Tropfen in das Fläschchen Nr. 3, und fährt so ferner fort, bis jedes Fläschchen einen Tropfen aus dem vorhergehenden empfangen hat, folglich das Fläschchen Nr. 12 mit einem Tropfen aus Nr. 11 angeschwängert, und hierauf, wie alle vorigen, drey Minuten stark umgeschüttelt worden ist.

** Allg. Anz. d. Dt. (1814), 1. Bd., Nr. 6, 49–54. – Auch in Stapf (1829), 2. Bd., S. 155–159. Als Schrift Hahnemanns aufgeführt bei Ameke (1884), S. 150; Haehl (1922), 2. Bd., S. 526; Tischner (1934), 2. Bd., S. 357; Mueller (1953), H. 2, 81; Schmidt (1989), S. 21.

Dieses letzte Fläschchen Nr. 12 ist es, was Bryonientinctur in gehöriger Verdünnung enthält und im ersten Zeitraume der Krankheit mit Erfolg gebraucht wird.

Klagt nämlich der Kranke, außer der Düsternheit, über **stechende** (oder zukkend reißende) **Schmerzen** im Kopfe, in dem Halse, der Brust, dem Unterleibe u.s.w., **die vorzüglich bey Bewegung des Theiles** empfindlich sind – außer den übrigen Beschwerden, den Blutflüssen, dem Erbrechen, der Hitze, dem Durste, der Nachtunruhe u.s.w., so gibt man ihm aus dem Fläschchen Nr. 12 einen einzigen Tropfen auf Zucker, am liebsten früh, weil sich gegen die Nacht das Fieber zu erhöhen pflegt. Binnen Tag und Nacht zeigt sich Besserung, und so lange die Besserung davon fortschreitet, gibt man ihm keine andere Arzney, auch dieselbe nicht wieder; denn keine von den hier empfohlenen Arzneyen kann mehr als ein einziges mahl (zu **einem** Tropfen) gebraucht werden – selten zum zweyten mahle mit Erfolg.

In dieser Zwischenzeit, bis das zweyte Medicament gereicht wird, kann man den Kranken zur Stillung seines Verlangens nach Arzney und Beruhigung seines Gemüths etwas Unschuldiges, z. B. täglich etliche Theelöffel voll Himbeersaft, oder etliche Pulver Milchzucker einnehmen lassen.

Läßt nun die Besserung von der einzigen Gabe Bryonienarzney nach Verfluß von zwey, drey oder vier Tagen nach, das ist, klagt der Kranke dann über **stechende Schmerzen dieses oder jenen Theiles, während daß dieser Theil unbewegt in Ruhe liegt**, und ist Hinfälligkeit und Appetitlosigkeit größer, findet sich angreifender Husten oder eine solche Schwäche einzelner Theile ein, die sich der Lähmung nähert, so gibt man ihm einen einzigen Tropfen eben so stark verdünnte Giftsu-
machtinctur ein, auf ähnliche Art zuberei- | tet – so daß von der aus einem Quent- 52
chen der gepülverten Blätter dieses Krautes mit zehn Quentchen Weingeist ausgezogenen Tinctur **Ein** Tropfen zu einem Fläschchen mit sechs Quentchen des stärksten Weingeistes mittelst starkem Schütteln gemischt und aus diesem **Ein** Tropfen in ein zweytes Fläschchen u.s.w. gethan wird, bis das letzte der zwölf Fläschchen seine Anschwängerung durch einen Tropfen aus Nr. 11 erhalten hat und wie alle vorhergehende Nummern stark umgeschüttelt worden ist; gerade wie bey Bereitung der verdünnten Bryonientinctur zu Werke gegangen ward.

Von einer solchen hochverdünnten Giftsumachtinctur gibt man, sage ich, in letzt erwähntem Falle, oder, wenn die gedachten Beschwerden gleich Anfangs auf diese Art erscheinen, gleich **Anfangs** aus dem Fläschchen Nr. 12 einen einzigen Tropfen auf Zucker ein, und keinen weiter, auch sonst keine andere Arzney, so lange die Besserung offenbar ist und fortdauert, außer (in diesen freyen Tagen) etwas von obgedachten unschuldigen Dingen.

Beyde Arzneyen kann man in einer geringern Verdünnung, oder in größerer Gabe nicht brauchen; sie sind zu stark.

Hausmittel irgend einer Art, Riechwasser, purer Wein, Kräuterthee, Klystire, Umschläge oder dergleichen dürfen eben so wenig, als andere Arzneyen dazwischen gebraucht werden, wenn die Cur gelingen soll. Man deckt den Kranken nur so zu, wie warm oder leicht ers haben will, und gibt ihm zu trinken oder zu essen, was er selbst verlangt; er verlangt nie, was ihm nicht dienlich ist.

Gewöhnlich wird durch einen einzigen Tropfen des zweyten oder des ersten Arzneymittels (je nachdem dieses oder jenes angezeigt ist) die ganze Krankheit gehoben, ohne Zuthun einer andern. **Doch paßt Giftsumach öfter als die Zaunrebe, und kann daher öfter zuerst und allein gebraucht werden.**

Sollte aber die Krankheit dennoch in das obbeschriebene zweyte Stadium des Deliriums und Wahnsinns übergehen, so erfüllt **Bilsenkraut** (Hyosciamus niger) die ganze Absicht.

Es wird nämlich eine Tinctur aus den Blättern dieses Krautes (die Extracte davon |
53 sind gewöhnlich von unbestimmlicher Stärke, oder unkräftig) bereitet und ebenfalls, doch nur durch acht Fläschchen Weingeist hindurch, auf oben angegebene Art verdünnt, so daß nur von dem letzten Fläschchen Nr. 8 ein einziger Tropfen auf Zucker eingegeben wird und die folgenden Tage der Besserung nur jene unschuldigen Zwischendinge statt Arzney gebraucht werden, da dann Vernunft, Kräfte, Ruhe, Appetit u.s.w. vollständig wiederzukehren pflegen, wenn sie auch schon fast gänzlich verloren und der Kranke unvermeidlich ein Raub des Todes zu seyn schien.

Oefter als ein einziges mahl wird auch dieses Arzneymittel nicht gegeben; ein einziger Tropfen der so verdünnten Tinctur reicht fast stets zu.

Weder gegen örtliche Entzündungen oder Geschwülste, noch auch gegen Ausschläge, Zuckungen, langwierige Leibesverstopfung, Durchfall, Appetitlosigkeit, Erbrechen, Blutflüsse oder Husten in dieser Krankheit wird etwas Besonderes verordnet. Diese Zufälle, aus der Hauptkrankheit entsprungen, vergehen auch mit ihr, zu gleicher Zeit, durch dieselben hier verordneten Mittel.

Doch tritt zuweilen noch ein **dritter Zustand** ein, eine Trägheit des innern Gemeingefühls, eine Art halber Lähmung der Geistesorgane. Der Kranke liegt träge da, ohne zu schlafen, ohne zu reden; er antwortet kaum, wenn man ihn auch noch so sehr dazu auffordert, er scheint zu hören, ohne es zu verstehen, oder es auf sich Eindruck machen zu lassen (seine wenigen Worte sind leise, aber nicht irre); er scheint fast Nichts zu fühlen, und fast unbeweglich, und doch nicht ganz gelähmt zu seyn.

Hier hilft eine Arzney, die ehedem in großen Gaben zu unbestimmten Zwecken gebraucht ward; ich meine den **versüßten Salpetergeist**. Er muß so alt, das ist, so völlig versüßt seyn, daß er den Korkstöpsel nicht mehr röthet. (Dann enthält er, in concreter Form, oxygenirten Stickstoff, von dessen Kraft **Beddoes's** Versuche wichtige Winke geben).

Hiervon wird alle Tage ein Tropfen unter eine Unze Wasser geschüttelt, theelöffelweise eingegeben und jedesmahl in 24 Stunden verbraucht. In einigen Tagen ist
54 dieser | Zustand in Gesundheit und Munterkeit übergegangen.

- l - n.

Vorerinnerung*

23 *Viele auf dem halben Wege zur homöopathischen Heilkunde stehende Bekannte, lagen mir von Zeit zu Zeit an, doch noch genauere Erläuterungen öffentlich mitzutheilen, wie man denn nun eigentlich diese Lehre zur Ausübung bringen und wie man praktisch danach zu verfahren habe. Ich wundre mich, wie man nach so deutlicher Anweisung, als im Organon der rationellen Heilkunde enthalten ist, noch speciellere Handleitungen verlangen kann.*

Auch fragt man: „wie untersucht man die Krankheit jedes einzelnen Falles?" Gleich als wenn nicht umständliche Auskunft genug hierüber im gedachten Buche (§. 63 bis 81) enthalten wäre.

---

* In: Reine Arzneimittellehre. 2. Th., Dresden 1816, S. 23–33. – S. auch: ebenda, 2. Aufl. (1824), S. 27–38 sowie 3. Aufl. (1833), S. 27–38. Vgl. S. 852–857.

Da in der Homöopathie nicht nach vermuthlichen und fingirten innern Ursachen der Krankheit und eben so wenig nach, von Menschen ersonnenen, Krankheitsnamen, von denen die Natur nichts weiß, das Heilgeschäft unternommen wird, und da jeder Fall unmiasmatischer Krankheit ein einzelner, vor sich bestehender, eigenartiger, von der Natur stets aus verschiednen, nie hypothetisch vorauszusetzenden Symptomen zusammengesetzter ist, so kann nichts Einzelnes hierüber (kein Schema, keine Tabelle) vorgeschrieben werden, außer daß der Arzt dem jedesmaligen Aggregate von Krankheitssymptomen eines Falles eine Gruppe ähnlicher Arzneisymptomen zur Heilung entgegensetze, so vollständig, als sie in einer einzelnen, gekannten Arznei angetroffen werden, indem diese Heillehre nie mehr | als ein einfaches Arz- 24
neimittel (dessen Wirkungen genau ausgeprüft sind) auf einmal zu geben verstatten kann, (s. Org. d. r. H. §. 236).

Da lassen sich nun weder die möglichen Aggregate von Symptomen aller dereinst vorkommen könnenden Krankheits-Fälle nennen, noch im voraus homöopathische Arzneien für diese im voraus unbestimmbaren Möglichkeiten angeben. Für jeden einzelnen, gegebenen Fall (denn jeder ist einzeln, jeder ist verschieden) muß der homöopathische Heilkünstler sie selbst finden und zu dieser Absicht die Symptomen der bis jetzt nach ihrer positiven Wirkung ausgeforschten Arzneien inne haben, oder doch für jeden Krankheitsfall zu Rathe ziehen, daneben aber sich befleißigen, die noch unerforschten Arzneien an sich oder andern gesunden Menschen auf die krankhaften Veränderungen, die sie hervorzubringen geeignet sind, selbst auszuprüfen, um den Vorrath gekannter Arzneimittel (bisher kannten wir sie blos nach ihrer Naturgeschichte, wußten aber außer ihrem Namen nichts als den vorgeblichen, theils geträumten, theils erlogenen Nutzen derselben) zu vermehren, damit die Wahl eines Heilmittels für jeden der unendlich verschiednen Krankheitsfälle (zu deren Bestreitung wir nie genug geeignete Werkzeuge und Waffen haben können) desto leichter, desto treffender werde.

Derjenige ist noch lange nicht mit dem wahren Geiste homöopathischer Heilung beseelt, ist noch kein ächter Schüler dieser wohlthätigen Lehre, der nur im mindesten Anstand nimmt, selbst genaue Versuche zur Erforschung der eigenthümlichen Wirkungen der seit dritthalb tausend Jahren ungekannt gebliebenen Arzneien anzustellen, ohne deren Ausforschung (und ohne daß ihre reinen krankhaften Wirkungen auf gesunde Menschen vorher bekannt geworden sind) jede Krankheitsbehandlung nicht nur eine thörichte, sondern auch verbrecherische Handlung bleibt, ein gefährlicher Angriff auf Menschenleben. |

Solchen selbstsüchtigen Menschen, die zum vollständigen und unentbehrlichen 25
Ausbau des unentbehrlichen Gebäudes nichts beitragen, die nur damit gewinnen wollen, was Andre mit Anstrengung erfunden und ausgeforscht haben, blos in die Hände zu arbeiten, und ihnen nur so die Renten der Wissenschafts-Kapitale zu verzehren geben, zu deren Miterwerbung beizutragen sie nicht die mindeste Neigung bezeigen, ist etwas zu viel verlangt.

Wer aber wahren Trieb fühlt, diese so viele Jahrhunderte hindurch unerforschte und doch zum Gesundmachen des Menschen unentbehrliche Kenntniß der eigenthümlichen Wirkungen der Arzneien, unsrer einzigen Werkzeuge, mit zu Tage fördern zu helfen, der findet die Anleitung, wie man solche reinen Versuche mit Arzneien anzustellen hat, im Organon d. r. H. §. 103. und ferner.

Blos dieses setze ich hinzu, daß da die Versuchs-Person, so gewiß kein Mensch es ist, nicht absolut und vollkommen gesund seyn kann, wenn kleine Beschwerden während solcher Prüfungen der Arzneikräfte mit zum Vorscheine kommen, denen sie sonst wohl unterworfen war, sie dieselben als unbestätigt und zweifelhaft in Klammern einzuschließen hat, wiewohl dieß sehr selten der Fall seyn wird, da bei der Einwirkung einer gehörig starken Arzneigabe auf unser übrigens gesundes Befinden, blos die Arzneikraft in uns vorherrscht und fast nie ein andres Symptom die ersten Tage sich zeigen kann, was nicht das Werk der Arznei wäre. Ferner, daß, um die Symptomen der Arzneien für langwierige Uebel auszuforschen, z. B. zur Hervorbringung der von der Arznei zu erwartenden Hautausschläge, Afterorganisationen u.s.w. man sich nicht mit der Einnahme einer oder zweier Gaben derselben begnügen dürfe, sondern mehrere Tage über täglich ein paar hinreichende Gaben, das ist, welche so groß sind, daß man Wirkung von ihnen empfinde, fortbrauchen müsse, unter fortwährender Beobachtung der am genannten Orte angegebenen Lebensordnung. |

26 Die Zubereitung der Arzneien für den homöopathischen Arzt habe ich eben daselbst (§. 230 u. fern.) angegeben und setze hier blos noch hinzu, daß die blos trocken zu habenden, sehr schleimigen Gewächssubstanzen (z. B. die Gummiharze, Opium, Ammoniak-, Sagapen-, Stinkasant-, Opopanax-, Galbanum-Gummi, so wie Rhabarber, Meerzwiebel und ähnliche), um kräftige Tinkturen aus ihnen zu bereiten, am besten, nach dem Pulvern, mit so viel als nöthig ist, zerflossenem Kali zum derben Teige anzukneten sind, so daß der dann hinzugemischte, wasserfreie Alkohol alle in ihnen auflöslichen Gewächstheile harziger Natur rein an sich ziehen könne, während das Kali die unkräftigen, rein gummichten und Faser-Theile mit sich vereinigt, zu Boden zieht.

Um solche geistige Auflösungen von immer gleicher Kraft und mit Gewißheit zu bestimmende Verdünnungen derselben zum homöopathischen Gebrauch zu erhalten, nimmt man zu einem Theile feinem Pulver der blos in trocknem Zustande käuflichen Gewächse zwanzig Theile Weingeist und schüttelt sie einige Mal täglich mehrere Tage über in gemäßigter Stuben-Temperatur im verstopften Glase und scheidet nach etwa sechs Tagen das Helle vom Bodensatze.

Man verwahrt die Tinkturen (und die Kräutersäfte), um sie lange tauglich zu erhalten, vor dem Tageslichte, indem man die Standgläser entweder schwarz anstreicht, oder sie in blecherne oder hölzerne Büchsen stellt, sonst gehen sie (auch mit dem besten Alkohol verfertigt) nach Jahren in Essiggährung über.

Jeden Tropfen einer solchen Tinktur nimmt man für ein Zwanzigtel Gran Arzneikraft an, und verfährt, um ihr Verdünnungen zu homöopathischem Gebrauche zu geben, etwa auf die Art, wie im Abschnitte vom Arsenik gelehrt wird, das ist, man nimmt zuerst ein Glas mit 500 Tropfen Weingeist, tröpfelt einen Tropfen der starken Tinktur
27 dazu, und bekömmt nach starkem Umschütteln eine Verdün- | nung mit 1/10000 zu bezeichnen, indem jeder Tropfen dieses Glases ein Zehntausendtel eines Grans Arzneikraft enthält. Jedes der folgenden Verdünnungsgläser enthält 100 Tropfen Weingeist, verdünnt also den aus dem vorigen Glase hinzugefügten Tropfen hundertfach, was dann auf der Signatur ausgedrückt wird: 1/1000000, 1/100000000 u.s.w., was keiner weitern Belehrung bedarf.

Da die Säfte der frischen Pflanzen im Allgemeinen mit gleichen Theilen Weingeist (s. Organ. d. r. H. §. 230.) zum Gebrauche der homöopathischen Heilkunde verfertigt werden, so ist jeder Tropfen dieser Bereitung für einen halben Gran Arzneikraft anzunehmen, und so werden zum Behufe der Verdünnungen zwei solcher Tropfen zuerst mit 98 Tropfen Weingeist innig durch Schütteln gemischt, damit jeder Tropfen dieser Mischung 1/100 der Gewächskraft enthalte, welcher Bruch dann auf die Signatur des Glases geschrieben wird. Dann verfährt man mit der fernern Verdünnung, wie schon gesagt worden ist.

Die Bitte meiner auf halbem Wege zu dieser Heilmethode stehenden Freunde, ihnen Beispiele von solchen Heilungen vorzulegen, ist schwierig zu erfüllen, und seine Erfüllung von keinem großen Nutzen. Jeder geheilte Fall von Krankheit zeigt ja nur, wie dieser behandelt worden sei. Der innere Vorgang der Behandlung beruht immer auf *denselben Grundsätzen, die man schon kennt, und kann nicht für jeden möglichen Fall concret gemacht werden, kann durch keine Geschichte einer einzelnen Heilung deutlicher werden, als schon durch die Grundsätze geschah; das Specielle desselben (und jeder ist eigenartig und speciell) was ihn von jedem andern Falle unterscheidet, ist nur ihm zugehörig, kann aber die Behandlung andrer Fälle nicht modeln. Wenn nun ein verwickelter, aus vielen Symptomen bestehender Krankheitsfall so pragmatisch dargestellt worden, daß die Bestimmungs-Gründe für die Wahl des Heilmittels ganz klärlich daliegen, so erheischt dieß eine ermüdende Erörterung für den Darsteller und für den Leser. |*

Um jedoch auch hierin meinen Freunden zu willfahren, so mögen hier ein Paar der **28**
kleinsten Fälle homöopathischer Heilung stehen.

Sch..., eine etliche und 40jährige kräftige Lohnwäscherin, war schon drei Wochen außer Stande, ihr Brod zu verdienen, da sie mich den 1. Sept. 1815 zu Rathe zog. –

1. *Bei jeder Bewegung, vorzüglich bei jedem Auftreten, und am schlimmsten bei jedem Fehltritte, sticht es sie in der Herzgrube, wohin es jedes Mal aus der linken Seite kömmt, wie sie sagt.*
2. *Im Liegen ist es ihr ganz wohl, dann hat sie gar keinen Schmerz irgendwo, auch weder in der Seite, noch in der Herzgrube.*
3. *Sie kann nicht länger als bis um 3 Uhr früh schlafen.*
4. *Die Speisen schmecken ihr, aber wenn sie etwas gegessen hat, so wird es ihr brecherlich,*
5. *das Wasser läuft ihr dann im Munde zusammen und aus dem Munde, wie Würmerbeseigen.*
6. *Es stößt ihr nach jedem Essen vielmal leer auf.*
7. *Sie ist von heftigem, zu Zorn geneigtem Gemüthe.*

Bei starkem Schmerze überläuft sie Schweiß.

Ihre Monatzeit war vor 14 Tagen in Ordnung geflossen.

Die übrigen Umstände waren natürlich.

Was nun das Symptom 1. anlangt, so machen zwar Belladonna, China und Wurzelsumach Stiche in der Herzgrube, aber alle drei nicht blos bei Bewegung, wie hier. Pulsatille (305.) macht zwar auch Stiche in der Herzgrube beim Fehltreten, aber in seltner Wechselwirkung) und hat weder dieselben Verdauungsbeschwerden, wir hier 4, verglichen mit 5 und 6, – noch dieselbe Gemüthsbeschaffenheit.

Blos Zaunrebe hat in seiner Hauptwechselwirkung, wie das ganze Verzeichniß seiner Symptome beweißt, von Bewegung Schmerzen, und vorzüglich ste- | chen- **29**
de Schmerzen, und so auch Stiche (in der Herzgrube) unter dem Brustbeine beim Aufheben des Arms (217), bei Fehltritten aber erregt sie auch an andern Stellen Stechen (252, 293).

Das hiezu gehörige negative Symptom 2 paßt vorzüglich auf Zaunrebe (321); wenige Arzneien (etwa Krähenaugen ausgenommen und Wurzelsumach in seltner Wechselwirkung – die beide aber auf unsre übrigen Symptomen nicht passen) lassen die Schmerzen in Ruhe und im Liegen gänzlich schweigen, Zaunrebe aber vorzüglich (321 und viele andre Zaunreben-Symptomen).

Das Symptom 3 ist bei mehrern Arzneien und auch bei Zaunrebe (357).

Das Symptom 4 ist zwar, was die „Brecherlichkeit nach dem Essen" anlangt, bei mehrern andern Arzneien (Ignazsaamen, Krähenaugen, Quecksilber, Eisen, Belladonna, Pulsatille, Kanthariden) aber theils nicht so beständig und gewöhnlich, am wenigsten aber „bei Wohlgeschmack der Speisen" vorhanden, wie bei der Zaunrebe (116).

In Rücksicht des Symptoms 5, so machen zwar mehrere Arzneien ein Zusammenlaufen des Speichels, wie Würmerbeseigen, eben sowohl als Zaunrebe (118); jene andern aber bringen nicht unsre übrigen Symptome zugleich in Aehnlichkeit hervor. Daher ist ihnen die Zaunrebe in diesem Stücke vorzuziehen.

Das leere Aufstoßen (blos nach Luft) nach dem Essen (Symptom 6,) ist bei wenigen Arzneien vorhanden und bei keiner so beständig, so gewöhnlich und in so hohem Grade, als bei der Zaunrebe (102, 108).

Zu 7. – – Eins der Hauptsymptome bei Krankheiten (s. Org. d. r. H. §. 216) ist die „Gemüthsbeschaffenheit," und da Zaunrebe (406) auch dieses Symptom in voller Aehnlichkeit vor sich erzeugt,

so ist Zaunrebe aus allen diesen Gründen hier jeder andern Arznei als homöopathisches Heilmittel vorzuziehen. |

30 Da nun das Weib sehr robust war, folglich die Krankheitskraft sehr beträchtlich seyn mußte, um sie durch Schmerz von aller Arbeit abzuhalten, auch ihre Lebenskräfte, wie gedacht, nicht angegriffen waren, so gab ich ihr eine der stärksten homöopathischen Gaben, einen vollen Tropfen ganzen Zaunrebenwurzel-Saftes sogleich einzunehmen und beschied sie nach 48 Stunden wieder zu mir. Meinem Freunde E., der zugegen war, deutete ich an, daß die Frau binnen dieser Zeit durchaus gesund werden müsse, welcher aber (nur erst noch auf halbem Wege zur Homöopathie begriffen) dieß in Zweifel zog. Nach zwei Tagen stellte er sich wieder ein, um den Erfolg zu vernehmen, aber das Weib kam nicht, kam auch überhaupt nicht wieder. Meinen ungeduldigen Freund konnte ich nun blos dadurch besänftigen, daß ich ihm das, eine halbe Stunde weit entfernte Dorf, wo sie wohnte, und ihren Namen nannte und ihm rieth, sie aufzusuchen und sich selbst nach ihrem Befinden zu erkundigen. Er that es, und ihre Antwort war: „Was sollte ich denn dort? Ich war ja schon den Tag drauf gesund und konnte wieder auf die Wäsche gehen, und den andern Tag war mir so völlig wohl, wie mir noch jetzt ist. Ich danke es dem Doktor tausendmal, aber unser Einer kann keine Zeit von seiner Arbeit abbrechen; ich hatte ja auch drei ganze Wochen lang vorher bei meiner Krankheit nichts verdienen können!"

W–e, ein schwächlicher, blasser Mann von 42 Jahren, dessen stete Beschäftigung am Schreibtische war, klagte mir den 27. Dez. 1815: er sei schon 5 Tage krank;

1) den ersten Abend ward es ihm, ohne sichtbare Veranlassung, übel und drehend, mit vielem Aufstoßen,
2) die Nacht drauf (um 2 Uhr) saures Erbrechen,
3) die drauf folgenden Nächte heftiges Aufstoßen,
4) auch heute übles Aufstoßen von stinkendem und säuerlichem Geschmacke,
5) es war ihm, als wenn die Speisen roh und unverdaut im Magen waren, |

31 6) im Kopfe sei es ihm so weit und hohl und finster, und wie empfindlich darin,
7) das kleinste Geräusch sei ihm empfindlich gewesen;
8) er ist milder, sanfter, duldender Gemüthsart.

Hier ist zu bemerken:

Zu 1., daß einige Arzneien Schwindel mit Uebelkeit verursachen, so wie auch Pulsatille [2.], welches seinen Schwindel auch Abends macht (3), was von den andern noch nicht beobachtet worden.

Zu 2., Erbrechen sauern und sauerriechenden Schleims erregen Stechapfel und Krähenaugen, aber, so viel man weiß, nicht in der Nacht. Baldrian und Kockelsaamen machen in der Nacht Erbrechen, aber kein saures. Blos Eisen macht Erbrechen in der Nacht, (46, 47.) und kann auch saures Erbrechen (51.) hervorbringen, aber nicht die übrigen hier zu berücksichtigenden Symptomen.

Pulsatille aber macht nicht nur abendliches, saures Erbrechen (275, 279.) und nächtliches Erbrechen überhaupt (280, 287.), sondern auch die übrigen von Eisen nicht zu erwartenden Beschwerden dieses Falles.

Zu 3, das nächtliche Aufstoßen ist der Pulsatille eigen. (226, 227.)

Zu 4, das stinkende, faulige (193, 194, 195.) und das säuerliche Aufstoßen (232, 233.) ist ebenfalls der Pulsatille eigen.

Zu 5, die Empfindung von Unverdaulichkeit der Speisen im Magen bewirken wenig Arzneien, und keine so vollständig und auffallend als Pulsatille (249, 250, 254).

Zu 6, außer Ignazsaamen (2.), was unsre übrigen Beschwerden nicht erregen kann, macht dasselbe Pulsatille (31, verglichen mit 34, 72, 73).

Zu 7, Pulsatille erregt dergleichen (842 verglichen mit 961), so wie sie auch eine Ueberempfindlichkeit der andern Sinnorgane zuwege bringt, z. B. des Gesichts (78–81). Und obgleich die Unleidlichkeit des Geräusches auch bei Krähenaugen,
Ignazbohne | und Sturmhut zu finden ist, so sind diese doch nicht gegen die 32
andern Zufälle homöopathisch, und besitzen am wenigsten das Symptom

8) des milden Gemüthszustandes, welchen, nach dem Vorberichte zu Pulsatille, diese letztere Pflanze ausgezeichnet verlangt.

Dieser Kranke konnte also durch nichts leichter, gewisser und dauerhafter geheilt werden, als durch die hier homöopathische Pulsatille, die er dann auch sogleich, aber seiner Schwächlichkeit und Angegriffenheit wegen nur in einer sehr verkleinten Gabe, d. i. einen halben Tropfen des Quadrilliontels eines starken Tropfens Pulsatille, erhielt. Dieß geschah gegen Abend.

Den folgenden Tag war er frei von allen Beschwerden, seine Verdauung war hergestellt, und so blieb er frei und gut, wie ich nach einer Woche von ihm hörte.

Die Erforschung eines so kleinen Krankheitsfalles und die Wahl des homöopathischen Mittels dafür ist sehr bald verrichtet von dem, welcher nur einige Uebung darin und die Symptomen der Arzneien theils im Gedächtnisse hat, theils sie leicht zu finden weiß; aber es schriftlich mit allen Gründen und Gegengründen aufzustellen (welches vom Geiste in einigen Augenblicken überschauet wird), macht, wie man sieht, ermüdende Weitläufigkeit.

Zum Behufe eigner Behandlung braucht man nur zu jedem einzelnen Symptome alle die Arzneien mit einem Paar Buchstaben (z. B. ferr. Chin. Rheum, Puls.) zu notiren, welche dergleichen Symptom ziemlich genau selbst erzeugen, und sich im Sinne zu merken, unter welchen auf die Wahl Einfluß habenden Bedingungen, und so bei jedem der übrigen Symptome, von welcher Arznei jedes erregt wird, um dann aus dieser Liste abzunehmen, welches Arzneimittel unter den übrigen die meisten der vorhandnen Beschwerden homöopathisch decken kann, vorzüglich die sonderlichsten und charakteristischesten – und dieß ist das gesuchte Heilmittel. |

* * *

Was nun folgendes Arzneisymptomen-Verzeichniß anlangt, so sind in diesem Theile 33
auch mehrere Beobachtungen von meinen Schülern, größtentheils an sich selbst angestellt. Ihre Namen findet man dabei, mit dem Beifügen: „in einem Aufsatze.“ Meine hiesigen Schüler habe ich jedesmal bei Einreichung ihrer Aufsätze über die von ihnen beobachteten Arzneisymptomen vernommen (was jedem Lehrer zu dieser Absicht anzurathen ist), um sie die wörtlichen Ausdrücke ihrer Empfindungen und Beschwerden möglichst berichtigen zu lassen und die Bedingungen genau anzugeben, unter denen die Veränderungen erfolgten, wodurch, wie ich glaube, Wahrheit an den Tag gekommen ist. Auch wußte ich, daß sie genau die eingeschränkte Diät und die Leidenschaftfreie Lebensordnung bei den Versuchen treulich befolgt hatten, um sicher beobachten zu können, was die Umstimmungskraft der genommenen Arznei rein und deutlich in ihrem Befinden hervorbrachte.

Durch solche Uebungen bilden sie sich zu sorgfältigen fein fühlenden Beobachtern, und werden, wenn sie hiemit noch reine Sittlichkeit verbinden, und nach Einsammlung der brauchbarsten übrigen Kenntnisse, zu Heilkünstlern.

Belehrung über die venerische Krankheit und ihre gewöhnlich unrechte Behandlung*

2189 So lange die Mängel der Staatsverfassungen die Ehe noch erschweren, so lange die Ledigkeit und Ehelosigkeit noch für feinen Ton, die Ehe aber für ein politisches Joch und nicht für die ehrwürdigste Verbindung beyder Geschlechter zu ihrer moralischen und physischen Vervollkommnung, vorzüglich aber zur Ausbildung der echten Menschheit und des Göttlichen und Unsterblichen in ihnen angesehen wird, so lange man in der merkwürdigen Verschiedenheit der beyden Geschlechter bloß einen Gegenstand der Wollust finden und in der Vereinigung mit dem gegenseitigen Geschlechte nichts Erhabneres als thierische Zusammenkoppelung, nicht aber wechselseitige Mittheilung und Verschmelzung ihrer beyderseitigen Vorzüge zu einem edlern Ganzen beabsichtigen wird, so lange wird der vom Moralischen so widernatürlich getrennte, allmächtige Begattungstrieb seine Sättigung in den Armen der feilen Buhlerey zu suchen, und, als Zugabe, die verderbliche Seuche zu holen nicht unterlassen, und so lange ist auch an Ausrottung dieses so mittheilbaren Giftes nicht zu denken.

Dem Arzte liegt es ob, die sich ihm anvertrauenden Kranken dieser Art zu heilen, da die Heilkunst (so wie die Rechtspflege) die Uebel unter den Menschen weniger zu verhüten, als die entstandenen wieder gut zu machen Beruf hat. Die Arzney-
2190 kunst soll- | te daher in dieser schmählichen und verderblichen Krankheit sich auch wirklich als Helferin, wofür sie sich ausgibt, erweisen, wenn sie ihrer Sache kundig wäre. Es sollte die Hülfe hier um desto leichter und gewisser seyn, da die venerische Krankheit eine der wenigen glücklichen ist, die sich in ihren Ursprunge und in ihrer Natur immer gleich bleibt (in ihren Anfängen folglich nicht verkannt werden kann) und deren specifisches Heilmittel (**Quecksilber**) auch bald nach ihrem Ausbruche, schon vor 323 Jahren, in der Hausmittelpraxis durch glücklichen Fund entdeckt worden war. Da hätte man also wohl erwarten sollen, daß die Aerzte wenigstens in dieser Krankheit zweckmäßig verfahren und in dieser so langen Zeit wenigstens diese Krankheit gründlich, leicht und dauerhaft zu heilen gelernt haben würden, wenn auch ihr Curiren aller übrigen Krankheiten nur subjective und objective Täuschung geblieben wäre, wie es auch blieb; was sich noch einigermaßen damit entschuldigen ließe, weil fast alle übrige Krankheiten so unnennbar von einander und unter sich selbst abweichend sind und auch das in jedem Falle derselben Helfende ein ewiges Räthsel blieb, bis die Homöopathie es lösete.

Aber nein! auch jene so deutlich erkennbare venerische Krankheit haben sie verkannt und eine verkehrte und schädliche Behandlung ist die Folge dieser Mißkennung gewesen. Noch bis auf diese Stunde wird fast von allen Aerzten der bewohnten Erde, in Peking wie in Paris und Philadelphia, in London wie in Wien,
2191 in Petersburg wie in Berlin, die ve- | nerische Krankheit von ihrem Anfange an verpfuscht, und **die örtliche Vertreibung des Schankers für das Hauptgeschäft der Cur der venerischen Krankheit angesehen, der innere Gebrauch des Quecksilbers dabey aber nur als eine Nebensache**; ja es ist öffentlich gelehrt worden, daß, wenn der Schanker nur erst einige Tage gestanden habe, die bloße örtliche Ausrottung desselben zur Cur hinreichend sey*.

---

* Allg. Anz. d. Dt. (1816), 2. Bd., Nr. 211, 2189–2201 und Nr. 212, 2205–2211. – Auch in: Stapf (1829), 2. Bd., S. 160–175.

* Die dreistesten Beförderer dieser Irrlehre waren **Girtanner** und **A. F. Hecker**. Ersterer lehrt (Abhandl. üb. d. vener. Krankheit, Göttingen 1803, S. 215): „Die frischen Schanker müßten bloß örtlich geheilt, weggebeizt, vertrieben werden. Anfangs müsse das Gift bloß an der Stelle zerstört werden, denn dann habe es noch nicht Zeit gehabt, eingesaugt (?) zu werden" – und **Hecker** lehrt keck (üb. d. ven. Krankheit, zweyte Aufl. S. 67): „beym Schanker liege das Gift gleichsam außer dem Körper"; „er weiche daher (S. 180) der bloß äußern Behandlung (durch austrocknende und beizende Mittel) **ohne üble Folgen** (?) und wenn er nicht über zwölf Tage gestanden habe (S. 182) müsse man „es bloß bey der äußern, örtlichen Behandlung bewenden lassen." Fast alle übrige Schriftsteller neigen sich, doch nicht so plump, auf dieselbe Seite – **Hunter, Bell, Schwedjaur** u.s.w.

Und doch gibt es nichts Zweckwidrigeres und nichts Verderblicheres, als dieses Verfahren.

Ich werde zuerst seine Zweckwidrigkeit zeigen. Die Analogie mit andern miasmatischen Ausschlagskrankheiten wird uns dahin führen. Die venerische Krankheit entsteht bloß durch Ansteckung mittelst körperlicher Berührung. Nun haben alle ansteckende Krankheiten die gemeinsame Beschaffenheit, daß an der Stelle des Körpers, wo das Gift zuerst angebracht worden war, anfänglich nichts Verändertes zu spüren ist, wenn gleich die Ansteckung gehaftet hat. Man schabe die Oberhaut an eines Kindes Arme bis auf die empfindliche Lederhaut, und reibe da drauf entweder Kindblattereiter ein, oder Kuhpockenlymphe und es wird durchaus keine Veränderung an dieser Stelle die ersten Tage wahrzunehmen seyn. Erst nach dem vierten Tage bey der Kuhpockenansteckung und weit später bey der Kindblatteransteckung fängt eine Veränderung an der geimpften Stelle sich zu zeigen an und erst den siebenten Tag bildet sich mit Fieber die vollständige Kuhpocke an diesem Theile aus, und den zwölften, vierzehnten Tag die Kindblatterpocke. **Beydes nicht eher, als bis die innere Ansteckung und Ausbildung dieser | Krankheit im ganzen** 2192
Körper vollendet ist. So ists mit den Masern und andern schnell verlaufenden Ausschlagskrankheiten. **Nämlich die Stelle, worauf das ansteckende Gift zuerst angebracht war, bringt nicht eher den jeder Krankheit eignen Ausschlag hervor, als bis der ganze Organismus verändert und durchaus und vollkommen angesteckt ist**. Und so hinwiederum: **das vollständige Hervorkommen des specifischen Ausschlags ist ein untrüglicher Beweis der vollendeten innern Ansteckung und Ausbildung der jedesmahligen miasmatischen Krankheit**. Die Kuhpockenkrankheit ist im ganzen Körper völlig zu Stande, sobald die Kuhpocke in der Nähe, wo ihre Lymphe zuerst eingerieben ward, in ihrer Vollständigkeit hervorgetreten ist mit ihrem rothen, harten Umkreise, und so ist es mit den übrigen Ansteckungskrankheiten.

Doch ist schon von dem Augenblicke an, wo das Miasma gehaftet hat und der ganze lebende Körper die Gegenwart seiner Einwirkung inne geworden ist (sie percipirt hat), das Gift nicht mehr bloß örtlich an dem Orte der Einreibung; es würde dann doch die volle Ansteckung erfolgen, wenn auch die Stelle der Einimpfung herausgeschnitten würde. Schon in dem Augenblicke, wo die Einimpfung gehaftet hat, ist der erste allgemeine Angriff auf den Körper geschehen und die Ausbildung der vollständigen Krankheit aller Wahrscheinlichkeit nach nicht mehr durch Zerstörung des eingeimpften Theiles zu vermeiden.

Beym Biß des tollen Hundes, wo der Körper aufgelegt war, vom Miasma ergriffen zu werden*,

* Denn bey vielen vom wüthigen Hunde Gebissenen haftet das Wuthgift nicht; gewöhnlich gehen von 20 Gebissenen achtzehn, neunzehn leer aus, ohne Nachtheil, wenn sie auch nicht das mindeste Gegenmittel brauchen. Daher die vielen ungegründeten Lobsprüche einer Menge angeblicher Schutzmittel; sie können leicht alle schützen, wenn das Gift bey dem Gebissenen nicht gehaftet hat, wie so oft.

hat man unleugbare Er- | fahrungen, daß selbst die Ausschneidung* 2193

* Ein achtjähriges Mädchen in Schottland ward im Jahre 1792 den 21 März von einem tollen Hunde gebissen; ein Wundarzt schnitt **sogleich** die Wunde ganz rein aus, (erhielt sie in Eiterung und gab Quecksilber bis zum gelinden Speichelflusse) und dem ungeachtet brach die Wasserscheu aus und der Tod erfolgte den vierzigsten Tag nach dem Bisse; The new London medical Journal, Tom. II.

und Ablösung des begeiferten Theiles nicht vor dem Ausbruche der Wasserscheu schützt.

Die Menschenpockenkrankheit würde dennoch völlig zu Stande kommen, wenn auch in dem Augenblicke, wo der Impfstich gehaftet hat, der eingeimpfte Theil herausgeschnitten würde.

So wenig örtlich bleibt das Miasma, sobald es im Körper gehaftet hat. Schon dann kann die völlige Ansteckung des ganzen Körpers und die allmählige Ausbildung der miasmatischen Krankheit im Innern durch örtliche Behandlung nicht weiter gehindert werden.

Vollkommen ausgebildet im ganzen Organismus ist jedoch die Krankheit nur dann zu achten, wenn an der Impfstelle die vollkommne Pocke hervorgetreten ist.

Die miasmatischen Ausschlagskrankheiten nämlich zeigen ihre Vollendung im Innern durch Hervorbruch einer oder mehrerer verschlossenen, kleineren oder größeren Beulen an.

So kömmt die sogenannte schwarze (Brand-) Blatter an der Stelle, welche mit dem Blute eines an der Löserdürre gestorbenen Rindes (vor etwa vier Tagen) bespritzt worden war, und eben so die Kuh- oder Menschenpocke vorzüglich und zuerst an der Impfstelle oder in ihrer Nähe hervor, und eben so die Wollarbeiterkrätze.

Diese letztere gehört zu den langwierigen Ausschlagskrankheiten (wie die venerische Krankheit) und die Natur bringt auch bey ihr die Krätzpusteln zuerst in der Nähe der Stelle, die vom Krätzgifte anfänglich besudelt ward, hervor, z. B. zwischen den Fingern und an der Handwurzel, wenn die Hände (Handfläche) zuerst angesteckt wurden. Sobald dann die Krätzbläschen wirklich zum Vorschein kommen, so ist dieß ein Zei-
2194 chen, daß die innere Krätzkrankheit schon | völlig ausgebildet ist. Denn anfänglich ist an dem angesteckten Orte durchaus keine krankhafte Veränderung zu bemerken, kein Jücken, kein Krätzbläschen. Gewöhnlich erst neun, zwölf, vierzehn Tage nach Einreibung des Krätzgiftes erscheint unter einem, von vielen Personen nicht geachteten Fieberchen der Ausbruch der ersten Krätzpusteln, – eine Zeit, welche die Natur nöthig hatte, um die volle Ansteckung, das ist, die Ausbildung der Krätzkrankheit im Innern durch den ganzen Organismus zu vollenden. Die nun erscheinenden Krätzpusteln sind daher kein bloß örtliches Uebel, sondern nur der Beweis der Vollendung der innern Krätzkrankheit. Das Krätzmiasma, sobald es die Hand besudelt hat, bleibt in dem Augenblicke, wann es gehaftet hat, ebenfalls nicht mehr örtlich, sondern fährt fort, das Innere des Körpers zu verändern und zu dieser eignen Krankheit auszubilden, bis die durchgängige Ansteckung vollendet ist, und dann (nach mehrern Tagen) erst erscheint der vom innern Uebel erzeugte Ausschlag auf der Haut und zwar zuerst in der Nähe der ersten Ansteckungsstelle. Diese Krätzpusteln sind ein vom innern Organismus auf der Haut hervorgebrachtes Afterorgan, von der Natur bestimmt, der äußere Stellvertreter des innern Uebels zu seyn, es gleichsam auf sich zu nehmen und zu absorbiren und es so beschwichtiget schlummernd und latent zu erhalten, welches man daraus sieht, daß, so lange sie auf der Haut stehen und zu jücken und zu eitern fortfahren, die innere Krankheit nicht zum Vorschein kommen kann, und daraus, daß, so bald sie einseitig auf der Haut vernichtet werden, ohne vorgängige Heilung der inwohnenden (besonders der etwas veraltenden und so allmählig vergrößerten) Krätzkrankheit mittelst innern Gebrauchs ihres specifischen Heilmittels, des **Schwefels**, dieses innere Uebel dann
2195 schnell, oft fürchterlich hervorbricht, | als Lungenvereiterung, Stickfluß, Wahnsinn, Wassergeschwulst, Schlagfluß, Blindheit, Lähmung, auch nicht selten plötzlich tödtet.

Einen sehr ähnlichen Vorgang bemerkt man bey der **venerischen Krankheit**. An der Stelle, wo das venerische Gift (z. B. beym unreinen Beyschlafe) zuerst eingerieben ward, ist ebenfalls die ersten Tage über gar keine krankhafte Veränderung zu spüren. Das Gift hat zwar da zuerst die lebende Faser berührt, aber in dem Augenblicke, wo die Ansteckung gehaftet hat, d. i. wo der lebende Körper die Gegenwart und Einwirkung des Giftes empfunden (es percipirt) hat, in demselben Augenblicke ist es nicht mehr bloß örtlich, es ist schon das Eigenthum des ganzen Organismus. Von diesem Augenblicke an geht die specifische (venerische) Veränderung im Innern vor sich und geht fort, bis sich die venerische Krankheit im Innern vollständig ausgebildet hat und dann erst bringt die vom innern Uebel belastete Natur das Afterorgan, **den Schanker**, welcher zur Beschwichtigung des innern Leidens von ihr geschaffen wird, in der Nähe des zuerst angesteckten Theiles hervor*.

* Zuerst als ein Bläschen, welches sich in einigen Stunden vergrößert und zum (hart im Boden anzufühlenden) Geschwürchen aufblühet.

In der Nähe, sage ich; denn nicht immer genau an der Stelle der anfänglichen Einreibung, zuweilen selbst am Scrotum u.s.w. entsteht er, zuweilen, obgleich seltner, bloß im Schooße, als Schooßbeule (poulain), welche ebenfalls eine Art von Schanker ist.

Zur Beschwichtigung und zur Stellvertretung für das innere venerische Gemeinleiden bringt die Natur den Schanker hervor; denn selbst zwey und drey Jahre lang, wie ich sah, an ihrer Stelle ungehindert stehende (sich freylich indeß allmählig vergrößernde) Schanker lassen die inwohnende allgemeine venerische Krankheit nicht zum Ausbruche kommen. Am ganzen übrigen Körper bemerkt man, so lange der Schanker | ungehindert stehen blieb, kein venerisches Uebel, keine Lustseuche. **2196**

Höchst wahrscheinlich ist die Ansteckung während der unreinen Begattung schon in den ersten Secunden geschehen und dann hilft alles Abwaschen und Reinigen der Zeugungstheile nichts mehr; die Natur geht ihren Gang der Veränderung des ganzen Organismus, wie sie dieser Krankheit eigen ist, von da an ungehindert fort. Die Natur braucht aber von dem Augenblicke der ersten örtlichen Ansteckung an, zu unsern Zeiten, mehrere, gewöhnlich 7, 10, 14 Tage, nicht selten drey und vier Wochen, ja man hat Beyspiele von 5, 6, 7 und 8 Wochen, ehe sie mit Ausbildung des innern venerischen Uebels fertig ist, und, zum Zeichen der vollendeten, innern, allgemeinen venerischen Krankheit erscheint erst **dann** der Schanker auf der Haut, welcher, Zeuge des nun inwohnenden Uebels, gleichsam das palliative Amt der Stellvertretung, Entladung und Beschwichtigung desselben zu übernehmen von der Natur bestimmt ist.

In den ersten 30, 40 Jahren nach Entstehung der venerischen Krankheit, d. i. vom Jahre 1493 an bis in das erste Drittel des folgenden Jahrhunderts, war dieses Ansteckungsgift noch weit schlimmer als jetzt; die Natur sträubte sich damahls auch oft weit länger, ehe sie die allgemeine innere Krankheit im Organismus vollenden ließ; oft mehrere Monate nach geschehener örtlichen Ansteckung gingen hin, ehe damahls der Schanker ausbrach. Damahls war dann auch vor seinem Ausbruche die Gegenwirkung des Körpers und das allgemeine Uebelbefinden, als Zeichen der vor sich gehenden Ausbildung der venerischen Krankheit im Innern, weit deutlicher und auffallender*

* Um das Zeugniß mehrerer andern damahligen Aerzte, eines **C. Torella, N. Massa, A. Ferro, P. Hanschard** zu übergehen, lese man nur die Beschreibung des Siechthums vor dem Ausbruche des Schankers (damahls caries genannt) bey den zu jener Zeit Angesteckten; man lese in Luisini Collectio script. de morbo gall. Venet. 1566. Tom. 1. was **H. Fracastorius** S. 163 und 173 und **Fallopius** S. 677 davon berichtet, und man wird erstaunen, wie allgemein krank, siech und elend die Angesteckten oft mehrere Monate lang umherschlichen, ohne daß an ihren Zeugungstheilen indeß die mindeste Veränderung zu sehen war, bis endlich, nach vollendeter innerer Ausbildung der venerischen Krankheit, der Schanker mit voller Wuth ausbrach, und das allgemeine Uebelbefinden mäßigte und gleichsam auf sich nahm.

als jetzt, wo das Ansteckungsgift um vieles milder ist. Diesen ihren Gang geht die
2197 venerische Krankheit noch jetzt, denn sie hat | seit jener Zeit bloß ihre Heftigkeit gemindert, aber nicht ihre Natur verändert. Noch bis auf den heutigen Tag ist gleich nach der Ansteckung an der Stelle nichts, nicht das mindeste Veränderte zu sehen; bloß im Innern geht die Veränderung vor und ein allgemeines Uebelbefinden wird bey feinfühligen Angesteckten wahrgenommen so lange, bis die durchgängige Umänderung des Organismus durch das venerische Gift bewirkt ist, mehrere Tage oder Wochen lang, worauf dann erst der Schanker von der Natur an der geeigneten Stelle hervorgebracht wird, als untrügliches Zeichen der vollendeten Ausbildung der venerischen Krankheit im ganzen Organismus und als Beschwichtiger des innern Siechthums, und nach dem Ausbruche des Schankers läßt die bisherige Müdigkeit, Lässigkeit, Abgestumpftheit des Gemeingefühls, Niedergeschlagenheit des Geistes, die erdfarbne Blässe des Gesichts mit blauen Rändern um den Augen, u.s.w. nach. Das innere venerische Uebel bleibt dann wie gebunden (latent) und verborgen und kann nie als Lustseuche ausbrechen, so lange sein äußerer Stellvertreter und Beschwichtiger unangetastet an seiner Stelle stehen bleibt; wenn aber die inwohnende venerische Krankheit durch den bloß innern Gebrauch der beßten Quecksilberbereitung völlig vernichtet und geheilt worden ist, dann heilt der Schanker sogleich von selbst ohne Zuthun des geringsten äußern Mittels; wird er aber äußerlich vertrieben, ohne Heilung des innern Uebels, dann bricht dieses unaufhaltbar als Lustseuche aus.

Was würde nun nach dieser Entstehungsweise und Beschaffenheit der venerischen Krankheit und nach dieser wahren Bedeutung des Schankers dabey, welche auf unumstößlichen Erfahrungen beruhen, selbst schon vom schlichten gesunden Menschenverstande für ein Heilplan in dieser Krankheit vorgeschlagen werden?
2198 Doch wol kein an- | drer, – denn ich habe einen hohen Begriff vom Ausspruche des gesunden, reinen Menschenverstandes, – als: **„Heile das venerische Uebel des ganzen Körpers durch das innere beßte Heilmittel bis zu seiner vollständigen Austilgung, das ist, bis der durchaus geheilte Organismus weiter keines giftigen Schankers, keines äußern Beschwichtigers und Stellvertreters für die nun vernichtete innere venerische Krankheit mehr bedarf und er muß in dem Zeitpuncte der vollendeten innern Heilung nun von selbst zum gutartigen Geschwüre werden, ohne Zuthun einer äußern Beyhülfe, und schnell von selbst zuheilen, ohne Zurücklassung irgend einer Spur seiner vorigen Anwesenheit[“]*.**

* Es ist merkwürdig, daß jeder ohne vorgängige Heilung der innern Krankheit weggebeizte Schanker immerfort einige Röthe und Härte hinterläßt, so lange als das Gift im Innern noch nicht getilgt ist; es müßte denn eine Schooßbeule an seine Stelle getreten seyn, die dann statt seiner das Amt der Stellvertretung und Beschwichtigung des innern Leidens übernimmt.

So, dächte ich, würde der schlichte Menschenverstand rathen und sorgfältig warnen, daß der Schanker doch ja, weder vor noch während einer innern Cur, von irgend einer Art örtlicher Mittel angetastet werde, was etwa seine vorzeitige Verschwindung bewirken könnte, da er allein als sicheres Zeichen der inwohnenden venerischen Krankheit dem Kranken und dem Arzte untrüglich durch seine fortwährende Anwesenheit bey der innern Cur beweisen kann, daß die Heilung des durch den ganzen Körper verbreiteten Uebels nicht vollendet ist, dagegen aber durch seine vollkommene Selbstheilung während des innern Quecksilbergebrauchs (ohne angewendete äußere Mittel irgend einer Art) den unverwerflichsten Zeugen abgibt, daß die Heilung vollkommen zu Stande ist und die Natur dieses Beschwichtigungsorgan für ein inwohnendes venerisches Leiden nicht mehr bedarf, da es durch die innerlich gegebene Arzney vollständig geheilt und vernichtet worden ist.

Da nun noch überdieß die Erfahrung unwidersprechlich lehrt, daß, wenn man den Schanker örtlich vertreibt und so der Natur | diesen Beschwichtiger und Stell- 2199
vertreter der innern venerischen Krankheit durch äußere austrocknende oder beizende Mittel raubt, **jederzeit und in allen Fällen** dann entweder bald ein Schooßgeschwür (poulain) oder nach einigen Monaten die allgemeine venerische Seuche (Lustseuche) ausbricht, so hätte man glauben sollen, die Aerzte würden schon nach dem gesunden Menschenverstande die wichtige Unverletzlichkeit des Schankers eingesehen und, ohne seine Gegenwart durch das mindeste äußere Mittel zu stören, jedesmahl bloß die innere Behandlung durch die beßte antivenerische Arzney bis zur völligen Heilung des ganzen Körpers von dieser Krankheit sich zur Pflicht gemacht haben.

Aber, nein! Ungeachtet aller jener, die wahre Natur und Bedeutung des Schankers beweisenden, laut sprechenden Thatsachen haben fast alle Aerzte und Wundärzte auf der ganzen bewohnten Erde fortgefahren, ihn für ein bloß örtliches, Anfangs unbedeutendes und nur an der obern Fläche der Haut haftendes Geschwürchen anzusehen und ihn örtlich so bald als möglich auszutrocknen und zu zerstören sich bemüht, ja diese Schankerzerstörung für das Hauptstück ihrer Cur angesehen, gleich als ginge von ihm (dem Schanker) die venerische Krankheit wie von ihrer Quelle aus, gleich als sey er der Anfänger und Bewirker derselben, da er doch nur ein Erzeugniß der schon vollendeten innern venerischen Krankheit ist, welches sie schon daraus hätten abnehmen können, daß der Erfolg der auch noch so zeitig und selbst | an dem Tage ihrer ersten Erscheinung örtlich zerstörten 2200
Schanker*

* **John Hunters** Abh. üb. die ven. Krankh. Leipz. 1787, S. 551–553.

stets die hinterdrein ausbrechende Lustseuche war, so wie aus der unwidersprechlichen Erfahrung, daß nicht ein einziger Kranker der Venusseuche entgehet, wenn man den Schanker bloß örtlich vernichtet hat*.

* **Hunter** a. a. O. S. 531 „Nicht ein Kranker von funfzehn wird der Lustseuche entgehen, wenn man den Schanker bloß örtlich vertilgt."

So sagt auch F a b r e (Lettres, supplement à son traité des maladies vener. Par. 1786). „Ein Schanker verursacht stets die Lustseuche, wenn er bloß mit äußern Mitteln behandelt wird." Man verfalle hier nicht etwa auf die Meinung, daß diese örtlich reizenden Beizmittel eine Zurücktreibung des Giftes aus dem Schanker in den innern Körper bewirkten und so die Lustseuche hervorbrächten. Nein! ein ohne Reizmittel örtlich vernichteter Schanker hat denselben Erfolg. „**Perlt** (bey Fabre, am angezeigten Orte) schnitt einem Frauenzimmer einen Theil der kleinen Schamlefze ab, an welcher seit ein Paar Tagen venerische Schanker waren; die Wunde heilte zwar, aber die Lustseuche brach dennoch aus." Ganz natürlich, da die venerische Krankheit schon vor dem Schanker vollständig im Körper vorhanden ist, und an ihrem Ausbruche als Lustseuche bloß durch die Gegenwart des Schankers auf der Haut, verhindert wird.

Da nun die inwohnende venerische Seuche nie ausbrechen kann, so lange der Schanker, von äußern Vertreibungsmitteln ungestört, auf seiner Stelle stehen bleibt (er stehe auch noch so lange, unangetastet, auf seiner Stelle) und die venerische Krankheit in jedem Zeitpunct, sie sey nun schon als Venusseuche ausgebrochen oder sie zeige ihre verborgene Gegenwart bloß durch die Anwesenheit des Schankers (oder der Schooßbeule), **einzig nur** durch den innern Gebrauch des (beßt zubereiteten) Quecksilbers aus dem Grunde geheilt werden kann*,

* **Fritze** über die vener. Krankh. Berlin 1790 und Sam. **Hahnemann**, Unterricht üb. d. ven. Kr. Leipz. 1789. §. 273–284. 290–293. 614 635, womit, jedoch mit sich selbst im Widerspruche, auch die übrigen bessern Schriftsteller **Schwedjaur**, **Hunter**, **Bell** übereinstimmen.

(wo dann der Schanker ohne Zuthun äußerer Mittel von selbst mit verheilt), so frage ich, ob es nicht höchst widersinnig, ja sündlich gehandelt ist, den Schanker

durch äußere austrocknende und beizende Mittel zu zerstören, da man hierdurch nicht nur nichts von der venerischen Krankheit hinwegnimmt, sondern hiermit auch sich selbst dieß bey einer innern Mercurialcur so beweisende Zeichen vollendeter oder unvollendeter Heilung raubt, ja was das Schlimmste ist, dadurch sogar den Ausbruch der Lustseuche bewirkt, welche bis dahin im Innern fortschlummerte (gebunden und latent blieb) und so lange der Schanker noch stand, nie ausbrechen
2201 konnte, sondern | geheilt und auf immer vertilgt worden wäre, hätte man die Krankheit bloß durch das innere Mittel, bey noch anwesendem Schanker, bis zur Vollkommenheit ärztlich behandelt, das ist, bis auch der Schanker ohne Zuthun eines äußern Mittels verschwunden wäre!

(Beschluß zu Nr. 211 S. 2189–2201.)

2205 „Wir geben aber doch" – wenden diese Aerzte*

* Die niedrigste Sorte Aerzte will bloß den Schanker zerstört haben, z. B. **Girtanner**, Abh. üb. die ven. Kr. Gött. 1803. S. 215, und **Hecker**, üb. d. ven. Kr. zweyte Aufl. S. 67. 180 182.

vor – „während unserm Austrocknen und Wegbeizen des Schankers auch innerlich Quecksilber."

Ich frage: zur Heilung hinreichendes oder unzulängliches? (Unzulänglich muß es gewesen seyn, wenn die Venusseuche hinterdrein, wie gewöhnlich, ausbricht).

„Nein! hinreichendes geben wir," ist ihre Antwort.

Gut; aber wie erfahren sie in der Cur, ob ihr innerlich gegebenes Quecksilber zur Heilung hinreichend war, da nur der unangetastet gebliebene Schanker, wenn er bloß durch die innere Cur heilt, die einzig sicherste Ueberzeugung hiervon geben
2206 kann, er | aber von ihnen schon vor oder während der Cur weggebeizt worden war?

Wäre ihr Quecksilbergebrauch zur vollkommenen Heilung des innern venerischen Uebels hinreichend, so brauchten sie ja den Schanker nicht wegzubeizen; dieser würde und müßte ja mit der innern Austilgung des Uebels zugleich verschwinden*,

* M. s. **Fritze** und **Hahnemann**, a. a. O.

ohne Beygebrauch des mindesten äußern Mittels!

Aber eben weil sie wissen, daß ihre innere Cur nicht zur Austilgung des inwohnenden Uebels, folglich auch nicht zur Selbstheilung des Schankers hinreicht, ebendeshalb beizen sie den Schanker weg, um doch der Cur das Ansehen vor der Hand zu geben, als sey Alles geheilt, (der arme Kranke wird getäuscht; er muß es wol glauben, er sey geheilt) und geben dabey - wenn sie's recht gut machen wollen, – innerlich Quecksilber, ohne zu wissen (da der Schanker, als das leitende Zeichen, weg ist), wie viel davon und wie lange es zu geben*

* Oft reden sie sich damit aus, sie brächten den innern Quecksilbergebrauch bis zur Erscheinung des Mercurialfiebers, wodurch sie Gewißheit der Heilung erlangten. Aber was nennen diese Leute gewöhnlich Mercurialfieber? Etwas was es gar nicht ist, und gar keinen Beweis innerer Heilung gibt; etwa ein Wackeln und Ausfallen der Zähne, Geschwürigkeit des innern Mundes, Backen- und Halsgeschwulst, heftiges Leibschneiden, Speichelfluß? Nein! nicht jeder heftige Angriff unhülfreicher Quecksilberpräparate, wie sie jetzt Mode sind (Calomel mit oder ohne Mohnsaft) ist mit jenem Namen zu belegen; diese Mittel bewirken sehr selten jenen eigenartigen Fieberzustand, der noch als Zeichen innerer Heilung dienen kann, wenn eine böse Hand den noch mehr beweisenden Schanker weggeätzt hat. Bloß die reinsten, vollkommensten und daher hülfreichsten Quecksilber-Halboxyde bringen ihn bey venerischen Kranken hervor, wobey dann auch zugleich der Schanker (wenn er noch da ist) von selbst, ohne Zuthun eines äußern Mittels, heilt, zum Zeichen, daß die innere Krankheit vollkommen vertilgt worden war.

2207 nöthig sey, | in dem Wahne, wenn der Kranke auch nicht völlig dadurch geheilt sey, die Cur des Uebels wenigstens so weit damit zu bringen, als es gehe.

Dieß ist aber weniger als Nichts. Denn sie quälen doch den Kranken mit dem Wegätzen des Schankers, ohne Nutzen, vielmehr mit dem großen Nachtheile des gewissen Ausbruchs der Lustseuche für die Folge und quälen ihn zugleich mit dem Eingeben einer unbestimmlichen Menge Quecksilbers ganz vergeblich. Denn die venerische Krankheit läßt sich ja nicht zur Hälfte oder zu zwey Drittheilen heilen. Entweder muß sie ganz geheilt werden (und dann läßt sie nie wieder etwas von sich spüren), oder sie ist gar nicht geheilt; selbst bis ganz nahe an die Heilung curirt (aber nicht vollkommen ausgetilgt), ist sie **gar nicht** geheilt; es ist so gut als nichts gegen sie ausgerichtet worden, denn sie greift unausbleiblich mit der Zeit wieder um sich und breitet sich wieder eben so weit aus, und setzt sich wieder eben so fest, als wenn gar nichts gegen sie angewendet worden wäre.

Der gewisseste Erfolg also von diesem örtlichen Austrocknen und oft langweiligem, oft sehr schmerzhaften, das Zeugungsglied auch wol zum Theil zerstörenden Wegbeizen des Schankers und von dem blinden Beygebrauche innerer Quecksilbermittel, welcher ist er? Daß der Kranke getäuscht werde, er sey geheilt, und daß ein kleineres Uebel (Schanker mit innerlich verborgener venerischer Krankheit) in größeres Uebel umgewandelt werde! Nun bricht nämlich entweder bald eine Schooßbeule (ein neuer, weit beschwerlicherer Stellvertreter der noch inwohnenden venerischen Krankheit) oder (wenn keine erschienen, oder sie abermahls vertrieben worden ist) nach einigen (3, 4, 6, 9) Monaten die Lustseuche aus.

Und bricht sie nun aus (wie sie denn unausbleiblich erfolgen muß, wenn die Kranken mit den unhülfreichen Quecksilberpräparaten nicht so gewaltig bestürmt wurden, daß Leben und Tod mit einander rang, da dann, im Fall sie dabey nicht den Weg alles Fleisches gingen, einige wenige derselben von ihrer venerischen Krankheit befreyet wer- | den) und der Arzt wird zur Rede gestellt, ob das Tonsillengeschwür im 2208
Halse, die bläulichen Blüthen im Gesichte bis in die Stirnhaare, die runden kupferfarbnen Flecke auf der Haut, u.s.w., nicht noch Reste der geheilt gewähnten venerischen Krankheit seyen, so sucht er sich gewöhnlich mit dem Vorgeben herauszuhelfen: „er habe ihn ja damahls gut auscurirt, es sey ja damahls nichts mehr an ihm zu sehen gewesen" (er hatte ihm den Schanker weggebeizt und so den Beweis der noch inwohnenden Krankheit den Augen entzogen; dieß gibt er für Heilung aus) - „der Kranke müsse sich in den 4, 6, 9 Monaten gewiß von neuem haben anstecken lassen, wovon dann dieß venerische Halsgeschwür, u.s.w. entstanden sey."

So müssen die betrogenen Leidenden außer ihrem Unglück noch die Schande des Arztes auf sich nehmen, weil sie nicht wissen, wie Lustseuche entstehen kann und muß.

Sie kann bloß von nicht geheilter inwohnenden venerischen Krankheit kommen, deren äußerer Stellvertreter und Beschwichtiger (der Schanker, der, so lange er ungestört da steht, die Lustseuche nie ausbrechen läßt) vom Arzte örtlich zerstört worden, und er also nicht mehr ihren Ausbruch aufhalten kann. Und wenn unser Kranke seit der örtlichen Wegbeizung seines damahligen Schankers sich auch mehrern verdächtigen Beyschlafs bewußt wäre, aber davon keinen Schanker bekommen hätte, so ist er von neuem nicht angesteckt worden und es muß die ausgebrochene Lustseuche ohne Widerrede von dem ehemals weggebeizten Schanker, also von der Misbehandlung seiner damahligen venerischen Krankheit herrühren. Denn nie ist es in der Welt geschehen, daß Lustseuche ohne vorgängigen (zerstörten) Schanker erfolgt wäre*;

* **Hunter**, a. a. O. S. 487 sagt: „Vielleicht nicht bey Einem unter Fünfhundert, d. i. bey Keinem.

kein richtig bestätigtes Beyspiel läßt sich davon aufweisen.

Wüßten dieß die Kranken, deren ausgebrochene Lustseuche der Arzt auf eine neuere Ansteckung schieben will, ohne daß sie indeß einen neuen Schanker gehabt (und vertrieben hätten), so wüßten sie, was sie dem Arzte auf eine solche Abwälzung seiner Schande auf sie (die von ihm Verpfuschten) zu antworten hätten. |

2209 Hierin aber unwissend müssen die Kranken den Schaden nebst der Schande allein auf sich nehmen; er unterwirft sie einer neuen Quecksilbercur und wenn diese nicht noch weit heftiger und weit angreifender von ihm getrieben wird, als die anfängliche bey der Schanker-Wegbeizung war, wenn, sage ich, mit den gewöhnlichen untauglichen Quecksilberpräparaten auf den Kranken nicht fast bis zur Lebensgefahr hineingestürmt wird, so wird auch mit dieser zweyten Cur keine gründliche Krankheitstilgung bewirkt; der Kranke wird zwar z. B. von seinem Halsgeschwüre frey (denn jedes der ersten Uebel der Lustseuche vergeht leicht, auch durch wenige und schlechte Mercurialmittel, die die Krankheit nicht aus dem Grunde heilen), aber es kömmt nach einigen oder mehrern Monaten ein neues Lustseuchesymptom an seiner Stelle – und nach einer dritten, vierten ähnlichen, unvollkommnen Quecksilbercur, ein drittes, viertes Leiden nach der Reihe hervor, endlich die Gelenkübel und die nächtlich peinigenden Knochenschmerzen, wogegen die eingeführten unhülfreichen Quecksilbermittel, Holztränke und Bäder nun nicht weiter helfen; der Kranke wird im Stiche, das ist, seiner Qual überlassen.

So entsteht aus einem kleinern anfänglichen Uebel (denn die anfängliche, noch mit Schanker begleitete venerische Krankheit läßt sich durch die beßten innerlich gegebenen Mercurialpräparate leicht heilen) eine Reihe vieljähriger und, der wiederholten, Gesundheit zernichtenden Curen wegen, oft lebensgefährliche Leiden und Verunstaltungen, und dieß alles – **aus anfänglicher örtlicher Vertreibung des Schankers**, der zum Beschwichtiger des innern Uebels, zum steten Verhüter des
2210 Lustseuche-Ausbruchs und zum sichern Belehrer des Arztes, ob die innere | Cur vollendet (wenn er durch sie von selbst heilt), oder die Krankheit noch nicht gründlich geheilt sey (wenn er unverändert auf seiner Stelle verharret) vom allgütigen Urheber der Natur bestimmt war.

Nur durch die Besonnenheit der Kranken selbst können die Aerzte endlich gebessert werden. Jeder zuerst Angesteckte entferne sogleich den Arzt, der das verderbliche Verfahren mit ihm vornehmen will, den Schanker örtlich zu behandeln, er mag nun die zum äußern Gebrauch bestimmten Mittel mit noch so gelinden, noch so verführerischen Namen belegen, selbst wenn er sie kühlende, schmerzstillende, lindernde, erweichende, schmeidigende, zertheilende, reinigende, oder heilende nennte; überall liegt darin der Schalk im Hinterhalte. Der Schanker als ein so wichtiger Zeuge vom Innern darf unter keinem Vorwande mit keiner Art äußerer Mittel, sie mögen Namen haben, wie sie wollen, belegt, oder behandelt werden*.

* Und hätte sich ja der Kranke verführen lassen, und die äußere Vertreibung des Schankers zugegeben und es entstünde, wie gewöhnlich, dafür eine Schooßbeule, so bedenke er, daß diese eine gleiche Bedeutung als der Schanker hat, eine Stellvertreterin des inwohnenden Uebels zu seyn, und daß sie bey ihrer ungestörten Anwesenheit die Lustseuche ebenfalls nicht ausbrechen läßt. So gestatte er wenigstens diese nicht durch äußere Mittel (Einreibung der schwarzen Salbe unterhalb der Beule, **Frictionen** genannt, und Auflegung mancherley andrer Dinge) vertreiben zu lassen (die Aerzte nennen es: **Zertheilen**), denn unausbleiblich erfolgt nach einigen Monaten die Lustseuche darauf: vielmehr lasse er sich einzig durch die beßte Quecksilberbereitung bloß innerlich bis dahin heilen, daß auch die Schooßbeule ohne Zuthun äußerer Mittel und ohne Frictionen, von selbst, bey der innern Cur zugleich mit verschwinde; nur dadurch wird er von seiner völligen Genesung überzeugt.

Bloß das Abwaschen der Zeugungstheile mit lauwarmen Flußwasser oder warmer Kuhmilch sey dem Kranken zuweilen erlaubt.

Dagegen wähle er einen Arzt, welcher unterrichtet von der äußersten Wichtigkeit des Schankers, diesen ganz in Ruhe läßt und bloß die innere Heilung der venerischen Krankheit als Meister zu behandeln weiß, das ist, sie mit dem beßten Quecksilberpräparate, was dergleichen auszurichten im Stande ist, innerlich gegeben (ohne Speichelfluß) vertilgt, daß der Schanker von selbst heilt, ohne Zuthun des mindesten äußern Mittels.

Dann, und nur dann kann der Kranke seiner Heilung gewiß seyn.

Das beßte Quecksilberpräparat, was dieß ausrichten kann, ist das dunkelfarbige, reine Quecksilberhalboxyd, wovon eine kleine | Probe mit einem Tropfen Wasser 2211
in der flachen Hand von einer Fingerspitze gerieben zu feinen Quecksilberkügelchen, zum Theil mit bloßen Augen, zum Theil mit dem Vergrößerungsglase bemerkbar, zusammenrinnt. Meine Bereitungsart desselben steht in vielen Büchern. Bloß dieß ist das unschädlichste und kräftigste Präparat, womit die venerische Krankheit in allen Graden geheilt werden kann, ohne Speichelfluß, wenn des Kranken allgemeine Gesundheit nicht sehr zerrüttet und geschwächt ist.

Hat aber der Kranke von einem Arzte die Mißhandlung erlitten, daß sein Schanker oder die darauf folgende Schooßbeule durch äußere Mittel verjagt worden, folglich die Lustseuche ausgebrochen ist, steht er vielleicht schon, nach mehrern langwierigen, vergeblichen Curen mit schlechten Mercurialmitteln, in hohen Graden derselben, so muß natürlich die durch so angreifende Behandlungen zerrüttete allgemeine Gesundheit erst wieder hergestellt und die indeß gewöhnlich hinzugetretenen Nebenübel erst gehoben werden, ehe der Meister der Kunst auch das beßte Quecksilberpräparat zur vollkommenen Heilung anwenden könne.

Bey solchen Meisterstücken von Curen, wo das Uebel so tiefe Wurzel geschlagen hat, und der ehemahls vertriebene Schanker nicht mehr zum Leitstern dient, kann nichts zum Zeichen dienen, daß die Cur bis zur vollkommenen Heilung gediehen sey, als die genaueste Beobachtung, wann der Zeitpunct eintritt, wo nach schon wieder völligem Wohlbefinden des Kranken, von neuem solche Beschwerden eintreten, die bloß der Wirkung des Quecksilbers eigen sind, die aber dem Kranken in seiner venerischen Laufbahn neu und fast noch nie vorgekommen sind, worunter aber weder Speichelfluß, noch Zahnweh, noch Mundgeschwür, noch Leibschneiden, noch Durchfall zu zählen sind; eine Beobachtung, die jedoch fast bloß durch persönliche Aufmerksamkeit zu erreichen ist.

Leipzig, im May 1816.

Ueber Heilung der Verbrennungen gegen Dr. und Prf. Dzondi's Anpreisung des kalten Wassers
(Allg. Anz. d. D. Nr. 104)*

Es ist zu bedauern, daß der Dr. und Professor **Dzondi** in Halle gegen die Verbren- 1621
nungen ein Mittel als das einzig sichere, hülfreichste und beßte Heilmittel anpreiset, von dessen Schädlichkeit alle Menschen, die viel mit Feuer zu thun haben, allgemein überzeugt sind. Hat er denn reine, vergleichende Versuche mit allen übrigen hierzu empfohlnen Mitteln angestellt, daß er nun mit Bestand der Wahrheit von seinem kalten Wasser rühmen könnte: es sey das einzig sichere, beßte? Es kömmt ja bey solchen Beschädigungen nicht darauf an, was im ersten Augenblicke am meisten lindert, sondern darauf, was die verbrannte Haut am schnellsten voll-

* Allg. Anz. d. Dt. (1816), 1. Bd., Nr. 156, 1621–1628. – Auch in: Stapf (1829), 2. Bd., S. 176–182.

kommen schmerzlos macht und heilt. Dieß kann bloß durch vergleichende Versuche ausgemacht werden, nicht durch Vermuthungen. Doch es ist schon durch leicht zu wiederholende Erfahrungen entschieden, daß **gerade das Gegentheil von kaltem Wasser** die Verbrennungen am schnellsten **heilt**. Denn von **Heilen** sollte beym Menschenretter, dem Arzte, die Rede seyn, nicht vom **Lindern** auf Augenblicke.

Leichte Verbrennungen, z. B. wenn eine Hand mit heißem Wasser von etwa 180, 190 Gr. Fahrenh. begossen wird, heilen ohne aufgelegte Mittel binnen 24, 48 Stun-
1622 den; | etwas später aber, wenn man kaltes Wasser zur anfänglichen Linderung nimmt. Für solche leichte Beschädigungen ist kaum irgend ein Heilmittel hoch nöthig, am wenigsten ein die Heilung verzögerndes, wie kaltes Wasser ist. Aber bey großen schweren Verbrennungen, für diese sind die beßten Heilmittel nicht so allgemein bekannt, und die Welt bedarf Belehrung über sie, und gerade bey diesen erweiset sich das kalte Wasser als das erbärmlichste Palliativ und in gewissen Fällen sogar als das gefährlichste Mittel, was nur erdacht werden kann. Vergleichende Versuche und Erfahrungen, sage ich, belehren jedermann auf das überzeugendste, daß gerade das Gegentheil vom kalten Wasser das beßte Heilmittel für schwere Verbrennungen ist. So wird ein erfahrner Koch, der bey seinem Geschäfte so oft in den Fall kommen mußte, sich zu verbrennen und die sichersten Heilmittel dafür auszuprobiren, seine mit kochender Brühe oder Fett verbrannte Hand nie in einen Eimer kalten Wassers stecken (er kennt aus Erfahrung die übeln Folgen davon), nein, er hält die verbrannte Stelle so nahe an den heißen Schein glühender Kohlen, daß der Brennschmerz anfänglich dadurch erhöhet wird, und hält sie eine Weile in dieser Nähe, nämlich so lange bis der Brandschmerz in dieser hohen Wärme sich ansehnlich wieder vermindert und fast gänzlich verschwindet; da, weiß er, erhebt sich die Haut nicht einmahl zu einer Wasserblase, geschweige daß Eiterung erfolgen
1623 sollte, vielmehr ist oft in einer Viertelstunde bey dieser Annäherung | an Kohlenhitze selbst die Röthe der verbrannten Stelle nebst dem Schmerze verschwunden; er ist auf einmahl geheilt, schnell und ohne Nachwehen, obgleich durch ein Anfangs unangenehmes Mittel. Dieß zieht er bey weitem vor, weil er aus Erfahrung weiß, daß er von der zuerst schmeichelhaften Abkühlung durch kaltes Wasser Blasen und Tage und Wochen lange Eiterung dieser Stelle sich zuziehen würde.

Die Lackirer und andre Künstler, welche zu ihrem Geschäfte Weingeist und ätherische Oele brauchen und mit siedendem Leinöle zu thun haben, wissen aus Erfahrung, daß sie die stärksten Verbrennungen auf keine Weise in der Welt schneller und dauerhafter heilen und sich schmerzfrey machen können, als durch Befeuchtung mit dem beßten Weingeiste oder Terpentinöle, welche doch auf empfindlicher Haut (im Munde, in der Nase, in den Augen) einen wie Feuer brennenden Schmerz verursachen, bey Hautverbrennungen aber (den schwachen, den starken und selbst den schwersten) als die unvergleichlichsten*

* Homöopatischen.

Heilmittel wirken. Er weiß zwar nicht, wie diese Hülfe zugeht; – höchstens sagt er: „Böses muß Böses vertreiben," – aber das weiß er aus vielfacher Erfahrung, daß nichts in der Welt die verbrannte Stelle schneller schmerzlos macht und ohne Eiterung heilt, als rectificirter Weingeist oder Terpentinöl.

Glaubt etwa der Prof. **Dzondi**, daß diesen Künstlern Anfangs nicht das kalte Wasser als Linderungsmittel augenblicklich nach Verbrennungen eingefallen seyn wird? (jedem Kinde muß in der Angst gerade das kalte Wasser zuerst beyfallen; dazu braucht es keines Anrathens) er hat es aber allemahl zu seinem Schaden versucht und die Erfahrung, die immer in solchen Fällen mit eignem Schaden erkaufte Erfahrung, hat ihn gelehrt und überzeugt, daß gerade das Gegentheil von kaltem

Wasser das sicherste, schnellste, echteste Heilmittel selbst für die schlimmsten Verbrennungen ist; er ist vernünftig geworden und zieht das Anfangs schmerzhafte (Weingeist, Terpentinöl) dem augenblicklich Schmerztilgung heuchelnden | Mittel 1624
(kaltem Wasser) in allen Fällen und bey weitem vor.

Mache der Prof. **Dz.**, er erbietet sich ja dazu, nur an sich selbst einen, aber reinen vergleichenden Versuch und er wird sich überzeugen, daß er sich gewaltig geirrt hat, da er das kalte Wasser als das einzig sichere und beßte Heilmittel für Verbrennungen anpries.

Er tauche seine beyden gesunden Hände im gleichen Augenblicke in ein Geschirr voll siedenden Wassers nur zwey bis drey Secunden lang und ziehe sie zu gleicher Zeit wieder heraus; sie werden, wie leicht begreiflich, gleich stark verbrannt seyn, und da es ein und derselbe Körper ist, an dem die beyden Hände sich befinden, so wird, wenn die eine Hand mit kaltem Wasser, die andere aber mit Weingeist oder Terpentinöl behandelt wird, der Versuch eine reine Vergleichung, und ein überzeugendes Resultat geben. Es wird nicht die Ausrede Statt finden können, wie bey der verbrannten Hand zweyer verschiedenen Personen, wo immer noch die schlimmen Folgen bey dem, der seine Hand mit kaltem Wasser behandelt hat, auf unreine Säfte, üble Körperbeschaffenheit oder sonst eine Verschiedenheit dieser Person von jener (durch Weingeist bey weitem leichter geheilten) geschoben werden könnten. Nein, eine und dieselbe Person (am beßten der Herr Professor selbst zu seiner Ueberzeugung) verbrenne sich seine beyden Hände auf die gleichförmigste Weise vor gültigen Zeugen, tauche dann die eine Hand (wir wollen sie A nennen) in sein kaltes Wasser, so oft und so viel ihm beliebt, die andere Hand aber (wir wollen sie B nennen) halte er ununterbrochen in ein Gefäß voll erwärmten Weingeist-Alkohol, und erhalte das (bedeckte) Gefäß fortwährend warm. Hierin wird der Brandschmerz der Hand B in den ersten Augenblicken bis zu dem Doppelten steigen, in den folgenden sich immer mehr und mehr verringern, und in 3, 6, 12, höchstens 24 Stunden (je nach dem Grade der Verbrennung) gänzlich und auf immer verschwunden, die Hand
aber, ohne Entste- | hung irgend einer Blase, geschweige einer Eiterung, mit einer 1625
braunen, dichten, schmerzlosen Oberhaut bezogen seyn, welche nach einigen Tagen sich abschält und sie mit junger Oberhaut umkleidet frisch und gesund darstellt.

Die Hand A aber, die der Herr Professor so oft und viel, als ihm beliebt, in kaltes Wasser taucht, empfindet den Anfangs erhöheten Schmerz der Hand B gar nicht, vielmehr ist sie den ersten Augenblick wie im Himmel; aller Brennschmerz ist wie verschwunden, aber – – schon nach einigen Minuten fängt er wieder an und verstärkt sich und wird bald unleidlich arg, wenn nicht wieder kälteres Wasser genommen wird. Nimmt er dieß, so sind ebenfalls in den ersten Augenblicken die Brandschmerzen wie verlöscht; diese Erleichterung dauert jedoch ebenfalls nur wenige Minuten, dann erneuern sie sich auch in diesem kältern Wasser und gehen in kurzer Zeit zu großer und größerer Heftigkeit über. Will er nun die stark verbrannte Hand in das kälteste Schneewasser tauchen, so droht ihm die Gefahr des Sphacelus (des kalten Brandes) und doch kann er nach einigen Stunden in weniger kaltem Wasser keine Erleichterung der immer steigenden Schmerzen finden. Zieht er nun seine so übel berathene Hand aus dem Wasser, so ist der Schmerz daran nicht etwa gelinder, als gleich nach der Verbrennung, nein, vier und sechsfach stärker, als er zuerst war; die Hand entzündet sich ungemein und schwillt mit Blasen hoch auf und er mag nun entweder kaltes Wasser, oder Bleywasser, Bleysalbe, Leinöl, oder was er sonst von gewöhnlichen Mitteln will, auflegen, kurz diese so behandelte Hand A wird zum Eitergeschwüre, welches mit diesen gemeinen, sogenannten kühlenden und schmeidigenden Mitteln belegt, in vielen Wochen, auch wol erst in einigen Monaten (einzig durch Hülfe der gütigen Natur seines Körpers) zur Heilung kömmt, mit sehr ungestalteten Narben und unter langwierigen, schmähligen Schmerzen. |

1626 So lehrt die echte Erfahrung bey bedeutenden Verbrennungen.

Glaubt der Prof. **Dz.**, es besser zu wissen, als hier gesagt ist, glaubt er, der von ihm gepriesenen einzigen Heilkräftigkeit des kalten Wassers **in allen Graden** von Verbrennungen gewiß zu seyn, so kann er ja getrost diesen entscheidenden, reinen, vergleichenden Versuch vor gültigen Zeugen anstellen. Bloß durch einen solchen Versuch kömmt die Wahrheit ans Licht. Was hat er zu wagen, wenn sein kaltes Wasser wenigstens eben so schnell hilft für die Hand A, als der warme Alkohol für die Hand B helfen muß?

Doch nein! die arme Hand dauert mich; ich weiß, wie es ihr ergehen wird! Der Hr. Professor mache also, wenn er seiner Sache mit dem kalten Wasser für schwere Verbrennungen nicht so ganz gewiß ist, nur mit einem kleinern Theile diese Probe, tauche nur zwey gleiche Finger der einen so wie der andern Hand zwey, drey Secunden lang in siedendes Wasser und verfahre mit den beyden Fingern der Hand A, und mit den gleichen beyden der Hand B auf die Art, wie vorhin gesagt worden, und schon dieser kleine vergleichende Versuch wird ihn belehren, wie unrecht er that, das kalte Wasser, ein zwar im ersten Augenblicke ungemein besänftigendes, aber in der Folge so treuloses, so ungemein schädliches Mittel dem Publicum als das einzig beßte und heilbringendste in allen Graden von Verbrennung anzupreisen. Für wichtige Brandschäden konnte er nichts Nachtheiligeres anrühmen, als das kalte Wasser (wenn man etwa die gewöhnlichen Brandsalben und Oele ausnimmt) und bey geringen, wo für sich keine Blase entstehen würde, entstehen Blasen, wenn sie mit dem palliativen kalten Wasser behandelt werden.

Indeß ehe Prof. **Dz.** diesen überzeugenden Versuch von sich bekannt macht, dient dem Publicum zur Nachricht, daß einer der größten Wundärzte unsrer Zeit, **Benjamin Bell***

* Schon früher hat **Heister**, in Instit. chirurg. Cap. V. § 5 die in unsern Zeiten in England so viel Aufsehen erregende Heilung der Verbrennungen durch Terpentinöl gekannt und angerühmt; „expeditum quoque hic esse solet terebinthinae oleum; siquidem opportune ac saepius corpori illinatur."[1] d. Red.

1627 in England dergleichen Versuch zum | Theil schon fast so rein zur Belehrung der Welt angestellt hat. Er ließ einer verbrüheten Dame den einen Arm mit Terpentinöl benetzen, den andern aber in kaltes Wasser tauchen. Der erstere Arm befand sich schon in einer halben Stunde wohl – der andere aber fuhr sechs Stunden fort zu schmerzen; wenn er aus dem Wasser nur einen Augenblick herausgezogen ward, empfand sie daran **weit größere** Schmerzen und er bedurfte zum Heilen einer weit längern Zeit als ersterer (m. s. Physisch medic. Journal, herausgegeben von **Kühn**. Leipzig 1801. Jun. S. 428). Deshalb empfiehlt er, so wie auch schon **A. H. Richter** (Anfangsgr. d. Wundarz. 1. B.) zur Auflegung Branntwein,*

* Der stärkste, warm gemachte Weingeist ist noch weit vorzüglicher bey Verbrennungen einzelner Theile, selbst wo die Oberhaut schon abgegangen ist; bey Verbrühung des ganzen Körpers aber (noch nie sind Menschen davon durch die gewöhnlichen Behandlungen, kaltes Wasser, Bleywasser, Brandsalben oder Oele genesen, alle mußten sie sterben, gewöhnlich binnen vier Tagen) muß man sich mit recht warm gemachtem, gewöhnlichen, reinen Kornbranntwein begnügen, oder doch die ersten Stunden damit den Anfang machen, und diese Anfeuchtung beständig warm erneuern, unter stets warmer Bedekkung des Kranken. Dieß ist unter allen erdenklichen Hülfsleistungen das Beßte, was man thun kann.

befiehlt aber, den Theil ununterbrochen damit angefeuchtet zu erhalten (Benj. Bell's System of surgery T. V.) auch **Rentish** (On burns, Lond. 1797) zieht, wie billig,

1 „Ein bewährtes Mittel ist hier gewöhnlich auch das Öl des Terpentinbaumes; wenn nämlich der Körper rechtzeitig und öfters damit eingeschmiert wird."

die geistigen Mittel allen andern bey weitem vor. Meine dieß bestätigenden Erfahrungen bringe ich gar nicht in Anschlag.

Aus allem diesen geht die Wahrheit hervor, daß sich der Prof. **Dzondi** geirrt hat, und daß das kalte Wasser nicht nur kein Heilmittel, sondern sogar eine Hinderung der Heilung geringer Verbrennungen und eine starke Verschlimmerung der bedeutendern abgibt, ja bey den stärksten Graden solcher Beschädigungen den Theil sogar in Gefahr des kalten Brandes setzt, wenn die Kälte des angewendeten Wassers sehr hoch getrieben wird (wie der warme und heiße Stubenofen die erfrornen Glieder) und daß hingegen, wie Schnee bey erfrornen Gliedmaßen, so auch warmer Weingeist oder Terpentinöl bey Verbrennungen unschätzbar, wunderbar schnell und vollkommen helfende **echte Heilmittel** sind.

Gegen den Zeitgeist des allmächtig emporstrebenden Bessern sollte die alte Arzney- | kunst nun nicht länger sich sträuben. Sie sieht ja, es hilft ihr nichts. Der Plun- 1628
der ihrer ewigen Palliative mit ihren verderblichen Folgen zerfällt vor dem Lichte der Wahrheit und **reiner** Erfahrung in sein Nichts.

Ich weiß recht wohl, daß der Arzt bey seinem Kranken sich ungemein einschmeichelt, wenn er ihm eine augenblickliche himmlische Erleichterung durch Eintauchung der schwer verbrannten Theile in kaltes Wasser verschafft, uneingedenk der übeln Folgen davon hinterdrein, aber sein Gewissen würde ihn weit höher belohnen, als ein so getäuschter Kranker vermag, wenn er den herkömmlichen schädlichen Palliativen (kaltem Wasser, Bleywasser, Brandsalben, Oelen u.s.w.) jene, nur auf die ersten Augenblicke beschwerliche, Heilung mit gewärmtem Weingeist (oder Terpentinöle) vorzöge, wenn die Erfahrung und reine, vergleichende Versuche ihn lehren, daß bloß hierdurch aller Gefahr des Brandes vorgebauet und der Kranke **in oft mehr als hundert mahl schnellerer Zeit** geheilt und von allen seinen Schmerzen befreyt wird, als bey kaltem Wasser, Bleywasser, Salben und Oelen.

Auch der bis zum höchsten Fieber erhitzten, von unbändigem Durste gepeinigten wilden Tänzerin ist Entblößung in Zugluft und ein Glas eiskaltes Wasser im ersten Augenblicke das höchste Labsal, bis sie durch schnell darauf folgende gefährliche, auch wol tödliche Krankheit belehrt wird, daß nicht, was uns bloß auf die ersten Augenblicke zum höchsten schmeichelt, so wenig als der Becher der Sünde, unser wahres Wohl enthalte, sondern Nachtheil, oft sogar Tod und Verderben.

Leipzig, den 20 May 1816.

Hochzuehrender Herr Professor*

Wie kann es Ihnen einfallen, mich zu einem Versuche dieser Art einzuladen? Ich 197
bedarf der Ueberzeugung hiervon nicht, wol aber Sie. Stellen Sie den Versuch mit Muße und Kaltblütigkeit, ganz ohne vorgefaßte Meinung an, an andern oder an sich, selbst ohne Zeugen, wenn Sie bloß sich selbst überzeugen wollen, welches von beyden die Wahrheit sey? Wären Sie auch, wie Ihre Schrift, wofür ich Ihnen ergebenst danke, zeigt, anderer Meinung bisher gewesen (als Sie kaltes | Wasser 198
gegen Verbrennung das beßte, das einzige Heilmittel nannten) was thut es, wenn

* Allg. Anz. d. Dt. (1817), 1. Bd., Nr. 19, 197–198. – Auch in: Haehl (1922), 2. Bd., S. 118.

Sie sich des Bessern durch einen reinen vergleichenden Versuch an zwey gleichen Gliedern desselben Körpers zu gleicher Zeit überzeugen, was thut es in solchem Falle, seine Meinung zurück zu nehmen! Glauben Sie ja nicht, daß Verbesserung seiner Meinung und Grundsätze einem Manne zur Unehre gereicht, nein, zur Ehre, zur größten Ehre! Denn seine Meinungen der Wahrheit zum Opfer bringen, zeigt heldenmäßige Besiegung seiner Eigenliebe und wahre, seltene Größe des Geistes an! Ich bin mit besonderer Hochachtung

Dero gehorsamer Diener

Leipzig, den 13 Jul. 1816.

Nachtrag zu meinem Aufsatze im allg. Anz. d. D. Nr. 156 über den Vorzug des (warmen) Weingeistes bey wichtigen Verbrennungen vor kaltem Wasser*

2117 Wenn alte Irrthümer, die billig in verdiente Vergessenheit sinken sollten, der Welt aufs Neue angepriesen werden, da kann der besser Unterrichtete nicht umhin, seine Ueberzeugungen darzulegen, dem gepriesenen Schädlichen seinen niedern Platz anzuweisen und das Wahre und Heilsame in seine Würde zu erheben zum Wohl der Menschheit. Dieser Gedanke leitete mich im 156 Stücke des allg. Anz. wo ich die unschätzbaren Vorzüge der erwärmten geistigen Flüssigkeiten zur schnellen und dauerhaften Heilung **bedeutender Verbrennungen** gegen die bloß augenblicklich lindernde, **im Erfolge** aber desto nachtheiligere Anwendung des kalten Wassers, aufstellte.

Die beßte Ueberzeugung von dem Werthe dieser zwey entgegen gesetzten Methoden, der **sanativen** (wirklich heilenden) (des Gebrauchs der erwärmten geistigen Flüssigkeiten, des Weingeists oder Terpentinöls) und der **palliativen**
2118 (lindernden) (des Ge- | brauchs des kalten Wassers, etc.)geben **erstens** reine vergleichende Versuche, wo Verbrennungen zweyer Glieder desselben Körpers, das eine nach der einen, das andere nach der andern Methode (Heilverfahren) zu gleicher Zeit behandelt worden, **zweytens** die ausgesprochenen Ueberzeugungen der vorurtheilsfreyesten und rechtschaffensten Aerzte. Ein einziger solcher Gewährsmann, der die Lieblingsvorurtheile seines Jahrhunderts, nach Erkennung ihrer Nichtigkeit aus Thatsachen, in sich besiegt und unter Verabschiedung der alten schädlichen Irrthümer, aus echter Ueberzeugung, die Wahrheit in ihre verdiente Stelle einzusetzen sich nicht scheut, wiegt Tausende vorurtheiliger Ausschreyer und Verfechter des Gegentheils auf.

Tausend übereilte Lobredner des in wichtigen Verbrennungen schädlichen kalten Wassers müssen bey der ausgesprochenen Ueberzeugung des rechtschaffensten der practischen Aerzte, **Th. Sydenham's**, verstummen, wo er, nicht achtend des von **Galen** her allherrschenden Vorurtheils, morbi contrariis[1] curentur (also kaltes Wasser gegen Verbrennungen), bloß seiner Ueberzeugung und der Wahrheit huldigend ausspricht:*

---

* Allg. Anz. d. Dt. (1816), 2. Bd., Nr. 204, 2117–2123. – Auch in: Stapf (1829), 2. Bd., S. 182–188.

1 Im Original heißt es „contraviis".

* Opera, Lipisae 1695. S. 343 „Ambustis extus (admovendus), quo casu omnibus remediis, quotquot adhuc inventa fuere, hic liquor (Spiritus vini) facile palmam praeripit, cum curationem quam cito absolvat; – nempe si lintea spiritu vini imbuta partibus ab aqua fervente, pulvere pyris, vel simili laesis, quam primum hoc infligitur malum, applicentur, eademque dicto spiritu madefacta subinde repetantur, donec dolor ab igne penitus evanuerit et postea solum bis de die"[2] Daß die kalten äußern Mittel verbrannte Theile im Grunde zu mehr erhöheten Schmerzen disponiren, daß letztere durch Anbringung äußerer Hitze, wie er oft gesehen habe, bald schmerzlos werden, bezeugt der große Beobachter **John Hunter** in seiner Schrift, On the blood and inflammation S. 218.

„die äußere Anwendung des Weingeistes bey | Verbrennungen ist allen andern 2119
je in der Welt erfundenen Mitteln bey weitem vorzuziehen, da er die Heilung gar schnell bewirkt, wenn man in Weingeist getauchte Leinwand auf die von kochendem Wasser, Schießpulver oder ähnlichen Ereignissen verbrannten Theile, gleich nach geschehenem Unglücke legt, und dieses Eintauchen in Weingeist und Auflegen von Zeit zu Zeit wiederholt, bis aller Brandschmerz gänzlich verschwunden ist, nachgehends aber nur noch täglich zweymahl." Trete der hervor, der ihn hierin der Unwahrheit zeihen kann!

Oder wer kann einem der beßten und einsichtsvollsten praktischen Wundärzte unsrer Zeit, dem **Benj. Bell**, widersprechen, wenn er aus seiner großen Erfahrung bezeugt (System of surgery, third edit. Vol V.): **„Eins der beßten Heilmittel für alle Verbrennungen ist Weingeist** (Strong brandy) oder irgend eine andre geistige Flüssigkeit; er scheint zwar im ersten Augenblicke den Schmerz zu erhöhen, aber bald läßt der Schmerz nach und ein angenehmes linderndes Gefühl tritt an seine Stelle. Am hülfreichsten ist dieses Mittel, wenn der leidende Theil darein eingetaucht erhalten werden kann oder doch stets mit Weingeist vollgesogene Leinwandlappen umgeschlagen werden."

Rentish, der als Arzt zu Newcastle die in Kohlenschachten oft fürchterlich verbrannten Arbeiter zu besorgen hat, erwägt in seinem Buche (On Burns, Lond. et Newcastle 1797. two Essays) sehr bedächtlich alle Ansprüche, die kaltes Wasser und alle übrige kühlende Mittel bey Verbrennungen machen können, und findet als Resultat aller der daselbst angeführten Erfahrungen trotz des sich lange in ihm sträubenden alten Vorurtheils für jene eingeführten Dinge, daß bey ihrer Anwendung kein einziger schwer oder über einen großen Theil seines Körpers Verbrannter je beym Leben blieb, daß aber alle gerettet wurden, denen heiß gemachtes Terpentinöl sobald als möglich aufgelegt und fleißig erneuert ward.

Doch dann kann nichts in der Welt der Beweiskraft für die Wahrheit an die Seite
gesetzt werden, die in vergleichenden Versu- | chen an einem und demselben Kör- 2120
per, zu gleicher Zeit angestellt, liegt. In meinem ersten Aufsatze führte ich den Fall einer Dame an, von deren beyden verbrannten Armen der eine mit kaltem Wasser behandelt, der andre aber von **Bell** mit Terpentinöl benetzt erhalten ward, da dann der erstere weit länger dauernde Schmerzen auszuhalten hatte und weit längere Zeit zum Heilen bedurfte, als der andre mit dem geistigen Oele belegte.

Ein andrer, nicht weniger überzeugende Versuch wird von **John Anderson***

* Bey **Rentish**, on Burns, second Essay S. 43.

erzählt. „Ein Frauenzimmer verbrannte sich mit kochendem Fette das Gesicht, welches sehr roth und sehr verbrühet war und sie heftig schmerzte, und den rechten Arm, den sie in einen Eimer voll kaltem Wasser steckte. Auf das Gesicht ward nach einigen Minuten Terpentinöl gelegt. Für den Arm wünschte sie sich des kalten Wassers einige Stunden fort zu bedienen, weil es ihr schon einmahl beym Verbrennen (wie stark oder wie gering das vormahlige gegen das jetzige gewesen, konnte die

2 Siehe Hahnemanns unmittelbar folgende Übersetzung.

Dame wol nicht beurtheilen) Dienste geleistet habe. Nach sieben Stunden sah ihr Gesicht schon weit besser aus und war erleichtert. Das kalte Wasser für den Arm hatte sie indeß oft erneuert, wenn sie ihn aber herausnahm, so klagte sie sehr über Schmerz und **in der That hatte die Entzündung daran zugenommen. – Den Morgen darauf fand ich, daß sie die Nacht große Schmerzen am Arme ausgestanden hatte; die Entzündung ging über den Ellbogen hinauf, verschiedene große Blasen waren aufgegangen und dicke Schorfe hatten sich auf Arm und Hand angesetzt. Das Gesicht hingegen war vollkommen schmerzlos, hatte keine Blasen** und nur vom Oberhäutchen war etwas abgegangen. Der Arm aber mußte **vierzehn Tage lang** mit erweichenden Mitteln verbunden werden, ehe er heilte."

Wer kann diese aufrichtigen Beobachtungen großer Männer lesen, ohne durchdrungen zu werden von dem hohen Uebergewichte der Heilkraft geistiger Aufle-
2121 gungen von der, Linderung heuchelnden und | Heilung verzögernden Anwendung des kalten Wassers?

Ich führe daher meine eigenen, höchst zahlreichen Erfahrungen desselben Inhalts gar nicht an. Selbst wenn noch hundert vergleichende Beobachtungen dieser Art hinzugesetzt würden, könnten sie wol reiner, stärker, überzeugender beweisen, als diese beyden angeführten thun, daß die (erwärmten) geistigen Flüssigkeiten einen unschätzbaren Vorzug vor der vergänglichen Linderung des kalten Wassers in bedeutenden Verbrennungen besitzen?

Wie belehrend und tröstlich ist nicht die für die Menschheit aus diesen Beweisthümern hervorgehende Wahrheit: **daß für die bedeutendern und für die schlimmsten Brandbeschädigungen, so nachtheilig kaltes Wasser für sie ist, eben so heilsam und Leben rettend die geistigen Auflegungen (erwärmten) Weingeistes oder Terpentinöls sind.**

Durch diese Beweisthümer wird die große, hülfsbedürftige Menschheit auf den rechten, einzig hülfreichen Weg hingeleitet, auf die einzigen, Genesung bringenden (**sanativen**) Hülfsmittel, ohne welche bey großen Brandverunglückungen (d. i. wo der größte Theil der Oberfläche des Körpers verbrühet oder verbrannt worden ist) durchaus nie und **in keinem Falle** Rettung vom Tode und Genesung möglich und je erlebt worden ist.

Diesen einzigen, ich glaube, nicht unrühmlichen Zweck meines Aufsatzes sah Prof. **Dzondi**, wie seine heftigen Briefe an mich beweisen, nicht; er sieht darin nur einen Angriff auf seine Meinung. Aber so ist es nicht. Ob der oder jener das schon neun und neunzig mahl, aus Vorliebe für die **im Erfolge** schädlichen Palliative (Linderungsmittel), von Anderen in Verbrennungen empfohlne kalte Wasser nun zum hunderten mahle wieder auftischt, kann mich wenig interessiren, und ich würde mich schämen, die zur Volksbeglückung so schätzbare Zeitschrift, **den allgemeinen Anzeiger der Deutschen**, zu einer bloß persönlichen Zurechtweisung zu mißbrauchen. Auch indem ich ihm in jenem Aufsatze rieth, sich durch einen Versuch an
2122 sich selbst hiervon zu überzeugen, hatte ich | zur Absicht, hierbey zugleich jedermänniglich die Bedingungen zu lehren, wie ein echt beweisender, reiner, vergleichender Versuch dieser Art anzustellen sey.

Ueberhaupt benutze ich diese Gelegenheit, um den Nachtheil des kalten Wassers (und der übrigen allgewöhnlichen palliativen Mittel) bey **wichtigen** Verbrennungen ins Licht zu setzen und dagegen jene einzigen Rettungsmittel, die erwärmten geistigen Flüssigkeiten, der Menschheit für die Zeit der Noth ins Gedächtnis zu rufen, nicht als bloß meine Meinung, sondern als klar **bewiesen** und unwiderleglich dargethan durch die Erfahrungsaussprüche der redlichsten und größten Männer unsers Fachs (**Sydenham, Heister, B. Bell, J. Hunter, Rentish**) und vorzüglich durch die laut sprechenden Vergleichungsversuche (von **Bell** und **Anderson**) **bewiesen**.

Ich erinnere nur noch, daß die verbrannten Theile **ununterbrochen** mit der warmen geistigen Flüssigkeit, namentlich warmen Weingeist, feucht erhalten werden müssen, zu welcher Absicht die Anfangs damit benetzten Leinwandlappen nur einfach auf die beschädigten Theile gelegt, und dann, um das Verdunsten zu verhindern und alles warm zu erhalten, einzelne Stücke wollenes Zeug (Frieslappen) oder Schafpelz darüber gedeckt werden. Ist ein sehr großer Theil der Oberfläche des Körpers verbrannt, so muß eine Person sich ununterbrochen und einzig mit der äußern Besorgung des Kranken beschäftigen, die Stücken Fries oder Pelz einzeln abnehmen, die auf der Haut liegende Leinwand (sie wird nicht herunter genommen) sobald sie nicht mehr ganz feucht ist, mit warmen Weingeist (oder Terpentinöl) mittelst eines Löffels begießen, diese Stelle dann zudecken und zu der folgenden Stelle übergehen, so daß, wenn der letzte Theil begossen und wieder verdeckt ist, schon bey der ersten Stelle wieder angefangen werde, welche bey einer so sehr verdünstbaren Flüssigkeit, wie warmer Weingeist ist, indeß schon gewöhnlich fast wieder trocken ward. So wird Tag und Nacht unabgesetzt fortgefahren, zu welchem Behuf die anfeuchtende Person alle Stunden mit einer andern,
noch nicht müden, abgewechselt werden muß. | Die Haupthülfe, besonders bey **2123**
stark und höchst stark vom Verbrennen Beschädigten beruht auf dem, was in den ersten vier und zwanzig, oder, im schlimmsten Falle, in den ersten 48 Stunden geleistet wird, das ist, bis jede Spur von Brandschmerz dauerhaft getilgt ist. Ein Napf mit sehr heißem, oft erneuertem Wasser steht bey der Hand, worin immer etliche Geschirre voll Weingeist stehen, wovon der Krankenwärter das wärmste zum Begießen herausnimmt, während die andern indeß im Napfe stehen bleiben, um gehörig warm zu werden, damit es nie an warmen Weingeist zum Begießen fehle. Sind die Körpertheile, auf denen er zu liegen kömmt, ebenfalls verbrannt, so wird er gleich Anfangs auf solche mit warmen Weingeist befeuchtete Leinwandlappen gelegt, die auf einer Unterlage von Wachsleinwand ausgebreitet sind; diese bleiben dann beym fernern Begießen von obenher von selbst angefeuchtet. Wäre aber der größte Theil des Körpers verbrannt, so muß, wie schon gesagt, zur ersten Befeuchtung bloß warmer Branntwein genommen werden, um der ersten Empfindung des Kranken, als der schlimmsten, zu schonen, zur zweyten Befeuchtung wird dann stärkerer, und hierauf der stärkste Weingeist erwärmt zum Begießen angewendet. Und da das Begießen auch die Nacht ununterbrochen fortgesetzt werden muß, so dient die Vorsicht, zur Beleuchtung sich nur eines ganz entfernten Lichtes (oder einer Laterne) zu bedienen, weil der von der Haut aufsteigende warme geistige Dunst sich sonst leicht entzünden und dem Kranken verderblich werden könnte.

Ist es eine Verbrennung von Schießpulver, so dürfen die einzelnen schwarzen Körner nicht eher aus der Haut gegraben werden, als bis alle Spur von Brandschmerz dauerhaft gehoben ist.

Leipzig, den 25. Jul. 1816.

Nota bene für meine Recensenten*

III Ich habe mehrere schiefe Bekrittelungen über den zweiten Theil meiner reinen Arzneimittellehre, besonders über die voran stehende Abhandlung: „Geist der homöopathischen Heillehre", gelesen. |*

* Welche ausgezeichnete Gelehrsamkeit verrathen nicht meine Herren Recensenten! Ich will nur diejenigen hier berühren, welche homopathisch und Homopathie statt homöopathisch und Homöopathie schreiben und drucken lassen, und dadurch verrathen, daß sie den himmelweiten Unterschied der Bedeutung von ὁμόν[1] und ὅμοιον[2] gar nicht kennen, sondern beide für synonym halten. Sollten sie denn noch kein Wörtchen davon gehört haben, was doch die ganze Welt weiß, wie die unendliche Differenz zwischen ὁμοούσιος[3] und ὁμοιούσιος[4] einst die ganze christliche Kirche in zwei unvereinbare Theile zerspaltete? Sollten sie nicht einmal soviel Griechisch verstehen, um zu wissen, daß (einzeln und in Zusammensetzung) ὁμόν gemeinsam, gleich, dasselbe bedeutet (z. B. εἰς ὁμόν λέχος εἰσαναβαίνοι[5], Illiad. ϑ), ὅμοιον[6] aber nur ähnlich, sich dem Gegenstande nähernd, nie aber ihn an Natur und Art erreichend, nie zur Identität mit ihm kommend, bedeutet?

Nie hat die homöopathische Heillehre durch dieselbe und gleiche Potenz, von welcher die Krankheit erzeugt worden war, diese Krankheit heilen wollen – dieß ist den unverständigen Widersachern schon oft genug, aber, wie man sieht, vergeblich eingekauet worden; – nein! blos durch eine mit der Krankheitsursache nie übereinstimmende, nie gleiche Potenz, vielmehr durch eine Arznei, die nur einen ähnlichen Krankheitszustand (ὅμοιον πάϑος[7]) eigenthümlich hervorbringen kann, heilt sie naturgemäßest.

Können denn diese Menschen nicht einmal den Unterschied zwischen „Gleich" („Dasselbe") und „Aehnlich" fühlen? Kränkeln sie denn alle homopathisch an derselben Krankheit des Stumpfsinns? Sollte denn der nicht wenigstens einen Anfangs-Begriff von dem Sinne des Wortes Homöopathie haben, der sich unterfängt, als Recensent des „Geistes der homöopathischen Heillehre" aufzutreten?

IV Nun könnte ich wohl nach herkömmlicher Schriftstellerart sie gerade hier abfertigen und in ihrer Blöße darstellen. Ich werde es aber nicht thun. Ich mag die Sünde nicht auf mich laden, diese Thorheiten und ihre Urheber zu verewigen und möchte der gewiß einsichtvolleren Nachwelt die Schwächen meiner Mitwelt lieber nicht aufdecken.

Nur so viel im Allgemeinen!

Wort- und Sinn-Verdrehungen, unverständiges Geschwätz, was gelehrt aussehn soll, Schmähungen und theoretisch zweifelsüchtiges Kopfschütteln, wo faktische Beweise des Gegentheils stehen sollten, deuchten mir allzualberne Kniffe gegen ein Wesen, wie die Homöopathie ist; sie mahnen mich an die Peter-Männchen, welche die leichtfertigen Knaben aus Pulver geknetet, abbrennen, um die Leute zu necken –; aber die Dinger können nur zischen und sprützeln, machen aber keinen sonderlichen Effekt und nehmen sich schlecht aus.

V Mit solchen Possen, deren Elendigkeit bloß auf ihre | Urheber zurückfällt, läßt sich die Homöopathie nicht sprengen.

Da weiß ich Ihnen, meine Herren Brüder auf der Gegenbank! einen kräftigern Rath zu geben, um, wo möglich, diese Lehre zu stürzen, welche Ihre Vermuthungskunst zu ersticken und Ihrem ganzen Arznei-Plunder den Garaus zu spielen droht. Folgen Sie mir!

---

* In: Reine Arzneimittellehre. 3. Th., Dresden 1817, S. 3–10. – S. auch: ebenda, 2. Aufl. (1825), S. 3–10.

1 „Gleich".

2 „Ähnlich".

3 „Wesensgleich".

4 „Wesensähnlich".

5 „Ins selbe Bett hineinstiege."

6 „Ähnlich".

7 „Ein ähnliches Leiden".

In der systematischen Darstellung derselben, dem „Geist der homöopathischen Heillehre", sind Ihre Versuche, wie Sie sehen, verunglückt. Lassen sie den! Es ist auch mit den Geistern, wie dieser, nicht zu spaßen. Es soll ihrer geben, deren Erscheinung eine lebenslängliche Unruhe in dem Gewissen der Frevler und der wider besser Wissen Handelnden zurückläßt und sie nächtlich foltert für die Unterlassung anerkannter und dennoch unterlassener Menschenpflichten! Merken Sie sich das; Sie möchten sonst den laut gewordnen innern Richter dann nicht wieder zum Schweigen bringen können!

Nein! Es giebt eine andre Methode, diese Lehre, wo möglich, zu stürzen, eine unfehlbare.

Diese Lehre beruft sich nämlich nicht nur hauptsächlich, sondern e i n z i g auf den Ausspruch der Erfahrung – „macht's nach!" ruft sie laut, „aber macht's genau und sorgfältig nach, und ihr werdet sie auf jedem Schritte bestätigt finden" – und (was keine Arzneilehre, kein medicinisches System, keine sogenannte Therapie bisher that, oder thun konnte), s i e d r i n g t d a r a u f, „nach dem Erfolge beurtheilt seyn zu wollen."

Da haben wir die Homöopathie gerade da, wo wir sie haben wollten; hier können wir ihr (folgen Sie nur, liebe | Herren! es wird gut gehen), von dieser Seite den Todes- **VI**
streich versetzen.

Nehmen Sie einen Krankheitsfall nach dem andern, zeichnen Sie ihn nach Anleitung des Organons speciell nach allen seinen auffindbaren Symptomen so genau auf, daß der Urheber der Homöopathie selbst nichts an der Genauigkeit des Aufgezeichneten aussetzen könnte, (versteht sich, daß jeder ein Fall sei, wofür schon unter den, nach ihren eigenthümlichen Symptomen bekannt gemachten, eine homöopathisch ähnliche Arznei zu finden ist), und wenden die passendst homöopathisch aufgefundene Arzneisubstanz rein und unvermischt gegen den jedesmaligen Krankheitsfall an, in einer Gabe von Kleinheit, wie sie diese Lehre vorschreibt, doch, wie die ausdrückliche Vorschrift lautet, u n t e r E n t f e r n u n g a l l e r a n d e r s a r t i g e n a r z n e i l i c h e n E i n f l ü s s e a u f d e n K r a n k e n und beschämen, wenn es nicht hilft, und abermal und ferner nicht hilft, nicht bald hilft, nicht gelind hilft, nicht dauerhaft hilft, beschämen Sie, sage ich, durch Vorlegung der aktenmäßig beglaubigten Kur-Geschichten n a c h s t r e n g b e f o l g t e r h o m ö o p a t h i s c h e r L e h r e, diese der alten Finsterniß so ernstlich drohende Lehre öffentlich.

A b e r n e h m e n S i e s i c h, i c h b i t t e S i e, v o r i r g e n d e i n e m F a l s u m d a b e i i n A c h t! – a l l e S c h u r k e r e i k ö m m t a n d e n T a g u n d b r a n d m a r k t m i t u n a u s l ö s c h l i c h e n W a r n u n g s z e i c h e n. |*

** Man sehe zur Warnung, z. B. die berüchtigte (allerliebst erzählte) Geschichte einer Krankheit, die K o t z e b u e erlitten haben und woran er durch die Erregungs-theoretische Methode wie durch Wunder geheilt worden seyn sollte. Sie war aber, wie sich bald auswies, rein erdichtet, erdichtet zu Gunsten der damaligen Erregungstheorie, und die Schande dieses Betrugs lastet noch jetzt, lastet ewig auf dem Namen des Thäters.*

Wenn dann, nach Ihrem gewissenhaften Vorgange jeder andre, ebenfalls gewis- **VII**
senhafte und sorgfältige, ärztliche Nachversucher denselben Erfolg findet – w e n n d a s a l l e s n i c h t z u t r i f f t, w a s d i e h o m ö o p a t h i s c h e L e h r e n a c h i h r e r t r e u e n B e f o l g u n g v e r h e i ß t, – dann ist die Homöopathie schon so gut als verloren; sie ist verloren, wenn sie nicht hülfreich, ja selbst wenn sie nicht ausgezeichnet hülfreich ist.

*Oder wissen Sie es besser, meine Herren auf der zunftmäßigen Oppositionsbank! wie dieser verwünschten Lehre mit ihren, durch die Seele des auch vielbepanzerten Alt- und Neu-Dogmatikers schneidenden**

** Die Wahrheit dieser einzigen Lehre mußte, wenn nur noch ein Fünkchen von Menschenverstand in diesen Herren glimmte, ihre Ueberzeugung ergreifen und ergriff sie zum Theil wirklich, wie man hie und da in ihrem Geschreibsel aus dem Jammergeschrey um den nahe zu befürchtenden Hinsturz ihres uralten Zunftgebäudes deutlich abnehmen kann.*

Aber, siehe, sie fühlen ihr Gehirn von den hunderttausend Quer-Ideen, den Wahnsatzungen, Systemen und Dogmen und der Last des irrigen praktischen Wustes so voll angepfropft, und unfähig förder, diese unnütze Geräthschaft beiseite zu legen, um dann, freien Sinnes, eine so einfache Lehre, wie die Homöopathie ist, vorurtheillos zum Segen für die Menschheit in Ausübung zu bringen, so unfähig, sage ich, daß der Unmuth hierüber wie ihr Inneres, so ihre Geberde verzuckt und sich nicht anders auszusprudeln weiß, als durch unmächtige Schmähungen des ihnen unerreichbaren Bessern.

Fast dauern sie mich; denn die alten, ihnen als Wahrheiten so oft vorgepredigten Lügen schweben ihnen unablässig vor dem Gedächtnisse, immer noch als Wahrheiten; die ihnen als Glaubensartikel vorgetragnen, mit berühmten, vornehmen Namen beglaubigten Fiktionen sind so oft als wichtige und richtige Dinge durch ihre Ohren gedrungen, daß sie noch fort und fort darin ertönen; die Wahn-Lehrsätze und als Axiomen ihnen dargestellten Vermuthungen, apriorischen Erklärungen, Definitionen und Distinktionen der Schule sind so oft von ihnen gedruckt und abermals gedruckt gelesen worden und praktische Observanz hat ihrer ganzen Handlungsweise schon eine so geläufige Schlendriansfertigkeit eingeübt, daß sie nun nicht mehr dem Drange dieser allgewöhnlichen, ihnen zur andern Natur gewordnen Dinge widerstehen können, und sie nun auch wider Willen fortdenken und fortreiben müssen – (schon beim ersten Anblick des Kranken fällt ihnen eine anatomische Stelle im Körper als unbezweifelter Sitz der Krankheit ein, drängt sich ihnen ein Name aus der Pathologie für die Krankheit auf, fühlen sie in ihren Fingern schon das komponirte, elegante Recept, was sie auf die nächste Striefe Papier hinzuwerfen gedenken –) so daß, wenn sie auch ernstlich wollten umkehren und in Einfachheit und Wahrheit ein neues Arzt-Leben führen, würdig dem allsehenden Urheber unsers zum Heile der kranken Menschheit geschaffenen Geistes, sie nun nicht mehr können.

So sind die sogenannten Recensenten der verbesserten Heilkunst und ihre Consorten beschaffen; wie könnten wohl ihre Recensionen anders ausfallen? Gott genade ihrer armen Seele!

VIII *Wahrheiten – ignea in | est illis viset coelestis origo*[8] *– wie dieser Lehre, die, wie man für gewiß versichern will, nur an Vorurtheillosigkeit und gesunden Menschenverstand zu appelliren braucht, um Eingang in unverdorbnen Sinn zu finden und auf unausbleiblich heilsamen Erfolg der treu ausgeführten Vorschriften pochen kann, und so über alle Verstocktheit zu siegen gewiß ist; wissen Sie's besser, meine Herren! wie anders und kräftiger diese Lehre zu unterdrücken wäre?*

Ja! Sie scheinen es besser wissen zu wollen.

Fahren Sie dann fort, in Recensionen und Büchern, recht ins Blaue hinein das Alltags-Geschwätz Ihrer Schule bis zum Ekel zu erheben und was Unwissenheit nicht verdrehet, durch bösen Willen zu verdrehen und zu verdeuteln; fahren Sie fort, zu verleumden, zu schmähen, zu schimpfen: – und der Unbefangene wird nun deutlich inne werden, auf wessen Seite die böse, auf wessen die gute Sache sei.

Die verbesserte (homöopathische) Heillehre wird gegen diesen Nonsens nur de-
IX *sto vortheilhafter abstechen und | (– wer wollte an dem Wahrheitssinne der bessern Menschheit verzweifeln? –) wird die Nacht der verjährten Thorheiten verscheuchen, indem sie* gewisse *Hülfe in Krankheiten bringen lehrt, wo bisher nur verstandlos gelehrtes Gewäsch, am Bette des selig Verstorbenen, den Schaden von den aufgepflanzten Batterien Pfund- und Zweipfund-Flaschen voll zweckwidriger Gemische ungekannter, Leben angreifender Arzneien vergeblich zu vertuschen suchte.*

Und was sagt Ihr dazu, wenn Ihr den Urheber und ersten Lehrer der Homöopathie nebst seinen ächten Schülern nach Verhältniß weit mehr *Kranke und an den schlimmsten, langwierigsten Uebeln Leidende mit ganz weniger, milder, nicht übelschmeckender Arznei unbeschwerlich und dauerhaft herstellen seht? Kann*

8 „Die haben eine feurige Kraft und himmlischen Ursprung."

Eure sogenannte Kunst das? Spottet ein solcher Erfolg nicht Eurer armen, theoretischen Zweifelsucht und dem unmächtigen Schlendriane Eurer zunftmäßigen Praxis?

Wollt Ihr's eben so gut haben, so macht's verständig und redlich nach!

Wollt Ihr's nicht? nun, so leiert – wir hindern Euch nicht – leiert so fort auf Euerm trostlosen Wege blinder Observanz, in erträumter Systeme Mitternacht hie und dahin gelockt von den Irrlichtern Eurer gefeierten Autoritäten, die gerade da, wo Hülfe Noth thut, Euch im Stiche lassen, – blenden und verschwinden.

Und häuft Euer unseliges Arztgeschäft, wo gewöhnlich das n i c h t *erfolgt, was Ihr beabsichtigt, wünscht und versprecht, grämliche Galle in Euch an, die sich zu entladen sucht durch Verleumdung des Bessern, so fahrt fort, die Trauben da oben, welche Zunftstolz, Wirrköpfigkeit, Schwäche oder Bequemlichkeit Euch zu erreichen | hindert, sauer zu nennen und sie würdigern Erreichern zu überlassen.* X

Fahrt fort, wenn's Euch behagt, die hehre Kunst neidisch zu lästern; doch wißt, daß Neid vergeblich an felsenfester Wahrheit nagt, nur dem Neider selbst das Mark aus den Knochen frißt.*

* Αὔονα βροτοῖς[9], *Aeschyl. Eumen.* 329.

Leipzig, im Februar 1817.

Beleuchtung der Quellen der gewöhnlichen Materia medica*

Nächst der Kenntniß des Heil-Objekts, der Kenntniß, was an den Krankheiten, das ist, an jedem unsre Hülfe suchenden Krankheitsfalle zu heilen sei, kann es für den ausübenden Arzt keine nöthigere Kenntniß geben, als die der H e i l w e r k z e u g e, nämlich zu wissen, was jede der Arzneien ganz gewiß heilen könne. [XI]

Dieß zu erforschen und den Weg ausfindig zu machen, auf welchem man sicher zum Ziele dieser Kenntniß gelangen könne, darum hat man sich nun 2300 Jahre gemühet. Aber vergeblich. Man ist durch alle Anstrengungen dieser Kenntniß keinen Schritt näher gekommen.

Wenn in dieser so langen Zeit die Millionen damit beschäftigter Aerzte a u c h n u r d e n W e g z u d e r K e n n t n i ß, w i e g e d a c h t e s Z i e l (die Heilbestimmungen jeder Arznei zu erfahren) z u e r r e i c h e n s e i, ausgefunden hätten, so wäre schon alles gewonnen gewesen; dann hätte man auf diesem Wege fortgehen können, und der Eifer und die Anstrengung der Bessern unter ihnen müßte bald ein ansehnliches Gebiet von Wißthum in Besitz genommen haben, so daß das noch zu erforschen Uebrige dann auch bald in unsre Gewalt gekommen wäre.

Aber, siehe, n o c h n i e berührte ihr Fuß den Weg, der gewiß und sicher zu diesem Ziele führte. Alle deßhalb betretenen Pfade waren, wie ein Jahrhundert dem andern sagen mußte, Irrwege. Wir wollen sie etwas durchgehen. |

* * *

9 „Das Mark den Menschen". Aischylos, *Eumeniden* 333.

* In: Reine Arzneimittellehre. 3. Th., Dresden 1817, S. XI–LV. – S. auch: ebenda, 2. Aufl. (1825), S. 11–60. Vgl. S. 732–753.

XII Die erste Quelle der Materia medica ist platte Vermuthung und Fiction, welche die allgemein-therapeutischen Tugenden der Arzneien angeben wollte.

Genau wie es vor 17 Jahrhunderten im Dioskorides lautete: dieß und das ist auflösend, zertheilend, Harn, Schweiß, Monatzeit treibend, Schmerz, Krampf stillend, Leib eröffnend u.s.w. – eben so lautet es noch in den neuesten Arzneimittellehren; dieselben Angaben von allgemeinen Tugenden der einzelnen Arzneimittel, die nicht zutreffen, dieselben allgemeinen Behauptungen, die sich am Krankenbette nicht bewähren. Die Erfahrung sagt, daß eine solche Arznei höchst selten im menschlichen Körper verrichtet, was diese Bücher von ihrer allgemein-therapeutischen Tugend behaupten, und daß, wenn sie je dergleichen thun, dieß nur ein palliativer, überhingehender Effekt (erste Wirkung) ist, wovon das Gegentheil hinterdrein desto gewisser nachzufolgen pflegt, zum größern Schaden des Kranken.

Wenn nun das für Harn, das für Schweiß, das für Monatzeit treibend Gepriesene – würde es allein gebraucht – unter vielen Krankheitsfällen einmal, bei besondern Umständen, einen solchen Erfolg gehabt zu haben geschienen hätte, könnte es wohl dieses seltnen Falles wegen für (absolut) dergleichen wirkend ausgegeben, das ist, mit dem bestimmten Ruhme eines Schweiß treibenden, Monatzeit treibenden, Harn treibenden Mittels belegt werden? So müßte man auch den, der sich nur in seltnen Fällen als einen ehrlichen Mann zu zeigen scheint, geradezu mit dem kostbaren Namen eines ehrlichen Mannes beehren, und den, der nur in seltnen Fällen nicht lügt, mit dem Ehrennamen eines Wahrhaften, eines Mannes von Worte!

Sollen so sehr die menschlichen Begriffe verdreht und umgekehrt werden?

Aber diese seltnen Fälle beweisen auch nicht einmal seltnen gewissen Erfolg.
XIII Denn in vielen hundert Fällen | ward eine solche Substanz kaum einmal allein und einzeln gebraucht, sondern fast stets nur mit andern Arzneien in Verbindung.

Wie wenige Aerzte hat es wohl von jeher gegeben, die einem kranken Menschen eine einzige, eine einzelne, blos einfache Arznei eingegeben und ihre alleinige Wirkung abgewartet hätten, unter gänzlicher Vermeidung jeden Nebengebrauchs irgend eines andern arzneilich wirkenden Dinges? Es ist ja nichts als Gemisch mehrerer Medicamente, was die Aerzte verordnen! Und wenn sie ja einmal eine einfache Substanz, z. B. in Pulver, geben, so muß doch immer der und jener Kräuterthee (andersartige Arznei), dieß und jenes arzneiliche Klystir, oder ein Umschlag, oder eine Bähung von andern Kräutern daneben gebraucht werden. Anders thun sie's nicht. Diese Erbsünde hängt jedem gemeinen Praktiker so pechartig an, daß er sich nie davon losmachen kann. Es fehlt ihm hinten und vorne, und er könnte weder ruhen noch rasten, wenn nicht noch dieß und jenes und noch mancherlei Anderes daneben von ihm verordnet würde.

Und dafür haben sie denn mancherlei Ausreden.

Sie geben vor, jenes (was sie aber seiner eigenthümlichen, reinen Kraft nach nicht kennen) sei doch das Hauptmittel in ihrem gemischten Recepte, und alle Wirkung müsse ihm beigelegt werden; die andern Substanzen wären von ihnen blos so beizu angebracht worden, theils um ihrem Hauptmittel zu helfen, theils es zu verbessern, es hie und dahin im Körper zu leiten, und was sie sonst noch den (ihrer reinen Wirkung nach unbekannten) sogenannten Nebenmitteln für Instruktionen auf den Weg mitgeben, gleich als wären es Wesen mit Verstand, gutgeartetem Willen und sittlicher Folgsamkeit begabt, so daß sie im Innern des kranken Körpers verrichten müßten, was der Herr Doctor ihnen befohlen, und kein Härchen mehr!

Hören aber diese Nebenmittel etwa nach Euerm Geheiße auf, mit ihrer besondern, ungekannten, arzneilichen Kraft dazwischen und dagegen zu wirken nach den ewigen Gesetzen | ihrer inwohnenden Natur, Effekte zu erregen, die nicht geahnet, nicht vermuthet (blos durch reine Versuche ausgemittelt und zu unsrer Kenntniß gebracht) werden können? XIV

Ist es nicht thöricht, den Erfolg einer Potenz beizumessen, während andersartige Kräfte zugleich mit im Spiele waren, die oft hauptsächlich, obschon gemeinsam den Effekt bereiten halfen?

Nicht thörichter würde es sein, wenn uns jemand überreden wollte, er habe ein gutes Ernährungsmittel im Kochsalze aufgefunden; einem halb Verhungerten habe er es verordnet, welcher davon sogleich wie durch Wunder erquickt, gesättigt, gestärkt worden wäre; das Loth Kochsalz sei als Basis und Hauptmittel dieses Ernährungs-Receptes von ihm verordnet worden, welches er lege artis in quantum satis[1] siedendem Wasser, als dem Excipiens und Vehiculum, habe auflösen, dann als Corrigens ein gut Stück Butter und hierauf als Adjuvans ein Pfund fein geschnittenes Roggenbrod hinzufügen lassen. Diese Mixtur (Suppe) habe der Hungrige auf einmal, wohl umgerührt, einnehmen müssen, wodurch dann die volle Sättigung erfolgt sei; alles letztere sei nur Nebensache in der Formel gewesen, das Loth Kochsalz aber das Hauptmittel; dieses sei als Basis des ganzen Receptes von ihm verordnet worden, und, siehe! es habe sich in seinen Händen und pünktlich nach dieser Vorschrift bereitet, stets vom heilsamsten Erfolge erwiesen.

Wenn hienach in der Küchen-Materia medica zum Artikel Sal culinare, die Tugenden saturans, analepticum, restaurans, reficiens, nutriens[2] hinzugedruckt würden, so wäre es gewiß nicht elender oder kindischer, als wenn der Arzt in seinem Recepte willkürlich irgend eine Substanz als Basis des zum Harntreiben bestimmten Mittels obenan setzt, dann noch zwei, drei, vier andre kräftige (ungekannte) Arzneisubstanzen (meinetwegen in der weisen Absicht, als corrigens, dirigens, adjuvans oder excipiens[3] zu dienen) hinzufügt, und den Kranken beim Einnehmen der Mischung, un- | ter stetem Herumgehen in der kalten Kammer, reichlich warme Rhein- XV
wein-Molken, wohl mit Zucker versüßt, dazwischen trinken läßt, und er dann den erstaunenswürdigen Succeß der von ihm verschriebenen Basis: „der Kranke habe mehr Urin gelassen, als zu gewöhnlichen Zeiten" – triumphirend bekannt macht. In seinen Augen sind die zugesetzten Dinge und das Regimen beim Gebrauche nur unbeträchtliche Nebendinge, und unschuldig am Erfolge, um nur der Substanz, die er im Recepte als Hauptmittel obenan gesetzt, für die er sich vorzüglich, er weiß selbst nicht warum, interessirt, und welcher er vorzüglich gern zu Ehren helfen möchte, den Erfolg allein zuschreiben zu können. Da geht es dann ganz natürlich zu, wenn durch solche willkürliche und geflissentliche Zutheilung von Lobsprüchen an eine Arznei, die man besonders in Affektion genommen, und der man etwas bestimmt Heilkräftiges nachzurühmen sich nun einmal durchaus vorgesetzt hat, die unverdienten und erschlichenen Lobsprüche: diureticum, emmenagogum, resolvens, sudoriferum, expectorans, antispasmodicum[4] in die gutwillige Materia medica einfließen, worin sie dann als Wahrheiten figuriren, zur Täuschung der Nachahmer.

Also auf Rechnung dieser zusammengebrauchten Arzneien müßte dieser seltne Erfolg geschrieben werden! Wie wenig Antheil ungewissen Ruhms eines Harn, Schweiß oder Monatzeit treibenden, oder dieß und jenes erregenden oder stillenden Mittels käme da auf jene einzelne Arznei!

---

1 „Nach dem Gesetz der Kunst, soweit es angezeigt war".
2 „Speisesalz, ...sättigend, der Kräftigung, der Widerherstellung und Erholung dienend nähernd".
3 „Korrigierendes, lenkendes, unterstützendes, herauslösendes Mittel".
4 „Harntreibend, die Menstruation auslösend, auflösend, schweißtreibend, heraushustend, krampflösend".

Unwahrheiten folglich sind die dem Dioskorides und seiner Descendenz nachgelogenen allgemein-therapeutischen Tugenden, die den größten Raum in den Arzneimittellehren selbst unsrer Tage einnehmen, daß dieses oder jenes Mittel Harn, Schweiß u.s.w. treibend, durch den Stuhl abführend, Brustauswurf befördernd, Blut und Säfte reinigend, u.s.w. sei.* |

* Wenn sie den Arzneien keine andern Wirkungen anzudichten wußten, so mußten es doch wenigstens ausleerende sein. Ausleerend auf diese oder jene Art sollten und mußten sie sein, denn ohne auszuleeren, ohne den Krankheitsstoff auszuleeren, den ihre grobmateriellen Begriffe in allen Krankheiten suchten, konnten sie sich nicht denken, daß eine Arznei heilen könne. Da nun von dem hypothetisch angenommenen Krankheitsstoffe, ihnen zufolge, die Erzeugung und die Fortdauer der Krankheiten herrühre, so sannen sie auf alle die möglichen Ausscheidungswege aus dem Körper, durch welche sie diesen fatalen Stoff durch die Arzneien wollten ausführen lassen, und die Arzneien mußten ihnen schon den Gefallen thun, das Amt des Ausklaubens und Auslesens dieser fingirten Krankheitsstoffe aus den mancherlei Gefäßen und Säften, so wie des Ausfegens und Fortschaffens derselben durch Harn, Schweiß, Speichel, Brustauswurf und Stuhl zu übernehmen. Dieß waren die Hauptwirkungen, die sie von den Arzneien verlangten und hofften; daher schier alle Arzneien in der Materia medica dergleichen Rollen übernehmen mußten.

XVI Die Angaben, daß diese oder jene Arznei auflösend, zertheilend, Sensibilität, Irritabilität oder Reproduktion potenzirend oder depotenzirend sei, schweben nur auf aus der Luft gegriffenen hypothetischen Voraussetzungen. Schon daß dergleichen überhaupt in Krankheiten unmittelbar zu bewerkstelligen nöthig sei, war eine fingirte, hypothetische Annahme, die keinen nachweisbaren Grund und kein reelles Objekt vorzeigen kann; wie sollten nun solche an sich schon nichtigen Tugenden den einzelnen Arzneien vernünftiger Weise ohne Beweiß zugeschrieben werden dürfen, auch abgesehen davon, daß diese Arzneien fast nie einzeln, sondern fast immer nur im Gemische mit andern verordnet wurden? Da wird jede solche Behauptung zur handgreiflichen Lüge.

Was hat man je von Arzneien im Innern des menschlichen Körpers auflösen, zertheilen gesehen? Durch welche Thatsache hat man sich von einer, lebendige Theile im Organism auflösenden Kraft solcher Arzneien überzeugt? Warum führt man die unumstößlichen Beweise solcher von einer dergleichen Substanz offenbar ausgeübten Kraft nicht an? Oder da es unmöglich ist, solche mechanische und chemische Wirkungen einer Arznei auf lebendige Theile
XVII im Innern des nie erforschten, | nie zu erforschenden Organisms wahrzunehmen, warum schämt man sich wenigstens nicht, solche Erdichtungen für Wahrheit und für Dogmen auszugeben und Arzneien solche Wirkungen mit frecher Stirne anzulügen, da Irrthum bei der wichtigsten und bedenklichsten aller irdischen Verrichtungen, bei Menschenheilungen, von den traurigsten Folgen sein muß, Lüge aber hier das größte Verbrechen, Hochverrath an der Menschheit, ist?

Und wo giebt es etwas im verborgnen, lebenden Innern aufzulösen oder zu zertheilen, was der durch die richtige Arznei zur Gesundheit geleitete menschliche Organism nicht selbst, wo nöthig, aufzulösen vermöchte? Ist denn das, was die Meinung, von außen wähnt im Innern auflösen zu müssen, auch wirklich vorhanden? Hat nicht unser Sömmering bewiesen, daß die angeschwollenen, seit undenklichen Zeiten für verstopft gehaltenen Drüsen im Gegentheile in ihren Gefäßen allzu sehr erweitert befunden werden? Ist es nicht an gesunden Bauerkerlen erwiesen worden, daß in ihren Gedärmen durch geflissentliche Versuche mit vielen Kämpfischen Klystiren gerade dieselben scheußlichen Abgänge künstlich erzwungen und ausgeleert werden können, die Kämpf für schon im Leibe fast aller langwierig Kranken, als Verstopfungen, Verstockungen, Infarkten und Versessenheiten vorhanden, hypothetisch annahm, ob er gleich erst durch seine vielgemischten Kräuterbrühen in oft mehrern hundert Klystiren die Gedärme kunstmäßig dahin gebracht hatte, dergleichen widernatürlich zu erzeugen und dann aller Welt zum Abscheu an den Tag zu bringen; und siehe, leider! die übrigen Aerzte wurden damals fast sämmtlich seine Anhänger und sahen nun im Geiste bei fast allen Kranken nichts als Verstopfungen der feinsten Gefäße des Unterleibes, Infarkten und Versessenheiten, nahmen die unsinnig gemischten Kräuterbrühen Kämpfs für ächt zertheilend und auflösend an und klystirten die armen Kranken, auf lauter Hypothese hin, mit großer Strenge und Beharrlichkeit fort und fort, auch wohl fast zu Tode, daß es eine Sünde und Schande war. |

Und selbst die fingirten Fälle einmal als wahr angenommen, daß es im kranken XVIII
menschlichen Körper etwas aufzulösen oder zu zertheilen geben könnte, wer hat, wenn der Kranke geneset, diese Auflösung oder Zertheilung unmittelbar von den Arzneien im Innern bewirken gesehen, so daß die sonst alle Verrichtungen im Organism beherrschende Lebenskraft hier einmal eine unthätige Zuschauerin geblieben wäre, und die Arznei eigenmächtig in das angeblich Verstopfte und Verhärtete hätte hinein arbeiten lassen, wie ein Gerber in die Häute?

Vom Gebrauche des Kalomels ward, nach einer Krankengeschichte (Hufel. Journ. 1815. Dec. S. 121.) ein chronisches Erbrechen nach den Mahlzeiten gehoben; das soll nun durchaus eine Verhärtung des Magens und Magenmundes gewesen seyn, das behauptet der Verfasser mit der größten Keckheit, ohne die mindesten Beweise beizubringen, blos um auf diese Weise dem Kalomel eine so unbedingte Auflösungskraft zuzueignen und sich die Ehre anzumaßen, ein Uebel, was so selten als unheilbar ist, geheilt zu haben. Eben so dichtete ein Andrer (Hufel. Journ. 1813. April. S. 63.) aus Magendrücken, Magenkrämpfen (?), Aufstoßen und Erbrechen seinem Kranken organische Fehler des Magens, Skirrhositäten, Geschwülste und Verhärtungen an, und wähnt, da durch langwieriges Trinken des Queckentrankes (und doch wohl dabei angeordneter besserer Lebensordnung und Diät?) sich jene Beschwerden verloren, dadurch bewiesen zu haben, daß die Quecke fähig sei, (keck, ohne Beweis vorausgesetzte) Skirrhositäten des Magens aufzulösen. Allein, Magendrücken, Aufstoßen und Erbrechen nach der Mahlzeit, wenn es auch von altem Datum ist, sind gar nicht seltne, bei gehörig gebesserter Lebensordnung oft leicht heilbare Uebel, welche vor sich noch gar keinen Beweis von Verhärtung und Skirrhus des Magens oder Magenmundes geben; hiezu gehöret die Gegenwart weit beschwerlicherer und traurigerer Symptomen, als Drücken, Aufstoßen und bloses Erbrechen sind. |

Das ist aber eben die hochlöbliche Art, einer Arznei zu der unverdienten Ehre XIX
eines auflösenden, zertheilenden u.s.w. Heilmittels zu verhelfen, nämlich durch blindes Vermuthen und dreistes Voraussetzen irgend eines nie vorhanden gewesenen, nie gesehenen nie beweißlichen innern gewaltigen Fehlers.

* * *

Die zweite Quelle für die in der materia medica angegebnen Tugenden der Arzneien sollte angeblich einen sich'rern Grund haben, nämlich die sinnlichen Eigenschaften derselben, woraus man ihre Wirkungen erschließen wollte; man wird aber sehen, wie trübe auch diese Quelle ist.

Hier erlasse ich dem gewöhnlichen Arzneiwesen die Demüthigung, sie an die Thorheit jener ältern Aerzte zu erinnern, welche nach der Signatur, das ist, nach Farbe und Form, der rohen Arzneidroguen auf ihre Heilkräfte schlossen, die hodenartige Orchiswurzel zur Herstellung der Mannskraft, die Stertmorchel zur Befestigung wankender Erektionen, die gelbe Kurkumey heilsam in der Gelbsucht, und die beim Quetschen einen rothen Saft von sich gebenden, gelben Blumen des Hypericums für Sanct Johannis Blut, dienlich in Blutungen und Wunden u.s.w., ausgaben; ich erlasse sie den jetzigen Aerzten, obgleich Spuren genug von diesem Unsinne selbst in den neuesten Arzneimittellehren noch mit fortgeführt werden.

Ich will nur etwas von den nicht viel weniger thörichten Bemühungen, selbst der Neuern erwähnen durch Geruch und Geschmack die Kräfte der Arzneien zu errathen.

Sie wollten es den Arzneien anschmecken und anriechen, welche Wirkungen sie auf den menschlichen Körper ausüben könnten, und auch hiezu ersannen sie sich allgemein-therapeutische Ausdrücke.

Die bitter schmeckenden Gewächse sollten und mußten, so decretirten sie, eine und dieselbe Wirkung haben, blos weil sie bitter schmeckten. |

XX Aber, wie höchst verschieden sind nicht schon die bittern Geschmacke unter sich selbst! Soll diese große Verschiedenheit nicht auf verschiedne Wirkung hindeuten?

Doch, wie kömmt der bittere Geschmack überhaupt zu der Ehre, die ihm die Arzneimittellehre und die praktischen Aerzte zutheilen, ein Beweiß der sogenannten Magenstärkenden und tonischen Kräfte der Arzneien und ein Beweiß gleichförmiger und identischer Wirkung derselben zu seyn, so daß alle Amara nach dieser willkürlichen Satzung nichts als diese Arzneiwirkung besitzen sollen?

Haben auch einige derselben dazu die eigenthümliche Wirkung, Uebelkeit, Ekel, Magendrücken und Aufstoßen bei Gesunden zu erregen und deßhalb homöopathisch ein Uebelbefinden ähnlicher Art zu heilen; so hat doch jedes dieser Gewächse noch besondre, ganz andre, bisher unbeachtete Arzneikräfte, die oft weit wichtiger, als jene, sind, wodurch sie unter einander ungemein abweichen. Die bitter schmeckenden Dinge also ohne Unterschied, eins statt des andern, als gleichwirkend zu verordnen, oder sie gar unbedenklich unter einander in Ein Recept zu mischen und sie so überhaupt unter dem Namen Amara als unbezweifelt identische Arzneien von blos stärkender, Magen verbessernder Wirkung auszugeben, verräth den seichtesten, gröbsten Schlendrian!

Und wenn nach diesen dictatorischen Aussprüchen der materia medica und Therapie die Bitterkeit allein hinreichend seyn soll, alles, was bitter schmeckt, (Amara!) für absolut und einzig stärkend und Verdauung verbessernd auszugeben, dann müssen auch Coloquinten, Meerzwiebel, Lerchenschwamm, die dickrindige, so sehr verschrieene Augustura, das Kunigundenkraut, die Myrica Gale, die Lupine, der Giftlattig, die Blausäure und das Bohon-Upas-Gift als Amara das gleiche Recht haben, unter die tonischen, Magen stärkenden Arzneien gezählt zu werden.

XXI Man sieht hieraus leicht, wie vernunftlos willkührlich die | Satzungen der materia medica gewöhnlichen Schlages sind, wie sehr sie sich der reinen Unwahrheit nähern! Und, Unwahrheiten zum Grunde der Krankheitsbehandlungen zu legen – – welches Verbrechen!

Die Chinarinde fand man bittern und zusammenziehenden Geschmacks. Dieß war ihnen genug zur Beurtheilung ihrer innern Kräfte. Nun mußten sofort alle bitter und zusammenziehend schmeckende Substanzen und Rinden gleiche Arzneikräfte mit der Chinarinde haben. – So vorurtheilig und voreilig schloß man in den Arzneimittellehren aus dem blosen Geschmacke auf die Wirkung im menschlichen Körper! Und doch bleibt es ewig Lüge, daß Weidenrinde, oder ein Gemisch aus Aloe und Galläpfeln dieselben Arzneikräfte als Chinarinde habe. Wie viel solche Chinae factitiae[5] sind nicht schon als Ersatzmittel der wahren Chinarinde von hochbetitelten Aerzten öffentlich angerühmt, fabricirt, verkauft und von den Aerzten recht treuherzig den Kranken statt jener eingegeben worden!

---

5 „Künstlich hergestellte Chinarinden".

So ward Leben und Wohlseyn der Menschen vom Gutdünken einiger Wirrköpfe abhängig gemacht, und was sie in ihrem Hirn zusammensudelten, das hieß man Materia medica.

Auf gleiche Weise wurden auch einige Menge unglaublich verschiedner Gerüche sämmtlich in eine Brühe geworfen und mit dem gemeinsamen Namen Aromatica belegt, um ihnen solchergestalt bequemlich einerlei Arzneiwirkung andichten zu können. Sie wurden, geradezu und unbedenklich, überein für Kräfte erhebend (excitirend) und Nerven stärkend, zertheilend u.s.w. ausgegeben.

Also das unvollkommenste, das täuschendste aller Sinnwerkzeuge des kultivirten Menschen, der Geruch*,

* Gerade die heftigsten Arzneien, Belladonna, Fingerhut, Brechweinstein, Arsenik u.s.w. haben fast gar keinen Geruch.

der so wenig Begriffe von sinnlicher Verschiedenheit durch Worte ausdrücken läßt – dieser soll zur Beurtheilung der dynamischen Arzneikräfte im menschlichen Körper hinreichen, da doch alle unsre Sinne zusammengenommen, wenn sie eine Arz- | neisubstanz nach ihrem Aeußern auch noch so sorgfältig prüfen, keine, XXII
auch nicht die geringste Auskunft über dieses wichtigste aller Geheimnisse der in den Naturkörpern inwohnenden geistigen Kraft, das Befinden des Menschen zu verändern, das ist, über ihre wahre Arznei- und Heilkraft geben können, die in jedem wirksamen Mittel so abweichend verschieden von der eines jeden andern vorhanden ist, und sich blos beim Einnehmen und beim unmittelbaren Einwirken auf die Lebensthätigkeit des Organisms offenbaren kann!

Oder sollen Maiblumen, Krausemünze, Angelike, Arnica, Sassafras, Serpentarie, Weiß-Sandel, Coriander, Chamille, Liebstöckel und Sumpf-Porst etwa deßhalb gleiche Arzneiwirkungen haben, weil es der Nase der Herrn Arzneimittellehrer beliebt, sie sämmtlich blos aromatisch riechend zu finden?

Sollte wohl ein solches Durcheinanderwerfen höchst verschiedner und eben durch ihre Wirkungsverschiedenheit so höchst wichtiger Arzneisubstanzen in eine Brühe etwas Besseres, als voreilige Keckheit, und gewissenlose, unwissende Selbstgenügsamkeit in der materia medica ausgesprochen haben?

Kein, auch noch so niedres Handwerk hat sich einer so leichtfertigen Erdichtung des Zweckes und der Wirkungen seiner Materialien und Werkzeuge schuldig gemacht. Man probirte doch immer erst das anzuwendende Mittel auf kleineren Theilen des zu bearbeitenden Gegenstandes, um die Veränderungen wahrzunehmen, die es darauf hervorzubringen fähig wäre, ehe man es zu der kostbaren Arbeit im Großen verbrauchte, wo der Schaden von einem Mißgriffe von Belange gewesen seyn würde. Der Baumwollbleicher versuchte doch erst die, alle Gewächssubstanz zerstörende, oxygenisirte Kochsalzsäure auf einigen Baumwollzeugen und vermied es so, die sämmtlichen Waarenvorräthe damit in Gefahr zu setzen. – Der Schuhmacher hatte sich vorher schon von der Eigenschaft des Hanfgarns überzeugt, ob es haltbarer in der Faser sei, ob es durch ein Anschwellen in der Nässe die Stichlöcher im Leder besser ausfülle und der Fäulniß kräftiger zu | widerstehen vermöge, XXIII
als der Flachs, ehe er diesem das Hanfgarn zum Nähen aller Schuhe vorzog; und das war nur ein Schuster-Handwerk!

In der stolzen Arzneikunst gewöhnlichen Schlages aber wird das heilwerkzeugliche Material, werden die Arzneien blos nach trüglichem, oberflächlichem Scheine, nach vorgefaßten Meinungen der Arzneimittellehrer und ihren desultorischen Abutheilungen, also auf die Gefahr von Täuschung, Irrung und Unwahrheit hin, frischweg zu dem wichtigsten Werke, was ein Mensch an seinem Menschenbruder verrichten kann, zu einer Verrichtung, worauf Leben und Tod, ja das Wohl und Weh oft ganzer Familien und ihrer Nachkommen beruht, das ist, zur Behandlung der Menschenkrankheiten verbraucht und zwar – um auch hier nicht gewahr zu werden, was jedes Einzelne thue – untereinander gemischt in Recepten, unbekümmert der unabsehbaren Folgen!

So viel über die ungegründeten Angaben allgemein-therapeutischer Tugenden der einzelnen Arzneien in der Materia medica, die von blinder Vermuthung, Vorurtheil, wunderlichem Einfall und kecker Fiktion zu Dogmen erhoben wurden; so viel über diese zweite trübe Quelle der sogenannten Arzneimittellehre bisheriger Art!

* * *

Noch hat sich die Chemie angemaßt, eine Quelle zur Erkennung der allgemeintherapeutischen Kräfte in den Arzneien zu eröffnen. Wie trübe aber auch diese dritte Quelle der materia medica gewöhnlichen Schlages sei, wollen wir gleich sehen.

Schon vor einem Jahrhunderte unter Geoffroy, noch weit mehr aber, seit die Chemie zur Kunst ward, suchte man zur Aufhellung der Arzneimittellehre in ihr, was man auf andern Wegen nicht hatte finden können.

Ich sage gar nichts von den blos theoretischen Verirrungen, wo den Arzneikörpern, nach Baume, Steffens und Burdach, die bekannten Gas-Substrate
XXIV und gewisse chemische Bestandtheile, angeblich die einzigen arzneilichen in | ihnen, willkürlich erst zugeschrieben, zugleich aber auch für diese hypothetisch fingirten Grundtheile nach Gutdünken gewisse Arzneikräfte, eben so willkürlich, angenommen wurden, daß es eine Lust war, wie leicht und bald diese Herren mit Erschaffung der medicinischen Kräfte der einzelnen Arzneisubstanzen aus Nichts fertig werden konnten. Da man keine Natur, keine Versuche am lebenden menschlichen Organism, keine Beobachtungen, keine Erfahrungen dazu brauchte, sondern blos Phantasie, rührige Finger und Dreistigkeit, so war freilich das Machwerk schnell zu Stande.

Nein, von den ernstlichen Hoffnungen und redlichen Bemühungen der Neuern rede ich, vorzüglich durch Phyto- und Zoochemie hinter die wahren, reinen Wirkungen der Arzneien im menschlichen Körper zu kommen, woran es, wie man wohl fühlte, der hergebrachten Arzneimittellehre immer noch fehle.

Wahr ist es, die Chemie, jene oft erstaunenswürdige Wunder vor unsern Augen hervorbringende Kunst zur Erkenntnißquelle der Materia medica zu machen, hatte weit mehr Anschein für sich, als alle jene alten und neuen Tändeleien und literarischen salti mortali, deren wir eben gedacht haben, und diese Hoffnung bethörte dann auch wirklich Viele, doch nur diejenigen am meisten, welche entweder die Chemie nicht verstanden (und unendlich mehr in ihr suchten, als sie geben konnte und als in ihr lag), oder die Heilkunst (und ihre Bedürfnisse) nicht, oder beide nicht.

Die Zoochemie kann aus Thiersubstanzen blos solche todte Theile aussondern, die ein verschiednes chemisches Verhalten gegen chemische Reagenzen zeigen. Aber nicht diese durch Zoochemie abgesonderten Thier-Bestandtheile sind es, auf welche die Arzneien bei Umstimmung des menschlichen Befindens und bei Heilung der Krankheiten des lebenden Organisms weder in der Geschiedenheit, wie der Scheidekünstler sie uns vorzählt, noch unmittelbar wirken. Die aus dem Muskelfleische chemisch geschiedenen Theile, Thierfaserstoff, koagulable Lymphe, Gal-
XXV lerte, Thiersäure und die übrigen | Salze und Erden, sind himmelweit von dem verschieden, was der lebende, mit Reizbarkeit begabte Muskel in seiner organischen Vollkommenheit im gesunden und kranken Menschen war; die aus ihm losgetrennten Theile haben gar nicht die entfernteste Aehnlichkeit mit dem lebenden Muskel. Was soll aus diesen getrennten, todten Theilen auf die Beschaffenheit des

lebenden Organisms, oder auf das, was die einzelnen Arzneien im Lebenden an Befindens-Veränderungen hätten hervorbringen können, geschlossen werden? Oder wird etwa aus dem wenigen Natrum und Phosphorsalze im Magensafte die Verdauung, jene wundernswürdige Veränderung der verschiedenartigsten Speisen zum Behufe des Ergänzungs-Bedarfs des lebenden Menschen für seine so abweichenden thierischen Organen und Säfte, b e g r e i f l i c h, oder wird nur der materielle, geschweige der dynamische Grund einer krankhaften Verdauung und Ernährung aus dem, was die Chemie im Magensafte findet, erklärlich, so daß man ein sicheres Heilverfahren drauf gründen könnte? Nichts weniger als dieß!

Und so ist auch an den durch Phyto-Chemie abgesonderten chemischen Bestandtheilen der Pflanzen, wenn sie auch die arzneikräftigsten der Pflanze sind, nichts zu sehen, nichts zu riechen, nichts zu schmecken, was jene so verschiednen Wirkungen, die jede einzelne dieser Arzneien besonders auf Umänderung des menschlichen Befindens in Gesundheit und Krankheit erfahrungsmäßig äußern kann, auszusprechen und an den Tag zu legen vermöchte. Das davon destillirte Wasser oder Oel, oder das aus der Pflanze geschiedne Harz ist auch gar nicht der wirkende Grundstoff derselben selbst; dieser wohnt nur, unsichtbar, in diesen ausgezognen Theilen, dem Harze, dem Oele, dem destillirten Wasser, und ist unsern Sinnen a n s i c h gar nicht erkennbar; nur dann fallen seine Wirkungen in unsre Sinne und werden laut und offenbar, wenn das destillirte Wasser, das Oel, das Harz, oder die Pflanze selbst vom lebenden Menschen wirklich eingenommen wird, und sie auf den geistig-thierischen empfindlichen Organism auf geistige Art dynamisch einwirken. |

Und was sollen vollends die andern chemisch aus den Pflanzen gezogenen Theile Arzneiliches bedeuten, der Pflanzenfaserstoff, die Erden, die Salze, das Gummichte, der Eyweißstoff u.s.w., die in nicht großer Abweichung in allen, auch den verschiedenst arzneikräftigen Gewächsen fast gleichförmig angetroffen werden? Wird etwa durch den wenigen zuckersauern Kalk, den die Chemie aus der Rhabarberwurzel zieht, geoffenbart, daß diese Arznei bei Gesunden einen so krankhaft abgeänderten Schlaf, eine so sonderbare Körperhitze ohne Durst erzeugt, und bei ähnlichen Krankheitszuständen heilsam ist? XXVI

Was können alle diese auch noch so sorgfältig chemisch geschiedenen Theile über die Kraft jeder einzelnen Pflanze, den lebenden menschlichen Körper auf die eigenthümlichste, mannichfaltigste Weise in seinem Befinden virtuell zu verändern, für Auskunft geben?

Der Scheidekünstler G r e n, der von der Heilkunst nichts verstand, will in seiner P h a r m a k o l o g i e, voll der keckesten Aussprüche, die Aerzte bereden: „daß nur die Kenntniß der vorwaltenden Grundtheile der Arzneimittel, die die Chemie k e n n e n lehre, die Wirksamkeit der Mittel bestimme."

Kennen? Ei! was lehrt denn die Chemie an den todten, nicht redenden Arzneibestandtheilen kennen? Antwort: blos ihre chemische Bedeutung lehrt sie; sie lehrt, daß sie sich so und so zu den chemischen Reagenzen verhalten, und daher Gummi, Harz, Eiweißstoff, Schleim, Erden und Salze dieses oder jenes Namens genannt werden; – sehr gleichgültige Dinge für den Arzt. Diese Benennungen offenbaren nichts von dem, was die Pflanze oder das Mineral, jedes nach der Eigenthümlichkeit seiner unsichtbaren, innern, virtuellen Natur besonders und abweichend, für Veränderungen im Befinden des lebenden Menschen hervorzubringen vermag; und dennoch beruht e i n z i g b l o s h i e r a u f alles Heilen! Blos was beim arzneilichen Gebrauche am Menschen von dem wirkenden Geiste jeder einzelnen Arzneisubstanz offenbar wird, | belehrt den Arzt über die Wirkungssphäre der Arznei in Hinsicht der damit zu erreichenden Heilzwecke; der Name XXVII der aus jeder chemisch abgesonderten Theile, die in den meisten Pflanzen fast dieselben sind, belehrt ihn hierüber nicht.

Daß z. B. das weiße Kalomel aus sechs bis acht Theilen Quecksilber mit einem Theile muriatischer Säure, durch Sublimation vereinigt, besteht, und mit Kalkwasser gerieben schwarz wird, das kann die Chemie lehren; aber ob dieß Präparat im Menschen jenen Speichelfluß mit specifischem Gestanke hervorbringe, das weiß die Chemie als Chemie nicht, das kann keine Chemie lehren. Dieß dynamische Verhältniß des versüßten Quecksilbers zum menschlichen Körper lehrt blos die ärztliche Anwendung und Erfahrung beim Einnehmen dieses Präparats, wenn es dynamisch und virtuell auf den lebenden Organism einwirkt, und so kann blos Versuch und Erfahrung bei Einwirkung der Arzneisubstanzen auf das Leben des Menschen ihre dynamischen Verhältnisse zu ihm, das ist, ihre Arzneikräfte bestimmen, aber keine Chemie, die in ihren Arbeiten blos unorganische Substanzen auf einander wirken läßt.

Die Chemie kann wohl den unwissenswürdigen Aufschluß geben, daß Belladonnablätter mit dem Braunkohl, und unzähligen andern Gewächsen, ziemlich gleiche Bestandtheile, Eyweißstoff, Kleber, Extraktivstoff, grünes Harz, Gewächssäure, Kali, Kalk-, Kieselerde u.s.w. enthalte; wenn aber nach Gren diese Kenntniß der vorwaltenden Bestandtheile, so weit sie die Chemie durch ihre Reagenzen, das ist, chemisch kennt, die medicinische Wirksamkeit der Mittel bestimmte, so müßte man sich hienach an einer Schüssel Belladonnagemüße eben so vortheilhaft und unnachtheilig satt essen können, als an einem Gerichte Braunkohl. Will der Chemist das? Und doch kann eine, die Arzneikräfte der Naturkörper nach den abzusondernden chemischen Bestandtheilen zu bestimmen sich anmaßende Chemie nicht umhin, wo sie gleiche Bestandtheile durch ihre Reagenzen findet, auch gleiche
XXVIII arzneiliche Wirksamkeit anzunehmen, folglich Braun- | kohl und Belladonna entweder für gleich unschuldige Gemüße oder für gleich giftige Gewächse zu erklären, woraus die Lächerlichkeit ihrer Anmaßung und ihre Incompetenz über die Arzneikräfte der Naturkörper urtheilen zu können, sonnenklar hervorleuchtet.

Merken die Grenianer denn gar nicht, daß die Chemie nur chemische Aufschlüsse über die Anwesenheit dieser oder jener materiellen Bestandtheile in irgend einem Naturkörper ertheilen kann, folglich diese für die Chemie nichts als chemische Körper sind? Ihre chemischen Verhältnisse gegen Reagenzen kann die chemische Analyse angeben, dieß einzig ist ihr Wirkungskreis, aber was jede einzelne Arznei, mit dem lebenden Körper in Berührung gebracht, für dynamische Veränderungen in seinem Befinden hervorbringe, das kann sie uns weder im Auflösungs- noch im Niederschlagsglase, noch im Seihetuche, noch im Digerirkolben, noch in der Retorte und eben so wenig in der Vorlage zeigen.

Ueberhaupt kann jede Wissenschaft nur von Gegenständen ihres Fachs urtheilen und Auskunft geben; Aufschlüsse aber über Gegenstände andrer Wissenschaften von ihr zu erwarten, ist Thorheit.

Der Hydrostatik kömmt es zu, die specifische Schwere des feinen Silbers gegen die des feinen Goldes genau zu bestimmen; sie maßt sich aber nicht an, das verschiedne Werthverhältniß des einen gegen das andere im Handel zu bestimmen. Ob Gold zwölf, dreizehn oder vierzehn Mal mehr Werth, bei gleichem Gewichte, gegen Silber in Europa oder in China habe, kann die Hydrostatik nicht entscheiden, nur die Seltenheit und das Bedürfniß des einen oder des andern im Handel setzt dieß Verhältniß fest.

Auf gleiche Weise; so unentbehrlich auch dem ächten Landwirth die Kenntniß der genauen Gestalt der Gewächse und ihre Unterscheidung nach ihren äußern Theilen, die Botanik, ist, so erfährt er durch die Botanik doch nie, ob ein genanntes Gewächs dem Schaafe oder dem

Schweine als Nahrung dienlich oder unan- | gemessen sei, und eben so wenig, welcher Saamen oder welche Wurzel dem Pferde mehr Stärke, oder dem Rinde mehr Talg gebe; weder Tournefort's, noch Haller's, noch Linné's noch Jüssieus botanisches System lehren ihn dieß; blos reine, sorgfältige, vergleichende Versuche und Erfahrungen an den verschiednen Thieren selbst angestellt, können ihm hierüber Auskunft geben. XXIX

Jede Wissenschaft kann nur Gegenstände erörtern, die ihres Wirkungskreises sind.

Was findet die Chemie im gegrabnen Magnetsteine und dem künstlichen Magnetstahle? Im Magnetsteine findet sie blos einen reichen Eisenstein mit Kieselerde, zum Theil auch mit Braunstein innig verbunden, und im Magnetstahle nichts als reines Eisen. Selbst in der feinsten chemischen Analyse des einen oder des andern entdeckt kein chemisches Reagenz auch nur eine Spur der gewaltigen Magnetkraft.

Wohl aber eine andre Wissenschaft, die Physik, zeigt in ihren Versuchen die Gegenwart dieser wunderbaren Kraft im Magnetsteine und dem Magnetstahle, so wie ihre physische Beziehung und ihr Verhältniß zur Außenwelt, ihre Anziehkraft zu Eisen (Nickel, Kobalt), die Richtung des einen Endes der Magnetnadel nach der Nordgegend, ihre Abweichung vom Nordpole in den verschiednen Jahrzehnten und in den verschiednen Weltgegenden theils nach Westen, theils nach Osten, so wie ihre verschiedne Neigung nach den verschiednen Graden der Breite.

Die Physik weiß also noch etwas andres vom Magnete zu sagen und von seinen Kräften zu entdecken, als die Chemie, nämlich seine Magnetkraft in physischer Beziehung zu lehren.

Aber durch beide, durch Chemie und Physik, ist die Kenntniß des Wissenswürdigen vom Magnete nicht etwa erschöpft; keine dieser beiden Wissenschaften kann etwas weiteres in ihm entdecken, als was ihres Wirkungskreises ist. Weder der Umfang der chemischen, noch der der physischen Kenntnisse von ihm können uns lehren, was die mag- | netische Kraft für mächtige, für besondre und charakteristische Einwirkung bei seiner Berührung auf das menschliche Befinden äußert, und welche unersetzliche Heilkraft in den ihm geeigneten Krankheiten er besitzt; dieß weiß die Chemie so wenig als die Physik; sie müssen beide es den Versuchen und Erfahrungen des Arztes überlassen. XXX

Da nun keine Wissenschaft sich das blos durch eine andre Wissenschaft zu Erörternde anmaßen kann, ohne lächerlich zu werden, so hoffe ich, daß man nach und nach wohl so vernünftig werden wird, einzusehen, das die Chemie blos den Wirkungskreis habe, die chemischen Bestandtheile der Körper von einander zu scheiden, so wie sie zusammen zu vereinigen (und auf diese Art der Pharmacie technischen Nutzen zu leisten); ich hoffe, man wird anfangen, einzusehen, daß die Arzneien für die Chemie nicht als Arzneien (d. i. Menschenbefinden dynamisch verändernde Potenzen) existiren, sondern blos inwiefern sie chemische Substanzen sind (d. i. inwiefern ihre Bestandtheile in chemischem Lichte anzusehen sind), daß die Chemie folglich über die Arzneikörper blos chemische Aufschlüsse zu geben im Stande sei, aber nicht, welche geistig dynamischen Veränderungen sie im Befinden des Menschen hervorbringen können, nicht, welche Arznei- und Heilkräfte jede besondre Arznei-Drogue besitzt und im lebenden Organism auszuüben vermag.

* * *

Aus der vierten unreinen Quelle endlich flossen die klinischen und speciell-therapeutischen Nutzangaben (ab usu in morbis) in die gewöhnlichen Arzneimittellehren.

Diese allgemeinste unter allen Quellen für die Materia medica, aus der man die Kenntniß der Heilkräfte der Arzneien zu schöpfen suchte, war die medicinische sogenannte Praxis, nämlich der Gebrauch derselben in Krankheiten selbst, wobei man zu erfahren wähnte, in welchen Krankheiten diese, in welchen jene Arznei helfe.

XXXI Diese Quelle hat man vom Beginn der Arzneikunst an ver- | folgt, und sie zwar von Zeit zu Zeit verlassen, um eine bessere Fundgrube für diese Kenntniß anzuschürfen, sie aber doch immer wieder aufgesucht, da sie die natürlichste Veranstaltung schien, den Behuf der Arzneien und wozu sie eigentlich nützten, zu erlernen.

Wir wollen auf einen Augenblick annehmen, dieß wäre der wahre Weg, ihre Heilkräfte zu entdecken; so hätte man doch glauben sollen, man würde zu diesen Versuchen am Krankenbette blos einzelne, einfache Arzneisubstanzen genommen haben, weil mehrere, zusammengemischt eingegeben, nie lehren können, welcher unter ihnen der Erfolg zuzuschreiben sei. Man findet aber in den Geschichtbüchern der Medicin wenig oder keine Fälle, wo man den ganz natürlichen Gedanken, eine einzige Arzneisubstanz auf einmal in einer Krankheit anzuwenden, um gewiß zu werden, ob sie in dieser Krankheit vollkommne Genesung bringe, auch wirklich ausgeführt hätte.

Es blieb daher fast immer nur dabei, daß man unter einander gemischte Arzneien in Krankheiten brauchte, und dadurch nicht und niemals erfuhr, wenn die Kur glückte, welchem Ingredienz des Gemisches der günstige Erfolg gewiß und mit Zuverlässigkeit zuzurechnen sei; man lernte, mit einem Worte, nichts daraus. Half hingegen das Arzneigemisch nichts, oder schadete es, wie gewöhnlich, so lernte man eben so wenig aus diesem Erfolge, welcher einzelnen Arznei unter diesen allen der üble Ausgang beizumessen sei.

Ich weiß nicht, sollte es Gelehrsamkeits-Affektation seyn, daß man die Arzneien immer zusammengemischt in sogenannten Recepten verordnete, oder war es Aengstlichkeit, daß man wähnte, eine einzelne Arznei sei zu unmächtig und möchte nicht zureichen, die Krankheit zu heben; genug, seit den ältesten Zeiten beging man diese Thorheit, mehrere Dinge zusammen zu verordnen, und schon gleich nach Hippocrates nahm man Arzneigemische statt einfacher Arzneien zur Kur
XXXII der Krankheiten. Es giebt unter den vielen, | dem Hippokrates fälschlich beigelegten, zu seinen Werken gerechneten Schriften, wovon die meisten bald nach seiner Zeit unter seinem Namen geschrieben wurden, vorzüglich von seinen beiden Söhnen, Draco und Thessalus, so wie von den Söhnen dieser beiden, dem Hippocrates III. und IV. nächst den von den Alexandrinern Artemidorus Capiton und seinem Verwandten Dioskorides unter Hippocrates Namen fabricirten Werken, kein einziges praktisches Buch, dessen Verordnungen in Krankheiten nicht aus mehreren Arzneistoffen bestünden, gerade wie die nachmaligen, die neuern und die neuesten Recepte.

Daß aber aus der Anwendung gemischter Recepte gar nicht zu lernen sei, was jede einzelne Arzneisubstanz in Krankheiten vermöge, folglich keine Materia medica darauf gebauet werden könne, fingen erst die neuern Aerzte an einzusehen, und es beeiferten sich nun Mehrere, damit sie in Erfahrung brächten, in welcher Krankheit diese und jene Arznei helfen könne, einfach zu verschreiben, machten auch in Schriften Kuren bekannt, die durch ein einfaches, einzelnes Mittel bewirkt worden sein sollten.

Aber die Ausführung dieses an sich vernünftig scheinenden Gedankens, wie war sie beschaffen? Wir wollen sehen.

Ich will zu dieser Absicht blos was davon in den drei Bänden des Hufelandischen Journals von 1813, 1814 und 1815 steht, durchgehen und zeigen, daß man die Kraft, diese und jene Krankheiten zu heilen, einzelnen Arzneien blos zugeschrieben, ohne sie doch einfach und allein*

* Es ist wahr; ein einziger in diesen drei Bänden, Ebers, stellte mit einem blos einzelnen Mittel Versuche in verschiednen Krankheiten an (Hufel. Journ. 1813 Sept. und Oct.). Mit Arsenik ganz allein. Aber welche Versuche? wiederum solche, aus denen die Heilkraft dieser Substanz unmöglich klar werden konnte. Denn erstens wurden die Wechselfieberfälle, in denen er den Arsenik brauchte, gar nicht genau beschrieben, theils war die Gabe darnach, daß weit mehr Schaden als Nutzen daraus erfolgen mußte. Indeß sind seine offenen Geständnisse von dem damit angerichteten Schaden unendlich lobwürdiger, als die vielen angeblichen Heilgeschichten, die wir von Andern haben, wo Arsenik in den größten Gaben nichts als Gutes, und gar nichts Nachtheiliges gethan haben soll. Ebers versichert, die Gabe, die er angewandt habe, sei so klein gewesen, daß sie in den meisten Fällen noch nicht „einen Gran" betragen habe. Bei einer Kranken habe er in 24 Stunden zusammen „gar nur 2/9 Gran gegeben" (S. 55), und sie kam in Lebensgefahr, woraus zu ersehen sei, daß auch eine so geringe Gabe die fürchterlichsten Uebel erregen könne. Das wissen die redlich beobachtenden Aerzte schon längst; Ebers stand aber, von der Materia medica verführt, in dem Wahne, daß 2/9 Gran in 24 Stunden eine sehr kleine Gabe Arsenik sei. Eine ungeheure, eine in Krankheiten unverantwortliche Gabe ist es, spricht die reine Erfahrung! Wo hat der Arsenik jemals von sich hören lassen, daß er in Krankheiten granweise oder auch nur zehntelgranweise gebraucht sein wolle? Vielfältige Erfahrungen mit immer kleinern und kleinern Gaben (in immer mehr und mehr verdünnter Auflösung) haben gezeigt, daß ein Tropfen, welcher ein Decilliontel eines Grans Arsenik in Auflösung enthält, eine in vielen Fällen noch allzu starke Gabe sei, selbst wo der Arsenik genau für den Krankheitsfall paßt. Hätte er dieß gewußt, er würde sich nicht gewundert haben, daß seine 2/9 Gran den Kranken in Lebensgefahr gestürzt haben. Also auch aus diesen, sonst offenbar sehr ehrlichen Versuchen ist nichts zu lernen, selbst das nicht, was der Arsenik nicht heilen könne, weil die ungeheuern Gaben allen guten Erfolg hinderten und unmöglich machten.

darin | angewendet zu haben. Also eine neue Täuschung statt der alten mit offenbar vielgemischten Recepten. XXXIII

Daß Wasserfenchel eine Vereiterung der Lunge geheilt habe, soll aus einer Krankheitsgeschichte (Hufel. Journ. 1813. August) bewiesen werden, aus welcher aber (S. 110) hervorgeht, daß Huflattig, Senega und Isländermoos zugleich gebraucht ward. Mit welchem Rechte kann da der Anpreiser seines Verfahrens (was doch so gemischt war) zu Ende sagen: „Nach meiner Ueberzeugung hat der Mann seine wiedererhaltene Gesundheit diesem Mittel allein zu verdanken" –?

Solche Art von Ueberzeugungen gaben eben die unreine Quelle der Satzungen und Nutzanpreisungen der einfachen Arzneistoffe in der Materia medica!

So soll auch (ebend. 1813. Febr.) eine, verschiednen | Quecksilberzubereitungen XXXIV
nicht weichende, veraltete Syphilis (im Grunde Quecksilberkrankheit!) binnen vier Wochen mit Ammonium geheilt worden seyn, wobei nichts, gar nichts anders gebraucht ward – als Kampher und Opium! Das ist also nichts?

Eine Fallsucht ward (ebend. 1813. März) blos durch Baldrian in 14 Monaten geheilt, wobei nichts anderes gebraucht ward – als zugleich oleum tartari per deliquium, die tinctura Colocynthidis und Bäder von Calmus, Münze und andern gewürzhaften Substanzen (S. 52, 53.). Das ist also nichts?

In einem andern Falle von Epilepsie (ebend. S. 53) ward zur Heilung auch nur Baldrian angewendet – doch auch noch anderthalb Unzen Pomeranzenblätter. Das ist also nichts?

(Ebend. 1814. Jan.) Blos von vielem Kalkwasser-Trinken soll Wahnsinn mit Nymphomanie geheilt worden seyn. Es ward aber recht weislich Baldrianaufguß mit tinctura Chinae Whyttii (S. 12) dabei gebraucht, damit die Wirkung des kalten Wassers ja recht bis zur Unkenntlichkeit getrübt würde; und so auch eine andre Kranke, welche diese starken Nebenmittel weniger oft (S. 16) dabei genommen habe.

Da will Tymon (ebend. 1814. Aug. S. 38.) im Aderlassen bis zur Ohnmacht das specifische Heilmittel der Hundswuth erprobt haben. Aber, siehe, er ließ alle zwei Stunden 300 Tropfen Laudanum in Klystiren geben und alle drei Stunden ein Quentchen Quecksilbersalbe einreiben. Heißt das, Aderlassen als alleiniges wahres Heilmittel der Wasserscheu erweisen?

Eben so (ebend. 1814. April), wo ein Aderlaß, mit einer ganzen Stunde Ohnmacht drauf, einem Wasserscheuen einzig und specifisch geholfen haben sollte; es wurden
XXXV (S. 102) blos noch starke Gaben Mohnsaft, Jamespulver | und Calomel bis zum Speichelflusse dabei angewandt. Ist das nichts?

Wenn der Fall (ebend. 1815. Jul. S. 8–16.) die Heilkraft eines bis zur Ohnmacht getriebenen Aderlasses in schon ausgebrochener Wasserscheu, wie der Verfasser wünscht, beweisen sollte, so durften nicht spanische Fliegen aufgelegt und eingestreut, und noch weniger alle zwei Stunden Quecksilbersalbe eingerieben und große Gaben Calomel mit Mohnsaft bis zum heftigen Speichelflusse dabei gebraucht worden seyn. Vergebens sucht uns der Verfasser zu bereden (S. 20): „daß es des Calomels kaum bedurft hätte."

Diese Kunst, für ein Lieblingsmittel den Ruhm einer Heilung zu erschleichen, während die andern dabei angewendeten, nicht weniger starken Mittel sich ihn wenigstens zu gleichen Theilen zueignen können, ist unter den gewöhnlichen Aerzten eingeführte Sitte; der geneigte Leser wird gebeten, ein Auge zuzudrücken, und dem Verfasser zu erlauben, alles daneben Angewandte für nichtswirkend auszugeben.

Einen Tetanus (ebend. 1814. Sept. S. 119.) soll blos Begießung mit kaltem Wasser geheilt haben. Opium ward zwar dabei gebraucht, „weil aber der Kranke selbst dem Begießen allein die Besserung zugeschrieben habe, so sei blos dem Begießen die Heilung beizumessen." Das heiße ich eine reine Quelle für die Arzneitugend-Lehre!

So soll auch (ebend. 1815. Sept. S. 128.) die Heilkraft des Kali in der häutigen Bräune dargethan werden;*

* Der eine Fall, wo das Laugensalz allein geholfen haben sollte, war der eines Kindes auf dem Lande, was der Verfasser nicht zu sehen bekam, und nur aus der Beschreibung diese Krankheit vermuthete.

aber es wurden dabei noch andre sehr kräftige Substanzen gebraucht, nämlich beim Anfange des (vermutheten?) Uebels half zweien Kindern Weinsteinsalz mit
XXXVI dem Aufgusse | der Senegawurzel. Soll nun, was beiden Substanzen zukömmt, nur auf Rechnung des einen, des Laugensalzes, geschrieben werden? Nach welcher unerhörten Logik?

Eben so soll Graphit (ebend. 1815. Nov. S. 40.) eine Menge alter fistulöser Geschwüre geheilt haben, und doch war ätzender Sublimat in der Mischung. Die Ausrede in der Note, daß Sublimat schon vorher vergeblich dagegen gebraucht worden, hilft hier nichts; er ward nicht allein gebraucht, sondern in Verbindung mit Mohnsaft, einer Menge Holztränke und der lieben China factitia, – ward also durch die adstringirenden Theile dieser Nebenarzneien größtentheils oder ganz zerstört, wie andre Metallsalze dadurch zerstört und zersetzt werden, und konnte also seine Hülfskraft unter diesem Gemische nicht zeigen. Und noch weniger gilt die Beschönigung des mercurialischen Zusatzes zum Graphit in derselben Note: „daß der Sublimat hier nur als adjuvans dienen sollte." Wenn dieß gälte, so müßten die Arzneien auf Befehl des ordinirenden Arztes, nicht was ihre Natur mit sich brächte, nein! blos was der Arzt ihnen zu thun beföhle, oder erlaubte (nicht mehr und nicht weniger), ausrichten. Kann man Willkühr und Anmaßung weiter treiben? Welcher gesunde Menschenverstand kann den nach ewigen

Gesetzen wirkenden Arzneien eine solche sklavische Folgsamkeit zumuthen? Wollte der Verfasser sehen, ob der Graphit allein helfen könne, und auch seine Leser davon überzeugen, so mußte er ihn allein geben; setzte er aber zum Graphite Sublimat, so mußte dieser wirken, was Sublimat wirken kann, und seiner Natur nach muß, nicht was dem verordnenden Arzte beliebt, daß er thue. Da haben wir wieder eine Cur, aus der nichts zu lernen ist. Graphit wird vorgespiegelt, allein geholfen zu haben, und die ungeheure Arzneipotenz, Sublimat, ward dabei gebraucht.

Wo möglich noch ungegründeter ist die Heilung einer floriden Lungensucht durch Kohlenpulver. Da ward das Lindenkohlenpulver nie allein ge | braucht, sondern stets Purpurfingerhut dabei. Also der rothe XXXVII
Fingerhut in der Mischung wirkt wohl nichts? Gar nichts? Ein so ungeheures Medicament! Ist dieß Selbst-Verblendung, oder will man uns etwas weiß machen und uns zum Besten haben?

Angelikwurzel soll (ebend. 1815. April. S. 19, 20.) eine Wassersucht, eigentlich einen unbekannten Krankheitsfall mit Geschwulstsymptomen (die quid pro quo[6] ausgebende Pathologie rafft alles auch nur entfernt Aehnliche dieser Art unter dem Einen Namen „Wassersucht" zusammen) geheilt haben. O nein! es ward der Angeliktinktur noch Mohnsafttinktur und Aether, zuletzt auch Calmus noch zugesetzt. Kann ein verständiger Mensch nun den Erfolg allein auf Rechnung der Angeliktinktur setzen?

Niemand wird dem Driburger Mineralwasser große Arzneikräfte absprechen; aber wenn die Heilungen, welche in Hufel. J. 1815. April. S. 75, 80, 82 angeführt werden, demselben allein zugeeignet werden, so muß man dieß, da so viele starke Arzneien dabei gebraucht wurden, für täuschende Behauptung erklären, und eben so wenig kann die angebliche Heilung eines Magenkrampfs und öftern Erbrechens durch dieß Wasser (S. 85 bis 93.), so wenig als die der Hypochondrie und Hysterie (S. 94 bis 97.) etwas für die Heilkraft des Driburger Wassers beweisen, theils wegen der Zweideutigkeit und Vieldeutigkeit dieser Krankheitsnamen, theils aber, und vorzüglich, wegen der immerdar zugleich angewendeten Arzneien andrer Art. Eben so wenig, sage ich, können sie für das Mineralwasser beweisen, als wenn man einem einzelnen Manne nachrühmen wollte, daß er allein einen großen Felsen gehoben habe, ohne die übrigen vielen, zugleich thätigen Mitarbeiter und die beihülflichen Maschinen mit in Anschlag zu bringen; was sie alle zusammen in Vereinigung thaten, wäre sehr lächerlich, einem einzigen derselben zuzuschreiben.

Dieß sind einige wenige Pröbchen von den vielen, die ich aus den Schriften der neuern Aerzte anführen könnte, | Pröbchen von angeblich einfacher Behandlung XXXVIII
der Krankheiten, deren jede man mit einem einzelnen Mittel – um doch endlich einmal dessen wahren Nutzen auszufinden – geheilt zu haben vorgab, neben denen man aber immer noch eine und die andre Arznei, die oft noch kräftiger, als jene war, beizu brauchte. Obgleich der Arzt dabei auch noch so hoch betheuert: „jene einzelne Arznei," der er den Ruhm der Heilung gern zueignen möchte, „habe es, seiner Ueberzeugung nach, allein gethan," „der Kranke selbst habe den guten Erfolg blos diesem Mittel allein zugeschrieben," „ihr traue er die Heilung allein zu," „die Nebenarznei habe er nur als adjuvans gebraucht," oder „sie sei vorher schon einmal ohne Nutzen angewendet worden;" so helfen doch alle diese Ausflüchte nichts, um einen vernünftigen Mann, wenn noch andre, oder auch nur ein einziges Nebenmittel bei der Cur gebraucht worden, zu überreden,

6 „Das für dieses".

die Heilung sei einzig demjenigen zuzuschreiben, dem der Arzt aus Vorliebe gern die Ehre der Heilung zuwenden möchte. Es bleibt ewig unwahr, daß diesem die Heilung allein zukomme, und die materia medica, die nun diesem Mittel, auf die Versicherung eines dergleichen unreinen Beobachters, eine solche Heilkraft beilegt, verbreitet blos Lüge, deren traurige Folgen für die Menschheit unabsehbar sind.

Ich will nicht leugnen, daß die Heilungen, wovon ich eben Proben anführte, sich der Einfachheit näherten. Sie kamen allerdings der Behandlung der Krankheit mit einem einzigen, einzelnen Mittel, (ohne welches Verfahren man nie gewahr werden kann, ob die Arzneisubstanz das wahre Werkzeug der Heilung gewesen ist) näher, viel näher, als die jener allgewöhnlichen Schlendrianisten, welche eine Ehre darin suchen, mehrere zusammengesetzte Arzneiformeln neben einander ihren Kranken einzugeben, auch wohl täglich ein oder etliche neue Recepte dazu zu verschreiben.

Aber nur näher dem Einzelgebrauche gekommen zu seyn, heißt dennoch das ganze wahre Ziel wirklich und völlig verfehlt haben. Sonst könnte man
XXXIX auch Jemandem | Glück wünschen, dessen Nummer in der Lotterie nur um eine einzige Ziffer, nur um eine Einheit von derjenigen Nummer verschieden gewesen, die das große Loos gewann, oder einen Jäger rühmen, der das Wild bei einer Haare getroffen hätte oder einen gescheiterten Schiffsregierer, der dem Schiffbruche beinahe entgangen wäre, hätte nur ein Daumen breit Entfernung von der Klippe nicht gefehlt.

Welchen Glauben mögen nun wohl die Angaben der Tugenden der Arzneien ab usu in morbis in der gewöhnlichen materia medica verdienen? Was soll man zu ihren Lobpreisungen der Arzneien in diesem oder jenem Uebel sagen, da sie sie nur aus solchen Beobachtungen, oft auch nur aus den Ueberschriften der Beobachtungen der Aerzte zog, die fast nie mit einem einzelnen Arzneistoffe heilten, sondern fast immer mit mehr oder weniger andern Mitteln gemischt, wodurch es, welcher von ihnen der Erfolg zuzuschreiben sei, eben so ungewiß blieb, als hätten sie nach dem Schlendriane einen großen Mischmasch von Arzneien verordnet. Was soll man zu diesen in der materia medica den einfachen Arzneien mit Zuversicht beigelegten Heilwirkungen sagen, da die Arzneien fast nie einfach probirt worden sind? Nichts, als: daß unter Tausend solcher Angaben und Lobpreisungen kaum eine einzige Glauben verdient, weder eine allgemein-therapeutische, noch eine klinische oder speciell-therapeutische Angabe.

Jedes Prädicat einer Arzneisubstanz, die nie ohne Beigebrauch andrer, also nicht rein, folglich so gut als gar nicht geprüft worden war, ist Täuschung und Lüge.

* * *

„Wie aber, wenn alle Aerzte von jetzt anfingen, ein neues Leben zu führen, und in jedem Krankheitsfalle nur eine einzelne, ganz einfache Arznei verordneten? Würden wir da nicht zu der Kenntniß gelangen, was jede Arznei heilen könne?"

XL Dazu wird es nie kommen, so lange ein Hufeland | lebt, welcher die Angaben der gemeinen materia medica, auch aus den trübsten Quellen gezogen, für Wahrheiten hält und recht ernstlich dem Gebrauche der Vielgemische von Arzneien in Krankheiten das Wort redet, in der guten Meinung: „Eine Arznei könne den mehrern Indicationen in einer Krankheit nicht genügen; es müßten ihrer mehrere zur Befriedigung der mehrern Indicationen zugleich verordnet werden."

Diese eben so schädliche, als gut gemeinte Behauptung stützt sich auf zwei ganz irrige Voraussetzungen, die eine, wodurch angenommen wird, „daß die ungegründeten Angaben der Tugenden der einfachen Arzneistoffe in den praktischen Büchern und der aus ihnen compilirten materia medica gegründet wären und also die in dem Krankheitsfalle verlangten Indicationen wirklich decken könnten," (welches, wie wir gezeigt haben, und noch zeigen werden, unwahr ist) – die andere, „daß man deßhalb mehrere Arzneien zur Befriedigung der mehrern Indicationen in einer Krankheit zusammen verordnen müsse, weil eine einzelne Arznei nicht viel mehr als einer einzelnen, aber nicht mehrern und vielen Indicationen Gnüge leisten könne."

Was weiß aber die gemeine materia medica, die nur aus ärztlichen unreinen Beobachtungen vom Erfolge des Gebrauchs mehrerer Arzneien in einer Krankheit anführt, was den Aerzten beliebt hatte, einem einzelnen Ingredienze des Gemisches für Kräfte eigenmächtig zuzuschreiben, was weiß sie von dem großen Reichthume der Wirkungen eines einfachen Arzneistoffs, sie, die nie die Kräfte einer einfachen Arznei einer reinen Prüfung, das ist, an gesunden, nicht mit Krankheitssymptomen beladenen Menschen unterwarf? Soll das, was die materia medica aus den, in pathologisch benannten, fast nie genau beschriebenen, Krankheiten gemischt verordnenden Schriftstellern von den Kräften der Arzneien Falsches oder Halbwahres zusammengebettelt hatte, etwa der Umfang des ganzen Reichthums von Wirkungen seyn, die der Allmächtige seinen Heilwerkzeugen anerschaffen konnte? Nein! unentdeckte (doch mit Gewißheit zu entdeckende) | Wunder seiner Weisheit und Güte hat er in die Heilwerkzeuge gelegt, daß sie Wohl **XLI** und Hülfe seinen geliebten Menschenkindern bringen könnten in unendlich reicherer Maße, als die fehlsichtige materia medica alter Schule auch nur ahnet.

* * *

So gewiß aber auch immer eine einzelne Arzneisubstanz auf einmal zur vernünftigen und zweckmäßigen Behandlung eines Krankheitsfalles genüget, so bin ich doch weit entfernt, die Arzt-Welt zu bereden, deßhalb einfach, das ist, ein einzelnes Arzneimittel in jeder Krankheit zu verordnen, um zu erfahren, welche Arznei in dieser, und welche in jener Krankheit helfen könne, so daß daraus eine (materia medica) Lehre der Tugenden der Arzneien ab usu in morbis entstünde. Fern sei es von mir, dergleichen anzurathen – ungeachtet diese Idee den gewöhnlichen Aerzten die erfolgreichste zu diesem Zwecke dünken könnte.

Nein! nun und nimmermehr kann die Lehre von den Arzneikräften die mindeste brauchbare Wahrheit aus den Krankheitsheilversuchen, selbst mit einzelnen Arzneien, in Absicht ihres usus in morbis schöpfen.

Dieß wäre eine eben so unlautere Quelle als alle genannten übrigen, bisher gangbaren; nie könnte eine nutzbare Wahrheit in Absicht des Heilzweckes jeder einzelnen Arznei daraus hervorgehen.

Man höre mich!

Ein solches Probiren der Arzneien gegen Krankheiten wäre nur zwiefach möglich. Entweder es würde eine einzelne Arznei durch alle Krankheiten durchprobirt, um zu erfahren, in welcher von ihnen der Arzneistoff wirklich heilsam sei; oder es würden gegen eine bestimmte Krankheit alle Arzneien durchprobirt, um zu erfahren, von welchem Mittel sie am gewissesten und vollkommensten geheilt werden könne.

Zuerst, von dieser letztern Unternehmung; so wird sich ergeben, was man auch von der erstern zu halten habe.

Durch ein millionfaches Probiren aller erdenklichen einfachen Substanzen in der Hausmittelpraxis gegen eine fest | bestimmte, sich gleich bleibende **XLII**

Krankheit könnte allerdings, obgleich nur casu fortuito[7], ein wahres, gewiß helfendes, specifisches Heilmittel von der großen Zahl der, an derselben Krankheit leidenden, Menschen und ihren Freunden ausgefunden werden.

Wer weiß jedoch, wie viel Jahrhunderte die Bewohner der Ausgänge tiefer Thäler an ihren Kröpfen leiden mußten, ehe der Zufall den wunderlichen Einfall in den Kopf eines Menschen führte, daß der geröstete Badeschwamm das Helfende, das Specificum dafür sei; wenigstens gedenkt zuerst im dreizehnten Jahrhunderte Arnald von Villanova seiner Kröpfe heilenden Kraft.

Man weiß, wie viele Jahre lang nach ihrem ersten Emporkommen die Venusseuche von den schulgerechten damaligen Aerzten durch Hunger, Abführungs- und andre nichtige, gegen den Araber-Aussatz eingeführte Mittel vergeblich und unglücklich bekämpft ward, indeß den vielen tausend Hülfe suchenden Kranken unter Vorschlägen der sie behandelnden Empiriker doch nach langem Ausprobiren einer unzähligen Menge Dinge gegen dieses schreckliche Uebel noch endlich das Quecksilber in die Hände fiel und sich als Specificum gegen diese Krankheit, trotz alles heftigen theoretischen Widerspruchs der arabistisch schulgerechten Aerzte, bewährte.

Da Schwefel von jeher häufig aus dem Schoose der Erde in die Hände vieler Menschen kam, so konnte er leichter und gar bald unter den gegen Krätze der Wollarbeiter probirten Hausmitteln vom gemeinen Manne als specifisch heilsam in diesem so lästigen Hautübel erfunden werden. Doch ward er schon zu Celsus Zeiten in den Händen der Aerzte aus gelehrter Mischungsbegierde mit andern Substanzen zur Krätzheilung verquacksalbert (wie von Zeit zu Zeit auch in unsern Tagen), bis er immer aufs neue wieder in der Hausmittelpraxis als allein helfend, als das einzig Specifische in den Gemischen erkannt und gleichsam immer wieder aufs neue erfunden ward. |

XLIII Das in den Sumpfgegenden des südlichen America's von jeher einheimische Wechselfieber, welches mit unserm Sumpf-Wechselfieber sehr übereinstimmt, hatte die daran leidenden Peruaner schon längst darauf geführt, unter den vielleicht unzähligen dagegen ausprobirten Arzneisubstanzen die Rinde des Chinabaums als die heilsamste dagegen zu erkennen, als sie erst im Jahre 1638 den Europäern in dieser Eigenschaft von ihnen bekannt gemacht ward.

Und lange mußte man die Uebel von Stoß, Fall, Quetschung und Verheben (Verbrechen, Verstauchen) ertragen, ehe der Zufall die Wohlverleih und ihre specifische Heilkraft darin, dem in harter Arbeit beschädigten gemeinen Volke bekannt machte; wenigstens war im sechszehnten Jahrhunderte Franz Joël der erste, der diese ihre Tugend erwähnt, bis im achtzehnten Jahrhunderte nach ihrer allgemeineren Anerkennung, sie von J. M. Fehr und J. D. Gohl umständlicher bekannt gemacht ward.

So wurden durch tausend und abermal tausend blinde Proben, mit vielerlei Substanzen vielleicht von Millionen Menschen angestellt, endlich die passenden, die specifischen Hülfsmittel gegen die genannten Uebel durch Zufall gefunden. Nicht der Anwendung des Verstandes und reifer Kenntnisse, die der Allweise seinen Menschen zur Bedingung sich von den, ihre Gesundheit beeinträchtigenden, unabwendbaren Uebeln in der Natur und ihren Verhältnissen, von den zahllosen Krankheiten zu befreien, gemacht hatte, bedurfte die träge Menschheit zur Auffindung der Heilmittel gegen die genannten wenigen Uebel; es bedurfte keiner ächt heilkundigen Kenntnisse dazu. Bloses Durchprobiren aller erdenklichen ih-

7 „Zufällig".

nen in den Kopf oder in die Hände fallenden Mittel *war*, freilich erst vielleicht nach Jahrhunderten *hinreichend*, ihnen das Helfende zuletzt durch Zufall zu entdecken, was dann immerdar half, wie ein specifisches Mittel.

Diese wenigen specifischen Mittel gegen diese wenigen Krankheiten sind auch das einzige, was die bändereiche, gewöhnliche Ma- | teria medica an Wahrheit aufzuweisen hat, XLIV
größtentheils, ja fast einzig in der Hausmittelpraxis erfunden.

„Warum konnten aber auf diese Art gegen die benannten Uebel specifische, immerdar hülfreich befundene Heilmittel ausgefunden werden und nicht auch durch ähnliches Probiren ächte Heilmittel gegen die übrigen unzähligen Krankheiten?"

Weil der Schöpfer die letztern als so unfestständige, stets von einander abweichende Erscheinungen kranken Befindens in der Natur entstehen ließ, daß Durchprobiren der Arzneien an ihnen in aller Ewigkeit keine festständigen Hülfsmittel für sie ausfinden konnte, da das Heilobjekt sich stets verschieden zeigte und kein Krankheitsfall ihrer Art vorkömmt, der je genau so existiert hätte, oder jemals genau so wiederkommen könnte – wodurch er die Menschen anleiten wolle – (o! daß sie seine wohltätigen Winke bisher nicht ungeachtet gelassen hätten!) – die einzig mögliche specifische Hülfe durch Anwendung des ihnen verliehenen Verstandes in jedem einzelnen Krankheitsfalle zu finden; denn alle übrigen Krankheiten sind blos einzelne, von einander abweichende, Krankheitsfälle, oder es sind nie da gewesene, nie genau so wieder erscheinende Epidemien. Gegen jene wenigen genannten Uebel aber konnten deßhalb, blos mittelst Durchprobirens aller erdenklichen arzneilichen Dinge an ihnen, festständige, specifische Heilmittel aufgefunden werden, weil das Heilobjekt, die Krankheit, *festständig* war; – es sind sich immer gleichbleibende Uebel theils *von einem*, durch alle Generationen und Fortpflanzungen sich *gleichbleibenden*, *Miasm erzeugt*, wie die venerische Krankheit und die Wollarbeiter-Krätze, theils sonst *von gleicher Entstehungsursache* hervorgebracht, wie das Wechselfieber von Sumpfaushauchungen, der Kropf der Bewohner am Ausgange tiefer Thäler und die Quetschungen von Fall und Stoß.

Hätten die übrigen namenlosen Krankheiten auch mittelst gleich blinden Probirens aller erdenklichen Substanzen an ihnen, ihr passendes (specifisches) Heilmittel zufallsweise fin- | den lassen sollen, so hätten sie sämmtlich eben so festständig XLV
in der Natur *bleibend* existiren und stets auf dieselbe Weise, in derselben Gestalt erscheinen, das ist, entweder durch sich gleichbleibende Miasmen gleichartig fortpflanzen, oder doch immer aus ganz derselben Ursache (Schädlichkeit) entstehen, und so immer als sich selbst gleiche Uebel zum Vorschein kommen müssen, wie jene wenigen genannten Krankheiten. *Nur für ein festständiges Bedürfniß ist eine festständige Befriedigung denkbar.*

Dieses Erforderniß zur Auffindung der passenden Hülfe, und daß die sämmtlichen Krankheiten erst selbst festständig und sich selbst gleich seyn müssen, für die man eine gewisse Hülfe verlangt, dieses Erforderniß scheint die Arztwelt aller praktischen Schulen nicht nur geahnet, sondern tief gefühlt zu haben. In gewissen, bestimmten Formen, dachten sie, müßten sie sich die sämmtlichen Krankheiten des Menschen vorhalten können, wenn sie Hoffnung haben sollten, für jede eine passende, zuversichtliche Hülfe aufzufinden, nämlich (da sie keinen andern bessern (scientivischen) Weg zur Anpassung von Hülfsmitteln auf Krankheiten kannten) mittelst Durchprobirens aller vorhandenen Arzneien an ihnen, eine Methode, die bei den gedachten wenigen festständigen so gut gelungen war.

Dieses Unternehmen, die sämmtlichen Krankheiten in bestimmter fester Form aufstellen zu können, deuchtete ihnen Anfangs gewiß sehr thulich.

Da sie aber unter gehöriger Aufmerksamkeit sahen, daß alle vorkommende Krankheitsfälle jedesmal und immerdar andre waren und stets von einander abwichen, daß jeder derselben mehreres Eigne und ihn von jedem andern Krankheitsfalle Trennende an sich trage, und nie wieder auf gleiche Art in der Natur vorkomme – daß auch alle sich ereignenden Epidemien und ansteckenden Seuchen (außer ein Paar Ausnahmen) gar nicht auf dieselbe Weise wiederkehrten, sondern jede wieder vorkommende, eine neue, und anders in ihrem ganzen Wesen sei, als alle vorher je da
XLVI gewesene, ob- | gleich in einigen äußern Umständen dieser oder jener vorigen etwas ähnlich scheinend; so faßten sie in der Hoffnungslosigkeit, die Krankheiten jemals von der Natur in gleicher festbestimmter Form hervorgebracht zu sehen, den sehr schlauen, obgleich eben so unweisen, Entschluß, die Natur umzubilden, maulrecht für die Therapie, und *Pathologien* zu entwerfen, um das unbändige Heer aller verschiednen einzelnen Krankheitsfälle zu zähmen und zu beugen unter den Gehorsam einer methodischen Heilart und es – wenigstens in der Idee und im Buche – in bequeme Schranken zu bringen, mit einem Worte, die Natur zu zwingen, was sie so verschieden und unähnlich erzeugt, sich wenigstens ihrer Phantasie nur in einigen, leicht im Kopfe zu behaltenden, *bestimmten Arten* zu zeigen.

Zu dieser Absicht formten sie aus der unübersehbaren Krankheitswelt eine mäßige Zahl *Krankheits-Arten* zusammen, indem sie alle die, im Uebrigen auch noch so verschiednen, Krankheitsfälle, die nur einige Aehnlichkeit in einem oder einem Paar stark in die Augen springender Symptomen mit einander gemein hatten, *zu einer eignen, gleichsam geschlossenen Krankheits-Art* combinirten und definirten, und sie so, als wäre sie ein bestimmtes, sich gleiches Wesen, mit einem Namen belegten, mit weggewandten Augen von allen den übrigen in diesen vielen Krankheitsfällen, aus denen sie ihr künstliches Bild zusammenzogen, etwa bemerkbaren, aber in ihren Kram nicht taugenden, Beschwerden, Befindensveränderungen und Symptomen, die sie, um alle Störung ihres Plans abzuwenden, geradeweg für unwesentlich und unbeachtlich erklärten. Das heißt das Kind verstümmeln, damit es in die kleine Wiege passe, die man einmal vorräthig hat.

So zogen sie die unendlichen Krankheitsfälle in einige selbst geformte Krankheits-Gebilde zusammen, ohne zu bedenken, daß sich die Natur nicht ändert, sie mögen sich auch diese oder jene falsche Vorstellung von ihr machen. So zieht
XLVII das vor die Augen gehaltene polyedrische Collectiv-Glas eine | Menge äußerer sehr verschiedner Gegenstände in ein einziges täuschendes Bild zusammen; sieht man aber hinter dasselbe genau in die Natur, so erblickt man ganz andre, ungleichartige Elemente.

Oder verändert sich wohl die Natur der Dinge durch die schiefen Vorstellungen, die wir uns von ihr zu machen belieben? Hören etwa die großen Verschiedenheiten der Symptomen in den einzelnen Krankheitsfällen und den einzelnen Epidemien deßhalb auf zu existiren, wichtig für die Heilindication zu seyn oder dem Krankheitsfalle oder der Epidemie das Recht und die Bedeutung eines eignen, noch nie so da gewesenen Uebels zu geben, weil der Praktiker sie vor dem Krankenbette nicht achtet, und – um sich in dem, was er gleich beim ersten Anblicke des Kranken (sogenannter praktischer Blick!) von der innern Natur, dem innern Sitze und dem pathologischen Namen der Krankheit zu *wähnen* sich vorgenommen hat, nicht irre machen zu lassen – die verschiednen und mancherlei Klagen und Beschwerden nicht weiter anhören will (er möchte sonst im Schreiben seines Receptes gestört werden!), oder sie, schulgerecht nur für zufällig und nichts bedeutend erklärt? So müßten auch die Boßheiten des Knaben aufhören, verderbliche, moralische Gebrechen zu seyn, weil Mama sie nur als Kleinigkeiten belächelt! – oder die Noth einer

Gemeinde dadurch zu Nichts werden, wenn der Vorgesetzte bei den laut werdenden Klagen sich die Ohren verstopft.

Es entschuldigt sie nicht, daß sie diese eigenmächtige Verstümmelung und Verdrehung der natürlichen Krankheits-Ereignisse zu pathologischen Krankheits-Phantomen aus der guten Absicht begingen, um so für diese Krankheits-Arten für jede eine sichre Hülfe aufzufinden mittelst Durchprobirens der mancherlei vorhandenen Arzneien an ihnen, oder durch Zufall. Gegen Figmente und Phantasie-Gespenster sind reelle Waffen undenkbar!

* * *

Nein! außer jenen gedachten wenigen, aus gleichförmig | sich fortpflanzenden Mi- XLVIII
asmen, oder von immer derselben Schädlichkeit entspringenden Krankheiten, für deren jede daher ein specifisches Heilmittel gefunden werden konnte und gefunden ward, und außer einigen andern, für die dergleichen noch nicht gefunden ward, wie die levantische Beulen-Pest, die amerikanische gelbe Pest, die Menschenpokken, die Masern, das Purpurfriesel u.s.w. und mehrern hie und da endemischen Krankheiten, giebt es nur wenige Krankheiten noch, die sich ihnen hierin nähern, weil sie obgleich aus etwas abweichendem, doch wenigstens ähnlichem Miasm entspringen, wie die Hundswuth, der Keichhusten, Influenza, die Herbstruhr und die aus ziemlich, doch nicht ganz gleichen Schädlichkeiten entstehenden, z. B. die oft mit dem Millarischen Asthma und andern Brustübeln zusammenfließende, sogenannte häutige Bräune, die Knotengicht, die Rachitis, der, mehrern Abweichungen unterworfene, Seescharbock, und so noch wenige andre, welche sich noch allenfalls einen, wiewohl schon ziemlich zweideutigen Eigennamen anmaßen können, da sie sich nicht völlig und immerdar gleichbleiben, daher für sie zwar nicht ein stets gleiches Heilmittel gefunden werden kann, sie aber doch mit einigen wenigen, verschiednen Hülfsmitteln befriedigt werden können, je nach ihrer verschiednen Abweichung.

Diese wenigen Ausnahmen abgerechnet, giebt es keine festständigen Krankheitsarten, die auf gleiche Art in der Natur immer wieder vorkämen, und für welche sicher helfende Mittel in Büchern nahmhaft gemacht werden könnten.

Jene wenigen ausgenommen, sind alle übrigen Erscheinungen menschlichen Uebelbefindens so unendlich mannichfaltig, als die Natur selbst mannichfaltig ist, die sie hervorbringt; sie sind einander so ungleich, so namenlos, als die verschiednen Gestalten der Wolken über uns.

Sie sind theils, jedem einzelnen Kranken nur individuell eigne, Leidensfälle, die keinen Andern genau so wieder betreffen, weil auf die Uebrigen andre Krankheit
erzeugende Schädlichkeiten einwirkten, und immer in verschiedner Zahl, | Quanti- XLIX
tät und Qualität und auch Jeder durch die ihm zustoßenden Schädlichkeiten, seiner eignen Körperbeschaffenheit wegen, anders afficirt ward, – daher die unendliche Verschiedenheit namenloser Leiden im gemeinen Leben; – theils entstehen von Zeit zu Zeit aus einem Zusammenwirken besondrer meteorischer und tellurischer Einflüsse (Ueberschwemmungen, ungewöhnlicher Witterung, Erdbeben u.s.w.) mit zum Theil von Menschen selbst veranlaßten Landplagen (Theuerung, Hungersnoth, unterdrücktes Gewerbe, unbehutsame Austrocknungen der Sümpfe, nationelle Unreinlichkeit, Krieg, Despotiequalen, Religionsverfolgung u.s.w.) sogenannte Epidemien und Seuchen, welche so verschieden von einander sind, als verschieden die sie jedesmal bewirkenden Schädlichkeiten waren, so daß nie ein und dasselbe Nervenfieber, Faulfieber oder Schleimfieber entstehen kann, was schon einmal gerade so da gewesen wäre, sondern immer eine andre und andre namenlose Epidemie entsteht von Zeit zu Zeit aus Zusammenfluß abweichender Erregungsursachen,

und ist dann eigenartig und namenlos; blos, wenn die Seuche nun einmal herrscht, leiden die damit behafteten Kranken an einem und demselben, doch nur an dem eben jetzt herrschenden Uebel gleichartig, und welche Arznei dann dem einen Kranken gewiß hilft, die heilt auch die übrigen.

Es giebt daher, außer den wenigen schon genannten, keine andern, namenfähigen Krankheits-Arten der Pathologie, keine gewisse Wassersucht, Gelbsucht, Harnruhr, Hysterie u.s.w., keinen sich gleichzuachtenden Rheumatism, Magenkrampf, Veitstanz, Pamphigus, Gesichtsschmerz, Seitenstich u.s.w., kein festständiges Katarrhalfieber oder kaltes Fieber (wenn es das Sumpfwechselfieber nicht ist), keine gleichartig wiederkehrende Epidemie von Faul-, Nerven-, Gall-, Schleim- oder Hitzfieber u.s.w. in der Natur, sondern blos *fälschlich* fest bestimmt in dem pathologischen Buche, was die Natur mit Füßen tritt, und die ewi-
L ge Verschiedenheit der einzelnen Krankheitsfälle und die | unendlichen Verschiedenheiten der Epidemien nach allen ihren jedesmaligen Symptomen ignorirt, und sich ein festständiges Cur-Objekt, entgegen dem, was die Natur hervorbringt, erzwingen will, damit das Schwesterbuch, die Therapie, ihre schon für den Namen bereitliegenden, eingeführten Recepte bequemlich und ohne Kopfbrechen anbringen könne.

Was demnach die Materia medica für Nutzangaben und Tugenden einzelner Arzneien in diesen erschlichenen und fingirten Krankheits-Arten aufweisen will, kann selbst auf die mindeste Gewißheit nicht Anspruch machen.

Denn was hat man gegen die erkünstelten pathologischen Krankheits-Arten und Krankheitsnamen mit allen, auch den vielen neu erfundnen Arzneien in den vielen Jahrhunderten Zweckmäßiges ausgerichtet? Welche zuverlässige Hülfs-Norm hat man gefunden? Ist es nicht damit noch gerade so beim Alten, wie vor 2300 Jahren, daß durch alle die verschiednen Arzneien an ihnen zwar mancherlei gewaltsam umgeändert, aber gewöhnlich nur verderbt, am wenigsten zur Genesung gebracht wird? Und war es wohl eine Möglichkeit, daß es sich, selbst in diesem ungeheuern Zeitraume, hiemit ändern, bessern konnte, da das Alte blieb, wie es war, nämlich *fingirte Heil-Objekte und Heilwerkzeuge, deren wahre reine Wirkung man nicht kannte?* Wie konnten aus der Anwendung dieser gegen jene, ächte Hülfswahrheiten entsprießen?

Man werfe nicht ein: „daß doch nicht ganz selten in der Welt manche schwere Krankheit, – auch die der Eine mit diesem, der Andre mit jenem pathologischen Namen belegte – dennoch, entweder durch ein einfaches Mittel in der Hausmittelpraxis, oder von den Aerzten durch ein ihnen glücklich in die Hände gerathenes Medicament oder Recept, wie durch Wunder geheilt worden sei."

Allerdings ist dieß nicht ganz selten geschehen; kein weltkundiger Mann wird
LI dieß leugnen. Daraus ist aber | nichts andres zu schließen, als was wir Alle schon wissen: „daß Arzneien Krankheiten heilen können;" aber es ist aus diesen casibus fortuitis[8] nichts zu lernen; sie stehen einsam in der Geschichte, ganz ohne Nutzen für die Praxis.

Blos dem Elenden, dem diese seltne Schickung zu Theil ward, durch dieses *ungefähre* Mittel schnell und dauerhaft geheilt zu werden, ist Glück zu wünschen. Aus dieser seiner wundervollen Heilung ist aber nicht das mindeste zu lernen, nicht die mindeste Bereicherung für die Heilkunst ist daraus zu gewinnen, da (wenn es nicht eine jener wenigen festständigen Krankheiten war) *dieser sein Krank-*

---

8 „Zufällen".

heitsfall genau so in der Natur nie wieder vorkömmt, noch je wieder vorkommen kann, dieselben Arzneien daher ein gleiches Wunder nicht wieder thun können. Derselbe Zustand trifft sich genau so nie wieder, da diese unzählbaren Krankheitsfälle jeder ein eigenartiges Individuum ist.

Aber eben diese Glücksfälle von ungefähren Heilungen haben, wenn sie Aerzten begegneten, die Materia medica gerade am meisten mit falschen verführerischen Angaben von Heilwirkungen einzelner Arzneien ab usu in morbis angefüllt.

Denn da der gewöhnliche Arzt den Krankheitsfall fast nie ganz genau beschreibt, und wenn er ihn auch beschrieben hätte, selbst die umständlichste Beschreibung desselben nach allen Symptomen für nichts Brauchbares hält, wenn er ihm nicht einen pathologischen Namen (benamtes Krankheits-Trugbild) zueignen soll, so unterläßt er dann auch nicht, seinem ihm begegneten Glücksfalle einen jener pathologischen Trugnamen beizulegen, der folglich sammt dem Recepte oder dem Einzelmittel, welchem er im gemischten Recepte die Heilung allein zuschreibt, unter dem Anscheine eines Wahrheits-Fundes, den geraden Weg in die Materia medica findet, die zu ihren Nutzangaben ohnehin nichts andres als pathologische Krankheits-Namen brauchen kann.

Wer dann in der Folge Lust und Belieben hat, einen | ihm vorkommenden Krank- LII
heitsfall für dieselbe pathologische Krankheits-Art anzusehen (die Schule lehrt ihn so! wer hindert ihn also daran?), der macht sogleich von diesem köstlichen Specificum Gebrauch, auf das Wort des ersten Versicherers hin, oder nach der Materia medica. Er hat aber unter demselben pathologischen Trugnamen in der That einen, im Umfange seiner Symptomen sehr verschiednen, Krankheitsfall vor sich, und da erfolgt dann, was erfolgen muß, es hilft nicht; es schadet, wie natürlich.

Dieß ist die unreine, dieß die unselige Quelle aller Angaben von Heiltugenden der Arzneien ab usu in morbis in der gewöhnlichen Materia medica, die dann jeden Nachahmer auf den Fehlweg führen.

Hätten die sogenannten Beobachter – was sie fast nie thaten, – diese ihre durch Ungefähr geglückten Heilungen blos mittelst genauer Zeichnung des Krankheitsfalles nach allen Symptomen, und mittelst Angabe des gebrauchten Mittels der Welt bekannt gemacht, so hätten sie doch Wahrheit geschrieben, und die Materia medica hätte (da sie keinen pathologischen Namen bei ihnen fand) keine Lüge daraus ziehen können. Sie hätten, sage ich, Wahrheit geschrieben, die aber doch nur den einzigen Nutzen gehabt haben würde, jeden künftigen Arzt den genauen Krankheitsfall zu lehren, außer welchem das Mittel nicht angewandt werden dürfe, wenn es passen und helfen solle; da dann jede falsche, also unglückliche Nachahmung hätte unterbleiben können. Aus einer solchen blos genauen Beschreibung würde es offenbar geworden sein allen Nachfolgern, daß derselbe, genau derselbe Krankheitsfall sich nie wieder in der Natur ereignet, folglich nie wieder durch dasselbe Mittel wie durch Wunder geheilt werden könne.

So würden alle die vielen hundert trügerischen Angaben von Heilwirkungen einzelner Arzneien in der gewöhnlichen Materia medica unterblieben sein, deren Treue und Glauben bisher darin bestand und noch besteht, |
daß sie die von den Schriftstellern rein fingirten allgemein- LIII
therapeutischen Arznei-Tugenden treulich nachbetete, so wie die speciell-therapeutischen Angaben derselben ab usu in morbis als baare Münze aus den Glücksfällen von Heilungen aufnahm, nämlich den vom sogenannten Beobachter seinem Krankheitsfalle untergeschobenen, pathologischen Krankheitsart-Namen, der Einzelarznei, als heil-

wirkender Potenz, beigesellte, welcher der Arzt unter allen dabei gebrauchten Mitteln in den gemischten Recepten den Heilerfolg vorzüglich, ja einzig, zugetrauet und beigemessen hatte.

So trübe und unrein sind die Quellen der gemeinen Materia medica! und so nichtig ist ihr Inhalt!

Welche Heilkunst mit so sehr gemiskannten Arzneien!

* * *

Wenn aber aus dem Unstande, daß für jene wenigen festständigen Krankheiten festständige Heilmittel, obschon*

* Da es bisher an einem kunstgemäßen Auffindungswege der Heilmittel fehlte. Auf solchem (homöopathischem) Wege, d.i. nach dem Inbegriffe der Symptomen des ehemals in Europa als ansteckende Seuche von Zeit zu Zeit herrschenden, glatten Scharlachfiebers, mit rothlaufartiger Hellröthe (welches seit 1800 von dem aus der Gegend der Niederlande her in unsre Länder eingebrochenen Purpurfriesel – rothem Hund? – fast gänzlich verdrängt worden, und von den, jenes nicht kennenden Aerzten fälschlich mit dem Namen „Scharlachfieber" verwechselt worden ist) fand ich das specifische Heil- und Vorbauungsmittel jenes ächten, glatten Scharlachfiebers in den kleinsten Gaben der Belladonna, welche ein sehr ähnliches Fieber, mit sehr ähnlicher, krebsrother Hautröthe eigenthümlich selbst zu erzeugen fähig ist.

nur durch Zufall gefunden werden konnten, der offenbare Beweiß hervorgehet, daß auch für alle feststandige Uebel überhaupt feststandige Heilmittel
LIV möglich sind, | – an den übrigen Krankheiten aber blos die einzelnen, jedesmaligen Krankheitsfälle feststandige Heilobjekte sind; so folgt, daß blos gegen diese, d. i. blos gegen jeden einzelnen Krankheitsfall, nach dem Ingegriff aller seiner auffindbaren Symptomen, ein genau passendes (specifisches) Heilmittel gefunden werden könne.

Die verbesserte (homöopathische) Heilkunst geht nicht jenen uralten, träumerischen Irrweg, sondern den naturgemäßen Weg. Sie wendet die Arzneien nicht eher gegen das Uebelbefinden des Menschen an, als bis sie ihre reinen Wirkungen, nämlich das, was jene im Befinden des gesunden Menschen ändern kann, erst in Erfahrung gebracht hat – reine Arzneimittellehre.

Hiedurch erst wird das Vermögen derselben auf das menschliche Befinden kund, hiedurch erst offenbaret sich von selbst ihre wahre Bedeutung, das eigenthümliche Wirkungsbestreben jeder einzelnen Arznei hell und klar, ohne allen Trug, ohne alle Täuschung oder Vermuthung und in den von ihnen erfahrnen Symptomen liegen schon alle Heil-Elemente derselben offen da, liegt schon alle Beziehung auf alle die Krankheitsfälle, die sie passend (specifisch) heilen kann.

Die Krankheitsfälle werden nach dieser verbesserten Heil-Lehre, wie sie auch in ihrer unendlichen Verschiedenheit wirklich sind, jedesmal als neu und nie vorgekommen, das ist, genau dafür, was sie in der Wirklichkeit sind, angesehen und mit allen Sinnen nach ihrer Gestalt, das ist, nach den an ihnen bemerkbaren Symptomen, Zufällen und Befindensveränderungen aufgezeichnet, um nun aus den nach ihren Wirkungen auf die ungetrübte Gesundheit vorher ausgeforschten Arzneien diejenige als Heilmittel auszuwählen, welche die dem Krankheitsfalle ähnlichsten Symptomen, Zufälle und Befindensveränderungen eigenthümlich selbst erregen, folglich ihn – wie alle Erfahrung ohne Ausnahme lehrt – in sehr kleiner Gabe specifisch gewiß, schnell und dauerhaft heilen kann.

LV Eine solche Lehre der reinen Wirkungen der Arzneien | verspricht keine täuschende, lügenhafte Hülfe für Krankheits-Namen, erdichtet keine allgemein-therapeutischen Arznei-Tugenden, enthält aber stillschweigend die Heil-Elemente für die genau erkannten (nach allen ihren Symptomen ausgeforschten) Krankheitsfälle, und wird so dem, welcher für diese jene nach der passendsten Aehnlichkeit zu wählen sich die Mühe nimmt, zur reinen unerschöpflichen Quelle Menschen errettender Hülfsleistungen.

Leipzig, im April 1817.

Eine Erinnerung*

Wie war es möglich, so thöricht zu sein, bei der Unendlichkeit von Krankheitser- [3]
scheinungen und Krankheitsfällen, welche die Natur immerdar verschieden und höchst abweichend hervorbringt, nur einige wenige Krankheitsformen auf dem Papiere (Pathologie nennen sie's) festzusetzen, die alle in dem Krankenbette anzutreffenden vorstellen sollen, – wenn es nicht aus der zum Theil bedauernswerthen, zum Theil verzeihlichen Absicht geschah, bei jener in die Augen fallenden Unendlichkeit stets abweichender Krankheitsfälle in der Wirklichkeit und bei der offenbaren Unmöglichkeit, mit der dürftigen, gemeinen Arzneikunst jeden Fall einzeln in seiner Eigenheit hülfreich behandeln zu können, wenigstens etwas thun zu wollen, dadurch, daß man aus dieser Unermeßlichkeit stets abweichender Krankheitserzeugungen in der Natur sich bemühte, einige Uebelseins-Zustände, wovon sich ein oder das andere auffallende Symptom öfterer in Aehnlichkeit antreffen läßt, auszuheben, sie mit allgemeinen, oft bei Krankheiten vorkommenden Symptomen auszustatten, und die so erkünstelten Formen für ständige, sich gleichbleibende, abgeschlossene Krankheiten, für den Inbegriff der ganzen Krankheitswelt, für die Pathologie auszugeben, um doch wenigstens für diese Gebilde einzelne Curpläne festsetzen zu können, die man dann als Therapie zusammenstellte. |

So machte man aus der Noth eine Tugend, bedachte aber nicht, was aus dieser 4
Unnatur für Unheil entstehen müsse; bedachte nicht, daß diese der Natur Gewalt anthuende Willkürlichkeit durch tausendjährige Fortführung verjährt, endlich für ein symbolisches, unverbesserliches Werk*

* Nur Schade, daß dieser süße Traum verschwindet, wenn man die vielerlei Pathologieen mit ihren abgeänderten Namen und abweichenden Krankheitsbeschreibungen, wenn man die 150 Fieberdefinitionen und die so sehr verschiednen Curarten in den mancherlei Therapieen ansiehet, die alle gleichen Anspruch auf Untrüglichkeit machen. Wer hat nun unter diesen allen Recht? Merkt man da nicht die Naturwidrigkeit, Unächtheit und Apokryphie aller?

gehalten werden würde.

Wer dann als Arzt gerufen in dem Falle war, am Krankenbette, wie die Kunst forderte, zu überlegen, an welcher namentlichen Krankheit der Pathologie sein Kranker leide, mußte bei mehrern Symptomen, die die Pathologie unter dieser Form angegeben, weil sie bei seinem Kranken sich nicht fanden, doch annehmen, daß sie nur zufällig hier nicht vorhanden wären, und wohl da sein könnten, wenn sie auch nicht da wären, – die übrigen, oft sehr zahlreichen und wichtigen Beschwerden und Zufälle aber, woran der Kranke wirklich litt, die aber in der Definition dieses Krankheitsnamens im pathologischen Buche nicht zu finden waren,

---

* In: Reine Arzneimittellehre. 4. Th., Dresden 1818, S. 3–17. – S. auch: ebenda, 2. Aufl. (1825), S. 3–20. Auch in: Lutze (1865), S. 300–309.

mußte er, so befahl's die Kunst, für unwesentlich, für zufällig, für unbedeutend, gleichsam für wilde, unartige Ausschößlinge (Symptomen von Symptomen) annehmen, die nicht zu berücksichtigen wären.

Nur durch solches, unerhört eigenmächtiges Anflicken an den wirklichen Krankheitszustand und eben so eigenmächtiges Wegschneiden davon, gelang es der schulgerechten Willkür, aus Allem Alles zu machen, und Krankheiten aus der Pathologie dem Kranken anzudemonstriren, woran die Natur bei seiner Erkrankung nie gedacht hatte.

„Was kümmert uns," sprechen die Arzneilehrer und ihre Bücher, „was kümmert
5 uns die Anwesenheit der man- | cherlei sonst noch an dem Krankheitsfalle zu findenden, verschiednen Symptomen, oder die Abwesenheit der etwa fehlenden? Solche empirische Kleinigkeiten darf der Arzt nicht achten; sein praktischer Blick, das Eindringen seines geistigen Auges*

* Welcher, nicht in Verklärung (clairvoyance) manipulirte, ehrliche Mann könnte sich wohl rühmen, ein geistiges Auge zu besitzen, das durch Fleisch und Bein hindurchdränge in das, nur dem Menschenschöpfer selbst verständliche, innere Wesen der Dinge, wofür der Sterbliche keinen Begriff, keine Sprache haben würde, wenn sie ihm auch dargelegt werden könnten? Erreicht ein solches Vorgeben nicht den Gipfel prahlerischer Charlatanerie und lügenhaften Blendwerks?

in die innere Natur des Uebels, entscheidet gleich bei der ersten Ansicht des Kranken, was ihm fehle, mit welcher pathologischen Krankheitsform der Arzt es zu thun, und mit welchem Namen er es also zu belegen habe, und seine Therapie sagt ihm, was für Recepte dagegen zu verschreiben sind."

So wurden die aus dem Menschenwerke, Pathologie genannt, auf den Kranken lege artis übergetragenen und ihm angedichteten Krankheits-Trugbilder fertig, die es dem Arzte so leicht machten, stehenden Fußes aus seinem Gedächtnisse ein Paar Recepte hervorzurufen, die die klinische Therapie (das Recepttaschenbuch) für diesen Namen schon zusammengesetzt vorräthig hält.

Aber wie konnten diese Recepte für die Krankheitsnamen entstehen? Welche göttliche Offenbarung gab sie so unmittelbar ein?

Lieber! Es sind theils Formeln von einem vornehmen Praktiker bei einem Krankheitsfalle, dem auch er eigenmächtig diesen Namen aus der Pathologie zugeschrieben hatte, aus mancherlei, ihm *dem Namen nach wohl bekannten*, Ingredienzen in seinem Kopfe zusammengewürfelt, und mit derjenigen wichtigen Kunst, die man Receptirkunst (artem formulas concinnandi recteque concipiendi[1])
6 nennt, in eine elegante Form gebracht, wodurch we- | nigstens den Forderungen der chemischen Schicklichkeit und der pharmaceutischen Observanz, wenn auch nicht dem Wohle des Kranken, Genüge geleistet ward; – ein oder mehrere Recepte dieser Art für den benannten Fall, wobei der Kranke wenigstens nicht starb, sondern sich, seiner guten Natur und dem Himmel sei Dank! nach und nach wieder erholte. Theils sind es Formeln, die auf Verlangen eines Verlegers, welcher wußte, wie herrlich Recepttaschenbücher im Buchhandel abgehen, von einer in seinem Solde stehenden, gutwilligen Seele, die in arte formulas concinnandi[2] taktfest geübt war, oben in einem Dachstübchen rein weg fabricirt wurden, nach Anleitung der Tugenden, welche die materiae medicae, lügenhaften Andenkens, den einzelnen Arzneisubstanzen freigebig zugetheilt haben.

Fand er jedoch die Krankheit bei seinem Patienten einer pathologischen Krankheitsform allzuwenig entsprechend, als daß er ihr einen solchen bestimmten Na-

---

1 „Die Kunst, Rezepte (wörtlich: Vorschriften) kunstgerecht zusammenzufügen und richtig zu planen".
2 „In der Kunst, Rezepte kunstgerecht zusammenzufügen".

men hätte beilegen können, so stand es ihm frei, nach seinen Büchern, dem Uebel einen fernern und verborgnen Ursprung zu ertheilen, um hierauf (auf diese Erdichtung hin) eine Cur einzurichten. Da ward, wenn der Kranke vor Zeiten einmal Kreuz- oder Rückenschmerzen (gleich viel, welche?) gehabt hatte, die Krankheit frischweg für versteckte oder da oder dorthin getretene Hämorrhoiden, – wenn er einen gespannten Unterleib, schleimige Exkremente, mit Heißhunger abwechselnde Appetitlosigkeit, auch wohl nur Jücken in der Nase gehabt hatte, für eine Wurm-Krankheit, oder wenn er zuweilen Schmerzen (gleichviel, welche?) in den Gliedmaßen hatte, sein Uebel für versteckte, auch wohl unreife Gicht ausgegeben, und so auf die angebliche innere Krankheitsursache los curirt. Fanden sich Anfälle von Schmerzen im Unterleibe, so mußten Krämpfe daran schuld sein; stieg das Blut oft nach dem Gesichte, oder blutete die Nase, so war der Kranke entschieden allzu vollblütig; magerte der Kranke bei den Curen, wie natürlich, sehr ab, so mußte gegen Auszehrung gearbeitet werden; war er dabei empfindlich von Ge- | müthe, 7
so war Nervenschwäche zu bekämpfen; litt er an Husten, so war versteckter Katarrh, auch wohl ein Ansatz zur Lungensucht im Hinterhalte; der Kranke müßte denn in der rechten Bauchseite zuweilen Schmerzen empfinden, oder auch nur im rechten Schulterblatte; da würde ohne Zweifel eine heimliche Leberentzündung, oder verborgene Verhärtung derselben angenommen werden müssen. Einem alten Hautausschlage oder einem Schenkelgeschwür mußte, um eine Cur drauf zu richten, theils eine Flechtenschärfe, theils ein Skrophelgift angedichtet werden, so wie einem langwierigen Gesichtsschmerze billigermaßen ein Krebsgift. Hatte man aber bald diesen, bald jenen, durch Vermuthung gebornen, innern Krankheitszustand nach den klinischen Büchern vergeblich durchcurirt, dann blieb, wenn auch die *unbestimmter Weise für alles helfen sollenden* mineralischen Bäder mit Schaden bereiset worden waren, nichts übrig, als die von dem weiland hochberühmten *Kämpf* ersonnenen Infarkten des Unterleibes und seine Verstopfungen in den feinsten Gefäßen dieses Theils anzunehmen, und mit seinen widersinnig gemischten Kräuterbrühen, zu Hunderten in die dicken Gedärme eingespritzt, auf *Kämpfs* Seele hin, so weit zu quälen, bis er genug habe.

Da konnte es freilich, bei so leicht zu erträumenden Vermuthungen, dem Himmel sei Dank, nie an Curplänen fehlen, womit sich die Leidenstage des Kranken ausfüllen ließen; (denn Recepte giebt es ja die Fülle für alle Krankheitsnamen,) so weit sein Beutel, seine Geduld, oder seine Lebensdauer zureichen wollten.

„Doch, nein! wir können noch gelehrter und scharfsinniger zu Werke gehen, und die Uebel, wovon das Menschenkind befallen wird, in der Tiefe und Verborgenheit abstrakter Lebensansichten aufsuchen und konjekturiren, ob hier die Arteriellität, die Venosität, oder die Nervosität, ob die Sensibilität, die Irritabilität oder die Reproduktion an dem *Mehr* oder *Weniger* leide (denn die *qualitativen* unendlichen Verschiedenheiten, an denen diese drei | Aeußerungen des Lebens leiden 8
können und mögen, berühren wir geflissentlich nicht, um uns der Last des Erdenkens und Vermuthens nicht noch mehr auf den Hals zu laden); wir rathen blos, ob diese drei (Lebensflächen) Dimensionen entweder deprimirt oder zu hoch gespannt seien. Leidet die erste, zweite oder dritte Dimension, nach unserm Bedünken, an einer der beiden Arten des *Zu hoch* oder *Zu niedrig*, so können wir dagegen dreist manövriren, nach dem Schema der neuen chemiatrischen Sekte, die sich aussann, daß nur Stickstoff, Wasserstoff und Kohlenstoff die Seelen der Arzneien, d. i. das einzig Wirksame und Heilbringende in ihnen seien; daß ferner Kohlenstoff, Stickstoff und Wasserstoff die Irritabilität, die Sensibilität und das reproduktive System, folglich (wenn die Prämissen richtig sind) das ganze Leben nach Gefallen regieren und auf- und niederschrauben (potenziren und depotenziren),

folglich alle Krankheiten heilen könnten, – Schade nur, daß sie noch uneins sind, ob die äußern Einflüsse durch ihre *Gleichheit* oder ihrem *Gegensatz* mit den Stoffen des Organisms wirken!"

Damit aber auch die Arzneien diese Stoffe, die sie, so viel man sich erinnern kann, bisher nicht besaßen, nun auch wirklich bekämen, so wurden sie ihnen sämmtlich am Schreibepulte in den Feierabendstunden förmlich zugetheilt, und in einer eigens dazu erschaffenen Materia medica decretirt, was jene Arzneisubstanz an Kohlenstoff, Stickstoff und Wasserstoff von nun an enthalten solle.

Läßt sich wohl die ärztliche Willkür weiter treiben oder mit Menschenleben frevelhafter spielen?

Aber wie lange soll dieß unverantwortliche Spiel mit Menschenleben noch dauern?

Soll etwa nach 2300jähriger Dauer dieses verbrecherischen Verfahrens, auch jetzt noch nicht, wo doch die ganze Menschheit auf dem Erdboden zu erwachen scheint, um mächtig nach ihren Rechten zu greifen, auch jetzt noch nicht der Tag der Erlösung
9 für die leidende Menschheit anbrechen, | die von Krankheiten gequält, noch dazu mit vernunftlos gegen Krankheitstrugbilder gerichteten Arzneien ohne Zahl und Maaß gemartert wurden nach der verwilderten Phantasie auf ihre uralte Zunft stolzer Aerzte?

Soll das schädliche Gaukelspiel des Cur-Schlendrians auch jetzt noch fortdauern?

Sollen die Bitten des Kranken, die Erzählung seiner Leiden anzuhören, ohne ein Menschenherz zweckmäßig auf sich aufmerksam zu machen, ungehört von Menschenbrüdern, in der Luft verhallen?

Oder sollten die so auffallend verschiednen Klagen und Beschwerden jedes einzelnen Kranken etwas anders als seine eigenthümliche Krankheit bedeuten? Worauf sonst sollte diese deutliche Sprache der Natur, die in so sehr abweichenden Zufällen des Kranken in angemessenen Ausdrücken laut wird, worauf sonst sollte sie hindeuten, als dem theilnehmend aufmerksamen Arzte den Leidenszustand so kenntlich als möglich zu schildern, um ihm so, selbst die feinsten Abweichungen dieses Krankheitsfalles, von jedem andern vernehmlich unterscheiden zu lassen?

Sollte die allgütige, auf unsre Erhaltung so allmächtig hinstrebende Natur durch ihre höchst weise, einfache und wunderbare Veranstaltung, den Kranken in den Stand zu setzen, seine so mannichfach abgeänderten Gefühle und Thätigkeiten dem Beobachter durch Worte und Zeichen an den Tag zu legen, ihn so ganz vergeblich und zwecklos hiezu befähigt haben und nicht zur klaren Bezeichnung seines Leidenzustandes, der einzig möglichen, die sich denken läßt, wenn der Krankheitserkenner nicht irren sollte? Die Krankheit als Eigenschaft kann ja nicht selbst reden, sich nicht selbst erzählen; der daran leidende Kranke allein kann seine Krankheit aussprechen durch die mancherlei Zeichen seines Uebelbefindens, die Beschwerden, die er fühlt, die Zufälle, die er klagen kann, und das Veränderte, was an ihm durch die Sinne wahrzunehmen ist. Und dieß alles will die Afterweisheit der ge-
10 meinen Aerzte kaum des Anhörens werth ach- | ten, es, selbst angehört, für unbedeutend, für empirisch und von der Natur als sehr ungelehrt ausgedrückt, ihren pathologischen Büchern nicht angemessen und deßhalb in ihren Kram nicht taugend ausgeben, dafür aber ein Figment ihres Schul-Aberwitzes als Bild vom innern (nie erforschlichen) Zustande der Krankheit erdichten, dieß lügenhafte pathologische Trugbild an die Stelle des treu und wahr durch die Natur gezeichneten, individuellen[2] Zustandes des jedesmaligen Krankheitsfalles, in ihrem Irrsinne, setzen, und gegen dieß (durch den sogenannten praktischen Blick) erhaschte Traumbild der Phantasie die arzneilichen Waffen richten?

2 Im Original heißt es „idividuellen".

Und welche Waffen? In großen Gaben Arzneien, das ist, wohl zu merken, kraftvolle Substanzen, die, wo sie nicht helfen können, dem Kranken schaden müssen und wirklich schaden, da die eigne und einzige Natur aller Arzneien in der Welt in ihrer Fähigkeit besteht, mit dem lebenden, empfindlichen Körper in Berührung gebracht (eingenommen), ihn krankhaft umzustimmen, jede auf eine besondere Art, sie den Kranken folglich noch kränker machen müssen, wenn sie nicht auf das sorgfältigste, mit ihrer Eigenschaft auf den jedesmaligen Krankheitszustand passendst, zur gewissen Hülfe gewählt worden sind. Die an sich schädlichen, oft sehr schädlichen, nach ihrer eigenthümlichen, wahren Wirkung ungekannten Substanzen sollen ebenfalls nach wilder Einbildung blindhin ergriffen, oder nach Geheiß des Lügenbuchs, Materia medica genannt, das ist misgekannt und nach ihrer wahren, eigenthümlichen Wirkung ungekannt, wie aus dem Glücks- oder Unglücksrade gezogen, untereinander gemischt werden (wenn man das Gemisch nicht schon fertig aus dem Recepttaschenbuche abschrieb), um den schon an sich leidenden Kranken mit diesem barbarischen Mischmasche voll ekelhaften Geruchs und Geschmacks (alle Stunden einen Eßlöffel voll!) noch ärger zu martern. Zu seinem Heile? O Gott! nein, zu seinem Nachtheile. Ein so in allen Stücken höchst Natur- und Wahrheitwidriges Verfahren muß sicht- | bare Verschlimmerung seines Zustandes allge- 11
wöhnlich hervorbringen, Verschlimmerung, die dem unwissenden Kranken für Bösartigkeit der Krankheit ausgelegt wird. Armer, Unglücklicher! was sollen die nach regelloser Willkür zusammen gerafften, wie aus der Luft gegriffenen, am unpassenden Orte so kräftig schädlichen Substanzen anders thun, als Böses schlimmer machen?

Und in diesem menschenverderblichen Unsinne wollte man fortfahren, der zur deutlichen Kunde gekommenen, laut erschollenen Wahrheit zum Trotze fortfahren, weil's bisher seit undenklichen Zeiten so eingeführt sei, die leidenden Menschen auf diese unverständige Weise für ihr baares Geld methodice zu quälen, zu ihrem Schaden?

Welches Menschenherz, was auch nur noch den kleinsten Funken von Gotteswarnung im Busen fühlt, möchte vor diesem Greuel nicht erbeben?

Vergebens, vergebens suchst du die laut werdende, fürchterliche Stimme des unbestechlichen Richters im Gewissen, das heilige Gottesgericht in deiner linken Brust durch die erbärmliche Ausflucht, daß es die Uebrigen auch so machen, zu beschwichtigen und durch atheistischen Scherz, wilde Lüste und Vernunft benebelnde Becher voll geistiger Getränke zu übertäuben! Der Heilige, der Allmächtige lebt, und mit ihm seine ewig unveränderliche Gerechtigkeit!

* * *

Da die innern Vorgänge und Verrichtungen im lebenden menschlichen Organism nicht angeschaut, und so lange wir nur Menschen und nicht Gott selbst sind, von uns weder im gesunden, noch im kranken Zustande innig und wahr erkannt werden können, und eben deßhalb jeder Schluß vom Aeußern aufs Innere trüglich und falsch ist, die Krankheits-Erkenntniß auch weder ein metaphysisches Problem sein kann, noch in der Phantasie erträumt werden darf, sondern reine Erfahrungssache der Sinnen ist, indem die Krankheit | als Erscheinung blos durch 12
Beobachtung wahrgenommen werden kann, so sieht jeder Unbefangene leicht, daß, da die sorgfältige Beobachtung jeden Krankheitsfall in der Natur*

* Die Krankheiten, die von festständigem Miasm oder stets gleicher Ursache erzeugt werden, ausgenommen.

verschieden findet, kein aus der menschlichen Pathologie, die die Krankheiten als sich gleichbleibend erdichtet, entlehnter Namen den in der Wirklichkeit so abweichenden Krankheitszuständen angeheftet werden darf, und daß es überhaupt fast keine hypothetische Vorstellung geben kann, die wir uns von irgend einer Krankheit machen möchten, welche nicht eingebildet, trüglich und unwahr wäre.

Die Krankheiten sind nichts andres, als Aenderungen des gesunden, regelmäßigen Befindens, und da diese Aenderung blos in Entstehung von mancherlei Zufällen, krankhaften Beschwerden und durch die Sinne wahrnehmbaren Abweichungen vom vorigen gesunden Zustande besteht, indem nach Hinwegräumung aller dieser Zufälle und Beschwerden nichts als Gesundheit übrig bleiben kann, so kann es auch für den Arzt keine andre wahre Ansicht der Krankheiten, um das Cur-Object und was an ihnen zu heilen sei, ausfindig zu machen, geben, als die sinnliche Wahrnehmung der am Kranken zu bemerkenden Befindens-Veränderungen.

Der redliche Arzt also, dessen Gewissen sich scheut, sich von dem zu heilenden Uebel ein Trugbild, leichtsinnigen Blicks, zu erdichten, oder es bequem für eine in der Pathologie schon bereitstehende Form auszugeben, dem es mit einem Worte wirklich Ernst ist, die gegenwärtige Krankheit in ihrer wahren Eigenthümlichkeit zu erspähen, um seinen Kranken mit Gewißheit herstellen zu können, wird ihn genau mit allen Sinnen beobachten, sich alle seine Leiden und Zufälle vom Kranken selbst und den Angehörigen vollständig erzählen lassen und es schriftlich verzeichnen, ohne etwas dazu noch davon zu thun; dann hat er ein treues, ächtes Bild von der Krankheit, und
13 mit demselben eine genaue Kenntniß alles dessen, was an ihr zu Heilendes und | Hinwegzunehmendes ist; er hat eine wahre Kenntniß von seiner Krankheit.

Da nun Krankheiten nichts als Aenderungen des gesunden, regelmäßigen Befindens sein können, und jede Umänderung eines gesunden Menschen-Befindens Krankheit ist; so kann auch Heilung nichts anderes als Umänderung des regelwidrigen Befindens zum regelmäßigen und gesunden sein.

Wenn also, wie Niemand leugnen kann, Arzneien die Mittel zur Heilung der Krankheiten sind, so werden sie auch die Kraft haben müssen, das Befinden des Menschen umzuändern.

Indem es nun keine Umänderung des gesunden Befindens geben kann, als die, daß der Gesunde krank werde, so müssen auch die Arzneien, weil sie die Kraft zu heilen, folglich das Befinden des Menschen, also auch des gesunden Menschen, umzuändern besitzen, bei ihrer Einwirkung auf den Gesunden, mancherlei Zufälle, krankhafte Beschwerden und Abweichungen vom gesunden Zustande hervorbringen.

Vorausgesetzt nun, was gleichfalls niemand leugnen kann, daß beim Heilen das Hauptgeschäft des Arztes im Vorauserkennen derjenigen Arznei besteht, welche mit möglichster Gewißheit die Heilung erwarten läßt, so muß er, da Heilung durch Arzneien blos durch Befindensveränderung erfolgt, hauptsächlich vorauswissen, was die einzelnen Arzneien im Befinden des Menschen ändern können, ehe er eine derselben zum Eingeben wählt, wenn er sich nicht einer verbrecherischen Unbesonnenheit, und eines unverzeihlichen Angriffs auf Menschenleben schuldig machen will; – denn wenn jede kräftige Arznei schon Gesunde krank macht, so muß ungekannt gewählte, folglich unpassende, Arznei den Kranken nothwendig kränker machen, als er war.

Das eifrigste Streben eines der Hülfe in Krankheiten sich Widmenden (eines Arztes) muß daher vor allen Dingen auf die Vorkenntniß derjenigen Eigenschaften und Wirkungen der Arzneien gerichtet sein, mittels deren er die Heilung oder Besse-
14 rung der einzelnen Krankheitsfälle mit möglichster | Gewißheit vollführen könne, das ist, er muß, ehe er das Arztgeschäft beginnt, sich vorher genau unterrichtet haben, welche besondre Befindensveränderungen im Menschen die einzelnen Arz-

neien bewirken, um in jedem Krankheitsfalle die zur Heilung angemessenste Befindens-Veränderung erzeugende Arznei auswählen zu können.

Nun ist es unmöglich, daß auf irgend eine Weise in der Welt die Menschenbefindens-Veränderungen, welche Arzneien zeigen könnten, reiner, gewisser und vollständiger erkannt und wahrgenommen werden könnten, als bei Einwirkung der Arzneien auf gesunde Menschen; ja es läßt sich nicht einmal ein Weg denken, auf welchem es, außer diesem, möglich wäre, auch nur etwas weniges Deutliches von den wahren Veränderungen in Erfahrung zu bringen, die sie im Befinden des Menschen erzeugen möchten. Denn was sie auf chemische Gegenwirkungsmittel äußern, legt blos chemische Eigenschaften, ohne Bedeutung für den lebenden Organism der Menschen, an den Tag. Was sie Thieren eingegeben, in diesen für Veränderungen erregen, lehrt blos, was sie in diesen, jedes besondrer Natur gemäß, zu verändern vermögen, nicht aber, was sie auf den ganz verschieden organisirten, und mit einem sehr abweichenden Geistes- und Empfindungsvermögen ausgestatteten Menschen wirken würden. Selbst in Menschenkrankheiten eingegeben, um hier etwa ihre Wirkungen zu erfahren, können die Symptomen, die die Arzneien da eigenthümlich und allein hervorbrächten, nie deutlich in dem Gewühle der schon vorhandnen Krankheitssymptome erkannt, nie rein ausgeschieden werden, so daß man erführe, welche von den entstandnen Veränderungen der Arznei, oder welche der Krankheit zuzuschreiben wären. Daher kein Wort von der Erkenntniß der wahren, reinen Wirkungen der einzelnen Arzneien aus der gewöhnlichen Materia medica, die ihre Fabeln von den Tugenden der Droguen aus dem verwirrten Gebrauche *gemischter* Arzneien in unkenntlichen, mit pathologischen Namen gezierten, Krankheiten zusammenraffte. |

Blos der einfache Naturweg bleibt uns übrig, um deutlich, rein und mit Gewiß- **15**
heit die Kräfte der Arzneien auf den Menschen, das ist, die Veränderungen zu erfahren, die sie in seinem Befinden hervorbringen, – der einzig ächte und einfache Naturweg: daß wir die Arzneien gesunden Menschen eingeben, welche aufmerksam genug sind, an sich wahrzunehmen, was jede einzelne Arznei besonderes Krankhaftes und Verändertes an und in ihnen hervorbringe, und daß wir diese davon entstandnen Beschwerden, Symptomen und Abänderungen ihres Körper- und Geisteszustandes sorgfältig aufzeichnen, als die von dieser Arznei eigenthümlich fortan zu erwartenden Menschenbefindens-Veränderungen, indem während der Wirkungsdauer einer Arznei (wenn große Gemüthsstörungen und andre schädliche Einwirkungen von außen unterbleiben) keine Beschwerde in einem Gesunden entstehen kann, die nicht von der Arznei herrührte, da blos sie zu dieser Zeit sein Befinden beherrscht.

Von möglichst vielen, einzelnen Arzneien muß der Arzt die möglich vollständigste Kenntniß der durch sie an gesunden Körpern rein hervorgebrachten Befindens-Veränderungen vor sich haben, ehe er es wagt, das wichtigste aller Geschäfte zu unternehmen, einem Kranken, einem, unsre heiligste Helferpflicht in Anspruch nehmenden, unser ganzes Mitleid und allen unsern Eifer zu seiner Rettung auffordernden, leidenden Menschenbruder für seine Krankheit Arzneien einzugeben, Arzneien, diese, am unpassenden Orte verordnet so schädlichen, nicht selten Leben in Gefahr setzenden, fürchterlichen Substanzen.

Einzig so verfährt der redliche Arzt in der bedenklichsten Gewissenssache, die es nur geben kann, in Erwerbung der Kenntniß der reinen Wirkungen der Arzneien und in Ausspähung des ihm zum Heilen übertragenen Krankheitsfalles nach dem deutlichen Fingerzeige und den lauten Forderungen der Natur, und verfährt auf diesem Wege einzig naturgemäß und gewissenhaft; gesetzt, er wüßte
auch noch nicht, welche durch Arzneien im Gesunden künstlich erreg- | ten **16**

krankhaften Symptomen die Natur zur Tilgung gegebner Symptomen in natürlichen Krankheiten bestimmt habe.

Diese Aufgabe kann ihm wiederum weder speculative, apriorische Ergrübelung, noch Träumerei der Phantasie – nein! auch diese kann ihm blos Versuch, Beobachtung und Erfahrung lösen.

Da zeigt nun nicht etwa eine einzelne Erfahrung, nein, *alle* sorgfältig angestellte Versuche, Beobachtungen lehren es bis zur Ueberzeugung (jeden Vernünftigen, der sich überzeugen *will*), daß bloß diejenige unter den so auf ihre reinen Wirkungen ausgeprüften Arzneien einen gegebnen Krankheitsfall schnell, leicht und dauerhaft in Gesundheit verwandelt, welche in gesunden Menschen *ähnliche* Krankheitszustände selbst und eigenthümlich erzeugen kann, *ja, daß eine solche ihn nie ungeheilt läßt*. An die Stelle der natürlichen Krankheit tritt im Organism die künstliche, etwas stärkere Arzneikrankheit, welche, nun allein das Leben beschäftigend, wegen der Kleinheit der Gabe schnell wieder in ihrer Wirkungsdauer verlöscht, und den Körper ohne Krankheit, das ist, gesund und (homöopathisch) geheilt zurückläßt.

Zeigt uns dann die wohlthätige Natur in der homöopathischen Heilkunst den einzig sichern und untrüglichen Weg, auf welchem wir die Gesammtheit der Zufälle eines Kranken, das ist, seinen ganzen Leidenszustand von Grund aus leicht und dauerhaft hinwegzunehmen*,

* Nach Hinwegnahme aller seiner Beschwerden, Zufälle und krankhaften Befindensveränderungen kann da wohl etwas andres übrig bleiben, als ein gesunder Mensch?

und ihn so nach Wunsche gesund zu machen vermögen, zeigen uns alle auf diese Art sorgfältig geführte Curen die unfehlbarsten Heilungen; wer könnte wohl noch so verkehrt sein, und so sehr sein eignes und der Menschheit Bestes vernachlässigen und diesen Weg der Wahrheit und Natur nicht gehen wollen, sondern die nicht zu vertheidigenden, alten, erdichteten Krankheitsphantasmen und Curmethoden beibehalten zum Verderben der Kranken? |

17 Ich weiß wohl, daß zu Geistesgebrechen gediehene Vorurtheile, die uns schon des grauen Alterthums wegen heilig geworden sind, Heldenmuth erfordern, um sie an uns selbst zu heilen, und daß eine nicht gemeine Stärke des Geistes dazu gehört, um alte Thorheiten, die unsrer jugendlichen Empfänglichkeit als Orakelsprüche eingepredigt worden waren, aus unserm Gedächtnisse zu vertilgen und gegen neue Wahrheit zu vertauschen.

Doch der Eichenkranz, den uns ein schönes Bewußtsein darreicht, belohnt solche Selbst-Ueberwindungen tausendfach!

Sieh! werden denn alte, uralte Unwahrheiten zu etwas Besserm durch ihr bemoostes Alterthum? Hat denn die Wahrheit, selbst wenn sie erst vor einer Stunde gefunden worden wäre, nicht ihre Ewigkeit in sich? Wird sie etwa durch die Neuheit ihrer Entdeckung zur Unwahrheit? Oder wo giebt es eine Entdeckung oder eine Wahrheit, die nicht anfänglich auch neu gewesen wäre?

Der ärztliche Beobachter (Ein Bruchstück)*

Die Beobachtung des Heilkünstlers setzt eine, bei gemeinen Aerzten auch nicht 18
in mittelmäßigem Grade anzutreffende Fähigkeit und Uebung voraus, die Erscheinungen bei den natürlichen Krankheiten sowohl als bei den durch Arzneien in ihrer Prüfung am gesunden Körper künstlich erregten Krankheitszuständen genau und treffend wahrzunehmen und mit den passendsten, natürlichen Ausdrücken zu bezeichnen.

Um das an Kranken zu Beobachtende genau wahrzunehmen, muß man alle seine Gedanken darauf richten, sich gleichsam aus sich selbst setzen, und sich, so zu sagen, an den Gegenstand mit aller Fassungskraft anheften, damit uns nichts entgehe, was wirklich da ist, zur Sache gehört und durch jeden offenen Sinn empfangen werden kann. Da muß die dichterische Einbildungskraft, der gaukelnde Witz und die Vermuthung einstweilen verstummen, und alles Vernünfteln, Deuteln und Erklärenwollen muß unterdrückt bleiben. Der Beobachter ist blos da, um die Erscheinung und den Vorgang aufzufassen; seine Aufmerksamkeit allein muß wachen, daß ihm von der Gegenwart nicht nur nichts entschlüpfe, sondern daß auch das Wahrgenommene so richtig verstanden werde, als es wirklich ist.

Diese Fähigkeit, genau zu beobachten, ist wohl nie ganz angeerbt; sie muß größtentheils durch Uebung erlangt, durch Läuterung und Berichtigung der Sinnen, das ist, durch strenge Critik unsrer schnell gefaßten Ansichten der Außendinge vervoll-
kommnet, und die dabei nöthige Kälte, Ruhe | und Festigkeit im Urtheile muß unter 19
steter Aufsicht eines Mißtrauens in unsre Fassungskraft gehalten werden.

Die hohe Wichtigkeit dieses unsers Gegenstandes muß Leib und Seele auf die Beobachtung hinrichten und eine vielfach geübte Geduld, von Kraft des Willens gestützt, muß uns in dieser Richtung bis zur Vollendung der Beobachtung erhalten.

Uns zu dieser Fähigkeit zu erziehen, dient Vertrautheit mit den besten Schriften der Griechen und Römer, um die Geradheit im Denken und Empfinden, so wie die Angemessenheit und reine Einfachheit im Ausdrucke unsrer Empfindungen, zu erlangen; es dient hiezu die nachahmende Zeichenkunst, welche unser Auge, und somit auch die übrigen Sinnen, schärft und übt, die Gegenstände wahr aufzufassen, und das sinnlich Aufgefaßte richtig und rein und ohne Zusatz der Phantasie darstellen lehrt, so wie die Mathematik uns die nöthige Strenge im Urtheile verschafft.

So ausgerüstet wird der ärztliche Beobachter seinen Zweck nicht verfehlen, besonders wenn ihm zugleich die erhabne Würde seiner Bestimmung – als Stellvertreter des allgütigen Vaters und Erhalters seinen lieben Menschen in schaffender Erneuung ihres durch Krankheit zerrütteten Daseins zu dienen – unablässig vor Augen schwebt. Er weiß, daß Beobachtungen arzneilicher Gegenstände in lauterer und heiliger Gemüthsstimmung, wie vor den Augen des allsehenden Gottes, des Richters unsrer Gedanken, verfasset und mit redlicher Zustimmung eines zarten Gewissens niedergeschrieben werden müssen, um sie der Welt mitzutheilen, in dem Bewußtsein, daß keins unter allen irdischen Gütern eines angestrengtern Eifers würdiger ist, als das Leben und die Gesundheit unsrer Nebenmenschen.

Die beste Gelegenheit, unsern Beobachtungssinn zu üben und zu vervollkommnen, ist bei Versuchen mit Arzneien an uns selbst. Unter Vermeidung aller fremdartig arzneilichen Einflüsse und störender Gemüthseindrücke bei diesem wichti-

---

* In: Reine Arzneimittellehre. 4. Th., Dresden 1818, S. 18–22. – S. auch: ebenda, 2. Aufl. (1825), S. 21–26.

20 gen Geschäfte ist der Prüfer nach Einnahme der | Arznei mit aller seiner Aufmerksamkeit auf alle an und in ihm vorgehenden Befindensveränderungen gespannt, um sie mit stets wachendem Gefühle und offenen Sinnen wahrzunehmen und treulich aufzuzeichnen.

Bei Fortsetzung dieser sorgfältigen Aufspürung aller in und an sich hervorgehenden Veränderungen erlangt der Beobachter die Fähigkeit, alle auch noch so zusammengesetzten Empfindungen, die er von der Versuchs-Arznei erfahren, und alle, auch die feinsten, Abänderungen seines Befindens wahrzunehmen, und den in ihm deutlich gewordenen Begriff davon in angemessenen, erschöpfenden Ausdrücken niederzuschreiben.

Hier allein ist es für den Anfänger möglich, rein, richtig und ungestört beobachten zu können, da er weiß, daß er sich nicht selbst täuschen wird, niemand ihm etwas Unwahres vorsagt, und er von sich selbst fühlet, siehet und merkt, was an und in ihm vorgehet. So genau wird er dann auch an Andern zu beobachten hierdurch geübt.

Bei diesen lautern und genauen Untersuchungen wird uns einleuchtend, daß alle bisherige Symptomatologie der gemeinen Arzneikunst nur ein oberflächliches Wesen war, und daß die Natur den Menschen in seinem Befinden und allen seinen Gefühlen und Thätigkeiten durch Krankheit oder Arznei so unendlich mannichfach und abweichend umzustimmen pflegt, daß ein einzelnes Wort oder ein allgemeiner Ausdruck zur Bezeichnung der oft so sehr zusammengesetzten krankhaften Gefühle und Symptomen durchaus unzureichend sind, wenn wir wirklich, wahr und vollkommen, was Verändertes im Befinden angetroffen worden, darstellen wollen.

Noch kein Gesichtszeichner (Porträtmahler) ist so nachlässig gewesen, daß er die bestimmte Eigenheit der Gesichtszüge der treffend darzustellenden Person unbeachtet gelassen oder es für hinlänglich gehalten hätte, bloß so im Allgemeinen ein Paar rundlichte Oefnungen, wie Augen, unter der Stirne anzubringen, dazwischen etwas länglicht Herablaufendes, wie eine Nase, immer von gleicher Gestalt
21 herunter- | zuführen, und unter dieser querüber einen Spalt anzubringen, der den Mund bei diesem, wie bei allen andern Gesichtern, bedeuten solle; kein Zeichner, sage ich, ist so fabrikmäßig und leichtsinnig mit Zeichnung der Gesichter der Menschen umgegangen, kein Naturbeobachter in Beschreibung irgend eines Naturerzeugnisses, kein Zoolog, kein Botaniker, kein Mineralog.

Nur die Semiologie der gemeinen Medicin ging fast auf diese Art zu Werke, wenn sie die Krankheitserscheinungen beschreibet. Da werden die so unendlich von einander abweichenden Empfindungen und die namenlos verschiednen Beschwerden der mancherlei Kranken so wenig durch Sprache und Schrift nach ihren Abweichungen und Verschiedenheiten, nach ihren Eigenthümlichkeiten, nach der Zusammengesetztheit der Schmerzen aus mehrern Arten von Gefühlen, ihren Abstufungen und Schattirungen, so wenig durch genaue, vollständige Beschreibung ausgedrückt, daß man alle diese unendlich mannichfachen Leiden nur in den wenigen kahlen, nichts sagenden, allgemeinen Worten hingeworfen sieht, wie: Schweiß, Hitze, Fieber, Kopfschmerz, Halsweh, Bräune, Engbrüstigkeit, Husten, Brustbeschwerde, Seitenstechen, Bauchweh, Mangel an Appetit, üble Verdauung, Verdauungsbeschwerden, Rückenschmerz, Hüftweh, Hämorrhoidal-Beschwerden, Harnbeschwerden, Gliederschmerz (nach Belieben bald gichtisch, bald rheumatisch genannt), Hautausschlag, Krämpfe, Convulsionen u.s.w. – mit so flachen Ausdrücken, sage ich, werden die unzählig verschiednen Leiden der Kranken in den sogenannten Beobachtungen abgefertigt, daß (– ein oder das andre große, auffallende Symptom in diesem oder jenem Krankheitsfalle etwa abgerechnet –) fast jede angeblich beschriebne Krankheit der andern wie ein Daus ähnlich sieht, ähnlich wie die Bildlein des Mahler-Sudlers einander gleichen an Flachheit und Charakterlosigkeit. |

So oberflächlich und nachlässig kann das wichtigste aller irdischen Geschäfte, die Beobachtung der Kranken, und der unendlichen Verschiedenheiten ihres abgearteten Befindens nur von Menschenverächtern getrieben werden, denen es weder darum zu thun ist, die Krankheits-zustände nach ihrer Eigenthümlichkeit zu unterscheiden, noch für die Besonderheit des Falles das einzig angemessene Heilmittel wählen zu wollen. 22

Der gewissenhafte Arzt, der im Ernste die zu heilende Krankheit in ihrer Eigenheit aufzufassen strebt, um das treffende Heilmittel ihr entgegen setzen zu können, wird unendlich sorgfältiger in der Unterscheidung des Wahrzunehmenden zu Werke gehen; ihm wird kaum die Sprache zureichen, um die zahllosen Abweichungen der Symptomen im kranken Menschenbefinden durch angemessene Worte auszudrücken; ihm wird keine, auch noch so sonderbare, Empfindung entgehen, welche die an ihm selbst versuchte Arznei in seinem Gefühle erzeugte, die er nicht durch den passenden Ausdruck in der Sprache wieder zu geben vermöchte, um beim Heilen auf das sprechend gezeichnete Krankheitsbild die treffendst ähnlich wirkende Arznei anpassen zu können, wodurch, wie er weiß, einzig gewiß geheilt wird.

So wahr ist es, daß nur der sorgfältige Beobachter ein ächter Heilkünstler wird.

Leipzig, zu Ende des Jahres 1817.

Vorerinnerung zur zweiten Auflage*

Die Aerzte sind meine Menschenbrüder; gegen ihre Person habe ich nichts. Die Arzneikunst ist mein Gegenstand. 6

Es kömmt drauf an, zu untersuchen, ob die bisherige Arzneikunst in allen ihren Theilen blos aus dem Kopfe, aus Selbsttäuschung und Willkür, oder ob sie aus der Natur hergenommen war.

Ist sie blos ein Erzeugniß speculativer Vernünftelei, eigenmächtiger Satzungen, hergebrachter Observanzen und willkürlicher Annahmen aus vieldeutigen Erscheinungen gezogen, so ist und bleibt sie ein Nichts und zählte sie auch ihr Alter zu Jahrtausenden und wäre mit den Freiheitsbriefen aller Könige und Kaiser der Erde behangen. |

Die wahre Heilkunst ist ihrer Natur nach eine reine Erfahrungswissenschaft und kann und darf sich daher blos an lautere Thatsachen und die für ihren Wirkungskreis gehörigen, sinnlichen Erscheinungen halten, denn alle die Gegenstände, die sie zu behandeln hat, werden ihrer sinnlichen Wahrnehmung deutlich und genüglich durch die Erfahrung gegeben; Kenntniß der zu behandelnden Krankheit, Kenntniß der Wirkung der Arzneien und wie die erkannten Wirkungen der Arzneien auf die Vertreibung der Krankheiten anzuwenden sind, alles dieß lehrt einzig 7

* In: Organon der Heilkunst. 2. Aufl., Dresden 1819, S. 6–14. – Auf dem Titelblatt der 2.–6. Auflage des Organon der Heilkunst finden sich die Worte „Aude sapere“ [Übers.: „Wage zu wissen“]. – S. auch: Organon, 1. Aufl. (1810), S. I–IV; 3. Aufl. (1824), S. XI–XII; 4. Aufl. (1829), S. III–VI; 5. Aufl. (1833), S. III–X; 6. Aufl. (1842/1992), S. 1–4. Vgl. S. 543–544, 731, 774, 839–841, 889–891. Auch in: Lutze (1865), S. 3–8.

und hinreichend die Erfahrung; nur aus reinen Erfahrungen und Beobachtungen können ihre Gegenstände entnommen werden und sie darf sich keinen einzigen Schritt aus dem Kreise reiner, wohlbeobachteter Erfahrungen und Versuche wagen, wenn sie vermeiden will, ein Nichts, eine Gaukelei zu werden.

Daß die ganze bisherige innere Arzneikunst aber, ob ihr gleich schon Millionen, an sich oft brav gesinnter Aerzte diese drittehalb Tausend Jahre hindurch, in Er-
8 mangelung etwas Bessern, angehangen haben, den- | noch in allen ihren Theilen ein höchst thörichtes, zweckwidriges, durchaus *nichtiges* Wesen ist, können schon folgende, wenige, unwiderlegliche Betrachtungen lehren.

Der bloße Verstand vermag kein Ding *an sich* (a priori) zu erkennen, keinen Begriff vom Wesen der Dinge, von Ursache und Wirkung *aus sich allein* zu entwickeln; *jedem* seiner Sprüche über das Wirkliche müssen *stets* sinnliche Wahrnehmungen, Thatsachen und Erfahrungen zum Grunde liegen, wenn er Wahrheit zu Tage bringen will. Entfernt er sich in seiner Thätigkeit *auch nur mit einem einzigen Schritte* von der Hand der Wahrnehmung, so befindet er sich schon im endlosen Reiche der Phantasie und der willkürlichen Vermuthungen, der Mütter des verderblichen Wahns und des absoluten Nichts.

In schlichten *Erfahrungswissenschaften*, in Physik, Chemie und Arzneikunst kann deßhalb der blos speculirende Verstand gar keine Stimme haben; er
9 erzeugt da, *allein handelnd*, und eben | dadurch in leere Vermuthung und Phantasie ausgeartet, blos abentheuerliche Hypothesen, die in Millionen Fällen Selbstbetrug und Lüge sind, und ihrer Natur nach seyn müssen.

Dieß war bisher das erhabene Gaukelspiel der sogenannten theoretischen Arzneikunst, in welcher apriorischer Begriff und Vermuthungskünstelei eine Menge stolzer Lehrgebäude errichtete, die blos zeigten, was jeder ihrer Urheber über Dinge, die nicht gewußt werden können und die nicht zum Heilen erforderlich sind, geträumt hatte.

Aus diesen über alle Erfahrungen sich hinweg schwingenden, sublimen Systemen konnte die medicinische Praxis nichts zum wirklichen Curiren brauchen. Sie ging daher ihren eignen Weg nach den hergebrachten Vorschriften ihrer Bücher, wie mans bisher mit dem Curiren gehalten habe und nach dem Vorgange ihrer praktischen Gewährmänner, unbekümmert, wie diese selbst, um die Aussprüche naturgemäßer Erfahrung, unbekümmert um ächte Gründe zu ihren Handlungen
10 und zufrieden mit dem Schlüssel zur bequem | eingerichteten Praxis, dem Recepttaschenbuche, dreist ans Krankenbette hin.

Eine gesunde, vorurtheillose, gewissenhafte Beurtheilung dieses Unwesens sieht leicht ein, daß, was bisher Arzneikunst hieß, blos ein gelehrt klingendes Machwerk war, von Zeit zu Zeit, wie *Gellert's* Hut in der Fabel, nach Mode umsystematisirt, im Innern des Curwesens selbst aber immer dasselbe blinde, zweckwidrige Verfahren.

Eine natur- und erfahrungsgemäße Heilkunst gab es nicht. Alles war in der bisherigen Arzneikunst erfahrungswidriges Kunstwerk und Erdichtung im Wahrscheinlichkeitsgewande.

Das Heil-Objekt (die Krankheit) ward nach Willkür in der Pathologie erschaffen. Man setzte eigenmächtig fest, was es für Krankheiten, und wie viel es ihrer der Zahl und welche der Form und Art nach es geben *solle*; – man denke! die sämmtlichen Krankheiten, welche von der unendlichen Natur bei dem, tausend verschied-
11 nen Lagen ausgesetzten Menschen *in nie voraus zu | bestimmenden Abänderungen*, unendlich vielfach hervorgebracht werden, diese verschnitzelt der Patholog so weit, daß nur eine Handvoll *selbst geformter* draus werde!

Man definirte recht überklug die Krankheiten apriorisch und legte ihnen übersinnliche Substrate unter, gestützt nicht auf Erfahrung (wie sollte auch eine deut-

liche, reine Erfahrung solche phantastische Träume beglaubigen?) nein! auf ein
vermeintliches Einschauen in die innere Natur der Dinge und des unsichtbaren Le-
bensprocesses verließ man sich, (was doch jedem Sterblichen versagt ist).

Um nun auch etwas über die Heilwerkzeuge festzusetzen, *abstrahirte* man
die Kraft der einzelnen Arzneien in der Materia medica aus physischen, chemischen
und andern *fremdartigen* Ansichten, auch aus Geruch, Geschmack und Aeu-
ßerem, am freigebigsten aber aus den unreinsten Erfahrungen am Krankenbette,
wo im Tumulte der Krankheitssymptomen blos gemischte Recepte bei unvollstän-
dig beschriebnen Krankheits- | fällen gebraucht worden waren; – man denke! die 12
unsichtbar im innern Wesen der Arzneien verborgene und nie anders als bei ihrem
Einwirken auf den gesunden Menschen sich *rein und wahr* aussprechende,
dynamisch geistige Kraft derselben, Menschenbefinden umzuändern, decretirte
man eigenmächtig, *ohne die Arzneien auf diesem einzigen Wege
reiner Versuche darüber auszufragen und anzuhören!*

Was man so von den Arzneien abstrahirt, gemeint, vermuthet (erdichtet) hatte,
lehrte nun die Therapie auf die angeblichen Grundursachen der Krankheiten oder
auf einzelne Symptome derselben im *Gegensatze* (contrária contrariis), dem
Hypothesenkünstler *Galen* zufolge und der Natur zuwider, anwenden, und hielt
ein solche Lehre schon für überflüssig begründet, wenn man recht *vornehme*
Autoritäten dafür anführen konnte.

Alle diese naturwidrigen Menschensatzungen wurden nun, mit allen Arten un-
logischer, falscher Schlüsse zusammengekettet, von der | edeln Divisions- Subdivi- 13
sions- und Tabellations-Kunst in die schulgerechten Formen gezwängt und, siehe!
das erkünstelte Machwerk, die *Arzneikunst*, stand fertig da, als das natur- und
erfahrungswidrigste Wesen, was sich nur denken läßt, ein blos aus Meinungen und
von den tausend verschiednen Vermuthungs-Köpfen aus den verschiedensten Mei-
nungen zusammengesetztes Gebäude, in allen seinen Theilen eine reine Nichtig-
keit, eine bedauernswürdige Selbsttäuschung, ganz geeignet, Menschenleben
durch blinde zweckwidrige Curen zu befährden, unablässig verspottet von den
weisesten Männern aller Jahrhunderte und belastet mit dem Fluche, das nicht zu
seyn, wofür sie sich ausgiebt und das nicht leisten zu können, was sie verspricht.

Nüchternes, vorurtheilloses Nachdenken kann uns dagegen leicht überzeugen,
daß die richtige Ansicht jeden zu heilenden Krankheitsfalles, die Bestimmung der
ächten Kräfte der Arzneien, die Anpassung derselben auf jeden Krankheitszu-
stand und ihre nöthige Gaben-Größe, kurz, die ganze, wahre Heil- | kunst nie das 14
Werk selbstgenügsamer Vernünftelei und trüglicher Meinungen seyn dürfe, noch
könne, sondern daß die Erfordernisse dazu, die Materialien sowohl als die Geset-
ze zu ihrer Handhabung, blos in der sinnlich wahrnehmbaren Natur, in aufmerk-
samen, redlichen Beobachtungen und möglichst reinen Versuchen und sonst
nirgends zu finden seyen und hierin einzig, ohne verfälschende Zumischung von
willkürlichen Satzungen, treu gesucht werden müssen, wie es dem hohen Werthe
des theuern Menschenlebens angemessen ist.

* * *

Man sehe zu, ob meine gewissenhaften Bemühungen auf diesem Wege die ächte
Heilkunst gefunden haben.

Leipzig, Ende des Jahres 1818.

Ueber die Lieblosigkeit gegen Selbstmörder*

1537 Dem Selbstmorde liegt fast stets eine Krankheit zum Grunde, die in England einigermaßen endemisch ist, in vielen andern Ländern aber gleichsam epidemisch, vor einiger Zeit mehr als jetzt, herrschte, aber gerade die ärgsten Bösewichter gar nicht, sondern oft sonst rechtliche, nicht unsittliche Menschen befällt. Gewöhnlich die Anverwandten, welche die in eine solche Gemüthskrankheit oft schnell übergehende Körperkrankheit der Leidenden nicht achten, und die Aerzte sind Schuld an einem solchen Unglücke, welche die Selbstmordkrankheit nicht zu heilen wissen.

Die Kranken verrathen schon durch ihren unsteten, scheuen, ängstlichen Blick, durch ihre verzweiflungsvollen Aeußerungen in Worten und Handlungen, durch ihre zu bestimmten Tagszeiten steigende Unruhe, durch ihr Fliehen der sonst ihnen liebsten Gegenstände und zuweilen durch einen untröstlichen Jammer über geringe Körperleiden, was in ihrem Innern vorgeht, und es könnte stets dieser unnatürlichste unter allen menschlichen Entschlüssen, diese das Leben verabscheuende Gemüthszerrüttung mit Gewißheit geheilt werden, wenn man die arzneylichen Kräfte des feinen Goldes in Heilung dieses traurigen Zustandes kennte. Die kleinste Gabe bil-
1538 lionfach verdünnten Goldpulvers oder auch der kleinste Theil eines | Tropfens von eben so weit verdünnter Auflösung feinen Goldes, was man, ihm unbewußt, ins Getränk mischen kann, hebt sogleich und dauerhaft diesen schrecklichen Zustand des (Körpers und) Gemüths, und der Unglückliche ist gerettet.

Ueber das Selbstbereiten und Selbstdarreichen der Arzneien von Seiten der homöopathischen Aerzte**

A.
Vorstellung an Eine hohe Behörde.*

* Verfaßt im Jahre 1820; bisher noch nicht abgedruckt. – Dieser wichtige Gegenstand kann nicht oft und laut genug besprochen werden; wodurch auch die Einverleibung dieser Schutzschriften in diese Sammlung hinlänglich gerechtfertiget wird. D. Herausgeber [Stapf]

Non debet cui plus licet quod minus est non licere.[1]
Ulpian. lib. 27 ad Sabinum.

192 Die Rüge der Leipziger Herren Apotheker:

„daß ich durch Arznei-Dispensation ihre Privilegien beeinträchtige ist aus folgenden Gründen unstatthaft."

Meine Heilart hat mit der gewöhnlichen Arzneikunst nichts gemein, sondern ist dieser vielmehr geradezu entgegengesetzt. Sie ist ein Novum Quid[2], auf welches der bisherige Maßstab des Arzneigebens durchaus nicht anwendbar ist.

---

* Allg. Anz. d. Dt. (1819), 1. Bd., Nr. 144, 1537–1538. – Auch in: Stapf (1829), 2. Bd., S. 189.
** In: Stapf (1829), 2. Bd., S. 192–199. – Auch in: Haehl (1922), 2. Bd., S. 119–123.
1 „Wem mehr erlaubt ist, darf weniger nicht nicht erlaubt sein".
2 „Etwas Neues".

Die alte Heilart bedarf zusammengesetzter Arzneigemische, jedes von mehrern Ingredienzen in ansehnlichen Gewichten. Die Zusammensetzung dieser, in der Regel aus mehrern Arzneisubstanzen bestehenden Recepte erfordert künstliche, oft mühsame Verfertigung und Zeitaufwand; beides kann der gewöhnliche Arzt nicht aufwenden, da er mit Krankenbesuchen beschäftigt ist und gemeiniglich die Geschicklichkeit, jene | mehrere, oft heterogenen Sub- 193
stanzen in Verbindung zu bringen, nicht besitzt und daher froh seyn muß, einen Kunstgehülfen, den Apotheker, bei der Hand zu haben, der die mühsame, Zeit raubende Zubereitung dieser Arzneigemische, jeder dieser, oft täglich mehrfältigen Recepte, mit einem Worte, die Dispensation an seiner Statt übernimmt. Denn wo die Medicinalgesetze von Fertigung der Arzneien*

* Wenn die Medicinalgesetze von einfachen Mitteln reden, da bedienen sie sich des Wortes: Simplicia[3] und Species, und unter dem Ausdrucke: Arzneien und Medicamente, verstehn sie jederzeit komponirte Arzneien.

und von Dispensiren reden, da verstehen sie ohne Ausnahme und jederzeit darunter: Zusammensetzung mehrerer Arzneisubstanzen in eine Form oder Recept. Auch können die Medicinalgesetze nichts anders darunter verstehen, da bisher alle Verordnungen der Aerzte für Kranke in der Regel komponirte, das ist, aus mehrern Arznei-Ingredienzen zusammengesetzte Recepte waren; wie denn auch noch bis auf den heutigen Tag auf Universitäten, sowohl in den Kollegien, als in den Kranken-Anstalten, jede Krankheitsheilung nicht anders als in Recepte zu verfassen gelehrt wird, in Recepte, das ist, in Anweisungen an den Apotheker, welche verschiedne Arzneisubstanzen er zusammen in eine einzige Form zu bringen habe, denn bisher wurden die Kranken in der Regel nie anders als mit komponirten Recepten kurirt, deren Fertigung dem Apotheker zur Zusammensetzung und Untereinander-Verbindung ausschließlich zu überlassen war.

Dieses Recht, komponirte Arzneiformeln für den Arzt kunstmäßig zu fertigen, ist einzig dem privilegirten Apotheker von den Medicinalgesetzen aus dem Grunde vorbehalten worden, damit kein dieser Arbeit Unkundiger oder mit untauglichen Arzneien Versehener das Recept verpfusche, weil doch der Arzt, der mit Kranken beschäftigt ist, oft weder die Geschicklichkeit, solche oft weitläufige Mischungen selbst zu machen, noch auch die dazu nöthige, viele Zeit haben würde.

Alle königliche Mandate dieser Art weisen auf diese, den privilegirten Apothekern ausschließlich zukommende Dispensation und Fertigung der Arzneien (komponirten Arzneiformeln) hin.

Einzig aber hierauf beschränkt sich ihr ausschließliches Privilegium, auf den so genannten Hand- | verkauf aber nicht, das ist, nicht 194
auf den Verkauf der simplicium (einfacher Arzneisubstanzen) an Jedermann, sonst könnte es keine Droguisten im Staate geben, welche ebenfalls, von keinem Gesetze gehindert, Simplicia an Jedermann verkaufen.

Jenes dem Apotheker einzig zukommende Recht und Privilegium, die Mischung der Recepte aus mehrern Arznei-Ingredienzen allein zu fertigen, wird von der neuen, jener gewöhnlichen, bisherigen Arzneikunst entgegengesetzten Heilart, Homöopathie genannt, ganz und gar nicht beeinträchtigt, denn diese neue Heilart hat keine Recepte, die sie dem Apotheker übertragen könnte, hat keine zusammengesetzten Mittel, sondern giebt für jeden Krankheitsfall nur eine einzige einfache Arzneisubstanz (simplex) in einem unarznei-

3 „Einfache Arzneimittel".

lichen Vehikel, sie komponirt also nicht, und dispensirt folglich nicht. Ihr Heilgeschäft ist daher nicht in dem Dispensirungsverbote der Medicinalgesetze begriffen.

Da nämlich jede Kunst im Laufe der Jahrhunderte Verbesserungen zuläßt, die jedem civilisirten Staate willkommen seyn müssen, so kann auch die Heilkunst und muß zur Vollkommenheit weiter vorrücken. Entsteht nun durch die Fügung der allweisen Vorsehung die Kunst, ohne komponirte Mittel, ohne Arzneigemische, die Krankheiten (leichter, sichrer, dauerhafter) zu heilen und giebt es nun Aerzte, welche jede Krankheit blos und einzig mit einem einfachen Mittel (simplex) hülfreich zu behandeln wissen, so kann dieß von keinem, blos auf Verfertigung komponirter Recepte lautenden Privilegium gehindert, es kann die sich weiter zur Vollkommenheit entwickelte, neue Heilkunst dadurch nicht in ihren wohlthätigen Fortschritten gehemmt werden, da dem Arzte die Anwendung jeder einfachen Naturkraft zum heilen frei stehet, die sich am besten zu dieser Absicht bewähret, z. B. die Selbstanwendung der Elektricität, des Galvanisms, der Magnetanlegung und so auch jeder Art simplicium zum Heilen, als worin der wissenschaftliche Arzt noch von keinem Medicinalgesetze beschränkt worden ist, noch beschränkt werden konnte.

Denn wo findet man auch nur eine klare Sylbe in allen königlichen Medicinalgesetzen von einem Verbote für die Aerzte, keine simplicia ihren Kranken eigenhändig geben zu dürfen?

Und so lange kein solches klares Verbot für den Arzt in den Gesetzen vorhanden
195 ist, so lange ferner kein Apothekerprivilegium | auf ausschließliche Reichung der Simplicium an Kranke lautet, so lange sogar den unwissenden Wurzel-Leuten und Kräuter-Weibern auf den Wochenmärkten die Erlaubniß zustehet, den Hülfe Suchenden Simplicia, Arzneiwurzeln und Arzneikräuter für baares Geld zu verkaufen, so lange wird es dem mit allen Kenntnissen der Natur, der Kräfte ihrer Erzeugnisse und der menschlichen Krankheiten vertrauten, wissenschaftlichen Arzte wohl nicht unerlaubt bleiben dürfen, seinem Kranken das einfache Mittel zur Hülfe unverkäuflich selbst reichen zu dürfen, was er für dessen Krankheit am dienlichsten hält, da dieß, wie ich zeigen werde, durch den Apotheker nicht geschehen kann.

Dieß genau ist der Fall mit der von mir ausgehenden, neuen Heilart, welche ganz etwas anderes, als das gewöhnliche Curiren ist. In meinem Lehrbuche der homöopathischen Kunst sind durchaus alle Recepte, alle komponirte Arzneimischungen ausgeschlossen und bloß und jedesmal nur eine einzige einfache Arzneisubstanz für jeden Krankheitsfall anzuwenden gelehrt (m. s. Organon der Heilkunst, zweite Ausg. 1819. §. 297, 298, 299.) und anders, als so, heile ich nie.

Ich habe nach dieser vervollkommneteren Heilart zur Heilung, selbst der großen, bisher für unheilbar geachteten Krankheiten nur möglichst feine Gaben von einfachen Substanzen, theils von Auflösungen einiger Minerale und mehrerer Metalle in bloßem Weingeiste, ohne Beihülfe irgend einer Säure, (Bereitungen, die nur mir, aber keiner Chemie, folglich auch keinem Apotheker bekannt sind), theils eben so feine Gaben von vegetabilischen und animalischen Substanzen nöthig – stets nur Eine Gabe von einem einzigen, einfachen Mittel – Gaben, welche so klein sind, daß sie in dem gewöhnlichen, unmedicinischen Vehikel (Milchzucker) durchaus unerkennbar mittelst der Sinne und aller erdenklichen Analysen der Chemie sind.

Diese unnennbare Kleinheit der Gaben einfacher Arzneisubstanzen in dieser neuen Heilkunst entfernen allen möglichen Verdacht einer schädlichen Größe der dem Kranken gereichten Gabe einfacher Arznei.

Unfähig, sich zu belehren, daß die in wohlthätigen Erfolgen sich zeigende, große Heilkraft so kleiner Gaben einfacher Arznei auf einer, bisher unbekannten, der homöopathischen Kunst eigenthümlichen Wahl der für sie passenden Krankheitsfälle beruhet, | wovon in der gewöhnlichen Arzneikunst nichts geahnet wird, lächelt der Apotheker über das Nichts so kleiner Gaben, da er durch alle Sinnen, so wie durch die beste Analyse der Chemie nichts von der Arznei in dem Vehikel (Milchzucker) antreffen kann. 196

Wenn nun selbst der auf die neue Heilkunst eifersüchtige Apotheker nichts von Arznei oder Giften in den Mitteln des ächten homöopathischen Arztes finden kann, auch sogar nichts, was nur arzneikräftig, geschweige allzu kräftig oder schädlich scheinen könnte; um wie viel beruhigter noch kann die für das Wohl und die Gesundheit der Bürger besorgte Staatsaufsicht bei den im Erfolge so heilbringenden Mitteln in so kleiner, unbedenklicher Gabe seyn, die die Homöopathie ihren Kranken giebt! unendlich beruhigter kann sie seyn, als bei dem Handverkaufe der Apotheker, wo eben diese Arzneien, deren sich der homöopathische Arzt in so unnennbar kleiner Gabe bedient, vom Apotheker in mehr als millionmal größern Gewichten, an jedermann (Bürger und Bauer), an Leute, die nicht wissen, welchen Schaden diese Dinge im unrechten Anwendungs-Falle stiften können, unbedenklich verkauft, blos unter der Einschränkung, nicht Arsenik, Sublimat, Opium und so noch einige wenige Andere, an Unbekannte nicht zu verabreichen.

Ich mache die hohe Landes-Medicinal-Polizei hierauf aufmerksam.

Auch zum Gehülfen kann der homöopathische Arzt in der Ausübung seiner neuen Kunst den Apotheker nicht brauchen. Eines solchen Arztes Arzneigaben sind so fein, so unerkennbar, daß, wenn der Apotheker sie in das gedachte Vehikel nach des Arztes Vorschrift hätte thun sollen (was der Arzt in einer Minute, folglich ohne Zeitaufwand, selbst thun kann), der homöopathische Arzt, wenn es nicht unter seinen eignen Augen geschehen wäre, selbst nicht einmal weder durch die Sinnen, noch durch die Chemie entdecken könnte, ob der Apotheker dasselbe Heilmittel, oder ein andres, oder gar nichts hinein gethan habe.

Diese Unmöglichkeit für den homöopathischen Arzt, Controlle über eine solche Verrichtung des Apothekers zu führen, macht es dem Arzte der neuen Schule unmöglich, sich bei dieser Heilart eines Gehülfen, sey er auch wer er sey, zu bedienen. Er kann sich hier bloß auf sich selbst verlassen; nur er kann wissen, was er selbst gethan hat. |

Und doch ist diese ungemeine Feinheit der Gabe aller dynamisch wirkenden Arzneien unumgänglich nöthig bei dieser neuen, für die Heilung jeder Krankheit vorzüglichen, aber für die Heilung der großen, bisher als unheilbar verlassenen, chronischen Krankheiten unentbehrlichen Kunst, und zwar so unumgänglich nöthig, daß diese ohne jene unmöglich wird. 197

Ist nun wirklich der Geist der Medicinalgesetze vor Allem hauptsächlich auf Salus publica[4] gerichtet und können wirklich die erbarmungswürdigsten bisher als unheilbar verlassenen Krankheiten bloß mit dieser neuen Heilart in Gesundheit umgewandelt werden, wie z. B. schon die von mir geheilten Fälle bezeugen, welche den Neid Vieler der gewöhnlichen Aerzte bis zur Erbitterung bisher aufgeregt haben, so möchte es wohl keinen Zweifel leiden, daß die Gesundheits-Polizeien die Wohlfahrt des leidenden Publikums jedem ungegründeten Privat-Anspruche vorziehen, und die neue, so wohlthätige Heilart ihres Schutzes würdigen, dagegen aber die (für die gewöhnliche Arzneikunst) Arznei-Gemische nach Recepten mit mehrern starken Ingredienzen zu verfertigen ursprünglich bestimmte Apothekerkunst nicht der neuen Heilkunst zur Gehülfin aufdringen werden, die ihr nur hinderlich, nie förderlich seyn kann.

4 „Das öffentliche Wohl".

Ich sage mit Recht: „ungegründete Privat-Ansprüche," und setze hinzu: „unerhebliche, nichts bedeutende." Denn wieviel könnte wohl ein Apotheker verdienen, wenn er (wie der homöopathische Arzt selbst, ohne Zeitverlust thut) zu dem Vehikel von drei Granen Milchzucker z. B. einen Tropfen von einer mehr als millionfach verdünnten, geistigen Auflösung eines Granes Zinn, Rhabarber oder Chinarinde zutröpfelt? Er verdient hier nach allen bisherigen Apothekertaxen, die sämmtlich bloß auf das Gewicht der Ingredienzen gewöhnlicher Receptformeln und auf die Mühe der (bei der neuen Heilart nicht vorkommenden) Ingredienzen-Mischung berechnet sind, er verdient, sage ich, bei Verfertigung einer solchen homöopathischen Verordnung durchgängig so viel als nichts.

Wenn er nun so viel als nichts bei Verfertigung homöopathischer Arznei verdient, so wäre zu fürchten, daß wenn die Leipziger Herren Apotheker noch ferner auf ihrem unstatthaften Antrage bestünden, wohl andre geheime Triebfedern im
198 Spiele seyn möchten, die sie wider ihren Vortheil bestimmen könnten, | sich dem homöopathischen Arzte zu Gehülfen aufzudringen. Ich will nicht hoffen, daß es in der Absicht geschehen möchte, der eben aufgekeimten, durch nichts zu ersetzenden, höchst wichtigen neuen Heilart ein unübersteigliches Hinderniß in den Weg legen zu wollen, wie wenigstens mehrere über die guten Erfolge derselben neidischen Aerzte sehr zu wünschen scheinen.

Auch dem Apotheker, als Arzneihändler, tritt der ächte, homöopathische Arzt auf keine Weise in den Weg, denn die so unnennbar kleine Gabe der einfachen Arznei, die keine Chemie im Vehikel entdeckt, kann ein solcher Arzt dem Kranken nie anrechnen; er kann sich bloß seine, bei dieser neuen, wohlthätigern Heilart freilich größere Mühe in Erforschung des Krankheitszustandes und Wählung des hülfreichsten Heilmittels, wie billig, bezahlen lassen.

Da nun mit dem bisher eingeführt gewesenen Curiren mittelst zusammengesetzter Receptformeln, als zu deren Verfertigung die Apotheker einzig privilegirt sind, die neue Heilart nichts gemein hat, nichts ihm Aehnliches ist, indem sie nie mit Gemischen gewichtiger, massiver Arzneiportionen curirt, sondern mit auf eine, von den Apothekern zum Theil nicht zu erreichende Weise verfertigten, unnennbar kleinen und feinen Gaben einer jedesmal einfachen Arznei, worauf folglich, als auf ein ganz neues, noch nie dagewesenes Heilgeschäft die Apothekerkunst mit ihren alten Privilegium noch nicht privilegirt seyn konnte;*

* Reiner Menschenverstand ist eine Stimme Gottes! Noch keine Obrigkeit erlaubte, daß die Zwangsmühle ihr Zwangsrecht auch auf den Mann erstrecken dürfte, der, was die Mühle nicht kann, reines Kraft- und Stärkemehl ohne künstliche Maschine aus dem Waizenkorne hervorbringt (Stärke-Macher); keine Obrigkeit gestattete, daß die alten Privilegien der Buchdruckerkunst das Emporkommen der göttlichen Lithographie hemmen durften, der Lithographie, welche ebenfalls Gedanken auf dem Papier vertausendfältigt und weit geschwinder und leichter, aber ohne künstliche Zusammenfügung massiver Buchstaben.

so trage ich mit so gutem Grunde, als ergebenst an:

„Die Leipziger Herrn Apotheker auf die Schranken ihres Privilegiums zurückzuweisen und sie zu bedeuten, daß ihre Befugnisse sich nicht auf eine neue, noch nie da gewesene Heilkunst erstrecken, welche, weit entfernt, zu dispensiren, das ist, |
199 Recepte bisheriger Art aus gewichtigen, mehrern Arzneien komponirt (deren Verfertigung dem Apotheker zustehet) zu Heilungen zu verfertigen oder zu bedürfen, im Gegentheile nur der (vom Apotheker verlachten) unnennbar kleinsten Gaben einfacher Arznei zur Heilung nöthig hat, also bloß Simplicia, die noch nie ein Landesfürst wissenschaftlichen Aerzten verbot, ihren Kranken zu reichen, die ihnen daher in allen Medicinalgesetzen, wie natürlich, unverboten geblieben sind."

Dieser Gewährung sehe ich um so zuversichtlicher und ruhiger entgegen, da diese neue Heilart ihrer unersetzlichen Wichtigkeit wegen schon einen öffentlichen Charakter erhalten hat und schon in allen Ländern deutscher Zunge Männer sich erheben, die sie als eine große Wohlthat für die leidende Menschheit zu schätzen wissen.

Was schließlich meine Schüler*

* In der sehr bitter und wegwerfend abgefaßten Klage der Apotheker, von einem Leipziger Advokaten verfertigt, war vorzüglich hämische Anspielung auf die Schüler Hahnemanns gemacht. [Stapf]

betrifft, so stehe ich auf keine Weise mit ihnen in Verbindung, und da sie von ungleichem Gehalte sind, so vertrete ich sie nicht. Ich halte keinen für meinen Nachfolger, der nicht neben einem ganz untadelhaften, ächt moralischen Lebenswandel, die neue Kunst wenigstens so ausübt, daß sein dem Kranken gegebenes Mittel in einem unmedicinischen Vehikel (Milchzucker oder gewässertem Weingeiste) die Arznei in so kleiner, feiner Gabe enthalte, daß weder die Sinne, noch chemische Analyse das Mindeste absolut schädliche Arzneimittel, ja nicht einmal überhaupt das mindeste, eigentlich Arzneiliche darin darlegen könne, was eine Kleinheit von Gaben voraussetzt, welche unwidersprechlich alle Besorgniß jeder medicinischen Staats-Aufsicht verschwinden macht.*

* Und welches war das Resultat dieser Vorstellung, welche Hahnemann, bei Gelegenheit einer gegen ihn wegen des sogenannten Selbstdispensirens von den L... Apothekern eingereichten Klage einer hohen Behörde übergab? – Das Vaterland verlohr dadurch einen seiner ruhmvollsten Söhne. D. Herausgeber. [Stapf]

B.

Der homöopathische Arzt wird von keinem bisherigen Medicinalgesetze gehindert, seine arzneiliche Hülfe den Kranken selbst zu reichen* **

* Zu einer andern Zeit der Behörde eingereicht. D. Herausg. [Stapf]

Kein homöopathischer Arzt dispensirt; nach den Grundsätzen seiner Kunst ist es 200
unmöglich, daß er dispensire.

Dispensiren heißt: Mehrere arzneiliche Dinge zusammen mischen und vereinigen auf Apotheker-Art.

Zu der Zeit, als das Wort „Dispensiren" im medicinischen Sinne aufkam, enthielten die Apothekerbücher, unter dem Namen dispensatoria, nichts als komponirte Arzneiformeln, wie z. B. das allererste in Deutschland (Nürnberg, 1551.) erschienene dispensatorium.

Zugleich befahlen die Medicinalgesetze: bloß der Apotheker und kein Anderer solle nach den Formeln eines solchen Buchs (dispensatorium) oder nach eines Arztes Recepte die verschiedenen Arzneispecies zusammen in eine gleichartige Form[1] bringen (Dispensiren) zur Cur der Kranken.

Darin einzig bestand und besteht noch jetzt das Apothekerprivilegium und kein Apotheker ist über etwas andres privilegirt.

Diese Arzneigemische nennen die Medicinal-Mandate mit dem eignen Namen: Arzneien, Medicamente und Composita, die einzelnen arzneilichen Dinge und Ingredienzen aber nennen sie nicht „Arzneien," nicht „Medicamente," sondern „Simplicia" und „Spezies." |

** In: Stapf (1829), 2. Bd., S. 200–203.

1 Im Original heißt es „Fom"

201 Wenn also die Medicinalgesetze verbieten, daß der Arzt seinen Kranken nicht selbst Arzneien oder Medicamente geben, oder mit andern Worten, nicht selbst dispensiren solle, so können sie damit nichts anders sagen wollen, als daß er nicht selbst Arzneigemische aus verschiednen arzneilichen Ingredienzen zusammensetzen, sondern dieses Zusammensetzen den Apothekern nach ihren Privilegien überlassen solle; aber Simplicia seinen Kranken zu geben, verbieten die Gesetze nirgend.

So verbieten sie auch den Apothekern das Selbstdispensiren, oder das Verfertigen und Ausgeben von Arzneigemischen (Medicamenten) für Kranke ohne eines Arztes Vorschrift. Der Apotheker darf daher Kranken ohne Recept des Arztes keine Arzneien (composita, Arzneigemische, Medicamente) bereiten, aber Simplicia, das ist, einfache Arzneisubstanzen (ausgenommen die allzu heftig in großer Gabe wirkenden) ist ihm auch ohne Arztes Vorschrift an Jedermann zu verkaufen erlaubt; woraus man sieht, daß das Ausgeben der Simplicium keine Dispensation seyn kann, sonst wäre den Apothekern das Verkaufen der simplicium nicht erlaubt.

Doch blos erlaubt ist dem Apotheker der Handverkauf der einfachen arzneilichen Dinge; ein Privilegium hat er zu diesem Verkaufe nicht; sonst könnte es keine Droguisten geben, welche ebenfalls einfache Arzneisubstanzen an Jedermann verkaufen.

Daher kann der Apotheker aus keinem rechtlichen Grunde es dem Arzte wehren, seinen Kranken eine einfache Arzneisubstanz selbst zu reichen.

Nie nennen die Medicinalgesetze den Handverkauf der Apotheker eine Dispensation, daher auch vom Arzte, der seinen Kranken blos eine einfache Arzneisubstanz zur Hülfe reicht, nie gesagt werden kann, daß er selbst dispensire, weil er für sie keine, im gesetzlichen Ausdrucke sogenannten Arzneien und Medicamente, das ist, keine composita aus mehrern Ingredienzen selbst zusammenmischt. In seinem unprivilegirten Handverkaufe giebt der Apotheker an Jedermann nicht nur die rohen, einfachen Arzneisubstanzen für Geld, sondern auch die einfachen Zubereitungen aus denselben; er giebt dem Käufern auch Rhabarbertinktur, Aniszucker, Pfefferküchelchen, etc. ohne Widerrede, unter der richtigen Voraussetzung, daß zur Tinktur der Weingeist, so wie zu den Küchelchen der Zucker nicht für
202 eine zweite | Arzneisubstanz, sondern als unarzneiliches Vehikel, dort für die Rhabarber, hier für das Anis- und Pfeffermünzöl, anzusehen, folglich diese einfachen Zubereitungen keine Arzneigemische, keine Dispensationen zu nennen seyen.

Aber eben so folgerecht muß er zugeben, daß, wenn der Arzt eine einfache Arzneisubstanz unter Zucker seinen Kranken selbst giebt, dieß ebenfalls keine Dispensation sey.

Aber dieß war bisher fast nie der Fall.

Seit undenklichen Zeiten waren die Aerzte von ihren Lehrern, von ihren Receptirkunst-Kollegien, in ihren Kliniken und von ihren medicinischen Behörden, herkömmlich angewiesen, zum Curiren ihrer Kranken (Composita) Arzneien in Recepten aus der Apotheke zu verschreiben und die Apotheker angewiesen, aus den verschiednen Ingredienzen in ansehnlichen Gewichten jene, gleichsam vorzugsweise Arznei und Medicament genannten Arzneigemische zusammenzusetzen, was man Dispensiren hieß.

Aber unvermuthet entstand – so wie alles Mangelhafte in der Welt nach und nach seiner Verbesserung unaufhaltsam entgegenreift – eine ganz neue, noch nie da gewesene Heilkunst, von ihrem Urheber Homöopathie genannt und in dem Buche: Organon der Heilkunst (Dresden, 1819) gelehrt. Diese, wie das Buch lehrt, weit naturgemäßere und wie die Erfolge zeigen, weit heilsamere Heilkunst, ist das gerade Widerspiel des gewöhnlichen Curirens. Es werden nämlich nach dieser neuen

Heilkunst die arzneilichen Dinge in Krankheitszuständen, wofür die gewöhnliche Curmethode die ganz entgegengesetzten gab, angewendet, aber nie, wie im gewöhnlichen Curverfahren, in Arzneigemischen, sondern stets nur eine einzelne Arzneisubstanz (simplex) für jeden Krankheitsfall und zwar in so ungemein kleiner Gabe, daß der gewöhnliche Arzt alter Schule und der Apotheker sie für ein unbedeutendes Nichts hält, da ersterer blos große Arzneigaben, aber zu ganz entgegengesetzten Zwecken, wo sie nicht viel Gutes thun konnten, zum Curiren anzuwenden, letzterer nur große Gaben mehrerer Arznei-Ingredienzen zusammenzumischen und in Medicamente zu verwandeln gewohnt waren. Während der gewöhnliche Arzt, z. B. die Rhabarbertinktur quentchenweise, mit andern Medicinen zu einem Recepte geformt, zum Purgiren | anwendet, giebt sie der homöo- **203**
pathische Arzt in quadrillionfacher Verdünnung zu einem kleinen Theile eines Tropfens und einzig nur zur gegentheiligen Absicht, nämlich zur Heilung krankhafter Durchfälle, gegen welche der Arzt alter Schule die Mohnsafttinktur in Recepten zu großen Gaben, oft vergeblich, verordnet, indeß der homöopathische Arzt eben diese Mohnsafttinktur zweckmäßiger zum Gegentheile anwendet und mit einem kleinen Theile eines Tropfens ihrer billionfachen Verdünnung anhaltende Leibverstopfung dauerhaft hebt.

Mit dieser neuen, weit wohlthätigern Heilkunst tritt der homöopathische Arzt keinem Apothekerprivilegium in den Weg und übertritt kein vorhandenes Medicinalgesetz.

Kein Medicinalgesetz hat jemals geboten, daß der Arzt dem Kranken keine einzelne Arzneisubstanz zur Heilung geben dürfe.

Kein Privilegium giebt dem Apotheker das ausschließliche Recht, daß bloß er im Handverkaufe an Jedermann einfache arzneiliche Dinge in großen Gewichten, aufs Ungefähr hin (oft zu großem Schaden des Kranken) ungestört verkaufen, der Arzt aber dieselben einfachen arzneilichen Dinge seinen Kranken aus wissenschaftlicher Heilabsicht nicht reichen dürfe in so kleiner Gabe, daß der Kranke blos die Kunst des Arztes, nicht das Mittel bezahlen kann, weil dieses seiner Kleinheit wegen gar keinen merkantilen Werth hat, aber eben seiner unglaublichen Kleinheit wegen vom Arzte selbst gegeben werden muß und keinem Gehülfen überlassen werden kann.

Nach den Grundsätzen seiner Kunst, welche die Anwendung irgend eines Gemisches von Arzneien zur Cur der Krankheiten als der gesunden Vernunft zuwiderlaufend erweisen, (Organon d. Heilk. §. 297–299.) ist es unmöglich, daß der homöopathische Arzt seinen Kranken jemals ein Arzneigemisch reichen, also unmöglich, daß er dispensiren und so dem Apothekerprivilegium zu nahe treten könnte.

Wie können kleine Gaben so sehr verdünnter Arznei, wie die Homöopathie sie vorschreibt, noch Kraft, noch große Kraft haben?*

[V] So fragt nicht nur der gewöhnliche, allopathische Arzt, der mit großen Arzneiportionen in seinen Recepten nicht hoch genug steigen zu können glaubt, sondern auch der Anfänger in der homöopathischen Kunst fragt so unverständig.

Ob es möglich sei, daß sie die nöthige Kraft haben könnten, zu zweifeln, scheint schon an sich selbst sehr thöricht zu seyn, da man sie in der That wirken und den beabsichtigten Heilzweck offenbar erreichen sieht und täglich erreichen sehen kann.

Und was *geschieht*, muß doch wenigstens *möglich* seyn.

Doch auch dann, wenn die feindlichen Spötter den vor Augen liegenden Erfolg nicht mehr leugnen können, suchen sie doch durch täuschende Aehnlichkeits-Beispiele das selbst wirklich Geschehende wo nicht als unmöglich, doch als lächerlich darzustellen. |

VI „Wenn ein Tropfen so weit verdünnter Arzneigaben noch etwas wirken könnte" – so lallen sie, – „so müßte auch ein Tropfen Wasser aus dem Genfersee, worein ein Tröpfchen starker Arznei getröpfelt worden, eben so viel Heilkräfte, ja noch weit mehr äußern, da zu den homöopathischen Verdünnungen ein noch weit größeres Verhältniß Verdünnungs-Flüssigkeit genommen wird."

Bei solchen Vorspiegelungen liegt die Haupttäuschung in dem misverstandnen Worte: *Verdünnung*, dessen ich mich auch für die Bereitung der homöopathischen Arznei bedienen mußte, in Ermangelung eines der Sache angemessenern deutschen Ausdrucks.

Doch, selbst zugegeben (was gar nicht zugegeben werden kann), daß die feinen homöopathischen Gaben durch eine gemeine Mischung eines kleinen Theils Arzneistoffs unter ein unglaublich großes Verhältniß unarzneilicher Flüssigkeit entstünden, so hinkt obiges, blos zur Spötterei ersonnenes und, dem gesunden Menschenverstande zum Trotze, schon so oft wiederholtes Gleichniß doch noch ungeheuer.

Wie soll durch das blose Eintröpfeln eines Tropfens Arznei in einen so großen See wohl eine Vereinigung, eine genaue Vereinigung desselben mit allen Theilen einer Wassermasse von solchem Umfange entstehen können, damit jeder einzelne Wassertropfen einen gleichen Antheil von dem Tropfen Arznei erhielte? Nicht
VII durch alle erdenkliche mechanische Vor- | richtungen und Rühranstalten ließe sich eine solche innige und gleichartige Vertheilung selbst im Zeitraume vieler Jahre bewerkstelligen!

Selbst eine nur mäßig große Menge Wasser, z. B. ein Oxhoft voll läßt sich, wenn sie *in Masse, im Ganzen*, nur mit einem Tropfen Arznei geschwängert werden sollte, nie, durch irgend eine Rühranstalt gleichartig mischen; nicht zu gedenken, daß die stete innere Veränderung und chemische, ununterbrochene Zersetzung der Bestandtheile des Wassers die Arzneikraft eines Tropfens Gewächstinktur schon binnen etlichen Stunden zerstört und vernichtet haben würde.

Ein Zentner Mehl läßt sich, in ganzer Masse genommen, durch mechanische Vorrichtung mit einem Grane Arzneipulver nie so gleichartig mischen, daß jeder Gran Mehl einen gleichen Antheil von dem Arzneipulver bekäme.

---

* In: Reine Arzneimittellehre. 6. Th., Dresden 1821, S. V–XVI. – S. auch: ebenda, 2. Aufl. (1827), S. V–XI. Vgl. S. 763–766.

Bei der homöopathischen Arzneizubereitung, gesetzt sie wäre auch nur eine gemeine Mischung, ist die Vereinigung, da nur wenig Flüssigkeit dazu genommen wird (100 Tropfen Weingeist zu einem Tropfen Arzneitinktur) in wenigen Augenblicken vollendet und von dieser Mischung ein Tropfen eben so schnell mit einer gleichmäßigen Menge (100 Tropfen) unarzneilicher Flüssigkeit vereinigt und so fort, so daß in einer halben Stunde ein Tropfen Arzneitinktur zu der Verdünnungs-Flüssigkeit schon in ein Verhältniß von Eins | zu Decillion gebracht ist, – allerdings VIII
eine, im Ganzen gedacht, dem Verstande fast unbegreiflich große Masse Flüssigkeit.

Wenn dann aber im Ernste auch der Verstand verlangt, daß man ihm begreiflich mache, wie es möglich werde, daß ein Tropfen solcher decillionfachen (sogenannten) Verdünnung, ja auch ein sehr kleiner Theil eines solchen Tropfens noch volle Heilkraft behalten und (selbst auch, wenn die Bedingung, andersartige arzneiliche Reize dabei zu unterlassen, gehörig beobachtet worden und das Mittel möglichst homöopathisch gewählt war) im kranken Körper ausüben könne; so liegt das Unbegreifliche blos in dem, wie schon oben gesagt, mißverstandnen Worte: Verdünnung und in der vorurtheiligen Ansicht und dem falschen Begriffe, den man sich vom Arzneistoffe macht.

Man pflegt die sichtbaren und tastbaren Dinge in der Natur und so insbesondre die Arzneistoffe für todte Materie, für todte Substanzen zu halten, die nur nach Maaß und Gewicht in ihren Wirkungen zu schätzen seyen.

Man bedenkt aber nicht, daß uns schwachen Menschen, die oft kaum die Oberfläche der Dinge wahrnehmen, die wahre Bedeutung der Materie und der Arzneistoffe entgeht, wenn wir nicht alle Ergebnisse von ihren Wirkungen auffassen und dann unbefangen beurtheilen. |

Arzneistoffe (denn von diesen reden wir hier im Besondern) sind nicht todte IX
Substanzen im gewöhnlichen Sinne; vielmehr ist ihr wahres Wesen blos dynamisch geistig, ist pure Kraft.

So todt sie uns scheinen, wenn sie blos roh und massiv da vor uns liegen, so gewiß ist dieß doch nur ein Scheintod.

Die da auf meiner Hand liegende, todtscheinende Arzneisubstanz besteht dennoch aus nichts Anderm, als aus konkreter, reiner Kraft in einem gebundenen (latenten), gleichsam erstarrten Zustande, bis sie zur Ausübung dieser ihrer Kraft gelanget, bis ihr inneres Geistigdynamisches durch Hülfe menschlicher Kunst entfaltet, entwickelt ist und in diesem neuen, ihrer Bestimmung angemessenern Zustande zur Wirkung gebracht, und zu ihrem eigentlichen Zwecke angewendet wird.

Zwar zeigen in ihrem Gebrauche bei Menschen die meisten Arzneistoffe schon ih ihrem rohen, massiven Zustande Wirkung auf das menschliche Befinden; aber diese Aeußerung ist nur ein Schatten von ihrer Wirksamkeit, von dem oft unermeßlichen Umfange und Gehalte ihrer arzneilichen Kraft und Wirksamkeit.

Durch Zerstückeln und Zerkleinern erhöhet sich zwar schon in Etwas ihre Wirksamkeit; dann ist schon eine kleinere Dosis kräftiger als ein weit schwereres ganzes Stück. Von Verschluckung eines zwanzig Gran schweren Krähenaugsamens empfindet man bei Weitem | weniger Wirkung als von einem einzigen X
Grane in gewöhnlichem Pulver und von noch weit länger geriebenem Pulver bedarf man wohl nur ein zehnmal kleineres Gewicht zur Gabe, um dieselbe Wirkung hervorzubringen.

Die auf gewöhnliche Arzt bei uns gepülverte Chinarinde bester Sorte hat die Arzneikraft bei Weitem nicht, als das aus unkräftigern Sorten in England bereitete, staubfeine Chinapulver in geringerm Gewichte äußert.

Schon hieraus sieht man, daß es Zubereitungen der Arzneistoffe und einfache Präparate derselben giebt, welche, je weiter die Entwickelung ihrer Kräfte dadurch gebracht und je vollkommner sie also dadurch zur Kraftäußerung fähig gemacht worden, nun auch in um so kleinern Gewichten, in desto kleinern Gaben zur Erreichung gleichen Heilzweckes fähig werden.

Doch auch die feinste Zerstückelung und Zerkleinerung der Arzneisubstanzen vor sich, ist noch lange nicht die volle, erreichbare Thätig-Machung derselben.

Auch die Ausziehung ihrer wirksamen Bestandtheile in so genannten starken Tinkturen ist noch lange nicht das Höchste ihrer Kraftentfaltung. Zwar leistet ein Tropfen Chinatinktur, der nur ein Zehntel eines Grans Chinakraft enthält, schon mehr Arzneikraft, als ein ganzer Gran des feinen englischen Chinapulvers (woraus
XI man schon die mit der Kraft-Entwickelung | des Arzneistoffs durch Auflösung in einer Flüssigkeit gesteigerte Kleinheit der zur Erreichung desselben Zweckes nöthigen Gabe abnehmen kann); allein bei einer so koncentrirten Tinktur sind die dynamisch geistigen Kräfte der Arzneisubstanz nur erst im Anfange ihrer Entfaltung zur Thätigkeitsfähigkeit.

Blos die Zubereitung der Arzneien in der homöopathischen Heilkunst zeigt uns, wie die geistigen Kräfte der Arzneistoffe noch unermeßlich höher entfaltet, enthüllt, in weit wirksamern Arzneigeist entwickelt und zu freierer und höherer Thätigkeit entbunden werden können.

Ein Tropfen solcher Chinatinktur und 100 Tropfen Weingeist (oder einer andern unarzneilichen, eben so unverderblichen Flüssigkeit) mit etwa zehn Schlägen eines kräftigen Arms von oben herab geschüttelt, geben eine Flüssigkeit, die nicht etwa in einem blosen Gemische oder gar nur in einer Verdünnung des Tropfens Arzneitinktur mit hundert Tropfen unarzneilicher Feuchtigkeit besteht, wie der kurzsichtige Nichtbeobachter wähnt, so daß man alle die 101 Tropfen auf einmal verschlucken müßte, um kaum die Wirkung des einzelnen Tropfens der dazu genommenen Arzneitinktur an sich beim innern Gebrauche zu erfahren.

Nein! die *Erfahrung* zeigt, daß jeder Tropfen dieser so zubereiteten – blos
XII Mischung und Verdünnung scheinenden – Flüssigkeit so kräftig geworden, | daß er fast dieselbe Stärke von Arzneikraft im menschlichen Körper äußern kann, als der Tropfen der anfänglichen, koncentrirten Tinktur.

Und so geht mit jeder steigenden Vereinbarung und Innigung eines Tropfens so bereiteter Flüssigkeit mit fernern 100 Tropfen Weingeist (denn Verdünnung kann man diese kräftige Entfaltung der bis dahin konkreten und gebundenen (latenten) geistig dynamischen Kräfte des Arzneistoffs nur uneigentlich nennen), die Arzneikraft-Entwickelung so wundersam fort, daß man auch bei dem unglaublichst überwiegendem Verhältnisse der angewendeten, unarzneilichen Flüssigkeit (Weingeist) zu dem ursprünglich dazu gebrauchten kleinen Tropfen koncentrirter Arzneitinktur wenig oder keine Kraft-Abnahme in der Wirkung auf den menschlichen Körper wahrnimmt und immer noch ein Tropfen von dieser anscheinend ungeheuern Verdünnung, ja nur ein sehr kleiner Theil eines solchen Tropfens alles dasjenige heilkräftig äußert, was man überhaupt von dieser Arznei an Hülfe zu erwarten hat – *doch mit folgender Abweichung*: „eine solche anscheinend ungeheuere Verdünnung, eigentlich eine Flüssigkeit von so ungeheuer gesteigerter Kraftentwickelung, äußert zwar fast dieselbe Arzneiwirkung in einer Gabe von eben so kleinem Umfange als in welcher die koncentrirte Tinktur gegeben worden, aber weit schneller, oft heftiger und weit heftiger, aber um so schneller überhingehend
XIII und verschwin- | dend", – was einen ungemeinen Vortheil bei Heilung vorzüglich akuter (doch auch gewisser chronischer) Krankheiten darbietet. Es wird nämlich dieselbe Heilabsicht, dieselbe Umänderung des kranken Befindens in den gesunden Zustand erreicht und doch dabei das oft langweilige Fortwirken der koncentrirten Tinktur vermieden – außer andern hieher nicht gehörigen Vortheilen.

Diese homöopathische Zubereitung der Arzneien, um dieselben aus ihrem ursprünglichen, anscheinend materiellen (scheintodten) Zustande zu ihrem wahren Leben zu erheben und zur Entfaltung ihres innern geistigen Lebens zu entwickeln, hat in ihren großen Erfolgen nur für den Nicht-Beobachter der Natur etwas Unglaubliches. Reine Versuche belehren ihn aber sogleich bis zur Ueberzeugung, daß die Natur in dem Schooße ihrer arzneilichen Substanzen eine solche Fülle von Kraft verbirgt, die bis an die Grenzen der Unendlichkeit steigt, wenn sie gehörig enthüllt und entwickelt wird, von welcher Entwickelung jedoch der bisherige Receptschreiber keinen Begriff hat.

Arzneilich todt und ganz kraftlos liegt das gediegene schwere Gold vor uns. Selbst die unglaublich fein verdünnten Blättchen desselben aber sind immer noch massives Gold, in arzneilichem Scheintode. Man kann sie zu vielen Granen verschlucken und weder ein Gesunder, noch ein Kranker spürt die mindeste Wirkung davon in seinem Befinden, aber (nach der | Weise homöopathischer Arzneizubereitung) durch stun- **XIV**
denlanges, kräftiges Reiben eines Granes dieser Blättchen mit hundert Granen eines unarzneilichen Pulvers z. B. Milchzuckers, entsteht ein Präparat, was schon viel Arzneikraft zeigt. Von diesem Präparate aber wiederum ein Gran mit 100 Granen Milchzucker eine Stunde lang gerieben und dieses Verfahren in gleicher Maße mit immer neuen 100 Granen Milchzucker wiederholt bis dahin, daß das letzte Präparat in jedem Grane nur ein Quadrilliontheil eines Granes Gold enthält, giebt eine Arznei, in welcher die (im gediegenen Zustande des Goldes gänzlich schlummernden und erstarrten) Arzneikräfte so auffallend zum Leben und zur Thätigkeit erweckt und entwickelt worden sind, daß schon, wenn in ein Gläschen, was zugestöpselt nur einen Gran solchen Pulvers enthält, der das Leben verabscheuende, durch unerträgliche Angst eben zur Selbstentleibung getriebene Melancholische nur ein Paar Augenblikke h i n e i n r i e c h t, er schon nach einer Stunde des bösen Geistes quitt geworden ist und sein ganzes Gemüth dem des Gesunden, Lebensfrohen wieder ähnlich wird.

Welcher Verständige sollte nun noch bei dem alten medicinischen Köhler-Glauben verharren wollen, als wenn die Arzneistoffe blos nach dem plumpen Gewichte wirken könnten und daher ein größeres Gewicht derselben mehr, ein kleineres nur weniger Wirkung thue, ein ungemein kleines aber gar keine Wir- | kung **XV**
habe, sie möchten zubereitet seyn, wie sie wollten? Wer sollte im Gegentheile aus diesen und allen andern Wahrnehmungen dieser Art belehrt nicht erkennen, daß die Arzneistoffe blos im Verhältnisse der Entwickelung ihrer innern (in ihrem konkreten, massiven Zustande gebundenen und schlummernden) dynamisch geistigen Kräfte ihre vollständigere, thätigere Wirkung erlangen, wie bei der Zubereitung derselben zu homöopathischem Gebrauche geschieht, daß folglich je weiter diese Entwickelung durch eine solche Zubereitung getrieben, folglich in den höhern Präparaten des eigentlichen Gewichts der ursprünglichen Drogue immer weniger und weniger wird, die Arzneikraft derselben in demselben Grade nur um desto lebendiger, wirkungsfähiger, geistiger hervortritt und auf das Befinden des menschlichen Organisms sich äußert?

* * *

Schon die blos physischen Kräfte der sogenannten materiellen Körper zeigen bei ihrer vollen Entwickelung durch Bemühung des Menschen, wie wenig das, was wir todte Materie nennen, todt sei und wie sie vielmehr aus lauter Kraft bestehe, die blos der Auflösung, Entbindung und Freimachung bedürfe, um sich selbst im kleinsten Gewichte unermeßlich thätig zu zeigen. Da liegt eine todt scheinende Eismasse; ihre Auflösung in Wärmewesen bringt in ungemein kleine | Theile zerfließendes **XVI**
Wasser hervor, was in Gesellschaft der Wärme allen Keimen der unzähligen Ge-

wächse Leben einflößt zum wunderbaren Emporwachsen. Und eben dieses Wasser, was in höhern Wärmegraden selbst Knochen zu Gallerte schmelzt, erlangt in noch höhern Graden von Wärme aufgelößt, in der Hitze des glühendschmelzenden Bleies eine solche erstaunenswürdige Gewalt, daß es in der Menge weniger Tropfen sich zu Dampfe von unermeßlichem Umfange unaufhaltbar ausdehnt. Siehe! treibt dieser Dunst nicht im großen Weltmeere Lasten von vielen tausend Zentnern gegen Wind und Sturm nach allen Zonen hin in den sogenannten Dampfschiffen?

Alles in der Natur lebt und ist Kraft; wir müssen es nur zum Leben zu bringen und seine Kraft zu entwickeln wissen.

Aerztlicher Rath im rothen Friesel*

293 Fast ohne Ausnahme werden alle, an dem oft so tödlichen **rothen Friesel** (fälschlich **Scharlachfieber** genannt) Erkrankten nicht nur vom Tode errettet, sondern auch binnen wenigen Tagen geheilt durch Aconit, abwechselnd mit Tinctur des rohen Kaffees gegeben. Der ausgepreßte Saft aus dem frischen Kraute des **Sturmhuts** (Aconits), mit gleichen Theilen Weingeist gemischt, wird so weit mit hundertfachem Weingeiste verdünnt, daß die letzte Verdünnung octillionfach ist*.

* Ein Tropfen des ersten weingeistigen Saftes mit hundert Tropfen reinem Weingeiste geschüttelt und von dieser Verdünnung, so wie von jeder folgenden ein Tropfen mit hundert Tropfen Weingeist geschüttelt, so daß in 24 Gläsern 24 solche absteigende Verdünnungen entstehen, deren letzte octillionfach ist, ist die hier verlangte.

Von dieser wird ein kleiner Theil eines Tropfens zur Gabe **bey steigender Unruhe, Angst und Körperhitze** eingegeben, unter Vermeidung alles Sauern, und **bey steigenden Schmerzen** (im Kopfe, Halse u.s.w.) **mit Weinerlichkeit verbunden**, ein kleiner Theil eines Tropfens millionfach*

* Ein Theil des beßten rohen Kaffees in einem ziemlich warmen großen Mörsel gepülvert wird mit hundert Theilen Weingeist zur blassen Tinctur ausgezogen, wovon ein Tropfen mit hundert Tropfen Weingeist geschüttelt eine Verdünnung gibt, wovon ein Tropfen wiederum mit hundert Tropfen Weingeist geschüttelt zur millionfachen Verdünnung wird, die hier nöthig ist.

verdünnter Tinctur rohen Kaffees.

Gewöhnlich wird das Eine nöthig seyn, wenn das Andere 16 bis 24 Stunden gewirkt hat. Oefterer nicht.

Außer diesem darf mit dem Kranken nichts gethan werden, noch gethan worden |
294 seyn, – kein Aderlaß, keine Blutigel, kein Calomel, keine Abführung, keine kühlen oder Ausdünstung befördern sollenden Arzneyen, oder Kräuterthee, keine Umschläge, keine Bäder, keine Klystire, keine Gurgelwasser, keine Blasen oder Senfpflaster.

Die Kranken läßt man im lauen Zimmer sich nach eigenem Gefühle zudecken und erlaubt ihnen laues oder kaltes Getränk, was sie wünschen, nur während der Wirkung des Aconits kein saures.

* * *

* Allg. Anz. d. Dt. (1821), 1. Bd., Nr. 26, 293–294. – Auch in: Stapf (1829), 2. Bd., S. 190–191.

Aber, wenn auch diese wahren Heilmittel, wie angegeben, bereitet wären, und so eingegeben würden, wo wird sich ein Arzt finden, der nicht noch dieß und jenes aus seinem Cur-Schlendriane dazwischen anbringen und so die Genesung vereiteln würde?

Leipzig, den 18. Januar 1821.

Aerztliche Nachricht*

Das jetzt herumgehende Ausschlagfieber ist kein Scharlachfieber, wovor, von 96
mir ehedem erfunden, Belladonne als Schutzmittel dient, sondern es ist rothes Friesel (Purpurfriesel, rother Hund), wogegen keine Belladonne dienlich ist, sondern schadet.

Für diese böse Krankheit, für dieses rothe Frieselfieber, habe ich auch das beste Heil- und Rettungsmittel (welches selbst einige Schutzkraft hat) zum Wohle der Menschen bekannt gemacht, aber es wird von den Aerzten nicht gebraucht. Warum denn nicht? Weil sie's nicht kennen! – Warum sollten sie's nicht kennen, wenn es öffentlich bekannt gemacht worden ist? Weil es in meinem Buche steht (Organon der Heilkunst, zweite Ausgabe, 1819. Seite 188 bis 191), einem Buche, was die Aerzte nicht lesen, aber doch ungelesen anfeinden und verdammen.

Dies schreibe ich dem Leipziger Publikum zu Liebe, welchem ich, nun außer Stand gesetzt, ihm ferner thätig dienen zu können, wenigstens meine tiefe Verehrung dankbar zu bezeugen mich verpflichtet fühle.

Leipzig, den 22. Januar 1821.

Ueber den Aufsatz gegen mich in der Leipziger Zeitung Nr. 21**

Siehe, da stehen dreyzehn hiesiger Herren Kollegen, und ereifern sich vor dem hie- 269
sigen und dem auswärtigen Leser, um zu zeigen, wie sehr sie sich ärgern über meinen etwanigen Ruhm, über die von mir gemachten Erfindungen, über meine Schriften, die sie nicht lesen zu wollen sich vornehmen, und über die Heilungen, die mir durch die Gnade Gottes gelungen sind an von andern Aerzten verlassenen Kranken, wodurch mir die Liebe und Achtung des hiesigen und auswärtigen Publikums zu Theil ward.

Zuerst erklären sie, nichts davon wissen zu wollen, ob die Entdeckung der Schutzkraft der Belladonna gegen Scharlachfieber von mir herkomme. „Lange vor

---

* Leipzig. Tagebl. (1821), 1. Bd., Nr. 23, 96. – Auch in: Leipzig. Ztg. (1821), Nr. 25, 269–270; außerdem in: Leipzig. Pop. Zschr. f. Hom. (1898), 29. Jg., Nr. 21/22, 190.

** Leipzig. Ztg. (1821), Nr. 25, 269–271. – Auch in: Leipzig. Pop. Zschr. f. Hom. (1898), 29. Jg., Nr. 21/22, 189–191.

meiner Zeit," sagen sie, „sey die Belladonna als Schutzmittel gegen eine der unheilbarsten, ansteckenden Krankheiten bekannt gewesen."

Meinen die Herren damit das Scharlachfieber, so ist dies unwahr. Gegen Scharlachfieber war vor meiner Erfindung keine Schutzkraft der Belladonna bekannt, wohl aber gegen die Hundswuth. Wie gehört aber die Hundswuth hieher?

Sie erklären, „sie hätten ohne auf mich Rücksicht zu nehmen, die Belladonna blos auf Empfehlung eines Berndt, Jördens, Schenk, Hufeland, Hedenus, u.s.w. angewandt."

Ei! Ei! Das sind ja eben die Männer, die diese meine Erfindung preisen und ihr durch Bestätigung mit ihrer Erfahrung Gerechtigkeit widerfahren lassen!

Eben in Berndt's Buche S. 88. und in Hufeland's Journale, 1820, Aug. S. 24. läßt sich einer dieser edeln Aerzte so vernehmen:

„Sehr unzeitig," spricht er, „war wohl der Spott, den Hahnemann, dieser treffliche Beobachter, statt des Dankes, von seinen ärztlichen Mitbrüdern davon trug."

Das heiße ich Gerechtigkeit liebende Männer!

Daß ich, im Jahre 1801, als Erfinder der Schutzkraft der Belladonna gegen das Scharlachfieber, wodurch schon viele Tausende vor dieser Krankheit geschützt und vom Tode gerettet wurden, den 60 Pränumeranten jedem ein Fläschchen des zubereiteten Mittels, womit viele Familien geschützt werden konnten, nebst meiner die Krankheit und das Mittel beschreibenden Druckschrift (Gotha, 1801. in der Beckerschen Buchhandlung) für einen Friedrichsd'or überlassen habe, kann mir nicht zum Vorwurfe gereichen, da ein Arbeiter seines Lohnes werth ist und weit geringere ärztliche Erfindungen mit einem 10, 20, 30 Mal höhern Preise von Fürsten belohnt worden sind.

Dagegen sagen die 13 Leipziger Herren Aerzte, die Apotheker gäben ein solches Fläschchen für 2 Groschen und scheinen verstehen geben zu wollen, daß ich damals meine Erfindung auch wohl für 2 Groschen hätte hingeben sollen.

Das heiße ich Schätzung der Verdienste!

Bei dieser Gelegenheit (Zeile 21) suchen diese meine hochgeneigten Gönner mit anzubringen: „daß mir vom obenher das eigne Geben meiner Arzneien an Kranke verboten sey," ohne zu erwähnen, daß die hohe Landes-Regierung, ungeachtet wiederholten Andringens meiner medicinischen Gegner, mir mehr als Eine Ausnahme in ihrem Rescripte zugestand, wo ich meine Arzneien geben könne.

Es waren mir mehrere Fälle des die Zeit daher herumgehenden Ausschlagfiebers vorgekommen; es war Purpurfriesel. Ich hörte, daß die Sterblichkeit in dieser Woche vorher doppelt so groß, als gewöhnlich gewesen; ich hörte, daß man Belladonna als Schutzmittel dagegen verordne. Deshalb ließ ich in das hiesige Tageblatt Nr. 23. einrücken:

Aerztliche Nachricht.

„Das jetzt herumgehende Ausschlagfieber ist kein Scharlachfieber, wovor, von mir erfunden, Belladonna dient, sondern es ist rothes Friesel (Purpurfriesel, rother Hund), wogegen keine Belladonna dienlich ist, sondern schadet."

„Für diese böse Krankheit, für dieses rothe Frieselfieber, habe ich auch das beste Heil- und Rettungsmittel (welches selbst einige Schutzkraft hat) zum Wohle der Menschen bekannt gemacht, aber es wird von den Aerzten nicht gebraucht. Warum denn nicht? Weil sie's nicht kennen! – Warum sollten sie's denn nicht kennen, wenn es öffentlich bekannt gemacht worden ist? Weil es in meinem Buche steht (Organon der Heilkunst, zweyte Ausgabe, 1819. S. 188 bis 191.), einem Buche, was die Aerzte nicht lesen, aber doch ungelesen anfeinden und verdammen."

„Dies schreibe ich dem Leipziger Publikum zu Liebe, welchem ich, nun außer
Stand gesetzt, ihm | ferner thätig dienen zu können, wenigstens meine tiefe Ver- 270
ehrung dankbar zu bezeugen mich verpflichtet fühle."

Leipzig, den 22. Januar 1821. D. **Samuel Hahnemann**.

Tags darauf ließ ein hiesiger denkender und vorurtheilfreyer Arzt, Herr D. Moritz Müller, mit welchem ich nie in einiger Verbindung stand, im Tageblatte Nr. 24. meiner Anzeige Gerechtigkeit widerfahren und bestätigte die Richtigkeit meiner Anrühmung des Aconits in dem jetzigen Frieselfieber durch seine Erfahrung in einer ausgebreiteten Praxis, durch folgende Worte:

Alles prüfen, das Gute behalten.

„Meine in den letzten drey Monaten gemachten Erfahrungen bestätigen die Heilsamkeit des Aconits gegen das hier häufiger vorgekommene Scharlachfriesel und ich empfehle allen meinen Mitärzten dieses zuerst von Herrn D. Hahnemann empfohlne Mittel, in der Gabe eines 1/24stel bis 1/16tel Tropfens der hier gewöhnlichen Tinktur, alle zwey Stunden gegeben, mit Beseitigung andrer Arzneyen und arzneylicher, diätetischer Mittel, besonders der Pflanzensäuren, in dieser Krankheit anzuwenden."

D. **Moritz Müller**

Diese Anerkennung meines kleinen Verdienstes um die Heilung auch jener bösen Krankheit, des Purpurfriesels, ist es eben, was diese 13 Leipziger Herren Aerzte zu dieser Tirade treibt; sie sind ungehalten, daß ich und Herr D. Müller sie auf etwas Heilsameres in dieser Krankheit aufmerksam machten und suchen mich daher in jenem Blatte recht herunter zu setzen. – Ob sie dadurch höher zu stehen kommen?

Dann sagen sie: „ich hätte sie geschmähet."

Ich habe aber in meinen Büchern nur im Allgemeinen die Mangelhaftigkeit der gewöhnlichen Arzneykunst gezeigt, ohne je einen Leipziger Arzt zu nennen. Dagegen sind viele Schmähschriften von Aerzten über mich und meine Heillehre ergangen. Und auch in diesem Aufsatze der 13 Leipziger Herren Aerzte waltet ein solcher Geist, wie der geneigte Leser sieht.

Dabey geben sie vor (Zeile 2 von unten): „daß ich hitzige Krankheiten gar nicht sähe."

Wie wäre es aber möglich gewesen, so umständliche Beschreibungen und genaue Zeichnungen auf der einen Seite vom Purpurfriesel, auf der andern von dem wahren Scharlachfieber (Anzeiger der Deutschen, 1808. St. 160.) zu liefern oder die Schutz – und Heilmittel für beyde zu erfinden, wenn ich solcher Kranken in meiner 44jährigen practischen Laufbahn nicht zu Hunderten mit eignen Augen gesehen hätte?

Daß aber meine Mitärzte mich bey hitzigen Krankheiten nicht sehen, geht eben so natürlich zu, als daß sie mich nicht essen sehen, nämlich, weil sie nicht dabey sind, wenn ich bey Kranken bin und ich auch von so etwas nicht spreche.

Ganz unten hätten sie gerne jene zwey so sehr verschiednen Krankheiten, Scharlachfieber und Purpurfriesel, unter einander gemischt und beyde für Modifikationen eines und desselben Uebels ausgegeben. Es ist nur gut, daß es noch Männer giebt, die diese beyden Krankheiten von einander unterscheiden können, damit nicht Belladonna gegeben werde, wo Aconit als Schutz- und Heilmittel hingehört; Männer, die im Scharlachfieber die krebsrothe, helle, rothlaufartige Röthe der glatten, nie anfangs mit Friesel besetzten, Haut wahrnehmen, deren Röthe sogleich einige Augenblicke auf der mit der Fingerspitze etwas gedrückten Stelle weiß wird; Männer, die dagegen im Purpurfriesel die dunkle Röthe der Haut, welche nicht durch leisen Fingerdruck verschwindet, bemerken und mit ihrem drüber hin gestrichenen Finger fühlen, daß die dunkle Röthe der Haut aus dichten Frieselkörnern zusammengesetzt ist, welche tief in der Haut stecken; Männer, welche die Besonderheit des Fiebers, der Halsentzündung, der Schmerzen und der Affection des Geistes in jeder dieser beyden Krankheiten unterscheiden, z. B. jener aufmerksame Beobachter, der königliche Leibarzt und Hofrath, Herr D. Kreysig in Dresden, in Hufeland's Journ. XII, 111. und Herr Hofrath und Prof. D. Harles in Bonn, Ebend. XII, 1., welcher das Purpurfriesel ebenfalls Purpura miliaris benannte. Wie könnte man auch wohl die Moredoreefarbe des Purpurfriesels mit der hellen Scharlachfarbe des Scharlachfiebers verwechseln?

Noch wollen sie gern (S. 230. Zeile 12) „Die Erfolge meiner Curen und Versprechungen, die täglich vor ihren Augen lägen," herabsetzen. Das Wahre aber ist, daß ich wenig verspreche und mehr zu halten pflege. Ueberdies kennt das nicht ärztliche Leipziger Publikum die Erfolge meiner Curen besser. Gerade der so glückliche Erfolg meiner Behandlung der schwierigsten Krankheiten ist es, der die 13 Leipziger Herren Aerzte so böse macht, wie aus ihrem Aufsatze zu ersehen ist. |

271 Den Schluß ihres Aufsatzes suchen sie mit „Verdächtigmachung meiner Glaubwürdigkeit" zu krönen. Vergeblich! Der bessere und ich kann es rühmen, der größere Theil des unterrichteten, gerechten, theilnehmenden Publikums weiß recht gut, bey wem es die ärztliche Glaubwürdigkeit finden kann.

* * *

Bey einer guten Sache und einem guten Gewissen kann man selbst bey Schmähungen gelassen bleiben und guten Muthes seyn; da hat man die Gottheit zum Freunde und die bessere Menschheit.

Leipzig, den 31. Januar 1821.

[Anhang zur] Vorrede*

10 *Von jener Vorrede nehme ich bei dieser zweiten Ausgabe weder etwas zurück, noch weiß ich etwas daran zu ändern.*

Die gewöhnliche Arztwelt mag noch so fort, so lange sie's nicht besser einsieht, ihre mehrfach zusammengesetzten Recepte in die Apotheke verschreiben. Dazu braucht sie den Umfang der Wirkungen und die genaue und vollständige Bedeutung jedes einzelnen Ingredienzes gar nicht zu wissen; die Vermischung mehrerer hebt ohnehin alle Einsicht in die Wirkung des Gemisches auf, wenn man auch mit der Kraft der Dinge, einzeln gegeben, genau bekannt gewesen wäre.

Sie nennen das Curiren und dabei mögen sie bleiben, bis ein Geist der Besserung in ihnen erwacht, der sie treibe, nun auch bald zu heilen anzufangen, was blos mit einfachen Arzneisubstanzen möglich ist.

Blos dieser ihre reine Wirkung läßt sich genau erforschen, folglich voraus bestimmen, ob diese im gegebenen Falle helfen könne, oder jene andre.

Welcher gewissenhafte Mann wollte ferner auf das wankende Leben, auf den Kranken, mit Werkzeugen, welche Kraft zu schaden und zu zerstören besitzen, ohne diese Kraft genau zu kennen, blindlings hinein arbeiten!

Kein Zimmermann bearbeitet sein Holz mit Werkzeugen, die er nicht kennt; er
11 *kennt jedes einzelne der- | selben genau und weiß daher, wo er das eine, und wo er*

* In: Reine Arzneimittellehre. 1. Th., 2. Aufl., Dresden 1822, S. 10–11. – S. auch: ebenda, 1. Aufl. (1811), S. 3–9 sowie 3. Aufl. (1830), S. 3–9. Vgl. S. 546–550.

das andre anzuwenden hat, um das gewiß zu bewirken, was die Absicht erfordert. Und es ist doch nur Holz, was er bearbeitet, und er ist nur ein Zimmermann!

* * *

Man wird alle folgende zwölf Arzneien vollständiger beobachtet und ihre Symptomen genauer geordnet finden, als in der ersten Ausgabe.

Gott gebe sein Gedeihen!

Köthen, im Jenner 1822.

Ein Paar Worte bei Herausgabe der dritten Auflage*

In diesen fünf Jahren seit Erscheinung der zweiten Auflage hat die Wahrheit der homöopathischen Heilkunst in der Nähe und Ferne bei den Aerzten so viel Eingang gefunden, daß sie nun nicht mehr durch Schmähschriften, an denen es indeß nicht fehlte, weder verdunkelt, noch, am wenigsten, ausgelöscht werden kann. Ich freue mich über die Wohlthat, die sie schon den Menschen erwiesen hat, und sehe mit innigem Vergnügen auf die nicht fernen Zeiten hin, wo, wenn ich nicht mehr hienieden seyn werde, das künftige Menschengeschlecht diesem Geschenke des Allgütigen Gerechtigkeit widerfahren lassen und seine Segnungen in Minderung ihrer körperlichen (und Seelen-) Leiden mit Dank genießen wird. XI

Zu dieser Verbreitung der guten Sache in fremde Länder wird die gute Uebersezzung der vorigen Auflage ins Französische viel beitragen, welche ein ächter Menschenfreund, der Herr Baron *von Brunnow,* mein gelehrter Freund mit vieler Aufopferung | vor Kurzem bewerkstelligte* XII

** Organon de l'art de guérir; traduit de l'original allemand du Dr. Samuel Hahnemann, Conseiller de Son Altesse Sérénissime le Duc d'Anhalt-Köthen, par Erneste George de Brunnow, à Dresde, chez Arnold, libraire-éditeur, 1824.*

und mit einem *Avant-Propos* ausstattete, welcher einen Inbegriff der homöopathischen Heilkunst und ihrer Geschichte enthält und gleichsam zur Lesung des Werkes selbst einleitet.

Dieser dritten Auflage habe ich, was ich seitdem besser erkannte, und wovon ich durch wiederholte Erfahrungen deutlicher überzeugt ward, nicht vorenthalten.

Köthen, in der Ostermesse 1824.

S. H.

* In: Organon der Heilkunst. 3. Aufl., Dresden 1824, S. XI–XII. – S. auch: Organon, 1. Aufl. (1810), S. I–IV; 2. Aufl. (1819), S. 6–14; 4. Aufl. (1829), S. III–VI; 5. Aufl. (1833), S. III–X; 6. Aufl. (1842/1992), S. 1–4. Vgl. S. 543–544, 711–713, 774, 839–841, 889–891. Auch in Lutze (1865), S. 9–10.

Beleuchtung der Quellen der gewöhnlichen Materia medica*

[11] Nächst der Kenntniß des Heil-Objects, der Kenntniß, was an den Krankheiten, das ist, an jedem unsre Hülfe suchenden Krankheitsfalle zu heilen sey, kann es für den ausübenden Arzt keine nöthigere Kenntniß geben, als die der Heilwerkzeuge, nämlich zu wissen, was jede der Arzneien ganz gewiß heilen könne.

Dieß zu erforschen und den Weg ausfindig zu machen, auf welchem man sicher zum Ziele dieser Kenntniß gelangen könne, darum hat man sich nun 2300 Jahre gemühet. Aber vergeblich. Man ist durch alle Anstrengungen um keinen Schritt näher gekommen.

Wenn in dieser so langen Zeit die Millionen damit beschäftigter Aerzte auch nur den Weg zu der Kenntniß, wie gedachtes Ziel (die Ausfindung der Heilbestimmungen jeder Arznei) zu erreichen sey, gefunden hätten, so wäre schon gar viel, fast schon alles gewonnen gewesen; dann hätte man auf diesem Wege fortgehen können, und der Eifer und die Anstrengung der Bessern unter ihnen müsste bald ein ansehnliches Gebiet von Wißthum in Besitz genommen |
12 haben, so daß das noch zu erforschende Uebrige dann auch bald in unsre Gewalt gekommen wäre.

Aber, siehe, noch nie berührte ihr Fuß den Weg, der gewiß und sicher zu diesem Ziele führte. Alle deßhalb betretenen Pfade waren, wie ein Jahrhundert dem andern sagen mußte, Irrwege. Wir wollen sie etwas durchgehen.

* * *

Die erste Quelle der bisherigen *Materia medica* ist platte Vermuthung und Fiction, welche die allgemein-therapeutischen Tugenden der Arzneien angeben wollte.

Genau wie es vor 17 Jahrhunderten im Dioskorides lautete: dieß und das ist auflösend, zertheilend, Harn, Schweiß, Monatzeit treibend, Schmerz, Krampf stillend, Leib eröffnend u.s.w. – eben so lautet es noch in den neuesten Arzneimittellehren; dieselben Angaben von allgemeinen Tugenden der einzelnen Arzneimittel, die nicht zutreffen, dieselben allgemeinen Behauptungen, die sich am Krankenbette nicht bewähren. Die Erfahrung sagt, daß eine solche Arznei höchst selten im menschlichen Körper verrichtet, was diese Bücher von ihrer allgemein-therapeutischen Tugend behaupten, und daß, wenn sie je dergleichen thun, dieß nur ein entweder aus andern Ursachen herrührender, oder doch nur palliativer, überhingehender Effect (erste Wirkung) ist, wovon das Gegentheil hinterdrein desto gewisser nachzufolgen pflegt, zum größern Schaden des Kranken.

Wenn nun das für Harn, das für Schweiß, das für Monatzeit treibend Gepriesene
13 – würde es allein gebraucht – unter vielen Krankheitsfäl- | len einmal, bei besondern Umständen, einen solchen Erfolg gehabt zu haben geschienen hätte, könnte es wohl dieses gewöhnlichen Falles wegen (absolut) dergleichen wirkend, ausgegeben, das ist, mit dem bestimmten Ruhme eines Schweiß treibenden, Monatzeit treibenden, Harn treibenden Mittels belegt werden? So müßte man auch den, der sich nur in seltnen Fällen als einen ehrlichen Mann zu zeigen scheint, ge-

* In: Reine Arzneimittellehre. 3. Th., 2. Aufl., Dresden 1825, S. 11–60. – S. auch: ebenda, 1. Aufl. (1817), S. XI–LV. Vgl. S. 677–701. Auch in: Lutze (1865), S. 310–352.

radezu mit dem kostbaren Namen eines ehrlichen Mannes beehren, und den, der nur in seltnen Fällen nicht lügt, mit dem Ehrennamen eines Wahrhaften, eines Mannes von Worte!

Sollen so sehr die menschlichen Begriffe verdreht und umgekehrt werden?

Aber diese seltnen Fälle beweisen auch nicht einmal seltnen gewissen Erfolg. Denn in vielen hundert Fällen ward eine solche Substanz kaum einmal allein und einzeln gebraucht, sondern fast stets nur mit andern Arzneien in Verbindung.

Wie wenige Aerzte hat es wohl von jeher gegeben, die einem kranken Menschen eine einzige, eine einzelne, bloß einfache Arznei eingegeben und ihre alleinige Wirkung abgewartet hätten, unter gänzlicher Vermeidung jeden Nebengebrauchs irgend eines andern arzneilich wirkenden Dinges? Es ist ja nichts, als Gemisch mehrer Medicamente, was die gewöhnlichen Aerzte verordnen! Und wenn sie ja einmal eine einfache Substanz, z. B. in Pulver, geben, so muß doch immer der und jener Kräuterthee (andersartige Arznei) dieß und jenes anders-arzneiliche Klystir, oder ein Umschlag, oder eine Bähung von andern Kräutern daneben gebraucht werden. Anders thun sie's nicht. Diese Erbsünde hängt jedem gemeinen Prak- | tiker so pechartig an, daß er sich nie davon losmachen 14
kann. Es fehlt ihm hinten und vorne, und er könnte weder ruhen, noch rasten, wenn nicht noch dieß und jenes und noch mancherlei Anderes daneben von ihm verordnet würde.

Und dafür haben sie dann mancherlei Ausreden.

Sie geben vor, jenes (was sie aber seiner eigenthümlichen, reinen Kraft nach nicht kennen) sey doch das Hauptmittel in ihrem gemischten Recepte, und alle Wirkung müsse ihm beigelegt werden; die andern Substanzen wären von ihnen bloß so beizu angebracht worden, theils um ihrem Hauptmittel zu helfen, theils es zu verbessern, es hie und dahin im Körper zu leiten, und was sie sonst noch den (ihrer reinen Wirkung nach unbekannten) sogenannten Nebenmitteln für Instructionen auf den Weg mitgeben, gleich als wären es Wesen mit Verstand, gutgeartetem Willen und sittlicher Folgsamkeit begabt, so daß sie im Innern des kranken Körpers gerade das verrichten müßten, was der Herr Doctor ihnen befohlen, und kein Härchen mehr!

Hören aber diese Nebenmittel etwa nach Euerm Geheiße auf, mit ihrer besondern, ungekannten, arzneilichen Kraft dazwischen und dagegen zu wirken und nach den ewigen Gesetzen ihrer inwohnenden Natur Effecte zu erregen, die nicht geahnet, nicht vermuthet (bloß durch reine Versuche ausgemittelt und zu unsrer Kenntniß gebracht) werden können?

Ist es nicht thöricht, den Erfolg einer Potenz beizumessen, während andersartige Kräfte zu- | gleich mit im Spiele waren, die oft hauptsächlich, obschon gemein- 15
sam, den Effect bereiten halfen?

Nicht thörichter würde es seyn, wenn uns Jemand überreden wollte, er habe ein gutes Ernährungsmittel im Kochsalze aufgefunden; einem halb Verhungerten habe er es verordnet, welcher davon sogleich wie durch Wunder erquickt, gesättigt, gestärkt worden wäre; das Loth Kochsalz sey als Basis und Hauptmittel dieses Ernährungs-Receptes von ihm verordnet worden, welches er *lege artis in quantum satis*[1] siedendem Wasser, als dem Excipiens und Vehiculum, habe auflösen, dann als Corrigens ein gut Stück Butter und hierauf als Adjuvans ein Pfund fein geschnittenes Roggenbrod hinzufügen lassen. Diese Mixtur (Suppe) habe der Hungrige auf einmal, wohl umgerührt, einnehmen müssen, wodurch dann die volle Sättigung er-

1 „Nach dem Gesetz der Kunst, soweit es angezeigt war".

folgt sey; alles Letztere sey nur Nebensache in der Formel gewesen, das Loth Kochsalz aber das Hauptmittel; dieses sey als Basis des ganzen Receptes von ihm verordnet worden, und, siehe! es habe sich in seinen Händen und pünktlich nach dieser Vorschrift bereitet, stets vom heilsamsten Erfolge erwiesen.

Wenn hienach in der Küchen-*Materia medica* zum Artikel *Sal culinare*, die Tugenden *saturans, analepticum, restaurans, reficiens, nutriens*[2] hinzugedruckt würden, so wäre es gewiß nicht elender oder kindischer, als wenn der Arzt in seinem Recepte willkürlich irgend eine Substanz als Basis des zum Harntreiben bestimmten Mittels obenan setzt, dann noch zwei, drei, vier andre kräftige (ungekannte) Arzneisubstanzen (meinetwegen in der weisen Absicht, als *corrigens, dirigens, ad-*
16 *juvans excipiens*[3] zu dienen) hinzufügt, und den Kranken | beim Einnehmen der Mischung, unter stetem Herumgehen in der kalten Kammer, reichlich warme Rheinwein-Molken, wohl mit Zucker versüßt, dazwischen trinken läßt, und er dann den erstaunenswürdigen Succeß der von ihm verschriebenen Basis: „der Kranke habe mehr Urin gelassen, als zu gewöhnlichen Zeiten" – triumphirend bekannt macht. In seinen Augen sind die zugesetzten Dinge und das Regimen beim Gebrauche nur unbeträchtliche Nebendinge, und unschuldig am Erfolge, um nur der Substanz, die er im Recepte als Hauptmittel obenan gesetzt, für die er sich vorzüglich, er weiß selbst nicht warum, interessirt, und welcher er vorzüglich gern zu Ehren helfen möchte, den Erfolg allein zuschreiben zu können. Da geht es dann ganz natürlich zu, wenn durch solche willkürliche und geflissentliche Zutheilung von Lobsprüchen an eine Arznei, die man besonders in Affection genommen, und der man besonders etwas bestimmt Heilkräftiges nachzurühmen, sich nun einmal durchaus vorgesetzt hat, die unverdienten und erschlichenen Lobsprüche: *diureticum, emmenagogum, resolvens, sudoriferum, expectorans, antispasmodicum*[4] in die gutwillige *Materia medica* einfließen, worin sie dann als Wahrheiten figuriren, zur Täuschung der Nachahmer.

Also auf Rechnung dieser zusammengebrauchten Arzneien müßte dieser seltne Erfolg geschrieben werden! Wie wenig Antheil ungewissen Ruhms eines Harn, Schweiß oder Monatzeit treibenden, oder dieß und jenes erregenden oder stillenden Mittels käme da auf jene einzelne Arznei!

Unwahrheiten folglich sind die dem Dioskorides und seiner Descendenz nach-
17 gelogenen allgemein-therapeutischen Tugenden, die den größten | Raum in den Arzneimittellehren selbst unsrer Tage einnehmen, daß dieses oder jenes Mittel Harn, Schweiß u.s.w. treibend, durch den Stuhl abführend, Brustauswurf befördernd, Blut und Säfte reinigend u.s.w. sey.*

* Wenn sie den Arzneien keine andern Wirkungen anzudichten wußten, so mußten es doch wenigstens a u s l e e r e n d e seyn. Ausleerend auf diese oder jene Art sollten und mußten sie seyn, denn ohne auszuleeren, ohne den Krankheitsstoff auszuleeren, den ihre grobmateriellen Begriffe in allen Krankheiten suchten, konnten sie sich nicht denken, daß eine Arznei heilen könne. Da nun von den hypothetisch angenommenen Krankheitsstoffe, ihnen zufolge, die Erzeugung und die Fortdauer der Krankheiten herrühre, so sannen sie auf alle die möglichen Ausscheidungswege aus dem Körper, durch welche sie diesen fatalen Stoff durch die Arzneien wollten ausführen lassen, und die Arzneien mußten ihnen schon den Gefallen thun, das Amt des Ausklaubens und Auslesens dieser fingirten Krankheitsstoffe aus den mancherlei Gefäßen und Säften, so wie des Ausfegens und Fortschaffens derselben durch Harn, Schweiß, Speichel, Brustauswurf und Stuhl zu übernehmen. Dieß waren die Hauptwirkungen, die sie von den Arzneien verlangten und hofften; daher schier alle Arzneien in der Materia medica dergleichen Rollen übernehmen mußten.

---

2 „Speisesalz, … sättigend, der Kräftigung, der Wiederherstellung und Erholung dienend, nährend".
3 „Korrigierendes, lenkendes, unterstützendes, herauslösendes Mittel".
4 „Harntreibend, die Menstruation auslösend, auflösend, schweißtreibend, heraushustend, krampflösend".

Die Angaben, daß diese oder jene Arznei auflösend, zertheilend, Sensibilität, Irritabilität oder Reproduction potenzirend oder depotenzirend sey, schweben ebenfalls nur auf aus der Luft gegriffenen hypothetischen Voraussetzungen. Schon daß dergleichen überhaupt in Krankheiten *unmittelbar* zu bewerkstelligen nöthig sey, war eine fingirte, hypothetische Annahme, die keinen nachweisbaren Grund und kein reelles Object vorzeigen kann. Wie sollten nun solche an sich schon nichtige Tugenden den einzelnen Arzneien vernünftiger Weise ohne Beweis zugeschrie- | ben werden dürfen, auch abgesehen davon, daß diese Arzneien fast nie 18
einzeln, sondern fast immer nur im Gemische mit andern verordnet wurden? Da wird jede solche Behauptung zur handgreiflichen Lüge.

Was hat man je von Arzneien im Innern des menschlichen Körpers *auflösen*, *zertheilen* gesehen? Durch welche Thatsache hat man sich von einer, *lebendige* Theile im Organism auflösenden Kraft solcher Arzneien überzeugt? Warum führt man die unumstößlichen Beweise solcher von einer dergleichen Substanz offenbar ausgeübten Kraft nicht an? Oder, da es unmöglich ist, solche *mechanische* und *chemische Wirkungen* einer Arznei *auf lebendige Theile* im Innern des nie erforschten, nie zu erforschenden Organisms wahrzunehmen, warum schämt man sich wenigstens nicht, solche Erdichtungen für Wahrheit und für Dogmen auszugeben und Arzneien solche Wirkungen mit frecher Stirne anzulügen, da Irrthum bei der wichtigsten und bedenklichsten aller irdischen Verrichtungen, bei Menschenheilungen, von den traurigsten Folgen seyn muß, Lüge aber hier das größte Verbrechen, Hochverrath an der Menschheit ist?

Und wo giebt es etwas im verborgnen, lebenden Innern aufzulösen oder zu zertheilen, was der durch die richtige Arznei zur Gesundheit geleitete menschliche Organism nicht selbst, wo nöthig, aufzulösen vermöchte?

Ist denn auch das, was die Meinung wähnt, von außen im Innern auflösen zu müssen, auch wirklich vorhanden? Hat nicht unser *Sömmering* bewiesen, daß die angeschwollenen, seit undenklichen Zeiten für verstopft gehaltenen Drüsen im Gegentheile in ihren Gefäßen allzu sehr erweitert befunden werden? Ist es nicht an gesunden Bauerkerlen erwiesen worden, daß in ihren Gedärmen durch geflissentliche Versuche mit vielen Kämpfischen Klystiren gerade die- |
selben scheußlichen Abgänge künstlich erzwungen und ausgeleert werden kön- 19
nen, die *Kämpf* für schon im Leibe fast aller langwierig Kranken, als Verstopfungen, Infarcten und Versessenheiten vorhanden, hypothetisch annahm, ob er gleich erst durch seine vielgemischten Kräuterbrühen in oft mehren hundert Klystiren die Gedärme kunstmäßig dahin gebracht hatte, dergleichen widernatürlich zu erzeugen und dann aller Welt zum Abscheu an den Tag zu bringen; und siehe, leider! die übrigen Aerzte wurden damals fast sämmtlich seine Anhänger und sahen nun im Geiste bei fast allen Kranken nichts als Verstopfungen der feinsten Gefäße des Unterleibes, Infarcten und Versessenheiten, nahmen die unsinnig gemischten Kräuterbrühen *Kämpfs* für ächt zertheilend und auflösend an, und klystirten die armen Kranken, auf lauter Hypothese hin, mit großer Strenge und Beharrlichkeit fort und fort, auch wohl fast zu Tode, daß es eine Sünde und Schande war.

Nun selbst die fingirten Fälle einmal als wahr angenommen, daß es im kranken menschlichen Körper etwas aufzulösen oder zu zertheilen geben könnte, wer hat, wenn der Kranke geneset, diese Auflösung oder Zertheilung unmittelbar von den Arzneien im Innern bewirken gesehen, so daß die sonst alle Verrichtungen im Organism beherrschende Lebenskraft hier einmal eine unthätige Zuschauerin geblieben wäre, und die Arznei eigenmächtig in das angeblich Verstopfte und Verhärtete hätte hinein arbeiten lassen, wie ein Gerber in die Häute?

Vom Gebrauche des Kalomels ward, nach einer Krankengeschichte (Hufel. Journ. 1815. Dec. S.121.), ein chronisches Erbrechen nach den Mahlzeiten gehoben; das soll nun durchaus eine Verhärtung des Magens und Magenmundes gewesen
20 seyn, das behauptet der Verfasser mit der größten Keckheit, ohne die | mindesten Beweise beizubringen, bloß um auf diese Weise dem Kalomel eine so unbedingte Auflösungskraft zuzueignen und sich die Ehre anzumaßen, ein Uebel, was so selten, als unheilbar ist, geheilt zu haben. Eben so dichtete ein Andrer (Hufeland's Journal 1813. S. 63.) aus Magendrücken, Magenkrämpfen (?), Aufstoßen und Erbrechen seinem Kranken organische Fehler des Magens, Skirrhositäten, Geschwülste und Verhärtungen an, und wähnt, da durch langwieriges Trinken des Queckentrankes (und doch wohl dabei angeordneter besserer Lebensordnung und Diät?) sich jene Beschwerden verloren, dadurch bewiesen zu haben, daß die Quecke fähig sey, (keck und ohne Beweis vorausgesetzte) Skirrhositäten des Magens aufzulösen. Allein, Magendrücken, Aufstoßen und Erbrechen nach der Mahlzeit, wenn es auch von altem Datum ist, sind gar nicht seltne, bei gehörig gebesserter Lebensordnung oft leicht heilbare Uebel, welche für sich noch gar keinen Beweis von Verhärtung und Skirrhus des Magens oder Magenmundes geben; hiezu gehört die Gegenwart weit beschwerlicherer Symptome, als Drücken, Aufstoßen und bloßes Erbrechen sind.

Das ist aber eben die hochlöbliche Art, einer Arznei zu der unverdienten Ehre eines auflösenden, zertheilenden u.s.w. Heilmittels zu verhelfen, nämlich durch blindes Vermuthen und dreistes Voraussetzen irgend eines nie vorhanden gewesenen, nie gesehenen nie beweißlichen innern gewaltigen Fehlers.

* * *

Die zweite Quelle für die in der Materia medica angegebnen Tugenden der
21 Arzneien sollte an- | geblich einen sichrern Grund haben, nämlich die sinnlichen Eigenschaften derselben, woraus man ihre Wirkungen erschließen wollte; man wird aber sehen, wie trübe auch diese Quelle ist.

Hier erlasse ich dem gewöhnlichen Arzneiwesen die Demüthigung, sie an die Thorheit jener ältern Aerzte zu erinnern, welche nach der Signatur, das ist, nach Farbe und Form, der rohen Arzneidroguen auf ihre Heilkräfte schlossen, die hodenartige Orchiswurzel zur Herstellung der Mannskraft, die Stertmorchel zur Befestigung wankender Erectionen, die gelbe Kurkumey heilsam in der Gelbsucht, und die beim Quetschen einen rothen Saft von sich gebenden, gelben Blumen des *Hypericum perforatum* für Sanct Johannis Blut, dienlich in Blutungen und Wunden u.s.w. ausgaben; ich erlasse sie den jetzigen Aerzten, obgleich noch Spuren genug von diesem Unsinne selbst in den neuesten Arzneimittellehren mit fortgeführt werden.

Ich will nur etwas von den nicht viel weniger thörichten Bemühungen, selbst der Neuern, erwähnen, durch Geruch und Geschmack die Kräfte der Arzneien errathen zu wollen.

Sie wollten es den Arzneien anschmecken und anriechen, welche Wirkungen sie auf den menschlichen Körper ausüben könnten, und auch hierzu ersannen sie sich allgemein-therapeutische Ausdrücke.

Die bitter schmeckenden Gewächse sollten und mußten, so decretirten sie, eine und dieselbe Wirkung haben, bloß weil sie bitter schmeckten.

Aber, wie höchst verschieden sind nicht schon die bittern Geschmacke unter sich selbst! Soll diese große Verschiedenheit nicht auf verschiedene Wirkung hindeuten?

Doch, wie kommt der bittre Geschmack überhaupt zu der Ehre, die ihm die Arz-
22 neimittellehre | und die praktischen Aerzte zutheilen, ein Beweis der soge-

nannten magenstärkenden und tonischen Kräfte der Arzneien und ein Beweis gleichförmiger und identischer Wirkungen derselben zu seyn, so daß alle *Amara* nach dieser willkührlichen Satzung nichts als diese Arzneiwirkung besitzen sollen?

Haben auch einige derselben dazu die eigenthümliche Wirkung, Uebelheit, Ekel, Magendrücken und Aufstoßen bei Gesunden zu erregen und deßhalb homöopathisch ein Uebelfinden ähnlicher Art zu heilen; so hat doch jedes dieser Gewächse noch besondre, ganz andre, bisher unbeachtete Arzneikräfte, die oft weit wichtiger, als jene, sind, wodurch sie unter einander ungemein abweichen. Die bitter schmekkenden Dinge also ohne Unterschied, eins statt des andern, als gleichwirkend zu verordnen, oder sie gar unbedenklich unter einander in Ein Recept zu mischen und sie so überhaupt unter dem Namen *Amara (Extracta amara)* als unbezweifelt identische Arzneien von bloß stärkender, Magen verbessernder Wirkung auszugeben, verräth den seichtesten, gröbsten Schlendrian!

Und wenn nach diesen dictatorischen Aussprüchen der *Materia medica* und Therapie die Bitterkeit allein hinreichend seyn soll, alles, was bitter schmeckt *(Amara!)*, für absolut und einzig stärkend und Verdauung verbessernd auszugeben, dann müssen auch Coloquinten, Meerzwiebel, Lerchenschwamm, die dickrindige, so sehr verschrieene Angustura, das Kunigundenkraut, die Saponaria, die *Myrica Gale*, die Lupina, der Giftlattig, die Blausäure und das Bohon-Upas-Gift als *Amara* das gleiche Recht haben, unter die tonischen, Magen stärkenden Arzneien gezählt zu werden. |

Man sieht hieraus leicht, wie vernunftlos willkührlich die Satzungen der *Materia* 23
medica gewöhnlichen Schlages sind, wie sehr sie sich der reinen Unwahrheit nähern! Und, Unwahrheiten zum Grunde der Krankheitsbehandlungen zu legen – – welches Verbrechen!

Die Chinarinde fand man bittern und zusammenziehenden Geschmacks. Dieß war ihnen genug zur Beurtheilung ihrer innern Kräfte. Nun mußten sofort alle bitter und zusammenziehend schmeckende Substanzen und Rinden gleiche Arzneikräfte mit der Chinarinde haben. – So vorurtheilig und voreilig schloß man in den Arzneimittellehren aus dem bloßen Geschmacke auf die Wirkung im menschlichen Körper! Und doch bleibt es ewig Lüge, daß Weidenrinde oder ein Gemisch aus Aloe und Galläpfeln dieselben Arzneikräfte als Chinarinde habe. Wie viele solche *Chinae factitiae*[5] sind nicht schon als Ersatzmittel der wahren Chinarinde von hochbetitelten Aerzten öffentlich angerühmt, fabricirt, verkauft und von den Aerzten recht treuherzig den Kranken statt jener eingegeben worden!

So ward Leben und Wohlseyn der Menschen vom Gutdünken einiger Wirrköpfe abhängig gemacht, und was ist in ihrem Hirn zusammensudelten, das hieß man *Materia medica*.

Auf gleiche Weise wurden auch einige Menge unglaublich verschiedener Gerüche sämmtlich in eine Brühe geworfen und mit dem gemeinsamen Namen *Aromatica* belegt, um ihnen solchergestalt bequemlich einerlei Arzneiwirkung andichten zu können. Sie wurden, geradezu und unbedenklich, überein für Kräfte erhebend (excitirend) und Nerven stärkend, zertheilend u.s.w. ausgegeben.

Also das unvollkommenste, das täuschendste aller Sinnenwerkzeuge des culti-
virten Menschen, der | Geruch*, 24

* Gerade die heftigsten Arzneien, Belladonna, Fingerhut, Brechweinstein, Arsenik u.s.w. haben fast gar keinen Geruch.

5 „Künstlich hergestellte Chinarinden".

der so wenig Begriffe von sinnlicher Verschiedenheit durch Worte ausdrücken läßt – dieser soll zur Beurtheilung der dynamischen Arzneikräfte im menschlichen Körper hinreichen, da doch alle unsre Sinne zusammengenommen, wenn sie eine Arzneisubstanz nach ihrem Aeussern auch noch so sorgfältig prüfen, keine, auch nicht die geringste Auskunft über dieses wichtigste aller Geheimnisse der in den Naturkörpern inwohnenden geistigen Kraft, das Befinden des Menschen zu verändern, das ist, über ihre wahre Arznei- und Heilkraft geben können, die in jedem wirksamen Mittel so abweichend verschieden von der eines jeden andern vorhanden ist, und sich bloß beim Einnehmen und beim unmittelbaren Einwirken auf die Lebensthätigkeit des Organisms offenbaren kann!

Oder sollen Maiblumen, Krausemünze, Angelike, Arnica, Sassafras, Serpentarie, Weiß-Sandel, Coriander, Chamille, Liebstöckel und Sumpf-Porst etwa deßhalb gleiche Arzneiwirkungen haben, weil es der Nase der Herren Arzneimittellehrer beliebt, sie sämmtlich bloß aromatisch riechend zu finden?

Sollte wohl ein solches Durcheinanderwerfen höchst verschiedner und eben durch ihre Wirkungsverschiedenheit so höchst wichtiger Arzneisubstanzen in eine Brühe etwas Besseres, als voreilige Keckheit, und gewissenlose, unwissende Selbstgenügsamkeit in der *Materia medica* ausgesprochen haben?

Kein, auch noch so niedres Handwerk hat sich einer so leichtfertigen Erdichtung des Zweckes und der Wirkungen seiner Materialien und Werkzeuge schuldig ge-
25 macht. Man probirte doch immer erst | das anzuwendende Mittel auf kleineren Theilen des zu bearbeitenden Gegenstandes, um die Veränderungen wahrzunehmen, die es darauf hervorzubringen fähig wäre, ehe man es zu der kostbaren Arbeit im Großen verbrauchte, wo der Schaden von einem Mißgriffe von Belange gewesen seyn würde. Der Baumwollbleicher versuchte doch erst die, alle Gewächssubstanz zerstörende, oxygenisirte Kochsalzsäure auf einigen Baumwollzeugen, und vermied es so, die sämmtlichen Waarenvorräthe damit in Gefahr zu setzen. Der Schuhmacher hatte sich vorher schon von der Eigenschaft des Hanfgarns überzeugt, ob es haltbarer in der Faser sey, ob es durch ein Anschwellen in der Nässe die Stichlöcher im Leder besser ausfülle und der Fäulniß kräftiger zu widerstehen vermöge, als der Flachs, ehe er diesem das Hanfgarn zum Nähen aller Schuhe vorzog; und das war doch nur ein Schuster-Handwerk!

In der stolzen Arzneikunst gewöhnlichen Schlages aber wird das heilwerkzeugliche Material, werden die Arzneien bloß nach trüglichem, oberflächlichem Scheine, nach vorgefaßten Meinungen der Arzneimittellehrer und ihren desultorischen Aburtheilungen, also auf die Gefahr von Täuschung, Irrung und Unwahrheit hin, frischweg zu dem wichtigsten Werke, was ein Mensch an seinem Menschenbruder verrichten kann, zu einer Verrichtung, worauf Leben und Tod, ja das Wohl und Weh oft ganzer Familien und ihrer Nachkommen beruht, das ist, zur Behandlung der Menschenkrankheiten verbraucht und zwar – um auch hier nicht gewahr zu werden, was jedes Einzelne thue – unter einander gemischt in Recepten, unbekümmert der unabsehbaren Folgen!

So viel über die ungegründeten Angaben allgemein-therapeutischer Tugenden der
26 einzelnen Arzneien in der *Materia medica*, die von blinder Ver- | muthung, Vorurtheil, wunderlichem Einfall und kecker Fiction zu Dogmen erhoben wurden; so viel über diese zweite trübe Quelle der sogenannten Arzneimittellehre bisheriger Art!

* * *

Noch hat sich die Chemie angemaßt, eine Quelle zur Erkennung der allgemeintherapeutischen Kräfte in den Arzneien zu eröffnen. Wie trübe aber auch diese dritte Quelle der *Materia medica* gewöhnlichen Schlages sey, wollen wir gleich sehen.

Schon vor einem Jahrhunderte unter Geoffroy, noch mehr aber, seit die Medicin zur Kunst ward, suchte man zur Aufhellung der Arzneimittellehre in ihr, was man auf andern Wegen nicht hatte finden können.

Ich sage gar nichts von den bloß theoretischen Verirrungen, wo den Arzneikörpern, nach Baume, Steffens und Burdach, die bekannten Gas-Substrate und gewisse chemische Bestandtheile, angeblich die einzigen arzneilichen in ihnen, willkührlich erst zugeschrieben, zugleich aber auch für diese hypothetisch fingirten Grundtheile nach Gutdünken gewisse Arzneikräfte, eben so willkührlich angenommen wurden, daß es eine Lust war, wie leicht und bald diese Herren mit Erschaffung der medicinischen Kräfte der einzelnen Arzneisubstanzen aus Nichts fertig werden konnten. Da man keine Natur, keine Versuche am lebenden menschlichen Organism, keine Beobachtungen, keine Erfahrungen dazu brauchte, sondern bloß Phantasie, rührige Finger und Dreistigkeit, so war freilich das Machwerk schnell zu Stande.

Nein, von den ernstlichen Hoffnungen und redlichen Bemühungen der Neuern
rede ich, vorzüglich | durch Phyto- und Zoochemie hinter die wahren, reinen Wir- 27
kungen der Arzneien im menschlichen Körper zu kommen, woran es, wie man wohl fühlte, der hergebrachten Arzneimittellehre immer noch fehle.

Wahr ist es, die Chemie, jene oft erstaunenswürdige Wunder vor unsern Augen hervorbringende Kunst zur Erkenntnißquelle der *Materia medica* zu machen, hatte weit mehr Anschein für sich, als alle jene alten und neuen Tändeleien und literarischen *Salti mortali,* deren wir eben gedacht haben, und diese Hoffnung bethörte dann auch wirklich Viele, doch nur diejenigen am meisten, welche entweder die Chemie nicht verstanden (und unendlich mehr in ihr suchten, als sie geben konnte und als in ihr lag), oder die Heilkunst und ihre Bedürfnisse nicht, oder beide nicht.

Die Zoochemie kann aus Thiersubstanzen bloß solche todte Theile aussondern, die ein verschiednes chemisches Verhalten gegen chemische Reagenzen zeigen. Aber nicht diese, durch Zoochemie abgesonderten Thier-Bestandtheile sind es, auf welche die Arzneien bei Umstimmung des menschlichen Befindens und bei Heilung der Krankheiten des lebenden Organisms weder in der Geschiedenheit, wie der Scheidekünstler sie uns vorzählt, noch unmittelbar wirken. Die aus dem Muskelfleische chemisch geschiedenen Theile: Thierfaserstoff, koagulable Lymphe, Gallerte, Thiersäure und die übrigen Salze und Erden, sind himmelweit von dem verschieden, was der lebende, mit Reizbarkeit begabte Muskel in seiner organischen Vollkommenheit im gesunden und kranken Menschen war; die aus ihm losgetrennten Theile haben gar nicht die entfernteste Aehnlichkeit mit dem lebenden Muskel. Was soll aus diesen getrennten, todten Theilen auf die Beschaffenheit des |
lebenden Organisms, oder auf das, was die einzelnen Arzneien an Befindens-Ver- 28
änderungen in ihnen, im Lebenden hätten hervorbringen können, geschlossen werden? Oder wird etwa aus dem wenigen Natrum und Phosphorsalze im Magensafte die Verdauung (jene wundernswürdige Veränderung der verschiedenartigsten Speisen zum Behufe des Ergänzungs-Bedarfs des lebenden Menschen für seine so abweichenden thierischen Organe und Säfte) begreiflich, oder wird nur der materielle, geschweige der dynamische Grund einer krankhaften Verdauung und Ernährung aus dem, was die Chemie im Magensafte findet, erklärlich, so daß man ein sicheres Heilverfahren drauf gründen könnte? Nichts weniger, als dieß!

Und so ist auch an den durch Phyto-Chemie abgesonderten chemischen Bestandtheilen der Pflanzen, auch der arzneikräftigsten Pflanzen, nichts zu riechen, nichts zu schmecken, was jene so verschiedene Wirkungen, die jede einzelne dieser Arzneien besonders auf Umänderung des menschlichen Befindens in Gesundheit und Krankheit erfahrungsmäßig äussern kann, auszusprechen und an den Tag zu legen vermöchte.

Das davon destillirte Wasser oder Oel, oder das aus der Pflanze geschiedne Harz ist auch gar nicht der wirkende Grundstoff derselben selbst; dieser wohnte nur, unsichtbar, in diesen jetzt ausgezognen Theilen, dem Harze, dem Oele, dem destillirten Wasser, und ist unsern Sinnen *an sich* gar nicht erkennbar; nur dann fallen seine Wirkungen in unsre Sinne und werden laut und offenbar, wenn das destillirte Wasser, das Oel, das Harz, oder vorzüglich die Pflanze selbst vom lebenden Men-
29 schen eingenommen wird, und sie auf den geistig-thierischen | empfindlichen Organism auf geistige Art dynamisch einwirken.

Und das sollen vollends die andern chemisch aus den Pflanzen gezognen Theile Arzneiliches bedeuten, der Pflanzenfaserstoff, die Erden, die Salze, das Gummichte, der Eiweißstoff u.s.w., die in nicht großer Abweichung in allen, auch den verschiedenst arzneikräftigen Gewächsen fast gleichförmig angetroffen werden? Wird etwa durch den wenigen zuckersauern Kalk, den die Chemie aus der Rhabarberwurzel zieht, geoffenbart, daß diese Arznei bei Gesunden einen so krankhaft abgeänderten Schlaf, eine so sonderbare Körperhitze ohne Durst erzeugt, und bei ähnlichen Krankheitszuständen heilsam ist?

Was können alle diese, auch noch so sorgfältig chemisch geschiedenen Theile über die Kraft jeder einzelnen Pflanze, den lebenden menschlichen Körper auf die eigenthümlichste, mannichfaltigste Weise in seinem Befinden virtuell zu verändern, für Auskunft geben?

Der Scheidekünstler *Gren*, der von der Heilkunst nichts verstand, will in seiner *Pharmakologie*, voll der keckesten Aussprüche, die Aerzte bereden: „daß nur die Kenntniß der vorwaltenden Grundtheile der Arzneimittel, die die Chemie *kennen* lehre, die Wirksamkeit der Mittel bestimme."

Kennen? Ei! was lehrt denn die Chemie an den todten, nicht redenden Arzneibestandtheilen *kennen?* Antwort: bloß ihre chemische Bedeutung lehrt sie; sie lehrt, daß sie sich so und so zu den chemischen Reagenzen verhalten, und daher Gummi, Harz, Eiweißstoff, Schleim, Erden und Salze dieses oder jenes Namens genannt werden; – sehr gleichgültige Dinge für den Arzt. Diese Benennungen of-
30 fenbaren nichts von dem, was die Pflanze oder | das Mineral, jedes nach der Eigenthümlichkeit seiner unsichtbaren, innern, virtuellen Natur besonders und abweichend, für Veränderungen im Befinden des lebenden Menschen hervorzubringen vermag; und dennoch beruht *einzig bloß hierauf* alles Heilen! Nur was beim arzneilichen Gebrauche am Menschen von dem wirkenden Geiste jeder einzelnen Arzneisubstanz offenbar wird, belehrt den Arzt über die Wirkungssphäre der Arznei in Hinsicht der damit zu erreichenden Heilzwecke; der Name der aus jeder chemisch abgesonderten Theile, die in den meisten Pflanzen fast dieselben sind, belehrt ihn hierüber nicht.

Daß z. B. das weiße Kalomel aus sechs bis acht Theilen Quecksilber mit einem Theile muriatischer Säure, durch Sublimation vereinigt, besteht, und mit Kalkwasser gerieben schwarz wird, das kann die Chemie lehren; aber ob dieß Präparat im Menschen jenen Speichelfluß mit specifischem Gestanke hervorbringe, das weiß die Chemie, als Chemie, nicht, das kann keine Chemie lehren. Dieß dynamische Verhältniß des versüßten Quecksilbers zum menschlichen Körper lehrt bloß die ärztliche Anwendung und Erfahrung beim Einnehmen dieses Präparats, wenn es dynamisch und virtuell auf den lebenden Organism einwirkt, und so kann bloß Versuch und Erfahrung bei Einwirkung der Arzneisubstanzen auf das Leben des Menschen ihre dynamischen Verhältnisse zu ihm, das ist, ihre Arzneikräfte bestimmen, aber keine Chemie, die in ihren Arbeiten bloß unorganische Substanzen auf einander wirken läßt.

Die Chemie kann wohl den unwissenswürdigen Aufschluß geben, daß Belladonnablätter mit dem Braunkohl und unzähligen andern Gewächsen ziemlich gleiche

Bestandtheile: Eiweißstoff, Kleber, Extractivstoff, grünes Harz, Gewächs-Säure, Kali, Kalk- | Kieselerde u.s.w. enthalte; wenn aber nach *Gren* diese Kenntniß der 31
vorwaltenden Bestandtheile, so weit sie die Chemie durch ihre Reagenzen, das ist, chemisch kennt, die medicinische Wirksamkeit der Mittel bestimmte, so müßte man sich hienach an einer Schüssel Belladonnagemüße eben so vortheilhaft und unnachtheilig satt essen können, als an einem Gerichte Braunkohl. Will der Chemist das? Und doch kann eine, die Arzneikräfte der Naturkörper nach den abzusondernden chemischen Bestandtheilen zu bestimmen sich anmaßende Chemie nicht umhin, wo sie gleiche Bestandtheile durch ihre Reagenzen findet, auch gleiche arzneiliche Wirksamkeit anzunehmen, folglich Braunkohl und Belladonna entweder für gleich unschuldige Gemüße, oder für gleich giftige Gewächse zu erklären, woraus die Lächerlichkeit ihrer Anmaßung und ihre Incompetenz, über die Arzneikräfte der Naturkörper urtheilen zu können, sonnenklar hervorleuchtet.

Merken die *Grenianer* denn gar nicht, daß die Chemie nur chemische Aufschlüsse über die Anwesenheit dieser oder jener materiellen Bestandtheile in irgend einem Naturkörper ertheilen kann, folglich diese nichts als chemische Körper *für die Chemie* sind? Ihre chemischen Verhältnisse gegen Reagenzen kann die chemische Analyse angeben, dieß einzig ist ihr Wirkungskreis, aber was jede einzelne Arznei, mit dem lebenden Körper in Berührung gebracht, für dynamische Veränderungen in seinem Befinden hervorbringe, das kann sie uns weder im Auflösungs- noch im Digerirkolben, noch in der Retorte und eben so wenig in der Vorlage zeigen.

Ueberhaupt kann jede Wissenschaft nur von Gegenständen ihres Fachs urtheilen und Auskunft geben; Aufschlüsse aber über Gegenstände andrer Wissenschaften von ihr zu erwarten, ist Thorheit. |

Der Hydrostatik kommt es zu, die specifische Schwere des feinen Silbers gegen 32
die des feinen Goldes genau zu bestimmen; sie maßt sich aber nicht an, das verschiedne Werthverhältniß des einen gegen das andre im Handel zu bestimmen. Ob Gold zwölf, dreizehn oder vierzehn Mal mehr Werth, bei gleichem Gewichte, gegen Silber in Europa oder in China habe, kann die Hydrostatik nicht entscheiden, nur die Seltenheit und das Bedürfniß des einen oder des andern im Handel setzt dieß Verhältniß fest.

Auf gleiche Weise; so unentbehrlich auch dem ächten Landwirth *die Kenntniß der genauen Gestalt der Gewächse und ihre Unterscheidung nach ihren äussern Theilen, die Botanik*, ist, so erfährt er durch die Botanik doch nie, ob ein genanntes Gewächs dem Schaafe oder dem Schweine als Nahrung dienlich oder unangemessen sey, und eben so wenig, welcher Samen oder welche Wurzel dem Pferde mehr Stärke, oder dem Rinde mehr Talg gebe; weder *Tournefort's*, noch *Haller's*, noch *Linné's* noch *Jussieu's* botanisches System lehren ihn dieß; bloß reine, sorgfältige, vergleichende Versuche und Erfahrungen an den verschidenen Thieren selbst angestellt, können ihm hierüber Auskunft geben.

Jede Wissenschaft kann nur Gegenstände erörtern, die ihres Wirkungskreises sind.

Was findet die Chemie im gegrabnen Magnetsteine und dem künstlichen Magnetstahle? Im Magnetsteine findet sie bloß einen reichen Eisenstein, mit Kieselerde, zum Theil auch mit Braunstein innig verbunden, und im Magnetstahle nichts, als reines Eisen. Selbst in der feinsten chemischen Analyse des einen oder des andern entdeckt
kein chemi- | sches Reagenz auch nur eine Spur der gewaltigen Magnetkraft. 33

Wohl aber eine andre Wissenschaft, die Physik, zeigt in ihren Versuchen die Gegenwart dieser wunderbaren Kraft im Magnetsteine und dem Magnetstahle, so wie ihre physische Beziehung und ihr Verhältniß zur Außenwelt, ihre Anziehkraft zu Eisen (Nickel, Kobalt), die Richtung des einen Endes der Magnetnadel nach der Nordgegend, ihre Abweichung vom Nordpole in den verschiedenen Jahrzehnten und in den verschiedenen Weltgegenden theils nach Westen, theils nach Osten, so wie ihre verschiedene Neigung nach den verschiedenen Graden der Breite.

Die Physik weiß also noch etwas Anderes vom Magnete zu sagen und von seinen Kräften zu entdecken, als die Chemie, nämlich seine Magnetkraft in physischer Beziehung zu lehren.

Aber durch beide, durch Chemie und Physik, ist die Kenntniß des Wissenswürdigen vom Magnete nicht etwa erschöpft; keine dieser beiden Wissenschaften kann etwas Weiteres in ihm entdecken, als was ihres Wirkungskreises ist. Weder der Umfang der chemischen, noch der der physischen Kenntnisse von ihm können uns lehren, was die magnetische Kraft für mächtige, für besondre und charakteristische Einwirkung bei seiner Berührung auf das menschliche Befinden äußert, und welche unersetzliche Heilkraft in den ihm geeigneten Krankheiten er besitzt; dieß weiß die Chemie so wenig als die Physik; sie müssen beide es den Versuchen und Erfahrungen des Arztes überlassen.

Da nun keine Wissenschaft sich das blos durch eine andre Wissenschaft zu Erörternde anmaßen kann, ohne lächerlich zu werden, so hoffe ich, daß man nach und nach wohl so vernünftig werden wird, einzusehen, daß die Chemie blos den Wir-
34 kungskreis | habe, die chemischen Bestandtheile der Körper von einander zu scheiden, so wie sie zusammen zu vereinigen (und auf diese Art der Pharmacie technischen Nutzen zu leisten); ich hoffe, man wird anfangen, einzusehen, daß die Arzneien für die Chemie nicht als Arzneien (d. i. Menschen-Befinden dynamisch verändernde Potenzen) existiren, sondern bloß inwiefern sie chemische Substanzen sind (d. i. inwiefern ihre Bestandtheile in chemischem Lichte anzusehen sind), daß die Chemie folglich über die Arzneikörper blos chemische Aufschlüsse zu geben im Stande sey, aber nicht, welche geistig dynamischen Veränderungen sie im Befinden des Menschen hervorbringen können, nicht, welche Arznei- und Heilkräfte jede besondre Arznei-Drogue besitzt und im lebenden Organism auszuüben vermag.

* * *

Aus der vierten unreinen Quelle endlich flossen die klinischen und speciell-therapeutischen Nutzangaben *(ab usu in morbis)* in die gewöhnlichen Arzneimittellehren.

Diese allgemeinste unter allen Quellen für die *Materia medica*, aus der man die Kenntniß der Heilkräfte der Arzneien zu schöpfen suchte, war die medicinische sogenannte Praxis, nämlich der Gebrauch derselben in Krankheiten selbst, wobei man zu erfahren wähnte, in welchen Krankheiten diese, in welchen jene Arznei helfe.

Diese Quelle hat man vom Beginn der Arzneikunst an verfolgt, und sie zwar von Zeit zu Zeit verlassen, um eine bessere Fundgrube für diese Kenntniß anzuschürfen,
35 sie aber doch immer wieder aufge- | sucht, da sie die natürlichste Veranstaltung schien, den Behuf der Arzneien, und wozu sie eigentlich nützten, zu erlernen.

Wir wollen auf einen Augenblick annehmen, dieß wäre der wahre Weg, ihre Heilkräfte zu entdecken; so hätte man doch glauben sollen, man würde zu diesen Versuchen am Krankenbette blos einzelne, einfache Arzneisubstanzen genommen haben, weil mehre, zusammengemischt eingegeben, nie lehren können, welcher unter ihnen der Erfolg zuzuschreiben sey. Man findet aber in den Geschichtbüchern der Medicin wenig oder keine Fälle, wo man den ganz natürlichen Gedanken, eine einzige Arzneisubstanz auf einmal in einer Krankheit anzuwenden, um gewiß zu werden, ob sie in dieser Krankheit vollkommne Genesung bringe, auch wirklich ausgeführt hätte.

Es blieb daher fast immer nur dabei, daß man unter einander gemischte Arzneien in Krankheiten brauchte, und dadurch nicht und niemals erfuhr, wenn die Cur glückte, welchem Ingredienz des Gemisches der günstige Erfolg gewiß und mit Zuverlässigkeit zuzurechnen sey; man lernte, mit einem Worte, nichts daraus. Half hingegen das Arzneigemisch nichts, oder schadete es, wie gewöhnlich, so lernte man eben so wenig aus diesem Erfolge, welcher einzelnen Arznei unter diesen allen der üble Ausgang beizumessen sey.

Ich weiß nicht, sollte es Gelehrsamkeit-Affectation seyn, daß man die Arzneien immer zusammengemischt in sogenannten Recepten verordnete, oder war es Aengstlichkeit, daß man wähnte, eine einzelne Arznei sey zu unmächtig und möchte nicht zureichen, die Krankheit zu heben; genug, seit den ältesten Zeiten beging man diese Thorheit, mehre Dinge zusammen zu verordnen, und schon gleich nach |
Hippocrates nahm man Arzneigemische statt einfacher Arzneien zur Cur der 36
Krankheiten. Es giebt unter den vielen, dem Hippocrates fälschlich beigelegten, zu seinen Werken gerechneten Schriften, wovon die meisten bald nach seinem Tode unter seinem Namen geschrieben wurden, vorzüglich von seinen beiden Söhnen, Draco und Thessalus, so wie fernerhin von den Söhnen dieser beiden, dem Hippocrates III. und IV., nächst den von den Alexandrinern Artemidorus Capiton und seinem Verwandten Dioscorides unter Hippocrates Namen fabricirten Werken, kein einziges praktisches Buch, dessen Verordnungen in Krankheiten nicht aus mehren Arzneistoffen beständen, gerade wie die nachmaligen, die neuern und die neuesten Recepte.

Daß aber aus der Anwendung gemischter Recepte gar nicht zu lernen sey, was jede einzelne Arzneisubstanz in Krankheiten vermöge, folglich keine *Materia medica* drauf gebauet werden könne, fingen erst die neuern Aerzte an einzusehen, und es beeiferten sich nun Mehre, damit sie in Erfahrung brächten, in welcher Krankheit diese und jene Arznei helfen könne, einfach zu verschreiben, machten auch in Schriften Curen bekannt, die durch ein einfaches, einzelnes Mittel bewirkt worden seyn sollten.

Aber die Ausführung dieses an sich vernünftig scheinenden Gedankens, wie war sie beschaffen? Wir wollen sehen.

Ich will zu dieser Absicht blos was davon in den drei Bänden des Hufelandischen Journals von 1813, 1814 und 1815 steht, durchgehen und zeigen, daß man die Kraft diese und jene Krankheiten zu heilen, einzelnen Arzneien blos zugeschrieben, ohne sie doch einfach und allein*

* Es ist wahr, ein Einziger in diesen drei Bänden, Ebers, stellte mit einem blos einzelnen Mittel Versuche in verschiednen Krankheiten an (Hufel. Journal 1813, Sept. und Oct.). – Mit Arsenik ganz allein. Aber welche Versuche? Wiederum solche, aus denen die Heilkraft dieser Substanz unmöglich klar werden konnte. Denn erstens wurden die Wechselfieberfälle, in denen er den Arsenik brauchte, gar nicht genau beschrieben, theils war die Gabe darnach, daß weit mehr Schaden, als Nutzen daraus erfolgen mußte. Indeß sind seine offenen Geständnisse von dem damit angerichteten Schaden unendlich lobwürdiger, als die vielen angeblichen Heilgeschichten, die wir von Andern haben, wo Arsenik in den größten Gaben nichts, als Gutes, und gar nichts Nachtheiliges gethan haben soll. Ebers versichert, die Gabe, die er angewandt habe, sey so klein gewesen, daß sie in den meisten Fällen noch nicht „einen Gran" betragen habe. Bei einer Kranken habe er in 24 Stunden zusammen „gar nur 2/9 Gran gegeben" (St. 55), und sie kam in Lebensgefahr, woraus zu ersehen sey, daß auch eine so geringe Gabe die fürchterlichsten Uebel erregen könne. Das wissen die redlich beobachtenden Aerzte schon längst; Ebers stand aber, von der *Materia medica* verführt, in dem Wahne, daß 2/9 Gran in 24 Stunden eine sehr kleine Gabe Arsenik sey. Eine ungeheure, eine in Krankheiten unverantwortliche Gabe ist es, spricht die reine Erfahrung! Wo hat der Arsenik jemals von sich hören lassen, daß er in Krankheiten granweise oder auch nur zehntelgranweise gebraucht seyn wolle? Vielfältige

Erfahrungen mit immer kleinern und kleinern Gaben (in immer mehr und mehr verdünnter Auflösung) haben gezeigt, daß ein Tropfen, welcher ein Decilliontel eines Grans Arsenik in Auflösung enthält, eine in vielen Fällen noch allzu starke Gabe sey, selbst wo der Arsenik genau für den Krankheitsfall paßt. Hätte er dieß gewußt, er würde sich nicht gewundert haben, daß seine 2/9 Gran die Kranke in Lebensgefahr gestürzt haben. Also auch aus diesen, sonst offenbar sehr ehrlichen Versuchen ist nichts zu lernen, selbst das nicht, was der Arsenik nicht heilen könne, weil die ungeheuern Gaben allen guten Erfolg hinderten und unmöglich machten.

37 darin angewendet zu haben. | Also eine neue Täuschung statt der alten mit offenbar vielgemischten Recepten. |

38 Daß Wasserfenchel eine Vereiterung der Lunge geheilt habe, soll aus einer Krankheitsgeschichte (Hufel. Journal 1813, August) bewiesen werden, aus welcher aber (S. 110) hervorgeht, daß Huflattig, Senega und Isländermoos zugleich gebraucht ward. Mit welchem Rechte kann da der Anpreiser seines Verfahrens (was doch so gemischt war) zu Ende sagen: „Nach meiner Ueberzeugung hat der Mann seine wiedererhaltne Gesundheit diesem Mittel allein zu verdanken" –?

Solche Art von Ueberzeugungen gaben eben die unreine Quelle der Nutzanpreisungen der einfachen Arzneistoffe in der *Materia medica*!

So soll auch (ebend. 1813. Febr.) eine, verschiednen Quecksilberzubereitungen nicht weichende, veraltete Syphilis (im Grunde war's Quecksilberkrankheit!) binnen vier Wochen mit Ammonium geheilt worden seyn, wobei nichts, gar nichts Anderes gebraucht ward – als Kampher und Opium! Das ist also nichts?

Eine Fallsucht ward (ebend. 1813, März) blos durch Baldrian in 14 Monaten geheilt, wobei nichts Anderes gebraucht ward – als zugleich *Oleum tartari per deliquium,* die *Tinctura Colocynthidis* und Bäder von Kalmus, Münze und andere gewürzhafte Substanzen (S. 52. 53.). Das ist also nichts?

In einem andern Falle von Epilepsie (ebend. S.57) ward zur Heilung auch nur Baldrian angewendet, doch auch noch anderthalb Unzen Pomeranzenblätter. Das ist also nichts?

(Ebend. 1814. Jan.) Bloß von vielem kalten Wasser Trinken soll Wahn-
39 sinn mit Nympho- | manie geheilt worden seyn. Es ward aber recht weislich Baldrianaufguß mit *Tinctura Chinae Whyttii* (S. 12) dabei gebraucht, damit die Wirkung des kalten Wassers ja recht bis zur Unkenntlichkeit getrübt würde; und so auch eine andre Kranke, welche diese starken Nebenmittel weniger oft (S. 16) dabei genommen habe.

Da will Tymon (ebend. 1814, Aug. S. 38.) im Aderlassen bis zur Ohnmacht das specifische Heilmittel der Hundswuth erprobt haben. Aber, siehe, er ließ dabei alle zwei Stunden 300 Tropfen Laudanum in Klystiren geben und alle drei Stunden ein Quentchen Quecksilbersalbe einreiben. Heißt das, Aderlassen als alleiniges wahres Heilmittel der Wasserscheu erweisen?

Eben so war's (ebend. 1814, April), wo ein Aderlaß mit einer ganzen Stunde Ohnmacht drauf, einem Wasserscheuen einzig und specifisch geholfen haben sollte; es wurden aber (S. 102) blos noch starke Gaben Mohnsaft, Jamespulver und Calomel bis zum Speichelflusse dabei angewandt. Ist das nichts?

Wenn der Fall (ebend. 1815. Jul. S. 8-16) die Heilkraft eines bis zur Ohnmacht getriebenen Aderlasses in schon ausgebrochener Wasserscheu, wie der Verfasser wünscht, beweisen sollte, so durften nicht spanische Fliegen aufgelegt und eingestreut, und noch weniger alle zwei Stunden Quecksilbersalbe eingerieben und große Gaben Calomel mit Mohnsaft bis zum heftigen Speichelflusse dabei gebraucht worden seyn. Lächerlich ist es, wenn uns der Verfasser zu bereden sucht (S. 20): „daß es des Calomels kaum bedurft hätte."

Diese Kunst, für ein Lieblingsmittel den Ruhm einer Heilung zu erschleichen,
während die andern | dabei angewendeten, nicht weniger starken Mittel sich ihn 40
wenigstens zu gleichen Theilen zueignen können, ist unter den gewöhnlichen Aerzten eingeführte Sitte; der geneigte Leser wird gebeten, ein Auge zuzudrücken, und dem Verfasser zu erlauben, alles daneben Angewandte für nichts wirkend auszugeben.

Einen Tetanus (ebend. 1814. Sept. S. 119) soll blos Begießung mit kaltem Wasser geheilt haben. Opium ward zwar dabei gebraucht, „weil aber der Kranke selbst dem Begießen allein die Besserung zugeschrieben habe, so sey blos dem Begießen die Heilung beizumessen." Das heiße ich eine reine Quelle für die Arzneitugend-Lehre!

So soll auch (ebend. 1815, Sept. S. 128) die Heilkraft des Kali in der häutigen Bräune dargethan werden*;

* Der eine Fall, wo das Laugensalz allein geholfen haben sollte, war der eines Kindes auf dem Lande, was der Verfasser nicht zu sehen bekam, und nur aus der Beschreibung diese Krankheit vermuthete.

aber es wurden dabei noch andere sehr kräftige Substanzen gebraucht, nämlich beim Anfange des (vermutheten?) Uebels half zweien Kindern Weinsteinsalz mit dem Aufgusse der Senegawurzel. Soll nun, was beiden Substanzen zukommt, nur auf Rechnung der einen, des Laugensalzes geschrieben werden? Nach welcher unerhörten Logik?

Eben so soll Graphit (ebend. 1815. Nov. S. 40.) eine Menge alter fistulöser Geschwüre geheilt haben, und doch war ätzender Sublimat in der Mischung! Die Ausrede in der Note, daß Sublimat schon vorher vergeblich da-
gegen gebraucht worden, hilft hier nichts, er ward nicht allein | gebraucht, 41
sondern in Verbindung mit Mohnsaft, einer Menge Holztränken und der lieben *China factitia*, – ward also durch die adstringirenden Theile dieser Nebenarzneien größtentheils oder ganz zerstört, wie andere Metallsalze dadurch zerstört und zersetzt werden, und konnte also seine Hülfskraft unter diesem Gemische nicht zeigen. Und noch weniger gilt die Beschönigung des mercurialischen Zusatzes zum Graphit in derselben Note: „daß der Sublimat hier nur als Adjuvans dienen sollte." Wenn dieß gälte, so müßten die Arzneien auf Befehl des ordinirenden Arztes, nicht was ihre Natur mit sich brächte, nein! blos was der Arzt ihnen zu thun beföhle oder erlaubte (nicht mehr und nicht weniger), ausrichten. Kann man Willkühr und Anmaßung weiter treiben? Welcher gesunde Menschenverstand kann den nach ewigen Gesetzen wirkenden Arzneien eine solche sklavische Folgsamkeit zumuthen? Wollte der Verfasser sehen, ob der Graphit allein helfen könne, und auch seine Leser davon überzeugen, so mußte er ihn allein geben; setzte er aber zum Graphite Sublimat, so mußte dieser wirken, was Sublimat wirken kann und seiner Natur nach muß, nicht was dem verordnenden Arzte beliebt, daß er thun oder nicht thun soll. Da haben wir wieder eine Cur, aus der nichts zu lernen ist. Graphit wird vorgespiegelt, allein geholfen zu haben, und doch war die ungeheure Arzneipotenz, Sublimat, dabei gebraucht worden.

Wo möglich noch ungegründeter ist die Heilung einer floriden Lungensucht durch Kohlenpulver. Da ward das Lindenkohlenpulver nie allein gebraucht, sondern stets Purpurfingerhut dabei. Also der rothe Fingerhut in der Mischung wirkt wohl nichts? Gar nichts? Ein so ungeheueres Me-
dicament! Ist dieß Selbst-Verblendung, | oder will man uns etwas weiß machen 42
und uns zum Besten haben?

Angelikwurzel soll (ebend. 1815. April. S. 19. 20.) eine Wassersucht, eigentlich einen unbekannten Krankheitsfall mit Geschwulst-Symptomen (die *quid pro quo*[6] ausgebende Pathologie rafft alles auch nur entfernt Aehnliche dieser Art unter dem Einen Namen „Wassersucht" zusammen) geheilt haben. O nein! es ward der Angeliktinctur noch Mohnsafttinctur und Aether, zuletzt auch Calmus noch zugesetzt. Kann ein verständiger Mensch nun den Erfolg allein auf Rechnung der Angeliktinctur setzen?

Niemand wird dem Driburger Mineralwasser große Arzneikräfte absprechen; aber wenn die Heilungen, welche in Hufel. Journ. 1815. April. S. 75.80.82. angeführt werden, demselben allein zugeschrieben werden, so muß man dieß, da so viele starke Arzneien dabei gebraucht wurden, für täuschende Behauptung erklären, und eben so wenig kann die angebliche Heilung eines Magenkrampfs und öftern Erbrechens durch dieß Wasser (S. 85 bis 93.), so wenig als die der Hypochondrie und Hysterie (S. 94 bis 97.) etwas für die Heilkraft des Driburger Wassers beweisen, theils wegen der Zweideutigkeit und Vieldeutigkeit dieser Krankheitsnamen, theils aber, und vorzüglich, wegen der immerdar zugleich angewendeten Arzneien anderer Art. Eben so wenig, sage ich, können sie für das Mineralwasser beweisen, als wenn man einem einzelnen Manne nachrühmen wollte, daß er allein einen großen Felsen gehoben habe, ohne die übrigen vielen, zugleich thätigen Mitarbeiter und die beihülflichen Maschinen mit in Anschlag zu bringen. Was sie alle zusammen in Vereinigung thaten, wäre sehr lächerlich, einem einzigen derselben zuzuschreiben.

43 Dieß sind einige wenige Pröbchen von den vie- | len, die ich aus den Schriften der neuern Aerzte anführen könnte, Pröbchen von angeblich einfacher Behandlung der Krankheiten, deren jede man mit einem einzelnen Mittel – um doch endlich einmal dessen wahren Nutzen auszufinden – geheilt zu haben vorgab, neben denen man aber immer noch eine und die andere Arznei, die oft noch kräftiger, als jene war, beizu brauchte. Obgleich der Arzt dabei auch noch so hoch betheuert: „jene einzelne Arznei", der er den Ruhm der Heilung gern zueignen möchte, „habe es seiner Ueberzeugung nach allein gethan", „der Kranke selbst habe den guten Erfolg blos diesem Mittel allein zugeschrieben", „ihr traue er die Heilung allein zu", „die Nebenarznei habe er nur als Adjuvans gebraucht", oder „sie sey vorher schon einmal ohne Nutzen angewendet worden"; so helfen doch alle diese Ausflüchte nichts, um einen vernünftigen Mann, wenn noch andere, oder auch nur ein einziges Nebenmittel bei der Cur gebraucht worden, zu überreden, die Heilung sey einzig demjenigen zuzuschreiben, dem der Arzt aus Vorliebe gern die Ehre der Heilung zuwenden möchte. Es bleibt ewig unwahr, daß diesem die Heilung allein zukomme, und die *Materia medica*, die nun diesem Mittel, auf die Versicherung eines dergleichen unreinen Beobachters, eine solche Heilkraft beilegt, verbreitet blos Lüge, deren traurige Folgen für die Menschheit unabsehbar sind.

Ich will nicht leugnen, daß die Heilungen, wovon ich eben Proben anführte, sich der Einfachheit näherten. Sie kamen allerdings der Behandlung der Krankheit mit einem einzigen, einzelnen Mittel (ohne welches Verfahren man nie gewahr werden kann, ob die Arzneisubstanz das wahre Werkzeug der Heilung gewesen ist) näher, viel näher, als die jener allgewöhnlichen Schlendrianisten, welche |
44 eine Ehre darin suchen, mehre zusammengesetzte Arzneiformeln neben einander ihren Kranken einzugeben, auch wohl täglich ein oder etliche neue Recepte dazu zu verschreiben.

Aber nur näher dem Einzelgebrauche gekommen zu seyn, heißt dennoch das ganze wahre Ziel wirklich und völlig verfehlt haben. Sonst könnte man auch

---

6 „Das für dieses".

Jemandem Glück wünschen, dessen Nummer in der Lotterie nur um eine einzige Ziffer, nur um eine Einheit von derjenigen Nummer verschieden gewesen, die das große Loos gewann; oder einen Jäger rühmen, der das Wild bei einem Haare getroffen hätte; oder einen gescheiterten Schiffsregierer, der dem Schiffbruche beinahe entgangen wäre, hätte nur ein Daumenbreit Entfernung von der Klippe nicht gefehlt.

Welchen Glauben mögen nun wohl die Angaben der Tugenden der Arzneien *ab usu in morbis* in der gewöhnlichen *Materia medica* verdienen? Was soll man zu ihren Lobpreisungen der Arzneien in diesem oder jenem Uebel sagen, da die *Materia medica* sie nur aus solchen Beobachtungen, oft auch nur aus den Ueberschriften der Beobachtungen der Aerzte zog, welche fast nie mit einem einzelnen Arzneistoffe heilten, sondern fast immer mit mehr oder weniger andern Mitteln gemischt, wodurch es, welcher von ihnen der Erfolg zuzuschreiben sey, eben so ungewiß blieb, als hätten sie nach dem Schlendriane einen großen Mischmasch von Arzneien verordnet. Was soll man zu diesen, in der *Materia medica* den einfachen Arzneien mit Zuversicht beigelegten Heilwirkungen sagen, da die Arzneien fast nie einfach probirt worden sind? Nichts, als: daß unter Tausend solcher Angaben und Lobpreisungen kaum eine einzige Glauben verdient, weder eine allgemein-therapeuti- | sche, noch eine klinische oder speciell-therapeutische Angabe. 45
Es ist daher nicht zu leugnen:

Jedes Prädicat für eine Arzneisubstanz, die nie ohne Beigebrauch anderer, also nicht rein, folglich so gut als gar nicht geprüft worden war, ist Täuschung und Lüge.

* * *

„Wie aber, wenn alle Aerzte von jetzt anfingen, ein neues Leben zu führen, und in jedem Krankheitsfalle nur eine einzelne, ganz einfache Arznei verordneten? Würden wir da nicht zu der Kenntniß gelangen, was jede Arznei heilen könne."

Dazu wird es nie kommen, so lange ein Hufeland lebt, welcher die Angaben der gemeinen *Materia medica*, auch aus den trübsten Quellen gezogen, für Wahrheit hält und recht ernstlich dem Gebrauche der Vielgemische von Arzneien in Krankheiten das Wort redet, in der guten Meinung: „Eine Arznei könne den mehren Indicationen in einer Krankheit nicht genügen; es müßten ihrer mehre zur Befriedigung der mehren Indicationen zugleich verordnet werden."

Diese eben so schädliche, als gut gemeinte Behauptung stützt sich auf zwei ganz irrige Voraussetzungen, die eine, wodurch angenommen wird, „daß die ungegründeten Angaben der Tugenden der einfachen Arzneistoffe in den praktischen Büchern und der aus ihnen compilirten *Materia medica* gegründet wären und also die in dem Krankheitsfalle verlangten Indicationen wirklich decken könnten" (welches, wie wir gezeigt haben, und noch zeigen werden, unwahr ist) – die andere, „daß | man deßhalb mehre Arzneien zur Befriedigung der mehren 46
Indicationen in einer Krankheit zusammen verordnen müsse, weil eine einzelne Arznei nicht viel mehr, als einer einzelnen, aber nicht mehren und vielen Indicationen leisten könne."

Was weiß aber die gemeine *Materia medica*, die nur aus ärztlichen unreinen Beobachtungen vom Erfolge des Gebrauchs mehrer Arzneien in einer Krankheit anführt, was den Aerzten beliebt hatte, einem einzelnen Ingredienze des Gemisches für Kräfte eigenmächtig zuzuschreiben, was weiß sie von dem großen Reichthume der Wirkungen eines einfachen Arzneistoffs, sie, die nie die Kräfte einer einfachen Arznei einer reinen Prüfung, das ist, an gesunden, nicht mit Krankheitssymptomen beladenen Menschen unterwarf? Soll das, was die *Materia medica* aus den, in pathologisch benannten, fast nie genau beschriebenen, Krankheiten gemischt verordnenden Schriftstellern von den Kräften der Arzneien Falsches oder Halbwahres zusammengebettelt hatte, etwa der Umfang des ganzen Reichthums von Wirkungen seyn, die der Allmächtige seinen Heilwerkzeugen anerschaffen konnte? Nein! unentdeckte (doch mit Gewißheit zu entdeckende) Wunder seiner Weisheit und Güte hat er in die Heilwerkzeuge gelegt, daß sie Wohl und Hülfe seinen geliebten Menschenkindern bringen könnten in unendlich reicherer Maße, als die fehlsichtige *Materia medica* alter Schule auch nur ahnet.

* * *

So gewiß aber auch immer eine einzelne Arzneisubstanz auf einmal zur vernünf-
47 tigen und zweckmäßigen Behandlung eines Krankheitsfalles genüget, | so bin ich doch weit entfernt, die Arzt-Welt zu bereden, deßhalb einfach, das ist, ein einzelnes Arzneimittel in jeder Krankheit zu verordnen, um zu erfahren, welche Arznei in dieser, und welche in jener Krankheit helfen könne, so daß daraus eine (*Materia medica*) Lehre der Tugenden der Arzneien *ab usu in morbis* entstände.

Fern sey es von mir, dergleichen anzurathen – ungeachtet diese Idee den gewöhnlichen Aerzten die erfolgreichste zu diesem Zwecke dünken konnte und gedünkt hat.

Nein! nun und nimmermehr kann die Lehre von den Arzneikräften die mindeste brauchbare Wahrheit aus den Krankheitsheilversuchen, selbst mit einzelnen Arzneien, in Absicht ihres *usus in morbis* schöpfen.

Dieß wäre eine eben so unlautere Quelle, als alle genannten übrigen, bisher gangbaren; nie könnte eine nutzbare Wahrheit in Absicht des Heilzweckes jeder einzelnen Arznei daraus hervorgehen.

Man höre mich!

Ein solches Probiren der Arzneien gegen Krankheiten wäre nur zwiefach möglich. Entweder es müßte eine einzelne Arznei durch alle Krankheiten durchprobirt werden, um zu erfahren, in welcher von ihnen der Arzneistoff wirklich heilsam sey; oder es müßten gegen eine bestimmte Krankheit alle Arzneien durchprobirt werden, um zu erfahren, von welchem Mittel sie am gewissesten und vollkommensten geheilt werden könne.

Zuerst, von dieser letztern Unternehmung; so wird sich ergeben, was man auch von der erstern zu halten habe.

Durch ein millionfaches Probiren aller erdenklichen einfachen Substanzen in der Hausmittelpraxis gegen eine fest bestimmte, sich gleichbleibende
48 Krankheit könnte allerdings, obgleich nur | *casu fortuito*[7], ein wahres, gewiß helfendes, specifisches Heilmittel von der großen Zahl der, an derselben Krankheit leidenden Menschen und ihren Freunden ausgefunden werden.

Wer weiß jedoch, wie viel Jahrhunderte die Bewohner tiefer Thäler an ihren Kröpfen leiden mußten, ehe der Zufall, nach vergeblichem Durchprobiren vieler Tausende von Arzneien und Hausmitteln, den wunderlichen Einfall in den Kopf eines Menschen führte, daß der geröstete Badeschwamm das besthelfende dafür sey; wenigstens gedenkt erst im dreizehnten Jahrhunderte Arnald von Villanova seiner Kröpfe heilenden Kraft.

Man weiß wie viele Jahre lang nach ihrem ersten Emporkommen die Venusseuche von den schulgerechten damaligen Aerzten durch Hungercur, Abführungs- und andre nichtige, gegen den Araber-Aussatz eingeführte Mittel vergeblich und unglücklich bekämpft ward, indeß den vielen tausend Hülfe suchenden Kran-

7 „Zufällig“.

ken, unter vielen Vorschlägen der sie behandelnden Empiriker doch nach langem Ausprobiren einer unzähligen Menge Dinge gegen dieses schreckliche Uebel noch endlich das Quecksilber in die Hände fiel und sich als Specificum gegen diese Krankheit, trotz alles heftigen theoretischen Widerspruchs der arabistisch schulgerechten Aerzte, bewährte.

Das in den Sumpfgegenden des südlichen America's von jeher einheimische Wechselfieber, welches mit unserm Sumpf-Wechselfieber sehr übereinstimmt, hatte die daran leidenden Peruaner schon längst darauf geführt, unter den vielleicht unzähligen dagegen ausprobirten Arzneisubstanzen die Rinde des Chinabaums als die heilsamste dagegen zu erkennen, als sie erst im Jahre 1638 den Europäern in dieser Eigenschaft von ihnen bekannt gemacht ward. |

Und lange mußte man die Uebel von Stoß, Fall, Quetschung und Verheben 49
(Verbrechen, Verstauchen) ertragen, ehe der Zufall die Wohlverleih und ihre specifische Heilkraft darin, dem in harter Arbeit beschädigten gemeinen Volke bekannt machte; wenigstens war im sechszehnten Jahrhunderte Franz Joel der erste, der diese ihre Tugend erwähnt, bis im achtzehnten Jahrhunderte nach ihrer allgemeineren Anerkennung sie von J. M. Fehr und J. D. Gohl umständlicher bekannt gemacht ward.

So wurden durch tausend und abermal tausend blinde Proben, mit vielerlei Substanzen vielleicht von Millionen Menschen angestellt, endlich die passenden, die specifischen Hülfsmittel gegen die genannten Uebel durch Zufall gefunden. Nicht der Anwendung des Verstandes und reifer Kenntnisse, die der Allweise seinen Menschen zur Bedingung, sich von den, ihre Gesundheit beeinträchtigenden, unabwendbaren Uebeln in der Natur und ihren Verhältnissen – von den zahllosen Krankheiten – zu befreien, gemacht hatte, bedurfte die träge Menschheit zur Auffindung der Heilmittel gegen die genannten wenigen Uebel; es bedurfte keiner ächt heilkundigen Kenntnisse dazu. Bloses Durchprobiren aller erdenklichen, ihnen in den Kopf oder in die Hände fallenden, Mittel war, freilich erst vielleicht nach Jahrhunderten, hinreichend, ihnen das Helfende zuletzt durch Zufall zu entdecken, was dann immerdar half, wie ein specifisches Mittel.

Diese wenigen specifischen Mittel gegen diese wenigen Krankheiten sind auch das einzige, was die bändereiche, gewöhnliche *Materia medica* an Wahrheit aufzuweisen hat, größtentheils, ja fast einzig in der Hausmittelpraxis erfunden. |

„Warum konnten aber auf diese Art gegen die benannten Uebel specifische, im- 50
merdar hülfreich befundene Heilmittel ausgefunden werden und nicht auch durch ähnliches Probiren ächte Heilmittel gegen die übrigen unzähligen Krankheiten?"

Weil alle übrigen Krankheiten blos als einzelne, von einander abweichende Krankheitsfälle vorkommen, oder als nie da gewesene, nie genau so wieder erscheinende Epidemien. Gegen jene wenigen genannten Uebel aber konnten deßhalb, blos mittels Durchprobirens aller erdenklichen arzneilichen Dinge an ihnen, endlich feetständige, specifische Heilmittel aufgefunden werden, weil das Heilobject, die Krankheit, feetständig war; – es sind sich immer gleichbleibende Uebel, theils von einem, durch alle Generationen sich gleichbleibenden Miasm erzeugt, wie die venerische Schanker-Krankheit, theils sonst von gleicher Entstehungsursache hervorgebracht, wie das Wechselfieber von Sumpfaushauchungen, der Kropf der Bewohner tiefer Thäler und ihrer Ausgänge und die Quetschungen von Fall und Stoß.

Hätten die übrigen namenlosen Krankheiten auch mittels gleich blinden Probirens aller erdenklichen Substanzen an ihnen, ihr passendes (specifisches) Heilmittel zufallsweise finden lassen sollen, so hätten sie sämmtlich eben so feetständig in der Natur bleibend existiren und stets auf dieselbe Weise, in derselben Gestalt erscheinen, und so immer als sich selbst gleiche Uebel zum Vorschein kommen müssen, wie jene wenigen genannten Krankheiten.

Nur für ein festständiges Bedürfniß ist eine festständige Befriedigung denkbar. |

51 Dieses Erforderniß zur Auffindung der passenden Hülfe auf empirischem Wege, und daß die sämmtlichen Krankheiten erst selbst festständig und sich selbst gleich seyn müssen, für die man eine gewisse Hülfe verlangt, dieses Erforderniß scheint die Arztwelt aller praktischen Schulen nicht nur geahnet, sondern tief gefühlt zu haben. In gewissen, bestimmten Formen, dachten sie, müßten sie sich die sämmtlichen Krankheiten des Menschen vorhalten können, wenn sie Hoffnung haben sollten, für jede eine passende, zuversichtliche Hülfe aufzufinden, nämlich (da sie keinen andern, bessern – scientivischen – Weg zur Anpassung von Hülfsmitteln auf Krankheiten kannten) mittels Durchprobirens aller vorhandnen Arzneien in ihnen –, eine Methode, die bei den gedachten wenigen festständigen so gut gelungen war.

Dieses Unternehmen, die sämmtlichen übrigen Krankheiten einzeln in bestimmter fester Form aufstellen zu können, deuchtete ihnen Anfangs gewiß sehr thunlich und ausführbar.

Dieß ins Werk zu setzen, kamen sie auf den Einfall, aus dem unübersehbaren Heere aller verschiednen Krankheitsfälle, die in einiger Rücksicht einander ähnlichen, als selbstständige Formen anzunehmen, sie, mit eignen Namen versehen, in Pathologieen aufzustellen und sich durch die steten Abweichungen derselben bei ihrem Vorkommen in der Natur nicht abhalten zu lassen, dieselben für in sich abgeschlossene Krankheitsarten zu erklären, die sie vor sich haben müßten, um für jede derselben dann ein besondres Heilmittel finden zu können, wie sie sich schmeichelten.

So zogen sie die unendlichen Krankheitsfälle in einige selbst geformte Krank-
52 heits-Gebilde zusam- | men, ohne zu bedenken, daß sich die Natur nicht ändert, die Menschen mögen sich auch diese oder jene falsche Vorstellung von ihr machen. Auf gleiche Weise zieht das vor die Augen gehaltene polyedrische Collektiv-Glas eine Menge äußerer, sehr verschiedner Gegenstände in ein einziges täuschendes Bild zusammen; sieht man aber hinter dasselbe genau in die Natur, so erblickt man ganz andre, ungleichartige Elemente.

Es entschuldigt sie nicht, daß sie diese eigenmächtige und naturwidrige Zusammenschmiedung angeblich festständiger Krankheitsformen aus der guten Absicht begingen, um so für jede einzelne eine sichre Hülfe aufzufinden mittels Durchprobirens der mancherlei vorhandenen Arzneien an ihnen, oder durch Zufall. Sie fanden natürlich auf diese Art keine sicher heilenden Hülfsmittel für ihre künstlich abgesonderten Krankheitsbilder, denn gegen Figmente und Phantasie-Gespenster sind reelle Waffen undenkbar!

* * *

Was demnach die *Materia medica* für Nutzangaben und Tugenden einzelner Arzneien in diesen erschlichenen und fingirten Krankheits-Arten aufweisen will, kann selbst auf die mindeste Gewißheit nicht Anspruch machen.

Denn was hat man gegen die erkünstelten pathologischen Krankheits-Arten und Krankheitsnamen mit allen, auch den vielen neu erfundnen Arzneien in den vielen Jahrhunderten Zweckmäßiges ausgerichtet? Welche zuverlässige Hülfsnormen hat
53 man gefunden? | Ist es nicht damit noch gerade so beim Alten, wie vor 2300 Jahren, daß durch alle die verschiednen Arzneien an den unzähligen in der Natur vorkom-

menden Krankheitsfällen zwar mancherlei gewaltsam umgeändert, aber gewöhnlich nur verderbt, am wenigsten zur Genesung gebracht wird? Und war es wohl eine Möglichkeit, daß es sich, selbst in diesem ungeheuern Zeitraume, hiemit ändern, bessern konnte, da das Alte blieb, wie es war, nämlich fingirte Heil-Objekte und fingirte Tugenden der Heil-Werkzeuge, deren wahre, reine Wirkung man nicht kannte? Wie konnten aus der Anwendung dieser gegen jene ächte Hülfswahrheiten entsprießen?

Man werfe nicht ein? „daß doch nicht ganz selten in der Welt manche schwere Krankheit – die der Eine mit diesem, der Andre vielleicht mit einem andern pathologischen Namen belegte – dennoch, entweder durch ein einfaches Mittel in der Hausmittelpraxis, oder von den Aerzten durch ein ihnen glücklich in die Hände gerathenes Medicament oder Recept, wie durch Wunder geheilt worden sey."

Allerdings ist dieß zuweilen geschehen; kein weltkundiger Mann wird dieß leugnen. Daraus ist aber nichts anders zu entnehmen, als was wir Alle schon wissen: „daß Arzneien Krankheiten heilen können"; aber es ist aus diesen *casibus fortuitis*[8] nichts zu lernen; sie stehen bis jetzt einsam in der Geschichte, noch ganz ohne Nutzen für die Praxis.

Blos dem Elenden, dem diese seltne Schickung zu Theil ward, durch dieses ungefähre Mittel schnell (und dauerhaft?) geheilt zu werden, ist Glück zu wünschen. Aus dieser seiner wundervollen Heilung ist aber nicht das mindeste gelernt worden, | nicht die mindeste Bereicherung hat man für die Heilkunst daraus gewinnen können. 54

Aber eben diese Glücksfälle von ungefähren Heilungen haben, wenn sie Aerzten begegneten, die *Materia medica* gerade am meisten mit falschen, verführerischen Angaben von Heilwirkungen einzelner Arzneien *ab usu in morbis* angefüllt.

Denn da der gewöhnliche Arzt den Krankheitsfall fast nie genau beschreibt, auch umständliche Beschreibung eines Krankheitsfalles nach allen Symptomen für nichts Brauchbares hält, wenn er ihm nicht einen pathologischen Namen (benanntes Krankheits-Trugbild) zutheilen soll, so unterläßt er dann auch nicht, seinem ihm begegneten Glücksfalle einen jener pathologischen Trugnamen beizulegen, der folglich sammt dem Recepte oder dem Einzelmittel, welchem er im gemischten Recepte die Heilung allein zuschreibt, unter dem Anscheine eines Wahrheits-Fundes, den geraden Weg in die *Materia medica* findet, die zu ihren Nutzangaben ohnehin nichts anderes als pathologische Krankheits-Namen brauchen kann.

Wer dann in der Folge Lust und Belieben hat, einen ihm vorkommenden Krankheitsfall für dieselbe pathologische Krankheits-Art anzusehen (die Schule lehrt ihn so! wer hindert ihn also daran?), der macht sogleich von diesem herrlichen Recepte, von diesem köstlichen Specificum Gebrauch, auf das Wort des ersten Versicherers hin, oder nach der *Materia medica*. Er hat aber unter demselben pathologischen Trugnamen in der That einen, im Umfange seiner Symptome gewiß sehr verschiednen Krankheitsfall vor sich, und da erfolgt dann, was erfolgen muß, es hilft nicht; es schadet, wie natürlich. |

Dieß ist die unreine, dieß die unselige Quelle aller Angaben 55
von Heiltugenden der Arzneien *ab usu in morbis* in der gewöhnlichen *Materia medica*, die dann jeden Nachahmer auf den Fehlweg führet.

Hätten die sogenannten Beobachter – was sie fast nie thaten – diese ihre durch Ungefähr geglückten Heilungen bloß mittels genauer Zeichnung des Krank-

8 „Zufällen".

heitsfalles nach allen Symptomen und mittels Angabe des gebrauchten Mittels der Welt bekannt gemacht, so hätten sie doch Wahrheit geschrieben, und die *Materia medica* hätte (da sie keinen pathologischen Namen bei ihnen fand) keine Lüge daraus ziehen können. Sie hätten, sage ich, Wahrheit geschrieben, die aber doch nur den einzigen Nutzen gehabt haben würde, jeden künftigen Arzt den genauen Krankheitsfall zu lehren, außer welchem das Mittel nicht angewandt werden dürfe, wenn es passen und helfen solle; da dann jede falsche, also unglückliche Nachahmung hätte unterbleiben müssen. Aus einer solchen bloß genauen Beschreibung würde es offenbar geworden seyn allen Nachfolgern, daß derselbe, genau derselbe Krankheitsfall sich nie wieder in der Natur ereignet, folglich nie wieder durch Wunder geheilt werden könne.

So würden alle die vielen hundert trügerischen Angaben von Heilwirkungen einzelner Arzneien in der gewöhnlichen *Materia medica* unterblieben seyn, deren Treue und Glauben bisher darin bestand und noch besteht, daß sie die von den Schriftstellern rein fingirten allgemein-therapeutischen Arzneitugenden getreulich nachbetete, so wie
56 die speciell-therapeutischen Angaben derselben *ab usu* | *in morbis* als baare Münze aus den Glücksfällen von Heilungen aufnahm, nämlich den vom sogenannten Beobachter seinem Krankheitsfalle untergeschobenen, pathologischen Krankheitsart-Namen, der präsumtiven Einzelarznei, als heilwirkender Potenz, beigesellte, welcher der Arzt unter allen dabei gebrauchten Mitteln in den gemischten Recepten den Heilerfolg vorzüglich, ja einzig, zugetrauet und beigemessen hatte.

So trübe und unrein sind die Quellen der gemeinen *Materia medica*! und so nichtig ist ihr Inhalt!

Welche Heilkunst mit so sehr gemißkannten Arzneien!

Aus dem Umstande, daß bereits für jene, obschon wenigen, festständigen Krankheiten festständige Heilmittel wirklich gefunden werden konnten*,

* Freilich nur mittels blinden Durchprobirens aller nur erdenklichen Arzneien, weil es der bisherigen Medicin gänzlich an einem kunstgemäßen Auffindungswege fehlte.

scheint offenbar zu folgen, daß auch für alle feststständige Uebel überhaupt festständige (specifische) Heilmittel möglich seyn werden.

Es sind auch schon, seit der einzig zuverlässige, homöopathische Weg, um sie zu finden, redlich und eifrig betreten ward, die specifischen Heilmittel, für mehre der noch übrigen feststständigen Krankheiten ausgefunden worden.* |

* Auf solchem homöopathischen Wege, das ist, nach dem Inbegriffe der Symptome des ehemals in Europa als ansteckende Seuche von Zeit zu Zeit herrschenden, glatten Scharlachfiebers, mit rothlaufartiger Hellröthe (welches seit 1800 von dem aus der Gegend der Niederlande her in unsre Länder eingebrochenen Purpurfriesel – rothem Hund – fast gänzlich verdrängt und von, jenes nicht kennenden, Aerzten fälschlich mit dem Namen „Scharlachfieber" verwechselt worden war) fand ich das specifische Heil- und Vorbauungsmittel jenes ächten, glatten Scharlachfiebers in den kleinsten Gaben der Belladonna, welche ein sehr ähnliches Fieber, mit sehr ähnlicher, krebsrother Hautröthe eigenthümlich selbst zu erzeugen fähig ist.

Eben so fand ich nach dem Symptomen-Inbegriffe, welche das erwähnte Purpurfriesel in der besondern Art seines rein entzündlichen Fiebers mit agonisirender Angst und Unruhe zeigt, daß der Napell-Sturmhut das specifische Heilmittel (zuweilen mit rohem Caffee abgewechselt!) seyn mußte und die Erfahrung bewies, daß es so sey.

Die Symptome der häutigen Bräune finden sich in der reinen Arzneimittellehre unter den Symptomen, welche Röstschwamm und kalkerdige Schwefelleber für sich hervorbringen, in Aehnlichkeit, und, siehe, beide in Abwechselung und kleinster Gabe heilen diese fürchterliche Kinderkrankheit, wie ich zuerst fand.

Keine bekannte Arznei vermag die eignen Zustände des epidemischen Keichhustens in Aehnlichkeit darzubieten, als der Sonnenthau, und diese bei aller Anstrengung der allopathischen Medicin entweder ins Chronische sich ausdehnende oder tödliche Kinderkrankheit wird sicher und gewiß, wie ich mich zuerst überzeugte, von dem kleinsten Theile eines Tropfens der decillionfachen Verdünnung des Saftes der *Drosera rotundifolia* in wenigen Tagen geheilt.

Welcher Arzt vermochte vor mir und vor Erscheinung der reinen Arzneimittellehre die innere Feigwarzenkrankheit sammt ihren äussern Auswüchsen gründlich zu heilen? Man war damit zufrieden, bloß die Auswüchse so oft zu brennen, zu ätzen, abzuschneiden oder abzubinden, so oft sie auch wieder aus dem Innern hervorsproßten; Niemanden gelang es, sie zu heilen. Aber die Symptomen der *Thuya occidentalis* belehrten mich, daß sie diese Krankheit heilen müsse und, siehe, ihr sehr verdünnter Saft in sehr kleinen Gaben heilt wirklich die innere Feigwarzenkrankheit, so daß auch die äussern Auswüchse verschwinden – also gründlich.

Mit einem Aufwande von unzähligen, empirisch ergriffenen Mitteln quält der Allopath die Herbstruhr-Kranken, und mit welchem erbärmlichen Erfolge! Die Symptomen des ätzenden Quecksilbersublimats aber (m. s. die r. Arzneimittellehre) sind denen der Herbstruhr so ähnlich, daß diese Arznei ihr specifisches Heilmittel seyn muß, wie mich auch schon vor vielen Jahren die Erfahrung überzeugte, daß gewöhnlich nur eine einzige Gabe von einem kleinen Theile eines Tropfens der trillionfachen Verdünnung der Auflösung eines Grans von *mercurius sublimatus corrosivus* zur schnellen vollkommnen Heilung derselben hinreiche.

Die übrigen bei Menschen vorkommenden, so äusserst unter einander abwei- 57
chenden Krankheitsfälle | aber, sie mögen nun acute oder chronische seyn, wenn 58
man letztere nicht auf irgend ein feстständiges Ur-Uebel zurückführen kann, sind, zum Behufe der Heilung, jeder als eigenartig anzusehen und nach dem Inbegriffe ihrer auffindbaren Symptome mit einem, ähnliche Symptome in seiner reinen Wirkung auf gesunde Körper zeigenden Arzneimittel heilkräftig zu behandeln.

Diese verbesserte Heilkunst, das ist die homöopathische, schöpft nicht aus jenen unreinen Quellen der bisherigen *Materia medica*, geht nicht jene uralten, träumerischen Irrwege, die wir hier erzählt haben, sondern den naturgemäßen Weg. Sie wendet die Arzneien nicht eher gegen das Uebelbefinden des Menschen an, als bis sie ihre reinen Wirkungen, nämlich das, was jede im Befinden des gesunden Menschen ändern kann, erst in Erfahrung gebracht hat – reine Arzneimittellehre.

Hiedurch erst wird das Vermögen derselben auf das menschliche Befinden kund;
hiedurch erst offen- | baret sich von selbst ihre wahre Bedeutung, das eigenthüm- 59
liche Wirkungsbestreben jeder einzelnen Arznei hell und klar, ohne allen Trug, ohne alle Täuschung oder Vermuthung; in den von ihnen erfahrnen Symptomen liegen schon alle Heil-Elemente derselben offen da, liegt schon die ganze Beziehung auf alle die Krankheitsfälle, die jede passend (specifisch) heilen kann.

Die Krankheitsfälle werden nach dieser verbesserten Heil-Lehre, wie sie sich auch in ihrer unendlichen Verschiedenheit aussprechen mögen (so lange sie nicht auf irgend ein tiefer liegendes, festständiges Ur-Uebel zurückgeführt werden können) jedesmal als neu und nie vorgekommen, das ist, genau so wie sie sich zeigen, angesehen und mit allen Sinnen nach ihrer Gestalt, das ist, nach den an ihnen bemerkbaren Symptomen, Zufällen und Befindensveränderungen aufgezeichnet, um nun aus den nach ihren Wirkungen auf die ungetrübte Gesundheit vorher ausgeforschten Arzneien diejenige als Heilmittel auszuwählen, welche die dem Krankheitsfalle ähnlichsten Symptome, Zufälle und Befindensveränderungen eigenthümlich selbst erregt, und sie dann auch, wie die Erfahrung lehrt, in sehr kleiner Gabe besser und vollkommner heilt, als jede bisherige Heilmethode.

Eine solche Lehre der reinen Wirkungen der Arzneien verspricht keine täuschende, lügenhafte Hülfe für Krankheits-Namen, erdichtet keine allgemein-therapeutischen Arznei-Tugenden, enthält aber stillschweigend die Heil-Elemente für die genau erkannten (nach allen ihren Symptomen ausgeforschten) Krankheitsfälle, und wird so dem, welcher für diese jene nach der passendsten Aehnlichkeit zu
wählen | sich die Mühe nimmt, zur reinen unerschöpflichen Quelle Menschen er- 60
rettender Hülfsleistungen.

Leipzig, im April 1817 und Köthen im Januar 1825.

Belehrung für den Wahrheitssucher in Nr. 165 d. Bl.*

2387 Wenn es dem Sucher nach Belehrung über die **homöopathische Heilart** auch nicht redlich darum zu thun seyn sollte, Aufschluß (Widerlegung seiner Zweifel und Wahrheit) zu finden, wie wenigstens der höhnische Ton seines Aufsatzes anzudeuten scheint; so gibt es doch noch redliche Wahrheitssucher im Publicum, denen wol mit einem Aufschlusse über diesen großen Gegenstand – **wie sollten so hohe Verdünnungen der Arzneyen, wie die homöopathische Heilart gebraucht, noch einige Wirkung auf den Kranken machen können?** – gedient seyn wird.

Die Materie hält bloß noch der Pöbel für todte Stoffe, da sie doch dahin gebracht werden können, unglaubliche, nie geahnete Kräfte aus ihrem Innern zu entwickeln.

Alle neue Entdeckungen dieser Art pflegen Widerspruch und Unglauben zu finden bey dem großen Haufen der Menschen, welche weder hinreichende Kenntniß der Erscheinungen in der Physik, so wenig als der Gründe zu diesen Erscheinungen, noch auch Fähigkeit haben, selbst genau zu beobachten und über das Wahrgenommene nachzudenken. Sie sehen z. B., wenn ein Stück Stahl stark und schnell mit einem harten Steine (Agate, Flintensteine) gerieben wird, was man Feueranschlagen nennt, daß da glühende Funken abfliegen (von denen Zunder und Schwamm anglimmt); aber der wie vielte unter ihnen hat beobachtet und darüber nachge-
2388 dacht, was | da eigentlich vorgeht? Alle, wenigstens fast Alle schlagen gedankenlos ihren Zunder so an und fast Niemand durchschauet, was da für ein Wunder, für eine große Naturenthüllung sich ereignet. Werden auf diese Weise mit gehöriger Kraft Feuerfunken geschlagen, die man auf ein weißes Papier fallen läßt, so sieht man theils mit bloßen Augen, theils durchs Vergrößerungsglas meist nur kleine Stahlkügelchen da liegen, welche von der Oberfläche des Stahls durch den harten **Reibeschlag** mit dem Steine von dem übrigen Stahle sich in geschmolzenem Zustande getrennt und glühend, wie kleine Feuerkugeln, in Funkengestalt auf das Papier herabgeschleudert worden waren, wo sie erkalteten. –

Wie? das heftige Reiben des Steins am Stahle herab (beym Feueranschlagen), kann dieß eine solche Gluth hervorbringen, daß Stahl zu Kugeln schmilzt? Gehört nicht eine Hitze von wenigstens 1000 fahrenheitischen Graden dazu, um Stahl zu schmelzen? Woher hier diese ungeheure Hitze? Aus der Luft nicht! Denn dieselbe Erscheinung geht eben so gewiß und gut im luftleeren Raume unter der Glocke der Luftpumpe vor sich! Also, aus den zusammengeriebenen Stoffen? Nicht anders!

Glaubt aber der Alltagsmensch wol, daß der kalte Stahl, den er aus seiner Tasche zieht, um sich gedankenlos damit seinen Schwamm anzuglimmen, glaubt er wol, daß dieser kalte Stahl einen unerschöpflichen Vorrath Hitzstoff (in latentem,
2389 gebundenen, unentwickelten Zustande) in sich verborgen | enthalte, welcher beym Reiben sich bloß daraus entwickelt und gleichsam erweckt wird? Nein, er glaubt es nicht, da er überhaupt über die Erscheinungen der Natur weder je nachgedacht hat, **noch nachdenken will**. Und dennoch ist es so. Dennoch enthält sein (in ruhigem Zustande gelassener) kalter Stahl, – wenn er es auch nicht weiß oder nicht glauben will – einen unerschöpflichen Vorrath an Wärme- und Hitzstoff, welcher sich jedoch nur **durch Reiben** dem Stahle entlocken läßt. Einen unerschöpflichen Vorrath gebundenen Hitzstoffs, sage ich, nicht auszucalculiren durch die Ziffern eines, durch seine Multiplicationsexempel die unendlichen

* Allg. Anz. d. Dt. (1825), 2. Bd., Nr. 194, 2387–2392. – Auch in: Stapf (1829), 2. Bd., S. 211–216. S. auch: Reine Arzneimittellehre, 6. Th., 2. Aufl. (1827), S. V–XI. Vgl. S. 763–766.

Kraftäußerungen der Natur lächerlich machen und beschränken wollenden Rechenmeisters. Der große Naturforscher Graf **Rumford***

* Des Grafen von Rumford Abhandlungen über die Wärme füllen die erste Abtheilg. d. 4. B. seiner Schriften, die im Industrie-Comptoir in Weimar erschienen sind. d. R.

lehrt uns die Zimmer heizen bloß durch schnelle Bewegung auf einander **reibender** Metallplatten, ohne das mindeste gewöhnliche Feuermaterial dazu zu nehmen. Mehr anzuführen, um zu beweisen, daß die Naturkörper und namentlich die Metalle einen unerschöpflichen Vorrath Wärmestoff in sich verborgen halten, welcher jedoch **nur mittels Reibens** zum Leben erweckt werden kann, mehr bedarf es zur Ueberzeugung für den Nachdenkenden nicht.

Das Reiben ist nämlich von so mächtiger Einwirkung, daß nicht bloß die innern physischen Kräfte, wie der Wärmestoff, der Geruch*

* Horn, Elfenbein, Knochen, der mit etwas Bergöl verbundene Kalkstein und dergl. haben für sich keinen Geruch, aber gefeilt und gerieben, fangen sie nicht bloß an, zu riechen, sondern sie stinken sogar unleidlich; daher der letztere den Namen Stinkstein erhielt, ob er gleich ungerieben keinen Geruch hat.

u.s.w. dadurch aus den Naturkörpern erweckt und entwickelt werden, sondern, **was man bisher noch nicht wußte**, auch die arzneylich-dynamischen Kräfte der natürlichen Stoffe bis zu einem unglaublichen Grade hervorgerufen werden. Der Urheber der homöopathischen Heilkunst war auch der erste, welcher diese große, unerhörte Entdeckung machte, daß die Kraft der rohen Arzneystoffe, wenn sie flüssig, durch vielmahliges **Schütteln** mit unarzneylichen Flüssigkeiten, und waren es
trockne Dinge, durch mehrmahliges anhaltendes **Reiben** | mit unarzneylichen Pul- **2390**
vern, so sehr an intensiver Arzneykraft zunehmen, daß, wenn diese Verrichtung weit getrieben wird, selbst Substanzen, in denen man in rohem Zustande, Jahrhunderte lang, keine Arzneykraft wahrnehmen konnte, unter dieser Bearbeitung eine Kraft, auf das Befinden des Menschen zu wirken, enthüllen, die Erstaunen erregt.

So erweisen sich feines Gold, feines Silber und Platina gänzlich kraftlos auf das menschliche Befinden in ihrem gediegenen Zustande. Einen oder mehrere Grane Blattgold oder Blattsilber kann auch die empfindlichste Person einnehmen und sie wird nie eine arzneyliche Wirkung davon spüren. Wird aber ein Gran Blattgold in einer porcellanenen Reibeschale eine Stunde lang mit 100 Granen Milchzucker unter Anwendung mäßiger Kraft gerieben, so hat dieses Pulver (die erste Verdünnung) schon eine merkliche Arzneykraft erlangt. Wird nun ferner ein Gran von diesem Pulver mit 100 Granen frischem Milchzucker eben so stark und eben so lange gerieben, so erlangt das Präparat schon eine weit größere Arzneykraft, und setzet man diese Bearbeitung fort und reibet einen Gran der vorigen Verdünnung eben so lange und eben so stark mit jedesmahl neuen 100 Granen Milchzucker, bis nach 15 solcher Reibungen eine quintillionfache Verdünnung jenes ursprünglichen Grans Blattgold bewirkt ist, so werden die letzten Verdünnungen nicht etwa eine schwächere, nein, die eindringlichste, ja vor allen vorgängigen Verdünnungen die größte Arzneykraft äußern. Ein einziger Gran von der letzten (quintillionfachen) Verdünnung in ein kleines, reines Arzneyfläschchen geschüttet, bringt einen unaufhörlich mit Selbstmord Umgehenden, krankhaft Verzweifelten binnen weniger als einer Stunde ganz zur ruhigen Besinnung, zur Liebe zum Leben, sein Vorhaben verabscheuend, nachdem er nur ein einziges mahl in dieses Fläschchen gerochen, |
oder nur ein Sandkorn groß von diesem Pulver auf die Zuge gelegt hat. **2391**

Auf gleiche Weise werden die flüssigen Arzneyen durch jede weitere und weitere Verdünnung zu homöopathischem Behufe, indem ein Tropfen derselben mit 100 Tropfen einer unarzneylichen Flüssigkeit wohl geschüttelt wird und man von jedem vorigen, so geschüttelten Glase einen Tropfen immer wieder mit 100 Tropfen frischer unarzneylicher Flüssigkeit eben so schüttelt, in den weiter und weiter gehenden dergleichen Verdünnungen, sage ich, nicht etwa schwächer in ihrer Kraft, sondern immer eindringlich kraftvoller. Dieses dem Zahlen-Manne unbegreifliche Ergebniß geht so weit, daß man Maße halten muß im Umschütteln, damit die Grade der Verdünnungen nicht von der steigenden Kräftigkeit überwogen und so die höchsten Verdünnungen nicht allzu wirksam werden. Wollte man nämlich den Saft einer sehr wirksamen Pflanze, z. B. einen Tropfen Saft von **Sonnenthau***

* Drosera rotundifolia, eine mit ihren verschiedenen Arten auf feuchten Wiesen wachsende Pflanze, die den Schafen sehr nachtheilig ist. d. R.

bis zu Decillion verdünnen, aber jedes der Gläser mit 20 und mehreren Schwingungen eines kräftigen Armes, dessen Hand das Glas hält, schütteln, so würde diese Arzney, welche nach meiner Entdeckung das specifische Heilmittel des fürchterlichen, epidemischen **Keichhustens** der Kinder ist, in der funfzehnten Verdünnung (Vergeistigung) so stark geworden seyn, daß ein Tropfen davon in einem Theelöffel mit Wasser eingegeben, ein solches Kind in Lebensgefahr bringen würde, während doch, wenn jedes Verdünnungsglas nur zweymahl (mit zwey Schwingungen des Arms) geschüttelt und so bis zur der decillionfachen Verdünnung bereitet worden, ein Streukügelchen von Mohnsamengröße mit der letzten Verdünnung befeuchtet, diese schreckliche Krankheit, ohne das Befinden des Kindes im mindesten zu beeinträchtigen, mittels dieser einzigen Gabe heilt.

Es sind aber diese homöopathischen Arzneyverdünnungen (– Schade, daß man kein der Sache angemesseneres Wort für diese Verrichtung in irgend einer Sprache hat, aber auch keins haben konnte, da diese Erscheinung vor ihrer Entdeckung nie
2392 erhört war –) diese Verdünnungen sind so wenig | mit den so tief verkleinten Zahlbrüchen gleichen Schritt haltende Verkleinerungen und Verminderungen der Arzneykraft dieses Grans, oder dieses Tropfens der rohen Arzneysubstanz, daß sie vielmehr als wahre Steigerungen ihres Arzneyvermögens, als wahre Vergeistigungen der inwohnenden dynamischen Kraft, als wahre, erstaunenswerthe Enthüllungen und Lebendigmachungen ihres arzneylichen Geistes sich in der Erfahrung erweisen.

Daß aber der Zweifler über diese homöopathischen Verdünnungen spöttelt, hat mehrere Ursachen. **Erstens**, weil ihm unbekannt ist, daß durch solche Art von **Reibungen** die innere Arzneykraft wundersam zum Leben kömmt und sich gleichsam von den Banden der Materie befreyet, um so desto eindringlicher und freyer auf den menschlichen Organismus wirken zu können; **zweytens**, weil kein bloß arithmetischer Kopf hier nur ein ungeheures Divisionsexempel vor sich zu sehen wähnt, **eine bloße materielle Zertheilung und Verkleinerung**, da dann natürlich jeder Theil kleiner als das Ganze seyn müßte – wie jedes Kind weiß; er merkt aber nicht, daß bey diesen Vergeistigungen des innern Arzneyvermögens die Hülle dieser Naturkräfte, der palpable, wiegbare Stoff in keine Betrachtung kommen kann; **drittens**, weil der Zweifler keine Erfahrung von der Wirkung so in ihrer Arzneykraft erhöheter Präparate hat.

Wenn also der angebliche Wahrheitssucher die Wahrheit nicht da suchen will, wo sie zu finden ist, nämlich **in der Erfahrung**, so mag er sie ungefunden lassen; auf der Rechentafel kann er sich nicht finden.

Cöthen, den 10. Jul. 1825.

Wie ließe sich wol die Homöopathie am gewissesten wieder ausrotten?*

Doch wol nicht gewisser, als durch das Machtgebot des Gesetzes: 2763

„Du sollst nicht selbst dispensiren."

Nur Einiges ist noch dabey zu erinnern. Ob es gleich allerdings zu wünschen wäre, daß es eine Methode gäbe, die Kranken gewisser gesund zu machen, als es bey der bisherigen Curweise geschehen konnte, so kann die Homöopathie, gesetzt sie erreichte auch jenes erwünschte Ziel, dennoch nicht geduldet werden,

1) weil die Apotheker unter ihrer Ausübung so sehr leiden würden,

2) theils die nach alter Art gelehrter Aerzte große Zahl sich gar zu auffallend in Schatten gestellt sehen würde, wenn die homöopathischen Curen in ihrer Nähe ungleich mehr leisteten, als die bisherige Medicin vermochte.

Diese beiden, durch die Homöopathie gefährdeten Geschäftsmänner, die Apotheker und die nach der alten Medicin heilenden und lehrenden Aerzte, haben daher schon alles Mögliche aufgeboten, um das Publicum gegen diese neue Heilart einzunehmen; sie haben sie ins Lächerliche zu drehen, sie zu verunglimpfen, und ihren Ausübern allerley Schmach öffentlich anzuthun gesucht.

So wie aber wieder mehrere wichtige homöopathische Heilungen bisher ungeheilter Krankheiten im Publicum erschollen, und die- | ses, wie's nun so immer zu 2764
thun pflegt, mehr auf die Thatsachen, als auf die Verspottungen der neuen Kunst durch die Gegner sahe, so wendete sich das Blatt. Das Hülfe suchende Publicum achtete endlich nicht mehr weder auf die benamten, noch die namenlosen Invectiven und Pasquille in den vielen, sich dazu hergebenden Zeitschriften, nicht auf die bittern Ausfälle in **Jörg's** critischen Heften, nicht auf **Heinroth's** theoretische Sophismen in seinem Antiorganon, nicht auf **Kiefer's** oder **Sprengel's** Scripturen – es sah auf das hier und da und an vielen Orten unbezweifelt Geschehene und umarmte mit nur noch erhöheterer Liebe die neue, so viel leistende Heilkunst.

Alle jene Maschinerien haben nichts gegen sie ausgerichtet, nichts zur Unterdrückung der Homöopathie zu thun vermocht. Sie hebt nur noch immer freudiger ihr Haupt empor. Die weltklügere Menschensorte hat daher schon jene vergeblichen Gegenminen aufgegeben und den glücklichern Weg eingeschlagen:

**durch die Landesgesetze sie zu unterdrücken
und somit zu vernichten.**

Es bleibt nämlich die Hauptsache für den homöopathischen Arzt, damit er große Heilungen mit Gewißheit unternehmen und ausführen könne, daß er seine Hülfsmittel selbst auswähle, und sie mit eigner Hand zubereite und dem Kranken gebe; sonst kann er eben so wenig Gewisses und Vortreffliches zu Stande bringen, als der Kalligraph, wenn er seine Federn nicht selbst aussuchen, sie | nicht selbst schneiden 2765
dürfte, oder der Maler, wenn er seine Farben nicht selbst bereiten dürfte und die Tinten zu jedem Pinselstriche durch ein, vom Staate eingesetztes Farbentemperirungs-Institut verfertigen lassen müßte.

Der homöopathische Arzt könnte eben so wenig ein Meisterstück von Heilung verrichten, ja er würde gar nichts heilen können, wenn er die, ungemeine Sorgfalt

* Allg. Anz. d. Dt. (1825), 2. Bd., Nr. 227, 2763–2770. – Auch in: Stapf (1829), 2. Bd., S. 204–210. Als Schrift Hahnemanns aufgeführt bei Ameke (1884), S. 151; Haehl (1922), 2. Bd., S. 527; Tischner (1934), 2. Bd., S. 358; Mueller (1953), H. 2, 81; Schmidt (1989), S. 22.

erheischenden, fast unendlich feinen Zubereitungen seiner Hülfsmittel nicht selbst verfertigen dürfte, sondern sie vom Apotheker verfertigen lassen müßte, dessen angelegentlichste Sorge dahin strebt und streben muß, eine, so viel Aufsehen erregende Curmethode zu nichte zu machen, die ihn nicht nur nichts einbringt, sondern, da sie, unleugbar, unendlich weniger Droguen zur Vollführung der größten Heilungen bedarf, der Welt die Augen öffnen und sein bloß im Verschleiß ansehnlicher Arzneyvorräthe an die Kranken ergiebiges Geschäft dereinst unnütz machen könnte.

Da würde der Homöopath mit den für ihn vom Apotheker, Gott weiß wie? bereiteten Dingen, welche auch keiner Controle unterworfen werden können (denn ein weißes Milchzuckerpulver sieht, schmeckt, riecht und verhält sich chemisch ganz, wie das andre, es mag nun nichts, es mag die gewählte homöopathische feine Arzney oder eine ganz andre darin seyn), natürlich nichts Gutes ausrichten können, und er müßte nothwendig aufhören, ein homöopathischer Heilkünstler zu seyn, wenn man ihm die Selbstbereitung seiner Mittel versagte und gesetzlich verböte.

Das war es eben, was das Apotheker-Institut und die auf alle Art gelehrten, es dem Homöopathen im Heilen nicht nachthun könnenden Aerzte der eingeführten Schule so sehnlich wünschen, um die Praxis der Homöopathen, also die Homöopathie selbst, zu vernichten, und sie erreichen, wie man hört, diese Absicht; indem sie die, ihren Kranken selbst die Hülfe reichenden Homöopathen mit den Medicinalgesetzen, welche das Selbstdispensiren dem Arzte verbieten, gerichtlich verfolgen; sie bedienen sich des weltlichen Arms des Richters, um die Hand des
2766 Homöopathen auf immer zu lähmen. Dieß ge- | lang und gelingt, weil der Richter, als Mann nicht vom Fache, der Rechtsregel gemäß: cuilibet in arte sua credendum[1] – das Gutachten der Medicinalbehörden hierüber hören und ihre Gründe und Aussprüche **zu den seinigen machen zu müssen** glaubt. Nur Schade, daß er hier nicht das ruhige, geprüfte Pflichtwort der Unparteylichkeit vernimmt, sondern den erbitterten Feuereifer der **gegenparteylichen** Medicinalbehörde, aus altgelehrten Aerzten zusammengesetzt, deren herkömmliches stattliches Ansehen, so wie das ihrer uralten Schule, wie sie deutlich voraussehen, fallen würde, wenn die Homöopathie ihre Kunst frey ausüben dürfte. Diese Gegenpartey hat gewonnen, wenn der Richter nicht das Parteyliche in solchen so genannten Gutachten wittert, auch wol zugleich den leidenschaftlichen Insinuationen seines Hausarztes Gehör gibt, welcher nothwendig als ebenfalls altgläubiger Arzt für das Ansehen der wohlhergebrachten Zunft zitternd, recht sorgfältig in den Ton der Kläger und der Medicinalbehörde – „kreuzige, kreuzige ihn" – einstimmt.

Wenn der Richter, sage ich, all' dieß leidenschaftliche Geschwätz nicht ganz für das nimmt, was es ist, und nicht selbst die heilige Pflicht einer weisen, unparteyischen applicatio legis ad facta[2] vollzieht, nicht selbst das Gesetz und seine Deutung mit Unbefangenheit vornimmt, so ist es um den armen Homöopathen geschehen – er wird, als Selbstdispensator gegen das Apothekerprivilegium sich versündigt zu haben, condemnirt und ihm wird das Handwerk gelegt. Ein solcher Spruch fällt dann eben so löblich aus, wie der jenes Stadtrichters, welcher, als die Gastwirthe des Orts, seine Freunde, mit dem ausschließlichen Vorrechte begabt, die Gäste mit den in ihren Küchen künstlich zubereiteten Gerichten zu **speisen**, einen Mann bey ihm gerichtlich belangten: „er habe Eingriffe in ihr Privilegium gethan und Leute **gespeiset**," diesen in Strafe und in die Unkosten verurtheilte, aller Gegenvorstellungen dieses Wohlthäters ungeachtet, „daß zwischen **Speisen** und **Speisen** ein Un-

1 „Wenn auch immer man in seiner Kunst glauben muß."
2 „Anwendung des Gesetzes auf die Tatsachen".

terschied sey und daß jene wol das Recht haben möchten, ihre künstlich componirten Gerichte privative zu dispensiren und ihren | Gästen für baares Geld vorzu- 2767
setzen; er aber habe in der allgemeinen Noth den Hülfsbedürftigen nur simplicia[3] von Nahrungsmitteln unentgeltlich ausgetheilt, nämlich dem, welcher Brod nöthig gehabt, Brod – dem, der Fleisch bedurft, Fleisch – oder rohe Gemüse dem, welchem Gemüse am zuträglichsten gewesen."

Der homöopathische Arzt ist in demselben Falle mit diesem Wohlthäter. In der allgemeinen Noth von Krankheiten, wo die Allopathie nicht helfen kann, gibt er einfache Dinge, zur Hülfe diesem dieses, jenem jenes; was so eben jenem am zuträglichsten ist, und zwar unentgeltlich.

Dagegen lautet das Apothekerprivilegium: „daß niemand **Arzneyen** oder **Medicamente** verfertigen, das ist, **dispensiren** dürfe, als der Apotheker nach dem Recepte eines Arztes - also auch der Arzt nicht **Arzneyen** dispensiren dürfe, und so auch der Apotheker nicht auf eigne Hand für Kranke **Arzneyen** verfertigen (dispensiren) dürfe, ohne receptliche Verordnung eines legitimen Arztes."

Nun aber wird das Wort **Arzney** und **Medicament** in **k e i n e m** Medicinalmandate von etwas Anderm gebraucht, als von einer **Arzneymischung aus mehreren arzneylichen Ingredienzen componirt und diese Verfertigung allein** ist dem privilegirten Apotheker ausschließlich vorbehalten, sie nach der Receptformel eines legitimirten Arztes zu verfertigen, das ist zu dispensiren, so wie es auch dem Arzte alter Schule auferlegt ist, in seinen Recepten **mehrere** Arzneyingredienzen zu verschreiben, welche vom Apotheker zusammen zu mischen sind. So befiehlt auch Prof. **Gruner** in der Vorrede zu seiner Receptirkunst ausdrücklich: daß ein Recept aus mehrern, zusammen zu vereinigenden, arzneylichen Ingredienzen bestehen **müsse**, indem eine einzeln aufgeschriebne Arzneysubstanz kein Recept sey – und deshalb muß auch jeder Doctorand sich beym Examen durch Zeugnisse ausweisen, daß er **das Formulare** oder **die Receptirkunst** von einem Professor wirklich gehört habe, und ob er sie geläufig inne habe, um für die Kranken Recepte in die Apotheke verschreiben zu können, muß
er auf Geheiß des Exami- | nators für, ihm genannte Krankheiten jedesmahl derglei- 2768
chen Recepte aus dem Stegreife verschreiben; sonst (und wenn er sich noch verlauten läßt, daß man auch mit einfachen Dingen Krankheiten heilen könne) wird er schon deßhalb abgewiesen, **wie's schon Fälle gegeben hat**.

So gewiß ist es, daß **gesetzmäßig** das Recept **mehrere** Arzneyingredienzen zusammen zu vereinigen verordnen soll, in deren Dispensation, **damit ein Medicament draus werde**, des Apothekers Privilegium einzig und allein besteht.

Der homöopathische Arzt hingegen gibt seinen Patienten **nichts, als eine einfache Substanz; er mischt nie mehrere zusammen**, kann auch seiner Lehre und seiner Ueberzeugung gemäß nie mehrere zusammen mischen, also auch keine, vom Apotheker zusammen gemischt, zu seinen Heilungen brauchen. **Er kann also unmöglich dem Arzneycompositionsgeschäfte, als worauf einzig der Apotheker privilegirt ist, zu nahe treten, wenn er seinem Kranken stets nur eine einfache Hülfssubstanz** (simplex) **ertheilt.** Denn wer könnte wol einer Verletzung des dem Apotheker allein zustehenden Rechtes, Arzneymischungen (**Arzneyen, Medicamente**) zu bereiten, den homöopathischen Arzt zeihen, da dieser keine Arzneyingredienzen zusammen zu mischen hat, und keine selbst zusammen mischt, also auch nicht dispensirt?

Die einfachen Arzneysubstanzen (simplicia) werden von **keinem** Medicinalgesetze irgend eines Landes **Arzneyen** oder **Medicamente** genannt, diese vielmehr

3 „Einfache", also ‚Grundnahrungsmittel'.

jenen entgegen gesetzt. **Arzneyen** oder **Medicamente** sind in der Sprache und dem Sinne dieser Gesetze **bloß nach Arztes Recepten vom Apotheker verfertigte Vereinigungen und Mischungen mehrerer arzneylichen Ingredienzen zusammen zu einem componirten Ganzen** (von den Gesetzen **Arzney** und **Medicament** genannt), welches zum Ueberflusse auch daraus erhellet, daß dieselben Medicinalgesetze, welche dem Apotheker sein privilegium exclusivum ertheilen, wodurch bloß ihm vorbehalten wird, nach Recepten des Arztes, Arzneymischungen zu be-
2769 reiten, das ist, **Arzneyen (Medicamente) zu dis- | pensiren** und die zugleich dem Apotheker verbieten, ohne Recept des Arztes **Arzneyen** zu dispensiren, d. h. Mischungen aus mehreren Arzneyingredienzen zusammen **auf eigne Hand** für das Publicum zu verfertigen, daß eben dieselben Medicinalgesetze, sage ich, ihm gleichwohl gestatten, Handverkauf von den arzneylichen, einfachen Substanzen zu treiben, z. B. Rhabarber, China, Jalappe, Aloe, Biebergeil, Stinkasand, Baldrian und so alle übrige, nicht in kleinen Gewichten gefährliche Simplicia[4] an Jedermann zu verkaufen, der sie verlangt – woraus schon allein hervorgeht, daß die, dem Apotheker Selbstdispensation von Arzneyen verbietenden Medicinalgesetze unter dem Ausdrucke **„Arzneyen" (Medicamente)** nicht die einfachen Substanzen verstanden wissen wollen und, **einfache arzneyliche Dinge ausgeben** nicht für Arzneydispensiiren gehalten wissen wollen; sonst könnten sie dem Apotheker diesen Handverkauf nicht gestatten. Sie gestatten ihn aber allgemein dem Apotheker als rechtmäßigen Droguenverkäufer im Kleinen, so wie sie den Droguisten zum Droguenhändler im Großen einsetzen.

Wollte man aber den, von der alten Arzneyschule und somit auch vom Apotheker verfolgten homöopathischen Arzt – da man ihn doch, wie man sieht, des dem Apotheker vorbehaltnen Arzneymischens (Dispensirens) nicht zeihen kann – wenigstens, um ihn dennoch zu unterdrücken, als **Verkäufer von** s i m p l i c i b u s belangen – eine Rüge, die jedoch nicht in die Kategorie des verbotenen Dispensirens (simplicia zu einem Medicamente componiren) gezogen werden könnte – so muß man wissen, daß der homöopathische Arzt seine einfache Hülfssubstanz (denn **Arzneyen** und **Medicamente** im Sinne der Medicinalgesetze sind es nicht, wie wir bewiesen haben) sich von dem Kranken nicht bezahlen läßt, sich nicht einmahl von ihm bezahlen lassen kann, da sie so fein, so unendlich winzig sind, daß aller merkantile Werth in ihrer unberechenbaren Kleinheit verschwindet. Nein! er läßt sie sich nicht bezahlen; bloß für seine Kunst und Mühe kann er mit Recht ein Honorar verlangen, was keinem legitimirten Arzte zu verweigern ist. |

2770 Doch, um ihn nicht loszulassen, wirft die pharmaceutische und allopathisch ärztliche Sophisterey noch ein: „aber der Homöopath macht gleichwohl Mischung und thut dadurch Eingriff in das Apothekerprivilegium, indem er seine (obwohl einfache) Arzneysubstanz zu Milchzucker fügt." – Milchzucker ist kein arzneyliches Ingredienz, ist bloßes (unarzneyliches) Vehikel und Aufnehmungsmittel für die einfache Arzneysubstanz des homöopathischen Heilkünstlers, so wie der Rohrzucker in den Pfeffermünzkügelchen, dem Anieszucker, dem überzuckerten Wurmsamen und vielen andern solchen, vom Apotheker fürs Publicum verfertigten und auf eigne Hand verkauften arzneylichen Dingen, welche kein Medicinalmandat dem Apotheker als Arzneymischung oder Selbstdispensation untersagt, und welche des, als Vehikel zugesetzten Zuckers ungeachtet, doch einfache Dinge (simplicia) bleiben.

Oder soll etwa nur was der Apotheker an arzneylichen Substanzen, mit Zucker versetzt, ans Publicum ausgiebt, allein erlaubt, wenns aber der wissenschaftliche

4 „Einfache Arzneimittel".

Arzt zum Heilbehufe thut, unerlaubt, verboten, strafbar seyn? Welcher Richter könnte ein solches Urtheil fällen?

Und welcher Richter könnte, wenn er obige wahre Darstellung der Sache zu Herzen nimmt, nun noch mit dem mindesten Anschein von Recht unsre so deutlichen, so bestimmt den Begriff der Dispensation von Arzneyen aussprechenden Medicinalverordnungen dergestalt mißdeuten und verdrehen wollen, als wenn sie den, seine einfache Substanz zur Hülfe dem Kranken unentgeltlich reichenden (nie mischenden) homöopathischen Arzt als Selbstdispensirer und Uebertreter des (bloß von Componirung der Medicamente aus mancherley Ingredienzen zu verstehenden) Apothekerprivilegiums verurtheilten? Welcher unparteyische Richter ihn, gerade nach diesen deutlichen und einstimmigen Gesetzen, nicht frey sprechen?

Man zeige uns überdieß auch nur eine einzige Stelle in irgend einem Medicinalgesetze, welche dem legitimirten Arzte verböte, eine einfache Arzneysubstanz seinem Kranken zur Hülfe zu reichen!

S. H.

[Auszug aus einem Brief des Herrn Hofrath D. Hahnemann an Herrn D. Rummel]*

„– – – Allgemein war die Beschuldigung der Allopathen, daß in hitzigen Krankheiten nur vom bisherigen antiphlogistischen Verfahren, namentlich vom Blutlassen, Hülfe zu erwarten sey, von der Homöopathie aber nicht, weil sie diese Hülfsanstalten verschmähe und sie durch nichts ersetzen könne. **[48]**

Wir Homöopathen gönnen der jenseitigen Methode alles Gute, was sie etwa haben möchte; hier in diesem Hauptpunkte aber, sind die Allopathen sehr im Irrthum; – es ist gerade das Gegentheil wahr! |

Sie selbst nähern sich dagegen der Wahrheit in den 6 letzten Zeilen der Seite 66. **49**
Ihres Werkes und wollen nur in den akutesten Fällen, der (antiphlogistischen) antipathischen Methode so lange den Vorzug geben, bis die größte Lebensgefahr entfernt sey.

Doch nähern Sie sich nur derselben.

Die völlige Wahrheit ist, daß selbst in dem akutesten hitzigen Seitenstich der Homöopath ohne Bedenken alles antipathische Verfahren und die reichlichsten Aderlässe in dem Falle erlauben kann, wenn in den ersten 6 Stunden (ich kann sagen, 4 Stunden) nach gehöriger Anwendung einer zweckmäßigen Gabe Akonits keine offenbare Besserung einträte.

Gestattet man dieß, so hat der Homöopath allemal gewonnen und sein Triumph ist in 24 Stunden entschieden. Schon nach 4 Stunden der Wirkung dieses Mittels, kann es keinem vernünftigen Allopathen mehr in den Sinn kommen, noch einen Aderlaß nöthig zu finden, und in 24 Stunden ist kaum noch eine Spur von der Entzündungskrankheit übrig.

Ich weiß wohl, daß die erste starke Blutverminderung in den akutesten Fällen, wie durch Wunder, schon in weniger als einer Stunde große Erleichterung erschei-

* [Stapf's] Arch. f. d. hom. Hlkst. (1827), 6. Bd., 2. H., 48–50. – Im Original ohne Überschrift.

nen läßt, aber – es ist eine bald vorübergehende, unglückliche Täuschung. Schon 6, 8, 10 Stunden darauf kehren dieselben Leiden zurück, gewöhnlich in stärkerm Maße und ein zweites Blutlassen muß gemacht werden, bringt aber nicht dieselbe, sondern weit weniger Erleichterung, als die erste hervor, muß auch bald wiederholt werden und so fort, wohl noch mehre Male, wenn man die *nahe* Todesgefahr verscheuchen will, was dann doch nicht gar oft erreicht wird, weil so starke Blutverminderung fast unfehlbar die Entzündungskrankheit in ein nervöses Fieber umwandelt. Dann hat man in so weit seine Ehre gerettet, daß der Kranke nur an letzterem stirbt, nicht aber an offenbarer Entzündung, was bei solcher Blutverschwendung freilich nicht möglich war. Entrinnt er dennoch dem Tode, – Gott! welches lange Siechthum erfolget dann nicht selten! |

50 Gerade in den akutesten Fällen ist die gewisseste, schnellste und dauerhafteste Hülfe vom Akonit, nicht vom Aderlaß zu erwarten und *ich würde mich hüten, nach vorgängigen Blutberaubungen nun noch die Erlaubniß anzunehmen, mein gegen Entzündung, nicht aber gegen Blutverarmung geschaffenes, göttliches Mittel anwenden zu lassen und so zu kompromittiren.*

In den akutesten Fällen gebe ich nur ein, höchstens zwei Mohnsamen große Streuküchelchen, mit der vierundzwanzigsten Akonitverdünnung befeuchtet, zur Gabe, nur so blos auf die Zunge gelegt, ohne etwas nachtrinken zu lassen, (und lasse saures Getränk meiden), also wenigstens 100 Mal weniger, als, in ähnlichem Falle, Ihr völliger Tropfen (S. 83.), wovon wohl 200 solcher Küchelchen (und noch mehr) benetzt werden können. Ihre Gabe war um Vieles zu stark und man hat von ihr nur später und zwar weit weniger Besserung zu erwarten, wie von jeder zu starken Gabe auch des besten homöopathischen Mittels.

Selten habe ich nach 24 Stunden eine zweite, solche Gabe nöthig – und der Kranke ist hergestellt und wieder bei vollen Kräften, da er sein schönes, unersetzliches Blut behielt.

Sie können sich *sichrer*, als auf irgend etwas Gewisses in der Heilkunst, auf die gleich anfängliche Anwendung einer solchen, gedachten Gabe Akonit gerade in den allerdrohendsten allerakutesten Entzündungs-Fällen (ich habe kein Beispiel vom Gegentheile erlebt) verlassen, nicht aber auf die Aderlässe und die sie begleitenden antipathischen Mittel.

Nehmen Sie diese Bemerkungen (von denen Sie beliebigen Gebrauch machen können) als ein Zeichen meiner Aufmerksamkeit auf Ihr, in so vielem Betrachte verdienstvolles Werk auf. u.s.w. – – – "

Köthen, d. 23. Octbr. 1826.

Wie können kleine Gaben so sehr verdünnter Arznei, wie die Homöopathie sie vorschreibt, noch Kraft, noch große Kraft haben?*

So fragt nicht nur der gewöhnliche allopathische Arzt, welcher mit großen Arznei- V
Portionen in seinen Recepten nicht hoch genug steigen zu können glaubt, sondern auch der Anfänger in der homöopathischen Kunst fragt so unverständig.

Ob es möglich sey, daß sie die nöthige Kraft haben könnten, zu zweifeln, scheint schon an sich selbst sehr thöricht zu seyn, da man sie in der That so viel wirken und den beabsichtigten Heil-Zweck offenbar erreichen sieht und täglich erreichen sehen kann.

Und was wirklich geschieht, muß doch wenigstens möglich seyn!

Doch auch dann, wenn die feindlichen Spötter den vor Augen liegenden Erfolg nicht mehr leugnen können, suchen sie dennoch durch täuschende Aehnlichkeits-Beispiele das selbst wirklich Geschehende, wo nicht als unmöglich, doch als lächerlich darzustellen.

„Wenn ein Tropfen so weit verdünnter Arznei noch etwas wirken könnte" – so lallen sie – „so müßte auch das Wasser des Genfer-See's, worein ein Tropfen kräftige Arznei gefallen ist, in jedem seiner Tropfen Wasser eben so viel Heilkräfte, ja
noch weit | mehr äußern, da zu den homöopathischen Verdünnungen ein noch weit VI
größeres Verhältniß Verdünnungs-Flüssigkeit genommen wird."

Hingegen dient, daß bei Bereitung homöopathischer Arznei-Verdünnungen nicht bloß ein kleiner Theil Arznei zu einer ungeheuern Menge unarzneilicher Flüssigkeit hinzugethan oder leicht damit vermengt wird, wie in obigem, bloß zur Spötterei ersonnenem Gleichnisse, vielmehr entsteht durch das fortgesetzte Schütteln oder Reiben nicht nur die innigste Mischung, sondern zugleich – was die Hauptsache ist – eine so große, bisher ganz unbekannte, nie geahnete Veränderung in Aufschließung und Entwickelung der dynamischen Kräfte der so bearbeiteten Arznei-Substanz, daß es Erstaunen erregt.

In jenem, unbesonnen hingeworfenen Gleichnisse aber ist durch Eintröpfeln eines Tropfens Arznei in einen so großen See nicht einmal eine oberflächliche Mischung desselben mit allen Theilen einer Wasser-Masse von solchem Umfange denkbar, damit jeder einzelne Tropfen einen gleichen Antheil von dem Tropfen Arznei enthielte.

An eine innige Mischung ist da vollends gar nicht zu denken.

Selbst eine nur mäßig große Menge Wasser, z. B. ein Oxhoft voll Wasser läßt sich, wenn sie in Masse, im Ganzen, nur mit einem Tropfen Arznei geschwängert werden sollte, nie, auch in noch so langer Zeit, durch irgend eine denkbare Rühr-Anstalt gleichartig vermischen – nicht zu gedenken, daß die stete innere Veränderung und chemische, ununterbrochne Zersetzung der Bestand-Theile des Wassers die Arznei-Kraft eines Tropfens Gewächs-Tinktur schon binnen etlichen Stunden zerstört und vernichtet haben würde. |

So läßt auch z. B. ein Zentner Mehl, in ganzer Masse genommen, durch VII
mechanische Vorrichtung sich mit einem Grane Arznei-Pulver nie so gleichartig mischen, daß jeder Gran Mehl einen gleichen Antheil von dem Arznei-Pulver bekäme.

---

* In: Reine Arzneimittellehre. 6. Th., 2. Aufl., Dresden und Leipzig 1827, S. V–XI. – S. auch: ebenda, 1. Aufl. (1821), S. V–XVI sowie Allg. Anz. d. Dt. (1825), 2. Bd., 2387–2392. Vgl. S. 722–726 und 754–756. Auch in: Lutze (1865), S. 293–298.

Bei der homöopathischen Arznei-Zubereitung hingegen (gesetzt sie wäre auch nur eine gemeine Mischung, was sie doch nicht ist) entsteht, da *nur wenig* Verdünnungs-Flüssigkeit auf einmal dazu genommen wird (ein Tropfen Arznei-Tinktur mit nur 100 Tropfen Weingeist zusammengeschüttelt), die Vereinigung und gleichartige Vertheilung in wenigen Augenblicken.

Doch nicht bloß eine gleiche Vertheilung des Arznei-Tropfens unter ein großes Verhältniß unarzneilicher Flüssigkeit (was in jenem ungereimten Gleichnisse nicht einmal denkbar ist) bewirken die Arznei-Verdünnungen zu homöopathischem Gebrauche, sondern sie bewirken auch – was unendlich mehr sagen will – durch das dabei angewendete *Schütteln* oder *Reiben* eine Veränderung in der Mischung, welche so unglaublich groß und so über alle Begriffe heilbringend ist, daß diese dadurch entstehende Entwickelung der geistigen Kraft der Arzneien durch das vervielfachte und fortgesetzte *Reiben und Schütteln* eines kleinen Theils Arznei-Substanz mit mehr und mehr trocknen oder flüssigen unarzneilichen Substanzen zu jener Höhe unstreitig *zu den größten Entdeckungen* dieses Zeitalters gezählt zu werden verdient.

Welche *physische* Veränderung und Kraft-Entwickelung durch *Reiben* aus den Stoffen in der Natur, die wir Materie nennen, hervorgebracht werden, ahnete man nur bisher aus einigen Ereignissen – was sie aber in Entwickelung und Erhö-
VIII hung der dyna- | mischen Kräfte der Arzneien für erstaunliche Wirkung hervorbringen könne, ahnete man nicht einmal.

Was nun auf der einen Seite die Entwickelung der physischen Kräfte aus den materiellen Stoffen *durch Reiben* betrifft, so ist schon diese höchst bewundernswürdig.

Die Materie hält bloß noch der Pöbel für todte Stoffe, da sie doch dahin gebracht werden können, große, erstaunenswürdige Kräfte aus ihrem Innern zu entwickeln.*

* Auszug aus meiner Abhandlung im allgem. Anz. d. Deutschen. 1825. N. 194.

Der große Haufe sieht z, B., wenn ein Stück Stahl stark und schnell mit einem harten Steine (Agate, Flinten-Steine) herabschlagend gerieben wird, was man Feuer-Anschlagen nennt, daß da glühende Funken abfliegen (von denen Zunder und Schwamm anglimmt); aber der wie vielte unter ihnen hat wohl beobachtet und darüber nachgedacht, was da eigentlich vorgeht? Alle, wenigstens fast Alle schlagen gedankenlos ihren Zunder so an und fast Niemand durchschauet, was da für ein Wunder, für eine große Natur-Enthüllung sich ereignet.

Werden auf diese Weise mit gehöriger Kraft Feuerfunken geschlagen, die man auf ein weißes Papier fallen läßt, so sieht man mit bloßen Augen, oder durch's Vergrößerungs-Glas meist nur kleine Stahl-Kügelchen da liegen, welche von der Oberfläche des Stahls durch den harten *Reibe-Schlag* mit dem Steine von dem übrigen Stahle in geschmolzenem Zustande getrennt und glühend, wie kleine Feuer-Kugeln, in Funken-Gestalt auf das Papier herabgeschleudert worden waren, wo sie erkalteten.

Wie? das heftige Reiben des Steins am Stahle herab (beim Feuer-Anschlagen),
IX kann dieß eine solche | Gluht hervorbringen, daß Stahl zu Kugeln schmelze? Gehört nicht eine Hitze von 3000 Fahrenheitischen Graden dazu, um Stahl zu schmelzen? Woher diese ungeheure Hitze? Aus der Luft nicht! Denn dieselbe Erscheinung erfolgt eben so gut im luftleeren Raume unter der Glocke einer Luft-Pumpe. Also aus den zusammengeriebenen Stoffen? Allerdings!

Glaubt aber der Alltags Mensch, daß der kalte Stahl, den er aus seiner Tasche zieht, um sich gedankenlos seinen Schwamm anzuglimmen, glaubt er wohl, daß dieser kalte Stahl einen unerschöpflichen Vorrath Hitz-Stoff (in latentem, gebundenem, unentwickeltem Zustande) in sich verborgen hege, welcher durch Reiben sich bloß daraus entwickelt und gleichsam erweckt wird? Nein! er glaubt es nicht und dennoch ist es so.

Doch nur durch Reiben läßt sich dieser unerschöpfliche Vorrath gebundenen Hitz-Stoffs aus den Metallen hervorlocken. Graf *Rumford* lehrt uns (im vierten Bande seiner Schriften) die Zimmer heitzen bloß durch schnelle Bewegung auf einander sich reibender Metall-Platten, ohne das mindeste, gewöhnliche Feuer-Material dabei anzuwenden.

Das Reiben ist nämlich von so mächtiger Einwirkung, daß nicht bloß die innern physischen Kräfte, wie der Wärme-Stoff, der Geruch,*

* Horn, Elfenbein, Knochen, der mit Bergöl geschwängerte Kalkstein, u. dergl. haben für sich keinen Geruch, aber gefeilt oder gerieben fangen sie nicht bloß an zu riechen, sondern sie stinken sogar unleidlich, daher der letztere den Namen Stinkstein erhielt, ob er gleich ungerieben keinen Geruch spüren läßt.

u.s.w. dadurch aus den Natur-Körpern erweckt und entwickelt werden, sondern, was man bisher nicht wußte, auch die dynamischen Arznei-Kräfte der natürlichen Stoffe bis zu einem unglaublichen Grade hervorgerufen werden. |

Ich scheine der erste zu seyn, welcher diese große, unerhörte Entdeckung X
machte, daß die Kraft der rohen Arznei-Stoffe, wenn sie flüssig sind, durch vielmaliges Schütteln mit unarzneilichen Flüssigkeiten, und, waren es trockne Dinge, durch mehrmaliges, anhaltendes Reiben mit unarzneilichen Pulvern, so sehr an intensiver Arzneikraft zunehmen, daß, wenn diese Vorrichtung weit getrieben wird, selbst Substanzen, in denen man im rohen Zustande Jahrhunderte lang keine Arznei-Kraft wahrnehmen konnte, unter dieser Bearbeitung eine Kraft, auf das Befinden des Menschen zu wirken, enthüllen, welche Erstaunen erregt,

So erweisen sich feines Gold, feines Silber und Platinna gänzlich kraftlos auf das menschliche Befinden in ihrem gediegenen Zustande – eben so die Holz-Kohle in ihrer rohen Gestalt. Mehrere Grane Blatt-Gold, Blattsilber oder Kohle kann auch die empfindlichste Person einnehmen und sie wird nie eine arzneiliche Wirkung davon spüren. Alle diese Substanzen liegen so vor uns noch in einem arzneilichen Schein-Tode. Aber, nach der Weise homöopathischer Arznei-Zubereitung, durch stundenlanges, kräftiges Reiben eines Grans z. B. dieser Gold-Blättchen mit 100 Granen eines unarzneilichen Pulvers (Milchzuckers) entsteht ein Präparat, was schon viel Arznei-Kraft hat. Von diesem Präparate aber wiederum ein Gran mit 100 Granen Milchzucker eine Stunde lang gerieben und dieses Verfahren in gleicher Maße mit immer neuen 100 Granen Milchzucker wiederholt bis dahin, daß das letzte Präparat in jedem Grane ein Quadrillion eines Granes Gold enthält, giebt eine Arznei, in welcher die – im gediegenen Zustande des Goldes gänzlich schlummernden und erstarrten – Arzneikräfte so auffallend in's Le- | ben gerufen und zur Thä- XI
tigkeit erweckt und entwickelt worden sind, daß schon ein Gran davon, in einem Gläschen verwahrt, wenn ein das Leben verabscheuender und durch unerträgliche Angst zum Selbst-Mord getriebener Melancholische nur ein paar Augenblicke hineinriecht, dieser Elende schon in einer Stunde des bösen Geistes entledigt, daß die volle Liebe zum Leben und der Frohsinn wieder in ihm erwacht.

Schon hieraus sieht man, daß die Zubereitungen der Arznei-Stoffe durch Reiben, je weiter die Entwickelung ihrer Kräfte dadurch gebracht und je vollkommner sie also dadurch zur Kraft-Aeußerung fähig gemacht werden, nun auch in um so kleinern Gewichten und um so kleinern Gaben zur Erreichung des homöopathischen Heilzwecks fähig werden.

Arznei-Stoffe sind nicht todte Substanzen in gewöhnlichem Sinne; vielmehr ist ihr wahres Wesen bloß dynamisch geistig – ist lautere Kraft, die durch jenen so merkwürdigen Proceß des Reibens (und Schüttelns) nach homöopathischer Art bis an die Gränzen der Unendlichkeit potenzirt werden kann.

Dieß ist so wahr, daß man Schranken darin halten muß, um nicht durch solches Reiben die Kräfte der Arzneien für die Kranken allzu sehr zu erhöhen. Ein Tropfen von Drosera in dreißigster Verdünnung mit 20 Armschlägen bei jeder Verdünnung geschüttelt, bringt zur Gabe einem am Keichhusten kranken Kinde gereicht, dasselbe in Lebensgefahr, während, wenn die Verdünnungsgläser nur zweimal geschüttelt werden, ein Mohnsamen großes Streukügelchen mit der letzten Verdünnung befeuchtet, dasselbe leicht heilt.

Vorwort*

[III] Wüßte ich nicht, zu welcher Absicht ich hier auf Erden war – „selbst möglichst gut zu werden und umher besser zu machen, was nur in meinen Kräften stand" – ich müßte mich für sehr weltunklug halten, eine Kunst vor meinem Tode zum gemeinen Besten hinzugeben, in deren Besitz ich allein war und welche daher, bei ihrer Verheimlichung, mir fort und fort möglichst einträglich zu machen, bei mir stand.

Indem ich aber der Welt diese großen Funde mittheile, bedauere ich, zweifeln zu müssen, ob meine Zeitgenossen die Folgerichtigkeit dieser meiner Lehren ein-
IV sehn, sie sorgfältig nachahmen und den unendlichen | daraus für die leidende Menschheit zu ziehenden Gewinn, welcher aus der treuen, pünktlichen Befolgung derselben unausbleiblich hervorgehen muß, erlangen werden – oder ob sie, durch das Unerhörte mancher dieser Eröffnungen zurückgeschreckt, sie lieber ungeprüft und unnachgeahmt, also ungenutzt lassen werden.

Wenigstens kann ich nicht hoffen, daß es diesen wichtigen Mittheilungen besser ergehen werde, als der schon bisher von mir vorgetragenen allgemeinen Homöopathie, wo man, aus Unglauben an die Kraft so kleiner und verdünnter (aber, was man übersah, desto zweckmäßiger für ihren homöopathischen Zweck in ihrer dynamischen Wirkungs-Fähigkeit entwickelter) Arznei-Gaben, wie ich sie nach tausend warnenden Versuchen endlich als die zweckmäßigsten der Arztwelt mittheilen konnte, lieber erst Jahre lang mit großen und größern Gaben (meinen treuen Versicherungen und Gründen mißtrauend) die Kranken in Gefahr setzte, und daher (wie zuerst ich, ehe ich zu dieser Herabstimmung der Gaben gelangte) den heilsamen Erfolg in langer Zeit nicht erleben konnte. |

V Was würden sie gewagt haben, wenn sie meinen Angaben gleich anfänglich gefolgt und gerade diese kleinen Gaben zuerst in Gebrauch gezogen hätten? Konnte ihnen da etwas Schlimmeres begegnen, als daß diese Gaben nicht halfen? schaden konnten sie doch nicht! Aber bei ihrer unverständigen Anwendung großer Gaben zu homöopathischem Gebrauche wiederholten sie, in der That, nur abermals den für die Kranken so gefahrvollen Umweg zur Wahrheit, den ich schon, um ihnen denselben zu ersparen, mit Zittern, aber glücklich zurückgelegt hatte, und mußten, nach Anrichtung manchen Unheils und nach vergeudeter schöner Lebenszeit, doch endlich, wenn sie wirklich heilen wollten, an dem einzig

* In: Die chronischen Krankheiten, 1. Th., Dresden und Leipzig 1828, S. III–VI. – S. auch: ebenda, 2. Aufl. (1835), S. XXVII–XXVIII.

richtigen Ziele anlangen, was ich ihnen treulich und offen und mit Gründen längst zuvor schon dargelegt hatte.

Werden sie es mit dem ihnen hier mitgetheilten großen Funde besser machen?

Und wenn sie's nun nicht besser damit machten – wohl! – so wird eine gewissenhaftere und einsichtigere Nachwelt den Vorzug allein haben, in treuer, pünktlicher Befolgung der hier folgenden Lehren, die | Menschheit von den unzähligen Qualen VI
befreien zu können, welche von den unnennbaren, langwierigen Krankheiten auf den armen Kranken lasteten, so weit die Geschichte reicht - eine Wohlthat, welche durch das bisher schon von der Homöopathie Gelehrte noch nicht zu erreichen war.

Anleitung zur Bereitung der antipsorischen Arzneien*

Die Veränderung, welche in den Naturkörpern, namentlich in den arzneilichen, [1]
durch anhaltendes Reiben mit einem unarzneilichen Pulver, oder, aufgelöst, durch (langes) Schütteln mit einer unarzneilichen Flüssigkeit, entsteht, ist so unglaublich groß, daß sie an Wunder gränzt, und erfreulich, daß der Fund dieser wundervollen Veränderung der Homöopathie angehört.

Nicht bloß, wie ich schon anderswo lehrte, entwickeln diese Stoffe ihre Arzneikraft dadurch in einem unermeßlichen Grade, sondern sie verändern auch ihr physisch chemisches Verhalten dergestalt, daß, wenn man in ihrer rohen Stoff-Gestalt nie eine Auflösbarkeit derselben in Wasser und Weingeist wahrnehmen konnte, sie nach dieser besondern Umwandlung doch gänzlich sowohl in Wasser als in Weingeist auflöslich werden – eine Entdeckung, die ich hier zum ersten Male der Welt vorlege. |

Der braunschwarze Saft des Meer-Insekts Sepie, zum Zeichnen und Malen 2
gebräuchlich, ist in rohem Zustande nur in Wasser, nicht in Weingeist auflösbar; er wird es aber auch in Weingeist durch jene Art Reiben.

Das gelbe Bergöl läßt bloß dann etwas durch Weingeist aus sich ziehen, wenn es mit ätherischem Gewächs-Oel verfälscht ist; rein aber ist es weder in Wasser, noch in Weingeist (noch in Aether) aufzulösen in seinem gewöhnlichen, rohen Zustande. Durch die Reibe-Bereitung wird es in beiden völlig auflösbar.

So schwimmt der Bärlapp-Staub in Weingeist und auf Wasser, ohne daß beide einige Einwirkung auf denselben zeigten – das rohe Lykopodium ist geschmacklos und unthätig, wenn es in den menschlichen Magen kommt; aber auf gleiche Weise durch Reiben verändert ist es nicht nur in beiden Flüssigkeiten völlig auflöslich, sondern hat auch eine so ungeheure Arzneikraft entwickelt, daß man sehr behutsam mit seiner ärztlichen Anwendung umgehen muß.

Wer hat je den Marmor, oder die Austerschale in reinem Wasser oder Weingeist auflösbar gefunden? Diese milde Kalkerde wird es aber, so wie die milde (kohlensaure) Schwererde und Magnesie vollkommen in beiden mittels dieser Art von Bereitung, und beide äußern dann eine Größe von Arzneikraft, jede ihre eigenthümliche, welche Staunen erregt.

Am wenigsten wird jemand dem Quarz, dem Bergkrystall (wovon manche Krystalle Wassertro- | pfen schon seit Jahrtausenden unverändert in sich eingeschlos- 3

* In: Die chronischen Krankheiten, 2. Th., Dresden und Leipzig 1828, S. 1–16. – S. auch: ebenda, 1. Th., 2. Aufl. (1835), S. 177–188. Vgl. S. 869–876.

sen enthalten), oder dem weissen Sande eine Auflösbarkeit in Wasser und Weingeist, oder eine Arzneikraft zutrauen, und, siehe, durch die der Homöopathie eigne Art von Kraft-Entwickelung (Potenzirung), durch Reiben wird die Kieselerde nicht nur in Wasser und Weingeist ohne Rückstand auflöslich, sondern zeigt dann auch ungeheure Arzneikräfte.

Was kann ich von den gediegenen und den geschwefelten Metallen Anderes sagen, als daß sie, ohne Ausnahme, sämmtlich durch diese Behandlung in Wasser und Weingeist gleich auflösbar werden und die, jedem eigenthümliche Arzneikraft auf die reinste, einfachste Weise in unglaublich hohem Grade entwickeln?

Aber auch in andrer Hinsicht entziehen sich die so zubereiteten chemischen Arznei-Substanzen nun den chemischen Gesetzen.

Eine Gabe des auf diese Weise hoch potenzirten Phosphors kann in seiner Papierkapsel im Pulte liegen bleiben und zeigt dennoch, nach Jahr und Tag erst eingenommen, immer noch die volle Arzneikraft, nicht die der Phosphorsäure, sondern die des ungeänderten, unzersetzten Phosphors selbst.

Auch findet in diesem ihren erhöheten und gleichsam verklärten Zustande keine Neutralisation mehr statt. Die Arzneiwirkungen des Natrums, des Ammoniums, des Baryts, der Kalkerde und der Magnesie werden in diesem ihren hoch potenzirten Zustande, wenn man eine Gabe von einem derselben eingenommen, nicht etwa
4 wie basische Stoffe in ro- | hem Zustande durch einen darauf eingenommenen Tropfen Essig neutralisirt, ihre Arzneikraft wird nicht umgeändert oder vernichtet.

Die so zubereitete Salpetersäure wird in der zum homöopathischen Arznei-Gebrauche dienlichen hohen Potenzirung in gehöriger Gabe eingenommen nicht durch ein wenig rohe Kalkerde, oder Natrum nachgegeben, in ihrer starken, bestimmten Arzneiwirkung abgeändert, folglich nicht durch letztere neutralisirt.

In dieser der Homöopathie eignen Zubereitung nimmt man von irgend einer, sowohl der in den sechs Bänden der reinen Arzneimittellehre*

* Wollte man die nur trocken zu habenden Gewächs-Stoffe, z. B. die Chinarinde, die Ipekakuanha u.s.w. durch gleiche Art von Reiben zubereiten, so würden sie wie alle die erwähnten Substanzen sich in einer millionfachen Potenzirung nicht weniger in ihrer eigenthümlichen Kraft in Wasser und Weingeist völlig auflösen und als weit haltbarere Arzneien aufbewahren lassen, als die leicht verderblichen geistigen Tinkturen.

abgehandelten, als insbesondre der hierunten folgenden antipsorischen Arzneisubstanzen*:

* Selbst der an der Luft so leicht zersetzliche Phosphor wird auf ähnliche Art potenzirt und in beiden Flüssigkeiten auflösbar zur homöopathischen Arznei bereitet, doch unter einigen Cautelen, die man weiter unten findet.

von kohlensaurer Baryterde, kohlensaurer Kalkerde, Kieselerde, Natrum, Ammoniaksalz, kohlensaurer Magnesie, Holzkohle, Thierkohle, Graphit, Schwefel, rohem Spießglanz, Gold, Platina, Eisen, Zink, Kupfer, Silber, Zinn (die starren, noch
5 nicht in Blättchen verdünn- | ten Metalle auf einem feinen Abzieh-Steine unter Wasser zerrieben) einen Gran in Pulver (von Quecksilber in laufender Gestalt einen Gran, von Bergöl, statt eines Grans, einen Tropfen) u.s.w., thut ihn zuerst auf ein ungefähres Drittel von 100 Gran Milchzucker-Pulver in der unglasurten (oder mit nassem Sande auf dem Boden matt geriebenen) porcellanen Reibeschale, rührt Arzneistoff und Milchzucker einen Augenblick mit dem beinernen (oder hörnernen) Spatel unter einander und reibet das Gemisch, mit einiger Kraft, 6 Minuten lang, scharret dann, binnen vier Minuten, das Geriebene auf von dem Boden der Reibeschale und von der (ebenfalls matt geriebenen oder unglasurten) porcellanen Reibekeule*

* Daß nach Vollendung des dreistündigen Reibens jeder Arzneisubstanz, Reibeschale, Pistill und Spatel mehrmals mit kochendem Wasser ausgebrühet und dann ganz rein und trocken ab- und ausgewischt werden müssen, setze ich als unerläßlich voraus, damit kein Gedanke an eine Verunreinigung einer andern, künftig darin zu reibenden Arznei übrig bleibe.

(damit das Geriebene gleichartig unter einander komme), und reibet dieß Aufgescharrte, ohne Zusatz, nochmals (zum zweiten Male) 6 Minuten lang mit gleicher Kraft. Zu dem nun wiederum binnen 4 Minuten rein auf- und abgescharrten Pulver (wozu das erste Drittel der 100 Grane verwendet worden) wird nun das zweite Drittel Milchzucker getragen, beides mit dem Spatel einen Augenblick zusammen gerührt, wieder 6 Minuten mit gleicher Kraft gerieben, das dann binnen 4 Minuten Aufgescharrte (ohne Zusatz) zum zweiten Male 6 Minuten lang kräftig gerieben, |
und wenn es in etwa 4 Minuten rein aufgescharret worden, mit dem letzten Drittel 6
Milchzucker-Pulver durch Umrühren mit dem Spatel vereinigt, um so das ganze Gemisch nach 6minütlichem, kräftigem Reiben, und 4minütlichem Wiederaufscharren, zum letzten (zweiten) Male noch 6 Minuten zu reiben und dann rein aufzuscharren – ein Pulver, welches in einem verstöpselten Glase aufbewahret wird, mit dem Namen der Substanz und der Signatur /100 bezeichnet, weil sie hundertfach potenzirt darin enthalten ist*. |

* Bloß die Phosphor-Arznei leidet in Bereitung der ersten, hundertfachen Pulver-Verdünnung einige Abänderung. Hier werden die hundert Gran Milchzucker auf einmal in die Reibeschale gethan, mit etwa 15 Tropfen Wasser, mittels der angefeuchteten Reibekeule zum dicklichen Breie gemacht, und ein Gran Phosphor in viele, etwa 12 kleine Stückchen geschnitten mit der feuchten Keule untergeknetet, und mehr mit einiger Kraft darunter gestampft als gerieben, wobei die an der Keule oft hängen bleibende Masse wieder in die Reibeschale abgestrichen wird. So zerreiben sich die kleinen Phosphor-Grümchen in dem dicklichen Milchzucker-Brei zu unsichtbar kleinen Stäubchen binnen der ersten zweimal 6 Minuten, ohne daß ein Fünkchen zu sehen ist. Während der dritten 6 Minuten kann das Stampfen in Reiben übergehen, weil die Masse dann sich schon der Pulverform nähert. In den übrigen dreimal 6 Minuten wird bloß mit mäßiger Kraft gerieben, und alle 6 Minuten aus der Reibeschale und vom Pistill während einem Paar Minuten abgescharrt, was sehr leicht erfolgt, da dieß Pulver sich nicht fest ansetzt. Nach dem sechsten Male Reiben leuchtet das ruhig an der Luft stehende Pulver im Dunkeln nur schwach und riecht sehr wenig. Es wird in gut gestöpselte Gläschen gefasset und gezeichnet Phosphorus /100. Die letzten beiden Pulver-Verdünnungen (/10000 und /I) werden bereitet wie die aus andern trocknen Arzneisubstanzen.

Um die Substanz nun bis zu /10000 zu potenziren, wird ein Gran von dem, wie 7
gedacht, bereiteten Pulver /100 zu einem Drittel von 100 Gran frischem Milchzukker-Pulver gethan, in der Reibeschale mit dem Spatel umgerührt und eben so verfahren, daß jedes solche Drittel zweimal 6 Minuten kräftig gerieben und nach jedem sechsminütlichen Reiben wohl (etwa 4 Minuten über) aufgescharret wird, ehe das zweite Drittel, und (nachdem dieß eben so behandelt und wieder aufgescharret worden) ehe das letzte Drittel Milchzucker darunter gerührt, und eben so zweimal 6 Minuten gerieben wird, um es dann aufgescharret in ein zu verstopfendes Glas zu thun mit der Signatur /10000, als den Arzneistoff zu hunderttausendfacher Verdünnung potenzirt enthaltend*.

* Sonach wird jede Verdünnung (sowohl die bis /100, als die bis /10000, als auch die dritte bis / 1000000 oder /I) mittels sechsmal 6 Minuten Reiben und sechsmal 4 Minuten Aufscharren bereitet und also über jeder Eine Stunde zugebracht.

Eben so wird mit einem Grane dieses (/10000 signirten) Pulvers verfahren, um es zu /I, als zur millionfachen Potenzirung verdünnt, zu bringen.

Um eine Gleichförmigkeit in Bereitung der homöopathischen und namentlich der antipsorischen Arzneien wenigstens in der Pulverform einzuführen, rathe ich, wie ich auch selbst zu thun pflege, die Arzneistoffe sämmtlich nicht weniger und
nicht mehr, als bis zu millionfacher Potenzirung zu bringen, um | hieraus dann die 8
Auflösungen und die nöthigen Potenzirungen dieser Auflösungen zu bereiten.

Das Reiben soll mit Kraft geschehen, doch nur so stark, daß das Milchzucker-Pulver sich nicht allzusehr am Boden der Reibeschale fest ansetze und binnen 4 Minuten aufgescharret werden könne.

Um nun die Auflösung*

* Ich gab Anfangs einen kleinen Theil eines Grans der bis zu /10000 oder /I durch Reiben potenzirten Pulver zur Gabe. Da aber ein kleiner Theil eines Grans eine allzu unbestimmliche Menge ist, die Homöopathie aber alle Unbestimmlichkeit und Ungenauigkeit möglichst vermeiden muß, so war der Fund, alle Arzneien aus den potenzirten Arzneipulvern in Flüssigkeit verwandeln zu können, womit eine bestimmte Zahl Streukügelchen zur Gabe befeuchtet werden, mir von hohem Werthe. Aus Flüssigkeiten lassen sich nun auch die fernern Potenzirungen leicht bereiten.

davon zu verfertigen und die so millionfach in Pulver potenzirten Arzneien in flüssige Gestalt zu bringen (und von da ihre Kraft-Entwickelung noch ferner fortsetzen zu können), dient die der Chemie unbekannte Erfahrung, daß alle Arzneistoffe durch Reiben in Pulver zur Potenz /I gebracht, sich in Wasser und Weingeist auflösen.

Die erste Auflösung kann deßhalb nicht mit reinem Weingeiste geschehen, weil der Milchzucker sich nicht im Weingeiste auflöset. Die erste Auflösung geschieht daher durch gewässerten Weingeist, welcher gleichförmig bereitet wird durch Mischung von 100 Tropfen destillirtem Wasser mit 100 Tropfen wasserfreiem Weingeiste*,

* Für 100 Tropfen der einen so wie der andern Flüssigkeit hält man sich kleine Mensur-Gläschen, um dann nicht weiter die Tropfen zu zählen zu brauchen, besonders da die Wassertropfen aus nicht matt an der Mündung geschliffenen Gläsern schwer zu zählen sind.

9 beides von Keller-Tem- | peratur, durch zehnmaliges Schütteln (d. i. mit 10 Arm-Schlägen) vereinigt.

Zu Einem Gran durch gedachtes Reiben millionfach (/I) potenzirten Arzneipulvers werden 100 Tropfen so gewässerten Weingeistes gegossen, das dann verstopfte Gläschen langsam, einige Minuten, um seine Axe gedrehet, bis das Pulver aufgelöset ist, und dann zweimal (also, mit Zwei Arm-Schlägen) geschüttelt. Es wird, nächst dem Namen der Arznei, mit /100 I bezeichnet*.

* Man thut auch wohl, auf der Signatur mit zu bemerken, daß es zweimal geschüttelt worden, unter Beifügung des Datums.

Hievon wird 1 Tropfen zu 99 oder 100 Tropfen reinem Weingeiste getröpfelt, das dann verstopfte Gläschen mit zwei Arm-Schlägen geschüttelt und mit /10000 I bezeichnet, dann von diesem wieder 1 Tropfen in ein drittes Gläschen mit 99 oder 100 Tropfen reinem Weingeiste getröpfelt, das verstopfte Gläschen mit 2 Arm-Schlägen geschüttelt und (nächst dem Namen der Arznei) mit /II bezeichnet. So wird auch mit Bereitung der höher zu potenzirenden Verdünnungen jedesmal nur durch 2 Arm-Schläge*

* Nach vielfältigen Versuchen und prüfenden Vergleichungen bei Kranken habe ich es seit einigen Jahren (mit Ueberzeugung) vorgezogen, den höher zu stimmenden und doch zugleich mehr zu mildernden Arznei-Flüssigkeiten nur ein zweimaliges Schütteln (mit 2 Arm-Schlägen) zu geben, statt des sonst gebräuchlichen zehnmaligen, weil bei letzterm die Potenzirung durch vielmaliges Schütteln weit über das (obschon jedesmal hundertfache) Verdünnen hinausgeht – da doch der Zweck ist, durch Schütteln die Arzneikräfte nur in dem Grade zu entwickeln, daß die gleichzeitige Verdünnung die Absicht – zugleich die Stärke der Arznei um Etwas zu mäßigen – erreichen könne. Das zweimalige Schütteln vermehrt zwar ebenfalls die Menge entwickelter Arzneikräfte, wie das zehnmalige, aber nicht in so hohem Grade, als letztere, so daß doch ihre Stärke von der vorgängigen hundertfachen Verdünnung niedergehalten werden kann und so dennoch jedesmal eine schwächer, obgleich etwas höher potenzirte Arznei dadurch entsteht.

10 fortgefahren (zu /100 II, | /10000 II, /III, und so weiter), doch um die einfache Gleichförmigkeit in der Praxis zu erreichen, werden bloß die Gläser mit vollen Zahlen /II, /III, /IV, /V, u.s.w. zum Verbrauche genommen, die Zwischengläser aber

in Schachteln oder Kästchen, mit Aufschrift, aufbewahrt und so geschützt gegen die Einwirkung des Tageslichts.

Da das Schütteln nur durch mittelmäßige Schläge des Arms, dessen Hand das Gläschen hält, geschehen soll, so ist es am besten, die Verdünnungs-Gläschen nicht größer und nicht kleiner zu wählen, als daß sie so eben bis zu zwei Dritteln mit den 100 Tropfen verdünnter Arznei angefüllt werden.

Gläschen, worin schon eine Arznei gewesen war, dürfen nie zur Aufnahme irgend einer andern Arznei wieder dienen, selbst nicht, noch so oft ausgespült, sondern es müssen jedesmal neue Gläser genommen werden. |

* * *

Die mit der Arznei (mittels des durch Umwendung des Gläschens benetzten Stöpsels) zu befeuchtenden Streukügelchen sollen ebenfalls in gleicher Kleinheit genommen werden, kaum in der Größe des Mohnsamens vom Konditor verfertigt, theils damit man die Gabe gehörig klein* 11

* Ueberhaupt versiehet man in der Cur der chronischen Krankheiten nichts damit, wenn man eher eine zu milde Gabe von der, überhaupt des Kranken Zuständen angemessenen Arznei giebt, theils weil sie, um dennoch zu helfen, fast nicht mild genug bereitet werden kann, theils weil, wenn sie auch das erste Mal nicht alles ausgerichtet hätte, was sie in der gegebnen Krankheit ausrichten kann, es doch weit vorzuziehen ist, sie, nach Zwischengebrauche von einem oder zwei andern antipsorischen Mitteln, ein zweites, auch wohl ein drittes Mal wieder zu geben, um ihr Gelegenheit zu verschaffen, alles Gute, was für diesen Krankheitsfall in ihr liegt, vollends auszuführen – da hingegen eine zu starke Gabe nie die Cur weiter bringt, sondern bloß Schaden anrichtet, welcher nur mit vieler Mühe und Aufwand von Zeit wieder gut zu machen ist – eine Wahrheit, die ich nicht eindringlich genug dem homöopathischen Arzte empfehlen kann.

einrichten könne, theils damit die homöopathischen Aerzte auch hierin, wie in der Bereitung der Arznei, so auch in der Gaben-Ertheilung gleichmäßig verfahren und so den Erfolg von ihrem Verfahren mit dem der andern Homöopathen auf die gewisseste Weise vergleichen können.

Ueberall wo ich Streukügelchen zum Einnehmen nenne, verstehe ich jederzeit diese feinsten von Mohnsamen-Größe darunter, wovon gewöhnlich, ungefähr 200 (auf und ab einige mehr oder weniger) einen Gran wiegen. |

Ehe ich die wirklich antipsorischen Arzneien selbst, nach ihren reinen Symptomen, folgen lasse, muß ich erst einige Worte von dem After-Antipsorikum, dem Quecksilber, sagen. 12

Man könnte leicht verleitet werden, unter die antipsorischen Arzneien das Quecksilber aufzunehmen. Es bringt oft, auch in den größten chronischen Uebeln, bei seiner ersten Anwendung, so zu sagen, augenblickliche Besserung zuwege, so daß die allopathischen Aerzte schier keine chronische Krankheit behandeln, ohne ihr Calomel dabei zu brauchen. Seine anfänglich so schmeichelhafte Wirkung beruhte zwar oft auf der purgirenden Kraft des Calomels, zu einigen Granen auf die Gabe verordnet, wie wir die täuschende Erleichterung vom anfänglichen Gebrauche aller abführenden Dinge beobachten, aber auch, wo man das reine Quecksilber-Oxydul in sehr kleinen Gaben, also nicht zum Purgiren, brauchte, brachte es, der großen Menge seiner Symptome wegen, wovon manche auf Zufälle chronischer Krankheiten homöopathisch zu passen scheinen, gar oft schnelle Besserung zuwege. Dennoch ist dieses Metall so weit entfernt, im Inbegriffe seiner Primär-Symptomen auf das Total unvenerischer, chronischer Krankheiten zu passen (oder, mit andern Worten, antipsorisch zu sein), daß ich es aus vielfältiger Erfahrung für eins der täuschendsten Palliative in chronischen Krankheiten erklären muß. Die schnell dadurch verscheuchten Symptome kommen in der Reaktion des Organisms (in der Nachwirkung) nicht nur wieder, sondern

sie kommen sogar in verstärkterm Grade wieder – wo nicht indeß die Krankheit
13 (wie gar nicht selten) eine andre Richtung nimmt und | als ein, den Aeußerun-
gen, der Form, auch wohl dem Sitze nach, von dem vorigen verschiednes Uebel
(aus psorischer Quelle) an seiner Statt hervorkommt, was aber wenigstens
beschwerlicher als das vorige ist, und sich stets als einen Zuwachs der ganzen
Krankheit erweiset.

Daß das Quecksilber jedoch in den besondern Fällen, wo zugleich, dem Arzte unbekannt, Syphilis mit dem chronischen (psorischen) Leiden verbunden war, wesentlichere Dienste leistete, dieß gehört zur Heilung der Complikation der Syphilis mit Psora, wovon ich weiter oben handelte, aber nicht hieher, wo von den, kurativ psorischen Arzneien, das ist, den wahren Hülfsmitteln der unermeßlichen Zahl chronischer Krankheiten die Rede ist, die nicht venerischen, folglich psorischen Ursprungs sind. In diesen, den allgewöhnlichen, chronischen Krankheiten, mit denen also keine Syphilis verwickelt ist, kann ich nicht genug vor einem ernstlichen Gebrauche des Quecksilbers warnen, da es (weit mehr als die übrigen unangemessenen, nicht antipsorischen Arzneien) die chronischen Leiden unheilbarer macht, bei anhaltenderem Gebrauche aber oft ganz unheilbar.

Unter den die Uebel aus entwickelter Psora nicht wesentlich heilenden (also
unantipsorischen) Arzneien zeichnen sich doch die Krähenaugen am vortheil-
haftesten aus, indem sich unter ihren Erstwirkungen mehre befinden, welche in
vielen Fällen noch nicht weit entwickelter Psora, das ist, in mäßigen chronischen
Krankheiten eine gute homöopathische Anwendung dieser Arznei verstatteten,
die daher auch den mit der psorischen Natur der chronischen Krankheiten, be-
14 greiflicher Weise, bisher un- | bekannten, homöopathischen Aerzten noch die be-
sten Dienste leistete und zwar ohne Nachwehen, wie von Quecksilber zu
erwarten ist. Es giebt sogar, und zwar nicht selten, Fälle in den antipsorischen
Curen, wo dieser Samen, wie ich oben beim Schwefel erwähnte, als Zwischenarz-
nei sehr dienlich, wo nicht gar unentbehrlich ist, vorzüglich, wo aus verschiednen
Ursachen, besonders durch üble Eindrücke auf das Gemüth des Kranken eine sol-
che Angegriffenheit und Gereiztheit des ganzen Nervensystems entsteht und alle
Sinn-Werkzeuge so überempfindlich werden, daß den Kranken jedes unschuldige
Wort empört, jedes kleine Geräusch ihn erschreckt, jedes unbedeutende Ereigniß
ihn ängstlich macht und außer sich bringt, und seine Krankheits-Beschwerden
augenblicklich verschlimmert oder hervorruft, kurz, wo er so überreizt und über-
empfindlich ist, daß er auch nicht die geringste, mildeste und seinen übrigen
Krankheits-Symptomen angemessenste Arznei verträgt – in einem solchen be-
denklichen und unerträglichen Zustande ist die *Nux vomica* ein Haupthülfsmittel,
die übertriebne Empfindlichkeit und die der Fortsetzung der Cur äußerst hinder-
liche Reizbarkeit zu stillen, was sie besonders dann vermag, wo Hang zum Liegen,
Widerwillen gegen freie Luft, ein störriger, heftiger, widerspenstiger Sinn vor-
herrschend ist, oder das Monatliche um mehre Tage zu zeitig zu erscheinen, auch
wohl mehre Tage ungeordnet sich hinzuschleppen pflegt. In solchen Fällen ist
selbst schon ein einmaliges Riechen an ein, in einem verstopften Gläschen ver-
wahrtes, mit zu Decillion potenzirter Verdünnung der Krähenaugen-Auflösung
15 angefeuchtetes, Senfsamen großes Streu- | kügelchen hinreichend, diese widrige
Verstimmung auf mehre Tage lang zu stillen, so daß dennoch dadurch nicht alle
Fortwirkung des vorher eingenommenen, antipsorischen Mittels gänzlich aufge-
hoben wird, welches als in Substanz eingenommene Arznei doch einigermaßen
noch hindurch und fortwirkt*.

* Es finden sich Fälle, wo Riechen an hoch potenzirte Pulsatille abwechselnd mit Riechen an Krähenaugen zur Stillung hoher Reizbarkeit nöthig ist, in gehörigen Zwischenräumen.

Ist aber allzu große Schmerzhaftigkeit der kranken Theile, weinerliche Aergerlichkeit und Schlaflosigkeit vorherrschend, da dient bei einer solchen, die antipsorische Cur gleichfalls hindernden Ueberreizung vielmehr das Riechen an ein eben so großes, mit zu Million potenzirter Verdünnung der Auflösung rohen Kaffee's.

In andern weder für Krähenaugen noch für rohen Kaffee geeigneten Fällen von Ueberreizung, wo Zittern, unstete Unruhe in den Gliedmaßen, große Aufgetriebenheit des Unterleibes und übertrieben ängstliche Bedenklichkeit und Besorgtheit des Gemüths der Wirkung der antipsorischen Arzneien in den Weg tritt, da dient eine minütliche, und in Fällen von großer Nervenschwäche eine halbminütliche Berührung des nach Norden gekehrten Nordpols eines an seinen Polen etwa 4 Loth Eisen tragenden Magnetstabes.

In den meisten Fällen aber die antipsorische Cur langwieriger Krankheiten hindernder, sogenannter Nerven-Schwäche erweiset sich fast allgemein das Einflößen
der Lebenskraft von einer andern, gesun- | den, wohlwollenden Person, der Mes- 16
merism hülfreich, selbst wenn eine solche Person nur die Hände des Kranken in ihren Händen ein Paar Minuten mit herzlicher Gutmüthigkeit hält, und es giebt fast keine Gegenanzeige, die es verböte, so viel mir bekannt ist, als den einzigen, wo kurz vorher Anwendung von Magnet-Berührung gemacht worden war, als in welchem Falle durch Mesmerism eine um desto heftigere Aufreizung des Kranken zuwege gebracht wird.

Die von allen diesen ganz abweichende, besondre Ueberreizung durch Quecksilber-Mißbrauch findet ihre Abhülfe in dem Gebrauche kleiner Gaben kalkerdiger Schwefelleber abwechselnd mit kleinen Gaben hoch potenzirter Salpetersäure.

Indem ich nun die zur Heilung chronischer (unvenerischer) Krankheiten gehörigen, antipsorischen, von mir erprobten Arzneien folgen lasse, muß ich bevorworten, daß ich weit entfernt bin, mit diesen*

* Den Schwefel im vierten Theile der reinen A. M. L. und die Kohle im sechsten Theile, zweiter Ausgabe, zu den hier abgehandelten mitgerechnet.

den ganzen Cyklus der antipsorischen Arzneien für geschlossen auszugeben. Es kann und wird wohl noch ein oder das andre, von mir noch ungekannte, wichtige Heilmittel der Psora in der Natur verborgen liegen.

So z. B. ist es gar nicht unwahrscheinlich, daß der Stink-Asand (wovon im Archive f. h. H. mehre eigenthümliche Wirkungen verzeichnet stehen) hieher gehören möchte, vielleicht auch Sassaparille u.s.w.

Vorrede zur vierten Ausgabe*

[III] Wäre diejenige Natur, deren Selbsthülfe in Krankheiten von der bisherigen Arzneischule als unübertreffliche Heilart angenommen ward, deren Nachahmung des Arztes höchster Zweck sey, die große Natur selbst, d. i. die Stimme der Allweisheit des großen Agens im unendlichen Naturganzen, so müßten wir dieser untrüglichen Stimme folgen, wiewohl dann nicht abzusehen wäre, warum wir nun als Aerzte diese angeblich unübertrefflichen Veranstaltungen der (zweideutig sogenannten) Naturhülfe in Krankheiten durch unsre künstlichen Eingriffe mit Arzneien stören
IV oder zweckwidrig erhöhen sollten; aber es ist ganz anders! Jene Natur, | deren Selbsthülfe von der bisherigen Arzneischule als unübertreffliche und einzig nachahmungswerthe Heilart angegeben ward, ist bloß die individuelle Natur des organischen Menschen, ist nichts als die instinktartige, verstandlose, keiner Ueberlegung fähige, an die organischen Gesetze unsers Körpers gebundene Lebenskraft, welche vom Schöpfer nur dazu bestimmt, beim Wohlbefinden des Menschen die Thätigkeit und die Gefühle seines Organisms in wunderbar vollkommnem, gesundem Gange zu erhalten, nicht aber geschaffen ward, noch auch geeignet ist zur besten Wiederherstellung der gestörten oder verlornen Gesundheit. Denn wird so unsre Lebenskraft durch widrige Einwirkungen von der Außenwelt in ihrer Integrität abgeändert, so bestrebt sich dieses Kraftwesen, instinktmäßig und automatisch, sich durch revolutionäre Veranstaltungen von der entstandnen Verstimmung (Krankheit) zu retten; ihre Bestrebungen sind aber selbst Krankheit, sind ein zwei-
V tes anderes Uebel an der Stelle des ursprünglichen; sie macht | nach den Gesetzen der Einrichtung des Organisms, auf denen sie beruht, eine andersartige Krankheit, um die in ihr erregte von sich zu treiben, was sie durch Schmerz, Metastasen u.s.w., am meisten aber durch Ausleerungen und Aufopferung vieler flüssigen und festen Theile des Körpers zu bewirken strebt, mit schwierigem, oft zweideutigem widrigem, oft auch betrübtem Ausgange.

Hätten die Menschen nicht von jeher diese Unvollkommenheit und die nicht seltne Zweckwidrigkeit jener blinden Bestrebungen der instinktartigen, verstandlosen Lebenskraft zur Selbsthülfe in Krankheiten eingesehn, so würden sie sich nicht so sehr gesehnt, noch sich beeifert haben, durch Anbringung besserer Hülfsmittel der leidenden Lebenskraft, die sich selbst so wenig zu helfen wußte, beizustehn, den Krankheitsproceß auf einem kürzern und sichrern Wege zu beendigen und so baldigst die gewünschte Gesundheit herzustellen – sie würden, mit einem Worte, sich nicht beeifert haben, eine Heilkunst zu erfinden. |

VI Da aber, was man bisher Heilkunst hieß, in einem bloßen (unvollkommnen) Nachahmen jener unhülfreichen, zweckwidrigen, nicht selten verderblichen Bestrebungen und Veranstaltungen der sich in Krankheit selbst überlassenen, instinktartigen, verstandlosen Lebenskraft bestand (die man mit dem mißdeutlichen Namen: Natur belegte), so wird man mir zugeben, daß die wahre Heilkunst vor mir noch nicht gefunden war.

Daß aber die Homöopathik diese bisher vergeblich gesuchte Heilkunst sey, lehren ihre Grundsätze, beweisen ihre Leistungen.

Köthen, im Januar 1829.

---

* In: Organon der Heilkunst. 4. Aufl., Dresden und Leipzig 1829, S. III–VI. – S. auch: Organon, 1. Aufl. (1810), S. I–IV; 2. Aufl. (1819), S. 6–14; 3. Aufl. (1824), S. XI–XII; 5. Aufl. (1833), S. III–X; 6. Aufl. (1842/1992), S. 1–4. Vgl. S. 543–544, 711–713, 731, 839–841, 889–891. Auch in: Lutze (1865), S. 11–13.

Nachschrift an den Herausgeber [zum Schreiben des Hrn. Kollegienrath Korsakof zu Dmitrof an Hrn. Hofrath Hahnemann]*

„Setzt man zu dem Verfahren des hochgeachteten Verfassers dieses Briefes noch 162
hinzu, daß die 5–600 in jedem Fläschchen befindlichen und dasselbe nur zur Hälfte anfüllenden Streukügelchen, mit etwa 3, 4 Tropfen der weingeistigen Arznei-Verdünnung betröpfelt, in dem verstopften Gläschen nicht geschüttelt zu werden
brauchen, sondern daß man sie vielmehr | in dem Gläschen einige Mal mit einer 163
silbernen oder gläsernen Nadel umrühre, damit sie in dem so lange offen bleibenden Fläschchen nach Verfliegung des Weingeistes trocken werden und nicht mehr aneinander hängen, so daß jedes Kügelchen einzeln herausgehoben werden könne; so besitzt der Homöopathiker unstreitig die bequemste Einrichtung, seine Arzneien in stets gleicher Güte und in augenblicklicher Bereitschaft zu haben.

Der bei diesem Umrühren während etwa einer Stunde verdampfende arzneiliche Weingeist ist kein Verlust für die so im Fläschchen trocknenden Streukügelchen, da ohnehin zur Benetzung von 600 der feinsten Streukügelchen, streng genommen, schon ein einziger Tropfen zureicht, und ihnen also bei dieser Trocknung beim Verdampfen des überflüssigen arzneilichen Weingeistes, an der ihnen gehörigen Arzneikraft durchaus nichts verkürzt wird, wie ich zum Ueberflusse bei ihrer Anwendung in der Praxis vollkommen überzeugt worden bin.

Mit Zusatz dieser kleinen Abänderung, ist die Angabe des Verfahrens dieses verehrten und patriotisch gesinnten Correspondenten des Dankes jedes homöopathischen Arztes werth, da es das vollkommenste, auch nach meiner eignen Erfahrung und Ueberzeugung ist.

In solcher Form lassen sich die homöopathischen Arzneien einzig unverändert in ihrer Kraft in die entlegensten Gegenden versenden, was in ihrer flüssigen Gestalt unmöglich ist; denn da wird die, bei ihrer Bereitung schon hinreichend (durch zweimaliges Schütteln bei jeder Verdünnung) potenzirte Arznei-Flüssigkeit beim Transporte unzählige Mal mehr geschüttelt und auf einer weiten Reise so hoch po-
tenzirt, daß sie nach ihrer Ankunft, ihrer Ueberkräftigkeit wegen, fast nicht | mehr, 164
wenigstens nicht bei zärtlichen Kranken, gebraucht werden kann, wie vielfältige Erfahrung dargethan hat.

Die Verfertigung der Fläschchen aus Glasröhren mittels das Löthrohrs, nach Angabe unsers Verfassers, ist eine wahre Verbesserung, da sie auf diese Art weit leichter, netter und vollkommner (fast ohne verengerten Hals) zu verfertigen sind, als auf gewöhnlichen Glashütten möglich ist [etc.]".

---

* [Stapfs] Arch. f. d. hom. Hlkst. (1829), 8. Bd., 2. H., 162–164.

Beilage A [zur Versammlung des Vereins für homöopathische Heilkunst, am 10. August 1830]*

72 Der geehrten Versammlung der Freunde der homöopathischen Heilkunst wünsche ich meine Achtung darzulegen durch Mittheilung folgender, aus meiner Erfahrung gezogenen heilkünstlerischen Bemerkungen.

Die Schwierigkeit bei Heilung langjähriger Lokalübel an kleinen, sehr nervenreichen Stellen des Körpers, auf welche, vorzüglich beim Psorasiechthum, die Lebenskraft ihr inneres, großes Leiden zu werfen und daselbst zu dessen Beschwichtigung abzulagern sucht – z. B. eine chronische Augenentzündung, eine alte Schwerhörigkeit, auch wohl völlige Taubheit, eine, seit vielen Jahren das Gesicht verunstaltende Freßflechte (die man auch wohl Gesichtskrebs zu benennen pflegt) u.s.w. diese Schwierigkeit ist oft so groß, daß sie selbst der geübte Homöopathiker für Unheilbarkeit bedingend anzusehen sich genöthigt sieht. Schon deshalb ist sie sehr groß, weil ein so festsitzendes Lokalübel an, zum vollkommenen Leben und Wohlsein so unentbehrlichen Körperstellen meistentheils durch bösliche, allöopathische Kunst
73 bewirkt ward, durch Vertreibung anderer | psorischer Beschwerden, Geschwüre, Ausschläge, Lokalschweiße oder Schmerzen an weniger wichtigen Theilen des Körpers, mittelst Einreibungen, zusammenziehender und austrocknender äußerer Medicamente, Räucherungen, Ausrottung von Balggeschwülsten und anderer Afterorgane und dergleichen, wodurch die Lebenskraft genöthigt wird (denn nie wirft sie aus freiem Triebe das Psorasiechthum *zuerst* auf so edle Theile), weil man ihr Gesammtleiden, die Psora, nicht mit den dienlichen, innern Heilmitteln aufzuheben verstand, genöthigt, sag' ich, das Psoraübel auf edlere Theile, wie die Augen, das Gehörorgan u.s.w. sind, zu metastasiren, d. i. auf zarte Organe von geringem Umfange, welche die Ablagerung eines großen innern Psoraleidens nicht ohne fortschreitende Verderbung und Zerstörung ihres feinen Baues ertragen können.

Sind auf örtliche Vertreibungen jene kleinen nerven- und blutreichen Theile psorakrank geworden; so versteht die Allöopathie die schmähliche Kunst, diese gleichsam neu geschaffenen, örtlichen Uebel wirksam zu verschlimmern, theils durch Schwächung der leidenden Theile mit Bähungen, feuchten Umschlägen, Salben und Oelen, theils durch Ueberreizung und Irritirung mit scharfen Lokalmitteln, theils durch Erhöhung des Blutandrangs nach diesen Theilen, indem sie Congestionen dahin durch örtliche, antipathische Blutausleerungen, z. B. durch Blutigel in der Nähe umher veranstaltet, immer höher steigert.

Sind nun diese schädlichen und zweckwidrigen, äußern Behandlungen solcher zarten Organe lange fortgesetzt, auch, wie gewöhnlich, statt innerer, wahrer Heil-
74 mittel des zum Grunde liegenden Psoraleidens, eine Menge ᾿Αλλοῖα, Alicua[1], | d. i. eine Menge angreifender, die ganze lebende Maschine *andersartig* krank machender Arzneien von dem und jenem, oft sehr berühmten Arzte alter Zunft gebraucht worden, – so ist nach einigen Jahren allerdings ein Zustand von krankhafter Verderbniß und Verhunzung erwachsen, den man ohne Uebertreibung unheilbar nennen könnte; – der gewöhnlich hülflose Zustand, in welchem der allöopathische Arzt dem Kranken großmüthig erlaubt, zu einem homöopathischen Arzt seine letzte Zuflucht zu nehmen. Dann ist der ganze Organismus nicht bloß

* [Stapfs] Arch. f. d. hom. Hlkst. (1830), 9. Bd., 3. H., 72–79.
1 „Andersartiges“.

noch wie vordem psorisch, sondern noch dazu mannigfach arzneikrank, und das Lokalübel des zarten Auges, Ohres u.s.w. ist weit höher gestiegen und zeigt nichts als Neigung, sich täglich zu verschlimmern.

Hier sucht nun freilich der homöopathische Arzt zuerst das allgemeine Befinden durch zweckmäßige Lebensordnung zu bessern und zugleich die innere Psora zu heilen, was ihm jedoch schwer gelingt nach den vorgängigen, mehrjährigen allöopathischen Mißhandlungen des Kranken mit unrechten Arzneien, welche, wie gesagt, ohne helfen zu können, dem Organismus andersartige, krankhafte Verstimmungen einverleiben, die, als unbekannte Kunstkrankheiten chronischer Art, von keiner Heilkunst besiegt, nur nach langer Zeit einzig von der Lebenskraft, wo möglich, gebessert werden können, indeß aber der Heilung der Urkrankheit, der Psora, mächtig im Wege stehen. Und, gesetzt, es gelänge der Lebenskraft die Entfernung jener Kunstkrankheiten früher, als zu erwarten war, und auch der homöopathische Arzt treffe eine zweckmäßige Wahl der antipsorischen Arzneien, wende sie auch richtig nach unsrer Lehre an, so daß das allge- | meine Wohlbefinden fast 75
nichts mehr zu wünschen übrig ließe, so bessert sich dann gleichwohl das auf eine so kleine Stelle eingeschränkte, alte Lokalleiden wenig oder gar nicht. Die alte Augenverderbniß bleibt, wie sie war, – die Taubheit weicht nicht, die tief gehende Gesichtsflechte nimmt keine Besserung an, und greift wohl noch um sich.

In diesen örtlichen, chronischen Uebeln (die ich nur als Beispiele, statt vieler anderer Lokalleiden an edeln Organen anführte) scheint die Energie der Lebenskraft um Vieles gesunken und ihre Thätigkeit fast aufgegeben zu sein. Wie könnte daher die noch so genau passende antipsorische Arznei Heilung in diesen so Lebenskraftarmen, chronischkranken Theilen bewirken, da ohne kräftige Reaktion der Lebenskraft gegen die Eindrücke der homöopathischen Arzneipotenz keine Heilung denkbar ist.

Ueberdies sind diese kranken Organe viel zu klein, als daß sie so lange zur Ablagerung des innern (während der allöopathischen Mißhandlung noch gewachsenen) Psoraübels, für die sich zu erleichtern strebende Lebenskraft dienen könnten, ohne noch ferner zerstört zu werden, indem es der besten Kunst in solchen allöopathisch verdorbnen Fällen nur erst nach geraumer Zeit gelingen kann, überhaupt Tilgung des Psoramiasmas zu erzielen. Der ganze Organismus kann sich in solchen Fällen bei guter antipsorischer Behandlung von innen der völligen Gesundheit nähern, und doch bleiben diese kleinen, chronischkranken, so tief verdorbnen Theile fast noch eben so krank, als vordem.

Um jedoch auch in solchen, höchst schwierigen Fällen zu helfen, bedarf es, außer der innern Arzneihülfe, noch zweier Veranstaltungen. |

Zuerst suche man eine unwichtigere und größere Hautstelle, z. B. die Haut des Rückens, dahin zu bringen, daß sie geneigt werde, eine ausgedehnte Fläche zur 76
Ablagerung des noch vorwaltenden innern Psoraleidens der Lebenskraft darzureichen. Jückende Ausschläge sind die natürlichste Art, deren sich die Naturkraft des Organismus zur Beschwichtigung des innern Psorasiechthums am liebsten bedient, gleich nach erfolgter Ansteckung mit Krätze durch primäre, ansteckende, nach erfolgter äußerer Vertreibung der Krätze aber durch nachgängige (sekundäre), gewöhnlich nicht ansteckende Exantheme.

Um also den krankhaften Andrang des Psoraübels, nach jenen kleinen, edeln Organen zu mindern und diesem Streben der Lebenskraft nach Beschwichtigung des innern psorischen Siechthums eine ausgedehntere Fläche zur Ablagerung zu verschaffen, belege man den Rücken mit einer, die Hautausdünstung hemmenden und zugleich gelind reizenden Decke, etwa mit einem bleifreien Pflaster aus 6 Theilen burgundischem Peche und einem Theile Lerchenterbenthin, über Kohlen zusam-

mengemischt, auf gefügiges, sämischgaares Leder aufgestrichen und warm übergelegt und gleichförmig angedrückt. Gewöhnlich wird bald ein feiner Ausschlag dadurch auf der Fläche des Rückens zuwege gebracht mit beträchtlichem Jücken. Nur wenn mit der Zeit das Jücken über die Gebühr steigt, wird das Pflaster auf einige Tage abgenommen, dann aber wieder übergelegt und fortgesetzt. Ist nun diese psorische Krankmachung einer größern Hautfläche im Gange, so wird man einen um Vieles geminderten, krankhaften Zudrang in den alten Lokalübeln jener
77 edeln, kleinen Organe wahrnehmen, und es wird durch die | innere antipsorische Arznei auch das Lokalübel heilbarer werden.

Nächst gedachter erstern Vorkehrung, besteht die zweite Maßregel zur Beförderung der Heilung solcher chronischen, eingerosteten Lokalleiden darin, daß man die, in diesen kleinen, kranken Organen nach und nach so tief gesunkene Energie der Lebenskraft zu unterstützen und aufrecht zu erhalten sucht durch das einzige, Lebenskraft lokal einflößende Mittel, d. i. durch lokal angebrachten Mesmerism. Täglich, oder doch einen Tag um den andern, richtet eine dem Kranken sehr wohlwollende, geeignete Person die Spitze des Daumens ihrer geballten Hand, oder, noch kräftiger, die dicht vereinten Fingerspitzen einer Hand sehr nahe gegen die vieljährig kranke Stelle, eine bis zwei Minuten lang, mit voller Energie des Gemüths, wodurch gewöhnlich in der kranken Stelle die Empfindung eines angenehmen Windhauchs entsteht. (Auch ein kräftiges Anhauchen unterstützt diese Absicht.)

Beide Veranstaltungen zusammen werden, nächst dem Gebrauche des innern, zweckmäßigen, antipsorischen Heilmittels und der gebesserten Lebensweise, ausrichten, was letztere allein nie auszurichten vermögen in so tief eingewurzelten Verderbnissen kleiner, edler Organe.

Eine zweite Ihnen, geehrte Kunstgenossen! mitzutheilende Bemerkung zeigte mir, daß die gewöhnlich für unheilbar geachtete und so äußerst selten geheilte, geschwürige Lungensucht gemeinlich aus einer fast ununterbrochenen Reihe von einzelnen, kurzen Anfällen akuten Katarrhs psorischer Natur besteht, daher auch die Wirkung der jetzt eben passenden, antipsorischen Arznei in einer, |
78 der Dauer des jedesmaligen akuten Katarrhanfalls angemessenen, das ist, in einer kurzen Wirkungsdauer verfließt und deshalb vor der Hand länger nicht heilsam sein kann. Sobald daher die eine der angemessenen, antipsorischen Arzneien dem Kranken einige Dienste zu leisten aufhört, was in hohen Graden der Lungensucht binnen etlichen Wirkungstagen schon erfolgt, so muß sogleich eine zweite, nächst passende ihm beigebracht werden, am besten mittels mäßigen, momentanen Riechens an ein Senfsamen großes Streukügelchen, befeuchtet mit dem angemessenen, bis zur Decillion potenzirten Antipsorikum, und so fort.

So rettungslos gefährlich diese Krankheiten sich auch zeigen, so nehmen sie doch auf diese Art Heilung an, auch aus dem Grunde, weil es der, akuten Katarrh homöopathisch erregenden antipsorischen Arzneien mehre giebt, und weil auch nach einigen Zwischenmitteln die gleiche antipsorische Arznei wiederum, mittel Riechens, ihm gegeben werden kann, mit fast demselben guten Erfolge. Daß man in dieser, aus lauter akuten Katarrhanfällen bestehenden chronischen Krankheit bisher von antipsorischer Arznei eine lange Wirkungsdauer erwartete, war einer der Gründe ihrer bisherigen Unheilbarkeit.

Eine Diät ohne Kochsalz an Speisen und fast ohne Gewächssäuren, befördert die Kur, und, kann man auch hier durch ein ähnliches Pflaster den Rücken zu einem jückenden Ausschlage disponiren, und so der kranken Lebenskraft eine unschädlichere, ausgedehntere Fläche zu ihrer Beschwichtigung anweisen, so wird man desto leichter den guten Zweck erreichen, zumal wenn des Kranken

Gemüth dabei | hoffnungsvoll, heiter und ruhig, folglich entfernt von Verdruß, 79
Gram und Kummer erhalten werden kann.

Schließlich wünsche ich, daß jeder Homöopath, der sich dieses hohen Berufs würdig zeigen und so auch des, aus treuer Ausübung dieser einzig wahren Heilkunst entsprießenden Segens erfreuen will, sich nie durch Beimischung irgend eines allöopathischen Verfahrens schände, sondern diese göttliche Kunst rein und lauter ausführe mit Hinsicht auf möglichst alle auffindlichen Krankheitsmomente, mittels der ächtesten homöopathischen Arzneien, stets nur in decillionfach potenzirter Verdünnung und in der kleinsten Gabe zu einem, zwei höchstens drei feinsten, damit befeuchteten Streukügelchen, und sich nie anmaße, mit größern Gaben, oder durch schnellern Wechsel der Arzneien, in kürzerer Zeit Heilung erzwingen zu wollen, und so dem Kranken und seinem guten Rufe schade, ohne die Fehltritte durch späte Reue wieder gut machen zu können.

Wer am treuesten meine treuen Lehren befolgt, wird meinem Herzen der liebste sein, er wird sich selbst ehren, und ein schönes Bewußtsein wird ihn beglücken.

Köthen, den 5. August 1830.

Thonerde, (Alaunerde, Alumina*)**

* Die nachstehenden Symptome sind sämmtlich vom Hrn. Hofr. Dr. S. Hahnemann beobachtet und von demselben zur Bekanntmachung im Archiv mir gütigst mitgetheilt worden. D. Herausg. [Stapf]

Um sich, was nicht ohne Schwierigkeiten ist, eine ganz reine Thonerde zu verschaf- 188
fen, dient nachstehendes Verfahren. - Reine, durch Glühen in porzellanener Schaale völlig ausgetrocknete kochsalzsaure Kalkerde wird noch heiß gepulvert und in, so viel nöthig, Alkohol aufgelöst. Mittels dieser Auflösung wird aus einem Lothe weißen, römischen Alaun von Solfatara, welcher vorher in fünf Theilen destillirten Wassers aufgelöst, und, zur Beseitigung der etwa anhängenden Erde, filtrirt worden, die Schwefelsäure zu Gyps niedergeschlagen, bis beim weitern Zutröpfeln der weingeistigen Auflösung der salzsauren Kalkerde keine Trübung mehr erfolgt. Die obenstehende wasserhelle Flüssigkeit enthält salzsaure Thonerde, aus welcher die Erde durch weingeistigen Salmiakgeist niedergeschlagen, wohl ausgesüßt, und, zur völligen Entfernung des Ammoniums, geglüht, das Pulver aber, als die reine Alaunerde, noch warm in einem wohlverschlossenen Glase verwahrt wird. |

Hiervon wird Ein Gran mit Dreimalhundert Gran Milchzucker auf die bekannte 189
Weise verrieben, und dann durch weitere Verdünnung mit Weingeist zur Dezillionfachen Potenz gebracht.

Die Thonerde hat sich als ein wichtiges Antipsorikum erwiesen.

* * *

Arger Schwindel beim Gehen und Sitzen, als sollte er über den Haufen fallen, oft mehrere Tage, dabei ein Strammen im Genicke nach dem Kopfe zu.

Schwindel, es dreht sich alles mit ihm im Kreise herum; mit Uebelkeit.

Anhaltende große Gedächtnißschwäche.

Große Gedächtnißschwäche und Unbesinnlichkeit.

** [Stapfs] Arch. f. d. hom. Hlkst. (1830), 9. Bd., 3. H., 188–203. – S. auch: Die chronischen Krankheiten, 1. Th., 2. Aufl. (1835), S. 33–92.

5. Er konnte nicht zusammenhängend denken.
Er verspricht sich stets und wählt andere Worte als er will.
Von Zeit zu Zeit, Kopfschwäche.
Früh ist ihm der Kopf heiß und trübe.
Früh ist der Kopf schwer und heiß.
10. Früh beim Erwachen pochenden Schmerz im Scheitel über der rechten Schläfegegend.
Abends, von beiden Schläfen zusammendrückender Kopfschmerz über den Augen und die Nacht Hitze im Bette und darauf Schweiß. (n. 2 St.)
In der Stirne über den Augen, wie von den Schläfen aus, zusammenpressender (zusammenkneipender) Kopfschmerz. (n. 3, 12 St.) |
190 Abends, von beiden Seiten zusammenpressender und reißender Kopfschmerz. (n. $2\,^{1}/_{2}$ St.), mit Schüttelfrost, viele Abende nach einander.
Kopfschmerz, starke Stiche im Gehirne, mit Brecherlichkeit.
15. Ein Stich im Kopfe, wie um das Gehirn herum.
Kopfschmerz, ein schmerzhafter Zug in der rechten Kopfseite.
Kopfschmerzen, welche durch Gehen im Freien zunehmen.
Kopfschmerz im Hinterkopfe, wie gequetscht, der im Niederliegen vergeht.
Kopfschmerz; er mußte sich legen und schlief mit trockener Hitze und Husten den ganzen Nachmittag.
20. Große Schwere des Kopfs, bei Gesichtsblässe und Mattigkeit.
Die angerührten Kopfhaare schmerzen, als wäre die Stelle wund.
An der Stirne und am Halse, Ausschlagsknötchen.
Reißen im obern Augenhöhlrande.
Scharf drückender Kopfschmerz über den Augen.
25. *Drücken in den Augen*, sie konnte sie nicht aufschlagen.
Reißend beißender Schmerz im Auge.
Brennen in den Augen, besonders wenn er in die Höhe sieht.
Oft heftiges Jucken in den Augen.
Das obere Augenlid ist wie gelähmt, hängt herab und bedeckt das Auge zur Hälfte. (d. 29. Tag.) |
191 30. Am linken untern Augenlide, ein Blüthchen stechenden Schmerzes.
Starkes Jücken im Gesichte.
Auf dem rechten Backen eine Ausschlagsblüthe, welche bei Berührung wund schmerzt.
Ein Blutschwär nach dem andern am linken Backen.
Ein schmerzloser rother Fleck auf der rechten Backe.
35. Beim Schlingen knickerts im Ohre.
Wenn sie schnaubt, tritt es ihr vors Ohr, und wenn sie dann schlingt, geht das Ohr wieder auf.
Arges Jücken in beiden Ohren, was sich durch Reiben mit dem Finger vermehrt. (n. 50 St.)
Früh nach dem Aufstehen aus dem Bette, vor den Ohren Sumsen, wie von Glokken.
Pulsiren im Ohre.
40. *Viele Abende ein heißes, rothes Ohr.*
Auf der rechten Seite der Nase zwei Ausschlagsblüthen, mit brennend stehendem Schmerze.
Ein Blutschwär an der Nase.
Geschwulst der Unterlippe.
Lippengeschwulst und Bläschen dran.

45. Krustiger Ausschlag an der Unterlippe.
Spannschmerz in den Kiefergelenken, beim Kauen oder Oeffnen des Mundes.
Zahnfleischgeschwülste.
Ziehender Wundheitsschmerz im Zahnfleische.
Beim Zusammenbeißen Zahnschmerz, wie von Lockerheit der Zähne.
50. Abends, Bohren (Reißen, Wühlen) in den Zähnen. (n. 1 St.) |
Zähne schmerzen beim Kauen sehr, sie getraut sich nicht die Zähne zusammen zu beißen. (n. 2 T.) 192
Der ärgste Zahnschmerz ist bei dem mindesten Kauen, die Zähne schmerzen dann wie geschwürig in ihren Wurzeln.
Schneidender Zahnschmerz in freier Luft und beim Liegen, Abends im Bette. (n. 2, 3 St.)
Drückender Schmerz in einem Schneidezahne, auch ohne Kauen.
55. Ziehschmerz von einem Zahne bis ins Ohr, in die Seite des Kopfs.
Schmerzhaftigkeit des innern Mundes, des Gaumens, der Zunge, des Zahnfleisches, wie Wundheit; er konnte kaum dafür essen. (n. 7 T.)
In den beiden Halsseiten, Empfindung, wie von äußerer Geschwulst mit Stichschmerz.
Geschwulst der linken Halsdrüsen.
Drücken und Ziehen in den linken Halsdrüsen.
60. Steifheit der Halsmuskeln, so daß sie den Kopf nicht links wenden kann.
Halsweh; ein Drücken im Halse, außer dem Schlingen, bei innerlich heißen Händen. (n. 2. St.)
Verengerung im Schlunde, wie Mangel an Thätigkeit des Schlundes. (früh beim Erwachen).
Klemmendes Gefühl vom Schlingen jeden Bissens im Schlunde bis in den Magen.
Oefteres leeres Aufstoßen. (n. 2 St.)
65. Soodbrennen nach dem Abendessen.
Soodbrennen nach Wassertrinken. |
Oeftere Uebelkeit, als sollte er sich erbrechen, und doch leidliche Eßlust. 193
Uebelkeit schon früh um 4 Uhr.
(Uebelkeit bis zur Ohnmacht, die ihr den Athem benimmt, Nachts).
Kein Verlangen zu essen, kein Appetit, kein Hunger; die Speisen haben keinen übeln Geschmack, vielmehr gar keinen; es schmeckt alles wie Stroh oder Sägespäne.
70. Sie hat keinen Widerwillen gegen Speisen, aber durchaus kein Verlangen zu essen, und sieht sie die Speise, so ist sie schon satt und könnte den ganzen Tag gehen, ohne zu essen, viele Tage lang.
Ein widriges Hungergefühl und eine Leere im Magen, und doch wenig Appetit.
Beschwerde vom Tabackrauchen.
Nach dem Essen, Mittags und Abends, Schlucksen.
Bald nach dem Essen, scharfdrückenden Schmerz in der linken Unterbauchseite.
75. Nach dem Abendessen, Uebelkeit, Eckel und Mattigkeit, mehrere Abende.
Nach dem Abendessen starke Uebelkeit und Zittrigkeit.
Nach dem Mittagsessen, ein Ziehen im Magen, was ihm ein dehnendes Gefühl im ganzen Körper verursachte, was sie so müde machte, daß sie sich legen mußte.
Ziehschmerz im Magen.
Pressender Wundheitsschmerz über dem Magen und im Oberbauche querüber, Nachmittags.
80. Beim Bücken ist die Leber stets empfindlich und schmerzhaft. |
Risse in der Leber. 194

Beim Aufrichten nach dem Bücken, einige heftige Stiche in der rechten Bauchseite, wie in der Leber, mit Athemversetzung. (d. 10. T.)

Abends, anhaltender Stichschmerz unter den linken letzten Ribben bis in die Herzgrube. (d. 5. T.)

Nachmittags und Nachts, stechend reißender und kneipender Schmerz in der linken Bauchseite bis zum Hypochonder und dem Brustbeine herauf. (d. 7. T.)

85. Früh nach dem Aufstehen, reißende Empfindung im Unterleibe.

(Anhaltendes Brennen und Drücken im Unterleibe.)

Oft ein augenblicklicher, ziehender Schmerz unter den rechten Ribben, beim Sitzen und Gehen.

Vom hoch Langen, Spannen der Bauchmuskeln.

In den Bauchmuskeln, über dem linken Schooße, ein viertelstündiger Ziehschmerz, wenn sie tanzt oder scharf geht.

90. Winden und Kneipen im Unterleibe. (n. 1 St.)

Es geht ihm knurrend im Unterleibe herum, eine ängstliche Unruhe im Unterleibe, und doch gehen keine Blähungen ab; der kleine Stuhlgang erleichtert nicht. (n. 1 St.)

Pulsirender Schmerz in der linken Unterbauchseite beim Bauchringe, beim Sitzen. (d. 4. T.)

(Der Leistenbruch tritt ihm mit Gewalt heraus. n. $^1/_2$ St.)

Jückendes *Brennen am After*

95. Arges Jücken in der Falte zwischen den Hinterbacken und am After, was durch Reiben sich erhöht. (n. 15 St.) |

195 Afterknoten vergrößern sich Abends immer mehr, schmerzen brennend und feuchten.

Beim Stuhlgange tröpfelnder Blutabgang.

Nach einem lästigen Drücken im Unterbauche, langes Noththun, der Stuhlgang erfolgt sehr langsam und nur durch Anstrengung der Bauchmuskeln, die ganzen Därme scheinen unthätig zu sein, aus Mangel der peristaltischen Bewegung. (n. 2 T.) Stuhl nicht hart.

Der Mastdarm ist unthätig, als mangle ihm die Kraft den Stuhlgang auszudrücken, und die peristaltische Bewegung; der Stuhl ist weich und ganz dünne geformt, und doch kann er nicht anders als durch große Anstrengung der Bauchmuskeln ausgeleert werden. (n. 16 St.)

100. Hellfarbiger Stuhl.

Nach schwierigem Abgange harten, lorbeerartigen Stuhles mit schneidendem Schmerz im After, als wäre er zu enge, Blutabgang in einem Strahle, mit nachgängigen beißenden Wundheitsschmerzen im After und den Mastdarm hinauf. (d. 17. T.)

Beim Gehen im Freien, reißende, zuckende Stiche in der Harnröhre nach dem Unterbauche herauf.

Jückendes Brennen in der Harnröhre.

Früh, beim Erwachen, Drängen zum Uriniren, mit schwierigem und zögerndem Abgange des Harns in dünnem Strahle aus der weiblichen Harnröhre. (d. 7. T.)

105. Viel und wasserfarbiger Urin.

Sie läßt sehr wenig Harn und dieser setzt einen rothen Sand ab.

Zwei Nächte nach einander Pollutionen. (n. 15 T.) |

196 Die vier ersten Nächte nach einander, Pollutionen, mit wollüstigen Träumen.

Fast eine Nacht um die andere, wollüstige Träume und Pollution.

110. Scheint anfänglich den Geschlechtstrieb eher zu mindern, die Erektionen aber zu mehren, während in der Nachwirkung die Neigung zum Beischlaf erhöhet wird, die Erektionen aber fehlen.

Mangel des Geschlechtstriebes. (sogleich mehrere Tage.)

Auf der linken Seite der Scham bis in die Brust ruckweises Stechen.

Starker Weißfluß durchsichtigen Schleims, doch bloß am Tage, ohne Empfindung und ohne Leibweh.

Gelbschleimiger Scheidefluß. (n. einigen Tagen).

115. Verstopft in der Nase. (d. ersten Tag).

Plötzlich starker Fließschnupfen aus dem linken Nasenloche, während das rechte ganz verstopft ist.

Erst Fließschnupfen, dann arger Stockschnupfen, er hatte durch beide Nasenlöcher keine Luft. (n. 8 T.)

Heftiger Stockschnupfen, vorzüglich die Nacht, mit großer Mundtrockenheit.

Früh, Heiserkeit. (d. 16. T.)

120. Oefters, ganz plötzlich, völlig heiser, daß ihr die Stimme versagte, und wogegen kein Räuspern etwas fruchtete, meist Nachmittags und Abends.

Früh, gleich nach Erwachen, ist die Kehle rauh, die Brust belegt; er kann nichts ausräuspern und muß viel nießen. (n. 12 St.).

Anhaltender, trockener Kotzhusten, mit Athemversetzung, und Stichschmerz von der lin- | ken Bauchseite bis zum Hypochonder herauf 197
und bis in die Herzgrube.

Bei kurzen Hustenanstößen, Kopfschmerz, reißend, stechender Schmerz in der rechten Schläfe, und im Scheitel.

Wenn er hustet, schmerzt es pressend im Hinterkopfe.

125. Beim Nießen, stechend reißender und kneipender Schmerz im Genick bis zur rechten Achsel, mit heftigem, anhaltendem, kurzem, trockenem Husten.

Starker, trockener Husten am Tage, jeder Hustenanfall dauert lange; erst nach 2 Tagen wird er seltener und lösend. (n. 16 T.)

Husten mit vielem Auswurfe, vorzüglich früh.

Es dämpft auf der Brust und piept in der Luftröhre beim Athmen,

Trockenheitsgefühl in beiden Brustseiten. (d. 15. T.)

130. Beengung der Brust und drückender Brustschmerz.

Bei starker Bewegung, wie harter Druck oben auf beiden Seiten der Brust; im Sitzen drückts auch, doch weniger; aber beim Liegen gar nicht; beim Befühlen wird nichts geändert.

Beim Bücken ein Stich aus der linken Bauchseite in der Mitte der Brust hervor bei jedem Athemholen; dann auch beim gerade Stehen.

Stechen oben in beiden Seiten der Brust, bei starker Bewegung; beim Sitzen und Gehen stichts nicht, sondern drückt bloß im Brustbeine, was ihm den Athem hemmt.

Stechen in der linken Brust. |

135. Oefteres Herzklopfen; einige unordentliche Schläge, kleine und große unter- 198
einander.

Abends, vor dem Einschlafen, im Bette, reißend stechender Schmerz im Kreuze.

Ruckweises Reißen im Kreuze, vorzüglich beim Bewegen.

Schmerz in der Nierengegend.

Kreuz- und Rückenschmerzen wie zerschlagen.

140. Rückenschmerz, als wenn ein heißes Eisen durch die untersten Rückenwirbel gestoßen würde.

Zwei Tage nach einander Frost im Rücken, mit Stechen und Schneiden darin.

Reißender Schmerz im linken Schulterblatte. (n. 34 T.)

Reißen im linken Schulterblatte, in den Armen, in den Händen und Beinen, vorzüglich Abends. (d. 3. T.)

Schmerz im linken Oberarme wie verrenkt.

145. Stiche in den Muskeln des linken Oberarms. (n. einigen St.)

Beklemmung im Arme, wie von Frost.

(Es ruckt ihm den Arm mehrmals und auch den Kopf rückwärts, mit Bangigkeit).

Geschwulst (weiche, rothe) am Arme und heftige Stiche darin.

Schmerzhaftes Reißen wie auf dem Knochen im Unterarme, in der Ruhe, eine Minute lang, dreimal.

150. Früh beim Erwachen, ziehend reißender Schmerz im Unterarme, bis in die Hand.

Täglich schläft ihm der linke Unterarm ein; es brickelt darin von der Hand bis zum Ellbogen. |

199 Jücken um die hintersten Fingergelenke, durch Reiben vermehrt sich das Jükken und es entsteht ein unleidlicher Schmerz in den Knochen der Finger.

Jücken auf den rechten Fingern, was durch Kratzen und Reiben sich mehrt. (n. 4 St.)

155. Reißender Schmerz über beiden Hüften und am obern Beckenrand.

(Schmerz im rechten Hüftgelenke).

Mehrere Abende (um 7 Uhr) eine Unruhe in den Beinen $^1/_4$ Stunde lang, ehe sie schlafen ging.

Ziehen in den Beinen.

Ziehender Schmerz in den Kniekehlen beim Treppenaufsteigen, nicht beim Herabsteigen.

Schmerz in der linken Kniekehle; der Knabe kann nicht gut auftreten.

160. Abends vor dem Einschlafen, reißend stechender Schmerz im Knie.

Dumpfes Reißen an der Inseite des linken Kniees, Abends. (d. 19. T.)

Beim Treppensteigen, ein ziehender Schmerz in beiden Knieen, nicht aber beim bloßen Krümmen des Kniees; auch beim Befühlen schmerzten sie nicht.

Im rechten Unterschenkel, während des Mittagsschlafes im Sitzen, stechend klammartiger Schmerz mit Taubheitsgefühl, auch nach dem Erwachen.

Wenn sie den einen Fuß über den andern legt, oder auf die Zehen tritt, bekommt sie jedesmal gleich schmerzhaften Wadenklamm.

165. Beim Gehen scheinen die Wadenmuskeln zu kurz zu sein; sie spannen. (n. 20 St.) |

200 Beim Gehen Spannschmerz an der Inseite der Waden. (d. 16. T.)

Nach dem Spazieren, Schmerzen in den Beinen und Lenden, wovor sie die Nacht nicht schlafen konnte.

Bei Bewegung, Schmerz in den Beinen und Lenden.

Zerschlagenheitsschmerz der Wadenmuskeln und in den Lenden über den Hüften, beim Gehen. (n. 36 St.)

170. Flechten zwischen den Zehen.

(Nach Gehen im Freien, Uebermunterkeit und stierer Blick, dann bei jeder Bewegung kalter Schauder und zugleich Schweiß, am Kopfe Frost; bei Schlafengehen, Kopf, Hände und Füße heiß).

Beim Eintritt ins Zimmer nach Gehen im Freien, entsteht Bänglichkeit und Uebelkeit während des Sprechens.

In dem Ober- und Unterschenkel ein lang anhaltendes Strammen, abwärts, fast wie ein Klamm, zwar nur etliche Minuten lang, aber oft wiederkehrend.

Ziehschmerz in den Gliedern. (d. 2. T.)

175. Während körperlicher Beschäftigung, ein klammartiges Gefühl und wie Taubheit im ganzen, linken Beine herauf, so auch im linken Arme, mit taumlicher Kopfbetäubung, in absetzenden Anfällen. (d. 14. T.)

Unwillkührliche Zuckungen hie und da und Bewegungen eines Fußes, der Finger u.s.w.

(Zucken in allen Gliedern).

Unwillkührliche Bewegung des Kopfs und anderer Theile. |

Brennartiges Spanngefühl, wie von Geschwulst der Fuß- und Handrücken. **201**

180.[1] Anfall: Andrang des Blutes nach dem Kopfe, schwarz Werden vor den Augen, Schwindel, Klingen vor den Ohren[2] und Schläfrigkeit.

Anfall: erst saß er still, ohne zu antworten, dann ängstliches Stöhnen, 5 Minuten lang, dann 10 Minuten arger Lachkrampf, dann wiederum Weinen, dann abwechselnd Lachen und Weinen.

Leichte Verkältlichkeit selbst im Zimmer; sie wird heiser, was sich durch Gehen im Freien mindert.

Früh, lähmige Schwäche in allen Gliedern mit Kopfbetäubung, in Anfällen von einigen Minuten. (d. 10. T.)

Jücken am ganzen Körper, besonders im Gesichte. (d. 7. T.)

185. Stechendes Jücken auf dem Rücken und der Bauchseite. (d. 2. T.)

Die Beine sind ihr so schwer, daß sie sie kaum heben kann.

Ungemein matt und müde; er muß sich durchaus setzen. (n. 1 St.)

Unüberwindliche Neigung zum Niederlegen. (n. 3 St.)

Müde und schläfrig. (n. 1 St.)

190. Bei der Nachmittagsruhe, wenn er sitzend einschlafen will, ein Ruck durch Kopf und Glieder, wie ein elektrischer Schlag, mit Betäubung.

Nachts heftige Schmerzen in der Kniekehle bis zur Ferse. (n. 9 T.)

Er erwacht Nachts über Krampf und Beklemmung der Brust. (nach angestrengtem Gehen, Tags vorher.) |

Er kann vor Mitternacht nicht einschlafen, gleichsam von einer Schwere in den Armen gehindert. **202**

Nachts Unruhe in allen Gliedern, wovor er nicht einschlafen kann.

195. Vor Mitternacht im Schlafe, große Unruhe, mit heftigem Weinen und trostlosem Jammer, ohne gehöriges Bewußtsein, etliche Minuten lang.

Sie ächzt und stöhnt des Nachts, als wenn sie weinte, was ihr selbst unbewußt ist, bald nach dem Einschlafen. (d. 7. T.)

Der Schlaf ist tief, gegen Morgen mit Kopfanstrengenden Träumen. (n. 10 St.)

Er steht in der Nacht bewußtlos und mit fast verschlossenen Augen aus dem Bette auf und geht ängstlich aus einer Stube in die andere, während er sich die Augen reibt; wieder zu Bette gebracht, schlief der Knabe gleich wieder ein.

Viel Reden im Schlafe, als träumte er ängstlich.

200. Frostschauder am warmen Ofen. (d. 15. T.)

Frostig in freier Luft.

Heiße Hände mit innerer Frostigkeit und heißen Ohrläppchen. (n. 2 St.)

Aengstliche Nachthitze und Schweiß.

Früh, Angst, als sollte er in etlichen Stunden einen Fallsuchtanfall bekommen.

205. Besorgniß daß ihm die Gedanken, der Verstand vergehen könnte.

---

1 Im Original heißt es „186".

2 Im Original heißt es „Ohern".

Aufgereizt, übernommen, und doch unzufrieden, daß man noch nicht genug gethan habe. |

203 Aergerlich, weinerlich (n. 2 T.) mit heißen Ohrläppchen.

Will das nicht, was andere wollen.

Betäubt.

210. Der Knabe geräth wider Willen in stetes Weinen, 1/2 Stunde lang.

Sehr schreckhaft und fährt zusammen, wenn das Geringste fällt.

Er war niedergeschlagen über seine Krankheit.

Sie nimmt alles von der schlimmsten Seite und weint und heult Stundenlang. (n. 2 T.)

Vorwort*

[III] Immer ist uns die Allöopathie die Auskunft schuldig geblieben, auf welche andre Weise sie wohl eine Krankheit erkennen und jeden Krankheitsfall von dem andern unterscheiden könne, als durch die diagnostischen Zeichen, das ist, durch die jedem Krankheitsfalle eigenthümlichen Symptome? Denn daß sie es durch einen bloßen sogenannten praktischen Blick vermöge, wird sie unserm Zeitalter wohl nicht mehr vorzuprahlen wagen.

Und wenn sie es dann nur durch Erkennung der, jedem Krankheitsfalle eigenthümlichen Symptome vermag, so mag sie uns antworten, wie sie die Heilmittel dazu wählen wolle? ob auf gut Glück und nach Vermuthung, daß diese oder jene Arznei gerade diesen Zustand vielleicht heilen möchte, ohne vorher zu wissen, oder sich darum zu bekümmern, ob auch das Mittel die Tendenz und die Kraft besitze, der Gesammtheit der Symptome des vorliegenden Krankheitsfalles mit Gewißheit heilkräftig zu entsprechen?

Gaben sie nun, da sie sich um eine solche Kenntniß geständig nicht bekümmerten, das Mittel folglich bisher auf gut Glück, oder auf bloße Vermuthung ihrem Kranken hin, ohne vorher zu wissen, ob das zu verordnende Mittel auch die Tendenz und die Kraft besitze, der Gesammtheit der Symptome vorliegender Krankheit heilkräftig zu entsprechen; wie konnten sie ein solches Verfahren gegen den hülfsbedürftigen Kranken für eine Kunst, geschweige für ein rationelles Kunst-Verfahren auszugeben sich unterstehn? es müßte denn κατ᾽ ἀντίφασιν[1] zu verstehen sein, so wie man das Wort lucus[2] herleitet a non lucendo![3]

Oder, wollen sie uns, wie gewöhnlich, aufbinden: Sie wüßten bereits aus der Erfahrung, daß diese oder jene Arznei die causam morbi[4] hebe, und sie verrichteten so das Rationellste, was der Arzt thun könne, nämlich Causal-Curen; so wird es nach erst neuerlicher Auffindung der einzig wahren Grund-Ursachen aller chronischen Krankheiten in den drei chronischen Miasmen, und vorzüglich der gro-

---

* In: Georg Adolph Weber, Systematische Darstellung der reinen Arzneiwirkungen aller bisher geprüften Mittel. Braunschweig 1836, S. III–IV.

1 „Nach einem kontradiktorischen Gesetz".

2 „Hain, Lichtung".

3 „Vom nicht Leuchtenden".

4 „Krankheitsursache".

ßen Grund-Ursache der allermeisten langwierigen Krankheiten, in der Psora gefunden, unwidersprechlich klar, daß das Vorgeben der Allöopathie, »sie habe immer Causal-Curen verrichtet,« eitel Prahlerei gewesen, indem ihr, in allen vorgängigen Jahrhunderten bis auf diesen Tag, letztere einzig wahre causa des überwiegend größten Theils aller chronischen Krankheiten, die Psora, unbekannt geblieben und jetzt erst von der Homöopathie entdeckt worden war. Wie wäre es möglich, daß sie Causal-Curen verrichtet hätte, ohne diese ihnen stets verborgen gebliebene causam unzähliger, ja (die wenigern von syphilitischer und sykosischer Entstehung ausgenommen) aller chronischen Krankheiten, die Psora, je geahnet zu haben?

Das Wahre ist: sie erdichteten sich eine causam bei ihren Curen, und dichteten auch der Arznei die Kraft an, jene erdichteten causas zu heben. Der unglückliche Erfolg aller ihrer Curen der chronischen Krankheiten, aus dieser Haupt-Ursache entstanden, giebt den Beleg hiezu. |

Ist aber, wahrlich, die Kenntniß, ja die möglichst erschöpfende Kenntniß des zur Heilung einer Krankheit zu wählenden Mittels, ob es auch die Tendenz und die Kraft besitze, der Gesammtheit der Krankheits-Zeichen heilkräftig zu entsprechen, zur redlichen Behandlung des Kranken erforderlich und unentbehrlich, wie kein Verständiger abläugnen kann und auch der Allöopathiker gestehen muß, wenn er seinen Kranken nicht offenbar betrügen will, so sieht man leicht ein, daß eine unermüdliche Prüfung jeder Arznei auf ihre besondern Kräfte, Menschen-Befinden umzuändern, vorausgehen müsse, ehe man wage, sie in Krankheiten des leicht zerstörbaren menschlichen Organismus anzuwenden. IV

Denn ist man in der gebildeten Welt dem Glücklichen im Volke Achtung und menschenfreundliche Theilnahme schuldig, um wie viel lauter muß das Menschen-Herz für den Unglücklichen schlagen, um wie viel reger sich unser Eifer zur Rettung des Elenden erheben, der das unentbehrlichste aller irdischen Güter, die Gesundheit, wenn auch nur zum Theil, verloren hat!

Welche Verworfenheit gehörte hienach dazu, vom Kranken zur Hülfe gerufen, durch verkehrte Vorkehrungen ihn noch kränker zu machen, und ihm so, ohne sich um die geeigneten Hülfsmittel für ihn sorgfältig zu bekümmern, mit unpassenden, folglich schädlichen Arzneien auch den Rest seiner Gesundheit, ja seines Lebens vollends zu rauben!

Unser zu Mitleid und einer immer wärmern Menschenliebe (der schönsten Tugend) sichtbar emporsteigendes Zeitalter wird wohl eine so hartherzige Vergeudung des unschätzbaren Menschenlebens nicht ferner dulden, und im gleichen Grade wird es die göttliche Offenbarung der reinen Wirkungen der Arzneien durch das Organ der Homöopathie zu würdigen wissen, deren Kenntniß dem ächten Arzte unentbehrlich ist, um den Kranken jenes edelste aller Güter des Lebens, die verlorne Gesundheit, wieder zu verschaffen und sich so zum größten Wohlthäter der Menschheit zu erheben.

Noch vor einem Jahrzehnde klagte der Menschenfreund, daß diese Kenntniß noch zu dürftig sei, und er deßhalb viele Krankheiten ungeheilt lassen müsse. Kein Wunder! da vor der Homöopathie alle die vielen Tausende, welche bisher den Namen Aerzte geführt hatten, nur nach dem Namen der Arzneien, und was Der und Jener von ihrer Heilkraft im Allgemeinen vermuthet, sich umgesehn. Indeß aber ist diese Kenntniß – Dank sei's dem großen Regierer unsrer Schicksale! – zu einem solchen Umfange erwachsen, daß man sich nach Veranstaltungen sehnen mußte, welche die Uebersicht dieses Reichthums erleichtern.

Und zu den besten Veranstaltungen dieser Art gehört unstreitig gegenwärtiges Werk des Herrn Hofraths Dr. Weber, welcher sich in dieser Art mühsamer und sinniger Arbeit bereits ausgezeichnet hat*.

* „Systematische Darstellung der antipsorischen Arzneimittel in ihren reinen Wirkungen [etc.] von Dr. Georg Adolph Weber. Braunschweig, Friedr. Vieweg 1830." – Ein Nachtrag dazu ist, als 2ter Band, so eben erschienen.

Cöthen, den 13ten Oktober 1830.

Die Allöopathie
Ein Wort der Warnung an Kranke jeder Art*

[3] Die Allöopathie oder das Curverfahren der alten Arzneischule rühmt sich, seit drittehalb tausend Jahren, im Besitze der Kunst zu sein, den Grund der ihr zur Behandlung übergebnen Krankheiten zu heben und so – im Gegensatze gegen die Homöopathie, die dieß nicht vermöge – allein Causal-Curen zu verrichten und rationell zu heilen.

Wenn aber die Allöopathen den Grund der chronischen Krankheiten, welche die bei weitem überwiegende Zahl aller Krankheiten ausmachen, heben wollten, so hätte er ihnen doch schon bekannt sein müssen. Er war ihnen aber in allen Jahrhunderten nicht, gar nicht bekannt gewesen, und sie waren außer sich, als die neuen Entdeckungen der Homöopathie ihnen zeigten, daß alle langwierigen Krankheiten einzig auf drei chronischen Miasmen beruhen, wovon die ganze alte Arzneischule bisher keine Ahnung gehabt hatte.

Indem sie nun in dieser langen Zeit den ihr unbekannt gebliebnen Urgrund aller chronischen Krankheiten nicht kannte, so folgt, daß sie bisher auf unwahre Ursachen los kurirte, die ihr unbekannte Grundursache derselben daher nicht heben, folglich auch die chronischen Krankheiten nicht wirklich heilen konnte. |

4 Dieß erwies auch der Erfolg; denn wenn man die bloß von venerischem Schankermiasm herkommenden Krankheiten ausnimmt, wo freilich das empirisch von Nichtärzten erfundene Quecksilber half, so konnten die sämmtlichen Aerzte alter Schule alle übrigen chronischen Uebel mit dem ganzen medicinischen Apparate wohl verschlimmern und unheilbar machen, aber keinen chronisch Kranken gesund herstellen. Denn aus dem einen langwierigen Uebel den Kranken durch arzneiliche Gewalt in ein anders aussehendes, schlimmeres Uebel versetzen, und dann, wie gewöhnlich, sich anstellen, als sei dieß von Ungefähr hinzugekommen, und der Arzt sei an der Erscheinung dieses neuen, traurigen Zustandes unschuldig, heißt sich mit Täuschungen durchhelfen, heißt nicht heilen, nicht gesund machen, sondern den Kranken täuschen und verderben.

Fälschlich gaben die bisherigen Aerzte alter Schule die verschiednen, oft nur eingebildeten Charaktere und Erscheinungen der chronischen Krankheiten (die doch nur Erzeugnisse und Aeußerungen des Urgrundes der letztern sind) für deren Ursache (causa) aus, und kurirten bald auf Erkältung, Katarrh und Rheumatism, bald auf Gicht, Stockung im Pfortadersystem, Hämorrhoiden, Verstopfungen in den Lymphgefäßen, Verhärtungen, Krankheitsstoffe in den Säften, Unreinigkeiten und Verschleimung der ersten Wege, Schwäche des Magens und der Verdauungsorga-

* Leipzig 1831.

ne, Nervenschwäche, Krampf, Blutüberfluß, schleichende Entzündung, Geschwulst
u.s.w. Sie wähnten, diese Zustände wären der | aufzuhebende Grund (causa) der 5
langwierigen Krankheit und die Minderung oder Unterdrückung derselben durch
das bisherige ärztliche Verfahren seien Causalcuren.

Aber, wenn einer dieser Charaktere oder Zustände von ihnen durch die Gewalt der Arzneien gemindert oder vertrieben worden war, so kam natürlich immer eine andre Krankheitserscheinung (ein andres Product des Urgrundes) an deren Stelle. Wie konnte nun der erstere Zustand die Grundursache gewesen sein, da keine wahre Heilung, keine Gesundheit darauf erfolgte – da immer eine andre Krankheitserscheinung statt der vertriebnen und zwar immer eine schlimmere sich zeigte? Woher rührte denn also ursprünglich der anscheinende Krankheitscharakter und dessen Erscheinung? woher kam des Kranken Erkältlichkeit, Katarrh, Rheuma, Gicht, Stockung im Pfortadersysteme, Hämorrhoiden, Verstopfungen in den Lymphgefäßen, Verhärtungen und Verschleimung und Unreinigkeiten der ersten Wege, die anscheinend Schärfe in dem Blute, die Schwäche des Magens und der Verdauungsorgane, der fieberhafte Zustand, die Nervenschwäche, Krampf, Plethora, schleichende Entzündung, Geschwulst u.s.w.? Woher kamen denn diese eigentlich und ursprünglich her, da sie doch nichts weiter als einzelne Ansichten des angeblichen Charakters der Krankheit und nur einzelne Aeußerungen des inwohnenden Uebels (Symptome) sind, wovon ein einzelnes (unter dem falschen Namen: Ursache) mit Arzneien bestritten, doch wahrlich nichts weiter als eine (verwerf-
liche) | symptomatische Cur bildet, die von diesen Herren mit unverantwort- 6
licher Anmaßung für rationelle Causalcur ausgegeben wird? Welches war denn nun aber der eigentliche und wahre Urgrund dieser wechselnden, sekundären Uebel und Erscheinungen, dessen Hebung eine wahre Causalcur, eine gründliche, dauerhafte Heilung, ein wahres rationelles Heilverfahren gewesen wäre? Dieß wußten alle die Tausende von Aerzten alter Schule nicht, und wollen es auch jetzt von der Homöopathie noch nicht lernen*,

* Etwas nicht wissen ist weit weniger Schande, als es nicht lernen wollen!

gaben aber dennoch, bis auf den heutigen Tag, ihre nie zum Heil der chronischen Krankheiten, wohl aber stets zur Verschlimmerung derselben führenden Pfuschcuren für rationelle Curen aus.

Eine lächerlichere und, wie der allgemeine, unausbleibliche Erfolg lehrt, zugleich Menschen verderblichere Prahlerei hat es wohl nie gegeben! Was aber zuerst ihre Behandlung der schnell verlaufenden (akuten) Krankheiten anlangt, so zeigt ebenfalls die Erfahrung, daß die daran Erkrankten, welche ohne der Allöopathen Zuthun, allein ihrer Lebenskraft überlassen blieben, im Durchschnitte weit eher und weit sicherer genasen, als wenn sie sich der eingeführten, altmedicinischen Behandlung überließen, in welcher Mancher starb, der ohne ihre Mißhülfe hätte am Leben bleiben können, und nach welcher Mancher lange noch elend blieb, gewöhnlich auch
zuletzt doch | noch an den Folgen der schönen Cur jämmerlich starb, welcher ohne 7
diese medicinischen Eingriffe derselben auf sein Leben sich von selbst weit eher erholt und weit sichrer sich erhalten haben würde.

Dieß kam daher, weil die Allöopathie den zu behandelnden, akuten Krankheiten einen falschen Charakter andichtete, damit derselbe in den bei ihnen einmal eingeführten Curplan passe. So sehen wir, daß sie bei Brustentzündung und hitzigem Seitenstich ein Uebermaaß von Blute (Plethora), von entzündlichem Blute als Grundursache voraussetzten und nur Blut und immer wieder Blut in Menge aus den Adern zapften, wo sie doch nur – wie die Homöopathie lehrt und übt – nur den krankhaften Reiz des Schlagadersystems mit, der Stillung desselben angemessenen (alle Entzündlichkeit des Blutes tilgenden), innern, wenigen Arzneien hätten aufheben dürfen, um die ganze tödtlich scheinende Krankheit in wenigen Stunden auszulöschen, ohne nach ihrem alten, verderblichen Curschlendrian nöthig gehabt zu haben, durch Aderöffnungen und Blutigel dem Kranken diesen unschuldigen, unentbehrlichen Lebenssaft und so die Kräfte noch vollends zu rauben, die er nach dieser Mißhandlung entweder, wie gewöhnlich, nie, oder erst nach einem langen Siechthume wieder erlangen konnte.

Unbegreiflich ist es, wie die Allöopathen es für eine große Sünde halten können, in Entzündungskrankheiten, z. B. in Brust- und Lungenentzündung, nicht Blut, nicht wiederholentlich Blut und in Menge abzuzapfen, wie sie verderblicher Weise nach |
8 ihrer steifen Observanz, nach ihrer in grobsinnlichen, materiellen Begriffen ergrauten Kunst sichs selbst zum unverbrüchlichen Gesetz machen, und es bessern Aerzten gern ebenfalls machen möchten.

Wäre nun so etwas eine heilsame Methode, wie wollen sie es beschönigen, daß von allen Todten im Jahre ihnen über ein Sechstheil an Entzündungskrankheiten stirbt, wie ihre eignen Tabellen ausweisen! Nicht ein Zwölftel derselben würde gestorben sein, wenn sie nicht in solche blutgierige Hände gerathen wären, *wenn sie sich bloß ihrer Natur überlassen hätten*, fern von jener alten Verderbungskunst.

Hunderte, ja Tausende sterben überdieß jährlich – die hoffnungsvollsten Jünglinge des Staats, in der Blüthe ihrer Jahre – jämmerlich an Auszehrung, Schwindsucht, und Lungeneiterung! Ihr habt ihren Tod auf Euerm Gewissen! denn gab es wohl Einen unter ihnen, der nicht den Grund dazu durch Eure schöne Curmethode, durch Euer unverständiges Blutlassen und Eure antiphlogistische Behandlung in einem vorgängigen Seitenstechen (Lungenentzündung) gelegt hätte? der nicht unumgänglich dadurch lungensüchtig hätte werden und daran sterben müssen? Diese sinnlose, antipathische, barbarische Behandlungsweise des Seitenstechens durch viele Aderlässe, Blutigel und Schwächungsmittel (von Euch antiphlogistische genannt) liefert jährlich Tausende ins Grab durch Fieber von Kräfteberaubung (Nervenfieber), allgemeine
9 Geschwulst, (Wassersucht) und Lungenvereiterung! Wahrlich! | eine treffliche, privilegirte Methode, den Kern der Menschen verdeckter Weise in Masse umzubringen!

Heißt das geheilt? rationell geheilt? Causalcur?

Dagegen wird man keinen, selbst an dem hitzigsten Seitenstechen von der Homöopathie (meist wundersam schnell) hergestellten Kranken finden, welcher drauf an der Auszehrung und Lungeneiterung stürbe, denn sie heilt die tödtlichst scheinenden Lungenentzündungen bloß dadurch, daß sie den krankhaften gefährlichen Aufruhr des Blutsystems mittels weniger milder, aber angemessener innerer Arzneimittel, oft schon binnen Tag und Nacht, sammt den Schmerzen aufhebt und so die Kräfte des Kranken aufrecht stehen läßt durch Vermeidung aller Blutentleerungen und aller schwächenden Kühlungsmittel; denn sie weiß, was die Aerzte der uralten Schule noch nicht wissen und, leider, auch nicht wissen wollen, daß starke, akute Entzündungen der Brust (und anderer Theile) einzig nur Aufloderungen eines im Innern verborgnen Ausschlagsmiasms (der Psora) sind (kein von Psora freier Mensch bekömmt je eine Lungenentzündung!), und wie sie, nach Stillung der entzündlichen Aufreizung des Blutkreislaufs, zu sorgen habe, daß die Psora ohne Zeitverlust mittels angemessener, antipsorischer Arzneien zur Heilung komme, damit dieselbe nicht ferner ihren Herd in den von ihr so leicht zerstörbaren Lungen anrichte, was der homöopathische Heiler des hitzigen Seitenstichs um desto gewisser vermag, da er die (zur Gegenwirkung auf die anzuwendenden antipsorischen Mittel) so unentbehrli-
10 chen Lebenskräfte nicht durch | Blutabzapfungen und antipathische Kühlungsmittel verschwendet hatte, *wie der Allöopathiker jedesmal thut.*

Auch die übrigen (akuten) schnell verlaufenden Krankheiten behandelt der Allöopathiker nicht nach ihren jedesmaligen Eigenheiten, wie die Homöopathie thut, sondern behandelt sie nach der in der alten Schule eingeführten pathologischen Benennung, über einen und denselben, im Buche für den Namen nun einmal angenommenen Curleisten. So werden von ihm alle, auch noch so verschiedenartige, umhergehende Wechselfieber jedesmal, nicht geheilt mit dem für jede besondre Art Wechselfieber specifisch passenden Arzneimittel, sondern bloß *unterdrückt* werden sie mit starken, ja den stärksten und oft viele Wochen wiederholten Chinagaben, *ohne daß der Mensch gesund hergestellt würde*, welcher zwar auf diese Art alle Abwechselungen von Frost und Hitze verliert (dieß heißen sie geheilt), aber dagegen andersartig kränker wird, als er beim noch gegenwärtigen Fieber war, an einem ihm aufgedrungenen, oft Jahre, mehre Jahre lang anhaltenden schleichenden Chinasiechthum.

Und so haben diese, sich für rationelle Aerzte ausgebenden Aerzte auch für die übrigen, im Volke umhergehenden theils einzelnen (sporadischen), theils allgemein verbreiteten (epidemischen), theils für die ansteckenden (kontagiösen) akuten Krankheiten schon fertige, in den Büchern festgesetzte Namen, und für jeden Namen, den sie der herrschenden Krankheit beizulegen belieben, auch einen gewissen Leisten von | Curverfahren (nur von Zeit zu Zeit nach Mode abgeändert), 11
was sich dieses oft ganz unbekannte, auch wohl nie so dagewesene Fieber gefallen lassen muß, es mag gerathen oder verderben. Wem da nicht Riesenkräfte durchhelfen, der muß sterben.

Nicht so der Homöopath, der die grassirende Krankheit nach (ihrer Individualität) ihren jedesmaligen Eigenheiten und Aeußerungen beurtheilt, ohne sich durch einen pathologischen Systemnamen zu falscher Behandlung verleiten zu lassen, die er dann nach den vorhandnen Zuständen, Klagen und Beschwerden mittels wohlpassender (specifischer) Heilmittel meist zur erwünschten Genesung bringt.

* * *

Doch ich kehre zu den ungleich zahlreichern, langwierigen (chronischen) Leiden der Menschen zurück, die bei dem alten Medicinwesen die Erde bisher zu einem wahren Jammerthale machten, um ferner zu zeigen, wie unendlich tief, auch bei diesen, die schädliche Allöopathie unter der segensreichen Homöopathie steht.

Ohne (von jeher bis jetzt) die wahre und einzige Ursache (causa) der langwierigen Krankheiten zu kennen, kurirt die Allöopathie mit einer Menge in großen, schnell auf einander einzunehmenden, nicht selten lange Zeit fortgesetzten Gaben Arznei auf die Kranken stürmend los, um nach dem hier übel angebrachten Losungsworte des gemeinen Volks: Viel hilft viel – die starke Krankheit mit physischer Gewalt zu bezwingen. Und mit welcher Arzneien Ge- | walt suchen sie dieß 12
zu erzwingen? solcher, welche (den Aerzten dieser alten Schule, leider, unbewußt) ganz andre Kräfte, ganz andre Wirkungen auf das menschliche Befinden in sich tragen, als zur Heilung der jedesmaligen Krankheit gehörten.

Daher heißen auch die in diesen Krankheiten bei ihnen gebräuchlichen Arzneien mit Recht: *allöopathische* (ἀλλοῖα, aliena, ad rem non pertinentia[1], *ungehörige*), und ihr Curverfahren mit Recht: *Allöopathie*.

Wie käme es aber, daß sie zu ihrer Kranken Nachtheile solche *unpassende* (ἀλλοῖα) Arzneien nehmen sollten? Offenbar, nicht aus bösem Willen, sondern *aus Unwissenheit*! Sie gebrauchen sie, weil sie ihre wahren Eigenschaften

1 „Andersartiges, fremdes, was nicht zur Sache gehört“.

und wahren Wirkungen auf den menschlichen Körper nicht kennen; ferner weil es unter ihnen schon so eingeführt ist, dieselben in solchen Krankheiten anzuwenden, weil es nun einmal in ihren Büchern so gedruckt steht, und weil es von den akademischen Kathedern herab ihnen als Lehrlingen nun einmal so Jahre lang vorgesagt worden war.

Wie käme es aber, daß sie beim Gebrauche dieser Arzneien bei Kranken, in den vielen Jahrhunderten, seit dieß Curwesen im Gange ist, nicht allmälig diesen Mitteln hätten abmerken sollen, was für Eigenheiten jedes derselben insbesondre, und welche Wirkungen jedes auf das menschliche Befinden besitze, um daraus endlich abnehmen zu können, wozu jedes als Heilmittel hinpasse?

13 Hierauf dient zur Antwort, daß diese Aerzte | der alten Schule eine sehr bewährte Methode besaßen und noch besitzen, sich vor der Kenntniß der eigenthümlichen Wirkungsart jeder einzelnen Arznei zu schützen und zu verwahren, und sie so ihren Augen und ihrer Beobachtung unzugänglich zu machen.

Es muß nämlich jeder ihrer jungen Aerzte bei der Prüfung zur hohen Würde eines Doktors ihrer Kunst durch Zeugnisse der Professoren beweisen, daß er die Vorträge (Kollegia) über die Receptirkunst treufleißig angehört, und durch eigenhändiges Aufschreiben von Recepten, das ist, aus mehren, verschiednen Arzneisubstanzen zusammengesetzter Recepte gegen die ihm vom Examinator (wie conti finti[2]) aufgegebne Krankheitsnamen darthun, daß er die bei der Allöopathie erforderliche, edle Kunst inne habe, stets mehre Arzneiingredienzen in ein Recept, lege artis, für die Kranken zusammengemischt zu verordnen, und also den Gebrauch einer einzelnen, einfachen Arzneisubstanz sorgfältig und durchaus zu vermeiden.

So verräth nun auch noch heutiges Tages jedes aus mehren, verschiednen arzneilichen Dingen zusammengesetzte Recept den Verordner, daß er, ohne Widerrede, ein Allöopath, einer der vielen Tausende aus der, keiner Verbesserung fähigen, alten Arzneischule ist!

Hier frage ich meine Leser auf ihr Gewissen, mir zu sagen, wie es möglich gewesen wäre, daß diese Aerzte, obschon ihre Zahl in den vielen Jahrhunderten an Millionen steigt, die Eigenthümlichkeiten jeder einzelnen Arzneisubstanz beim
14 steten Ge- | brauche solcher Arzneigemische hätten wahrnehmen und kennen lernen können?

Auch wenn man diese Gemische nach ihren Recepten einem nicht mit Krankheitssymptomen beladnen, ganz gesunden Menschen eingäbe, würde man da wohl an den erfolgten Wirkungen eines solchen Arzneigemisches, selbst wenn es nur aus zweien*,

* Nach jener, vom gesunden Menschenverstande so weit abirrenden, alten sogenannten Arzneikunst sollten sogar eigentlich mehr als zwei, drei verschiedne Dinge in einem kunstmäßigen Recepte vorhanden sein; wahrscheinlich, damit der so lege artis verordnende Arzt beim Gebrauche solcher Recepte gegen Krankheiten durchaus nie klug daraus werden könne, welches von den verschiednen Ingredienzen genützt oder welches geschadet habe, und also auch nie sehen, oder in Erfahrung bringen könne, welche besondre Wirkungen jedes der einzelnen Bestandtheile des Receptes, jede einfache Arzneisubstanz darin auf das menschliche Befinden äußere, um diese dann mit Sicherheit gegen Krankheiten gebrauchen zu können. So verräth sich immer ein schlechtes Beginnen dadurch, daß es zu verfinstern strebt. – Wo sich aber dennoch hie und da das Gewissen der guten Herren regte, wenn neuerlich ein Lichtstrahl homöopathischer Wahrheit in ihre Augen drang, sah man sie nur zwei Ingredienzen in ihr Recept aufnehmen, mit dem Vorgeben: sie verschrieben nun ganz einfach; gleich als wenn ein Zweifaches jemals einfach werden könnte! In Ewigkeit nicht!

---

2 „Gefälschte Rechnungen/Belege“.

verschiedenen Ingredienzen bestände, jemals wahrnehmen können, welche von den erscheinenden Wirkungen der einen Arzneisubstanz darin, oder welche dem andern Ingredienze mit Gewißheit beizumessen sei? Nie und in Ewigkeit nicht! |

Da man nun selbst im Versuchen eines Gemisches von nur zwei verschiednen 15
Arzneisubstanzen bei einer gesunden Person nie die speciellen Wirkungen eines einzelnen von den zweien auf das menschliche Befinden überzeugend wahrnehmen kann – indem das Gemisch nur eine Mittelwirkung beider zusammen an den Tag legen kann; wie sollte, ich bitte! wie sollte es nicht vollends ganz unmöglich werden, die jedem der mehren Ingredienzen in einem kunstmäßigen Recepte eigenthümliche Kraft und specielle Wirkung wahrzunehmen im Gebrauche bei Kranken, das ist, bei Menschen, die schon an einer Menge Befindensveränderungen leiden?

Wer sieht nicht aus allem diesen, daß, da die Aerzte alter Schule auch außerdem nie ernstlich einfache Arzneien an Gesunden versuchten, wer sieht nicht, sage ich, daß sie sämmtlich, von Anbeginn bis jetzt, ganz und völlig unwissend über die unzähligen, speciellen, reinen, wahren Wirkungen und Kräfte jeder einzelnen, folglich aller Arzneisubstanzen bleiben mußten bis auf den heutigen Tag (wenn man die wenigen, grellsten Aeußerungen mancher Arzneien, die sich auch in Gemischen verrathen, ausnimmt, und die auch dem gemeinen Manne nicht verborgen bleiben konnten, z. B. das Sensblätter purgiren, Opium betäubt, Quecksilber Speichelfluß erregt, Ipekakuanha Erbrechen erregt, Chinarinde den Typus der Wechselfieber unterdrückt und so Weniges mehr).

Also! ein Handwerk, was keine genaue | Kenntniß von allen 16
seinen Werkzeugen hat und auch nicht haben will! –

Auch unter den niedrigsten Handwerken giebt es kein solches! Bloß die Arzneikunst alter Schule giebt ein Beispiel davon unerhörter Art!

Und diese Herren brüsten sich, dieser unglaublichen Irrationalität ungeachtet, so hoch, die alleinigen rationellen Aerzte zu sein und, bei völliger Ignoranz des Urgrundes aller der unzähligen, chronischen Krankheiten unvenerischer Art, allein Causalcuren verrichten zu können! I, womit denn sie verrichten? Etwa mit den ihnen stets nach ihrer reinen Wirkung verborgen gebliebenen Werkzeugen, den Arzneisubstanzen (in Gemischen verschrieben), deren einzelner Kenntniß sie sogar von sich abzuwehren, wie ich gezeigt habe, die wirksamsten Einrichtungen in ihrer Zunft getroffen haben?

Giebt es wohl eine lächerlichere Prahlerei? einen ausgesuchtern Unverstand? eine totalere Nichtigkeit von Curwesen?

Dieses Schlages, liebe Krankenwelt! sind nun alle die gewöhnlichen Aerzte. Nur aus diesen bestehen noch die Medicinalbehörden aller civilisirten Länder. Nur diese sitzen auf den medicinischen Richterstühlen und verdammen alles Bessere, was, obschon der Menschheit zum Heile, ihrer alten Zunft entgegen ist*!

* Was Wunder, daß sie übermüthig stolz auf ihre Privilegien aus dem düstern Mittelalter her, mit dem weltlichen Arme der Richter, deren intime Hausärzte sie sind, die neue Heilkunst zu unterdrücken sich beeifern, die alle ihre ärztlichen Versprechungen durch heilbringende Thaten überflügelt und ihr altes, nachtheiliges Curwesen im Hintergrunde stehen läßt!

Nur solche sind die Vorsteher und | Führer aller der zahllosen Spitäler und Kran- 17
kenhäuser, mit Hunderten und Tausenden, nach Heilung vergeblich schmachtender Kranken angefüllt! Nur dieser Art sind die Leibärzte der Landesfürsten und der Staatsbeamten. Nur dieser Art sind die ordentlichen Professoren der Medicin, auf allen Universitäten! Nur von Praktikern dieses Schlendrians, größern und kleinern, wimmeln unsre Städte, von den großnamigen an, die in schnell rollenden, goldnen Karossen täglich zwei Gespann Pferde ermüden, um sechzig, achtzig und mehr

Kranken anderthalb minütliche Besuche abzustatten, bis zu dem Trosse niederer Praktiker herab, die in abgetragnen Kleidern ihre Füße anspannen müssen, um ihre Patienten mit öftern Besuchen und vielen Recepten belästigen zu können, unter kärglichem Lohne für ihre vergeblichen und schädlichen Bemühungen, die freilich den hochfahrenden ihrer Zunft besser bezahlt werden!

Wäre indeß diese Unzahl von Aerzten alter Schule ihren Kranken nur unnütz, und bloß nicht heilbringend, so wäre es schon schlimm genug. Aber sie sind der kranken Menschheit unsäglich nachtheilig und zum Ruine. Ohne es zu wissen, ja ohne es nur zu ahnen – selbst ohne es zu wollen, richten sie (obschon bei langwie-
18 rigen Krankheiten | nicht so schnell in die Augen fallend) – unglaubliches Unheil
an durch ihr Einstürmen auf die Kranken mit großen Gaben kräftiger, fast stets unpassender Arzneien, die sie, täglich (auch wohl täglich mehrmals) wiederholt, oft lange Zeit fortsetzen und wenns, wie natürlich, nicht helfen will, dieselben in steigenden Gewichten fortsetzen, und so nicht selten Jahre lang unausgesetzt bald mit diesem bald mit jenem angreifenden Arzneigemische den Kranken strapatziren, wenn sie demselben (und sich selbst) nicht in der schönen Jahreszeit (Bade-Saison von ihnen genannt) eine Art Erholung dadurch verschaffen, daß sie ihn in dieß oder jenes Mineralbad, oder besser, in zweie auf einander, schicken, die so eben jetzt die modigsten sind, wovon er ebenfalls, ists zum Trinken, täglich eine nicht geringe, auch wohl steigende Menge zu schlucken, oder zum Baden, täglich wenigstens Ein Bad viele Minuten lang, mehre Wochen über zu nehmen beordert wird. Und doch ist jeder Trunk eines Mineralbrunnens, und jedes davon genommene Bad eine Gabe, eine starke Gabe starker Arznei!

Was sagt das nachdenkende Publikum dazu, daß die Aerzte der alten Medicinschule in den 25 Jahrhunderten noch nicht haben einsehen lernen, daß, fast ohne Ausnahme, jede Arzneisubstanz, in einer einzigen Gabe eingenommen, *mehre Tage*, ja Wochen zur Vollführung ihrer Wirkung im menschlichen Körper braucht, wie dem genauen Naturbeobachter, dem homöopathischen Arzt, unzählige, sorg- |
19 fältige Beobachtungen, Erfahrungen und Versuche gelehrt und zur Ueberzeugung be-
stätigt haben? Was sagt die bisher getäuschte Welt dazu, daß die Aerzte alter Schule, zum Beweise, daß sie von dieser höchst unentbehrlichen Wahrheit noch nichts wissen, noch bis diesen Tag fortfahren, ihre Arznei täglich in mehren Gaben beim Kranken zu wiederholen, deren jede durch die bald nachfolgende in ihrer Wirkung gestört und so keiner Gabe der hundertste Theil der zur Vollführung ihrer Wirkung nöthigen Zeit von ihrer Unwissenheit gestattet wird – eine Ueberladung des Körpers, drauf und drein, mit demselben Arzneigemische, wodurch nur Schaden für die Gesundheit angerichtet werden kann, aber nie etwas Gutes, Zweckmäßiges, Heilsames!

Der nachdenkliche, unpartheiische Leser wird sich schwerlich das Räthsel lösen können, wie in aller Welt das große Heer von Aerzten so viele Jahrhunderte hindurch bei dieser verderblichen Behandlung langwierig Kranker habe beharren können?

Die hier angedeutete, gemeinschädliche Curweise der bisherigen Aerzte alter Schule wäre unglaublich, wenn sie nicht bei ihnen auf der grassesten Unwissenheit des wahren Vorganges in der Natur, ich meine, des erfahrungsmäßigen Verhältnisses zwischen den Substanzen, die man Arzneien nennt, und dem menschlichen Körper, das ist, wenn sie nicht noch heutiges Tages auf dem erbärmlichen, nicht zu vertheidigenden Aberglauben dieser Menschen (Aerzte genannt) beruhete: „*daß*
20 *die | Arzneien, auch in großen, oft wiederholten und gestei-*
gerten Gaben, sämmtlich, an sich und durchaus, in allen Fällen heilsame Dinge wären.“

Die mindeste genaue Beobachtung aber, wenn sie deren fähig gewesen wären, würde sie überzeugt haben, daß dieß grundfalsch, und nur das Gegentheil davon wahr sei, nämlich: „daß Alles, was man Arznei nennen kann, an sich schädliche, der menschlichen Gesundheit, im Allgemeinen, nachtheilige Substanzen sind, die nur da, wo jede gerade mit ihrer Schädlichkeit auf einen, für sie speciell geeigneten Krankheitsfall hinpaßt, in angemessener Gabe und zur rechten Zeit gegeben, heilsam wird."

Diese zum Heilen unentbehrlichste Wahrheit sprach ich zuerst vor der Welt aus. Die Allöopathen schienen dieß in ihrer Ueberraschung anfangs zuzugeben, gleich als wenn ihnen diese Wahrheit längst schon bekannt gewesen wäre; aber der Erfolg zeigte, daß sie immer noch in ihrer alten Verblendung befangen waren, und daß in ihren mechanischen Kopf jene himmelfeste Wahrheit keinen Eingang finden könne.

Unmöglich hätten sie sonst in ihren quacksalberischen Curen chronischer Krankheiten bis jetzt fortfahren können, ohne die eigenthümliche Kraft einer jeden
einzelnen Arznei, Menschenbefinden ab- | zuändern, erforscht zu haben, mit mehr- 21
fach zusammengemischten, solchen ungekannten Arzneien, in großen, öftern, gewöhnlich gesteigerten Gaben dieser bedenklichen Substanzen ihre chronisch Kranken, lange Zeit über zu deren Verderben zu füttern, es werde auch daraus, was da wolle, wenn sie jene unumstößliche Wahrheit gewußt oder eingesehn und vor Augen behalten hätten: daß die Arzneien an sich schädliche, der menschlichen Gesundheit im Allgemeinen nachtheilige Substanzen sind, die nur da, wo jede gerade mit ihrer Schädlichkeit auf einen, für sie speciell geeigneten Krankheitsfall hinpaßt, in angemessener Gabe und zur rechten Zeit gegeben, heilsam werden kann.

Was für Unheil für den chronisch Kranken in diesem, ihrem blinden Verfahren, in dieser Ueberhäufung mit starken, ungekannten Arzneien liegt, wird jeder nachdenkende Unpartheiische leicht einsehn, wenn er weiß: daß jede Arznei eine krankmachende Substanz ist, folglich jede kräftige Arznei täglich, längere Zeit, in mehrern, auch wohl gesteigerten Gaben eingenommen, einen jeglichen, selbst gesunden Menschen unfehlbar krank macht, anfangs von außen merkbar und sichtbar, bei längerer Fortsetzung aber weniger in die Augen fallend*,

* Am wenigsten auffallend, wenn mit den Gaben nicht gestiegen wird, wo dann der allöopathische Arzt sich und den Kranken zu überreden sucht: „seine Natur sei dieser Arznei gewohnt worden, weßhalb damit gestiegen werden müsse:" – ein zum Ruin des Kranken dienendes, grundfalsches Vorurtheil!

aber desto tiefer eindrin- | gend, und dauernden Schaden hervorbrin- 22
gend, deßhalb, weil die stets thätige Lebenserhaltungskraft in uns den Nachtheil, mit welchem diese öftern Angriffe das Leben selbst antasten, durch innere Gegenveranstaltungen ununterbrochen im Stillen abzuwehren sucht mittels Vorrichtung von unsichtbaren Schutzwehren und Vorbauungen gegen das viele, auf das Leben eindringende, arzneilich Feindseelige, – krankhafte Abänderungen in den Organen, um die Thätigkeit der einen zu erhöhen und sie unleidlich empfindlich und daher schmerzhaft zu machen, die andern dagegen gefühllos und unempfindlich, auch wohl zugleich verhärtet, während sie den andern (im gesunden Zustande zur Bewegung leicht erregbaren) Theilen ihre Irritabilität nimmt, oder sie wohl gar lähmt, kurz so viel körperliche und geistige, krankhafte Veränderungen, als zur Abwehr der Gefährdung des Lebens von den feindlichen Eingriffen der immer wiederholten Arzneigaben erforderlich war, das ist, unzählige Desorganisationen und Afterorganisationen im Verborgenen anrichtet, so daß eine anhaltende, dauernde Verstimmung des Befindens Leibes und der Seele dadurch entsteht, – was mit keinem Ausdrucke angemessener zu bezeichnen und zu benennen ist, denn als chronisches Arzneisiechthum – innere und äußere Befindensverkrüppelungen, wodurch,
wenn | die kräftige Arznei nur Monate lang gebraucht ward, eine so dauernd ver- 23

änderte Natur des Menschen entsteht, daß, wenn auch alles Arzneien fortan unterbliebe, und der Körper weiter keinen Verlust an Säften und Kräften erlitte, dennoch diese krankhafte Umgestaltung im Innern von der Lebenskraft in zwei, drei Jahren nicht wieder hinweg genommen und zum Gesunden und Normalen wieder zurückgebildet werden kann.

So verwahrt auch z. B. die stets zur Erhaltung strebende Lebenskraft unsers Organisms die empfindlichen Theile der innern Händefläche des Steinsetzers (Pflasterers), so auch der Feuerarbeiter, der Glasblaser u.s.w., gegen die ritzenden und verwundenden scharfen Ecken und Spitzen der Bruchsteine mit einem harten, hornartigen Ueberzuge, damit die Haut derselben, so wie ihre Nerven, Blutgefäße und Muskeln nicht verletzt oder vernichtet würden. Wenn nun aber der Mann auch von heute an keinen rauhen Stein mehr angriffe und bloß weiche Dinge fortan in seine Hände kämen, so würde doch wenigstens ein ganzes Jahr verfließen, ehe die Lebenskraft (denn keine chirurgische oder andre Kunst vermöchte dieß) mit der Wiederhinwegnahme dieser Hornhaut zu Stande käme, welche von ihr vordem zum Schutze gegen die anhaltenden Angriffe von der Rauhheit der Steine in dessen Händen veranstaltet worden war.

Eben so schützend sorgt unsre Erhaltungskraft, um wenigstens das Leben zu ret-
24 ten, durch orga- | nische, wie durch dynamische Vorbauungen im Innern gegen die schädlichen und feindlichen Eingriffe anhaltend eingeflößter starker allöopathischer Arzneigaben, das ist, durch veranstaltete, dauernde Veränderungen unsers Organisms, die stets ein anhaltendes, oft viele Jahre dauerndes Arzneisiechthum bilden, was keine menschliche Kunst zu heilen und aufzuheben im Stande ist und einzig nur die Lebenskraft, wenn fortan alles Arzneien unterbleibt, und noch hinreichende Kräfte vorhanden sind, erst nach mehren Jahren wieder in den Normalzustand zurückzubilden vermag.

Wenn also ein an langwierigen, unvenerischen Uebeln leidender psorischer Kranker statt homöopathisch sanft, schnell und dauerhaft geheilt zu werden, mit anhaltendem Gebrauche verschiedner, das chronische Miasm nicht zu heben fähiger, starker Arzneien, wie die allöopathischen sind, und, wie gewöhnlich, in steigenden Gaben, lange Zeit hindurch von Aerzten alter Schule bestürmt wird, wie in allen ihren gewöhnlichen Curen geschieht, so läßt sich leicht ermessen, in welchen traurigen, endlich unheilbaren Zustand er durch solche unverständige Verhunzungen seines Körpers versetzt werden müsse, und wie schonungslos hiedurch auf ihn los gearbeitet werde, damit, ohne daß sein ursprüngliches, psorisches Leiden im geringsten verringert würde, in ihm vielmehr bleibende organische Verbildungen und Veränderungen der feinsten, zartesten, für Leben und Wohlseyn unentbehr-
25 lichsten Theile des Organisms und als Folgen davon, neue, bleibende | China-, Mohnsaft-, Quecksilber-, Jodine-, Blausäure-, Arsenik-, Baldrian-, Fingerhut- und andre, namenlose, chronische Arzneisiechthume sich erzeugen, welche sämmtlich sich vereinigen und zu einem Ungeheuer von vielköpfigem, unerträglichem Krankheitszustande zusammenschmelzen (sich kompliciren),wogegen es keine Hülfe mehr auf dieser Erde, keine Antidote, keine Wiederherstellungsarzneien in der Natur der Dinge giebt, noch geben kann.

Wurden nun noch obendrein, wie bei solchen, für rationell ausgegebnen Pfuschcuren gemeiniglich geschieht, noch wirksame Schwächungen angebracht, wo der Arzt alter Schule das Uebel entweder in einer wegzuschaffenden Verderbniß (Dyskrasie) des Blutes oder in einer Vollblütigkeit (Plethora) zu finden wähnt (Causalcuren von ihm genannt), und er daher Blut (worin das meiste Leben des Menschen wohnt) von Zeit zu Zeit durch Aderlaß und Blutigel abgezapft, oder den Körper mit vielen lauwarmen Bädern herabstimmt, oder wenn er, einen erträum-

ten Krankheitsstoff (Lieblingsmaterie der materiellen Seelen allöopathischer Aerzte) auszuführen strebend, Jahre lang, durch sogenannte gelinde, Säfte reinigende (?) Laxanzen den kranken Körper noch vollends der besten Nahrungssäfte beraubt und ausmergelt, so werden jene, in solchen trefflichen Curen altkunstmäßig erschaffenen, schleichenden Arzneisiechthume wegen dieser unbarmherzigen Beraubung der Lebenskraft so unheilbar, daß an eine Wiederherstellung nie zu denken ist und nur ein schmählicher Tod den Kranken von den | Mißhandlungen 26
seiner Aerzte und seinen namenlosen Leiden befreien kann.

Traget Bedenken, ich bitte Euch! auf die Sektion der Leichname Eurer Lieferung zu dringen! Ihr thätet's nicht, wenn Ihr wüßtet, was Ihr da dem Kenner zu Tage fördert! Außer seltnen, angebornen Bildungsfehlern und etwanigen Folgen von Lastern des Verblichenen, was findet Ihr da für Abnormitäten, die nicht größtentheils Produkte Eurer schädlichen Arbeit, Eurer ärzlichen Unwissenheits- und Eurer therapeutischen Unterlassungs- und Begehungssünden wären? – Da zeigt sich, nicht, wie Ihr den Angehörigen gern einschwatzen möchtet, wie es vor Eurer Cur gewesen, sondern wie es durch Eure Cur geworden ist – nicht die Unheilbarkeit des Verblichenen vor Euern Curen, sondern nach Euern Curen. Es hilft Euch nichts, daß Ihr dabei so gern Eure subtil anatomisch terminologische Gelehrsamkeit auszukramen Gelegenheit nehmt, so wenig auch vom Kenner abzusehen ist, wie diese eine Bürgin Eurer Heilungsfähigkeit abgeben könne. Nicht Bereicherung pathologischer Anatomie ist das Resultat solcher Leichenöffnungen, sondern Offenbarung gräßlicher therapeutischer Anatomie, zu Eurer Schande – aller Eurer Umdeutelungen ungeachtet!

Auch die ersinnlich vollkommenste Heilkunst kann, selbst wenn letzt gedachte Schwächungen bei den Curen chronischer (psorischer) Uebel vermieden worden wären, dennoch jene, von anhaltendem Gebrauche großer Gaben starker, den Krankheiten an- | gemessener Arzneien durch böse Kunst erzeugten, chronischen 27
Arzneisiechthume nie aufheben, selbst die von einer anhaltend in vielen großen Gaben angewendeten, einzelnen, einfachen Arzneisubstanz zuwege gebrachten nicht; denn wo gäbe es Mittel, solche organisch gewordnen Verderbnisse ungeschehen zu machen? Aber noch weit undenkbarer wären antidotische Mittel gegen die von Arzneigemischen erzeugten (chronischen) ständig gewordnen Uebel. Es ist der besten Heilkunst offenbar unmöglich, dergleichen Lebensverhunzungen wieder aufzuheben, denn so gewiß nur die Erhaltungskraft in uns organische, ständige Verbildungen und Veränderungen hervorzubringen vermag zum Schutze und zur Rettung, entweder gegen die chronischen Miasmen*

* Die zum Schutze gegen die Wuth chronisch miasmatischer Krankheit (Psora) von unsrer Natur veranstalteten, innern Verbildungen, Afterorganisationen und Desorganisationen kann sie bei hülfreicher Heilung der Psora durch Homöopathik am schnellsten wieder aufheben und zurück bilden, die von verderblichem Arzneigebrauche veranlaßten aber bei weitem schwieriger.

oder gegen die feindseligen Angriffe großer, langfortgesetzter Gaben starker, ungehöriger Arzneien der Allöopathen, eben so gewiß kann nur diese unsre Lebenserhaltungskraft die von ihr zuerst angerichteten, organischen Verbildungen und Veränderungen in unserm Innern allein wieder aufheben und zur Normalität wieder zurück bilden, doch nur nach Jahren und bei noch hinreichenden Leibeskräften. |

Nur bei einer sehr kräftigen, ungeschwächten jugendlichen Constitution und bei 28
gutem, übrigen Verhalten ist es (nur) der Lebenskraft möglich, die organischen Verderbnisse, welche sie zur Abwehrung der Angriffe feindseliger Arzneipotenzen selbst mühsam errichtet hatte, allmälig (in 2, 3, 4 Jahren) wieder aufzuheben und zur Gesundheit wieder zurückzubilden, wenn die noch zum Grunde liegende Psora zugleich homöopathisch geheilt wird, die von unsrer Lebenskraft allein nie besiegt,

nie ausgelöscht werden kann, und eben so wenig durch die unverständigen Pfuschcuren der sich so weise dünkenden Allöopathie.

Ist aber in solchen Fällen das Alter schon vorgerückt, drücken wohl gar Gram, Aergerniß oder Furcht und Mangel des Kranken Gemüth nieder, oder ist er noch überdieß durch Aderlässe, Blutigel, Abführungsmittel, u.s.w. geschwächt worden, so kann er nur dem unaufhaltbar heranschleichenden Tode mit Gewißheit entgegen sehen – das unvermeidliche Loos derer, die sich rühmen können, mehre der angesehensten Aerzte alter Schule und mehre unverständiger Weise ihnen angerathene Mineralbäder durchgebraucht zu haben. Ihnen kann dann niemand mehr helfen.

Subjektiv grausamer mag die That sein, wenn man seinen Feind aus Rache hinterrücks durchbohrt, objektiv aber grausamer ist's, einen Kranken, der unsre Hülfe ansprach, und dem mit den angemessenen Heilmitteln in seiner natürlichen Krank-
29 heit | leicht und gewiß zu helfen war, sein Leben, bis es unerträglich wird, durch heimliche Zerstörungsmittel (unrechte Arzneien, auf kaum leserlichen Recepten – in täglich mehrern, auch wohl gesteigerten Gaben, halbe und ganze Jahre hindurch eingenöthigt), so zu untergraben, daß er in fortwährendem Jammer das elende Dasein trost- und rettungslos hinschleppen muß, ohne ersterben zu können, jenen corsisch Erdolchten um seinen schnellen Tod beneidend.

Bei dieser jedes Menschenherz zerreißenden Betrachtung, wie gefährlich es sei, als Kranker den verderblichen Händen der auf ihre alte Unkunst bis zur Narrheit stolzen, mit unverständlicher Aftergelehrsamkeit flunkernden Quacksalber kaum entrinnen zu können, die nur auf Kunden lauern, um sie mit allen erdenklichen Charlatankniffen an sich zu ködern, kann ich nicht umhin, meine bescheidnen Amtsbrüder, die gewichtigen, menschenfreundlichen Homöopathiker (o! multa mecum pejoraque passi durate et vosmet rebus servate secundis![3]), liebreich zu bitten, den unbilligen Druck von oben noch ein Weilchen zu verschmerzen, indeß aber unsre, in natürlichen, unverdorbnen Krankheiten so unfehlbar helfende göttliche Kunst nicht an solche rettungslose, bis in das innerste Mark verdorbene Kranke zu verschwenden, solche, durch allöopathische Vernichtungskunst bis an die Gränzen der Unheilbarkeit verhunzte Kranke um keinen Preis anzunehmen und sich bei solchen unternommenen Unmöglichkeiten dem Hohngelächter der be- |
30 rühmten Aerzte alter Schule nicht auszusetzen, die sich schon alle Mühe gegeben hatten, dieselben für baares Geld unheilbar zu machen. Lasset sie erst von diesen hochbetitelten Gesundheitsverderbern wieder in den ehemaligen Stand natürlicher Krankheit setzen, in welchem sie vor deren medicinischen Angriffen auf ihr Leben sich befanden, wenn sie's vermögen!

Ich bitte dagegen meine homöopathischen Collegen, sich vor der Hand mit den von Aerzten der alten Schule noch nicht verdorbnen Kranken zu begnügen, und wären es auch nur die Aermsten im Volke und selbst mit den schwersten, chronischen, natürlichen Krankheiten beladenen, und so sich lieber mit dem geringsten Lohne für ihre Mühe zu begnügen, wenn sie von diesen Armen nur überzeugt sind, daß sie, aus Mangel, nicht im Stande gewesen sind, andre (allöopathische) Aerzte gebraucht zu haben, also nicht durch ungehörige Arzneien verhunzt worden zu sein. Sie werden bei kärglicher Einnahme doch die unaussprechliche Freude haben, mit Gewißheit und schnell ihnen zur Gesundheit zu verhelfen, und so die hochfahrende Allöopathie zu beschämen, welche nicht heilen, nur mit einem Wuste von Arzneien Krankheiten verschlimmern und unheilbar machen kann – zur Warnung

3 „O ihr, die ihr schon vieles und Schlimmeres mit mir durchlitten habt, harrt aus und bewahrt euch im Glück."

des bethörten Publikums. Nur die homöopathische Heilkunst kann alle natürliche, durch böse, allöopathische Kunst noch nicht verdorbene Krankheiten, so lange noch erträgliche Lebenskräfte da sind, wie durch Wunder in Gesundheit ver- | wan- 31
deln, ohne mit Rationalität und Causalcuren zu prahlen.

So lange die milde, naturgemäße, sichre Heilkunst, die Homöopathik, noch nicht gefunden war, mußte jeder rechtschaffne und billige Menschenfreund das unübersehlige Heer Aerzte alter Schule innig bedauern, daß sie in der dunkeln Mitternacht ihrer schrecklich gelehrten Unwissenheit umhertappten, und daß ihr Eifer in Behandlung natürlicher Krankheiten statt dieselben zu bessern, oder gar zur gewünschten Heilung zu bringen, dieselben verdarb und unheilbar machte. Denn wer unter ihnen sollte den Wirwarr so vieler (angeblich grundgelehrter) grundloser, hypothetischer Lehren und naturwidriger, therapeutischer Satzungen und Verfahrungsarten mit, in ihrer eigenthümlichen Wirkung ungekannten Arzneien in sinnlosen Gemischen und vielen großen Gaben auseinander wirren? – wer unter ihnen das Falsche vom Wahren trennen und ihr Curverfahren auf eine naturgemäße, dauerhaft hülfreiche Handlungsweise hinleiten? Sie waren damals eben so sehr als diejenigen Kranken, welchen sie durch ihre alte, ungebesserte Methode schadeten, und wie noch jetzt, unendlich schaden, höchlich zu bedauern. Aber seitdem das Licht der allein naturgemäßen, in unverdorbnen, natürlichen Krankheiten Heil und Gesundheit durch specifische, gehörig bereitete, wenige, milde Arzneien bald und sicher herstellenden Lehre erschienen ist und durch ganz Europa in wundernswürdigen Thaten leuchtet, sind diejenigen, welche dieselbe nicht achteten, | sie ver- 32
schmäheten und verfolgten, nicht mehr zu bedauern; sie verdienen, in ihrer Versessenheit auf ihr altes, Menschenbrüder hinrichtendes Curverfahren, nur Verachtung, Abscheu, und die unpartheiische Geschichte wird ihre Namen brandmarken ob ihrer Verschmähung der gewissen Hülfe, die sie ihren bedauernswürdigen Kranken hätten bringen können, wenn sie ihre Augen und Ohren nicht freventlich gegen die heilbringende Wahrheit verschlossen hätten!

Auszug eines Schreibens des Herrn Hofrath Sam. Hahnemann in Köthen vom 14. März, an den Herausgeber, betreffend Mittheilungen über die im Jahre 1828 von Dr. Marenzeller zu Wien angestellten homöopathischen Heilversuche*

– – „Ungeachtet ich keinen Auftrag dazu habe, kann ich doch, der Wichtigkeit der 73
guten Sache wegen, nicht umhin, folgenden, mir vertraulich mitgetheilten Aufsatz des Herrn Dr. J. Schmit in Wien Ihnen zur Einrückung in Ihr Archiv zu empfehlen. Dabei ist zu bemerken, daß Herr Dr. Schmit ein Muster strenger Wahrhaftigkeit ist, und bekanntlich bei jeder Visite der ganzen Versuchszeit vom Anfange bis zu Ende zugegen war.“ u.s.w.

* [Stapfs] Arch. f. d. hom. Hlkst. (1831), 10. Bd., 2. H., 73.

Die Cholera*

2353 war dem von ihr entfernten Publicum bisher, wegen Nachlässigkeit der zeitherigen Beobachter, nur höchst unvollkommen in ihren wahren Aeußerungen bekannt geworden, und es ward daher unmöglich, das beßte Specificum dafür auszumitteln.

Folgende Beschreibung der sechs Hauptformen, in welcher dieselbe in Galizien zu erscheinen pflegt, von einem Kenner der Homöopathik im stanislawower Kreise am 5. Junius aufgesetzt nach einer großen Menge von Kranken, die dieser uneigennützige Menschenfreund behandelt hat, wird uns etwas weiter führen.

„Seit ungefähr einem halben Jahre," schreibt er mir, „hat sich die Cholera an der galizischen Grenze eingefunden; in Folge des russischen Sanitätsconsultationsausspruchs hat man sie auch hier für nicht ansteckend gehalten, weßhalb dieselbe ungehindert sich im Lande fortpflanzt."

„Sie äußerte sich hier unter nachstehenden Formen und Symptomengruppen, die oft in einander greifen, mit Ueberspringung des einen oder andern Symptoms, so daß bey dem einen Subjecte die Krankheitserscheinung mehr in den ersten Wegen, bey den Andern mehr im Respirations- und Blutsysteme und bey wieder Andern mehr als Angriff auf das Nervengebilde vorherrschend sich darstellt."

„Erste Hauptform: Schwindel, heftiges Brennen im Magen und Schlunde; bey
2354 Berührung der Herzgrube mit dem Finger | ein unwillkührlicher Schrey vor Schmerz; unbewegliches Dahinliegen des ganzen Körpers, wie im Stupor; verglasete Augen; bey Einigen Urinverhaltung; Tod."

„Zweyte Hauptform: Plötzliches Kaltwerden der Hände und Füße, mit gänzlicher Gefühllosigkeit; Blauwerden der Hände bis zum Wurzelgelenk; Krämpfe; Tod."

„Dritte Hauptform: Ohne alles Vorgefühl, plötzlicher, allgemeiner Starrkrampf; Tod."

„Vierte Hauptform: Kopf- und Gliederschmerz mit Husten; starke Hitze, mit Brennen im Bauche; kalter und warmer Schweiß; endlich Starrkrampf; Tod."

„Fünfte Hauptform: Heftige Brustentzündung mit Blutauswurf oder Blutentleerungen von unten; dann heftige Stiche im Gehirn; Tod."

„Sechste Hauptform: Plötzliches Sinken der Kräfte, Brechdurchfall wie Wasser; wässerige Stuhlausleerungen; Kollern im Unterleibe; heftiges Einziehen der Bauchmuskeln; sehr erschwertes Athmen mit Röcheln; hippocratisches Gesicht, mit agonisirendem Herumwerfen; Tod."

Die erste Form suchte er mit Cicuta virosa zu bekämpfen; aber sie passet nur zum Theil, und es war nicht zu verwundern, daß er damit von vier Kranken dieser Art nur zwey rettete. Bey der zweyten Form half mehr Frottiren und heiße Umschläge als Sabadilla, die nur in einem einzigen Falle half. Gegen die dritte Form fand er bisher kein Mittel. In der vierten Form half in allen leichtern Fällen, die
2355 noch nicht bis zum Starrkrampf gediehen waren, Rhus toxicodendron, ge- | hörig hoch potenzirt. Gegen die fünfte Form gab er Anfangs Aconitum Napellus, dann Atropa Belladonna, und von sieben Kranken dieser Art starb kein einziger. In der sechsten Form schien Veratrum Album hülfreich; aber von zwey und dreyßig Kranken konnte er damit doch nur zwanzig zur Genesung bringen.

Ob nun gleich durch dieses homöopathische Verfahren weit Mehrere hergestellt wurden, als beym gewöhnlichen allöopathischen durch Aderlässe etc., so fehlt doch

* Allg. Anz. u. Nat. Ztg. d. Dt. (1831), 1. Bd., Nr. 173, 2353–2357. – Auch in: Sendschreiben über die Heilung der Cholera und die Sicherung vor Ansteckung am Krankenbette. Berlin, 1831.

noch gar viel dabey an einer durchgängig zu wünschenden Hülfe gegen diese mörderische Seuche.

Noch weit mehr Hülfe, als diese, ließe sich freilich in kleinen Gaben hoher (/X) Potenzirungen des Kupfers (Cuprum), des Conium maculatum und das Hyoscyamus niger antreffen. Wo fänden sich aber hinreichend geübte Homöopathiker genug, welche mit diesen, bey übertriebenen Gaben, oder im unpassenden Falle nicht ungefährlichen Arzneyen, einer Menge solcher Kranken mit Erfolg zur Hülfe geschickt werden könnten, deren Leben oft nach einer unhülfreich verbrachten Viertelstunde nicht mehr zu retten ist.

Ohne also diesen, hier höchst wahrscheinlich heilsamen Arzneyen großen Erfolg absprechen zu wollen, wenn sie zeitig genug, in der passendsten (kleinen) Gabe hoher Potenzirung und von geübten, behutsamen Homöopathikern angewendet würden, müßte man doch einem andern Mittel bey weitem den Vorzug geben, welches die Hülfskraft aller dreyen und auch die des Rhus toxicondendron in sich vereinigt, vor allen diesen aber nicht nur den Vorzug besitzt, den bey der Cholera allzu sehr und allgemein zu befürchtenden Starrkrampf in der Erstwirkung hervorbringen (und ihn daher am gewissesten heilen) zu können, sondern auch den Vorzug besitzt, bey seiner durchdringenden, fast augenblicklichen, allgewaltigen Wirkung dennoch, wegen seiner Flüchtigkeit, fast gar nie gemißbraucht werden zu können und so auch selbst im Uebermaße das Leben nie zu gefährden. |

Dieses einzige Mittel ist der Kampher (von Laurus Camphora), welcher außer 2356
seinen, in der Cholera sehr speciell passenden Wirkungen*,

* M. s. R. A. M. L. IV. 1. 2. 12. u. Anm. 20. 21. 28. 35. 47. 60. 64. 76. 77. 90. [2. 13. 36. 38. 68. 87. 88. 112. 128. 129. 130. 178. 181. 195. 196. 197.][1]

noch vorzugsweise vor allen andern Arzneyen die Eigenschaft besitzt, daß er die feinsten Thiere niederer Ordnung schon durch seinen Dunst schnell tödtet und so das Choleramiasma (was wahrscheinlich in einem, unsere Sinne entfliehenden lebenden Wesen menschenmörderischer Art besteht, das sich an die Haut, die Haare etc., der Menschen oder an deren Bekleidung hängt, und so von Menschen zu Menschen unsichtbar übergeht) am schnellsten zu tödten und zu vernichten, und so den Leidenden von demselben und der dadurch erregten Krankheit zu befreyen und herzustellen im Stande seyn wird.

Zu dieser Absicht muß der Kampher in voller Ausdehnung angewendet werden. Innerlich nimmt der Kranke, wenn er nicht schon zum Einnehmen unfähig ist, alle Minuten einen Theelöffel voll eines Gemisches von einem Quentchen Kampherspiritus (gesättigte Auflösung des Kamphers in Weingeist) in vier Loth heißem Wasser, und äußerlich wird ihm mittelst eines wollenen Tuches ein Theil des Körpers nach dem andern mit Kampherspiritus eingerieben, während die übrigen Theile mit einer wohl durchwärmten und mit Kampher durchräucherten Decke eingehüllet werden. Zugleich läßt man in der Krankenstube, auf einem heißen Bleche über einer kleinen Lampe, ununterbrochen aufgelegten Kampher verflüchtigen, so daß die Stubenluft stark damit geschwängert sey.

Dieser Kampherdunst, welcher sich dem Kranken bey jedem Athemzuge aufdringt, selbst wenn schon der Kinnbackenkrampf seinen Mund zum Einnehmen der flüssigen Arzney verschlösse, wird nächst dem anhaltenden Einreiben des Kampherspiritus auch da noch helfen, wo Eiskälte der Glieder, Starrkrampf und Bewußtlosigkeit jede andere Hülfe anzubringen versagen.

---

1 Eckige Klammern im Original.

Ich hoffe, daß Keiner sterben wird, dem zeitig diese Behandlung zu Theil ward,
2357 welche zugleich auch den Behandler am beßten | vor Ansteckung schützt und so seinem Rettungsgeschäfte die sonst so drohende Lebensgefährlichkeit benimmt.

Um aber auch die Ansteckung und Verbreitung der Cholera gewisser unmöglich zu machen, als bisher, müßten in der Contumaz (Quarantaine) aller da anlangenden Fremden Kleidungsstücke, ihre Wäsche etc. (während ihr Körper durch schnelles Waschen gereinigt und mit reiner, leinenen oder barchenten, zum Hause gehörigen Bekleidung versehen würde) zwey Stunden lang in einer Backofenhitze von 80 Grad (wobey ein Gefäß mit Wasser kochen kann) erhalten werden – eine Hitze, in welcher alle bekannte Ansteckungsstoffe und so auch die lebenden Miasmen vernichtet werden.

Cöthen, den 23. Jun. 1831.

Erläuternder Zusatz zu meiner Abhandlung über die Heilung der Cholera durch Kampher in Nr. 173*

2569 Der Kampher ist eine so besondere Arzneysubstanz, daß man sie leicht für eine Ausnahme von allen übrigen zu halten in Versuchung kommen könnte, denn er macht auf den menschlichen Körper einen, obschon mächtigen, doch nur gleichsam oberflächlichen Eindruck, welcher zugleich so vorübergehend ist, wie von keiner anderen, so daß man bey seiner homöopathischen Anwendung die kleine Gabe fast augenblicklich wiederholen muß, wenn die Heilung einen dauerhaften Erfolg haben soll. Diese bey'm Kampher so oft nöthige Erneuerung der kleinen Gabe bey'm homöopathischen Gebrauche gibt ihr das Ansehen einer großen Gabe und diesem Verfahren den Anschein einer palliativen Behandlung, die es doch durchaus nicht ist, da der Heilerfolg in solchen Fällen dauerhaft bleibt, und seinen Zweck vollkommen erreicht, was ein Palliativ, der Natur der Sache nach, (als dem Krankheitszustande in seiner Wirkung entgegen gesetztes Mittel) nie thun kann, weil es stets in der großen, auch wol gesteigerten Gabe doch nur eine vorübergehende Scheinhülfe hervorbringen und das Uebel in der Nachwirkung nur sich stets wieder erneuernd und um desto mehr sich verstärkend hinterlassen kann.

Dieß erhellet auch z. B. aus dem homöopathischen Gebrauche des Kamphers gegen die I n f l u e n z a, für welche er das specifische, homöopathische Heilmittel
2570 ist. Da muß der Kranke ebenfalls fast alle Augen- | blicke in die Kampherauflösung riechen, wenn er bald und vollkommen geheilt seyn will, was dann oft in vier und zwanzig Stunden vollständig erfolgt.

Cöthen, den 11. Jul. 1831.

* Allg. Anz. u. Nat. Ztg. d. Dt. (1831), 2. Bd., Nr. 189, 2569–2570. – Auch in: Sendschreiben über die Heilung der Cholera und die Sicherung vor Ansteckung am Krankenbette. Berlin 1831.

Die Cholera*

war dem von dieser Seuche entfernten Publikum bisher nur höchst unvollkommen [3]
in ihren wahren Aeußerungen bekannt geworden, und nur erst neuerlich hat man durch bessere Beobachter in Galizien bei vielen Hunderten von Kranken folgende Formen wahrgenommen, unter denen diese pestartige, oft in wenigen Stunden tödtende Krankheit vorzukommen pflegt.

Erste Hauptform: Schwindel, heftiges Brennen im Magen und Schlunde; bei Berührung der Herzgrube mit dem Finger ein unwillkürlicher Schrey vor Schmerz; unbewegliches Dahinliegen des ganzen Körpers, wie in Betäubung; verglasete Augen; bei Einigen Urinverhaltung; Tod.

Zweite Hauptform: plötzliches Kaltwerden der Hände und Füße und gänzliche Gefühllosigkeit derselben; Blauwerden der Hände; Krämpfe; Tod. |

Dritte Hauptform: Ohne alles Vorgefühl, plötzlicher allgemeiner, Starr- 4
krampf; Tod.

Vierte Hauptform: Kopf- und Glieder-Schmerzen; starke Hitze mit Brennen im Bauche; kalter und warmer Schweiß; endlich Starrkrampf; Tod.

Fünfte Hauptform: Heftige Brustentzündung mit Blut-Auswurf, oder Blut-Entleerungen von unten, dann heftige Stiche im Gehirn; Tod.

Sechste Hauptform: plötzliches Sinken der Kräfte: Brech-Durchfall wie Wasser; wässerige Stuhl-Ausleerungen; Kollern im Unterleibe; heftiges Einziehen der Bauchmuskeln; sehr erschwertes Athmen mit Röcheln; eingefallenes, todtenähnliches Gesicht, mit verzweifelndem Herumwerfen; Tod.

Schnelles Hinsinken aller Kräfte, in allen Gebehrden ausgedrückte Angst, wie zum Ersticken und gänzliche Muthlosigkeit, Erkalten des ganzen Körpers und Betäubung mit Wimmern ist der allgemeinste Zustand der Kranken, und (tonischer)
Starr- | krampf in allen, theils innern, theils äußern Theilen, der wahre Charakter 5
dieses pestartigen Uebels; nur am Ende des Lebens erscheint in manchen Fällen Nachlaß dieses Krampfes, in blutigen oder wässerigen Ausleerungen, oder zuckenden (klonischen) Krämpfen der Gliedmaßen kurz vor dem Tode.

Man sieht aus dieser wahren Darstellung, wie unrichtig der bisherige Namen dieser Krankheit sei, welche fälschlich Brechruhr (Cholera) von den vorigen Aerzten benennt ward, da doch in den gewöhnlichsten Fällen der Kranke bei dieser Krankheit ohne Brechen und ohne Durchfall stirbt*. |

* Daher auch so viele falsche Gerüchte, daß hie oder da ein Mensch in gesunden Gegenden an Cholera gestorben seyn sollte, der doch nur nach unvernünftiger Ueberladung des Magens mit unverdaulichen Speisen und schädlichen Getränken starb, weil ihm sein unwissender Arzt dazu ein heftiges Brechmittel gab, wodurch der vollgestopfte Magen, schon an sich selbst unvermögend seinen übermäßigen Inhalt von sich zu geben, nun durch die Ueberreitzung vom starken Brechmittel gelähmt ward, so daß der Mensch nun sterben mußte – während etwas recht starker Kaffeetrank, ohne Brechmittel, die Reizbarkeit des Magens allmählig so weit erhöhet haben würde, daß er seinen Inhalt von oben oder unten hätte von sich geben und so der Unmäßige wieder hätte genesen können.

Und zugleich erkennet der wahre Arzt aus der so schnellen Tödlichkeit dieser 6
Krankheit, daß ein Hülfsmittel dafür ausfindig gemacht werden müsse, was 1, ganz

---

* In: Sicherste Heilung und Ausrottung der asiatischen Cholera. 4., mit den Regeln der homöopathischen Diät stark verm. und verb. Aufl., Leipzig 1831, S. 3–11. – Weitere darin enthaltene Choleraschriften Hahnemanns: „Neuestes, von Herrn Hofrath Hahnemann empfohlenes Schutzmittel gegen die asiatische Cholera" (S. 11–12), identisch mit „Schützung vor der asiatischen Cholera" sowie „Heilung der asiatischen Cholera und Schützung vor derselben" (S. 13–20). Vgl. S. 805 und S. 806–808.

einfach, 2, leicht zu haben, 3, fast augenblicklich einwirkend, 4, den tonisch krampfigen Charakter der Krankheit am angemessensten, 5, leicht von Jedermann, selbst von ungelehrten Leuten aus dem Volke, ohne Fehl, beim Kranken anzuwenden, 6, und ganz gefahrlos in seiner Anwendung sei und zugleich 7, den Vorzug besitze, den Behandler des Kranken vor eigner Ansteckung bei diesem Geschäfte zu verwahren.

Keins von allen erdenklichen Hülfsmitteln besitzt alle diese sieben nothwendigen Eigenschaften als *der Kampher*, der hier in vollem Maße anzuwenden ist,
7 ohne Beigebrauch irgend eines andern Mittels, | das ist, ohne irgend eins von den
vielen bisherigen, zweckwidrigen Mitteln daneben anzuwenden, auch mit Vermeidung aller Bäder und Blutabzapfungen durch Blutigel oder Aderlaß – sonst kann der Kampher nicht helfen, der doch ohne diese Nebendinge, gehörig und zeitig angewendet, ganz gewiß hilft und allein von dem Cholera-Tode errettet*.

* So eben wird mir von einem Augenzeugen berichtet, welcher in Odessa, als vor einigen Monaten die Cholera dort grassirte, die Kranken von den Aerzten, als kein Mittel anschlagen wollte, bloß mit Kampher einreiben sah, die sich bald davon erholten, auch er selbst habe bei neun Kranken dasselbe Kampher-Einreiben mit besorgt, welche auch sämmtlich dadurch genesen seyen.

Herr Doktor Schröter in Lemberg fand auch da noch, auf mein Anrathen, den Kampher hülfreich, wo Weißnießwurz nicht anschlagen wollte.

Innerlich nimmt der Kranke, wenn er nicht, wegen Bewußtlosigkeit oder Kinnbacken-Krampf, schon zum Einnehmen unfähig ist, von einer Mischung aus etwa einem Viertelpfunde heißen Wassers und (einem Quentchen) zwei Kaffeelöffel
8 Kampherspiritus (in zwei Gewichttheilen Weingeist ein Ge- | wichttheil Kampher
aufgelöst), und zu Zeiten einmal unter einander geschüttelt. Er nimmt alle Minuten hievon einen kleinen Kaffeelöffel voll ein. Man reibt dabei einen entkleideten Theil seines Körpers nach dem andern mit einem auf die rechte Hand gezogenen wollenen Handschuhe, an der Inseite von Zeit zu Zeit mit Kampherspiritus befeuchtet. Die übrigen entkleideten Theile können in eine wohl durchwärmte und mit Kampher durchräucherte Decke eingehüllet werden. Zugleich läßt man in der Krankenstube, auf einem heißen Bleche über einer kleinen Lampe, ununterbrochen etwas aufgelegten Kampher verdampfen, so daß die Stubenluft stark damit geschwängert werde. Dieser Kampher-Dunst, welcher sich dem Kranken bei jedem Athemzuge aufdringt, selbst wenn schon die Mundsperre das Einnehmen der Kampher-Mi-
9 schung unmöglich gemacht, wird nächst dem anhaltenden Ein- | reiben von Kam-
pherspiritus auch da noch den Kranken retten, wo Eiskälte der Glieder, Starrkrampf und Bewußtlosigkeit jede andre Hülfe anzubringen unmöglich machen.

Ich hoffe, daß Keiner sterben wird, dem zeitig diese Behandlung zu Theil ward, welche zugleich auch durch den eingeathmeten Kampferdunst den Behandler des Kranken am besten vor Ansteckung schützt und so seinem Rettung-Geschäfte die sonst drohende Gefährlichkeit benimmt. Nur muß er sich auf den eingeathmeten Kampfer-Dunst allein verlassen und sich nicht beizu mit dem schädlichen (obgleich angepriesenen) Wachholder-Brantwein oder den eben so schädlichen (obgleich allgemein aus Theorie gepriesenen) Chlor-Dämpfen verderben.

Diese einfache Behandlung zeigt der Arzt am Kranken mehren Personen, selbst geringen Standes, so daß diese sogleich dieselbe kunstlose Behandlung selbst und allein bei Kranken nachahmen können, zu denen der Arzt aus Mangel an Zeit nicht
10 kommen kann, so daß auf diese Weise 10, | 20, 30 solcher Gehülfen vom Arzte zu
gleichem Zwecke abgerichtet werden können, und dieser nur hie und da zuzusehen nöthig hat, ob von diesen unterrichteten Gehülfen alles nach Vorschrift in Ausübung gebracht worden war, doch so, daß sie Alle dem Arzte täglich zu einer gelegenen Stunde von ihrer Verrichtung und dem Erfolge derselben Bericht abstatten, damit er das Weitere zur Genesung verfügen könne.

So wird die ganze Cholera-Contagion ausgelöscht*.

* Ein Präservativ-Mittel gegen Cholera kann der Kampher im Voraus nicht abgeben.

Um aber auch die Ansteckung und Verbreitung dieses pestartigen Uebels, was wahrscheinlich auf einem lebenden Miasm beruht, gewisser, als bisher, zu verhüten, müssen nicht nur alle Bekleidung Wäsche, u.s.w. der an Cholera Erkrankten, sondern auch aller, aus angesteckten Orten kommenden Fremden Kleider, Wäsche u.s.w. in den Contumazen, zwei Stunden lang, in einer Backofenhitze von 80 Graden (wobei ein Gefäß mit Wasser | kochen kann) durchhitzt werden – einer Hitze, in welcher 11
alle bekannte Ansteckungs-Stoffe und so auch die lebenden Miasmen vernichtet werden. Die so Entkleideten werden indeß am ganzen Körper durch schnelles Waschen gereinigt und mit reiner leinenen oder barchetnen, zum Contumaz-Hause gehörigen Bekleidung versehen, bis ihr eignes Zeug durch jene Hitze gereinigt ist.

Cöthen, d. 5. Aug. 1831.

Schützung vor der asiatischen Cholera*

Obgleich die reichliche Anwendung des Kampherspiritus durch Einnehmen, 3057
Einreiben in die Haut des ganzen Körpers, und, mit warmem Wasser verdünnt, als Klystir, während der ersten Paar Stunden des Erkrankens an der Cholera die hülfreichste Behandlung ist, so ist doch der Kampher kein Verhütungsmittel der Ansteckung. Die Schützung vor Ansteckung mit dieser Seuche, wenn sie ganz in der Nähe, oder schon im Orte selbst ist, wird dagegen am Gewissesten erreicht durch Einnehmen eines einzigen, kleinsten Streukügelchens mit der höchsten, potenzirten Verdünnung (I/X) des Kupfers*

* Wenn das so theuere (oft verfälschte) Cajeputöl wirklich so dienlich in der asiatischen Cholera ist, so verdankt es diese Kraft seiner kampherähnlichen Eigenschaft und dem Umstande, daß es in den kupfernen Flaschen, in denen es aus Ostindien zu uns gebracht wird, Kupfertheile an sich nimmt und daher im unrectificirten Zustande bläulichgrün aussieht.

befeuchtet, wöchentlich einmahl, früh nüchtern, wovon das Wohlbefinden eines Gesunden nicht gestört wird. Der Homöopath bereitet dieses Mittel aus dem feinsten Pulver von Kupfer (nach Anleitung des zweyten Theils meines Buchs von den chronischen Krankheiten) und Jedermann kann die damit benetzten Streukügelchen von jedem guten homöopathischen Arzte, der seine Arzneyen selbst bereitet, z. B. im östlichen Deutschland vom Dr. Groß in Jüterbogk bey Wittenberg, oder aus einer guten homöopathischen Apotheke, wie die des H. Lappe in Neudietendorf bey Erfurt, oder die des H. Müller in Schö- | ningen unweit Braunschweig 3058
ist, richtig bereitet erhalten.

Cöthen, den 16. August 1831.

* Allg. Anz. u. Nat. Ztg. d. Dt. (1831), 2. Bd., Nr. 225, 3057–3058. – Identisch mit: Neuestes, vom Herrn Hofrath Dr. Hahnemann empfohlenes Schutzmittel gegen die asiatische Cholera, in: Sicherste Heilung und Ausrottung der asiatischen Cholera, 4. Aufl., Leipzig 1831. – Auch in: Allg. hom. Ztg. (2000), 245. Bd., 48.

Heilung der asiatischen Cholera und Schützung vor derselben*

3281 **Vorerinnerung.**

Man hat ein Recept bekannt gemacht, was in Dünaburg so hülfreich gegen die asiatische Cholera sich bewährt haben soll, daß von zehn Kranken nur Einer gestorben sey. Das Hauptmittel ist Kampher, welcher in zehnfachem Gewichte gegen die Nebeningredienzen dazu genommen wird. Es würde aber kein Zehntheil, es würde nicht Einer von hundert Kranken gestorben seyn, wenn man die schädlichen und hindernden Nebendinge und das Blutabzapfen weggelassen und Kampher allein und zwar immer gleich bey'm Anfange der Erkrankung gebraucht hätte; denn nur allein gebraucht und gleich bey'm Anfange der Krankheit ist er so unglaublich hülfreich*.

* In B., L. und W. haben die allöopathischen Immediatcommissionen den hahnemann'schen Aufsätzen über die Cholera den Abdruck in Zeitungen, aus menschenfreundlichem Hasse gegen den Gründer der homöopathischen Heilart, untersagt. In W. ist den Militärärzten, eine lange Reihe starker Arzneyen gegen die Cholera sich anzuschaffen, zur Pflicht gemacht, der Kampher aber aus dem Verzeichnisse ... ganz weggelassen. – Geschahe dieß aus echter Christenpflicht oder aus System- und Sectenhasse? d. Red.

Kommen aber die Aerzte, wie gewöhnlich, zu spät zu dem Kranken, wo der zur Hülfe durch Kampfer günstige Zeitpunct schon verflossen und das zweyte Stadium schon eingetreten ist, wo der Kampher nicht mehr helfen kann, dann brauchen die Aerzte den Kampher umsonst; die Kranken müssen dann bey der Kampheranwendung sterben. Daher muß Jeder, bey schneller Erkrankung der Sei-
3282 nigen an Cholera, dieselben augenblicklich stets selbst mit | Kampher behandeln und nicht auf ärztliche Hülfe warten, die, wenn sie auch gut wäre, doch gewöhnlich zu spät kömmt. Und so erhielt ich eine Menge Nachrichten aus Galizien und Ungarn von Nichtärzten, die die Ihrigen gleich bey deren Erkrankung durch den Gebrauch des von mir empfohlenen Kamphers, wie durch Wunder, hergestellt hatten.

Wo die Cholera zuerst hinkömmt, pflegt sie anfänglich in ihrem ersten Stadium (in tonisch-krampfhaftem Character) aufzutreten: jähling sinken alle Kräfte des damit Befallenen; er kann nicht mehr aufrecht stehen, seine Mienen sind verstört, die Augen eingefallen, das Gesicht bläulich und eiskalt, so wie die Hände; bey Kälte auch des übrigen Körpers; hoffnungslose Muthlosigkeit und Angst, als wolle er ersticken, drückt sich in allen seinen Gebehrden aus; halb betäubt und gefühllos wimmert oder schreit er in hohlem, heiseren Tone, ohne deutlich etwas zu klagen, außer, auf Befragen, Brennen im Magen und Schlunde und Klammschmerz in den Waden und anderen Muskeln; bey'm Berühren der Herzgrube schreit er auf; er ist ohne Durst, ohne Uebelkeit, ohne Erbrechen oder Durchfall.

In diesem ersten Zeitraume ist schnelle Hülfe durch Kampher möglich, aber es müssen die Angehörigen den Kranken selbst besorgen, weil dieser Zeitraum, wird er
3283 nicht | geheilt, schnell vorüber geht, entweder zum Tode, oder in den zweyten Zustand, welcher dann weit schwieriger und nicht durch Kampher zu heilen ist. In jenem ersten Krankheitszustande also muß man den Kranken, so oft als möglich, wenig-

---

* Allg. Anz. u. Nat. Ztg. d. Dt. (1831), 2. Bd., Nr. 242, 3281–3285. – Auch in: Allg. Anz. u. Nat. Ztg. d. Dt. (1831), 2. Bd., Nr. 258, 3506–3510; [Stapfs] Arch. f. d. hom. Hlkst. (1831), 11. Bd., 1. H., 122–127; Bl. a. d. Voigtl. (1831), Nr. 26, 201–203 sowie in: Sicherste Heilung und Ausrottung der asiatischen Cholera, 4. Aufl., Leipzig 1831, S. 13–20.

stens alle fünf Minuten, einen oder zwey Tropfen Kampherspiritus (von einem Loth Kampher in zwölf Loth Weingeist aufgelöst) auf einem Stückchen Zucker oder mit einem Löffel voll Wasser eingeben. Kampherspiritus, in die hohle Hand gegossen, wird dem Kranken in die Haut der Arme, der Brust, und der Beine eingerieben, auch kann man ihm ein Klystier aus einem halben Pfunde warmem Wasser, mit zwey guten Kaffeelöffeln voll Kampherspiritus gemischt, in den Mastdarm einspritzen und von Zeit zu Zeit etwas Kampher auf einem heißen Bleche verdampfen lassen, damit, wenn schon der Mund durch Kinnbackenkrampf verschlossen ist, und er nichts mehr einnehmen könnte, er dennoch Kampherdunst genug zur Hülfe mit dem Odem einziehe.

Je schneller man dieses Alles gleich bey'm Anfange der Entstehung gedachter ersteren Krankheitszustände ausführt, desto schneller und gewisser geneset der Kranke, oft in ein Paar Stunden. (Es gab Fälle, wo der aus Mangel des Kamphergebrauchs im ersten Stadium Verschiedene, bey Seite geschafft, zuweilen noch die Finger bewegte; da soll etwas Kampherspiritus, mit Oel gemischt und in den Mund gegeben, den Scheintodten noch wieder zum Leben gebracht haben.) Er bekömmt wieder Wärme, Kräfte, Besinnung, Ruhe, Schlaf und ist gerettet.

Hat man aber diesen zur Hülfe günstigen Zeitpunct des Krankheitsanfangs und seiner leichten Heilung durch erwähnten Kamphergebrauch versäumt, dann sieht's mißlicher aus. Dann hilft Kampher nicht mehr. Wenn der Kranke bis dahin noch |
nicht starb, so tritt nämlich der zweyte Zustand (klonisch-krampfhaften Charac- 3284
ters) ein: unauslöschlicher Durst bey fortwährender und steigender Kälte, Angst und Verminderung aller Sinne, des Gefühls, Gehörs und Gesichts; es entsteht heftiges Erbrechen milchichten Wassers, und unter lautem Kollern im Bauche eben so häufiger Abgang trüber Wässerigkeit durch den Stuhl, auch wol Zuckungen der Glieder. Hier kann am beßten nur noch das Eingeben eines oder zweyer feinen Streukügelchen der feinsten Kupferarzney*

* Wenn das so theuere und seltene (oft verfälschte) Cajeputöl wirklich so dienlich in der asiatischen Cholera ist, daß von mehr als hundert Kranken kaum Einer stirbt, so verdankt es diese Kraft seiner kampherähnlichen Eigenschaft (es ist fast nur als ein flüssiger Kampher zu schätzen) und dem Umstande, daß es in den kupfernen Flaschen, in denen es aus Ostindien zu uns gebracht wird, Kupfertheile an sich nimmt und daher in unrectificirtem Zustande bläulichgrün aussieht. Auch hat man in Ungarn gefunden, daß, wer ein Stück Kupferblech auf bloßer Haut, am Leibe trage, von der Ansteckung frey bleibe, wie mich glaubwürdige Berichte von daher versichern.

(aus metallischem Kupfer, nach Anleitung des zweyten Theils meines Buchs von den chronischen Krankheiten bereitet) also Cupr. . oder ../X mit etwas Wasser im Löffel befeuchtet und in den Mund gegeben, Dienste leisten. Aber es darf durchaus nichts Anderes dabey oder daneben gebraucht werden, keine andere Arzney, kein Kräuterthee, keine Bäder, keine spanische Fliege, kein Aderlaß u.s.w., sonst kann das Mittel nicht helfen. Aehnlich gute Wirkung thut eine eben so kleine Portion von Weißnießwurzel (veratr. alb.. oder ../X); doch ist das Kupferpräparat noch weit vorzüglicher und hülfreicher, und eine einzige Gabe ist zur Hülfe hinreichend, die man so lange wirken läßt, als der Kranke sich noch dabey bessert. Man befriedigt dann sein Verlangen in jeder Art mit Mäßigkeit.

Zuweilen geht, wenn man die Hülfe viele Stunden versäumt oder andere unrechte Mittel angewendet hat, der Zustand des Kranken in eine Art Nervenfieber über mit Irrereden: dann thut Zaunrebe (Bryon. ../X) und abwechselnd Wurzel-Sumach (Rhus tox. ../X) noch die beßten Dienste.

Jene Kupferbereitung dient auch, bey gutem, recht mäßigen diätetischen Verhalten | und gehöriger Reinlichkeit, zum gewissesten Vorbauungs- und 3285
Schutzmittel, wenn der Gesunde ein feinstes Streukügelchen davon (Cupr. ./X) jede Woche eins, früh nüchtern einnimmt, ohne darauf zu trinken, doch nicht eher

anzufangen, als bis die Cholera schon im Orte selbst oder ganz in der Nähe ist. Das Wohlbefinden eines Gesunden wird dadurch nicht im Mindesten gestört.

Nicht ich, wol aber jeder andere, homöopathische Arzt wird Auskunft geben, woher genannte Arzneyen zu beziehen*

* Im westlichen Deutschland; z. B. vom Dr. Groß in Jüterbogk bey Wittenberg, oder aus einer guten homöopathischen Apotheke, wie die von Lappe in Neudietendorf, zwischen Erfurt und Gotha, oder die von Müller in Schöningen, unweit Braunschweig.

sind, außer dem Kampher, welcher, wie der Weingeist, in jeder Apotheke zu haben ist.

Kampher kann noch Gesunde vor der Cholera nicht in voraus schützen, sondern bloß jenes Kupferpräparat.

Cöthen, den 29. August 1831.

Heilung der asiatischen Cholera und Schützung vor derselben*

Vorerinnerung.

4 Man hat ein Recept bekannt gemacht, was in Dünaburg so hülfreich gegen die asiatische Cholera sich bewährt haben soll, dass von 10 Kranken nur Einer gestorben sei. Das Hauptmittel ist Campher, welcher in zehnfachem Gewichte gegen die Neben-Ingredienzen dazu genommen wird. Es würde aber kein Zehntel, es würde nicht Einer von Hundert Kranken gestorben sein, wenn man die schädlichen und hindernden Nebendinge und das Blutabzapfen weggelassen und den Campher allein und zwar immer gleich beim Anfange der Erkrankung gebraucht hätte; denn nur allein gebraucht und gleich beim Anfang der Krankheit ist er so unglaublich hülfreich. Kommen aber die Aerzte, wie gewöhnlich, zu spät zu dem Kranken, wo der zur Hülfe durch Campher günstige Zeitpunkt schon verflossen und das zweite Stadium schon eingetreten ist, wo der Campher nicht mehr helfen kann, dann brauchen die Aerzte den Campher umsonst; die Kranken müssen dann bei der Campher-Anwendung sterben. |

5 Daher muss Jeder bei schneller Erkrankung der Seinigen an Cholera dieselben augenblicklich stets mit Campher behandeln und nicht auf ärtztliche Hülfe warten, die, wenn sie auch gut wäre, doch gewöhnlich zu spät kömmt. Und so erhielt ich eine Menge Nachrichten aus Galizien und Ungarn von Nichtärzten, die die Ihrigen gleich bei deren Erkrankung durch den Gebrauch des von mir empfohlnen Camphers wie durch Wunder hergestellt hatten.

* * *

Wo die Cholera zuerst hinkömmt, pflegt sie anfänglich in ihrem ersten Stadium (in tonisch krampfhaftem Character) aufzutreten: jähling sinken alle Kräfte des damit Befallenen, er kann nicht mehr aufrecht stehen, seine Mienen sind verstört, die

* In: Die Heilung der Asiatischen Cholera und das sicherste Schutzmittel gegen dieselbe nach des Hofraths Dr. S. Hahnemann neuestem Schreiben an den Regierungsrath Dr. C. v. Boenninghausen. Münster 1831, S. 4–11.

Augen eingefallen, das Gesicht bläulicht und eiskalt, so wie die Hände, bei Kälte auch des übrigen Körpers; hoffnungslose Muthlosigkeit und Angst, als wolle er ersticken, drückt sich in allen seinen Gebehrden aus; halb betäubt und gefühllos wimmert oder schreit er in hohlem, heiserem Tone, ohne deutlich etwas zu klagen, ausser beim Befragen, Brennen im Magen und Schlunde und Klammschmerz in den Waden und andern Muskeln; beim Berühren der Herzgrube schreit er auf; er ist ohne Durst, ohne Uebelkeit, ohne Erbrechen oder Durchfall. |

In diesem ersten Zeitraume ist schnelle Hülfe durch Campher möglich; aber es 6
müssen die Angehörigen den Kranken selbst besorgen, weil dieser Zeitraum schnell vorübergeht, entweder zum Tode oder in den zweiten Zustand, welcher dann weit schwieriger und nicht durch Campher zu heilen ist. In jenem ersten Krankheitszustande also muss man dem Kranken so oft als möglich, wenigstens alle 5 Minuten, einen Tropfen Campherspiritus (von einem Lothe Campher in 12 Loth Weingeist aufgelöst) auf einem Stückchen Zucker oder mit einem Löffel voll Wasser eingeben. Campherspiritus in die hohle Hand gegossen, wird dem Kranken in die Haut der Arme, der Brust und der Beine eingerieben, auch kann man ihm ein Klystier aus einem halben Pfunde warmen Wassers, mit zwei guten Kaffeelöffeln voll Campherspiritus gemischt, in den Mastdarm einspritzen und von Zeit zu Zeit etwas Campher auf einem heissen Bleche verdampfen lassen, damit, wenn schon der Mund durch Kinnbackenkrampf verschlossen ist, und er nichts mehr einnehmen könnte, er dennoch Campherdunst genug zur Hülfe mit dem Odem einziehet.

Je schneller man dies alles gleich beim Anfange der Entstehung gedachter ersten Krankheitszustände ausführt, desto schneller und gewisser geneset der Kranke, oft
in einem Paar Stun- | den*. 7

* Es gab Fälle, wo der, aus Mangel des Campher-Gebrauchs im ersten Stadium Verschiedene, und als todt bei Seite geschafft, zuweilen noch die Finger bewegte; da soll etwas Campherspiritus, mit Oel gemischt, in den Mund gegeben, noch den Scheintodten wieder ins Leben gebracht haben.

Er bekömmt wieder Wärme, Kräfte, Besinnung, Ruhe, Schlaf und ist gerettet.

Hat man aber diesen zur Hülfe günstigen Zeitpunkt des Krankheitsanfangs und seiner leichten Heilung durch erwähnten Campher-Gebrauch versäumt, dann sieht's misslicher aus. Dann hilft Campher nicht mehr. Es kommen jedoch Erkrankungen an Cholera, vorzüglich in den nördlichen Gegenden vor, wo von dem beschriebenen ersten Stadium, tonisch-krampfhaften Charakters, wenig zu bemerken ist, und die Krankheit fast alsogleich in ihrem zweiten Stadium, klonisch-krampfhaften Charakters, auftritt: Häufiger Abgang wässeriger Flüssigkeit mit weisslichen, gelblichen, auch wohl röthlichen Flocken gemischt und, bei unauslöschlichem Durste und lautem Kollern im Bauche, ein heftiges Erbrechen grosser Massen ähnlicher Wässerigkeit, unter steigender Aengstlichkeit, Stöhnen und Gähnen, Eiskälte des ganzen Körpers, selbst der Zunge, und marmorirter Bläue der Arme, der Hände und des Gesichts, bei starren, eingefallenen Augen, Verminderung aller Sinnen, langsamem Pulse, höchst schmerzhaftem Wadenklamme
und | Krämpfen der Gliedmassen. In diesen Fällen muss die Eingabe von einem 8
Tropfen Campherspiritus alle 5 Minuten nur so lange fortgesetzt werden, als sich auffallende Besserung davon zeigt, (was sich bei einem so schnell wirkenden Mittel, als Campher ist, schon binnen einer Viertelstunde ausweist). Wird also in diesen Fällen nicht sehr bald auffallende Besserung sichtbar, so stehe man nicht an, sogleich die Hülfsarznei für das zweite Stadium anzuwenden.

Man giebt nämlich dem Kranken ein oder zwei Streuküchelchen der feinsten Kupferarznei*

* Wenn das so theure und seltene (oft verfälschte) Cajeputöl wirklich so dienlich in der asiatischen Cholera ist, dass von mehr als 100 Kranken kaum Einer stirbt, so verdankt es diese Kraft seiner campherähnlichen Eigenschaft (es ist fast nur als ein flüssiger Campher zu schätzen) und dem Umstande, dass es in kupfernen Flaschen, in denen es aus Ostindien zu uns gebracht wird, Kupfertheile an sich nimmt, und daher in unrektificirtem Zustande bläulicht-grün aussieht. Auch hat man in Ungarn gefunden, dass, wer ein Stück Kupferblech auf blosser Haut, am Leibe, trage, von der Ansteckung frei bleibe, wie mich glaubwürdige Berichte von dorther versichern.

(aus metallischem Kupfer, nach Anleitung des zweiten Theils meines Buchs von den chronischen Krankheiten, bereitet) also Cupr. .,../X mit etwas Wasser im Löffel
9 befeuchtet in den Mund alle Stunden, | oder alle halbe Stunden, bis Erbrechen und Durchfall nachlässt, und Wärme und Ruhe zurückkehrt. Aber es darf durchaus nichts Anderes dabei oder daneben gebraucht werden, keine andere Arznei, kein Kräuterthee, keine Bäder, keine spanische Fliege, keine andere Räucherung, kein Aderlass u.s.w., sonst kann das Mittel nicht helfen. Aehnliche gute Wirkung thut eine eben so kleine Portion von Weissniesswurz (veratr. alb. .,../X); doch ist das Kupferpräparat noch weit vorzüglicher und hülfreicher, und zuweilen ist eine einzige Gabe zur Hülfe hinreichend, die man denn so lange wirken lässt, ohne eine zweite zu geben, als der Kranke sich noch dabei bessert*.

* Aehnliche Erkrankungen, aber von unmässiger Ueberfüllung des Magens mit unverdaulichen Nahrungsmitteln, werden am besten durch einige Tassen starken Kaffees beseitigt.

Man befriedigt dann sein Verlangen in jeder Art mit Mässigkeit. – Zuweilen geht, wenn man die Hülfe viele Stunden versäumt oder andere unrechte Mittel angewendet hat, der Zustand des Kranken in eine Art Nervenfieber über, mit Irrereden. Dann thut Zaunrebe (Bryon. ../X) und abwechselnd Wurzel-Sumach (Rhus tox. ../X) noch die besten Dienste.

Jene Kupferbereitung dient auch, bei gutem, recht mässigem, diätetischem Ver-
10 halten und gehö- | riger Reinlichkeit, zum gewissesten Vorbauungs- und Schutzmittel, wenn der Gesunde ein feinstes Streukügelchen davon (Cupr. ./X), jede Woche eins, früh nüchtern einnimmt, ohne sogleich drauf zu trinken, doch nicht eher, als bis die Cholera schon im Orte selbst oder ganz in der Nähe ist. Das Wohlbefinden eines Gesunden wird dadurch nicht im Mindesten gestört. Nicht ich, wohl aber jeder andere homöopathische Arzt wird Auskunft geben, woher genannte Arzneien zu beziehen sind*,

* So lange die Apotheker in unserm Westfalen noch keine homöopathischen Arzneien, vorschriftsmässig zubereitet, vorräthig haben, können dieselben nur bei homöopathischen Aerzten gefunden werden, (wie z. B. von Dr. A. Weihe in Herford, Dr. Fuisting und Dr. Lutterbeck hier in Münster, Dr. Gauwerky in Soest, Dr. Kropp in Olsberg), welche ohne Zweifel nicht abgeneigt sein werden, gegen Erstattung der geringen Kosten einem Jeden davon abzulassen. Campher aber und Campherspiritus sind in jeder Apotheke zu haben. v. B.

ausser dem Campher, welcher, wie der Weingeist, in jeder Apotheke zu haben ist.

Campher kann noch Gesunde vor der Cholera im Voraus nicht schützen, sondern blos jenes Kupferpräparat; doch muss, wenn man letzteres eingenommen
11 hat, Campherdunst vermieden wer- | den, weil dieser die Wirkung der Kupferarznei aufhebt*.

* Es versteht sich von selbst, dass da, wo man sich dieser Kupferarznei als Präservativ bedienen will, jedes sonst etwa angerühmte Schutzmittel durchaus vermieden werden muss; indem hier das Eine die Kraft des Andern alteriren oder aufheben würde. Nur das Pechpflaster auf den Unterleib gelegt, kann, wenn sonst keine arzneilichen Ingredienzen zugesetzt sind, nicht schaden und immerhin, wenn man will, daneben angewendet werden. Wer zu andern Schutzmitteln grösseres Zutrauen hätte, und mehrere derselben zugleich anwenden wollte, würde sich nur Nachtheil zufügen. v. B.

Cöthen, den 10. Sept. 1831.

An den Dr. J. Fr. Hennicke in Gotha*

Eben erhalte ich Ihr werthes Schreiben vom 12. Sept. und diene hierauf mit Folgendem: 3505

Die beyliegende neue Vorschrift enthält schon einige nähere Bestimmungen, und ich fühle mich unvermögend, speciellere Vorschriften zum Handeln dem Theile des Publicums zu geben, für welchen das Blatt bestimmt ist, theils weil bey einem von den Behandlern der Cholera noch so wenig aufgehellten, so schwierigen und wichtigen Gegenstande lieber zu wenig, als etwas Unrichtiges, Unpassendes gesagt werden darf, theils weil durch eine längere Behandlung dieses Gegenstandes der Unterricht für die meisten Menschen zu langweilig zum Lesen werden würde. Der Sinnige wird schon aus diesem Aufsatze, wenn er ihn mehrmahls liest, genug Anleitung erhalten, der nicht Denkende aber doch nicht ganz belehrt werden; et dandum est aliquid judicio hominum[1]. Ich konnte und durfte nicht mehr als dieses sagen.

Bey dem Gebrauche des vorbauenden Kupfermittels ist, außer der Mäßigkeit in der gewohnten Diät, nur etwa die Vermeidung der Essig- und Citronsäure noch beyzufügen; außerdem stört nichts in der gewöhnlichen Diät die Kupferwirkung.

Zu 1. Bloßes Baumöl (kein Kajeputöl) scheint in jener Angabe dem Kampherspiritus beygemischt gewesen zu seyn.

Zu 2. Es wird mit bloßer Hand Kampherspiritus so lange in die Glieder gerie- |
ben (beym Eingeben von innen), bis der Kranke wieder Wärme bekömmt, die Angst 3506
und das üble Aussehen verliert, munterer und schmerzloser wird; dann hört man sachte damit auf. Alles dieß aber erfolgt in kurzer, doch wegen Verschiedenheit der Körper und der Stärke des Anfalls in nicht genau zu bestimmender Frist. In einem Paar Stunden ist gemeiniglich alles durch Kampher Erreichbare erreicht.

Cöthen, den 15. Sept. 1831.

S. H.

Nachtrag**

Ich glaube eine Ihrer allerdings wichtigen Fragen noch bestimmter beantworten | 3510
zu können und wünsche, daß Sie dieser Erklärung die möglichste Verbreitung ver- 3511
leihen könnten.

Der Kampher wirkt ungemein schnell bey'm Anfange der Erkrankung an der Cholera; deßhalb muß, sobald er seine Dienste gethan hat, sogleich mit dessen Anwendung aufgehört werden. Ist daher der Kranke durch denselben auf den Weg ansehnlicher Besserung gekommen, so muß er schnell entfernt werden, weil es ein Mißbrauch desselben seyn würde, ihn über das Ziel ansehnlicher Besserung hinaus anzuwenden; er würde dann wieder anfangen, nachtheilig zu wirken. Man muß also nun seinen Dunst sogleich von dem Kranken entfernen, entweder so, daß man nach lockerer Verdeckung des Kranken dem Zimmer einige Minuten

---

* Allg. Anz. u. Nat. Ztg. d. Dt. (1831), 2. Bd., Nr. 258, 3505-3506.

1 „Es ist auch etwas dem Urteil des Menschen zu überlassen."

** Allg. Anz. u. Nat. Ztg. d. Dt. (1831), 2. Bd., Nr. 258, 3510–3511.

Luftdurchzug gibt, oder daß man den Kranken in ein anderes Zimmer bringt. Seine dann etwa noch übrigen Beschwerden legen sich hierauf entweder vollends von selbst, oder, wenn noch Durchfall und Erbrechen vorwaltet, durch den Gebrauch der Kupferarzney.

* * *

Bey Anwendung des Kamphers ist der Behandler des Kranken selbst, eben durch den Kampherdunst, vor Ansteckung während dieser Zeit gesichert.

Cöthen, den 16. Sept. 1831.

Auszug aus einem Schreiben des Hrn. Hofraths Dr. Hahnemann an den Herausgeber*

11 Beiliegende neueste Vorschrift wird Ihnen zeigen, dass dieselben Kupfer-Streukügelchen, die zur Vorbauung angewendet wurden, auch zur Heilung des *zweiten Stadiums* am besten dienen. |

12 Wenn der Kranke des Gebrauchs der Schutzkügelchen ungeachtet von der Cholera befallen würde, (aus eigner Schuld –, wenn er etwa im Trunke sich übernommen, oder durch eine grosse Gemüthserschütterung ausser sich gebracht worden, oder auch wenn er durch Campher-Geruch die feine Gabe Kupfer antidotisch zu Nichte gemacht hätte) –: so muss er *sogleich* bei seiner Erkrankung, ich möchte sagen, *gleich in den ersten Augenblicken und Minuten*, wo doch jedesmal noch erstes Stadium, wenn auch auf noch so kurze Zeit, vorhanden ist, gleichwohl mit Campher (als dem antipathischen Hauptmittel) behandelt werden. Gewöhnlich erreicht man damit schnell die gute Absicht; in kurzer Zeit bekömmt der Kranke wieder Wärme und Munterkeit, und verliert alle Aengstlichkeit. *Dann* hört man mit dem Camphergebrauche *sogleich* auf, – bedeckt den Kranken locker mit einem grossen Tuche, und läst bei Oeffnung der Thüren und Fenster von Luftdurchzug allen Campherdunst hinwegnehmen, oder man bringt den Genesenden in ein anderes, von Campherdunst freies Zimmer, weil der antipathische Campher, sobald er seine Dienste, das Lebensspiel wieder auf das Niveau der Gesundheit zu erheben, gethan hat, beim fernern (Miss-) Gebrauche zu schaden anfängt.

Wäre nun dennoch das zweite Stadium nicht abzuwenden gewesen, entweder
13 wegen letztern | Missbrauchs des Camphers über das Ziel ansehnlicher Besserung, oder weil man zu spät nach der ersten Erkrankung mit demselben zu Hülfe kam*,

* Deshalb ist es schlechterdings nothwendig, dass Jeder seine erkrankten Angehörigen *gleich* selbst mit Campher behandle, (und zu dem Ende beständig Campher-Spiritus vorräthig habe.)

und kömmt nun Durchfall und Erbrechen in drohendem Maasse: so wird dem Kranken dieselbe Kupferarznei zu einem oder zwei Kügelchen alle halbe Stunden, (oder, wenn's anschlägt, nach einer Stunde), mit etlichen Tropfen Wasser eingegeben, bis Beides sich legt; – nicht länger.

---

* In: Die Heilung der Asiatischen Cholera und das sicherste Schutzmittel gegen dieselbe nach des Hofraths Dr. S. Hahnemann neuestem Schreiben an den Regierungsrath Dr. C. v. Boenninghausen. Münster 1831, S. 11–14.

Jeder kann ohne Gefahr den Campher bei den erkrankten Seinigen selbst anwenden, weil er dabei durch den Campherdunst, und so lange er damit fortwährt, unangesteckt bleibt. Hinterdrein bedarf er freilich wieder ein Schutzkügelchen einzunehmen, da ihn kein Campherdunst weiter schützt, und er Campher nicht lange Zeit zu seiner Schützung gebrauchen kann, ohne andere (Campher-) Beschwerden sich zuzuziehen.

Ich wehre es nicht, den hochverdünnten und potenzirten Arsenik (in kleinster Gabe) in angemessenen Fällen statt Cuprum anzuwenden, oder auch Veratrum; doch hat das Cuprum, schon nach den wenigen von ihm beobachteten Symptomen, | den 14
Vorzug, dass er (Archiv f. d. H. III. 1. Sympt. 91 und 92) nur wässeriges und übelriechendes Erbrechen verursacht, und eben Brechen stinkender Wässerigkeit ist ein Hauptzeichen der Cholera, was ich in meiner Vorschrift anzugeben vergessen habe. Der Umstand der Blut-Verdickung bei der Cholera ist gleichfalls nur beim Kupfer (Sympt. 250) zu finden.

Sollten Sie meine Vorschrift dort wieder abdrucken lassen, so wünschte ich sehr, dass Sie diese hier im Briefe zugefügten Bestimmungen und Erläuterungen gütigst mit beifügten. Es war mir im Drange der Geschäfte nicht möglich gewesen, Alles zu berücksichtigen.

Cöthen den 18. Sept. 1831.

[Ueber einen Zeitungsartikel, die Cholera betr.]*

Der Gipfel und die edelste Blüthe wahrer Heilkunst ist das verständige Suchen und 3493
Finden des für die schnelleste und gewisseste Heilung einer Krankheit angemessensten (specifischen) Heilmittels und vorzüglich eines sichern (specifischen) Heilmittels für eine so pestartige Seuche, als die asiatische Cholera ist. |

Sollte man nun glauben, daß ein berliner Matadorarzt dieses höchst ver- 3494
dienstvolle Bestreben eine Jagd, eine verderbliche, verbrecherische Jagd nach specifischen Mitteln schimpfen könnte?

So gibt der Fuchs die reifsten Trauben da oben, weil er sie nicht erreichen kann, recht vornehm, für sauer aus, und so sucht der Bösewicht die Tugend lächerlich zu machen, da er selbst keiner guten Handlung fähig ist!

Hiedurch wird es begreiflich, wie jener Herr dagegen eine mit hohlen Kunstphrasen verbrämte Quacksalberey, ein unbegründetes, leichtfertiges, verstandloses Hinschütteln einer großen Menge, nach ihren wahren Wirkungen der Allöopathie unbekannt gebliebener, einfacher und gemischter Arzneyen aufs Papier, zur Cur und Verhütung einer höchst bedenklichen, das Leben noch von Tausenden bedrohenden Seuche für preiswürdig ausschreyen konnte.

Merke es Allöopathie! Ein solcher Vertreter Deiner, der schon längst totaler, innerer Nichtigkeit höchst Verdächtigen, ein solcher wirft dich vor den Augen nachdenkender Nichtärzte vollends in den Staub.

---

* Allg. Anz. u. Nat. Ztg. d. Dt. (1831), 2. Bd., Nr. 257, 3493–3494. – Ohne Nennung des Verfassers. Als Schrift Hahnemanns in [] aufgeführt bei Schmidt (1989), S. 22.

Aufruf an denkende Menschenfreunde über die Ansteckungsart der asiatischen Cholera[*]

[3] Zwei einander gerade entgegengesetzte Behauptungen herrschen über diesen Gegenstand. Die eine Partei hält diese Seuche bloß für epidemisch, atmosphärisch-tellurischer Natur, gleich als wäre sie nur in der Luft verbreitet, wovor es dann keine Schützung gebe. Die zweite Partei leugnet dieß und hält sie bloß für contagiös ansteckend und von Menschen auf Menschen übergehend.

Von beiden Meinungen kann nur die eine die richtige seyn und die gefunden richtige wird, als Wahrheit, wie immer, von großem Einflusse auf das Wohl der Menschheit werden.

Die erstere hat die hartnäckigsten Behaupter, welche anführen, daß wenn die
4 Cholera an dem | einen Ende der Stadt ausgebrochen war, vielleicht schon morgen dieselbe am andern Ende wüthe, die Ansteckung folglich nur in der Luft vorhanden sei, und daß sie (die Aerzte) an sich selbst die Nichtigkeit der Ansteckung von Cholera bewiesen, indem sie meist unangesteckt und munter blieben, ob sie gleich täglich und eigenhändig sich mit sterbenden Cholerakranken beschäftigten, ja sogar das Ausgebrochene derselben und das aus ihren Adern gelassene Blut gekostet hätten, auch wohl sich neben ihnen ins Bett gelegt hätten u.s.w. Dieses wagehälsige, ekelhafte Verfahren geben sie für das experimentum crucis[1], das ist, für einen unwiderleglichen Beweis der Nicht-Contagiosität der Cholera aus, welche nicht durch Berührung anstecke, sondern in der Atmosphäre vorhanden sei und so die Menschen an ganz verschiedenen Orten befalle.

Eine fürchterlich verderblich, gänzlich unwahre Behauptung!

Wäre Letzteres gegründet, daß diese pestartige Seuche in der Luft gleichförmig
5 schwebe, wie | etwa die unlängst ganz Europa überzogene Influenza, so wären die vielen, von den öffentlichen Blättern einstimmig berichteten Fälle unerklärlich, wo ganz in der Nähe der mörderisch herrschenden Cholera kleine Städte und Dörfer, die sich durch gleichen Eifer aller Bewohner selbst streng absperrten, wie eine belagerte Festung, und die ohne Ausnahme keinen Menschen von Außen her einließen – unerklärlich, sage ich, wäre dann das gänzliche Freibleiben dieser Orte von Erkrankung an der Cholera. Rasend wüthete diese Pest auf einem weiten Striche an den Ufern der Wolga, aber mitten inne blieb Sarepta, was sich ernstlich und unverbrüchlich abgesperrt hielt, gänzlich von der Cholera frei und noch vor Kurzem war keins von den nahen Dörfern um Wien, wo die Seuche täglich eine große Menge Todtenopfer niederwirft, von Cholera befallen worden, wie die Bauern dieser Dörfer sich zusammen verschworen hatten, Jeden todtzuschlagen, der sich ihrem Dorfe auch nur nahen wolle, und selbst keinen ihrer Bewohner wie-
6 der | hereinlassen, der aus dem Dorfe gegangen war. Wie unmöglich wäre ihr Freibleiben, wenn die Cholera in der allgemeinen Luft vorhanden wäre! und wie leicht begreiflich ist nicht ihr Freibleiben, da sie sich frei erhalten hatten von Berührung angesteckter Menschen!

Der Verlauf, den die Cholera an jedem einzelnen Orte, den sie durchging, befolgte, war fast gleichförmig der, daß ihre Wuth beim Anfange ihres Grassirens am heftigsten und schnell tödtendsten sich zeigte (offenbar nur, weil damals das Mi-

---

* Leipzig 1831.

1 „Das ausschlaggebende Experiment".

asm lauter unvorbereitete Naturen antraf, denen selbst das dünnste Choleramiasm
etwas ganz Neues, nie Erfahrnes und daher höchst Anfälliges, Ansteckendes war);
sie steckte daher damals am häufigsten und tödtlichsten an.

In der Folge mehrten sich die Erkrankungen und mit ihnen auch, durch den Ver-
kehr der Einwohner der Stadt unter einander, die Masse verdünntern Miasms, wo-
durch eine Art örtlichen Choleramiasma-Dunstkreises in der Stadt entstand, an
welchen sich die mehr oder weniger | kräftigen Individuen allmälich zu gewöhnen 7
und sich dagegen abzuhärten Gelegenheit fanden, so daß nach und nach immer
weniger Einwohner davon angesteckt werden und daran heftig erkranken konnten
(die Cholera herrschte dann, wie man sich ausdrückte, milder), bis zuletzt alle Ein-
wohner sich fast gleichförmig dagegen abhärteten, und so die Epidemie in dieser
Stadt verlosch.

Hätte das Miasm bloß in der allgemeinen Atmosphäre gelegen, so konnten der Erkrankungen zuletzt nicht weniger werden, als ihrer zu Anfange waren, weil die gleiche Ursache (angebliche, allgemein ansteckende Luft-Constitution) in ihren Wirkungen hätte gleich bleiben müssen.

Das einzelne von Hufeland gegen meine Beweise angeführte Factum (daß
auf einem englischen Schiffe, welches in keine (?) Berührung gekommen war, auf der
Höhe von Riga, in offner See plötzlich zwei Matrosen an der Cholera erkrankten) be-
weist nichts, da noch nicht bekannt ist, wie nahe das Schiff an die ange- | steckte Stadt, 8
Riga, kam, so daß der obschon dünnere Miasma-Dunstkreis aus der Stadt dennoch die
des Miasms noch ungewohnten Matrosen erreichen und sie anstecken konnte, zumal
wenn sie, wie oft, sich durch Berauschung dazu fähiger gemacht hatten.

Die auffallendsten Ansteckungen mit reißenden Fortschritten erfolgten bekannt-
lich, wie ebenfalls die öffentlichen Blätter lehren, wenn auf Schiffen, in deren dump-
figen Räumen, von moderigen Wasserdünsten erfüllt, das Cholera-Miasm ein seine
Vervielfältigung begünstigendes Element fand und zu einer, bis ins Ungeheure ver-
mehrten Brut jener, dem menschlichen Leben so mörderisch feindlichen, unendlich
feinen, unsichtbaren, lebenden Wesen gedieh, welche den Ansteckungsstoff der
Cholera wahrscheinlichst bilden, wenn, sage ich, auf Schiffen dieses dichtere, ver-
schlimmerte Miasm mehrere von der Mannschaft tödtete, die Uebrigen aber, der
Gefahr der Ansteckung öfters ausgesetzt und so allmälich an das Miasm gewöhnt,
endlich dagegen abgehärtet und so forthin unan- | steckbar geworden waren; da 9
konnten diese, mit dem Anscheine von Gesundheit, an's Land steigen und wurden
von den Uferbewohnern ohne Scheu in ihre Hütten aufgenommen, und ehe sie noch
Kunde von den auf ihrem Schiffe an der Seuche Verstorbenen geben konnten, wur-
den die dem Ankömmlinge am nähesten Gekommenen urplötzlich schon von der
Cholera hingerafft, natürlich bloß mittels der dem gesund gebliebenen Schiffer dicht
umschwebenden, unsichtbaren Wolke von vielleicht Millionen solcher miasmati-
schen, lebenden Wesen, die, zuerst in den breiten, sumpfigen Ufern des lauen Gan-
ges erzeugt, immer den Menschen vorzüglich aufsuchend zu seinem Verderben, und
dicht an ihn sich hängend, bei ihrer Uebertragung in ferne, selbst kältere Gegenden
sich auch an diese gewöhnten, ohne Verminderung weder an ihrer unseligen
Fruchtbarkeit, noch an ihrer tödtlichen Verderblichkeit.

Mit diesem pestartigen Ansteckungsstoffe dicht, obschon unsichtbar, umhüllt,
doch, wie gesagt, für seine Person durch langen Widerstand seiner | Lebenskraft 10
dagegen und durch allmäliche Angewöhnung an dieß feindselige Wesen um ihn,
in seiner Natur gleichsam dagegen abgehärtet, trat oft ein solcher Schiffer (die Lei-
chen seiner Gefährten am Borde fliehend) anscheinend ungefährlich und gesund
ans Land und siehe, die ihn gastfreundlich aufnehmenden Bewohner und zwar
zuerst die ihn am nähesten Berührenden, des Miasms ganz Ungewohnten wurden

zuerst, am schnellsten und gewissesten von der Cholera stillschweigend ergriffen und getödtet, während von den entfernter Gebliebenen nur diejenigen, welche durch üble Lebensweise entnervt, zur Ansteckungen am aufgelegtesten waren. Die nicht Geschwächten und in einiger Entfernung von dem mit Choleramiasm umgebenen Ankömmlinge gebliebenen Personen erlitten dagegen nur einen schwachen Angriff von dem im verdünnteren Dunstkreise schwebenden Miasm; ihre Lebenskraft konnte den schwächern Angriff leicht abhalten und dessen Herr werden, und
11 wenn sie ihm auch nachgehends näher kamen, so war ihre Natur an das | Miasm schon etwas gewöhnt, behielt die Uebermacht über dasselbe und selbst dann, wenn diese Personen sich endlich noch mehr oder ganz dem inficirten Ankömmlinge näherten, war ihre Lebenskraft nach und nach auf diese Weise dagegen so abgehärtet worden, daß sie ungeahndet mit dem Fremden umgehen konnten, als nun völlig unansteckbar vom Ansteckungsstoffe der Cholera.

Es ist eine bewundernswürdig gütige Einrichtung Gottes, daß er dem Menschen es möglich gemacht hat, sich gegen die tödtlichsten Seuchen und so auch besonders gegen die tödtlichste derselben, gegen den Ansteckungs-Zunder der Cholera abzuhärten und unansteckbar zu machen, wenn er sich demselben nur allmälich und zwar mit einigen Zwischen-Erholungen immer mehr nähert und keinen geschwächten Körper hat.

Der zuerst zu einem Cholerakranken gerufene, billig anfangs noch scheue Arzt verweilte sich entweder zuerst im Vorzimmer (im schwächern Miasma-Dunstkreise)
12 oder blieb, ins Zimmer | des Kranken getreten, am liebsten da in einiger Entfernung oder an der Thüre stehen, ordnete dem vielleicht umher beschäftigten Krankenwärter dieß und jenes an, was er mit dem Kranken vornehmen solle, geht dann klüglich bald wieder heraus, mit dem Versprechen bald wieder zu kommen, ergeht sich indeß entweder etwas in der freien Luft, oder nimmt zu Hause etwa noch ein Frühstück ein. Seine beim ersten, kurzen Besuche, in einiger Entfernung vom Cholerakranken, nur durch verdünntes Miasm mäßig angegriffene Lebenskraft ermannt sich indeß bei dieser Erholung völlig wieder und kömmt, wenn er dann wieder ins Krankenzimmer tritt, und sich dem Cholerakranken nun auch etwas mehr nähert, doch bald in Uebung, um der in größerer Nähe nun dichtern Ansteckungs-Atmosphäre noch kräftiger zu widerstehen und dann, bei öftern Besuchen, und dichter am Kranken, eine Uebermacht über die Angriffe des Miasms zu erlangen, die den Arzt endlich völlig,
13 auch gegen das giftigste Choleramiasm beim Krankenbette | selbst abhärtet und so ferner ganz unansteckbar von dieser Pestseuche macht, so wie den eben so behutsam und allmälich zu Werke gehenden Krankenwärter.

Jetzt brüsten sich beide, weil sie nun dem Kranken unmittelbare Handreichung ohne Scheu und ohne üble Folgen thun können: sie wüßten es besser, die Krankheit sei gar nicht kontagiös, sie stecke gar nicht an, diese freche, unüberlegte und gänzlich unwahre Behauptung hat schon vielen Tausenden das Leben gekostet, die, in ihrer Unwissenheit und unvorbereitet, sich entweder jähling dem Cholerakranken näherten oder mit solchen Choleraärzten (die nicht mit Campher heilen) und Krankenwärtern in Berührung kommen. Denn ein solcher, auf obige Art gegen das Miasm abgehärtete Arzt und Krankenwärter tragen nun in ihren Kleidern, an ihrer Haut, in ihren Haaren, wahrscheinlich auch in ihrem Athem den vom eben besuchten Cholerakranken ihnen anhängenden, unsichtbaren (wahrscheinlich lebenden)
14 und sich immerdar ferner ge- | nerirenden Ansteckungsstoff unbewußt und ungescheut in der Stadt umher zu ihren Bekannten, die er unversehens, ohne daß sie es ahnen, unausbleiblich ansteckt.

So werden die Choleraärzte und Krankenwärter die gewissesten und häufigsten Verbreiter und Mittheiler der Anstekkung weit und breit, und dann wundert man sich, selbst in öffentlichen Blättern, wie doch so schnell vom ersten Cholerakranken, an dem einen Ende der Stadt, die Ansteckung noch an demselben Tage am anderen Ende der Stadt habe ausbrechen können bei Personen, die gar nicht zu dem Kranken gekommen waren!

Und so bricht die Flamme des Opfers unschuldiger Menschen in allen Ecken und Enden der Stadt aus durch überall von Aerzten und ihren Gehülfen hingezettelte Funken des schwarzen Todes! Jeder öffnet diesen Pestverbreitern willig die Thüre; läßt sie zu sich setzen, ihren prahlerischen Betheuerungen vertrauend: „die Cholera für ansteckend auszugeben, sei lächer- | lich, die Choleraseuche sei nur epidemisch 15
in der Luft verbreitet und daher unabwendbar“ – und siehe, die armen Bethörten müssen ihre Gastfreundschaft mit dem schmählichsten Tode büßen.

Selbst zu den Vornehmsten der Stadt und des Hofes gelangt so, in der Person des, schuldigen Bericht gebenden, mit frischem Miasm umhüllten Arztes, der Cholera-Todes-Engel und niemand nimmt die verdeckte, unsichtbare, aber desto gefährlichere Täuschung wahr.

Ueberall, wo solche Aerzte und solche Krankenwärter hinkommen (denn welches allsichtige Auge gewährte wohl diese unsichtbare Gefahr an diesen gesund gebliebenen Miasmaträgern?), überall, wo sie hinkommen, zündet ihre Gegenwart und überall lodern tödtliche Erkrankungen empor und die Pest entvölkert Städte und Länder!

Würden aber die Aerzte sich warnen lassen, und durch Einnahme von einem Paar Tropfen Campherauflösung unansteckbar gemacht, sich dem | Körper des Cho- 16
lerakranken (auch noch so schnell) nähern, um ihn mit dieser beim Anfange der Erkrankung einzig hülfreichsten, das Miasm in und an dem Kranken am gewissesten tilgenden Arznei (reinem, unvermischtem Campherspiritus), wie von mir gelehrt worden*,

* Heilung der asiatischen Cholera und Schutzmittel dagegen. Cöthen, Aue'sche Buchhandlung. Preis 1 1/2 Gr.

behandeln, ihm alle 5 Minuten einen Tropfen davon eingeben und in der Zwischenzeit fleißig mit demselben, in ihre flache Hand gegossen, ihn im Gesichte, auf dem Kopfe, im Nacken, am Halse, auf der Brust und Unterleibe bestreichen, bis alle seine schwindlichte, ohnmachtartige Kraftlosigkeit, seine Erstickungsangst und die Eiskälte seines Körpers verschwunden und auflebender Munterkeit, Ruhe des Geistes und völliger Lebenswärme gewichen wäre, so wäre Jeder dieser Kranken nicht nur in einem Paar Stunden unfehlbar wieder hergestellt (wie die unleugbarsten Thatsachen und Beispiele beweisen), son- | dern sie hätten auch mit Heilung der 17
Krankheit durch reinen Campher zugleich das (vermuthlich aus unzähligen, unsichtbaren, lebenden Wesen bestehende) Miasm an und in dem Kranken, an sich selbst, ja auch in den Kleidern, der Wäsche, dem Bette des Kranken (denn alles dieß wird bei dieser Behandlung von dem Campherdunste durchdrungen) ja an allem Geräthe und den Wänden des Zimmers ausgetilgt und vernichtet, und sie selbst (Arzt und Krankenwärter) nähmen dann keinen Ansteckungsstoff mit sich fort und könnten keinen Menschen mehr in der Stadt anstecken*. |

* Auch das Besprengen verdächtiger Ankömmlinge und verdächtiger Waaren und Briefe mit Campherspiritus würde an denselben das Choleramiasm am gewissesten vertilgen. Keine einzige Thatsache erweist, daß Chlor das Miasma der Cholera vernichte; es kann nur Riechstoffe zerstören. Der Ansteckungsstoff der ostindischen Seuche ist aber kein Riechstoff. Wozu nun also das hier unnütze und der Gesundheit der Menschen nachtheilige Räuchern mit Chlor?

Doch diese Aerzte, wie man sieht, verschmähen dieß; sie fahren fort, lieber die 18
Kranken durch eingegossene, große Portionen Scheidewasser, Opium, durch Blutlassen u.s.w. schaarenweise hinzurichten, oder doch dem Campher so viel hindern-

de und schädliche Beimischungen zu geben, daß er fast durchaus nicht helfen könne, einzig nur, um die einfache, reine (helfende) Campherauflösung nicht geben zu dürfen, weil ihn der Reformator des alten, verderblichen Curwesens (ihres einzigen Wissens), weil ich ihn auf das Nachdrücklichste in allen Ländern Europens aus Ueberzeugung anpries. Sie scheinen lieber die ganze Menschheit dem Todtengräber in die Hände spielen zu wollen, als dem treuen Rathe der neuen, geläuterten Heilkunst Gehör zu geben.

Doch, wer kann es ihnen wehren, da sie allein die Macht im Staate haben, das Bessere zu unterdrücken?

Indeß wählte die gütige Vorsehung (da jene Aerzte, durch alte, verderbliche Ge-
19 setze auch in | ihren Unthaten geschützt werden) einen wohlthätigen Ausweg.

Die Cholera ist nämlich am gewissesten und leichtesten nur in den ersten Paar Stunden des Anfangs der Erkrankung, wie durch Wunder, mittels gedachter reiner Campheranwendung heilbar, und zwar schon eher, als die gerufenen Aerzte in größern Städten herbei kommen. Sie würden auch dann noch oft durch Anwendung des unvermischten Campherspiritus, wenn auch die Cholera nicht völlig heilen (denn dazu ist es nach einigen Stunden gewöhnlich zu spät) doch den ganzen Ansteckungsstoff dieser Seuche an und um den Kranken, auch den ihnen selbst und den Umstehenden anhängenden, vernichten und aufhören, das Miasm mit sich in der übrigen Stadt umherzutragen. Daher die Familien der Nichtärzte ihre Glieder selbst im Stillen, mittels jener Campheranwendung, zu Tausenden heilen (und nur die Vornehmen müssen sichs gefallen lassen, Standes halber, den Arzt zu ru-
20 fen, der, dem menschenliebenden Verbesserer der Heil- | kunst und seiner helfenden Heilart zum Trotze, sie nicht selten mit verkehrten Mitteln dem Orkus zusendet).

Nur die Familienglieder unter sich können am gewissesten, einer dem andern, leicht mit Campherspiritus heilen, weil sie dem Erkrankten augenblicklich zu Hülfe kommen können.

Wollt Ihr begreifen lernen, was Noth thut und was der Verheerung und Entvölkerung zweier Welttheile auf einmal ein Ende machen würde?

dixi et salvavi animam![2]

Cöthen, den 24. October 1831.

---

2 „Ich habe gesprochen und eine Seele gerettet!“

Sprach-Berichtigung*

Da nicht Jeder wissen kann, was das Wort: Universal-Mittel sagen will, so 349
setze ich hier dessen Bedeutung aus Campe's großem Wörterbuche der deutschen Sprache her:

„Universal-Medizin (Universal-Mittel) bedeutet ein Allheilmittel (Panacee), was für alle Krankheiten helfen soll;" – geheime, verkäufliche Misch-Arzeneien, die in allen Ländern mit Recht verboten sind, wie die ehemalige Essentia miraculosa coronata, die Lebens-Elixire u.s.w., die für alle und jede Übel helfen sollen.

Das gerade Gegentheil aber von diesen unsinnigen Universal-Mitteln „ein Specificum ist" (nach Campe's großem Wörterbuche der deutschen Sprache) „ein für ein gewisses Übel von der Natur recht eigentlich angewiesenes Heil- oder Arzeneimittel,"

wie etwa der Campher, gleich beim Anfange der Erkrankung an der asiatischen Cholera gebraucht.

Cöthen, den 26. Oktbr. 1831.

Homöopathische Heilung der Cholera**

(Schreiben an den Dr. J. Fr. Hennicke in Gotha.) 4102

Ich eile, Ihnen beyliegenden Brief des würdigen wiener Homöopathen, des ehemahligen Directors des Thierarzneyinstituts in Wien und Verfassers mehrerer Schriften botanischen und thierärztlichen Inhalts, des Doctors der Arzneykunst, jetzt Dompredigers an der Metropolitankirche zu St. Stephan in Wien, Paters Veith, an einen meiner Freunde in Prag geschrieben und meiner Verwendung überlassen, zur Bekanntmachung zu empfehlen. Er hat sich der Behandlung der Cholerakranken in der jetzigen Epidemie in Wien mit dem thätigsten Eifer und dem erwünschtesten Erfolge unterzogen, und seine, in diesem Briefe zuerst mitgetheilte Beobachtung und homöopathische Heilung der von verdünntem Choleraansteckungsstoffe entstehenden Halberkrankungen (von ihm Cholerine genannt)
ver- | dienen die größte Aufmerksamkeit, und beßte Befolgung, so wie den Dank 4103
aller wahren Aerzte.

Cöthen, den 1. Nov. 1831.

Ihr treuer

* Anhalt. Volksfr. (1831), 1. Jg., S. 349.

** Allg. Anz. u. Nat. Ztg. d. Dt. (1831), 2. Bd., Nr. 306, 4102–4103.

Offenes Sendschreiben an die Majestät des Königs Friedrich Wilhelm des Dritten*

4145 Vielleicht liesest Du unter den deutschen Fürsten noch den biedern allg. Anzeiger der Deutschen und so auch, was Dir noch Niemand gesagt hat, über die mögliche Minderung der Choleratodtenopfer in Deinen sonst so blühenden Landen.

Laß Dir den Menschenverlust nicht in verjüngtem Maßstabe – „so und so wenig vom Tausend hier und da" – herabstimmen, um ihn kleinlich vor Deinen Augen erscheinen zu lassen. Der Großhändler berechnet die Kleinigkeit der Spesen nur pro Mille, aber einem so menschenfreundlichen Landesvater, wie Du, geht der abwendbare Verlust eines einzigen Deiner treuen Unterthanen tausendfach zu Herzen.

Was ist des Römerkönigs August, was die des vierten Heinrich's Liebe zu ihren Unterthanen gegen die Deinige!

Erkenne aus den fürchterlichen Sterbelisten, daß Deine Aerzte vielleicht Mancherley können, nur heilen nicht. Hätten sie bestimmten Gehalt für diese Epidemie, mit dem Verbote, keinen Sold für Curen annehmen zu dürfen (das ganze Land würde die Gehalte gern aufbringen und ich selbst, ein Ausländer, steuerte willig dazu) – wahrlich ihre schädliche Dienstbeflissenheit würde erkalten und der Kranken viele würden leben bleiben.

Auch die theure, die Städte drückende Darreichung der vielen tödtlichen
4146 Werkzeuge aus den Apotheken würde aufhören, hätte | das Land wohlthätige Homöopathen, die nur vom Gesundmachen der Kranken leben, ohne ihre Arzney anzurechnen, und nicht nach dem Tode Rechnungen den betrübten Angehörigen bringen.

Aber Du, am Leben und Wohlseyn Deiner Unterthanen Deine einzige Freude findender, großer Fürst! Du hast, leider keine, oder fast keine Homöopathen (wahre Heilkünstler) in Deinen, freye Thätigkeit der Geister sonst so musterhaft begünstigenden Staaten.

Deine medicinischen Gewalten alter Zunft haben sie möglichst erdrückt, fürchtend, von ihnen verdunkelt zu werden.

Laß sie nicht erdrücken, menschenfreundlicher Monarch! die Mit- und Nachwelt wird Dich dafür segnen und Dein theilnehmendes Herz Dich dafür belohnen!

In tiefster Ehrfurcht, die nur dem an Tugend ausgezeichnetsten Könige gebührt, schrieb dieß

Cöthen, den 7. Nov. 1831.

---

* Allg. Anz. u. Nat. Ztg. d. Dt. (1831), 2. Bd., Nr. 309, 4145–4146. – Auch in: Haehl (1922), 2. Bd., S. 253–254.

Nachricht*

„Als die Cholera in Magdeburg grassirte, verbreitete sie sich auf den Dörfern umher. 597
Unter andern wüthete sie auch in dem, $1^1/_2$ Stunden entfernten Dorfe Osterwettingen, von 800 Einwohnern, fürchterlich; es wurden 80 Personen von der Cholera ergriffen, aber, ohne Arzt, stellten die Leute einander selbst her durch den Gebrauch des in der Vorschrift von Hrn. Hofrath Hahnemann verordneten Kamphers und Anwendung etwas kalten Wassers, so daß von den 80 Cholerakranken über 60 gerettet wurden und genasen."

(Auszug eines Briefes des Oec. Comm. Q.)

Cöthen, den 25. Jan. 1832.

Auszug eines Briefes des Hofraths Dr. Hahnemann an den Dr. Quin**

Für die genaue Mittheilung Ihrer Forschungen über die Natur der Cholera und Ihre 53
zweckmäßige homöopathische Behandlung bin ich Ihnen recht sehr verbunden. Sie haben ganz Recht, und eigne Forschungen haben mich selbst davon überzeugt, daß die Cholerine, welche in Cholera ausartet, zu den gefährlichsten Krankheiten gehört.

Ich hatte bereits durch den Dr. Gerstel erfahren, daß Sie selbst einen Choleraanfall gehabt, und sich durch Kampher geheilt hätten. Ich wünsche Ihnen zur Genesung von Herzen Glück, und danke dem höchsten Wesen, daß es Sie zum Heile so vieler Unglücklichen, welche Ihrer verständigen Hülfe bedürftig sind, am Leben erhielt.

Ihre glücklichen Erfolge bei Behandlung der Cholera sind um so merkwürdiger, da Ihnen die Unkenntniß der Mährischen Sprache manches Hinderniß darbot. Ich schicke Ihnen beiliegend den Brief, den mir Dr. Gerstel über die Cholera schrieb, und hoffe, daß Sie derselbe interessiren wird. Alles, was Sie mir von diesem Manne sagen, giebt mir eine ebenso gute Meinung von seinen Talenten als von seinem Herzen; ich freue mich, daß unsere Sache einen so achtbaren Vertheidiger in ihm gefunden hat.

Ich werde nicht ermangeln, Sie von allem in Kenntniß zu setzen, was sowohl die Cholera insbesondere, als unsere Kunst überhaupt betrifft, und bitte Sie ebenfalls, nicht zu vergessen, mir alle Früchte Ihrer Erfahrungen und die Fortschritte der Homöopathie in Ihrem Lande mitzutheilen.

Möge Sie Gott glücklich in Ihr Vaterland geleiten, und Sie in dem Bemühen segnen, Ihre Landsleute in der naturgemäßen Heilkunst zu unterrichten.

Köthen, den 4. Februar 1832.

Ihr aufrichtiger und ergebener Freund

---

* Allg. Anz. u. Nat. Ztg. d. Dt. (1832), 1. Bd., Nr. 45, 597.

** In: Friedrich Foster Quin, Die Homöopathische Behandlung der Cholera. Deutsch von Ernst Georg v. Brunnow. Dresden und Leipzig 1832, S. 53–54. – Auch in: Allg. hom. Ztg. (2000), 245. Bd., 56.

Nachschrift des Herrn Hofrath Dr. S. Hahnemann*

97 Dieser Aufsatz des so unterrichteten und so unermüdeten und redlichen Forschers
und Beförderers unsrer Kunst bestätigt unwiderleglich die schon durch einige bishe-
rige Erfahrungen sich kund gegebnen Wahrheiten: 1) daß die Entwickelung der Kräf-
te der Arznei-Substanzen nach dem der Homöopathik eigenthümlichen Verfahren
98 *fast gränzenlos* angenom- | men werden kann; 2) daß, je höher die Potenzirun-
gen (Entstoffungen) derselben steigen, desto eindringlicher und schneller wirksam
sie werden; 3) ihre Wirkungen aber auch um desto schneller vorüber gehend.

Alles dieß stimmt völlig mit meinen, obschon weniger weit getriebenen Versuchen überein, von denen ich nur des einzigen gedenke, daß, als ich einsmals eine potenzirte Verdünnung von Schwefel bis zu /XXX (hundertfache Verdünnung in der dreisigsten Potenz) verfertigt und einen Tropfen davon auf etwas Zucker einem bejahrten ledigen Frauenzimmer eingegeben hatte, welche sehr selten (alle 9, 12, 14 Monate einmal) einem epileptischen Anfalle unterworfen war, dieselbe ihren Anfall noch in derselben Stunde erhielt und seitdem frei davon blieb.

Die in ihrer alten Form erstarrten Gegner der Homöopathik, die sichs vorgenom-
men zu haben scheinen, von dieser wundersamen Entwickelung der Kräfte der ro-
hen Arzneisubstanzen sich nicht überzeugen lassen zu wollen, die doch in jeder
redlichen Nachprüfung sich jedem Unbefangenen offenbart, und welche der Aus-
übung der Homöopathik jene beruhigende Sicherheit und Zuverlässigkeit bei An-
wendung hoch potenzirter Verdünnungen der Arzneien in kleinster Gabe bei
Krankheiten verleiht, wodurch sie jedes ältere Kur-Verfahren unendlich überwiegt,
– können bei diesen so weit getriebenen Versuchen und Erfahrungen des um unsre
Kunst hoch verdienten Verfassers dieser Abhandlung doch nichts weiter thun, als,
wie bisher, unter den Stufen des Vorhofs zum Heiligthume dieser heilbringenden
Wahrheiten überrascht stehen zu bleiben, und durch ein ungläubiges Lächeln ihre
Unfähigkeit beurkunden, sich diese heilbringenden Aufschlüsse der Natur der |
99 Dinge zum Wohle der Kranken zu Nutze zu machen. Sie lächelten schon eben so
ungläubig, als ich vor etlichen und dreißig Jahren die Vorzüge einer millionfachen
Verdünnung der Belladonna gegen Scharlachfieber anprieß; jetzt können sie auch
nichts Schlimmeres thun, wenn sie hier die bis zur tausenden Potenz erhöheten,
hundertfachen Entkörperung des Schwefels lesen, wie kräftig-arzneilich er dann
noch auf den menschlichen Körper einwirkt. Ihr böotisches Lächeln hält den Adler-
Flug der neuen, wohlthätigen Heilkunst nicht auf und sie bleiben, nach Gebühr, der
Segnungen derselben beraubt*.

* Diesen Herrn möchte man die Worte *Göthe's* zurufen:
„Daran erkenn' ich die gelehrten Herrn!
Was ihr nicht tastet, steht euch Meilen fern;
Was ihr nicht faßt, das fehlt euch ganz und gar;
Was ihr nicht rechnet, glaubt ihr, sei nicht wahr;
Was ihr nicht wägt, hat für euch kein Gewicht;
Was ihr nicht münzt, das, meint ihr, gelte nicht."
Faust, 2r Theil.

Indeß muß man sich erinnern, daß diese Veranstaltung mehr zur Erforschung diente, wie hoch man mit potenzirter Verdünnung der Arzneien steigen könne, ohne daß die Wirkung derselben auf das menschliche Befinden zu Null werde, wozu jene

* [Stapfs] Arch. f. d. hom. Hlkst. (1832), 11. Bd., 2. H., 97–99.

Versuche unschätzbar sind; zum homöopathischen Gebrauche bei Kranken aber ist es zweckmäßig, bei Bereitung der Arzneien aller Art, bei der dezillionfachen Verdünnung und Potenzirung (X) stehen zu bleiben, damit die homöopathischen Aerzte sich gleichförmige Resultate bei ihren Heilungen versprechen können.

Vorwort über die Wiederholung der Gabe eines homöopathischen Arzneimittels*

Ich schäme mich nicht des Geständnisses, gestern nicht gewußt zu haben, was mich **XIV**
erst heute die Erfahrung lehren konnte; ich schäme mich nicht, einen Lehrsatz, den ich bei Abfassung der vierten Ausgabe des Organons der Heilkunst noch nicht vollständiger aufstellen konnte, durch seitdem wiederholtere Versuche und Erfahrungen aufgeklärt, jetzt erweiterter und bestimmter der ärztlichen Welt mitzutheilen, nämlich: daß es nicht, wie §. **242**. und die folgenden Paragraphen äußern, nöthig sey, jedesmal nur eine einzige Gabe des Arzneimittels in (akuten und) chronischen Krankheiten zu reichen und diese auswirken zu lassen, bis ein anderes Heilmittel zu geben erforderlich ist, – sondern, im Gegentheile, daß es oft nöthig und von großem Vortheile sey, mehre desselben Mittels zu reichen, ehe ein anderes Arzneimittel gebraucht werde.

Jene Lehre im §. **242**. u. f. des Organons entstand aus der an sich gewissen Erfahrung, daß theils durch mehre kleine, aber bald nach einander wiederholte Gaben desselben Mittels, theils durch eine größere Gabe (oder ein Paar derselben) fast nie etwas Gutes, weder zur Heilung der chronischen, noch der akuten Krankheiten auszurichten ist. |

Hiervon lag, wie ich später wahrnahm, die Ursache darin, weil die Lebenskraft, **XV**
welche von der homöopathischen Arznei gehörig pathogenetisch umgestimmt, einzig die Heilung einer Krankheit bewirken kann, durch eine oder zwei große Gaben, so wie durch mehre, dicht nach einander wiederholte kleine Gaben eines und desselben, obschon genau homöopathisch passenden Arzneimittels nicht zur ruhigen Gegenwirkung arzneilich umgestimmt, sondern so stürmisch aufgeregt und empört wird, daß ihre Reaction nichts weniger als heilbringend sich äußern kann, und weit mehr schadet, als nutzt.

Diese mit der Erfahrung übereinstimmende Betrachtung, so wie die menschenfreundliche Sicherheits-Regel: Si non juvat, modo ne noceat![1] befahl bisher dem, möglichste Beförderung des Menschen-Wohls für seinen höchsten Zweck achtenden, homöopathischen Heilkünstler, im Allgemeinen gegen Krankheiten des sorgfältig gewählten Arzneimittels nur eine einzige Gabe auf einmal, und zwar die kleinste, dem Kranken einzugeben.

Kleinste, sage ich, da es für eine, durch keine Erfahrung in der Welt widerlegbare, homöopathische Heil-Regel gilt, daß des richtig gewählten Arzneimittels beste Gabe stets nur die kleinste in der bei uns eingeführten hohen Potenzirung (**X.**) sey*

* In: Systematisch-Alphabetisches Repertorium der Antipsorischen Arzneien. Hrsg. von Clemens von Bönninghausen, Münster 1832, S. XIV–XXIV.

1 „Wenn es (schon) nicht hilft, soll es wenigstens nicht schaden!"

* In den schwierigsten und lebensgefährlichsten Krankheitsfällen ist sogar das bloße augenblickliche Riechen an ein Senfsamen-großes Streukügelchen, mit dieser Kraftentwickelung befeuchtet, noch vorzuziehen.

für chronische sowohl als für akute Krankheiten, – eine Wahrheit, die nur das schätzbare Eigenthum der Homöopathik ist und die auch, so lange die Allöopathik noch am Leben der Menschen, wie der Krebs, zu nagen und sie mit großen Arzneigaben zu bestürmen und zu verderben fortfährt, diese Afterkunst durch eine unübersehbare Kluft von der Homöopathik entfernt halten wird. |

XVI Auf der andern Seite zeigt uns jedoch die Praxis, daß eine einzige dieser kleinen Gaben wohl in einigen, vorzüglich leichten Fällen von (chronischer) Krankheit zureiche, um fast Alles auszurichten, was durch diese Arznei vor der Hand möglich war, besonders bei kleinen Kindern und sehr zärtlichen und erregbaren Erwachsenen, daß aber in mehren, ja in den meisten Fällen von sowohl sehr langwierigen, schon weit gediehenen, oft durch vorgängige, unpassende Mittel verdorbenen, als auch in wichtigen akuten Krankheiten offenbar eine solche kleinste Gabe Arznei selbst in unserer hoch potenzirten Kraftentwickelung nicht zureichen könne, um durch sie alle von derselben Arznei überhaupt zu erwartende Heilwirkung ausgerichtet zu sehen, indem hierzu unstreitig mehrere derselben einzugeben nöthig seyn möchte, damit die Lebenskraft von ihnen zu dem Grade pathogenetisch umgestimmt und ihre heilkräftige Reaction so hoch gespannt werde, daß sie den ganzen Theil der ursprünglichen Krankheit, den zu tilgen überhaupt im Vermögen des wohlgewählten homöopathischen Mittels liegt, vollständig durch ihre Gegenwirkung auslöschen könne*;

* Dadurch kann in vielen Fällen die Dauer der homöopathischen Kur um mehr als die Hälfte verkürzt werden.

die bestgewählte Arznei in dieser kleinen Gabe, einmal gegeben, brachte da wohl etwas Hülfe, aber lange nicht genug.

Dieselbe Gabe des gleichen Mittels aber bald wieder und wieder zu geben, getraute sich der sorgfältige, homöopathische Arzt nicht, da er keinen Vortheil, wohl aber, am öftersten, während genauer Beobachtung, gewissen Nachtheil davon mehrmals erfahren hatte. Er sah gewöhnlich Verschlimmerung, wo er selbst die kleinste Gabe des geeignetsten Mittels, wenn er sie heute gereicht, morgen und übermorgen wiederholt hatte.

Um nun, wo er von der genauesten Wahl seiner homöopathischen Arznei überzeugt war, mehr Hülfe für den Kranken zu schaffen, als ihm bisher durch Verord-
XVII nung einer einzigen | kleinen Gabe gelang, kam er natürlich oft auf den Einfall, die Gabe, weil es aus obigen Gründen nur eine einzige seyn sollte, um so mehr zu verstärken, und z. B. statt eines einzigen feinsten Streukügelchens mit Arznei in höchster Potenzirung befeuchtet, wohl ihrer **6 - 7 - 8** auf einmal, auch wohl halbe und ganze Tropfen davon zu reichen. Aber, fast ohne Ausnahme, war der Erfolg ungünstig, oft auch sehr übel, – ein Schaden, der bei einem so behandelten Kranken schwerlich wieder gut zu machen ist.

Auch niedrigere Potenzirungen des Mittels in großer Gabe dafür zu nehmen, gibt hier kein wahres Auskunft-Mittel.

Eine Verstärkung der einzelnen Gaben homöopathischer Arznei bis zur Bewirkung des gedachten, erforderlichen Grades pathogenetischer Anregung der Lebenskraft zur heilkräftigen, hinreichenden Reaction erfüllt daher, wie auch die Erfahrung lehrt, die gewünschte Absicht keineswegs. Die Lebenskraft wird dadurch allzu heftig und allzu plötzlich angegriffen und empört, als daß sie zu einer allmähligen, gleichmäßigen, heilsamen Gegenwirkung Zeit hätte, sich einzurichten, daher sie sich bestrebt, das in Uebermaß sie anfallende Arzneiliche, wie einen Feind, von sich zu stoßen durch Erbrechen, Durchfall, Fieber, Schweiß u.s.w., und so das Ziel des unbedachtsamen Arztes zum größten Theile oder gänzlich zu verrücken und zu vereiteln; – es wird sehr wenig oder nichts Gutes zur Heilung der Krankheit damit ausgerichtet, vielmehr wird der Kranke dadurch sichtbar geschwächt, und man darf nun in langer Zeit nicht wieder daran denken, auch nur die kleinste Gabe desselben Mittels dem Kranken wieder zu reichen, wenn sie nicht nachtheilig auf ihn wirken soll.

Doch auch eine Menge dicht nach einander wiederholter, kleinster Gaben zu derselben Absicht häufen sich im Organismus zu einer Art übergroßen Gabe an, mit ähnlichem üblem Erfolge; die Lebenskraft wird da, ohne sich zwischen jeder, ob- | schon kleinen Gabe wieder erholen zu können, gedränget und übermannet **XVIII**
und so, unvermögend, heilkräftig zu reagiren, nur passiv zur unwillkührlichen Fortsetzung der ihr so aufgezwungenen, überstarken Arzneikrankheit genöthigt, wie, auf ähnliche Weise, beim allöopathischen Mißbrauche großer, gehäufter Gaben einer und derselben Arznei zum langdauernden Schaden des Kranken tagtäglich von uns wahrgenommen wird.

Um daher nun, unter Vermeidung der hier von mir angedeuteten Fehlwege, gewisser als bisher zum Ziele zu gelangen und die gewählte Arznei so zu reichen, daß sie ohne Nachtheil für den Kranken zu ihrer größten Wirksamkeit gelangen müsse, damit sie im gegebenen Krankheits-Falle alles mögliche Gute ausrichte, was nur in ihrem Vermögen überhaupt liegt, befolgte ich in neueren Zeiten einen eigenen Weg.

Beim Gebrauche einer solchen, zur vollständigen Hülfe zureichenden Zahl so kleiner Gaben fand ich, daß die zu befolgende Hauptrücksicht darin bestehe, daß sie nicht durch eine zu schnelle Aufeinander-Folge sich der Lebenskraft gegenüber zu einer Art übergroßen Gabe anhäuften, sondern nur in solchen Zwischenzeiten wiederholt würden, daß keine Uebereilung oder Uebermannung der Lebenskraft erfolgen könne, doch aber in so hinreichender Masse und ununterbrochen auf dieselbe eingedrungen werde, damit sie um desto gewisser zu einer vollständigen, obgleich allmähligen Reaction gegen die Arznei-Affection und zugleich zur Tilgung des ähnlichen ursprünglichen Leidens sich heraufstimme, – daß daher die kleine Gabe nur so bald wieder gereicht werde, daß die Einwirkung des Mittels auf die Lebenskraft, um sie arzneilich umzustimmen, zwar anhaltend bis zum beabsichtigten Grade von Spannung ihrer Thätigkeit zur heilsamen Reaction fortgesetzt werde, doch nie so schnell aufeinander, daß eine Anhäufung von Arznei-Einwirkung entstehe, wodurch die Lebenskraft gedränget und belästigt werde, und sie sich aufgefordert fühle, gegen die ihr zu stark deuchtende Arzneipotenz sich unwillig aufzulehnen und sie | als unerträglich abzuschütteln durch Erregung von Fieber, Erbrechen, Durchfall, Schweiß u.s.w. **XIX**

Ich erkannte, daß man, um diese rechte Mittelstraße zu finden, sich nach der Natur der verschiedenen Arzneimittel sowohl, als auch nach der Körper-Beschaffenheit des Kranken und der Größe seiner Krankheit richten müsse, so daß, – um ein Beispiel am Gebrauche des S c h w e f e l s in chronischen (psorischen) Krankheiten zu geben, – die feinste Gabe desselben (Tinct. sulph. X^0) selbst bei robusten Personen und bei entwickelter Psora selten öfter, als alle **7** Tage, mit Vortheil zu wiederholen ist, ein Zeitraum, den man um so mehr noch zu verlängern hat, wenn schwächlichere und erregbarere Kranke dieser Art zu behandeln sind, da man dann wohl thut, nur alle **9, 12, 14** Tage eine solche Gabe zu reichen, was man nun so lange wiederholt, bis die Arznei beim Kranken Symptome zu erzeugen anfängt, die, obschon nicht stark, doch dem Kranken ganz neu sind, und die er daher je an sich verspürt zu haben sich nicht erinnern kann. Dann gibt man weiter keine Gabe, sondern läßt das Mittel, wie das Organon lehrt, **4** bis **6** Wochen auswirken, so lange es

noch guten Erfolg zeigt. Da findet man denn, (um den Schwefel als Beispiel beizubehalten), daß in psorischen Krankheiten selten weniger als **4**, oft aber **6**, **8**, auch wohl **10** solcher Gaben (Tinct. sulph. X^0) zur vollständigen Vernichtung des ganzen von Schwefel überhaupt tilgbaren Theils der chronischen Krankheit erfordert werden, in solchen Zeiträumen nach einander zu reichen, – vorausgesetzt, daß noch kein allöopathischer Mißbrauch des Schwefels vorausgegangen war. So läßt sich selbst ein frisch entstandener (primärer) Krätz-Ausschlag bei nicht allzu schwächlichen Personen, auch wenn er den ganzen Körper überzogen hätte, durch eine alle 7 Tage gereichte Gabe Tinct. sulph. X^0 binnen **10**, **12** Wochen (also mit **10**, **12** solcher Streukügelchen) rein heilen, so daß man nicht oft noch ein paar Gaben Carb. veg. X^0, (ebenfalls jede Woche Eine
XX gegeben), zu Hülfe zu | nehmen nöthig hat, ohne die mindeste äußere Behandlung, als öftere reine Wäsche und gute Lebensordnung.

Wenn auch für eine große chronische Krankheit, allem Ermessen nach, **8**, **9**, **10** Gaben Tinct. sulph. (zu X^0) erforderlich geachtet würden, so ist's doch vorzüglicher, statt sie in einer unmittelbaren Aufeinander-Folge zu reichen, nach jeden drei Gaben eine Gabe anderer, nächst dem Schwefel vorzüglich homöopathisch in diesem Falle dienlicher Arznei einzuschieben, und diese ebenfalls nur **8**, **9** Tage wirken zu lassen, ehe man wieder eine Reihe von drei Gaben Schwefel anfängt. Diese Zwischen-Arznei ist am besten eine solche, die, wenn man die Schwefelgaben beendigt, noch ein paar Mal nach einander (in Zwischenräumen von **8** bis **14** Tagen) zu geben dienlich erachtet wird.

Nicht selten sträubet sich jedoch die Lebenskraft, mehre Gaben Schwefel, so erforderlich sie auch für das chronische Uebel wären, selbst in den angegebenen Zwischenräumen, ruhig auf sich wirken zu lassen, und deutet dies Widerstreben durch einige, obschon mäßige Schwefel-Symptome an, die sie in der Kur am Kranken laut werden läßt. Da ist es zuweilen rathsam, eine kleine Gabe Nux vom. X^0, auf **8** bis **10** Tage Wirkung, zu reichen, um die Natur geneigt zu machen, den Schwefel in fortgesetzten Gaben wieder auf sich ruhig und mit gutem Erfolge wirken zu lassen.

Am widerspenstigsten zeigt sich aber die Lebenskraft, den, obschon höchst indizirten Schwefel heilsam auf sich wirken zu lassen, zeigt sogar sichtbare Verschlimmerung des chronischen Uebels, selbst auf die kleinste Schwefelgabe, ja selbst auf das Riechen an ein Senfsamen-großes, mit Tinct. sulph. X befeuchtetes Streukügelchen, wenn der Schwefel schon vorher, (sogar Jahrelang vorher), in großen Gaben allöopathisch gemißbraucht worden war. Dies ist ein, die beste ärztliche
XXI Behandlung der chronischen Krankheiten unmöglich machender, | beklagenswerther Umstand unter den Vielen, die uns die allgewöhnliche Verpfuschung der chronischen Krankheiten durch die alte Schule betrauern lassen würde, wenn es hier nicht eine vortreffliche Abhülfe gäbe.

Man darf in solchen Fällen den Kranken nur an ein Senfsamen-großes Streukügelchen, mit Mercur. metall. X befeuchtet, ein einziges Mal stark riechen, und dies Riechen etwa **9** Tage wirken lassen, um die Lebenskraft wieder geneigt zu machen, dem Schwefel (wenigstens durch Riechen an Tinct. sulph. X^0) wohlthätigen Einfluß auf sich zu verstatten, – eine Entdeckung, die wir dem Herrn Doktor Griesselich*

* Vermuthlich derselbe, dem die litterarische Welt ebenfalls bereits mehre sehr gediegene botanische Mittheilungen verdankt. C. v. B.

in Carlsruhe zu verdanken haben. – In den schwierigsten Fällen, wo Schwefel zwar dingend angezeigt, der Kranke aber sehr aufregbar und schwach, auch wohl durch zweckwidrige Mittel tief herabgebracht ist, dient mehr und sicherer, als das Eingeben substantieller, obgleich feinster Gaben Schwefel-Arznei, das einmalige, mäßige Riechen, alle vier Tage, an ein Senfsamen-großes, mit Tinct. sulph. X befeuchtetes Streukügelchen, indem die Mündung des dasselbe enthaltenden Gläschens in das eine und das andere Nasenloch gehalten, und ein augenblicklicher Odemzug gethan wird.

Von den anderen antipsorischen Mitteln, (außer etwa Phosph. X,) hat man weniger Gaben in ähnlichen Zwischenräumen zu reichen nöthig, (von Sepia in weit längern, ohne Zwischenmittel, wo sie homöopathisch angezeigt ist), um die Absicht zu erreichen, alles von der angezeigten Arznei überhaupt im gegebenen Falle Heilbare zu tilgen.

Es versteht sich, daß, um solche Gaben-Wiederholung zu unternehmen, der Arzt von der ganz richtig getroffenen, ho- | möopathischen Wahl seiner Arznei vorher **XXII** überzeugt seyn müsse.

In akuten Krankheiten richtet sich die Wiederholungs-Zeit der passend gewählten Arznei nach dem mehr oder weniger schnellen Verlaufe der zu bekämpfenden Krankheit, so daß sie, wo nöthig, nach **24, 16, 12, 8, 4**, auch wohl in weniger Stunden zu wiederholen ist, wenn die Arznei zwar ohne Anstoß, – ohne neue Beschwerden zu erzeugen, – bessert, aber für den reissend schnellen und gefährlichen Fortgang des akuten Uebels nicht schnell genug, so daß in der schnellst tödtlichen Krankheit, die wir kennen, in der Cholera, beim Anfange der Erkrankung, alle **5** Minuten ein (bis zwei) Tropfen dünner Kampher-Auflösung eingegeben werden muß, um schnelle und gewisse Hülfe zu verschaffen, bei der mehr entwickelten Cholera aber ebenfalls Gaben von Cuprum, Veratrum, Phosphor u.s.w. (X^0) oft alle **2, 3** Stunden, auch wohl Arsenik, Holzkohle u.s.w. in ähnlich kurzen Zeiträumen.

Bei Behandlung der sogenannten Nervenfieber und anderer anhaltender Fieber richtet man sich ebenfalls mit der Wiederholung der sich hülfreich erweisenden Arznei in den kleinsten Gaben nach obiger Cautel.

In syphilitischen Krankheiten reiner Art fand ich gewöhnlich eine einzige Gabe Quecksilber-Metall (X^0) zulänglich; doch waren auch nicht selten zwei oder drei solcher Gaben nöthig, wo nur die mindeste Komplikation mit Psora ersichtlich war, in Zeiträumen von **6, 8** Tagen gereicht.* |

* Zuerst hat hierauf Herr D. Paul Wolf in Dresden, einer meiner guten, rein homöopathischen Schüler, aufmerksam gemacht, in einer durchdachten und auf gute Erfahrungen gestützten Abhandlung (im ersten Hefte des eilften Bandes des Archivs f. h. H.), die mir, da ich mich schon länger im Stillen mit dieser Verbesserung unserer Kunst beschäftigt hatte, viel Vergnügen machte.

Bei weit gediehenen Verbindungen der Psora mit Syphilis, mit vielem Substanz- **XXIII** Verluste, kommen Fälle bei robusten Personen vor, wo das Uebel bloß mit vielen, dicht nach einander gereichten kleinsten Gaben Quecksilber geheilt wird, so daß durch diese Eile das Syphilitische gleichsam aus seiner Komplikation mit Psora gerissen und so abgesondert geheilt worden zu seyn scheint; – welche stürmische Behandlung jedoch selten nachzuahmen ist.

Die epidemischen, über ganze Landstriche jeglicher Art Bodens verbreiteten Wechselfieber scheinen nach ihrer Neigung, ihre Paroxismen fortwährend zu erneuern, zu den chronischen Uebeln zu gehören, während jeder einzelne Anfall selbst einen akuten Charakter hat. Ihrer gibt es sehr verschiedene Arten, die von Zeit zu Zeit in einander übergehen, und daher sehr verschiedene homöopathische Arzneien, das ist, von Zeit zu Zeit eine andere nöthig haben, (doch unter allen am seltensten [fast nie][2] die Chinarinde, die bloß ihren Typus unterdrückt und sie zu schleichenden Kachexien verderbt.) Hier muß das geeignete Mittel in der kleinsten Gabe (X^0) sogleich bei der Erholung nach dem Aufhören jeden Anfalls gereicht werden, und so nach jedem der drei nächsten Anfälle, also in kurzen Zwischenräumen,

2 Eckige Klammern im Original.

wodurch das Wechselfieber ohne Rückkehr verschwindet und in reine Gesundheit übergeht. Ist es aber schon, wie oft, von China-Mißbrauch verderbt worden, (denn die alte Schlendrians-Kunst, die sich für rationell ausgibt, kennt kein anderes Fiebermittel, als nur die Chinarinde, und nimmt von ihrer sichtbaren Verderblichkeit in diesen epidemischen Wechselfiebern, hartherzig genug, keine Notiz): – da ist es unumgänglich, die wegen dieser Mißhandlung des kranken Körpers gewöhnlich zur Entwickelung eilende Psora wenigstens durch eine, oft auch durch einige Gaben Schwefel (X^0) niederzuhalten oder zu verhindern, ehe man das, für das dermalige Wechselfieber passende Antipyretikum reicht in Gaben von X^0, einen Tag um den
XXIV andern, – gleich als wäre das Wechselfieber schon wieder | typisch ausgebrochen, – auch wohl nöthig, noch vor der Anwendung des Fieber-Heilmittels, wenn öftere Uebelkeit und Brecherlichkeit, auch wohl bitterer Geschmack und Widerwillen gegen Speisen vorwaltet, eine Gabe rohen Spießglanz (von X^0) jeden dritten Morgen zu reichen, oder, an deren Stelle, das Riechen an ein Senfsamen-großes, damit befeuchtetes Streukügelchen, eben so oft.

Cöthen, den 13. Mai 1832.

Nachschrift des Herrn Hofrath S. Hahnemann*

83 Ich sollte nicht glauben, daß der sorgfältig unterscheidende Herr Graf Korsakoff im §. 21. dieser schönen Abhandlung, die der Homöopathik eignen Theilungen und Potenzirungen schon bei Million- und Billion-Entwickelung für vollendet und keiner weitern Entkörperung und Vergeistigung ihrer arzneilichen Kräfte zu einem immer höhern Grade durch ferneres Reiben der trocknen und durch ferneres Schütteln der flüssigen weitern Verdünnungen – was doch keinem Zweifel unterliegt – fähig halten, oder diese wohl gar für schwächer (§. 28.) ansehn könnte. Wer sagt uns, daß bei Million- und Billion-Entwickelung die kleinen Theilchen der Arznei-Substanz schon zu ferner untheilbaren Atomen (von deren Beschaffenheit wir durchaus keinen Be-
84 griff haben) geworden sind? Denn wenn der menschliche, lebende Or- | ganism bei den höher potenzirten Verdünnungen, eine immer stärkere Gegenwirkung auf deren arzneilichen Gebrauch äußert (wie die Erfahrung lehrt und der Herr Verf. selbst im §. 28. zugiebt), so müssen auch solche höhere Arznei-Bereitungen für stärker angesehen werden, indem es keinen andern Maßstab für den Grad dynamischer Kräftigkeit einer Arznei geben kann, als den Grad der Reaktion der Lebenskraft dagegen.

So viel aber geht aus seinen Versuchen (§. 7. 8. 9. 10. 11.) hervor, daß, indem ein einziges, mit hoher Arznei-Kraft-Entwickelung tingirtes, trocknes Streukügelchen in 13500 unarzneilichen Streukügelchen, mit denen es 5 Minuten geschüttelt worden, volle und gleiche Arzneikraft, als es selbst besitzt, zuwege bringt, ohne selbst Kraft-Abnahme zu erleiden, diese wunderbare Mittheilung durch Nähe und Berührung zu erfolgen und eine Art Infektion zu sein scheint, von großer Ähnlichkeit mit der Ansteckung gesunder Personen durch ein, ihnen nahe gebrachtes oder sie berührendes Kontagium (§. 22.) – eine ganz neue, sinnreiche und wahrscheinliche Ansicht, die wir dem Herrn Grafen zuerst zu verdanken haben.

---

* [Stapfs] Arch. f. d. hom. Hlkst. (1832), 12. Bd., 1. H., 83–85.

Diese Mittheilung oder Ansteckung scheint zu erfolgen durch die sich immerdar, wie durch Ausdünstung oder Emanation umher verbreitende Kraft solcher, selbst trockner Körper, dergleichen die Senfsamen großen, ehedem mit flüssiger Arznei von hoher Kraft-Entwickelung befeuchteten, in Gläschen verwahrten Streukügelchen sind, deren wir Kranke sich zum Riechen bedienen lassen, um sie zu heilen. Ein solches Streukügelchen z. B. von Staphisagria /X, woran in 20 Jahren schon mehre hundert Mal, nach Oeffnung des Gläschens, gegen eine gewisse, gleichartig wieder kommende Be- | schwerde gerochen 85
worden war, besitzt noch diese Stunde gleich starke Arzneikraft, wie zuerst, was nicht sein könnte, wenn es nicht fortwährend seine Arzneikraft unerschöpflich aushauchte.

Die Vermuthung (§. 14.) aber, daß solche mit Arznei von einem gewissen Grade von Kraft-Entwickelung tingirten, trocknen Kügelchen durch Schütteln oder Tragen in der Tasche sich in ihrem Behältnisse, wie weiter geschüttelte Arznei-Flüssigkeiten, höher potenziren und höhere Arzneikraft dadurch annehmen könnten, ist durch keine Thatsache erwiesen und scheint mir so lange unglaublich, bis sie durch triftige Erfahrungs-Beweise unterstützt worden ist.

Im Ganzen sind wir diesem sinnreichen und unermüdeten Forscher vielen Dank für gegenwärtige reichhaltige Abhandlung schuldig.

Köthen den 30. Mai 1832.

Offenes Sendschreiben an das hohe Ministerium der geistlichen, Unterrichts- und Medicinalanstalten in Berlin*

Excellenz! 2025

Ihr Rescript vom 31. März 1832, nach dem Wunsche der im Staate herrschenden Aerzte alter Schule, den Heilkünstlern neuer Schule alle Möglichkeit abzuschneiden, ferner Kranke herzustellen, welche von Aerzten alter Schule, aus Mangel an Kenntniß, allgewöhnlich schon verdorben und fast unheilbar gemacht worden, beruht auf der wichtigen Verwechselung des in allen bisherigen Medicinalgesetzen angenommenen Begriffs von Medicament (Arzney) und dem Ausgeben einfacher Mittel, die noch in keinem Medicinalgesetze (vor dem wüthigen Beginnen der alten Schule), die allein heilsame, sie verdunkelnde Homöopathik quovis modo[1] zu stürzen, erhört worden ist.

Einfache Mittel (Simplicia) gibt auch ungestört der nicht zum Curiren befugte Apotheker in den preußischen Staaten, wie in allen Ländern, aus, an Kranke für bares Geld, und reibt z. B. die Chinarinde in der Reibeschale vorher, ehe er sie dem Kranken gibt, und kein Medicinalgesetz hat bisher dieses Ausgeben der fein geriebenen Chinarinde oder der geschüttelten Auflösung von zwey Gran Brech-

* Allg. Anz. u. Nat. Ztg. d. Dt. (1832), 1. Bd., Nr. 154, 2025–2030. – Auch in: [Schweikerts] Ztg. d. hom. Hlkst. (1832), 4. Bd., Nr. 50, 393–398; sowie in: Haehl (1922), 2. Bd., S. 123–125.

1 „Wie auch immer" (wörtlich: ‚auf welche Weise du willst').

weinstein, als Brechtrank für Kranke, dem Apotheker als Selbstdispensation von Arzney zum Verbrechen gemacht, ungeachtet es täglich von ihm geschieht.

2026 Warum? Weil in der Sprache der | Medicinalgesetze kein einfaches Mittel (Simplex), es sey zu Pulver gerieben oder aufgelöst und geschüttelt, jemahls für eine Arzney (Medicamentum) gehalten worden ist, die in der Sprache dieser Gesetze bloß: ein Gemisch von mehreren einfachen Mitteln, zuweilen sehr künstlich in eine einzige Masse vereinigt, bedeutet, nach einem Recepte des Arztes aus einer Basis, einigen Adjuvantibus, auch wol Corrigentibus und einem Constituens zusammen gesetzt. Nichts als eine solche Mischung nach Recepten der Aerzte alter Schule ward jemahls von den Medicinalgesetzen aller deutschen Länder Arzney (Medicamen, Medicamentum) genannt, und bloß auf die Verfertigung dieser Mischungen und Zusammensetzungen aus Simplicibus war der deutsche Apotheker privilegirt, das ist, Niemand im Staate außer dem Apotheker durfte sich anmaßen, solche Mischungen und Vereinigungen mehrerer einfachen Ingredienzen – damit sie zu einer Arzney (Medicamentum) würden – vorzunehmen. Kein Arzt durfte, nach der Observanz der alten Schule, etwas für Kranke verordnen, außer einer Arzney, das ist eine Mischung aus mehrern Simplicibus, aus einer Basis, aus Adjuvantibus, Corrigentibus und einem Vehikel oder Constituens zusammen gesetzt, und von Niemand durfte er diese Mischungen verfertigen lassen, als von einem dazu privilegirten Apotheker.

Ob der Arzt diese Mischungen einfacher Dinge zu Arzney nicht selbst verfertigen dürfe, darüber schweigen alle bis zum Aufkommen der Homöopathik vorhandene Gesetze. |

2027 Während nun der Apotheker im Handverkaufe, obgleich zum Curiren unbefugt, sein einfaches, fein zerriebenes Chinapulver und seine geschüttelte Auflösung von ein Paar Granen einfachen Brechweinsteins, an Kranke auf eigene Hand verkauft und dabey in allen Staaten (bloß weil er kein zweytes oder drittes Ingredienz dazu mischt, also nach dem Sinne der Medicinalgesetze keine Arzney (Medicamentum) den Kranken dispensirt) einzig nur als Verkäufer und Ausgeber von Simplicibus angesehen wird, so wird es zur schreyenden Ungerechtigkeit, wenn der gesetzlich von einer Facultät promovirte, und vom Staate zur Ausübung der Heilkunst bevorrechtete, im Heilen mehr als jeder Andere unterrichtete homöopathische Arzt, bloß weil er der alten Schule ein Dorn im Auge ist, nicht ebenfalls an seine Kranken ein in der Reibeschale geriebenes oder aufgelöst geschütteltes Simplex – also keine Arzney im Sinne der bisherigen Medicinalgesetze (unentgeltlich) reichen dürfen soll, in den feinsten Gaben. Mit welcher Ungerechtigkeit setzt man ihn, wenn man ihm dieß verwehren wollte, und wie tief unter den nicht zum Curiren befugten, in der Arzneywissenschaft unwissenden Apotheker herab, der an Kranke die Simplicia, durch Reiben oder Schütteln zubereitet in großen, am unrechten Orte sehr schädlichen Gaben verabreicht, für bares Geld im allgemein gestatteten Handverkaufe?

Trefflich war daher die Arglist der Macht habenden Aerzte alter Schule, um die Homöopathik zu erdrücken, den uralten Ausdruck der bisherigen Medicinalgesetze: Arzney (Medicamentum) umzuprägen und um auch das Simplex in feinster Gabe, nach Regel der neuen Kunst, homöothischen Kranken gereicht, mit diesem Namen (Arzney) zu beehren, einzig um das Geben desselben den Richtern als verbrecherisch zu denunciren, nämlich als verbotenes Dispensiren von Arzney, die nie etwas Anderes bedeutete, als ein Gemisch mehrerer Ingredienzen.

Nur das Mischen mehrerer einfachen Ingredienzen, damit es Arzney (Medicamentum) werde, ist dem Apotheker (dem Gehülfen der Aerzte alter Schule, wel- | che Mischungen lege artis in ihren Recepten verschreiben müssen) ausschließlich von den Gesetzen zugeeignet, damit kein anderer, als ein gelernter Apotheker, sich dieser Verrichtung anmaße. 2028

Aber den homöopathischen Arzt, bey Strafe von 50 Thaler, zwingen wollen, seine Simplicia vom Apotheker bereiten zu lassen, einem Manne, der bloß auf Arzneymischungen und auf sonst nichts privilegirt ist, heißt die Gesetze verdrehen vor aller Welt Augen, damit die bessere neue Heilkunst, die Homöopathik, quovis modo[2] gestürzt werde, und das alte verderbliche Receptschreibewesen auf ihren Trümmern triumphiren könne. Denn kein gewöhnlicher Apotheker versteht die homöopathischen Mittel gehörig auf diese neue Weise zuzubereiten, und keiner, da sie der Homöopathik alle, weil sie ihnen uneinträglich ist, von Herzen feind sind, kein Apotheker, sage ich, würde, wenn er's auch verstünde, die Mittel, nach aller moralischen Wahrscheinlichkeit, so ohne Trug zubereiten, daß sich der Homöopathiker so sicher darauf verlassen könnte, als hätte er sie selbst gewissenhaft zubereitet und dem Kranken selbst in die Hände gegeben.

Der homöopathische Arzt gibt sein zubereitetes Simplex umsonst, damit auch der Aermste im Volke sich der Herstellung seiner Gesundheit erfreuen könne – salus publica summa lex esto[3] – der Apotheker dagegen ist auf Bezahlung angewiesen auch vom Aermsten, und sollte er sein letztes Bett verkaufen.

Der homöopathische Arzt hat, um zu heilen, keiner Mischungen von Simplicibus, keiner Arzney (Medicamentum) im Sinne der bisherigen unverfälschten, unverdreheten Medicinalgesetze nöthig; wie sollte er zu dem Gehülfen für Recepte schreibende Aerzte, zu dem gesetzlichen Arzneymischer mit dem unentgeltlichen Geben seines einfachen Mittels gezwungen werden können, da nur von einem Geben des einfachen Mittels an Kranke, von keinem Mischen mehrerer kräftigen Hülfssubstanzen in der Homöopathik die Rede ist, wozu allein, und zu nichts weiter, der Apotheker privilegirt ist? Denn zum Handverkaufe, zum Verkauf mas- | siver Simplicia an Kranke, ohne erlernte Heilkunst, ist der Apotheker doch wahrlich nicht privilegirt, also auch nicht privilegirt zum Geben der Simplicia des homöopathischen Arztes. 2029

Des vom Staate zur Hülfe und Zeitersparniß für den, Mischarzneyen verordnenden Arzt alter Schule, verliehenen Gehülfen bedarf der Homöopathiker nicht bey'm Geben seiner einfachen Substanz, die nie im unverfälschten Medicinalgesetze Arzney genannt worden ist; er hat vom Apotheker keine Zusammenmischung mehrerer Ingredienzen zu Arzney nöthig, als worauf einzig der Apotheker privilegirt ist – er bedarf seiner Hülfe nicht; und siehe, officia obtrudi non possunt[4], nach allbekannter Rechtsregel.

Die Aerzte alter Schule kennen zwar die neue Heillehre nur oberflächlich, aber so viel wissen sie doch davon zu ihrem Troste, daß jene neue Heilkunst (deren gewisse Hülfleistungen in Krankheiten zunächst auf dem Selbstgeben des gewissenhaft gewählten, einfachen Mittels beruht, damit der Kranke sicher ist, das rechte Mittel gewiß bekommen zu haben, was durch keinen Dritten so gewiß geschehen kann) unausführbar, also ohne Barmherzigkeit werde ausgerottet werden, wenn man dem homöopathischen Arzte dieses Selbstgeben quovis modo[5] unmöglich ma-

2 s. Fußnote 1.
3 „Das allgemeine Wohl soll das oberste Gesetz sein".
4 „Pflichten/Ämter können nicht aufgedrängt werden".
5 s. Fußnote 1.

che. Von dieser alten Zunft, die als Medicinalbehörde und Hausarzt der Gesetzgeber im Staate die Oberhand hat und als feindliche Gegenpartey den Richter in eigener Sache spielt, werden die gerechtesten Justizcollegia irre geleitet und genöthigt, das Bessere schmählich zu verdrängen – indem sie sich für allein beamtet, für die alleinigen artis periti[6], ja, was das meiste Erstaunen erregt, für eine gewissenhafte Menschenfreundin ausgibt.

Videant Consules, ne res publica detrimentum capiat.[7] Auch in Hinsicht des Apothekergewinns für Gebung des homöopathischen einfachen Mittels ist das hohe
2030 Ministerium übel berichtet worden, wenn es | demselben einen ansehnlichen Gewinn dabey zugedacht hat.

Ich bitte demnach das hohe Ministerium der geistlichen, Unterrichts- und Medicinalanstalten, ihr dem klaren Wortverstande der bisherigen, unverdrehten Medicinalgesetze zuwider laufendes Verbot vom 31. März 1832 zurück zu nehmen, um vor dem schlichten Sinne der Mit- und Nachwelt sich als gerecht zu zeigen, ohne, zum Nachtheile leidender Kranken und deren echter Helfer, jener zwar uralten, aber verderblichen Arztgilde zu fröhnen.

Schriebs ein in echt homöopathisch-ärztlicher Freyheit lebender Freund der leidenden Menschheit.

Cöthen, den 31. May 1832.

Nachschrift zu dem offenen Sendschreiben an das hohe Ministerium der geistlichen, Unterrichts- und Medicinalanstalten in Berlin (Allg. Anz. [etc.] d. D. 1832 Nr. 154)*

2277/ Es ist offenbar, daß dem hohen Mini- | sterium alle Einsicht in das Wesen der ho-
2278 möopathischen Heilkunst vorenthalten seyn mußte, sonst würde es wol nicht den homöopathischen Aerzten ihr unveräußerliches*,

* In allen Jahrtausenden, so weit die Geschichte reicht, gab nur der Arzt seinen Kranken das Hülfsmittel (natürlich) selbst; uranfänglich ein einfaches. Nur im finstern Mittelalter entstand eine Art Apothekerwesen, doch von dem heutigen sehr verschieden, indem damahls die Aerzte ihre Kranken bloß mit den Vielgemischen der Araber behandeln, diese Vielgemische aber nicht selbst verfertigen konnten, wo dann Kaiser Friedrich II. zu Neapel eigene Männer berufen mußte, die diese große Zahl von Mischarzneyen aus den Antidotariis, zum Theil aus 50 und 60 Ingredienzien mit dem damahls noch so theuern Zuckersyrup zusammen geknetet (z. B. Looch sanum et expertum, theriaca coelestis, Mithridatium, Hiera picea, Philonium u.s.w.) alljährig einmahl bereiten und in einem Kaufladen für die Aerzte vorräthig halten mußten – ein Unternehmen, was wegen der leichten Verderbniß dieser Gemische ein ungeheuer großes Capital erforderte und zu welchem sich Niemand gefunden hätte, hätte der König ihnen nicht das Privilegium (im Jahre 1230, s. Lindenbrog. leg. antiq.) ertheilt, daß außer ihnen – den Confectionariis, denn so hießen sie – Niemand einen Kaufladen

---

6 „Fachleute" (wörtlich: ‚in der Kunst Erfahrene').
7 „Die Konsuln sollen darauf achten, daß der Staat keinen Schaden nehme."
* Allg. Anz. u. Nat. Ztg. d. Dt. (1832), 1. Bd., Nr. 173, 2277–2279. – Auch in: [Schweikerts] Ztg. d. hom. Hlkst. (1832), 5. Bd., Nr. 16, 126–128; sowie in: Haehl (1922), 2. Bd., S. 125.

(stationem) mit diesen arzneylichen Mischarzneyen halten dürfe. Dieses Privilegium usurpirten dann die Arzneymischer (Apotheker) aller folgenden, auch der neuern Jahrhunderte, obgleich keiner der letzteren den großen Aufwand hatte, so viele hundert Rhob, Lohoch, Confectiones u.s.w. Jahr aus, Jahr ein vorräthig halten zu müssen, wie jene Confectionarii vor 600 Jahren; ja nicht eine einzige Mischarzney ist der jetzige Apotheker vorräthig zu halten verbunden.

in der Natur der Sache gegründetes Recht, dem H ü l f e , das ist (das einfache) Heilmittel von ihm erflehenden Kranken es selbst zu reichen (damit er des echten Mittels versichert sey), durch eine solche Verordnung genommen und dem bloß zur Fertigung der Mischrecepte der alten Schule privilegirten Apotheker zugesprochen haben, dem ein solcher Auftrag nicht einmahl Gewinn bringend ist.

Man höre!

Die anfängliche Verfertigung eines vollständigen Vorraths der etwa hundert homöopathischen Mittel kann nicht höher als 100 Thaler zu stehen kommen dem, der die gehörige Kenntniß davon hat, die aber kein gewöhnlicher Apotheker hat. Die Bereitung jedes einzelnen dieser Mittel bedarf nämlich für einen Arbeiter kaum fünf Stunden, wobey für Weingeist, Streukügelchen, Gläser, Stöpsel und Utensilien nur sechs Silbergroschen in Anschlag zu bringen sind, so daß jedes Mittels Bereitung nur höchstens einen Thaler kostet*.

* Der Urstoff zu jedem homöopathischen Heilmittel ist stets nur ein Gran oder ein Tropfen, was also für alle 100 Mittel nur einige Silbergroschen Auslage macht.

Ein solcher u n v e r d e r b l i c h e r Vorrath ist für mehr als eine funfzigjährige Versorgung der ganzen preußischen Armee, und aller Krankenhäuser, so wie für die größte Praxis mehrerer tausend homöopathische Aerzte unerschöpflich. Gäbe nun der Apotheker dem Kranken auf des homöo- | pathischen Arztes schriftliche 2279
Angabe des nöthigen einfachen Mittels (denn es ist keine Dispensation auf ein Recept, da der Apotheker dann keine Mischarzney ex diversis pensis[1] dazu verfertigte), gäbe er dann, sage ich, das feine Streukügelchen in einem zweygranigen Milchzuckerpülverchen, was ihm noch keinen halben Pfennig zu stehen kömmt, was kann er (da die Streukügelchen und ihre Tingirung schon bey den 100 Thalern der ursprünglichen Anlage mit in Anschlag gebracht sind,) wol für diese Mühe verlangen? Doch wol nicht mehr als einen halben Silbergroschen für jedes Pülverchen, was für einen chronischen Kranken auf eine und mehrere Wochen als Arzney hinlänglich ist! Und sollte er dann auch die Interessen des Anlagecapitals von 100 Thalern zu 100 Procenten in Anschlag bringen dürfen, so könnte er doch höchstens nur einen Silbergroschen dafür verlangen, und darum steht ein preußischer Apotheker kaum vom Stuhle auf.

Ueberhaupt (was dem hohen Ministerium bisher gänzlich unbekannt blieb) haben die einfachen Mittel des homöopathischen Arztes, so zu sagen, gar kein Geldwerth, daher letzterer sie stets dem Kranken umsonst reicht. Wie sollte ihnen denn nun auf einmahl ein hoher Preis angedichtet und sie so der Armuth nun auf einmahl theuer angeschlagen werden, weil man jetzt für gut fand, sie durch die Hände des hierzu unnöthigen Apothekers gehen zu lassen, der viel Geld einzunehmen gewohnt ist?

Cöthen.

1 „Aus verschiedenen Abwiegungen".

Nachtrag zum Vorworte über die Wiederholung der Gabe eines homöopathischen Arzneimittels* **

[o. S.] * Gegenwärtiger Nachtrag unsers gefeierten Hofraths Hahnemann zu seinem vorstehenden Vorworte gelangte, wegen einer längern Dienstabwesenheit, erst dann in die Hände des Herausgebers, als das Ganze bereits abgedruckt war. Die darin ertheilten Aufschlüsse und Belehrungen sind indessen so neu und wichtig, daß man es hoffentlich entschuldigen wird, wenn die Mittheilung desselben wegen einer geringen typographischen Verunstaltung nicht unterlassen wird. In dem begleitenden Schreiben vom **21**. August **1832** sagt der ehrwürdige Verfasser in Beziehung darauf folgende Worte, die hinreichend darthun, welches Gewicht er selbst auf diese neue Vervollkommnung der homöopathischen Heilkunde legt: –

„Lachen Sie ja nicht über mich, daß ich Ihnen noch ein drittes Einschiebsel in mein Vorwort nachbringe. Unmöglich kann ich etwas der Welt mittheilen, wovon ich nicht überzeugt bin, und von der Gegründetheit des Inhalts dieses Einschiebsels ward ich vollkommen erst in der neuesten Zeit überzeugt, so daß ich die schwersten Fälle der chronischen Krankheiten nur durch Riechen bezwingen kann, und zwar in unglaublich kurzer Zeit."

„Sehen Sie zu, daß sie es noch hineinbringen, da die Vorreden erst nach vollendetem Texte gedruckt werden, so wird es wohl noch gehen."

„Mitten aus dem Gewühle überhäufter Krankheitsbehandlungen reisse ich mich los, um noch dies Wenige der Welt mitzutheilen."

Der gütige Himmel möge Ihn uns noch lange erhalten! C. v. B.

Wenn die zu Anfange aufgestellten beiden Grundsätze richtig sind, wie sie sich auch stets durch die Erfahrung vollkommen bewährt haben, daß **1**) die antipso-
[o. S.] rischen Arzneien desto mehr | in chronischen (psorischen) Krankheiten ausrichten, je öfterer sie wiederholt werden können, und daß **2**) dieselben sich nur in dem Maße öfterer wiederholen lassen, je kleiner die Gaben der bei uns eingeführten höchsten Potenzirungen derselben sind, das ist, je weniger, ihrer Kleinheit wegen, sich die Lebenskraft sträuben kann, dieselben ruhig auf sich wirken zu lassen: so folgt, daß, da die antipsorischen Mittel durch Riechen an damit befeuchtete Streukügelchen (klein wie Senfkörner) in einer bei weitem kleinern Gabe auf unsern Organism wirken, als es durch Eingeben selbst der kleinsten, materiellen Streukügelchen, trocken in den Mund gegeben, geschehen kann, – daß, sage ich, dieses bloße, mäßige, auch wohl möglichst mäßige Riechen an solche kleine Streukügelchen am öftersten wiederholt werden könne, und daher unter allen die erfolgreichste Anwendung der homöopathischen, und so auch der antipsorischen Arzneien seyn müsse, wie auch die Erfahrung überzeugend lehrt, |
[o. S.] wenn man je nach der Schwäche und der eingewurzelten chronischen psorischen Verderbniß an ein dergleichen (z. B. mit Tinct. sulph. X) befeuchtetes Streukügelchen, in einem verstopften Gläschen enthalten, alle **2, 3, 4** Tage einmal (die Mündung des Gläschens in das eine und auch wohl noch in das andere Nasenloch gehalten) mehr oder weniger stark riechen läßt, (fortgesetzt, so lange es nöthig ist, allein, oder mit Zwischengebrauch einer nächst besten Arznei), wodurch man die Gabe in vielen Abstufungen herunterstimmen kann, welche jedoch auch beim stark Riechen immer noch feiner bleibt, als beim Einnehmen des kleinsten Kügelchens durch den Mund möglich ist.

Auf diese Weise können durch mäßiges und sehr mäßiges Riechen auch die gereiztesten Nerven, selbst der schwächsten, chronisch (und akut) Kranken noch mit

** In: Systematisch-Alphabetisches Repertorium der Antipsorischen Arzneien. Hrsg. von Clemens von Bönninghausen, Münster 1832, o. S.

gutem, ja mit dem besten Erfolge behandelt, und so die Heilung oft schon für verloren geachteter Kranken zum Verwundern schnell vollführt werden.

Selbst die langwierigst kranken, durch viele unpassende Arzneien in großen Gaben verderbte Personen, deren Erregbarkeit auch gegen die feinsten eingegebenen Gaben (z. B. des Schwefels) viel zu empfindlich ist, als daß man ihnen noch dergleichen einzugeben verordnen könnte, nehmen noch das schwache Riechen mit dem besten Erfolge an, alle **6, 7** Tage wiederholt, so lange es erforderlich ist.

Auch die akutesten Kranken, welche schon am Rande des Grabes zu schweben scheinen, und die bisher bekannten, gelin- | desten Gaben homöopathischer Arznei **[o. S.]**
nicht mehr ertragen zu können das Ansehen haben, werden oft noch gerettet, wenn man sie an das damit befeuchtete kleine Kügelchen nur ein wenig riechen läßt, eine Gabe, die eben wegen ihrer ungemeinen Kleinheit sich (wie z. B. Akonit in positiven Entzündungen) in der größten Lebensgefahr wohl alle **2, 3, 4** Stunden erneuern läßt und Herstellung noch oft, schon in wenigen Stunden herbeiführt, die allem Ermessen nach unmöglich schien.

Auch die kleinsten Kinder können zu diesem Riechen gebracht werden, wenn man ihnen die Mündung des Gläschens in das eine und in das andere Nasenloch hält, bei zugehaltenem Munde.

Personen, deren Nase gänzlich verstopft ist, hält man, während sie durch den Mund athmen, die Mündung des Gläschens zwischen die Lippen, und sie empfangen die Kraft der Arznei so gut, als hätten sie sie durch die Nase eingesogen.

Auch bei chronischer Geruchlosigkeit thut das Riechen an das homöopathisch arzneiliche Kügelchen unfehlbar seine volle Wirkung.

S. H.

Aufforderung*

Ich suche einen in den Preußischen Staaten zur Praxis legitimirten, promovirten **207**
Arzt, der sich bei mir als fähigen Homöopathiker ausweisen kann, für eine nahrhafte Stadt, mit 900 Thalern, jährlichen, gewissen Gehalte. Doch nur wer seiner Tüchtigkeit in der homöopathischen Heilkunst sicher ist, kann in portofreien Briefen sich bei mir melden.

Köthen, den 26. September 1832.

---

* Allg. hom. Ztg. (1832), 1. Bd., Nr. 9, 72. – Auch in: Haehl (1922), 2. Bd., S. 207.

Ein Wort an die Leipziger Halb-Homöopathen*

1449 Ich höre schon lange mit Widerwillen, daß Einige, die sich in Leipzig für Homöopathiker ausgeben, es ihren Kranken freistellen, ob sie homöopathisch oder allöopathisch behandelt seyn wollen;*

* So unverschämt ist z. B. kein Führer eines weiblichen Erziehungs-Instituts, daß er es den Aeltern frei stellte, ob sie ihre Tochter zu einem leichtfertigen Weltkinde, oder einem ehrbaren Frauenzimmer gebildet haben wollten.

– sei es nun, daß sie noch nicht in den wahren Geist der neuen Heilkunst eingedrungen sind, oder daß es ihnen an echter Menschenliebe fehlt, oder daß sie wider bessere Ueberzeugung, schnöden Gewinnes wegen, ihre Kunst so zu entehren kein Bedenken tragen. Sie werden mir nicht zumuthen, daß ich sie für meine echten Nachfolger anerkennen soll.

Es ist merkwürdig und ein schönes Zeichen von der Veredlungskraft der neuen Heilkunst, daß man an keinem Orte, wo diese Kunst nur einigermaßen blühet, solche homöopathisch-allöopathische Zwitter findet, als – es thut mir leid, es laut zu sagen – als bisher in der mir so lieben Stadt Leipzig.

Blutlassen aus der Ader, Blutigel setzen, Auflegen von spanischen Fliegen, Fontanelle und Haarseile, Senfpflaster, Kräutersäckchen, Einreibung von Salben und gewürzhaften Spiritussen, Brechmittel, Laxanzen, Ordnen von mancherlei warmen Bädern, verderbliche Gaben von Calomel, Chinin, Opium und Moschus sind unter andern die Quacksalbereien, an deren Beigebrauch zu homöopathischen Verordnungen man den sich beliebt machen wollenden Krypto-Homöopathiker erkennt, wie den Löwen an den Klauen. |

1450 Sie brüsten sich *in der Wiege der homöopathischen Kunst*, wie sie
[a] Leipzig zu nennen belieben; in der Wiege der homöopathischen Kunst, wo deren Urheber zuerst lehrend auftrat. Aber, siehe! ich habe Euch noch nie erkannt; weichet von mir, Ihr medicinischen –!

Entweder seyd ehrliche, des Bessern noch unkundige Allöopathen alter Zunft, oder reine Homöopathiker zum Heile Eurer leidenden Menschenbrüder!

Nochmals ermahne ich Euch, und zwar zum letzten Male, diesen Weg zu verlassen, und ein besseres, ein nachahmungswürdiges Beispiel dem Auslande zu geben.

Wer von nun an aber diesem treuen Rathe zu folgen zaudert, sich fortan als rein homöopathischer Arzt in Wort und That zu erweisen, der komme ja nicht, so ich den Tag erlebe, nach Köthen, denn er möchte keine freundliche Aufnahme finden.

Wollt Ihr aber fortfahren in jenem Benehmen, so treffe Euch allein –

Jetzt aber, wo eine Anstalt errichtet werden soll, zum untrüglichen, praktischen Erweise von der unübertrefflichen Heilkraft der einzig wahren, rein homöopathischen Kunst an Kranken vor den Augen aller Welt, jetzt wird die Sache unendlich ernstlicher. Hier halte ichs für meine Pflicht, meine Stimme laut zu erheben, damit diese Mißbräuche nicht einen allgemeinen, die ganze Kunst verunglimpfenden Charakter annehmen in dieser zu erwartenden Lehr- und Heilanstalt.

Sonach protestire ich hiermit feierlichst gegen Anstellung eines solchen Bastard-Homöopathen theils zum Lehrer, theils zum Kranken-Behandler. Keiner dieser Art betrete eines dieser heiligen Aemter unsrer göttlichen Kunst in diesem Krankenhause; keiner dieser Art!

---

* Leipzig. Tagebl. (1832), 2. Bd., Nr. 126, 1449–1450. – Auch in: Haehl (1922), 1. Bd., S. 208–209.

Denn würde da falsche Lehre unter dem ehrwürdigen Namen Homöopathie vorgetragen, oder würden da Kranke nicht ganz rein homöo- | pathisch (mit allöopathischem After-Wesen, auch nur mitunter) behandelt, so verlaßt 1450 [b]
Euch sicher darauf, daß ich meine redliche und geltende Stimme laut erheben, und die des Trugs müde Welt weit und breit in öffentlichen Blättern vor solcher Verfälschung und Entartung warnen werde, welche geflohen zu werden verdiene.

Heute bleibe fürerst mein väterlich warnender Zuruf innerhalb Leipzigs Weichbilde, in diesem Blatte, auf Eure Besserung hoffend.

Köthen, den 23. October 1832.

Zweites Zeugniß [Über das Turnen]*

Freundlich aufgefordert, meine Meinung über das Turnen öffentlich zu sagen, er- 283
kläre ich, daß diese gymnastischen Übungen, unter der Leitung eines verständigen Lehrers ausgeführt, für die männliche Jugend nicht nur durch Ausbildung des Körpers demselben Gewandtheit und Stärke zu geben im Stande seien, sondern auch dadurch selbst zur Befestigung des moralischen Characters ungemein beitragen und die Thätigkeit des Geistes in Erlernung der Wissenschaften unterstützen, nach dem Beispiele der besten Zeitalter der alten Griechen und Römer, ut sit mens sana in corpore sano.[1]

Cöthen.

An meine ächten Schüler**

Alle meine Schüler reiner Homöopathik fordre ich auf, ihr Urtheil in diesen Blättern [1]
niederzulegen über den Aufsatz **Dr.** Kretzschmar's in Nr. 22. der allgemeinen homöop. Zeitung, der von Bastard-Homöopathen zur Bemäntelung | ihrer unhomöo- 2[a]
pathischen Verbrechen herbeigerufen, hier den größten Theil der alten gemeinschädlichen Arzt-Schule in unsre neue Heilkunst mit elenden Sophismen wieder einzuschwärzen sich nicht entblödet und auf sogenannte gegentheilige Erfahrungen gestützt, mit beispielloser Anmaßung uns und unsrer reinen Lehre ins Angesicht widerspricht: **Ego Kretschmarus dixi!**[1]

Ich mache hier selbst den Anfang, mein Votum über diese gefährliche Mischlings-Lehre kurz abzugeben; meine ächten Schüler mögen ihre genauen Erfahrungen zu Rathe ziehen und sich umständlicher hierüber verbreiten*.

* Der Unterzeichnete erklärt hiermit, daß er die Allöopathik nur studirt und als Candidat und Cursist vorschriftsmäßig geübt habe, seit erlangter Selbstständigkeit aber stets reiner Homöopath gewesen sey, mithin über die Ergebnisse jener Curart aus eigener Erfahrung kein Urtheil fällen

* Anhalt. Volksfr. (1832), 2. Jg., 283.

1 „Damit ein gesunder Geist in einem gesunden Körper sei".

** Allg. hom. Ztg. (1833), 2. Bd., Nr. 1, 1–3. – Auch in: Haehl (1922), 2. Bd., S. 287–288.

1 „Ich, Kretschmar, habe das gesagt".

könne. Gleichwohl scheint ihm nichts natürlicher, als daß Aerzte, die mehrere, zum Theil viele Jahre lang die Allöopathik übten, nur nach und nach aus dem gewohnten Gleise treten und nicht plötzlich das werden, was Herr Hofr. H. von jedem Homöopathen verlangt. Zugleich ist er vollkommen überzeugt, daß Herr **Dr.** K. durch seinen Aufsatz nichts weniger, als beleidigen, gewollt hat und im Bewußtseyn seiner verkannten besseren Absicht sich durch den ihm gemachten Vorwurf der Gewissenhaftigkeit um so tiefer gekränkt fühlen wird, je lauter und freudiger seine Umgebung die rücksichtslose Aufopferung und Gewissenhaftigkeit anerkennt, mit der er seinem Berufe obliegt.

Uebrigens verpflichtete das Gesetz der Unpartheilichkeit die Redaktion, den Kretzschm. Aufsatz aufzunehmen, und sie enthielt sich einer Anmerkung, um dem Urtheile Anderer nicht vorzugreifen, sondern den fraglichen Gegenstand zu einer allgemeinen Erörterung zu bringen. Gr.

Das Verwerfliche der alten Medizin-Schule (Allöopathie) besteht bei weitem nicht bloß in der selbst Laien einleuchtenden Zweckwidrigkeit der Vielgemische in ihren Recepten, indem sie auch mit einfachen Calomel u.s.w. das Menschenleben, oft unwiederbringlich, untergräbt, sondern auch in allem jenem Verfahren, wodurch sie die Säfte und Kräfte dem kranken Körper raubt, durch Blutvergießen (Aderlässe, Blutigel, Schröpfen), durch Schwitzmittel und warme Bäder, durch Brechmittel, Abführungsmittel und Fontanelle, so wie durch Schmerz-Erregungsmittel, die ohne einige, durch Aehnlichkeit gründlich heilende Wirkung zu besitzen, die Kräfte ungemein aufreiben, so wie die Ziehmittel mittels Seidelbast, Märrettig, Senfteig, Canthariden-Pflaster, tiefe Stiche ins Fleisch (**Acupunctur**) Brenncylinder (**Moxa**), Brennen mit glühendem Eisen u.s.w., durch welche sämmtliche Proceduren die Lebenskraft unglaublich geschwächt wird, deren Energie doch, nächst der rechten Arznei, einzig alle Heilung bedingt.

Nur die Homöopathie weiß und lehret, daß Heilung nur mittels des ganzen,
2[b] noch im Kranken wohnenden | Vorrathes von Lebenskraft bewirkt werden könne, vom genau homöopathisch gewählten Mittel in gehöriger Gabe zu dieser Hülfsthätigkeit gestimmt. Die möglichste Schonung und Sparung dieser zur Heilung unentbehrlichen Lebenskräfte bei Behandlung des Kranken ist daher einer der unschätzbarsten Vorzüge, der Homöopathik, welcher sie unendlich über alles allöopathische Verfahren erhebt. Die Homöopathik allein vermeidet daher alle jene zum Ruine des Lebens führenden, nie nöthigen und stets zweckwidrigen Mißhandlungen des kranken Körpers.

Wie schlecht müßte der Homöopath seine Kunst, die richtige Wahl der Mittel und ihre beste Anwendungs-Art verstehen, wenn er nicht ganz ohne diese Mißhandlungen ungleich gewisser, schneller, und vollkommner heilen sollte, als die gepriesensten Matador-Aerzte der alten Schule vermögen.

Seit vierzig Jahren habe ich keinem Kranken einen einzigen Tropfen Bluts entzogen, ihm keine Fontanelle geöffnet, kein Schmerzmittel, kein blasenziehendes Pflaster aufgelegt, nie gestochen oder gebrannt, keinen Kranken durch warme Bäder ermattet, keinem die besten Lebenssäfte durch Schwitzmittel ausgepreßt oder ihn durch Brech- oder Laxirmittel auszufegen und seine Verdauungs-Organe zu ruiniren nöthig gehabt und habe dennoch mitten unter, selbst auf den kleinsten Fehltritt lauernden allöopathischen Feinden, so erfolgreich geheilt, daß der stets wachsende Zudrang von Kranken aus Nähe und weitester Ferne, von den höchsten bis zu den niedrigsten Ständen um Hülfe von mir zu erlangen, so wie der Genesenen, ihren Dank abzustatten, alle meine Erwartung übersteigt.

Mein Gewissen ist rein und giebt mir das Zeugniß, daß ich stets das Wohl der kranken Menschheit, ihr Bestes suchte, übte und lehrte, aber nie durch allöopathisches Verfahren Kranke verhunzte, weder, weil sie's so haben wollten und mich für solche Versündigung gegen bessere Ueberzeugung, gut bezahlten, wie leider mehre mir wohl bekannte Bastard-Homöopathen zu thun sich nicht schämen, noch auch, weil mir Kranke zu gering gewesen wären, habe ich diese je mit allöopathischer Behandlung abgefertigt und ihnen, nach unsers menschenfreundlichen und gewissenhaften Herrn **Dr.** Kretzmarsch's Maxime Haferstroh zu fressen gegeben. **Vae!**[2]

Wer mir nachfolgt, wird eben so freudig, wie ich, am Rande des Grabes, sein Tagewerk vollenden, sein Haupt in den Schooß der Erde ruhig niederlegen und seine | Seele vertrauensvoll dem Allgütigen und Allerheiligsten übergeben, vor dessen 3
Allgewalt der Frevler im Innern beben muß.

Cöthen den 19. Febr. 1833.

Vorrede zur fünften Ausgabe*

Die alte Medicin (Allöopathie), um Etwas im Allgemeinen über dieselbe zu sagen, [III]
setzt bei Behandlung der Krankheiten theils (nie vorhandne) Blut-Uebermenge (*plethora*), theils Krankheits-Stoffe und Schärfen voraus, läßt daher das Lebens-Blut abzapfen und bemüht sich die eingebildete Krankheits-Materie theils auszufegen, theils anderswohin zu leiten (durch Brechmittel, Abführungen, Speichelfluß, Schweiß und Harn treibende Mittel, Ziehpflaster, Vereiterungs-Mittel, Fontanelle, u.s.w.), in dem Wahne, die Krankheit dadurch schwächen und materiell austilgen zu wollen, vermehrt aber dadurch die Leiden des Kranken und entzieht so, wie auch durch ihre Schmerzmittel, dem Organism die zum Heilen unentbehrlichen Kräfte und Nahrungs-Säfte. Sie greift den Körper mit großen, oft lange und schnell wiederholten Gaben starker Arznei an, deren langdauernde, nicht selten fürchterliche Wirkungen sie nicht | kennt, und die sie, wie es scheint, IV
geflissentlich unerkennbar macht durch Zusammenmischung mehrer solcher ungekannter Substanzen in Eine Arzneiformel, und so bringt sie noch durch langwierigen Gebrauch derselben neue, zum Theil unaustilgbare Arznei-Krankheiten dem kranken Körper bei. Sie verfährt auch, wo sie nur kann, um sich bei dem Kranken beliebt zu erhalten*,

* Zu gleicher Absicht erdichtet der gewandte Allöopath vor allen Dingen einen bestimmten, am liebsten griechischen Namen für das Uebel des Kranken, um diesen glauben zu machen, er kenne diese Krankheit schon lange, wie einen alten Bekannten, und sey daher am besten im Stande, sie zu heilen.

mit Mitteln, welche die Krankheits-Beschwerden durch Gegensatz *(contraria contrariis)* sogleich auf kurze Zeit unterdrücken und bemänteln (Palliative), aber die Anlage zu diesen Beschwerden (die Krankheit selbst) verstärkt und verschlimmert hinterlassen. Sie hält die an den Außentheilen des Körpers befindlichen Uebel fälschlich für bloß örtlich, und da allein für sich bestehend, und wähnt, sie geheilt zu haben, wenn sie dieselben durch äußere Mittel wegtreibt, so daß das innere Uebel nun schlimmer an einer edlern und bedenklichern Stelle auszubrechen genöthigt wird. | Wenn sie nicht weiter weiß, was sie mit der nicht wei- V
chenden oder sich verschlimmernden Krankheit anfangen soll, unternimmt die

2 „Wehe!"

* In: Organon der Heilkunst. 5. Aufl., Dresden und Leipzig 1833, S. III–X. – S. auch: Organon, 1. Aufl. (1810), S. I–IV; 2. Aufl. (1819), S. 6–14; 3. Aufl. (1824), S. XI–XII; 4. Aufl. (1829), S. III–VI; 6. Aufl. (1842/1992), S. 1–4. Vgl. S. 543–544, 711–713, 731, 774, 889–891. Auch in: Lutze (1865), S. 14–19.

alte Arzneischule wenigstens, dieselbe blindhin durch ein *alterans* zu verändern, z. B. mit dem das Leben unterminirenden Calomel, Aetzsublimat, und andern Quecksilber-Mitteln in großen Gaben.

Die überwiegende Zahl (99/100) aller Krankheiten, die langwierigen (aus Unwissenheit) mittels fortwährenden Schwächens und Quälens des ohnehin schon an seiner Krankheits-Plage leidenden, schwachen Kranken und mittels Hinzufügung neuer, zerstörender Arznei-Krankheiten wenigstens unheilbar Machen, wo nicht zum Tode Befördern, dieß scheint deutlich das unselige Hauptgeschäft der alten Medicin (der Allöopathie) zu seyn – ein, wenn man dieß verderbliche Verfahren einmal am Griffe hat, und gegen die Mahnungen des Gewissens gehörig unempfindlich geworden ist, ein sehr leichtes Geschäft!

Und doch hat für alle diese schädlichen Operationen der gewöhnliche Arzt alter Schule seine Gründe vorzubringen, die aber nur auf Vorurtheilen seiner Bücher und Lehrer beruhen, und auf Autorität dieses oder jenes Arztes alter Schule von Ansehn.
VI Auch die entgegengesetztesten | und widersinnigsten Verfahrungs-Arten finden da ihre Vertheidigung, ihre Autorität – der verderbliche Erfolg mag auch noch so sehr dagegen sprechen. Nur dem, von der Verderblichkeit seiner sogenannten Kunst, nach vieljährigen Uebelthaten, im Stillen endlich überzeugten, alten Arzte, der nur noch mit, zu Wegbreitwasser gemischtem Himbeer-Sirupe (d. i. mit Nichts) die schwersten Krankheiten behandelt, verderben und sterben noch die Wenigsten.

Diese Unheilkunst, welche seit einer großen Reihe von Jahrhunderten im Besitze der Macht, über Leben und Tod der Kranken willkürlich und nach Gutdünken zu verfügen, wie eingemauert fest sitzt und seitdem einer, wohl zehn Mal größern Zahl Menschen, als je die verderblichsten Kriege, das Lebensziel verkürzt, und viele Millionen Kranke kränker und elender gemacht hat, als sie ursprünglich waren – diese Allöopathie werde ich hienächst etwas näher beleuchten, ehe ich ihren geraden Gegensatz, die neu gefundene, wahre Heilkunst umständlich lehre.

Mit dieser (der Homöopathik) ist es ganz anders. Sie kann jeden Nachdenkenden
VII leicht überzeugen, daß die Krankheiten der Men- | schen auf keinem Stoffe, keiner Schärfe, d. i. auf keiner Krankheits-Materie beruhen, sondern daß sie einzig geistartige (dynamische) Verstimmungen der geistartigen, den Körper des Menschen belebenden Kraft (der Lebenskraft) sind. Die Homöopathik weiß, daß Heilung nur durch Gegenwirkung der Lebenskraft gegen die eingenommene, richtige Arznei erfolgen kann, und um desto gewissere und schnellere Heilung, je kräftiger noch beim Kranken seine Lebenskraft vorwaltet. Die Homöopathik vermeidet daher selbst die mindeste Schwächung*,

* Homöopathik vergießt keinen Tropfen Blut, giebt nicht zu brechen, purgiren, laxiren oder schwitzen, vertreibt kein äußeres Uebel durch äußere Mittel, ordnet keine warmen Bäder oder Arznei enthaltende Klystire, setzt keine spanischen Fliegen oder Senfpflaster, keine Haarseile, keine Fontanelle, erregt keinen Speichelfluß, brennt nicht mit Moxa oder Glüheisen bis auf die Knochen u. dgl., giebt aus ihrer Hand nur selbst bereitete, einfache Arznei, die sie genau kennt und keine Gemische, stillt nie Schmerz mit Opium, u.s.w.

auch möglichst jede Schmerz-Erregung, weil auch Schmerz die Kräfte raubt, und daher bedient sie sich zum Heilen *bloß* solcher Arzneien, deren Wirkungen, das Befinden (dynamisch) zu verändern und umzustimmen, sie genau kennt und
VIII sucht dann eine | solche heraus, deren Befinden verändernden Kräfte (deren Arzneikrankheit) die vorliegende natürliche Krankheit durch Aehnlichkeit *(similia similibus)* aufzuheben im Stande ist, und giebt dieselbe einfach, aber in seltenen und feinen Gaben (so klein, daß sie, ohne Schmerz oder Schwächung zu verursachen, so eben zureichen, das natürliche Uebel mittels der reagirenden Energie der Lebenskraft aufzuheben) dem Kranken ein, mit dem Erfolge, daß ohne ihn im Min-

desten zu schwächen oder zu peinigen und zu quälen, die natürliche Krankheit ausgelöscht wird und der Kranke schon während der Besserung von selbst bald erstarkt und so geheilt ist – ein zwar leicht scheinendes, doch sehr nachdenkliches, mühsames, schweres Geschäft, was aber die Kranken in kurzer Zeit, ohne Beschwerde und völlig zur Gesundheit herstellt – und so ein heilbringendes und beseligendes Geschäft wird.

Hienach ist die Homöopathik eine ganz einfache, sich stets in ihren Grundsätzen so wie in ihrem Verfahren gleich bleibende Heilkunst, welche, wie die Lehre, auf welcher sie beruht, wenn sie wohl begriffen worden, dergestalt in sich abgeschlossen (und n u r s o hülfreich) befunden wird, daß, so wie die | Lehre in ihrer Reinheit, IX
so auch die Reinheit ihrer Ausübung sich von selbst versteht und daher jede Zurück-Verirrung*

* Es thut mir daher leid, einsmals den nach Allöopathie schmeckenden Vorschlag gethan zu haben, in psorischen Krankheiten ein Jücken erregendes Harzpflaster auf den Rücken zu legen, und in Lähmungen die feinsten elektrischen Schläge zu Hülfe zu nehmen. Denn da sich beide nur selten dienlich erwiesen, und zudem den Mischlings-Homöopathen einen Vorwand zu ihren allöopathischen Versündigungen darboten, so thut es mir leid, diese Vorschläge je gethan zu haben, und i c h n e h m e s i e h i e r f e i e r l i c h w i e d e r z u r ü c k – auch deßhalb, weil unsre homöopathische Heilkunst seitdem sich ihrer Vollkommenheit dergestalt genähert hat, daß wir sie n u n g a r n i c h t m e h r nöthig haben.

in den verderblichen Schlendrian der alten Schule (deren Gegensatz sie ist, wie der Tag gegen die Nacht) g ä n z l i c h ausschließt, oder aufhört, den ehrwürdigen Namen Homöopathik zu verdienen.

So weit sich verirrender, für Homöopathiker angesehn seyn wollender Aerzte Einflechten, ihnen geläufiger allöopathischer Unthaten in ihr angeblich homöopathisches Curverfahren beruht daher auf Unkenntniß der Lehre, Mühe-Scheu, Verachtung der hülfsbedürftigen Menschheit und lächerlichem Eigendünkel, und hat außer unverzeihlicher Nachlässigkeit in Auf- | suchung d e s b e s t e n homöopa- X
thischen Specifikums für jeden Krankheits-Fall, oft noch niedrige Gewinnsucht und andre unedle Motive zu Triebfedern – und zum Erfolge? daß sie alle wichtige und schwierige Krankheiten (wie doch reine, sorgfältige Homöopathik kann) nicht heilen können und viele ihrer Kranken dahin schicken, woher niemand wiederkehrt, unter Tröstung der Angehörigen: daß doch nun Alles (auch alles Verderbliche Allöopathische!) an dem Verstorbnen gethan worden sey.

Köthen, den 28. März 1833.

Geist der homöopathischen Heil-Lehre* **

** Dieser Aufsatz erschien in einer Zeitschrift vor 20 Jahren, in jenen drangvollen Tagen (März, 1813), wo die Deutschen keine Muse mehr hatten, zu lesen und noch weniger über wissenschaftliche Dinge nachzudenken. So wurden auch diese Worte überhört. Nun möchte er wohl eher gelesen werden, zumal in dieser weniger unvollkommenen Gestalt.

3 Es ist unmöglich, das innere Wesen der Krankheiten und was im Verborgenen durch sie im Körper verändert ist, zu errathen, und thöricht, auf solche hypothetische Vermuthungen und Annahmen deren Cur bauen zu wollen; es ist unmöglich, die Heilkräfte der Arzneien nach chemischen Hypothesen oder nach Geruch, Farbe oder Geschmack zu errathen, und thöricht, nach solchen hypothetischen Vermuthungen und Annahmen diese (beim Mißbrauch so schädlichen) Substanzen zur Cur einer Krankheit anwenden zu wollen. Und wäre ein solches Verfahren auch noch so gebräuchlich gewesen und noch so allgemein eingeführt, auch wohl seit Jahrtausenden das *einzig beliebte*, so bliebe es dennoch ein widersinniges und verderbliches Verfahren, nach leeren Vermuthungen sich das Krankhafte im Innern des Körpers zu erdichten und es mit eben so erdichteten Kräften der Arzneien zu bestreiten. |

4 Erkennbar, deutlich erkennbar muß das unsern Sinnen offen da liegen, was an jeder Krankheit hinwegzunehmen sey, um sie in Gesundheit zu verwandeln, und deutlich wahrnehmbar muß jede Arznei aussprechen, was sie zuverlässig heilen könne, ehe sie gegen Krankheit angewendet werde, wenn die Arzneikunst aufhören soll, ein leichtfertiges Würfelspiel um Menschenleben zu seyn, und anfangen soll, die gewisse Retterin aus Krankheiten zu werden.

Ich werde zeigen, was sich an Krankheiten unläugbar Heilbares uns darbietet und wie die heilenden Kräfte der Arzneien deutlich wahrzunehmen und zum Heilzwecke anzuwenden sind.

* * *

Was Leben sey, ist bloß aus dessen Aeußerungen und Erscheinungen empirisch erkennbar, durch metaphysische Speculationen aber, a priori, durchaus nicht zu erdenken (construiren); was Leben an sich und in seinem innern Wesen sey, läßt sich nie von Sterblichen einsehen, noch durch Vermuthungen erreichen.

Das Leben des Menschen, so wie sein zwiefacher Zustand (Gesundheit und Krankheit) läßt sich nach keinen, bei Erklärung anderer Gegenstände gebräuchlichen Grundsätzen erklären, läßt sich mit Nichts in der Welt vergleichen, als mit sich selbst; nicht mit einem Räderwerke, nicht mit einer hydraulischen Maschine, nicht mit chemischen Processen, nicht mit Gas-Zersetzungen und Erzeugungen, nicht mit einer galvanischen Batterie, mit nichts Unlebendigem. Das Menschenleben geht in *keiner Rücksicht* nach rein physischen Gesetzen vor sich, die nur in unorganischen Substanzen walten. Die materiellen Stoffe, aus denen der menschliche Organismus zusammengesetzt ist, folgen in dieser lebenden Verbin-
5 dung nicht mehr den Gesetzen, denen die materiellen Stoffe in | leblosem Zustande unterworfen sind, sondern folgen bloß den der Vitalität eignen Gesetzen; sie sind nun selbst beseelt und belebt, so wie das Ganze beseelt und belebt ist. Hier herrscht eine namenlose, allgewaltige Grundkraft, die allen Hang der Bestandtheile des Körpers, den Gesetzen des Druckes, des Stoßes, der Kraft der Trägheit, die Gährung, der Fäulniß u.s.w. folgen zu wollen, aufhebt und sie bloß unter jenen wunderbaren

* In: Reine Arzneimittellehre. 2. Th., 3. Aufl., Dresden und Leipzig 1833, S. 3–26. – S. auch: ebenda, 1. Aufl. (1816), S. 1–22; 2. Aufl. (1824), S. 3–26 sowie Allg. Anz. (1813), 1. Bd., 625–633 und 641–648. Vgl. S. 639–647.

Gesetzen des Lebens [l]eitet und beherrscht, das ist, sie in dem zur Erhaltung des lebenden Ganzen gehörigen Zustande von Empfindung und Thätigkeit, in einem fast geistig dynamischen Zustande erhält.

Da also der Zustand des Organism's und sein Befinden bloß von dem Befinden des ihn belebenden Lebens abhängt, so folgt, daß das veränderte Befinden, was wir Krankheit nennen, ebenfalls ein nicht nach chemischen, physischen oder mechanischen Hinsichten, sondern ursprünglich bloß in seinen lebendigen Gefühlen und Thätigkeiten veränderter, das ist, ein dynamisch veränderter Zustand des Menschen, eine abgeänderte Existenz seyn müsse, durch welche dann ferner die materiellen Bestandtheile des Körpers in ihren Eigenschaften abgeändert werden, wie es der krankhaft abgeänderte Zustand des lebendigen Ganzen in jedem einzelnen Falle erheischt.

Auch ist der Einfluß der krankhaften Schädlichkeiten, welche größtentheils von außen her die verschiedenen Siechthume in uns erregen, gewöhnlich so unsichtbar und so immateriell*,

* Etwa einige chirurgische Uebel und die Belästigungen von ungenießbaren, fremdartigen Substanzen ausgenommen, welche zuweilen in den Speisekanal gerathen.

daß sie unmöglich unmittelbar weder die Form und Materie der Bestandtheile unsers Körpers mechanisch zu verrücken | oder umzuformen, noch eine schädliche 6
scharfe Flüssigkeit in unsere Adern zu gießen vermögen, wodurch die Masse unserer Säfte chemisch verändert und verderbt werden könnte: – eine unstatthafte, durch nichts zu erweisende, crasse Vorstellung mechanischer Köpfe. Die Krankheit erregenden Ursachen wirken vielmehr mittels ihrer virtuellen Eigenschaft auf den Zustand unsers Lebens (auf unser Befinden) auf eine bloß dynamische, dem Geistigen sehr ähnliche Weise, und indem sie zunächst die Organe der höhern Ordnung und der Lebenskraft umstimmen, entsteht durch dieß abgeänderte Seyn, durch diese dynamische Veränderung des lebendigen Ganzen ein abgeändertes Gefühl (Uebelbehagen, Schmerzen) und eine abgeänderte Thätigkeit (innormale Functionen) der einzelnen und gesammten Organe, wodurch dann nothwendig auch Aenderung der Säfte in unsern Gefäßen und Absonderung innormaler Stoffe secundär entstehen muß, als unausbleibliche Folge des abgeänderten, vom gesunden nun abweichenden Lebenscharakters.

Diese innormalen Stoffe, die sich in Krankheiten hervorthun, sind demnach nur Producte der Krankheit selbst, die sich, so lange das Siechthum den gegenwärtigen Charakter behält, nothwendig absondern müssen, und so einen Theil der Krankheitszeichen (Symptome) bilden; sie sind bloß Effecte und folglich Aeußerungen des vorhandenen innern Uebelbefindens, und wirken (ob sie gleich oft Anstekkungszunder für andere, gesunde Personen enthalten) auf den kranken Körper, der sie hervorbrachte, durchaus nicht als Krankheit erzeugende oder unterhaltende Stoffe, das ist, nicht als materielle Krankheitsursachen zurück*,

* Durch Ausfegung und mechanische Entfernung dieser innormalen Stoffe, Schärfen und Afterorganisationen kann daher die Quelle derselben, die Krankheit selbst, eben so wenig geheilt werden, als man einen Schnupfen durch möglichst oftes und reines Ausschnauben verkürzen oder heilen kann; er dauert keinen Tag länger, als seine Verlaufzeit mit sich bringt, wenn man die Nase auch gar nicht durch Schnauben reinigte.

so wenig sich ein Mensch mit dem Gifte aus | seinem eigenen Schanker oder mit 7
der Trippermaterie aus seiner eigenen Harnröhre zu derselben Zeit an andern Theilen seines Körpers anstecken, oder sein Uebel damit verstärken, und eben so wenig, als eine Viper sich mit ihrem eignen Gifte einen tödtlichen oder gefährlichen Biß beibringen kann.

Hieraus ist einleuchtend, daß die Krankheiten des Menschen, von der dynamischen und virtuellen Influenz krankhafter Schädlichkeiten erzeugt, ursprünglich bloß dynamische (fast nur auf geistige Weise bewirkte) Verstimmungen des Lebenscharakters unsers Organism's seyn können.

Man sieht leicht, daß diese dynamischen Verstimmungen des Lebenscharakters unsers Organism's, die wir Krankheiten nennen, da sie nichts Anderes, als abgeänderte Gefühle und Thätigkeiten sind, sich auch durch nichts, als durch ein Aggregat von Symptomen auszusprechen vermögen, und bloß als ein solches unserm Wahrnehmungsvermögen erkennbar sind.

Da nun bei einem für Menschenleben so bedenklichen Geschäfte, als das Curiren ist, Nichts, als ein deutlich von unserm Wahrnehmungsvermögen erkennbarer Zustand des kranken Körpers als Heilobject angenommen werden und unsre Schritte leiten darf (Vermuthungen und unerweisliche Hypothesen hier zum Führer zu wählen, würde gefährliche Thorheit, ja Frevel und Attentat gegen die Menschheit seyn); so folgt, daß, da die Krankheiten, als dynamische Verstimmungen des Lebenscharakters, sich einzig in Abänderungen der Gefühle und Thätigkeiten un-
8 sers Organism's, das ist, einzig durch ein Aggregat wahr- | nehmbarer Symptome aussprechen, auch dieses nur allein das Heilobject in jedem Krankheitsfalle seyn könne. Denn alle Krankheitszeichen hinweggenommen, bleibt nichts, als Gesundheit übrig.

Weil nun die Krankheiten bloße dynamische Verstimmungen unsers Befindens und Lebenscharakters sind, so können sie auch von Menschen unmöglich anders vernichtet werden, als mittels Potenzen und Kräfte, welche gleichfalls dynamische Umstimmungen des menschlichen Befindens hervorzubringen im Stande sind, das ist, die Krankheiten werden durch Arzneien virtuell und dynamisch geheilt*. |

* Nicht etwa mittels angeblich auflösender oder mechanisch zertheilender, ausfegender und fortstoßender Kräfte der Arzneisubstanzen, nicht mittels einer, eingebildete Krankheitsstoffe electiv aussondernden (blutreinigenden, säfteverbessernden) Thätigkeit derselben, nicht mittels einer (wie im todten, faulen Fleische wirksamen) antiseptischen Kraft derselben, nicht durch chemische oder physische Einwirkung andrer erdenklicher Art, gleich als in todten materiellen Dingen, wie sich von jeher die Schulen der Aerzte unrichtig eingebildet und erträumt haben.

Die neuern Schulen haben zwar einigermaßen die Krankheiten als dynamische Verstimmungen anzusehen begonnen und sie auf gewisse Art auch dynamisch durch Arzneien zu heben beabsichtigt, aber indem sie die sensible, irritable und reproductive Thätigkeit (Dimensionen) des Lebens nicht als in modo et qualitate[1] unendlich vielartig veränderbar erkennen, und die unzählbar verschiedenen Krankheitszeichen (diese unendlichen, einzig von uns nur im Reflex erkennbaren innern Abänderungen) nicht, wie sie es doch wahrlich sind, für das einzig untrügliche Heilobject ansehen, sondern bloß eine innormale Erhöhung und Erniedrigung ihrer Dimensionen quoad quantitatem[2] hypothetisch annehmen und den Arzneien, womit sie heilen wollen, diese einseitige Erhöhung und Erniedrigung normal stimmen und dadurch heilen zu können, eben so willkührlich zutrauen: so haben sie ebenfalls bloß Schimären vor ihren Augen, Schimäre des Heilobjects (der Indication) und Schimäre der Arzneiverrichtungen (Indicate).

9 Diese, uns zu Gebote stehenden wirksamen Substanzen und Kräfte (Arzneien) bewirken die Heilung der Krankheiten durch dieselbe dynamische Veränderungskraft des gegenwärtigen Befindens, durch dieselbe Umstimmungskraft des Lebenscharakters unsers Organism's in Gefühlen und Thätigkeiten, durch welche sie auch den gesunden Menschen afficiren, ihn dynamisch verändern und gewisse krankhafte Symptome bei ihm hervorbringen können, deren Kenntniß, wie wir sehen werden, uns die zuverlässigste Hinweisung giebt auf die Krankheitszustände, welche von jeder besondern Arznei am gewissesten geheilt werden können. Daher

1 „In Art und Qualität".
2 „Soweit es die Quantität angeht".

kann nichts in der Welt Heilung vollbringen, keine Substanz, keine Kraft den menschlichen Organism dergestalt verändern, daß die Krankheit von ihm weiche, als eine, das Befinden des Menschen überhaupt (dynamisch) umstimmende, folglich auch das gesunde Befinden krankhaft umändernde Potenz*.

* Folglich keine z. B. bloß nährende Substanz.

Auf der andern Seite giebt es aber auch kein Agens, keine Kraft in der Natur, die den gesunden Menschen krankhaft zu afficiren vermag, welche nicht zugleich das Vermögen besäße, gewisse Krankheitszustände zu heilen.

Da nun die Krankheit-Heilung, so wie die krankhafte Afficirung der Gesunden bei allen Arzneien unzertrennlich beisammen angetroffen wird, und beide Thätigkeiten offenbar aus einer und derselben Quelle entspringen, nämlich aus ihrer Kraft, Menschenbefinden dynamisch umzustimmen, sie daher auch unmöglich nach einem andern inwohnenden Naturgesetze bei Kranken, als bei Gesunden wirken können; so
folgt, daß es dieselbe Kraft der Arznei seyn muß, | welche in Kranken die Krankheit 10
heilt, als welche in Gesunden krankhafte Symptome zuwege bringt*.

* Der verschiedene Erfolg in diesen beiden Fällen beruht bloß auf der Verschiedenheit des zu verändernden Objects.

Wir werden daher auch finden, daß die Heilpotenz der Arzneien und was eine jede in Krankheiten leisten könne, auf keine andre Art in der Welt sich so sicher und deutlich ausspricht und nie reiner und vollständiger zu unserer Kenntniß gelangen kann, als durch die krankhaften Phänomene und Symptome (Arten künstlicher Krankheiten), die die Arzneien bei gesunden Menschen hervorbringen. Denn haben wir nur erst die von den verschiedenen Arzneien an gesunden Menschen erregten eigenthümlichen (künstlichen) Krankheitssymptome aufgezeichnet vor uns liegen, so dürfen wir bloß reine Versuche entscheiden lassen, von welchen Arzneisymptomen gewisse Krankheitssymptome stets schnell und dauerhaft geheilt und aufgehoben werden, um jedesmal im Voraus zu wissen, welche unter allen den nach ihren eigenthümlichen Symptomen gekannten und ausgeprüften, verschiedenen Arzneien in dem jedesmaligen Krankheitsfalle das gewisseste Heilmittel sey*. |

* So einfach, wahr und natürlich auch dieser Satz ist, daß man hätte meinen sollen, er wäre schon längst zum Grundsatze der Erkenntniß der Heilkräfte angenommen worden, so wenig ist man doch in der That bisher, auch nicht von weitem, darauf gekommen. In den mehrern Jahrtausenden, so weit die Geschichte reicht, kam niemand auf diese naturgemäße Quelle der Erkennnung der Heilkräfte der Arzneien zum Voraus und vor ihrer Anwendung in den Krankheiten selbst. In allen Jahrhunderten, bis auf diese Zeiten, wähnte man, die Heilkräfte der Arzneien nicht anders, als aus dem Erfolge ihrer Anwendung in den Krankheiten selbst erfahren zu können (ab usu in morbis); man suchte sie in den Fällen kennen zu lernen, wo eine gewisse Arznei (am öftersten ein Gemisch von verschiedenen Arzneisubstanzen) in einem genannten Krankheitsfalle hülfreich gewesen war. Allein selbst aus dem heilsamen Erfolge einer einzelnen Arzneisubstanz, und sogar (was selten geschah) in einem genau beschriebenen Krankheitsfalle, können wir nie den Fall, wo diese Arznei ferner heilsam seyn werde, kennen lernen, weil (ausgenommen die Krankheiten von feststehendem Miasm, die Pocken, die Masern, die Lustseuche, die Krätze u.s.w. oder die von sich gleichbleibenden mehrern Schädlichkeiten entspringenden, die *Knotengicht* u.s.w.) alle übrigen Krankheitsfälle nur einzeln, das ist, jeder unter einer abweichenden Symptomen-Verbindung in der Natur erscheinen, nie vorher genau so dagewesen sind und genau auf dieselbe Art nie wieder kommen können, folglich ein Heilmittel für diesen Fall keinen Schluß auf seine Heilsamkeit in einem andern (verschiedenen) Falle verstattet. Die gezwungene Zusammenschiebung dieser Krankheitsfälle (welche die Natur nach ihrer Weisheit unendlich verschieden hervorbringt) unter gewisse benannte Formen, wie sie die Pathologie eigenmächtig aufstellt, ist ein zu steten Täuschungen und Verwechselungen verschiedener Zustände mit einander verführendes, menschliches Machwerk, ohne Realität.

Eben so verführerisch und unzulässig, obgleich von jeher allgemein eingeführt, ist die Festsetzung allgemeiner (Heil-) Wirkungen der Arzneien nach einzelnen Erfolgen in Krankheiten, wo die Materia medica, z. B. wenn hie und da in einigen Krankheitsfällen *beim* Gebrauche einer (gewöhnlich mit andern gemischten) Arznei stärkere Harnabsonderung, Schweiß, Ausbruch der Monatreinigung, Nachlaß von Convulsionen, eine Art Schlaf, Brustauswurf u.s.w. erfolgte, sogleich die Arznei (welcher man es unter den übrigen am meisten zuzutrauen die Ehre that) zur Würde einer Harn treibenden, einer Schweiß treibenden, einer Monatzeit wiederherstellenden, Krampf stillenden, Schlaf machenden, Brust lösenden Arznei erhob – und damit nicht nur eine fallacium causae[3] durch Verwechselung des Wortes Bei, statt Von beging, sondern auch den ganz falschen Schluß a particulari ad universale[4], allen Gesetzen unsers Denkvermögens zuwiderlaufend, zog, ja sogar das Bedingte zum Unbedingten machte. Denn was nicht in jedem Krankheitsfalle Harn und Schweiß treibt, die Monatzeit und den Schlaf nicht in jedem Falle hervorbringt, nicht alle Convulsionen in jedem Falle stillt und jeden Husten zum Auswurfe bringt, kann doch bei gesundem Menschenverstande nicht für unbedingt und absolut Harn und Schweiß treibend, Monatzeit und Schlaf erregend, antispasmodisch und expectorirend ausgegeben werden! Und dennoch thut dieß die gewöhnliche Materia medica. – Ueberhaupt ist es unmöglich, daß in so gemischten Erscheinungen unsers Befindens, in so vielfachen Zusammensetzungen verschiedenartiger Symptome, wie die namenlos abweichenden Krankheiten der Menschen sind, der Gebrauch eines Mittels seine reine, ursprüngliche Arzneiwirkung, und was man genau für Umstimmungen unsers Befindens von ihm zu erwarten habe, an den Tag legen könne. Dieß können die Arzneien bloß im gesunden Zustande des Menschen zeigen.

11 Fragen wir dann die Erfahrung, welche (von den Arzneien beobachteten) künst-
12 lichen Krankheits- | Elemente gegen gewisse, natürliche Krankheitszustände hülfreich anzuwenden sind; fragen wir sie:

1) ob von solchen Arzneien, welche im gesunden Körper ein andersartiges (allöopathisches) Uebelbefinden erzeugen können, als die zu heilende Krankheit darbietet,

2) oder ob von denjenigen, welche einen, dem zu heilenden Krankheitsfalle entgegengesetzten (enantiopathischen, antipathischen) Zustand des Befindens im gesunden Menschen zu erregen vermögen,

3) oder ob von denjenigen Arzneien, welche einen ähnlichen (homöopathischen) Zustand, als die vorhandene natürliche Krankheit ist, erzeugen können (denn nur diese drei Anwendungsarten sind möglich), die Umstimmung in Gesundheit (Heilung) am gewissesten und dauerhaftesten zu erwarten sey, so spricht die Erfahrung ganz ohne Zweideutigkeit sich für letzteres aus. |

13 Doch schon an sich ist es einleuchtend, daß heterogen und allöopathisch wirkende Arzneien, mit Neigung, andersartige Symptomen im gesunden Menschen hervorzubringen, als die zu heilende Krankheit in sich faßt, selbst der Natur der Sache nach hier unmöglich passen und hülfreich seyn können, sondern schief wirken müssen, weil sonst jede Krankheit durch jede beliebige, auch noch so abweichende Arznei schnell, sicher und dauerhaft gehoben werden müßte; welches, da jede Arznei eine von der der übrigen abweichende Wirkung besitzt, und jede Krankheit eine von der andern abweichende Verstimmung des menschlichen Befindens nach ewigen Naturgesetzen erzeugt, einen innern Widerspruch (contradictionem in adjecto) in sich fassen und schon aus sich selbst die Unmöglichkeit eines guten Erfolgs darlegen würde, indem jede gegebene Veränderung nur von der ihr geeigneten[5] Ursache bewirkt werden kann, aber nicht per quamlibet causam[6]. Und so bestätigt sich's auch in der Erfahrung täglich, daß die vulgäre Praxis durch Verordnung ihres Allerlei's an ungekannten Arzneien in vielfach gemischten Recepten in Krankheiten zwar mancherlei bewirkt, doch am wenigsten Heilung.

Die zweite Art, Krankheiten mit Arzneien zu behandeln, ist die Anwendung einer, die vorhandene Verstimmung des Befindens (Krankheit, oder vorzüglichstes Krankheitssymptom) enantiopathisch, antipathisch oder entgegengesetzt umstimmende Potenz (palliativ angewendete Arznei). Eine solche

3 „Täuschung hinsichtlich der Ursache".
4 „Von einer Einzelerscheinung auf das Allgemeine".
5 Im Original heißt es „geigneten".
6 „Durch jede beliebige Ursache".

Anwendung kann, wie man ebenfalls leicht einsieht, deshalb keine dauerhafte Heilung der Krankheit bewirken, weil bald darauf das Uebel wiederkommen muß, und zwar in stärkerem Maße. Der Vorgang ist dieser. Nach einer bewundernswürdigen
Einrichtung der Schöpfung verhalten sich die organi- | sirten lebenden Wesen nicht 14
nach den Gesetzen der unorganisirten (todten) physischen Natur, sie nehmen die Einwirkung der Außendinge nicht, wie diese, leidend auf, geben nicht, wie diese, den äußern Eindrücken folgsam nach, sondern streben, das Gegentheil von dieser Einwirkung entgegen zu setzen*.

* Der ausgepreßte, nicht mehr lebende, grüne Pflanzensaft, auf Leinwand gestrichen, bleicht bald am Sonnenlichte und wird vernichtet, dagegen die im Keller, den Tag entbehrende, verbleichende, lebende Pflanze an demselben Sonnenlichte gar bald ihre volle Grünheit wieder erhält. – Eine gegrabene und getrocknete (todte) Wurzel geht, in einem warmen und feuchten Erdboden gelegt, schnell in ihre völlige Zerstörung und Verrottung über, während eine lebende Wurzel in derselben warmfeuchten Erde freudige Schößlinge emportreibt. – Das in vollem Gähren begriffene, schäumende Luftmalzbier wird bei 96 Grad Fahrenheit's Wärme schnell im Kruge zu Essig, im gesunden menschlichen Magen aber bei gleicher Wärme, unter Hemmung aller Gährung, sehr bald zu einem milden Nahrungssafte. – Das bereits riechende und halbfaule Wildpret giebt, eben so wie Rind- und andres Fleisch, von gesunden Menschen genossen, die am wenigsten riechenden Excremente; während der Chinarinde, welche die Fäulniß an leblosen Thiersubstanzen kräftig zu hemmen geneigt ist, von den gesunden Eingeweiden dergestalt entgegengewirkt wird, daß die stinkendsten Blähungen erzeugt werden. – Milde Kalkerde nimmt in der unorganischen Natur alle Säure hinweg, aber wenn sie im gesunden Magen eingenommen wird, erfolgt gewöhnlich saure Hautausdünstung. – Während die todte thierische Faser vor Fäulniß durch nichts gewisser und kräftiger, als durch Gerbestoff, verwahrt wird, werden reine Geschwüre des lebenden Menschen, wenn sie öfters mit Gerbestoff bestrichen werden, unrein, grün und faulig. – Eine in warmen Wasser gebadete Hand wird hintennach kälter, als die ungebadete andre Hand ist, und zwar desto kälter, je wärmer das Badewasser gewesen war.

Der lebende menschliche Körper läßt sich zwar anfänglich von der Einwirkung
physischer Potenzen | verändern; aber diese Veränderung ist bei ihm nicht, wie bei 15
unorganischen Wesen, bleibend und dauernd (– wie sie doch nothwendig seyn müßte, wenn die der Krankheit entgegengesetzt wirkende Arzneipotenz einen bleibenden Effect, eine dauerhafte Hülfe hervorbringen sollte –): vielmehr strebt der menschliche lebende Organism, das gerade Gegentheil von der ihm von außen her zuerst beigebrachten Affection durch Antagonismus zu erzeugen*–,

* Dieß ist das Naturgesetz, nach welchem der Gebrauch jeder Arznei zwar anfänglich gewisse dynamische Veränderungen und krankhafte Symptome im lebenden menschlichen Körper erregt (primäre oder Erst-Wirkung der Arzneien), dagegen aber dann mittels eines eigenen Antagonismus (den man in vielen Fällen Selbsterhaltungs-Trieb nennen könnte) einen, jenem erstern gerade entgegengesetzten Zustand (secundäre oder Nachwirkung) erzeugt, z. B. bei den narkotischen Substanzen, Gefühllosigkeit in der ersten, und Schmerzhaftigkeit in der Nachwirkung.

so wie z. B. eine lange genug in Eiswasser gehaltene Hand nach dem Herausziehen (nicht etwa kalt bleibt, oder etwa bloß die Temperatur der umgebenden Luft, wie eine steinerne [todte][7] Kugel thun würde, annimmt, oder allenfalls die Wärme des übrigen Körpers beibehält, nein!), je kälter das Wasser des Handbades war, und je länger es auf die gesunde Haut der Hand einwirkte, sich hintennach desto mehr entzündet und heiß wird.

Es kann also nicht fehlen, daß eine, den Symptomen der Krankheit entgegengesetzt wirkende Arznei nur auf eine sehr kurze Zeit*

* Wie eine verbrannte Hand nicht viel länger, als während des Verweilens im kalten Wasser, kalt und schmerzlos bleibt, hintennach aber noch weit ärgern Brennschmerz fühlt.

7 Eckige Klammer im Original.

das vorhandene Krankheitssymptom umstimmt, bald aber dem im lebenden Kör-
16 per vorwaltenden Antagonism weichen muß, wel- | cher das Gegentheil, nämlich
einen, dem durch das Palliativ hervorgebrachten, kurzdauernden, schmeichelhaften Zustande des Befindens entgegengesetzten Zustand (den mit dem ursprünglichen Uebel übereinstimmenden Zustand) entstehen läßt, der ein wahrer Zusatz zu dem nun wiederkehrenden, ungetilgten, anfänglichen Uebel ist, also die ursprüngliche Krankheit in erhöhetem Grade. Und so verschlimmert sich das Uebel jederzeit *gewiß*, nachdem das Palliativ – die entgegengesetzt und enantiopathisch wirkende Arznei ausgewirkt hat*.

* So wird der Schmerz einer verbrannten Hand zwar schnell, aber nur auf einige Minuten, durch kaltes Wasser besänftigt, hinterdrein aber wird der Brandschmerz und die Entzündung ärger, als sie vorher war (die Entzündung, als Nachwirkung vom kalten Wasser, macht einen Zusatz zu der durch's kalte Wasser untilgbaren ursprünglichen Brandentzündung). – Die beschwerliche Vollheit des Unterleibes bei habitueller Hartleibigkeit scheint gleich nach der Wirkung einer Purganz wie weggezaubert, aber gleich den Tag darauf kehrt die schmerzhafte Vollheit und Spannung des Unterleibes nebst der Hartleibigkeit zurück und wird sogar die darauf folgenden Tage schlimmer, als vorher. – Der betäubte Schlaf von Mohnsaft hinterläßt die folgende Nacht desto schlafloser. – Daß aber dieser nachfolgende Zustand eine wahre Verschlimmerung ist, wird dadurch sichtbar, daß, wenn man wiederum das Palliativ dagegen brauchen will (z. B. Mohnsaft gegen habituelle Schlaflosigkeit oder chronische Durchfälligkeit), es in stärkerer Gabe, *wie gegen eine verstärkte Krankheit*, gereicht werden muß, wenn es auch nur auf eben so kurze Zeit, wie zuerst, seine Schein-Besänftigung hervorbringen soll.

In chronischen Krankheiten, – dem wahren Prüfsteine ächter Heilkunst, – zeigt sich die Schädlichkeit der entgegengesetzt wirkenden (Palliativ-) Mittel oft in hohem Grade, da sie bei ihrer Wiederholung, wenn sie auch nur ihren täuschenden
17 Effect, (einen schnell vorübergehenden Schein von Wohlbefinden) | zuwege brin-
gen sollen, in größerer und immer größerer, das Leben oft in Gefahr setzender Gabe gereicht werden müssen, die auch nicht selten wirklich tödtet*.

* Wie z. B. wo Mohnsaft in immer stärkerer Gabe zur palliativen Beschwichtigung dringender Symptome einer langwierigen Krankheit wiederholt wird.

Es bleibt also nur eine *dritte* Art der Anwendung der Arzneien übrig zur wahren Hülfe, nämlich, wenn man jedesmal eine solche anwendet, welche (homöopathisch) eine dem gegenwärtigen Krankheitsfalle *ähnliche*, am besten, *sehr ähnliche*, künstliche, krankhafte Affection im Organism zu erregen für sich geneigt ist.

Daß diese Art von Arzneigebrauch die vollkommenste, die einzig beste Methode gebe und geben müsse, kann, wie schon durch unzählige Erfahrungen, auch der meiner Lehre ergebenen Aerzte und in der alltäglichen Erfahrung*

* Um nur einige wenige, im alltäglichen Leben vorkommende Erfahrungen anzuführen, so wird der von siedendem Wasser auf unsrer Haut entstandene, brennende Schmerz entweder, wie bei den Köchen, durch Annäherung der mäßig verbrannten Hand an die Flamme, oder durch ununterbrochene Anfeuchtung mit dem, eine noch stärker brennende Empfindung verursachenden gewärmten Weingeistalkohol (oder Terpentinöl) überstimmt und vertilgt. Diese untrügliche Heilung ist unter den Lackirern und ähnlichen Künstlern eingeführt und von ihnen bewährt gefunden. Der Brennschmerz, den diese starken Geister und ihr hoher Wärmegrad erzeugen, bleibt dann nur noch einige Minuten *allein* übrig, indeß der Organism, von der Brandentzündung homöopathisch durch sie befreit, die Verletzung der Haut bald wieder ergänzt und ein neues Oberhäutchen bildet, wodurch dann kein Weingeist mehr eindringen kann. Und so ist *binnen wenigen Stunden* der Brandschaden durch ein, ähnlichartigen Brennschmerz erzeugendes Mittel (hoch erwärmter Alkohol oder Terpentinöl) geheilt, wogegen er, mit den gewöhnlichen kühlenden Palliativmitteln und Salben behandelt, zu einem bösartigen Geschwür wird und viele Wochen und Monate lang unter großen Schmerzen fortzueitern pflegt. Die geübten Tänzer wissen aus alten Erfahrungen, daß die vom Tanze auf's Aeußerste Erhitzten von der Entblößung und einem Trunke recht kalten Wassers auf den ersten Augenblick ungemein gelabet werden, hinterdrein aber unfehlbar in tödtliche Krankheit verfallen, und geben weislich den auf das Uebertriebenste erhitzten Personen, ohne daß sie eine Abkühlung durch freie Luft oder Entkleidung verstatten, ein, seiner Natur nach bluterhitzendes Getränk, Punsch oder heißen Thee mit Rum oder Arak, und so werden sie unter gelindem Auf- und

Abgehen im Zimmer schnell ihres, durch Tanz erregten, hitzigen Fiebers frei. Eben so wird kein alter, erfahrner Schnitter bei übermäßiger Anstrengung in der Sonnengluth ein anderes Getränk zur wohlthätigen Abkühlung zu sich nehmen, als ein Glas Branntwein; ehe eine Stunde vergeht, ist Durst und Erhitzung vergangen und das Wohlseyn wieder hergestellt. Kein erfahrner Mensch wird von Frost abgestorbene Glieder in warmes Wasser thun, oder am Feuer oder am heißen Ofen wiederherstellen wollen; Belegung mit Schnee oder Reiben mit Eiswasser ist die allbekannte homöopathische Hülfe für sie. Das von einer allzu lebhaften Freude entstandene Mißbefinden (die phantastische Lustigkeit, die zitternde Unruhe und Ueberbeweglichkeit, das Herzklopfen, die Schlaflosigkeit) wird durch Kaffee schnell und dauerhaft gehoben, der ein ähnliches Uebelbefinden bei Ungewohnten erregt. Und so giebt es noch viele, alltägliche Bestätigungen der großen Wahrheit, daß die Natur die Menschen von ihren langwierigen Uebeln durch sehr ähnliche kurze Uebel befreit haben will. Völker, Jahrhunderte hindurch in willenlose Apathie und Sklavensinn herabgesunken, erhoben ihren Geist, fühlten ihre Menschenwürde und wurden wieder Freie, nachdem sie von dem Tyrannen aus Westen nachdrücklich in den Staub getreten worden waren.

bestätigt worden ist, so auch durch Gründe leicht bewiesen werden. |

Es wird daher nicht schwer seyn, einzusehen, nach welchen Naturgesetzen die 18
einzig zweckmäßige Heilung der Krankheiten, die homöopathische, erfolgt und erfolgen muß. |

Das erste hier unverkennbare Naturgesetz ist: *die Afficirbarkeit des le-* 19
benden Organismus durch natürliche Krankheiten ist ohne Vergleich geringer, als die durch Arzneien.

Es wirken täglich und stündlich ein Menge Krankheiterregungs-Ursachen auf uns ein, aber sie vermögen unser Befindens-Gleichgewicht nicht aufzuheben, die Gesunden nicht krank zu machen; die Thätigkeit der Lebenerhaltungskraft in uns pflegt den meisten zu widerstehen, der Mensch bleibt gesund. Nur wenn diese äußern Schädlichkeiten zu einem heftigen Grade gesteigert auf uns eindringen, und wir uns ihnen allzu sehr bloßstellen, erkranken wir, doch auch dann nur bedeutend, wenn unser Organism gerade jetzt eine vorzüglich angreifbare, schwache Seite (Disposition) hat, die ihn aufgelegter macht, von der gegenwärtigen (einfachen oder zusammengesetzten) Krankheitsursache afficirt und in seinem Befinden verstimmt zu werden.

Besäßen die feindlichen, theils psychischen, theils physischen Potenzen in der Natur, die man krankhafte Schädlichkeiten nennt, eine unbedingte Kraft, das menschliche Befinden zu verstimmen, so würden sie, da sie überall verbreitet sind, Niemand gesund lassen; Jedermann müßte krank seyn und wir würden nicht einmal eine Idee von Gesundheit haben. Da aber, im Ganzen genommen, Krankheiten nur Ausnahmen im Befinden der Menschen sind, und ein Zusammentreffen so vieler und mancherlei Umstände und Bedingungen theils von Seiten der Krankheitspotenzen, theils von Seiten des in Krankheit umzustimmenden Menschen erfordert wird, ehe eine Krankheit durch ihre Erregungsursachen entsteht, so folgt, *daß der Mensch von dergleichen Schädlichkeiten so wenig afficir-*
bar ist, daß sie ihn nie unbedingt krank machen können, | *und* 20
daß der menschliche Organism wenigstens nur unter einer besondern Disposition von ihnen zur Krankheit verstimmt zu werden fähig sey.

Ganz anders aber verhält es sich mit den künstlichen dynamischen Potenzen, die wir Arzneien nennen. Jede wahre Arznei wirkt nämlich zu *jeder* Zeit, unter *allen* Umständen, auf *jeden* lebenden, beseelten Körper und erregt in ihm die ihr eigenthümlichen Symptome (selbst deutlich in die Sinne fallend, wenn die Gabe groß genug war), so daß offenbar *jeder lebende menschliche Organism jederzeit und durchaus von der Arzneikrankheit behaftet und gleichsam angesteckt werden muß*, welches, wie bekannt, mit den natürlichen Krankheiten gar nicht der Fall ist*.

* Selbst die pestartigen Krankheiten stecken nicht unbedingt und nicht Jeden an, und die übrigen Krankheiten lassen noch weit mehre Menschen unangetastet, wenn sie sich auch sämmtlich den Veränderungen der Witterung, der Jahreszeiten und dem Einflusse einer Menge andrer nachtheiliger Eindrücke aussetzen.

Aus allen Erfahrungen gehet unläugbar hervor, daß der menschliche Körper bei weitem aufgelegter und geneigter ist, sich von den arzneilichen Potenzen afficiren und sein Befinden umstimmen zu lassen, als von den krankhaften Schädlichkeiten und Ansteckungsmiasmen, oder, welches dasselbe sagt, daß die arzneilichen Potenzen eine absolute, die krankhaften Affectionen aber nur eine sehr bedingte, von erstern überwiegbare Kraft besitzen, das menschliche Befinden umzustimmen.

Hieraus geht nun zwar schon die Möglichkeit der Krankheitsheilungen durch Arzneien überhaupt hervor (das ist, man sieht, daß im kranken Organism die Krank-
21 heitsaffection verwischt werden könne, wenn | ihm die angemessenste Umstimmung durch Arznei zu Theil würde); aber es muß, wenn die Heilung zur Wirklichkeit kommen soll, auch das *zweite* Naturgesetz in Erfüllung treten, nämlich *eine stärkere dynamische Affection löscht die schwächere im lebenden Organism dauerhaft aus, wenn erstere der letzteren an Art ähnlich ist*; denn die dynamische, von der Arznei zu erwartende Umstimmung des Befindens darf, wie ich glaube bewiesen zu haben, von der Krankheits-Verstimmung weder *andersartig abweichend* oder *allöopathisch* seyn, damit nicht, wie in der gemeinen Praxis, eine noch größere Zerrüttung entstehe, noch darf sie derselben *entgegengesetzt* seyn, damit nicht eine bloß palliative Schein-Erleichterung mit nachgängiger, unausbleiblicher Verschlimmerung des ursprünglichen Uebels erfolge, sondern die Arznei muß die Tendenz besitzen, eine der Krankheit *ähnliche* Stimmung des Befindens für sich hervorzubringen (ähnliche Symptome im gesunden Körper erregen zu können) durch Beobachtungen erwiesen haben, wenn sie ein dauerhaft hülfreiches Heilmittel seyn soll.

Da nun die dynamischen Affectionen des Organisms (von Krankheit oder Arznei) nur durch Aeußerungen veränderter Thätigkeit und veränderten Gefühls erkennbar werden, und also auch die Aehnlichkeit seiner dynamischen Affectionen gegen einander sich bloß durch Symptomen-Aehnlichkeit aussprechen kann, der Organismus aber (als bei weitem umstimmbarer durch Arznei, denn durch Krankheit) der Affection von Arznei mehr nachgeben, das ist, sich mehr von ihr bestimmen und umstimmen lassen muß, als von der ähnlichen Affection der Krankheit, so folgt ohne Widerrede, daß er von der Krankheits-Affection frei werden müsse, wenn man eine
22 Arznei auf ihn wirken | läßt, welche, in ihrer Natur von der Krankheit verschieden*,

* Ohne diese Naturverschiedenheit der Krankheitsaffection von der Arzneiaffection wäre keine Heilung möglich; wenn sie beide nicht nur ähnlich, sondern von gleicher Natur, also identisch wären, so würde Nichts (oder allenfalls eine Vermehrung des Uebels) erfolgen, so wie, wenn man einen Schanker mit fremdem Schankergift befeuchten wollte, nie davon eine Heilung erfolgen könnte.

an Symptomen-Aehnlichkeit ihr möglichst nahe kommt, das heißt, homöopathisch ist; indem der Organism, als lebende, geschlossene Einheit, nicht zwei ähnliche dynamische Affectionen zugleich annehmen kann, ohne daß die schwächere der stärkern ähnlichen weichen müßte, folglich, da er geeigneter ist, von der einen (Arzneiaffection) stärker ergriffen zu werden, die andere, ähnliche, schwächere (Krankheitsaffection) nothwendig fahren lassen muß, von welcher er dann geheilt ist.

Man wähne ja nicht, daß der lebende Organism, wenn ihm bei seiner Krankheit zur Cur eine neue, ähnliche Affection durch eine Gabe homöopathischer Arznei mitgetheilt wird, hierdurch stärker, also mit einem Zusatze zu seinen Leiden belastet würde, etwa wie eine Bleiplatte, schon von einem eisernen Gewichte gedrückt, durch einen hinzugefügten Stein noch stärker gequetscht, oder ein durch Friction erhitztes Stück Kupfer durch Aufgießung noch heißern Wassers noch heißer werden muß. Nein, nicht leidend, nicht nach den physischen Gesetzen der todten Natur verhält sich unser lebender Organism; mit Lebens-Antagonism wirkt er zurück, um als geschlossenes, lebendes Ganze seiner Krankheits-Verstimmung sich zu begeben und in sich auslöschen zu lassen, wenn eine ähnlichartige stärkere, durch homöopathische Arznei in ihm erzeugt, sich seiner bemächtigt.

Ein solcher geistig zurückwirkender ist unser le- | bendiger, menschlicher Orga- 23
nism, welcher mit selbstthätiger Kraft eine schwächere Mißstimmung (Krankheit) von sich ausschließt, sobald die stärkere Potenz der homöopathischen Arznei ihn in eine andere, aber sehr ähnliche Affection setzet, oder mit andern Worten, welcher, wegen Einheit seines Lebens, nicht von zweien ähnlichen, allgemeinen Verstimmungen zugleich leiden kann, sondern die vorhergegangene dynamische Affection (Krankheit) fahren lassen muß, sobald eine, ihn umzustimmen fähigere, zweite dynamische Potenz (Arznei) auf ihn wirkt, welche in ihrer Afficirung des Befindens (ihren Symptomen) große Aehnlichkeit mit ersterer hat. Etwas Aehnliches geschieht beim menschlichen Gemüthe*.

* Z. B. ein durch den Tod seiner Gespielin betrübtes Mädchen wird, wenn man es drauf zu einer Familie führt, wo den armen, nackten Kindern so eben der Vater, ihr einziger Versorger, abgestorben ist, nicht etwa noch trauriger durch diesen erschütternden Anblick, sondern getröstet über ihr eignes, kleineres Unglück; sie wird geheilt von ihrer Trauer um ihre Freundin, weil die Einheit des Gemüthes auf einmal nur von einer einzigen ähnlichen Leidenschaft afficirt werden kann, und die Leidenschaft wieder in sich auslöschen muß, wenn eine *ähnliche*, sie stärker anziehende Leidenschaft sich des Gemüthes bemächtigt und zur Verlöschung der erstern als *homöopathisches* Mittel wirkt. Das Mädchen aber würde von dem Grame über den Verlust ihrer Gespielin z. B. nicht, wenn die Mutter über sie zornig schmälen wollte (*heterogene*, *allöopathische* Potenz) geheilet und beruhigt, vielmehr durch diesen Angriff andersartiger Kränkung nur noch kränker am Gemüthe geworden seyn; und eben so würde das trauernde Mädchen, wenn man es durch ein lustiges, jubelndes Fest nur *palliativ* auf einige Stunden scheinbar erheitert hätte (weil diese Afficirung hier nur *entgegengesetzt*, *enantiopathisch* war), nachgehends in ihrer Einsamkeit nur in desto tiefere Traurigkeit versunken seyn und noch stärker, als zuvor um den Tod ihrer Freundin geweint haben.

Und wie es hier im physischen ist, so ist es dort im organischen Leben. Die Einheit unsers Lebens kann sich ebenfalls nicht von zwei allgemeinen ähnlichen dynamischen Affectionen zugleich beschäftigen und einnehmen lassen; denn wenn die zweite eine ähnliche ist, so wird die erstere durch sie verdrängt, sobald der Organism von letzterer mehr ergriffen wird.

So wie aber der menschliche Organism schon in gesunden Tagen afficirbarer
von Arznei, als von | Krankheit ist, wie ich oben dargethan habe, so ist er, er- 24
krankt, ohne Vergleich afficirbarer von homöopathischer Arznei, als von jeder andern (etwa allöopathischen oder enantiopathischen), und zwar im *höchsten Grade afficirbar*, da er, schon von der Krankheit zu gewissen Symptomen gestimmt und aufgeregt, nun aufgelegter seyn muß, zu ähnlichen Symptomen (durch die homöopathische Arznei) umgestimmt zu werden (– so wie ähnliche eigne Seelen-Leiden das Gemüth gegen ähnliche Leidensgeschichten ungemein empfindlich machen –); es müssen daher auch nur die *kleinsten Gaben* derselben zur Heilung, das ist, zur Umstimmung des kranken Organismus in die ähnliche Arzneikrankheit, *nöthig* und *nützlich* seyn, auch schon deßhalb *nicht größer nöthig*, weil die geistige Kraft der Arznei hier nicht durch Quantität, sonder durch Potenzialität und Qualität (dynamische Angemessenheit, Homöopathie) ihren Zweck erreicht, – und *nicht größer nützlich*, sondern *schädlich*, weil die größere Gabe, während sie auf der einen Seite die dynamische Ueberstimmung der Krankheits-Affection nicht gewisser, als die angemessenste kleinste bewirkt, dagegen aber auf der andern Seite eine vervielfachte Arzneikrankheit an die Stelle setzt, die immer ein Uebel ist, obgleich ein in bestimmter Frist vorübergehendes. |

25 Kräftig wird daher der Organism von der Potenz eines Arzneistoffes selbst in sehr kleiner Gabe ergriffen und eingenommen, welcher das Total der Symptomen der Krankheit durch sein Bestreben, ähnliche Symptomen zu erzeugen, aufwiegen und verlöschen kann; er wird, wie gesagt, in demselben Zeitpunkte von der Krankheits-Affection frei, als die Arznei-Affection sich seiner bemächtigt, von welcher umgestimmt zu werden, er ungleich fähiger ist.

Erhalten nun die Arzneipotenzen für sich, auch in größerer Gabe, den gesunden Organism nur einige bestimmte Tage über in Affection, so läßt sich denken, daß eine kleine, und in acuten Uebeln sehr kleine Gabe derselben (wie sie erwiesener Maßen bei homöopathischer Heilung seyn muß) den Körper nur kurze Zeit, bei den kleinsten Gaben aber in acuter Krankheit nur einige Stunden über afficiren könne, da dann die an die Stelle der Krankheit getretene Arznei-Affection unvermerkt und sehr bald in reine Gesundheit übergeht.

Anders, als nach diesen ihren, hier vor Augen liegenden Gesetzen scheint die Natur der lebenden Organismen bei dauerhafter Heilung der Krankheiten durch Arzneien nicht zu wirken, und so wirkt sie in der That, so zu sagen, nach mathematischer Gewißheit. Es giebt keinen Fall dynamischer Krankheit in der Welt (den Todeskampf und, wenn es hierher gehört, das hohe Alter und die Zerstörung eines unentbehrlichen Eingeweides oder Gliedes ausgenommen), deren Symptome unter den positiven Wirkungen einer Arznei in großer Aehnlichkeit angetroffen werden, welche nicht durch diese Arznei schnell und dauerhaft geheilt würde. Der kranke Mensch kann auf keine leichtere, schnellere, sicherere, zuverlässigere und
26 dauerhaftere Weise unter allen denk- | baren Curarten*,

* Selbst die in der gemeinen Praxis, in seltnen Fällen, auffallend gerathenden Curen erfolgen bloß auf eine (durch Zufall in die Recepte mit unterlaufende) homöopathisch passende, vorwirkende Arznei. Homöopathisch gegen die Krankheiten gewählt konnten die Arzneien von den Aerzten bisher nicht werden, da die positiven (bei gesunden Menschen wahrzunehmenden Wirkungen) der Arzneien von ihnen nicht aufgesucht wurden, sie ihnen daher unbekannt blieben, und selbst die, außer meinen Schriften etwa bekannt gewordenen gar nicht als für Heilzwecke brauchbar von ihnen angesehen wurden –, ihnen auch die, zu gründlichen Heilungen erforderliche Beziehung der Arzneiwirkungen auf die ihnen ähnlichen Symptome der Krankheit (das homöopathische Heilgesetz) unbekannt war.

als durch homöopathische Arznei in kleinen Gaben von seiner Krankheit frei werden.

Vorerinnerung*

[27] *Viele auf dem halben Wege zur homöopathischen Heilkunst stehende Bekannte lagen mir von Zeit zu Zeit an, doch noch genauere Erläuterungen öffentlich mitzutheilen, wie man denn nun eigentlich diese Lehre zur Ausübung bringen könne und praktisch darnach zu verfahren habe. Ich wundere mich, wie man nach so deutlicher Anweisung, als im Organon der Heilkunst enthalten ist, noch speciellere Handleitungen verlangen kann.*

Auch fragt man: „wie untersucht man die Krankheit jedes einzelnen Falles?" Gleich als wenn nicht umständliche Auskunft genug im gedachten Buche enthalten wäre.

* In: Reine Arzneimittellehre, 2. Th., 3. Aufl., Dresden und Leipzig 1833, S. 27–38. – S. auch: ebenda, 1. Aufl. (1816), S. 23–33 sowie 2. Aufl. (1824), S. 27–38. Vgl. S. 650–655.

Da in der Homöopathie nicht nach vermuthlichen und fingirten innern Ursachen der Krankheit und eben so wenig nach, von Menschen ersonnenen Krankheitsnamen, von denen die Natur nichts weiß, das Heilgeschäft unternommen wird, und da jeder Fall unmiasmatischer Krankheit ein einzelner, vor sich bestehender, eigenartiger, von der Natur stets aus verschiedenen, nie hypothetisch vorauszusetzenden Symptomen zusammengesetzter ist, so kann nichts Einzelnes darüber (kein Schema, keine Tabelle) vorgeschrieben werden, außer daß der Arzt dem jedesmaligen Aggregate von Krankheitssymptomen eines | Falles eine Gruppe ähnlicher Arzneisymptomen zur Heilung 28
entgegensetze, so vollständig, als sie in einer einzelnen, gekannten Arznei angetroffen werden, indem diese Heillehre nie mehr als ein einfaches Arzneimittel (dessen Wirkungen genau ausgeprüft sind) auf einmal zu geben verstatten kann (s. Org. d. H. 4te Ausgabe, §. 270, 271).

*Da lassen sich nun weder die möglichen Aggregate von Symptomen aller dereinst vorkommen könnenden Krankheitsfälle nennen, noch im voraus homöopathische Arzneien für diese (im voraus unbestimmbaren) Möglichkeiten angeben. Für jeden einzelnen, gegebenen Fall (denn jeder ist einzeln, jeder ist verschieden) muß der homöopathische Heilkünstler sie selbst finden und zu dieser Absicht die Symptomen der bis jetzt nach ihrer positiven Wirkung ausgeforschten Arzneien inne haben, oder sie doch für jeden Krankheitsfall zu Rathe ziehen, daneben aber sich befleißigen, die noch unerforschten Arzneien an sich oder andern gesunden Menschen auf die krankhaften Veränderungen, die sie hervorzubringen geeignet sind, selbst auszuprüfen, um den Vorrath gekannter Arzneimittel**

* Vor Erscheinung der Homöopathie kannte man die Arzneisubstanzen bloß nach ihrer Naturgeschichte und wußte übrigens, außer ihrem Namen, nichts von Ihnen, als den vorgeblichen, theils geträumten, theils erlogenen Nutzen derselben.

zu vermehren, damit die Wahl eines Heilmittels für jeden der unendlich verschiedenen Krankheitsfälle (zu deren Bestreitung wir nie genug geeignete Werkzeuge und Waffen haben können) desto leichter, desto treffender werde.

Derjenige ist noch lange nicht mit dem wahren Geiste homöopathischer Heilung beseelt, ist noch kein ächter Schüler dieser wohlthätigen Lehre, der nur im mindesten Anstand nimmt, selbst genaue | Versuche zur Erforschung der eigenthümlichen 29
Wirkungen der seit dritthalb tausend Jahren ungekannt gebliebenen Arzneien anzustellen, ohne deren Ausforschung (und ohne daß ihre reinen, krankhaften Wirkungen auf gesunde Menschen vorher bekannt geworden sind) jede Krankheitsbehandlung nicht nur eine thörichte, sondern auch verbrecherische Handlung bleibt, ein gefährlicher Angriff auf Menschenleben.

Solchen selbstsüchtigen Menschen, die zum vollständigen und unentbehrlichen Ausbau des unentbehrlichen Gebäudes nichts beitragen, die nur damit gewinnen wollen, was Andere mit Anstrengung erfunden und ausgeforscht haben, bloß in die Hände zu arbeiten, und ihnen nur so die Renten der Wissenschafts-Capitale zu verzehren geben, zu deren Miterwerbung beizutragen sie nicht die mindeste Neigung bezeigen, ist etwas zu viel verlangt.

Wer aber wahren Trieb fühlt, diese so viele Jahrhunderte hindurch unerforschte und doch zum Gesundmachen der Menschen unentbehrliche Kenntniß der eigenthümlichen Wirkungen der Arzneien, unserer einzigen Werkzeuge, mit zu Tage fördern zu helfen, der findet die Anleitung, wie man solche reine Versuche mit Arzneien anzustellen hat, im Organon d. Heilk. 4te Ausg., §. 111-136.

Bloß dieses setze ich hinzu, daß, da die Versuchs-Person, so gewiß kein Mensch es ist, nicht absolut und vollkommen gesund seyn kann, sie, wenn kleine Beschwerden während solcher Prüfungen der Arzneikräfte mit zum Vorschein kommen, denen sie wohl unterworfen war, dieselben als unbestätigt und zweifelhaft in Klammern einzu-

*schließen hat, wiewohl dieß nicht oft der Fall seyn wird, da bei der Einwirkung einer gehörig starken Arzneigabe auf ein ehedem übrigens gesundes Befinden bloß die Arz-
30 nei | in uns vorherrscht und selten ein anderes Symptom die ersten Tage sich zeigen kann, was nicht das Werk der Arznei wäre. Ferner, daß, um die Symptomen der Arzneien für langwierige Uebel auszuforschen, z. B. zur Hervorbringung der von der Arznei zu erwartenden Hautausschläge, Afterorganisationen u.s.w. man sich nicht mit der Einnahme einer oder zweier Gaben derselben begnügen dürfe, sondern mehre Tage über täglich ein Paar hinreichende Gaben, das ist, welche so groß sind, daß man Wirkung von ihnen empfinde, fortbrauchen müsse, unter fortwährender Beobachtung der am genannten Orte angegebenen Lebensordnung.*

Die Bereitungsart der Arzneisubstanzen zum Einnehmen in homöopathischen Heilungen findet sich sowohl im Organon d. H. §. 267–269, als auch im Anfange des zweiten Theils der chron. Krankheiten. Nur erinnere ich hier, daß zur Prüfung der Arzneien an gesunden Menschen gleich hohe Verdünnungen und Potenzirungen, wie zum Heilbehufe, nämlich Streukügelchen, mit Decillion-Kraft-Entwickelung befeuchtet einzunehmen sind.

*Die Bitte meiner, auf halbem Wege zu dieser Heilmethode stehenden Freunde, ihnen Beispiele von solchen Heilungen vorzulegen, ist schwierig zu erfüllen, und ihre Erfüllung von keinem großen Nutzen. Jeder geheilte Fall von Krankheit zeigt ja nur, wie dieser behandelt worden sey. Der innere Vorgang der Behandlung beruht immer auf denselben Grundsätzen, die man schon kennt, und sie kann nicht für jeden einzelnen Fall concret gemacht und fest bestimmt werden, kann durch keine Geschichte einer einzelnen Heilung deutlicher werden, als schon durch die Darlegung der Grundsätze geschah. Jeder Fall der unmiasmatischen Krankheiten ist eigenartig und speciell, und eben das Specielle
31 desselben ist es, was ihn von | jedem andern Falle unterscheidet, ist nur ihm zugehörig, kann aber die Behandlung anderer Fälle nicht modeln. Wenn nun ein verwickelter, aus vielen Symptomen bestehender Krankheitsfall so pragmatisch dargestellt werden soll, daß die Bestimmungsgründe für die Wahl des Heilmittels ganz klärlich daliegen, so erheischt dieß eine ermüdende Erörterung für den Darsteller und für den Leser.*

Um jedoch auch hierin meinen Freunden zu willfahren, so mögen hier ein Paar der kleinsten Fälle homöopathischer Heilung stehen.

Sch....., eine etliche und 40 jährige kräftige Lohnwäscherin, war schon drei Wochen außer Stande, ihr Brod zu verdienen, da sie mich den 1. Sept. 1815 zu Rathe zog.

1) Bei jeder Bewegung, vorzüglich bei jedem Auftreten, und am schlimmsten bei jedem Fehltritte, sticht es sie in der Herzgrube, wohin es jedesmal aus der linken Seite kommt, wie sie sagt.

2) Im Liegen ist es ihr ganz wohl, dann hat sie gar keinen Schmerz irgendwo, auch weder in der Seite, noch in der Herzgrube.

3) Sie kann nicht länger als bis um 3 Uhr früh schlafen.

4) Die Speisen schmecken ihr, aber wenn sie etwas gegessen hat, so wird es ihr brecherlich.

5) Das Wasser läuft ihr dann im Munde zusammen und aus dem Munde, wie Würmerbeseigen.

6) Es stößt ihr nach jedem Essen vielmal leer auf.

7) Sie ist von heftigem, zu Zorn geneigtem Gemüthe. – Bei starkem Schmerze überläuft sie Schweiß. – Ihre Monatzeit war vor 14 Tagen in Ordnung geflossen.

Die übrigen Umstände waren natürlich. |

32 *Was nun das Symptom 1 anlangt, so machen zwar Belladonna, China und Wurzelsumach Stiche in der Herzgrube, aber alle drei nicht bloß bei Bewegung, wie hier. Pulsatille (m. s. Symptom 345.) macht zwar auch Stiche in der Herzgrube beim Fehltreten, aber in seltner Wechselwirkung, und hat weder dieselben Verdauungsbeschwerden, wie hier 4. verglichen mit 5 und 6, noch dieselbe Gemüthsbeschaffenheit.*

Bloß Zaunrebe hat in ihrer Hauptwechselwirkung, wie das ganze Verzeichniß ihrer Symptome beweiset, von Bewegung Schmerzen, und vorzüglich stechende Schmerzen, und so auch Stiche (in der Herzgrube) unter dem Brustbeine beim Aufheben des Armes (295.), bei Fehltritten aber erregt sie auch an andern Stellen Stechen (341. 400.).

Das hierzu gehörige negative Symptom 2 paßt vorzüglich auf Zaunrebe (430.); wenige Arzneien (etwa Krähenaugen ausgenommen und Wurzelsumach in Wechselwirkung – die aber beide auf unsre übrigen Symptomen nicht passen) lassen die Schmerzen in Ruhe und im Liegen gänzlich schweigen, Zaunrebe aber vorzüglich (430 und viele andre Zaunreben-Symptome).

Das Symptom 3 ist bei mehrern Arzneien und auch bei Zaunrebe (475.).

Das Symptom 4 ist zwar, was die „Brecherlichkeit nach dem Essen" anlangt, bei mehrern andern Arzneien (Ignazsaamen, Krähenaugen, Quecksilber, Eisen, Belladonna, Pulsatille, Kanthariden), aber theils nicht so beständig und gewöhnlich, theils nicht bei Wohlgeschmack der Speisen vorhanden, wie bei der Zaunrebe (164.).

In Rücksicht des Symptoms 5 machen zwar mehre Arzneien ein Zusammenlaufen des Speichels, wie Würmerbeseigen, eben sowohl, als Zaunrebe (167.); jene | andern **33**
aber bringen nicht unsre übrigen Symptome in Aehnlichkeit hervor. Daher ist ihnen die Zaunrebe in diesem Stücke vorzuziehen.

Das leere Aufstoßen (bloß nach Luft) nach dem Essen (Symptom 6.) ist bei wenigen Arzneien vorhanden und bei keiner so beständig, so gewöhnlich und in so hohem Grade, als bei der Zaunrebe (143, 149.).

Zu 7. – Eins der Hauptsymptome bei Krankheiten (s. Org. d. H. §. 210.) ist die „Gemüthsbeschaffenheit" und da Zaunrebe (533.) auch dieses Symptom in voller Aehnlichkeit vor sich erzeugt; – so ist Zaunrebe aus allen diesen Gründen hier jeder andern Arznei als homöopathisches Heilmittel vorzuziehen.

*Da nun das Weib sehr robust war, folglich die Krankheitskraft sehr beträchtlich seyn mußte, um sie durch Schmerz von aller Arbeit abzuhalten, auch ihre Lebenskräfte, wie gedacht, nicht angegriffen waren, so gab ich ihr eine der stärksten homöopathischen Gaben, einen vollen Tropfen ganzen Zaunrebenwurzelsaftes**

* Nach den neuesten Vervollkommnungen unsrer neuen Heilkunst würde das Einnehmen eines einzigen, feinsten Streukügelchens, mit der decillionfachen (/X) Kraft-Entwickelung befeuchtet, zu gleich schneller und vollkommener Herstellung völlig hinreichend gewesen seyn; ja, eben so gewiß, das bloße Riechen an ein Senfsamen großes Streukügelchen mit derselben Potenzirung befeuchtet, so daß der in jenem Falle damals von mir einer robusten Person gegebene Tropfen rohen Saftes durchaus nicht mehr zur Nachahmung dienen darf.

sogleich einzunehmen und beschied sie nach 48 Stunden wieder zu mir. Meinem Freunde E., der zugegen war, deutete ich an, daß die Frau binnen dieser Zeit durchaus gesund werden müsse, welcher aber (nur erst noch auf halbem Wege zur Homöopa- | thie be- **34**
griffen) dieß in Zweifel zog. Nach zwei Tagen stellte er sich wieder ein, um den Erfolg zu vernehmen, aber das Weib kam nicht, kam auch überhaupt nicht wieder. Meinen ungeduldigen Freund konnte ich nun bloß dadurch besänftigen, daß ich ihm das eine halbe Stunde weit entfernte Dorf, wo sie wohnte, und ihren Namen nannte und ihm rieth, sie aufzusuchen und sich selbst nach ihrem Befinden zu erkundigen. Er that es und ihre Antwort war: „Was sollte ich denn dort? Ich war ja schon den Tag drauf gesund und konnte wieder auf die Wäsche gehen, und den andern Tag war mir so völlig wohl, wie mir noch jetzt ist. Ich danke es dem Doctor tausendmal, aber unser Eins kann keine Zeit von seiner Arbeit abbrechen; ich hatte ja auch drei ganze Wochen lang vorher bei meiner Krankheit nichts verdienen können."

W – e, ein schwächlicher, blasser Mann von 42 Jahren, dessen stete Beschäftigung am Schreibtische war, klagte mir den 27. Dec. 1815: er sey schon 5 Tage krank.

1) Den ersten Abend ward es ihm, ohne sichtbare Veranlassung, übel und drehend, mit vielem Aufstoßen,

2) die Nacht drauf (um 2 Uhr) saures Erbrechen,

3) die drauf folgenden Nächte heftiges Aufstoßen,

4) auch heute übles Aufstoßen von stinkendem und säuerlichem Geschmacke,

5) es war ihm, als wenn die Speisen roh und unverdaut im Magen wären,

6) im Kopfe sey es ihm so weit und hohl und finster, und wie empfindlich darin.

7) Das kleinste Geräusch sey ihm empfindlich gewesen,

8) er ist milder, sanfter, duldender Gemüthsart. |

35 Hier ist zu bemerken:

Zu 1. Daß einige Arzneien Schwindel mit Uebelkeit verursachen, so wie auch Pulsatille (2.), welches seinen Schwindel auch Abends macht (4.), was nur noch von sehr wenigen andern beobachtet worden.

Zu 2. Erbrechen sauern und sauerriechenden Schleims erregen Stechapfel und Krähenaugen, aber so viel man weiß, nicht in der Nacht. Baldrian und Kockelsamen machen in der Nacht Erbrechen, aber kein saures. Bloß Eisen macht Erbrechen in der Nacht (54. 55.). und kann auch saures Erbrechen (59.) hervorbringen, aber nicht die übrigen hier zu berücksichtigenden Symptome.

Pulsatille aber macht nicht nur abendliches saures Erbrechen (312. 316.) und nächtliches Erbrechen überhaupt (317.), sondern auch die übrigen von Eisen nicht zu erwartenden Beschwerden dieses Falles.

Zu 3. Das nächtliche Aufstoßen ist der Pulsatille eigen (263. 264.).

Zu 4. Das stinkende, faulige (230.) und das säuerliche Aufstoßen (268. 269.) ist ebenfalls der Pulsatille eigen.

Zu 5. Die Empfindung von Unverdaulichkeit der Speisen im Magen bewirken wenige Arzneien, und keine so vollständig und auffallend, als Pulsatille (286. 287. 291.).

Zu 6. Außer Ignazsamen (2.), welcher jedoch unsere übrigen Beschwerden nicht erregen kann, macht denselben Zustand Pulsatille (35., verglichen mit 38. 80. 81).

Zu 7. Pulsatille erregt dergleichen (905), so wie sie auch eine Ueberempfind-
36 lichkeit der andern Sinnorgane zuwege bringt, z. B. des Gesichts (90.). | Und obgleich die Unleidlichkeit des Geräusches auch bei Krähenaugen, Ignazbohne und Sturmhut zu finden ist, so sind diese doch nicht gegen die andern Zufälle homöopathisch und besitzen am wenigsten das Symptom

8.) des milden Gemüthszustandes, welchen, nach dem Vorbericht zu Pulsatille, diese letztere Pflanze ausgezeichnet verlangt.

Dieser Kranke konnte also durch nichts leichter, gewisser und dauerhafter geheilt werden, als durch die hier homöopathische Pulsatille, die er dann auch sogleich, aber seiner Schwächlichkeit und Angegriffenheit wegen nur in einer sehr verkleinten Gabe, d. i. einen halben Tropfen des Quadrilliontels eines starken Tropfens Pulsatille*, erhielt. Diess geschah gegen Abend.

Den folgenden Tag war er frei von allen Beschwerden, seine Verdauung war hergestellt, und so blieb er frei und gut, wie ich nach einer Woche von ihm hörte.

Die Erforschung eines so kleinen Krankheitsfalles und die Wahl des homöopathischen Mittels dafür ist sehr bald verrichtet von dem, welcher nur einige Uebung darin und die Symptome der Arznei theils im Gedächtnisse hat, theils sie leicht zu finden weiß; aber es schriftlich mit allen Gründen und Gegengründen aufzustellen
37 (welches vom Geiste in einigen Au- | genblicken überschaut wird), macht, wie man sieht, ermüdende Weitläufigkeit.

* Gleiche Absicht erreicht, nach unsern jetzigen Kenntnissen und Erfahrungen, das Einnehmen eines feinsten Streukügelchens Pulsatille /X (decillionfacher Kraft-Entwickelung), ja, völlig eben so gewiß, das einmalige Riechen an ein Senfsamen großes Streukügelchen derselben Pulsatill-Potenzirung.

Zum Behufe eigner Behandlung braucht man nur zu jedem einzelnen Symptome alle die Arzneien mit einem Paar Buchstaben (z. B. Ferr. Chin. Rheum. Puls.) zu notiren, welche dergleichen Symptome ziemlich genau selbst erzeugen, und sich im Sinne zu merken, unter welchen, auf die Wahl Einfluß habenden Bedingungen, und so bei jedem der übrigen Symptome, von welcher Arznei jedes erregt wird, um dann aus dieser Liste abzunehmen, welches Arzneimittel unter den übrigen die meisten der vorhandenen Beschwerden homöopathisch decken kann, vorzüglich die sonderlichsten und charakteristischesten - und dieß ist das gesuchte Heilmittel.

* * *

Was nun folgendes Arzneisymptomen-Verzeichniß anlangt, so sind in diesem Theile auch mehre Beobachtungen von meinen Schülern, größtentheils an sich selbst angestellt. Ihre Namen findet man dabei, mit dem Beifügen: „in einem Aufsatze." Meine leipziger Schüler habe ich jedesmal bei Einreichung ihrer Aufsätze über die von ihnen beobachteten Arzneisymptome vernommen (was jedem Lehrer zu dieser Absicht anzurathen ist), um sie die wörtlichen Ausdrücke ihrer Empfindungen und Beschwerden möglichst berichtigen und die Bedingungen genau angeben zu lassen, unter denen die Veränderungen erfolgten, wodurch, wie ich glaube, Wahrheit an den Tag gekommen ist. Auch wußte ich, daß sie genau die eingeschränkte Diät und die leidenschaftsfreie Lebensordnung bei den Versuchen treulich befolgt hatten, um sicher beobachten zu können, was die Umstimmungskraft der | genommenen Arznei rein und deutlich in ihrem Befinden hervorbrachte. **38**

Durch solche Uebungen bilden sie sich zu sorgfältigen, fein fühlenden Beobachtern, und werden, wenn sie hiermit noch reine Sittlichkeit verbinden, und nach Einsammlung der brauchbarsten übrigen Kenntnisse, zu Heilkünstlern.

Ausgeben homöopathischer Mittel von dem veralteten Apothekerprivilegium befreit*

In Gegenhalt dessen, was in der Preuß. Staatszeitung unter dem 17. April d. J. be- **270**
kannt gemacht worden, wonach dem alten Apothekerprivilegium zu Gefallen den homöopathischen Aerzten das Selbstgeben ihrer Arzneien aufs Neue abgeschlagen wird, ist es erfreulich, dagegen die Verfügung eines hochherzigen Souverains, des Herzogs Heinrich zu Anhalt-Cöthen, unserm Zeitalter bekannt zu machen, welcher, nach selbsterlangter Ueberzeugung von den unendlichen Vorzügen der homöopathischen Heilart vor der alten Medicin, aus eigenem Antriebe, nach seiner Weisheit die schon von dessen hochseligem Herrn Bruder Ferdinand dem Hofrath Hahnemann ertheilte völlige Freiheit, seine homöopathischen Arzneien selbst zu bereiten und seinen Kranken zur Hülfe zu reichen, durch ein eigenhändig vollzogenes Rescript vom 12. Januar d. J. nun auch auf den **Dr.** med. Lehmann überzutragen geruhet und diesem gleiche Rechte verliehen hat, ungehindert seine Kranken mit den von ihm selbst bereiteten homöopathischen Arzneien zu heilen, was nun auch mit dem segensreichsten Erfolge für die kranke Menschheit gedeihet.

Cöthen, den 26. April 1833.

---

* [Schweikerts] Ztg. d. hom. Hlkst. (1833), 7. Bd., Nr. 24, 188. – Auch in: Haehl (1922), 2. Bd., S. 270.

Einladung aller meiner echten Schüler und Nachfolger zum 10. August nach Cöthen*

293 um mit mir das Andenken an die vom höchsten Geber alles Guten der Welt verliehene Wohlthat der neuen Heilkunst, H o m ö o p a t h i e, zu feiern, deren treue Ausübung wahre Hülfe der kranken Menschheit bringt. Ich werde da Gelegenheit nehmen, über die letzte Vervollkommnung unsrer Homöopathik und ihre Reinhaltung mich mit Ihnen zu besprechen, Sie durch mein Beyspiel zum Fortschreiten nach diesem edeln Ziele zu ermuntern und Ihnen mein Herz erleichtern über Mancherley, was noch zu dessen Erreichung Noth thut.

Cöthen, den 10. May 1833.

Vorwort über die Wiederholung eines homöopathischen Arzneimittels**

[XXI] Ich habe in den vorigen Ausgaben des Organons das nöthige Auswirken-Lassen nur immer einer einzigen Gabe wohlgewählter homöopathischer Arznei auf einmal, ehe eine neue, oder die vorige wiedergegeben würde, anempfohlen, – eine Lehre, die aus der gewissen Erfahrung entstand, daß theils durch eine größere Gabe der obschon wohlgewählten Arznei (wie man neuerlich, wie durch einen Rückschritt, wieder in Vorschlag brachte) theils, was dasselbe ist, durch mehre kleine, dicht hintereinander gereichte Gaben derselben fast nie das möglichst Gute in Heilung der Krankheiten, vorzüglich der chronischen, auszurichten ist, und zwar, weil durch ein solches Verfahren die Lebenskraft sich nicht ruhig von ihrer Verstimmheit durch natürliche Krankheit zur Umstimmung in ähnliche Arznei-Krankheit bequemt, sondern gewöhnlich so stürmisch von einer großen Gabe oder auch mehren dicht hintereinander wiederholten, kleineren Gaben selbst homöopathisch gewählter Arznei aufgeregt und empört zu werden pflegt, daß ihre Reaktion in den meisten Fällen nichts weniger als heilbringend sich äußern kann, sondern mehr schadet, als nützt. So lange nun kein hülfreicheres, als dieses damals von mir gelehrte Verfahren auszumitteln war, befahl die menschenfreundliche Sicherheitsre-
XXII gel: si non juvat, modo ne noceat[1], dem, Menschenwohl für | seinen höchsten Zweck achtenden, homöopathischen Heilkünstler, im Allgemeinen gegen Krankheiten des sorgfältig gewählten Arzneimittels nur eine einzige Gabe auf einmal und zwar die kleinste auf den Kranken wirken und so auch dieselbe auswirken zu lassen. Kleinste, sage ich, indem es für eine, durch keine Erfahrung in der Welt widerlegbare, homöopathische Heilregel gilt und gelten wird, daß des richtig gewählten

---

* Allg. Anz. u. Nat. Ztg. d. Dt. (1833), 1. Bd., Nr. 131, 1711. – Auch in: [Schweikerts] Ztg. d. hom. Hlkst. (1833), 6. Bd., Nr. 44, 352; sowie in: Haehl (1922), 2. Bd., S. 293.

** In: Systematisch-Alphabetisches Repertorium der Homöopathischen Arzneien. Hrsg. von Clemens von Bönninghausen. 1. Th., Münster 1833, S. XXI–XXIX.

1 „Wenn es (schon) nicht hilft, soll es wenigstens nicht schaden."

Arzneimittels beste Gabe stets nur die kleinste sei in einer der hohen Potenzirungen (X), sowohl für chronische, als für akute Krankheiten, – eine Wahrheit, die das unschätzbare Eigenthum der reinen Homöopathik ist, und auch, so lange die Allöopathik (und nicht viel weniger die neuere Mischlingssekte, aus allöopathischem und homöopathischem Verfahren zusammengesetzt) noch am Leben des Kranken wie ein Krebs zu nagen, und sie mit größeren und großen Gaben Arznei zu verderben fortfährt, die Afterkünste durch eine unübersehbare Kluft von der reinen Homöopathik entfernt halten wird.

Auf der andern Seite zeigt uns jedoch die Praxis, daß eine einzige dieser kleinen Gaben wohl in einigen vorzüglich leichten Fällen von Krankheit zureiche, um fast alles auszurichten, was durch diese Arznei vor der Hand möglich war, besonders bei kleinen Kindern und sehr zärtlichen und erregbaren Erwachsenen, daß aber in mehren, ja in den meisten Fällen von sowohl sehr langwierigen, schon weit gediehenen, oft durch vorgängige, unpassende Mittel verdorbene, als auch in wichtigen akuten Krankheiten offenbar eine solche kleinste Gabe Arznei selbst in unserer hochpotenzirten Kraftentwickelung nicht zureichen könne, um durch sie alle von derselben Arznei überhaupt zu erwartende Heilwirkung ausgerichtet zu sehen, indem hierzu unstreitig mehrere derselben einzugeben nöthig sein möchte, damit die Lebenskraft von ihnen zu dem Grade pathogenetisch umgestimmt und ihre heilkräftige Reaktion so hoch gespannt werde, daß sie den ganzen Theil der ursprünglichen Krankheit, den zu tilgen überhaupt im Vermögen des wohlgewählten homöopathischen Mittels lag, vollständig durch ihre Gegenwirkung | auslöschen **XXIII**
könne; die bestgewählte Arznei in dieser kleinen Gabe, einmal gegeben, brachte da wohl etwas Hülfe, aber lange nicht genug.

Dieselbe Gabe des gleichen Mittels aber bald wieder und wieder zu geben, getraute sich der sorgfältige, homöopathische Arzt nicht, da er keinen Vortheil, wohl aber, am öftersten, während genauer Beobachtung, gewissen Nachtheil davon mehrmals erfahren hatte. Er sah gewöhnlich Verschlimmerung, wo er selbst die kleinste Gabe des geeigneten Mittels, wenn er sie heute gereicht, morgen und übermorgen wiederholt hatte.

Um nun, wo er von der genauesten Wahl seiner homöopathischen Arznei überzeugt war, mehr Hülfe für den Kranken zu schaffen, als ihm bisher durch Verordnung einer einzigen kleinen Gabe gelang, kam er natürlich oft auf den Einfall, die Gabe, weil es aus obigen Gründen nur eine Einzige sein sollte, um so mehr zu verstärken, und z. B. statt eines einzigen feinsten Streukügelchens mit Arznei in höchster Potenzirung befeuchtet, wohl ihrer **6 - 7 - 8** auf einmal, auch wohl halbe und ganze Tropfen davon zu reichen. Aber, fast ohne Ausnahme, war der Erfolg weniger günstig, als er hätte sein sollen, oft wirklich ungünstig, oft auch sehr übel, – ein Schaden, der bei einem so behandelten Kranken schwerlich wieder gut zu machen ist.

Auch niedrigere Potenzirungen des Mittels in großer Gabe dafür zu nehmen, giebt hier kein wahres Auskunft-Mittel.

Eine Verstärkung der einzelnen Gaben homöopathischer Arznei bis zur Bewirkung des gedachten, erforderlichen Grades pathogenetischer Anregung der Lebenskraft zur heilkräftigen, hinreichenden Reaktion erfüllt daher, wie auch die Erfahrung lehrt, die gewünschte Absicht keineswegs. Die Lebenskraft wird dadurch allzu heftig und allzu plötzlich angegriffen und empört, als daß sie zu einer allmähligen, gleichmäßigen, heilsamen Gegenwirkung Zeit hätte, sich zu ihrer Umstimmung einzurichten, daher sie sich bestrebt, das in Uebermaaß sie anfallende Arzneiliche, wie einen Feind, von sich zu stoßen durch Erbre- | chen, Durchfall, **XXIV**
Fieber, Schweiß u.s.w., und so das Ziel des unbedachtsamen Arztes zum größten Theile oder gänzlich zu verrücken oder zu vereiteln; – es wird sehr wenig oder

nichts Gutes zur Heilung der Krankheit damit ausgerichtet, vielmehr wird der Kranke dadurch sichtbar geschwächt, und man darf nun in langer Zeit nicht daran denken, auch nur die kleinste Gabe desselben Mittels dem Kranken wieder zu reichen, wenn sie nicht nachtheilig auf ihn wirken soll.

Doch auch eine Menge dicht nach einander wiederholter, kleinster Gaben zu derselben Absicht häufen sich im Organismus zu einer Art übergroßen Gabe an, mit, wenige, seltene Fälle ausgenommen, ähnlich üblem Erfolge; die Lebenskraft wird da, ohne sich zwischen jeder, obschon kleinen Gabe wieder erholen zu können, gedrängt und übermannt und so, unvermögend heilkräftig zu reagiren, nur passiv zur unwillkührlichen Fortsetzung der ihr so aufgedrungenen, überstarken Arzneikrankheit genöthigt, wie auf ähnliche Weise beim allöopathischen Mißbrauche großer, gehäufter Gaben einer und derselben Arznei zum langdauernden Schaden des Kranken tagtäglich von uns wahrgenommen wird.

Um daher nun, unter Vermeidung der von mir angedeuteten Fehlwege, gewisser als bisher zum Ziele zu gelangen, und die gewählte Arznei so zu reichen, daß sie ohne Nachtheil für den Kranken zu ihrer größten Wirksamkeit gelangen müsse, damit sie im angegebenen Krankheitsfalle alles mögliche Gute ausrichte, was nur in ihrem Vermögen überhaupt liegt, befolgte ich in neueren Zeiten einen eigenen Weg.

Ich erkannte, daß man, um die rechte Mittelstraße zu finden, sich nach der Natur der verschiedenen Arzneimittel sowohl, als auch nach der Körper-Beschaffenheit des Kranken und der Größe seiner Krankheit richten müsse, so daß, – um ein Beispiel am Gebrauche des Schwefels in chronischen (psorischen) Krankheiten zu geben, – die feinste Gabe desselben (Tinct. sulph. X^0) selbst bei robusten Personen und bei
XXV entwickelter Psora nur selten öfter, als alle **7** Tage, mit Vortheil | zu wiederholen sei,
ein Zeitraum, den man um so mehr noch zu verlängern hat, wenn schwächlichere und erregbarere Kranke dieser Art zu behandeln sind, da man dann wohl thut, nur alle **9, 12, 14** Tage eine solche Gabe zu reichen, was man nun so lange wiederholt, bis die Arznei aufhört, dienlich zu sein. Da findet man dann, (um den Schwefel als Beispiel beizubehalten), daß in psorischen Krankheiten selten weniger als **4**, oft aber **6, 8**, auch wohl **10** solcher Gaben (Tinct. sulph. X^0) zur vollständigen Vernichtung des ganzen, von Schwefel überhaupt tilgbaren Theils der chronischen Krankheit erfordert werden, in solchen Zeiträumen nach einander zu reichen, – vorausgesetzt, daß noch kein allöopathischer Mißbrauch des Schwefels vorausgegangen ist. So läßt sich selbst ein frisch entstandener (primärer) Krätz-Ausschlag bei nicht allzuschwächlichen Personen, auch wenn er den ganzen Körper überzogen hätte, durch eine alle **7** Tage gereichte Gabe Tinct. sulph. X^0 binnen **10, 12** Wochen (also mit **10, 12** Kügelchen) r e i n h e i l e n, so daß man nicht oft noch ein Paar Gaben Carb. veg. X^0, (ebenfalls jede Woche eine gegeben), zu Hülfe zu nehmen nöthig hat, ohne die mindeste äußere Behandlung, als öftere reine Wäsche und gute Lebensordnung.

Wenn auch für andere chronische Krankheiten, allem Ermessen nach, **8, 9, 10** Gaben Tinct. sulph. (zu X^0) erforderlich geachtet würden, so ists in solchen Fällen doch vorzüglicher, statt sie in einer unmittelbaren Aufeinander-Folge zu reichen, nach jeden drei Gaben, eine Gabe anderer, nächst dem Schwefel hier vorzüglich homöopathisch dienlicher Arznei einzuschieben, und diese ebenfalls **8, 9, 12, 14** Tage wirken zu lassen, ehe man wieder eine Reihe von drei Gaben Schwefel anfängt. Diese Zwischen-Arznei ist am besten eine solche, die, wenn man die Schwefelgaben beendigt, noch ein Paarmal nach einander (in Zwischenräumen von **8** bis **14** Tagen) zu geben dienlich erachtet werden wird.

Nicht selten sträubt sich jedoch die Lebenskraft, mehre Gaben Schwefel, so er-
XXVI forderlich sie auch für das chronische Uebel | wären, selbst in den angegebenen
Zwischenräumen, ruhig auf sich wirken zu lassen, und deutet dies Widerstreben

durch einige, obschon mäßige Schwefel-Symptome an, die sie in der Kur am Kranken laut werden läßt. Da ist es zuweilen rathsam, eine kleine Gabe Nux vom. X^0, auf **8** bis **12** Tage Wirkung zu reichen, um die Natur geneigt zu machen, den Schwefel in fortgesetzten Gaben wieder ruhig und mit gutem Erfolge wirken zu lassen. In geeigneten Fällen ist Puls. X^0 vorzuziehen.

Am widerspenstigsten zeigt sich aber die Lebenskraft, den, obschon höchst indizirten Schwefel heilsam auf sich wirken zu lassen, zeigt sogar sichtbare Verschlimmerung des chronischen Uebels, selbst auf die kleinste Schwefelgabe, ja sogar auf das Riechen an ein Senfsamen großes, mit Tinct. sulph. X befeuchtetes Streukügelchen, wenn der Schwefel schon vorher, (sogar Jahrelang vorher), in großen Gaben allöopathisch gemißbraucht worden war. Dies ist ein, die beste ärztliche Behandlung der chronischen Krankheiten fast unmöglich machender, beklagenswerther Umstand unter den vielen, die uns die allgewöhnliche Verpfuschung der chronischen Krankheiten durch die alte Schule betrauern lassen würde, wenn es hier nicht einige Abhülfe gäbe.

Man darf in solchen Fällen den Kranken nur an ein Senfsamen großes Streukügelchen, mit Mercur. metall. X befeuchtet, ein einziges Mal stark riechen, und dies Riechen etwa **9** Tage wirken zu lassen, um die Lebenskraft wieder geneigt zu machen, dem Schwefel (wenigstens durch Riechen an Tinct. sulph. X^0) wohlthätigen Einfluß auf sich zu verstatten, – eine Entdeckung, die wir dem Herrn Dr. Grießelich in Carlsruhe zu verdanken haben.

Von den andern antipsorischen Mitteln (außer etwa Phosph. X), hat man weniger Gaben in ähnlichen Zwischenräumen zu reichen nöthig, (von Sepia und Silicea in längern, ohne Zwischenmittel, wo sie homöopathisch angezeigt sind), um die Absicht zu erreichen, alles von der angezeigten Arznei | überhaupt im gegebenen **XXVII**
Falle Heilbare zu heilen. Hep. sulph. calc. X. kann in kürzeren Zwischenräumen, als alle **14, 15** Tage, nicht eingegeben oder gerochen werden.

Es versteht sich, daß, um solche Gaben-Wiederholung zu unternehmen, der Arzt von der ganz richtig getroffenen, homöopathischen Wahl seiner Arznei vorher überzeugt sein müsse.

In akuten Krankheiten richtet sich die Wiederholungszeit der passend gewählten Arznei nach dem mehr oder weniger schnellen Verlaufe der zu bekämpfenden Krankheit, so daß sie, wo nöthig, nach **24, 16, 12, 8, 4,** auch wohl in weniger Stunden zu wiederholen ist, wenn die Arznei zwar ohne Anstoß, – ohne neue Beschwerden zu erzeugen, – bessert, aber für den reißend schnellen und gefährlichen Fortgang des akuten Uebels nicht hinlänglich schnell, so daß in der schnellst tödtlichen Krankheit, die wir kennen, in der Cholera, beim Anfange der Erkrankung, alle **5** Minuten ein (bis zwei) Tropfen dünner Kampfer-Auflösung eingegeben werden muß, um schnelle und gewisse Hülfe zu verschaffen, bei der mehr entwickelten Cholera aber ebenfalls Gaben von Cuprum, Veratrum, Phosphor u.s.w. (X^0) oft alle **2, 3** Stunden, auch wohl Arsenik, Holzkohle u.s.w. in ähnlich kurzen Zeiträumen.

Bei Behandlung der sogenannten Nervenfieber und anderer anhaltenden Fieber richtet man sich ebenfalls mit der Wiederholung der sich hülfreich erweisenden Arznei in den kleinsten Gaben nach obiger Cautel.

In syphilitischen Krankheiten reiner Art fand ich gewöhnlich eine einzige Gabe Quecksilber-Metall (X^0) zulänglich, doch waren auch nicht selten zwei oder drei solcher Gaben nöthig, wo nur die mindeste Komplikation mit Psora ersichtlich war, in Zeiträumen von **6, 8** Tagen gereicht.

Vorzüglich in Dunstgestalt, durch Riechen und Einziehung des stets ausströmenden Arznei-Dunstes eines mit hoher Kraft-Entwickelung einer Arznei-Flüssigkeit benetzten Streukügelchens, welches trocken in einem Fläschchen liegt, wirken die

XXVIII homöopathischen Mittel am sichersten und kräftigsten. Die Mündung | des geöffneten Fläschchens läßt der homöopathische Arzt dem Kranken erst in das eine Nasenloch halten und im Einathmen die Luft daraus in sich ziehen, und dann wohl auch, wenn die Gabe stärker sein soll, so mit dem andern Nasenloche ebenfalls riechen, mehr oder weniger stark, je nachdem er die Gabe bestimmt, und steckt es dann, verstopft, wieder in sein Taschen-Etuis, auf daß kein Mißbrauch damit getrieben werden könne, und wenn er es nicht will, bedarf er so keines Apothekers mehr zu seinen Heilungen. Ein Streukügelchen, wovon **10** bis **20** einen Gran wiegen, mit der dreißigsten, potenzirten Verdünnung befeuchtet, und dann getrocknet, behält zu diesem Behufe seine volle Kraft, wenigstens **18** bis **20** Jahre (so weit reichen meine Erfahrungen) unvermindert, gesetzt auch, daß das Fläschchen indeß auch **1000** Mal geöffnet worden wäre, wenn es nur vor Hitze und Sonnenlicht verwahrt wird. Sollten auch beide Nasenlöcher durch Stockschnupfen oder Polypen verstopft sein, so athmet der Kranke durch den Mund, während er die Mündung des Fläschchens zwischen den Lippen hält. Kleinen Kindern hält man es im Schlafe dicht an das eine und das andere Nasenloch, und kann des Erfolges gewiß sein. Dieses Einathmen des Arznei-Dunstes berührt die Nerven in den Wänden der geräumigen Höhlen, die er durchgeht, ungehindert, und stimmt so die Lebenskraft auf die mildeste und doch kräftigste Weise, heilkräftig um, weit vorzüglicher, als jede andere Art des Eingebens in Substanz durch den Mund. Alles, was nur durch Homöopathik geheilt werden kann, (und was könnte sie außer den manuell-chirurgischen Uebeln nicht alles heilen?) an höchsten chronischen, nicht gänzlich allöopathisch verdorbenen, so wie an akuten Krankheiten, wird am sichersten und gewissesten durch dies Riechen geheilt. Schon seit länger als einem Jahre weiß ich unter den so vielen Kranken, die meinen und meines Gehülfen Beistand suchten, kaum einen vom Hundert zu nennen, dessen chronisches oder akutes Leiden wir nicht mit dem erwünschtesten Erfolge bloß
XXIX mittelst solchen Riechens behandelt | hätten; in der letztern Hälfte dieses Jahres bin ich aber zu der Ueberzeugung gelangt, (was ich vorher Niemand geglaubt haben würde), daß dies Riechen die Kraft der Arznei, auf diese Weise, wenigstens in gleichem Grade von Stärke und zwar noch ruhiger und doch eben so lange auf den Kranken ausübt, als die durch den Mund genommene Gabe Arznei, und daß daher die Wiederholungs-Zeiten des Riechens nicht kürzer zu bestimmen seien, als bei der Einnahme der materiellen Gabe durch den Mund.

Köthen, im Mai 1833.

Vorwort*

Seit es nun schon eine ansehnliche Zahl rein homöopathischer Aerzte gibt, welche, wie Jeder in ihrer Nähe bezeugen kann, fast keinen ihrer Kranken durch den Tod verlieren, der nicht schon bei der Annahme sichtbar ein Kandidat des Todes war, allen andern Kranken aber wahre Hülfe leisten, nicht nur ohne Zeitverlust (cito[1]), sondern, auch unschädlicher und unbeschwerlicher Weise (tuto et jucunde[2]); seitdem ist es unverschämt, ja lächerlich, daß die neue Mischlingssekte, K*** und Konsorten, ihre krüppelige Kurmethode ausposaunt, als die reine Homöopathik an Vorzüglichkeit übertreffend, wenn sie dieselbe in ihrer Praxis mit lieblichen Einschiebseln, aus der Marterkammer der alten Schule entlehnt, durchspicken, mit jenen schonungslosen Leben-Schwächungs-Operationen durch Blut- und Säfte-Beraubung, Palliative, Ueberreizungen und Schmerz-Erregungen, und solches Unwesen als unentbehrlich zur besten Praxis anpreisen; – ein Verfahren, was sich schon durch seine Erfolge selbst das Urtheil spricht; das oft noch Rettbare nicht retten kann, und das Anfangs noch Heilbare verderbt, und, ein eluxabile fatum[3] vorschützend, in die Grube befördert. – Belastungen der jährlichen Sterbelisten und ihres Gewissens. [III]

Allzu bequem für tiefes Eindringen in das Studium der neuen, einzig wahren Heilkunst; zu schwach | und zu stolz, um sich von ihrem lieben, alten Schlendrian zu trennen, der vordem ihre ganze Ehre ausmachte, und hoffend, durch Einmischung dieses barbarischen Schlendrians in die rühmlich hervorragende Homöopathik demselben wo möglich wieder zu Ehren zu verhelfen, erdachten sie ein solches Gemisch unvereinbarer Elemente, jene Zwitter-Methode, Eklektik genannt. – Durch die, Menschenliebe erkältende, und das Mitgefühl für leidende Menschenbrüder so leicht abstumpfende, allöopathische Praxis sind und bleiben sie unfähig, sich, wie der echte Homöopath, zum Wohle jedes Kranken die ersinnlichste Mühe zu nehmen, um dessen Krankheitszustand möglichst vollständig auszuspähen, und schriftlich zu verzeichnen, hiernach unter allen ausgeprüften Arzneien das homöopathisch Passendste für den Fall aufzufinden, und in geeignetster Kraftentwickelung und Gabe es ihm zur rechten Zeit zu reichen, und so auch bei jeder fernern Arzneiverordnung eben so genau, eben so unermüdet und gewissenhaft zu verfahren bis zur Erreichung des schönen Ziels, der Heilung. IV

Eine solche rücksichtslose, religiöse Aufopferung ist aber solchen bequemen, nach Leichtfertigkeit strebenden, egoistischen Herren freilich nicht zuzumuthen.

Ganz anders unser lieber Kammerer in Ulm, dessen sinnige Abhandlung (das Honorar dafür ist dem homöopathischen Klinikum in Leipzig von mir bestimmt) ich hier dem Publikum mit Vergnügen vorlege.

Köthen, den 23sten August 1833.

---

* In: Karl Kammerer, Die Homöopathik heilt ohne Blutentziehungen, Leipzig 1834, S. III–IV.

1 „Rasch".

2 „Sicher und angenehm".

4 „Unentrinnbares Geschick".

Einführung des Herrn Dr. Schweikert als Direktor in die Leipziger homöopathische Heil- und Lehr-Anstalt*

[297] Nachdem von der bisherigen Leitung der homöopathischen Heilanstalt in Leipzig der Herr **Dr.** Moritz Müller abgegangen ist, welchem, so wie dem Herrn **Dr.** Haubold und Herrn **Dr.** Hartmann, für die mühsame, erste Errichtung und Einrichtung dieses so wichtigen Instituts öffentlicher Dank hiermit gebührend abgestattet wird, – sehe ich, Samuel Hahnemann, so lange ich lebe natürlicher Aufseher und Beirath für die Beförderung der homöopathischen Heilkunst überhaupt und der zur öffentlichen Darlegung ihres unschätzbaren Werthes unentbehrlichen rein homöopathischen Heilanstalt insbesondere, es mit großem Vergnügen, daß der durch Schrift und That als ächter und vorzüglicher Homöopathiker ausgezeichnete Herr **Dr.** Schweikert, mit Aufopferung vieler seiner bisherigen sehr günstigen Verhält-
298 nisse, sich entschlossen hat, aus reiner | Liebe zu unserer Kunst und aus Eifer für das Wohl der Menschheit, sich in Leipzig niederzulassen und von nun an die Leitung und Führung dieser homöopathischen Heil- und Lehr-Anstalt zu übernehmen.

Um jedoch meinen Beifall hierüber auf eine ausgezeichnete Weise öffentlich an den Tag zu legen, habe ich meinen Freund und Kollegen, den homöopathischen Arzt Herrn **Dr.** Gottfried Lehmann, ersucht und von hier nach Leipzig abgesendet, daß er, als mein Stellvertreter, den Herrn **Dr.** Schweikert mit meinen Segenswünschen begleitet, in dieses Institut feierlichst einführe, damit er fortan dieser Anstalt vorstehe als Direktor, Arzt und Lehrer der homöopathisch-praktischen Heilkunst zum Wohle der Menschheit, wozu ihm Gott Gesundheit verleihe.

Zugleich rufe ich alle Freunde und Verehrer der Homöopathik nah und fern, besonders diejenigen, welche dieser Heilkunst schon ihre Rettung und die Herstellung ihrer Gesundheit, des edelsten Kleinods im irdischen Leben, zu danken haben, so wie auch alle wahre homöopathische Aerzte hiermit dringend auf, für diese so viel versprechende homöopathische Heil- und Lehr-Anstalt einen jährlichen Beitrag zur Aufrechthaltung derselben, da der Staat sich derselben nicht annimmt, an den Fonds-Verwalter derselben (jetzt Hrn. **Dr.** C. G. Franz in Leipzig) einzusenden, damit dieß, die unendlichen Vorzüge ächter Homöopathik vor aller Welt Augen und Ohren darlegende Heil- und Lehr-Institut, schon durch das Wohlwollen menschenfreundlicher Privaten unterstützt, freudig emporkommen, grünen und blühen möge. Ich selbst, am Ende meiner Laufbahn, kann nur dießmal noch für die Anstalt einen Beitrag von zwanzig Friedrichsdor auf den Altar der Menschenliebe niederlegen.

Coethen; den 31. Oktober 1833.

---

* [Schweikerts] Ztg. d. hom. Hlkst. (1833), 7. Bd., Nr. 38, 297–298. – Auch in: Haehl (1922), 2. Bd., S. 314.

Kanthariden* **

* Nachstehende Symptome sind vom Herrn Hofrath Hahnemann beobachtet und von demselben mir für das Archiv gütigst mitgeteilt worden. Stapf.

Früh, einige Stunden nach dem Aufstehen, sehr abgespannt am Geiste und es treten zu viele Nebengedanken in den Kopf, deren er sich nicht erwehren konnte. 157

Früh, Eingenommenheit des Kopfs mit Pulsiren in der Stirne, mehrere Stunden lang.

Schwindlicht und schwach im Kopfe.

Beim Bücken wird er gleich sehr roth im Gesichte, das Blut schießt ihm gewaltig in den Kopf; schon beim Sitzen wird das Gesicht so heiß, beim Gehen nicht.

5\. Kopfweh; Zerren und Reißen blos bei Bewegung; beim Bücken und Drehen des Kopfs gleich als wenns aus dem Genicke herauf käme und drückte den Kopf vor, und als wenn dann alles zur Stirn heraus wollte.

Schneidendes Stechen im Kopfe, was sie aus dem Schlafe weckte. |

Er wacht die Nacht über Kopfweh auf; ein Herausdrücken in der Stirne, welches vom Aufsitzen im Bette verging. 158

Jücken in der Stirne, was zum Reiben nöthigt.

Ein Blüthchen auf der Backe nach dem Mundwinkel zu, welches vor sich nur spannend, beim Befühlen aber brennend schmerzt.

10\. Beißende Empfindung in den Augen, als wenn Salz hinein gekommen wäre.

In der freien Luft läuft ihm Wasser aus den Augen; er muß sie zu machen; wenn er sie aufmacht, Schmerzen die Ränder der Augenlider wie wund, wie rohes Fleisch.

(Trübheit des Gesichts, er konnte beim Schreiben die Stelle nicht sehen, worauf er seine Augen richtete – dann Kopfweh.)

Trübheit des Gesichts; er muß die Augen sehr anspannen, wenn er recht sehen will; in Nähe und Ferne.

Ein tief im Backen sitzender Ausschlagsknoten, welcher bei Berührung jückt.

15\. Eiterblüthen am Kinne, welche bei Berührung brennen.

An der Seite des Halses eine Ausschlagsblüthe, brennenden Schmerzes vor sich.

Beißender Schmerz in der Gaumdecke (vorzüglich nach dem Essen), (n. d. 6. St.)

Zusammenziehende Empfindung im Schlundkopfe.

Widerwillen gegen Taback.

20\. (Bitterer Geschmack.)

Früh beim Aufstehen, übler Geschmack im Munde.

Übelkeit und Ekel beim Essen.

Mangelnder Appetit an Speisen. |

Abends und früh appetitlos; es schmeckt nicht. 159

25\. Leibweh. Auf der rechten Bauchseite, mehr äußerlich, einzelnes schnelles Kneipen, im Stehen.

Einklemmung der Blähungen unter den kurzen Ribben (n. 2 St.) (sehr stinkende Blähungen.)

Diarrhöe, ohne Leibweh.

Brennen (und Wirbeln) im Unterleibe, bis er ein paar Mal zu Stuhle gewesen, vorzüglich früh.

** [Stapfs] Arch. f. d. hom. Hlkst. (1833), 13. Bd., 1. H., 157–164. – Auch in: Gypser/Waldecker (1991), 1. Bd., S. 209–216.

Brennender Schmerz über dem Nabel beim Husten, Nießen und Ausschnauben, wobei es ihm recht heiß im Unterleibe ist; in der Gegend dieses Schmerzes sind äußerlich etliche gelbe Flecken, welche, befühlt, mehr stechend als brennend schmerzen.

30. Öfteres Drängen auf den Stuhl mit geringem Kothabgange.

Viermal des Tags gewöhnlicher Stuhlgang.

Zweimal täglich flüssiger, gelber Stuhlgang und Schneiden im Unterleibe nach jedem Stuhlgange, dabei im After beißiger Schmerz ohne Stuhlzwang.

Öfterer Drang auf den Stuhl.

Dünner Stuhl mit viel Reiz im Mastdarme.

35. Schleimiger und blutiger Stuhlgang (n. 6 Tagen).

In einer Nacht siebenmaliger Abgang durch den Stuhl von weißem festem Schleime, wie Abschabsel von Gedärmen mit Blutstreifen.

Ein Jücken über dem After, am Schwanzbeine.

Öfteres Harndrängen.

Viel Reiz zum Harnen.

40. Der Harn geht nur tropfenweise ab.

Er mußte die Nacht zweimal zum Harnen aufstehen. |

160 Die Nächte starke Erektion, während es in der ganzen Harnröhre wie zusammenziehend und wund schmerzte.

Die Harnröhre ist schmerzhaft empfindlich. n. 12 St.

Die Mündung der Harnröhre ist entzündet.

45. Die Harnröhre ist innerlich verschwollen.

Die männliche Ruthe ist geschwollen.

Geschwulst des Bändchens an der Vorhaut.

Die Harnröhre ist inwendig verengt und zusammengezogen, und daher geht der Harn nur in einem dünnen Strahle ab. (n. 24 St.)

Der Urin läuft in dünnerm, und in getheiltem Strahle, und er geht schwer ab – vorzüglich früh um 9 Uhr.

50. Bei jedem Uriniren ist vorn in der Harnröhre in der Spitze der Eichel die Empfindung, als wenn da der Harn stockte und anhalten wollte und nicht raus könnte, ein drückender Schmerz an dieser Stelle; der Harn geht aber demungeachtet ungehindert heraus.

Nach Ablauf des Urins kommen einige wässerige Blutstropfen nach.

Zuweilen ein unverhofftes Stechen in der Harnröhre, und beim Abgange des Urins ein Brennen in der Harnröhre.

Große Stiche von der Harnröhrmündung bis zum After, Abends und Nachts (n. 10 St.).

Wenn es ihn zum Uriniren treibt, so geht ein drückend stechender Schmerz im Blasenhalse voran, und so gehn beim beständigen Drängen dennoch nur einige Tropfen Urin ab.

55. Der Urin deuchtet ihm Schärfe zu haben.

(Ein Brennen vor dem Uriniren und zu Anfange desselben.) |

161 Ein Kriebeln und Jücken in der Harnröhre nach dem Uriniren.

Beißender Schmerz in der Harnröhre während dem Harnen.

Ein Brennen am Ausführungsgange der Samenbläschen in der Harnröhre, während und nach dem Beischlafe (n. 24 St.).

60. *Ein ziehender Schmerz im Samenstrange, während dem Harnen (n. 3, 6 St.).*

Schneidender Schmerz, welcher vom Rücken und dem Unterleibe aus durch die Harnröhre fährt.

Vermehrte Absonderung aus einem Fußgeschwüre, aus der Nase, bei altem Schnupfen und des Schleims bei einem alten Tripper.

Gelbfarbiger Tripper, welcher auch die Wäsche gelb färbt.

65. Wenn etwas vom Tripper fortgeht, jedesmal ein Drücken in der Harnröhre.

Blutiger Tripper. (n. 4 Tagen.)

Nächtliche Samenergießung.

Nächtliche Ruthensteifigkeit.

Gefühl von Schwäche in den Zeugungstheilen. (die ersten Stunden.)

70. Schweiß der Zeugungstheile.

Wenn er das Wasser läßt, nöthiget es ihn zugleich auf den Stuhl zu gehen und es gehet doch nichts; dieser Drang zum Stuhle hört aber auf, wenn der Urin aus der Blase abgelaufen ist.

Vor dem Monatlichen, Brennen beim Uriniren, und weißer Satz im Urine.

Nach dem Monatlichen geht noch drei Tage Blutschleim aus der Scheide ab. |

Beim alten Schnupfen wird der Nasenschleim blutig. 162

75. Heiserkeit auf der Brust.

Empfindung von Trockenheit auf der Brust, mehrere Tage lang.

Auf dem Brustbeine eine Blüthe, welche beim Berühren wie Geschwür schmerzt.

Husten früh, wenn er aufsteht, doch mit schwierigem Auswurfe.

Husten mit Schmerz im Unterleibe.

80. (Es zieht ihn zuweilen ganz zusammen über den Hüften, als wenn die Lungenflügel zusammengezogen wären.)

(Stechen in der Seite, bei Bewegung und Ruhe.)

Beim Bergsteigen wollte ihm der Athem wegbleiben; es kochte ihm auf der Brust; es ward ihm übel. (n. 3 Tag.)

Steifer Nacken, beim Vorbücken schmerzhaft spannend.

Zwischen den Schultern herunter, bei jeder Bewegung, ein etwas anhaltender Stich, wie wenn man sich etwas verrenkt hat.

85. *Reißender Schmerz im Rücken*, vorzüglich früh.

Stechender Kitzel in der Achselgrube.

Quer über dem Kreutze bei der Bewegung Schmerz, als wenn er sich weh gethan hätte, (die ersten Tage über.)

In beiden Ellbogenbeugen ein kriebelndes Jücken.

An der Hinterbacke eine große Blüthe, bei Berührung (brennend) schmerzend.

90. Ziehender Schmerz in dem männlichen Gliede, im Rücken und in den Oberschenkeln, welcher auf den Abgang der Winde von oben oder unten nachläßt. (n. 72 St.)

Am hintersten Fingergliede eine jückende Geschwulst. |

Nachts ein unschmerzhaftes Zucken, bald in der Hand, bald im Fuße. (n. 4 St.) 163

(Schneiden in den Knieen, im Gehen.)

Ziehender Schmerz in den Kniekehlen.

95. Ziehender Schmerz in den Knochen der Hand und der Vorderarme. (n. 18 St.)

Beim Absteigen der Treppe wackeln ihm die Kniee.

Gleich über dem Fußgelenke am Schienbeine, als wenn Fleisch und Haut von den Knochen los wäre; beim Anfühlen unbemerkbar, vierzehn Tage lang.

Ziehender, fast lähmiger Schmerz in den Gliedmaßen.

Gefühl von Trockenheit in den Gelenken der Arme und Untergliedmaßen, zwölf Tage lang.

100. Im leidenden Theile (z. B. einem Geschwüre) reißender Schmerz.
Jücken in der Haut.
Ein brennendes und einigermaßen jückendes Reißen hie und da in der Haut.
Im Geschwüre ein Jücken und Reißen.
Früh sehr schläfrig und hinfällig.
105. Nachts Hitze des ganzen Körpers, vorzüglich im After und den Zeugungstheilen. (n. einigen St.)
Beim Gehen viel Schweiß (n. 3 Tagen).
Gelinder nächtlicher Schweiß.
(Fieber: Ein Gemisch von Hitze und Frost, Schwere der Füße, eine lähmige Unbeweglichkeit der Gliedmaßen, Appetitlosigkeit, Schmerz in den Augen und Zubettliegen (n. 5 Tagen).
Hitze mit Durst und Röthe über und über; er schwatzte viel im Liegen, Sitzen
164 und Gehen, ohne Zusammen- | hang, von seinen Geschäften und von Leuten, die längst schon todt waren.
110. Schwäche und Sinken der Kräfte.
Schlaflosigkeit.
Mürrische Laune.
Gegen Beleidigungen leicht reizbar.
Früh Ängstlichkeit, als wenn man etwas Wichtiges erwartet (n. 20 St.).
115. Blos früh, beim Aufstehen, verdrießlich.
Innere Ängstlichkeit, mangelndes Vertrauen zu sich selbst, wie Hypochondrie (Nachmittags).
Er hat keine Ruhe, sucht immer einen andern Ort, zugleich eine innerliche Hitze im Kopfe.
Laune von Trotz und Widerspenstigkeit (Nachmittag).

Erklärung*

Das Buch: homöopathischer Rathgeber, unter dem Namen meiner Tochter Eleonore verehel. **Dr.** Wolff, die sich nie mit dieser Heilkunst beschäftigte, ist wider mein Wissen und meinen Willen erschienen, der ich weiß, wie mißbräuchlich und schädlich solche unvollkommene, oberflächliche, unbestimmte Vorschriften für das große Publikum werden können und müssen. Ich sage mich also öffentlich davon los und fordre noch überdieß Jeden auf, mir (wie in der Magdeburger Zeitung Nr. 156. steht) irgend ein Geheimmittel nachzuweisen, was ich der Welt nicht mitgetheilt hätte.

Cöthen, den 10. Juli 1834.

* Allg. hom. Ztg. (1834), 5. Bd., Nr. 2, 31. – Auch in: Anhalt. Volksfr. (1834), 4. Jg., 246.

Die Arzneien,*

welche zur Hülfe gegen die chronischen Krankheiten sich als die angemessensten 177
und vorzüglichsten bis jetzt erwiesen haben, werde ich in den folgenden Theilen nach ihren reinen Wirkungen auf den menschlichen Körper abhandeln, sowohl die gegen die psorischen Ursprungs, als auch die gegen die Syphilis und die Feigwarzen-Krankheit.

Daß wir gegen letztere beiden der Heilmittel weit weniger bedürfen als gegen die Psora, kann bei keinem Nachdenkenden ein Argument gegen die chronisch miasmatische Natur der letztern abgeben und noch weniger, daß sie nicht die gemeinsame Urquelle der übrigen chronischen Krankheiten sey.

Die Psora, diese uralte, miasmatische Krankheit, konnte, indem sie seit vielen Jahrtausenden durch mehre Millionen menschlicher Organismen sich fortpflanzte, deren jeder seine eigne, verschiedne Konstitution hatte und in sehr abweichenden Verhältnissen lebte, wohl sich so sehr zu modificiren und jene unglaubliche Verschiedenheit von Uebeln zu erzeugen fähig werden, die wir an den unzähligen chronisch Kranken wahrnehmen, denen das äußere (für das innere Leiden vikarirende) Symptom – der größere oder kleinere Krätz-Ausschlag – durch böse Kunst von der Haut vertrieben worden, oder durch irgend ein andres heftiges Ereigniß von selbst von der Haut verschwunden war.

Hiedurch scheint es gekommen zu seyn, daß dieses halbgeistige, im menschlichen Organism sein eignes feindseliges Leben nach Parasiten-Art gleichsam einzuflechten und darin fortzuführen strebende Miasm (Psora) in den vielen Jahrtausenden sich so mannichfach ausbilden konnte, daß es sogar modificirte Sprößlinge mit charakterischen Eigenheiten aus sich trieb und gebahr, die zwar ihre Abkunft von ihrem Stamme (der gemeinsamen Psora) nicht verleugnen, aber doch durch einige Besonderheiten von einander merklich abweichen – |
Abänderungen, theils nach der abweichenden physischen Eigenthümlichkeit 178
und klimatischen Verschiedenheit des Wohnsitzes der mit Psora behafteten Menschen*

* Z. B. die in Norwegen und im Nordwesten von Schottland einheimischen *Sibbens* oder *Rade-Syge;* in der Lombardei die *Pellagra;* in Polen und Kärnthen der Wichtelzopf (*Koltun, Trichiasis*), der Knollen-Aussatz in Surinam; die Himbeer-Auswüchse (*Frambösia*) in Guinea unter dem Namen *Yaws*, in Amerika des *Pian* bekannt; in Ungarn, das Ermattungs-Fieber, *Tsömör*; in Virginien das Ermattungs-Siechthum (*asthenia virginensium*); die Menschen-Ausartung der Cretinen in den tiefen Alpen-Thälern; der Kropf in tiefen Thälern und dem Ausgange derselben u.s.w.

– theils durch die verschiedne Lebensweise gemodelt, z. B. der Kinder in verdorbner Stadt-Luft (*Rhachitis*, Winddorn, Knochen-Erweichung, Verkrüppelung, Beinfraß, Kopfgrind, Skropheln); die Ring-Flechte; bei Erwachsenen, die Nerven-Schwäche, Nerven-Reizbarkeit; die Knoten-Gicht, u.s.w. Und so geben die übrigen, ungemeinen Verschiedenheiten in der Lebensart und den Beschäftigungen der Menschen bei ihren angebohrnen Körper-Beschaffenheiten den Psora-Krankheiten so viel Modifikationen, daß, begreiflich, mehre und verschiedne Arzneimittel zur Tilgung aller dieser Psora-Modifikationen erforderlich werden (antipsorische Mittel).

Man hat mich oft gefragt, an welchen Zeichen eine Substanz als antipsorisch im Voraus zu erkennen sey? Solche äußere, an ihnen sichtbare Zeichen kann es aber

* In: Die chronischen Krankheiten, 1. Th., 2. Aufl., Dresden und Leipzig 1835, S. 177–188. – S. auch: ebenda, 2. Th., 1. Aufl. (1828), S. 1–16. Vgl. S. 767–773.

nicht geben; wohl aber verriethen bei der Ausprüfung mehrer kräftiger Substanzen auf ihre reinen Wirkungen im gesunden Körper mir einige derselben durch die von ihnen erregten Beschwerden eine vorzügliche und deutliche Angemessenheit zur homöopathischen Hülfe für die Symptome offenbarer Psora-Krankheiten. Doch gaben auch einige Spuren ihrer dahin leitenden Eigenschaft mir zuweilen schon im Voraus einen Wink dazu, wie z. B. der in Polen gerühmte Nutzen des Krautes von *Lycopodium* im Wichtelzopfe auf die Dienlichkeit des Bärlapp-Staubes in ähnlichen (psorischen) Uebeln – der Umstand, daß einige Blutflüsse auffallend von Kochsalz in großen Gaben gestillt worden waren, so wie die Hülfe von Guajak, Sassaparille und Kellerhals schon in ältern Zeiten, wo die venerischen Uebel durch alles Queck-
179 silber nicht geheilt | werden konnten, wenn nicht das eine oder das andre dieser Gewächse die damit komplicirte Psora beseitigte u.s.w.

Im Allgemeinen fand sichs aus ihren reinen Symptomen, daß die meisten Erden, Kalien und Säuren, so wie die aus ihnen zusammengesetzten Neutralsalze nächst mehren Metallen bei Heilung der fast unzähligen Psora-Symptome nicht entbehrt werden konnten. Auch die Aehnlichkeit des Haupt-Antipsorikums, des Schwefels, in seiner Natur mit Phosphor und andern brennbaren Substanzen aus dem Gewächs- und Mineral-Reiche leitete zur Anwendung der letzteren und einige animalische Substanzen schlossen sich analogisch in der Erfahrung an dieselben an.

Ueberhaupt jedoch wurden nur diejenigen Mittel für antipsorische anerkannt, deren reine Wirkungen auf das menschliche Befinden deutliche Anleitung zu ihrem homöopathischen Gebrauche in offenbaren Psora-Krankheiten von geständiger Ansteckung gaben, so daß mit Erweiterung unsrer Kenntniß ihrer eignen, reinen Arznei-Wirkungen, auch mit der Zeit noch einige derselben den antipsorischen Mitteln zuzugesellen für nöthig befunden werden können – wiewohl wir mit den schon gegenwärtig dafür anerkannten fast alle unvenerischen (die psorischen), chronischen Krankheiten sicher zu heilen im Stande sind, wenn die Kranken nicht durch allöopathische Unkunst mit schweren Arznei-Krankheiten beladen und verdorben und ihre Lebenskraft nicht allzu tief zum Sinken gebracht worden, oder äußere, sehr ungünstige Umstände die Heilung nicht unmöglich machten. Doch sind, wie sich von selbst versteht, auch die übrigen, geprüften, homöopathischen Arzneien, selbst das Q u e c k s i l b e r nicht ausgenommen, für gewisse Zustände in den psorischen Krankheiten nicht zu entbehren.

* * *

Die Homöopathik setzt durch eine, vor ihrer Gründung und Ausbildung noch nicht erfundene Behandlung der rohen Arzneisubstanzen dieselben in den Zustand stufenweiser und hoher Entwickelung ihrer inwohnenden Kräfte, um sie dann zum vollkommensten Heilen anwenden zu können. Einige dieser Arzneistoffe scheinen in ihrem rohen Zustande eine sehr unvollkommene, unbedeutende Arznei-Wirkung (z. B. Kochsalz und Bärlapp-Staub), andre (z. B. Gold, Quarz, Thon) gar keine zu besitzen – welche alle aber durch die der Homöopathik eigne Zubereitung un-
180 gemein heilkräftig werden. Wie- | der andre Substanzen sind in der kleinsten Menge schon so heftig in ihrer Wirkung, daß, wenn sie in rohem Zustande die thierische Faser berühren, sie ätzend und zerstörend auf sie einwirken (z. B. Arsenik, Quecksilber-Sublimat), und diese werden durch dieselbe, der Homöopathik eigne Zubereitung nicht nur mild in ihrer Wirkung, sondern auch unglaublich entfaltet in ihren bisher unbekannten Heilkräften.

Die Veränderung, welche in den Naturkörpern, namentlich in den arzneilichen, durch anhaltendes Reiben mit einem unarzneilichen Pulver, oder, aufgelöst, durch (langes) Schütteln mit einer unarzneilichen Flüssigkeit, entsteht, ist so unglaublich groß, daß sie an Wunder gränzt, und erfreulich, daß der Fund dieser wundervollen Veränderung der Homöopathie angehört.

Nicht bloß, wie ich schon anderswo lehrte, entwickeln diese Stoffe ihre Arzneikraft dadurch in einem unermeßlichen Grade, sondern sie verändern auch ihr physisch chemisches Verhalten dergestalt, daß, wenn man in ihrer rohen Stoff-Gestalt nie eine Auflösbarkeit derselben in Wasser und Weingeist wahrnehmen konnte, sie nach dieser besondern Umwandlung doch gänzlich sowohl in Wasser als in Weingeist auflöslich werden – eine für die Heilkunst unschätzbare Entdeckung.

Der braunschwarze Saft des Meer-Insekts Sepie, ehedem bloß zum Zeichnen und Malen gebräuchlich, ist in rohem Zustande nur in Wasser, nicht in Weingeist auflösbar; er wird es aber auch in Weingeist durch jene Art Reiben.

Das gelbe Bergöl läßt bloß dann etwas durch Weingeist aus sich ziehen, wenn es mit ätherischem Gewächs-Oel verfälscht ist; rein aber ist es weder in Wasser, noch in Weingeist (noch in Aether) aufzulösen in seinem gewöhnlichen, rohen Zustande. Durch die Reibe-Bereitung wird es in beiden völlig auflösbar.

So schwimmt der Bärlapp-Staub in Weingeist und auf Wasser, ohne daß beide einige Einwirkung auf denselben zeigten – das rohe Lykopodium ist geschmacklos und unthätig, wenn es in den menschlichen Magen kommt; aber auf gleiche Weise durch Reiben verändert, ist es nicht nur in beiden Flüssigkeiten völlig auflöslich, sondern hat auch eine so ungeheure Arzneikraft entwickelt, daß man dann sehr behutsam mit seiner ärztlichen Anwendung umgehen muß.

Wer hat je den Marmor, oder die Austerschale in reinem Wasser oder Weingeist
auflösbar gefunden? Diese milde | Kalk-Erde wird es aber, so wie die milde (koh- 181
lensaure) Schwer-Erde und Magnesie, vollkommen in beiden, mittels dieser
Art von Bereitung, und beide äußern dann eine Größe von Arzneikraft, jede ihre
eigenthümliche, welche Staunen erregt.

Am wenigsten wird jemand dem Quarz, dem Bergkrystall (wovon manche Krystalle Wassertropfen schon seit Jahrtausenden unverändert in sich eingeschlossen enthielten), oder dem weißen Sande eine Auflösbarkeit in Wasser und Weingeist, oder eine Arzneikraft zutrauen, und, siehe, durch die der Homöopathie eigne Art von Kraft-Entwickelung (Potenzirung),*

* In rohem Zustande und ohne die angegebene Vorbereitung scheint Quarz und Kiesel seine Arznei-Kräfte nicht durch Reiben entwickeln zu lassen, und daher auch das Reiben der verschiednen Arzneien mit dem indifferenten Milchzucker in der Porcelan-Reibeschale keine Beimischung von *Silicea* zu bekommen, wie einige ängstliche Puristen vergeblich befürchtet haben.

durch Reiben der mit Laugensalz geschmolzenen und dann aus diesem Glase wieder niedergeschlagenen Kieselerde wird dieselbe nicht nur in Wasser und Weingeist ohne Rückstand auflöslich, sondern zeigt dann auch ungeheure Arzneikräfte.

Was kann ich von den gediegenen und den geschwefelten Metallen Anderes sagen, als daß sie, ohne Ausnahme, sämmtlich durch diese Behandlung in Wasser und Weingeist gleich auflösbar werden und die, jedem eigenthümliche Arzneikraft auf die reinste, einfachste Weise in unglaublich hohem Grade entwickeln?

Aber es entziehen sich die so zubereiteten chemischen Arznei-Substanzen nun auch den chemischen Gesetzen.

Eine Gabe des auf ähnliche Weise so hoch potenzirten Phosphors kann in seiner Papierkapsel im Pulte liegen bleiben und zeigt dennoch, nach Jahr und Tag erst eingenommen, immer noch die volle Arzneikraft, nicht die der Phosphorsäure, sondern die des ungeänderten, unzersetzten Phosphors selbst.

Auch findet in diesem ihren erhöheten und gleichsam verklärten Zustande keine Neutralisation mehr statt. Die Arzneiwirkungen des Natrums, des Ammoniums, des Baryts, der Kalkerde und der Magnesie werden in diesem ihren hoch potenzirten

Zustande, wenn man eine Gabe einer derselben eingenommen, nicht etwa wie ba-
182 sische Stoffe in rohem Zustande | durch einen darauf eingenommenen Tropfen Essig neutralisirt; ihre Arzneikraft wird nicht umgeändert oder vernichtet.

Die so zubereitete Salpetersäure wird in der zum homöopathischen Arznei-Gebrauche dienlichen hohen Potenzirung, in gehöriger Gabe eingenommen, nicht durch ein wenig rohe Kalkerde, oder rohes Natrum nachgegeben, in ihrer starken, bestimmten Arzneiwirkung abgeändert, folglich nicht durch letztere neutralisirt.

In dieser der Homöopathie eignen Zubereitung nimmt man von irgend einer, sowohl der in den sechs Bänden der reinen Arzneimittellehre*

* Die nur trocken zu habenden Gewächs-Stoffe, z. B. die Chinarinde, die Ipekakuanha u.s.w., werden durch gleiche Art von Reiben zubereitet, lösen sich nun, wie alle die erwähnten Substanzen, in einer millionfachen Potenzirung nicht weniger in ihrer eigenthümlichen Kraft, in Wasser und Weingeist völlig auf und lassen sich dann als weit haltbarere Arzneien aufbewahren, als die leicht verderblichen geistigen Tinkturen. Von den saftlosen Gewächsen, z. B. Oleander, Lebensbaum, Kellerhals-Rinde u.s.w., kann man, ohne zu fehlen, nur von jedem etwa anderthalb Gran der frischen Blätter, Rinden, Wurzeln u.s.w., ohne weitere Vorbereitung, zum Reiben mit dreimal 100 Gran Milchzucker zur millionfachen Pulver-Verreibung nehmen, um einen Gran davon, in Wasser und Weingeist aufgelöst, ferner durch die Verdünnungs-Gläser mit Weingeist zu dem nöthigen Potenz-Grade in ihren Kräften durch jedesmal zwei Schüttel-Schläge zu entwickeln, so wie man auch mit den frisch ausgepreßten Kräuter-Säften am besten thut, einen Tropfen davon sogleich mit so viel Milchzucker, als zur Bereitung der übrigen Arzneistoffe genommen wird, zur millionfachen Pulver-Verdünnung zu reiben, ehe ein Gran von dieser, in halb Wasser und halb Weingeist aufgelöst, zur fernern Kraft-Entwickelung durch die 27 Weingeist-Gläschen verdünnt und zu dem nöthigen Grade, mittels zweier Schüttel-Schläge potenzirt werde. Letztere (die frischen Säfte) scheinen dadurch mehr an Kraft-Entwickelung zu gewinnen, wie die Erfahrung mich lehrt, als wenn sie als Saft nur so bloß, ohne Reibe-Vorbereitung, mit 30 Gläsern Weingeist verdünnt und durch die jedesmaligen beiden Schüttel-Schläge potenzirt worden sind.

abgehandelten, als insbesondre der hierunten folgenden antipsorischen Arznei-Substanzen:*

* Selbst der an der Luft so leicht zersetzliche Phosphor wird auf ähnliche Art potenzirt und in beiden Flüssigkeiten auflösbar zur homöopathischen Arznei bereitet, doch unter einigen Cautelen, die man weiter unten findet.

183 von Kieselerde, kohlensaurer Baryterde, kohlensaurer Kalkerde, | kohlensaurem Natrum und Ammoniaksalz, kohlensaurer Magnesie, Holzkohle, Thierkohle, Graphit, Schwefel, rohem Spießglanz, Spießglanz-Metall, Gold, Platinna, Eisen, Zink, Kupfer, Silber, Zinn (die starren, noch nicht in Blättchen verdünnten Metalle auf einem feinen, harten Abzieh-Steine unter Wasser, auch wohl unter Weingeist [wie beim Eisen] zerrieben) einen Gran in Pulver (von Quecksilber in laufender Gestalt einen Gran, von Bergöl, statt eines Grans, einen Tropfen) u.s.w., thut ihn zuerst auf ein ungefähres Drittel von **100** Gran Milchzucker-Pulver in der unglasurten (oder mit nassem Sande auf dem Boden matt geriebenen) porcelänenen Reibeschale, rührt Arzneistoff und Milchzucker einen Augenblick mit dem porcelänenen Spatel unter einander und reibet das Gemisch, mit einiger Kraft, **6** Minuten lang, scharret dann, binnen vier Minuten, das Geriebene auf von dem Boden der Reibeschale und von der (ebenfalls matt geriebenen oder unglasurten) porcelänenen Reibekeule*

* Daß nach Vollendung des dreistündigen Reibens jeder Arznei-Substanz, Reibeschale, Pistill und Spatel mehrmals mit kochendem Wasser ausgebrühet und zwischendurch wieder ganz rein und trocken ab- und ausgewischt werden müssen, setze ich als unerläßlich voraus, damit kein Gedanke an eine Verunreinigung einer andern, künftig darin zu reibenden Arznei übrig bleibe. Will man die Fürsicht, daß auch kein Gedanke an den mindesten Rest der zuletzt darin geriebenen Arznei möglich bleibe, die so gereinigte Reibeschale, Pistill und Spatel dann auch noch einer Hitze aussetzen, die dem Glühen nahe kömmt, so wird auch den bedenklichsten Gemüthern Genüge geleistet.

(damit das Geriebene gleichartig unter einander komme), und reibet dieß Aufgescharrte, ohne Zusatz, nochmals (zum zweiten Male) **6** Minuten lang mit gleicher Kraft. Zu

dem nun wiederum binnen **4** Minuten rein auf- und abgescharrten Pulver (wozu das erste Drittel der **100** Grane verwendet worden) wird nun das zweite Drittel Milchzukker getragen, beides mit dem Spatel einen Augenblick zusammen gerührt, wieder **6** Minuten mit gleicher Kraft gerieben, das dann binnen **4** Minuten Aufgescharrte (ohne Zusatz) zum zweiten Male **6** Minuten lang kräftig gerieben und, wenn es in etwa **4** Minuten rein aufgescharret worden, mit dem letzten Drittel Milchzucker-Pulver durch Umrühren mit dem Spatel vereinigt, um so das ganze Gemisch nach sechsminütlichem, kräftigen Reiben, und vierminütlichem Wiederaufscharren, zum letzten (zweiten) Male noch **6** Minu- | ten zu reiben und dann rein aufzuscharren – ein Pulver, welches **184**
in einem verstöpselten Glase aufbewahret wird, mit dem Namen der Substanz und der Signatur /100 bezeichnet, weil sie hundertfach potenzirt darin enthalten ist*.

* Bloß die Phosphor-Arznei leidet in Bereitung der ersten, hundertfachen Pulver-Verdünnung einige Abänderung. Hier werden die hundert Gran Milchzucker auf einmal in die Reibeschale gethan, mit etwa 15 Tropfen Wasser, mittels der angefeuchteten Reibekeule zum dicklichen Breie gemacht, und ein Gran Phosphor, in viele, etwa 12 kleine Stückchen geschnitten, mit der feuchten Keule untergeknetet, und mehr mit einiger Kraft darunter gestampft als gerieben, wobei die an der Keule oft hängen bleibende Masse wieder in die Reibeschale abgestrichen wird. So zerreiben sich die kleinen Phosphor-Grümchen in dem dicklichen Milchzucker-Brei zu unsichtbar kleinen Stäubchen binnen der ersten zweimal 6 Minuten, ohne daß ein Fünkchen zu sehen ist. Während der dritten 6 Minuten kann das Stampfen in Reiben übergehen, weil die Masse dann sich schon der Pulverform nähert. In den übrigen dreimal 6 Minuten wird bloß mit mäßiger Kraft gerieben, und alle 6 Minuten aus der Reibeschale und vom Pistill während einem Paar Minuten abgescharrt, was sehr leicht erfolgt, da dieß Pulver sich nicht fest ansetzt. Nach dem sechsten Male Reiben leuchtet das ruhig an der Luft stehende Pulver im Dunkeln nur schwach und riecht sehr wenig. Es wird in gut gestöpselte Gläschen gefasset und gezeichnet Phosphorus /100. Die letzten beiden Pulver-Verdünnungen (/10000 und /I) werden bereitet wie die aus andern trocknen Arznei-Substanzen.

Um die Substanz nun bis zu /10000 zu potenziren, wird ein Gran von dem, wie gedacht, bereiteten Pulver /100 zu einem Drittel von **100** Gran frischem Milchzukker-Pulver gethan, in der Reibeschale mit dem Spatel umgerührt und eben so verfahren, daß jedes solche Drittel zweimal **6** Minuten kräftig gerieben und nach jedem sechsminütlichen Reiben wohl (etwa **4** Minuten über) aufgescharret wird, ehe das zweite Drittel, und (nachdem dieß eben so behandelt und wieder aufgescharret worden) ehe das letzte Drittel Milchzucker darunter gerührt, und eben so zweimal **6** Minuten gerieben wird, um es dann aufgescharret in ein zu verstopfendes Glas zu thun mit der Signatur /10000, als den Arzneistoff zu hunderttausendfacher Verdünnung potenzirt enthaltend.* |

* Sonach wird jede Verdünnung (sowohl die bis /100, als die bis /10000, als auch die dritte bis /1000000 oder /I) mittels sechsmal 6 Minuten Reiben und sechsmal 4 Minuten Aufscharren bereitet und also über jeder Eine Stunde zugebracht.

Eben so wird mit einem Grane dieses (/10000 signirten) Pulvers verfahren, um **185**
es zu /I, als zur millionfachen Potenzirung verdünnt, zu bringen.

Um eine Gleichförmigkeit in Bereitung der homöopathischen und namentlich der antipsorischen Arzneien wenigstens in der Pulverform einzuführen, rathe ich, wie ich auch selbst zu thun pflege, die Arzneistoffe sämmtlich nicht weniger und nicht mehr, als bis zu millionfacher Potenzirung zu bringen, um hieraus dann die Auflösungen und die nöthigen Potenzirungen dieser Auflösungen zu bereiten.

Das Reiben soll mit Kraft geschehen, doch nur so stark, daß das Milchzucker-Pulver sich nicht allzu sehr am Boden der Reibeschale fest ansetze und binnen **4** Minuten aufgescharret werden könne.

Um nun die Auflösung*

* Ich gab Anfangs einen kleinen Theil eines Grans der bis zu /10000 oder /I durch Reiben potenzirten Pulver zur Gabe. Da aber ein kleiner Theil eines Grans eine allzu unbestimmliche Menge ist, die Homöopathie aber alle Unbestimmlichkeit und Ungenauigkeit möglichst vermeiden muß, so war der Fund, alle Arzneien aus den potenzirten Arzneipulvern in Flüssig-

keit verwandeln zu können, womit eine bestimmte Zahl Streukügelchen zur Gabe befeuchtet werden, mir von hohem Werthe. Aus Flüssigkeiten lassen sich nun auch die fernern Potenzirungen leicht bereiten.

davon zu verfertigen und die so millionfach in Pulver potenzirten Arzneien in flüssige Gestalt zu bringen (und von da ihre Kraft-Entwickelung noch ferner fortsetzen zu können), dient die der Chemie unbekannte Erfahrung, daß alle Arzneistoffe, durch Reiben in Pulver zur Potenz /I gebracht, sich in Wasser und Weingeist auflösen.

Die erste Auflösung kann deßhalb nicht mit reinem Weingeiste geschehen, weil der Milchzucker sich nicht im Weingeiste auflöset. Die erste Auflösung geschieht daher durch halb Wasser und halb Weingeist.

Zu Einem Gran durch gedachtes Reiben millionfach (/I) potenzirten Arzneipulvers werden daher **50** Tropfen destillirtes Wasser getröpfelt und durch etliche Mal Umdrehen des Gläschens um seine Achse leicht aufgelöst, dann **50** Tropfen guter Weingeist* |

* Für die 50 Wasser-Tropfen, so wie für die 50 Tropfen Weingeist hält man sich kleine Mensur-Gläschen, um dann nicht weiter die Tropfen zu zählen zu brauchen, besonders da die Wassertropfen aus nicht matt an der Mündung geschliffenen Gläsern schwer zu zählen sind.

186 hinzugethan und so das nur zu zwei Drit- | teln mit dieser Mischung angefüllte und gestöpselte Gläschen zweimal (also mit zwei Arm-Schlägen) geschüttelt. Es wird, nächst dem Namen der Arznei, mit /100 I bezeichnet.*

* Man thut auch wohl, auf der Signatur mit zu bemerken, daß es zweimal geschüttelt worden, unter Beifügung des Datums.

Hievon wird **1** Tropfen zu **99** oder **100** Tropfen reinem Weingeiste getröpfelt, das dann verstopfte Gläschen mit **2** Arm-Schlägen geschüttelt und mit /10000 I bezeichnet, dann von diesem wieder **1** Tropfen in ein drittes Gläschen mit **99** oder **100** Tropfen reinem Weingeiste getröpfelt, das verstopfte Gläschen mit **2** Arm-Schlägen geschüttelt und (nächst dem Namen der Arznei) mit /II bezeichnet. So wird auch mit Bereitung der höher zu potenzirenden Verdünnungen jedesmal nur durch **2** Arm-Schläge*

* Nach vielfältigen Versuchen und prüfenden Vergleichungen bei Kranken habe ich es seit einigen Jahren (mit Ueberzeugung) vorgezogen, den höher zu stimmenden und doch zugleich mehr zu mildernden Arznei-Flüssigkeiten nur ein zweimaliges Schütteln (mit 2 Arm-Schlägen) zu geben, statt des sonst gebräuchlichen zehnmaligen, weil bei letzterm die Potenzirung durch vielmaliges Schütteln weit über das (obschon jedesmal hundertfache) Verdünnen hinausgeht – da doch der Zweck ist, durch Schütteln die Arzneikräfte nur in dem Grade zu entwickeln, daß die gleichzeitige Verdünnung die Absicht – bei größerer Eindringlichkeit, zugleich die Stärke der Arznei um Etwas zu mäßigen – erreichen könne. Das zweimalige Schütteln vermehrt zwar ebenfalls die Menge entwickelter Arzneikräfte, wie das zehnmalige, aber nicht in so hohem Grade, als letzteres, so daß doch ihre Stärke von der vorgängigen hundertfachen Verdünnung niedergehalten werden kann und so dennoch jedesmal eine schwächere, obgleich etwas höher potenzirte und eindringlicher wirkende Arznei dadurch entsteht.

fortgefahren (zu /100 II, /10000 II, /III, und so weiter), doch um die einfache Gleichförmigkeit in der Praxis zu erreichen, werden bloß die Gläser mit vollen Zahlen /II, /III, /IV, /V,*

* Statt der Bruchtheile 1000,000 (1/I), 1/1000,000,000,000 (1/II) u.s.w., pflegt man auch diese Kraft-Entwickelungs-Grade so auszudrücken, daß nur der Exponent der Vervielfachung der Hundertel ausgesprochen wird, also statt 1/I, $100^{(3)}$; statt 1/II, $100^{(6)}$; statt 1/III, $100^{(9)}$; statt 1/100 III, $100^{(10)}$; statt 1/10000 IX, $100^{(29)}$ und statt Decillion, 1/X, $100^{(30)}$, also nur allein die Exponenten, als die 3. 6. 9. 10. 29. 30ste Kraft-Entwickelung u.s.w.

187 u.s.w. zum Verbrauche ge- | nommen, die Zwischengläser aber in Schachteln oder Kästchen, mit Aufschrift, aufbewahrt und so geschützt gegen die Einwirkung des Tageslichts.

Da das Schütteln nur durch mittelmäßige Schläge des Arms, dessen Hand das Gläschen hält, geschehen soll, so ist es am besten, die Verdünnungs-Gläschen nicht größer und nicht kleiner zu wählen, als daß sie so eben bis zu zwei Dritteln mit den **100** Tropfen verdünnter Arznei angefüllt werden.

Gläschen, worin schon eine Arznei gewesen war, dürfen nie zur Aufnahme irgend einer andern Arznei wieder dienen, selbst nicht, noch so oft ausgespült, sondern es müssen jedesmal neue Gläser genommen werden.

* * *

Die mit der Arznei zu befeuchtenden Streukügelchen sollen ebenfalls in gleicher Kleinheit genommen werden, kaum in der Größe des Mohnsamens vom Konditor verfertigt, theils damit man die Gabe gehörig klein einrichten könne, theils damit die homöopathischen Aerzte auch hierin, wie in der Bereitung der Arznei, so auch in der Gaben-Ertheilung gleichmäßig verfahren und so den Erfolg von ihrem Verfahren mit dem der andern Homöopathen auf die gewisseste Weise vergleichen können.

Das Benetzen der Streukügelchen geschieht am besten in Masse so, daß man auf ein oder etliche Quentchen derselben in einem kleinen, mehr tiefen, als weiten Näpfchen (in der Form eines größern Fingerhuts) von Steinguth, Porcelan oder Glas mehre Tropfen der geistigen Arznei-Flüssigkeit tröpfelt (lieber ein Paar Tropfen zuviel), damit sie bis auf den Boden dringen und so die ganzen Kügelchen befeuchtet befeuchtet haben werden in einer Minute. Nun wendet man das Näpfchen um, und stürzt es auf einem Stück reinen, doppelten Fließpapiers aus, damit die überschüssige Flüssigkeit hineinziehe, und, wenn dieß geschehen, der Kegel von einander und ausgebreitet, bald trocknen könne. Trocken geworden füllt man die Kügelchen in ein Glas mit der Signatur des Inhalts und stöpselt es.

Alle mit der geistigen Flüssigkeit befeuchteten Kügelchen haben trocken ein mattes Ansehen; die rohen, unbefeuchteten sehen weißer und glänzend aus. |

Um sie zum Einnehmen vorzurichten, thut man ein oder ein Paar solcher Kügel- **188**
chen in das eine, geöffnete Ende der Kapsel eines schon fertigen Pulvers von **2, 3** Gran Milchzucker und streicht dann mit einem Spatel oder dem Daumen-Nagel, unter einigem Drucke, drauf hin, bis man fühlt, daß das oder die Kügelchen darin zerknickt und zerknirscht sind; dann kann es sich beim Einnehmen in Wasser leicht auflösen.

Ueberall, wo ich Streukügelchen zum Einnehmen nenne, verstehe ich jederzeit diese feinsten von Mohnsamen-Größe darunter, wovon gewöhnlich, ungefähr **200** (auf und ab, einige mehr oder weniger) einen Gran wiegen.

* * *

Die in folgenden Theilen abgehandelten antipsorischen Arzneien enthalten keine sogenannten isopathischen, da deren reine Wirkungen, selbst die vom potenzirten Krätz-Miasm (*Psorin*) noch lange nicht genug ausgeprüft sind, daß man sichern homöopathischen Gebrauch von ihnen machen könne. Ich sage, homöopathischen; denn *idem* bleibt er nicht, wenn man auch den zubereiteten Krätzstoff demselben Kranken eingäbe, von dem er genommen ist, indem er nur, wenn er ihm helfen sollte, in potenzirtem Zustande heilsam seyn könnte, weil roher Krätzstoff, den er ja schon an sich hat, als ein *idem* ohne Wirkung auf ihn ist. Die Kraft-Entwickelungs-(Potenzirungs-) Bereitung ändert ihn aber ab und modificirt ihn, so wie Blattgold nach seiner Potenzirung nicht mehr im menschlichen Körper unthätiges, rohes (Blatt-) Gold ist, sondern bei jeder Stufe von Potenzirung mehr und mehr modificirt und geändert wird.

So potenzirt und modificirt, ist auch der einzugebende Krätzstoff (*Psorin*) nicht mehr idem mit dem rohen, ursprünglichen Krätzstoffe, sondern nur ein *simillimum*.

Denn zwischen *idem* und *simillimum* giebt es für den, wer nachdenken kann, kein Zwischending; oder, mit andern Worten, zwischen *idem* und *simile* kann nur *simillimum* zwischen inne liegen. Isopathisch und *aequale* sind mißdeutliche Ausdrücke, die, wenn sie etwas Zuverlässiges bedeuten sollen, nur *simillimum* bedeuten können, weil sie kein *idem* (ταὐτόν)[1] sind.

Aufforderung an alle homöopathische Aerzte*

366 Die homöopathische Heilanstalt in Leipzig, welche, seit sie in's Leben getreten ist, besonders aber im verflossenen Jahre, durch die musterhafte Einrichtung, die ihr innerer Haushalt durch den jetzigen Direktor, Herrn **Dr.** Schweikert, den bekanntlich ächt praktischen Homöopathiker, erhalten hat und durch die unermüdete Thätigkeit, mit welcher Letzterer die gesammte Leitung dieser Anstalt besorgt, viel Gutes und Erfreuliches gefördert hat – wie dieß Alles aus den gewiß bald erscheinenden Annalen der Anstalt zu ersehen seyn wird, bedarf, wenn sie fortbestehen und ferner Gutes für Wissenschaft und Menschheit erzeugen soll, der thätigsten und kräftigsten Unterstützung der homöopathischen Aerzte und wohlthätigen Menschenfreunde. Sie kann nur, da jetzt die Anzahl der Betten sich auf 21 beläuft und die Gesammtkosten der jährlichen Unterhaltung, nach einer oberflächlichen Berechnung, 3300 Thaler betragen, wozu vielleicht nach der jetzt getroffenen Einrichtung die Kranken selbst etwa 1300 beitragen dürften, fortbestehen, wenn jährlich, soll der ohnehin schwache Fonds nicht erschöpft werden, noch 2000 Thaler durch Beiträge eingehen. Dieß ist aber sehr leicht zu bewirken, wenn jeder homöopathische Arzt, wie dieß schon mehre zugesagt und realisirt haben, nach seinen Kräften sich zu einem bestimmten jährlichen Beitrag (wenn auch vor der Hand nur auf 5 Jahre) verbindlich macht und wenn jeder derselben
367 in sei- | nem Wirkungskreise andere wohlthätige Menschenfreunde zu Beiträgen bewegt, sie einsammelt und das Gesammelte, der Kürze und Ersparniß wegen, entweder durch Buchhändler-Gelegenheit oder den in seiner Nähe befindlichen Provinzial-Verein an den Cassenverwalter, Herrn Buchhändler Schumann, jährlich längstens bis zum 10. August einsendet.

Hiezu nun fordere ich alle brave, homöopathische Aerzte und Menschenfreunde dringend auf, welchen die Beförderung unsrer einzig wahren Heilkunst durch das musterhafte homöopathische Krankenhaus in Leipzig am Herzen liegt, in welchem Jeder sich von der Unübertrefflichkeit der neuen Heilkunst mit eignen Augen überzeugen kann.

Cöthen, den 8. Mai 1835.

---

1 „Dasselbe".
* Allg. hom. Ztg. (1835), 6. Bd., Nr. 23, 366–367. – Auch in: Haehl (1922), 2. Bd., S. 325–326.

Allocution de Samuel Hahnemann[*]

Je suis venu en France pour la propagation de l'homoeopathie, et je me sens [3]
heureux de me trouver au milieu de vous.

Au nom de tous les homoeopathes, je remercie le gouvernement français de la liberté qu'il accorde à nos réunions et à nos travaux. J'espère que bientôt des faits plus nombreux lui prouveront l'excellence de notre art, et qu'alors il nous accordera les moyens de l'exercer convenablement pour le plus grand bien de l'humanité.

Dans un écrit qui paraîtra bientôt, je parlerai au public de l'homoeopathie, que la malveillance et quelques erreurs lui ont fait imparfaitement connaître. Je lui dirai ce que doit être un homoeopathiste et quelles vertus il doit apporter dans la pratique d'un art aussi bienfaisant.

Je ne reconnais pour disciples que ceux qui pratiquent l'homoeopathie pure, et
dont la médication est | absolument exempte de tout mélange avec les moyens 4
employés jusqu'ici par l'ancienne médecine Au nom de ma vieille expérience, j'engage le public à ne donner sa confiance qu'aux zélés sectateurs de ma doctrine qui auront entièrement renoncé à cette médecine homicide. Ma longue et heureuse pratique, attestée par mes journaux dont j'offre la communication, prouve que 1'homoeopathie *pure* exercée par ceux qui l'ont étudiée profondément et qui la savent exactement, suffit seule à tous les besoins de l'humanité souffrante.

Je remercie la Société gallicane de ses travaux. Je vois avec grand plaisir au milieu d'elle des hommes laborieux et zélés qui continueront ce qu'ils ont si heureusement commencé. Je suis vivement touché des preuves d'attachement que j'ai reçues de tous les membres qui la composent. Je m'unis au zèle qui les anime, et je seconderai leurs efforts pour la propagation de notre art divin; car l'âge, qui n'a point ralenti ma marche, n'a pas non plus refroidi mon coeur, ni affaibli ma pensée et l'homoeopathie sera toujours un culte pour moi.

Quant à la Société de Paris, si l'on a pu jusqu'ici, sauf quelques exceptions que je me plais à reconnaître, trouver qu'elle laissait à désirer une instruction plus approfondie de notre art, la faute en est sans doute à la nouveauté de l'apparition de l'homoeopathie à Paris. En exhortant Messieurs les membres de cette Société à un
redoublement indispensable d'étude, je leur ferai observer, ainsi qu'à vous tous,
Messieurs, | que lorsqu'il s'agit d un art sauveur de la vie, *négliger d'apprendre est* 5
un crime. Aussi suis-je convaincu que ce reproche ne vous sera plus adressé; car, animes comme vous l'êtes de l'amour de l'humanité vous ne négligerez rien pour atteindre le but que nous nous proposons, et auquel vous parviendrez certainement si, comme je le souhaite vivement, vous restez unis de coeur et de doctrine.

Et vous, studieuse jeunesse française, vous que les vieilles erreurs n'ont pas encore pu atteindre, et qui dans vos veilles laborieuses ne cherchez que la vérité, venez à moi! car je vous l'apporte cette vérité tant cherchée, cette révélation divine d'un principe de la nature éternelle. C'est aux faits existans que j'en appelle pour vous convaincre; mais ces faits, n'essayez de les accomplir vous-mêmes que lorsqu'une étude consciencieuse et complète en assurera le succès; alors, comme moi, vous bénirez la Providence de l'immense bienfait qu'elle a fait descendre sur la terre par mon humble entremise, car je n'ai été qu'un faible instrument de sa puissance devant laquelle tout doit s'humilier.

---

* In: Discours prononcés a l'ouverture de la session de la Société Homoeopathique Gallicane, a Paris, le 15 septembre 1835. Genève 1835, S. 3–5.

Hahnemann's Empfang und Antrittsrede in der zu Paris versammelten Gesellschaft der homöopathischen Aerzte Frankreichs*

177 Ich bin Behufs der Verbreitung der Homöopathie nach Frankreich gekommen und schätze mich glücklich, mich mitten unter Ihnen zu befinden.

Im Namen aller Homöopathen danke ich der französischen Regierung für die
178 Freiheit, welche sie unsern Ver- | bindungen und Arbeiten gewährt. Ich hoffe, daß bald noch zahlreichere Leistungen sie von der Trefflichkeit unserer Kunst überzeugen werden, und daß sie uns alsdann die Mittel bewilligen wird, um jene zum größten Heil der Menschheit in vollem Umfang ausüben zu können.

In einer Schrift, welche bald erscheinen wird, werde ich zum Publikum von der Homöopathie sprechen, welche Uebelwollen und einige Irrthümer es nur unvollkommen kennen gelehrt haben. Ich werde darin erklären, was ein Homöopath ist, und welche Eigenschaften ein solcher zur Ausübung einer so heilsamen Kunst besitzen muß.

Ich erkenne nur diejenigen für meine Schüler an, welche die Homöopathie rein ausüben und deren Heilverfahren von aller Vermischung mit Mitteln frei ist, welche die alte medizinische Schule bisher anwendete. Im Namen meiner vieljährigen Erfahrung fordere ich das Publikum auf, nur den eifrigen Nachfolgern meiner Lehre Zutrauen zu schenken, welche gänzlich jener menschenmörderischen Kurart entsagt haben. Meine lange und glückliche Praxis, durch meine Tagebücher, zu deren Mittheilung ich erbötig bin, beglaubigt, beweist, daß die *reine* Homöopathie, ausgeübt durch solche, welche sie gründlich studirt und völlig inne haben, allein für alle Bedürfnisse der leidenden Menschheit hinreichend ist.

Ich danke der französischen Gesellschaft für ihre Arbeiten. Ich sehe mit großem Vergnügen in ihrer Mitte arbeitsame und eifrige Männer, welche das fortsetzen werden, was sie so glücklich begonnen. Ich bin lebhaft gerührt von den Beweisen der Anhänglichkeit, welche ich von allen Mitgliedern, aus denen
179 sie besteht, empfangen habe. | Ich verbinde meinen Eifer mit dem, der sie beseelt, und ich werde ihre Bemühungen für die Ausbreitung unserer göttlichen Kunst unterstützen, denn das Alter, welches seine Ankunft nicht aufschiebt, hat nichtsdestoweniger mein Herz nicht erkaltet, noch meine Gedanken geschwächt und die Homöopathie wird immer der Gegenstand meiner Seele bleiben.

Wenn man bisher finden mußte, daß die Pariser Gesellschaft – unbeschadet einiger Ausnahmen, welche anzuerkennen, mir Vergnügen macht – eine tiefere Einsicht in unsere Kunst zu wünschen übrig ließ, so liegt die Schuld ohne Zweifel davon in der Neuheit der Erscheinung der Homöopathie in Paris. Indem ich die Herren Mitglieder dieser Gesellschaft zu einer unerläßlichen Verdoppelung des Studiums ermahne, gebe ich ihnen zu bedenken, eben sowohl wie Ihnen allen, meine Herren, daß, wenn es sich von einer Kunst handelt, das Leben zu retten, *es ein Verbrechen ist, deren Erlernung zu vernachlässigen.* Auch ich bin überzeugt, daß dieser Vorwurf Ihnen nicht mehr wird gelten können, denn beseelt wie Sie sind, von Liebe zum menschlichen Geschlecht, werden

* Allg. hom. Ztg. (1836), 8. Bd., Nr. 12, 177–179. – Auch in: Haehl (1922), 2. Bd., S. 356–357. Vgl. Original: „Allocution de Samuel Hahnemann...", Genève 1835.

Sie nichts unterlassen, um Ihr vorgestecktes Ziel zu erreichen, an welches Sie gewiß gelangen werden, wenn, wie ich hoffe, Sie stets vereint im Herzen und in der Lehre bleiben.

Und Du, studirende französische Jugend, welche die alten Irrthümer noch nicht haben erreichen können, und die du in deinen arbeitsamen Nachtwachen nun die Wahrheit suchest, komme zu mir denn, ich bringe dir die so lange gesuchte Wahrheit, diese göttliche Offenbarung eines ewigen Gesetzes der Natur. Es sind Thatsachen, auf die ich mich Behufs eurer Ueberzeugung berufe; aber versuchet nicht eher, sie zu verwerfen, als bis ein gewissenhaftes und vollständiges Studium euch des Erfolgs versichern wird; dann werdet ihr, gleich mir, die Vorsehung segnen für das unermeßliche Gute, welches sie durch meine geringen Bemühungen auf die Erde hat herabsteigen lassen, denn ich war nur ein schwaches Werkzeug ihrer Macht, vor der alles sich demüthigen muß.

Vorwort über das Technische in der Homöopathik*

Seit ich zuletzt* [V]

* Zu Anfange des Jahres 1834 schrieb ich die ersten beiden Theile dieses Buchs, und ob sie gleich zusammen nur 36 Bogen enthalten, so brachte doch mein voriger Verleger, Hr. Arnold in Dresden zwei ganze Jahre zu mit der Herausgabe dieser 36 Bogen; durch wen zurückgehalten? Diess können meine Bekannten errathen.

zum Publikum von unsrer Heilkunst sprach, hatte ich Gelegenheit unter andern auch Erfahrungen zu machen über die bestmögliche Art die Gaben für die Kranken einzurichten und ich theile hier mit, was ich für das Bessere in dieser Hinsicht gefunden habe.

Wenn ein feines Kügelchen von einer der höchsten Dynamisationen einer Arznei trocken auf die Zunge gelegt, oder mässiges Riechen in ein Fläschgen, worin ein oder etliche solcher Kügelchen liegen, als die kleinste, schwächste Gabe von der kürzesten Wirkungs-Dauer sich erweisst (wiewohl sich doch noch Kranke von so erregbarer Natur genug finden, die, hinreichend zur Hülfe, davon afficirt werden in kleinen akuten Uebeln, für welche das Mittel homöopathisch gewählt war) so sieht man leicht ein, dass die unglaubliche Verschiedenheit der Kranken in ihrer Erregbarkeit, ihrem Alter, ihrer geistigen und körperlichen Ausbildung, ihrer Lebenskraft und vorzüglich der Natur ihrer Krankheit, (die eine natürliche und einfache, seit | kurzem entstandne, oder zwar natürliche einfache aber alte, oder eine komplicirte VI (Verbindung mehrer Miasmen), oder aber, was das häufigste und schlimmste ist, eine durch verkehrte medicinische Behandlung verdorbne und mit Arznei-Krankheiten beladne seyn kann) eine grosse Verschiedenheit in derer Behandlung und so auch in der Einrichtung der Arzneigaben für dieselben nöthig macht.

Ich kann mich hier nur auf letztere beschränken, da die andern Rücksichten der Genauigkeit, dem Fleisse und der Ueberlegung des fähigen und seiner Kunst mächtigen Kopfes überlassen werden müssen und nicht in Tabellen für die Schwachen oder Nachlässigen aufgestellt werden können.

* In: Die chronischen Krankheiten, 3. Th., 2. Aufl., Düsseldorf 1837, S. V–XII.

Die Erfahrung zeigte mir, wie gewiss auch den besten meiner Nachfolger, dass es hülfreicher sei, in Krankheiten von einiger Beträchtlichkeit (selbst die akutesten nicht ausgenommen, und so um desto mehr in den halbakuten, langwierigen und langwierigsten) das kräftige oder die kräftigen homöopathischen Arzneikügelchen nur in Auflösung und diese Auflösung in getheilten Gaben dem Kranken einzugeben, z. B. eine Auflösung aus 7 bis 20 Esslöffeln Wasser bestehend, ohne einigen Zusatz bei akuten und sehr akuten Krankheiten, alle 6, 4, 2 Stunden, auch, wo die Gefahr dringend ist, alle Stunden, oder alle halbe Stunden, zu einem Esslöffel auf einmal, oder bei Schwächlichen und Kindern selbst nur zu einem kleinen Theile eines Esslöffels (ein, zwei Thee- oder Kaffee-Löffelchen voll) dem Kranken gereicht.

In langwierigen Krankheiten fand ich für's beste, eine Gabe (z. B. einen Löffel voll) von einer solchen Auflösung der passenden Arznei nicht seltner als alle zwei Tage gewöhnlicher aber alle Tage einnehmen zu lassen.

Weil aber Wasser (selbst destillirtes) schon nach einigen Tagen zu verderben anfängt, wodurch auch die Kraft des kleinen Arznei-Gehaltes darin vernichtet wird,
VII so war | ein Zusatz von etwas Weingeist nöthig, oder, wo diess unthulich war, oder nicht vertragen ward, da liess ich, statt dessen, einige kleine Stückchen harte Holzkohle zu der wässerigen Auflösung thun und erreichte damit meine Absicht, wenn man abrechnet, dass in letzterm Falle die Flüssigkeit sich nach einigen Tagen schwärzlich trübt. Von dem Schütteln der Flüssigkeit, die vor dem jedesmaligen Einnehmen einer Gabe nöthig ist, wie man sehen wird.

Ehe ich weiter gehe, muss ich die wichtige Bemerkung machen, dass unser Lebens-Princip nicht wohl verträgt, dass man selbst nur zweimal nach einander dieselbe ungeänderte Gabe Arznei, geschweige mehrmal nach einander den Kranken einnehmen lasse. Theils wird dann das Gute von der vorigen Gabe zum Theil wieder aufgehoben, theils kommen dann neue, in der Arznei liegende, in der Krankheit nicht vorhanden gewesene Symptome und Beschwerden zum Vorscheine, welche die Heilung hindern, mit einem Worte, die selbst treffend homöopathisch gewählte Arznei wirkt schief und erreicht die Absicht nur unvollkommen oder gar nicht. Daher die vielen Widersprüche der Homöopathen unter einander in Absicht der Gaben-Wiederholung.

Wird aber zum wiederholten Einnehmen einer und derselben Arznei (was doch zur Erreichung der Heilung einer grossen, langwierigen Krankheit u n e r l ä s s l i c h ist) die Gabe jedesmal in ihrem Dynamisations-Grade, wenn auch nur um ein Weniges verändert und modificirt, so nimmt die Lebenskraft des Kranken d i e s e l b e Arznei, selbst in kurzen Zwischenzeiten, unglaublich viele Male nach einander mit dem besten Erfolge und jedesmal zum vermehrten Wohle des Kranken, ruhig und gleichsam gutwillig auf.

Diese Veränderung des Dynamisations-Grades um ein Weniges wird schon bewirkt, wenn man die Flasche, worin die Auflösung des einzigen Kügelchens
VIII (oder mehrer), | vor jedem Mal Einnehmen schüttelt mit 5, 6 kräftigen Arm-Schlägen.

Hat nun der Arzt die mehrern Esslöffel einer solchen Auflösung nach einander auf solche Art ausbrauchen lassen (so jedoch, dass, wenn das Mittel den einen Tag eine allzu starke Wirkung hervorbrachte, er einen Tag die Gabe aussetzen liess) so nimmt er, wenn die Arznei fortwährend sich bisher dienlich erwiesen hatte, ein oder zwei Kügelchen derselben Arznei von einer niedrigern Potenz (z. B. wenn er vorher sich der dreissigsten Verdünnung bedient hatte, nun ein oder zwei Kügelchen der vier und zwanzigsten) macht davon die Auflösung in etwa eben so viel Esslöffeln Wasser mittels Schütteln der Flasche, setzt wieder etwas Weingeist oder einige Stückchen Kohle hinzu und lässt diese Auflösung eben so, oder in längern Zwischenräumen, auch wohl etwas weniger auf einmal, doch jedes Mal nur nach fünf- sechsmaligem Schütteln ausbrauchen, so lange das Mittel noch bessert und keine neuen (andern Kranken nie begegneten) Beschwerden von der Arznei zum Vorschein kommen, als in welchem Falle eine andre Arznei an die Reihe kommen muss. Erscheinen aber nur noch die Symptome der Krankheit, erhöhen sich aber unter diesem, selbst gemässigtern Fortgebrauche bedeutend, dann ist es Zeit, eine bis zwei Wochen oder länger die Arznei auszusetzen und ansehnliche Besserung davon zu erwarten.* |

* Bei Behandlung akuter Krankheits-Fälle verfährt der homöopathische Arzt auf ähnliche Weise. Er löset ein (zwei) Kügelchen der hochpotenzirten, wohlgewählten Arznei in 7, 10, 15 Esslöffeln Wasser, (ohne Zusatz) durch Schütteln der Flasche auf und lässt den Kranken, je nachdem das Uebel mehr oder weniger akut, mehr oder weniger gefährlich ist, alle halbe, alle ganze, oder alle 2, 3, 4, 6 Stunden (nachdem jedesmal die Flasche wieder wohl geschüttelt worden war) einen ganzen oder halben Esslöffel-voll einnehmen, oder auch, wenn es ein Kind ist, weniger noch. Sieht der Arzt keine neuen Beschwerden hinzukommen, so fährt er in diesen Zwischenzeiten damit fort, bis die Anfangs vorhandnen Symptome sich zu erhöhen anfangen; dann giebt er seltner und weniger.

Wie bekannt ist in der Cholera die angemessene Arznei oft in noch weit kürzern Zeiträumen einzugeben.

Kindern giebt man diese Auflösungen stets nur aus ihrem gewöhnlichen Trink-Geschirre ein; ein Ess- oder Kaffee-Löffel zum Trinken ist ihnen etwas Ungewohntes und Verdächtiges und sie verschmähen diese geschmacklose Flüssigkeit schon desshalb. Etwas Zucker kann dennoch für sie zugesetzt werden.

Wollte der Arzt, wenn eine solche Portion eingenommen ist und dieselbe IX
Arznei noch nöthig befunden wird, eine neue Portion von demselben Potenz-Grade für den Kranken bereiten, so ist es nöthig, die neue Auflösung so viel Mal anfänglich zu schütteln, als die Schüttelschläge zusammen betragen, die bei der vorigen angewendet worden waren und noch einige Male mehr, ehe der Kranke die erste Gabe davon einnimmt, bei den folgenden Gaben jedoch nur wieder 5, 6 Mal.

Auf diese Weise wird der homöopathische Arzt allen den Nutzen von einer wohlgewählten Arznei ziehen, der sich für diese langwierige Krankheit mittels Einnehmens durch den Mund nur erwarten lässt.

Wird aber der kranke Organism vom Arzte durch dieselbe angemessene Arznei zugleich noch auf andern empfindlichen Stellen afficirt, als an den Nerven im Munde und dem Speisekanale, wird, sage ich, dieselbe heilsam befundene Arznei in Wasser-Auflösung zugleich äusserlich (selbst nur in kleiner Menge) eingerieben an einer oder mehren Stellen des Körpers, welche am meisten frei von Krankheits-Beschwerden ist (z. B. an einem Arme, oder Ober- oder Unterschenkel, der weder auf der Haut, noch an Schmerzen, noch auch an Krämpfen leidet) so wird die heilsame Wirkung um Vieles vermehrt; man kann auch mit den dergestalt zu reibenden Gliedmassen abwechseln. |

So erhält der Arzt noch bei Weitem mehr Vortheil von der homöopathisch pas- X
senden Arznei für den langwierig Kranken und kann ihn weit schneller heilen als durch blosses Einnehmen durch den Mund.

Diese von mir vielfältig erprobte und ungemein heilsam, ja mit dem auffallendst besten Erfolge begleitete Anwendung der (innerlich genommen dienlichen) Arznei in Auflösung durch Einreiben in die Haut des äussern Körpers erklärt die, obschon seltnen, Wunderkuren, wo langwierig verkrüppelte Kranke mit heiler Haut in einem mineralischen Wasser, dessen arzneilichen Bestandtheile von ungefähr dem alten Uebel homöopathisch angemessen waren, schnell und auf immer von wenigen Bädern genassen.*

* Dagegen richteten sie auch einen desto grössern Schaden an bei den Kranken, welche an Geschwüren und Haut-Ausschlägen litten, die sie, wie durch andere äussere Mittel geschieht, von der Haut vertrieben, worauf nach kurzem Wohlseyn des Kranken Lebenskraft das innere, ungeheilte Uebel auf eine andre Stelle des Körpers hin verlegte, die weit wichtiger für Leben und Wohlseyn ist, so dass dafür z. B sich die Krystallinse verdunkelte, der Seh-Nerv sich lähmte, das Gehör verschwand, Schmerzen unzähliger Art den Kranken marterten, seine Geistes-Organe litten, sein Gemüth sich trübte, krampfhafte Engbrüstigkeit ihn zu ersticken drohete, ein Schlagfluss ihn dahin raffte, oder ein andres gefährliches oder unerträgliches Leiden an deren Stelle trat. Deshalb darf auch nie das Einreiben der homöopathischen, innern Arznei an Stellen angebracht werden, die an äussern Uebeln leiden.

Das zu unsrer Absicht einzureibende Glied muss aber, wie gesagt, frei von Hautübeln seyn; auch muss, um auch hier einige Veränderung und Abwechselung eintreten zu lassen, wenn mehre Gliedmassen frei von Hautübeln sind, ein Glied nach dem andern, wechselweise, an verschiednen Tagen (am besten an den Tagen wo nicht innerlich eingenommen wird) mit einer kleinen Menge der Arznei-Auflösung, mittels der Hand, bis zur Trockenheit eingerieben werden. – Auch zu dieser letztern Absicht muss vorher die Flasche fünf, sechs Mal geschüttelt worden seyn. |

XI So bequem aber auch diese Verfahrungsart ist, und so gewiss sie auch die Heilung langwieriger Krankheiten sehr befördert, so war mir gleichwohl die in der wärmern Jahreszeit für die unverdorben zu erhaltende wässerige Arznei-Auflösung zuzusetzende grössere Menge Weingeist oder Branntwein, oder die mehrern, zuzusetzenden Stückchen Holzkohle immer noch für manche Kranke anstössig.

„Ich fand daher in der letztern Zeit folgende Verfahrungs-Art für sorgfältige Kranke vorzüglicher. Von einem Gemische aus etwa fünf Esslöffeln reinem Wasser und 5 Esslöffeln Franzbranntwein – was man in einer verstopften Flasche vorräthig hält, tropft man 200, 300, oder 400 Tropfen (je nachdem die Arznei-Auflösung stärker oder schwächer werden soll) in ein Fläschgen, was davon über die Hälfte voll werden kann, worin das kleine Arzneipulver, oder das, oder die bestimmten Arzneikügelchen liegen, stopft es zu, und schüttelt es, bis letztere aufgelöset sind. Denn lässt man hievon 1, 2, 3. oder, nach Befinden der Erregbarkeit und der Lebenskräfte des Kranken einige Tropfen mehr in eine Tasse fallen, worin ein Esslöffel Wasser vorhanden ist, was man dann stark umrührt und den Kranken einnehmen lässt, und, wo mehre Behutsamkeit nöthig ist, auch wohl nur die Hälfte davon, so wie sich ein halber solcher Löffel auch recht wohl zur gedachten äussern Einreibung gebrauchen lässt.

An Tagen, wo man sich letzterer nur bedient, muss, wie zum innern Gebrauche, jedesmal vorher sowohl das kleine Tropfen-Fläschgen 5, 6 Mal stark geschüttelt, als auch der oder die Arzneitropfen samt dem Esslöffel Wasser in der Tasse wohl umgerührt worden seyn.

Besser nimmt man, statt der Tasse, ein Fläschgen, worin ein Esslöffel Wasser gethan und die Zahl der Arzneitropfen dazu geträpfelt worden ist, was man dann ebenfalls 5, 6 Mal zu sammen schüttelt, und dann ganz oder zur Hälfte austrinkt. |

XII Oefterer ist es in Behandlung langwieriger Krankheiten dienlich, das Einnehmen, so wie das Einreiben Abends, kurz vor Schlafengehen verrichten zu lassen, weil dann weniger Störung von aussen her zu fürchten ist, als wenn es früh vorgenommen wird.

Als ich noch die Arzneien ungetheilt, jede mit etwas Wasser auf einmal einnehmen liess, fand ich die Potenzirung der Verdünnungs-Gläser durch 10 Schüttel-Schläge oft zu stark wirkend (ihre Arzneikräfte allzusehr entwickelt) und rieth daher nur zwei Schüttel-Schläge an. Seit einigen Jahren aber, da ich jede Arzneigabe in unverderblicher Auflösung auf 15, 20, 30 Tage und weiter zertheilen kann, ist mir keine Potenzirung eines Verdünnungs-Glases zu stark und ich verfertige wieder jede mit 10 Arm-Schlägen. Ich muss also das, was ich noch vor drei Jahren im ersten Theile dieses Buchs, S. 186 darüber schrieb, hiemit wieder zurücknehmen.

In Fällen, wo grosse Erregbarkeit des Kranken sich zur äussersten Schwäche desselben gesellte und nur Riechen an ein Fläschgen mit einigen kleinen Kügelchen der dienlichen Arznei anzuwenden war, liess ich den Kranken, wenn die Arznei mehre Tage nöthig war, täglich in ein andres Fläschgen mit Kügelchen von derselben Arznei, aber jedesmal von einem niedrigeren Potenz-Grade riechen, mit jedem Nasenloche einmal oder zwiefach, je nachdem ich weniger oder mehr Eindruck machen wollte.

Vorwort
Blick auf die Art, wie homöopathisches Heilen zugehe*

Den Vorgang des Lebens im Innern des Menschen können wir nicht mit unsern Sinnen erreichen, nicht wesentlich erkennen, und es ist uns nur zuweilen vergönnt, aus dem Geschehenden muthmasslich zurück auf die Art zu schliessen, wie es wohl möge zugegangen und zu Stande gekommen seyn, ohne dass wir jedoch aus den im Reiche des Unorganischen wahrzunehmenden Veränderungen treffende Belege zu diesen unsern Erklärungen darzulegen im Stande wären, weil das Lebendige mit letztern in seinen Veränderungen gar nichts gemein hat, vielmehr beide durch himmelweit von einander abweichende Prozesse entstehen. [V]

Es war daher ganz natürlich, dass ich im Vortrage der homöopathischen Heillehre nicht wagte, zu erklären, wie die Heilung der Krankheiten durch unser Einwirken auf den kranken Menschen mit Substanzen wohl zugehen möge, welche die Kraft besitzen, sehr ähnliche Krankheits Zustände im Gesunden zu erzeugen. Zweifelhaft gab ich meine Vermuthung darüber an, ohne es eine Erklärung, eine bestimmte Erklärung nennen zu wollen, die auch gar nicht durchaus nöthig war, da uns nur obliegt, nach dem erkannten und sich immerdar bestätigenden Natur-Gesetze durch Aehnliches richtig und mit gutem Erfolge zu heilen, nicht aber mit abstrakten Erklärungen zu prahlen | und den Kranken dabei ungeheilt zu lassen, VI
worin bisher das Thun der sogenannten Aerzte bestand.

Diese letztern machten daher eine Menge Einwendungen dagegen und hätten lieber gar die ganze homöopathische (einzig mögliche) Heilkunst aus dem Grunde verworfen, weil ihnen dieser mein Erklärungs-Versuch über die Art des Vorgangs beim homöopathischen Heilen im verborgenen Innern nicht genügte.

Nicht um diese zufrieden zu stellen, sondern um mir selbst und meinen Nachfolgern, ächt packtischen Homöopathen einen noch wahrscheinlichern Erklärungs-Versuch dieser Art vorzulegen – weil der menschliche Geist doch nun einmal, unaufhaltsam den unschuldigen und löblichen Trieb fühlt, sich einige Rechenschaft zu geben, auf welche Weise es zugehen möge, was er mit seinem Thun Gutes bewirkt – nur desshalb habe ich diese Zeilen niedergeschrieben.

Unleugbar ist es, dass unsere Lebenskraft ohne Zuthun wahrer Heilmittel menschlicher Kunst, selbst nicht die kleinen, schnell verlaufenden Krankheiten (wenn sie ihnen nicht gar unterliegt) besiegen und eine Art Gesundheit wieder herstellen kann, ohne einen Theil (oft einen grossen Theil) der flüssigen und festen

* In: Die chronischen Krankheiten, 4. Th., 2. Aufl., Düsseldorf 1838, S. V–VIII.

Theile des Organismus durch sogenannte Crisis aufzuopfern, wie ich anderswo gezeigt habe. Wie sie diess eigentlich bewirkt, wird uns ewig unbekannt bleiben; so viel ist jedoch sicher, dass sie selbst diese nicht direkt, selbst diese nicht ohne solche Aufopferungen besiegen kann. – Die chronischen, aus Miasmen entsprungenen vermag sie auch nicht einmal mit solchen Verlusten allein zu heilen und wahre Gesundheit herzustellen. Aber eben so sicher ist es, dass wenn sie auch durch wahre (homöopathische) Heilkunst vom menschlichen Verstande geleitet in Stand gesetzt wird, sowohl die sie befallenen, schnell verlaufenden, als die chronischen,
VII durch Miasmen entstandenen Krankheiten direkt und ohne | solche Aufopferungen, ohne Verlust an Leib und Leben zu überwältigen und zu übermannen (zu heilen), es doch immer sie, es doch immer die Lebenskraft ist, welche obsiegt, wie die Landes-Armee doch die Siegerin zu nennen ist, welche den Feind aus dem Lande treibt, obgleich nicht ohne Unterstützung ausländischer Hülfs-Truppen. Die organische Lebenskraft unsers Körpers ist es, welche natürliche Krankheiten aller Art, selbst direkt und ohne solche Aufopferungen heilt, sobald sie durch die richtigen (homöopathischen) Arzneien in den Stand gesetzt wird, zu obsiegen, was sie freilich ohne die Hülfs-Macht, ohne diese Unterstützung nie vermochte; denn diese unsre organische Lebenskraft ist, allein genommen, nur hinreichend, das Leben in gutem Gange zu erhalten, solange der Mensch nicht durch die feindliche Einwirkung krankmachender Potenzen krankhaft umgestimmt wird.

Diesen letztern ist sie *allein* nicht gewachsen; diesen tritt sie kaum mit gleicher Kraft, als die feindliche Einwirkung auf sie ausübt, entgegen und zwar mit mancherlei Zeichen des Selbstleidens (die wir Krankheits-Symptome nennen), würde aber nie durch eigne Kraft den chronischen Krankheits-Feind überwältigen, wie selbst kurz verlaufende Krankheiten ohne ansehnlichen Verlust an Theilen des Organismus besiegen können, wenn sie ohne Hülfe von aussen durch ächte Heil-Unterstützung bliebe, wozu der Erhalter des Menschen-Lebens dem ärztlichen Verstande den Auftrag gegeben hat.

Kaum mit gleichen Widerstande, sage ich, tritt die Lebenskraft dem Krankheits-Feinde entgegen, und doch kann kein Feind überwältigt werden, als durch Uebermacht.

Nur die homöopathische Arznei kann diese Uebermacht dem kranken Lebens-Prinzip verleihen.

Für sich selbst setzt diess uns belebende Princip, als nur organische, bloss zur
VIII Erhaltung ungestörter Gesund- | heit bestimmte Lebenskraft dem anrückenden Krankheits-Feinde nur einen schwachen, dann dem wachsenden, sich verstärkenden Uebel einen grössern, aber dem feindlichen Eindringen immer (im besten Falle) nur gleichen, bei schwächlichen Kranken nicht einmal gleichen, oft nur schwächern Widerstand entgegen; – zu überwiegender, unschädlicher Gegenwehr ist sie nicht fähig, nicht berufen, nicht geschaffen.

Können wir Aerzte aber dieser instinktartigen Lebenskraft ihren Krankheits-Feind, durch Einwirkung homöopathischer Arzneien auf sie, gleichsam vergrössert – selbst nur um etwas jedesmal vergrössert vorhalten und entgegenstellen – und vergrössern wir auf diese Art für das Gefühl des Lebens-Prinzips, das Bild des Krankheits-Feindes durch täuschend ähnlich die ursprüngliche Krankheit nachbildende homöopathische Arzneien, so veranlassen und zwingen wir nach und nach diese instinktartige Lebens-Kraft, allmälig ihre Energie zu erhöhen und immer mehr und so weit zu erhöhen, dass sie endlich weit stärker, als die ursprüngliche Krankheit war, dass sie wieder Selbstherrscherin in ihrem Organism werden, selbst wieder die Zügel der Gesundheits-Führung halten und fernerhin leiten kann, indess die Schein-Vergrösserung der Krankheit, durch die homöopathischen Arzneien erzeugt, von selbst verschwindet, sobald wir, beim Erblicken der hergestellten Uebermacht der Lebenskraft, das ist, der hergestellten Gesundheit, aufhören, diese Mittel anzuwenden.

Unglaublich gross ist der Grund-Bestand (Fonds) des geistartigen, uns Menschen vom unendlich gütigen Schöpfer zugetheilten Lebens-Prinzips, wenn wir Aerzte es nur in gesunden Tagen durch verordnete gesunde Lebensart aufrecht zu erhalten und in Krankheiten durch rein homöopathische Behandlung hervorzurufen und heraufzustimmen verstehn.

Vorwort
Dilutionen, und Potenzen (Dynamisationen)*

Eigentliche Dilutionen finden fast nur bei Geschmacks- und Farbe-Gegenstän- [V]
den statt. Eine Auflösung salzhafter oder bittrer Substanzen wird immer unschmackhafter, jemehr ihr Wasser zugemischt wird, endlich fast ganz ohne Geschmack, man mag sie dann schütteln, so viel man wolle – so wird auch eine Auflösung einer Farb-Substanz durch Beimischung mehrern und mehrern Wassers endlich fast ganz farblos, und bekömmt durch alles erdenkliche Schütteln keine erhöhete Farbe.

Diess sind und bleiben wahre Verdünnungen oder Dilutionen, aber keine Dynamisationen.

Homöopathische Dynamisationen sind wahre Erweckungen der in natürlichen Körpern während ihres rohen Zustandes verborgen gelegenen, arzneilichen Eigenschaften, welche dann fast geistig auf unser Leben, das ist, auf unsre empfindende (sensible) und erregbare (irritable) Faser einzuwirken fähig werden. Diese vor mir unbekannten Eigenschafts-Entwickelungen (Dynamisationen) roher Natur-Stoffe geschehen, wie ich zuerst gelehrt habe, durch Reiben der trocknen Substanzen im Mörsel, der flüssigen aber durch Schütteln, was nicht weniger eine Reibung ist. Diese Bereitungen können daher nicht mit dem Namen Dilutionen abgefertigt werden, obgleich jedes Präparat dieser Art, um es höher zu potenziren, d. i. um noch ferner die darin noch verborgen liegenden Arznei-Eigenschaften zu erwecken und zu entwickeln, erst wieder mehr verdünnt werden muss, damit das Reiben oder Schütteln noch tiefer in das Wesen der Arznei-Substanz eingreifen und
so auch den feinern Theil der noch tiefer liegenden Arznei-Kräfte | freimachen und VI
zu Tage fördern könne, was durch alles Reiben und Schütteln der Substanzen in konzentrirterm Zustande nicht möglich wäre.

Man liest häufig in homöopathischen Büchern, dass Diesem und Jenem in einem angegebenen Krankheits-Falle diese oder jene hohe (Dilution) Dynamisation einer Arznei gar keine Wirkung gezeigt, wohl aber eine niedrige ihm gehörige Dienste geleistet habe – während Andre von höheren mehr Erfolg gesehen. Man untersucht aber nicht, woher der grosse Unterschied bei diesen Erfolgen rühren könne? Wer wehrt dem Verfertiger homöopathischer Arzneien (diess sollte der Homöopath stets selbst seyn; er sollte seine Waffen gegen Krankheiten selbst schmieden, selbst

* In: Die chronischen Krankheiten, 5. Th., 2. Aufl., Düsseldorf 1839, S. V–VI.

schleifen), wer wehrt ihm, dass er, um kräftige Potenzirungen zu erhalten, statt etlicher, nachlässiger Schüttel-Schläge (wodurch wenig mehr als Dilutionen entstehn, was sie doch gar nicht seyn sollten) dass er, sage ich, zur Bereitung jeder Potenz dem jedesmaligem Glase, welches 1 Tropfen der niedern Potenz mit 99 Tropfen Weingeist enthält, 10, 20, 50, und mehr starke Stoss-Schläge gebe, etwa gegen einen etwas harten, elastischen Körper geführt?

Die Vervollkommung unsrer einzigen Heilkunst und das Wohl der Kranken scheint es wohl zu verdienen, dass der Arzt sich die nöthige Mühe nehme, seinen Arzneien die gehörige, die möglichste Wirksamkeit zu verschaffen.

Dann erhält man schon in der funfzigsten (die neuern Klüglinge wollten bisher schon über die dreisigste Potenz spotten und behalfen sich mit den niedern, wenig entwickelten, massivern Arznei-Bereitungen in hohen Gaben, womit sie aber nicht ausrichten konnten, was unsre Heilkunst vermag) Potenz, wovon jede niedere auch mit gleich vielen Stoss-Schlägen dynamisirt worden, Arzneien von der durchdringendsten Wirksamkeit, so dass jedes der damit befeuchteten, feinsten Streu-Kügelchen in vielem Wasser aufgelöset, in kleinen Theilen eingenommen werden kann und muss, um nicht allzuheftige Wirkungen bei empfindlichen Kranken hervorzubringen nicht zu gedenken, dass eine solche Zubereitung dann fast alle im Wesen der Arznei-Substanz verborgen gelegene Eigenschaften entwickelt hatte, die erst so, die erst nur zur Thätigkeit gelangen konnten.

Paris, den 19. Dez. 1838.

[Ueber die Heilung chronischer Krankheiten]*

181 Zu den erfreulichsten Erscheinungen im Gebiete der Heilkunde gehört ohne allen Zweifel die glückliche Erforschung eines sichern Heilverfahrens in der Behandlung der chronischen Krankheiten, die bis in die neuesten Zeiten auch den erfahrensten und glücklichsten Aerzten so viele Noth und Sorgen, sehr häufig ohne allen erwünschten Erfolg, verursacht haben. Dem unermüdeten Forscher im Gebiete der Naturwissenschaften und der Heilkunde insonderheit, Dr. Sam. Hahnemann, ist es gelungen, durch mehrere Jahrzehende fortgesetztes Nachdenken, Prüfen, Beobachten eine Verfahrungsart, wie jene hartnäckigen Uebel zu behandeln und zu heilen sind, zu entdecken. Sein Heilverfahren, gestützt auf Entdeckung und Prüfung meistens neuer, bisher unbeachtet gebliebenen Arzneymittel, hat er der gelehrten Welt in einem Werke mitgetheilt unter dem Titel: „Die chronischen Krankheiten, ihre eigenthümliche Natur und homöopathische Heilung." Von diesem Werke, daß großes Aufsehen erregt und bey unbefangen prüfenden Aerzten Beyfall gefunden und zu Prüfungen und Beobachtungen am Krankenbette Veranlassung gegeben hat, ist vor einiger Zeit der dritte und vierte Theil, und zwar von jenem die zweyte, viel vermehrte und verbesserte Auflage bei Schaub in Düsseldorf erschienen.

Als neu und bedeutungsvoll verdient in Beziehung auf diese Fortsetzung und Verbesserung der ersten Ausgabe bemerkt zu werden die Ansicht Hahnemann's

* Allg. Anz. u. Nat. Ztg. d. Dt. (1839), 1. Bd., Nr. 15, 181–182. – Als Schrift Hahnemanns in [] aufgeführt bei Schmidt (1989), S. 23.

über die Technik in der Arzneyvertheilung, welche ein bedeutendes Gewicht hat, als Resultat seiner Beobachtungen, indem er sein ganzes Leben denselben gewidmet und in seiner Kunst es zur Virtuosität gebracht hat. Von gleicher, ja noch höherer und allge- | meinerer Wichtigkeit ist der neueste Erklärungsversuch H.'s, wie 182
die Heilung nach dem Grundsatze: Similia Similibus erfolge. Es ist dieß ein neuer Beweis, wie eine tiefe Naturwahrheit, die durch eine fast ausnahmslose Erfolgerichtigkeit in der Praxis sich als solche erweist, so äußerst schwer sich durch Gründe der Analogie und ähnliche Erklärungsweisen dem menschlichen Geiste klar machen läßt. Das Bild ist gelungen, und ein Bild, das in allen Theilen gleicht, ist am würdigsten, das Original darzustellen, – bleibt aber immer nur ein Bild. Man sollte sich, wie H. immer auch gefordert, mit der einfachen Beobachtung begnügen, und nicht durch Befolgung von Erklärungsweisen und darauf gegründeten Maximen sich von der Bahn der reinen Beobachtung und vorurtheilsfreyen Praxis ableiten lassen.

G., den 26. Dec. 1838.

H.

Wie Sam. Hahnemann seine Arzneyprüfungen angestellt habe?*

Diese Frage würde der mir unbekannte D.[1] H. im allg. Anzeiger d. D. (Nr. 24 v. 25. 2365
Jan. 1839) nicht aufgeworfen haben, wenn er, was ich (Organon, 5. Ausg. §. 121 bis 142) gelehrt habe, gelesen, gewürdigt und dabey vorausgesetzt hätte (wie von mir wohl vorauszusetzen war), daß ich nichts gelehrt, wovon ich nicht vorher durch eignes Thun mich überzeugt gehabt hätte. Er kann es unmöglich gelesen haben.

Die von mir selbst bereiteten Arzneyen gab ich zu dieser Absicht in höhern und niederen Dynamisationen, in größern und geringern Gaben, wie es eine jede Person vertragen konnte, ohne zu sehr davon angegriffen zu werden. Die meisten Symptome, wie man finden wird, wo kein Name einer Versuchsperson beygesetzt ist, sind von mir selbst beobachtet oder von Gliedern meiner Familie, denen ich das Mittel selbst eingab. Meist aufgelöst in mehr oder weniger Wasser wurden die Arzneyen eingenommen, täglich ein oder mehrere mahle oder seltener, um die Wirkung der Arzneyen in aller Hinsicht kennen zu lernen. Die Hauptsache dabey blieb immer, daß die Versuchspersonen frey von fehlerhafter Diät und Lebensordnung, möglichst gesund und eifrig für Erforschung der hohen zu erwartenden Wahrheiten und im strengsten Sinne gewissenhaft und redlich waren, ohne die mindeste Erwartung eines weltlichen Vortheils, ja nicht einmahl im voraus der | Ehre, als Prüfer öffent- 2366
lich genannt zu werden. Es waren mir genau bekannte Freunde und meist Hörer meiner Vorlesungen. Jeder ward über die erfahrnen Symptome täglich, oder alle zwey, drey Tage von mir vernommen, theils um zu erkundigen, ob er etwas dergleichen schon ehedem an sich gespürt habe (um es bey'm Drucke in Klammern einschließen zu können, als nicht völlig von der Arzney abhängig), theils um die

* Allg. Anz. u. Nat. Ztg. d. Dt. (1839), 2. Bd., Nr. 187, 2365–2368. – Auch in: Haehl (1922), 2. Bd., S. 107–108.

1 Im Original durch Antiqua als Titel gekennzeichnet.

genaue Beschaffenheit seiner Empfindungen und Wahrnehmungen mit dem niedergeschriebenen Ausdrucke zu vergleichen und hiernach vielleicht bestimmtere Ausdrücke mit seiner unbefangenen Genehmigung wählen zu können. Alle bey den Symptomen befindlichen, erheblichen Nebenumstände wurden zugleich mit angeführt; ich hatte einen Jeden vorher auf dergleichen aufmerksam gemacht.

Alle waren zu beobachten fähige Personen von der lautersten Wahrhaftigkeit, so daß ich für sie bürgen kann und bürge; jeder war nur beflissen, für den heiligen Zweck der Erforschung jener neuen, für das Heil der leidenden Menschheit so unentbehrlichen Erkenntnisse auf einige Zeit selbst seine Gesundheit aufzuopfern und so aus reinem Eifer für die gute Sache sein Möglichstes zu thun. So fahre ich auch jetzt noch fort, die wahre Heilkunst zu vervollkommnen.

Wen diese zur Erreichung des gewünschten Zieles allgenügende, einfache Sorgfältigkeit nicht befriedigt, wem dieser reine Eifer für die heilige Wahrheit und die strenge Gewissenhaftigkeit bey diesen meinen unerkauften Arzneyversuchen un-
2367 nö- | thig scheint, der wende sich an den großen * – – in Carlsruhe, der es gar nicht so genau nimmt mit der eigensten Wahrheit, mit der Gewissenhaftigkeit und dem Eifer für das Heil der leidenden Menschheit*,

* Er führt selbst sein Militairspital ungescheut allöopathisch fort.

der die seit Jahrtausenden betrogene Welt in diesen Täuschungen fortzugängeln sich bestrebt, indem er in Nr. 10 des achten Bandes der allgem. homöopathischen Zeitung 1836 für neue, wie seine Weisheit träumt, vollkommnere Arzneyprüfungen Preise von 12 Ducaten aussetzt und die beßte (?) Abhandlung damit krönen sollende Schiedsrichter ernennt*.

* Worunter auch Er selbst genannt ist, der eben daselbst seine Unerfahrenheit in der Homöopathik schon allein durch die Behauptung zu erkennen gibt: „Hahnemann's Causticum bestehet nicht" (existirt nicht, ist nichts). Wie? diese so wichtige, so äußerst kräftige, wohlthätige, ja unentbehrliche Arzneysubstanz – diese kennt er nicht einmahl.

Was alles darin angeführt werden soll, ist von solchem Umfange unwissenswürdigen Geschreibsels, daß ein dicker Heft von jeder einzelnen Arzneysubstanz erwartet werden muß. Jeder Auswärtige, Unbekannte, quisquis sit[2], kann da concurriren, und, was man nur mühsam im unmittelbaren, genauen Umgange mit dem Arzneyversucher entdecken kann (– „1) ob er fähig sey, sich selbst genau zu beobachten und das, bey Befolgung richtiger Diät und Lebensweise des Leibes und der Seele, Beobachtete in den eigensten, angemessensten Worten und Ausdrücken schriftlich an den Tag zu legen und 2) ob er von dem reinsten, uneigennützigsten Triebe so warm durchdrungen und beseelt sey, um für die Erkenntniß der Wahrheit seine Zeit aufzuopfern und sogar seine Gesundheit in den Selbstversuchen auf's Spiel zu setzen") – davon will der Preisrichter schon aus Lesung des Geschreibsels des unbekannten Quidam[3] sich haben überzeugen zu können uns weiß machen, während ihm doch nichts übrig blieb, als bloß die dickste, weitläufigste Abhandlung des Unbekannten zu krönen, von welchem er mit Recht voraussetzen kann, daß er geldbedürftig genug sey, um schon für 12 Ducaten so viel zusammen zu schreiben! Unmöglich kann der Preisrichter mehr aus dem Hefte wahrnehmen, un-
2368 möglich kann | er voraussetzen, daß dieses Geschreibsel reine Wahrheit sey; er kann nicht daraus sehen, ob es (im beßten Falle) nicht wenigstens zum Theil unrichtig oder die Angaben und Symptome ganz erlogen sind, wie vor ein Paar Jahren Fickel (dem von seinen Herren Collegen in Leipzig die Arztstelle am homöopa-

2 „Wer auch immer es sei".
3 „Ein gewisser".

thischen Krankenhause übertragen worden war), welcher in einem so genannten Selbstversuche des von ihm nie gesehenen chemischen Präparats, Osmium, alle da gedruckte Symptome rein erdichtet hatte, bloß um ein Buchhändlerhonorar zu erschnappen.

Daß von Aussetzung elender Geldpreise für Erforschung unbekannter Erfahrungserkenntnisse, die nur durch uneigennütziges, gewissenhaftes, mühsames Streben nach Wahrheit und reinen, sich selbst aufopfernden Eifer für das Wohl der leidenden Menschheit errungen werden können, aus der Feder unbekannter Concurrenten nichts Besseres als Mystification und Unwahrheiten erwartet werden könne – dieß sahe der in seiner Einbildung hochweise * – – in Carlsruhe nicht ein und hintergeht so die Welt.

Ihn ahmen, seine Weisheit als das non plus ultra[4] verehrend, die Herren Collegen Fickel's in Leipzig nach, lassen da das homöopathische Spital eingehen, um von dem Erlös des (kleinen) Locals Geld zu erlangen zu ähnlichen, auszusetzenden Preisen für dergleichen (erdichtete) Selbstversuche!

Liebe, nur reine Wahrheit für die Heilkunst bedürftige Menschheit laß dich nicht ferner täuschen!

Paris, den 5. May 1839.

Vorrede*

Die alte Medicin (Allöopathie), um Etwas im Allgemeinen über dieselbe zu sagen, 1
setzt bei Behandlung der Krankheiten um sie zu heilen, nichts als materielle Ursachen theils (**nie vorhandne**) Blut-Uebermenge (Plethora), theils Krankheits-Stoffe und Schärfen voraus, läßt daher das Lebens-Blut abzapfen und bemüht sich die eingebildete Krankheits-Materie theils auszufegen, theils anderswohin zu leiten (durch Brechmittel, Abführungen, Speichelfluß, Schweiß und Harn treibende Mittel, Ziehpflaster, Vereiterungs-Mittel, Fontanelle, u.s.w.), in dem Wahne, die Krankheit dadurch schwächen und materiell austilgen zu können, vermehrt aber dadurch die Leiden des Kranken und entzieht so, wie auch durch ihre Schmerzmittel, dem Organism die zum Heilen unentbehrlichen Kräfte und Nahrungs-Säfte. Sie greift den Körper mit großen, oft lange und schnell wiederholten Gaben starker Arznei an, deren langdauernde, nicht selten fürchterliche Wirkungen sie nicht kennt, und die sie, wie es scheint, geflissentlich unerkennbar macht durch Zusammenmischung mehrer solcher ungekannter Substanzen in Eine Arzneiformel, und bringt so durch langwierigen Gebrauch derselben noch neue, zum Theil unaustilgbare Arznei-Krankheiten dem kranken Körper bei. Sie verfährt auch, wo sie nur kann, um sich bei dem Kranken beliebt zu erhalten*,

* Zu gleicher Absicht erdichtet der gewandte Allöopath vor allen Dingen einen bestimmten, am liebsten griechischen Namen für das Uebel des Kranken, um ihn glauben zu machen, er kenne diese Krankheit schon lange, wie einen alten Bekannten, und sey daher am besten im Stande, sie zu heilen.

4 „‚Nicht mehr darüber hinaus‘, also ‚die nicht zu überbietende Spitze‘“.

* In: Organon der Heilkunst. Textkrit. Ausgabe der 6. Aufl. Bearb. und hrsg. von Josef M. Schmidt. Heidelberg 1992, S. 1–4 (Neuausgabe 1999). – S. auch: Organon, 1. Aufl. (1810), S. I–IV; 2. Aufl. (1819), S. 6–14; 3. Aufl. (1824), S. XI–XII; 4. Aufl. (1829), S. III–VI; 5. Aufl. (1833), S. III–X. Vgl. S. 543–544, 711–713, 731, 774, 839–841. Auch in: Haehl (1921), S. LXXIII–LXXVII sowie Schmidt (1996), S. 1–5.

mit Mitteln, welche die Krankheits-Beschwerden durch Gegensatz (Contraria Contrariis) sogleich auf kurze Zeit unterdrücken und bemänteln (Palliative), aber den Grund zu diesen Beschwerden (die Krankheit selbst) verstärkt und verschlimmert hinterlassen. Sie hält die an den Außentheilen des Körpers befindlichen Uebel, fälschlich für bloß örtlich, und da allein für sich bestehend, und wähnt sie geheilt zu haben, wenn sie dieselben durch äußere Mittel weg getrieben, so daß das innere Uebel nun schlimmer an einer edlern und bedenklichern Stelle auszubrechen ge-
2 nöthigt wird. Wenn sie | weiter nicht weiß, was sie mit der nicht weichenden oder sich verschlimmernden Krankheit anfangen soll, unternimmt die alte Arzneischule wenigstens, dieselbe blindhin durch ein von ihr so genanntes Alterans zu verändern, z. B. mit dem das Leben unterminirenden Calomel, Aetzsublimat, und mit andern heftigen Mitteln in großen Gaben.

Es scheint das unselige Hauptgeschäft der a. M. (a) zu sein, die Mehrzahl der Krankheiten, die langwierigen, aus Unwissenheit durch fortwährendes Schwächen und Quälen des ohnehin schon an seiner Krankheitsplage leidenden, schwachen Kranken und durch Hinzufügung neuer, zerstörender Arzneikrankheiten, wo nicht tödtlich, doch wenigstens unheilbar zu machen – und, wenn man dieß verderbliche Verfahren einmal am Griffe hat, und gegen die Mahnungen des Gewissens gehörig unempfindlich geworden, ist dieß **ein sehr leichtes Geschäft!**

Und doch hat für alle diese schädlichen Operationen, der gewöhnliche Arzt alter Schule seine Gründe vorzubringen, die aber nur auf Vorurtheilen seiner Bücher und Lehrer beruhen, und auf Autorität dieses oder jenes gepriesenen Arztes alter Schule. Auch die entgegengesetztesten und widersinnigsten Verfahrungs-Arten, finden da ihre Vertheidigung, ihre Autorität – der verderbliche Erfolg mag auch noch so sehr dagegen sprechen. Nur dem, von der Verderblichkeit seiner sogenannten Kunst, nach vieljährigen Uebelthaten, im Stillen endlich überzeugten, alten Arzte, der nur noch mit, zu Wegbreitwasser gemischtem Erdbeer-Sirupe (d. i. mit Nichts) selbst die schwersten Krankheiten behandelt, verderben und sterben noch die Wenigsten.

Diese Unheilkunst, welche seit einer langen Reihe von Jahrhunderten in dem Vorrechte und der Macht, über Leben und Tod der Kranken nach Willkür und Gutdünken zu verfügen, wie eingemauert fest sitzt und seitdem einer, wohl zehn Mal größern Anzahl Menschen das Lebensziel verkürzte, als je die verderblichsten Kriege, und viele Millionen Kranke kränker und elender machte, als sie ursprünglich waren – diese Allöopathie habe ich in der Einleitung* |

* Vorher wird man Beispiele angeführt finden zum Beweise, daß wenn man in ältren Zeiten hie und da auffallende Heilungen verrichtete, es immer durch Mittel geschah, die der damals eingeführten Therapie zuwider, dem Arzte von ungefähr in die Hände gerathen, im Grunde aber homöopathisch waren.

3 zu den vorigen Ausgaben dieses Buchs näher beleuchtet. Jezt werde ich bloß ihren geraden Gegensatz, die von mir entdeckte (nun etwas mehr vervollkommnete) wahre Heilkunst vortragen.

Mit dieser (der Homöopathik) ist es ganz anders. Sie kann jeden Nachdenkenden leicht überzeugen, daß die Krankheiten der Menschen auf keinem Stoffe, keiner Schärfe, d. i. auf keiner Krankheits-Materie beruhen, sondern daß sie einzig geistartige (dynamische) Verstimmungen der geistartigen, den Körper des Menschen belebenden Kraft (des Lebensprincips der Lebenskraft) sind. Die Homöopathik weiß, daß Heilung nur durch Gegenwirkung der Lebenskraft gegen die eingenommene, richtige Arznei erfolgen kann, eine um desto gewissere und schnellere Heilung, je kräftiger noch beim Kranken seine Lebenskraft vorwaltet. Die Homöopathik **vermeidet** daher **selbst die mindeste Schwächung***,

* Homöopathik vergießt nie einen Tropfen Blutes, giebt nicht zu brechen, purgiren, laxiren oder schwitzen, vertreibt kein äußeres Uebel durch äußere Mittel, ordnet keine heißen oder ungekannte Mineral-Bäder oder Arznei enthaltende Klystire, setzt keine spanischen Fliegen oder Senfpflaster, keine Haarseile, keine Fontanelle, erregt keinen Speichelfluß, brennt nicht mit Moxa oder Glüheisen bis auf die Knochen u. dgl., sondern sie giebt mit eigner Hand nur selbst bereitete, einfache Arznei, die sie genau kennt und keine Gemische, stillt nie Schmerz mit Opium, u.s.w.

auch möglichst jede Schmerz-Erregung, weil auch Schmerz die Kräfte raubt, und daher bedient sie sich zum Heilen Bloß solcher Arzneien, deren Vermögen, das Befinden (dynamisch) zu verändern und umzustimmen, sie **genau** kennt und sucht dann eine solche heraus, deren Befinden verändernde Kräfte (Arzneikrankheit) die vorliegende natürliche Krankheit durch Aehnlichkeit (Similia Similibus) aufzuheben im Stande sind, und giebt dieselbe einfach, in feinen Gaben (so klein, daß sie, ohne Schmerz oder Schwächung zu verursachen, eben zureichen, das natürliche Uebel aufzuheben) dem Kranken ein; wovon die Folge: daß ohne ihn im Mindesten zu schwächen oder zu peinigen und zu quälen, die natürliche Krankheit ausgelöscht wird und der Kranke schon während der | Besserung von selbst bald erstarkt und so geheilt ist – ein zwar 4
leicht scheinendes, doch sehr nachdenkliches, mühsames, schweres Geschäft, was aber die Kranken in kurzer Zeit, ohne Beschwerde und völlig zur Gesundheit herstellt – und so ein heilbringendes und beseligendes Geschäft wird.

Hienach ist die Homöopathik eine ganz einfache, sich stets in ihren Grundsätzen so wie in ihrem Verfahren gleich bleibende Heilkunst, welche, wie die Lehre, auf der sie beruht, wenn sie wohl begriffen worden, dergestalt in sich abgeschlossen, (und **nur so** hülfreich) befunden wird, daß, so wie die Lehre in ihrer Reinheit, so auch die Reinheit ihrer Ausübung sich von selbst versteht und daher jede Zurück-Verirrung in den verderblichen Schlendrian der alten Schule (deren Gegensatz sie ist, wie der Tag gegen die Nacht) **gänzlich** ausschließt, oder aufhört, den ehrwürdigen Namen Homöopathik zu verdienen.

Paris, [im Februar 1842].

Homöopathische Heilkunde der Hausthiere*

Hochzuverehrende Herren! 113

Es sei mir erlaubt, als altes Mitglied der hochverehrlichen königlich ökonomischen Gesellschaft Ihnen einige Bemerkungen über die Anwendung der homöopathischen Heilkunde auf die bisher so sehr vernachlässigte Thierarzneikunst vorzutragen, und so auch zu meinem Theile ein Scherflein auf dem Altar des Vaterlandes nieder zu legen. |

Man wird mir leicht einräumen, daß die Thierheilkunde im allgemeinen auf sehr 114 [a]
ähnliche Weise wie die Menschenheilkunde zu behandeln, und daß jener dasselbe Ideal zum Grunde gelegt werden müsse als letzterer, nämlich erstens: Genaue Bemerkung des jedesmal gegenwärtigen Krankheitsfalles des leidenden Thieres, zweitens sorgfältige Erforschung der reinen Wirkungen der bekannten Arzneimittel auf die verschiedenen Arten gesunder Hausthiere, um die Kenntniß zu erlangen,

* Vortragsmanuskript Hahnemanns, o. O., o. J. – In: Daniel Kaiser, Wiederentdeckt: Ein grundlegendes Manuskript Hahnemanns, Zschr. f. klass. Hom. (1989), 33. Bd., 113–118.

welche krankhaften Veränderungen jedes Arzneimittel in dem Befinden der gesunden Thiere erregt, damit aus diesem nach seinen positiven reinen Effekten gekanntem Vorrathe bei jedem vorliegenden Falle eines erkrankten Thieres ein Arzneimittel ausgesucht werden könne, welches, ein ähnliches Leiden im gesunden Zustand zu erzeugen fähig, im gegenwärtigen Krankheitsfalle das sicherste, schnellste und hülfreichste homöopathische Heilmittel werde.

Denn nur durch die Tendenz ein ähnliches Leiden erregen zu können, vermögen die Arzneimittel die gegenwärtige Krankheit im thierischen Körper zu überstimmen, auszulöschen, und so mit einem Worte, mit bestimmter Gewißheit und dauerhaft zu heilen.

Dies ist der Gang der Natur, hierauf gründen sich die reinsten und wahrsten Erfahrungen. Dieß Naturgesetz ist untrüglich, und leidet nie Ausnahme, so wenig, daß wir bloß auf diesem Wege eine zuverlässige Heilkunde für Menschen und Thiere zu erwarten haben.

Da nun dieser Weg unwidersprechlich wahr ist, so wahr und gegründet als irgend eine Wahrheit in den nicht mathematischen Wissenschaften gefunden werden kann, so will ich zuerst die ihrem Eingang im Wege stehenden Hindernisse zu beseitigen suchen, und dann zeigen, wie dieses Verfahren in Ausübung zu bringen sei. Die vorzüglichste Schwierigkeit in der Ausführung dieses Verfahrens ist seine Neuheit.

Der Mensch ist geneigt, seinen Gewohnheiten zu folgen. Diese Neigung ward uns ursprünglich zu unserem Wohle eingepflanzt, sie erleichtert alle Geschäfte des Menschen auf eine vorzügliche, wohltätige Weise in allen Fällen, wo das hergebrachte Verfahren sich auf Natur und Wahrheit gründet; dann, aber nur dann ist der Meister seiner Kunst seiner Sache gewiß, daß wenn er genau nach der traditionellen Vorschrift verfährt, sein Werk gelingen müsse. So führt der Baukünstler aus den ihm |
114 [b] als die vorzüglichsten bekannten Materialien nach gewissen durch Grund und Erfahrung festgesetzten Regeln und nach dem ihm vorgelegten Risse mit gewisser Überzeugung, daß das Ganze gelingen müsse, sein Gebäude auf, zur Verwunderung aller derer, die in diesen festbestimmten Kenntnissen unerfahren sind, und es steht nicht nur zum Wohlgefallen der Augen dar, sondern es vereinigt auch Zweckmäsigkeit mit Bequemlichkeit, Symmetrie und Dauerhaftigkeit. Er wußte was er ausführen wollte, er kannte die Mittel zur gewissen Ausführung, er wendete sie an, und so steht sein Werk da. Und so ist es mit den Meistern der übrigen, auf feste Gründe errichteten Künste; sie können mit Zuverlässigkeit ausführen, was sie beabsichtigen, und die Kenntnisse dazu werden ihnen bei der öfteren Übung so geläufig, daß sie mit Leichtigkeit verrichten, was ihnen durch Gewohnheit zur Fertigkeit geworden ist.

Es würde nicht nur anmasend seyn, wenn man diesen gegründeten und aufs Reine gebrachten Künsten ein ganz neues, dem bisherigen widersprechendes Verfahren vorschlagen oder aufdringen wollte; es würde sogar lächerlich seyn, das eingeführte, auf Wahrheit und sichre Regeln gegründete Verfahren, was stets den beabsichtigten Zweck erreichte, durch einen projektierten auf jeden Fall untauglicheren und ungegründeteren Vorschlag verdrängen zu wollen. Ja es ist nicht einmal ein Bedürfniß dazu vorhanden, da das alte, eingeführte Verfahren als zuverlässig erprobt stets das verlangte Werk mit Leichtigkeit und Gewissheit ausführte.

Ob sich nun gleich mit diesen sichern Künsten die Thierarznei gar nicht in Vergleichung stellen lässt, da sie zwar die kranken Thiere mit Arzneien behandelt aber so ganz ohne sichre Gründe, so ganz nach blinder Autorität und dabei mit so wenig Erfolg und mit so wenig Gewißheit, daß es nur für einen Glücksfall zu achten ist, wenn eins derselben bei solchen Behandlungen geneset, so glaubt doch auch der Viehарzt gewisse Vorschriften und Anleitungen zur Erreichung des Erfolgs vor sich zu haben. Er zeigt uns die in den Vorlesungen seines Lehrers nachgeschriebenen Hefte

oder gewisse Bücher, nach denen er kuriert, und in denen eine Menge schon fertiger Rezepte hinten nach dem jedesmaligen Namen der Thierkrankheiten angehängt sind, die er nun glaubt blos zusammensetzen und eingeben zu dürfen, um seinem Amte Genüge zu leisten, und er | erlangt bei öftrer Übung dieser trüglich Prozesse 115 [a]
eine solche Fertigkeit in dergleichen Behandlungen, daß er diese eingeführten Dinge endlich für das Beste hält, was geschehen könnte, ungeachtet ihn die böse Erfahrung so oft durch Mislingen das Gegentheil hätte lehren sollen, auch wohl gelehrt hat. |

Mit einem Worte das vom Vater auf Sohn und Enkel und Urenkel überlieferte 115 [b]
Verfahren wird ihm endlich so zur andern Natur, so unentbehrlich zu seiner Existenz, daß er jeden neuen, obgleich unendlich besseren Weg für das Abschreckendste hält, was man ihm nur zumuthen könne. |

Das bessere möchte er wohl, da er täglich sieht, daß mit seinem Schlendriane 116 [a]
wenig oder nichts ausgerichtet werden kann, aber weil es neu und ihm ungewohnt und ungeläufig ist, so sträubt er sich mit allen Kräften dagegen, und will lieber dieß ungleich Bessere nicht haben, weil es ihn nöthigen würde von seiner Gewohnheit, von seinen ihm geläufigen Ideen, von seinen, nichts als Nachbeten von ihm fordernden Büchern, mit einem Worte von seinem handwerksmäsigen Verfahren, was er bisher ohne Nachdenken, ohne sonderliche Mühe ausüben konnte, abzugehen, und dem neuen Bessern, was zum Unglück aber gar keine Aehnlichkeit mit seinem bisherigen Schlendrian hat, Gehör zu geben und es mit Nachdenken und Sorgfalt ins Werk zu setzen. Dies hält er für unmöglich.

So der unnachdenkliche Handwerker niederen Schlags. Ein auf seine alten Gebräuche versessener Gerber, z. B. wird lieber so fort, wie ers von seinen Meistern und Mitgesellen gesehen und wie ers viele Jahre ausgeübt hat, seine Rindhäute mit groben Eichenrindenspähnen bestreut in der Grube auf 12 Monate lang mehr faulen als gar werden lassen, und lieber mit vielen vergeblichen Kosten ein schlechtes Produkt erzeugen, als die neue auf ungleich richtigere Kenntnisse und Erfahrungen gegründete Geschwindgärberei annehmen und sich zu eigen machen, nach welchen er in drei Monaten ein weit besseres Leder in viermal kürzerer Zeit zubereiten und so sein Kapital viermal schneller umsetzen, und seine Kunden mit noch weit besserer und mehr Ware versorgen könnte, als er es mit seiner bisherigen elenden Verfahrungsart zu thun im Stande war.

Er bleibt aber bei seinen sieben Augen, wie man zu sagen pflegt, weil er nicht gesinnet ist, von seinem Schlendrian abzugehen. Das Neue, und wenn es auch noch so vortrefflich und vorzüglich wäre, ist ihm ein Greuel.

Wird der gewöhnliche Vieharzt wohl anders denken? Wird er sich einem neuen, aber unendlich besseren Verfahren nicht mit gleicher Hartnäckigkeit widersetzen, schon deshalb, weil es neu ist, das heißt, einen andren, ihm nicht geläufigen Weg vorschreibt, wobei er Sorgfalt mit Beobachtung verbinden soll, was er bei seiner alten Methode nicht nöthig hatte?

Bisher ließ er bei jeder Krankheit eines Pferdes, es mochte auch noch so wenig sich zu den Umständen schicken, Blut in Mengen aus der Ader, steckte ein Leder auf der Brust und füllte einen aus zehn und zwölf Ingredienzen zusam- | menge- 116 [b]
setzten Purgirtrank, wohl gar noch durch die Nase mit einem Horne ein. Da sollte bei jeder Krankheit eine böse Materie im Körper des Thieres stecken, die sich zum Theil mit dem Blut abzapfen, mit dem Haarseil auf einen anderen Ort hinleiten, und was noch übrig war, in Masse aus den Därmen herausspühlen lassen müßte. Das Thier ward matt und kraftlos und das Übel blieb gewöhnlich wie es war, wenn es ein altes Übel war. Nur ein schneller überhingehender Zufall ward in der Zeit seiner Kur durch die gute Natur des Pferdes zuweilen besiegt, doch langsamer, als es ohne die verkehrte Handlungsart geschehen seyn würde.

Blieb der Fehler, so wußte er sich durch Erdenkung eines Namens von einer Krankheit zu entschuldigen, der in den Roßarzneibüchern steht und eine entfernte Aehnlichkeit in den Zeichen mit dem vorliegend Falle haben sollte.

Da ward dann eines und mehrere von den aufgezeichneten Rezepten abgeschrieben und in der Apotheke bereitet, zum Eingeben, zum Einreiben, zum Klystire, zu Bähungen und Räucherungen, und wenn dieß nichts half, die übrigen in dem Buche gedruckten langen Arzneiformeln. Oder wenn auch alles dieß nichts half, ein andrer Krankheitsnamen vorgegeben, nach welchem nun kuriert werden müsse.

Diese und ähnliche Verfahrungsarten waren ihm so geläufig, daß er gar nichts dabei zu forschen, nachzudenken oder sonderlich zu beobachten nöthig hatte. Da war es eine Lust, Pferdearzt zu seyn. Jetzt aber will man ihn einen neuen Weg lehren, wo die theuern Arzneien nicht so aufs gerathewohl und gewöhnlich zum Schaden des Thieres nach gedruckten Formeln verschwendet werden sollen, sondern wo nur die einzigs für dienliche Arznei nach Gründen, die in dem ganzen Befinden des jedesmaligen Thieres liegen, ausgewählt werden soll, die mit Zuverlässigkeit, in kurzer Zeit und auf die Dauer hilft.

Da stehen ihm im voraus die kalten Schweißtropfen vor der Stirne wenn er von dieser Neuerung hört, sei sie auch noch so zuverlässig und für den treuen, vorurtheilslosen Beobachter leicht auszuführen, sei sie auch noch weit einträglicher für seinen Beutel, noch so hülfreich zur Absicht. Er sträubt sich, mit einem Worte, dagegen, aus allen Kräften. Das Neue, ihm nicht Geläufige empört ihn, und wenn es auch tausendmal besser als sein alter Schlendrian wäre.

Nach meiner Überzeugung also, und so wie ich die unselige Macht der Gewohnheit
117 [a] selbst | in den zweckwidrigsten Handlungsarten der Menschen kenne, wird sich unter hundert Fahrschmieden und Roßärzten, welche nur einige dafür lang ihr Schlendrianshandwerk getrieben haben, kaum einer finden lassen cui ex meliore tutor finxerit präcordia Titan[1], kaum einer, der so viel Resignation, so viel Bescheidenheit, und Vorurtheilslosigkeit, und Zweifel in seine und seiner alten Bücher Untauglichkeit besäße, daß er dem neuen, einzig sicheren und gewissen homöopathischen Verfahren sein Ohr leihen und auf diesem Wege zu einer vernünftigen Heilmethode diesen für uns so nützlichen und unentbehrlichen edlen Hausthier sich lenken lassen würde.

Blos die Jugend, die noch nicht mit dem Schlendrian verdorbenen Lehrlinge können echte Ausüber dieser sicheren, wohlthätigen Kunst werden. Nur durch Unterweisung der jungen, noch von Vorurtheilen leeren, wie Wachs für alle Eindrücke empfänglichen Gemüther kann diese heilsame Reform ins Werk gesetzt werden.

Sie hören die naturgemäß einfachen Grundsätze, sie sehen sie im Krankenstalle hilfreich ausführen, und nichts bleibt ihren Wünschen übrig, als ebenfalls solche Helfer, solche wohltätigen Männer zu werden; und wenn sie mit der Zeit den Schlendrian der bisherigen Roßärzte mit ansehn werden, so wenden sie sich mitleidig hinweg, und schätzen sich glücklich, nach Gründen und mit überzeugender Gewißheit Hilfe bringen zu können, wo jene nach geborgten Rezepten mit zweckwidrigen Arzneien die armen Thiere vergeblich quälen.

Zu einer solchen, einzig ihrer wohlthätigen Absicht entsprechenden Veterinärschule gehört zuerst ein in die Grundsätze der homöopathischen Heillehre eingeweihter Lehrer, Unterweiser, welcher in der Überzeugung von der Würde seiner wohlthätigen Kunst und mit ernstem Eifer ihr sein Leben widmet, und mit einer feinen Beobachtungsgabe Menschenfreundlichkeit und einen deutlichen, richtigen Vortrag verbindet.

1 „Dem aus einem besseren Stoff ein Titan als Beschützer sein Herz gemacht hat."

Ihm steht ein Versuchsstall zu Gebote mit gesunden Thieren, an welchen er die wirksamsten einfachen Arzneien unter den Augen seiner Lehrlinge auf die Probe setzt. um zuerst ausfindig zu machen, welche Krankheitssymptome das gegebene Arzneimittel an mehreren dieser Thiere hervorbringt, welche besondere Art von Fieber und welche bemerkbare Veränderungen es erzeugt, welches Feuer in den | Augen liege 117 [b]
und welche inneren Gefühle sie damit ausdrücken, wie die Erweiterung der Pupillen beschaffen sei, wie die Lage der Ohren, des Schweifes, wie die Stellung oder die Lage des ganzen Körpers, wie die Bewegung der einzelnen Theile, das Athmen, die Feuchtigkeit der Nase oder des Mundes, die Ausleerung des Kothes und Urins, die Temperatur der einzelnen Theile, der Muth und die Laune des Thieres verändert wird, welche Nahrungsmittel es verschmähet oder begehret, wie es sich gegen alle Aussendinge benimmt, auf welche Weise es Schmerz in diesem oder jenem Theile anzeigt.

Wenn nun alle die Krankheitssymptome, die jede der kräftigsten Arzneien erzeugt, genau bei allen den vorhandenen Thieren beobachtet und aufgezeichnet worden sind, so entstehet eine auf Natur und Erfahrung (nicht auf Behauptungen und trüglichen Muthmasungen) gegründete Materia medika, ein Arzneivorrath einfacher Mittel, von deren jedem man bestimmt weiß, welches seine wahren positiven Arzneiwirkungen sind.

Nun können sie nicht mehr blindhin und auf gut Glück in ellenlangen Rezepten gemischt zur Qual der Thiere gemißbraucht werden. Nun wird nur eines in jeder Krankheit und zwar blos dasjenige Arzneimittel eingegeben, was in seinen an gesunden Thieren beobachteten Wirkungen gerade diejenigen krankhaften Symptome zu erkennen gegeben hat, welche in der gegenwärtigen Thierkrankheit zu heilen sind.

Je mehr nun die krankhaften Symptome der gewählten Arznei den Symptomen des kranken Thieres entsprechen, mit desto größerer Gewißheit, und desto geschwinder und dauerhafter wird des Thieres Krankheit dadurch geheilt, mit einer Gewißheit, die der mathematischen ganz nahe kömmt.

Das müßte nur ein unerfahrener, und stumpfsinniger Beobachter seyn, welcher leugnen wollte, daß die Thiere nicht ebenso gut und ebenso gewiß die Symptome ihrer Krankheit anzeigten als Menschen. Sie haben zwar keine Sprache, aber die Menge der bemerkbaren Veränderungen an ihrem Aeusserm, an ihrem Benehmen, und der Verrichtung der natürlichen, der thierischen und der Lebensfunktionen dient vollkommen statt der Sprache. Da nun das Thier nichts von Verstellung weiß, und nicht wie der Mensch, weder den Ausdruck des Schmerzes übertreibt, noch seine Gefühle verheimlicht oder Beschwerden lügt, welche nicht | da sind, wie oft 118
der Mensch durch Erziehung verdorben, in Sitten verderbt, oder von Leidenschaft bald auf diese, bald jene Weise abgeändert, thut, so fällt deutlich in die Augen, daß das was das Thier von seiner Krankheit durch Symptome zeigt, wahrer Ausdruck des inneren Zustandes, und reines wahres Bild der Krankheit ist.

Zudem stehen die Thiere in unsrer Gewalt; sie müssen die Diät bei der Kur beobachten die wir ihnen vorschreiben, sie belügen uns nicht, sie täuschen uns nicht wie Menschen, die heimlich Schädlichkeiten sich erlauben, von denen der Arzt nichts weiß.

Die Thiere sind mit einem Worte durch die homöopathische Heilart wenigstens ebenso sicher und gewiß, als die Menschen zu heilen. Von den Einrichtungen und Behandlung des Krankenstalles im besondern, werde ich vielleicht ein anderes mal die Ehre haben vor dieser ansehnlichen Versammlung zu reden.

Soviel für heute, um doch wenigstens das erste Losungswort zur zweckmäsigern Befreiung der uns so schätzbaren Hausthiere von Krankheiten ausgesprochen zu haben.

Denn auch diese armen Thiere, welche ihre Quäler nicht zur Verantwortung ziehen können, verdienen das Mitleid humaner Weltbürger.

Chronologisch[1] gegliedertes und numeriertes Quellenverzeichnis

1. [Valediktion, Meißen 24.4.1775]. In: Erich Preuß, Der zwanzigjährige Hahnemann. Ein neuer Beitrag zur Hahnemann-Forschung. Nach einem bisher unbekannten Jugendwerke. Schwabe, Leipzig 1930, S. XVIII–XXII u. S. 18–27.
2. Vorrede des Uebersetzers. In: John Stedman's Physiologische Versuche und Beobachtungen. Aus dem Englischen. Müller, Leipzig 1777, 5 S.
3. Vorrede des Uebersetzers. In: William Falconer's Versuch über die mineralischen Wasser, und warmen Bäder. Aus dem Englischen übersetzt von C. F. S. Hahnemann. Hilscher, Leipzig 1777, 2 S.
4. Vorrede des Uebersetzers. In: John Ball's Neuere Heilkunst oder vollständige Anweisung die Krankheiten vernunftmässig zu behandeln. Nach der neuesten Ausgabe aus dem Englischen übersetzt von C. H. Spohr. 1. Th., Müller, Leipzig 1778, 2 S.
5. [Dissertation] Conspectus adfectuum spasmodicorum aetiologicus et therapeuticus. Erlangen 1779.
6. Ueber ein katharrhalisches Faulfieber beobachtet vom August 1780 bis Anfang Februars 1781. [Krebs'] Med. Beob. (1782/84), 1. Bd., 2. H., 1–23.
7. [Ein Lethargus. [Krebs'] Med. Beob. (1782/84), 1. Bd., 2. H., 24–26].
8. [Zween Fälle vom Veitstanz (Scelotyrbe Chorea St. Viti.). [Krebs'] Med. Beob. (1782/84), 1. Bd., 2. H., 26–29].
9. [Ein Sommerseitenstich. [Krebs'] Med. Beob. (1782/84), 1. Bd., 2. H., 29–32].
10. [Ein sonderlich gehemmter Speichelfluß. [Krebs'] Med. Beob. (1782/84), 1. Bd., 2. H., 33–35].
11. Einleitung. In: Anleitung alte Schäden und faule Geschwüre gründlich zu heilen nebst einem Anhange über eine zweckmäsigere Behandlung der Fisteln, der Knochenfäule, des Winddorns, des Krebses, des Gliedschwamms und der Lungensucht. Crusius, Leipzig 1784, S. 3–8.
12. Vorrede des Uebersetzers. In: Herrn Demachy's Laborant im Großen, oder Kunst die chemischen Produkte fabrikmäßig zu verfertigen. In drei Theilen. Aus dem Französischen übersetzt und mit Zusätzen versehen von Samuel Hahnemann. 1. Bd., Crusius, Leipzig 1784, 4 S.
13. Vorrede des Herausgebers zum zweiten Bande. In: Herrn Demachy's Laborant im Großen, oder Kunst die chemischen Produkte fabrikmäßig zu verfertigen. In drei Theilen. Aus dem Französischen übersetzt und mit Zusätzen versehen von Samuel Hahnemann. 2. Bd., Crusius, Leipzig 1784, 6 S.

---

1 Um die Chronologie nachvollziehen zu können, wurden sämtliche Titel mit zusätzlichen Zeitangaben – sofern verfügbar – versehen. Rund eingeklammerte () Zeitangaben am Ende der Überschrift stammen von Hahnemann, eckig eingeklammerte [] Zeitangaben am Ende der Quellenangabe geben das genaue Datum der Veröffentlichung eines Zeitschriftenbeitrages bzw. das Eingangsdatum bei der Redaktion bei Rezensionen an.
Ergänzungen der Herausgeber, z. B. fehlende Überschriften, wurden ebenfalls eckig eingeklammert. Titel, die nicht sicher auf Hahnemann zurückgehen, wurden vollständig eckig eingeklammert.

14. Nachricht des Herausgebers. In: Der Liqueurfabrikant. Aus dem Französischen der Herren Demachy und Dübuisson, übersetzt und mit Zusätzen bereichert von Samuel Hahnemann. 1. Bd., Crusius, Leipzig 1785, 4 S.
15. Einleitung in den Auszug aus Dübuissons Liqueur-Fabrikanten. In: Der Liqueurfabrikant. Aus dem Französischen der Herren Demachy und Dübuisson, übersetzt und mit Zusätzen bereichert von Samuel Hahnemann. 2. Bd., Crusius, Leipzig 1785, S. 3–4.
16. [Vorwort]. In: Ueber die Arsenikvergiftung, ihre Hülfe und gerichtliche Ausmittelung. Crusius, Leipzig 1786, S. III–VI.
17. [Vorwort des Übersetzers] (7.2.1787). In: Herrn Demachy's Kunst des Essigfabrikanten. Herausgegeben mit Bemerkungen und einem Anhange von Samuel Hahneman. Crusius, Leipzig 1787, 2 S.
18. Doktor Hahnemans Anhang. Ueber die Brauerei des Essigs, besonders des aus Getraide. In: Herrn Demachy's Kunst des Essigfabrikanten. Herausgegeben mit Bemerkungen und einem Anhange von Samuel Hahneman. Crusius, Leipzig 1787, S. 157–175.
19. Vorrede (2.10.1787). In: J. B. van den Sande und Samuel Hahnemaun, Die Kennzeichen der Güte und Verfälschung der Arzneymittel. Walther, Dresden 1787, 9 S.
20. Ueber die Schwierigkeit der Minerallaugensalzbereitung durch Potasche und Kochsalz. [Crells] Chem. Ann. (1787), 3. Bd., 11. St., 387–396.
21. Ueber die üblen Zufälle vom Kinderentwöhnen. Dresden. Gel. Anz. (1787), 34. St., 273–278.
22. Ueber die Verhütung der Brustgeschwülste beym Kinderentwöhnen (Nov. 1787). Beendigung des Aufsatzes in No. 34 dieser Anzeigen. Dresden. Gel. Anz. (1787), 48. St., 401–408.
23. Verhütung der Geschwulst nach dem Scharlachfieber. Principiis obsta, sero medicina paratur – (20.12.1787). Dresden. Gel. Anz. (1788), 2. St., 21–26.
24. Ueber den Einfluß einiger Luftarten auf die Gährung des Weins. [Crells] Chem. Ann. (1788), 1. Bd., 2. St., 141–142.
25. Ueber die Weinprobe auf Eisen und Bley. [Crells] Chem. Ann. (1788), 1. Bd., 4. St., 291–305.
26. Etwas über die Galle und Gallensteine. [Crells] Chem. Ann. (1788), 3. Bd., 10. St., 296–299.
27. Ueber ein ungemein kräftiges, die Fäulniß hemmendes Mittel. [Crells] Chem. Ann. (1788), 3. Bd., 12. St., 485–486.
28. Vorrede (29.9./14.10.1788). In: Unterricht für Wundärzte über die venerischen Krankheiten, nebst einem neuen Queksilberpräparate. Crusius, Leipzig 1789, 14 S.
29. Mißglückte Versuche bey einigen angegebenen neueren Entdeckungen. [Crells] Chem. Ann. (1789), 1. Bd., 3. St., 202–207.
30. Vom Hrn D. Hahnemann in Dresden. [Crells] Chem. Ann. (1789), 2. Bd., 8. St., 143–144.
31. Entdeckung eines neuen Bestandtheils im Reißbley. [Crells] Chem. Ann. (1789), 3. Bd., 10. St., 291–298.

32. Etwas über das Prinzipium adstringens der Pflanzen. [Crells] Beytr. z. d. chem. Ann. (1789), 4. Bd., 1. St., 419–420; = [Crells] Beytr. z. Erw. d. Chem. (1790), 4. Bd., 3. St., 419–420.
33. [Anmerkung Hahnemanns zu seinem Selbstversuch mit Chinarinde]. In: William Cullen's Abhandlung über die Materia medika. Übersetzt und mit Anmerkungen von Samuel Hahnemann. 2. Bd. Schwickert, Leipzig 1790, S. 108–109.
34. Hrn. Dr. Hahnemanns Mittel, dem Speichelfluß und den verwüstenden Wirkungen des Quecksilbers Einhalt zu thun (19.1.1790). [Blumenbachs] Med. Bibl. (1791), 3. Bd., 3. St., 543–548.
35. Zusatz des Uebersetzers (Mai 1790). In: Arthur Young's Annalen des Ackerbaues und andrer nüzlichen Künste. Aus dem Englischen übersetzt von Samuel Hahnemann. 1. Bd., Crusius, Leipzig 1790, 4 S.
36. Vom Hrn D. Hahnemann in Leipzig. [Crells] Chem. Ann. (1790), 1. Bd., 3. St., 256–257.
37. Vollständige Bereitungsart des auflöslichen Quecksilbers. [Crells] Chem. Ann. (1790), 2. Bd., 7. St., 22–28.
38. Vom Hrn D. Hahnemann in Leipzig. [Crells] Chem. Ann. (1790), 2. Bd., 7. St., 52–53.
39. Medicinische Anzeige (19.12.1790). Anz. (1791), 1. Bd., Nr.12, a. [15.1.1791].
40. Vorrede des Uebersetzers (April 1791). In: Donald Monro's Chemisch pharmaceutische Arzneimittellehre. Übersetzt und mit Anmerkungen von Samuel Hahnemann. 1. Bd., Beer, Leipzig 1791, S. III–IV.
41. [Vorwort des Übersetzers]. In: Edward Rigby's chemische Bemerkungen über den Zucker. Aus dem Englischen mit Anmerkungen. Richter, Dresden 1791, 1 S.
42. Vertheidigung (1.6.1791). Anz. (1791), 1. Bd., Nr.140, a. [14.6.1791].
43. Das sicherste und gewisseste Hausmittel gegen den kalten Brand. Anz. (1791), 1. Bd., Nr. 136, b. [9.6.1791].
44. Vorschrift zu Hahnemanns geläuterter Weinprobe auf schädliche Metalle. Anz. (1791), 1. Bd., Nr. 136, c. [9.6.1791].
45. Unauflöslichkeit einiger Metalle und ihrer Kalke im ätzenden Salmiakgeiste. [Crells] Chem. Ann. (1791), 2. Bd., 8. St., 117–123.
46. [Autobiographie] (30.8.1791). In: Nachrichten von dem Leben und den Schriften jeztlebender teutscher Aerzte, Wundärzte, Thierärzte, Apotheker und Naturforscher, hrsg. von Johann Kaspar Philipp Elwert. 1. Bd., Gerstenberg, Hildesheim 1799, S. 195–201.
47. [Vorwort]. In: Freund der Gesundheit. 1. Bd., 1. H., Fleischer, Frankfurt a. M. 1792, S. 1–8.
48. Biß von tollen Hunden. In: Freund der Gesundheit. 1. Bd., 1. H., Fleischer, Frankfurt a. M. 1792, S. 9–21.
49. Die Krankenbesucherin. In: Freund der Gesundheit. 1. Bd., 1. H., Fleischer, Frankfurt a. M. 1792, S. 22–27.
50. Verwahrung vor Ansteckung in epidemischen Krankheiten. In: Freund der Gesundheit. 1. Bd., 1. H., Fleischer, Frankfurt a. M. 1792, S. 28–42.
51. In der Rockenphilosophie ist auch etwas gutes, wer es nur zu finden weiß. In: Freund der Gesundheit. 1. Bd., 1. H., Fleischer, Frankfurt a. M. 1792, S. 43–46.

52. Luft verderbende Dinge. In: Freund der Gesundheit. 1. Bd., 1. H., Fleischer, Frankfurt a. M. 1792, S. 47–56.

53. Auch nachtheilige Dinge haben Gutes. In: Freund der Gesundheit. 1. Bd., 1. H., Fleischer, Frankfurt a. M. 1792, S. 57–61.

54. Diätisches Gespräch mit meinem Bruder, vorzüglich über den Mageninstinkt. In: Freund der Gesundheit. 1. Bd., 1. H., Fleischer, Frankfurt a. M. 1792, S. 62–77.

55. Zuweilen eine Laxanz, sollte die wohl schaden? In: Freund der Gesundheit. 1. Bd., 1. H., Fleischer, Frankfurt a. M. 1792, S. 78–81.

56. Abhärtung des Körpers. Erstes Fragment. In: Freund der Gesundheit. 1. Bd., 1. H., Fleischer, Frankfurt a. M. 1792, S. 82–100.

57. [Vorschlag einer noch mangelnden Hülfs-Anstalt für wahnsinnige Standes-Personen (6.2.1792). Anz. (1792), 1. Bd., Nr. 58, 478–480] [8.3.1792].

58. Aufforderung an die Kaiserl. Königl. Leibärzte. Anz. (1792), 1. Bd., Nr. 78, 633–635 [31.3.1792].

59. Replik auf die vorläufige Antwort der Wiener Herren Leib-Aerzte. Anz. (1792), 1. Bd., Nr. 140, 1137 [14.6.1792].

60. Bereitung des Caßler Gelb. Keyser, Erfurt 1793 [vorgelesen 3.7.1792].

61. Zusatz. Anz. (1792), 2. Bd., Nr. 23/24, 190–191 [30/31.7.1792].

62. [Für Freunde der Leidenden. Anz. (1792), 2. Bd., Nr. 34, 275–276] [11.8.1792].

63. Ueber die Glaubersalz-Erzeugung nach Ballen'scher Art. [Crells] Chem. Ann. (1792), 1. Bd., 1. St., 22–33.

64. Nöthige Erinnerungen zu meiner Weinprobe. Beitr. z. Arch. d. med. Polizei (1792), 3. Bd., 2. Slg., 8–10.

65. Vorerinnerung. In: Apothekerlexikon. 1. Th., 1 Abth. A bis E., Crusius, Leipzig 1793, 6 S.

66. Etwas über die Würtembergische und die Hahnemannische Weinprobe. Int. Bl. d. Allg. Lit. Ztg. (1793), 3. Bd., Nr. 79, 630–632.

67. Ueber das Gelingen der Hahnemannischen Weinprobe. Int. Bl. d. Allg. Lit. Ztg. (1793), 4. Bd., Nr. 134, 1071.

68. Ueber die neuere Weinprobe und den neuen Liquor probatorius fortior. [Crells] Chem. Ann. (1794), 1. Bd., 2./3. St., 104–111.

69. Sokrates und Physon. Ueber den Werth des äussern Glanzes. – Etwas zur Beförderung der Zufriedenheit. In: Freund der Gesundheit. 1. Bd., 2. H., Crusius, Leipzig 1795, S. 103–110.

70. Vorschläge zur Tilgung eines bösartigen Fiebers, in einem Schreiben an den Polizeiminister. In: Freund der Gesundheit. 1. Bd., 2. H., Crusius, Leipzig 1795, S.111–117.

71. Genauere, einzelne Vorschriften. In: Freund der Gesundheit. 1. Bd., 2. H., Crusius, Leipzig 1795, S. 118–132.

72. Nachträge zur allgemeinen Verhütung der Epidemien, besonders in Städten. In: Freund der Gesundheit. 1. Bd., 2. H., Crusius, Leipzig 1795 S. 133–165.

73. Ueber die Befriedigung unsrer thierischen Bedürfnisse – in einer andern als medizinischen Rücksicht. In: Freund der Gesundheit. 1. Bd., 2. H., Crusius, Leipzig 1795, S. 166–173.

74. Eine Kinderstube. In: Freund der Gesundheit. 1. Bd., 2. H., Crusius, Leipzig 1795, S. 174–184.

75. Ueber die Wahl eines Hausarztes. In: Freund der Gesundheit. 1. Bd., 2. H., Crusius, Leipzig 1795, S. 185–195.

76. [Hahnemanns verbesserte Weinprobe. (Liquor probatorius fortior.) Berlin. Jb. f. d. Pharm. (1795), 1. Jg., 191–192].

77. Ueber den Ansprung (crusta lactea). [Blumenbachs] Med. Bibl. (1795), 3. Bd., 4. St., 701–705.

78. Abschaffung der Bleiglasur. N. Hannöver. Mag. (1795), 5. Jg., 6. St., 89–96.

79. Striche zur Schilderung Klockenbrings während seines Trübsinns. Dt. Mschr. (1796), 1. Bd., 147–159 [Febr.-Heft].

80. Versuch über ein neues Prinzip zur Auffindung der Heilkräfte der Arzneisubstanzen, nebst einigen Blicken auf die bisherigen. [Hufelands] J. d. pract. Arzkd. (1796), 2. Bd., 3. St., 391–439 u. 4. St., 465–561.

81. Antwort für den Recensenten der zweyten Abtheilung des ersten Theils meines Apothekerlexikons (in der med. chir. Zeitung 1796. No. 22.). Med. Chir. Ztg. (1796), 4. Bd., Nr. 72, 15–16 [nächstes Heft 6.10.1796].

82. Eine plözlich geheilte Kolikodynie. [Hufelands] J. d. pract. Arzkd. (1797), 3. Bd., 1. St., 138–147.

83. Sind die Hindernisse der Gewißheit und Einfachheit der practischen Arzneykunde unübersteiglich? [Hufelands] J. d. pract. Arzkd. (1797), 4. Bd., 4. St., 727–762.

84. Gegenmittel einiger heroischer Gewächssubstanzen. [Hufelands] J. d. pract. Arzkd. (1797), 5. Bd., 1. St., 3–21.

85. Einige Arten anhaltender und nachlassender Fieber. [Hufelands] J. d. pract. Arzkd. (1797), 5. Bd., 1. St., 22–51.

86. Einige periodische Krankheiten und Septimanen. [Hufelands] J. d. pract. Arzkd. (1797), 5. Bd., 1. St., 52–59.

87. Antwort für den Anfrager im R. A. Nr. 63 d. J. (14.10.1797). Reichs-Anz. (1797), 2. Bd., Nr. 249, 2683 [26.10.1797].

88. Etwas über die Pülverung der Ignatzbohnen und der Krähenaugen. [Trommsdorffs] J. d. Pharm. (1797), 5. Bd., 1. St., 38–40.

89. [Bibliographie] [Schriften und Aufsäze. In: Nachrichten von dem Leben und den Schriften jeztlebender teutscher Aerzte, Wundärzte, Thierärzte, Apotheker und Naturforscher, hrsg. von Johann Kaspar Philipp Elwert. 1. Bd., Gerstenberg, Hildesheim 1799, S. 201–215].

90. Beschwerde und Entschluß (9.11.1799). Reichs-Anz. (1799), 2. Bd., Nr. 272, 3108–3109 [22.11.1799].

91. Vorrede des deutschen Herausgebers. In: Arzneischatz oder Sammlung gewählter Rezepte. Aus dem Englischen. Fleischer, Leipzig 1800, S. IX–XIX.

92. Vorerinnerung. In: Everard Home's praktische Bemerkungen über die Heilart der Harnröhrverengerungen durch Aetzmittel. Aus dem Englischen übersetzt und mit Anmerkungen von Samuel Hahnemann. Fleischer, Leipzig 1800, 2 S.

93. Entdeckung eines specifischen, nie trügenden Verwahrungs- und Vorbauungs-Mittels des Scharlachfiebers (1.1.1800). Reichs-Anz. (1800), 1. Bd., Nr. 18, 237–239 [22.1.1800].

94. Dr. Hahnemann's fernere Erklärung über die Bekanntmachung seines specifischen Mittels gegen Scharlachfieber-Ansteckung (1.5.1800). Reichs-Anz. (1800), 1. Bd., Nr.108, 1389–1391 [12.5.1800].

95. D. Hahnemann's vorläufige Erklärung über die Natur seines Präservativs gegen Scharlachfieber. Reichs-Anz. (1800), 2. Bd., Nr. 279, 3601 [1.12.1800].

96. Pneumlaugensalz, entdeckt von Hrn. D. Samuel Hahnemann. [Crells] Chem. Ann. (1800), 1. Bd., 5. St., 392–395.

97. [Neues merkwürdiges Laugensalz. Reichs-Anz. (1800), 2. Bd., Nr. 283, 3672] [6.12.1800].

98. Pneum-Alkali. An die Herren Klaproth, Karsten und Hermbstädt. Allg. J. d. Chem. (1800), 5. Bd., 5. H. (H. 29), 665–668.

99. Heilung und Verhütung des Scharlach-Fiebers. Becker, Gotha 1801.

100. [Nachricht über Alcali Pneum. Berlin. Jb. f. d. Pharm. (1801), 7. Jg., 146–147].

101. Ansicht der ärztlich kollegialischen Humanität am Anfange des neuen Jahrhunderts. Reichs-Anz. (1801), 1. Bd., Nr. 32, 413–422 [7.2.1801].

102. Ueber D. Sulzer. Reichs-Anz. (1801), 1. Bd., Nr. 48, 629–631 [26.2.1801].

103. Monita über die drey gangbaren Kurarten. Vom Herausgeber des Arzneyschatzes. [Hufelands] N. J. d. pract. Arzkd. (1801), 11. Bd., 4. St., 3–64.

104. Fragmentarische Bemerkungen zu Browns Elements of medicine. [Hufelands] N. J. d. pract. Arzkd. (1801), 12. Bd., 2. St., 52–76.

105. Ueber die Kraft kleiner Gaben der Arzneien überhaupt und der Belladonna insbesondre. Ein Schreiben an den Herausgeber. [Hufelands] N. J. d. pract. Arzkd. (1801), 13. Bd., 2. St., 152–159.

106. Der Kaffee in seinen Wirkungen. Nach eignen Beobachtungen. Steinacker, Leipzig 1803.

107. Gedanken bey Gelegenheit des Mittels gegen die Folgen des Bisses toller Hunde im R. A. Nr. 7 u. 49. Reichs-Anz. (1803), 1. Bd., Nr. 71, 937–940 [15.3.1803].

108. Praefatio. In: Fragmenta de viribus medicamentorum positivis sive in sano corpore humano observatis. Pars prima. Barth, Leipzig 1805, S. III–XIII [Übersetzung: Vorwort. In: Josef M. Schmidt, Die Fragmenta de viribus medicamentorum positivis. Allg. hom. Ztg. (1995), 240. Bd., 93–97].

109. Aeskulap auf der Wagschale. Steinacker, Leipzig 1805.

110. Heilkunde der Erfahrung. Wittig, Berlin 1805.

111. Antwort auf die Aufforderung in Nr. 141 eine Vergiftung betreffend. Reichs-Anz. (1805), 2. Bd., Nr. 189, 2378–2379 [19.7.1805].

112. [Rezension] Gynäkatoptron, oder: Blicke in die weibliche Garderobe in Bezug auf körperliches Wohlseyn. Von einem praktischen Arzte. Frankfurt a. M. 1805. Jena. Allg. Lit. Ztg. (1806), 3. Jg., 1. Bd., Nr. 6, 47–48 [Jan-Heft; Eingangsdatum bei der Redaktion 27.8.1805].

113. [Rezension] Die Kunst unsere Kinder zu gesunden Staatsbürgern zu erziehen und ihre gewöhnlichen Krankheiten zu heilen. Von dem königl. preuss. Hof-

rath und Prof. Hecker zu Berlin. Erfurt 1805. Jena. Allg. Lit. Ztg. (1806), 3. Jg., 2. Bd., Nr. 80, 25–32 und Nr. 81, 33–35 [4./5.4. 1806; Eingangsdatum bei der Redaktion 27.8.1805].

114. [Rezension] Neue Haus- und Reise-Apotheke oder medicinisches Noth- und Hülfsbüchlein, nebst einer genauen Untersuchung aller wirksamen und überall zu habenden Hausmittel, – für Oekonomen, Gutsbesitzer, Dorfprediger, Landleute und Reisende. 2. Aufl., 2. Th., Leipzig 1803. Mit einem Anhange, enthaltend mehrere erquickende, heilsame, und meistens leicht zu bereitende Krankenspeisen. Leipzig 1805. Von G. W. Becker, ausüb. Arzte. Erg. Bl. z. Jena. Allg. Lit. Ztg. (1813), 1. Jg., 2. Bd., Nr. 92, 329–331 [Eingangsdatum bei der Redaktion 19.11.1805].

115. [Rezension] Einleitung in die Lehre von den ansteckenden Krankheiten und Seuchen. Von A. H. F. Gutfeldt, ausüb. Arzt in Altona. Posen 1804. Erg. Bl. z. Jena. Allg. Lit. Ztg. (1815), 3. Jg., 1. Bd., Nr. 19, 145–152 u. Nr. 20, 153–155 [Eingangsdatum bei der Redaktion 19.11.1805].

116. Vorerinnerung (Dez. 1805). In: Albrecht von Haller's Arzneimittellehre der vaterländischen Pflanzen nebst ihrem ökonomischen und technischen Nutzen. Aus dem Französischen übersetzt von S. Hahnemann. Steinacker, Leipzig 1806, S. III–IV.

117. Bedenklichkeiten über das (R. A. 1806 Nr. 12) angebotene China-Surrogat, und Surrogate überhaupt. Reichs-Anz. (1806), 1. Bd., Nr. 57, 625–629 [28.2.1806].

118. Ueber Chinasurrogate. [Hufelands] N. J. d. pract. Arzkd. (1806), 23. Bd., 4. St., 27–47.

119. Rüge eines ungegründeten Gerüchts (11.7.1806). Reichs-Anz. (1806), 2. Bd., Nr. 191, 2297–2302 [21.7.1806].

120. [Rezension] Kurze Beleuchtung verschiedener Principien, die Arzneymittel einzutheilen. Von S. Breinersdorf. A. d. Lat. übersetzt und mit exegetisch-kritischen Anmerkungen versehen von M. E. K. F. Richtsteig. Glogau 1806. Erg. Bl. z. Jena. Allg. Lit. Ztg. (1815), 3. Jg., 1. Bd., Nr. 91, 337–342 [Eingangsdatum bei der Redaktion 7.8.1806].

121. Scharlachfieber und Purpurfriesel, zwei gänzlich verschiedene Krankheiten. [Hufelands] N. J. d. pract. Arzkd. (1806), 24. Bd., 1. St., 139–146.

122. Was sind Gifte? Was sind Arzneien? [Hufelands] N. J. d. pract. Arzkd. (1806), 24. Bd., 3. St., 40–57.

123. Fingerzeige auf den homöopathischen Gebrauch der Arzneien in der bisherigen Praxis. [Hufelands] N. J. d. pract. Arzkd. (1807), 26. Bd., 2. St., 5–43.

124. [Rezension] Über Kinder und Kindererziehung für das menschliche Leben; als ein Anhang zu dem Buche über die Erziehung und Behandlung der Kinder in den ersten Lebensjahren. Von Christian Aug. Struve. Hannover 1806. Jena. Allg. Lit. Ztg. (1809), 6. Jg., 2. Bd., Nr. 108, 254–256. [Mai 1809; Eingangsdatum bei der Redaktion 29.5.1807].

125. [Rezension] Alphons Leroy's Heilkunde für Mütter, oder Kunst Kinder zu erziehen und zu erhalten. Aus dem Französischen mit Anmerkungen von Christian Philipp Fischer. Hildburghaußen 1805. Jena. Allg. Lit. Ztg. (1809), 6. Jg., 2. Bd., Nr. 129, 419–424 [Juni 1809; Eingangsdatum bei der Redaktion 29.5.1807].

126. [Rezension] Libellus de Dysenteria. Von Joanne Godofredo Rademacher. Cölln 1806. Jena. Allg. Lit. Ztg. (1810), 7. Jg., 3. Bd., Nr. 153, 17–24 [4.7.1810; Eingangsdatum bei der Redaktion 29.5.1807].

127. Ueber Brückmann's Aufsatz gegen mich im allg. Anz. Nr.76 (30.3.1808). Allg. Anz. d. Dt. (1808), 1. Bd., Nr. 97, 1025–1028 [8.4.1808].

128. Bemerkungen über das Scharlachfieber. Allg. Anz. d. Dt. (1808), 1. Bd., Nr. 160, 1745–1752 [18.6.1808].

129. Berichtigung der im XXVII. B. 1. St. aufgestellten Anfrage über das Präservativmittel gegen das Scharlachfieber. [Hufelands] J. d. pract. Hlkd. (1808), 27. Bd., 4. St., 153–156.

130. Auszug eines Briefs an einen Arzt von hohem Range, über die höchst nöthige Wiedergeburt der Heilkunde (14.7.1808). Allg. Anz. d. Dt. (1808), 2. Bd., Nr. 343, 3729–3741 [19.12.1808].

131. Ueber den jetzigen Mangel außereuropäischer Arzneyen. Allg. Anz. d. Dt. (1808), 2. Bd., Nr. 207, 2265–2270 [4.8.1808].

132. Ueber den Werth der speculativen Arzneysysteme, besonders im Gegenhalt der mit ihnen gepaarten, gewöhnlichen Praxis. Allg. Anz. d. Dt. (1808), 2. Bd., Nr. 263, 2841–2852 u. Nr. 264, 2857–2868. [29./30.9.1808].

133. Ueber die Surrogate ausländischer Arzneyen und die jüngst von der medicinischen Facultät in Wien angegebenen Ueberflüssigkeitsgrade der letztern; vergl. allg. Anz. Nr. 305. Allg. Anz. d. Dt. (1808), 2. Bd., Nr. 327, 3545–3553 [3.12.1808].

134. Ueber die venerischen Krankheiten und ihre Cur (Febr. 1809). Allg. Anz. d. Dt. (1809), 1. Bd., Nr. 94, 1145–1158 u. Nr. 95, 1161–1167 [10./11.4.1809].

135. An einen Doctorand der Medicin. Allg. Anz. d. Dt. (1809), 2. Bd., Nr. 227, 2577–2580 [25.8.1809].

136. Belehrung über das herrschende Fieber. Allg. Anz. d. Dt. (1809), 2. Bd., Nr. 261, 2913–2926 [28.9.1809].

137. Zeichen der Zeit in der gewöhnlichen Arzneykunst. Allg. Anz. d. Dt. (1809), 2. Bd., Nr. 326, 3593–3597 [2.12.1809].

138. Vorerinnerung. In: Organon der rationellen Heilkunde. Arnold, Dresden 1810, S. I–IV.

139. [Nachricht von einem jetzt erschienenen Buche, betitelt: Organon der rationellen Heilkunde, von Samuel Hahnemann. Allg. Anz. d. Dt. (1810), 1. Bd., Nr. 152, 1649–1653.] [7.6.1810].

140. Vorrede. In: Reine Arzneimittellehre. 1. Th., Arnold, Dresden 1811 (^{2}1822, ^{3}1830), S. 3–9.

141. Anticritik. Allg. Anz. d. Dt. (1811), 1. Bd., Nr. 106, 1184 [22.4.1811].

142. Medicinisches Institut (4.12.1811). Allg. Anz. d. Dt. (1811), 2. Bd., Nr. 336, 3633–3634 [13.12.1811].

143. [Habilitation] Dissertatio historico-medica de Helleborismo Veterum. Leipzig 1812.

144. Erinnerung. Allg. Anz. (1812), 2. Bd., Nr. 249, 2561–2562 [15.9.1812].

145. Geist der neuen Heillehre. Allg. Anz. (1813), 1. Bd., Nr. 62, 625–633 u. Nr. 63, 641–648 [4/5.3. 1813].

146. Heilart des jetzt herrschenden Nerven- oder Spitalfiebers. Allg. Anz. d. Dt. (1814), 1. Bd., Nr. 6, 49–54 [8.1.1814].

147. Vorerinnerung. In: Reine Arzneimittellehre. 2. Th., Arnold, Dresden 1816 (^{2}1824, ^{3}1833), S. 23–33.

148. Belehrung über die venerische Krankheit und ihre gewöhnlich unrechte Behandlung (Mai 1816). Allg. Anz. d. Dt. (1816), 2. Bd., Nr. 211, 2189–2201 u. Nr. 212, 2205–2211 [8/9.8.1816].

149. Ueber Heilung der Verbrennungen gegen Dr. und Prf. Dzondi's Anpreisung des kalten Wassers (20.5.1816). Allg. Anz. d. Dt. (1816), 1. Bd., Nr. 156, 1621–1628 [13.6.1816].

150. Hochzuehrender Herr Professor (13.7.1816). Allg. Anz. d. Dt. (1817), 1. Bd., Nr. 19, 197–198 [20.1.1817].

151. Nachtrag zu meinem Aufsatze im allg. Anz. d. D. Nr. 156 über den Vorzug des (warmen) Weingeistes bey wichtigen Verbrennungen vor kaltem Wasser (25.7.1816). Allg. Anz. d. Dt. (1816), 2. Bd., Nr. 204, 2117–2123 [1.8.1816].

152. Nota bene für meine Recensenten (Febr. 1817). In: Reine Arzneimittellehre. 3. Th., Arnold, Dresden 1817 (^{2}1825), S. III–X.

153. Beleuchtung der Quellen der gewöhnlichen Materia medica (April 1817). In: Reine Arzneimittellehre. 3. Th., Arnold, Dresden 1817 (^{2}1825), S. XI–LV.

154. Eine Erinnerung. In: Reine Arzneimittellehre. 4. Th., Arnold, Dresden 1818 (^{2}1825), S. 3–17.

155. Der ärztliche Beobachter. (Ein Bruchstück.) (Ende 1817). In: Reine Arzneimittellehre. 4. Th., Arnold, Dresden 1818 (^{2}1825), S. 18–22.

156. Vorerinnerung zur zweiten Auflage (Ende 1818). In: Organon der Heilkunst. 2. Aufl., Arnold, Dresden 1819, S. 6–14.

157. Ueber die Lieblosigkeit gegen Selbstmörder. Allg. Anz. d. Dt. (1819), 1. Bd., Nr. 144, 1537–1538 [29.5.1819].

158. Ueber das Selbstbereiten und Selbstdarreichen der Arzneien von Seiten der homöopathischen Aerzte. A. Vorstellung an Eine hohe Behörde. In: Kleine medicinische Schriften von Samuel Hahnemann, hrsg. von Ernst Stapf. 2. Bd., Arnold, Dresden und Leipzig 1829, S. 192–199 [verfaßt im Jahre 1820].

159. Ueber das Selbstbereiten und Selbstdarreichen der Arzneien von Seiten der homöopathischen Aerzte. B. Der homöopathische Arzt wird von keinem bisherigen Medicinalgesetze gehindert, seine arzneiliche Hülfe den Kranken selbst zu reichen. In: Kleine medicinische Schriften von Samuel Hahnemann, hrsg. von Ernst Stapf. 2. Bd., Arnold, Dresden und Leipzig 1829, S. 200–203 [zu einer anderen Zeit der Behörde eingereicht].

160. Wie können kleine Gaben so sehr verdünnter Arznei, wie die Homöopathie sie vorschreibt, noch Kraft, noch große Kraft haben? In: Reine Arzneimittellehre. 6. Th., Arnold, Dresden 1821 (^{2}1827), S. V–XVI.

161. Aerztlicher Rat im rothen Friesel (18.1.1821). Allg. Anz. d. Dt. (1821), 1. Bd., Nr. 26, 293–294 [27.1.1821].

162. Aerztliche Nachricht (22.1.1821). Leipzig. Tagebl. (1821), 1. Bd., Nr. 23, 96.

163. Ueber den Aufsatz gegen mich in der Leipziger Zeitung Nr. 21 (31.1.1821). Leipzig. Ztg. (1821), Nr. 25, 269–271 [3.2.1821].

164. [Anhang zur] Vorrede (Jan. 1822). In: Reine Arzneimittellehre. 1. Th., 2. Aufl., Arnold, Dresden 1822 ([1]1811, [3]1830), S. 10–11.

165. Ein Paar Worte bei Herausgabe der dritten Auflage (Ostermesse 1824). In: Organon der Heilkunst. 3. Aufl., Arnold, Dresden 1824, S. XI–XII.

166. Beleuchtung der Quellen der gewöhnlichen Materia medica (April 1817 und Jan. 1825). In: Reine Arzneimittellehre. 3. Th., 2. Aufl., Arnold, Dresden 1825 ([1]1817), S. 11–60.

167. Belehrung für den Wahrheitssucher in Nr. 165 d. Bl. (10.7.1825). Allg. Anz. d. Dt. (1825), 2. Bd., Nr. 194, 2387–2392 [20.7.1825].

168. Wie ließe sich wol die Homöopathie am gewissesten wieder ausrotten? Allg. Anz. d. Dt. (1825), 2. Bd., Nr. 227, 2763–2770 [22.8.1825].

169. [Auszug aus einem Brief an Rummel] (23.10.1826). [Stapfs] Arch. f. d. hom. Hlkst. (1827), 6. Bd., 2. H., 48–50.

170. Wie können kleine Gaben so sehr verdünnter Arznei, wie sie die Homöopathie vorschreibt, noch Kraft, noch große Kraft haben? In: Reine Arzneimittellehre. 6. Th., 2. Aufl., Arnold, Dresden und Leipzig 1827 ([1]1821), S. V–XI.

171. Vorwort. In: Die chronischen Krankheiten, ihre eigenthümliche Natur und homöopathische Heilung. 1. Th., Arnold, Dresden und Leipzig 1828, S. III–VI.

172. Anleitung zur Bereitung der antipsorischen Arzneien. In: Die chronischen Krankheiten, ihre eigenthümliche Natur und homöopathische Heilung. 2. Th., Arnold, Dresden und Leipzig 1828, S. 1–16.

173. Vorrede zur vierten Ausgabe (Jan. 1829). In: Organon der Heilkunst. 4. Aufl., Arnold, Dresden und Leipzig, 1829, S. III–VI.

174. [Nachschrift an den Herausgeber, zu: Schreiben des Hrn. Kollegienrath Korsakof zu Dmitrof an Hrn. Hofrath Hahnemann]. [Stapfs] Arch. f. d. hom. Hlkst. (1829), 8. Bd., 2. H., 162–164.

175. Beilage A (5.8.1830) [zu: Versammlung des Vereins für homöopathische Heilkunst, am 10. August 1830]. [Stapfs] Arch. f. d. hom. Hlkst. (1830), 9. Bd., 3. H., 72–79.

176. Thonerde, (Alaunerde, Alumina). [Stapfs] Arch. f. d. hom. Heilkst. (1830), 9. Bd., 3. H., 188–203.

177. Vorwort (13.10.1830). In: Georg Adolph Weber, Systematische Darstellung der reinen Arzneiwirkungen aller bisher geprüften Mittel. Vieweg, Braunschweig 1836, S. III–IV.

178. Die Allöopathie. Ein Wort der Warnung an Kranke jeder Art. Baumgärtner, Leipzig 1831.

179. Auszug eines Schreibens des Herrn Hofrath Sam. Hahnemann in Köthen vom 14. März, an den Herausgeber, betreffend Mittheilungen über die im Jahre 1828 von Dr. Marenzeller zu Wien angestellten homöopathischen Heilversuche. [Stapfs] Arch. f. d. hom. Hlkst. (1831), 10. Bd., 2. H., 73.

180. Die Cholera (23.6.1831). Allg. Anz. u. Nat. Ztg. d. Dt. (1831), 1. Bd., Nr. 173, 2353–2357 [29.6.1831].

181. Erläuternder Zusatz zu meiner Abhandlung über die Heilung der Cholera durch Kampher in Nr. 173 (11.7.1831). Allg. Anz. u. Nat. Ztg. d. Dt. (1831), 2. Bd., Nr. 189, 2569–2570 [15.7.1831].

182. Die Cholera (5.8.1831). In: Sicherste Heilung und Ausrottung der asiatischen Cholera. 4., mit den Regeln der homöopathischen Diät stark verm. und verb. Aufl., Glück, Leipzig 1831, S. 3–11.

183. Schützung vor der asiatischen Cholera (16.8.1831). Allg. Anz. u. Nat. Ztg. d. Dt. (1831), 2. Bd., Nr. 225, 3057–3058 [20.8.1831].

184. Heilung der asiatischen Cholera und Schützung vor derselben (29.8.1831). Allg. Anz. u. Nat. Ztg. d. Dt. (1831), 2. Bd., Nr. 242, 3281–3285 [6.9.1831].

185. Heilung der asiatischen Cholera und Schützung vor derselben (10.9.1831). In: Die Heilung der asiatischen Cholera und das sicherste Schutzmittel gegen dieselbe nach des Hofraths Dr. S. Hahnemann neuestem Schreiben an den Regierungsrath Dr. C. v. Boenninghausen. Regensberg, Münster 1831, S. 4–11.

186. An den Dr. J. Fr. Hennicke in Gotha (15.9.1831). Allg. Anz. u. Nat. Ztg. d. Dt. (1831), 2. Bd., Nr. 258, 3505–3506 [22.9.1831].

187. Nachtrag (16.9.1831). Allg. Anz. u. Nat. Ztg. d. Dt. (1831), 2. Bd., Nr. 258, 3510–3511 [22.9.1831].

188. Auszug aus einem Schreiben des Hrn. Hofrath Dr. Hahnemann an den Herausgeber (18.9.1831). In: Die Heilung der asiatischen Cholera und das sicherste Schutzmittel gegen dieselbe nach des Hofraths Dr. S. Hahnemann neuestem Schreiben an den Regierungsrath Dr. C. v. Boenninghausen. Regensberg, Münster 1831, S. 11–14.

189. [Ueber einen Zeitungsartikel, die Cholera betr. Allg. Anz. u. Nat. Ztg. d. Dt. (1831), 2. Bd., Nr. 257, 3493–3494] [21.9.1831].

190. Aufruf an denkende Menschenfreunde über die Ansteckungsart der asiatischen Cholera (24.10.1831). Berger, Leipzig 1831.

191. Sprach-Berichtigung (26.10.1831). Anhalt. Volksfr. (1831), 1. Jg., 349.

192. Homöopathische Heilung der Cholera. (Schreiben an den Dr. J. Fr. Hennicke in Gotha) (1.11.1831). Allg. Anz. u. Nat. Ztg. d. Dt. (1831), 2. Bd., Nr. 306, 4102–4103 [9.11.1831].

193. Offenes Sendschreiben an die Majestät des Königs Friedrich Wilhelm des Dritten (7.11.1831). Allg. Anz. u. Nat. Ztg. d. Dt. (1831), 2. Bd., Nr. 309, 4145–4146 [12.11.1831].

194. Nachricht (25.1.1832). Allg. Anz. u. Nat. Ztg. d. Dt. (1832), 1. Bd., Nr. 45, 597 [15.2.1832].

195. Auszug eines Briefes des Hofraths Dr. Hahnemann an den Dr. Quin (4.2.1832). In: Friedrich Foster Quin, Die homöopathische Behandlung der Cholera. Übers. von E. G. v. Brunnow. Arnold, Dresden und Leipzig 1832, S. 53–54.

196. Nachschrift des Herrn Hofrath Dr. S. Hahnemann. [Stapfs] Arch. f. d. hom. Hlkst. (1832), 11. Bd., 2. H., 97–99.

197. Vorwort über die Wiederholung der Gabe eines homöopathischen Arzneimittels (13.5.1832). In: Systematisch-Alphabetisches Repertorium der Antipsorischen Arzneien, hrsg. v. C[lemens] von Bönninghausen. Coppenrath, Münster 1832, S. XIV–XXIV.

198. Nachschrift des Herrn Hofrath S. Hahnemann (30.5.1832). [Stapfs] Arch. f. d. hom. Hlkst. (1832), 12. Bd., 1. H., 83–85.

199. Offenes Sendschreiben an das hohe Ministerium der geistlichen, Unterrichts- und Medicinalanstalten in Berlin (31.5.1832). Allg. Anz. u. Nat. Ztg. d. Dt. (1832), 1. Bd., Nr. 154, 2025–2030, [7.6.1832].
200. Nachschrift zu dem offenen Sendschreiben an das hohe Ministerium der geistlichen, Unterrichts- und Medicinalanstalten in Berlin (Allg. Anz. etc. d. D. 1832 Nr. 154). Allg. Anz. u. Nat. Ztg. d. Dt. (1832), 1. Bd., Nr. 173, 2277–2279 [28.6.1832].
201. Nachtrag zum Vorworte über die Wiederholung der Gabe eines homöopathischen Arzneimittels (21.8.1832). In: Systematisch-Alphabetisches Repertorium der Antipsorischen Arzneien, hrsg. von C[lemens] v. Bönninghausen. Coppenrath, Münster 1832, 4 S.
202. Aufforderung (26.9.1832). Allg. hom. Ztg. (1832) 1. Bd., Nr. 9, 72.
203. Ein Wort an die Leipziger Halb-Homöopathen (23.10.1832). Leipzig. Tagebl. (1832), 2. Bd., Nr. 126, 1449–1450 [3.11.1832].
204. Zweites Zeugniß. (Über das Turnen). Anhalt. Volksfr. (1832), 2. Jg., 283.
205. An meine ächten Schüler (19.2.1833). Allg. hom. Ztg. (1833) 2. Bd., Nr. 1, 1–3 [18.3.1833].
206. Vorrede zur fünften Ausgabe (28.3.1833). In: Organon der Heilkunst. 5. Aufl., Arnold, Dresden und Leipzig 1833, S. III–X.
207. Geist der homöopathischen Heillehre. In: Reine Arzneimittellehre. 2. Th., 3. Aufl., Arnold, Dresden und Leipzig 1833 (^{1}1816, ^{2}1824), S. 3–26.
208. Vorerinnerung. In: Reine Arzneimittellehre. 2. Th., 3. Aufl., Arnold, Dresden und Leipzig 1833 (^{1}1816, ^{2}1824), S. 27–38.
209. Ausgeben homöopathischer Mittel von dem veralteten Apothekerprivilegium befreit (26.4.1833). [Schweikerts] Ztg. d. hom. Hlkst. (1833), 7. Bd., Nr. 24, 188.
210. Einladung aller meiner echten Schüler und Nachfolger zum 10. August nach Cöthen (10.5.1833). Allg. Anz. u. Nat. Ztg. d. Dt. (1833), 1. Bd., Nr. 131, 1711 [15.5.1833].
211. Vorwort über die Wiederholung eines homöopathischen Arzneimittels (Mai 1833). In: Systematisch-Alphabetisches Repertorium der Homöopathischen Arzneien, hrsg. von C[lemens] v. Bönninghausen. Erster Theil enthaltend die antipsorischen, antisyphilitischen und antisykotischen Arzneien. Coppenrath, Münster 1833, S. XXI–XXIX.
212. Vorwort (23.8.1833). In: Karl Kammerer, Die Homöopathik heilt ohne Blutentziehungen. Baumgärtner, Leipzig 1834, S. III–IV.
213. Einführung des Herrn Dr. Schweikert als Direktor in die Leipziger homöopathische Heil- und Lehr-Anstalt (31.10.1833). [Schweikerts] Ztg. d. hom. Hlkst. (1833), 7. Bd., Nr. 38, 297–298 (9.11.1833).
214. Kanthariden. [Stapfs] Arch. f. d. hom. Hlkst. (1833), 13. Bd., 1. H., 157–164.
215. Erklärung (10.7.1834). Allg. hom. Ztg. (1834), 5. Bd., Nr. 2, 31.
216. Die Arzneien. In: Die chronischen Krankheiten, ihre eigenthümliche Natur und homöopathische Heilung. 1. Th., 2. Aufl., Arnold, Dresden und Leipzig 1835, S. 177–188.
217. Aufforderung an alle homöopathischen Aerzte (8.5.1835). Allg. hom. Ztg. (1835), 6. Bd., Nr. 23, 366–367.

218. Allocution de Samuel Hahnemann. Prononcée à l'ouverture de la session de la Société homoeopathique gallicane, le 15 septembre 1835. In: Discours prononcés a l'ouverture de la session de la société homoeopathique gallicane, a Paris, le 15 septembre 1835. Gruaz, Genève 1835, S. 3–5.

219. Hahnemann's Empfang und Antrittsrede in der zu Paris versammelten Gesellschaft der homöopathischen Aerzte Frankreichs (15.9.1835). Allg. hom. Ztg. (1836), 8. Bd., Nr. 12, 177–179.

220. Vorwort über das Technische in der Homöopathik. In: Die chronischen Krankheiten, ihre eigenthümliche Natur und homöopathische Heilung. 3. Th., 2. Aufl., Schaub, Düsseldorf 1837, S. V–XII.

221. Vorwort. Blick auf die Art, wie homöopathisches Heilen zugehe. In: Die chronischen Krankheiten, ihre eigenthümliche Natur und homöopathische Heilung. 4. Th., 2. Aufl., Schaub, Düsseldorf 1838, S. V–VIII.

222. Vorwort. Dilutionen, und Potenzen (Dynamisationen) (19.12.1838). In: Die chronischen Krankheiten, ihre eigenthümliche Natur und homöopathische Heilung. 5. Th., 2. Aufl., Schaub, Düsseldorf 1839, S. V–VI.

223. [Ueber die Heilung chronischer Krankheiten (26.12.1838). Allg. Anz. u. Nat. Ztg. d. Dt. (1839), 1. Bd., Nr. 15, 181–182] [16.1.1839].

224. Wie Sam. Hahnemann seine Arzneyprüfungen angestellt habe? (5.5.1839). Allg. Anz. u. Nat. Ztg. d. Dt. (1839), 2. Bd., Nr. 187, 2365–2368 [13.7.1839].

225. Vorrede (Febr. 1842). In: Organon der Heilkunst. Textkritische Ausgabe der von Samuel Hahnemann für die sechste Auflage vorgesehenen Fassung. Bearb., hrsg. und mit einem Vorw. versehen von Josef M. Schmidt. Haug, Heidelberg 1992, Neuaufl. 1999, S. 1–4.

226. [Vortragsmanuskript] Homöopathische Heilkunde der Hausthiere. o. O., o. J. In: Daniel Kaiser, Wiederentdeckt: ein grundlegendes Manuskript Hahnemanns. Zschr. f. klass. Hom. (1989), 33. Bd., 113–118.

Quellenverzeichnis, nach Publikationsformen

1. Beiträge in Zeitschriften

a) Eigene Artikel

Ueber ein katharrhalisches Faulfieber beobachtet vom August 1780 bis Anfang Februars 1781. [Krebs'] Med. Beob. (1782/84) 1. Bd., 2. H., 1–23.

[Ein Lethargus. [Krebs'] Med. Beob. (1782/84) 1. Bd., 2. H., 24–26].

[Zween Fälle vom Veitstanz (Scelotyrbe Chorea St. Viti.). [Krebs'] Med. Beob. (1782/84) 1. Bd., 2. H., 26–29].

[Ein Sommerseitenstich. [Krebs'] Med. Beob. (1782/84) 1. Bd., 2. H., 29–32].

[Ein sonderlich gehemmter Speichelfluß. [Krebs'] Med. Beob. (1782/84) 1. Bd., 2. H., 33–35].

Ueber die Schwierigkeit der Minerallaugensalzbereitung durch Potasche und Kochsalz. [Crells] Chem. Ann. (1787), 3. Bd., 11. St., 387–396.

Ueber die üblen Zufälle vom Kinderentwöhnen. Dresden. Gel. Ann. (1787) 34. St., 273–278.

Ueber die Verhütung der Brustgeschwülste beym Kinderentwöhnen. Beendigung des Aufsatzes in No. 34 dieser Anzeigen. Dresden. Gel. Ann. (1787) 48. St., 401–408.

Verhütung der Geschwulst nach dem Scharlachfieber. Principiis obsta, sero medicina paratur – Dresden. Gel. Ann. (1788) 2. St., 21–26.

Ueber den Einfluß einiger Luftarten auf die Gährung des Weins. [Crells] Chem. Ann. (1788), 1. Bd., 2. St., 141–142.

Ueber die Weinprobe auf Eisen und Bley. [Crells] Chem. Ann. (1788), 1. Bd., 4. St., 291–305.

Etwas über die Galle und Gallensteine. [Crells] Chem. Ann. (1788), 3. Bd., 10. St., 296–299.

Ueber ein ungemein kräftiges, die Fäulniß hemmendes Mittel. [Crells] Chem. Ann. (1788), 3. Bd., 12. St., 485–486.

Mißglückte Versuche bey einigen angegebenen neueren Entdeckungen. [Crells] Chem. Ann. (1789), 1. Bd., 3. St., 202–207.

Vom Hrn D. Hahnemann in Dresden. [Crells] Chem. Ann. (1789), 2. Bd., 8. St., 143–144.

Entdeckung eines neuen Bestandtheils im Reißbley. [Crells] Chem. Ann. (1789), 3. Bd., 10. St., 291–298.

Etwas über das Prinzipium adstringens der Pflanzen. [Crells] Beytr. z. d. chem. Ann. (1789), 4. Bd., 1. St., 419–420; = [Crells] Beytr. z. Erw. d. Chem. (1790), 4. Bd., 3. St., 419–420.

Hrn. Dr. Hahnemanns Mittel, dem Speichelfluß und den verwüstenden Wirkungen des Quecksilbers Einhalt zu thun. [Blumenbachs] Med. Bibl. (1791) 3. Bd., 3. St., 543–548.

Vom Hrn D. Hahnemann in Leipzig. [Crells] Chem. Ann. (1790), 1. Bd., 3. St., 256–257.

Vollständige Bereitungsart des auflöslichen Quecksilbers. [Crells] Chem. Ann. (1790), 1. Bd., 7. St., 22–28.

Vom Hrn D. Hahnemann in Leipzig. [Crells] Chem. Ann. (1790), 2. Bd., 7. St., 52–53.

Medicinische Anzeige. Anz. (1791), 1. Bd., Nr. 12, a.

Vertheidigung. Anz. (1791) 1. Bd., Nr. 140, a.

Das sicherste und gewisseste Hausmittel gegen den kalten Brand. Anz. (1791), 1. Bd., Nr. 136, b.

Vorschrift zu Hahnemanns geläuterter Weinprobe zu schädlichen Metallen. Anz. (1791), 1. Bd., Nr. 136, c.

Unauflöslichkeit einiger Metalle und ihrer Kalke im ätzenden Salmiakgeiste. [Crells] Chem. Ann. (1791), 2. Bd., 8. St., 117–123.

[Vorschlag einer noch mangelnden Hülfs-Anstalt für wahnsinnige Standes-Personen. Anz. (1792), 1. Bd., Nr. 58, 478–480].

Aufforderung an die Kaiserl. Königl. Leibärzte. Anz. (1792), 1. Bd., Nr. 78, 633–635.

Replik auf die vorläufige Antwort der Wiener Herren Leib-Aerzte. Anz. (1792), 1. Bd., Nr. 140, 1137.

Zusatz. Anz. (1792), 2. Bd., Nr. 23/24, 190–191.

[Für Freunde der Leidenden. Anz. (1792), 2. Bd., Nr. 34, 275–276].

Ueber die Glaubersalz-Erzeugung nach Ballen'scher Art. [Crells] Chem. Ann. (1792), 1. Bd., 1. St., 22–33.

Nöthige Erinnerungen zu meiner Weinprobe. Beitr. z. Arch. d. med. Polizei (1792), 3. Bd., 2. Slg., 8–10.

Etwas über die Würtembergische und die Hahnemannische Weinprobe. Int. Bl. d. Allg. Lit. Ztg. (1793), 3. Bd., Aug., Nr. 79, 630–632.

Ueber das Gelingen der Hahnemannischen Weinprobe. Int. Bl. d. Allg. Lit. Ztg. (1793), 4. Bd., Dez., Nr. 134, 1071.

Ueber die neuere Weinprobe und den neuen Liquor probatorius fortior. [Crells] Chem. Ann. (1794), 1. Bd., 2./3. St., 104–111.

[Hahnemanns verbesserte Weinprobe. (Liquor probatorius fortior.) Berlin. Jb. f. d. Pharm. (1795), 1. Jg., 191–192.]

Ueber den Ansprung (crusta lactea). [Blumenbachs] Med. Bibl. (1795) 3. Bd., 4. St., 701–705.

Abschaffung der Bleiglasur. N. Hannöver. Mag. (1795), 5. Jg., 6. St., 89–96.

Striche zur Schilderung Klockenbrings während seines Trübsinns. Dt. Mschr. (1796), 1. Bd., Febr., 147–159.

Versuch über ein neues Prinzip zur Auffindung der Heilkräfte der Arzneisubstanzen, nebst einigen Blicken auf die bisherigen. [Hufelands] J. d. pract. Arzkd. (1796), 2. Bd., 3. St., 391–439 u. 4. St., 465–561.

Antwort für den Recensenten der zweyten Abtheilung des ersten Theils meines Apothekerlexikons (in der med. chir. Zeitung 1796. No. 22). Med. Chir. Ztg. (1796), 4. Bd., Nr. 72, 15–16.

Eine plözlich geheilte Kolikodynie. [Hufelands] J. d. pract. Arzkd. (1797), 3. Bd., 1. St., 138–147.

Sind die Hindernisse der Gewißheit und Einfachheit der practischen Arzneykunde unübersteiglich? [Hufelands] J. d. pract. Arzkd. (1797), 4. Bd., 4. St., 727–762.

Gegenmittel einiger heroischer Gewächssubstanzen. [Hufelands] J. d. pract. Arzkd. (1797), 5. Bd., 1. St., 3–21.

Einige Arten anhaltender und nachlassender Fieber. [Hufelands] J. d. pract. Arzkd. (1797), 5. Bd., 1. St., 22–51.

Einige periodische Krankheiten und Septimanen. [Hufelands] J. d. pract. Arzkd. (1797), 5. Bd., 1. St., 52–59.

Antwort für den Anfrager im R. A. Nr. 63 d. J. Reichs-Anz. (1797), 2. Bd., Nr. 249, 2683.

Etwas über die Pülverung der Ignatzbohnen und der Krähenaugen. [Trommsdorffs] J. d. Pharm. (1798), 5. Bd., 1. St., 38–40.

Beschwerde und Entschluß. Reichs-Anz. (1799) 2. Bd., Nr. 272, 3108–3109.

Entdeckung eines specifischen, nie trügenden Verwahrungs und Vorbauungs-Mittels des Scharlachfiebers. Reichs-Anz. (1800) 1. Bd., Nr. 18, 237–239.

Dr. Hahnemann's fernere Erklärung über die Bekanntmachung seines specifischen Mittels gegen Scharlachfieber-Ansteckung. Reichs-Anz. (1800) 1. Bd., Nr. 108, 1389–1391.

D. Hahnemann's vorläufige Erklärung über die Natur seines Präservativs gegen Scharlachfieber. Reichs-Anz. (1800), 2. Bd., Nr. 279, 3601.

Pneumlaugensalz, entdeckt von Hrn. D. Samuel Hahnemann. [Crells] Chem. Ann. (1800), 1. Bd., 5. St., 392–395.

[Neues merkwürdiges Laugensalz. Reichs-Anz. (1800), 2. Bd., Nr. 283, 3672].

Pneum-Alkali. An die Herren Klaproth, Karsten und Hermbstädt. Allg. J. d. Chem. (1800), 5. Bd., 5. H. (H. 29), 665–668.

[Nachricht über Alcali Pneum. Berlin. Jb. f. d. Pharm. (1801), 7. Jg., 146–147].

Ansicht der ärztlich kollegialischen Humanität am Anfange des neuen Jahrhunderts. Reichs-Anz. (1801), 1. Bd., Nr. 32, 413–422.

Ueber D. Sulzer. Reichs-Anz. (1801), 1. Bd., Nr. 48, 629–631.

Monita über die drey gangbaren Kurarten. Vom Herausgeber des Arzneyschatzes. [Hufelands] N. J. d. pract. Arzkd. (1801), 11. Bd., 4. St., 3–64.

Fragmentarische Bemerkungen zu Browns Elements of medicine. [Hufelands] N. J. d. pract. Arzkd. (1801), 12. Bd., 2. St., 52–76.

Ueber die Kraft kleiner Gaben der Arzneien überhaupt und der Belladonna insbesondre. Ein Schreiben an den Herausgeber. [Hufelands] N. J. d. pract. Arzkd. (1801), 13. Bd., 2. St., 152–159.

Gedanken bey Gelegenheit des Mittels gegen die Folgen des Bisses toller Hunde im R. A. Nr. 7 u. 49. Reichs-Anz. (1803), 1. Bd., Nr. 71, 937–940.

Antwort auf die Aufforderung in Nr. 141 eine Vergiftung betreffend. Reichs-Anz. (1805), 2. Bd., Nr. 189, 2378–2379.

Bedenklichkeiten über das (R. A. 1806 Nr. 12) angebotene China-Surrogat, und Surrogate überhaupt. Reichs-Anz. (1806), 1. Bd., Nr. 57, 625–629.

Ueber Chinasurrogate. [Hufelands] N. J. d. pract. Arzkd. (1806), 23. Bd., 4. St., 27–47.

Rüge eines ungegründeten Gerüchts. Reichs-Anz. (1806), 2. Bd., Nr.191, 2297–2302.

Scharlachfieber und Purpurfriesel, zwei gänzlich verschiedene Krankheiten. [Hufelands] N. J. d. pract. Arzkd. (1806), 24. Bd., 1. St., 139–146.

Was sind Gifte? Was sind Arzneien? [Hufelands] N. J. d. pract. Arzkd. (1806), 24. Bd., 3. St., 40–57.

Fingerzeige auf den homöopathischen Gebrauch der Arzneien in der bisherigen Praxis. [Hufelands] N. J. d. pract. Arzkd. (1807), 26. Bd., 2. St., 5–43.

Ueber Brückmann's Aufsatz gegen mich im allg. Anz. Nr. 76. Allg. Anz. d. Dt. (1808),1. Bd., Nr. 97, 1025–1028.

Bemerkungen über das Scharlachfieber. Allg. Anz. d. Dt. (1808), 1. Bd., Nr. 160, 1745–1752.

Berichtigung der im XXVII. B. 1. St. aufgestellten Anfrage über das Präservativmittel gegen das Scharlachfieber. [Hufelands] J. d. pract. Hlkd. (1808), 27. Bd., 4. St., 153–156.

Auszug eines Briefs an einen Arzt von hohem Range, über die höchst nöthige Wiedergeburt der Heilkunde. Allg. Anz. d. Dt. (1808), 2. Bd., Nr. 343, 3729–3741.

Ueber den jetzigen Mangel außereuropäischer Arzneyen. Allg. Anz. d. Dt. (1808), 2. Bd., Nr. 207, 2265–2270.

Ueber den Werth der speculativen Arzneysysteme, besonders im Gegenhalt der mit ihnen gepaarten, gewöhnlichen Praxis. Allg. Anz. d. Dt. (1808), 2. Bd., Nr. 263, 2841–2852 u. Nr. 264, 2857–2868.

Ueber die Surrogate ausländischer Arzneyen und die jüngst von der medicinischen Facultät in Wien angegebenen Ueberflüssigkeitsgrade der letztern; vergl. allg. Anz. Nr. 305. Allg. Anz. d. Dt. (1808), 2. Bd., Nr. 327, 3545–3553.

Ueber die venerischen Krankheiten und ihre Cur. Allg. Anz. d. Dt. (1809), 1. Bd., Nr. 94, 1145–1158 und Nr. 95, 1161–1167.

An einen Doctorand der Medicin. Allg. Anz. d. Dt. (1809), 2. Bd., Nr. 227, 2577–2580.

Belehrung über das herrschende Fieber. Allg. Anz. d. Dt. (1809), 2. Bd., Nr. 261, 2913–2926.

Zeichen der Zeit in der gewöhnlichen Arzneykunst. Allg. Anz. d. Dt. (1809), 2. Bd., Nr. 326, 3593–3597.

[Nachricht von einem jetzt erschienenen Buche, betitelt: Organon der rationellen Heilkunde, von Samuel Hahnemann. Allg. Anz. d. Dt. (1810), 1. Bd., Nr. 152, 1649–1653].

Anticritik. Allg. Anz. d. Dt. (1811), 1. Bd., Nr. 106, 1184.

Medicinisches Institut. Allg. Anz. d. Dt. (1811), 2. Bd. , Nr. 336, 3633–3634.

Erinnerung. Allg. Anz. (1812), 2. Bd., Nr. 249, 2561–2562.

Geist der neuen Heillehre. Allg. Anz. (1813), 1. Bd., Nr. 62, 625–633 u. Nr. 63, 641–648.

Heilart des jetzt herrschenden Nerven- oder Spitalfiebers. Allg. Anz. d. Dt. (1814), 1. Bd., Nr. 6, 49–54.

Belehrung über die venerische Krankheit und ihre gewöhnlich unrechte Behandlung. Allg. Anz. d. Dt. (1816), 2. Bd., Nr. 211, 2189–2201 u. Nr. 212, 2205–2211.

Ueber Heilung der Verbrennungen gegen Dr. und Prf. Dzondi's Anpreisung des kalten Wassers. Allg. Anz. d. Dt. (1816), 1. Bd., Nr. 156, 1621–1628.

Nachtrag zu meinem Aufsatze im allg. Anz. d. D. Nr. 156 über den Vorzug des (warmen) Weingeistes bey wichtigen Verbrennungen vor kaltem Wasser. Allg. Anz. d. Dt. (1816), 2. Bd., Nr. 204, 2117–2123.

Hochzuehrender Herr Professor. Allg. Anz. d. Dt. (1817), 1. Bd., Nr. 19, 197–198.

Ueber die Lieblosigkeit gegen Selbstmörder. Allg. Anz. d. Dt. (1819), 1. Bd., Nr. 144, 1537–1538.

Aerztlicher Rat im rothen Friesel. Allg. Anz. d. Dt. (1821), 1. Bd., Nr. 26, 293–294.

Aerztliche Nachricht. Leipzig. Tagebl. (1821), 1. Bd., Nr. 23, 96.

Ueber den Aufsatz gegen mich in der Leipziger Zeitung Nr. 21. Leipzig. Ztg. (1821), Nr. 25, 269–271.

Belehrung für den Wahrheitssucher in Nr. 165 d. Bl. Allg. Anz. d. Dt. (1825), 2. Bd., Nr. 194, 2387–2392.

Wie ließe sich wol die Homöopathie am gewissesten wieder ausrotten? Allg. Anz. d. Dt. (1825), 2. Bd., Nr. 227, 2763–2770.

[Auszug aus einem Brief an Rummel]. [Stapfs] Arch. f. d. hom. Hlkst. (1827), 6. Bd., 2. H., 48–50.

[Nachschrift an den Herausgeber, zu: Schreiben des Hrn. Kollegienrath Korsakof zu Dmitrof an Hrn. Hofrath Hahnemann]. [Stapfs] Arch. f. d. hom. Hlkst. (1829), 8. Bd., 2. H., 162–164.

Beilage A [zu: Versammlung des Vereins für homöopathische Heilkunst, am 10. August 1830]. [Stapfs] Arch. f. d. hom. Hlkst. (1830), 9. Bd., 3. H., 72–79.

Thonerde, (Alaunerde, Alumina). [Stapfs] Arch. f. d. hom. Heilkst. (1830), 9. Bd., 3. H., 188–203.

Auszug eines Schreibens des Herrn Hofrath Sam. Hahnemann in Köthen vom 14. März, an den Herausgeber, betreffend Mittheilungen über die im Jahre 1828 von Dr. Marenzeller zu Wien angestellten homöopathischen Heilversuche. [Stapfs] Arch. f. d. hom. Hlkst. (1831), 10. Bd., 2. H., 73.

Die Cholera. Allg. Anz. u. Nat. Ztg. d. Dt. (1831), 1. Bd., Nr. 173, 2353–2357.

Erläuternder Zusatz zu meiner Abhandlung über die Heilung der Cholera durch Kampher in Nr. 173. Allg. Anz. u. Nat. Ztg. d. Dt. (1831), 2. Bd., Nr. 189, 2569–2570.

Schützung vor der asiatischen Cholera. Allg. Anz. u. Nat. Ztg. d. Dt. (1831), 2. Bd., Nr. 225, 3057–3058.

Heilung der asiatischen Cholera und Schützung vor derselben. Allg. Anz. u. Nat. Ztg. d. Dt. (1831), 2. Bd., Nr. 242, 3281–3285.

An den Dr. J. Fr. Hennicke in Gotha. Allg. Anz. u. Nat. Ztg. d. Dt. (1831), 2. Bd., Nr. 258, 3505–3506.

Nachtrag. Allg. Anz. u. Nat. Ztg. d. Dt. (1831), 2. Bd., Nr. 258, 3510–3511.

[Ueber einen Zeitungsartikel die Cholera betr. Allg. Anz. u. Nat. Ztg. d. Dt. (1831), 2. Bd., Nr. 257, 3493–3494].

Sprach-Berichtigung. Anhalt. Volksfr. (1831), 1. Jg., 349.

Homöopathische Heilung der Cholera. (Schreiben an den Dr. J. Fr. Hennicke in Gotha). Allg. Anz. u. Nat. Ztg. d. Dt. (1831), 2. Bd., Nr. 306, 4102–4103.

Offenes Sendschreiben an die Majestät des Königs Friedrich Wilhelm des Dritten. Allg. Anz. u. Nat. Ztg. d. Dt. (1831), 2. Bd., Nr. 309, 4145–4146.

Nachricht. Allg. Anz. u. Nat. Ztg. d. Dt. (1832), 1. Bd., Nr. 45, 597.

Nachschrift des Herrn Hofrath Dr. S. Hahnemann. [Stapfs] Arch. f. d. hom. Hlkst. (1832), 11. Bd., 2. H., 97–99.

Nachschrift des Herrn Hofrath S. Hahnemann. [Stapfs] Arch. f. d. hom. Hlkst. (1832), 12. Bd., 1. H., 83–85.

Offenes Sendschreiben an das hohe Ministerium der geistlichen, Unterrichts- und Medicinalanstalten in Berlin. Allg. Anz. u. Nat. Ztg. d. Dt. (1832), 1. Bd., Nr. 154, 2025–2030.

Nachschrift zu dem offenen Sendschreiben an das hohe Ministerium der geistlichen, Unterrichts- und Medicinalanstalten in Berlin (Allg. Anz. etc. d. D. 1832 Nr. 154). Allg. Anz. u. Nat. Ztg. d. Dt. (1832), 1. Bd., Nr. 173, 2277–2279.

Aufforderung. Allg. hom. Ztg. (1832) 1. Bd., Nr. 9, 72.

Ein Wort an die Leipziger Halb-Homöopathen. Leipzig. Tagebl. (1832), 2. Bd., Nr. 126, 1449–1450.

Zweites Zeugniß. (Über das Turnen). Anhalt. Volksfr. (1832), 2. Jg., 283.

An meine ächten Schüler. Allg. hom. Ztg. (1833) 2. Bd., Nr. 1, 1–3.

Ausgeben homöopathischer Mittel von dem veralteten Apothekerprivilegium befreit. [Schweikerts] Ztg. d. hom. Hlkst. (1833), 7. Bd., Nr. 24, 188.

Einladung aller meiner echten Schüler und Nachfolger zum 10. August nach Cöthen. Allg. Anz. u. Nat. Ztg. d. Dt. (1833), 1. Bd., Nr. 131, 1711.

Einführung des Herrn Dr. Schweikert als Direktor in die Leipziger homöopathische Heil- und Lehr-Anstalt. [Schweikerts] Ztg. d. hom. Hlkst. (1833), 7. Bd., Nr. 38, 297–298.

Kanthariden. [Stapfs] Arch. f. d. hom. Hlkst. (1833), 13. Bd., 1. H., 157–164.

Erklärung. Allg. hom. Ztg. (1834), 5. Bd., Nr. 2, 31.

Aufforderung an alle homöopathischen Aerzte. Allg. hom. Ztg. (1835), 6. Bd., Nr. 23, 366–367.

Hahnemann's Empfang und Antrittsrede in der zu Paris versammelten Gesellschaft der homöopathischen Aerzte Frankreichs. Allg. hom. Ztg. (1836), 8. Bd., Nr. 12, 177–179.

[Ueber die Heilung chronischer Krankheiten. Allg. Anz. u. Nat. Ztg. d. Dt. (1839), 1. Bd., Nr. 15, 181–182].

Wie Sam. Hahnemann seine Arzneyprüfungen angestellt habe? Allg. Anz. u. Nat. Ztg. d. Dt. (1839), 2. Bd., Nr. 187, 2365–2368.

b) Rezensionen von Werken anderer

Gynäkatoptron, oder: Blicke in die weibliche Garderobe in Bezug auf körperliches Wohlseyn. Von einem praktischen Arzte. Frankfurt a. M. 1805. Hahnemanns Rezension in: Jena. Allg. Lit. Ztg. (1806), 3. Jg., 1. Bd., Nr. 6, 47–48.

Die Kunst unsere Kinder zu gesunden Staatsbürgern zu erziehen und ihre gewöhnlichen Krankheiten zu heilen. Von dem königl. preuss. Hofrath und Prof. Hecker zu Berlin. Erfurt 1805. Hahnemanns Rezension in: Jena. Allg. Lit. Ztg. (1806), 3. Jg., 2. Bd., Nr. 80, 25–32 und Nr. 81, 33–35.

Über Kinder und Kindererziehung für das menschliche Leben; als ein Anhang zu dem Buche über die Erziehung und Behandlung der Kinder in den ersten Lebensjahren. Von Christian Aug. Struve. Hannover 1806. Hahnemanns Rezension in: Jena. Allg. Lit. Ztg. (1809), 6. Jg., 2. Bd., Nr.108, 254–256.

Alphons Leroy's Heilkunde für Mütter, oder Kunst Kinder zu erziehen und zu erhalten. Aus dem Französischen mit Anmerkungen von Christian Philipp Fischer. Hildburghaußen 1805. Hahnemanns Rezension in: Jena. Allg. Lit. Ztg. (1809), 6. Jg., 2. Bd., Nr. 129, 419–424.

Libellus de Dysenteria. Von Joanne Godofredo Rademacher. Cölln 1806. Hahnemanns Rezension in: Jena. Allg. Lit. Ztg. (1810), 7. Jg., 3. Bd., Nr. 153, 17–24.

Neue Haus- und Reise-Apotheke oder medicinisches Noth- und Hülfsbüchlein, nebst einer genauen Untersuchung aller wirksamen und überall zu habenden Hausmittel, – für Oekonomen, Gutsbesitzer, Dorfprediger, Landleute und Reisende. 2. Aufl., 2. Th., Leipzig 1803. Mit einem Anhange, enthaltend mehrere erquickende, heilsame, und meistens leicht zu bereitende Krankenspeisen. Leipzig 1805. Von G. W. Becker, ausüb. Arzte. Hahnemanns Rezension in: Erg. Bl. z. Jena. Allg. Lit. Ztg. (1813), 1. Jg., 2. Bd., Nr. 92, 329–331.

Einleitung in die Lehre von den ansteckenden Krankheiten und Seuchen. Von A. H. F. Gutfeldt, ausüb. Arzt in Altona. Posen 1804. Hahnemanns Rezension in: Erg. Bl. z. Jena. Allg. Lit. Ztg. (1815), 3. Jg., 1. Bd., Nr.19, 145–152 und Nr. 20, 153–155.

Kurze Beleuchtung verschiedener Principien, die Arzneymittel einzutheilen. Von S. Breinersdorf. A. d. Lat. übersetzt und mit exegetisch-kritischen Anmerkungen versehen von M. E. K. F. Richtsteig. Glogau 1806. Hahnemanns Rezension in: Erg. Bl. z. Jena. Allg. Lit. Ztg. (1815), 3. Jg., 1. Bd., Nr. 91, 337–342.

2. Selbständige Schriften

a) Kleinere Monographien

[Valediktion, Meißen 24.4.1775]. In: Erich Preuß, Der zwanzigjährige Hahnemann. Ein neuer Beitrag zur Hahnemann-Forschung. Nach einem bisher unbekannten Jugendwerke. Schwabe, Leipzig 1930, S. XVIII–XXII u. 18–27.

[Dissertation] Conspectus adfectuum spasmodicorum aetiologicus et therapeuticus. Erlangen 1779.

Freund der Gesundheit, 1. Bd., 1. H., Fleischer, Frankfurt a. M. 1792.

- [Vorwort]. S. 1–8.
- Biß von tollen Hunden. S. 9–21.
- Die Krankenbesucherin. S. 22–27.
- Verwahrung vor Ansteckung in epidemischen Krankheiten. S. 28–42.
- In der Rockenphilosophie ist auch etwas gutes, wer es nur zu finden weiß. S. 43–46.
- Luft verderbende Dinge. S. 47–56.
- Auch nachtheilige Dinge haben Gutes. S. 57–61.

- Diätisches Gespräch mit meinem Bruder, vorzüglich über den Mageninstinkt. S. 62–77.
- Zuweilen eine Laxanz, sollte die wohl schaden? S. 78–81.
- Abhärtung des Körpers. Erstes Fragment. S. 82–100.

Bereitung des Caßler Gelb. Keyser, Erfurt 1793.

Freund der Gesundheit, 1. Bd., 2. H., Crusius, Leipzig 1795.

- Sokrates und Physon. Ueber den Werth des äussern Glanzes. – Etwas zur Beförderung der Zufriedenheit. S. 103–110.
- Vorschläge zur Tilgung eines bösartigen Fiebers, in einem Schreiben an den Polizeiminister. S. 111–117.
- Genauere, einzelne Vorschriften. S. 118–132.
- Nachträge zur allgemeinen Verhütung der Epidemien, besonders in Städten. S. 133–165.
- Ueber die Befriedigung unsrer thierischen Bedürfnisse – in einer andern als medizinischen Rücksicht. S. 166–173.
- Eine Kinderstube. S. 174–184.
- Ueber die Wahl eines Hausarztes. S. 185–195.

Heilung und Verhütung des Scharlach-Fiebers. Becker, Gotha 1801.

Der Kaffee in seinen Wirkungen. Nach eignen Beobachtungen. Steinacker, Leipzig 1803.

Aeskulap auf der Wagschale. Steinacker, Leipzig 1805.

Heilkunde der Erfahrung. Wittig, Berlin 1805.

[Habilitation] Dissertatio historico-medica de Helleborismo Veterum. Leipzig 1812.

Ueber das Selbstbereiten und Selbstdarreichen der Arzneien von Seiten der homöopathischen Aerzte. A. Vorstellung an Eine hohe Behörde. In: Kleine medicinische Schriften von Samuel Hahnemann, hrsg. von Ernst Stapf. Bd. 2., Arnold, Dresden und Leipzig 1829, S. 192–199 [verfaßt im Jahre 1820].

Ueber das Selbstbereiten und Selbstdarreichen der Arzneien von Seiten der homöopathischen Aerzte. B. Der homöopathische Arzt wird von keinem bisherigen Medicinalgesetze gehindert, seine arzneiliche Hülfe den Kranken selbst zu reichen. In: Kleine medicinische Schriften von Samuel Hahnemann, hrsg. von Ernst Stapf. Bd. 2., Arnold, Dresden und Leipzig 1829, S. 200–203 [zu einer anderen Zeit der Behörde eingereicht].

Die Allöopathie. Ein Wort der Warnung an Kranke jeder Art. Baumgärtner, Leipzig 1831.

Die Cholera. In: Sicherste Heilung und Ausrottung der asiatischen Cholera. 4., mit den Regeln der homöopathischen Diät stark verm. und verb. Aufl., Glück, Leipzig 1831, S. 3–11.

Heilung der asiatischen Cholera und Schützung vor derselben. In: Die Heilung der asiatischen Cholera und das sicherste Schutzmittel gegen dieselbe nach des Hofraths Dr. S. Hahnemann neuestem Schreiben an den Regierungsrath Dr. C. v. Bönninghausen. Regensberg, Münster 1831, S. 4–11.

Auszug aus einem Schreiben des Hrn. Hofrathes Dr. Hahnemann an den Herausgeber. In: Die Heilung der asiatischen Cholera und das sicherste Schutzmittel gegen dieselbe nach des Hofraths Dr. S. Hahnemann neuestem Schreiben an den Regierungsrath Dr. C. v. Bönninghausen. Regensberg, Münster 1831, S. 11–14.

Aufruf an denkende Menschenfreunde über die Ansteckungsart der asiatischen Cholera. Berger, Leipzig 1831.

Allocution de Samuel Hahnemann, Prononcée à l'ouverture de la session de la Société homoeopathique gallicane, le 15 septembre 1835. Discours prononcés a l'ouverture de la session de la société homoeopathique gallicane, a Paris, le 15 septembre 1835. Gruaz, Genève 1835, 3–5.

b) Vorworte und Aufsätze aus größeren Monographien

Fragmenta de viribus medicamentorum positivis

Praefatio. In: Fragmenta de viribus medicamentorum positivis sive in sano corpore humano observatis. Pars prima. Barth, Leipzig 1805, S. III–VIII [Übersetzung: Vorwort. In: Josef M. Schmidt, Die Fragmenta de viribus medicamentorum positivis. Allg. hom. Ztg. (1995), 240. Bd., 93–97].

Organon der Heilkunst

Vorerinnerung. In: Organon der rationellen Heilkunde. Arnold, Dresden 1810, S. I–IV.

Vorerinnerung zur zweiten Auflage. In: Organon der Heilkunst. 2. Aufl., Arnold, Dresden 1819, S. 6–14.

Ein Paar Worte bei Herausgabe der dritten Auflage. In: Organon der Heilkunst. 3. Aufl., Arnold, Dresden 1824, S. XI–XII.

Vorrede zur vierten Ausgabe. In: Organon der Heilkunst. 4. Aufl., Arnold, Dresden und Leipzig 1829, S. III–VI.

Vorrede zur fünften Ausgabe. In: Organon der Heilkunst. 5. Aufl., Arnold, Dresden und Leipzig 1833, S. III–X.

Vorrede. In: Organon der Heilkunst. Textkritische Ausgabe der von Samuel Hahnemann für die sechte Auflage vorgesehenen Fassung [1842]. Bearb., hrsg. und mit einem Vorw. versehen von Josef M. Schmidt. Haug, Heidelberg 1992, Neuaufl. 1999, S. 1–4.

Reine Arzneimittellehre

Vorrede. In: Reine Arzneimittellehre. 1. Th., Arnold, Dresden 1811 (^{2}1822, ^{3}1830), S. 3–9.

Vorerinnerung. In: Reine Arzneimittellehre. 2. Th., Arnold, Dresden 1816 (^{2}1824, ^{3}1833), S. 23–33.

Nota bene für meine Recensenten. In: Reine Arzneimittellehre. 3. Th., Arnold, Dresden 1817 (^{2}1825), S. III–X.

Beleuchtung der Quellen der gewöhnlichen Materia medica (April 1817). In: Reine Arzneimittellehre. 3. Th., Arnold, Dresden 1817 (^{2}1825), S. XI–LV.

Eine Erinnerung. In: Reine Arzneimittellehre. 4. Th., Arnold, Dresden 1818 (^{2}1825), S. 3–17.

Der ärztliche Beobachter. (Ein Bruchstück.) (Ende 1817). In: Reine Arzneimittellehre. 4. Th., Arnold, Dresden 1818 (^{2}1825), S. 18–22.

Wie können kleine Gaben so sehr verdünnter Arznei, wie die Homöopathie sie vorschreibt, noch Kraft, noch große Kraft haben? In: Reine Arzneimittellehre. 6. Th., Arnold, Dresden 1821 (^{2}1827), S. V–XVI.

[Anhang zur] Vorrede. In: Reine Arzneimittellehre. 1. Th., 2. Aufl., Arnold, Dresden 1822 (^{1}1811, ^{3}1830), S. 10–11.

Beleuchtung der Quellen der gewöhnlichen Materia medica (April 1817 und Jan. 1825). In: Reine Arzneimittellehre. 3. Th., 2. Aufl., Arnold, Dresden 1825 (^{1}1817), S. 11–60.

Wie können kleine Gaben so sehr verdünnter Arznei, wie sie die Homöopathie vorschreibt, noch Kraft, noch große Kraft haben? In: Reine Arzneimittellehre, 6. Th., 2. Aufl., Arnold, Dresden und Leipzig 1827 (^{1}1821), V–XI.

Geist der homöopathischen Heillehre. In: Reine Arzneimittellehre, 2. Th., 3. Aufl., Arnold, Dresden und Leipzig 1833 (^{1}1816, ^{2}1824), S. 3–26.

Vorerinnerung. In: Reine Arzneimittellehre. 2. Th., 3. Aufl., Arnold, Dresden und Leipzig 1833 (^{1}1816, ^{2}1824), S. 27–38.

Die chronischen Krankheiten

Vorwort. In: Die chronischen Krankheiten, ihre eigenthümliche Natur und homöopathische Heilung, 1. Th., Arnold, Dresden und Leipzig 1828, III–VI.

Anleitung zur Bereitung der antipsorischen Arzneien. In: Die chronischen Krankheiten, ihre eigenthümliche Natur und homöopathische Heilung, 2. Th., Arnold, Dresden und Leipzig 1828, S. 1–16.

Die Arzneien. In: Die chronischen Krankheiten, ihre eigenthümliche Natur und homöopathische Heilung. 1. Th., 2. Aufl., Arnold, Dresden und Leipzig 1835, S. 177–188.

Vorwort über das Technische in der Homöopathik. In: Die chronischen Krankheiten, ihre eigenthümliche Natur und homöopathische Heilung, 3. Th., 2. Aufl., Schaub, Düsseldorf 1837, S. V–XII.

Vorwort. Blick auf die Art, wie homöopathisches Heilen zugehe. In: Die chronischen Krankheiten, ihre eigenthümliche Natur und homöopathische Heilung, 4. Th., 2. Aufl., Schaub, Düsseldorf 1838, S. V–VIII.

Vorwort. Dilutionen, und Potenzen (Dynamisationen). In: Die chronischen Krankheiten, ihre eigenthümliche Natur und homöopathische Heilung, 5. Th., 2. Aufl., Schaub, Düsseldorf 1839, S. V–VI .

Vorhomöopathische Werke

Einleitung. In: Anleitung alte Schäden und faule Geschwüre gründlich zu heilen nebst einem Anhange über eine zweckmäsigere Behandlung der Fisteln, der Knochenfäule, des Winddorns, des Krebses, des Gliedschwamms und der Lungensucht. Crusius, Leipzig 1784, S. 3–8.

[Vorwort]. In: Ueber die Arsenikvergiftung, ihre Hülfe und gerichtliche Ausmittelung. Crusius, Leipzig 1786, S. III–VI.

Vorrede. In: Unterricht für Wundärzte über die venerischen Krankheiten, nebst einem neuen Queksilberpräparate. Crusius, Leipzig 1789, 14 S.

Vorerinnerung. In: Apothekerlexikon. 1. Th., 1. Abth., A bis E., Crusius, Leipzig 1793, 6 S.

c) Vorworte und Beiträge zu Werken anderer

[Autobiographie] Leipzig 30. 8. 1791. In: Nachrichten von dem Leben und den Schriften jeztlebender teutscher Aerzte, Wundärzte, Thierärzte, Apotheker und Naturforscher, hrsg. von Johann Kaspar Philipp Elwert. 1. Bd., Gerstenberg, Hildesheim 1799, S. 195–201.

[Bibliographie] [Schriften und Aufsäze. In: Nachrichten von dem Leben und den Schriften jeztlebender teutscher Aerzte, Wundärzte, Thierärzte, Apotheker und Naturforscher, hrsg. von Johann Kaspar Philipp Elwert. 1. Bd., Gerstenberg Hildesheim 1799, S. 201–215].

Vorwort (13.10.1830). In: Georg Adolph Weber, Systematische Darstellung der reinen Arzneiwirkungen aller bisher geprüften Mittel, Vieweg, Braunschweig 1836, S. III–IV.

Auszug eines Briefes des Hofraths Dr. Hahnemann an den Dr. Quin. In: Friedrich Foster Quin, Die homöopathische Behandlung der Cholera. Übers. von Ernst Georg v. Brunnow. Arnold, Dresden und Leipzig 1832, S. 53–54.

Vorwort über die Wiederholung der Gabe eines homöopathischen Arzneimittels. In: Systematisch-Alphabetisches Repertorium der Homöopathischen Arzneien, hrsg. von Clemens v. Bönninghausen, Coppenrath, Münster 1832, S. XIV–XXIV.

Nachtrag zum Vorworte über die Wiederholung der Gabe eines homöopathischen Arzneimittels. In: Systematisch-Alphabetisches Repertorium der Homöopathischen Arzneien, hrsg. von Clemens v. Bönninghausen, Coppenrath, Münster 1832, 4 S.

Vorwort über die Wiederholung eines homöopathischen Arzneimittels. In Systematisch-Alphabetisches Repertorium der Homöopathischen Arzneien, hrsg. von Clemens v. Bönninghausen. Erster Theil enthaltend die antipsorischen, antisyphilitischen und antisykotischen Arzneien. Coppenrath, Münster 1833, S. XXI–XXIX.

Vorwort (23. 8. 1833). In: [Karl] Kammerer, Die Homöopathik heilt ohne Blutentziehungen, Baumgärtner, Leipzig 1834, S. III–IV.

d) Vorworte und Nachworte zu Übersetzungen von Werken anderer

Vorrede des Uebersetzers. In: John Stedman's Physiologische Versuche und Beobachtungen. Aus dem Englischen. Müller, Leipzig 1777, 5 S.

Vorrede des Uebersetzers. In: William Falconer's Versuch über die mineralischen Wasser und warmen Bäder. Aus dem Englischen übersetzt von C. F. S. Hahnemann. Hilscher, Leipzig 1777, 2 S.

Vorrede des Uebersetzers. In: John Ball's Neuere Heilkunst oder vollständige Anweisung, die Krankheiten vernunftmässig zu behandeln. Nach der neuesten Ausgabe aus dem Englischen übersetzt von C. H. Spohr. 1. Th., Müller, Leipzig 1778, 2 S.

Vorrede des Uebersetzers. In: Demachy's Laborant im Großen, oder Kunst die chemischen Produkte fabrikmäßig zu verfertigen. In drei Theilen. Aus dem Französischen übersetzt und mit Zusätzen versehen von Samuel Hahnemann. 1. Bd., Crusius, Leipzig 1784, 4 S.

Vorrede des Herausgebers zum zweiten Bande. In: Demachy's Laborant im Großen, oder Kunst die chemischen Produkte fabrikmäßig zu verfertigen. In drei Theilen. Aus dem Französischen übersetzt und mit Zusätzen versehen von Samuel Hahnemann. 2. Bd., Crusius, Leipzig 1784, 6 S.

Nachricht des Herausgebers. In: Der Liqueurfabrikant, Aus dem Französischen der Herren Demachy und Dübuisson, übersetzt und mit Zusätzen bereichert von Samuel Hahnemann. 1. Bd., Crusius, Leipzig 1785, 4 S.

Einleitung in den Auszug aus Dübuissons Liqueur-Fabrikanten. In: Der Liqueurfabrikant, Aus dem Französischen der Herren Demachy und Dübuisson, übersetzt und mit Zusätzen bereichert von Samuel Hahnemann. 2. Bd., Crusius, Leipzig 1785, S. 3–4.

[Vorwort des Übersetzers]. In: Herrn Demachy's Kunst des Essigfabrikanten. Herausgegeben mit Bemerkungen und einem Anhange von Samuel Hahneman. Crusius, Leipzig 1787, 2 S.

Doktor Hahnemans Anhang. Ueber die Brauerei des Essigs, besonders des aus Getraide. In: Demachy's Kunst des Essigfabrikanten. Herausgegeben mit Bemerkungen und einem Anhange von Samuel Hahneman. Crusius, Leipzig 1787, S. 157–175.

Vorrede. In: J. B. van den Sande und Samuel Hahnemann, Die Kennzeichen der Güte und Verfälschung der Arzneimittel, Walther, Dresden 1787, 9 S.

[Anmerkung Hahnemanns zu seinem Selbstversuch mit Chinarinde]. In: William Cullen's Abhandlung über die Materia medika. Übersetzt und mit Anmerkungen von Samuel Hahnemann. 2. Bd., Schwickert, Leipzig 1790, S. 108–109.

Zusatz des Uebersetzers. In: Arthur Young's Annalen des Ackerbaues und andrer nüzlichen Künste. Aus dem Englischen übersetzt von Samuel Hahnemann. 1. Bd., Crusius, Leipzig 1790, 4 S.

Vorrede des Uebersetzers. In: Donald Monro's Chemisch pharmaceutische Arzneimittellehre. Übersetzt und mit Anmerkungen von Samuel Hahnemann. 1. Bd., Beer, Leipzig 1791, 2 S.

[Vorwort des Übersetzers]. In: Edward Rigby's chemische Bemerkungen über den Zucker. Aus dem Englischen mit Anmerkungen. Richter, Dresden 1791, 1 S.

Vorrede des deutschen Herausgebers. In: Arzneischatz oder Sammlung gewählter Rezepte. Aus dem Englischen. Fleischer, Leipzig 1800, S. IX–XIX.

Vorerinnerung. In: Everard Home's praktische Bemerkungen über die Heilart der Harnröhrverengerungen durch Aetzmittel. Aus dem Englischen übersetzt und mit Anmerkungen von Samuel Hahnemann. Fleischer, Leipzig 1800, 2 S.

Vorerinnerung. In: Albrecht von Haller's Arzneimittellehre der vaterländischen Pflanzen. Leipzig 1806, S. III–IV.

e) Vortragsmanuskript

Homöopathische Heilkunde der Hausthiere. O. J., o. O. In: Daniel Kaiser, Wiederentdeckt: ein grundlegendes Manuskript Hahnemanns. Zschr. f. klass. Hom. (1989), 33. Bd., 112–120.

Literaturverzeichnis

Nicht wiedergegebene Mehrfachpublikationen kleinerer Schriften Hahnemanns[1]

1. Zeitschriften

Genauere Bereitungsart des auflöslichen Quecksilbers. N. Mag. f. Ärzte (1789), 11. Bd., 5. St., 411–416 und N. Lit. Nachr. f. Ärzte (1789), 4. Qu., 902–908.
Bis auf eine hier fehlende Fußnote identisch mit „Vollständige Bereitungsart des auflöslichen Quecksilbers" in: [Crells] Chem. Ann. (1790), 2. Bd., 7. St., 22–28. Vgl. Nr. 37 des Quellenverzeichnisses.

Anzeige. Med. Chir. Ztg. (1791), 1. Bd., Nr. 10, 175–176.
Identisch mit „Medicinische Anzeige" in: Anz. (1791), 1. Bd., Nr. 12, a. Vgl. Nr. 39 des Quellenverzeichnisses.

Vertheidigung. Med. Chir. Ztg. (1791), 2. Bd., Nr. 52, 477–480.
Identisch mit gleichnamigem Beitrag in: Anz. (1791), 1. Bd., Nr. 140, a. Vgl. Nr. 42 des Quellenverzeichnisses.

Das sicherste und gewisseste Hausmittel gegen den kalten Brand. Med. Chir. Ztg. (1791), 2. Bd., Nr. 51, 464 und Ann. d. Arzml. (1796), 1. Bd., 2. St., 191–192.
Identisch mit gleichnamigem Beitrag in: Anz. (1791), 1. Bd., Nr. 136, b. Vgl. Nr. 43 des Quellenverzeichnisses.

Bereitung des Casseler Gelbs. Acta Acad. Elect. Mogunt. Sci. Util. (1794) I., 1–10.
Identisch mit „Bereitung des Caßler Gelb", Keyser, Erfurt 1793. Vgl. Nr. 60 des Quellenverzeichnisses.

Ueber Hahnemanns Weinprobe, und den neuen Liquor probatorius fortior. [Trommsdorffs] J. d. Pharm. (1794), 2. Bd., 1. St., 39–48.
Identisch mit „Ueber die neuere Weinprobe und den neuen Liquor probatorius fortior" in: [Crells] Chem. Ann. (1794), 1. Bd., 2./3. St., 104–111. Vgl. Nr. 68 des Quellenverzeichnisses.

Entdeckung eines specifischen, nie trügenden Verwahrungs- und Vorbauungs-Mittels des Scharlachfiebers. Int. Bl. d. Allg. Lit. Ztg. (1800), Nr. 19, 146–147 und Med. Chir. Ztg. (1800), 1. Bd., Nr. 11, 191–192.
Identisch mit gleichnamigem Beitrag in: Reichs-Anz. (1800), 1. Bd., Nr. 18, 237–239. Vgl. Nr. 93 des Quellenverzeichnisses.

Dr. Hahnemann's fernere Erklärung über die Bekanntmachung seines specifischen Mittels gegen Scharlachfieber-Ansteckung. Med. Chir. Ztg. (1800), 2. Bd., Nr. 42, 286–288.
Identisch mit gleichnamigem Beitrag in: Reichs-Anz. (1800), 1. Bd., Nr. 108, 1389–1391. Vgl. Nr. 94 des Quellenverzeichnisses.

Pneumlaugensalz entdeckt von Herrn Dr. Samuel Hahnemann in Altona. Allg. J. d. Chem. (1800), 5. Bd., 1. H. (H. 25), 35–39.
Identisch mit „Pneumlaugensalz, entdeckt von Hrn. D. Samuel Hahnemann" in: [Crells] Chem. Ann. (1800), 1. Bd., 5. St., 392–395. Vgl. Nr. 96 des Quellenverzeichnisses.

Heilkunde der Erfahrung. [Hufelands] N. J. d. pract. Arzkd. (1805), 22. Bd., 3. St., 5–99.
Identisch mit gleichnamiger Monographie: Berlin 1805. Vgl. Nr. 110 des Quellenverzeichnisses. Auch als Nachdruck: Haug, Heidelberg 1989 (s. u.).

---

1 Vgl. Josef M. Schmidt, Die Publikationen Samuel Hahnemanns, Sudhoffs Arch. (1988), 72. Bd., 14-36.

Aerztliche Nachricht. In: Ueber den Aufsatz gegen mich in der Leipziger Zeitung Nr. 21. Leipzig. Ztg. (1821), Nr. 25, 269–270.
Identisch mit gleichnamigem Beitrag in: Leipzig. Tagebl. (1821), 1. Bd., Nr. 23, 96. Vgl. Nr. 162 des Quellenverzeichnisses. Auch als Nachdruck in: Leipzig. Pop. Zschr. f. Hom. (1898), 29. Jg., Nr. 21/22, 190 (s. u.).

Ueber die venerischen Krankheiten und ihre Cur. Hom. u. allöop. Leucht- u. Brandk. (1830), 1. Bd., 1. H., 44–58.
Vgl. den gleichnamigen Beitrag in: Allg. Anz. d. Dt. (1809), 1. Bd., 1145–1158. Vgl. Nr. 134 des Quellenverzeichnisses.

Heilung der asiatischen Cholera und Schützung vor derselben. Allg. Anz. u. Nat. Ztg. d. Dt. (1831), Nr. 258, 3506–3511; [Stapfs] Arch. f. d. hom. Hlkst. (1831), 11. Bd., 1. H., 122–127; Bl. a. d. Voigtl. (1831), Nr. 26, 201–203 sowie Sicherste Heilung und Ausrottung der asiatischen Cholera, 4. Aufl., Glück, Leipzig 1831, S. 13–20.
Identisch mit gleichnamigem Beitrag in: Allg. Anz. u. Nat. Ztg. d. Dt. (1831), 2. Bd., Nr. 242, 3281–3285. Vgl. Nr. 184 des Quellenverzeichnisses.

Offenes Sendschreiben an das hohe Ministerium der geistlichen, Unterrichts- und Medicinalanstalten in Berlin. [Schweikerts] Ztg. d. hom. Hlkst. (1832), 4. Bd., Nr. 50, 393–398.
Identisch mit gleichnamigem Beitrag in: Allg. Anz. u. Nat. Ztg. d. Dt. (1832), 1. Bd., Nr. 154, 2025–2030. Vgl. Nr. 199 des Quellenverzeichnisses. Auch als Nachdruck in: Haehl (1922) 2. Bd., S. 123–125 (s. u.).

Nachschrift zu dem offenen Sendschreiben an das hohe Ministerium der geistlichen, Unterrichts- und Medicinalanstalten in Berlin. (Allg. Anz. etc. d. D. 1832 Nr. 154). [Schweikerts] Ztg. d. hom. Hlkst. (1832), 5. Bd., Nr. 16, 126–128.
Identisch mit gleichnamigem Beitrag in: Allg. Anz. u. Nat. Ztg. d. Dt. (1832), 1. Bd., Nr. 173, 2277–2279. Vgl. Nr. 200 des Quellenverzeichnisses. Auch als Nachdruck in: Haehl (1922), 2. Bd., S. 125 (s. u.).

Einladung aller meiner echten Schüler und Nachfolger zum 10. August nach Cöthen. [Schweikerts] Ztg. d. hom. Hlkst. (1833), 6. Bd., Nr. 44, 352.
Identisch mit gleichnamigem Beitrag in: Allg. Anz. u. Nat. Ztg. d. Dt. (1833), 1. Bd., Nr. 131, 1711. Vgl. Nr. 210 des Quellenverzeichnisses. Auch als Nachdruck in: Haehl (1922), 2. Bd., S. 293 (s. u.).

Berichtigende Erklärung. Anhalt. Volksfr. (1834), 4. Jg., 246.
Identisch mit „Erklärung“ in: Allg. Hom. Ztg. (1834), 5. Bd., Nr. 2, 31. Vgl. Nr. 215 des Quellenverzeichnisses.

2. Beiträge in Monographien

Organon

Vorrede zur sechsten Ausgabe. In: Organon der Heilkunst. Nach der handschriftlichen Neubearbeitung Hahnemanns für die 6. Auflage, hrsg. von Richard Haehl. Schwabe, Leipzig 1921, S. LXXIII–LXXVII.
Größtenteils identisch mit „Vorrede“ in: Organon der Heilkunst. Textkritische Ausgabe der 6. Auflage. Vgl. Nr. 225 des Quellenverzeichnisses.

Vorrede. In: Organon der Heilkunst. Standardausgabe der 6 Aufl., bearb. und hrsg. von Josef M. Schmidt. Haug, Heidelberg 1996, S. 1–5.
Bis auf die hier entfernten textkritischen Sonderzeichen identisch mit „Vorrede“ in: Organon der Heilkunst. Textkritische Ausgabe der 6. Auflage. Vgl. Nr. 225 des Quellenverzeichnisses.

Einleitung. In: Organon der rationellen Heilkunde, Arnold, Dresden 1810, S. V–XLVIII; Organon der Heilkunst, 2. Aufl., Arnold, Dresden 1819, S. 29–90; Organon der Heilkunst, 3. Aufl., Arnold, Dresden 1824, S. 1–52; Organon der Heilkunst, 4. Aufl., Arnold, Dresden und Leipzig 1829, S. 51–104.

Die genannten Stellen aus der Organon-Einleitung beruhen alle auf dem Beitrag „Fingerzeige auf den homöopathischen Gebrauch der Arzneien in der bisherigen Praxis" in: [Hufelands] N. J. d. pract. Arzkd. (1807), 26. Bd., 2. St., 5–43.[2] Vgl. Nr. 123 des Quellenverzeichnisses.

Reine Arzneimittellehre

Vorrede. In: Reine Arzneimittellehre, 1. Th., 2. Aufl., Arnold, Dresden 1822, S. 3–11 und ebenda, 3. Aufl., Arnold, Dresden und Leipzig 1830, S. 3–9.

Die „Vorrede" von 1822 enthält gegenüber der Erstversion von 1811 bis auf einen „Anhang", der hier wiedergegeben wird (vgl. Nr. 164 des Quellenverzeichnisses), keine wesentlichen Änderungen. Die Version der „Vorrede" der 3. Aufl. der Reinen Arzneimittellehre von 1830 unterscheidet sich von ihren beiden Vorgängerversionen durch eine Fußnote auf der ersten Seite. Weder die Fußnote noch sonstige geringfügige Änderungen rechtfertigen eine Aufnahme in diese Ausgabe. Vgl. Nr. 140 des Quellenverzeichnisses.

Geist der homöopathischen Heillehre. In: Reine Arzneimittellehre, 2. Th., Arnold, Dresden 1816, S. 1–22 und ebenda, 2. Aufl., Arnold, Dresden 1824, S. 3–26.

In dieser Ausgabe wurden die erste Version „Geist der neuen Heillehre" in: Allg. Anz. (1813), 1. Bd., Nr. 62, 625–633 u. Nr. 63, 641–648 (vgl. Nr. 145 des Quellenverzeichnisses) und die letzte Version von 1833 aus der 3. Aufl. der Reinen Arzneimittellehre (vgl. Nr. 207 des Quellenverzeichnisses) veröffentlicht. Die Versionen von 1816 und 1824 wurden zwar fortlaufend, jedoch nur geringfügig verändert, so daß eine Aufnahme nicht gerechtfertigt schien.

Vorerinnerung. In: Reine Arzneimittellehre, 2. Th., 2. Aufl., Dresden 1824, S. 27–38.

Gegenüber der Erstversion von 1816 (vgl. Nr. 147 des Quellenverzeichnisses) enthält die Version der 2. Auflage keine wesentlichen Änderungen. Die letzte Version von 1833 wurde mit aufgenommen (vgl. Nr. 208 des Quellenverzeichnisses), da sie gegenüber den Vorgängern größere inhaltliche Änderungen insbesondere im letzten Drittel des Textes aufweist, wie z.B., Arzneimittelprüfungen durchgängig mit der C30 durchzuführen.

Nota bene für meine Recensenten. In: Reine Arzneimittellehre, 3. Th., 2. Aufl., Arnold, Dresden 1825, S. 3–10.

Bis auf eine eingeklammerte Vorrede (8 Zeilen) ist die Version von 1825 gegenüber dem Erstling von 1817 (vgl. Nr. 152 des Quellenverzeichnisses) nahezu identisch und wurde daher nicht aufgenommen.

Eine Erinnerung. In: Reine Arzneimittellehre, 4. Th., 2. Aufl., Arnold, Dresden 1825, S. 3–20.

Die zweite Fassung der „Erinnerung" von 1825 weist gegenüber der Erstversion von 1818 (vgl. Nr. 154 des Quellenverzeichnisses) keine wesentlichen inhaltlichen Änderungen auf. Lediglich der erste Absatz der Fassung von 1818 wurde in der Fassung von 1825 umformuliert und gliedert sich jetzt in drei Absätze (der ersten 1 ½ Seiten), so daß eine Aufnahme nicht gerechtfertigt schien.

Der ärztliche Beobachter. (Ein Bruchstück). In: Reine Arzneimittellehre, 4. Th., 2. Aufl., Arnold, Dresden 1825, S. 21–26.

Die zweite Version des „ärztlichen Beobachters" von 1825 ist gegenüber der ersten Fassung von 1818 (vgl. Nr. 155 des Quellenverzeichnisses) nahezu identisch.

---

2 Vgl. dazu Josef M. Schmidt, Die literarischen Belege Samuel Hahnemanns für das Simile-Prinzip (1807–1829). In: Jb. d. Inst. f. Gesch. d. Med. d. Robert Bosch Stiftung. Hrsg. von Werner F. Kümmel. Bd. 7 für 1988. Hippokrates, Stuttgart 1990, S. 161–187.

Die chronischen Krankheiten

Vorwort zur ersten Ausgabe 1828. In: Die chronischen Krankheiten, ihre eigenthümliche Natur und homöopathische Heilung, 1. Th., 2. Aufl., Arnold, Dresden und Leipzig 1835, S. XXVII–XXVIII.
Unveränderter Nachdruck aus der 1. Auflage 1828. Vgl. Nr. 171 des Quellenverzeichnisses.

Alumina, Alaunerde, Thonerde. In: Die chronischen Krankheiten, ihre eigenthümliche Natur und homöopathische Heilung, 1. Th., 2. Aufl., Arnold, Dresden und Leipzig 1835, S. 33–92.
Überarbeitete Fassung des Beitrags in: [Stapfs] Arch. f. d. hom. Hlkst. (1830), 9. Bd., 188–203. Vgl. Nr. 176 des Quellenverzeichnisses.

Sonstige Monographien

Sendschreiben über die Heilung der Cholera und die Sicherung vor Ansteckung am Krankenbette, Hirschwald, Berlin 1831.
Identisch mit „Die Cholera" in: Allg. Anz. u. Nat. Ztg. d. Dt. (1831), 1. Bd., Nr. 173, 2353–2357. Vgl. Nr. 180 des Quellenverzeichnisses. Enthält ferner identisch den „Erläuterndern Zusatz zu meiner Abhandlung über die Heilung der Cholera durch Kampher in Nr. 173" in: Allg. Anz. u. Nat. Ztg. d. Dt. (1831), 2. Bd., Nr. 189, 2569–2570. Vgl. Nr. 181 des Quellenverzeichnisses.

Sicherste Heilung und Ausrottung der Cholera. 4. Aufl., Glück, Leipzig 1831.
Enthält u. a. „Neuestes, vom Herrn Hofrath Dr. Hahnemann empfohlenes Schutzmittel gegen die asiatische Cholera", identisch mit „Schützung vor der asiatischen Cholera" in: Allg. Anz. u. Nat. Ztg. d. Dt. (1831), 2. Bd., Nr. 225, 3057–3058. Vgl. Nr. 183 des Quellenverzeichnisses. Enthält ferner identisch „Heilung der asiatischen Cholera und Schützung vor derselben" in: Allg. Anz. u. Nat. Ztg. d. Dt. (1831), 2. Bd., Nr. 242, 3281–3285. Vgl. Nr. 184 des Quellenverzeichnisses.

3. Posthume Nachdrucke

Zeitschriften

Aerztliche Nachricht. Leipzig. Pop. Zschr. f. Hom. (1898), 29. Jg., Nr. 21/22, 190.
Vgl. Nr. 162 des Quellenverzeichnisses.

Ueber den Aufsatz gegen mich in der Leipziger Zeitung Nr. 21. Leipzig. Pop. Zschr. f. Hom. (1898), 29. Jg., Nr. 21/22, 189–191.
Vgl. Nr. 163 des Quellenverzeichnisses.

Ueber die üblen Zufälle vom Kinderentwöhnen. Allg. Hom. Ztg. (1933), 181. Bd., 291–294.
Vgl. Nr. 21 des Quellenverzeichnisses.

Ueber die Verhütung der Brustgeschwülste beym Kinderentwöhnen. Beendigung des Aufsatzes in No. 34. dieser Anzeigen. Allg. Hom. Ztg. (1933), 181. Bd., 294–297.
Vgl. Nr. 22 des Quellenverzeichnisses.

Verhütung der Geschwulst nach dem Scharlachfieber. Principiis obsta, sero medicina paratur. Allg. Hom. Ztg. (1933), 181. Bd., 298–300.
Vgl. Nr. 23 des Quellenverzeichnisses.

Lutze, Arthur (Hrsg.), Samuel Hahnemann's Organon der Heilkunst. 6. Aufl., Verlag der Lutze'schen Klinik, Coethen 1865[3]

Vorerinnerung zur ersten Auflage von 1810. In: Lutze (1865), S. 1–2.
Vgl. Nr. 138 des Quellenverzeichnisses.

Vorerinnerung zur zweiten Auflage von 1818. In: Lutze (1865), S. 3–8.
Vgl. Nr. 156 des Quellenverzeichnisses.

Ein Paar Worte bei der Herausgabe der dritten Auflage 1824. In: Lutze (1865), S. 9–10.
Vgl. Nr. 165 des Quellenverzeichnisses.

Vorrede zur vierten Ausgabe 1829. In: Lutze (1865), S. 11–13.
Vgl. Nr. 173 des Quellenverzeichnisses.

Vorrede zur fünften Ausgabe von 1833. In: Lutze (1865), S. 14–19.
Vgl. Nr. 206 des Quellenverzeichnisses.

Wie können kleine Gaben so sehr verdünnter Arznei, wie die Homöopathie sie vorschreibt, noch Kraft, noch grosse Kraft haben? In: Lutze (1865), S. 293–298.
Vgl. Nr. 170 des Quellenverzeichnisses.

Eine Erinnerung. In: Lutze (1865), S. 300–309.
Vgl. Nr. 154 des Quellenverzeichnisses.

Beleuchtung der Quellen der gewöhnlichen Materia medica. In: Lutze (1865), S. 310–352.
Vgl. Nr. 166 des Quellenverzeichnisses.

Haehl, Richard (Hrsg.), Samuel Hahnemann, Organon der Heilkunst. 6. Aufl., Schwabe, Leipzig 1921

Vorschläge zur Tilgung eines bösartigen Fiebers, in einem Schreiben an den Polizeiminister. In: Haehl (1921), S. 272–276.
Vgl. Nr. 70 des Quellenverzeichnisses.

Genauere, einzelne Vorschriften. In: Haehl (1921), S. 277–286.
Vgl. Nr. 71 des Quellenverzeichnisses.

Nachträge zur allgemeinen Verhütung der Epidemien, besonders in Städten. In: Haehl (1921), S. 286–308.
Vgl. Nr. 72 des Quellenverzeichnisses.

Die Krankenbesucherin. In: Haehl (1921), S. 308–312.
Vgl. Nr. 49 des Quellenverzeichnisses.

Zuweilen eine Laxanz, sollte die wohl schaden? In: Haehl (1921), S. 312–314.
Vgl. Nr. 55 des Quellenverzeichnisses.

---

3 Die von Lutze herausgegebene „7. Aufl., Köthen 1881" ist ein inhaltlich identischer Nachdruck dieser „6. Aufl.".

Haehl, Richard, Samuel Hahnemann. Sein Leben und Schaffen. Schwabe, Leipzig 1922

[Autobiographie]. In: Haehl (1922), 1. Bd., S. 12–14.
Vgl. Nr. 46 des Quellenverzeichnisses.

Antikritik. In: Haehl (1922), 1. Bd., S. 102.
Vgl. Nr. 141 des Quellenverzeichnisses.

Medicinisches Institut. In: Haehl (1922), 1. Bd., S. 105–106.
Vgl. Nr. 142 des Quellenverzeichnisses.

Ein Wort an die Leipziger Halb-Homöopathen. In: Haehl (1922), 1. Bd., S. 208–209.
Vgl. Nr. 203 des Quellenverzeichnisses.

[Vorschlag einer noch mangelnden Hülfs-Anstalt für wahnsinnige Standes-Personen]. In: Haehl (1922), 2. Bd., S. 32–33.
Vgl. Nr. 57 des Quellenverzeichnisses.

[Für Freunde der Leidenden]. In: Haehl (1922), 2. Bd., S. 34.
Vgl. Nr. 62 des Quellenverzeichnisses.

Beschwerde und Entschluß. In: Haehl (1922), 2. Bd., S. 42.
Vgl. Nr. 90 des Quellenverzeichnisses.

[Nachricht von einem jetzt erschienenen Buche, betitelt: Organon der rationellen Heilkunde, von Samuel Hahnemann]. In: Haehl (1922), 2. Bd., S. 95–96.
Vgl. Nr. 139 des Quellenverzeichnisses.

Wie Sam. Hahnemann seine Arzneyprüfungen angestellt habe? In: Haehl (1922), 2. Bd., S. 107–108.
Vgl. Nr. 224 des Quellenverzeichnisses.

Hochzuehrender Herr Professor. In: Haehl (1922), 2. Bd., S. 118.
Vgl. Nr. 150 des Quellenverzeichnisses.

Ueber das Selbstbereiten und Selbstdarreichen der Arzneien von Seiten der homöopathischen Aerzte. A. Vorstellung an Eine hohe Behörde. In: Haehl (1922), 2. Bd., S. 119–123.
Vgl. Nr. 158 des Quellenverzeichnisses.

Offenes Sendschreiben an das hohe Ministerium der geistlichen, Unterrichts- und Medicinalanstalten in Berlin. In: Haehl (1922), 2. Bd., S. 123–125.
Vgl. Nr. 199 des Quellenverzeichnisses.

Nachschrift zu dem offenen Sendschreiben an das hohe Ministerium der geistlichen, Unterrichts- und Medicinalanstalten in Berlin. In: Haehl (1922), 2. Bd., S. 125.
Vgl. Nr. 200 des Quellenverzeichnisses.

Aufforderung. In: Haehl (1922), 2. Bd., S. 207.
Vgl. Nr. 202 des Quellenverzeichnisses.

Offenes Sendschreiben an die Majestät des Königs Friedrich Wilhelm des Dritten. In: Haehl (1922), 2. Bd., S. 253–254.
Vgl. Nr. 193 des Quellenverzeichnisses.

Ausgeben homöopathischer Mittel von dem veralteten Apothekerprivilegium befreit. In: Haehl (1922), 2. Bd., S. 270.
Vgl. Nr. 209 des Quellenverzeichnisses.

An meine ächten Schüler. In: Haehl (1922), 2. Bd., S. 287–288.
Vgl. Nr. 205 des Quellenverzeichnisses.

Einladung aller meiner echten Schüler und Nachfolger zum 10. August nach Cöthen. In: Haehl (1922), 2. Bd., S. 293.
Vgl. Nr. 210 des Quellenverzeichnisses.

Einführung des Herrn Dr. Schweikert als Direktor in die Leipziger homöopathische Heil- und Lehranstalt. In: Haehl (1922), 2. Bd., S. 314.
Vgl. Nr. 213 des Quellenverzeichnisses.

Aufforderung an alle homöopathischen Aerzte. In: Haehl (1922), 2. Bd., S. 325–326.
Vgl. Nr. 217 des Quellenverzeichnisses.

Hahnemann's Empfang und Antrittsrede in der zu Paris versammelten Gesellschaft der homöopathischen Aerzte Frankreichs. In: Haehl (1922), 2. Bd., S. 356–357.
Vgl. Nr. 219 des Quellenverzeichnisses.

Sonstige Monographien

Dr. Samuel Hahnemann's Heilung und Verhütung des Scharlachfiebers und Purpurfriesels. Hrsg. von Joseph Benedict Buchner. Franz, München 1844, (^{2}1851,^{3}1857).
Vgl. Nr. 99 des Quellenverzeichnisses: Heilung und Verhütung des Scharlachfiebers. [Gotha] 1801.

Versuch über ein neues Prinzip zur Auffindung der Heilkräfte der Arzneisubstanzen, nebst einigen Blicken auf die bisherigen. Haug, Heidelberg 1988.
Vgl. Nr. 80 des Quellenverzeichnisses.

Heilkunde der Erfahrung. Haug, Heidelberg 1989.
Neusatz. Vgl. Nr. 110 des Quellenverzeichnisses.

Kanthariden. In: Gypser, Klaus-Henning und Achim Waldecker (Hrsg.), Gesammelte Arzneimittelprüfungen aus Stapfs „Archiv für die homöopathische Heilkunst" (1822–1848). Haug, Heidelberg 1991, 1. Bd., S. 209–216.
Vgl. Nr. 214 des Quellenverzeichnisses.

4. Sammlungen kleinerer Schriften

Stapf, Ernst (Hrsg.), Samuel Hahnemann, Kleine medicinische Schriften. 2 Bde., Arnold, Dresden und Leipzig,1829 (Nachdrucke, Haug, Heidelberg 1971, 1989).
Enthält 38 Schriften. Vgl. die Nrn. 69, 73, 74, 75, 79, 80, 82, 83, 84, 91, 99, 101, 103, 104, 105, 106, 107, 109, 110, 117, 128, 130, 131, 132, 133, 135, 136, 137, 143, 146, 148, 149, 157, 158, 159, 161, 167 und 168 des Quellenverzeichnisses.

Bakody, Theodor von (Hrsg.), Hahnemann redivivus. Schwabe, Leipzig 1883.
Enthält 20 Schriften. Vgl. die Nrn. 69, 73, 74, 75, 80, 83, 91, 101, 103, 104, 105, 106, 109, 110, 130, 131, 132, 133, 135 und 136 des Quellenverzeichnisses.

Bibliographien[4]

1. Hahnemann-Bibliographien

[Hahnemann, Samuel, Schriften und Aufsäze. In: Nachrichten von dem Leben und den Schriften jeztlebender teutscher Aerzte, Wundärzte, Thierärzte, Apotheker und Naturforscher. Hrsg. von Johann Kaspar Philipp Elwert. Gerstenberg, Hildesheim 1799, 1. Bd., S. 201–215].

Stapf, Ernst, Verzeichniß sämmtlicher von S. Hahnemann herausgebenen Schriften. In: Kleine medicinische Schriften von Samuel Hahnemann. Hrsg. von Ernst Stapf. Arnold, Dresden und Leipzig,1829 (Nachdruck, Haug, Heidelberg 1971, 1989), 2. Bd., S. 275–282.

Ameke, Wilhelm, Hahnemann's Schriften nach der Jahreszahl geordnet. In: Die Entstehung und Bekämpfung der Homöopathie. Janke, Berlin 1884, S. 145–151.

Haehl, Richard, Verzeichnis der Abhandlungen und Werke Hahnemanns. In: Samuel Hahnemann. Sein Leben und Schaffen. Schwabe, Leipzig 1922, 2. Bd., S. 523–527.

Tischner, Rudolf, Verzeichnis der Veröffentlichungen Hahnemanns. In: Geschichte der Homöopathie. II. Teil. Hahnemann. Leben und Werk. Schwabe, Leipzig 1934 (Nachdruck, Springer, Wien u.a. 1998), S. 346–363.

Mueller, Wolf, Hahnemann-Bibliographie (Verzeichnis der Schriften Hahnemanns). Dt. Hom. Mschr. (1952), 3. Jg., H. 11/12, 182–186; (1953), 4. Jg., H. 1, 39–43 und H. 2, 81–83.

Schmidt, Josef M., Die Publikationen Samuel Hahnemanns. Sudhoffs Arch. (1988), 72. Bd.,14–36.

Schmidt, Josef M., Bibliographie der Schriften Samuel Hahnemanns. Siegle, Rauenberg 1989.

Schmidt, Josef M., Werke Samuel Hahnemanns. In: Die philosophischen Vorstellungen Samuel Hahnemanns bei der Begründung der Homöopathie (bis zum Organon der rationellen Heilkunde, 1810). Sonntag, München 1990, S. 425–440.

2. Allgemeine Bibliographien

Heinsius, Wilhelm (Hrsg.), Allgemeines Bücher-Lexikon oder vollständiges Alphabetisches Verzeichniß der [aller] von 1700 bis zu Ende 1810 [1815, 1821, 1827, 1834, 1841] erschienenen Bücher, welche in Deutschland und in den durch Sprache und Literatur damit verwandten Ländern gedruckt worden sind. [1700–1810:] 2. Bd., Leipzig 1812, Sp. 238; [1811–1815:] 5. Bd., Abt. 2, Leipzig 1817, Sp. 233; [1816–1821:] 6. Bd., Leipzig 1822, Sp. 325; [1822–1827:] 7. Bd., Leipzig 1828, Sp. 311–

4 Vgl. Josef M. Schmidt, Bibliographie der Schriften Samuel Hahnemanns, Siegle, Rauenberg 1989, S. 69–70.

312; [1828–1834:] 8. Bd., Abt. 1, Leipzig 1836, S. 309; [1835–1841:] 9. Bd., Abt. 1, Leipzig 1846, S. 359.

Callisen, Adolph Carl Peter, Medicinisches Schriftsteller-Lexicon der jetzt lebenden Aerzte, Wundärzte, Geburtshelfer, Apotheker, und Naturforscher aller gebildeten Völker. 8. Bd., Copenhagen 1831, S. 38–53; sowie Nachtrag. 28. Bd., Copenhagen 1840, S. 348–355.

Kayser, Christian Gottlob (Hrsg.), Vollständiges Bücher-Lexicon enthaltend alle von 1750 bis zu Ende des Jahres 1832 [1840] in Deutschland und in den angrenzenden Ländern gedruckten Bücher. [1750–1832:] 3. Th., Leipzig 1835, S. 15–16; [1833–1840:] 7. Th., Leipzig 1841, S. 380.

Engelmann, Wilhelm, Bibiliotheca medico-chirurgica et anatomico-physiologica. Alphabetisches Verzeichnis der medizinischen, chirurgischen, geburtshülflichen, anatomischen und physiologischen Bücher, welche vom Jahre 1750 bis zu Ende des Jahres 1847 in Deutschland erschienen sind. Leipzig 1848, S. 212–213.

Kleinert, Georg Otto, Bibliotheca Homoeopathica. Verzeichniss der im In- und Auslande erschienenen auf die Homöopathie Bezug habenden Schriften. 3., bis zum Jahre 1861 fortgeführte Aufl. Baumgärtner, Leipzig 1862, S. 49–53.

Index-Catalogue of the Library of the Surgeon-General's Office, United States Army. 5. Bd., Washington 1884, S. 780; Second Series (1901), 6. Bd., S. 684–685; Third Series (1926), 6. Bd., S. 398; Fourth Series (1942), 7. Bd., S. 20.

Bradford, Thomas Lindsley (Hrsg.), Homoeopathic Bibliography of the United States, from the Year 1825 to the Year 1891, inclusive. Boericke and Tafel, Philadelphia 1892, S. 103–125.

Elwert, N. G. und J. A. Stargardt (Hrsg.), Homöopathische Bibliothek Richard Haehl. Auktionskatalog, Marburg 1955, S. 11–14.

Rosen, Gerd, Auktion 34. X. Alte Medizin. Teil 1: Homöopathische Sammlung Prof. Hanns Rabe. Berlin 1960, S. 34–41.

The National Union Catalog. Pre-1956 Imprints. A Cumulative Author List Representing Library of Congress Printed Cards and Titles Reported by Other American Libraries. 226. Bd., Mansell 1972, S. 259–264.

The British Library General Catalogue of Printed Books to 1975. 137. Bd., London u. a. 1982, S. 202–203.

Deutsches Biographisches Archiv, Microfiche Edition. Saur, München u. a. 1982, Microfiche Nr. 461.

Gesamtverzeichnis des deutschsprachigen Schrifttums 1700–1910. Hrsg. von Hilmar Schmuck und Willy Gorzny. 54. Bd., München u.a. 1982, S. 61–64 [GV].

3. Bibliothekskataloge

Günther, Renate und Renate Wittern (Hrsg.), Katalog der Bibliothek des Homöopathie-Archivs, Institut für Geschichte der Medizin der Robert Bosch Stiftung, Stuttgart 1988.

Schmidt, Josef M., Katalog der Bibliothek des Krankenhauses für Naturheilweisen. 1. Bd., München 1990; 2. Bd., München 2000.

Auflösung der Pseudonyme Hahnemanns

Bulling, Karl, Die Rezensenten der Jenaischen Allgemeinen Literaturzeitung im ersten [zweiten] Jahrzehnt ihres Bestehens 1804–1813 [1814–1823]. Claves Jenenses (1962), 11. Bd., 104, 114, 216, 218, 245, 336; (1963), 12. Bd., 55, 61.

Gorzny, Willy (Hrsg.), Deutscher Biographischer Index. 2. Bd., München u.a. 1986, S. 769.

Rassmann, Friedrich, Kurzgefaßtes Lexicon deutscher pseudonymer Schriftsteller. Leipzig 1830, S. 172.

Zu Hahnemanns Choleraschriften

Scheible, Karl-Friedrich, Hahnemann und die Cholera. Haug, Heidelberg 1994.

Schneider, Josef, Die Choleraschriften Samuel Hahnemanns. Allg. hom. Ztg. (2000), 245. Bd., 47–57.

Fundstellen der lateinischen und griechischen Zitate Hahnemanns

Aetius: Iatricorum liber, ed. A. Olivieri, Aetii Amideni libri medicinales I–IV, Leipzig 1835 (= CMG 8,1); V–VIII, Berlin 1950 (= CMG 8,2).

Aeschylus: Aischyli Tragoediae, ed. G. Murray, 2. Aufl., Oxford 1955.

Aretaeus: Aretaeus, ed. K. Hude, 2. Aufl., Berlin 1958 (= CMG 2).

Dioscorides: De materia medica, ed. M. Wellmann, Pedanii Dioscuridis Anazarbei de materia medica libri quinque, 3 Bde., Berlin 1906–07. – Ps.-Dioscorides: De venenis eorumque praecautione et medicatione (= Alexipharmaka), ed. K. Sprengel, Pedanii Dioscoridis Anazarbei, Leipzig 1830.

Galen: Claudii Galeni Opera omnia, ed. C. G. Kühn, 20 Bde., Leipzig 1826–29 (Nachdruck Hildesheim 1962) (= K).

Gregor von Nazianz: Funebris oratio in Laudem Basilii Magni Caesareae in Cappadocia episcopi (orat. 43), ed. F. Boulenger, Grégoire de Nazianze. Discours funèbres en l'honneur de son frère Césaire et de Basile de Césarée, Paris 1908.

Hippokrates: Œuvres complètes d'Hippocate, ed. É. Littré, 10 Bde., Paris 1839–1861 (Nachdruck Amsterdam 1962) (= L)

Homer: Ilias, ed. T. W. Allen, Homeri Ilias, Oxford 1931.

Kallimachus: Callimachus, Fragmenta, ed. R. Pfeiffer, vol. 1, Oxford 1949.

Lukian: Lucian, ed. A. M. Harmon, vol. 2, Cambridge, Mass. 1913 (Nachdruck 1961).

Pausanias: Graeciae descriptio, ed. F. Spiro, Pausaniae Graeciae desciptio, 3 Bde., Leipzig 1903 (Nachdruck Stuttgart 1967).

Photius: Bibliotheca, ed. R. Henry, Photius Bibliothèque, 8. Bde., Paris 1959–1977.

Septuaginta: Septuaginta, ed. A. Rahlfs, Vol. 2, Sapientia Salomonis, Stuttgart 1935 (Nachdruck Stuttgart 1971).

Stephanus von Byzanz: Ethnica (epitome), ed. E. Meineke, Stephan von Byzanz, Ethnika, Berlin 1849 (Nachdruck Graz 1958).

Strabon: Geographica, ed. A. Meineke, Strabonis Geographica, Leipzig 1877 (Nachdruck Graz 1969).

Theophrast: Historia Plantarum, ed. A. Hort, Theophrastus. Enquiry into plants, 2 Bde., Cambridge, Mass. 1916 (Nachdruck 1961, 1968).

Referenzwerke zur Übersetzung stehender Wendungen, Redensarten und medizinhistorischer Termini

Kudla, Hubertus (Hrsg.), Lexikon der lateinischen Zitate. 3500 Originale mit Übersetzungen und Belegstellen. München 1999.

Fritsch, Andreas, Index Sententiarum ac locutionum. Handbuch lateinischer Sätze und Redewendungen. Saarbrücken 1996.

Encyclopädisches Wörterbuch der medizinischen Wissenschaften. 37 Bde. und Nachträge. Hrsg. von D. W. H. Busch, C. F. von Gräfe u.a. Berlin 1828–1849.

Bildnachweis

[S. 124] Abb. aus: Samuel Hahnemann, Freund der Gesundheit, 1. Bd., 1. H., Fleischer, Frankfurt a. M. 1792, S. 1.
[S. 155] Abb. aus: Samuel Hahnemann, Bereitung des Caßler Gelb. Keyser, Erfurt 1793, S. 7.
Reproduktionen mit freundlicher Genehmigung des Instituts für Geschichte der Medizin der Robert Bosch Stiftung, Stuttgart.

Personenregister

A

Aaskow 469
Abaelard 284
Abercrompy 12
Abilgard 464
Actuarius, Johannes 457, 598, 599, 634, 635
Adelung 118
Aegidius 12
Aeschylus 677
Aeskulap 132, 173
Aetius, Amidenus 457, 580, 581, 582, 583, 586, 587, 594, 595, 596, 597, 598, 599, 600, 601, 602, 603, 604, 605, 606, 607, 608, 609, 610, 611, 612, 613, 618, 619, 620, 621, 622, 623, 624, 625, 626, 627, 634, 635
Afra 8, 9
Agricola 466
Agrippa 372
Aischylos 677
Akenside 469
Albrecht 467
Albrecht, J. B. 461
Alderson 466
Aldinus 556, 557
Alexander 382, 462, 470
Alexander von Tralles 596, 597
Alexander, Christian Friedrich Karl 16, 17
Alexius, Alexander 12
Alibert 476
Allione, Carl 486
Aloyn 462
Amatus 228, 462, 463
Amboise 284
Ameke, Wilhelm 12, 15, 288, 318, 340, 348, 370, 485, 499, 502, 515, 531, 532, 540, 648, 757
Amelung 466
Amithaon 554, 555
Anderson, John 671, 672
André 89
Andree 463
Antyllus 574, 575, 576, 577, 586, 587, 588, 589, 594, 595, 597, 598, 599, 602, 603, 606, 607, 608, 609, 610, 611, 618, 619, 620, 621, 622, 623, 624, 625, 626, 627
Appolodorus 554, 555
Archigenes 580, 581, 582, 583, 592, 593, 604, 605, 606, 607, 608, 609, 610, 611, 612, 613
Aretaeus 34, 377, 582, 583, 588, 589, 591, 592, 593, 600, 601, 602, 603, 626, 627, 634, 635
Aristoteles 2, 3, 562, 563
Arkesilas 289, 291, 373
Armstrong 463
Arnold 551, 879
Arrigoni 465
Artemidorus 688, 743
Asklepiodot 596, 597
Athenaeus 628, 629
Aue 817
Auenbrugger 246
Augustus, Caesar 578, 579, 820
Aurelius s. Caelius
Avenzoar 634, 635
Avicenna 457, 554, 555, 568, 569, 570, 571, 630, 631, 632, 633

B

Baccius 468
Bacon, Francis 370
Bagliv 469
Bakody 171, 191, 193, 197, 212, 254, 288, 311, 318, 340, 348, 351, 370, 387, 491, 499, 502, 515, 531, 532
Baldinger 282, 283, 284, 286
Ball, John 15, 282
Ballen, von der 95, 158, 159, 160, 161, 286
Bang 469
Barbeirac 469
Barillon 464
Barletti 464
Barth 206, 284, 426, 494
Bartholin, Th. 468
Basilios 390
Bauer 469
Bauhin 381, 512
Baume 684, 739
Bavius 314

Baylies 463
Becker, D. G. W. 426
Becker, Dr. 541
Becker, R. Z. 151
Beddoes 462, 650
Beer 529
Bekker 597
Bel, Ae. de 66
Bell, Benjamin 657, 661, 668, 671, 672
Bellinus 12
Bellonius, Petrus 632, 633
Benivenius 574, 575, 576, 577
Berge, de 463
Bergius 249, 469, 513, 574, 575
Bergmann 81, 86
Berington, Joseph 284
Berkeley 318
Berndt 728
Bernhardt, J. C. 461, 462
Bernigau 462, 471
Bertholon de St. Lazare 464, 465
Black, Dr. 90, 166
Blair 462
Blom 470, 471
Blumenbach 100, 201, 286, 505
Bock 512
Boecler 462, 465, 466
Bönninghausen, Clemens von 808, 812, 823, 826, 834, 858
Boerhaave, Hermann 12, 178, 372, 466, 467, 468, 492, 582, 583, 590, 591
Boerhaave, Kaaw 468
Bonnet 465
Bordeu, Theoph. 12
Borell 12
Borrichius, O. 574, 575
Boucher 470
Boulard 463
Boulduc 471
Bourhofer, Helmut 17, 553
Br., Hr. 484
Breinersdorf, S. 447
Breitfeld 438, 442
Brendel, I. G. 12
Brendelius, A. 406
Brown, John 336, 337, 338, 340, 341, 342, 343, 344, 345, 346, 347, 371, 372, 378, 451, 506, 508, 512, 516
Bruce 334
Brückmann, Urban Friedrich Benedict 483, 485
Brugnatelli, L. 286
Brukenthal, von 117
Brun 283
Brunnow, Ernst Georg von 731, 821
Brüning 486
Buc'hoz 470
Buchan 468
Buchave 470
Buchholz 462, 469
Buchner, Joseph Benedict 299
Buchwald 462
Buisson 465
Burdach 684, 739
Butter 463

C

Cadell 285
Caelius Aurelianus 123, 588, 589, 592, 593, 594, 595, 600, 601, 602, 603, 628, 629
Cajus 366
Callimachus 299
Callisen 123
Camelli 469
Camerarius, El. 470
Camerarius, Joa. 468
Campe 819
Capiton 688, 743
Capivacctus 468
Cardanus 372/373
Carlieri 284
Carlowitz 8, 9
Carminati 245
Carneade 600
Carrere 467
Cartwell 318
Cavallo 464
Celsus, Cornelius 377, 564, 565, 578, 579, 592, 593, 600, 601, 602, 603, 604, 605, 634, 635, 694
Ceres 173
Changeux 464
Charbak-Abiadh. 568, 569
Chart. 558, 559, 560, 561, 584, 585, 588, 589, 592, 593, 612, 613, 614, 615
Chauliac, Gui von 462
Cheyne 468
Chomel 222, 461
Chrysipp 600, 601
Cicero 10, 11
Claudius 138

Clef, van 66
Cleghorn 469
Clekhorn 34
Cleyer, Andreas 12
Clusius 512, 632, 633
Colins 123
Collin 469, 470
Columbus 263
Cook 180, 186
Cordus, Valerius 382, 383
Cornarius 620, 621
Corneto, C. T. de 12
Correggio 386
Cosmier 471
Costa, a 469, 470
Coste 382
Cox 12
Crassus, I. P. 592, 593
Crell 67, 80, 81, 87, 88, 94, 96, 99, 104, 107, 113, 158, 168, 283, 284, 285, 286, 296, 297
Crichton 469
Crüger, Dan. 462, 468, 469
Crusius 104, 282, 283, 284, 285, 286
Ctesias s. Ktesias
Cuchet. 285
Cullen, William 100, 225, 285, 382, 449, 466, 470, 471, 492, 513, 616, 617
Cuplunctus 12

D
D** 143
d'Amboise 284
d'Hermont 470
Dalberg 469
Danckwerts, A. F. 406
Dante 207
Daphne 207
Darwin 451, 466, 512
Daßdorf 118
Degner 34, 462, 466
Dejeans 53
Delas 464
Delius 117
Demachy 49, 50, 51, 52, 53, 54, 56, 80, 282, 283
Demokrit 511
Detharding 406, 463
Dettaen 464
Dickson 465
Diemerbroek, -ck 461, 464
Dieuches 586, 587
Dillenius 470
Diocles 586, 587, 614, 615
Diogenes 7
Dioskorides 382, 457, 556, 557, 566, 567, 568, 569, 570, 571, 572, 573, 580, 581, 612, 613, 614, 615, 616, 617, 630, 631, 632, 633, 634, 635, 636, 637, 680, 688, 732
Domitian 592, 593
Dossie 50
Dover 157
Dracon 592, 593, 688, 743
du Monceau 463
Dubb 470
Duboueix 464, 465
Dübuisson 53, 54, 283
Düfresnoy 466
Dühamel 53
Dumoulin 470
Duncan 471
Durande 467
Durius 469
Dzondi, Prof. 665, 666, 668, 669, 672

E
Ebers 689, 743
Ebn Sina s. Avicenna
Echtius 466
Ehrhardt 463, 470
Ehrmann 463
Eichenberg 418
Elliot 284
Ellrodt 16, 17
Elwert, Johann Kaspar Philipp 116, 282
Engelmann 370
Erotian 614, 615
Esau 207
Ettmüller 454, 466, 576, 577
Euklid 10, 11
Eulenspiegel 315
Euler 137
Eumenes 173
Euripides 10, 11
Eustathius 596, 597
Evers 470

F
F., Dr. 442
Fabbroni, Adam 284
Faber, J. 471

Fabricius ab Aquapendente 468
Fabus 471
Falconer, William 14, 282
Falk 89
Fallopius 462, 659
Faulder 284
Faust 474, 499, 822
F.d.G. 426
Fehr, J. M. 694, 749
Fénelon 10, 11
Ferber 50
Ferdinand 857
Ferriar 462
Ferro, A. 659
Fickel 888, 889
Fischer, C. E. 332, 469
Fischer, Dr. Chr. Ph. 474
Fleischer 286
Foesius 582, 583
Floyer 12, 464
Forest 454
Forestus, Pet. 461, 468, 574, 575, 576, 577
Forskål 569, 571, 632, 633
Foster, Friedrich 821
Fothergill 470
Fouquet 12, 467
Fowler 462
Fracastorius, H. 659
Franc., D. 13
Franck 120
Francklin 464
Frank, Peter 508
Franz, Dr. C. G. 864
Freind, I. 596, 597, 598, 599, 634, 635
Friborg 469
Friccius 470
Friedrich II. 832
Friedrich Wilhelm III. 820
Fritz 120, 196
Fritze 111, 465, 661, 662
Fuchs 381, 512
Fuisting, Dr. 810
Fuschel 465

G
Gajus 367
Galen 2, 3, 12, 65, 372, 377, 385, 457, 462, 503, 514, 550, 554, 555, 558, 559, 560, 561, 562, 563, 564, 565, 584, 585, 586, 587, 588, 589, 592, 593, 594, 595, 598, 599, 600, 601, 612, 613, 614, 615, 616, 617, 636, 637, 670, 713
Galilei 264
Gall 473
Galleo, P. P. 12
Gallizin 464
Gardini 464
Gatacker 463, 467
Gaterau 467
Gaubius 492
Gauwerky, Dr. 810
Gedikin 43
Geiger 465
Geischläger 467
Gellert 543, 712
Gellius, A. 600, 601
Geoffroy 448, 468, 469, 684, 739
Georgi 461
Gerstel, Dr. 821
Gesner, Conrad 382, 512, 574, 575, 576, 577
Gesner, J. A. P. 471
Gianella 469
Gilbert 64
Girtanner, Christoph 93, 657, 662
Glauko 594, 595
Glimm, J. F. C. 470
Gmelin, Eb. 470
Gmelin, J. G. 471
Gohl, J. D. 694, 749
Goldney 285
Gomes, Alonzo de 464
Göritz 463
Gorter, de 487, 488
Gorzny, W. 15
Göthe 822
Göttling 52, 286
Grant 461
Grassius, S. 574, 575, 576, 577
Gravenhorst 49
Grecourt 145
Greding 470, 471, 547, 574, 575, 576, 577
Green 201
Greiselius 462
Gren 52, 166, 167, 168, 286, 379, 685, 686
Grensche 53
Grießelich, Dr. 826, 861
Grigg, Joh. 284
Grimm, J. C. 462, 558, 559

Grisignani, P. 12
Groß, Dr. 805, 808
Gruner 123, 382
Guilbert 462
Gutfeldt 428
Gypser, Klaus-Henning 865

H

H. 166, 203, 297, 368, 369, 887
H., D. 103, 113, 176, 200
H., S. 731, 761, 811, 835
Haehl, Richard 12, 15, 116, 125, 142, 149, 158, 174, 176, 181, 287, 288, 318, 340, 348, 370, 485, 499, 502, 515, 531, 532, 540, 544, 550, 551, 648, 669, 714, 757, 820, 829, 832, 835, 836, 837, 857, 858, 864, 876, 878, 887, 889
Haen, de 464, 465, 467, 492
Hahn 472
Hahnemann, Christian Gottfried 116
Hahnemann, Johanna Christiane, geb. Spieß 116
Hahnemann, N. N. 209
Hahnemann, [Hofr. Dr. Christian Friedrich] Samuel 2, 8, 12, 14, 15, 16, 17, 42, 50, 56, 64, 96, 100, 104, 107, 112, 116, 118, 149, 153, 158, 163, 166, 167, 168, 201, 206, 282, 283, 285, 286, 288, 294, 295, 296, 297, 299, 308, 311, 318, 340, 348, 370, 406, 418, 419, 426, 428, 445, 447, 456, 472, 474, 478, 485, 487, 488, 490, 499, 502, 515, 531, 532, 538, 540, 544, 552, 553, 557, 638, 648, 661, 662, 671, 719, 729, 731, 757, 761, 775, 779, 799, 803, 805, 806, 808, 812, 813, 821, 822, 828, 834, 838, 857, 864, 865, 877, 878, 886, 887, 888, 891
Hain 125
Hale 12, 186
Haller, Albrecht von 12, 16, 17, 120, 378, 435, 462, 467, 505, 562, 563, 687
Hamilton, A. 465, 470, 471
Hamilton, Dav. 486
Hannaeus 468
Hanschard, P. 659
Harles, D. 730
Hartmann, Dr. 864
Harvey 550
Häseler 118
Hasenest 470
Hassisch 474
Haubold, Dr. 864
Hawes 464
Hebenstreit, I. E. 12
Hecker 89, 286, 419, 517, 657, 662
Hedenus 728
Heimreich 462
Heinrich IV. 820
Heinrich zu Anhalt-Cöthen, Herzog 857
Heinroth 757
Heister 668, 672
Helmont 471, 503
Heloise 284
Hennicke, Dr. J. Fr. 811, 819
Hennings 419
Heraklides 556, 557
Herkules 380, 493, 578, 579
Hermbstädt 284, 285, 286, 298, 311
Herodot 556, 557, 574, 575, 576, 577, 580, 581, 588, 589, 592, 593, 610, 611, 622, 623
Herophilus 379
Herostrat 484
Herrmann 465, 468, 469
Herwig 470
Herz, Markus 254, 382, 468
Heun 462
Hey 464
Heysham 182
Hilden, G. F. van 123, 397, 468
Hill 466
Hillary 463
Hilscher, Christian Gottlob 297
Hiortberg 465
Hippokrates 2, 3, 34, 145, 259, 263, 377, 405, 406, 497, 556, 557, 558, 559, 560, 561, 582, 583, 584, 585, 586, 587, 588, 589, 590, 591, 592, 593, 594, 595, 598, 599, 601, 604, 605, 612, 613, 614, 615, 620, 621, 624, 625, 628, 629, 630, 631, 688, 743
Hoffmann, Carl Lebr. 329, 371
Hoffmann, Friedrich 13, 462, 467, 470, 492, 509, 511
Hollerius 468
Home, Everard 292, 468
Homer 10, 11
Horaz 10, 11, 600, 601, 602, 603
Horn, Ernst 552, 553
Howard 120, 181
Hoyer 470
Huck 469

Hufeland, Christoph Wilhelm 212, 252, 254, 264, 270, 278, 312, 318, 340, 348, 387, 438, 447, 451, 454, 460, 490, 681, 689, 691, 692, 728, 730, 736, 743, 746, 815
Humbold 465
Humboldt, Alexander von 438
Hünerwolf 470, 471
Hunter, John 89, 657, 661, 663, 671, 672
Hurhams 34
Huß, Johann 500
Huxham 468

I
Idris 145
Iohnson 109
Isenflamm 117

J
Jacobi 462
Jakob 207
Jallabert 464, 465
James 468
Jani, D. 314, 315, 446, 486
Jaquinus 568, 569
Jars 50
Joël, Franz 694, 749
Johnson 286
Jones 288, 497
Jordan 529
Jördens 728
Jörg 757
Julianus 596, 597
Juncker, F. Ch. 463, 488
Jungken 462
Jüssieu 687
Justinian 596, 597

K
Kaiser, Daniel 891
Kallimachos 299
Kammerer, Karl 863
Kämpf 330, 331
Karneades 601
Karsten 298, 311
Kayser 12, 15, 370
Keil 478
Kellie 462
Kellner 468
Kenedy, D. 122
Kiefer 757
Kiernander 471
Klaproth 298, 311
Klaus 45
Klockenbring, F. A. 205, 206, 209
Knape 462
Knoch 96
Kohl 462
Kopernikus 550
Korsakof zu Dmitrof, Graf von 775, 828
Kortum 284
Krebs, Friedrich Christian 34, 42, 43, 45, 47, 282
Kretzmarsch s. Kretzschmar
Kretzschmar 837, 838, 839
Kreysig, D. 446, 730
Kropp, Dr. 810
Ktesias 558, 559, 574, 575, 590, 591
Küchler, Henriette 118
Kühn 428, 464, 467, 668

L
la Serre 471
Lagusius, von 152, 153
Landeutte 463
Landriani 464
Lange, J. Chr. 381, 382, 437, 463, 466, 469
Languth 276
Lanoix 283
Lanzoni, J. 468
Lappe, H. 805, 808
Larrey 396, 397
Lautter 34
Lavoisier 115
Lazerme 471
Ledelius 466
Lehmann, Dr. Gottfried 857, 864
Lentilius 576, 577
Lentin 463
Lenz 298
Leopold, Kaiser 153
Leroy, Alphons 474
Lettsom 182, 468
Leun, D. 454
Levret 120
Lewenheim, Sachs von 468
Lewis 50, 288
Lieblein 158
Lindenbrog 832
Linné 157, 466, 687
Liphardt 379

Lister, Martin 122, 468
Livius 614, 615
Lobelius 465, 512
Lobstein 468
Longo 82
Lonicerus 512
Lorry 574, 575, 576, 577
Löseke 462
Lottinger 470
Lovet 465
Lowitz, Hr. 94, 95, 104, 185
Luke 462
Lukian 473, 600, 601
Lukrez 562, 563
Luque, Solano de 13
Luther, Martin 498, 500
Lutterbeck, Dr. 810
Lutze, Arthur 543, 701, 711, 731, 732, 763, 774, 839
Luzuriaga 466

M
Madden 243
Majault 462
Major, J. D. 406
Manetti 470
Marcus 466
Marcus, I. Marc. 13
Mardorf 470
Marenzeller, Dr. 799
Maret 464
Marges 463
Marquet 13
Marrigues 461
Massa, N. 659
Massaria, H. 13
Massarius 610, 611, 612, 613, 622, 623, 636
Matthioli 512
Mauduyt 465
May 470
Mead 468
Medicus 468
Melampus 554, 555, 556, 557, 561, 562, 563
Melanchthon 498
Mengs 386
Mensel, S. 118
Menurat 13
Meza, de 469
Mesue 596, 597
Metherie, de la 285
Meyer 469
Michel 13
Michelangelo 386
Milton 207
Mnesitheus 586, 587, 590, 591
Moliere 372
Molitor 462
Möller 283
Monceau 463
Monro, Donald 109, 285
Mons, van 466
Moore 449
Morando 123
Morton 453, 469
Mueller, Wolf 12, 15, 112, 288, 297, 311, 318, 340, 348, 370, 485, 499, 502, 515, 531, 532, 540, 544, 648, 757
Müller, in Schöningen 805, 808
Müller, Buchhdlg. 282
Müller, Dr., in Plauen 314, 315
Müller, Dr. Moritz 729, 864
Müller, Magister 116
Münch 469, 470
Muralto, I. de 463, 574, 575, 576, 577
Murray 461, 463, 465, 468, 469, 470, 513, 568, 569, 570, 571, 586, 587
Musarion 145
Myrepsus, Nikolaus 65, 382, 462, 598, 599

N
Nahrmann, J. Fr. 298
Nante 185
Navier 451, 471, 486, 487, 490
Nazianz, Gregor von 390
N.E.D. 428, 435, 451, 474, 478, 483
Neimeke 469
Nenter 488
Nicolai, C. A. 13
Nicolas 464
Nigripes 562
Nikander 264, 377
Nikolaus s. Myrepsus
Nöthlich, Dr. 541
Nugent 282

O
Odhelius 123
Oedipus 222
Ofterdinger 470

Oribasius 556, 557, 558, 559, 574, 575, 580, 581, 586, 587, 588, 589, 590, 591, 592, 593, 594, 595, 596, 597, 598, 599, 604, 605, 606, 607, 608, 609, 610, 611, 612, 613, 614, 615, 618, 619, 622, 623, 626, 627, 634, 635
Osir 173
Ovid 10, 11

P

Pallas 562, 563
Palmarius 123
Paräus 264
Pasquallati 471
Patin 372
Patrik 465
Paulus von Aegina 457, 598, 599, 606, 607, 634, 635
Paulli, Sim. 465
Pausanias 578, 579, 614, 615, 632, 633
Pearson, Richard 318
Pechlinus 398
Penet 462
Percival 469
Perfect, W. 466
Pergolese 207
Perry 467
Persius 602, 603
Peyrilhe 89
Pfeffel 137
Pfeiffer 299
Pfündel 471
Phaedrus 531
Phébus 8
Philaretus 13
Philotimus 586, 587, 594, 595
Phöbus 9
Photius 596, 597
Physon 171, 172, 173
Pinel 476
Piso 469
Planchon 463, 470, 471
Plater, F. 397
Platner 18, 19
Platon 2, 3
Plenciz 301, 303, 451, 452, 486, 487, 490
Plinius secundus, Gaius 382, 457, 554, 555, 562, 563, 568, 569, 570, 571, 578, 579, 580, 581, 582, 583, 586, 587, 592, 593, 600, 601, 602, 603, 610, 611, 612, 613, 614, 615, 616, 617, 626, 627, 628, 629, 632, 633, 634, 635, 636, 637
Plistonicus 586, 587
Plouquet 484
Polidamus, Valent. 13
Pomet 222
Pontius de S. Cruz, A. 13
Pörner, Carl Wilhelm 14, 117
Porta 470
Posidonius 580, 581, 586, 587, 596, 597, 598, 599, 602, 603, 606, 607, 626, 627
Poterius 467
Poupart 467
Preuß, Erich 2, 3, 8, 9
Prime, de la 123
Pringle 182, 467
Proetus 554, 555, 556, 557, 562, 563, 564, 565
Proust 298
Ps.-Dioscorides 573
Psychrestus, Jacobus 596, 597
Ptisana 628, 629
Ptolemaeus 596, 597
Pyl 286
Pythagoras 531

Q

Quarin, von 117, 469, 492
Quellmalz 464
Quin, Dr. Friedrich Foster 821

R

Radcliff 467
Rademacher, Johann Gottfried 478
Rahn 467
Ramsay 471
Ranoe 463
Raphael 386
Rasarius 580, 581, 606, 607
Rashid 596, 597
Rassmann, F. 15
Rau 470
Rave 467
Ray 381, 468, 512
Reil 378
Reiman 574, 575, 576, 577
Reitz 600, 601
Reni, Guido 386
Rentish 668, 671, 672
Richard, A. 469, 470

Richter, A. H. 282, 284, 371, 668
Richtsteig, M. E. K. F. 447
Riedlin 468
Riem, Joh. 285
Rigby, Edward 109, 286
Robinsons 284, 285
Rödder 574, 575, 576, 577
Romberg 469
Rönnov 462
Rosenstein 318, 470
Rossi 466
Rousseau 373, 476
Rucker 467
Rudius, Eust. 13
Rufus von Ephesos 556, 557, 580, 581, 582, 583, 586, 587, 592, 593, 594, 595, 598, 599, 600, 601, 602, 603, 604, 605, 606, 607, 614, 615, 616, 617, 626, 627, 632, 633, 634, 635, 636, 637
Rumford, Graf von 755, 765
Rummel, D. 761
Rußel 471
Rutty 222
Ryan, Michael 284

S
Sala, Angelus 462, 466
Salmasius, Cl. 570, 571
Salomon 456
Salzmann 486
Sanctorius 12
Sande, Jean Baptist van den 64, 66, 283
Sans, de 464
Sarcone 34, 182, 467
Sarrazen 580, 581, 630, 631
Saussure 464
Sauter 470
Sauvages 464, 469, 470
Savanarola, Mich. 13
Saxonia, H. 13
Scaliger 566, 567, 632, 633
Schäffer 284
Schaub 886
Scheel 67
Scheele 81, 99
Scheffer 299
Schellhammer, G. C. 12, 13
Schelling 448
Schenck, P. 468, 470, 574, 575
Schenk 574, 575, 728
Schenkbecher 471
Scherer 297
Scherf 286
Schinz 463, 469
Schlegel 283, 284, 285, 286
Schmalz 469, 470
Schmidt, Josef M. 12, 15, 17, 112, 201, 288, 297, 311, 318, 340, 348, 366, 367, 370, 418, 419, 426, 428, 447, 472, 474, 478, 485, 499, 502, 515, 531, 532, 540, 544, 553, 648, 757, 813, 886, 889
Schmit, Dr. J. 799
Schmucker 470
Schneider 82
Scholz, L. 574, 575
Schönemann 462
Schott 283, 596, 597
Schreber 117, 118
Schreibers 152
Schröder 222
Schröter 804
Schulze, J. H. 403, 556, 557
Schulze, Simon 486, 487, 488, 490
Schumann 876
Schwediauer, -jaur 89, 657, 661
Schweikert, Dr. 829, 832, 857, 858, 864, 876
Schwenckfeld 466
Schwikert 285
Scott 462, 469
Scovolo 462
Seliger, Chph. 470
Selle 470
Senae 13
Sennert 451, 453, 486, 487, 490
Serapion 560, 630, 631
Sicelius 470
Sidren 468
Siegwart 145
Simmons 89
Slevogt 462
Sloane 471
Sokrates 4, 5, 171, 172, 508
Sömmering 312, 332, 680
Spielmann 463
Spieß, Johanna Christiane s. Hahnemann
Spohr, C. H. 15
Sprengel 556, 557, 594, 595, 757
Stahl 462, 469
Stahl, Georg Ernst 503
Stahl, J. E. 467

Stapel 560, 561, 566, 567
Stapf, Ernst 12, 15, 171, 191, 193, 197, 205, 212, 252, 254, 264, 288, 299, 311, 318, 340, 348, 351, 364, 370, 387, 436, 485, 491, 499, 502, 515, 531, 532, 540, 648, 656, 665, 670, 714, 719, 726, 754, 757, 761, 775, 776, 779, 799, 806, 822, 828, 865
Stark, J. Chr. 16, 17
Stedman, John 12, 282, 468, 471, 616, 617
Steffens 684, 739
Stephan, Heinr. 578, 579, 592, 593
Stieglitz 487, 488
Stoerck, Anton [von] 382, 457, 462, 463, 470, 471
Stoll 238, 371, 469, 492
Stollen 225
Störk 152
Strabon 578, 579, 596, 597, 612, 613, 614, 615
Struthis, I. 13
Struve 50, 53
Struve, Christian August 472, 473
Struve, D. 282, 283
Sulzer, D. 317
Sutton 186
Sydenham, Thomas 34, 451, 467, 488, 492, 670, 672
Sylvius 377
Syme 464, 465

T
Tabernämontan 381, 512
Tabor 285
Tachenius, Otto 462, 466
Taranta, Valescus von 462
Tauchnitz, Karl 552, 553
Teuton, W. von 143
Themison 592, 593
Theodoric 462
Theophrast von Eresos 556, 557, 560, 561, 562, 563, 564, 565, 566, 567, 568, 569, 570, 571, 578, 579, 614, 615, 616, 617, 628, 629, 630, 631, 632, 633
Thessalus 592, 593, 688, 743
Thierry 467
Thilentius 468
Thomasius 462
Thomson 469
Thunberg 466
Thurneisser 512
Tischner, Rudolf 12, 15, 42, 112, 149, 288, 297, 311, 318, 340, 348, 370, 485, 499, 502, 515, 531, 532, 540, 544, 648, 757
Tissot 468
Titian 386
Titius 366, 367
Tode 283, 312, 468
Toppetti 471
Torella, C. 659
Torti 469
Tournefort 381, 512, 687
Tourtelle 473
Trajus 381
Tralles 468, 471
Trommsdorff 168, 281, 286, 299, 379
Tuhten 159
Tulpius, N. 398
Tymon 690
Tyro 331

U
Ucay, Gervaise 89, 90

V
Valentin 469
Valerius Maximus 600, 601
Valesius 372
Valesius, Franc. 13
Valla, G. 13
Vaughan 122
Veith 819
Vicat 435, 437, 467, 469, 470, 471, 562, 563, 574, 575, 576, 577
Vieweg, Friedr. 788
Villanova, Arnald von 694, 748
Virgil 10, 11
Vitus, St. 43
Viventius 463
Vogel, Rudolph Augustin 321, 467
Vogler 371

W
Wagner 118, 470
Wagner, J. C. 467
Wagner, J. J. 470
Wagnitz 181
Waldecker, Achim 865
Walther 283, 286, 467
Weber, Dr. Georg Adolph 786, 788

Wedel, G. W. 13, 463, 467, 471
Weigel, Dr. Karl 596, 597
Weihe, A. 810
Weißman 471
Welsch 486
Wendelstädt, R. 490
Wendt 117, 468, 471
Wenzel 52
Wepfer 467, 471
Werlhoff 467, 468
Wesley 464, 465
Wetsch, I. I. 13
Weygand 284, 286
Whistling 461
Whytt 120, 468
Wichmann 157, 206, 312, 321, 468
Wiegleb 50, 51, 52, 282
Wiel, van der 468
Wiesand 365
Wigan 588, 589
Wilkinson 464
Willan, R. 471
Willemet 382
Willermoz 464
Wilmans 334
Wilson 466
Winter 574, 575
Wittich 493
Wolf, D. Paul 827
Wolff, Eleonore 868
Wrisberg 505

X
Xenophon 4, 5, 10, 11

Y
Y. 292
Young, Arthur 102, 211, 285

Z
Zacharias 599
Zacutus 461, 462
Zadig 466
Zenon 600, 601
Zetzell 464
Zimmermann 182
Zorn 222
Zumbach de Koesfeld, Conr. 13
Zwölfer 65

Ortsregister

A

Aegina 457, 598, 599, 606, 607, 634, 635
Aix 475
Alexandria 560, 561, 562, 563
Allendorf 204
Altona 287, 296, 311, 428, 529
Antikyra 578, 579, 580, 581, 592, 593, 600, 601, 602, 603, 612, 613, 614, 615, 632, 633
Antwerpen 632, 633
Anvilles 579
Argent. 13
Augsburg 383

B

Bamberg 298, 485
Bas[el] 13
Batav[ia] 12, 13
Bath 14, 282, 284
Bayreuth 485
Berghausen 143
Berlin 286, 387, 419, 442, 454, 469, 472, 486, 488, 490, 493, 517, 552, 553, 656, 661, 800, 802, 829, 832
Bern 50, 435, 562, 563
Berol. s. Berlin
Birmingham 284
Bois 66
Bologna 377
Bonn 12, 730
Bonon[ia] s. Bonn
Braunschweig 49, 116, 206, 483, 786, 788, 805, 808
Brüssel 66, 283
Bruxelles s. Brüssel
Bürgel 204
Byzanz 579

C

Cadell 109
Cappadox 592
Carlsruhe s. Karlsruhe
Cassel s. Kassel
Cölln s. Köln
Coo 558
Coppenbrügge 205
Cöthen s. Köthen

D

Dessau 118
Dijon 285
Dresden 55, 56, 64, 66, 71, 74, 76, 77, 79, 82, 93, 96, 109, 118, 204, 283, 286, 543, 546, 551, 644, 647, 650, 674, 677, 701, 709, 711, 720, 722, 730, 731, 732, 754, 763, 766, 767, 774, 821, 827, 839, 842, 852, 869, 879
Dünaburg 806, 808
Düsseldorf 879, 883, 885, 886

E

Edinburgh 234, 284, 285, 616, 617
Eläa 578, 579
Ephesos 592, 593
Eresos 560, 561, 632, 633
Erford. s. Erfurt
Erfurt 153, 285, 286, 419, 805, 808
Erlangen 16, 17, 18, 19, 117, 282, 552, 553

F

Firenze 284
Francof. s. Frankfurt
Frankfurt a. M. 12, 13, 119, 120, 125, 127, 131, 133, 136, 137, 142, 144, 286, 418
Fulda 158

G

G. 887
Genève s. Genf
Genf 722, 763, 877, 878
Georgenthal 118, 158, 206
Gera 314
Glogau 447
Gommern 118
Görlitz 472
Gotha 118, 151, 158, 206, 283, 285, 299, 728, 808, 811, 819
Göttingen 12, 93, 282, 283, 284, 285, 286, 435, 529
Greifswald 283, 286

H
Halle 13, 284, 286, 403, 556, 557
Hamburg 287, 298
Hameln 205
Hannover 203, 206, 472, 578, 579, 615, 632, 633
Havana 185
Heidelberg 212, 387
Helmst[ädt] 13, 276
Herford 810
Hermanstadt 117
Hettstädt 118
Hildburghausen 474
Hildesheim 116, 282
Hohleipzig 204
Holitsch 204

I
Ien. s. Jena

J
Jassy 117
Jena 13, 419, 426, 447, 472, 474, 478, 541
Jenenses s. Jena
Jüterbogk 805, 808

K
Karlsruhe 826, 861, 888, 889
Kassel 286
Köln 13, 478
Königslutter 116, 280
Kopenhagen 571
Kos 558, 559, 593
Köthen 731, 753, 756, 762, 779, 788, 799, 802, 805, 808, 810, 811, 812, 813, 817, 818, 819, 820, 821, 828, 829, 832, 833, 835, 836, 837, 839, 841, 857, 858, 862, 863, 864, 868, 876
Krissa 579

L
La Haye 66, 283
Langensalza 50
Lausanne 435
Leipzig 2, 8, 12, 14, 15, 48, 49, 51, 53, 54, 55, 56, 89, 100, 102, 103, 104, 107, 108, 109, 111, 116, 117, 118, 164, 171, 174, 176, 181, 191, 193, 197, 282, 283, 284, 285, 286, 288, 292, 297, 351, 366, 370, 426, 435, 464, 467, 472, 486, 494, 541, 551, 552, 553, 596, 597, 638, 647, 661, 665, 668, 669, 670, 671, 673, 677, 701, 711, 713, 714, 718, 719, 727, 728, 729, 730, 753, 754, 763, 766, 767, 774, 788, 803, 805, 806, 814, 821, 836, 837, 839, 842, 852, 857, 863, 864, 869, 876, 888, 889
Lemberg 804
Leopoldstadt 117
Lips[iae] s. Leipzig
Lockowiz 93
London 12, 13, 109, 282, 284, 285, 286, 288, 292, 497, 499, 656, 658, 668
Lugd. 13

M
Madrid 13
Magdeburg 821
Mainz 153, 285
Malia 578, 579
Marathon 579
Marseille 64, 578, 579
Meißen 2, 8, 14, 16, 17, 80, 116, 117
Misenas s. Meißen
Mogunt. s. Mainz
München 15, 299
Münder 205
Münster 808, 810, 812, 823, 834

N
Nancy 13
Naupaktos 615
Neapel 12, 832
Neuchatel 50, 56, 282, 283
Neudietendorf 805, 808
Neukastel s. Neuchatel
Newcastle 671
Norimberg. s. Nürnberg
Nürnberg 16, 17, 382, 540, 719

O
Odessa 804
Oeta (Berg) 578, 579, 580, 581
Olsberg 810
Osterwettingen 821

P
Padua 377
Paris 12, 54, 283, 285, 377, 382, 458, 464, 475, 656, 877, 886, 889, 891
Pavia 286

Peking 656
Pergamon 562, 563
Petersburg 656
Philadelphia 656
Plauen 314
Pontus 578, 579
Posen 428
Prag 13, 383, 819
Pretzsch 365
Pylaea 578, 579
Pylos 554, 555
Pyrmont 118, 204, 205

Q
Quedlinburg 282
Quenstädt 36, 43, 187

R
Rhodos 345
Riga 815
Rom 284, 554, 555, 569
Rothomagi s. Rouen
Rouen 596, 597

S
Salerno 12
Salzburg 284, 285, 286
Samosata 600, 601
Sarepta 814
Saulieu 187
Schöneiche 365
Schöningen 805, 808
Sevilla 377
Sinope 7
Soest 810

T
Thasos 580, 581
Töplitz 467
Torgau 447, 485, 498, 530
Toulouse 90
Traj. ad Rhen. s. Utrecht
Tübingen 284, 286
Tugen 205
Turin 486

U
Ulm 863
Utrecht 570, 571

V
Venedig 12, 13, 556, 557
Venet. s. Venedig
Vindob[ona] s. Wien

W
Waldenburg 204
Weissenfels 464
Wien 117, 301, 383, 508, 515, 517, 656, 799, 814, 819
Wittenberg 446, 498, 805, 808
Würzburg 298

Arzneimittel- und Chemikalienregister[1]

A

Abelmoschkörner 532
Absinthii vulgaris 28
Achillea millefolium 26, 27, 226, 462, 533
–, nobilis 26, 27
Ackergauchheil 226
–, -rettich 19
Aconitum 18, 19, 259, 277, 278, 489, 726, 729, 761, 762, 800, 835
–, napellus 214, 215, 242, 752, 800
Aesculus hippocastanum 246, 437, 438, 440, 513
Aether 26, 30, 215, 691, 746, 767, 871
–, vitrioli 26
Aethusa cynapium 217, 227
Agaricus deliciosus 217
–, muscarius 142, 216, 217, 250, 436, 440, 461
Ajuga pyramidalis 216
Alaun 40, 52, 69, 159, 214, 384, 439, 779
–, von Solfatara 779
Alcali Pneum 293, 296–299, 311
Algarothpulver 50, 261
Allium 26, 217
–, sativum 27, 217
Aloemittel 221
–, -tropfen 41
Alpenveilchen 216
Alumina, Arzneimittelprüfung 779–786
Ambergänsefuß 217
Ameisenspiritus 27
Ammoniak 45, 417, 648, 652, 768, 872
–, -gummi 45
–, -kupfer 417
–, -salz 768, 872
Ammonium 27, 689, 744, 768, 779, 871
Amygdalus communis 243
–, persica 217, 243
Anagallis arvensis 226
Anethum 26, 217
–, graveolens 26, 27
Angelica 217, 683, 691, 738, 745
Angustura 440, 682, 737
Anisöl 461
–, -samen 513
Anthemis 216, 217
–, pyrethrum 216
Antidote gegen Solanaceen 268 vgl. Sachregister, Antidote, Gegengifte
Antimon s. Spießglanz
Apium 217
Aqua Luciae 26, 27, 404
Argentum metallicum s. Silber
–, nitricum s. Silbersalpeter
Aristolochia 216
Arnica montana 100, 216, 221, 225, 226, 266, 270, 271, 276, 323, 469, 482, 694, 749
–, -blumen 226
–, -wurzel 225, 266, 270, 323
–, -tinktur 323
Aronwurzel 399
Arsen, Arsenik 18, 19, 55, 81, 82, 85, 86, 95, 98, 100, 138, 166, 167, 171, 212, 215, 224, 239, 240, 241, 265, 283, 317, 319, 343, 346, 348, 417, 440, 456, 459, 462, 519, 652, 683, 689, 717, 737, 743, 744, 796, 813, 827, 861, 870
Artemisia 217, 333
Asa foetida 24, 25, 253, 652, 773
Asarum europaeum 216, 261, 409
Asclepias 217
Asparagus officinalis 217
Ätzsublimatlösung 31
Atropa belladonna s. Belladonna, Tollkirsche
Attichholder 244
Aurum 173, 455, 456, 462, 686, 714, 725, 741, 755, 765, 768, 870, 872, 875
Austernschalen 85, 91, 112, 161, 164, 202, 232, 515, 530, 767, 871
–, -pulver 102
Azot 194, 260, 334, 346

B

Bachbungensaft 456
Badeschwamm, gerösteter 327, 694, 748, 752

[1] Für allgemeine Begriffe wie Abführmittel, Diuretika, Expectorantia, Tonica etc. s. Sachregister

Baldrian 26, 27, 226, 450, 458, 744, 760, 796, 856
Balsamita 26, 27
Balsamus de Mecca 26
Bärentraube 216, 235, 462
Bärlapp-Staub 767, 870, 871
Baryt 297, 768, 871, 872 vgl. Schwererde
–, -erde 297, 768, 872
–, –, kohlensaure 768, 872
Baumöl 281, 811
Beereibenbaum 241 vgl. Taxus
Beinwellwurzel 31
Belladonna 18, 122, 142, 215, 229–230, 259 299, 300, 306, 307, 308, 309, 310, 318, 319, 328, 343, 348, 349, 350, 424, 440, 445, 447, 448, 451, 453, 454, 458, 469, 470, 489, 490, 491, 653, 683, 686, 700, 727, 728, 729, 737, 740, 741, 752, 800, 822, 854, 855
–, Wurzel 122
–, Saft 299, 308
–, -gemüse 686, 741
Benzoeblumen 27
Berberisrinde 513
Bergkristall 767, 871 vgl. Kieselerde, Quarz, Silicea
Bergöl 27, 253, 755, 765, 767, 768, 871, 872 vgl. Petroleum
Bergwohlverleih 100, 216, 221, 225, 226, 266, 270, 271, 276, 323, 469, 482, 694, 749
Berlinerblau 50
Bernsteinöl 27
–, -salz 27, 65
Bertramkamille 216
Bezoar 264, 329, 383
Bibergeil 24, 25, 114, 403, 625, 760
Bilsenkraut 19, 29, 122, 224, 230, 231, 259, 470, 471, 482, 542, 649
Birkenrindenöl 25
Bistorte 289, 438, 443
Bitterklee 78, 216, 533
–, -mandelöl 532 vgl. Mandeln, bittere
–, –, -stoff 243, 244
–, -quassie 217
–, -salzerde 68, 69, 221
–, -süß 228, 229, 458, 467
Blättersalz 87, 88, 94 vgl. Weinstein
Blattgold 755, 765, 875 vgl. Aurum, Gold
–, -silber 755, 765
Blausäure 682, 737, 796
Blei 3, 19, 39, 67, 81–86, 91, 92, 101, 113, 154, 162, 166, 167, 168, 170, 171, 203, 204, 205, 213, 215, 224, 239, 241, 283, 321, 425, 459, 466, 519, 523, 573, 646, 667, 668, 669, 726, 850
–, -oxid 573
–, -salbe 523, 667
–, -vitriol 162
–, -wasser 523, 667, 668, 669
–, -weißschminke 573
–, -zucker 31, 83-85, 215
Blüten der Sommerlinde 29
Blutlauge 83
Bohon-Upas-Gift 682, 737
Boletus igniarius 217
–, laricis 217, 422, 532, 682, 737
Borax 203, 298, 299, 311
Borsäure 27
Brassica 217
Braunschweiger Grün 50, 115
Brechweinstein 36, 37, 41, 45, 207, 213, 215, 253, 291, 409, 548, 683, 737, 830 vgl. Weinstein
Brechwurzel 32, 33, 76, 215, 219, 235, 243, 251, 253, 261, 262, 279, 291, 304, 406, 409, 477, 542, 768, 793, 872
Brenn-Waldrebe 440, 463
Brusch 216
Bryonia 215, 459, 648, 649, 653, 654, 807, 810, 855
–, alba 648
Buchsbaum 217
Buxus sempervirens 217

C

Cajeputöl 215, 253, 805, 807, 810, 811
Calamus 217
Calmus 437, 689, 691, 746
Camphora 26, 27, 30, 32, 215, 218, 245, 246, 253, 265, 266, 267, 268, 269, 276, 277, 288, 289, 290, 328, 335, 343, 470, 540, 648, 689, 744, 801, 802, 804, 805, 806, 807, 808, 809, 810, 811, 812, 813, 816, 817, 819, 821, 827 vgl. Kampher
–, Hauptmittel, antipathisches, der Cholera 812
–, Influenza, bei 802
Cannabis 28, 29, 247, 351, 683, 738
–, sativa 247

Cantharis 21, 31, 41, 246, 250, 266, 468, 644, 653, 690, 744, 836, 838, 840, 855, 865–868, 891
–, Arzneimittelprüfung 865-868
–, -pflaster 42, 644
Capsicum annuum 27, 100, 215, 216, 217, 313, 319, 440, 720
Carbo vegetabilis 826, 860 vgl. Holzkohle
Cardaminem pratensem 32
Cardiacae summitates 26
Carex arenaria 513
Cascarille 31, 517
Caßler Gelb 153
Castoreum 24, 25, 114, 403, 625, 760
Causticum 87, 110, 888
Centaurea 217
Ceratonia siliqua 216
Chamomilla 26, 27, 30, 31, 225, 291, 311, 313, 319, 323, 440, 441, 648, 683, 738 vgl. Kamille
–, romana 26
Chelidonium 440, 513
Chenopodium 26, 217
–, ambrosioides 217
China 26, 27, 31, 33, 39, 40, 64, 91, 99, 100, 105, 112, 129, 157, 177, 213, 216, 218, 219, 225, 226, 228, 233, 235, 241, 244, 246, 247, 249, 250, 253, 259, 260, 261, 263, 264, 269, 270, 271, 276, 277, 278, 279, 288, 289, 291, 303, 310, 312, 313, 315, 318–320, 325, 333, 339, 373, 380, 411, 422, 426, 436, 437–444, 449, 450, 455, 456, 459, 466, 469, 477, 482, 494, 497, 499, 513, 517, 530, 533, 538, 569, 587, 609, 642, 648, 653, 658, 682, 694, 718, 723, 724, 737, 741, 744, 745, 749, 760, 768, 791, 793, 796, 827, 828, 829, 830, 847, 854, 872, 893
–, -baum 31, 437, 444, 694
–, factitia 682, 690, 737, 745
–, -pulver 723, 724, 830
–, -Surrogate 436–444
–, -wein 40
Chlor-Dämpfe 804
Christrose 243, 555, 557, 559, 561, 563, 567, 569, 579, 583, 585, 615, 628, 629–637
Cicuta virosa 18, 19, 216, 227, 349, 800
Cimices 26
Cina 253, 332, 517
Cinchonarinde s. China
Clematis 440, 463
Cobaltum s. Kobalt
Cocculus 216, 228, 266, 267, 654, 856
Coffea 18 vgl. Kaffee
–, Zwischenarznei 772, 773
Colchicum autumnale 463
Colocynthis 253, 517, 532, 682, 689, 737, 744
Columbowurzel 213
Conium maculatum 19, 33, 226, 227, 229, 349, 440, 458, 460, 463, 617, 801
Convallaria 217
Copaivabalsam 517, 518
Coriaria 18
Cornu cervi 32 vgl. Hirschhorn
Cotula foetida 26
Cremor tartari 28 vgl. Weinsteinrahm
Crocus sativus 19, 28, 29, 247, 421
Cucumis 216, 217
Cuprum 801, 807, 810, 813, 827, 861 vgl. Kupfer
Cyclamen europaeum 216
Cynoglossa 28
Cytisus 217

D

Datura stramonium 19, 28, 29, 231, 232, 249, 259, 267, 268, 291, 458, 468, 469, 654, 856
Diaskordium 264
Digestivsalz 68, 69, 70, 91
Digitalis purpurea 215, 234, 235, 259, 414, 425, 456, 458, 683, 691, 737, 745, 796, 875
Dippelsches Tieröl 25
Diptamwurzel 463
Doldengewächse 227
Drachenblut 513
Drosera rotundifolia 244, 459, 752, 753, 756, 766
Dulcamara 228, 229, 458, 467

E

Ebsomsalz 87
Edelkamille 27
Edelsteinlatwergen 264
Efeu 216
Eibe 216, 241

Eichenmistel 33
–, -rinde 31, 39, 99, 112, 443
–, -rindenabsud 437
Einbeere 228
Eisen 5, 19, 30, 31, 33, 36, 39, 58, 78, 81–86, 92, 93, 95, 97, 98, 105, 106 113, 114, 157, 158, 159, 160, 161, 162, 163, 167, 168, 169, 170, 171, 201, 205, 213, 215, 253, 259, 281, 283, 332, 333, 409, 411, 422, 438, 449, 471, 653, 654, 687, 741, 742, 768, 773, 783, 838, 855, 856, 872
–, -feile 92, 157
–, -hut s. Aconitum, Sturmhut
–, -kraut 216
–, -magnet 409, 411
–, -vitriol 84, 85, 95, 97, 158, 159, 160, 161, 168, 169, 170, 171, 213, 25, 438
Elaterium 216
Elektrizität 411, 464, 465, 841
Enzian 78, 289, 319, 437, 438, 440, 482, 518
Erdrauch 216
Erigeron 617
Eschenrinde 438
Essentia miraculosa coronata 819
Essig 39, 40, 45, 67, 131, 263, 265, 266, 268, 277 vgl. Weinessig
–, -säure 27, 87, 91, 96, 98, 296, 298
Euphorbia officinalis 217
Euphorbium 217
Euphrasie 465

F

Fallkrautwohlverleih s. Arnica montana, Bergwohlverleih
Färberröthe 425, 513
Farnkrautwurzel 253
Faulbeer-Kreuzdorn 466
Federn 315, 619, 621, 623, 757
–, destillierte 25
Ferrum s. Eisen
Fieberklee 216, 436, 440
Filipendelwedel 217
Fingerhut 215, 234, 235, 259, 414, 425, 456, 458, 683, 691, 737, 745, 796, 875
Fischbein 33, 133
Fleckenschierling 33, 226, 227, 229, 460, 463
Fliederblütentee 481, 485, 489
Fliegen, spanische 21, 31, 41, 246, 250, 266, 468, 644, 653, 690, 744, 836, 838, 840, 855, 865–868, 891
–, Arzneimittelprüfung 865–868
–, -pflaster 42, 644
Fliegenpilz 142, 216, 217, 250, 436, 440, 461
Florentiner- und Kugellak 50
Flores tiliae 28
Flußspat 203, 213
–, -säure 213
Folia aurantiorum 26
Frauenmünzrevierblume 26, 27
Freisamveilchen s. Stiefmütterchen, Viola tricolor
Fumaria officinalis 216

G

Galban 26, 27, 403, 623, 652
Galium aparine 216
Galläpfel 39, 83, 84, 167, 205, 213, 437, 438, 682, 737
–, -aufguß 83
–, -säure 205, 213
–, -tinktur 83, 167
Galvanismus 379, 465, 716
Garteneichel 217
–, -kresse 186
–, -nelke 29
–, -raute 26, 27, 217
Gentiana 78, 289, 319, 437, 438, 440, 482, 518
Geranium robertianum 26
Gerbersumach 19
Geum urbanum 243
Gewächslaugensalz 68, 69, 70, 298 vgl. Laugensalz
Gifthahnenfuß 19, 217, 218
–, -lattig 216, 682, 737
–, -sumach 216, 466, 648, 682, 737, 800, 801, 807, 810
Glätte 177, 178, 203, 204
Glattbruchkraut 217
Glaubersalz 40, 49, 51, 52, 53, 67, 78, 84, 87, 95, 96, 99, 158, 159, 160, 161, 162, 286, 459
Globularia alypum 216
Gluten 62, 87, 88
Gnaphalium arenarium 216
Gold 173, 455, 456, 462, 686, 714, 725, 741, 755, 765, 768, 870, 872, 875

–, -pulver 714
Gottesgnadenkraut 216
Gottheilbraunelle 216
Goulardisches Wasser 214
Granatrinde 39
Graphit 690, 691, 745, 768, 872 vgl. Reißblei
Gratiola officinalis 216, 422
Grindwurzel 455
Grünspan 50
Guajak 101, 440, 530, 870
Gummi 26, 30, 31, 40, 45, 215, 218, 253, 267, 281, 292, 420, 443, 546, 652, 685, 740
–, arabisches 30, 31, 40, 420
–, galbanum 26, 652
–, -gutte 215, 253, 267, 292
–, -harze 267, 652
Günsel 216
Gurkendill 26, 27
Gyps 51, 68, 70, 159, 203, 391, 779

H
Hafer 31, 443, 839
Hanf 28, 29, 247, 351, 683, 738
Harzpflaster 841 vgl. Sachverzeichnis, Pflaster
Haselwurz 216, 261, 409
Hechtzähne 33
Hedera helix 216
Helleborus niger 243, 555, 557, 559, 561, 563, 567, 569, 579, 583, 585, 615, 628, 629–637
Hepar sulphuris calcareum 530, 861 vgl. Kalkschwefelleber, Schwefelleber
Herbstzeitlose 463
Herniaria glabra 217
Herzgespann 27, 428
Hibiscus 217
Hiera picea 832
Hirschhorn, gebranntes 33
–, -geist 25, 27, 33, 403
–, -salz 27, 87
Hirschkreuz 33
Holunder 244, 245, 467
–, -beerensaft 272
–, -blütentee 648
–, –, -aufguß 272
–, -blumen 548
Holzkohle 94, 185, 186, 765, 768, 826, 827, 860, 861, 872, 880, 882 vgl. Carbo vegetabilis
Holztränke 664, 690, 745
Homberg's Sedativsalz 27
Honigimmenblatt 27
Hopfen 436, 437
Hornsilber 91
Huflattig 689, 744
Hundspetersilie 217, 227
–, -kamille 27
Hydrogen 334, 531
Hyoscyamus niger 19, 28, 29, 122, 224, 230, 231, 259, 470, 471, 482, 542, 649, 801
Hypericum perforatum 513, 681, 736

I
Iatropha Curcas 215
–, manihot 215
Ignatia amara 100, 219, 233, 281, 268, 270, 271, 277, 278, 279, 280, 281, 313, 319, 440, 469, 532, 653, 655, 855, 856
–, Pülverung 233
Illicium anisatum 513
Impatiens 217
Ipecacuanha 32, 33, 76, 215, 219, 235, 243, 251, 253, 261, 262, 279, 291, 304, 406, 409, 477, 542, 768, 793, 872
Isländerflechte 31, 217
–, -moos 689, 744
Iuniperus 217

J
Jalappe 332, 333, 397, 463, 548, 760
–, -pulver 332, 352
–, -wurzel 40
Jamespulver 319, 440, 690, 744
Jodine 796
Johannesbeere 217
Johanniskraut 513, 681, 736
Jüdenkirschen 477

K
Kaffee 19, 75, 100, 140, 144, 194, 195, 228, 246, 256, 257, 259, 265–269, 274, 291, 351, 352, 353, 354, 355, 356, 357, 358, 359, 360, 361, 362, 363, 364, 372, 402, 404, 411, 422, 424, 425, 436, 521, 541, 542, 625, 644, 726, 773, 803, 810, 849 vgl. Coffea
–, Nebenwirkungen 351–364

–, roher 726, 752
Kajeputöl 215, 253, 805, 807, 810, 811
Kali 297, 443, 465, 652, 686, 690, 741, 745, 870
–, caustisches 465
Kalkerde 51, 63, 67, 104, 114, 161, 166, 171, 203, 332, 409, 443, 482, 642, 767, 768, 779, 847, 871, 872
–, kohlensaure 768, 872
–, -öl 52
Kalkschwefelleber 81, 169, 170, 171 vgl. Hepar sulphuris calcareum
Kalomel 90, 214, 319, 332, 333, 383, 529, 662, 681, 686, 690, 726, 736, 740, 744, 771, 836, 838, 840, 890 vgl. Mercurius, Quecksilber
Kalzedon 251
Kamille 26, 27, 30, 31, 225, 291, 311, 313, 319, 323, 440, 441, 648, 683, 738 vgl. Chamomilla
Kampher 26, 27, 30, 32, 215, 218, 245, 246, 253, 265, 266, 267, 268, 269, 276, 277, 288, 289, 290, 328, 335, 343, 470, 540, 648, 689, 744, 801, 802, 804, 805, 806, 807, 808, 809, 810, 811, 812, 813, 816, 817, 819, 821, 827
–, -dunst 801, 804, 806, 807, 809, 810, 812, 813, 817
–, Hauptmittel, antipathisches, der Cholera 812
–, Influenza, bei 802
–, -milch 36
–, -spiritus 801, 804, 805, 807, 809, 810, 811, 817, 818
Kanthariden 21, 31, 41, 246, 250, 266, 468, 644, 653, 690, 744, 836, 838, 840, 855, 865–868, 891
–, Arzneimittelprüfung 865-868
–, -pflaster 42, 644
Karmin 50
Kassave 399, 443
Katzenbaldrian s. Baldrian, Valeriana
Katzengamander 26, 27, 216, 217
–, -nepte 27
Kellerhals s. Mezereum, Seidelbast
Kermesbeere 217, 247
Kienfichte 216
Kienruß 50
Kieselerde 80, 686, 687, 741, 768, 871, 872 vgl. Bergkristall, Quarz, Silicea
Klettenlabkraut 216
Knoblauch 27, 217
–, -gamander 27
Kobalt 455, 519, 687, 742
Kochsalz 51, 52, 67–70, 87, 88, 91, 95, 110, 158, 159, 160, 161, 162, 204, 259, 283, 284, 296, 297, 351, 399, 411, 428, 621, 648, 679, 683, 733, 734, 738, 778, 870
Kockelskörner 216, 228, 266, 267, 654, 856
Kohle 67, 93, 94, 96, 97, 104, 134, 135, 154, 156, 186, 212, 213, 253, 296, 321, 344, 422, 448, 512, 666, 671, 691, 703, 704, 745, 765, 773, 777, 881
Kohlenpulver 94, 691, 745
–, -säure 27, 31, 296, 298, 299, 341
–, -stoff 703, 704
Koloquinte 253, 517, 532, 682, 689, 737, 744
Konessioleander 235
Königskerze 29, 216
Korallen 33
Koriander 27, 217, 683, 738
Krähenaugen 214, 215, 216, 219, 232–233, 268, 281, 318, 319, 328, 440, 482, 532, 653, 654, 655, 772, 773, 855, 856
–, Pülverung 281
–, -samen 723
–, Zwischenarznei 216, 232–233, 262, 281, 772
Krausemünze s. Mentha crispa, Pfefferminze
Krebssteine 33
Kreide 59, 62, 80, 91, 97, 98, 99, 113, 140
Kreter-Diptam 532
Kreuzblume 31
–, -kraut, gemeines 216
Kristalle 33
Küchensalz s. Kochsalz
Küchenschelle 243, 458, 653, 654, 655, 772, 854, 855, 856
Kümmel 252, 259
Kunigundenkraut 682, 737
Kupfer 14, 49, 50, 56, 68, 81, 83, 85, 86, 97, 98, 113, 114, 115, 124, 163, 168, 170, 171, 205, 261, 282, 283, 284, 417, 456, 471, 573, 597, 646, 768, 801, 805, 807, 808, 809, 810, 811, 812, 813, 851, 872
–, -arznei 807, 808, 809, 810, 811, 812

–, -oxid 573, 597
–, -vitriol 68, 97, 98, 114, 261
Kurkumei 443, 513, 681, 736

L
Lactuca virosa 216, 682, 737
Lakmuß 50
Laudanum 347, 690, 744 vgl. Mohnsaft, Opium
Laugensalz 52, 67, 68, 69, 70, 83, 85, 90, 91, 97, 98, 99, 104, 107, 113, 114, 115, 159, 163, 212, 213, 234, 253, 267, 296, 297, 298, 299, 311, 409, 443, 465, 482, 513, 690, 745, 871
–, kaustisches 85, 104, 107
Laurocerasus 19, 215, 217, 243
Lebensbaum 753, 872
Ledum palustre 215, 235, 278, 281, 683, 738
Lepidium sativum 186
Lerchenfichte 218
–, -schwamm 217, 422, 532, 682, 737
–, -terpentin 218, 777
Lichen islandicus 31, 217
–, saxatilis 217
Liebstöckel 683, 738
Lilium candidum 217
Lindenkohlenpulver 691, 745
–, -rinde 477
Linum catharticum 217
Liquor probatorius fortior 168, 170, 171, 201, 286 vgl. Sachverzeichnis, Weinprobe
Lolium 217, 247
–, temulentum 247
Looch sanum et expertum 832
Lopezwurzel 215
Lorbeerkirsche 19, 215, 217, 243
–, - öl 532
–, -wasser 214, 243, 244
Löwenzahn 33, 325, 331
Luciuswasser 26, 27, 404
Luftsäure 62, 63, 80, 104, 113, 114, 213, 341, 344
Lupine 682, 737
Lycopodium 767, 870, 871
Lysimachia numularia 216

M
Magnesie 325, 767, 768, 871, 872
–, kohlensaure 767, 768, 871, 872
–, weiß 32, 33
Magnet 409, 411, 477, 542, 687, 716, 741, 742, 773
–, -anlegung 716
–, Nordpol, Zwischenarznei 687, 742, 773
–, -stahl 687, 741
–, -steine 687, 741
Magnetismus 26, 27, 408, 411
Mahagony-Rinde 319, 440
Maiblumen 683, 738
–, -glöckchen 29
–, -käfer 31
Mairan 449
Maiwurmlatwerge 121, 364
Majoran, wilder 216
Mandeln 63, 430, 450, 525, 621
–, bittere 215, 219, 319, 450 vgl. Bittermandelöl, -stoff
Manna 30, 31, 64, 78, 218, 443, 459
Mariennesselandorn 27
Marmor 91, 173, 767, 871
Marrubium album 26
Marum verum 26, 27, 216, 217
Mater perlarum 32, 33
Matricaria 26, 225, 311, 443
–, chamomilla vgl. Chamomilla, Kamille
Mauerpfeffer 217
Meccabalsam 27
Meerrettig 250
Meerzwiebel 40, 45, 215, 217, 246, 248, 261, 266, 318, 322, 422, 467, 532, 652, 682, 737
Meisterwurzel 440
Melissa citrina 26
Meloe 30, 468, 572, 573
–, des Wegwarts 468
Melone 216
Mennige 50, 153, 155
Mentha crispa 26, 27, 76, 683, 738 vgl. Münze
Menyanthes trifoliata 216, 436, 440
Mercurialmittel 523, 664, 665
Mercurius 90, 335, 348, 638, 753 vgl. Kalomel, Quecksilber
–, metallicus 826, 861
–, praecipitatus dulcis 90
–, praecipitatus fuscus Wuerzii 90
–, praecipitatus niger 90
–, solubilis 348

–, solubilis Hahnemanni 108, 529, 530, 638
–, sublimatus corrosivus 753 vgl. Sublimat
Mezereum 250, 269, 440, 459, 530, 838, 870, 872
Milchmandelbaum 243
Milchzucker 649, 716, 717, 718, 719, 725, 755, 758, 760, 765, 768, 769, 770, 779, 833, 871, 872, 873, 874, 875
Millefolium 26, 27, 226, 462, 533
Minderer's Geist 87, 325
Mineralalkali 95, 97, 98, 159
–, -laugensalz 67, 68, 69, 70, 85, 98, 99, 283 vgl. Laugensalz
Mineralwasser 109, 691, 746
–, Driburger 691, 746
Mispeln 215
Mistel 226
Mithridat 264, 329, 377, 383, 832
Mittelsalze 27, 68, 87, 88, 214, 331, 381
Mohnsaft (Papaver somniferum) 101, 132, 219, 220, 221, 224, 227, 228, 231, 236, 237, 238, 239, 241, 242, 246, 247, 249, 253, 257, 258, 259, 260, 262, 265, 266, 269, 272, 274, 276, 280, 288–291, 303, 304, 309, 319, 322, 323, 325, 327, 328, 329, 336, 337, 339, 342, 343, 363, 364, 381, 403, 404, 408, 410, 411, 421, 422, 440, 456, 458, 481, 482, 483, 496, 497, 512, 530, 542, 573, 643, 662, 690, 691, 721, 744, 745, 746, 796, 848 vgl. Laudanum, Opium
–, -samen 218
Morcheln 142
Moschus 24, 25, 31, 33, 36, 335, 448, 648, 836
Münze 65, 117, 449, 683, 689, 738, 744 vgl. Mentha crispa, Pfefferminz
Muschelschalen 515
–, präparierte 325
Muskatnuß 27, 250, 466, 482
–, -blütenöl 27
Myrica gale 682, 737
Myristica aromatica 250
Myroxylon peruiferum 217
Myrrhe 64, 384, 499

N

Napellsturmhut s. Aconitum, Sturmhut
Naphtha 26, 648
Natrum 67, 298, 299, 612, 685, 739, 768, 871, 872
–, der Alten 67
–, kohlensaures 872
–, muriaticum s. Kochsalz
Natterwurzknöterich 33
Neapelgelb 50
–, -salbe 90, 411, 524, 529 vgl. Mercurius, Quecksilber
Nelkenwurzgaraffel 243
Nepeta 26
Nerium antidysentericum 235
–, oleander 216, 235, 872
Neutralsalze 85, 90, 98, 99, 296, 870
Nickel 687, 742
Nicotiana tabacum 18, 232 vgl. Tabacum, Tabak
Nigella sativa 217
Nitrum 28
Nußschale, grüne 530
Nux moschata 27, 250, 466, 482
–, vomica 214, 215, 216, 219, 232–233, 268, 281, 318, 319, 328, 440, 482, 532, 653, 654, 655, 772, 773, 826, 855, 856, 861
–, –, Zwischenarznei 216, 232–233, 262, 281, 772

O

Obstkirsche 243
Ochsengalle 87, 448
Oenanthe 18, 216
Öle, ätherische 27, 31, 450
Olea empyreumatica 24
Oleander 216, 235, 872
Oleum animale Dippelii 24
–, betulae 24
–, cerae 24
–, macis 26
–, succini 26
–, tartari empyreumaticum 24
Opium 28, 29, 46, 236–239, 342, 343, 344, 351, 352, 363, 403, 470, 481, 482, 533, 572, 573, 643, 648, 652, 689, 690, 717, 744, 745, 793, 817, 836, 840, 891 vgl. Laudanum, Mohnsaft
Operment 81 vgl. Arsen, Arsenik
Orchispflanzen 513
–, -wurzel 681, 736
Origanum creticum 216
Orlean 443

Os cordis cervini 32
Os sepiae 32
Osmium 889
Osterluzei 216
Oxalis acetosella 217
Oxygen 334, 501, 502, 531, 650, 683, 738

P

Paeonia officinalis 28, 29, 217, 425, 426
Papaver somniferum s. Mohnsaft, Opium
Paris quadrifolia 228
Pennae adustae 24
Perlmutt 32, 33
Perubalsam 217
Petersilie 75, 76
Petroleum 26 vgl. Bergöl
Pfeffer 27, 100, 215, 217, 313, 319, 440, 720
–, spanischer 216, 319
Pfefferminze 26, 27, 76, 683, 738 vgl. Münze
–, -öl 215, 720
Pfennigweiderich 216
Pfingstrose 29, 217, 425, 426
Pfirsichmandel 217, 243
Philonium 264, 329, 832
Phosphor 26, 27, 104, 213, 296, 334, 430, 443, 685, 739, 768, 769, 827, 861, 870, 871, 872, 873
–, -säure 104, 213, 296, 768, 871
Phosphorus 26, 769, 873
–, Zubereitung 769, 873
Phytolacca 217, 247
Pilze 119, 142, 217
Pimpinella 217
Pinus sylvestris 216
Piperitis 26
Platina 755, 765, 768, 872
Plumbum s. Blei
Pneumlaugensalz 293, 296–299, 311
Polygala 30, 216, 217
Polygonum hydropiper 217
Pomeranzenblätter 689, 744
–, -schale 422
–, -zitrone 31
Porst 215, 235, 278, 281, 683, 738
Portulak 217
Potasche 67, 68, 70, 91, 92, 104, 106, 283, 365
Primel 29, 216
Primula veris 29, 216
Prunella vulgaris 216
Prunus 217, 243, 244
–, cerasus 243
–, laurocerasus 19, 215, 217, 243
–, padus 243, 244
Psoralea 436
Psorin 875
Pterocarpus santalinus 513
Pulpa tamarindorum 28
Pulsatilla 243, 458, 653, 654, 655, 772, 854, 855, 856
–, Zwischenarznei 772
Pulver, ailhaudisches 258
Pulvis cinereus 90
–, mercurii cinereus 90
Purgierlein 217
Purpurfingerhut s. Digitalis purpurea, Fingerhut
–, -schnecke 171

Q

Quarz 767, 870, 871 vgl. Bergkristall, Kieselerde, Silicea
Quassia amara 78, 217, 448, 482, 517, 518
Quecke 33, 325, 331, 499, 681, 736
Quecksilber 19, 31, 33, 47, 50, 86, 89, 90, 91, 92, 93, 100–102, 104, 239, 284, 286, 360, 410, 411, 422, 423, 440, 441, 457, 459, 462, 466, 468, 477, 489, 521, 522, 524, 526, 527, 528, 529, 530, 638, 653, 656, 658, 660, 661, 662, 663, 664, 665, 686, 689, 690, 694, 740, 744, 749, 753, 768, 771, 772, 773, 788, 793, 796, 827, 840, 855, 861, 870, 872, 449 vgl. Kalomel, Mercurius, Sublimat
–, After-Antipsorikum 771
–, -halboxyd 440, 662, 665
–, -kalk 91, 104, 105, 107, 110, 113, 166, 259
–, lösliches 89, 92–93, 104–108, 110, 111, 115, 166, 284, 313, 529
–, –, Zubereitung 104–107
–, –, –, falsche 108
–, -metall 827, 861
–, Nebenwirkungen 100–102
–, -oxyd 410, 411, 423, 529, 530, 638
–, präparat, bestes 104, 528, 638, 664, 665

–, präparate 50, 104, 313, 527, 528, 529, 530, 638, 662, 663, 664, 664
–, –, verschiedene 89–92
–, schwarzes 410, 411, 423, 638
–, versüßtes 90, 214, 319, 332, 333, 383, 529, 662, 681, 686, 690, 726, 736, 740, 744, 771, 836, 838, 840, 890
Quendel 449
Quercus nigra 443
Quitten 215

R
Rainfarn 27
Ranunculus ficaria 513
–, sceleratus 19, 217, 218
Raute 26, 27, 217
Rebendolde 19, 216
Reiskerblätterschwamm 217
Reißblei 96, 99, 284 vgl. Graphit
Rhabarber 250, 274, 406, 448, 455, 471, 475, 652, 655, 685, 718, 720, 721, 740, 760, 857
–, -wurzel 685, 740
Rhamnus 217
Rheum 250, 274, 406, 448, 455, 471, 475, 652, 655, 685, 718, 720, 721, 740, 760, 857
Rhododendron chrysanthum 216
Rhus 217, 244, 443, 466, 648, 800, 801, 807, 810
–, cotinus 443
–, radicans 244, 448, 466
–, toxicodendron 216, 466, 648, 653, 682, 737, 800, 801, 807, 810, 854, 855
Rittersporn 612, 613
Rizinusöl 253
Röhrkassie 29
Rosenholz 532
–, -wasser 466
Roßkastanie 246, 437, 438, 440, 513
–, Rinde 319, 438, 440
Rothheiltormentille 31, 217
Rubus 217
Ruprechtstorchschnabel 27
Ruscus 216
Ruta graveolens 26, 27, 217

S
Sabadilla 250, 253, 517, 800
Sabina 425, 426
Sadebaumpulver 528
Safran 19, 28, 29, 247, 421
Saftgrün 50
Sal 26, 28, 292, 335, 679, 734
–, s. flores Benzoes 26
–, sedativum Hombergii 26
–, seignette 28
–, succini 26
–, urinae 26
Salap 31, 513
Salmiakgeist 27, 87, 90, 91, 104, 106, 110, 113, 114, 115, 285, 297, 529, 779
–, kaustischer 87, 91, 114, 297
Salpeter 27, 29, 37, 39, 45, 50, 67, 72, 86, 87, 88, 89, 90, 91, 95, 97, 98, 104–107, 110, 153, 161, 169, 170, 212, 213, 214, 220, 221, 260, 264, 290, 296, 297, 323, 325, 365, 372, 426, 430, 440, 455, 456, 462, 530, 650, 768, 773, 872
–, -geist 88, 90
–, -naphthe 50
–, -pulver 221
–, -säure 27, 67, 86, 90, 91, 95, 107, 110, 212, 296, 265, 365, 372, 440, 462, 530, 768, 773, 872
–, versüßter 88, 650
Salzgeist 37, 40, 87, 112, 115, 163
–, -säure 27, 67, 68, 90, 91, 95, 106, 159, 160, 162, 297, 372, 440, 648, 683, 738
Sambucus nigra 244, 245, 467 vgl. Holunder
Sand 70, 90, 91, 92, 106, 146, 172, 204, 207, 391, 755, 760, 768, 782, 871, 872
–, weißer 768, 871
Sandrainblume 216
Sandelhölzer 513
Santalum album 513
Saponaria 513, 737
Sarsaparilla 33, 101, 440, 499, 513, 530, 773, 870
Sassafras 517, 683, 738
Sauerklee 217
Säuren 27, 31, 37, 40, 67, 68, 83, 85–88, 90, 96, 97, 98, 104, 110, 154, 171, 212, 213, 214, 215, 231, 259, 274, 296, 298, 502, 528, 642, 729, 778, 870
Scandix 217
Schafgarbe 26, 27, 226, 462, 533
Scharte 443
Schieferweiß 50
Schierling, gefleckter 19, 33, 226, 227, 229, 349, 440, 458, 460, 463, 617, 801

Schläge, elektrische 841 vgl. Elektrizität
Schmalte 50
Schneerose 216, 235
Schöllkraut 440, 513
Schüttgelb 50
Schwarznachtschatten 228, 229, 467
Schwefel 21, 27, 31, 41, 50, 60, 68, 81, 82, 84, 85, 86, 95, 96, 97, 99, 101, 102, 112, 127, 157, 163, 166, 167, 169, 170, 171, 183, 184, 202, 212, 213, 241, 253, 265, 296, 335, 377, 397, 409, 417, 430, 467, 477, 480, 482, 530, 658, 694, 752, 768, 772, 773, 779, 822, 825, 826, 828, 835, 860, 861, 870, 872
–, -blumen 157
–, -leber 68, 81, 82, 84, 85, 96, 101, 102, 112, 127, 157, 163, 166, 167, 169, 170, 171, 202, 212, 213, 241, 265, 397, 409, 477, 530, 752, 773 vgl. Hepar sulphuris calcareum
–, –, arsenikalische 81
–, –, einfache 81, 82
–, –, giftige 81
–, –, kalkerdige 397, 752
–, –, -luft 68, 84, 85, 101, 102, 167, 170, 171, 202, 212, 213, 241
–, salbe 157
–, säure 21, 27, 31, 96, 480, 779
Schwererde 96, 332, 424, 462, 767, 871, 873 vgl. Baryt
–, salzsaure 462
Scilla maritima 40, 45, 215, 217, 246, 248, 261, 266, 318, 322, 422, 467, 532, 652, 682, 737
Scordium 26
Scrophularia nodosa 513
Sedum acre 217
Seidelbast 250, 269, 440, 459, 530, 838, 870, 872
Seife 27, 31, 97, 101, 178, 179, 189, 212, 297, 331, 422, 513
Seifenkraut 101
–, -wurzel 331
Seignettesalz 29
Senecio vulgaris 216, 617
Senega 216, 517, 689, 690, 744, 745
Senfpflaster 41, 305, 726, 836, 840, 891
–, -umschlag 45, 250
Sennesblätter 406, 463, 793
Sepia 32, 767, 827, 861, 871
Serapias 217
Serpentarie 648, 683
Sesamoides 613, 615, 616, 617, 637
Seseli 217
Silber 81, 86, 88, 89, 91, 97, 98, 106, 107, 297, 383, 426, 686, 741, 755, 765
–, -salpeter 88, 89, 91, 97, 98, 106, 297
Silicea 768, 861, 871 vgl. Bergkristall, Kieselerde, Quarz
Simaruba 318
Sisymbrium 217
Sium 216, 217
–, sisarum 216
Skammonium 253
Skorzonere 216
Solanum 217, 228
–, dulcamara 228, 229, 458, 467
–, nigrum 228, 229, 467
Sommerlinde, Blüten 29
Sonnentau 244, 459, 752, 753, 756, 766
Soodbrodkarobe 216
Sorbus acuparia 217
Spanischweiß 50
Spargel 217
Spießglanz 33, 50, 86, 214, 331, 422, 440, 455, 458, 515, 768, 828, 872
–, -arzneien 331
–, -butter 50
–, -metall 872
–, roher 768, 828, 872
–, -schwefel 41
Spigelia marylandica 216
Spiraea filipendula 217
Spiritus Cornu cervi 24
Spongia tosta 327, 694, 748, 752
Springgurke 216
Stahl 36, 86, 265, 332, 333, 428, 462, 467, 469, 503, 687, 741, 754, 764
–, -geist 36
Staphisagria 612, 613
Statice 216
Stechapfel 19, 28, 29, 231, 232, 249, 259, 267, 268, 291, 458, 468, 469, 654, 856
Steinflechte 217
–, -klee 31
Sternanis 513
Stertmorchel 681, 736
Stickluft 215

–, -stoff 431, 448, 450, 501, 650, 703, 704
Stiefmütterchen 201, 235
Stinkasant 24, 25, 253, 652, 773
–, -gänsefuß 27
–, -hundszunge 29
Storchschnabel 27, 217
Stramonium 19, 28, 29, 231, 232, 249, 259, 267, 268, 291, 458, 468, 469, 654, 856
Strauchkugelblume 216
Strychnos Nux vomica s. Krähenaugen, Nux vomica
Sturmhut 19, 214, 215, 242, 259, 458, 470, 655, 726, 752, 856
Sublimat 30, 31, 90, 91, 93, 97, 98, 104, 105, 142, 214, 258, 265, 426, 456, 466, 529, 686, 690, 691, 717, 740, 745, 753, 840, 870, 890 vgl. Mercurius, Quecksilber
–, -auflösung 142, 258
Sulphur 335 vgl. Schwefel, Tinct. sulph.
Sumach 19, 244, 648, 649, 653, 807, 810, 854, 855
Sumpfporst 215, 235, 278, 281, 683, 738
Symphytum officinale 31

T
Tabacum 28, 232
Tabak 19, 21, 29, 154, 183, 216, 232, 267, 268, 325, 351, 352, 461
Tamarindenmark 29, 482
Tanacetum 26
Taraxacum 33, 325, 331
Tartarus emeticus 548 vgl. Brechweinstein
Taumellolch 247
Tausendgüldenkraut 78, 533
Taxus 214, 216, 241, 467
–, baccata 241
–, baccifera 216
–, -blätter 214
Tee 41, 75, 76, 78, 102, 119, 256, 318, 351, 352, 357, 362, 372, 381, 391, 402, 408, 425, 459, 468, 481, 482, 485, 489, 500, 521, 532, 541, 548, 648, 649, 678, 726, 733, 807, 810, 848
Terpentin 112, 218, 339, 518, 777
–, -öl 339, 468, 644, 666, 670
Teucrium marum 26, 27, 216, 217
Theriaca coelestis 832
Theriak 55, 264, 329, 383
Thierkohle 768, 872
Thon 92, 96, 154, 156, 203, 204, 870
Thonerde, Arzneimittelprüfung 779–786
Thuja occidentalis 753, 872
Tinct. sulph. 825, 826, 827, 834, 860, 861
Tinktur, thebaische 265, 267
Tollkirsche 18, 19, 122, 142, 215, 229–230, 259 299, 300, 306, 307, 308, 309, 310, 318, 319, 328, 343, 348, 349, 350, 424, 440, 445, 447, 448, 451, 453, 454, 458, 469, 470, 489, 490, 491, 653, 683, 686, 700, 727, 728, 729, 737, 740, 741, 752, 800, 822, 854, 855
Tolubaumbalsam 27
Töplitzer Bad 467
Tormentilla erecta 31, 217
Tormentillwurzel 39, 438, 443, 471
Tragant 31
–, -schleim 481
Traubenkirsche 243, 244
Turbith 90, 92, 104, 105
Turpethum album 90

U
Ulmus campestris 247
Ultramarin 50
Urinsalz 27
Uva ursi 216, 235, 462

V
Vaccinium 217
Valeriana officinalis 26, 27, 217, 226, 450, 458, 744, 760, 796, 856
Veratrum album 217, 248-250, 254, 268, 327, 552–629, 631, 633, 635, 800, 807, 810, 813, 827
Verbascum thapsus 28, 216
Verbena officinalis 216
Vierblatteinbeere 228
Vinca pervinca 216
Viola tricolor 201, 235
Viperngifte 215, 387, 448
Viscum album 226
–, quercinum 32
Vitis vinifera 216, 631
Vitriol 33, 95, 159, 160, 161, 162, 365
–, -äther 27, 36, 40

–, blaues und weißes 50
–, Salzburger 50
–, -öl 47, 50, 83, 84, 85, 86, 95, 98, 212, 317
–, -säure 51, 52, 85, 90, 91, 95, 96, 97, 98, 99, 104, 110, 159, 162, 214, 257, 279, 290, 318, 424, 428
–, -weinstein 87, 159, 290
Vogelbeerspierling 217

W
Wachholderbranntwein 804
–, -muß 648
Wachsöl 25
Waldrebe 440, 463
Wallnußschale 440
Wanzen 27
Wasser, kaltes 29, 39, 42, 45, 57, 59, 62, 68, 105, 177, 196, 258, 337, 342, 376, 398, 402, 406, 407, 408, 409, 411, 449, 450, 617, 619, 643, 665, 666, 667, 668, 669, 670, 671, 672, 689, 690, 744, 745, 821, 847, 848
Wasserfenchel 254, 264, 382, 689, 744
–, -pfeffer 217
–, -schierling 18, 19, 216, 227, 349, 800
–, -stoff 344, 346, 397, 417, 430, 467, 473, 501, 512, 703, 704
Wau 443
Wegerich 569
Wegwarte 468
Weide 31, 133, 140, 437, 438, 439, 440, 444, 737, 682
–, Rinde 438, 439, 440, 444, 737, 682
Wein 25, 29, 31, 33, 39, 40, 45, 50, 51, 53, 54, 57, 60, 61, 62, 63, 68, 69, 75, 76, 80, 81, 82, 83, 84, 85, 86, 87, 88, 91, 92, 102, 104, 111, 112, 113, 114, 123, 129, 138, 140, 141, 157, 163, 166, 167, 168, 169, 170, 171, 172, 173, 177, 179, 183, 192, 201, 206, 207, 214, 256, 257, 266, 267, 268, 275, 278, 283, 284, 286, 294, 295, 296, 297, 298, 304, 308, 311, 317, 337, 339, 340, 341, 343, 344, 345, 349, 351, 352, 359, 372, 383, 391, 395, 398, 399, 402, 411, 449, 450, 455, 456, 459, 465, 470, 480, 482, 496, 523, 529, 609, 619, 625, 631, 637, 644, 648, 649, 650, 652, 666, 667, 668, 669, 670, 671, 672, 673, 690, 716, 719, 720, 723, 724, 726, 745, 764, 767, 768, 770, 775, 779, 801, 804, 807, 808, 809, 810, 830, 833, 848, 871, 872, 874, 880, 882, 886
–, -essig 60, 61, 80, 179, 266, 267, 268 vgl. Essig
–, -geist 39, 50, 54, 84, 87, 88, 91, 92, 104, 111, 294, 295, 296, 297, 298, 304, 308, 311, 317, 337, 349, 351, 383, 398, 449, 450, 482, 523, 529, 644, 648, 649, 650, 652, 666, 667, 668, 669, 670, 671, 672, 673, 716, 719, 720, 723, 724, 726, 764, 767, 768, 770, 775, 779, 801, 804, 807, 808, 809, 810, 833, 848, 871, 872, 874, 880, 882, 886
–, -rebe 216, 631
–, -stein 25, 29, 31, 40, 45, 50, 51, 57, 68, 69, 84, 85, 87, 88, 91, 102, 112, 163, 168, 169, 170, 171, 201, 214, 267, 455, 456, 459, 465, 548, 683, 690, 737, 745, 830 vgl. Brechweinstein
–, –, -erde, geblättert 87, 88, 94
–, –, -laugensalz 267
–, –, -öl 25, 57
–, –, -rahm 29, 85, 102, 112, 163, 168, 214, 456, 459
–, –, -säure 50, 68, 169, 170, 171, 201
Weißsandel 683, 738
–, -lilie 217
–, -nieswurz 217, 248–250, 254, 268, 327, 364, 552–629, 631, 633, 635, 800, 804, 807, 810, 813, 827
Wermut 436, 437, 439, 440
–, -beifuß 29
Wiesenkresse 33
Winterrinde 482
Wismuth 86, 91, 92, 519
–, -kalk 482
Wolfsmilch 19, 465, 623, 629
Wurzelsumach 653, 807, 810, 854, 855

Z
Zaunrebe 215, 459, 648, 649, 653, 654, 807, 810, 855
Zimt 218, 482
–, -lorbeer 218
–, -öl 218, 425
Zink 33, 39, 82, 98, 113, 114, 115, 215,

422, 768, 872
–, -blüten 33
–, -salze 39
–, -vitriol 98, 114, 215
Zinn 86, 205, 213, 253, 456, 457, 467, 718, 768
Zinnober 92, 101, 446, 486, 452, 490, 529
Zitronenblätter 27
–, -melisse 27
–, -saft 39, 40
–, -säure 45, 231, 253, 268
Zittwersamen 253, 332, 517
Zuckerwurzel 216
Zunderlöcherschwamm 217

Sachregister

A

a priori 68, 291, 334, 378, 386, 442, 504, 509, 531, 545, 639, 712, 842
Abendmahlsvergiftung, lavaterische 81
Aberglaube 60, 132, 427, 428, 483, 503, 512, 517, 555, 563, 794
Abführmittel 19, 29, 31, 43, 47, 143, 202, 220, 225, 246, 267, 271, 274, 321, 323, 328, 375, 397, 409, 423, 424, 425, 450, 459, 461, 475, 476, 477, 478, 480, 481, 482, 489, 495, 522, 557, 629, 643, 644, 798, 838, 848, 849 vgl. Ausleerungsmittel
Abhärtung des Körpers 144–149
Abiturrede 2–11
Abstillen 71–76 vgl. Kinder, Stillen
Abtrittsgruben 145, 184, 186, 344
Acupunctur 838
Ader, güldene 136
Aderlaß 23, 42, 39, 45, 72, 76, 123, 151, 152, 153, 219, 220, 221, 240, 249, 260, 262, 264, 274, 303, 305, 329, 427, 690, 726, 744, 761, 762, 790, 796, 798, 800, 804, 807, 838, 893
Adjuvans 262, 289, 290, 292, 381, 679, 690, 691, 733, 734, 745, 746 vgl. Rezepte, zusammengesetzte
Afterärzte 36
–, -medizin 336
–, -organ 658, 659, 776
–, -organisation 429, 433, 434, 640, 652, 658, 795, 797, 843, 854
Akademie der Künste und Wissenschaften 49
–, der nützlichen Wissenschaften zu Mainz 553
–, der Wissenschaften 118, 212
Alchemie 335
Alchemisten 377
Alexipharmaca 511
Allheilmittel 819 vgl. Panazee, Universalarznei
Allöopathen 787-791, 797, 836
Allöopathie 776, 786, 789, 791, 792, 798, 813, 838, 839, 840, 841, 889, 890
allöopathisch 777, 826, 836, 846, 850, 861, 862, 888
allotriopathisch 642, 645, 646
Amara 30, 217, 233, 281, 682, 737
Amaurosis 230, 248,
Amme 23, 93, 420, 475, 476
Amphimerie 23
Analepticum 379, 513, 679, 734
Anamnese 393–395, 706, 709
Anarchie der Arzneykunst 64
Anatomie 120, 378, 379, 593, 797
Anfangswirkung s. Erstwirkung
Angewohnheiten s. Gewohnheit
Animalismus s. Mesmerismus
Ansteckung 34, 38, 40, 41, 126–131, 174, 175, 178, 179, 180, 183, 184, 187, 202, 237, 293, 294, 295, 301, 447, 480, 520–522, 526, 528, 640, 657–660, 663, 777, 800, 802, 804, 805, 807, 810, 812, 814–817, 828, 829, 870 vgl. Krankheit, ansteckende
–, innere 657
–, Pocken 220, 657 vgl. Pocken
–, wieder 157
Ansteckungs-Stoffe 520, 802, 805, 815-819
–, -krankheiten s. Krankheit, anstekkende
–, -miasmen 177, 645, 850
Antidote 796
–, gegen Solanaceen 268
Antiorganon 757
–, -pathisch 761, 762, 776, 790, 812, 846
–, -psorica s. Arzneimittel, antipsorische
–, -pyretikum 828
–, -scorbutica 512
–, -scrophulosa 512
–, -spasmodicum 679, 734
–, -syphiliticum 530
Aphrodisiacum 513
Apotheker 50, 51, 65, 66, 82, 91, 108, 111, 118, 143, 157, 164, 165, 167, 251, 266, 281, 282, 283, 286, 317, 372, 382, 383, 384, 385, 386, 499, 518, 529, 714, 715, 716, 717, 718, 719, 720, 721, 728, 757, 758, 759, 760, 761, 810, 829, 830, 831, 832, 833, 857, 862

–, -bücher 90, 164, 288, 719
–, -lexikon 164, 251 308, 317
–, -mittel 111
–, -privilegium 383, 716, 719, 721, 758, 759, 760, 761, 857
–, -wesen 382–386, 832
–, -wörterbuch 251
Ärzte 12, 367, 423, 427, 428, 478, 480, 553, 555, 557, 561, 565, 571, 575, 577, 581, 583, 585, 587, 589, 591, 593, 595, 597, 601, 603, 605, 607, 613, 625, 627, 629, 631, 635, 637
–, Afterärzte 36
–, arabische 12
–, Arzt, gerichtlicher 188 vgl. Gerichtsmedizin
–, Choleraärzte 816
–, Hausarzt, Wahl eines 197–200
–, kurzsichtige, unpraktische 342
–, Modearzt 356
–, Pferdearzt 894
–, Sabburalärzte 339
–, schlechtes Betragen der 35
–, Ungeschicklichkeit der 48
Arbeitslosigkeit 188
Archäus, Helmont's 503
Armenhäuser 190
–, -versorgung 150
Armuth 35, 135, 188, 287, 340, 477, 483, 833
Aromatica 250, 683, 737
Arsenikkrankheit 241
Arsenvergiftung 55, 85, 265, 283, 348, 417, 462
Arzneifabrikanten 65
–, -geist 724
–, -gemische 688, 715, 716, 719, 720, 721, 743, 792, 794, 797
–, -krank 777
–, -krankheit 645, 647, 825, 839–840, 849, 870, 879, 889 vgl. Arzneisiechthum
–, -kunst 712
–, -prinzip der Pflanzen, dynamisch, virtuell wirkendes 443
–, -siechthum 795-797 vgl. Arzneikrankheit
–, -stoffe, Wesen der 723
–, -substanzen 456, 458, 679, 683, 684, 686, 688, 694, 702, 715, 716, 720, 724, 730, 734, 738, 739, 740, 742, 749, 768, 769, 792, 793, 822, 844, 845, 853, 854, 870,
–, -verfälscher 65 vgl. Arzneimittel, Verfälschung
–, -zubereitung s. Arzneimittel, Zubereitung
Arzneimittel, antipsorische 512, 767, 768, 769, 771, 772, 773, 777, 778, 779, 788, 790, 827, 834, 861, 869, 870, 872, 873, 875
–, Applikation 410–411 vgl. Einreiben des Mittels, Riechen
–, Auflösung 770, 873
–, ausleerende 506, 680, 734
–, Auswirken-Lassen 823, 825, 858
–, botanische Verwandtschaft 216–218
–, cosmische 459
–, Einreiben 524, 637, 801, 805, 881–882 vgl. Riechen
–, Erstwirkung 224, 352, 353, 355, 358, 362, 363, 400, 643, 772, 801, 847
–, Gaben, Abfolge der 823–828, 834–835, 858– 862, 879–883 vgl. Wiederholung
–, –, aufgelöste 880–882
–, –, geteilte 880–882
–, –, kleine 219, 240, 253, 348–350, 401, 409, 445, 459, 539, 647, 689, 718, 722–726, 743, 763–766, 802, 803, 825, 826, 852, 861
–, –, wiederholte derselben Arznei 880
–, Güte 64–66
–, Haltbarkeit 768, 829, 862
–, homöopathische, hundert 833
–, Lieblingsmittel 325, 690, 745
–, Löslichkeit 767, 871
–, Nachwirkung 224, 360, 362, 363, 400, 402, 403, 404, 406, 441, 496, 512, 540, 643, 771, 783, 802, 847, 848
–, palliative 212, 221, 223, 224, 228, 231, 233, 235, 237, 322, 402–405, 411, 509, 643, 644, 848
–, primäre Wirkung s. Erstwirkung
–, -prüfung am gesunden Menschen 222– 223, 366–369, 398–400, 651–652, 655, 709–711, 853–854, 857, 887–889
–,–, bei Tieren 895
–, spezifische 25, 219, 220, 221, 222, 336, 448, 694, 699, 749, 751, 800, 813, 819

–, temporelle 220, 223
–, Transport 775
–, Verfälschung 64–66, 214, 283
–, Vielmischerey 336, 510 vgl. Rezepte, zusammengesetzte
–, Wahl des homöopathischen 655, 856
–, Wiederholung 414, 823–828, 834–835, 858–862, 879–883
–, Wirkung 224
–, Wirkungsdauer 414, 415, 416, 547, 548, 707, 708, 778, 794, 879
–, Zubereitung 165, 652, 723–725, 767–773, 775, 854, 870-875 vgl. Potenzierung
–, Zwischenmittel 772, 778, 826, 827, 860, 861
Asthenia virginensium 869
Asthma 20, 22, 23, 28, 32, 46, 261, 262, 403, 428, 462, 463, 549, 599, 697
–, millarisches 697
Astrologie 12, 503
Auflösung der Arzneien s. Arzneimittel, Auflösung
Augenentzündung 205, 235, 242, 361, 424, 465, 466, 776
–, der Neugebornen 424
äußere Behandlung des Schankers 523
äußerer Stellvertreter des inneren Übels 658
Ausleerungsmittel 78, 264, 270, 380, 409 vgl. Abführmittel, Brechmittel
Aussatz 603, 637, 694, 748, 869
Autobiographie 116–118
Autorität 81, 142, 153, 313, 318, 382, 383, 434, 493, 498, 501, 513, 519, 553, 571, 597, 627, 677, 713, 840, 890, 892

B

Bader 48, 142, 275
Bäder 14, 101, 145, 213, 241, 253, 262, 282, 331, 397, 420, 422, 467, 477, 500, 648, 664, 689, 703, 726, 744, 796, 804, 807, 810, 836, 838, 840, 881, 891
–, warme 14, 467, 477, 836, 838, 840
Bandwurm 220, 253, 254 vgl. Würmer
Barometer 186, 259, 261, 325
Basis 262, 289, 290, 291, 292, 381, 679, 733, 734, 830 vgl. Rezepte, zusammengesetzte
Bastard-Homöopathen 837 vgl. Leipziger Halb-Homöopathen
Bauerwäzel s. Mumps
Baukünstler 892
Behandlung der Grundursachen der Krankheiten 220
–, örtliche 658
Behexen 60, 135, 196, 264
Beriberi 22, 23
Bescheidenheit 48, 162, 483, 894
Besessenheit 229, 231, 250
Beulen-Pest, levantische 697 vgl. Pest
Bibel 209
Bier 34, 36, 37, 40, 45, 57, 63, 75, 102, 119, 127, 140, 141, 143, 178, 179, 192, 209, 252, 253, 256, 257, 258, 273, 304, 309, 317, 344, 351, 385, 391, 436, 437
Biß giftiger Thiere 264
Blasenstein 21, 25, 213, 477
–, -züge 262
Blattern 293, 300, 318, 428, 432 vgl. Pocken
Blatterrose (erysipelas pustularis) 301
Bleiglasur 203, 204
–, -kolik 101
–, -krankheit 239, 241
–, -vergiftung 81
Blutbrechen 205
–, -egel 29
–, -flüsse 205, 226, 231, 241, 247, 279, 336, 449, 462, 469, 513, 547, 649, 650, 870
–, -husten 205, 260
Botanik 378, 686–687, 741
Brand 61, 112, 240, 260, 322, 389, 398, 402, 437, 462, 519, 541, 575, 643, 644, 658, 666, 667, 668, 669, 671, 672, 673, 848 vgl. Dekubitus, Gangrän
–, -kalter 112
Brandsalben 668, 669
Branntwein 34, 41, 257, 309, 335, 337, 339, 357, 372, 376, 391, 395, 401, 402, 407, 411, 668, 673, 849, 882
Bräune 89, 190, 236, 301, 486, 690, 697, 710, 745, 752
–, häutige 690, 697, 745, 752
Brechmittel 21, 29, 31, 36, 37, 41, 42, 43, 55, 214, 220, 225, 249, 253, 265, 271, 274, 275, 279, 319, 320, 323, 328, 330, 409, 450, 476, 477, 482, 537, 557, 585, 587, 589, 591, 617, 623, 648, 803, 836, 838, 839, 889 vgl. Ausleerungsmittel

–, -ruhr 803 vgl. Ruhr
Brownianismus 334–347
Brustkrebs 227 vgl. Krebs
Bubonen 110, 411, 434 vgl. Krankheit, venerische, Syphilis

C
Campe's großes Wörterbuche der deutschen Sprache 819
Carphologia s. Flockenlesen
Causalcur 786–790, 793, 796, 799 vgl. Kur
Cephalica 511
Chancre s. Schanker, Syphilis
Chemie 51, 52, 53, 65, 81, 90, 113, 118, 127, 203, 212, 213, 214, 221, 297, 299, 331, 334, 378, 379, 380, 443, 480, 491, 502, 503, 546, 684–686, 687, 712, 716, 717, 718, 738, 739–741, 742, 770, 874
–, die Versüßerin meines Lebens 53
–, meine Lieblingswissenschaft 51
Chemismus 378, 448, 505
Chinarindenversuch Hahnemanns 100
Chirurgie 66, 283, 389, 409, 553, 595
–, chirurgische Übel 640, 843
Cholera 18, 19, 20, 22, 24, 227, 427, 589, 590, 591, 800–821, 827, 861, 881
–, abgeschwächte 819
–, -ansteckungsstoff, verdünnter 819
–, -ärzte 816
–, Blutverdickung 813
–, -miasma 801, 815
–, Übertragungswege 814–818
–, -Todes-Engel 817
–, -tote 820, 821
Cholerine 819, 821
Chorea St. Viti s. Veitstanz
Clystiere s. Klistier
Constituens 262, 830 vgl. Rezepte, zusammengesetzte
Continua s. Fieber
Contraria contrariis 221, 460, 461, 496, 839, 890
–, curentur 460, 461, 496,
Contumaz (Quarantaine) 802
–, -Hause 805
Corrigens 262, 292 vgl. Rezepte, zusammengesetzte
Crisis 884
crusta lactea 201 vgl. Milchschorf
Cullen's Arzneimittellehre 225
Cur s. Kur

D
Dante's Hölle 207
Dekubitus, Behandlung des 38–39 vgl. Brand
Diabetes 20, 25
Diät 43, 47, 72, 78, 138, 157, 225, 254, 255–259, 261, 262, 339, 351, 357, 371, 376, 377, 402, 416, 427, 481, 482, 530, 605, 629, 655, 681, 736, 778, 803, 811, 857, 887, 888, 895
Diätetik 138, 141, 142, 213, 259
Diätordnung 255, 259
–, -plan 256, 605
–, -sünden 255
Diaphoretica 450, 512
Diathese 339
Dilutionen 885, 886 vgl. Potenz, Potenzierung
Dirigens 262, 289, 292, 679, 734 vgl. Rezepte, zusammengesetzte
Dispensatorium 164, 251, 382, 383, 719
Dispensierrecht 714–721, 757–761, 829–833, 857 vgl. Medicinalgesetz
Diuretica 269, 512, 679, 734
Droguisten 64, 382, 499, 715, 720, 760
Dynamisationen 885 vgl. Potenz, Potenzierung
Dysenterie 21, 23, 29
Dysurie 20, 24

E
Eccoprotica 512
Ehe 139, 144, 656
Eidechse (Lacerta agilis) 244
Einfachheit 219, 254, 259, 261, 264, 292, 509, 676, 692, 709, 746
Einreiben des Mittels 524, 637, 801, 805, 881–882
Einreibungen 262, 474, 476, 529, 766
Einsaugungsgefäße 134
Eklampsie 19, 21, 23, 25, 27, 33
Electrizität 411, 464, 465
Elephantiasis 241, 603
Emmenagogum 679, 734
Empirie 48, 303, 318, 334, 427, 428
Empiriker 221, 223, 318, 377, 561, 694, 749
enantiopathisch 642, 846, 848, 851

Engbrüstigkeit 45, 235, 242, 246, 247, 249, 256, 261, 262, 271, 277, 278, 373, 439, 463, 467, 469, 534, 538, 710, 882
Englische Krankheit s. Rachitis
Entzündung, hochakut 762
Entzündungskrankheiten 240, 244, 790 vgl. Infektionskrankheiten, Krankheiten, ansteckende
Epidemien 35, 77, 128, 174, 175, 176, 179, 180, 181, 182, 183, 189, 266, 270, 272, 276, 277, 278, 293, 295, 300, 301, 307, 308, 314, 326, 423, 424, 431, 433, 434, 435, 445, 446, 451, 452, 453, 476, 478, 479, 486, 488, 503, 593, 648, 695, 696, 697, 698, 749, 815, 819, 820 vgl. Seuchen
Epilepsie 19, 21, 23, 25, 27, 29, 33, 231, 246, 337, 345, 461, 595, 597, 601, 605, 689, 744, 822 vgl. Fallsucht
Erbkrankheiten 421
Erfahrung 34, 48, 49, 50, 51, 52, 69, 86, 89, 93, 101, 105, 110, 129, 142, 144, 150, 157, 167, 174, 175, 191, 198, 201, 203, 204, 213, 214, 218, 220, 222, 225, 226, 228, 230, 232, 232, 234, 235, 237, 240, 241, 242, 247, 248, 249, 256, 264, 280, 293, 307, 308, 309, 313, 316, 318, 319, 321, 323, 327, 328, 332, 333, 334, 340, 342, 343, 346, 348, 352, 361, 362, 363, 365, 379, 380, 381, 382, 387, 390, 406, 423, 424, 430, 432, 436, 445, 448, 450, 451, 457, 459, 461, 466, 467, 469, 470, 472, 475, 478, 480, 483, 486, 492, 493, 496, 498, 503, 511, 520, 523, 525, 526, 527, 529, 531, 533, 544, 545, 550, 593, 597, 642, 661, 666, 668, 669, 671, 675, 678, 686, 688, 689, 700, 707, 708, 711, 712, 713, 724, 728, 729, 732, 740, 743, 752, 753, 756, 770, 771, 775, 776, 786, 789, 792, 823, 824, 828, 834, 837, 846, 848, 858, 859, 870, 872, 874, 878, 880, 892, 893, 895
–, empirische 218
–, geflissentliche 218
–, ungefähre 218
Erfahrungsseelenkunde 505, 508
–, -wissenschaft 711, 712
Erfrierung 337
Ergotismus 19, 23, 27
Ermattungs-Siechthum (asthenia virginensium) 869
Erstverschlimmerung 401–402 vgl. Verschlimmerung
Erstwirkung 224, 352, 353, 355, 358, 362, 363, 400, 643, 772, 801, 847 vgl. Nachwirkung
Erysipelas pustularis 301
Essigfabrikation 56–63, 80
Expectorans 679, 734

F

Fabrik- und Werkhäuser 190
Fabrikant 49, 50, 51
–, chemischer 51
Fabriken 50, 67, 159
Fallaufnahme s. Anamnese
Fall, einseitiger 413
Fallsucht 227, 230, 231, 232, 233, 235, 250, 398, 461, 468, 470, 471, 475, 478, 689, 744, 785 vgl. Epilepsie
Farben, chemische Bereitung der 50
–, Berlinerblau 50
–, Braunschweigsches Grün 50
–, Caßler Gelb 153
–, Florentiner- und Kugellak 50
–, Grünspan 50
–, Karmin 50
–, Kienruß 50
–, Lakmuß 50
–, Mennige 50, 153, 155
–, Neapelgelb 50
–, Saftgrün 50
–, Schmalte 50
–, Schieferweiß 50
–, Schüttgelb 50
–, Spanischweiß 50
–, Ultramarin 50
Fasten 43
Fehler in der Lebensordnung 78, 371, 415 vgl. Lebensordnung, Lebensweise
Feigwarzen 527, 528, 529, 530 vgl. Tripper
–, -Krankheit 753, 869 vgl. Tripper
Feldlazarethe 127
Fieber, anhaltendes 257, 534, 535, 536, 537, 827, 861
–, bösartiges 23, 33, 125, 128, 129, 130, 174, 175, 177, 182, 228, 245, 301, 305, 307, 315, 485, 488
–, continua 534, 594, 622
–, -definitionen 701

–, Faulfieber 35, 42, 130, 184, 185, 187, 290, 330, 424, 697
–, –, -seuche 187
–, Fleckfieber 34
–, Frostperiode 535
–, Gallenfieber 37, 323, 343, 698
–, hektisches 101, 240, 248, 321, 467
–, Hitzfieber 698
–, intermittierendes 240, 534, 535
–, Kerkerfieber 177, 185, 365
–, Milchfieber 72, 75, 474
–, Nervenfieber 128, 130, 175, 177, 180, 186, 190, 228, 245, 315, 343, 470, 481, 648, 697, 790, 807, 810, 827, 861
–, -paroxysmen 40
–, Quartanfieber 243, 256, 319, 327, 464
–, Schleimfieber 330, 698
–, Spitalfieber 648
–, Sumpfwechselfieber 339, 391, 440, 497, 533, 536, 694, 698, 749
–, tödliches 182, 187
–, Wechselfieber 100, 380, 381, 411, 438–444, 462, 469, 517, 532, 533, 535, 635, 689, 694, 695, 743, 749, 791, 793, 827, 828
–, –, kaltes 532, 533
–, wiederkehrendes 23, 537
Filtra 264
Flechten 397, 467, 478, 784
Fleischbänke 189
Flockenlesen 23, 25
Folgsamkeit der Kranken 255
Fontanelle 29, 48, 258, 397, 398, 475, 478, 836, 838, 839, 840, 889, 891
Frambösia 869
Frau, die kluge 132
Friesel 299, 422, 424, 428, 445–447, 451-454, 485–491, 697, 700, 726–730, 752
–, bösartiger 424, 428, 445, 446
–, rother 485, 486, 487, 726–730
Fußbäder 29, 253, 342, 587
–, -gicht s. Podagra, vgl. Gicht
–, -scharbock 21, 23, 25, 27, 33

G

Gaben, Abfolge der 823–828, 834–835, 858– 862, 879–883 vgl. Wiederholung des Mittels
–, aufgelöste 880–882
–, geteilte 880–882
–, kleine 219, 240, 253, 348–350, 401, 409, 445, 459, 539, 647, 689, 718, 722–726, 743, 763–766, 802, 803, 825, 826, 852, 861
–, wiederholte derselben Arznei 880
Galle, verdorbene 31, 213
Gallenfieber 37, 323, 343, 698
–, -steine 87, 88, 213, 283
Galvanismus 379, 411, 465
Gangrän 112, 595 vgl. Brand
Garten 178, 206, 420
Gefängniß 181, 182, 183
Gegengifte 127, 264, 511, 573
Geheimmittel 530, 868
Geisteskrankheit 263, 506, 601 vgl. Psychiatrie, Wahnsinn
–, -schwäche 484, 601
Gelbsucht 19, 21, 241, 290, 428, 435, 469, 513, 681, 698, 736
Gemüthsart 654, 856
–, beschaffenheit 653, 654, 854, 855
–, zustand 655, 856
Gerichtsmedizin 55 vgl. Arzt, gerichtlicher
Geschlechtskrankheiten 23 s. Krankheiten, venerische, Syphilis, Tripper
–, -trieb 193, 355, 358, 392, 402, 425, 541, 783
Geschwulst 21, 23, 25, 40, 41, 72, 76, 77, 78, 132, 134, 135, 182, 227, 228, 229, 301, 302, 303, 310, 322, 342, 359, 361, 375, 422, 446, 452, 462, 463, 466, 467, 475, 487, 528, 541, 542, 745, 780, 781, 784, 785, 789, 790, 866, 867
Geschwüre 33, 38, 48, 75, 101, 102, 112, 228, 229, 237, 238, 242, 247, 282, 321, 332, 373, 389, 397, 430, 462, 522, 524, 525, 526, 527, 528, 642, 660, 690, 745, 776, 847, 868
–, faule 48, 282
–, künstliche 33, 389
Gesellschaft, königlich ökonomische 891
–, –, zu Leipzig 118, 553
–, physikalisch-medizinische zu Erlangen 553
Gesichtskrebs 349, 459, 462, 776 vgl. Krebs
–, -rose 227, 229
Gewinnsucht 49, 391, 841

Gewißheit 188, 208, 254, 256, 261, 262, 331, 380, 417, 432, 445, 467, 492, 493, 497, 498, 515, 526, 539, 544, 548, 638, 647, 652, 662, 693, 698, 706, 707, 714, 748, 750, 757, 786, 793, 798, 852, 892, 894, 895
–, mathematische 647, 852, 895
Gewohnheit, -en 42, 71, 119, 126, 192, 257, 258, 260, 262, 352, 363, 591, 603, 627, 892, 893, 894
Gicht 318, 336, 391, 427, 500, 697, 703, 788, 789, 845, 869
Gift, -e 19, 23, 29, 31, 83, 93, 135, 179, 182, 186, 194, 203, 223, 237, 238, 256, 264, 265, 305, 365, 450, 454, 455, 456, 457, 458, 459, 460, 483, 513, 520, 522, 523, 524, 525, 526, 527, 528, 565, 640, 656, 657, 659, 660, 661, 682, 717, 737, 843 vgl. Vergiftungen
–, metallische 19
–, pflanzliche 19
–, tierische 19, 182, 183, 184, 186
gleet s. Nachtripper
Gluten 62, 87, 88
Gonorrhoe 25 vgl. Tripper
Gräber 187
Grauer Star 599
Grundursachen 786
–, aller chronischen Krankheiten 786
Grundkodex der Arzneimittelkunde 223
gymnastische Übungen 837
Gyps 51, 68, 70, 159, 203, 391, 779

H

Haarseile 29, 836, 840, 891
Hafer 31, 443, 839
–, -brote 374
Halb-Homöopathen, Leipziger 836 vgl. Mischlingssekte
Halsentzündung 132, 205
Haltbarkeit der Arzneien 768, 829, 862
Hämorrhoiden 25, 33, 157, 467, 703, 788, 789
Handwerk 50, 55, 136, 289, 321, 385, 500, 683, 793
Handwerker 50, 134, 136, 189, 361, 893
–, Bauer 139, 146, 223, 319, 357, 381, 603, 717, 814
–, Baumwollbleicher 683, 738
–, Darmsaitenverfertiger 189
–, Emailleur 386
–, Feuerarbeiter 796
–, Fleischhauer 189
–, Gärtner 146
–, Gelbtöpfer 203, 204
–, Gerber 39, 189, 681, 735, 893
–, Glasblaser 796
–, Krukenmacher 204, 205
–, Leimsieder 189
–, Lumpensammler 181
–, Mahler 116, 711
–, Pergamentmacher 189
–, Schäfer 48, 142
–, Schneider 82, 136
–, Schreiner 136
–, Schuhmacher 57, 684, 739
–, Seifensieder 97, 189
–, Steinsetzer 796
–, Tischler 134, 136
–, Töpfer 134, 203, 204
–, Trödler 181
–, Zimmermann 182, 730, 731
Harnröhrenstriktur 292
Harnruhr 21, 698
–, -verhaltung 21, 23, 25, 212, 242, 468, 573
Hauptsymptome s. Symptome
Hausarzt, Wahl eines 197–200
Hausmittel 44, 49, 112, 129, 164, 221, 222, 244, 272, 319, 381, 382, 395, 426, 427, 466, 510, 512, 649
–, -praxis 221, 319, 381, 382, 466, 512, 656, 693, 694, 695, 698, 748, 749, 751
Hausthier, -e 122, 184, 189, 190, 214, 891, 894, 895
Hautausschlag, zurückgetretener 44 vgl. Unterdrückung
–, -insecten 202
–, -krankheiten 190, 245, 321, 463
Hebamme 132, 198, 257, 384, 425, 522
Heil- und Lehr-Anstalt, homöopathische 864 vgl. Krankenhaus, homöopathisches
Heilkunde 55, 213, 223, 254, 259, 269, 286, 312, 316, 337, 339, 371, 375, 378, 382, 383, 384, 387, 390, 395, 419, 425, 451, 458, 463, 465, 472, 474, 490, 491, 493, 503, 504, 507, 540, 543, 544, 546, 548, 550, 551, 643, 644, 650, 652, 684, 685, 698, 834, 886, 891, 892
–, -kunst 15, 158, 282, 378, 451, 503,

510, 532, 544, 627, 656, 676, 700, 708, 711, 712, 713, 716, 717, 718, 720, 721, 724, 727, 728, 731, 739, 740, 751, 752, 753, 755, 757, 762, 774, 776, 777, 779, 793, 797, 799, 813, 818, 821, 822, 823, 830, 831, 832, 835, 836, 837, 840, 841, 848, 852, 855, 858, 863, 864, 868, 871, 876, 879, 883, 884, 886, 888, 889, 890, 891
–, -künstler 378, 380, 383, 412, 413, 461, 469, 494, 495, 504, 507, 508, 543, 544, 651, 711, 758, 820, 823, 853, 858
–, -mittel, spezifisches s. Arzneimittel, spezifische
–, -versuche, homöopathische 799
–, -werkzeuge 400, 458, 459, 548, 677, 693, 698, 713, 732, 748
Heldenkur s. Kur, heroische
Helleborismus 375, 552–637
Helmont's Archäus 503
Herbstruhr 371, 481, 697, 753
Herpes 249, 466, 467 vgl. Ruhr
Himbeer-Auswüchse (Frambösia) 869
Hindoos 241
Hitzstoff 754 vgl. Wärmestoff
Homöopathen, Widersprüche der 880
Hotme 374
Hüftweh 465, 468, 710
Humoral-Pathologen 429
–, -pathologie 329, 505, 509
Hund, rother s. Friesel
Hundswuth s. Tollwut
Hungersnoth 188, 697
Hydrops 375
Hydrostatik 686, 741
Hygieneregeln 176–180
Hygrometer 259
Hypochondrie 206, 232, 277, 301, 330, 392, 691, 746, 868
Hysterie 21, 23, 25, 27, 29, 225, 232, 472, 247, 471, 691, 698, 746

I
Ikterus 29, 31, 635
Iliade 206
Impfstelle 658
–, -stich 658
Impfung 396, 423, 428, 433, 497
Impotenz 356, 360
Infektionen, Verhütung von 125–131, 174–190
Infektionskrankheiten s. Krankheit, ansteckende
Influenza 244, 266, 272, 275, 276, 277, 697, 802, 814
Insecten 157, 202, 454, 455
Institut für promovirte Aerzte 551
Invalidenhäuser 190
Invertens 512
Irrationalität 793
Irrenhäuser 150 vgl. Geisteskrankheit, Psychiatrie, Wahnsinn
Irrereden 37, 40, 77, 228, 273, 274, 302
Ischurie 20, 22, 24, 468
Isopathie 875–876

J
Jatromathematiker 377
–, -mechaniker 377
Juden 181
Jugend 111, 207, 261, 276, 324, 345, 433, 473, 485, 837, 879, 894

K
Kachexie 135, 182, 203, 206, 266, 310, 333, 373, 425, 439, 827
Kaffee-Surrogate 436
Karbunkel 462
Kasuistiken, homöopathische 653–655, 854–856
–, vorhomöopathische 34–41
Kaufmann 64, 65, 144, 256
Keuchhusten 190, 227, 235, 332, 425, 428, 463, 697, 752, 756, 766
Kieferkrampf 19, 21, 23, 25, 29, 31, 577, 585,
Kind, -er 34, 35, 38, 41, 71, 77, 78, 117, 122, 125, 135, 138, 142, 143, 145, 146, 147, 148, 149, 151, 172, 175, 181, 187, 189, 193, 194, 196, 199, 201, 202, 225, 244, 257, 263, 266, 268, 270, 271, 284, 293, 294, 300, 301, 304, 305, 307, 308, 309, 314, 315, 316, 332, 333, 360, 361, 370, 390, 398, 419, 420, 421, 422, 423, 424, 425, 428, 435, 456, 463, 472, 473, 474, 475, 476, 477, 478, 483, 485, 486, 488, 491, 492, 493, 536, 541, 589, 601, 611, 646, 690, 693, 745, 748, 756, 824, 835, 851, 859, 862, 869, 880, 881
–, Abstillen 71–76
–, -aufzucht 193–196
–, -blatterpocke 657 vgl. Pocken

–, -entwöhnen 71–76
–, -erziehung 472–474
–, -krankheiten 196, 332, 421, 422
–, -pest 293, 305, 314
–, Stillen 71, 428, 475, 478
–, Zahnung 23, 332
Kliniker 213
Klinikum, homöopathisches 863 vgl. Krankenhaus, homöopathisches
Klistier, -e 29, 31, 40, 226, 246, 262, 268, 303, 305, 330, 331, 421, 427, 445, 456, 462, 500, 649, 678, 680, 690, 726, 733, 735, 744, 805, 807, 809, 840, 891, 894
Knochenfraß 21, 31, 48, 360
Körperseele, Stahl's 503
Kolik 19, 21, 23, 27, 81, 101, 139, 144, 227, 232, 250, 252, 253, 254, 256, 271, 406, 427, 461, 463
Kolikodynie 252, 253
Kollegialität 311–316
Koltun 869
Königlich ökonomische Gesellschaft 891
–, zu Leipzig 118, 553
Konvulsion 19, 21, 23, 25, 27, 227, 229, 231, 232, 234, 242, 245, 246, 247, 250, 267, 547
Kopf-zu-Fuß-Schema 548–550
Kopfgrind 425, 428, 432, 433, 477, 869
Kraft, galvanische 411 vgl. Galvanismus
–, -Entwickelung s. Potenzierung
Krämpfe 17, 19, 36, 39, 72, 76, 220, 228, 229, 230, 231, 233, 243, 244, 247, 248, 277, 290, 321, 332, 343, 360, 373, 392, 428, 470, 475, 536, 575, 601, 609, 625, 703, 710, 800, 803, 809, 881
Krampfkrankheiten 16–33 vgl. Krämpfe
–, -leiden 25
Krankenbesuche 125, 129, 130, 198, 356, 715
Krankenhaus 118, 175, 176, 180, 190, 219, 442, 527, 793, 833, 836, 876, 889
–, homöopathisches 863, 876, 889
–, zu erwartendes, homoöpathisches 836
Krankenwärter 35, 126, 127, 128, 130, 131, 175, 177, 178, 179, 180, 198, 372, 417, 673, 816, 817
Kranker, psorischer 796
Krankheit, ähnliche 35, 218, 223, 224, 226, 229, 234, 235, 237, 241, 242, 250, 254, 300, 320, 336, 461, 464, 468, 494, 545, 546, 643, 674, 685, 708, 740, 848, 851, 858, 883
–, akute 220, 221, 223, 224, 248, 315, 328, 371, 372, 585, 629, 724, 789, 823, 824, 827, 859, 861, 862, 880, 881
–, ansteckende 34, 35, 126, 128, 187, 188, 189, 190, 235, 428-435, 520, 547, 657, 728, 791
–, chronische 220, 221, 223, 224, 226, 237, 258, 342, 343, 350, 359, 373, 404, 415, 416, 421, 436, 465, 497, 643, 553, 583, 589, 591, 593, 627, 629, 637, 643, 717, 724, 766, 767, 771, 772, 773, 777, 778, 786, 787, 788, 789, 791, 793, 795, 798, 805, 807, 810, 823, 824, 825, 826, 834, 848, 859, 860, 861, 869, 870, 879, 883, 885, 886
–, eigenartige 390–391, 392, 405
–, eigentliche 244, 425
–, englische s. Rachitis
–, epidemische 127, 180, 185, 277, 433–435, 461, 490, 491, 605
–, festständige 693–695, 697, 698, 700, 748- 750, 752
–, komplizierte 396
–, künstliche 223, 224, 226, 230, 231, 242, 402, 406, 641, 845, 846
–, lokale 397–398
–, miasmatische 390–391, 405, 451, 657, 658, 797, 869
–, multifaktorielle Genese 391–392
–, namenlose 337, 441, 695, 697, 749
–, periodische 278–280
–, positive 400
–, uneigentliche 545
–, unmiasmatische 651, 853, 854
–, ungleichartige 391–392, 495
–, venerische 47, 89, 90, 93, 100, 104, 108, 111, 219, 237, 238, 242, 284, 288, 314, 315, 327, 395, 425, 428, 440, 519–530, 656- 665, 695, 777 vgl. Lustseuche, Syphilis, Tripper, Venusseuche
–, vikariierende 421, 538, 869
Krankheits-Materie, eingebildete 839, 889
Krankmachung, psorische 778 vgl. Psora

Krätze 29, 136, 157, 202, 203, 321, 327, 397, 424, 425, 433, 463, 467, 477, 478, 497, 512, 637, 658, 694, 777, 845
–, der Wollarbeiter 397, 467, 497, 658, 694
Krätzmiasma 327, 658
–, milben 157
Kräuterbücher 319, 512
–, -säckchen 836
–, -weiber 716
Krebs 48, 73, 227, 229, 282, 392, 460, 603, 824, 859
–, Brustkrebs 227
–, Gesichtskrebs 349, 459, 462, 776
–, -kranke 229
Kretin 260, 869
Kretinismus 424
Kriebelkrankheit 229
Kriegsgefangene 183
–, -lazarethe 183
–, -zeiten 183
Kropf 327, 603, 637, 694, 695, 748, 749, 869
Krypto-Homöopathiker 836
Kuhpocken 300, 396, 397, 423, 428, 433, 657 vgl. Pocken
Kunst 3, 49, 53, 54, 55, 56, 64, 65, 71, 77, 81, 109, 118, 141, 143, 151, 152, 173, 195, 200, 212, 218, 220, 222, 224, 240, 255, 256, 257, 263, 282, 283, 284, 291, 292, 312, 313, 320, 321, 324, 330, 331, 334, 348, 364, 367, 370, 372, 373, 374, 375, 376, 377, 378, 383, 384, 385, 386, 390, 407, 413, 419, 421, 426, 428, 448, 457, 474, 483, 492, 500, 503, 504, 507, 510, 511, 512, 514, 515, 517, 524, 534, 544, 559, 627, 679, 702, 716, 717, 719, 721, 722, 723, 733, 739, 745, 757, 758, 760, 763, 766, 774, 776, 777, 779, 786, 788, 790, 792, 796, 797, 798, 799, 821, 822, 827, 830, 832, 836, 838, 840, 864, 869, 878, 879, 883, 887, 890, 892, 894
Kur, antipsorische 773
–, Causalcur 786–790, 793, 796, 799
–, heroische 47, 48
–, Herrnschwandische 253
–, Pferdekur 223, 375
–, Pfuschkuren 796, 798
–, Scheinkuren 372
–, symptomatische 789
–, -verfahren 55, 495, 721, 788, 791, 799, 841
Kurfürstlich-Mainzische Akademie der Wissenschaften 118 vgl. Akademie

L

Lacerta agilis 244
Lähmungen 240, 242, 244, 277, 350, 464, 470, 539, 841
Latwerge 40, 121, 200, 381, 500, 611
Läuse 477
Lavaterische Abendmahlsvergiftung 81
Lazarethe 120, 143, 183
Lebenskraft 213, 214, 234, 235, 240, 241, 243, 244, 245, 246, 256, 260, 482, 640, 681, 735, 773, 774, 776, 777, 778, 789, 796, 797, 815, 816, 823, 824, 825, 826, 828, 834, 834, 840, 843, 858, 859, 860, 861, 862, 870, 879, 880, 882, 883, 884, 885, 890
–, Organ der 235
Lebensordnung 15, 74, 78, 119, 129, 220, 225, 241, 250, 255, 258, 259, 278, 280, 371, 374, 393, 402, 413, 415, 416, 418, 420, 427, 428, 439, 521, 652, 655, 681, 736, 777, 826, 854, 857, 860, 887
–, Fehler in der 415
–, -weise 255–259, 521, 589, 778, 816, 869, 888
–,–, gebesserte 778
Lebereiterungen 260
–, -entzündungen 260, 635, 703
Leichen 125, 187, 188, 371, 815
–, -öffnungen 431, 477, 797
–, -wäscherinnen 126, 188
Leipziger Halb-Homöopathen 836
–, ökonomische Gesellschaft 118, 553 vgl. Königl.-ökonomische Gesellschaft
Leistenbeule 108, 525, 528, 529, 530 vgl. Syphilis
Lepra 603, 637 vgl. Aussatz
Leukophlegma 256
Lieblingsmittel 325, 690, 745
Lienterie 375
Likör- und Spirituosenherstellung 53–54
Lokalübel 776, 777, 778
Londner Pharmakopöe 109
Löslichkeit der Arzneien s. Arzneimittel
Lungeneiterung 790
–, -entzündungen 248, 250, 790

–, -schwindsucht 284, 424, 599
–, -sucht 48, 135, 373, 383, 392, 434, 466, 491, 691, 703, 745, 778
–,–, geschwürige 373, 383, 466, 778
Lustseuche 89, 104, 218, 237, 238, 258, 259, 321, 659, 660, 661, 662, 663, 664, 665, 845 vgl. Krankheit, venerische, Syphilis, Venusseuche

M
Magie 563
Magnetismus 26, 27 vgl. Mesmerismus
–, animalischer s. Mesmerismus
–, thierischer s. Mesmerismus
Maisbrand 21
Manie 231, 237, 242, 250, 469, 470, 473, 557 vgl. Geisteskrankheit, Psychiatrie, Wahnsinn
Marasmus 256
Mäßigung 40, 141, 193, 257, 357, 627
Masern 23, 37, 190, 308, 332, 390, 396, 423, 424, 428, 432, 433, 453, 468, 476, 479, 545, 657, 697, 845
–, -epidemien 180
Materia medica 109, 212, 213, 214, 285, 288, 382, 448, 450, 457, 491, 511, 512, 513, 531, 567, 569, 570, 573, 613, 615, 617, 631, 633, 683, 677–701, 704, 705, 707, 713, 732– 753, 845, 846
–, Quellen der gewöhnlichen 381–382, 677–701, 704, 705, 707, 713, 732–753
Mechanik 203, 502, 503, 505
Medicinalgesetz 715, 716, 717, 718, 719, 720, 721, 758, 759, 760, 761, 829, 830, 831, 832
Medikamente, abführende s. Abführmittel
Meibomische Drüsen 234
Mekonium 421
Melancholie 247, 277, 337, 466, 469, 470, 565, 601 vgl. Geisteskrankheit, Psychiatrie, Wahnsinn
Menschenpockenkrankheit s. Pocken
Merkurialfieber 93
–, -kur 93, 522, 524, 526, 662
Mesmerismus 27, 408, 411, 773, 778
Metastasen 23, 277, 774
Metastasierung 29, 776
metastatisch 453
Methode, Nuffersche und Clossiussische 253
Miasma, -en 23, 110, 126, 128, 131, 235, 293, 342, 391, 396, 479, 497, 520, 523, 638, 657, 658, 695, 697, 786, 788, 797, 802, 805, 815, 816, 817, 879, 884
–, drei chronische 786, 788
–, lebende 802, 805
–, venerisches 327, 523
–, Verbindung mehrerer 879
Migräne 359
Milchfieber 72, 75, 474 vgl. Fieber
–, -kruste 202
–, -schorf 201–203, 428
Milton's verlorenes Paradies 207
Milzsucht 21, 23, 25, 27, 599
Mineralbäder 798 vgl. Bäder
–, -wasser 109, 691, 746
Mischlingssekte 859, 863
Mittel, s. Abführmittel, Arzneimittel
Modearzt 356
Moxa 28, 29, 838, 840, 891
Mumps 396
Mundificantia 512
Mutterblutfluß 375
–, -blutstürze 205, 274, 360
Mystik 503

N
Nachtripper 93, 521, 522
Nachwirkung 224, 360, 362, 363, 400, 402, 403, 404, 406, 441, 496, 512, 540, 643, 771, 783, 802, 847, 848 vgl. Erstwirkung
Nahrungsmittel, Verkauf verdorbener 190
Naturgesetz 355, 495, 545, 641, 642, 643, 644, 645, 845, 846, 847, 849, 850, 892
–, -philosophen 506
–, -philosophie 378, 428, 429, 503, 507
Nebenumstände 150, 316, 370, 391, 399, 888 vgl. Symptome
Nervenfieber 128, 130, 175, 177, 180, 186, 190, 228, 245, 315, 343, 470, 481, 648, 697, 790, 807, 810, 827, 861

–, -pathologie 505
–, -schwäche 333, 703, 773, 789
Nierensteine 25, 603
Niesmittel 42
Nieswurzkrankheit 249
Nostalgie 230
Nuffersche und Clossiussische Methode 253
Nystagmus 20, 22

O

Ohrenentzündungen 205
Opisthotonus 243
örtliche Vertreibung des Schankers 661, 664
Organe der höhern Ordnung 640, 843

P

Pädagogen, -ik 504, 507
Palliativ 225, 226, 229, 230, 236, 238, 244, 269, 336, 337, 358, 396, 402, 403, 404, 405, 407, 408, 421, 481, 540, 542, 643, 646, 666, 802, 846, 848, 851
–, -erleichterung 253, 405
–, -mittel 212, 223, 224, 228, 231, 233, 235, 237, 322, 402, 411, 509, 643, 644, 848
Panazee 256, 336, 343, 819, 821
Papiermühlen 181
Pathologie 219, 270, 342, 380, 441, 448, 492, 495, 503, 505, 547, 676, 691, 696, 698, 701, 702, 706, 712, 746, 750, 845
Pellagra 241, 321, 339, 869
Pemphigus 315, 698
Pergolese's Stabat Mater 207
Pest 127, 264, 277, 293, 343, 346, 390, 396, 397, 434, 435, 697, 814, 817
–, amerikanische gelbe 697
–, -ansteckung 397
–, -beulen 462
–, -hauche 182
Petechien 41, 241
Pferdearzt 894
–, -kur 223, 375
Pflaster 31, 41, 42, 45, 123, 303, 305, 383, 389, 397, 462, 466, 482, 644, 726, 740, 777, 778, 796, 810, 836, 838, 839, 841, 889, 891
–, Pechpflaster 31, 810
Pfuschkuren 796, 798
Pharmacie 109, 283, 299, 687, 742
Pharmakologie 166, 685, 740
–, Anfänge der 212–250
Philosophen 5, 206, 209, 334, 505, 509, 518, 563, 597, 601
Phlogiston 67, 95, 98, 99
Physikalisch-medizinische Gesellschaft zu Erlangen 553
Physiognomik 215
Physiologen 213, 429, 503, 505
–, mechanisch-chemische 429
Physiologie 12–14, 120, 342, 378, 379, 380, 503, 505
Pian 321, 339, 431, 869
Plazebogabe 649
Plethora 24, 28, 245, 256, 330, 789, 796, 839, 889
Pneumonie 424
Pocken 23, 34, 37, 77, 129, 178, 180, 181, 190, 220, 300, 327, 332, 390, 396, 397, 399, 422, 423, 428, 431, 433, 468, 497, 545, 657, 658, 845 vgl. Blattern
–, -impfung 422, 423 vgl. Impfung
–, -miasma 327, 396
Podagra 28, 29, 148, 241, 256, 335, 373, 600, 601, 635 vgl. Gicht
Polizeiverbrechen 182
Pollution 23, 27, 29, 782
Potenz, dreißigste 886
–, fünfzigste 886
–, Kraftübertragung von Globuli 828
–, -reihe, absteigende 880, 883
–, Standardpotenz (C30) 823
–, tausendste 822
Potenzialität 647, 851
potenziert 766, 768, 769, 770, 772, 773, 775, 778, 779, 800, 805, 813, 822, 824, 828, 862, 871, 872, 873, 874, 875, 881
Potenzierung 507, 648, 652, 724, 766, 768, 769, 770, 801, 822, 823, 824, 828, 834, 854, 855, 856, 859, 871, 872, 873, 874, 875, 882, 885–886
Prädisposition 339, 346
Priapismus 20, 21, 22, 23
Privatpraxis 219, 316
Produkte, chemische 49, 50, 51, 282
Psora 772, 773, 776, 777, 787, 790, 797, 825, 827, 828, 860, 861, 869, 870
–, Aufloderungen der 790
–, Verbindung mit Syphilis 827
–, -Krankheiten 869, 870
–, -leiden 776, 777

–, -miasma 777
–, -siechthum 776, 777
–, -übel 776, 777
psorisch 329, 373, 500, 772, 776, 777, 778, 796, 797, 825, 826, 834, 841, 860, 869, 870
Psychiatrie 149–151, 158, 205–212 vgl. Geisteskrankheit, Wahnsinn
Psychologe 205, 206
Puls 12–14, 36, 37, 39, 40, 42, 45, 47, 55, 100, 121, 128, 177, 198, 199, 207, 231, 234, 237, 239, 242, 245, 246, 247, 266, 267, 275, 289, 306, 323, 325, 343, 353, 394, 477, 479, 532, 577, 619, 655, 857, 861
Purganz s. Abführmittel 43, 47, 143, 246, 267, 328, 375, 397, 409, 425, 450, 461, 522, 644, 849
Purpura miliaris 424
Purpurfriesel s. Friesel
–, -schnecke 171

Q
Quacksalber 65, 164, 257, 374, 427, 799
–, -arzneien 171
–, -praxis 319
Quacksalberei 336, 541, 814
Quarantäne 802, 803
–, zu Hause 805
Quartanfieber 243, 256, 319, 327, 464
Quecksilberkrankheit 237, 238, 239, 241, 242, 639, 690, 744, 745 vgl. Merkurialfieber
–, -kur 93, 522, 524, 526, 662
–, -mißbrauch 227, 228, 246, 360, 440, 441, 459, 638, 639, 774
–, Nebenwirkungen 100–102

R
Rachitis 75, 135, 148, 189, 242, 260, 360, 424, 425, 428, 698
Radeseuche 321, 339
Radesyge 374, 431
rational 552, 788
Rationalität 800
rationell 219, 221, 264, 320, 337, 364, 381, 471, 472, 543, 544, 545, 546, 550, 551, 645, 651, 787, 788, 789, 790, 791, 792, 793, 794, 797, 829
Räuchern 60, 131, 184, 194, 399, 818
Räucherung 131, 372, 500, 777, 811, 895
Regelblutung, Ausbleiben der 21
Reiben 79, 105, 107, 132, 153, 281, 308, 349, 377, 410, 529, 726, 755, 756, 763, 764, 765, 766, 767, 768, 769, 770, 771, 781, 783, 785, 829, 831, 850, 866, 871, 872, 873, 874, 875, 882, 886 vgl. Verreibung
Resolvens 679, 734
Revertens 512
Rezepte, zusammengesetzte 263–264, 288– 292, 318, 380–381, 386, 509, 678–679, 688–692, 733–734, 743–747, 792
Rezeptierkunst 703, 721, 760, 793
Rheumatismus 144, 228, 318, 336, 392, 479, 480, 645, 699, 789
Riechen 304, 536, 686, 725, 740, 756, 766, 773, 774, 778, 803, 824, 825, 827, 828, 829, 830, 834–835, 836, 856, 857, 861, 862, 863, 880, 883, 884
Rigor 20, 22
Risus sardonicus 18
Rose 359, 427, 434, 486, 632
Roßarzneibücher 895
Röteln 190, 293, 396, 424
rother Hund s. Friesel
Ruhr 34, 35, 37, 130, 138, 180, 185, 221, 225, 226, 230, 233, 236, 241, 249, 318, 319, 371, 427, 462, 478–483, 492, 803
–, Herbstruhr 371, 481, 697, 753
–, rothe 130

S
Sabburalärzte 339
Saburralismus 329, 509
Salmiakfabrik 49, 52
Säufer 87, 88, 138, 255, 335
Säugling 71, 138, 191, 361, 387, 409, 424, 475, 476
Scarlatina s. Scharlach
Schanker 108, 110, 237, 430, 440, 520, 522, 523, 524, 525, 526, 527, 528, 529, 530, 627, 641, 647, 657, 658, 660, 661, 662, 663, 664, 665, 666, 750, 789, 843, 844, 851 vgl. Syphilis
–, äußere Behandlung des 523
–, örtliche Vertreibung des 524, 661, 664
Scharfrichter 48, 60, 319

Scharlach 77–79, 190, 293–295, 299–311, 314, 315, 317, 318, 332, 348, 423, 424, 428, 433, 445–447, 451–454, 485–491, 726–730, 752
–, Prophylaxe 305–309
Scheidekünstler 51, 52, 81, 107, 109, 114, 171, 203, 298, 299, 449, 685, 686, 740, 741
–, -kunst s. Chemie
Scheinkuren 372
Scheintod 364, 404, 407, 425, 427, 724, 726, 808, 810
Schielen 19, 25, 98
Schlaganfall 604
–, -fluss 144, 230, 883
Schlendrian 120, 320, 324, 325, 337, 509, 529, 677, 678, 683, 693, 705, 728, 738, 747, 748, 791, 794, 829, 842, 864, 892, 894, 895
Schluckauf 18, 19, 20, 22, 24, 576, 577, 618, 620, 624, 625, 626
Schröpfen 29, 39, 839
Schuldner 183
Schuldthurm 183
Schüler 11, 561, 652, 656, 677, 720, 828, 838, 854, 858, 859, 879
Schulen, öffentliche 190
Schütteln 62, 63, 80, 94, 114, 115, 168, 169, 170, 294, 295, 304, 308, 349, 408, 755, 763
–, auf und nieder 80
–, starkes 349
Schüttel-Schläge 756, 766, 770, 775, 872, 874, 881, 882, 886 vgl. Potenzierung
Schwämmchen 424, 428, 476
Schwerhörigkeit 776
Scelotyrbe 20, 22, 24, 26, 32, 43 vgl. Veitstanz
Sedantia 512
Seekrankheit 364, 591
–, -scharbock 697
Seitenstechen 45, 274, 410, 710, 790
–, -stich 42, 45, 139, 235, 237, 242, 467, 469, 698, 761, 789, 790
Sekte 312, 328, 329, 330, 335, 376, 377, 503, 703, 806
–, chemiatrische 703
Sektion 797
Selbstdispensieren 714–721, 757–761, 829–833, 857 vgl. Dispensierrecht, Medicinalgesetze
Selbstheilung 371, 660, 662
Selbstmord 395, 473, 536, 714, 755, 765
–, bei Kindern 473
–, -krankheit 714
–, Therapie 714
Semiologie 710
Senfumschlag 45, 250
Seuchen 34, 174, 180, 182, 183, 184, 185, 186, 188, 189, 293, 321, 329, 372, 428, 696, 697, 816 vgl. Epidemien
–, -miasmen 180, 184 vgl. Miasma
Sibbens 321, 339, 374, 869
Signatur 208, 319, 376, 513, 652, 681, 736, 769, 770, 873, 874, 875
Signaturenlehre 215, 513, 681–682, 736
Similia similibus 223, 460, 496, 497, 840, 887, 891
simillimum 875, 876
Simplicia 366, 509, 715, 716, 718, 719, 720, 759, 760, 829, 830, 831
Singultus 18, 19, 20, 22, 24, 576, 577, 618, 620, 624, 625, 626
Skorbut 22, 23, 32, 33, 88, 500, 512, 541
Skropheln 332, 428, 477, 478, 869
Solidarpathologen 429
–, -pathologie 505
Solidist 333, 378, 504
Sophisten 504, 505
Spezifika s. Arzneimittel, spezifische
Spitäler 190, 219, 442, 793 vgl. Krankenhaus
Spulwürmer 43, 333 vgl. Würmer
Star, grauer 599
–, schwarzer 227, 228, 242, 243, 463, 464
Stadtgräben 184, 260
–, planung 188–190
Stahl's Körperseele 503
Starrkrampf, opisthotonischer 19, 21
Stein der Weisen 220
Stellvertreter, äußerer, des inneren Übels 658
Stillen 71, 428, 475, 478 vgl. Abstillen, Kinder
Strangurie 47, 228, 246, 248, 463
Streukügelchen 756, 766, 770, 771, 775, 778, 779, 805, 807, 810, 812, 824, 826, 827, 828, 829, 833, 834, 854, 855, 856, 859, 861, 862, 874, 875

Sudoriferum 679, 734
Suizid s. Selbstmord
Sümpfe 184, 391, 697
Sumpfwechselfieber 339, 391, 440, 497, 533, 536, 694, 698, 749
Surrogate 436, 437, 438, 442, 443, 444, 515- 519
sykosisch 787
Symptome, charakteristische 100, 655, 857
–, eigenthümliche 479, 548, 645, 675, 786, 845, 849 vgl. Nebenumstände
–, Gesamtheit der 786
–, Hauptsymptome 37, 301, 416, 654, 855
–, neue 825, 880, 881
–, sonderliche 655, 857
Symptomen-Aggregate 651, 853
–, -register 548
–, -verschiebung 777
Syphilis 523, 527, 689, 744, 772, 827, 869 vgl. Krankheit, venerische, Lustseuche, Schanker, Venusseuche
–, Dauer der Hahnemann'schen Therapie 530
syphilitisch 21, 23, 430, 787, 827, 861

T

Tabaksraucher 232
Taenia solium 477 vgl. Bandwurm, Würmer
Tagebücher 878
Taubheit 37, 40, 228, 248, 277, 332, 407, 465, 776, 777, 785
Temperament 36, 72, 356, 357, 503, 536, 542
Tenesmus 20, 24
Tetanus 17, 18, 20, 22, 23, 227, 229, 244, 249, 425, 465, 595, 690, 745
Theater, anatomisches 188
Thermalbäder 31 vgl. Bäder
Thermometer 259, 326
Thierarzneikunst 891
Thierchen 157, 202, 492
Tic douloureux 465
Tierversuche 214–215, 317–318, 450, 707
Tod 17, 38, 47, 48, 81, 126, 128, 131, 135, 138, 192, 193, 195, 198, 212, 216, 222, 234, 241, 243, 244, 273, 274, 275, 302, 313, 371, 375, 388, 389, 407, 413, 425, 455, 459, 478, 480, 491, 492, 501, 506, 518, 533
Todenbeschauer 188
Todesstrafe 182
Tollwut 21, 120–124, 229, 244, 364–365, 390, 430, 431, 433, 469, 657, 690, 692, 697, 699, 728, 730, 744, 746 vgl. Wasserscheu
Tölpel s. Mumps
Transport der Arzneien 775
Tremor 18, 20, 22, 24, 26, 538
Trichiasis 869
Triefauge 465
Tripper 93, 228, 258, 373, 468, 520, 521, 522, 528, 867 vgl. Krankheit, venerische
–, Kur des 93
–, Kurarten 521
Trismus 18, 20, 22, 24, 229
Tsömör 321, 374, 869
Tuberkel 599
Tumor 24, 585
Typhus 24, 25, 182, 184, 260, 343, 346, 347, 365, 408, 434, 435

U

Übel, chirurgische 640, 843
–, vicariierende 421, 538, 869
Überschwemmungen 185, 697
Übungen, gymnastische 837
Umschläge 72, 76, 213, 262, 305, 422, 437, 450, 477, 482, 500, 587, 619, 625, 649, 726, 776, 800
unheilbar 48, 71, 136, 150, 237, 244, 247, 373, 374, 412, 440, 441, 458, 460, 492, 597, 603, 681, 716, 717, 736, 772, 776, 778, 788, 796, 797, 798, 799, 829, 840, 890
Universalantidotum 264
–, -arznei 256, 257 vgl. Panazee
–, -diät 256
unterdrücken 128, 220, 224, 229, 231, 389, 438, 676, 757, 760, 791, 793, 818, 839, 890
Unterdrückung 20–23, 32–33, 78, 189, 303, 309, 372, 402, 439, 483, 534, 538, 757, 789
Unwissenheit 35, 48, 53, 56, 75, 81, 197, 264, 332, 337, 349, 385, 391, 419, 445, 456, 457, 458, 459, 460, 519, 530, 542, 791, 794, 797, 799, 816, 840, 890

Ur-Übel, festständiges, tiefer liegendes 753
Urgrund aller chronischen Krankheiten 788
Urkrankheit 777

V
Vaccine 397, 497
Veitstanz 25, 42, 44, 468, 471, 698
–, Scelotyrbe Chorea St. Viti 43 vgl. Scelotyrbe
Venusseuche 238, 497, 524, 527, 528, 661, 662, 694, 748 vgl. Krankheit, venerische, Lustseuche, Syphilis
Verbrennungen 665–673
Verdünnung 90, 91, 94, 317, 459, 649, 652, 721, 722, 723, 724, 726, 753, 754, 755, 756, 763, 766, 769, 770, 772, 773, 775, 779, 805, 822, 823, 828, 854, 862, 873, 874, 880, 885 vgl. Dilutionen, Potenzierung
Vergiftungen 55, 171, 264–269, 343 vgl. Gift
Verhütung von Infektionen 125–131, 174– 190
Verhütungsmittel 315, 318, 365, 445, 446, 447, 805
Verkauf verdorbener Nahrungsmittel 190
Verlaufsbeurteilung 414–416
Verreibung 725, 755, 872 vgl. Potenzierung, Reiben
Verschlimmerung durch neue Symptome 415 vgl. Erstverschlimmerung
Versuche, reine 679, 725, 733, 845, 853
–, vergleichende 665, 666–672, 687, 741
Versuchsstall 895
Veterinärhomöopathie 891–895
–, -schule 894
Vieharzt 48, 892, 893
vikariierend 421, 538, 869
Vitalität 380, 391, 409, 415, 416, 422, 429, 503, 505, 639, 646, 842
Volksarzneibücher 426–428
Vorauswissen der Arznei 706, 845
Vorwirkung s. Erstwirkung

W
Wadenkrampf 225, 577
Wahl des homöopathischen Mittels 655, 856
Wahnsinn 206, 231, 234, 245, 247, 248, 249, 250, 277, 470, 535, 565, 658, 689, 744 vgl. Geisteskrankheit, Psychiatrie
Waisenhäuser 157, 190, 419
Wallgräben 184
Wärmestoff 213, 248, 334, 379, 755 vgl. Hitzstoff
Wasser, frisches 59, 92, 112, 184, 185, 529
–, -gräben, alte 184
–, -kolik 321, 327, 339, 374
–, -lassen, erschwertes 21, 25
–, -scheu 19, 27, 120, 121, 122, 123, 231, 249, 282, 349, 469, 470, 603, 658, 690, 744 vgl. Tollwut
–, -sucht 148, 229, 230, 234, 241, 243, 244, 248, 318, 319, 320, 321, 322, 323, 337, 339, 373, 392, 424, 463, 465, 466, 467, 468, 635, 637, 691, 698, 745, 746, 790
Wechselfieber 100, 380, 381, 411, 438–444, 462, 469, 517, 532, 533, 535, 635, 689, 694, 695, 743, 749, 791, 793, 827, 828
–, kaltes 532, 533
Weinhändler 82, 167
Weinprobe 81–86, 112, 113, 163, 166, 167, 168, 169, 170, 201, 283, 286
–, geläuterte 112, 163
–, Hahnemannische 166, 167, 168, 268
–, Hahnemanns verbesserte 201
–, neuere 168
–, würtembergische 81, 166, 167, 268
Weissagungen 563
Weltbürger 200, 203, 293, 895
–, humane 895
Wichtelzopf 321, 339, 345, 374, 869, 870
Widersprüche der Homöopathen 880
Wiederholung des Mittels 414, 823–828, 834– 835, 858–862, 879–883 vgl. Arzneimittel, Gaben
Winddorn 48, 282, 360, 869
Wirkungsdauer der Arzneimittel 414, 415, 416, 547, 548, 707, 708, 778, 794, 879
Witterung 35, 145, 146, 148, 149, 175, 186, 259, 261, 262, 326, 373, 391, 479, 534, 645, 697, 850
–, Einfluß der 259–262, 326

Wollarbeiterkrätze 397, 467, 497, 658, 694 vgl. Krätze
Wundarzt 48, 123, 136, 175, 176, 177, 179, 198, 284, 292, 389, 658
Wundbrand 21, 38, 388, 585 vgl. Dekubitus, Gangrän
Wunden, künstliche 33
Würmer 21, 31, 37, 38, 43, 44, 75, 88, 195, 292, 332, 333, 387, 425, 477, 501
–, Bandwurm 220, 253, 254, 477
–, Kürbiskernwürmer 477
–, Spulwürmer 43, 333
Wurmmittel 37, 43
Wurzel-Leute 716
Wuthgift s. Tollwut

Y
Yaws 321, 339, 431, 869

Z
Zahnkrankheiten 196
Zahnschmerzen 144, 242, 465, 541–542, 637
Zahnung 23, 332
Zaubersprüche 563
Ziehpflaster 42, 45, 839, 889
Zimmerluft 133–135
Zubereitung der Arzneien 165, 652, 723–725, 767–773, 775, 854, 870–875 vgl. Potenzierung
Zuchthaus 150, 181, 190
Zungenlähmung 228, 242
Zwischenmittel 772, 778, 826, 827, 860, 861